HANDBUCH
DER INNEREN MEDIZIN

BEGRÜNDET VON
L. MOHR† UND R. STAEHELIN

DRITTE AUFLAGE

HERAUSGEGEBEN VON
G. v. BERGMANN UND R. STAEHELIN
BERLIN   BASEL

UNTER MITWIRKUNG VON
V. SALLE
BERLIN

FÜNFTER BAND
KRANKHEITEN DES NERVENSYSTEMS
ZWEITER TEIL
SPEZIELLE PATHOLOGIE II

Springer-Verlag Berlin Heidelberg GmbH
1939

KRANKHEITEN DES NERVENSYSTEMS

BEARBEITET VON

H. ALTENBURGER† · R. BING · G. BODECHTEL
A. BOSTROEM · O. BUMKE · H. CURSCHMANN
F. CURTIUS · F. HILLER · J. LANGE† · F. LÜTHY
K. v. SÁNTHA · H. SCHELLER · R. SIEBECK
V. v. WEIZSÄCKER

MIT 611 ZUM TEIL FARBIGEN
ABBILDUNGEN

ZWEITER TEIL
SPEZIELLE PATHOLOGIE II

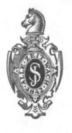

Springer-Verlag Berlin Heidelberg GmbH
1939

ISBN 978-3-662-41742-3   ISBN 978-3-662-41883-3 (eBook)
DOI 10.1007/978-3-662-41883-3

Inhaltsverzeichnis.

Erster Teil (S. 1—798).

Allgemeiner Teil.

Die Krankheiten des Rückenmarks.

Von

G. BODECHTEL-Dortmund.

Mit 150 Abbildungen.

I. Die infektiös-toxischen Prozesse.

A. Der myelitische Symptomenkomplex.
(Die nichteitrige Myelitis.)

Die „Myelitis" ist keine Krankheitseinheit, sondern mehr eine „Überschrift" für eine Gruppe ätiologisch verschiedener Prozesse, die mit einer gleichen oder sehr ähnlichen entzündlichen Gewebsreaktion innerhalb des Rückenmarksquerschnittes einhergehen. Ihre jeweilige Lokalisation löst Symptome aus, die bei den verschiedenen Grundkrankheiten eine weitgehende Übereinstimmung aufweisen. Die früheren Auffassungen über diese Rückenmarksentzündungen haben im Laufe des letzten Jahrzehntes eine derartige Wandlung erfahren, daß es berechtigt ist, von einer förmlichen Auflösung des alten Myelitisbegriffes zu sprechen. Die Verhältnisse liegen hier ähnlich wie bei der Encephalitis. So wie man früher die mannigfaltigsten cerebralen Erscheinungen im Gefolge von Intoxikationen und Infektionen als „Encephalitis" zusammenfaßte, hat man auch viele Rückenmarksprozesse zur Myelitis gerechnet, obwohl sie gar nicht zu ihr gehören. Neben den verschiedensten Infektionskrankheiten sollten die verschiedenartigsten Intoxikationen zur „toxischen Myelitis" führen, wie z. B. die Schwangerschaft, die perniziöse Anämie, das Carcinom als „endogene", der Alkoholismus, das Blei, das Arsen, das Kohlenoxyd und das Chloroform als „exogene" Intoxikationen. E. MÜLLER hat schon in der letzten Auflage dieses Handbuches darauf hingewiesen, daß es sich bei diesen Intoxikationen meist weniger um echte Myelitiden, sondern mehr um diffuse oder herdförmige Myelodegenerationen handelt. Nun wissen wir heute, daß diese nichts mit Entzündung zu tun haben, sondern einen reinen degenerativen Prozeß darstellen, der nach dem Vorschlag SPIELMEYERs heute allgemein „funikuläre Spinalerkrankung" genannt wird. Die von HENNEBERG für diesen Prozeß eingeführte Bezeichnung „funikuläre Myelitis" hat seit diesen grundlegenden Ausführungen SPIELMEYERs ihre Berechtigung verloren; trotzdem ist sie immer noch sehr beliebt und erschwert den anatomisch nicht genügend Orientierten das Verständnis für die eigentliche Myelitis. Man hat aber nicht nur diese Myelodegeneration, sondern auch die rein gefäßbedingten Myelomalacien zur Myelitis gerechnet. Manche Autoren sprechen zwar in Anlehnung an die Encephalitis diese zirkulatorisch entstandenen Veränderungen, also die Myelomalacien und die mehr herdförmigen Blutungen, als „Pseudomyelitis" an, doch besteht meines Erachtens keine Veranlassung, diesen Begriff einer Einteilung zugrunde zu legen, vielmehr ist es richtiger, derartige Prozesse unter die Rubrik der Zirkulationsstörungen einzureihen.

Wenn wir die jüngst erschienenen Darstellungen der Myelitis ins Auge fassen (vgl. Környey im Handbuch der Neurologie), sind wir beim Vergleich mit ähnlichen früheren Veröffentlichungen überrascht, eigentlich nur einen einzigen Begriff wiederzufinden, nämlich denjenigen der „Encephalomyelitis". Darin kommt zum Ausdruck, daß in der Mehrzahl derartiger Prozesse nicht nur das Myelon, sondern auch das Encephalon mitbeteiligt ist. Richtig gesehen, gehört der myelitische Symptomenkomplex zum Kreis der Encephalomyelitiden, also im weiteren Sinne zur Encephalitis. Für die Poliomyelitis, für die Lyssa und für die epidemische Encephalitis ist uns eine derartige Auffassung durch die Arbeiten Pettes, Spatz, Spielmeyers u. a. durchaus geläufig geworden. Allerdings wird es immer wieder Fälle von Encephalomyelitis geben, bei welchen die Rückenmarksveränderungen sowohl das klinische als auch das pathologisch-anatomische Bild beherrschen und lediglich dieser Umstand rechtfertigt es, bei der Besprechung der Rückenmarkserkrankungen den myelitischen Symptomenkomplex, also die Myelitis, außerhalb des Rahmens der Encephalitis zu behandeln.

Eine besondere Note bekam die Myelitisfrage, als man in ihren Kreis auch jene diffuse Gehirn- und Rückenmarkskrankheit mit einbezog, die zwar schon früher bekannt war, aber von Pette und Redlich, welche kleine Endemien beobachten konnten, zu den infektiösen Gehirn- und Rückenmarksaffektionen gezählt wurde. Beide nannten sie „akute disseminierte Encephalomyelitis". Dabei handelt es sich um einen entzündlichen Prozeß, der vorwiegend im Markweiß lokalisiert ist und gewisse Übereinstimmungen mit der multiplen Sklerose aufweist. Man hat deshalb diese disseminierte Encephalomyelitis lediglich als den akuten Schub einer multiplen Sklerose bezeichnet (Pette, Marburg). Das letzte Wort ist hier noch nicht gesprochen. Környey hat diese Erkrankung in den Mittelpunkt des Myelitisproblems gestellt und als *den* Prototyp der Rückenmarksentzündung charakterisiert. In Analogie zur Pathologie anderer Organe wird man aber für das Rückenmark ebenso wie für das Gehirn nicht nur eine, sondern mehrere Entzündungsformen gelten lassen müssen. Das Beispiel der Encephalitis ist hier schließlich richtungsgebend; denn wie am Gehirn spielen sich auch am Rückenmark verschiedene Arten der Entzündung ab. Pette hat früher die sog. parainfektiösen (Encephalo-) Myelitiden, wie sie nach Masern, Röteln und auch nach der Vaccination auftreten, zur disseminierten Encephalomyelitis in nahe Beziehung gebracht. Vom anatomischen Standpunkt aus gesehen, bestehen aber doch zwischen diesen Prozessen gewisse Unterschiede, weshalb auch für die folgende Gruppierung eine Trennung, wie sie Pette jüngst im Handbuch der Neurologie durchgeführt hat, für notwendig erachtet wurde.

Auch die Einteilung „eitrig" und „nichteitrig" ist vom pathologisch-anatomischen Standpunkt gesehen nicht sehr glücklich, hängt sie doch von dem rein Quantitativen der Leukocytenbeteiligung ab. Leukocyten, das eigentliche Kriterium dieser Einteilung, können aber im akuten Stadium *jeder* Entzündung vorkommen; ja nicht nur bei diesen, sondern auch bei rein vasal bedingten Nekrosen, also auch bei den Myelomalacien. Környey hat in Anlehnung an ältere Autoren eine metastatische und eine meningomyelitische Form herausgestellt und als besondere Gruppe die tuberkulöse und luische „Myelitis" angeschlossen. Nun sind aber diese spezifischen Prozesse entweder nur eine besondere Spielart der metastatischen oder eine solche der meningomyelitischen Form. Auch spielen beim Zustandekommen der Parenchymschäden ebenso wie am Gehirn Gefäßprozesse im Sinne der Endarteriitis eine führende Rolle; denn nicht die Toxine des Tuberkelbacillus oder der Syphilisspirochäte, auch nicht die Erreger selbst schädigen das Parenchym. Die bei ihnen zu sehenden Gewebsnekrosen sind vielmehr auch im Rückenmark als Ernährungsstörungen aufzufassen, weil die zuführenden Gefäße endarteriitisch schon verändert sind. Auch das Vorkommen von Solitärtuberkeln und Gummen innerhalb der Rückenmarkssubstanz berechtigt meines Erachtens nicht, eine „luische" oder „tuberkulöse" Myelitis als Sonderform herauszustellen; denn kommt es zum Gumma oder Solitärtuberkel, dann sind die Erreger auf dem Blutwege, also metastatisch dorthin gelangt.

Vor der Besprechung der einzelnen Formen sei noch kurz auf den pathologisch-anatomischen Begriff der Entzündung im Nervensystem bzw. Rückenmark eingegangen. In engster Anlehnung an die von SPATZ gegebene Definition des encephalitischen Symptomenkomplexes sprechen wir von einer Myelitis, wenn im Rückenmark zellige Infiltrate (Leukocyten, Lymphocyten, Mastzellen, Plasmazellen und Makrophagen) in Verbindung mit einer aktiven Umstellung der Neuroglia (Stäbchenzellen und Gliaknötchen) vorkommen. Tritt innerhalb eines Krankheitsgeschehens diese Gewebsreaktion am Rückenmark selbständig in Erscheinung, so sind wir berechtigt, eine Myelitis anzunehmen. Neben den mesodermalen Elementen beteiligt sich also auch die Glia, das Stützgewebe des Nervensystems, am Entzündungsprozeß. Allerdings kommt es manchmal völlig unabhängig von den oben genannten mesodermalen Reaktionen zu Gliawucherungen bei zweifellos infektiösen Erkrankungen, wie z. B. bei der postvaccinalen Encephalitis. Wir müssen also einerseits sowohl den mesodermalen als auch andererseits den gliösen Reaktionen Rechnung tragen und dabei berücksichtigen, daß beide eventuell unabhängig voneinander auftreten können. Außerdem aber können wir sowohl bei sog. rein toxischen nichtentzündlichen, als auch bei vasalen Prozessen mesodermale Elemente neben gewucherter Glia beobachten. Hier fällt es dem Neuropathologen schwer, ohne Berücksichtigung der klinischen und serologischen Daten zu einer richtigen Diagnose zu gelangen. Noch schwerer wird die Entscheidung, wenn nur noch Narbensymptome eines Prozesses, sei er entzündlicher, rein degenerativer oder vasaler Genese gewesen, vorliegen. Dann ist nur eine Narbe, insonderheit Faserglia anzutreffen, der wir nicht mehr ansehen können, auf welche Weise sie zustande gekommen ist. Nur die weitgehende Analyse der Klinik des einzelnen Falles wird hier weiterhelfen, denn das Urteil des Neuropathologen wird in ein nescio ausklingen müssen. Beim Rückenmark ist außerdem noch den *sekundären Degenerationen* Rechnung zu tragen, die nicht nur an Ort und Stelle, sondern in weiter vom Herd entfernten Abschnitten in auf- und absteigender Richtung erfolgen. Auch diese mehr degenerative Komponente hat bei der „Myelitis" zu einer gewissen Verwirrung beigetragen, denn man erblickte in ihr einen den reinen Myelodegenerationen also der funikulären Spinalerkrankung analogen Prozeß.

Wenn wir die ältere Literatur durchsehen, so finden wir fast keine Infektionskrankheit, bei welcher nicht dann und wann einmal eine Myelitis beobachtet wurde. Neben der Dysenterie, der Cholera, dem Typhus, dem Scharlach, den Masern, den Varicellen, den Pocken, der Diphtherie wurden auch die besonders häufigen „Erkältungskrankheiten" wie die Grippe — Influenza — und Anginen als auslösende Ursache angesprochen. Für die meisten derartigen Mitteilungen fehlen allerdings entsprechende pathologisch-anatomische Befunde oder wenn sie vorhanden sind, können wir sie, eben weil sie nach unserer Auffassung nicht genügend analysiert sind, nicht zu dieser oder jener anatomischen Gruppe zählen. Allerdings können sekundäre Infektionen mit Strepto-, Staphylokokken usw. auch einen wesentlichen Anteil bei dem Zustandekommen solcher Myelitiden ausmachen. In Analogie zur Encephalitis ist zu bedenken, daß viele der früher bei diesen Infektionskrankheiten als „Myelitis" bezeichneten Rückenmarksläsionen im Prinzip nichts weiter darstellen als Kreislaufstörungen. Man findet dabei eine Hirnpurpura, d. h. sog. „Ringblutungen", die nichts mit Entzündung im eigentlichen Sinne zu tun haben. Das gilt z. B. für die sog. Salvarsanmyelitis, denn bei ihr liegen nichts weiter als capilläre Blutungen vor. Ähnlich sind die Verhältnisse bei den „Myelitiden" nach Keuchhusten. Bei der sog. „Keuchhustenencephalitis" haben HUSSLER, SPATZ und NEUBÜRGER nachweisen können, daß es sich nicht um entzündliche Veränderungen, sondern um Kreislaufstörungen handelt. Und was für das Gehirn gilt, gilt auch für das Rückenmark. Die in früheren Lehr- und Handbüchern aufgeführten sog. „toxischen Myelitiden" nach Geschwulstkachexie, perniziöser Anämie, Leukämie, Diabetes sind, wie oben schon besprochen, nicht hierher zu rechnen, ebensowenig die gelegentlich bei Carcinom auftretenden metastatischen Rückenmarksveränderungen, bei welchen Carcinomzellen die Rückenmarksgefäße verstopfen und so zur Erweichung führen. Noch weniger sind die manchmal nach Lumbalanästhesie auftretenden Schäden hier einzureihen. Handelt es sich doch dabei zum Teil um rein toxische degenerative Schäden vom äußeren Liquorraum her oder um vasale Störungen (SPIELMEYER, BODECHTEL). Auch die sog.

Caisson-Krankheit ist keine Entzündung, sondern es spielen bei ihr rein physikalische Momente, wie das Freiwerden von Blutgasen, welche die Gefäße verstopfen, die Hauptrolle. Bei der sog. Schwangerschaftsmyelitis aber handelt es sich in den meisten Fällen um die später noch zu besprechende akute „Encephalomyelitis" disseminata bzw. um den akuten Schub einer multiplen Sklerose.

Wie wir später sehen werden führen eine Reihe von Infektionskrankheiten zu echten Rückenmarksentzündungen, d. h. besser gesagt, sie lösen diese aus. Ein wesentlicher Unterschied zwischen diesen ätiologisch anscheinend verschiedenen Myelitiden besteht aber weder in klinischer noch in pathologisch-anatomischer Beziehung. Die Verhältnisse liegen hier ähnlich wie bei anderen Körperorganen — beispielsweise der Niere. Diese kann auf diese oder jene Noxe bzw. Infektion mit einer Glomerulonephritis oder mit einer Nephrose antworten, denen wir jeweils nicht ansehen können, welche Grundkrankheit sie verursachte. Ähnliches gilt für den „myelitischen" Symptomenkomplex. Er stellt eben keine spezifische Reaktion auf diesen oder jenen Infekt dar, denn schließlich sehen wir ihn auch spontan auftreten, also ohne daß eine andere Infektion ihn begleitet und vorausläuft. Früher hat man „solche ätiologisch" unklaren Fälle als „idiopathische" genuine Myelitis eigens herausgestellt. Neuerdings hat man behauptet, daß die Myelitis immer nur durch ein „neurotropes" Virus hervorgerufen wird; die jeweilige voraus- oder parallel laufende Infektionskrankheit wie Masern, Pocken, Grippe, Scharlach usw. würden dem an sich schon latent vorhandenen neurotropen Virus gewissermaßen nur Tür und Tor öffnen oder spezieller ausgedrückt die Blutliquorschranke lockern und so dem Virus den Übertritt ins Nervensystem erleichtern. Bewiesen ist diese Anschauung noch nicht. Jedenfalls aber können die verschiedenen Grundkrankheiten, bei welchen die Myelitis vorkommen kann, nicht zu einer Einteilung die Basis bilden, sondern es ist besser eine solche auf den anatomischen Tatsachen aufzubauen.

Ich sehe es als die beste Lösung an der Besprechung des Myelitisproblems folgende pathologisch-anatomische Gruppierung zugrunde zu legen:

1. Die sog. metastatische Myelitis in Anlehnung an die Herdencephalitis (Spatz), am besten *Herdmyelitis* genannt (Beispiel: Myelitis bei Endocarditis lenta).

2. *Die Meningomyelitis.* (Beispiel: Meningomyelitis bei tuberkulöser Spondylitis).

3. Die *parainfektiösen (Encephalo) Myelitiden* (z. B. nach Masern, Pocken, Varicellen und nach der Vaccination usw.).

4. Die *akute disseminierte (Encephalo) Myelitis* im Sinne von Pette und Redlich.

Da die zuletzt genannten beiden Gruppen auch bei der Besprechung der Encephalitis in diesem Handbuch schon mit angeführt wurden, kann ich mich hier kürzer fassen und nur das hervorheben, was zum Verständnis des Myelitisproblems beiträgt. Die *klinische Symptomatologie* wird *erst später* im Zusammenhang *besprochen.*

1. Die Herdmyelitis = metastatische Myelitis.

Sie ist entschieden seltener als die Herdencephalitis (Spatz), was mit der besonders guten Vascularisation des Rückenmarks zusammenhängt. Diese sorgt dafür, daß bakterielle Embolien, welche ins Rückenmark schließlich ebenso häufig wie ins Gehirn erfolgen, meist das Gewebe *nicht* schädigen. Das Rückenmark ist überhaupt ungleich seltener von Zirkulationsstörungen heimgesucht als das Cerebrum. In manchen Fällen von bakteriologischen Embolien steht die infolge der Gefäßverstopfung hervorgerufene Erweichung bzw. Nekrose und nicht die Entzündung im Vordergrund des pathogenetischen Geschehens. Aus diesem Grunde kann von einer strengen Scheidung zwischen Entzündung und embolischem Gefäßprozeß nicht gesprochen werden. Wir finden solche herdförmigen Myelitiden am häufigsten im Gefolge von Strepto- bzw. Staphylo-kokkenerkrankungen, in Sonderheit bei der ulcerösen Endokarditis und bei der Endocarditis lenta. Aber auch bei allen Arten von Sepsis nach Furunkeln, Phlegmonen und Abscessen, nach cystischen oder cystopyelitischen Prozessen, bei Pleuraempyem usw. kann es zu derartigen Veränderungen im Rückenmark kommen. Auch hier gilt es, die zweite Form, nämlich die Meningomyelitis mit zu berücksichtigen, denn der Ausbreitungsmodus bei septischen Prozessen braucht ja nicht immer hämatogen, sondern kann auch auf dem Wege über die Lymphbahnen der Nerven in den Subarachnoidealraum erfolgen und auf diese Weise zunächst zur Meningitis bzw. Myelitis führen. Eine Scheidung zwischen diesen beiden Prozessen in klinischer Hinsicht ist uns nur durch die Liquor-untersuchung möglich, denn bei den meningitischen Formen wird sich natürlich als Ausdruck der Meningitis eine weit höhere Zellzahl ergeben als bei der reinen Erkrankung des Myelons. Doch ist zweifellos bei septischen Prozessen die hämatogene Entstehung der Myelitis häufiger als jene über den Lymph- bzw. Arachnoidealraum. Auch bei Gonokokken- und Coliinfektionen oder bei Cholera und nach Dysenterie hat man derartige Myelitiden beschrieben, ebenso nach Typhus. Wie oben schon gesagt, finden sich fast immer Hirnstamm bzw. Großhirnherde. Die letzteren rufen manchmal keine Symptome hervor, während am Rückenmark infolge seines relativ kleinen Querschnittes auch bei wenig ausgedehnten Herden in der Mehrzahl der Fälle klinische Erscheinungen zur Beobachtung gelangen. Im Rückenmark liegen eben wichtige und sehr differente Gebilde einander unmittelbar benachbart. Das klinische Symptomen-bild ist abhängig von dem Querschnittsausmaß des Prozesses und von seiner Höhenlage. Der Erregernachweis insbesondere aus dem Liquor ist nur selten zu erreichen.

Pathologisch anatomisch ist die metastatische Herdmyelitis durch kleine Herde, die ausgesprochen gefäßabhängig sind, ausgezeichnet; je nach dem Zeitpunkt, in welchem sie zur Sektion kommen, bieten sie verschiedenes Aus-sehen. Bei kleineren Herden ist dabei dem Rückenmark makroskopisch nichts anzusehen, bei größeren wird man schon mit dem bloßen Auge Quellungen des Querschnitts und Veränderungen der Substanz konstatieren können. Histo-logisch handelt es sich um kräftige Gliareaktionen die um mehr oder minder nekrotische Zentren teils mit, teils ohne Blutung entwickelt sind. Im akuten Stadium werden Leukocyten selten vermißt. Bei den Strepto- und Staphylo-kokken liegt der Übergang zum Rückenmarksabsceß auf der Hand. Nicht immer beherrscht die mesodermale Reaktion das Bild, sondern es kann auch zu massenhaftem Auftreten von Gliaelementen kommen. An mesodermalen Elementen sind vorwiegend Leukocyten im akuten, im subakuten Stadium Lymphocyten und Plasmazellen vertreten oder Makrophagen bzw. die sog. Polyblasten MAXIMOWs, die letzteren allerdings nicht so zahlreich und aus-schließlich wie bei den noch zu besprechenden parainfektiösen Myelitiden. An Gliaelementen sind neben der gemästeten Makroglia die Stäbchenzellen und die sog. Oligodendrogliaelemente beteiligt. Die Markscheiden und Achsen-zylinder pflegen im allgemeinen gleichstark und zur selben Zeit alteriert zu werden. Die Herde können sich sowohl durch Konfluieren als durch Apposition über den ganzen Querschnitt ausdehnen. Relativ häufig finden wir im subakuten Stadium massenhaft Fettkörnchenzellen, insbesondere dann, wenn es zu einer starken Einschmelzung gekommen ist. Ein wesentlicher Unter-

schied zwischen eitrigen und nichteitrigen Prozessen besteht nicht. Doch ist
das klinische Bild des Rückenmarksabscesses, der ja schließlich auch nichts
weiter darstellt als eine sehr intensiv entwickelte Herdmyelitis, in seiner Art
doch so charakteristisch, daß es eine besondere Besprechung verlangt (s. S. 824).

2. Die Meningo-Myelitis (Meningo-Encephalomyelitis).

Auch sie kann natürlich primär metastatisch entstanden sein. Das Übergreifen einer Entzündung, z. B. einer eitrigen Meningitis vom äußeren Liquorraum her auf das Parenchym, kann bei jeder Art von Meningitis stattfinden,
ganz gleichgültig ob diese nur durch Fortleitung vom Mittelohr oder von den
Nebenhöhlen her oder aber rein metastatisch (Absceß, Peritonitis, Pleuraempyem) oder auf dem schon erwähnten Weg über die Lymphräume entstanden
ist. Es ist wohl nicht nötig, die zu solchen Meningitiden führenden Erreger
im einzelnen aufzuzählen. Neben den schon genannten eigentlichen Eiter-
erregern und Meningokokken wären hier noch der Milzbrandbacillus und der
Gonococcus zu erwähnen. In diesen Formenkreis gehören auch die sog.
spezifischen Myelitiden wie die tuberkulöse und die luische. Die erstere pflegt
ja am häufigsten von einer Spondylitis her in den äußeren Liquorraum einzudringen. Die luische Meningomyelitis dagegen hat ihren primären Sitz in
den weichen Häuten. Die ebenfalls zu Querschnittssyndromen führende luische
Pachymeningitis wird uns noch an anderer Stelle beschäftigen. Sowohl bei
der tuberkulösen als auch bei der luischen Meningomyelitis können die Rückenmarksveränderungen nicht nur durch Übergreifen des Prozesses von den Meningen
auf das Myelon zustande kommen, sondern häufig resultieren eigentliche Myelomalacien, d. h. Erweichungen, die auf das Konto der bei diesen Prozessen
häufig zu sehenden Endarteriitis zu setzen sind. Für die Diagnose der *luischen*
Meningomyelitis ist der positive Ausfall der Wassermannschen Reaktion im
Blut und vor allem auch im Liquor von allererster Bedeutung. Allerdings vergesse man nicht das gelegentliche Vorliegen einer latenten Lues mit positiver
Wassermannscher Reaktion im Blut bei einem nicht luischen Rückenmarksprozeß. Nonne hat ein solches Zusammentreffen (Sarkomatose der Meningen,
intramedulläres Gliom, multiple Sklerose) eingehend beschrieben. Übrigens
können auch andere Stigmata einer Neurolues, z. B. in Form einer reflektorischen
Pupillenstarre vorkommen. Zu einer „inzipienten" oder „forme fruste" einer
Tabes kann sich ebenfalls eine luische Meningomyelitis hinzugesellen und beherrscht dann mit ihren schweren Erscheinungen das klinische Bild (Nonne).
Manchmal gelingt es, innerhalb relativ kurzer Zeit mittels Schmierkur die myelitischen Symptome völlig zu beseitigen; so hat Nonne einen Fall mitgeteilt, bei
welchem innerhalb von 3 Wochen alle Erscheinungen völlig abklangen. Diese
therapeutische Maßnahme hat also auch diagnostischen Wert. Zwei Verlaufsformen, die akute und chronische *luische Myelitis* werden unterschieden. Oft ist
es schwer, die geradezu als Systemerkrankung imponierenden Prozesse, z. B.
Amyotrophien an den Händen von einer eigentlichen Myelitis zu trennen. Die
Frage, handelt es sich dabei um Auswirkungen einer typischen subakuten oder
chronischen spezifischen Entzündung der Meningen mit Übergreifen auf Wurzeln
und Mark oder mehr um toxische Schädigungen der vulnerablen Systeme, in
diesem Falle der Vorderhörner bzw. der Vorderwurzeln, ist nach rein klinischen
Gesichtspunkten nicht zu beantworten, oft ist nur nach dem Ableben des
Kranken durch eine histologische Untersuchung der Prozeßcharakter zu klären.
Allenfalls kann uns der Liquor einen entsprechenden Hinweis geben, der bei
der Meningomyelitis durch Pleocytose mit mäßiger Eiweißvermehrung ausgezeichnet ist. Selbstverständlich darf die Anamnese nicht vernachlässigt

werden. Das Intervall zwischen Infekt und Auftreten der meningomyelitischen Symptome kann ein sehr wechselndes sein, von mehreren Monaten bis zu 10 bis 15 Jahren. Die diesbezüglichen Erfahrungen decken sich mit denjenigen der ungleich häufigeren Lues cerebri.

Die *tuberkulöse* Meningomyelitis ist in ihrer Symptomatologie nicht wesentlich von derjenigen der luischen unterschieden. Mit Vorliebe pflegt sie bei jüngeren Individuen aufzutreten. Der Lungenbefund braucht dabei keinen besonderen Anhaltspunkt zu bieten. Der Nachweis der Tuberkelbacillen im Liquor, der allerdings nicht immer gelingt, ermöglicht am ehesten eine Abgrenzung gegen ätiologisch andersartige Myelitiden. Bei den Wirbelsäulenaffektionen, in Sonder-

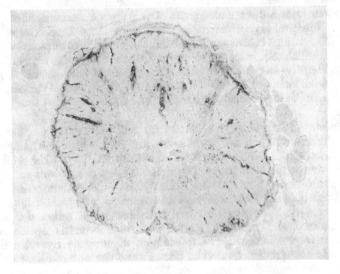

Abb. 1 Beispiel einer Meningomyelitis (plötzlicher Beginn mit subakutem Verlauf, nach 3 Monaten Exitus). Zunächst Schwindelanfälle, Übelkeit, Mattigkeit, plötzlich zunehmende Schwäche der Extremitäten, Areflexie, schlaffe Parese aller Extremitäten. Der Prozeß war über das ganze Rückenmark ausgedehnt. Seine Ätiologie blieb unklar. (NISSL-Bild.)

heit bei der tuberkulösen Spondylitis, wird dieser Fragenkomplex noch näher zu beleuchten sein.

Pathologisch-anatomisch zeichnet sich die typische Meningomyelitis durch stark entzündliche Reaktionen in den Meningen und entlang den die Gefäße führenden Rückenmarkssepten aus. Die Beteiligung der verschiedenen Gewebselemente ist die gleiche wie bei der metastatischen Herdmyelitis. Wie ihr Name sagt, finden sich dabei in den weichen Häuten die entsprechenden entzündlichen Veränderungen; bei der eitrigen also Leukocyten, im subakuten Stadium Lymphocyten und Plasmazellen, bei den mehr chronisch-spezifischen Formen, wie bei der Tuberkulose und bei der Lues, beherrschen vor allem Lymphocyten und Plasmazellen, bei der Tuberkulose Makrophagen das Bild. Außerdem sehen wir die diesen Prozessen eigenen spezifischen Produkte wie Epitheloidzellen, Riesenzellen und Nekrosen. Aber auch innerhalb des Rückenmarks sind Nekrosen nichts seltenes. Ihr Auftreten ist bei den akuten Formen weitgehend abhängig von der Virulenz der betreffenden Keime. Bei den spezifischen Formen insbesondere bei der Lues richte man sein Augenmerk auch auf die Gefäße (HEUBNERsche Endarteriitis!).

Sowohl bei der metastatischen Herdmyelitis als auch bei der Meningomyelitis können im Spätstadium Narben, in Sonderheit Faserglia, an Stelle der früheren Herde nachgewiesen werden. Außerdem aber sieht man nicht selten bei Fällen von stärkerem Querschnittsausmaß des Prozesses, weil die Längsbahnen mit lädiert worden waren, entsprechende sekundäre Degenerationen in den auf- und absteigenden Bahnen.

3. Die parainfektiösen Encephalomyelitiden.

Zum Teil sind diese Erkrankungen sowohl bei der Encephalitis als auch bei den betreffenden Infektionskrankheiten (Masern, Röteln, Pocken, Varicellen) mit besprochen und ich verweise deshalb auf die Besprechung der Infektionskrankheiten in diesem Handbuche. Des besseren Verständnisses halber ist es aber geboten, kurz auf sie einzugehen. Die früheren Autoren haben sie immer unter den übrigen Myelitiden aufgezählt, ohne ihre Charakteristica herauszuheben. Neuerdings betont man, gestützt auf gründliche anatomische Arbeiten, die große Ähnlichkeit, man kann sagen Übereinstimmung dieser Formen mit der als Sonderform der Encephalitis herausgestellten postvaccinalen Encephalomyelitis. Auch wir wollen die Myelitiden nach Masern, Variola, Varicellen und Röteln in Zusammenhang mit der postvaccinalen Encephalomyelitis besprechen.

Die *Masern-(Encephalo-) Myelitis* kommt bei Berücksichtigung der Häufigkeit dieser Infektionskrankheit nur recht selten zur Beobachtung. Die neurale Komplikation tritt dabei nach BOENHEIM angeblich in 0,4% aller Fälle auf und setzt meist am 3. bis 7. Tage nach dem Erscheinen des Exanthems ein. Dabei spielt die Schwere der Masern keine Rolle. Nach einleitenden tonisch-klonischen Krämpfen mit oder ohne Meningismus setzen sehr rapide halbseitige oder beiderseitige Paresen ein. Daneben können Symptome von seiten der Hirnnerven (am häufigsten von III und VI) oder auch eine Neuritis optica beobachtet werden. Uns interessieren hier hauptsächlich myelitische Symptome, also die Areflexie, die hochgradige Schwäche bzw. Parese der unteren Extremitäten, die Blasen- und Mastdarmstörungen. Die Mortalität wird auf 15—20% geschätzt. Es können auch Narbensymptome resultieren, so daß spastische Paraparesen und Hemiparesen, aphasische Symptome, epileptische Anfälle, oder extrapyramidale Symptome bestehen bleiben.

Bei den *Varicellen* sind Rückenmarks- bzw. Hirnerscheinungen ungleich seltener als bei den Masern. Auch hier ist das Auftreten meist schon in der ersten Woche (2. bis 8. Tag) zu erwarten. Das klinische Bild ist ebenso wechselnd wie das der Masernencephalomyelitis. Es überwiegen also bald Erscheinungen von seiten des Cerebrums oder des Cerebellums, des Hirnstammes oder des Rückenmarks. Die Sterblichkeit wird auf 5—6% geschätzt und ist am höchsten während der ersten 3—4 Tage.

Die *Pocken*encephalomyelitis ist vornehmlich durch Rückenmarkserscheinungen ausgezeichnet. Auch hier setzen die Erscheinungen am 1.—8. Tage des Stadium eruptiones ein.

Auch bei den *Röteln* sind Fälle von Encephalomyelitis bekannt geworden mit abwechselnd bald mehr encephalitisch, bald mehr myelitischen Bildern. Inwieweit auch der *Typhus* imstande ist, diesen eigenartig, vornehmlich auf das Markweiß beschränkten Prozeß auszulösen, ist meines Wissens durch pathologisch-anatomische Untersuchungen noch nicht endgültig erwiesen. Immerhin sprechen die von verschiedenen Autoren gegebenen Schilderungen über cerebrale und Rückenmarkssymptome für das Vorkommen von echter Encephalomyelitis beim Typhus (PETTE). Nach *Scharlach* hat SCHILDER eine solche auftreten gesehen, auch nach den sog. Erkältungskrankheiten wie *Grippe* (GREENFIELD), *Angina* usw. sind derartige Rückenmarks- und Hirnkomplikationen beschrieben worden. Nach *Diphtherie* sind myelitische Symptome selten, kommen aber vor (MARIC und MATHIEU).

Schließlich wäre noch, weil zu diesem Formenkreis gehörig, die *postvaccinale Encephalomyelitis* zu nennen (vgl. die Darstellung Bd. I dieses Handbuches). Sie hat mit den vorgenannten Myelitiden bei Masern, Varicellen, Pocken usw. die histopathologischen Veränderungen gemeinsam.

Pathologisch-anatomisch handelt es sich bei diesen Encephalomyelitiden um einen hauptsächlich im Markweiß und hauptsächlich perivenös entwickelten Prozeß, bei welchem histologisch die sog. Mikrogliaelemente (Stäbchen- und Oligodendrogliazellen) dominieren. Erst später tritt Makroglia (Astrocyten) auf.

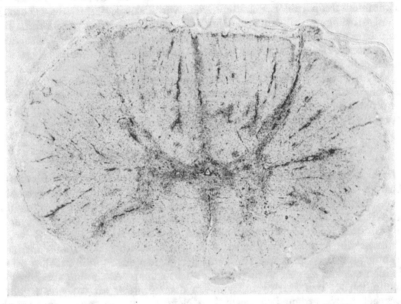

Abb. 2. Im Vergleich zur Abb. 1 handelt es sich hier um eine Masern- (Encephalo-) Myelitis. Man beachte die starke Veränderung besonders um die Venen; aber auch in der grauen Substanz bestehen starke Reaktionen (NISSL-Bild). (Präparate der Deutschen Forschungsanstalt für Psychiatrie München, Prof. SCHOLZ.)

Die Herde, zunächst mehr mantelförmig perivasculär über das Markweiß verstreut, können sich auch auf die graue Substanz ausdehnen. Sie konfluieren schließlich zu größeren Flecken. Parallel diesen gliösen Gefäßumscheidungen geht ein Markscheidenzerfall. Die Achsenzylinder verhalten sich wechselnd. Neben diesen im Rückenmark besonders um die Venen der Vasa corona entwickelten Prozessen trifft man Veränderungen, die sich besonders an der äußeren Oberfläche des Rückenmarks, also an dessen Peripherie manifestieren, so daß bei schwacher Vergrößerung ein förmlicher Randschleier dominiert. Die Ganglienzellen der grauen Substanz bleiben trotz Übergreifens des Prozesses auf diese im wesentlichen verschont, doch hat man auch an ihnen Veränderungen im Sinne der sog. „primären Reizung" gefunden (PETTE, BOCK, PERDRAU). Dies bildet einen deutlichen Gegensatz zur Poliomyelitis und Lyssa, die mit Vorliebe gerade die Vorderhörner befallen, bei welchen allerdings auch die Beteiligung des Gefäßbindegewebsapparates, in Sonderheit Infiltrate von Leuko- und Lymphocyten in viel ausgedehnterem Maße beobachtet werden, während sie bei unserer Gruppe nur relativ spärlich anzutreffen sind. Die Prozeßtopik kann sehr verschieden sein. Neben dem Rückenmark, von welchem vor allen

Dingen der untere thoracale und lumbosacrale Anteil befallen zu werden pflegt, sind die Medulla oblongata und der Pons, im oberen Hirnstamm Thalamus und Striatum und zwar dort vorwiegend die graue Substanz betroffen. Die Beteiligung des Hemisphärenmarks ist sehr wechselnd. Über Folgezustände ist im Schrifttum gerade bezüglich pathologisch-anatomischer Befunde, recht wenig bekannt, während wir über die Klinik derselben schon relativ gut unterrichtet sind. Nur Walthard hat einen Fall von Masernencephalomyelitis mitgeteilt, dessen Markscheidenbild insofern interessant ist, als die dabei zu sehenden streifenförmigen Entmarkungen nicht scharf abgegrenzt waren, wie bei anderen Entmarkungsprozessen (z. B. bei der multiplen Sklerose) und auch die Achsenzylinder zugrunde gegangen waren. Gerade letzterer Umstand erklärt uns das Vorkommen irreparabler Schädigungen, wie Paraplegie, chorea-athetoide Bewegungsstörungen, allgemeine Rigidität usw., die aber immerhin bei den parainfektiösen Encephalomyelitiden, insbesondere nach der postvaccinalen Encephalomyelitis Seltenheiten darstellen, an die man aber doch gelegentlich denken soll. Der Laie ist zwar gern geneigt, alle möglichen in dieser Lebensperiode auftretenden nervösen Störungen gerade auf die Impfung zu beziehen, was vom Arzt meistens bestritten wird. Bei der Seltenheit der postvaccinalen Komplikationen ist dies zweifellos der richtige Standpunkt, aber man soll die postvaccinale Encephalomyelitis doch nicht außer acht lassen.

4. Die akute disseminierte (Encephalo-) Myelitis.

Es ist sehr viel darüber diskutiert worden, ob diese mit der eben beschriebenen 3. Gruppe zu identifizieren sei. Pette, der diesen Standpunkt vertreten hat, ist von anderer Seite (Spielmeyer, Spatz) entgegengehalten worden, daß die Herde bei der akuten disseminierten Encephalomyelitis gegenüber jenen bei den parainfektiösen Encephalomyelitiden viel schärfer abgegrenzt seien. Zwar sind auch die ersteren perivasculär angeordnet, aber der ihnen eigene Entmarkungsprozeß ist in erster Linie auf das Konto des Myelinzerfalles und nicht auf einen solchen des Achsenzylinders zu beziehen. Auch sind die Herde nicht vornehmlich an das Markweiß, sondern ebenso stark an das Grau gebunden. Spatz betont außerdem ihre besondere Neigung zu den sog. „Wetterwinkeln", d. h. zu den seitlichen Ausbuchtungen des Ventrikelsystems. An der großen Ähnlichkeit der akuten Encephalomyelitis mit den akuten Herden der multiplen Sklerose kann nicht gezweifelt werden (Pette, Redlich, Spatz). Obwohl vom morphologischen Standpunkt aus an einer Trennung der parainfektiösen Gruppe von der akuten disseminierten Encephalomyelitis festzuhalten ist, hat die von Pette vertretene Anschauung doch sehr befruchtend gewirkt und ein in förmlichen Dornröschenschlaf versunkenes pathologisch-anatomisches Problem wieder aufgerüttelt und neue Perspektiven eröffnet. Die von ihm aufgestellten prinzipiellen Gesichtspunkte über diese Frage sind auch für den Myelitiskomplex von besonderer Wichtigkeit. Er betont den Grundcharakter des klinischen Bildes all dieser Entzündungsformen, der, gleichgültig, ob es sich um eine parainfektiöse, postvaccinale oder ätiologisch unbekannte genuine Form handelt, sich wie ein roter Faden durch die ganze Symptomatologie verfolgen läßt. Die Verschiedenheit der einzelnen Bilder ist lediglich abhängig von der jeweiligen Lokalisation der Herde. Diese läßt bald mehr spinale, bald mehr cerebrale Erscheinungen vorherrschen. Dem myelitischen Syndrom können also bei diesen Prozessen sowohl cerebrale als auch cerebelläre Erscheinungen koordiniert sein. Der Opticus ist, wenn auch selten, gelegentlich mitbeteiligt, was frühere Autoren veranlaßte, eine besondere Form, nämlich die „Neuromyelitis optica" aufzustellen.

Pathologisch-anatomisch hat diese 4. Gruppe, wie schon gesagt, mit der vorhergehenden große Ähnlichkeit. Das Herdförmige der Prozesse ist auch hier das Charakteristicum. SPATZ hat, wie oben schon bemerkt, die stärkere Hinfälligkeit der Markscheiden hervorgehoben; nach ihm sollen die Achsenzylinder, ebenso wie bei den Herden der multiplen Sklerose besser erhalten bleiben. KÖRNYEY allerdings hebt die Alteration auch der Achsenzylinder hervor, die zwar hinter der der Markscheiden zurückbleibt, aber im übrigen sich wechselnd verhält. Die Glia ist am Entzündungsprozeß ebenso wie bei der 3. Gruppe stärker beteiligt als das Mesoderm. Gelegentlich aber kommt es zu einer besonders um den Zentralkanal entwickelten Prozeßausbreitung, weshalb man eine sog. ,,zentrale Myelitis" als besondere Form aufstellte. Am häufigsten sind jedoch neben typischen ,,Randsäumen", die auch entlang der Fissura med. ant., also im Vorderstrangbereich entwickelt sind, Herde innerhalb der Hinterstränge zu sehen. Nicht selten ist der ganze Querschnitt von ihnen eingenommen. Ebenso können sie das Rückenmark der Länge nach weitgehend durchsetzen. Daneben findet sich oft eine gewisse Infiltration der Meningen.

Die Veränderungen im übrigen Nervensystem, insbesondere innerhalb des Hirnstammes, sind denen des Rückenmarks analog zu setzen. Im Opticus liegen bei der sog. ,,Neuromyelitis optica" gleichfalls herdförmige Entmarkungen vor.

Zur *makroskopischen* Anatomie der Encephalomyelitis ist folgendes zu sagen: Die Konsistenz des Rückenmarks ist nach seiner Herausnahme ausgesprochen weich, dabei ist es gequollen, die Herde fallen als entsprechende Prominenzen auf. Beim Einschneiden sind sie grau-rötlich und haben zerfließliche Konsistenz; die Substanz quillt an den Schnittflächen hervor. Je nach Beteiligung der Meningen sind leichtere oder intensivere Trübungen derselben feststellbar. Dasselbe gilt übrigens auch für die schon besprochenen Formen. Bei der Meningomyelitis pflegen allerdings die Trübungen und Verdickungen sowie strangförmige Verwachsungen innerhalb der weichen Häute im Vordergrunde zu stehen.

Ätiologie und Pathogenese. Die eben durchgeführte Einteilung, die sowohl den pathologisch-anatomischen als auch den mikrobiologischen Ansichten Rechnung trägt, erlaubt es nicht, die Ätiologie und Pathogenese der Myelitis in Bausch und Bogen zu erledigen, sondern diese müssen für die einzelnen Gruppen besonders besprochen werden.

Für die *Herdmyelitis* wurde die Ätiologie und Pathogenese schon kurz gestreift, es ist dem dort Gesagten nur wenig Prinzipielles hinzuzufügen. Die sie meist hervorrufenden Staphylo-Streptokokkenerkrankungen bedürfen keiner weiteren Besprechung. Dasselbe gilt für die im Gefolge der ulcerösen Endokarditis auftretenden Rückenmarksprozesse. Betont sei nur, daß der Streptococcus viridans der Lentasepsis zwar zu typischen, bakteriell bedingten, nekrotischen Herden führen kann, in welchen Erreger nachweisbar sind, aber es gibt auch bakterienfreie Herde. Typisch größere Abscesse sind bei der Herdmyelitis sehr selten, aber gelegentlich stößt man auf kleine miliare Einschmelzungen. Inwieweit der Gonococcus in der Lage ist, typische Herdmyelitiden zu erzeugen, darüber fehlen pathologisch-anatomische Belege. Wohl gibt es bei der Neißerinfektion encephalomyelitische Symptomenbilder, aber es fragt sich, ob diese nicht von den Meningen her, also im Sinne der Meningomyelitis zustande kommen. Auch die in der früheren Literatur oft zitierten Fälle von *Paraplegia urinaria* sind in ihrer Pathogenese noch sehr umstritten. Man hat sie auf die bei solchen Fällen primär bestehende Cystitis bzw. Cystopyelitis bezogen und sich vorgestellt, die Erreger, in Sonderheit das Bacterium coli, würden auf dem Lymphwege den Nerven entlang zum Arachnoidealraum gelangen. In Analogie zu pathologisch-anatomisch geklärten Fällen von Coli-encephalitis (Bock), die als Herdencephalitis imponierten, ist es berechtigt, auch solche Myelitiden zur Herdmyelitis zu rechnen.

Bei der *Meningomyelitis* spielen naturgemäß jene Erreger die Hauptrolle, die am häufigsten zur Meningitis führen, also neben dem Meningococcus, Strepto- und Staphylococcus, der Pneumococcus, der Tuberkelbacillus und die Spiro-chaeta pallida. Aber schließlich vergesse man nicht die im Anschluß an ausgesprochene Infektionskrankheiten (Sepsis, Influenza, Pneumonie) vor-kommenden Meningitiden. Auch fortgeleitete, also beispielsweise otogene Meningitiden können sich im spinalen Subarachnoidealraum lokalisieren und

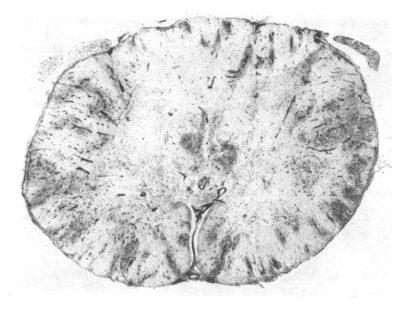

Abb. 3a (Text auf S. 811).

so zur Myelitis führen. Dabei wird das Parenchym wie bei der Meningo-encephalitis (Spatz) auf verschiedene Weise ergriffen:

1. Durch kontinuierliches Übergreifen des Entzündungsprozesses vom Liquor-raum direkt auf die Randzone des Myelons und von dort aus durch Vor-dringen nach dessen Zentrum. 2. Auf dem Umweg über die Gefäßscheiden der den Subarachnoidealraum durchziehenden und in das Rückenmark ein-dringenden Gefäße oder durch Erkrankung der Venen im Sinne einer Throm-bophlebitis mit retrograder Verschleppung der Erreger. 4. Entlang den Wurzel-nerven, deren Lymphraum ja mit dem Subarachnoidealraum zusammenhängt. So kann ein Erreger beispielsweise von einem Karbunkel aus zunächst in den spinalen Subarachnoidealraum gelangen und dann das Myelon befallen. Hinsichtlich der Pathogenese der tuberkulösen und luischen Meningomyelitis sei nochmals auf die bei ihnen im Vordergrund des Rückenmarkprozesses stehenden Gefäßveränderungen (Endarteriitis) und deren Folgen (Nekrosen und Erweichungen) hingewiesen. Wohl gibt es bei der Lues typische von den Meningen fortgeleitete entzündliche Veränderungen innerhalb des Rücken-marks, aber deren klinisches Bild pflegt langsamer und weniger schwerwiegend zu verlaufen als die häufig foudroyant einsetzenden Myelomalacien als Folge

des endarteriitischen Gefäßprozesses, die man früher schlechthin als luische „Myelitis" bezeichnete. Es mag zugegeben werden, daß in vielen Fällen eine Trennung, ob Gefäßprozeß oder reine Meningomyelitis zu Lebzeiten des Kranken nicht möglich ist.

Über die Ätiologie und Pathogenese der beiden letzten Gruppen, der parainfektiösen und akuten disseminierten (Encephalo-) Myelitis, sind wir noch recht wenig unterrichtet. Es wurde oben schon betont, daß nicht der Erreger der jeweiligen Grundkrankheit direkt die Myelitis hervorruft. Nach den histologischen Befunden zu schließen, scheint das schädigende Agens, sei es nun ein Virus oder ein Toxin, auf dem Blutwege ins Nervensystem, d. h. ins Rückenmark einzudringen (PETTE). Ein mit unseren heutigen Methoden nachweisbares *Bacterium* oder ein *Erreger* aus der *Protozoenreihe* läßt sich mit größter Wahrscheinlichkeit *ausschließen*. Für die postvaccinale Encephalomyelitis hat man übrigens auch die Rolle des *Vaccinevirus* abgelehnt. Für eine *Toxinwirkung* fehlen gleichfalls Anhaltspunkte, denn die hier angestellten Vergleiche mit der Wirkungsweise uns bekannter, das Nervensystem schädigender Stoffe haben gleichfalls zu keinem Ziel geführt, denn dem eigenartigen Prozeßcharakter ist keine andere „toxische" Erkrankung des Gehirns oder Rückenmarks analog zu setzen. Begreifliche Beachtung fand die Annahme, es könne sich um eine *anaphylaktische Reaktion* am Nervensystem handeln, die ähnlich zu erklären sei wie die Vorgänge an der Haut bei den genannten Infektionskrankheiten wie Masern, Röteln usw. und

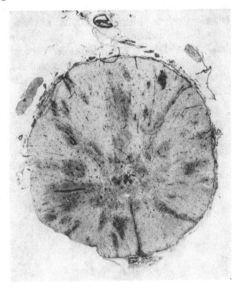

Abb. 3b.

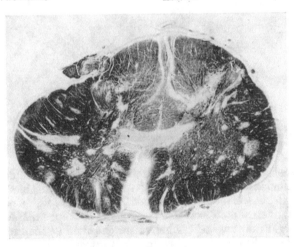

Abb. 3c.

Abb. 3a—c. (Encephalo-) Myelitis im Gefolge einer Grippe. 17jähriger Patient, Krankheitsdauer 14 Tage. (Liquor: 14/3 Zellen, stark eiweißhaltig, rechtsverschobene Mastixkurve). Erkrankte mit Fieber, Schwindel und Harnverhaltung. Zunächst starke Hyperästhesie, dann Areflexie, schließlich Tetraparese von mehr schlaffem Charakter. Blasen- und Mastdarminkontinenz. a) Cervicalmark (NISSL-Färbung), man erkennt die vorwiegend vom Rand her den Gefäßen entlang entwickelten Herde (NISSL-Bild). b) Brustmark mit großen herdförmigen Veränderungen auch innerhalb der grauen Substanz (NISSL-Bild). c) Oberstes Lendenmark im Markscheidenbild; runde und entsprechend den perivasculären Herden streifenförmige Markscheidenausfälle (SPIELMEYER-Markscheidenfärbung). (Präparate aus der Deutschen Forschungsanstalt für Psychiatrie, Prof. SCHOLZ.)

auch bei der Vaccination (GLANZMANN). Aber diese Hypothese wurde von der Mehrzahl der Autoren abgelehnt. Nicht weniger bestechend ist die Anschauung, das eigentliche schädigende Agens sei ein *neurotropes Virus* und zwar vor allem dasjenige der epidemischen Encephalitis und Poliomyelitis, das bei solchen Kranken latent vorhanden und nur durch die im Vordergrund stehende Infektionskrankheit gewissermaßen aktiviert worden ist (vgl. Gins). Vom pathologisch-anatomischen Standpunkt ist eine derartige Kombination nicht denkbar, denn die Prozesse sind zu verschieden.

An der infektiös-entzündlichen Natur dieser Prozesse ist trotz der Unkenntnis ihrer Ätiologie nicht zu zweifeln. Allein schon das klinische Bild, insbesondere auch der Liquorbefund legen dies nahe. Dazu kommt noch das von

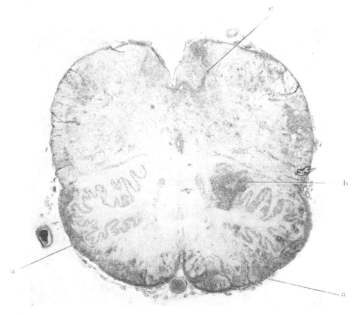

Abb. 4. Typisches Beispiel einer (Encephalo-) Myelitis im Bereich der Medulla oblongata, vor allem starke Entzündungen am Rand (a), außerdem ein größerer Herd oberhalb der einen Olive (b) und im Bogengrau (c), d. h. in der Umgebung des dorsalen Vagus- und Hypoglossuskerns (Nissl-Bild). (Präparate aus der Sammlung Prof. Gagel, Neurologisches Forschungsinstitut Breslau.)

mehreren Seiten bestätigte zeitlich gehäufte Auftreten innerhalb eines bestimmten Landstriches. Auch die Tatsache ihrer verschiedenen Wegbereiter, seien es Infekte wie die Influenza, der Typhus, die Angina oder die orale Sepsis, oder die übrigen akuten exanthematösen Erkrankungen, Magen-Darmkatarrhe oder auch sog. Erkältungsgelegenheiten spricht nicht gegen ihre eigentliche infektiöse Natur. Wenn Pette sie früher in den Formenkreis der *neurotropen* Krankheiten eingliederte, so hat er damit jedenfalls eine wertvolle Arbeitshypothese aufgestellt. Die von ihm und Marburg vertretene Anschauung der nahen Verwandtschaft dieser Encephalomyelitiden zur multiplen Sklerose ist auch für das Verständnis des klinischen Myelitisproblems nicht ohne Bedeutung. Es wurde oben schon auf den Begriff der sog. Graviditätsmyelitis hingewiesen. Bei einem Teil der Fälle dürfte es sich dabei um eine typische funikuläre Spinalerkrankung handeln, die, ebenso wie die perniziöse Anämie bei entsprechend Disponierten durch die Schwangerschaft ausgelöst werden kann. Zweifellos gibt es aber auch Fälle, die einen akuten Schub einer multiplen Sklerose darstellen, und wenn Pette die nahe Beziehung der letzteren zu den oben geschilderten Prozessen unterstreicht, dann ist uns der im älteren Schrifttum immer wieder auftauchende

Hinweis auf die Gravidität als auslösende Ursache einer sog. Myelitis um so
einleuchtender.

Bei der Seltenheit dieser Erkrankung liegt die Frage nach konstitutionellen
Momenten auf der Hand. Aber bis heute gibt es hierfür noch keinen einigermaßen fundierten Beweis (vgl. KÖRNYEY); allerdings ist eine gewisse Alters-
disposition nach PETTE vorhanden, und zwar ist die Altersklasse zwischen dem
15. und 25. Lebensjahre bevorzugt.

Klinik des myelitischen Symptomenkomplexes. Der kabelartige Aufbau des
Rückenmarks, in welchem die langen Leitungsbahnen sehr dicht gedrängt
zusammenliegen, bringt es mit sich, daß relativ kleine Herde große Wirkungen
entfalten. Das klinische Bild eines myelitischen Prozesses wird in erster Linie
abhängig sein von der Lokalisation der Herde, aber ebenso auch von der Intensität der Schädigung der leitenden Elemente. Je größer der Herd, um so
größer der Funktionsausfall, je stärker die Schädigung auch der Achsenzylinder,
um so schlechter die Aussichten auf völlige Wiederherstellung; denn die Rückbildung und Wiederkehr der normalen Funktionen ist ja in erster Linie abhängig von dem Grad der Läsion der parenchymatösen Anteile, also der Achsenzylinder und der Ganglienzellen. Die Mortalität ist auch von der Topik des
Prozesses abhängig, denn bei Halsmark- oder Oblongataherden droht durch
Störung der lebenswichtigen Ateminnervation oder anderer vegetativer Regulationen erhebliche Gefahr. Nicht immer gestattet das klinische Bild die Lokalisation mehrerer Herde, denn diese oder jene tiefer oder höher gelegene Läsion
kann in ihrer pathogenetischen Auswirkung durch einen anderen größeren
Herd verdeckt werden. Neben der Läsion der langen Bahnen mit dem entsprechenden klinischen Funktionsausfall im Sinne der verschiedensten Sensibilitätsstörungen, spastischen Paresen und Ataxie vermag auch diejenige der
grauen Substanz, also der Vorderhörner mit Lähmungen vom peripheren
Charakter und diejenige der Hinterhörner mit Temperatur- und Schmerz-
empfindungsstörung dem klinischen Bild ein besonderes Gepräge zu geben.
Die Beteiligung der Meningen kann durch meningitische Reizerscheinungen den
eigentlichen myelitischen Charakter verwischen. Das Befallensein der Wurzelnerven ist dagegen für das Auftreten von radikulären Reizerscheinungen verantwortlich zu machen. Inwieweit die gar nicht seltenen trophischen Störungen
(Decubitus, Anomalien der Haut- und Organdurchblutung und der Schweißsekretion usw.) auf eine Läsion der mittels der vorderen und hinteren Wurzeln
das Rückenmark verlassenden sympathischen und parasympathischen Fasern
oder auf eine Veränderung ihrer Zentren in der Substantia reticularis bzw.
im Seitenhorn der grauen Substanz bezogen werden können, ist schwer zu
sagen.

Die klinische Symptomatologie läßt sich also gliedern: a) in Symptome von
seiten der *langen Rückenmarksbahnen*, b) in solche von seiten der *grauen Substanz*, c) in *vegetative*, d) in *meningeale* Erscheinungen. Weitere nicht vom
Rückenmark herrührende Symptome, wie solche von seiten der Hirnnerven,
des Cerebellums, des Cerebrums und des Opticus gehören zum Bild der eigentlichen Encephal(omyel)itis und sind dort besprochen.

Die Topik des Prozesses läßt eine *cervicale*, *thoracale* und *lumbosacrale* Form
unterscheiden; auch der *Conus* kann gelegentlich vorherrschend affiziert sein.
Erscheinungen von seiten des unteren Brustmarkes sind am häufigsten.
Das Querschnittsausmaß eines oder mehrerer Herde ist naturgemäß ein sehr
wechselndes, das klinische Bild dieser sog. „Myelitis transversa" ein entsprechend
vielseitiges. Wir fassen darunter jene Syndrome zusammen, bei welchen von
einer bestimmten Höhe ab die Sensibilität für mehrere oder alle Qualitäten
beeinträchtigt oder aufgehoben und Pyramidenbahnzeichen nachweisbar sind.

Zur Schilderung der einzelnen klinischen Symptome greifen wir das voll-
entwickelte Stadium der Myelitis heraus. Eines der führendsten Zeichen sind
die *motorischen* Funktionsausfälle. Der eigentlichen Lähmung gehen meist
gewisse Reizerscheinungen von seiten der Pyramidenbahn voraus, d. h. unwillkürliche Muskelkontraktionen und gewisse Sensationen, wie ein Gefühl der
Schwere mit abnormer Ermüdbarkeit. Die Unterbrechung der corticospinalen,
motorischen Leitungsbahn pflegt dann meist plötzlich innerhalb weniger Stunden
in Form von Extremitätenlähmungen einzusetzen; Paraparesen sind am
häufigsten, doch gibt es auch halbseitige Lähmungen. Gekreuzte Paresen
können selbstverständlich auch vorkommen. Die am häufigsten befallenen
unteren Extremitäten können anfänglich in den distalen Partien meist zunächst
noch bewegt werden. Der Muskeltonus ist stark herabgesetzt, auch an den
unteren Extremitäten bei relativ hochsitzenden Herden, so daß zunächst eine
schlaffe Paraparese imponiert. Bald werden aber die anfänglich steif daliegenden
Beine von Spontanbewegungen (Zuckungen) vom klonischen oder tonischen
Charakter befallen. Diese motorischen Reizerscheinungen sind oft sehr schmerzhaft und werden reflektorisch durch äußere Reize, z. B. durch Druck bei der
Untersuchung, Temperatureinflüsse usw. ausgelöst. In den späteren Stadien
bestehen zuweilen Beugekontraktionen mit Adductorenspasmen. Die ersteren
können so hochgradig sein, daß es nicht mehr gelingt, die Sehnenreflexe auszulösen; im übrigen sind die Reflexe sonst meist entsprechend der Unterbrechung
der Pyramidenbahn bis zum Klonus gesteigert. Anfänglich fehlen sie allerdings
wegen der bestehenden Hypotonie oder sind schwer auslösbar. Greifen die
Herde in entsprechender Höhe (z. B. lumbal) auf die graue Substanz über und
führen zu Schädigungen der dort liegenden Vorderhornganglienzellen oder aber
zur Läsion der hereinstrahlenden Wurzeln, so kann durch Unterbrechung des
Reflexbogens ein Verlust der Sehnenreflexe bestehen bleiben. Bei höher gelegener totaler Querschnittsunterbrechung resultiert zuweilen ein Reflexverlust
der ASR und PSR, den man mit dem sog. BASTIAN-BRUNSschen Gesetz erklärt hat. Allerdings kann man sich aber gerade bei der Myelitis vorstellen,
daß das Rückenmark unterhalb des Hauptherdes ebenfalls von Herden durchsetzt ist, welche den Reflexbogen unterbrechen. Lebhafte Reflexe z. B. an den
Armen können auch bei tiefer im Rückenmark gelegenen Herden dominieren.
Von den Hautreflexen sind die Bauchdeckenreflexe häufig abgeschwächt oder
gar erloschen; das letztere bei Herden im unteren Brustmark, während sie
bei cervicalen Prozessen erhalten bleiben können. Ein positiver Babinski ist
fast immer nachweisbar.

Den motorischen Ausfallserscheinungen folgen *Sensibilitätsstörungen* meist
auf dem Fuße, doch sind diese oft nicht hochgradig und vollkommen entwickelt, wohl deshalb, weil die einzelnen Empfindungsqualitäten zu sehr über
den ganzen Querschnitt verteilt und ihr Erhaltenbleiben besser gesichert ist.
Sensible Reizerscheinungen sind mehr auf das Konto einer begleitenden Meningitis zu setzen bzw. auf eine Reizung der zum selben Querschnitt gehörenden
hinteren Wurzeln durch Entzündung oder Ödem zu beziehen. Die Empfindungsstörungen zeigen nicht selten *dissoziierten* Charakter mit vorwiegender Beteiligung
der Oberflächen- und Tiefensensibilität; übrigens kann auch ein typisches
BROWN-SÉQUARDsches Syndrom vorkommen, jedoch pflegt dieses meist nur
einige Zeit zu bestehen und durch Hinzukommen neuer Herde in eine totale
Sensibilitätsstörung überzugehen. Auffallenderweise sieht man häufig ein
Erhaltenbleiben der Sensibilität im Bereich der unteren Sacralsegmente, besonders um den Anus und Hoden herum, mit Erhaltenbleiben der Hoden-
druckempfindlichkeit, bei sonst fast völliger Anästhesie infolge totaler Querschnittsunterbrechung. *Überempfindliche* Zonen oberhalb der mehr oder minder

anästhetischen bzw. hypalgetischen Bezirke sind besonders am Rumpf in Form *gürtelförmiger* Areale zu beobachten und stellen wohl meist Folgen der Läsion der Wurzeln bzw. deren Eintrittszonen dar. Andere subjektive Sensibilitätsstörungen können als Parästhesien und Schmerzen oder Mißempfindungen erscheinen und leiten häufig das Krankheitsbild ein. Neben Schmerzen im Bereich der Wirbelsäule bei Druck oder Beklopfen wird über Taubheitsgefühl besonders in den Füßen und Zehen oder in den Fingern geklagt oder über Jucken, Kältegefühl, Brennen usw. Auf eine Affektion der langen Bahnen ist die gelegentlich das Bild beherrschende *akut auftretende Ataxie* zu beziehen, die in der früheren Literatur in Verbindung mit *Intentionstremor* direkt als „akute Ataxie" bezeichnet wurde. In pathogenetischer Beziehung kann für sie bei Ausschluß einer peripheren Neuritis neben Rückenmarksherden auch noch ein Prozeß in der Pons- und Oblongatagegend verantwortlich gemacht werden.

Die Mitbeteiligung der *grauen Substanz* äußert sich in *Muskelatrophien* bzw. in *Lähmungen peripheren Charakters*, hervorgerufen durch eine Erkrankung der Vorderhornganglienzellen bzw. der von diesen ausgehenden Wurzeln. Immerhin gehören typische Muskelatrophien zu den Seltenheiten. Von besonderer Bedeutung sind *Störungen der Blasen- und Mastdarmfunktion*, deren Pathogenese je nach der Höhenlage des Herdes wechselt. Sie entstehen dann entweder durch Läsion der sie beherrschenden zentrifugalen bzw. zentripetalen Leitungsbahnen oder durch Schädigung ihrer Zentren im Conus oder der entsprechenden Wurzelnerven (S_2—S_4). Eine Retentio urinae ist zunächst häufiger als eine *Incontinentia*, doch kommt es meist auch bei der ersteren zur *Ischuria paradoxa*. Bei subakuten Prozessen pflegt sich die Blasenschwäche automatisch zu regulieren, d. h. die Blase läuft über, wenn sie voll ist. Der Patient kann also zum selbstgewählten Zeitpunkt mittels Bauchpresse seine Harnblase vor dem spontanen Überlaufen entleeren. Auch andere Erscheinungen von seiten der Geschlechtsorgane wie *Priapismus* (besonders nach Kathetern) oder *unwillkürlicher Samenfluß* können selbst bei völliger Anästhesie der Blasen-Mastdarmgegend auftreten.

Von weiteren wichtigen *vegetativen* Störungen sind solche der *Gefäßinnervation*, der *Schweißsekretion* und der *Gewebstrophik* zu nennen. Ausgesprochene Gefäßlähmungen wie abnorme Hyperämie und Cyanose, starker oder fehlender Dermographismus, vermehrte oder aufgehobene Schweißbildung gelegentlich typische *Hautveränderungen* im Sinne eines Pemphigus kommen vor. Besonders auffallend sind *Ödeme* an den distalen Abschnitten der gelähmten Glieder, die auch am Scrotum und im Kreuz auftreten können. Sehr rasch pflegt sich bei ausgedehnten, rapide verlaufenden Prozessen ein *Decubitus* zu bilden, der am meisten von allen Komplikationen zu fürchten ist. *Trophische Gelenkprozesse* analog der tabischen oder syringo-myelitischen Arthropathie gehören zu den Seltenheiten.

Die Beteiligung der Meningen tritt in Form *meningealer Reizerscheinungen* mit Meningismus, Klopf- und Druckempfindlichkeit der Wirbelsäule und Wurzelreizsymptomen zutage. Wichtig sind die Veränderungen des *Liquors*. Gewöhnlich findet man im Liquor im Anfangsstadium eine *Zellvermehrung*, doch sind Zahlen über 300 bis 500/3 ungewöhnlich und deuten auf eine Beteiligung der Meningen hin. Dabei können anfangs im Ausstrich Leukocyten, später mehr Lymphocyten und Makrophagen vorherrschen. Die *Eiweißwerte* bewegen sich meist zwischen 2—4,0 Gesamt-Eiweiß bei starker Vermehrung der Globuline. Ausgesprochene *Eiweißzelldissoziation* zugunsten der ersteren wurde ebenfalls beobachtet. Betont muß werden, daß alle diese Veränderungen großen Schwankungen unterworfen sind. In den seltensten Fällen findet man größere Eiweißmengen oder gar das Froinsche Syndrom, oder eine Xanthochromie. Die *Mastix-* und *Goldsolreaktion* zeigt oft erhebliche Ausflockungen besonders innerhalb der ersten Portionen. Wir finden also eine linksverschobene Kurve, ähnlich wie bei der progressiven Paralyse, doch gibt es auch hier alle möglichen Variationen, jedenfalls mehr Verschiedenheiten als Übereinstimmungen.

Ist der Prozeß in bestimmten Höhen intensiv entwickelt, dann gibt er dem klinischen Bild ein besonderes Gepräge, so daß man von einer *cervicalen, thorakalen, lumbalen* bzw. *sacralen* Form spricht.

Für die *cervicale Form* ist der mehr oder minder starke motorische Ausfall an den oberen Extremitäten bezeichnend. Sitzen dabei die Herde innerhalb der unteren Segmente, dann resultieren schlaffe, sind sie mehr in den oberen Halsmarksegmenten lokalisiert, spastische Paresen an den Armen. Bei der ersten Spielart sind bald Muskelatrophien mit fibrillären Zuckungen und Entartungsreaktion nachweisbar. Aber auch die unteren Extremitäten können bei Halsmarkprozessen motorische Ausfallserscheinungen im Sinne von Spasmen zeigen, doch trifft dies mehr für das subakute Stadium zu. Bei völligem Querschnittsausmaß der Entzündung sind, wie oben schon erwähnt, schlaffe Paresen an den unteren Extremitäten die Regel. Sehr schwerwiegend können sich Läsionen im Bereich des Phrenicusursprungs in Form einer *Zwerchfellähmung* auswirken. Bei Mitbefallensein des ersten und zweiten Thorakalsegmentes ist infolge Erkrankung des Centrum ciliospinale ein Hornersches *Syndrom* vorhanden. Eigenartig benigne verhalten sich Herde in den obersten Cervicalsegmenten, die oft nur Erscheinungen von seiten der Kleinhirnseiten und der Hinterstränge, nämlich Ataxie, Lagegefühlsstörungen usw. bieten. Anatomisch handelt es sich dabei vorwiegend um die schon beschriebenen Randprozesse, welche die hier mehr zentral liegenden Pyramiden nicht beeinträchtigen. Derartig lokalisierte Prozesse bieten eine auffallend gute Prognose. Die Erscheinungen bei noch höheren, im Bulbusbereich gelegenen Affektionen sind im Gegensatz dazu besonders schwer und pflegen innerhalb kurzer Zeit durch bulbäre Atem- oder schwerste Vasomotorenlähmungen zum Tod zu führen.

Der *dorsale, thoracale* Typus ist von allen der häufigste. Auch hier gibt es myatrophische Prozesse infolge Affektion der Vorderhörner besonders im Bereich der Rumpfmuskulatur mit partiellen Paresen der Bauchwand oder der langen Rückenstrecker. Dabei ist meist der Verlust der Bauchhautreflexe feststellbar. Spastische Paresen an den unteren Extremitäten sind die Regel. Die Sensibilitätsstörungen sind entsprechend der Höhentopik mehr oder weniger ausgeprägt; meist ist der Verlust der Berührungs- und Schmerzempfindung nachweisbar. Eine Blaseninkontinenz kommt fast immer zur Beobachtung.

Bei der *lumbalen* Form stehen die schlaffen Paresen der Beine im Vordergrund, die Empfindungsstörung schneidet mit der Leistenbeuge ab. Hier ist eine Incontinentia urinae et ani fast stets vorhanden. Dabei ist das Verhalten der Reflexe wechselnd, je nach der Höhenlage; also bei tiefer liegenden Herden fehlender Achillessehnenreflex, bei erhaltenem oder gesteigertem Patellarsehnenreflex, bei höher gelegenen Prozessen umgekehrt.

Bei der *sacralen* Form, die übrigens sehr selten zur Beobachtung kommt, sind Sensibilitätsausfälle nach Art der Reithosenanästhesie und schlaffe Paresen der Unterschenkel- und Fußmuskulatur vorherrschend. Im übrigen liegen hier wie bei der lumbalen häufig ischiasartige Schmerzen vor.

Es erübrigt sich, im einzelnen die Mischformen zu besprechen, auch bezüglich der sonstigen Symptome bei der akuten disseminierten Encephalomyelitis sei auf die Darstellung dieses Krankheitsbildes bei der Encephalitis hingewiesen. Ihre besondere Vorliebe für die tieferen Abschnitte des Hirnstammes (Medulla und Pons) erklärt das häufige Vorkommen von bulbären Symptomen (Dysarthrien, Dysphagien und andere Hirnnervenlähmungen). Der Opticusprozeß ist im klinischen Bild relativ oft führend und kann den myelitischen Erscheinungen in Form von Amblyopien oder Amaurosen häufig vorausgehen. Meistens handelt es sich dann um eine typische Neuritis, seltener um eine retrobulbäre Neuritis; auch eine Stauungspapille ist gelegentlich nachweisbar. An Gehirnerscheinungen sind Krämpfe vom Jacksontyp, choreatische Symptome, Hemiparesen, Hemianopsien, Aphasien und Psychosen vom Korsakowtyp zu nennen.

Verlauf und Prognose. Die Prodromalerscheinungen werden weitgehend von der Grundkrankheit bestimmt, wenigstens soweit es sich um die metastatische, meningomyelitische oder um die parainfektiösen Formen handelt. Für die metastatische Herdmyelitis, wenn sie z. B. nach einem Absceß, Phlegmone usw. auftritt, ist eine gewisse Latenzeit charakteristisch. So und so oft wird es uns überhaupt nur auf Grund der ausführlichen Anamnese möglich sein, den primären Herd ausfindig zu machen. Bei der parainfektiösen Form ist das Prodromalstadium des Rückenmarksprozesses mehr oder minder überlagert von den Symptomen der Grundkrankheit, also denjenigen der Masern, Pocken, Varicellen, Röteln usw. Das Zustandekommen der zentral nervösen Erscheinungen ist, wie schon bemerkt, unabhängig vom Verlauf der primären Infektionskrankheit. Bei den anderen mehr „genuinen" (Encephalo-)Myelitiden sind die meist mehrere Tage andauernden Prodrome in Form von Störungen des Allgemeinbefindens (Kopfschmerzen, Müdigkeit, Übelkeit, Erbrechen, Gliederschmerzen) bei mehr oder weniger hohem Fieber[1] vorhanden. Ganz unmittelbar kann es zu Lähmungen, objektiven Sensibilitätsstörungen mit Parästhesien, Kribbeln und zu Blasen-Mastdarmstörungen kommen. Seltener ist das langsame schubweise Auftreten der Rückenmarkserscheinungen. Gelegentlich setzen diese myelitischen Symptome erst nach Ablauf des Fiebers ein. Besonders bezeichnend ist für diese Prozesse, daß sie manchmal geradezu apoplektiform, also innerhalb kürzester Zeit (Stunden bis Tage) einsetzen und sehr rasch ihr größtes Ausmaß erreichen, um dann stationär zu bleiben oder sich wieder zurückzubilden. Bei der „disseminierten Encephalomyelitis" gibt es fließende Übergänge zu jener durch oftmalige Remissionen ausgezeichneten Form der multiplen Sklerose. Bezüglich ihrer Prognosestellung ist also größte Vorsicht am Platze. Schließlich können nach einer sog. „Encephalomyelitis", die entweder völlig oder mit Narbensymptomen „abheilte", nach Monaten oder Jahren plötzlich wieder Rückenmarkserscheinungen rezidivieren.

Für den weiteren Verlauf ist die Frage nach sekundären Komplikationen wie Cystopyelitis, Pneumonie usw. von einschneidender Bedeutung. Besonders wenn sich nach dem Abklingen des anfänglichen Fiebers wieder Temperaturen einstellen, ist an diese zu denken. Die Prognose ist von der Ausdehnung und Intensität des Prozesses abhängig. Bei vollkommener Querschnittsläsion ist sie meist als sehr ernst anzusehen, doch berücksichtige man, daß auch totale Querschnittsbilder sich, wenn auch selten, zurückbilden können. Die Prognose ist bei jenen Fällen als günstig anzusehen, die akut beginnen, aber nicht das vollständige Bild der Querschnittsläsion bieten. In jedem Fall, der über das akute Stadium hinweggekommen ist, kann eine weitgehende, oft sich über viele Monate hinziehende Besserung eintreten. Die Gefährlichkeit der Prozesse im mittleren Halsmark muß wegen der Beeinträchtigung der Atmung entsprechend gewürdigt werden; man wird auf eine rechtzeitige Hilfe durch Verordnung von Lobelin und künstlicher Atmung bedacht sein. Gefürchtet sind Fälle mit rasch auftretendem Decubitus.

---

[1] Das Fieber verhält sich wechselnd. Bald sind die Temperaturen nur subfebril, bald bewegen sie sich über 39°. Das Fehlen von Temperatursteigerung spricht aber nicht gegen die Diagnose Myelitis.

Unter den Restzuständen nach Querschnittsmyelitis sind entsprechend dem Vorkommen von sekundären Degenerationen Erscheinungen von seiten der langen Bahnen an erster Stelle zu nennen. Es gibt die verschiedenartigsten Zustandsbilder, die sich aus dem unsystematischen Charakter des Prozesses und seiner wechselnden Intensität verstehen lassen. Auch der Ausgang der akuten Encephalomyelitis disseminata ist sehr wechselnd, ein plötzliches Rezidivieren nicht selten, so daß bei subakuten Prozessen durch Hinzukommen neuer Herde fließende Übergänge zu chronisch verlaufenden Formen vorkommen. Die parainfektiösen (Encephalo-) Myelitiden bieten dagegen, wenn der Patient schon einmal das akute Stadium überwunden hat, bessere Aussicht auf Heilung. Dies wird sowohl von Cassirer als auch von anderen Autoren insbesondere für die Myelitiden nach Variola, Typhus, Masern, Influenza und Gonorrhöe unterstrichen. Übrigens hat man auch nach der *Wutschutzimpfung* myelitische Symptomenbilder beschrieben, die glücklich verliefen (Ed. Müller). Während die meningomyelitischen Spielarten, insbesondere diejenigen der Tuberkulose als prognostisch infaust anzusehen sind, hat die luische Meningomyelitis eine günstigere Prognose (Nonne). Unter anderem wurde behauptet, daß Fälle von Myelitis mit starker meningealer Reizung und neuritischen Komplikationen relativ gute Heilungstendenz bieten (Cassirer); aber dies läßt sich wohl nicht so verallgemeinern, denn nur der Prozeß im Rückenmark selbst gibt den Ausschlag.

Differentialdiagnose. In differentialdiagnostischer Hinsicht stehen jene Rückenmarksprozesse im Vordergrund, die früher lediglich nach rein klinischen Gesichtspunkten, z. B. nach dem Querschnittssyndrom unter der gemeinsamen Bezeichnung „Myelitis" zusammengefaßt worden waren, nämlich die multiple Skleros , die funikuläre Spinalerkrankung, die Rückenmarkstumoren und schließlech die anderen echten entzündlichen Erkrankungen des Rückenmarkes, die Poliomyelitis und die Lyssa. Aber auch Gefäßprozesse oder Rückenmarksläsionen bei Wirbelsäulenerkrankungen können gelegentlich große differentialdiagnostische Schwierigkeiten bieten.

Die *multiple Sklerose* gibt uns, nur, wenn es sich um den ersten akuten Schub handelt, Rätsel zu lösen auf; dann ist eine Abgrenzung gerade gegenüber der „akuten disseminierten Encephalomyelitis" unmöglich. Finden wir doch bei der letzteren ebenso das Fehlen der Bauchhautreflexe, eine Neuritis retrobulbaris oder Augenmuskellähmungen. Außerdem aber wissen wir von der multiplen Sklerose, daß akute Schübe gern nach jenen Erkrankungen auftreten oder sich wiederholen, die wir oben als auslösendes Moment der Myelitis zitiert haben, nämlich die Gravidität oder Infektionskrankheiten oder banale Erkältungen oder Überanstrengungen, die dann häufig gerade vom Laien als eigentliche Ursache angesprochen werden. Auch der Liquorbefund vermag hier nicht immer den Ausschlag zu geben, denn Zell- und Eiweißvermehrung können beiden Prozessen eigen sein. Das Bild der mehr oder minder vollständig ausgeprägten Querschnittsunterbrechung ist bei der multiplen Sklerose relativ selten, desgleichen Gürtelschmerzen. Wohl gilt für die Mehrzahl der Fälle von multipler Sklerose, daß greifbare objektive Sensibilitätsstörungen fehlen, aber auch bei der Myelitis brauchen diese nicht immer stark ausgeprägt zu sein. Besonders schwierig fällt die Abgrenzung der sog. Neuromyelitis optica — wenn man von einer solchen beim gemeinsamen Auftreten von Opticus- und Rückenmarksherden überhaupt reden will — gegen die multiple Sklerose, denn auch bei ihr kommt neben einer Neuritis optica häufig ein Querschnittssyndrom zur Beobachtung.

Nicht weniger schwierig gestaltet sich die Abgrenzung gegenüber der *funikulären Spinalerkrankung* (f. Sp.), die heute noch vielfach irrtümlicherweise als sog. „funikuläre" Myelitis bezeichnet wird. Sie stellt zweifellos das Gros der früher als „chronische" Myelitis bezeichneten Fälle dar. Heute glaubt zwar jedermann an ihre Sonderstellung, aber immer wieder sehen wir, daß dieser Komplex, der ja nicht nur bei der perniziösen Anämie, sondern auch im Gefolge aller möglichen „chronischen Zehrkrankheiten" (W. Schultze) vorkommt, nach altem Sprachgebrauch als „toxische" Myelitis bezeichnet wird, so z. B. bei Rückenmarksaffektionen im Gefolge eines Carcinoms, beim Diabetes, beim Basedow oder beim Alkoholismus. Der Beginn der f. Sp. pflegt meist subakut einzusetzen, aber es gibt Beobachtungen mit ziemlich stürmischem und plötzlichem Beginn, bei welchen primär eine starke, motorische Schwäche vorherrscht. Sie erinnern dann an das paraplegische Zustandsbild der Myelitis. Die meist einleitenden Parästhesien können ebenfalls zur Fehldiagnose in der Myelitisrichtung verleiten, gerade bei jenen Fällen, bei welchen keine perniziöse Anämie vorhanden ist und es auch im weiteren Verlauf zu dieser nicht kommt. Auch solche Fälle von funikulärer Spinalerkrankung, bei solchen die Rückenmarkserscheinungen der perniziösen Anämie vorauseilen, also bei Krankheitsausbruch noch gar keine auffallende Blutarmut besteht, werden gern mit einer Myelitis verwechselt. Das Blutbild sollte aber bei allen fraglichen Fällen mit herangezogen werden, denn bekanntlich ist der erhöhte Färbeindex ohne nachweisbare Anämie bei gleichzeitigem Vorliegen einer histaminrefraktären Achylie auch für jene Formen von funikulären Spinalerkrankungen bezeichnend, die ohne eigentliche Anämie einhergehen. Typische Querschnittssymptome sind bei der f. Sp. selten, Blasen- und Mastdarmstörungen dagegen häufig. Charakteristisch für die f. Sp. ist das Fehlen stärkerer Liquorveränderungen, die ja, wie oben angeführt, bei der Myelitis kaum vermißt werden. Das klinische Bild der f. Sp. ist außerordentlich vielgestaltig. Bei subakuten, chronischen Rückenmarksprozessen, die an eine Myelitis denken lassen, habe man daher immer die Möglichkeit einer f. Sp. im Auge.

Von *Rückenmarkstumoren* stellen uns sowohl die intra- als auch die extramedullären Tumoren oft vor große differentialdiagnostische Schwierigkeiten. In erster Linie entscheidet der Verlauf, der bei der Myelitis meist stürmisch und weniger schleichend einsetzt, während für die meisten Tumoren der langsame allmähliche Beginn charakteristisch ist, abgesehen von den wenigen Ausnahmen, wo durch eine Blutung in den Tumor oder durch eine Liquorstauung oder durch eine brüske Bewegung oder ein Trauma akute stürmische Symptome bei einem bis dahin latent gewesenen Tumor ausgelöst werden. Die Liquoruntersuchung ist hier ein wichtiges Hilfsmittel. Eine Zellvermehrung kommt zwar auch beim Tumor vor, dagegen wird die bei ihm sehr häufige Eiweißzelldissoziation bei Myelitiden ungleich seltener gesehen. Die mittels gleichzeitiger Lumbal- *und* Zisternenpunktion anzustellende Liquorkontrolle, die beim Tumor im lumbalen Punktat oft ein typisches Kompressionssyndrom aufdeckt, während der occipitale Liquor normal ist, lenkt uns auf die richtige Bahn. Die Myelographie kann gelegentlich zu Fehldiagnosen verleiten, wenn bei der Myelitis entzündliche meningeale Verwachsungen einen Stop veranlassen. Auch an *Wirbelsäulenprozesse*, wie eine Spondylitis tuberculosa, eine Carcinose oder das Myelom, die zur Kompression und damit zum Querschnittssyndrom führen können, muß man gelegentlich denken, besonders bei den subakut entstandenen Prozessen. Hierher gehören weiterhin die meist vom *epiduralen* Gewebe ausgehenden Kompressionen bei der Lymphogranulomatose, beim Lymphosarkom, oder bei der Leukämie bzw. Chlorom. Sowohl bei den Wirbelsäulenerkrankungen wie bei diesen epiduralen Komplikationen wird die eingehende röntgenologische Untersuchung, im gegebenen Falle das Blutbild weiterhelfen. Die ja schließlich bei allen Fällen übliche Wirbelsäulenuntersuchung mittels Palpation, Prüfung der Klopfempfindlichkeit und Beweglichkeit muß sich schon deshalb auf eine intensive Röntgendiagnostik ausdehnen, weil bei der Myelitis, insonderheit bei solchen mit stärkerer meningealer Beteiligung eine Hyperpathie der Wirbelsäule mit entsprechender reflektorischer Fixation ihrer einzelnen Abschnitte nichts Ungewöhnliches ist. Verhältnismäßig schwierig kann sich bei der Encephalomyelitis disseminata die Differentialdiagnose gegenüber dem Hirntumor gestalten, zumal wenn statt einer Neuritis eine Stauungspapille vorliegt. Hier wird der segmentale Ausfall der Sensibilitätsstörungen die Diagnose Myelitis sichern lassen.

Die übrigen ausgesprochenen entzündlichen Erkrankungen des Rückenmarks, insonderheit die *Poliomyelitis anterior*, bieten, zumal im akuten oder subakuten Stadium große differentialdiagnostische Schwierigkeiten, sind doch in diesem auch bei der Myelitis die Paresen zunächst schlaff. Trotz Parästhesien und Hyperästhesien brauchen bei ihr objektiv faßbare Sensibilitätsstörungen anfänglich nicht gleich vorhanden zu sein. Immerhin wird allein schon die Verteilung der Lähmungen — bei der Poliomyelitis meist über verschiedene Muskelgruppen ausgedehnt — und das schließliche Auftreten spastischer Zeichen und die Beeinträchtigung der Tiefensensibilität, die wir bei der Poliomyelitis so gut wie nie kennen, eine Trennung ermöglichen. Diese wird erleichtert, wenn wir versuchen, etwas über die Epidemiologie in der näheren Umgebung zu erfahren. Sind allerdings einmal ausgesprochene Sensibilitätsstörungen gerade in der Art der Querschnittsunterbrechung nachweisbar, dann ist die Myelitis als solche nicht mehr zu verkennen, auch wenn sie, wie die Poliomyelitis, zunächst mit schlaffen Paresen einhergeht oder aufsteigend nach Art der Landryschen Paralyse verläuft. Die Liquoruntersuchung kann allerdings trügen, denn wir finden bei beiden Prozessen sowohl Zell- wie Eiweißvermehrung, bei der Poliomyelitis allerdings keine hohen Eiweißwerte.

Von besonderem Interesse sind jene Fälle von Myelitis, die nach Art der aufsteigenden „Landryschen Paralyse" verlaufen. Wir finden diesen Symptomenkomplex am häufigsten bei der aufsteigenden Poliomyelitis und bei schwerer Polyneuritis und müssen deshalb näher auf ihn eingehen. Nicht zu diesem Syndrom gehören spastische Lähmungen, man versteht vielmehr darunter schlaffe Paresen, meist vergesellschaftet mit Sensibilitätsstörungen. Es mag zunächst verwundern, daß zwei pathologisch so verschiedene Erkrankungen wie die *Poliomyelitis* anterior und die *Polyneuritis* denselben Symptomenkomplex auslösen können. Bei der sog. *Polyneuritis* unterscheiden wir bekanntlich degenerative und entzündliche Formen. Bei der letzteren können aber nicht nur die peripheren Nerven, sondern vor allem die Spinalganglien entzündlich verändert sein. Man hat diese als „*gangliitische, wurzelneuritische*" Form der „Landryschen Paralyse" bezeichnet, oder von einer *akuten Form der Spinalganglien- bzw. Wurzelentzündung* gesprochen (Pette, Környey, Demme). Diese Entzündung der Spinalganglien und peripheren Nerven verläuft sehr stürmisch und führt meist innerhalb 5—6 Tagen ad exitum. Im Vordergrund stehen aufsteigende schlaffe Paresen mit Areflexie. Ist der Verlauf nicht so rapide, d. h. übersteht der Kranke das akute Stadium, dann können schwere Muskelatrophien mit Entartungsreaktion nachweisbar werden. Von dem Prozeß befallen werden von unten beginnend alle vom Rückenmark versorgten Muskeln. Das schwere Zustandsbild findet unter bulbären Erscheinungen seinen Abschluß, wenn nicht schon vorher durch Erkrankung des Phrenicuszentrums im 4. Halssegment eine Atemlähmung eintritt. Von der Sensibilität pflegt am stärksten die Lageempfindung gestört zu sein, so daß zunächst eine schwere Ataxie imponiert; aber auch die anderen Empfindungsqualitäten können verändert oder aufgehoben sein und zwar distal am stärksten. Dabei sind Parästhesien und andere Mißempfindungen (Kälte,

Steifigkeit, abnorme Ermüdbarkeit) und Schmerzen vorhanden. Gegenüber der Poliomyelitis anterior und der Encephalomyelitis ist das Fehlen der Pleocytose im Liquor charakteristisch, während das Eiweiß stark vermehrt sein kann. Gegenüber der toxischen, d. h. der nicht entzündlichen degenerativen Polyneuritis ist eine Abgrenzung kaum möglich, relativ oft geht bei letzterer eine KORSAKOW-Psychose miteinher. Neben diesen durch akute Paresen ausgezeichneten Formen der Spinalganglienentzündung gibt es auch noch eine andere Spielart, bei der nicht motorische Erscheinungen, sondern vornehmlich eine schwere Ataxie das klinische Symptomenbild beherrschen. Bei ihr sind anatomisch angeblich die motorischen Wurzeln verschont und nur die hinteren Wurzeln und Spinalganglien verändert. SANTHA nannte diesen Prozeß „*Polyganglionitis*" oder „*Poliomyelitis posterior*". Neben der Ataxie sind hier Parästhesien und Schmerzen von gürtelförmigem Charakter führend. Dabei ist die grobe Kraft oft erstaunlich gut, obwohl der Patient wegen der hochgradigen Ataxie und Lageempfindungsstörung und Astereognosie nicht in der Lage ist, seine Hände zu gebrauchen oder allein zu gehen. Die Prognose dieser Spielart ist im allgemeinen sehr ernst, doch scheint es auch gute Ausgänge zu geben. Im Liquor findet sich ebenso wie bei der akuten paralytischen Form eine Eiweiß-, aber keine Zellvermehrung. Gegenüber der Tabes ist das Fehlen der Pupillenstörungen und der Verlauf hervorzuheben. Für die Betrachtung des myelitischen Symptomenkomplexes sind diese zu den LANDRYschen Symptomenbildern gehörenden entzündlichen Erkrankungen der Spinalganglien und der peripheren Nerven gerade bezüglich des akuten Stadiums von Bedeutung. Das Auftreten bzw. das spätere Hinzukommen von spastischen Symptomen läßt aber die Myelitis von diesen beiden Verlaufsformen der „LANDRYschen Paralyse" ohne weiteres trennen.

Sehr schwer, fast unmöglich kann die Unterscheidung zwischen dem meist apoplektiform einsetzenden *Rückenmarksabsceß* und der akuten Querschnittsmyelitis sein. Das Blutbild, die Beschleunigung der Blutsenkung und der Nachweis eines Eiterherdes können gegebenenfalls als differentialdiagnostisches Merkmal dienen; anatomisch betrachtet ist der Rückenmarksabsceß nur durch sein größeres Ausmaß von der metastatischen Herdmyelitis unterschieden. Eine Neuritis optica kann bei beiden vorkommen. Im allgemeinen ist man aber mehr geneigt, dann einen Rückenmarksabsceß anzunehmen, wenn bei einem akut auftretenden totalen Querschnittssyndrom starke Schmerzen, schwere Störung des Allgemeinbefindens bei nachweisbarem Eiterherd auftreten oder kurz vorher ein Abszeß vorgelegen hat. Die Myelitis pflegt im allgemeinen weniger stürmisch zu verlaufen.

Eine besondere Myelitisform wurde von französischen Autoren abgetrennt, und zwar die sog. „*nekrotisierende Myelitis*", von FOIX und ALAJOUANINE zuerst beschrieben. Es handelt sich bei diesen Fällen vorwiegend um einen im Lumbal- und unteren Brustmark lokalisierten Prozeß, der durch starke Nekrosen innerhalb des Rückenmarkes bei eigenartigen proliferierenden end- und mesarteriitischen Gefäßprozessen ausgezeichnet ist und sich bei Männern zwischen dem 30. und 40. Lebensjahr einstellt. Ich selbst konnte mehrere derartige Fälle histologisch untersuchen und neige auf Grund des Untersuchungsbefundes zu der Ansicht, daß es sich um einen vasalen Prozeß handelt. Klinisch resultieren anfangs spastische, später schlaffe Paresen der unteren Extremitäten mit anfänglichen dissoziierten Sensibilitätsstörungen, die schließlich einer Störung aller Empfindungsqualitäten Platz machen. Es ist angebracht, diesen Rückenmarksprozeß nicht zu den Entzündungen, sondern zu den Myelopathien im weiteren Sinne zu rechnen.

Die *Myelomalacien* sind oft gar nicht von der eigentlichen Myelitis zu trennen. Ihre enge Beziehung sowohl zur Herdmyelitis als auch zur Meningomyelitis (mit Endarteriitis!) wurde schon eingehend erörtert. Eine gründliche Untersuchung des Herzens und des Gefäßsystems kann hier die Klärung bringen. Bei Rückenmarkserscheinungen im Gefolge eines Aneurysma der Bauchaorta

kann neben der direkten Kompressionswirkung durch Arrosion eines Wirbelkörpers eine Rückenmarkserweichung durch Zirkulationsstörungen im Bereich
der von der Aorta abgehenden Rückenmarksgefäße zustande kommen. Hier
werden uns der Ausfall der Wa.R. und die Veränderungen an der Wirbelsäule
auf den richtigen Weg bringen. Bei der Embolie der Bauchaorta, die ebenfalls ein Querschnittssyndrom veranlassen kann, weisen die schweren Veränderungen der Zirkulation an den unteren Extremitäten, also ihre Pulslosigkeit
und eine Gangrän auf die richtige Spur.

Das *Rückenmarkstrauma* und die dasselbe meist begleitende *Hämatomyelie*
läßt sich allein schon nach der Vorgeschichte beim Fehlen von einwandfreien
Wirbelsäulenbrüchen ohne weiteres von der Myelitis abtrennen; übrigens
pflegen dabei meist Fieber und entzündliche Liquorveränderungen zu fehlen.

Der große Wert einer gründlich aufgenommenen Vorgeschichte zeigt sich
bei allen differentialdiagnostischen Erwägungen um die Myelitis. Die Prodromalerscheinungen mit dem möglichen Hinweis auf eine vorangegangene Infektion,
die motorischen Reizerscheinungen, das akute Einsetzen der Querschnittssyndrome mit dem Nebeneinander von motorischen und sensiblen Störungen,
die Funktionsausfälle von seiten der Blase und des Mastdarms und die Berücksichtigung gleichzeitiger cerebraler Erscheinungen und Sehstörungen ermöglichen
in den allermeisten Fällen die Diagnose einer Encephalomyelitis.

Behandlung der Myelitis. Mit Ausnahme der luischen Meningomyelitis, die
wir mit Erfolg spezifisch behandeln können, kennen wir bisher für die anderen
Myelitisformen keine spezifischen Heilmittel. Die im Schrifttum wiederholt
angepriesenen Serumbehandlungen haben sich nicht bewährt und gehören
ebenso zu den Trostmitteln wie das Arsen, das Strychnin und die Eigen-
blut bzw. Eigenliquorinjektionen, die wir mitanwenden, um die Unzulänglichkeit unserer Therapie nicht zu offensichtlich werden zu lassen. Die eventuell
erfolgreiche Behandlung der jeweiligen Grundkrankheit pflegt weder bei der
metastatischen Herdmyelitis (also beim Furunkel, Phlegmone, Pleuraempyem
usw.) noch bei den parainfektiösen Encephalomyelitiden (Masern, Pocken,
Scharlach, Grippe usw.) irgendwelche Heileffekte zu erzielen. Das gilt auch
für die Behandlungsmethoden wie für die Staphylostreptokokkenseren oder für
das Trypaflavin, die man bei sonstigen septischen Prozessen als besonders
wirksam gepriesen hat. Die Blutliquorschranke bildet hier ein natürliches Boll-
werk gegen alle direkt in die Blutbahn gebrachten Medikamente, die auf solche
entzündliche Prozesse, wenn sie, in anderen Organen lokalisiert sind, oft recht
gute Wirkungen entfalten.

Wir sind also bezüglich der Myelitistherapie auf rein symptomatische Behandlungsmethoden angewiesen. Allen voran steht die peinlichste Pflege, die
große Anforderungen stellt, aber häufig von Erfolg gekrönt ist. Eine sorgfältige Lagerung, am besten auf Wasserkissen mit Unterpolsterung der Fersen
und Knöchel gehört zu den selbstverständlichen Maßnahmen. Möglichst häufiges,
vorsichtiges Umbetten leistet der Entwicklung von Decubitalgeschwüren Vorschub, ebenso häufiges Abwaschen der gefährdeten Druckstellen mit Franz-
branntwein, Campherwasser usw. mit nachfolgendem Einreiben mit indifferenter
Salbe. Um der Entwicklung frühzeitiger Spitzfußstellung vorzubeugen, empfehlen sich Bettreifen. Hat sich ein Druckgeschwür gebildet, dann genügt zunächst ein Salbenverband (Zinkpasta, Desitin) und häufiges Baden bzw. Dauer-
bad. Bei größeren Decubitalulcera sind feuchte Verbände anzuwenden (Spirit.
camphoratus und Tinct. myrrhae āā 15,0 Bals. peruv. 2,0—5,0 Lanolin 30,0
oder Wasserstoffsuperoxyd). Bei ausgedehnten Nekrosen ist radikales Vorgehen mit Schere und Messer und nachfolgendem Einreiben granulations-
anregender Salbe (Perubalsam, Scharlachrotsalbe) das Mittel der Wahl. Hier

sind übrigens aufsaugende Vorlagen aus Holzwolle und Torfmull angebracht, um den lästigen Geruch der Sekrete etwas zu mildern.

Zur Behebung einfacher Blasenschwäche im Sinne von Detrusorlähmung hat sich uns das Doryl — Merck — (Inj. von 0,0005 g, 1 ccm subcutan oder innerlich $^1/_2$—1 Tabletten à 0,002 g) bewährt. Bei Sphincterparesen ist das schon langem verwendete Strychnin zu versuchen. Neuerdings werden auch hohe seit Dosen von Sexualhormonen bei leichter Sphincter- wie Detrusorschwäche als wirksam empfohlen. Da sich das Kathetern oft nicht vermeiden läßt, sind möglichst häufige Blasenspülungen mit milden Antiseptica (1%ige Borlösung) angebracht. Ein Dauerkatheter soll lieber frühzeitig, d. h. wenn noch keine Harnstauung eingetreten ist, gelegt werden. Die gleichzeitigen innerlichen Gaben von Urotropin — am besten morgens innerhalb 2 Stunden 4 Tabletten à 0,5 — werden häufig angewandt, doch beeinträchtigen sie nicht selten den Appetit, während intravenöse Gaben von Präparaten der Urotropinreihe nicht nur zur Behandlung, sondern auch in der Prophylaxe vesicaler Komplikationen Gutes leisten. Bei hartnäckiger Cystitis empfiehlt sich die sog. Schaukelkost, d. h. wechselnd alkalische bzw. saure Diät. Dabei ist selbstverständlich für rechtzeitige Stuhlentleerung, am besten mittels Einlauf, zu sorgen.

Man hat für die Behandlung des akuten Stadiums häufig energische Schwitzprozeduren empfohlen, die bei den parainfektiösen Prozessen manchmal Gutes leisten mögen. Immerhin dürften aber derartig eingreifende Maßnahmen häufig mehr schaden als nützen. Braucht doch der Kranke in erster Linie Ruhe und größtmöglichste Schonung aller seiner Reservekräfte. Bei nicht sehr fortgeschrittenen Fällen — kräftige Patienten vorausgesetzt — sollte man aber auf ihre Anwendung nicht völlig verzichten; mittels schonender Packungen, Heißluft usw. und erheblichen Gaben von Salicyl und Pyramidon kann doch manches erreicht werden, gerade bei Fällen mit Störungen der peripheren Gefäßinnervation. Hier dürfte auch die Kurzwellendiathermie Wertvolles leisten. Inwieweit die Röntgenbehandlung imstande ist, den myelitischen Prozeß günstig zu beeinflussen, darüber gehen die Ansichten auseinander. Der anfängliche Enthusiasmus war wie bei den übrigen Rückenmarksprozessen — ich erinnere nur an die multiple Sklerose — bald verhallt. Die Röntgenbestrahlung leistet nicht mehr als andere weit harmlosere Verfahren. Gewarnt sei besonders vor unvorsichtiger Anwendung von Glühlichtkästen, Heizkissen, Diathermie usw. bei Kranken mit Thermanästhesie, da gelegentlich infolge Unachtsamkeit schwerste Verbrennungen auftreten können, die den behandelnden Arzt bei Geltendmachen von Entschädigungsansprüchen in unangenehmste Situationen bringen können.

Sobald es der Zustand des Kranken erlaubt, soll im subakuten Stadium, d. h. etwa 2—3 Wochen nach Einsetzen der Paresen mit vorsichtiger Massage und elektrischer Behandlung (Galvanisieren!) begonnen werden. Zur Vermeidung von Kontrakturen lasse man möglichst bald aktive oder, wenn diese nicht getätigt werden können, passive Bewegungen üben. Bei spastischen Paresen der unteren Extremitäten sorge man mittels Auflage von Sandsäcken für eine Streckung derselben. Den lästigen Adductorenspasmen versuche man durch passive Abduktion entgegenzuwirken; der Gefahr des Decubitus an den Innenflächen der Knie begegne man dabei durch Polsterung dieser Gegend. Die den Patienten belästigenden Spontanzuckungen können mit Luminal bekämpft werden; allerdings sind diese gelegentlich vollkommen unbeeinflußbar.

An allgemein resorbierenden Maßnahmen sind warme Bäder, die übrigens auch die Spasmen etwas mildern, und vorsichtige Reizkörpertherapie oder Arsen-Strychninkuren zu nennen. Wiederholte Lumbalpunktionen wurden als wirksam gepriesen, aber man verspreche sich nicht zuviel von diesen, den

Patienten oft doch recht quälenden Maßnahmen; denn eine aus rein theoretischen
Erwägungen erhoffte Toxin- oder Bakterienableitung ist nicht zu erreichen.
Für das chronische Stadium haben sich Badekuren in Oeynhausen, Wildbad,
Baden-Baden usw. als nützlich erwiesen. Man versäume nicht für gegebene
Fälle, den Orthopäden zu Rate zu ziehen; es gelten dabei dieselben Richtlinien
wie für die übrigen Rückenmarkskrankheiten.

Die *Indikationsstellung zu einer Schwangerschaftsunterbrechung* bei der
Graviditätsencephalomyelitis kann nur von Fall zu Fall entschieden werden.
Ebenso wie bei der multiplen Sklerose, bei welcher von manchen Autoren wegen
der Gefahr eines akuten Schubs die Einleitung einer Frühgeburt gefordert wird,
soll man bei den ascendierenden Formen und auch bei besonders stürmisch und
rasch fortschreitenden Fällen der Graviditätsmyelitis die Unterbrechung durchführen lassen, wie es früher schon von v. HOESSLIN für notwendig erachtet
wurde.

B. Der Rückenmarksabsceß. (Die eitrige Myelitis.)

Der Rückenmarksabsceß kommt sehr selten vor; in der Weltliteratur gibt
es deshalb relativ wenig Mitteilungen. Nach der neuesten Zusammenstellung
WARTENBERGs sind bisher nicht mehr als 30 Fälle beschrieben. Obwohl der Abszeß
zur Myelitis gehört, ist es notwendig, ihn gesondert zu besprechen und ihn als
„eitrige" der nichteitrigen Myelitis gegenüberzustellen. Dabei kann der Absceß
sowohl nach der Art der Herdmyelitis wie der Meningomyelitis entstehen.
Zu seinem Wesen gehört die eitrige Einschmelzung an umschriebener Stelle.
Am Gehirn ist diese ungleich häufiger als am Rückenmark. Die Gründe hierfür
lassen sich am besten aus der Tatsache verstehen, daß 80% aller Hirnabscesse
otogenen Ursprungs sind, also durch Fortleitung der sehr häufigen Mittelohr-
entzündung zustande kommen. Eitrige Entzündungen in der Umgebung des
Rückenmarks sind dagegen an sich sehr selten. Nur ausnahmsweise führt
z. B. eine eitrige Meningitis zur Abscedierung in die Rückenmarkssubstanz,
dasselbe gilt für die noch selteneren Wirbelsäuleneiterungen (Osteomyelitis).
Auch von entfernter gelegenen Eiterherden, z. B. vom Endokard, von einem
Empyem oder von einem Prostataabsceß her wird sich, selbst wenn die übrigen
Körperorgane von zahlreichen Abscessen durchsetzt sind, nur ausnahmsweise
ein metastatischer Absceß im Myelon bilden. Werden die Eitererreger in die
Rückenmarksgefäße verschleppt und setzen sich dort fest, dann resultiert viel
häufiger eine blande Erweichung oder eine gewöhnliche Herdmyelitis, ohne
daß die Substanz eitrig eingeschmolzen wird. Dieses Verhalten hat man mit
dem besonderen Verlauf der Rückenmarksgefäße erklärt (SCHMAUS-SAKI), auch
an besondere chemische Schutzmechanismen gedacht (SCHLESINGER).

Am häufigsten werden Rückenmarksabscesse bei der eitrigen Spondylitis
gesehen, gelegentlich auch nach Wirbelsäulentrauma, bei der tuberkulösen oder
carcinomatösen Wirbelsäulenerkrankung. Dabei kommt es entweder durch
Übergreifen auf die Rückenmarkshäute zunächst zur umschriebenen Meningitis
und von dort aus auf dem Lymph- oder Blutwege oder durch direkte Invasion zur eitrigen Einschmelzung. Weniger häufig sind hämatogene Abszedie-
rungen von einem Lungen- oder Pleuraempyem, von einem Lungenabsceß
oder von Bronchiektasien aus. Gelegentlich bildet sich ein Absceß bei Endokarditis, septischem Abort, Prostataabsceß, Gonorrhöe, Furunkulose oder
Aktinomykose. Nicht immer gelingt es, den Primärherd zu finden.

Der Prozeß ist meist über einige Segmente ausgedehnt, und zwar einerseits in Form kleiner miliarer Herde, andererseits nimmt er das ganze Rückenmark ein. Eine Bevorzugung bestimmter Höhen gibt es nicht. Bei kleinem

Querschnittsausmaß sitzt die Eiterung in der grauen Substanz; sie kann sich aber nach Art der Hämatomyelie röhrenförmig ausdehnen oder sich über den ganzen Querschnitt ausbreiten. Auch multiple größere Eiterherde wurden schon beobachtet oder das gleichzeitige Vorkommen von Hirn- und Rückenmarksabscessen. Eine häufige Begleiterscheinung stellt die eitrige Meningitis dar. Im Eiterherd selbst bildet sich nur ausnahmsweise eine eigentliche Absceßmembran, denn meist geht der Kranke schon vorher zugrunde. Gewöhnlich ist die Abgrenzung gegen das gesunde Gewebe hin unscharf. Bei der Sektion verrät sich der Herd durch eine umschriebene Auftreibung, aus welcher sich beim Einschneiden grünlicher Eiter entleert. Histologisch beherrschen mehr oder minder gut erhaltene Leukocyten das Bild. Sie liegen nicht nur in der oft mit geronnenem Exsudat erfüllten Höhle, sondern auch in deren Wandung. Bei länger dauernden Prozessen ist eine gewisse Bindegewebsreaktion mit Gefäßneubildung mit oder ohne Blutungen nachweisbar. Bakterien lassen sich meistens weder aus den Herden noch aus dem meningitischen Exsudat züchten. Die den Absceß umgebende bzw. benachbarte Rückenmarkssubstanz leidet nicht nur durch die Kompression, sondern auch durch primäre Zirkulationsstörungen (Gefäßthromben).

Symptomatologie. In klinischer Hinsicht ähnelt das Bild des Rückenmarksabscesses dem der akuten nichteitrigen Querschnittsmyelitis. Reizerscheinungen von seiten der Meningen nach Art ausstrahlender Schmerzen, Gürtelgefühl mit einer entsprechenden Steifigkeit und Klopfempfindlichkeit der Wirbelsäule können den Lähmungen um Stunden oder Tage vorauseilen. Oft setzen die Erscheinungen sehr stürmisch und mit einem Schlage ein und es treten Para- oder Tetraparesen vom schlaffen, selten spastischen Charakter auf. Die Reflexe fehlen meist und die Sensibilitätsstörungen sind fast immer total und nicht dissoziiert. Durch Hinzukommen von Blasen- und Mastdarmlähmungen wird die Ähnlichkeit mit der Querschnittsmyelitis noch größer. Mit Recht wird deshalb von vielen Autoren das Uncharakteristische des klinischen Bildes der Querschnittsmyelitis gegenüber betont. Oft erschweren die Symptome der primären Eiterung und die begleitende Meningitis das frühzeitige Erkennen des Abscesses. Auch das Beachten des Fiebers, der Blutleukocytose und der Blutkultur kann die Diagnose meist nicht fördern, denn diese Erscheinungen werden oft nur vom primären Prozeß bestimmt. Dagegen kann der Liquorbefund gelegentlich die Diagnose erleichtern. So erblicken manche, z. B. SITTIG und NONNE in der Herabsetzung des Liquordruckes ein Charakteristikum. Auch Xanthochromie bei starker Eiweiß- und Zellvermehrung wurde beschrieben. Gelegentlich ist der Liquor aber unverändert oder zeigt nur eine geringe Pleocytose. Andere Autoren sahen einen spinalen Block mit Eiweiß- und Zelldissoziationen und bei der Myelographie war gelegentlich ein typischer Stop nachweisbar. Selten sind Erscheinungen von seiten des Opticus im Sinne einer retrobulbären Neuritis oder Stauungspapille. Pupillendifferenzen und ataktische Störungen an den Armen können auf die begleitende Meningitis oder auf Abscesse im Cerebrum oder Cerebellum zurückgeführt werden.

Das Krankheitsbild verläuft oft sehr rasch. Die meisten Kranken sterben innerhalb 2 Wochen, doch gibt es auch Fälle, die schon nach einigen Tagen sterben, während ein protrahierter Verlauf von mehreren Monaten zu den Seltenheiten gehört.

Die Diagnose ist nur in solchen Fällen zu stellen, bei welchen das Vorliegen einer chronischen Eiterung (Bronchiektasen, Empyem usw.) an die Möglichkeit einer Abscedierung denken läßt und so die wahre Natur eines myelitischen Symptomenkomplexes mit Para- und Tetraplegie, mit Sensibilitäts- und Blasen-Mastdarmstörungen aufzudecken hilft. Das allmähliche Höherrücken der anästhetischen Zone nach oben, welche durch die stiftförmige Ausbreitung des Eiters innerhalb der Hinterstränge zustande kommt, wird von manchen Autoren als charakteristisch für den Rückenmarksabsceß hingestellt. Neben der akuten nichteitrigen Querschnittsmyelitis sind von weiterer differentialdiagnostischer Bedeutung die eitrige Pachymeningitis externa bzw. der epi- oder subdurale Absceß. Auch bei diesen finden wir ebenso wie beim Absceß oft keine freie Liquorpassage; nur eine Laminektomie ermöglicht die richtige Diagnose. Differentialdiagnostisch kommt außerdem noch die vasculäre Rückenmarkserweichung bei Gefäßembolie oder Thrombose in Betracht; wir finden bei ihr aber die Liquorpassage frei und außerdem keine so große Schmerzhaftigkeit.

Die einzig mögliche Therapie stellt der operative Eingriff dar. Bisher ist es nur bei vereinzelten Fällen gelungen, die Kranken durch eine Operation zu retten (WOLTMAN und ADSON). Meistens besiegelt die gleichzeitig vorhandene oder postoperativ hinzukommende Meningitis das Schicksal. Manche der Patienten, die den Eingriff überleben, bleiben aber dauernd gelähmt (CAVACCANI).

C. Die Poliomyelitis anterior.

Die *Poliomyelitis anterior* (P. a.) ist im ersten Band dieses Handbuches von MORAWITZ neu bearbeitet worden. Auf Einzelheiten bezüglich der Ätiologie und Epidemiologie soll deshalb hier nicht eingegangen werden, sondern nur das Berücksichtigung finden, was im Rahmen dieses Beitrages zum besseren Verständnis der Pathologie, Pathogenese und Klinik der Rückenmarkskrankheiten notwendig ist.

Die Nomenklatur ist noch nicht einheitlich geregelt. Viele Autoren sprechen von der *spinalen* oder *epidemischen Kinderlähmung.* Damit definiert man aber weder die Lokalisation des Prozesses genau, noch wird man der Tatsache gerecht, daß auch Erwachsene in Epidemiezeiten erkranken. Außerdem tritt diese Krankheit nicht nur epidemisch, sondern auch sporadisch auf. Die Bezeichnung *Poliomyelitis anterior* hat das meiste für sich, denn sie charakterisiert die anatomischen Grundzüge des Prozesses und damit die Klinik am besten. Man hat dieses Krankheitsbild auch nach seinen Entdeckern HEINE-MEDINsche *Krankheit* genannt.

Die P. a. gehört zur großen Gruppe der durch ein ultravisibles Virus hervorgerufenen Erkrankungen. Seitdem LANDSTEINER und POPPER als erste durch intraperitoneale Verimpfung des Rückenmarks von einem frischen Fall einer menschlichen Poliomyelitis bei einem Affen dasselbe Krankheitsbild mit den typischen Lähmungen erzeugen konnten, steht fest, daß die Poliomyelitis durch einen spezifischen, allerdings mit den üblichen bakteriologischen Methoden nicht darstellbaren Erreger hervorgerufen wird. Sehr nahe verwandt mit ihr sind die Lyssa, die epidemische Encephalitis und die sog. BORNAsche Krankheit der Pferde. Auch sie zählen zu jenen ultravisiblen *Viruskrankheiten,* deren Wesen durch die „Neurotropie" ihrer Erreger gekennzeichnet wird. In pathologischanatomischer Beziehung weisen sie insofern große Ähnlichkeit mit der P. a. auf, als auch bei ihnen der Prozeß vornehmlich, nicht ausschließlich, in der grauen Substanz lokalisiert ist.

Für das Poliomyelitisvirus ist *unter den Tieren lediglich der Affe empfänglich.* Die intravenös durchgeführte Injektion mißlingt meistens, während der indirekte Weg über die Schleimhäute und nach Einspritzung in die peripheren Nerven fast immer zum Erfolg führt. Auch mittels der direkten Applikation in das Gehirn oder in das Rückenmark oder in die Liquorräume gelingt die Übertragung. Nach der Einverleibung von virushaltigem Material auf die Nasenschleimhaut oder in den Magen war die Inkubationszeit am längsten, nach der intraneuralen am kürzesten. Das Tierexperiment hat uns sehr viel wichtige Erkenntnisse hinsichtlich des klinischen Bildes vermittelt. Wie beim Menschen ist vor dem Einsetzen der eigentlichen Lähmungen fast stets ein- oder mehrtägiges Fieber festzustellen, das mit dem Auftreten der Paresen plötzlich absinkt. Ähnlich verhält es sich mit den Liquorbefunden. Schon im Inkubationsstadium kommt es zur Pleocytose, der meist eine Blutleukocytose parallel geht. Sie erreicht am Ende des präparalytischen Stadiums und während der ersten Tage der Lähmungen die Höchstwerte. Je stürmischer der klinische Verlauf, um so höher der Zellgehalt. Bei der Differenzierung zeigen sich zunächst vorwiegend Leukocyten, später mehr Lymphocyten. Die Pleocytose scheint weitgehend unabhängig von der Schwere des meningealen Prozesses zu sein (PETTE, DEMME, KÖRNYEY). Die Affenpoliomyelitis endet meist tödlich, und zwar verläuft sie am häufigsten nach Art der aufsteigenden LANDRYSchen Paralyse. Die *Lokalisation* der Paresen hängt nicht von dem Impfmodus, ob intralumbal, zisternal, cerebral oder intraneural ab, sondern meist werden die unteren Extremitäten zuerst betroffen. Die kranialen Nerven sind fast stets verschont. Ist der Ausgang nicht letal, dann erfolgt wie beim Menschen eine langsame, oft weitgehende Wiederherstellung der Muskelfunktion. Pathologisch-anatomisch besteht zwischen der menschlichen und der tierexperimentellen Poliomyelitis völlige Übereinstimmung. Mittels des Tierexperimentes war es möglich, die *Virusausbreitung* zu studieren. Bei einem ultravisiblen Virus ist dies natürlich nur an Hand der Gewebsveränderungen durchführbar. Dabei zeigt sich, daß der entzündliche Prozeß bei Injektionen in den peripheren Nerven zunächst in dem zugehörigen Rückenmarkssegment auftritt. Das Virus wandert also im Nerven zentralwärts, was leicht zu erweisen ist, denn nach Impfung in den Ischiadicus sind zuerst die Nervenzellen der der geimpften Seite entsprechenden Vorderhörner verändert (PETTE, DEMME, KÖRNYEY). Andererseits werden bei intracerebraler einseitiger Virusapplikation die kontralateralen Vorderhornzellen besonders stark geschädigt, was wiederum die Viruswanderung der Pyramidenbahn entlang aufzeigt. Durchtrennt man bei einem Affen das Rückenmark und impft ihn dann intracerebral mit Poliomyelitisvirus, dann ergibt sich das merkwürdige Resultat, daß sich der Prozeß von oben kommend nur bis zur Schnittstelle ausdehnt; die unterhalb derselben liegenden Rückenmarksteile bleiben frei, obwohl sich der Impfstoff auf dem Liquorwege hätte verbreiten können (FABER-GEBHARDT). Man nimmt aber dennoch an, daß der Liquor besonders im subakuten Stadium für eine Ausbreitung des Virus sorgt.

In welcher Weise das Virus in den Körper gelangt, konnte mittels des Tierexperimentes natürlich nicht geklärt werden. An der schon von früheren Autoren aufgefaßten *Kontakttheorie* muß allein schon auf Grund der klinischen Beobachtungen festgehalten werden. Der häufigste Weg ist wohl der der *Tröpfcheninfektion*. Als *Eintrittspforte* spielt die Schleimhaut des Nasenrachenraumes, aber auch des Magen-Darmtractus die Hauptrolle. Allerdings muß zunächst der den gesunden Schleimhäuten eigene natürliche Schutz gegen die Infektion mit einem neurotropen Virus fallen, denn der einfache Kontakt mit demselben genügt nicht, um die Krankheit zum Ausbruch kommen zu lassen. Der Analogieschluß zu anderen Infektionskrankheiten zwingt vielmehr zur Hypothese, daß ein gleichzeitig vorliegender anderer unspezifischer Infekt, also beispielsweise eine banale Erkältung oder eine Angina, oder eine Gastroenteritis gewissermaßen als Schrittmacher des Poliomyelitiserregers diese Schutzbarriere der Schleimhäute durchbricht und so dem neurotropen Virus die Invasion ermöglicht. Vermittels seiner Neurotropie gelangt dieses dann auf dem Wege über die peripheren Nerven ins Zentralnervensystem.

In *epidemiologischer* Hinsicht bietet die Poliomyelitis sehr viele Eigentümlichkeiten. Zunächst ist ihre Seltenheit in tropischen Ländern hervorzuheben. Am häufigsten in Europa kommt sie in den skandinavischen Staaten vor; dort wurde sie auch zuerst beschrieben und von dort aus wurde sie in südlichere Gegenden eingeschleppt. Während der letzten Jahrzehnte ist sie bei uns in Deutschland ständig im Zunehmen begriffen, doch geht dies mehr sprunghaft vor sich.

Größere Seuchen wurden in Deutschland erstmals zu Beginn des 20. Jahrhunderts (1907) beschrieben. Aber auch in Holland, Rußland, Frankreich, ja selbst in Spanien, Italien und auf dem Balkan sind größere Epidemien aufgetreten, die die Eigentümlichkeit zeigten, sich in Abständen von 4—5 Jahren in jeweils größerem Ausmaß zu wiederholen. In der neuen Welt sind die Landstriche im Norden bevorzugt, also Nordamerika und Kanada. Die Ausbreitung erfolgt entlang den großen Verkehrsstraßen, was die Studien WICKMANs und E. MÜLLERs gezeigt haben. Dabei geht die Verschleppung von Herden aus, die man als Epidemiezentren bezeichnet. Die kontagiöse Natur der Poliomyelitis wurde damit bewiesen, noch nicht aber das Vorkommen der da und dort auftretenden sporadischen Fälle erklärt. Auch gibt es keine Gründe, warum in Gegenden, wo zunächst nur sporadische Fälle vorkommen, sich plötzlich größere Epidemien zeigen. Zwischen größeren Epidemien liegen eigentümlicherweise immer mehrere Jahre und noch niemals wurden in einem Lande in zwei aufeinanderfolgenden Jahren größere Seuchen beobachtet. Ganz allgemein herrscht heute die Ansicht, daß man bei uns für die nächsten Jahrzehnte mit einer Zunahme der Poliomyelitis zu rechnen hat. Die Krankheitsübertragung kann auf verschiedenen Wegen erfolgen. Neben der Verbreitung von Mensch zu Mensch durch direkten Kontakt ist an die Übertragung durch Gebrauchsgegenstände, Bücher, Taschentücher, Schuhzeug usw. zu denken. Eigenartigerweise werden nur äußerst selten in einer kinderreichen Familie mehrere Fälle von typischer Lähmung zu gleicher Zeit beobachtet. Ja man hat schon erlebt, daß von einer kinderreichen Familie nur die Mutter an typischer Poliomyelitis erkrankte, während die Kinder verschont blieben. Neuere Reihenuntersuchungen bei der letzten Epidemie in *Köln* haben jedoch ergeben, daß Geschwister von Kranken mit eindeutigen Lähmungen, auch wenn sie selbst keinerlei Paresen zeigten, Liquorveränderungen aufweisen, nämlich Zellvermehrung. Erhöhung des Eiweißes und pathologische Mastix- und Goldsolkurven. Sichere Beweise für eine Ausbreitung durch Nahrungsmittel, insbesondere durch Milch aus der näheren Umgebung von Poliomyelitiskranken oder von Virusträgern fehlen. Die Möglichkeit einer solchen Übertragung muß aber zugegeben werden. Dasselbe gilt für das Trinkwasser. Eine Übertragungsmöglichkeit durch Insekten, durch Haustiere (Schweine, Ziegen, Hunde, Hühner) wird neuerdings wieder abgelehnt. Die Eigenheit dieser Infektionskrankheit, sich häufiger und in größerem Ausmaße auf dem Lande als in den Städten zu zeigen, läßt sich nur mit der latenten Immunisierung der Stadtbevölkerung erklären. Man stellt sich vor, daß die meisten Menschen eine Poliomyelitis durchmachen, ohne Lähmungserscheinungen zu zeigen. Sie erleben also eine „stille Feiung" im Sinne Pfaundlers. Dies konnte mittels der Blutantikörperbestimmung erwiesen werden, einem relativ einfachen Verfahren. Es wird das Serum des vermutlich latent Immunisierten mit Poliomyelitisvirus vermischt und Affen intracerebral injiziert. Bei Anwesenheit von Antikörpern im Blut des Verdächtigen treten beim Versuchstier keine oder nur geringe Lähmungserscheinungen auf, die sonst bei dieser Applikation nie ausbleiben. Größere Versuchsreihen ergaben das übereinstimmende Resultat, daß die Hälfte aller Personen, die sich teils aus ländlicher, teils aus städtischer Bevölkerung zusammensetzte, Schutzstoffe gegen die Poliomyelitis enthielt. Die stärkere Durchseuchungsresistenz der Stadtbevölkerung zeigt andererseits, in welch hohem Grade das Virus kontagiös ist. Man kann sich anders nicht erklären, warum in Epidemiezeiten in dichtbesiedelten Gebieten, in welchen der Verkehr besonders stark entwickelt ist, die höheren Altersklassen verschont bleiben. Die im stillen vor sich gehende Immunisierung kommt nur zustande,

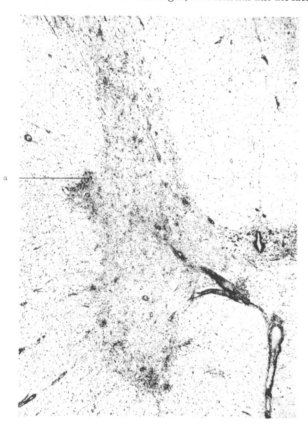

Abb. 5. Poliomyelitis anterior, akutes Stadium. Rückenmarkshälfte mit grauer Substanz aus dem Brustmark zeigt eine diffuse entzündliche Infiltration der grauen Substanz. Die Ganglien des Vorderhorns sind größtenteils ausgefallen, die des Seitenhornkomplexes (a) erhalten. Von der Fissura med. ant. ziehen dicht-infiltrierte Gefäße der Vasa corona nach oben (Nissl-Bild). (Präparat aus der Nervenklinik Hamburg, Prof. Pette.)

weil das Virus von einem zum anderen verschleppt wird. Das vornehmliche Befallensein von Kindern hat seine Analogie in anderen Zivilisationsseuchen. Das Poliomyelitisvirus ist ebenso wie die Erreger der Masern, des Scharlachs oder der Diphtherie innerhalb der Bevölkerung weit verbreitet. Es gibt viele Virusträger, auf deren Schleimhäute der kontagiöse Stoff lange Zeit virulent bleibt. Mittels der Tröpfcheninfektion wird eine Verbreitung unterhalten. Auch hier fehlt es nicht an Beispielen, die ebenso wie die bekannte schwere Masernepidemie auf den früher von Masern freien Faröer-Inseln die Tatsache der latenten Durchseuchung beleuchten. So beschrieb A. Müller eine epidemische Erkrankung des Zentralnervensystems, auf einer Koralleninsel, die man nach der Schilderung nur als Poliomyelitis ansprechen kann, bei welcher 30% der Einheimischen erkrankten, während von den Europäern und von den fast die Hälfte der Eingeborenen ausmachenden Chinesen nur 3,7% befallen wurde. Dabei war die Mortalität bei den

Eingeborenen ungleich höher. Die Poliomyelitis ist eine ausgesprochene Saisonkrankheit, die jeweils im August, September und Oktober ihren Höhepunkt erreicht. Eine Abhängigkeit der Morbiditätskurve von klimatischen Einflüssen ist nur insofern vorhanden, als die Erkrankungsfälle bei trockenem, warmem Wetter zu- und bei Frost abnehmen. Auch besonders niedriger Grundwasserspiegel soll ihren Ausbruch begünstigen. Von anderen Autoren wird dagegen auf die besondere Vorliebe der Poliomyelitis für die kälteren Gegenden hingewiesen. Das An- und Abschwellen der Epidemien wird mit der von klimatischen Einflüssen abhängigen „Infektionsbereitschaft des Organismus" erklärt. Bevorzugt befallen werden Kinder, am häufigsten in den ersten 3 Lebensjahren. Aber auch bei Erwachsenen tritt sie auf, jenseits des 30. Lebensjahres sehr selten. Das männliche Geschlecht ist häufiger ergriffen. Konstitutionelle Momente scheinen das Zustandekommen einer Poliomyelitisinfektion zu begünstigen. So sollen dysplastische Kinder mit Anomalien der Zahnstellung, abnormen Pigmentationen, mongoloiden Augenstellungen usw. disponiert sein. Innersekretorische Momente wie Funktionsstörungen der Hypophyse, der Schilddrüse, der Sexualdrüsen

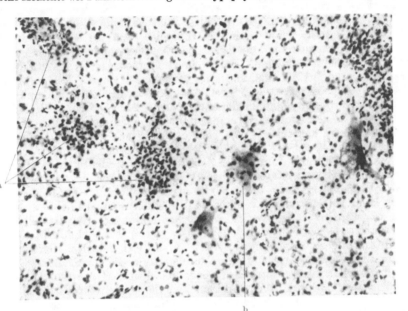

Abb. 6. Poliomyelitis anterior, akutes Stadium. Bei starker Vergrößerung sind die Neuronophagien *(a)* der Vorderhornganglienzellen deutlich zu erkennen. Die Zelle bei *b* zeigt das Stadium der beginnenden Neuronophagie (NISSL-Bild). (Präparat aus der Nervenklinik Hamburg, Prof. PETTE.)

und der Nebennieren spielen mitherein. Die Empfänglichkeit gegenüber dem Poliomyelitisvirus ist mit Wahrscheinlichkeit auch erblich. Dies haben sorgfältige Statistiken ergeben, insonderheit hat man dies aus der Verteilung der Erkrankungsfälle auf bestimmte Blutgruppen geschlossen. Nicht uninteressant sind Beobachtungen von Poliomyelitis nach *Wirbelsäulentraumen.* Man geht nämlich so weit, derartige Traumen für die Manifestation der Poliomyelitis verantwortlich zu machen. Sie setzen gewissermaßen einen förmlichen Locus minoris resistentiae und bereiten dem Virus die Wege. Ein solcher Zusammenhang ist natürlich nur dann anzunehmen, wenn das Wirbelsäulentrauma schwer genug war und den poliomyelitischen Lähmungen unmittelbar vorausgegangen ist.

Zum Verständnis des *klinischen Bildes* ist die Kenntnis der *Histologie* des Prozesses unerläßlich. Der wesentliche Befund dabei ist die Erkrankung der motorischen vorderen Ganglienzellen. Wie bei allen echten Entzündungen des Zentralnervensystems sind aber das Mesoderm und die Glia beteiligt. Neben Leuko-, Lympho- und Plasmazellen, die diffus verteilt oder herdförmig als Infiltrate imponieren, treffen wir eine intensive Wucherung der Glia an. Früher ging der Streit um die Frage: Ist der Entzündungsprozeß nur Begleiterscheinung des Parenchymunterganges oder ist er von diesem unabhängig? Heute nehmen wir an, daß neben den Parenchymschäden die Vorgänge am

Mesoderm und an der Glia nicht nur rein reaktiv als Antwort auf die Nervenzellschädigung aufzufassen sind, sondern diese kann auch unabhängig, d. h.
selbständig zustande kommen. Dies hat einwandfrei die Analyse des histologischen Prozesses im Tierexperiment ergeben (Pette, Demme, Környey).
Schon im präparalytischen Stadium zeigen sich nämlich Gefäßinfiltrate, vor
allem um die Gefäße der grauen Substanz, ohne daß an den Nervenzellen greifbare Veränderungen nachweisbar sind. Die mesodermale Reaktion ist zunächst
führend. Der Prozeß innerhalb der grauen Substanz wird eingeleitet von einer
Diapedese der Leukocyten, zu welcher die dorthin erfolgte Viruswanderung
den Anlaß gibt. Auf Grund der tierexperimentellen Ergebnisse ist anzunehmen,
daß sich das neurotrope Virus entlang den Nervenbahnen ausbreitet und auf
diesem Wege zunächst zu den motorischen Vorderhornzellen gelangt. Auch
wenn die Verankerung des Virus an diese für uns histologisch zunächst nicht
in Erscheinung tritt, müssen wir uns vorstellen, daß die leukocytäre Phase
als Abwehrvorgang innerhalb des Rückenmarkgraues gegen die dorthin erfolgte
Virusfixation zustande kommt. Erst wenn die mesodermalen Reaktionen ausgeprägt sind, wuchert die Glia, und zwar vornehmlich die sog. Mikroglia. Diese
bildet gern syncytial zusammenhängende kleine oder größere Zellkomplexe und
ist oft innig vermischt mit mesodermalen Elementen. Die gliöse Reaktion ist
am stärksten in der grauen Substanz, d. h. vor allem im Vorderhornbereich
des Rückenmarks ausgeprägt. Als erste Antwort auf die Schädigung durch
das Virus kommt es an den dort liegenden Ganglienzellen zu Strukturverände-
rungen. Alle möglichen Formen der Zellerkrankung treten auf und erst wenn
die Zellstruktur gelitten hat, erfolgt jener eigenartige Prozeß der Zellabräumung,
der *Neuronophagie* genannt wird. Er ist nicht spezifisch für die Poliomyelitis,
sondern kann bei allen möglichen anderen Prozessen und an allen Nervenzellen
beobachtet werden. Dabei werden die schwer erkrankten Ganglienzellen bzw.
deren Reste von Gliazellen und auch von Leukocyten substituiert und ihre Zerfalls-
produkte von diesen aufgenommen. Bei der Poliomyelitis beteiligen sich im akuten
Stadium auch die Leukocyten an der Neuronophagie, die bei anderen Prozessen
nur von Gliazellen besorgt wird. Schließlich verschwinden aber die Leukocyten,
es bleiben nur noch die syncytial zusammenliegenden Gliazellhaufen übrig,
deren Form uns verrät, daß hier eine Ganglienzelle gelegen hat. Innerhalb
kurzer Zeit setzt dann weiterer Abbau ein. Es treten Fettkörnchenzellen auf,
welche den Abtransport zu den Gefäßen hin übernehmen. In den von den
Vorderhornzellen ausgehenden motorischen Wurzeln manifestieren sich erst
dann sekundäre Degenerationen, wenn ihre Mutterzellen zugrunde gegangen
sind. In peripheren Nerven von frischen Fällen sind daher keine Veränderungen zu erwarten; frühestens 3—4 Wochen nach Einsetzen des Lähmungsstadiums beginnt sich dort die sekundäre Degeneration in Form von Achsen-
zylinder- und Markscheidenzerfall zu zeigen. Endet der Prozeß nicht letal,
dann verschwinden zunächst die Infiltrate und die Gliareaktion; innerhalb der
erkrankten Vorderhornkomplexe kommt es zu gliöser Faserbildung, die Myelin-
struktur bleibt dabei weitgehend verschont. Von den Ganglienzellen sind diejenigen zugrunde gegangen, die stärker geschädigt waren. Im histologischen
Bild von Spätfällen resultieren alsdann entsprechende Nervenzellausfälle im
Vorderhornbezirk, die innerhalb der Intumescenzen am stärksten auffallen. So
kann der ganze Vorderhornbezirk geschrumpft erscheinen, besonders bei solchen
Fällen, die viele Jahre nach dem akuten Stadium histologisch untersucht werden.
Der Systemfaktor ist bei der Poliomyelitis insofern ausgeprägt, als der Parenchym-
schaden sich in erster Linie im Vorderhorn abspielt. Die vornehmliche Erkrankung der grauen Substanz finden wir auch bei anderen Prozessen, wie z. B.
bei der epidemischen Encephalitis und bei der Lyssa. Aber innerhalb der grauen

Substanz sind es die Vorderhornganglienzellen, und zwar die lateralen Gruppen derselben, die am stärksten leiden. Im akuten Stadium sieht man zwar Infiltrate und gliöse Reaktionen auch innerhalb der Hinterhörner und in der weißen Substanz, aber es kommt dort nicht zum Untergang von nervösem Parenchym. Bezüglich der Seitenhornzellen sind die Meinungen geteilt; aber die bekannten Vasomotorenlähmungen und Störung der Schweißsekretion besonders bei den Folgezuständen nach Poliomyelitis lassen meines Erachtens eine Affektion dieser vegetativen Zellgruppe naheliegend erscheinen, auch wenn sie histologisch nicht so greifbar ist wie die Vorderhornläsion. An den Spinalganglien sieht man lediglich entzündliche Infiltrate ohne Zelluntergang. Die Höhenelektivität des Prozesses zeigt sich in dem besonders starken Befallensein der lumbosacralen Segmente.

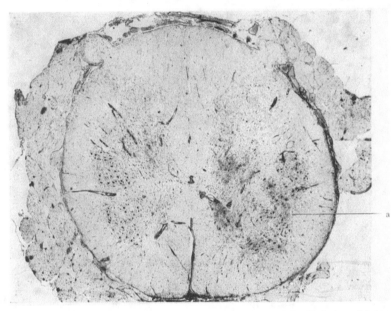

Abb. 7. Poliomyelitis anterior, akutes Stadium. Der Prozeß ist fast nur auf das Vorderhorn *(a)* der einen Seite beschränkt, allerdings sind die größeren Gefäße des gesamten Querschnitts entzündlich infiltriert (NISSL-Bild). (Präparat aus der Nervenklinik Hamburg, Prof. PETTE.)

Weniger häufig sind die unteren Halsmarksegmente und seltener die Thoracal- und oberen Halsmarksegmente ergriffen, während der Conus fast immer frei bleibt. Aber auch innerhalb der bevorzugten Segmente sind keineswegs alle Nervenzellen des Vorderhorns befallen. Es bleiben immer da und dort Nerven- zellen verschont und dies erklärt, warum im Spätstadium die befallenen Muskel- gruppen nicht in toto, d. h. nicht alle ihre Faszikel gelähmt sind. Besonders bei Betrachtung von Längsschnitten ist die mehr herdförmige Betonung inner- halb der entzündeten Partien des Rückenmarkgraues besonders gut zu erkennen. Bei der *makroskopischen* Betrachtung bietet das Rückenmark lediglich eine stärkere Gefäßinjektion, außerdem ist es etwas ödematös. An den übrigen Körperorganen ist eine gewisse Schwellung der lymphatischen Apparate und der Milz als Ausdruck der Allgemeininfektion feststellbar.

Der Prozeß ist nicht nur auf das Rückenmark beschränkt, sondern kann sich über das ganze Zentralnervensystem ausbreiten, insbesondere im *Hirn- stamm* und speziell im *Großhirn* lokalisiert sein. Sodann sind bestimmte Gebiete des Querschnitts bevorzugt befallen. So ist an der *Medulla oblongata* und im

Mittelhirn in erster Linie die sog. Haubengegend infiltriert, während der sog. Fuß, also die Pyramidenbahngegend frei bleiben. Dabei sind die motorischen Hirnnervenkerne nicht bevorzugt geschädigt, sondern unter anderem auch das Gebiet des dorsalen Vaguskernes, des Vestibulariskernes und vor allem auch die sog. Substantia reticularis, die wir als wichtiges vegetatives Regulationszentrum kennen. Im *Zwischenhirn* sind die periventrikulären Anteile häufig infiltriert. Eigenartig ist es, daß vom Großhirn fast nur die *vordere Zentralwindung* befallen ist, und zwar ist die 3. und 5. Schicht derselben am stärksten geschädigt, insonderheit die großen Betzschen Zellen, also der Ursprung der Pyramidenbahn. Darin ist ein weiterer Beweis für die Viruswanderung von den Vorderhornzellen entlang den Pyramidenbahnen bis nach oben zu sehen.

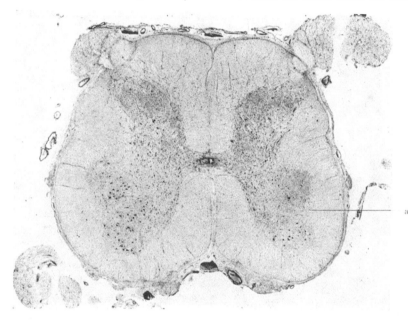

Abb. 8. Narbenstadium einer Poliomyelitis anterior. Präparat stammt von einem Patienten, der in früher Kindheit eine Poliomyelitis durchgemacht und bleibende Paresen davongetragen hatte. In diesem Querschnitt durch das Lumbalmark ist das Vorderhorn nur der einen Seite stark geschrumpft *(a)*. Der laterale Zellkomplex ist fast völlig zugrunde gegangen (Nissl-Bild). (Präparat aus der Sammlung Prof. Spatz, Berlin-Buch.)

Die *Pathogenese* des Prozesses ist uns um vieles verständlicher, seitdem das Tierexperiment Einblick in die verschiedenen Prozeßstadien gewährte. Die alte Anschauung, welche eine Ausbreitung und Invasion des Virus über die vordere Rückenmarksarterie annahm, ist aufgegeben (Wickman), aber auch die Lehre Charcots, der die entzündlichen Vorgänge als sekundär ansah und das Hauptgewicht auf die Parenchymerkrankung legte, ist verlassen. Zwar liegt das Wesen des Prozesses in der gewissermaßen elektiven Erkrankung der Vorderhornzellen verankert, aber an der primär entzündlichen Natur der Poliomyelitis ist heute kein Zweifel mehr. Übrigens hat Charcot auch schon den Systemcharakter hervorgehoben. Er wurde wieder belebt und erweitert durch die vor allem tierexperimentell gestützte Lehre von der Viruswanderung. Die spezielle cytotrope Eigenschaft dieses neurotropen Virus äußert sich auch bei der Impfung in einen peripheren Nerven in der primären Erkrankung der zugehörigen motorischen Vorderhornzellen. Dabei bleibt das auf dem Wege liegende sensible Spinalganglion unversehrt. Unsere Vorstellung über die Vermehrung des Virus ist noch nicht so gefestigt; man glaubt, daß eine solche nur erfolgt, wenn das Virus mit dem Nervengewebe in Berührung kommt. Auch über sein weiteres Schicksal, insbesondere inwieweit eine Neutralisation erfolgt und auf welche Weise das Nervensystem sich von ihm befreit, ist noch wenig bekannt. LEVADITI spricht von einer „Autosterilisation", doch vermittelt dieser Begriff keine rechte Vorstellung über die Art der Virusvernichtung. Schließlich können wir von einer Autosterilisation auch bei jeder anderen Infektionskrankheit sprechen.

Das *klinische Bild* der Poliomyelitis wird in 4 Stadien[1] eingeteilt: 1. das präparalytische Stadium oder das der meningealen Reizzustände, 2. das paralytische Stadium = Entwicklung bzw. Auftreten der Lähmungen, 3. das Reparationsstadium mit teilweiser oder vollständiger Rückbildung der Paresen, 4. das Endstadium mit den typischen atrophischen Paresen. Die *Inkubationszeit* wird verschieden angegeben, meist beträgt sie 1 Woche, seltener nur 2—3 Tage, ausnahmsweise 14 Tage.

1. Das präparalytische Stadium ist durch unregelmäßiges *Fieber* ausgezeichnet. Die Temperaturen bewegen sich meist nur einige Tage zwischen 38 und 40°. Fast immer fällt das Fieber mit dem Auftreten der Lähmungen ab, nur selten bleibt leichtes Fieber über diesen Zeitpunkt bestehen. Die Temperaturhöhe ist nicht direkt proportional der Schwere der Infektion. Nicht selten tritt zunächst unter gewöhnlichen katarrhalischen Erscheinungen eine kurz dauernde 1 bis 2tägige Fieberzacke auf, dann folgt ein mehrere Tage währendes fieberfreies oder subfrebiles Stadium, schließlich setzt erneut Temperatur ein und dann erst entwickeln sich die Paresen. Man hat diesen Verlauf der Fieberkurve als „Dromedartyp" bezeichnet (DRAPER). *Puls* und *Atmung* gehen der Temperatur parallel. *Katarrhalische Erscheinungen* von seiten der oberen und unteren Luftwege, also *Schnupfen, Laryngitis, Conjunctivitis, Angina* oder *Bronchitis* leiten meist das erste Stadium ein. Weniger häufig ist eine *Gastroenteritis.* Man hat früher diese Affektionen auf das direkte Haften des Poliomyelitiserregers auf den Schleimhäuten bezogen. PETTE sieht in ihnen aber nicht den Ausdruck des spezifischen Poliomyelitisinfektes, sondern glaubt, daß ein anderer *unspezifischer* katarrhalischer Infekt der Poliomyelitis vorangeht. Dieser ermöglicht dem bereits latent auf den Schleimhäuten vorhandenen, aber noch unwirksamen neurotropen Virus erst die Invasion ins Nervensystem, indem er die natürliche Barrière der Schleimhaut schädigt und diesem so das Eindringen den Nerven entlang zum Liquor hin erleichtert. Die gleichfalls häufig vorhandenen *meningealen Reizerscheinungen* sind mehr auf die Ausbreitung des Virus im Liquorraum zu beziehen. Sie führen zu Nackensteifigkeit und zu den fast immer vorhandenen Kopf- und Nackenschmerzen, die den Kranken stark quälen. Die besonders bei Kindern ausgesprochene starke *Überempfindlichkeit* mit Schmerzäußerungen bei leisester Bewegung, so beim Herantreten ans Bett, bei Zugluft usw. beruhen auf der entzündlichen Reizung der hinteren Wurzeln ebenso die starke Hyperpathie der Wirbelsäule und die ins Kreuz und die in die Extremitäten gelegentlich auch in den Unterbauch ausstrahlenden Schmerzen (Pyelitis - Appendicitisverdacht!). Zu diesem Stadium gehört gleichfalls das *initiale Erbrechen,* das oft stundenlang anhält und sich krisenartig wiederholen kann. Die Nackensteifigkeit ist im allgemeinen nicht so stark wie bei der eitrigen Meningitis, an welche aber doch vieles erinnert, so z. B. die Lage des Kranken auf der Seite mit angezogenen Knien und abgewinkelten Armen. Dabei sind die Kranken besonders nachts unruhig,

---

[1] Die früheren Autoren unterschieden im allgemeinen nur 3 Stadien, nämlich: 1. das Frühstadium, 2. das Reparationsstadium und 3. das Endstadium, doch wurde das erste in 2 Phasen unterteilt, und zwar in die *prä*paralytischen Erscheinungen und in die Periode der Lähmungsentwicklung (ED. MÜLLER).

phantasieren, knirschen mit den Zähnen oder aber zeigen ein starkes Schlafbedürfnis. Neigung zu *profusem Schwitzen* besonders am Kopf pflegt häufig
während der ersten Tage zu bestehen. An den Muskeln bilden *tremorartige
Spontanzuckungen* und eine *Tonusverminderung* oder *ataktische* Unsicher-
heiten bei Bewegungen das erste Signal der bald folgenden Parese. Charakteristisch ist der *Liquor* im präparalytischen Stadium verändert. Er zeigt eine
Pleocytose, im allerersten Stadium ein Überwiegen der Leukocyten, die später
von Lymphocyten abgelöst werden. Der Druck ist meist erhöht. Die Zellen
bewegen sich durchschnittlich zwischen 50—3000/3. Die Eiweißerhöhung ist
nur gering, die Kolloidreaktionen fallen nur schwach aus. Fehlt eine Pleocytose, so läßt sich auch in Epidemiezeiten das Vorliegen einer Poliomyelitis
ausschließen.

2. *Das paralytische Stadium* entwickelt sich entweder auf der Höhe, meist
aber mit dem Absinken der Temperatur. *Klagen über eine Schwäche bestimmter
Muskelgruppen* erregen oft schon Tage vorher den Verdacht auf eine Poliomyelitis. Gelegentlich kann das *Schwinden der Reflexe* einen Fingerzeig geben,
ebenso der schlaffe Tonus der befallenen Muskelgruppen. Bei Kleinkindern
stellen die Lähmungen viel häufiger eine Überraschung dar, weil mangels Verständigung derartige Vorboten fehlen; deshalb spricht man bei ihnen auch von
den sog. „morgendlichen Lähmungen" („The paralysis in the morning"), wie
man sie beim Erwachsenen nicht kennt. Innerhalb von Stunden, höchstens
von wenigen Tagen erreichen die *Lähmungen* ihr höchstes Ausmaß. Wendet
sich das Krankheitsbild zum Guten, d. h. kommt es nicht zur tödlichen Atemlähmung usw., dann setzt die Rückbildung der Paresen relativ bald ein. Die
besondere Vorliebe des Poliomyelitisvirus für das Rückenmark zeigt sich in dem
häufigen Vorkommen der *Extremitäten-* und *Stammlähmungen*. Diesem spinalen
Typ verdankt sie ja auch die Bezeichnung „spinale Kinderlähmung". Am
häufigsten befallen sind die unteren Extremitäten, dann die Rumpfmuskulatur
und schließlich die oberen Extremitäten. *Paresen der Beine* kommen in $^4/_5$ aller
Fälle vor (Ed. Müller). Meist wird zuerst das eine, kurz darauf das andere Bein
gelähmt. Bevorzugt sind die proximalen Muskeln, unter ihnen der *Quadriceps*,
von den distalen Muskelgruppen der *Peronaeus* und der *Tibialis anticus*. Es
gibt jedoch alle möglichen Kombinationen, was man bei der Anatomie des
Prozesses gut verstehen kann. Anfänglich ist es oft nicht möglich, eine exakte
topische Diagnose zu stellen, d. h. die am stärksten befallenen Muskelgruppen
herauszufinden. Man soll deshalb im Frühstadium mit Äußerungen über die
Ausdehnung der Lähmungen den Angehörigen gegenüber zurückhaltend sein,
denn der Grad der Lähmungen wechselt innerhalb der ersten Tage beträchtlich. Das *Verhalten der Reflexe* ist verschieden, doch bildet der Verlust
derselben einen gewissen Anhaltspunkt für die Höhenlokalisation. Das Vorkommen eines echten *Babinski* als Ausdruck einer gleichzeitigen Pyramidenbahnschädigung wird bestritten und die gelegentlich auftretende Dorsalflexion
der großen Zehe beim Bestreichen der Fußsohle ist vielleicht mehr auf eine
Parese der Zehenbeuger zu beziehen (Pette). Vom Stamm sind die *Bauchmuskeln* besonders häufig befallen. Ihre Parese wird gern übersehen, oder oft
erst später als Restsymptom einer Poliomyelitis erkannt. Bei aufmerksamer Inspektion insbesondere nach Pressen und Husten kann sie aber dem Untersucher
kaum entgehen. Werden die *langen Rückenmuskeln* betroffen, so ist das Gehen
und Stehen unmöglich. Bei einem solchen Versuch sinkt der Kranke in sich
zusammen; dabei sind häufig die Beine völlig gelähmt. Die *Bauchhautreflexe*
lassen sich natürlich bei Lähmungen der Bauchmuskeln nicht auslösen. Ist der
Prozeß im oberen oder mittleren Brustmark lokalisiert, dann besteht wegen der
Lähmungen der oberen *Brust-* und *Rückenmuskeln* infolge der *Behinderung der*

Atmung Pneumoniegefahr. Schwerste Atemstörungen liegen bei Ergriffensein der *Zwerchfell*muskeln vor, d. h. wenn der Prozeß das mittlere Halsmark (C 4) befallen hat. An den *oberen* Extremitäten sind Paresen des *Deltoideus* am häufigsten mit oder ohne Beteiligung der übrigen Schultergürtelmuskulatur (Pectoralis, Supra- und Infraspinatus usw.). Ebenso wie am Oberschenkel so besteht oft auch hier bezüglich der Oberarmbeuger- und -strecker eine Dissoziation der Paresen. *Unterarme* und *Hände* bleiben meist verschont. Bei Ergriffensein der *Hals-* und *Nackenmuskulatur* sind die Patienten nicht imstande, den Kopf zu heben oder ihn zu halten, er pendelt dann beim Aufrichten des Kranken hin und her oder fällt nach vor- oder rückwärts. *Sensibilitätsstörungen*

sind sehr selten, meist handelt es sich nur um eine gewisse Abstumpfung gegenüber den verschiedenen Gefühlsqualitäten. Dasselbe gilt für die *Ataxie*, die man allenfalls auf ein Mitbefallensein der CLARKEschen Säulen zurückführen kann. Gröbere *Störungen* der *Blasen-Mastdarmfunktion* werden fast nur im Frühstadium und dann meist in Form der Retention, selten der Inkontinenz, beobachtet. Ihr Zustandekommen ist mit den Paresen der Bauchdeckenmuskeln nicht zentral, d. h. durch eine Affektion der vegetativen Zentren im Sacralmark zu erklären (PETTE). Die häufig besonders an den gelähmten Gliedern zusehenden *Durchblutungsstörungen* wie Cyanose und Kühle der Haut und Anomalien der *Schweißsekretion* sind dagegen mit Wahrscheinlichkeit auf direkte Schädigungen ihrer vegetativen Zentralstelle im Rückenmark (Seitenhorn!) zu beziehen. Mit dem Einsetzen des paralytischen Stadiums nimmt der Zellgehalt des Liquors rasch ab.

3. *Das Reparationsstadium* setzt ein, wenn die akut entzündlichen Erscheinungen anfangen sich zurückzubilden. Der bleibende Grad der

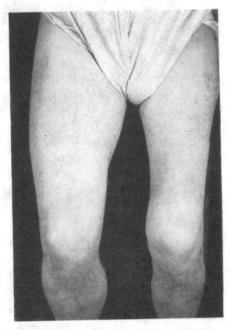

Abb. 9. Reparationsstadium einer Poliomyelitis bei einem 30jährigen Mann, der vor 6 Monaten akut erkrankt war. Es zeigt sich eine Gesamtatrophie des linken Beines; auf der Abb. kommt sehr deutlich der Schwund des Quadriceps, insbesondere des Vastus medialis zum Ausdruck. (Nervenklinik Hamburg, Prof. PETTE.)

Lähmungen ist nur davon abhängig, wieviele der die gelähmten Muskeln innervierenden Ganglienzellen zugrunde gegangen sind bzw. wieviele von den nicht neuronophagierten, wenigergeschädigten Elementen sich erholen. Daß es eine reversible Nervenzellveränderung bei der Poliomyelitis gibt, ist aus der weitgehenden Rückbildungstendenz der besonders im Frühstadium oft sehr intensiv erscheinenden Lähmung zu folgern. Inwieweit diese nur auf einer ödematösen rückbildungsfähigen Verquellung der vom Vorderhorn abgehenden Wurzelfasern beruht, läßt sich schwer erweisen. Die *Allgemeinerscheinungen* verschwinden zuerst, doch können über eine längere Zeit hin eine gewisse Ängstlichkeit, eine Neigung zum Schwitzen, Schlafstörungen usw. bestehen bleiben. In diesem Stadium sind meist die *Muskeln* sehr *druckempfindlich* und *schmerzen* bei *Bewegungen*, was den Unerfahrenen an eine Neuritis denken läßt. Die Lähmungserscheinungen der zuletzt befallenen Muskeln pflegen sich zuerst zurückzubilden. Sobald aktive Muskelbewegungen möglich sind, kehren die Reflexe wieder und der Tonus der Muskulatur wird normal. An den gelähmt bleibenden Muskelgruppen ist der rasch einsetzende Muskelschwund oft schon mit dem bloßen Auge infolge des starken Hervortretens der benachbarten Skeletpartien, z. B. der Tibiakante bei Parese des Tibialis anticus leicht erkenntlich. Die während des paralytischen Stadiums beginnende Muskelatrophie ist häufig durch ein gewisses Ödem der erkrankten Muskeln verdeckt. Während der ersten Wochen ist die Rückbildungstendenz der Lähmungen am größten.

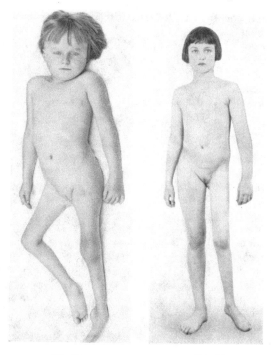

Es läßt sich aber nicht voraussagen, wie lange im einzelnen Fall die Rückbildung dauert. Diese kann Wochen beanspruchen; am langsamsten ist sie bei kleinen Kindern. Die mechanische Erregbarkeit ist an den gelähmten, sich erholenden Muskelgruppen oft erheblich gesteigert. Bei schweren Lähmungen ergibt die elektrische Untersuchung im allgemeinen keine Entartungsreaktion, wohl aber häufig eine Umkehr der Zuckungsformel und meist eine quantitative Herabsetzung der Erregbarkeit, die allerdings bei hochgradig atrophischen Muskeln schließlich völlig verschwindet.

4. Das Endstadium. Neben den *schlaffen* Paresen sind hier gewisse *trophische Störungen* zu nennen, die sich für den von der Poliomyelitis am häufigsten befallenen wachsenden Organismus am schwerwiegendsten auswirken. An den gelähmten Gliedern kommt es nämlich zu einer Störung des Knochenwachstums, zu Änderungen der Zirkulation und der Schweißsekretion und zu

Abb. 10.   Abb. 11.

Abb. 10. Zustand nach Poliomyelitis mit schwerer schlaffer Paraparese der unteren Extremitäten. Man beachte die Disproportion zwischen dem normalen Oberkörper und den atrophischen im Wachstum zurückgebliebenen unteren Extremitäten. (Eigene Beobachtung aus der Neurologischen Univ. - Klinik. Leiter: Prof. Pette.)

Abb. 11. Restzustand nach einer Poliomyelitis in früher Kindheit mit Gesamtatrophie des linken Beines, das auch im Wachstum zurückgeblieben ist. (Aus der Nervenklinik Hamburg, Prof. Pette.)

sekundären Veränderungen an den Gelenkapparaten. Auf diese Weise resultieren schwere Verunstaltungen, die wir dank der Entwicklung der Orthopädie seltener als früher zu Gesicht bekommen. Der Folgezustand nach einer Poliomyelitis hängt von dem Ausmaß des Prozesses ab, und zwar in erster Linie vom Grad und der Ausdehnung der Nervenzellschädigung. Die *Atrophie* der Muskeln kann, besonders wenn mehrere Muskeln einer Extremität befallen sind, so hochgradig sein, daß die betreffenden Glieder förmlich skelettiert wirken. Es finden sich aber Übergänge von diesen schweren bis zu relativ geringgradigen Paresen. Durch *Hypertrophie* benachbarter Muskeln kann die Lähmung eines größeren Muskels funktionell weitgehend kompensiert werden. Eine typische *Pseudohypertrophie* infolge vikariierender Fettwucherung kann zu Täuschungen Anlaß geben. Hier deckt aber die elektrische Untersuchung eine Herabsetzung oder ein Fehlen der Erregbarkeit oder die Umkehr der Zuckungsformel auf; selten ist eine typische Entartungsreaktion der dauernd gelähmten Muskelgruppe. Das Fehlen des Achillessehnenreflexes ist bei Paresen der Waden- und Peronaealmuskeln besonders häufig, während die Patellarsehnenreflexe bei Lähmungen der Quadricepsgruppe nicht auslösbar sind. Die *Durchblutungsstörungen* an den paretischen Extremitäten fallen dann besonders in die Augen, wenn der Kranke die Extremitäten der Schwerkraft nachhängen läßt, steht oder geht, dazu gehören Kühle der Haut, Cyanose, abnorme Trockenheit oder noch häufiger übermäßige Schweißsekretion. Trophische Ulcera an den gelähmten Extremitäten sind im Endstadium zwar selten, kommen aber vor, sie sind therapeutisch außerordentlich hartnäckig. Die *trophische* Schädigung der *Knochen*, die beim jugendlichen Organismus sich in einem Zurückbleiben des Längen- und Dickenwachstums manifestiert, ist röntgenologisch faßbar. Sind die Antagonisten einer gelähmten Muskelgruppe verschont geblieben, dann resultieren *Kontrakturen*, die frühzeitige orthopädische Maßnahmen erfordern. Es kommt zum *Pes equinovarus* bei Lähmung der Fuß- und Zehenstrecker, wenn der Tibialis anticus verschont blieb; dies ist besonders häufig. Der *Pes valgus* ist eine Folge der Lähmung des letztgenannten Muskels, während die Peronei verschont sind. Der *Pes planus* entsteht bei der Parese der Peronei und der Plantarflektoren, während der *Hackenfuß* sich nach Lähmung der Wadenmuskulatur infolge der Kontraktur der Fußheber einstellt. Bei der sehr häufigen isolierten Parese des Quadriceps fem. kommt es zum *Genu recurvatum*, bei totaler Lähmung der das Kniegelenk umgebenden Muskeln zu einem Schlottergelenk. Außerdem gibt es auch häufig *Skoliosen*, seltener *Lordosen* oder *Kyphosen*, die nicht allein auf das Konto der Lähmungen der Bauch- und Rückenmuskeln, sondern auf primäre trophische Störungen des Knochens zurück zuführen sind. Doch spielen auch statische Momente eine große Rolle. An den *oberen* Extremitäten sind als bleibende Verunstaltungen im Bereich des Schultergürtels Atrophien des Deltoideus, Supra- und Infraspinatus, eventuell auch eine Scapula alata zu nennen.

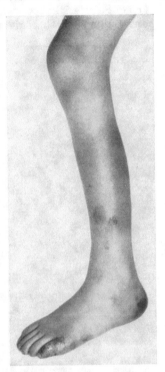

Abb. 12. Schlaffe Parese nach Poliomyelitis mit trophischen Störungen an der Haut des Unterschenkels, der kleinen Zehe und der Ferse, die etwa 1 Jahr nach dem akuten Stadium aufgetreten sind. (Eigene Beobachtung an der Neurologischen Univ.-Klinik. Leiter: Prof. PETTE.)

Eine *Krallenhand* oder ein *schlotterndes Ellenbogengelenk* werden nur selten gesehen. Bei Lähmungen der Hals- und Rückenmuskeln kommt es gelegentlich zum *paralytischen Schiefhals*. Je nach dem Grad der Lähmung ist die Auslösbarkeit der oberen Reflexe beeinträchtigt.

Verlaufsformen. Neben der spinalen Form, deren Charakteristika schon geschildert wurde, verdient die *meningeale* Form der Poliomyelitis eine kurze Würdigung. Bei ihr stehen, wie schon der Name sagt, die meningealen Erscheinungen im Vordergrunde, nämlich starker Meningismus mit Opisthotonus, KERNIGschem Zeichen und allgemeiner Hyperästhesie, außerdem besteht Fieber, Kopf- und Nackenschmerzen. Im Liquor findet sich eine Pleocytose; sie muß vorhanden sein, sonst ist man auch in Epidemiezeiten nicht berechtigt, eine meningeale Form der Poliomyelitis anzunehmen. Man hat diese Spielart auch als abortive Form der Poliomyelitis bezeichnet, weil es zu keinen Lähmungen kommt. Es ist aber wohl richtiger, bei einer derartigen Symptomatologie von der „meningitischen Form" der Poliomyelitis zu sprechen, zu welcher übrigens manche Autoren auch die sog. „aseptische lymphocytäre Meningitis" (Wallgren) rechnen. Übrigens kann ein Abgeschwächtsein bzw. ein Fehlen dieses oder jenes Sehnenreflexes und eine Hypotonie der Muskulatur bestehen. In Epidemiezeiten sind solche abortive Formen relativ häufig. Ihre Diagnose macht dann keine Schwierigkeiten, wenn in einer kinderreichen Familie mehrere Kinder unter ähnlichen Erscheinungen erkranken, z. B. eines davon typische schlaffe

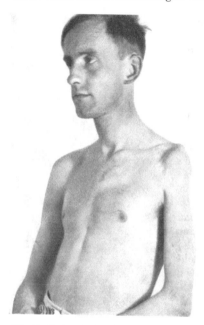

Abb. 13. Restzustand nach einer Poliomyelitis in der Kindheit mit schwerer Atrophie der linken Schultergürtel- und Oberarmmuskulatur. Dabei bestand eine starke Kontraktur des linken Schultergelenkes. (Aus der Nervenklinik Hamburg, Prof. Pette.)

Lähmungen aufweist, während das eine oder andere lediglich über allgemeine Unpäßlichkeit klagt und ein meningitisches Symptomenbild ohne Paresen bietet.

Wie sehr noch in neuester Zeit unsere Anschauungen über die Poliomyelitis eine Wandlung erfahren haben, zeigen die jüngsten Veröffentlichungen über die großen Epidemien der Jahre 1937 und 1938 in *München* und in *Köln*. Vor allem gilt dies für die sog. „abortive Form". Man beobachtete nämlich an Reihenuntersuchungen der Geschwister von Lähmungsfällen in gehäuftem Maße katarrhalische Erscheinungen der oberen Luftwege und Gastroenteritis oder Conjunctivitis, also jene Symptome, die wir vorhin als Ausdruck eines unspezifischen Infektes deuteten. Die Liquoruntersuchung derartiger Fälle deckte aber dann häufig eine Pleocytose auf, oder wenn der Infekt schon im Abklingen war, als Restsymptome Veränderungen der Mastix- und Goldsolreaktion nach Art der Meningitiskure. Dabei war nicht immer ein eigentlicher Meningismus nachweisbar. Diese Beobachtungen zeigen, daß in der Umgebung von Poliomyelitiskranken mit typischen Lähmungen gewissermaßen latente Infektionen ablaufen, die mit allen möglichen katarrhalischen Erscheinungen einhergehen und dabei als Zeichen der Erkrankung des Nervensystems bzw. seiner Häute Liquorveränderungen aufweisen. Wenn Gsell den Begriff der rein abortiven Form der Poliomyelitis nun noch weiter ausdehnt, und darunter auch Fälle mit Conjunctivitis, Bronchitis, Bronchopneumonie oder Gastroenteritis ohne Liquorveränderungen zählt, dann kann man ihm darin nicht folgen. Man müßte denn jeden katarrhalischen Infekt während einer Poliomyelitisepidemie als abortive Form auffassen. Daß dieser Standpunkt nicht haltbar ist, leuchtet ohne weiteres ein, wenn man bedenkt, daß während der Poliomyelitissaison auch in epidemiefreien Gegenden katarrhalische Infekte an der Tagesordnung sind.

Auf isolierte Hirnnervenlähmungen als Ausdruck einer Poliomyelitis haben schon ältere Autoren aufmerksam gemacht (Heine); sie werden heute unter der *bulbären Form* der Poliomyelitis zusammengefaßt. Schon Wickman hat sie als besondere Abart, nämlich als sog. „Poliomyelitis superior" herausgestellt und darunter jene Fälle verstanden, die Lähmungen einzelner oder mehrerer Hirnnerven mit oder ohne spinale Symptome zeigen. Neben dem Facialis sind am häufigsten der Hypoglossus, Accessorius, Vagus, Glossopharyngeus, der motorische Trigeminus oder die Augenmuskeln befallen. Sprach- und Schlingstörungen, Schiefhals, Gaumensegellähmungen und Doppelbilder charakterisieren dieses Zustandsbild. Bei der Lokalisation der Poliomyelitis im Halsmarkbereich treten besonders gerne bulbäre Komplikationen auf, doch gibt es auch Fälle, wo nur der Bulbus den Sitz der Entzündung darstellt.

Diese fallen klinisch durch eine Facialis- oder eine Trigeminuslähmung auf und bieten keine ungünstige Prognose. Störungen im Bereich der Vagus-Glossopharyngeusgruppe dagegen sind wegen der Gefahr der Schucklähmung in prognostischer Hinsicht sehr ernst zu nehmen. In noch höherem Maße gilt dies für Kranke, die bald nach Auftreten der ersten Symptome zentrale Atemstörungen aufweisen. In Epidemiezeiten soll man bei ein- oder doppelseitig auftretender Facialislähmung stets an eine Poliomyelitis denken. Die Paresen der Hirnnerven sind übrigens meist einseitig. Als weitere Hirnstammsymptome werden bei der Poliomyelitis gelegentlich Nystagmus und cerebellar-ataktische Erscheinungen beobachtet. Pupillensymptome kommen nur äußerst selten vor, Opticuserscheinungen (Neuritis) so gut wie nie.

Die von früheren Autoren aufgestellte sog. *cerebrale, encephalitische Form* der Poliomyelitis, bei welcher unter anderem auch spastische Halbseitenerscheinungen vorliegen sollen, wird von neueren Autoren (PETTE u. a.) abgelehnt. Wir finden wohl bei der histologischen Untersuchung besonders in der Regio centralis anterior

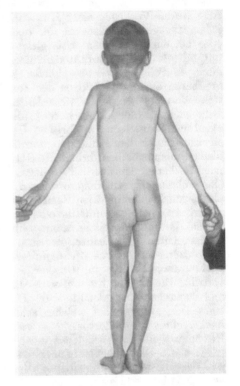

Abb. 14. Restzustand nach einer Poliomyelitis mit Gesamtatrophie des linken Beines, teilweiser Atrophie der Glutaeusmuskulatur und Senkfuß. (Aus der Nervenklinik Hamburg, Prof. PETTE.)

gliöse und mesodermale Herde, auch gelegentlich Neuronophagien (KÖRNYEY), aber bei derartigen Fällen wurde zu Lebzeiten der Kranken ein spastisches cerebrales Symptomenbild nie beobachtet. Bei den früheren diesbezüglichen Beobachtungen dürfte es sich nicht um eine Poliomyelitis, sondern um andersartige Prozesse, insbesondere um disseminierte Encephalomyelitiden, gehandelt haben.

Die meisten *tödlich ausgehenden* Fälle der Poliomyelitis verlaufen nach Art der sog. *aufsteigenden* LANDRY*schen Paralyse* (s. S. 820). Die Paresen setzen dann an den unteren Extremitäten ein, greifen allmählich auf den Stamm und die oberen Extremitäten über. Die Beteiligung der Atemmuskulatur wird den Kranken schließlich zum Verhängnis. Der Prozeß kann sich aber noch weiter nach oben ausdehnen und zu Zungen- und Schlucklähmungen führen und mit einer zentralen Atemlähmung endigen. Gewöhnlich ist der Verlauf sehr kurz und meist tritt der Tod innerhalb von 2—3 Tagen nach Einsetzen der ersten

Lähmungserscheinungen ohne länger andauernde Bewußtseinstrübung ein. Es wird auch von einem *absteigenden Typ der* LANDRYSCHEN Paralyse der Poliomyelitis gesprochen, bei welchem die Paresen sich zunächst im Bereich des Schultergürtels und der Arme einstellen und sich dann nach unten und manchmal gleichzeitig nach oben ausbreiten. Das Schicksal der Kranken ist dasselbe wie bei der aufsteigenden Form.

Differentialdiagnose. Am meisten Schwierigkeiten bereitet das Erkennen des Frühstadiums mit seinen katarrhalischen uncharakteristischen Vorboten. In Epidemiezeiten, während welcher die besorgten Eltern oft viel eher als der Arzt an das Vorliegen einer Kinderlähmung denken, wird man wohl kaum bei jedem fieberhaften Katarrh der oberen Luftwege, bei jeder leichten Angina oder bei einer Gastroenteritis gleich die Punktionskanüle zur Hand nehmen, um mittels der Liquoruntersuchung, insbesondere der Zellzählung eine beginnende Poliomyelitis ausschließen zu können. Vielmehr müssen die anderen greifbaren auf eine Infektion des Zentralnervensystems und seiner Häute hinweisenden Erscheinungen wie anhaltende Kopf-, Nacken- und Kreuzschmerzen, Erbrechen, profuses Schwitzen, allgemeine Hyperästhesie, Schlafstörungen eventuell Somnolenz, motorische Unruhe usw. vorliegen, bevor man sich zu einer diagnostischen Punktion entschließt. Diese soll dann aber keinesfalls unterbleiben, denn sie allein bringt die Klärung. Nur wenn eine Pleocytose im Liquor nachweisbar ist, sind wir bei Vorliegen der eben genannten Symptome berechtigt, eine Poliomyelitis zu diagnostizieren. Nicht unerwähnt sollen die gelegentlich als Folgen des meningealen Reizzustandes auftretenden Schmerzen im Abdomen, welche an eine Appendicitis oder Parametritis denken lassen, bleiben. Eine falsche Deutung derselben kann schließlich auch zu einem chirurgischen Eingriff verleiten. Die bakteriologische Untersuchung des Liquors gestattet die Abgrenzung zu *anderen Meningitiden*, insbesondere zur *epidemischen Meningokokkenmeningitis*, die im Gegensatz zur Poliomyelitis fast nur im Frühjahr auftritt. Die übrigen Ergebnisse der Liquoranalyse, wie Bestimmung des Eiweiß- und Zuckergehaltes erleichtern die Differentialdiagnose, insbesondere zur *tuberkulösen Meningitis*, bei welcher schon im Beginn das Eiweiß vermehrt, der Zuckergehalt vermindert ist. Man versäume aber nicht, bei starken meningealen Erscheinungen die Möglichkeit einer *oto-* oder *rhinogenen Meningitis* ins Auge zu fassen. Die Beschleunigung der Blutsenkungsgeschwindigkeit kann als wichtiges Kriterium der *eitrigen Meningitiden* die Diagnose erleichtern, denn bei der Poliomyelitis finden wir fast immer normale Werte der Blutsenkungsreaktion (PETTE). Nur schwer, ja oft unmöglich kann die Trennung abortiver meningealer Formen der Poliomyelitis gegenüber der sog. *akuten idiopathischen, aseptischen Meningitis* (WALLGREEN) sein, die unter den gleichen Symptomen wie das präparalytische Stadium verläuft. In Epidemiezeiten werden manchmal auch *Gelenkerkrankungen* wie *Coxitis, Spondylitis* oder Knochenaffektionen wie die *Osteomyelitis* als beginnende Poliomyelitis angesehen. Auch die *akute Rachitis* und die sog. PARROTsche *Krankheit* (Osteochondritis syphilitica mit Epiphysenlösung, auch luische Pseudoparalyse genannt) fallen differentialdiagnostisch gelegentlich ins Gewicht. Der Lokalbefund und das Ergebnis des Röntgenverfahrens schützen hier vor Irrtümern. Für alle differentialdiagnostischen Erwägungen ist eine gründliche Anamnese Vorbedingung. Der unspezifische Infekt in Form eines Katarrhs der oberen Luftwege oder einer Gastroenteritis ist ein sehr wichtiger Hinweis für eine Poliomyelitis. Eine *Polyneuritis*, welche besonders bei sporadischen Fällen erwogen werden muß, zeigt im allgemeinen einen protrahierten Verlauf und vor allem andere Lähmungstypen. Bei ihr sind vornehmlich die distalen, bei der Poliomyelitis dagegen die proximalen Teile der Extremitäten betroffen. Außerdem sind die sensiblen Reizerscheinungen bei der Polyneuritis andersartig, nämlich mehr nach Art von Parästhesien; vor allem aber lassen sich meist Sensibilitätsstörungen oder eine Ataxie feststellen. Die Liquoruntersuchung ergibt bei der Polyneuritis im Gegensatz zur Poliomyelitis meist hohe Eiweißwerte ohne wesentliche Zellvermehrung. Übrigens gibt es auch Polyneuritiden, die nach Art einer LANDRY*schen Paralyse* verlaufen. Bei den abortiven Spielarten der Poliomyelitis, die nur einen Reflexverlust aufweisen, kann man gleichfalls an eine Polyneuritis denken. Bei Kindern fahnde man nach Schluckbeschwerden und nach Akkommodationsstörungen, um nicht eine postdiphtherische Polyneuritis zu verkennen. Relativ rasch auftretende Lähmungen kommen außer bei der Poliomyelitis auch noch bei einer *Querschnittsunterbrechung* als Folge einer Caries oder Osteomyelitis der Wirbelsäule in Frage. Bekanntlich kann auch hier zunächst eine schlaffe Paraparese ohne Pyramidenbahnsymptome resultieren. Das Erhaltensein der Blasen-Mastdarmfunktion, das Fehlen von Sensibilitätsstörungen entscheidet besonders in Epidemiezeiten für Poliomyelitis. Gegen Fälle von *Encephalo-*

myelitis nach Masern oder nach Vaccination macht die Abgrenzung der Poliomyelitis im allgemeinen keine Schwierigkeiten. Bei diesen Prozessen sind meist nur anfangs die Paresen schlaff und es gehen ihnen muskuläre Reizerscheinungen voraus. Außerdem lassen sich oft trotz fehlender Reflexe Pyramidenbahnzeichen wie Babinski und Rossolimo, Fehlen der Bauchdeckenreflexe nachweisen. Selten werden bei solchen Myelitiden Sensibilitätsstörungen und Störungen der Blase und des Mastdarms vermißt. Gelegentlich wird bei Kindern ein *Trauma*, z. B. ein Sturz für die Lähmung verantwortlich gemacht; das Fehlen greifbarer Sensibilitäts-

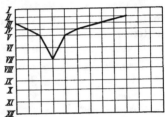

Abb. 15. Liquorbefund bei einer akuten Poliomyelitis. Liquor klar, Druck 105, PANDY: +, NONNE: —. Zellen 235/3, Gesamteiweiß 1,1, Glob. 0,3, Alb. 0,8, EQ. 0,37. (Eigene Beobachtung an der Neurologischen Univ.-Klinik Hamburg-Eppendorf, Prof. PETTE.)

störungen, normale Blasen-Mastdarmfunktion und die Vorgeschichte mit dem initialen Infekt lassen eine Poliomyelitis leicht von einer *Hämatomyelie* oder von einer Kompression des Rückenmarks nach *Wirbelsäulentrauma* unterscheiden. Dagegen kann manchmal die *Entbindungslähmung* beim Säugling mit den charakteristischen schlaffen Paresen im Bereich des Plexus brachialis infolge der Läsion des 5.—6. Cervicalnerven nur sehr schwer oder überhaupt nicht von der Poliomyelitis getrennt werden. Mit dem Endstadium der Poliomyelitis kaum zu verwechseln sind *angeborene Muskeldefekte*, denn meist finden wir dabei noch andere Entwicklungsstörungen wie Syn- oder Polydaktylie oder Schwimmhautbildung usw. Fälle von Poliomyelitis mit starker Parese der Rücken- und Beckenmuskeln, bei welchen das Aufrichten des Rumpfes erschwert oder unmöglich ist, können durch die Vorgeschichte mit der schnellen Entwicklung der Paresen von der *infantilen Muskeldystrophie* gesondert werden. Ebenso wichtig ist für die Unterscheidung gegenüber der Poliomyelitis die Anamnese bei *degenerativen Rückenmarksprozessen* wie bei den *spinalen* und bei den *neuralen Muskelatrophien*, die ja meist weitgehend symmetrisch sind. Bei der letzteren zeigt sich die bekannte Kältelähmung, auch lassen sich bei ihr gelegentlich hypertrophische, verdickte, stark druckempfindliche Nervenstämme palpieren. Der Begriff der sog. „chronischen Poliomyelitis" läßt sich nach dem Stand unserer heutigen anatomischen Kenntnisse nicht mehr aufrechterhalten und wird deshalb am besten gemieden. Derartige Fälle gehören zum Gebiet der degenerativen Vorderhornerkrankung und sind lediglich eine Spielart der spinalen progressiven Muskelatrophie.

Prognose. Die Mortalitätsziffern bei den einzelnen Epidemien schwanken sehr stark. Vergleichende statische Aufstellungen haben nur Wert, wenn sie das Lebensalter berücksichtigen. So zeigt sich, daß die Mortalität innerhalb des 1. Dezenniums fast um die Hälfte niedriger ist als innerhalb des 2. und 3. Dezenniums. Die Durchscnnittszahlen lauten auf 10—15% Sterblichkeit. Die Lebensgefahr ist am größten während des 3. und 4. Tages nach Einsetzen der Paresen, insbesondere bei jenen Fällen, bei welchen die Lähmungen nach Art der Landryschen Paralyse, also aufsteigend fortschreiten. Kräftige und vorher völlig gesunde Menschen haben den Schwächlingen nichts voraus und können der Poliomyelitis ebenso erliegen. Die gefürchtete Komplikation, die Schluckpneumonie, führt meist in der 2. Woche des Lähmungsstadiums zum Tode. Bei hoher Pleocytose mit Werten über 3000/3 Zellen ist die Prognose im allgemeinen ungünstiger als bei geringerer Zellvermehrung; dagegen ist ein schwerer Allgemeinzustand während des präparalytischen Stadiums nicht etwa ein prognostisch ungünstiges Zeichen. Die weitgehende Rückbildungsmöglichkeit der Lähmungen ist bekannt. E. Müller sah selbst bei ausgedehnten Paresen in 15% der Fälle Heilung; in nur einem Drittel der Fälle blieben die Paresen bestehen, während bei den übrigen zwar nicht völlige Wiederherstellung, aber weitgehende Rückbildung zu konstatieren war.

Prophylaxe. Über den Wert *prophylaktischer Serumgaben*, die angesichts der viel besprochenen Serumbehandlung der Poliomyelitis als erfolgverheißend angesehen wurden, sind die Mitteilungen im Schrifttum sehr geteilt. Der Nachweis ihrer Wirksamkeit ist allerdings schwer zu erbringen. Jedenfalls schadet es nichts, wenn man in Epidemiezeiten, um die begreifliche Furcht mancher Eltern vor der Kinderlähmung zu mildern, nach dem Vorschlag verschiedener Autoren den gefährdeten Kindern 20—30 ccm frisches Erwachsenenblut injiziert. Angeblich sollen ja im Blut der meisten Erwachsenen, auch wenn sie keine Poliomyelitis hatten, Antikörper vorhanden sein. Eine solche Injektion kann nach Ablauf von 4 Wochen wiederholt werden. Weiterhin ist die *Meldepflicht* der Poliomyelitis und die *Isolierung* der Erkrankten eine nicht zu unterschätzende prophylaktische Maßnahme. Die Isolierung soll sich dabei auf 5—6 Wochen erstrecken. Eine entsprechende *Aufklärung der Bevölkerung* zu Epidemiezeiten ist deshalb von Wert, weil schon bei leisestem Verdacht der Arzt gerufen wird, der dann gegebenenfalls rechtzeitig das Serum anwenden kann.

Therapie. Menschen, die einmal eine Poliomyelitis durchgemacht haben, erkranken nicht mehr an einer solchen! Diese Erfahrungstatsache, welche sich mit den tierexperimentellen Erfahrungen am Affen deckt, gab Veranlassung zu jenen zahlreichen tierexperimentellen Untersuchungen, welche die Basis unserer heutigen Anschauungen über die Immunitätsverhältnisse der Poliomyelitis und der *Serumtherapie* bilden. Großes Aufsehen erregte zunächst die Mitteilung, daß Poliomyelitisvirus, vorbehandelt mit Serum von Affen, die eine Poliomyelitis überstanden hatten, nicht mehr imstande ist, nach Verimpfung auf andere Affen eine Poliomyelitis hervorzurufen (Levaditi, Landsteiner, Römer, Flexner und Lewis). Auch Rekonvaleszentenserum, das man von Menschen, die eben eine Poliomyelitis durchgemacht hatten, gewonnen hatte, „neutralisiert" das Poliomyelitisvirus (Netter, Levaditi). Man kam so zur Aufstellung des sog. *Neutralisationstestes*, der auch dann positiv ausfällt, wenn man Serum von Personen nimmt, die nur an einer leichten abortiven Poliomyelitis erkrankt waren. Auch das Serum vieler Erwachsener, die einmal eine Poliomyelitis durchgemacht hatten, gibt ein positives Resultat, ebenso dasjenige von Kindern, die mit an Poliomyelitis erkrankten Kindern zusammengekommen waren. Die Möglichkeit einer *aktiven Immunisierung* ist noch nicht sicher erwiesen. Bei uns in Deutschland hat sich die Behandlung mit *Rekonvaleszentenserum* am meisten eingebürgert. An anderen Seren sei noch das von PETTIT empfohlene genannt, das angeblich ein sehr hochwertiges Immunserum darstellt und das von mit Poliomyelitis geimpften Schimpansen gewonnen wird. Über seine Wirksamkeit sind die Meinungen allerdings geteilt. Das Rekonvaleszentenserum muß, wenn es Erfolg haben soll, im präparalytischen Stadium gegeben werden; bei schon ausgedehnten Lähmungen besteht keine Aussicht mehr auf Heilung, wohl aber soll man Serum geben, wenn die Paresen eben nachweisbar werden, also höchstens einige Stunden alt sind. Man gibt im allgemeinen zunächst 20—30 ccm bei Kindern, bei Erwachsenen 60—80 ccm und wiederholt gegebenenfalls die Injektion 10—20 Stunden später. Über die Applikationsweise ist viel diskutiert worden. Die viel empfohlene lumbale Injektion wirkt nicht etwa besser, weil das Serum näher an die Entzündungsherde herangebracht wird. Die intramuskuläre und intravenöse Injektion hat sich zur Methode der Wahl entwickelt (PETTE). SCHOTTMÜLLER empfiehlt Bluttransfusionen (300—500 ccm) mit Rekonvaleszentenserum. Die Serumbeschaffung ist bei uns in Deutschland insofern erleichtert, als seit 1933 Sammelstellen errichtet worden ist, die in Zusammenarbeit mit der Serumindustrie für entsprechende Vorräte Sorge tragen. Die Wirksamkeit der Serumbehandlung wurde von manchen Autoren bestritten, nicht nur weil vom theoretischen Standpunkt aus sich für das tatsächliche Vorkommen von Antikörpern, abgesehen vom Neutralisationstest, ein exakter Beweis nicht hat erbringen lassen, sondern weil bei großen Untersuchungsreihen während der Epidemien in Amerika sich ein sicherer Effekt der Serumbehandlung nicht gezeigt hat. Trotzdem geht die maßgebliche Meinung erfahrener Kliniker dahin, ,,daß jeder Mensch, der poliomyelitisgefährdet oder poliomyelitiskrank ist, mit Serum, und zwar intramuskulär oder intravenös zu behandeln ist'' (PETTE). Eine medikamentöse Behandlung mit Urotropin oder mit Jod wie sie früher viel betrieben wurde, hat keinen Zweck, ebensowenig eine Schmierkur. Lumbalpunktionen bringen nur bei starker meningealer Reizung eine Erleichterung, beeinflussen aber den Grundprozeß nicht. Viel wichtiger sind Ruhe und allgemeine Maßnahmen, wie Sorge für eine richtige Stuhl- und Blasenentleerung, die gerade bei Paresen der Bauchpresse gestört sein können. Im allgemeinen hüte man sich aber vor dem zuviel Behandeln, um die natürliche Reparation nicht zu stören. Möglichst lange Bettruhe ist am besten, denn frühzeitiges Aufstehen kann sich rächen. Man soll im Reparationsstadium zunächst mit vorsichtiger passiver Bewegung beginnen, um der Entstehung von Kontrakturen vorzubeugen. Zur Vermeidung von Spitzfußstellung sind Bettreifen angebracht. Dann soll vorsichtiges Massieren und schließlich mildes Elektrisieren mit faradischen oder galvanischen Strömen je nach der Ansprechbarkeit des Muskels für diese oder jene Stromart einsetzen. Ein genereller Behandlungsplan läßt sich nicht aufstellen, denn jeder Kranke reagiert anders. Zeitlich viel später wird man mit systematischer Übungsbehandlung beginnen. Zur Behandlung des paralytischen Stadiums werden neuerdings *Pyriferstöße* geraten, doch fehlen hierüber noch größere Erfahrungen. Die Röntgen- und Diathermiebehandlung wurde von verschiedenen Seiten auch für das Frühstadium empfohlen, hat sich aber kaum eingebürgert. Die Therapie des Spätstadiums, d. h. der endgültigen Lähmungen, ist das Feld des Orthopäden. Mit plastischen Operationen an Sehnen, Knochen und Gelenken kann hier viel erreicht werden, doch sollen die Maßnahmen nicht *zu* früh durchgeführt werden. Andererseits soll man bei Kontrakturen die Beratung mit dem Fachorthopäden nicht zu lange hinausschieben.

D. Tabes dorsalis.

Der Name *Tabes* ist abzuleiten von dem lateinischen Tabeo = schmelzen, hinschwinden. Früher bei den verschiedensten mit Schwund und Atrophie einhergehenden Krankheiten angewandt, versteht man heute nur noch die sog. Rückenmarksschwindsucht darunter. ROMBERG (1851), der sich in Deutschland um ihre Abgrenzung gegenüber anderen chronischen Rückenmarkserkrankungen verdient gemacht hat, sprach von der Tabes dors(u)alis und verstand darunter den die Tabes charakterisierenden Schwund der Hinterstränge. DUCHENNE (1858) nannte sie die „Ataxie locomotrice progressive".

Das für die Tabes und Paralyse gebräuchliche Gleichwort „Metalues" ist viel bekrittelt worden, als mit der Entdeckung der Spirochäte im Zentralnervensystem derartig Kranker durch NOGUCHI bewiesen wurde, daß die Entstehung dieser Prozesse an die Anwesenheit von Spirochäten gebunden ist, daß es sich aber nicht um *Folge*krankheiten der Syphilis handelt. Bis heute hat sich aber kein besserer Ausdruck für Metalues gefunden, obwohl mehrere begründete Vorschläge gemacht wurden. So hat JAHNEL zu Ehren NOGUCHIs bei der Paralyse und Tabes von der „NOGUCHIschen Syphilis" gesprochen, sie außerdem als „etisyphilitische Erkrankungen" (von ἔτι = noch) bezeichnet, aber weder der eine noch der andere Name hat sich eingebürgert. Die gleichfalls gebräuchliche Benennung „Neurolues" führt andererseits leicht zur Verwechslung mit der Lues cerebrospinalis; diese ist wohl verwandt mit Tabes und Paralyse, aber muß doch von diesen getrennt werden.

1. Pathologie.

Die Pathologie des tabischen Rückenmarkes ist eines der meist bearbeiteten Kapitel der Rückenmarkspathologie, ihre Geschichte geht bis in das Jahr 1837 auf OLIVIER und CRUVEILLIER zurück, die wohl als erste die Veränderungen der Hinterstränge, d. h. ihre graue Verfärbung, beschrieben haben. Unzählige Arbeiten sind seitdem erschienen, die sich mit diesem Gegenstand befaßten. Aber das Wesen des Prozesses, insbesondere seine Pathogenese ist bis heute noch nicht völlig aufgeklärt, wenn man auch versuchte, die Entstehung der geweblichen Veränderung als eine schon längst gelöste Frage hinzustellen. Die Schwierigkeit des Tabesproblems liegt nicht zuletzt in den verschiedenen Prozeß-stadien begründet, von welchen wir im allgemeinen nur die letzten Ausklänge auf dem Sektionstisch und unter dem Mikroskop zu sehen bekommen. SPIEL-MEYER, dem wir hier kritische Beiträge verdanken, hat dies wiederholt unter-strichen. Wie im klinischen Teil betont, suchen die meisten Tabiker erst in einem Stadium den Arzt auf, in dem die Hinterstränge schon schwer verändert sind, wo demgemäß schon Narbenprozesse, also irreparable Schäden vorliegen. Die überwiegende Mehrzahl dieser Kranken pflegt aber noch lange zu leben, sie kommt allenfalls im allerletzten Narbenstadium zur Sektion. Wenn man auch vereinzelt relativ frische Fälle beobachtete (SPIELMEYER, GAGEL), so reichen die dabei ermittelten Kenntnisse doch nicht aus, eine endgültige Klärung herbei-zuführen. Die von SPIELMEYER vertretene Ansicht, daß die Frage der *Patho-genese* der Tabes von *anatomischer* Seite wahrscheinlich nicht zu lösen ist, hat wohl ihre Berechtigung.

Bei der *makroskopischen* Betrachtung im fortgeschrittenen Stadium — und von dem soll hier zunächst die Rede sein — stellt die graue Verfärbung des Hinterstrangareals im Querschnitt den auffallendsten Befund dar. Häufig geht sie mit einer gewissen Schrumpfung, also Verkleinerung dieses Faserareals, ein-her. Bei der Betrachtung des unsezierten Rückenmarks kann diese Volumen-abnahme durch ein Eingesunkensein des Hinterstrangbezirkes zum Ausdruck kommen. Gar nicht selten sieht man Verdickungen der Pia, wenn es nach RICHTER auch reine Tabesfälle geben soll, bei welchen meningeale Verände-rungen überhaupt fehlen. Dabei ist bemerkenswert, daß gerade über den Hinter-strängen die Pia streifenförmig verdickt sein kann, während die Vorderfläche des Rückenmarks durchaus normal aussieht. Nicht selten sieht man eigenartige strangförmige, längsgerichtete Verwachsungen und Verklebungen der Pia

(Abb. 17), die hauptsächlich an der Rückfläche entwickelt sind. Des weiteren ist der Unterschied zwischen den vorderen und hinteren Wurzeln bemerkenswert, denn die letzteren pflegen dünner und grauer auszusehen (Abb. 16). Die Veränderungen an den Hintersträngen sind hauptsächlich im Lumbalbezirk zu beobachten. Auf Querschnitten kann man sie mit bloßem Auge in den verschiedenen Höhen als andersgefärbte Bezirke verschiedener Ausdehnung innerhalb der Hinterstränge erkennen, je nachdem, wieviel an Markscheidenmassen zugrunde gegangen ist. Alle Stadien der Degeneration, angefangen von strich- oder kommaförmig, keilförmig oder dreieckig gestalteten grauen Bezirken bis zur totalen grauen Verfärbung des ganzen Hinterstrangareals werden beobachtet. Auch der Sehnerv ist makroskopisch schon häufig verändert, d. h. schmaler und grau verfärbt.

Der makroskopische Befund ist bei den frischen Fällen meist nur sehr gering ausgeprägt; man darf beim Fehlen eines solchen nicht voreilig die vom Kliniker gestellte Diagnose Tabes bezweifeln oder ablehnen, ohne die histologische Untersuchung abgewartet zu haben, denn gelegentlich ist das Rückenmark makroskopisch unverändert, während die histologische Untersuchung deutliche Hinterstrangsausfälle aufdeckt. Am Großhirn und Hirnstamm ist bei inkompletten Tabesfällen nicht viel zu sehen, am ehesten noch Ependymgranulationen, besonders in der Rautengrube. Man vergesse jedoch nicht, am frischen Material die Eisenreaktion nach SPATZ durchzuführen, um einen paralytischen Prozeß im Stirn- oder Temporalhirn nicht zu übersehen. Auch auf pachymeningitische Veränderungen, wie sie NONNE beschrieb, muß man achten und auf encephalomalacische Herde als eventuelle Folge einer gleichzeitig vorliegenden HEUBNERschen Endarteriitis.

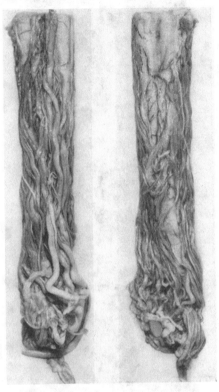

Abb. 16 rechts zeigt den Schwund der hinteren Cauda-fasern bei einer Tabes inferior. Zum Vergleich die Ansicht der unversehrten vorderen Wurzeln (linkes Bild) desselben Falles. (Aus der Sammlung der Nervenklinik Hamburg-Eppendorf. Leiter: Prof. PETTE.)

Histopathologie. So bunt wie die Klinik der Tabes, ebenso bunt ist ihr histologisches Bild. Bei oberflächlicher Betrachtung des Rückenmarks wird zwar die Hinterstrangsdegeneration nur als solche imponieren, aber bei der Gegenüberstellung der Rückenmarksschnitte verschiedener Fälle ist man von der Mannigfaltigkeit der Bilder überrascht. Nicht zuletzt ist das Prozeßstadium ausschlaggebend, was bei der Frage um die Pathogenese allzu oft vergessen wurde. Schließlich bedeutet der mikroskopische Schnitt immer nur den letzten Ausschnitt eines Prozesses, der tödlich endete bzw. durch den Tod unterbrochen wurde. Man soll den tabischen Prozeß auch nicht nur nach *einer* Färbemethode, wie etwa der Markscheidenfärbung, beurteilen, sondern bei Verdacht auf frische tabische Veränderungen sollen neben den Markscheidenfärbungen auch die Fett- und Gliafaserfärbung mit herangezogen werden, wenn man sich nicht lediglich damit begnügen will, die Diagnose Tabes zu stellen, sondern wenn man auch das Tempo und Alter des Prozesses beurteilen will.

Bei der Besprechung der Histopathologie kommen wir von vornherein in ein Dilemma: Wo sollen wir beginnen, bei den extra- oder intramedullären Prozessen? Ist diese Trennung überhaupt berechtigt? Vom topischen Gesichtspunkt aus betrachtet, gewiß, ob aber vom pathogenetischen, das ist noch umstritten. Der Mittelweg ist wohl der richtige, der die Tabes weder als rein primäre Hinterwurzeldegeneration, noch als reine primäre Hinterstrangserkrankung auffaßt.

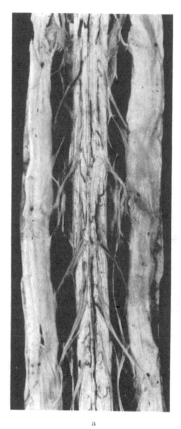 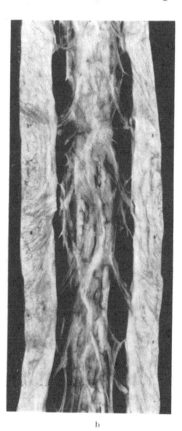

a   b

Abb. 17a und b. Tabes dorsalis. Vorder- (a) und Rückfläche (b) eines tabischen Rückenmarkes mit schweren arachnoidalen Verdickungen und Verwachsungen über dem Hinterstrang, während die Pia der vorderen Hälfte ohne Besonderheiten ist. [Präparat des Herrn Prof. SPATZ. Aus der Arbeit des Herrn SINGEISEN: Arch. f. Psychiatr. 106 (1936).]

Beginnen wir zunächst mit dem Markscheidenbild, stellen wir also jene Methode der histologischen Untersuchung an den Anfang unserer Betrachtung, die die früheren Forscher zu den wichtigsten Ergebnissen gelangen ließ. In einem gewissen Stadium, d. h. in jenem, in welchem der tabische Prozeß sowohl klinisch als auch pathologisch-anatomisch seinen Höhepunkt erreicht hat, ist ein gewisses Prinzip des Markscheidenunterganges innerhalb der Hinterstränge unverkennbar. Der Hinterstrang wird nämlich keineswegs „en masse" in allen seinen Stellen gleichzeitig entmarkt, sondern diese oder jene Partien werden herausgegriffen und andere Fasersysteme bleiben verschont, eine Tatsache, auf welche STRÜMPELL und auch FRIEDRICH SCHULTZE schon in den 80er Jahren hingewiesen haben. Bekanntlich unterscheiden wir rein höhendiagnostisch 4 Hauptformen der Tabes: die *lumbale*, die *thoracale*, die *cervicale* und schließlich als seltenste die *sacrale* Form. Die lumbale Form, als die häufigste, sei deshalb als Grundform vorangestellt.

Auf dem Querschnittsbild zeigt sich zuerst eine Entmarkung in der sog. medialen Hinterwurzelzone. Nach RICHTER ist diese Lokalisation bezeichnend für das Wesen des tabischen Degenerationsprozesses, sie beweist nach seiner Ansicht, daß der intramedulläre Prozeß nur sekundärer Art sein kann und eine Antwort darstellt auf den primär *extra*medullären Wurzelprozeß, als welchen er die Tabes auffaßt. In dieser Zone sammeln sich nämlich die aus der hinteren Wurzel hereinlaufenden Fasern, um sich von dort aus sowohl in kurze als auch in lange, auf- oder absteigende Fasern zu sondern. Entsprechend dem Gesetz der WALLERschen Degeneration werden in höher oder tiefer gelegenen Rückenmarksabschnitten, also im Brust- und Halsmark nur bestimmte Felder des

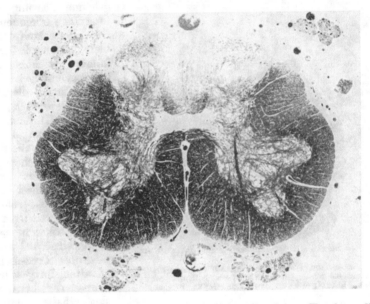

Abb. 18. Tabes dorsalis. Lendenmark. Schwerer Ausfall im Gebiet der mittleren Wurzelzone. Nur noch wenige Markscheiden sind als schmaler paraseptaler eben noch sichtbarer Saum als Rest des ovalen Hinterstrangfeldes erhalten. Auch das hintere (mediale) Wurzelfeld ist schon entmarkt.

Hinterstrangs degenerieren. Nachdem die eintretenden Hinterwurzelfasern bei ihrem Aufsteigen sich allmählich gegen das Septum posterius hin sammeln, stellen die aus dem Lendenmark kommenden Fasern im Halsmark die sog. GOLLschen Faszikel dar, die bei der lumbalen Tabes entsprechend dem Faserverlauf und dem Gesetz der Degeneration ausfallen. Im Brustmark sind es nur die BURDACHschen Stränge, die degenerieren. Nun gibt es aber nicht nur aufsteigende Bahnen im Hinterstrang, sondern auch Faszikel, in welchen absteigende Fasern enthalten sind, die gleichfalls aus den Hinterwurzelanteilen stammen. So teilen sich, wie insbesondere die Untersuchungen GAGELs und FOERSTERs nach Hinterwurzeldurchschneidung dargetan haben, die aus den hinteren Wurzeln kommenden Fasern in der mittleren Wurzelzone dichotomisch in einen auf- und absteigenden Ast. Der erstere gelangt in der schon beschriebenen Weise nach oben, der letztere strebt zunächst schräg nach medialventral und durchsetzt so als kommaförmiges Bündel jede Hälfte des Hinterstrangareals, und zwar jeweils 2—3 Segmente nach abwärts reichend (sog. SCHULTZEsches *Komma*). In tieferen Abschnitten verlaufen die Fasern gegen das Septum posterius und lagern sich halbmondförmig an dieses an, so daß innerhalb der Hinterstränge ein linsenförmiges Feld entsteht, dessen Längsachse das Septum posterius bildet (ovales Hinterstrangsfeld Flechsig). Im Sacralmark aber lagern sich diese Fasern wieder mehr an die hintere Peripherie der Hinterstränge und bilden dann einen dreieckigen Komplex, dessen Basis die Rückenmarksperipherie bildet (sog. Gombault-Philippsches Dreieck). Diese Areale können zum Teil verschont bleiben, zum Teil aber auch degenerieren, je nach der Lokalisation und Intensität des Prozesses. Dadurch werden eigenartige Bilder hervorgerufen, die eindeutig erkennen lassen, daß die Degeneration der Hinterstränge nicht en masse erfolgt, sondern nach einer bestimmten Auswahl. Allerdings muß darauf hingewiesen werden, daß es Fälle gibt, die auch eine mehr diffuse durchgehende Lichtung der Hinterstränge erkennen lassen. *Ein* Faserkomplex aber bleibt vom Prozeß fast immer verschont, nämlich die sog. endogenen Strangverbindungen, die innerhalb der Hinterstränge, im sog. ventralen Hinterstrangsfeld liegen, das dorsal von der hinteren Commissur liegt und sich seitlich gegen das Hinterhorn zu erstreckt. Sein Unversehrtbleiben bei der Tabes ist schon früheren Autoren (Strümpell u. a.) bekannt gewesen. Denn selbst bei sehr ausgedehnten Prozessen, d. h. bei alten fortgeschrittenen Prozessen bleiben diese Faszikel erhalten und fallen

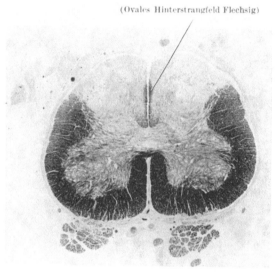

(Ovales Hinterstrangfeld Flechsig)

Abb. 19. Tabes dorsalis. Sacralmark. Starke Entmarkung des Hinterstrangfeldes bei relativ gut erhaltenem ovalen Hinterstrangfeld (Flechsig). (Präparat von Herrn Prof. Gagel, Breslau.)

dann auf Querschnittsbildern als schmaler Saum oberhalb der hinteren Commissur in die Augen (Abb. 20).

Bei den meisten Fällen ist die mittlere Wurzelzone im Lendenmark zuerst am schwersten befallen, die vordere und hintere Wurzelzone und das ovale Feld Flechsigs bleiben im Anfangsstadium vom Prozeß unberührt. Werden aber die Thorakalwurzeln schon im Brustmark mitbefallen, dann beginnt sich auch bald diese Flechsigsche Zone des Lendenanteils zu entmarken, denn sie setzt sich aus den absteigenden Wurzelfasern zusammen. Andererseits wird die hintere Wurzelzone im Lumbalmark entmarkt, wenn der Prozeß auf das Sacralmark übergreift. Im Sacralmark bleibt dagegen das Gombault-Philippsche Dreieck unversehrt, da sich in ihm absteigende hintere Wurzelfasern des Hals- und Brustmarkes sammeln. Bei einem im Hals- und Brustmark etablierten Prozeß zeigt aber auch dieses Areal im lumbalen Anteil Markscheidenuntergang. Das Brustmark ist bei der lumbalen Tabes vor allem im Bereich der paraseptal gelegenen Gollschen Stränge entmarkt. Wird es selbst vom Prozeß mitergriffen, dann sind längliche streifenförmige Degenerationsfelder beiderseits unmittelbar neben dem Hinterhornwulst, die sog. Pierretschen Bündel („Rubans externs") als Degenerationsherde zu erkennen. Man hat sie als die „lokal-tabische" Veränderung des Brustmarkes bezeichnet (Pierret);

aber REDLICH sieht in ihnen lediglich die Antwort auf einen primären thorakalen Wurzelprozeß. RICHTER setzt sie in Analogie zur mittleren Wurzelzone des Lumbalmarkes.

Das Halsmark weist am häufigsten die Entmarkung der GOLLschen Stränge auf entsprechend dem Untergang der lumbalen mittleren Wurzelzone, aber auch die BURDACHschen Faszikel können mitergriffen sein, sobald die thorakalen Wurzeln bzw. ihre intramedulläre Wurzelzone erkrankt sind. Dabei trifft man manchmal gut erhaltene Felder zwischen dem GOLL- und BURDACHschen Strang und besonders unversehrte hintere Wurzelzonen an. Bei der reinen *cervicalen* Tabes ist vom Hinterstrang nur der laterale BURDACHsche Strang innerhalb der medialen Wurzelzone verändert, während der GOLLsche Strang intakt bleibt.

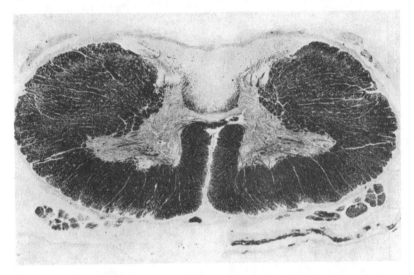

Abb. 20. Tabes dorsalis. Halsmark. Sehr ausgedehnte Entmarkung des Hinterstrangareals, von welchem nur noch das ventrale Hinterstrangfeld erhalten ist. Man beachte die Schrumpfung der Hinterstränge und die Markverarmung der grauen Substanz und der hinteren Wurzeln. (Präparat des Herrn Prof. SPATZ, München.)

Auch im *Rückenmarksgrau* stoßen wir auf Veränderungen, die sich zwanglos aus dem Untergang der extra- und intramedullären Wurzelanteile ableiten lassen. Bekanntlich laufen von der hinteren Wurzel kurze Verbindungsfasern zum Vorderhorn, zur Substantia gelatinosa Rolandi und zum Hinterhorn. Gerade bei fortgeschrittenen Fällen ist häufig eine gewisse Markverarmung dieser Gebiete auf guten Markscheidenbildern zu sehen. Auch die CLARKEschen Säulen, jene mit großen Zellen ausgestatteten Zellkomplexe an der Basis der Hinterkörner des Brustmarks, können entmarkt sein. Hierher gehören auch Veränderungen an den Zellen selbst. An den Vorderhornzellen hat man die sog. primäre Reizung beobachtet, die SCHAFFER sich durch den Untergang der eben erwähnten kurzen Reflexbahnen transneuronal entstanden denkt. RICHTER faßt sie als retrograde Zellveränderungen auf, und zwar als Antwort auf die nach seiner Meinung fast immer bei der Tabes vorkommenden Vorderwurzelaffektion. Ob die Seitenhornzellen und die sog. vegetativen Zellen der Intermediärzone, die bekanntlich als Ursprungsort der effektorischen sympathischen und parasympathischen Fasern angesehen werden, bei Fällen mit trophischen Störungen mitgeschädigt werden, ist noch nicht sicher bewiesen. Eine gewisse Reduktion der Seitenhornzellen ist mir allerdings gelegentlich im Zellbild aufgefallen.

Die feineren histologischen Details des intramedullären Prozesses zeichnen sich durch eine gewisse Eintönigkeit aus, was übrigens auch für alle anderen im Markweiß des Rückenmarks sich abspielenden Erkrankungen zutrifft. Primär scheint wohl die Markscheide als der empfindlichere Gewebsteil vom Prozeß erfaßt zu werden, und dann erst der Achsenzylinder. Entzündliche Veränderungen spielen innerhalb des Markweißes keine Rolle; die schon frühzeitig ausgesprochene Ansicht (v. LEYDEN, STRÜMPELL u. a.) über die vorwiegend degenerative Natur des tabischen Prozesses besteht auch heute noch zu Recht. Die Markscheiden gehen in der bekannten Weise zugrunde, indem sie zuerst in Schollen und Tropfen zerfallen. Dabei werden hauptsächlich Bestandteile der Myelinsubstanz, nämlich fettähnliche Körper und schließlich Neutralfette frei, deren Vorstufe wir mittels der MARCHI-Methode nachweisen. Die Endprodukte des Abbaues, die Neutralfette selbst, geben die Scharlachrot bzw. Sudanreaktion. Ihr Nachweis spielt in jenen seltenen Fällen eine Rolle, die im frischen Stadium der Tabes ad exitum kommen. Auf ihre besondere Rolle in der Deutung der Pathogenese wird später noch eingegangen werden. Den Abtransport dieser Fettsubstanz übernehmen sowohl fixe als auch mobile Gliaelemente. Die letzteren wandern als sog. Körnchenzellen zum Adventitialraum der Gefäße. Ähnlich

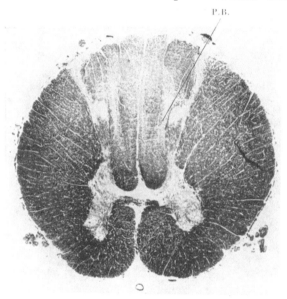

Abb. 21. Tabes dorsalis. Mittleres Brustmark. Die hellen streifenförmigen Degenerationsfelder medial von beiden Hinterhörnern entsprechen den sog. „PIERRETschen Bündeln *(P.B.)*. Außerdem sind die GOLLschen Stränge diffus gelichtet. (Präparat der Hamburger, Nervenklinik Prof. PETTE.)

geht es den Achsenzylindern, die ebenfalls in feine Körnchen und Fragmente zerfallen, um dann von der Glia abgeräumt zu werden. Der so entstandene Defekt, der bei stürmischem Ablauf — aber nur bei einem solchen — als spongiöses „Lückenfeld" erscheinen kann, wird von Faserglia ausgefüllt und wird zur Narbe. Gelegentlich deckt sich dann die Glianarbe im Gliafaserpräparat mit dem Degenerationsfeld, so daß sie ein förmliches Positiv des Markherdes darstellt (SPIELMEYER). Beachtenswert ist ein gewisses konstitutionelles Moment, denn nicht alle Fälle zeigen bei starkem Markausfall starke Gliose. Hier ist es ähnlich wie bei den meningealen Veränderungen. Oft hält sich die Gliose auch nicht an die Degenerationsfelder, sondern besetzt andere im Markscheidenbild noch relativ intakt erscheinende Faserbezirke. Dies gilt insonderheit von dem sog. ventralen Hinterstrangsfeld, dessen Erhaltenbleiben im Markscheidenbild als charakteristisch gilt. Die gliösen Narben scheinen also nicht lediglich einen reinen Substitutionsprozeß darzustellen. Wenn sie mit der Zeit schrumpfen, kommt es zu der bekannten Einziehung des Hinterstrangareals, die oft schon makroskopisch erkennbar ist; ein Zustand, den man übrigens auch bei anderen ebenfalls lang dauernden ausgesprochenen Degenerationsprozessen — so bei Systemerkrankungen — aber nie in solchem Ausmaß antrifft.

Der Gefäßapparat ist primär am tabischen Geschehen nicht beteiligt. Bei reichlichem Angebot von Abbauprodukten, also bei stürmisch verlaufenden subakuten Prozessen, kann es allerdings an der Gefäßadventitia zu Reaktion kommen, und man sieht dann neben den dort entstandenen Fettkörnchenzellen und Makrophagen auch vereinzelte Lymphocyten und leichte Mediaverdickungen. Das sind aber rein sekundäre Erscheinungen, die uns nicht berechtigen, dem vasalen Moment bei der Tabes eine führende Rolle einzuräumen, was wiederholt versucht wurde.

Eine besondere Rolle hinsichtlich der Pathogenese nimmt der *extramedulläre Wurzelprozeß* ein. Eine Reihe von Autoren sieht bekanntlich in ihm den Kernpunkt des Tabesproblems. Bei der Besprechung des makroskopischen Befundes

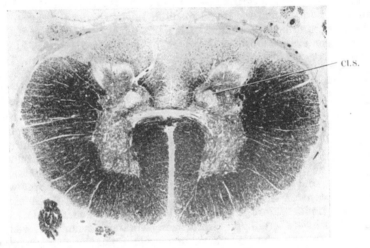

Abb. 22. Tabes dorsalis. Unteres Brustmark. Starke Entmarkung der CLARKschen Säule *(Cl.S.)*. (Präparat der Forschungsanstalt für Psychiatrie München, von Herrn Prof. SCHOLZ überlassen.)

wurden die Veränderungen der hinteren Wurzeln schon hervorgehoben. Zwei Stellen sind es, die uns an den hinteren Wurzeln besonders interessieren: Kurz vor ihrem Eintritt ins Rückenmark liegt die sog. REDLICH-OBERSTEINER*sche* Zone (Schema S. 864). Dort treten die Wurzeln durch die Pia hindurch; ihr Markmantel wird streckenweise außerordentlich dünn, die Achsenzylinder sind förmlich bloßgelegt, und erst nachdem sie diese Zone durchlaufen haben, treten die nun wieder von normalen Markhüllen umgebenen Wurzelfasern in die eigentliche intramedullär gelegene Wurzelzone ein. Während sie als peripherer Nerv, d. h. zwischen dem Spinalganglion und der REDLICH-OBERSTEINERschen Zone als Stützgerüst die sog. SCHWANschen Scheidezellen zeigen, sind sie jenseits dieser Stelle, also gegen den Hinterstrang (intramedullär) zu, von den üblichen Neurogliaelementen des Zentralnervensystems begleitet. Man hat dieser geweblichen Besonderheit im Rahmen der Abbauverhältnisse besondere Aufmerksamkeit geschenkt: Es soll nämlich der Abbau der Markscheidenprodukte, also der Lipoidabbau, innerhalb der extramedullären Abschnitte zeitlich anders ablaufen als derjenige innerhalb des intramedullären Anteiles, und zwar in der extramedullären Strecke, deren Aufbau dem eines peripheren Nerven entspricht, rascher.

Die REDLICH-OBERSTEINERsche Zone wurde als Locus minoris resistentiae aufgefaßt, an welchem die im Liquor enthaltenen Noxen angreifen oder an welcher sich der Druck der entzündlich und narbig veränderten Pia und der sklerosierten Gefäße schädigend auswirkt (OBERSTEINER, REDLICH). Aber schon NAGEOTTE hat diese Auffassung abgelehnt, weil die pialen Veränderungen häufig in keinem Verhältnis stehen zur Schwere des tabischen Degenerationsprozesses.

Die zweite wichtige Örtlichkeit an den Wurzeln ist der sog. „Wurzelnerv", wie er von NAGEOTTE genannt wurde. Man versteht darunter diejenige Stelle, an welcher die vordere und hintere Wurzel eine von der Dura gebildete gemeinsame Hülle haben, in welcher auch das Spinalganglion liegt. An dieser Stelle soll sich nach NAGEOTTE als Folge einer syphilitischen Meningitis eine Wurzelneuritis abspielen, die durch Schädigung der hinteren Wurzeln als primärer Ausgangspunkt des tabischen Hinterstrangprozesses anzusehen ist. NAGEOTTE spricht dabei von einer echten Entzündung, denn er konnte Lymphocyten und Plasmazellen nachweisen. RICHTER, der das Prinzip der NAGEOTTEschen Auffassung wieder aufgegriffen hat, nimmt an, daß es sich dabei nicht um einen regelrechten inflammatorischen Prozeß handelt, sondern mehr um eine proliferative Entzündung. Es bilden sich nach seiner Meinung sog. „Granulome", die vorwiegend aus Fibroblasten bestehen und durch Einbruch in den Wurzelnerven diesen schädigen und so eine aufsteigende sekundäre Degeneration bewirken.

Noch eine andere Stelle muß uns hier interessieren, nämlich das *Spinalganglion*. Schon frühzeitig wurden Stimmen laut, die in der Veränderung des Ganglions das eigentliche Wesen des tabischen Prozesses erblickten (MARIE). Dieser Gedanke liegt an sich durchaus nahe, stellen doch die Spinalganglienzellen die Ursprungsstätte, also das trophische Zentrum der hinteren Wurzelfasern dar. Die erhobenen Befunde sind aber zum Teil sehr wechselnd, vor allem aber meist zu geringfügig; häufig konnte überhaupt nichts gefunden werden. Andererseits sind leicht entzündliche Veränderungen und sog. Kapselwucherungen in ihrer Bedeutung für den tabischen Prozeß nicht sehr hoch einzuschätzen, denn man findet derartige Läsionen bei allen möglichen anderen Prozessen, ohne daß schwere greifbare Hinterstrangveränderungen nachweisbar wären. Man hat zwar typische Zellerkrankungen im Spinalganglion festgestellt, aber sie wurden mehr als sekundäre Folge der Wurzelneuritis aufgefaßt. Jedenfalls geht heute die allgemeine Anschauung dahin, daß die Spinalganglienzellen beim tabischen Prozeß zwar verändert sein können, daß diese Veränderungen aber nicht als die eigentliche Ursache des Hinterstrangprozesses, sondern vielmehr als sekundäre Auswirkung des Wurzelprozesses aufgefaßt werden dürfen.

Auch an den *peripheren* Nerven wurden Veränderungen beschrieben, die man schon makroskopisch an der grauen Verfärbung und Verdünnung erkannt haben will. Vor allem sollen die Hautnerven der unteren Extremitäten befallen sein. Man fand dabei degenerative Prozesse nach Art eines segmentierten Markscheidenuntergangs (WESTPHAL, DÉJERINE, OPPENHEIM, SIEMERLING, SPITZER). Allerdings scheinen sich derartige Schädigungen nicht immer einzustellen, jedenfalls vermißte sie NONNE bei klassischen Fällen mit ausgedehnten Hinterstrangserkrankungen. GAGEL fand übrigens in der Sammlung FOERSTERS bei einem Tabiker, der an starken Magenkrisen gelitten hatte, am Vagus ausgedehnte Degenerationen. Während man sich Markscheidenausfälle in motorischen Nerven bei Fällen mit Muskelatrophien ohne weiteres als sekundäre Degeneration vom Vorderhornprozeß her erklären kann, liegt die Histogenese der Veränderungen, insbesondere an den Hautnerven im Dunkeln.

Auch im tieferen *Hirnstamm* setzt der tabische Prozeß Schäden, und zwar nicht nur innerhalb der hier endenden Hinterstränge in Form eines Markfaserschwundes, sondern es zeigen sich relativ häufig auch Entmarkungen an der absteigenden Trigeminuswurzel und im Tractus solitarius, die nach neueren

Forschungen in einer engeren Beziehung zueinander stehen. Ihre Degeneration läßt sich verstehen, wenn man mit RICHTER sowohl an der Trigeminus- als auch an der Vagus- und Glossuspharyngeuswurzel Granulome annimmt. Zweifellos hat diese Auffassung viel für sich, denn die von früheren Autoren gegebene Erklärung, daß degenerative Veränderungen an den Nervenzellen dieser Hirnnervenkerne das primum movens wären, hat sich bei kritischer Überprüfung als nicht stichhaltig erwiesen. Auch die Läsion des Cochlearis, die gar nicht so selten vorkommt, könnte unter den gleichen Voraussetzungen entstehen, wenigstens konnte C. MAYER am extracerebralen Verlauf des Gehörnerven entzündliche proliferative Veränderungen vorfinden. Ähnliches gilt für den Oculomotorius, dem begreiflicherweise wegen der Pupillenphänomene besonderes

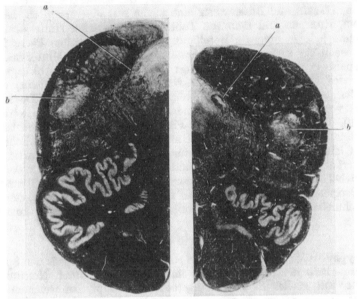

Abb. 23. Tabes dorsalis. Die linke Bildhälfte stammt von einem Querschnitt der unteren Medulla oblongata eines Tabikers mit starkem Markausfall innerhalb der aufsteigenden Quintuswurzel (a) und des Tractus solitarius (b). Die rechte Bildhälfte gibt die normalen Verhältnisse wieder. (Präparate der Deutschen Forschungsanstalt für Psychiatrie München, von Herrn Prof. SCHOLZ überlassen.)

Interesse geschenkt wurde. Man hat gerade an den sog. vegetativen medialen Kernen (WESTPHAL-EDINGER), die man für die Innervation der Pupille und des M. ciliaris verantwortlich machen darf, nach Veränderungen gesucht, hat aber wirklich verwertbare Ergebnisse nicht erzielt. Auch am großzelligen lateralen Oculomotoriuskern, dem eigentlichen motorischen Areal für die quergestreiften Augenmuskeln will man bei Tabes Ausfälle gesehen haben.

Die feineren Veränderungen am *Sehnerven* und ihre Entstehung wurden schon vielfach untersucht. Sicher erwiesen ist, daß die Ausbreitung des Prozesses von der Oberfläche her geschieht. Man hat nur innerhalb der Sehnervenscheiden, niemals im Parenchym selbst Spirochäten gefunden (IGERSHEIMER). Ein Teil der Autoren neigt deshalb zu der Ansicht, daß die entzündlichen Vorgänge an den Nervenscheiden die führende Rolle übernehmen (STARGARDT), während andere die prinzipielle Bedeutung von Infiltraten, also einer Entzündung, überhaupt bestreiten und an einer rein toxisch entstandenen Degeneration festhalten. Das Zugrundegehen der Nervenfasern wurde auf die Zerstörung der die Blutgefäße führenden Septen bezogen, die von dort absterbenden Spirochäten ausgeht (C. Behr). Als Angriffspunkt wird vor allem die intrakranielle Strecke des Opticus angesehen. Im Verlauf der übrigen Sehbahn erweisen sich die Corpora geniculata als geschädigt. Man sieht dort Zellveränderungen und Zellausfälle (Deutsch und Hechst).

Am übrigen Gehirn (Rinde, Stammganglien usw.) und am Kleinhirn hat man charakteristische Befunde bei der Tabes vermißt. Zwar gibt es eine Reihe von Arbeiten über Zellveränderungen und Markausfälle in verschiedenen Gegenden, aber solchen Läsionen kommt weder in klinischer noch in pathogenetischer Hinsicht eine prinzipielle Bedeutung zu.

Anders steht es mit der Frage der *Meningenveränderung.* Über das Vorkommen einer chronischen Meningitis sind die Ansichten geteilt. Während A. Jakob, Hassin und Bresowsky eine solche fast nie vermißten, beschrieben Schaffer, Richter und Redlich Tabesfälle mit starker Hinterstrangdegeneration ohne jede meningeale Beteiligung. Die entzündlichen Piaverdickungen werden, wenn sie vorkommen, in erster Linie über den Hintersträngen des Lumbalmarkes beobachtet. Allerdings wird eine direkte Abhängigkeit der Schwere des Degenerationsprozesses von der Meningitis verneint, eben weil man Fälle sieht, bei welchen eine Abhängigkeit des tabischen Degenerationsprozesses von der meningealen Veränderung nicht nachgewiesen werden kann (Richter). Die Verdickungen an der Pia und Arachnoidea pflegen bei solchen Fällen vorzukommen, bei denen die Hinterstränge eine stärkere Schrumpfung erkennen lassen. Eine Erklärung dafür fehlt, doch ist es eigenartig, daß die Häute gerade dort am stärksten verändert zu sein pflegen. Es wäre vorstellbar, daß bei solchen schweren Prozessen die bekannte gliöse Grenzmembran an der Peripherie in ihrer Funktion als trennende Schicht versagt und deshalb die Verschmelzung der Pia mit der Hinterstrangsnarbe zustande kommt.

2. Ätiologie der Tabes.

Die syphilitische Genese der Tabes steht seit dem Nachweis der Spirochaete pallida innerhalb der Meningen und im Rückenmark durch Noguchi sicher. Der früher mit großer Erbitterung gefochtene Kampf, bei welchem das eine Lager, an seiner Spitze Fournier in Frankreich und Erb in Deutschland, sich für, das andere mit Leyden, Westphal sich gegen die Syphilisätiologie der Tabes einsetzte, war damit entschieden. Noch war aber nicht geklärt, warum der eine Syphilitiker eine Tabes, der andere eine Paralyse, der dritte eine Lues cerebrospinalis und viele keinerlei krankhafte Erscheinungen von seiten des Nervensystems bekamen. Zwar hat man dank sorgfältiger Statistiken ermittelt, daß überhaupt nur ein kleiner Prozentsatz aller Luetiker — nach Erb von der Tabes 2,5%, nach Bandler und Pick von der Paralyse 3,7% — befallen wird. Aber das Warum war damit noch nicht erschlossen. Überaus zahlreiche Arbeiten haben sich mit dieser Frage beschäftigt und sehr viel Interessantes zutage gefördert, was nicht nur für unsere Auffassung vom Wesen dieser Erkrankungen, sondern auch zum Teil für ihre Behandlung von prinzipieller Bedeutung war und ist. Ebenso wie in früheren Jahren, als es noch um die Frage, ob syphilitisch oder nicht, ging, wurde der Kampf mit größter Schärfe geführt. Nichts kann die Verschiedenheit der Meinungen besser charakterisieren als die Gegenüberstellung der beiden extremsten Ansichten. So machte die eine einzig und allein die fehlende oder ungenügende spezifische Behandlung der Syphilis für die Entstehung der Tabes und Paralyse verantwortlich, während die andere gerade die spezifische Behandlung als Ursache dieser Prozesse anschuldigt.

Während man sich bei der Frage nach der Ursache der Tabes zunächst im wesentlichen auf das klinisch-statistische Material stützte und so zu ergründen suchte, ob und welche Hilfsursachen bei ihrer Genese ausschlaggebend seien, forschte man nach der Entdeckung Noguchis mehr in der biologisch-parasitologischen Richtung. So suchte man zu ergründen, ob sowohl bei der Tabes als auch bei der Paralyse eine besondere Pallidaart ausschlaggebend sei.

Schon vor Noguchis Entdeckung vertrat Ehrlich eine Anschauung, nach welcher sich im Körper des Paralytikers und Tabikers besonders widerstandsfähige Spirochätenstämme virulent erhalten sollen. Der Körper bilde im Anschluß an das erste Eindringen der Erreger Schutzstoffe gegen diesen und letztere gingen dann bis auf eine geringe Anzahl zugrunde; die noch erhaltenen Exemplare (sog. Rezidivstämme) aber würden dann widerstandsfähiger und erzeugten schließlich eine neue Parasitengeneration. Obwohl der Körper auch gegen diese neue Immunstoffe bilde, blieben doch wieder resistentere Parasiten virulent. Dieser Vorgang wiederhole sich in ständigem Wechsel, so daß schließlich immer widerstandsfähigere Spirochätenstämme, d. h. Rezidivstämme, aber auch entsprechende hochwertige Antikörper resultieren. Nun konnte aber bisher der Nachweis einwandfreier Schutzstoffe gegen Spirochäten weder im Liquor noch im Blut von Paralytikern und Tabikern erbracht werden. Insbesondere ist es bei Paralytikern, deren Liquor oder Serum doch einen sehr hohen Antikörpergehalt aufweisen müßte, nicht geglückt, mittels der Körperflüssigkeiten Spirochäten aus Primäraffekten in ihrer Virulenz zu schädigen (Jahnel).

Rege Beachtung fand die Lehre besonderer „neurotroper“ Syphilisstämme. Sie hat ihren Ursprung in der schon sehr alten Bezeichnung der Tabes und Paralyse als der „Lues nervosa“, die Erb folgendermaßen umschrieb: „Formen der Syphilis, welche mit ihrer Schädigung mit Vorliebe das Nervensystem heimsuchen, deren Krankheitserreger selbst oder vermittelst der von ihnen erzeugten Blutmischung (Toxine, Antitoxine) gerade auf die nervösen Elemente eine besonders schädliche Wirkung ausüben“. Die Berechtigung einer derartigen Sonderform schien von vornherein durch die Tatsache gegeben, daß nur ein kleiner Prozentsatz aller Luetiker an Tabes oder Paralyse erkranken. Die sog. Lues cerebri mit ihren 3 Formen, dem Gummi, der Meningitis und der Endarteriitis, wird allerdings dabei nicht zur Lues nervosa gerechnet, sie ist vielmehr als syphilitische Erkrankung der mesodermalen Anteile des Nervensystems aufzufassen. Man hat früher insbesondere statistische Erhebungen für die Existenzberechtigung der Lues nervosa ins Feld geführt, vor allem auch die sog. „konjugale“ Tabes und Paralyse oder auch die sog. Gruppenerkrankungen, die von einer Infektionsquelle ausgehen. Bekannt ist hier das von Erb zitierte Beispiel, wobei 6 junge Leute mit ein und derselben syphilitischen Person verkehrten und 4 davon an Tabes erkrankten. Noch eindrucksvoller ist die neuerdings von Jahnel wieder hervorgeholte Gruppenerkrankung, die französische Autoren (Morell-Lavallé) schon 1892 zitierten. Hier hatten sich angeblich 6 Akademiker an einer luischen Mätresse angesteckt und waren teils an Paralyse, teils an luischer Meningitis oder an sog. syphilitischer Geisteskrankheit (?) gestorben. Auch die viel zitierte Glasbläserinfektion von Brosius, bei welcher von 7 gleichzeitig Angesteckten 6 tabisch oder paralytisch geworden waren, ist in diesem Zusammenhang zu nennen. Als Einwand gegen einen derartigen Versuch, zahlenmäßig Beweis führen zu wollen, wurde vor allem erhoben, daß bei der zahlenmäßigen Häufigkeit der Syphilis überhaupt rein zufällig dann und wann aus derselben Infektionsquelle mehrere Tabes- oder Paralyseaffektionen sich ableiten lassen müssen (Jahnel). Auf der anderen Seite hat man auf die Mängel einer solchen Statistik hingewiesen und betont, daß man überhaupt nicht wüßte, wieviele Individuen von einem Infektionsherd aus infiziert werden. Um bei dem obigen Beispiel der französischen Autoren zu bleiben, was bedeuten 6 oder 7 Infizierte im Verlauf mehrerer Jahre, wieviele mag diese Mätresse noch angesteckt haben? Man hat zwar versucht, auf Grund großer Statistiken überzeugende Unterlagen zu bieten. So hat Fischer an einem größeren Material die konjugale Paralysemorbidität auf 10,5% errechnet, während die Paralyseopfer der Syphilitiker überhaupt nur mit 3,7% (Bandler und Pick) angegeben wurden. Nun gibt es aber Stimmen (z. B. Aebly), welche die Paralysemorbidität der Syphilitiker viel höher, ja bis zu 10% angeben, wodurch die Verhältniszahlen Fischers ihre Bedeutung verlieren. Auch wurden Beispiele bekannt, wo in einer Familie zwar Vater und Mutter an einer Paralyse, ein Kind an hereditärer Neurolues erkrankten, ein zweites Kind aber, das gleichfalls eine kongenitale Lues bot, hatte nur eine Syphilis der Nasenknochen, aber keinerlei Anzeichen einer Nervensystemerkrankung. Dies spricht entschieden mehr gegen als für einen neurotropen Stamm (Sezary).

Denselben Standpunkt vertrat schon lange und kürzlich wieder erneut Nonne auf dem Neurologenkongreß in Dresden 1935, indem er auf zwei Beispiele aus seiner reichen Erfahrung hinweis: Unter 5 Kindern eines Luetikerehepaares hatte das erste Kind nur eine positive Wa.R. im Blut, das zweite Kind eine hypophysäre Lues mit Dystrophia adiposogenitalis bitemporaler Hemianopsie und Polyurie, ein drittes Kind war völlig gesund, ein viertes hatte eine imperfekte Tabes, das fünfte eine Keratitis interstitialis bei positiver Wa.R. im Blut. In einem anderen Falle hatten Vater und Mutter eine Hautlues durchgemacht. Das erste Kind hatte die üblichen Symptome von kongenitaler Lues und erkrankte im 10. Lebensjahre an Paralyse.

Die konjugale Tabes und Paralyse und auch die Tabes und Paralyse bei Lues congenita können also ebenfalls nicht die Annahme einer „Lues nervosa" stützen. In ähnlicher Weise lassen sich auch noch andere Tatsachen gegen eine rein neurotrope Spirochäte nervosa anführen. Bekanntlich sind tertiärsyphilitische Hauterscheinungen bei der Tabes sehr selten, doch kommen sie immer wieder einmal vor. Die Anhänger einer neurotropen besonderen Spielart der Pallida können nicht umhin, bei derartigen Individuen an das gleichzeitige Vorhandensein *zweier* Spirochätentypen zu glauben. Hat nun ein solcher Patient auch noch eine Aortenlues, dann ist eine dritte Spirochätenart das logische Postulat; hat man doch auch für die charakteristische luetische Aortenerkrankung ein „angiotropes" Virus angenommen. Wohl jeder kritisch Denkende wird eine derartige weitgehende „Typisierung" ablehnen.

Auch das unterschiedliche Vorkommen von Tabes und Paralyse in den einzelnen Ländern und Erdteilen wurde als Argument für die Lues nervosa bzw. für neurotrope Spirochätenstämme hingestellt. So sollte die Lues in Westeuropa im Gegensatz zu derjenigen anderer Erdteile besonders neurotrop sein, weil man angeblich in den anderen Erdteilen zwar massenhaft Lues in allen Stadien, aber verschwindend wenig oder gar keine Tabes oder Paralyse auftreten sah. Auch für Europa selbst wollte man derartige geographische Unterschiede in der Häufigkeit der Paralyse und der Tabes festgestellt haben. Angeblich soll z. B. auf dem Balkan trotz reichlich vorhandener Hautlues die Tabes und Paralyse sehr selten sein (Glück und Koetschet). Von vielen Seiten wird aber diesem Standpunkt nicht nur für den Balkan (Stanojewic), sondern auch für außereuropäische Länder, so z. B. Indochina (Motais), Sudan (Kirchner), Amerika (Plaut) usw. widersprochen. Bei nicht zivilisierten Völkern ist nämlich ein zahlenmäßiges Erfassen von Tabes- und Paralysefällen außerordentlich erschwert, weil die Erkrankten nur in Ausnahmefällen, bei der Tabes höchstens bei Opticusatrophie, den Arzt aufsuchen, so daß ein Vergleich zur dermotropen bzw. tertiophilen Lues kaum durchführbar ist. Beringer, dem wir eine ausführliche Studie über die Neurolues in der Mongolei verdanken, konnte übrigens dort dieselben Formen wie bei uns beobachten. Auch wurden zahlreiche Fälle bekannt, wo ein Europäer sich zwar mit einem „exotischen" Syphilisvirus infiziert hatte, aber trotzdem eine Tabes bekam, was gleichfalls gegen eine besondere Neurotropie der europäischen Pallida spricht (Sezary und Gallerand). Bei Negern wurde ebenfalls Tabes und Paralyse beobachtet. Diese kommen aber seltener als bei Weißen vor, was nicht auf einen besonderen Spirochätenstamm, sondern auf gewisse biologische Unterschiede der Rassen zurückzuführen ist (ZIMMERMANN). Wir sehen also, daß die Berücksichtigung der geographischen Unterschiede im Vorkommen der Tabes und der Paralyse bei kritischer Überlegung keinen bindenden Schluß zuläßt hinsichtlich der sog. neurotropen Pallidastämme.

In diesem Zusammenhang sei eine andere Theorie der Tabes- und Paralysegenese erwähnt, die sog. „Vaccinationshypothese". Gleichfalls ausgehend von der Geschichte und Geographie insbesondere der Paralyse hat man die Schutzpockenimpfung für sie verantwortlich machen wollen (SALOMON). Man stützte sich dabei auf die Tatsache, daß bald nach Einführung der Schutzpockenimpfung durch JENNER (1796) die Paralyse zum ersten Male als solche aus den in dieser Zeit stammenden Schriften zu erkennen ist. Nach JAHNEL und PLAUT aber dürfte es sich hier um einen Trugschluß handeln, denn in der Zeit der Vaccination fällt eben ein allgemeiner Aufschwung der medizinischen Wissenschaft, der das vermehrte Interesse auch an den Geisteskrankheiten, d. h. an der Paralyse und damit ihr Auftauchen im Schrifttum erklärt. Außerdem aber gibt es zweifellos im Schrifttum schon vor JENNER Schilderungen von Geisteskrankheiten, die nur als Paralyse gedeutet werden können. PLAUT beobachtete in Mexiko zudem einerseits pockennarbige Paralytiker, andererseits Paralytiker, die nicht vacciniert worden waren. Diese Vaccinationshypothese ging nicht nur von der Möglichkeit einer analog der Malariawirkung gerichteten Heiltendenz der echten Pocken aus, sondern es wurde auch an eine Symbiose des Vaccinevirus mit der Spirochaete pallida gedacht. Alle diese Erwägungen konnten wirksam entkräftet werden (JAHNEL, PLAUT).

In eine ähnliche Richtung gehen andere Theorien, welche die *antisyphilitische* Behandlung für die Entstehung dieser beiden Erkrankungen verantwortlich machen, ein auffallender Gegensatz zu den Anschauungen, nach welchen gerade die nicht oder nur ungenügend behandelten Luetiker an Tabes oder Paralyse erkranken. GÄRTNER z. B. glaubt die frühzeitige und unzureichende Behandlung der Syphilis anschuldigen zu müssen. Nach seiner Meinung werden dadurch die Spirochäten in der Haut vernichtet bevor sich eine allgemeine Gewebsumstimmung ausbildet. Den schon in die Meningen und ins Nervensystem eingedrungenen Erregern könne man nichts mehr anhaben und diese würden bei den zur Paralyse oder Tabes Disponierten diese Prozesse hervorrufen. Man hat insbesondere die mit Quecksilber behandelten Luetiker als prädisponiert für Tabes und Paralyse angesehen, und angeblich soll bei diesen gegenüber unbehandelten Tabikern die Inkubationszeit verkürzt sein (LAUTER, PETTE). Auf Grund späterer, größerer Statistiken konnte aber erwiesen werden, daß der überwiegende Prozentsatz der Tabiker und Paralytiker überhaupt nicht behandelt worden war. Auch die Hypothese GÄRTNERs scheitert an der mangelnden Erklärung für jene Fälle von Tabes und Paralyse, die sich entweder mit Absicht nicht behandeln ließen oder von einer Infektion überhaupt nichts wußten und deshalb auch keiner Behandlung unterzogen wurden.

In einem gewissen Gegensatz zu GÄRTNER, der die Betonung auf die mangelnde gewebliche Umstimmung legt, glaubt WILMANNS an eine durch die bei der Luesbehandlung üblichen Medikamente hervorgerufene Veränderung der Spirochäte selbst, die zu Tabes und Paralyse führt. Das Virus soll dank unserer Therapie gewissermaßen „neurotrop metamorphosiert" werden, und zwar soll seine Affinität zum Nervensystem in gewissem Sinne vererbbar sein. WILMANNS stützt sich dabei auf die schon angeführte, aber keineswegs widerspruchslos hingenommene Meinung, daß die Lues in Ländern, wo sie nicht oder wenig behandelt wird, meist tertiären Charakter aufweist, während sie in den Ländern, in welchen eine systematische Behandlung durchgeführt wird, besonders als Neurolues in viel stärkerem Maße als früher auftritt. Früher, so schließt WILMANNS, sei die Lues im sekundären und tertiären Stadium in viel schwereren Formen in Erscheinung getreten, bei unkultivierten Völkern sei das heute noch die Regel. Seit der energischen Behandlung aber hätten die schweren Hautsyphilide an Zahl bedeutend abgenommen, die Hauterscheinungen seien überhaupt mehr oder minder leicht geworden, ja, man habe sogar den Eindruck, daß die nun einmal vorbehandelten Spirochäten, wenn sie auf andere übertragen, auch dort leichtere Hautluesformen hervorriefen, die auch ohne Behandlung weiter leicht blieben. Bei konsequenter Behandlung aber würden die neurotropen Stämme über die dermatotropen die Oberhand gewinnen, die antiluische Therapie würde also gewissermaßen die Metalues züchten. Allerdings ist WILMANNS nicht einseitig in seiner Anschauung geblieben und schreibt auch noch anderen Momenten, wie der Rassenimmunität, der Entartung der Kulturvölker, dem Einfluß der Domestikation eine Rolle zu. Auch habe nach seiner Ansicht der Lueserreger dank der jahrhundertelangen Durchseuchung besonders der sog. Kulturvölker eine biologische Änderung erfahren.

Gegen die Annahme eines sog. neurotropen Virus konnten zwar keine wesentlichen Gegenargumente vorgebracht werden. Sie ist ja auch nicht das Originelle der WILMANNSschen Theorie und war schon von früheren Autoren mit wechselndem Erfolg verteidigt worden, aber ob wirklich die bisher geübte Therapie der Lues imstande ist, das dermotrope Virus in ein neurotropes umzuwandeln, wäre erst noch zu beweisen. Jedenfalls konnten die von Wilmanns vorgebrachten Hauptstützen seiner Theorie zum großen Teil widerlegt werden. So wandte man sich gegen seine Beweisführung hinsichtlich der Geographie der Paralyse (Jahnel und Plaut). Auch hat man zu erwägen gegeben, ob nicht die bei unkultivierten Völkern vorherrschende Durchseuchung mit endemischer Lues überhaupt die Invasion neurotroper Stämme erschwere (Jahnel). Jedenfalls erscheint es naheliegender, von vornherein neurotrope oder nichtneurotrope Luesstämme zu unterscheiden, als sich diese durch therapeutische Maßnahmen entstanden zu denken. Andererseits muß noch offenbleiben, was jeweils den neurotropen Stamm veranlaßt, bei dem einen Individuum eine Tabes, bei dem anderen eine Paralyse zu erzeugen. Auch die geschichtliche Überlieferung kann nicht als Beweis der Wilmannsschen Theorie angeführt werden. Wie oben gesagt, ist sie überhaupt zu unsicher und in erster Linie abhängig von dem jeweils maßgebenden Interesse der Ärzte des betreffenden Jahrhunderts. Ist doch schon die Geschichte der tertiophilen Luesformen ein sehr umstrittenes Kapitel; dies gilt in noch viel höherem Grade für die Paralyse, die ja letzten Endes vor allem als Geisteskrankheit imponiert. Ihre Differenzierung aus dem großen Kreis der Geistesstörungen dürfte deshalb an sich sehr erschwert sein. Auch die Geschichte der Tabes, die sich ja immer nur auf Einzeldarstellungen stützt, wird hier nicht als Argument angeführt werden können. Weichbrodt hat darauf hingewiesen, daß gerade in jenem Zeitraum, aus welchem angeblich die ersten eindeutigen Beschreibungen der Paralyse stammen, die bis dahin als Mittel der Wahl geltende Quecksilberbehandlung sich vorübergehend großer Unbeliebtheit erfreute, also weniger angewandt wurde. Trotzdem war die damalige Hautlues an sich viel milder aufgetreten. Auch das Tierexperiment, das übrigens auch für ein neurotropes Virus keinen Beweis erbringen konnte, versagte hinsichtlich des Nachweises einer Arzneiresistenz der Spirochätenstämme. Man hat zwar an Recurrensspirochäten eine gewisse biologische Umwandlung nach entsprechender Behandlung zeigen können und diese als *den* „Modellversuch" für die Wilmannssche Auffassung angesehen (Steiner), aber schließlich ist das noch kein absoluter Beweis (Jahnel). Von dermatologischer Seite aus wurden die Gedankengänge Wilmanns übrigens völlig abgelehnt. Nach großen Statistiken hat sich nämlich eine Zunahme der Paralyse und der Tabes seit der Salvarsanbehandlung nicht ergeben (Bumke u. a.).

Wir kommen wieder zurück zur Lues nervosa, insonderheit zu dem noch sehr umstrittenen „neurotropen" Stamm der Spirochaeta pallida. Die Frage nach der Möglichkeit einer morphologischen Differenzierung der Tabes- bzw. der Paralysespirochäte von der dermatotropen Pallidaart muß uns zuerst beschäftigen. Sie ist schon bald nach der Entdeckung Noguchis aufgeworfen worden, doch verliefen alle derartigen Versuche ergebnislos. Die bereits von Noguchi festgestellten angeblichen Unterscheidungsmerkmale, die auf Kaliberdifferenzen beruhten, stellten sich als uncharakteristisch heraus. Daneben versuchte eine Fülle tierexperimenteller Arbeiten den biologischen Nachweis des neurotropen Stammes zu führen. Man verimpfte nicht nur Blut von Paralytikern und Tabikern, sondern auch deren Liquor und Hirnbrei auf Kaninchen und stellte nach entsprechender Inkubationszeit am Hoden schankerartige Indurationen fest. Marie und Levaditi lenkten dabei die Aufmerksamkeit in eine besondere Richtung. Sie behaupteten nämlich, gewisse Unterschiede im biologischen Verhalten zwischen dem aus Primäraffekten und den von Paralytikern stammenden Spirochäten, besonders im Kaninchenimpfversuch bemerkt zu haben und nannten das erstere das „dermatotrope", das zweite das „neurotrope" Virus. Jahnel gelang es, zu beweisen, daß es sich bei dem mit dem sog. „neurotropen" Virus von Marie und Levaditi erzielten Effekt um eine Spontanerkrankung der Kaninchen handelt, die hervorgerufen wird durch eine besondere Spirochäte, die Spirochaeta cuniculi; diese ist für den Menschen überhaupt nicht pathogen und hat mit dem Paralysevirus nichts zu tun. Die von Levaditi und Marie in mühsamen experimentellen Untersuchungen aufgebaute Theorie vom neurotropen Paralysestamm erwies sich also als Irrlehre.

Ähnliches gilt auch für andere Übertragungsversuche auf Kaninchen und ihre histologische Ausdeutung. Es darf uns nicht wundern, wenn man in Analogie zur Paralyse auch bei der experimentellen Kaninchensyphilis an den Hirnen der Versuchstiere nach paralyseähnlichen Veränderungen Umschau hielt. Nun haben in der Tat frühere Autoren durch Verimpfungen von Paralytikerblut-, -liquor oder -hirnbrei ein der Paralyse durchaus ähnliches Bild bei ihren geimpften Tieren in der Hirnrinde nachweisen können und diese Encephalitis dann in Analogie zur menschlichen Paralyse für *die* syphilitische Hirnerkrankung des Kaninchens erklärt. Diesen Autoren erging es mit ihren Behauptungen ebenso wie MARIE und LEVADITI mit ihrem neurotropen Paralysestamm. Es stellte sich nämlich heraus, daß diese sog. „Paralyseencephalitis" der Kaninchen nichts anderes darstellt als eine beim Kaninchen überaus häufige Spontanencephalitis. Der Analogieschluß zur menschlichen Paralyse war also irrig.

Nicht viel anders sind die immer wieder mitgeteilten „erfolgreichen" Übertragungsversuche der *Tabes* bei Affen aufzufassen! Bei dieser Tiergattung gibt es nämlich gleichfalls Spontanerkrankungen, die mit starken Entmarkungen sowohl im Großhirnmark als auch im Rückenmark einhergehen, also Bilder darstellen, die bei mit Tabikerblut, -liquor oder -hirnbrei geimpften Affen dazu verführen, diesen Entmarkungsprozesse in Analogie zur menschlichen Tabes zu setzen. Nun ist diese Spontanerkrankung der Affen aber keineswegs auf die Impfungen zurückzuführen, sondern pflegt auch bei nichtgeimpften Tieren, die längere Zeit in der Gefangenschaft gehalten werden, aufzutreten; sie wurde mit mehr Recht der menschlichen funikulären Spinalerkrankung analog gesetzt (SCHERER).

Eine weitere Frage auf dem Gebiet der Tabes- und Paralyseätiologie ist diejenige nach der örtlichen und zeitlichen Manifestation dieser Prozesse. Wann und wo lokalisieren sich die Erreger bei solchen Luetikern, die später eine Tabes oder Paralyse bekommen? Mit gewisser Wahrscheinlichkeit läßt sich das Wo beantworten. Man vermutet, daß bei beiden Prozessen die Spirochäten zuerst in den Meningen sitzen und hat den Standpunkt vertreten, daß jeder Tabes und Paralyse charakteristische Veränderungen des Liquors vorauseilen. Für die Mehrzahl der Fälle trifft dies zu, aber keinesfalls ist jeder Liquorbefund des Frühstadiums als sicherer Hinweis auf eine kommende Tabes oder Paralyse aufzufassen. Wir wissen heute, daß in relativ vielen Fällen des Sekundär- und Tertiärstadiums der Lues ausgesprochene Liquorbefunde nachweisbar sind, die nach geraumer Zeit keineswegs nur bei energisch behandelten Fällen wieder verschwinden, um nicht mehr aufzutreten. Wird nach mehr als 3—5 Jahren post infectionem wiederholt ein negativer Liquor festgestellt, dann kann man sagen, daß der Patient von einer Tabes oder Paralyse sehr wahrscheinlich verschont bleiben wird. Die Frage, inwieweit die vorher positiven Liquorreaktionen schon auf gewisse, wenn auch leichte Schädigungen nicht nur der Hirnhäute sondern auch des funktionstragenden Parenchyms schließen lassen, ist noch offen. Vom allgemein biologischen Gesichtspunkt aus betrachtet liegt es aber nahe anzunehmen, daß eine positive Liquorreaktion, also Zell- und Eiweißvermehrung usw., zunächst auf eine Erkrankung der Meningen zu beziehen ist. Allerdings kann eine solche Beteiligung des ZNS. — und das ist das Punctum saliens — wieder völlig abklingen und zur Ausheilung kommen. Der von PETTE aufgestellte Satz, daß Fälle von Frühlues des ZNS. das Frühstadium der Metalues darstellen, bezieht sich eben nur auf diejenigen, bei welchen der Liquor sich nicht saniert. Die vom gleichen Autor festgestellte Tatsache, daß gerade schwere Fälle von luischer Meningitis mit stürmischen Erscheinungen späterhin keine Tabes oder Paralyse bekommen, zeigt uns auf der anderen Seite, in welchem Maßstab hier immunbiologische Faktoren maßgebend sind. Bei solchen, wo die Affektion des Liquorsystems zu stürmischen Erscheinungen führt, werden die Abwehrkräfte gehoben, die Spirochäten im akuten Kampf vernichtet, bei den anderen lassen lediglich die positiven Liquorreaktionen auf ein Vorkommen des Erregers im ZNS. oder in dessen Hüllen schließen. Aber auch ohne stürmische Kampferscheinungen kann hier das Gewebe mit dem Erreger fertig werden, der Liquor saniert sich und bleibt es dank energischer Behandlung oder auch ohne jede solche. Andererseits bleiben bei einem relativ geringen Prozentsatz die Erreger im Liquorraum oder im Nervensystem trotz energischer Behandlung virulent, und es kommt zu Tabes und Paralyse. Läßt sich dieses Verhalten jeweils mit einer besonderen Spielart der Spirochäte erklären? Sollte bei der ersten und zweiten Gruppe, bei welchen es offensichtlich nicht zur Paralyse oder Tabes kommt, weil eine erfolgreiche Abwehr gegen diese Erreger stattgefunden hat, eine andere Spirochätenart vorliegen als bei der letzten Gruppe, die die Tabiker und Paralytiker repräsentiert? Wohl kaum. Wir kommen hier ohne die Annahme *konstitutioneller* Faktoren nicht aus. Wie bei allen immunbiologischen Problemen spielt das Kräfteverhältnis: Erreger einerseits und Abwehr andererseits auch hier die ausschlaggebende Rolle, und gerade das verschiedene Abwehrvermögen ist ohne Zuhilfenahme konstitutioneller Faktoren nicht erklärbar.

Die Bedeutung der *Konstitution* für die Ätiologie der Tabes und Paralyse ist schon von älteren Autoren betont worden[1], allerdings hatte man dabei weniger erbbiologische Gesichtspunkte im Auge, sondern richtete sich mehr nach den KRETSCHMERschen Gedankengängen. So sollte die Paralyse vorwiegend bei muskulösen, breitwüchsigen, die Tabes mehr bei hochwüchsigen Menschen vorkommen (STERN). Auch neuere Autoren (POPPI, CASTEX) betonen die Häufigkeit gerade des leptosomen Typus beim Tabiker. Dieser Auffassung wird aber an Hand größerer Statistiken widersprochen, nach welchen die Konstitutionsmerkmale der Tabiker keine besonderen sind, sondern vielmehr denjenigen der Durchschnittsbevölkerung entsprechen (STIEF). Eine allgemeine konstitutionelle Disposition zur Spätsyphilis ist nach MEGGENDORFER als sicher erwiesen zu betrachten, und zwar im Sinne einer „topischen Disposition", für die Tabes sind die Ergebnisse noch nicht abgeschlossen. Für die juvenile Tabes konnte wahrscheinlich gemacht werden, daß zu ihrer Entstehung außer der Spirochäte noch eine ererbte neuropathische Veranlagung gegeben sein muß (CURTIUS, SCHLOTTER). Von seiten der Erbbiologen wird deshalb das „Virus nerveux" ebenfalls abgelehnt.

Schließlich noch ein Wort zu anderen *exogenen* Momenten, die man vor der Entdeckung der Spirochäte hervorgehoben hat und die man, wie wir heute sagen dürfen, erheblich überschätzte. Von praktischer Bedeutung sind sie für uns lediglich bezüglich der Unfall- und der Dienstbeschädigungsfrage. Überanstrengungen und Traumen kann gelegentlich ein schädigender Einfluß auf die Entwicklung einer Tabes zugeschrieben werden. Aber dies soll immer nur von Fall zu Fall entschieden werden. Ganz allgemein gilt der Satz, daß selbst das große Naturexperiment des Krieges kein gehäuftes Auftreten von Tabesfällen nach sich zog (KLIENEBERGER, KEHRER und STRUZINA). Trotzdem wurde in relativ vielen Fällen von Tabes KDB. im Sinne der Verschlimmerung anerkannt; aber nur wenn ein zeitlich umgrenztes Ereignis (Übermüdung nach großen Strapazen usw.) mit dem Auftreten der tabischen Symptome zusammenfällt, kann es als auslösendes Moment angesehen werden (JOLLY). Schwieriger gestaltet sich die Beurteilung, wenn es sich um Schädlichkeiten von mehr chronischer Einwirkung handelt. Diese verschlimmern nach der Meinung mancher Autoren eine schon vorhandene Neurolues und verpflichten so zur Entschädigung. Eine besondere Betonung muß dabei auf das „schon vorhanden" gelegt werden, denn nach dem RVG. können eben nur Leiden „verschlimmert" werden, die *tatsächlich* und nicht nur latent vorhanden sind. Für die Tabes und Paralyse ist dies insofern wichtig als man den Standpunkt vertreten kann, daß in dem einen oder anderen Fall zwar keine klinischen Symptome nachweisbar sind, trotzdem aber die Krankheit latent vorliegt und durch das Trauma bzw. durch Überanstrengung gewissermaßen provoziert wird.

Es gibt zweifellos Fälle von bis dahin stationärer Tabes, die durch akute Strapazen erheblich verschlimmert worden sind (KARPLUS, STIEFLER, DREYFUSS). Auch nach einem eiskalten unfreiwilligen Bad hat man derartiges beobachtet (F. STERN). Eine eigenartige

---

[1] NONNE hat schon früher den Grundsatz aufgestellt: „Jeder Tabiker schafft sich selbst seine Tabes. Nur von der Konstitution hängt es ab, ob jemand eine Tabes oder Paralyse oder keines von beiden bekommt."

Entscheidung wurde bei einem Fall getroffen und führte zur Anerkennung der Tabes als DB., weil die frische Lues des Kranken während des Krieges ungenügend behandelt war und der Kranke glaubte, durch diese Therapie sei seine Lues ausgeheilt (R. STERN). Für die später noch eingehend zu besprechenden Arthropathien und ihre Beziehungen zu Traumen ist nur dann ein Zusammenhang anzunehmen, wenn der Unfall so schwer war, daß auch ein gesundes Gelenk schwer gelitten hätte. Auch müssen sich die Gelenkerscheinungen unmittelbar an den Unfall anschließen (BETTMANN).

3. Pathogenese des tabischen Prozesses.

Die Verhältnisse bei der Tabes und Paralyse wären hinsichtlich der pathogenetischen Zusammenhangsfrage viel durchsichtiger, würde uns nicht von vornherein die Deutung der viele Jahre dauernden Inkubationszeit große Schwierigkeiten bereiten. Bei den verschiedensten akuten Infektionen des Nervensystems, auch bei solchen, deren Erreger uns noch unbekannt sind, z. B. der Poliomyelitis, sind wir auf Grund experimenteller Studien und unter Berücksichtigung des histologischen Prozeßbildes über den Weg und die Verbreitungsweise des Virus gut unterrichtet. Bei der Tabes und Paralyse aber wissen wir über den ersten Anfang des Prozesses, vor allem auch über die Frage: wo hält sich der Erreger während der langen Inkubationszeit auf? so gut wie nichts Positives. Vermutlich sind es gewisse Schlupfwinkel innerhalb des äußeren Liquor- bzw. des Arachnoidealraumes, in welchen die Spirochäten lagern und von dort aus jene positiven Liquorreaktionen bedingen, die wegen ihres hartnäckigen jahrelangen Weiterbestehens auf die im Entstehen begriffene, noch symptomenlose Tabes oder Paralyse aufmerksam machen. Man kann sich kaum vorstellen, daß die Spirochäten erst viel später, d. h. erst kurz vor Auftreten sicherer objektiver Symptome, ins Nervensystem und dessen Hüllen eindringen, nachdem sie vorher irgendwo im Körper einen „Dornröschenschlaf" gehalten haben. Gegen eine solche Auffassung sprechen die Liquorbefunde, also der sog. „Meningeal-Katarrh" während des Frühstadiums der Lues. Wenn auch der größte Teil der liquorpositiven Frühluetiker keine Tabes oder Paralyse bekommt, weil sich der Liquor teils dank der Therapie, teils spontan saniert, so dürfte ein prinzipieller Unterschied in der Lokalisation der Spirochäten zwischen einer zur Ausheilung kommenden latenten luischen Meningitis und einer zu Tabes oder Paralyse führenden meningealen Reizung nicht bestehen. Im übrigen hat man auch beim „meningealen Katarrh" der Frühluetiker, die später keine Tabes oder Paralyse bekamen, Spirochäten im Liquor nachgewiesen (E. HOFFMANN). Das Rätsel ist und bleibt, warum nur in einem geringen Prozentsatz diese Liquorspirochätosen von Tabes oder Paralyse gefolgt sind.

Bevor wir uns unter Berücksichtigung des pathologischen Bildes mit dieser Frage noch näher beschäftigen, ist es zunächst von Interesse, etwas über die *Lokalisation der Spirochäten* bei der Tabes — soweit wir diese heute schon kennen — zu hören. Im Gegensatz zur Paralyse sind positive Spirochätenbefunde bei Tabes sehr viel seltener. Auch bei der Tabes war der Entdecker der Spirochäte NOGUCHI, und zwar fand er sie in *einem* von 12 Fällen nach langen Suchen im Hinterstrang des Brustmarkes. Spätere Untersucher, vor allem JAHNEL, haben sie bei reinen Tabesfällen innerhalb des Rückenmarkes auch im Hinterstrang nicht mehr gefunden, dagegen in der Arachnoidea (Abb. 24). Auch in der Sehbahn und in der Pia des Opticus hat man Spirochäten nachgewiesen (IGERSHEIMER). RICHTER beschrieb sie im sog. Wurzelgranulom und hebt diesen Umstand als bezeichnend für die Pathogenese der Tabes im Sinne eines Hinterwurzelprozesses hervor. JAHNEL, dem auf diesem Gebiet die größte Erfahrung zukommt, warnt aber ausdrücklich davor, die bisher an einem großen Tabesmaterial gefundene kärgliche Ausbeute einer pathogenetischen Deutung zugrunde zu legen.

Der im Verhältnis zur Paralyse ungleich seltener gelungene Nadovis der Spirochäten bei der Tabes hängt nicht zuletzt auch von den großen technischen Schwierigkeiten ihres Nachweises ab. Zur Technik sei bemerkt, daß es besonders wichtig ist, das noch vom Duralsack umgebene Rückenmark in toto einzulegen, da sonst durch Abnahme der Dura ein Teil Arachnoidea verloren geht, und gerade dort pflegen die Spirochäten zu sitzen (JAHNEL). Aber selbst bei Berücksichtigung solcher Technik ist und bleibt ihr Nachweis bei der Tabes etwas Seltenes, und es fragt sich, ob nicht besondere Entwicklungsstadien, also andere morphologische Formen, auch bei der Tabes eine Rolle spielen. Für die Paralyse hat man solche angenommen, aber nicht beweisen können (JAHNEL); dies dürfte auch für die Tabes gelten.

Der seltene Nachweis der Erreger im Bereich der vom Degenerationsprozeß besonders bevorzugten Hinterstränge hat die Frage entstehen lassen, ob es nicht *Toxine* sind, welche den Degenerationsprozeß einleiten und unterhalten.

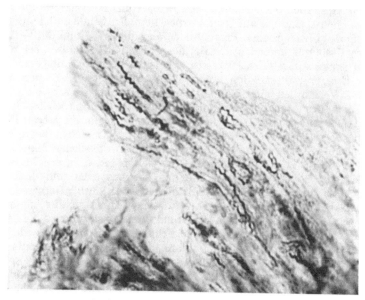

Abb. 24. Tabes dorsalis. Spirochäten im Arachnoideal- und Subarachnoidealraum. (Präparat von Herrn Prof. JAHNEL, München.)

HAUPTMANN hat vor allem diesen Standpunkt vertreten und zur weiteren Erklärung noch eine Schädigung der Blutliquorschranke hinzugenommen, die den toxischen Substanzen oder auch den Serumbestandteilen und Stoffwechselprodukten den Übertritt aus dem Blut ins Nervensystem erleichtere. Er vertritt die Ansicht, daß die vermehrte Resorption auch normaler Serumbestandteile giftig auf das Parenchym einwirke, das sonst dank der Blutliquorschranke gegen alle normalen Bestandteile des Blutserums genügend abgedichtet ist. Ein Beweis für eine derartige Auffassung konnte aber weder an Hand des histologischen Befundes noch mit biologischen Versuchen erbracht werden (JAHNEL).

Die im Mittelpunkt der Pathogenese stehende Frage, *wo* der primäre Angriffspunkt zu suchen sei, ob also im Hinterstrang oder in den Hinterwurzeln, hat von vornherein 2 Lager entstehen lassen, von welchen das eine — so vor allem SPIELMEYER — in Anlehnung an die alte Lehre von der Tabes als einer Systemerkrankung die Betonung auf die Hinterstrangaffektion legt, während das andere, an ihrer Spitze RICHTER, in Fortsetzung der NAGEOTTEschen Auffassung die Erkrankung der Wurzelnerven für das Primäre ansieht. Beide Anschauungen haben ihre Berechtigung.

Die von früheren Autoren vertretene Ansicht von der Tabes als einer exquisiten *System-erkrankung* ist bei kritischer Überprüfung nicht so abwegig wie sie von den Anhängern der Wurzelprozeßhypothese hingestellt wird. Man hat gegen sie ins Feld geführt, daß nie das *ganze* System der Hinterstränge erkrankt ist, sondern daß gerade bestimmte Höhen, z. B. das Lumbalmark vom Prozeß heimgesucht werden. Außerdem ist auch nicht der gesamte Hinterstrang verändert, sondern häufig bleiben ganze Areale, wie das SCHULTZEsche Komma oder das ovale Hinterstrangsfeld erhalten. Bei der lumbalen Tabes sind die Bilder innerhalb des dorsalen und cervicalen Hinterstranges nach der Auffassung einiger Autoren nur die Repräsentation einer aufsteigenden sekundären Degeneration; auch deshalb könne man von einer systematischen Hinterstrangserkrankung nicht sprechen. Zweifellos sind diese Einwände berechtigt, wenn man sich bei der Definition „Systemerkrankung" unter System eine „funktionell-topistische Einheit" vorstellt. Es darf aber nicht vergessen werden, daß allen diesen Systemen einzelne Neurone zugrunde liegen, die nur in ihrer Summe das System verkörpern. Der Satz Pars pro toto muß auch hier gelten. Bei den echten Systemerkrankungen, z. B. bei der progressiven spinalen Muskelatrophie kommt es gleichfalls nicht auf einmal zu einem gesamten Ausfall aller das periphere motorische System darstellenden Vorderhornganglienzellen, sondern diese erkranken gruppenweise, wie dies die Vorliebe des Prozesses für die Vorderhornzellen des Halsmarkes mit der Atrophie der kleinen Handmuskeln demonstriert. Legen wir den Begriff der Systemerkrankung so aus, fällt auch die Tabes unter diesen!

Als besonders schwerwiegenden Einwand gegen die Auffassung einer primären Hinterstrangsaffektion wurde die Tatsache gebracht, daß die ersten Degenerationsherde im sog. mittleren Hinterstrangsfeld auftreten, dort wo sich bekanntlich die aus den hinteren Wurzeln kommenden Fasern sammeln und sich von dort aus verbreiten. Wenn wir uns aber vor Augen halten, daß bei jeder Systemaffektion der primäre Angriffspunkt an allen und jeden Stellen des Systems ansetzen kann, wird uns der ebengenannte Einwand nicht als Kronzeuge für die primäre Affektion der hinteren Wurzeln dienen können. Schließlich ist auch die sog. NAGEOTTEsche Stelle ebenso wie das mediale Hinterstrangsfeld nur eine *besondere Stelle* im Verlauf des sensiblen Neurons. Ein Anhänger der alten Theorie von der primären Affektion der Spinalganglien wird seine Einwände hier mit demselben Recht vorbringen können.

Für die *primäre Schädigung* des *Hinterstrangssystems* sprechen Befunde, die SPIELMEYER und GAGEL bei Frühfällen von Tabes erhoben haben. Sie fanden einen frischen Lipoidabbau innerhalb der Hinterstränge, und zwar im Bereich der *intramedullären* Wurzeleintrittszone, während ein stärkerer Abbau in den *extra*medullären Wurzeln fehlte, ja, diese zeigten eine relativ gute Markscheidenzeichnung. SPIELMEYER hat den Standpunkt vertreten, daß solche Befunde für eine primäre Affektion des Hinterstrangssystems sprechen und gegen die von ihm vorgebrachten Argumente läßt sich nichts Stichhaltiges anführen. RICHTER hat zwar dagegen behauptet, daß der stärkere Lipoidabbau innerhalb der Hinterstränge bei solchen Frühfällen nichts Entscheidendes beweise, denn der Fettabbau im extramedullären Wurzelanteil kann ja längst abgelaufen sein, da er ja bekanntlich dort rascher verläuft als im zentralen Nervensystem. Das Erhaltensein einer relativ guten Markscheidenzeichnung in der extramedullären Strecke spreche nach seiner Ansicht keineswegs gegen einen schon abgelaufenen Wurzelprozeß. Restlos befriedigen kann diese Meinung RICHTERs nicht. Übrigens gibt es Prozesse, die uns eindeutig eine Vulnerabilität des Hinterstranges erkennen lassen. Es sei nur an die intralumbalen *Stovainversuche* SPIELMEYERs erinnert, mittels welcher es gelang, die Hinterstränge elektiv zu schädigen und deren Degeneration mittels der MARCHI-Methode nachzuweisen. Auch bei anderen exogenen Intoxikationen, z. B. bei der Arsenvergiftung konnte dies erwiesen werden (Nachlaß von SPIELMEYER). Man könnte die Theorie der primären Wurzelschädigung mit demselben Recht ablehnen. Die älteren Autoren haben beispielsweise das relativ häufige Verschontbleiben besonderer Areale innerhalb der Hinterstränge als beweisend für die extramedulläre Natur des tabischen Prozesses aufgefaßt. Sie haben nämlich das SCHULTZEsche Komma, das PHILIPP-GOMBAULTsche Dreieck und das ovale Hinterstrangsfeld den *endogenen* Fasersystemen gezählt und ihr Verschontbleiben deshalb als beweisend hingestellt für die primäre extramedulläre Natur des tabischen Geschehens. Heute wissen wir aber, daß diese Felder ebenso ihre Fasern aus den Hinterwurzeln beziehen, wie der übrige Hinterstrang (GAGEL bewies dies neuerdings an den FÖRSTERschen Fällen von Hinterwurzeldurchschneidung). Diese Befunde müßten also eher *gegen* eine primäre Hinterwurzelaffektion sprechen.

Die Tatsache der Hinterwurzeldegeneration wird übrigens von den Anhängern der primären Hinterstrangsschädigung nicht vernachlässigt. Nach ihrer Meinung degenerieren diese ebenso wie der Hinterstrang, weil sie zu dem gleichen System gehören. Auch sie werden wahrscheinlich auf dem Liquorwege von dem toxischen Agens geschädigt. Inwieweit man überhaupt berechtigt ist, eine Degeneration innerhalb eines Systems in unbedingter Abhängigkeit von der sog. sekundären Degeneration zu bringen, sei dahingestellt. Eine Noxe

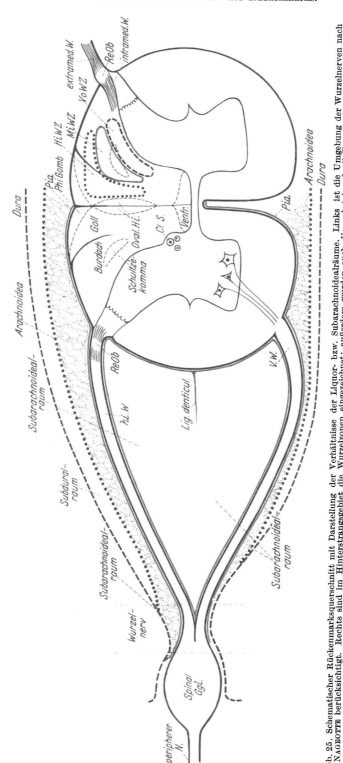

Abb. 25. Schematischer Rückenmarksquerschnitt mit Darstellung der Verhältnisse der Liquor- bzw. Subarachnoidealräume. Links ist die Umgebung der Wurzelnerven nach NAGEOTTE berücksichtigt. Rechts sind im Hinterstrangsgebiet die Wurzelzonen eingezeichnet; außerdem wurden auch die „absteigenden" Fasersysteme innerhalb des Hinterstranges aufgeführt. (Frei nach NAGEOTTE.)

kann schließlich sowohl im medialen Hinterstrangsfeld als auch an den extramedullären Wurzelnerven gleichzeitig angreifen, so daß beide Prozesse in einer gewissen Unabhängigkeit voneinander bestehen können.

Der Hinterstrangsprozeß wurde auch auf eine besondere luische Affektion der diese Gebiete *versorgenden* Gefäße (Arteria interfunicularis) bezogen (PANDYK), doch fehlen hierfür Beweise. Auch die bei der Tabes so häufig vorliegende Aortenlues und ihr Übergreifen auf die das Rückenmark zum Teil versorgenden Intercostalarterien hat man für das Zustandekommen des tabischen Prozesses verantwortlich gemacht, doch läßt sich auch diese Ansicht ohne weiteres widerlegen, denn die Verbreitung des Prozesses ist von der Gefäßversorgung weitgehend unabhängig.

Der von RICHTER vertretene Standpunkt von der *primären Affektion* der *Hinterwurzeln* hat zweifellos manches für sich, sie erklärt viel, aber nicht alles. Wie im anatomischen Teil schon ausgeführt, macht RICHTER in Anlehnung an NAGEOTTE eine spezifische Entzündung, nämlich ein Granulom im Bereich des Wurzelnervs verantwortlich. Nun versteht man aber unter Wurzelnerven nicht nur die hinteren, sondern auch die vorderen Wurzeln, und schon die Überlegung, warum die hinteren Wurzeln allein von dem Granulationsgewebe durchwachsen werden, läßt uns an der Auslegung RICHTERs zweifeln. RICHTER behauptet, daß die hinteren Wurzeln auf einer größeren Strecke als die vorderen den Subarachnoidealraum durchlaufen und deshalb stärker gefährdet sind. In diesem Winkel des Subarachnoidealraumes sollen sich die Spirochäten besonders gern aufhalten, was er an Hand von Spirochätenbefunden zu beweisen suchte. JAHNEL fand zwar auch Spirochäten im Bereich der Wurzelnerven, aber im selben Maße auch in der übrigen Arachnoidea. Warum gerade die *lumbalen* Segmente, d. h. die lumbalen Winkel des Subarachnoidealraumes besonders bevorzugt sind, dafür gibt uns auch RICHTER keine befriedigende Antwort. Nach seiner Ansicht sinken diese Erreger durch die Schwere nach unten und kommen so in die tiefer gelegenen Abschnitte. Nun liegen aber die lumbalen Wurzeln gar nicht am tiefsten, sondern wie in jedem anatomischen Atlas zu sehen ist, die sacralen. Wenn also die Spirochäten tatsächlich nach unten sinken, dann müssen sie sich in erster Linie in den Taschen um die sacralen Nerven sammeln, und die häufigsten und frühesten Symptome müßten solche von seiten der sacralen Wurzeln sein. Dies stimmt aber nicht mit der Klinik der Tabes überein, denn wir finden in weitaus der Mehrzahl der Fälle Funktionsausfälle von seiten des *Lumbal*marks. Noch eine andere Tatsache läßt sich mit der RICHTERschen Auffassung nicht in Einklang bringen, nämlich die Berücksichtigung jener Symptome, die Tabes und Paralyse gemeinsam aufweisen, wie die Areflexie und die reflektorische Pupillenstarre. RICHTER erklärt das Fehlen der Patellarsehnen- und Achillessehnenreflexe bei der Tabes durch die Affektion der entsprechenden Hinterwurzeln (L. 2—4 bzw. L. 5, S. 1—S. 2). An diesen Wurzeln soll das Granulom die Nervenfasern schädigen. Wie steht es aber hinsichtlich der Erklärung des Reflexverlustes bei der Paralyse? Ein Wurzelgranulom ist bei ihr nicht zu erwarten, denn dieses ist ja nach RICHTER *das spezifische* Produkt des tabischen Prozesses. Die Areflexie der Paralyse müßte also logischerweise durch einen anderen Prozeß erklärt werden. Sollen wir hier auf die frühere Anschauung zurückgreifen, welche die Degeneration der hinteren Wurzelzone innerhalb des Hinterstranges verantwortlich macht für den Reflexverlust? (NONNE, MINOR, STRÜMPELL, FLECHSIG, OPPENHEIM, SIEMERLING, C. WESTPHAL). Das würde heißen, daß auch bei der Paralyse ein besonderer spinaler Prozeß, also ein mehr oder minder systematischer Hinterstrangprozeß vorliegt, der mit der Tabes nichts zu tun hat. Wie können wir dies aber wieder in Einklang bringen mit der relativ häufigen Kombination der beiden Prozesse im Sinne der Taboparalyse? Liegt es nicht näher, bei diesen sehr verwandten Krankheitsbildern für ein gemeinsames Symptom auch dieselbe Entstehungsweise anzunehmen? Dasselbe gilt für die reflektorische Pupillenstarre. Auch diese bezieht RICHTER bei der Tabes auf Störungen an der intraarachnoidealen Oculomotoriusstrecke; an seiner Durchtrittsstelle durch die Dura sollen Wurzelgranulome entstehen und die Pupillenfasern schädigen. Müssen wir nun aber für das Zustandekommen der reflektorischen Pupillenstarre bei der Paralyse, eben weil diese nach RICHTER keine Granulome bildet, wiederum ein anderes pathogenetisches Moment annehmen?

Große Schwierigkeiten, auf welche SPIELMEYER und JAHNEL besonders aufmerksam machten, bieten sich RICHTER in der Erklärung des tabischen Opticusprozesses. Dieser hat ja bekanntlich keinen eigentlichen Subarachnoidealraum, er ist im übrigen auch gar nicht als peripherer Nerv aufzufassen, sondern stellt nichts weiter dar als eine Ausstülpung des Hirnbläschens und gehört zum Zentralnervensystem. Seine Hülle bildet die Pia. RICHTER hat sich damit geholfen, daß er an Stelle des Granulationsgewebes Infiltrate aus Plasmazellen und Lymphocyten für die deletäre Wirkung auf die Sehnervenfasern anschuldigt. Von JAHNEL und von SPIELMEYER wurde RICHTER mit Recht entgegengehalten, daß man solche Infiltrationen im Opticus gefunden hat, ohne daß klinisch oder anatomisch der Nachweis von Faserdegeneration oder von beginnender Atrophie gebracht werden konnte, ein sehr berechtigter Einwand, den RICHTER nicht entkräftigen konnte. Bezüglich dieser Infiltrate widerspricht sich übrigens RICHTER, denn bei der Definition des Wurzelgranuloms betont er gegenüber NAGEOTTE, daß Lymphocyten und Plasmazellen nicht zu diesen gehören. Er geht sogar so weit, ihr Vorkommen als nicht zugehörig zum tabischen Prozeß anzusehen; bei derartigen Fällen würde nach seiner Ansicht vielmehr eine Paralyse mit vorliegen. Vom allgemein pathologischen Standpunkt aus gesehen besteht aber zwischen der Auffassung RICHTERs und NAGEOTTEs kein prinzipieller Unterschied. Schließlich ist auch das Granulom ohne Infiltratzellen ein Entzündungsprodukt. Eigentliche Blutelemente oder Blutgefäßwandelemente können bei derartig langdauernden Prozessen wie bei der Tabes aus dem Entzündungsherd ohne weiteres verschwinden, denn schließlich sind sie ja bewegliche und nicht fixe Zellelemente. Bei akut verlaufenden Fällen wird man auch im Granulom Infiltratzellen finden, auch wenn es sich um sog. ,,reine" Fälle von Tabes handelt. Auch ist nicht einzusehen, warum gerade die Tabes mit Granulomen besonderer Art einhergehen soll, zumal es sich bei solchen geweblichen Veränderungen um Reaktionen handelt, die eben nur spezifisch für ein Granulom sind, aber nicht nur für das tabische Granulom. Man denke nur an die Tuberkulose, das Lymphogranulom usw. Außerdem darf nicht vergessen werden, daß derartige mesodermale Veränderungen bei der Lues und auch bei manchen Formen von Paralyse vorkommen, nur mit anderer Lokalisation.

Andere Autoren behaupten übrigens, ähnliche Granulome bei anderen Prozessen (Tuberkulose, Meningitis, Recklingshausen, subakute Rückenmarksdegenerationen, Wirbelsäulenmetastasen, disseminierte Myelitis usw.) gefunden zu haben (SPITZER, HASSIN, R. O. STERN). Auch am normalen Rückenmark sollen granulomähnliche Bilder in geringem Umfang im Bereich der sog. Wurzelnerven festzustellen sein (GRODCSKY). RICHTER betont diesen Einwänden gegenüber, daß nur das tabische Wurzelgranulom in die Hinterwurzeln dringt und so die Nerven schädigt; das sei gerade das Bezeichnende des tabischen Prozesses.

Ähnliches gilt auch hinsichtlich der meningealen Veränderungen, die RICHTER gleichfalls als nicht zur reinen Tabes gehörig betrachtet; allerdings haben auch andere Autoren (SCHAFFER, REDLICH) gelegentlich Tabesfälle ohne meningeale Veränderungen beobachten können. Nach RICHTER ist nur der im Subarachnoidealraum sich abspielende Prozeß als meningeale Reaktion bei der Tabes aufzufassen. Die insbesondere über den Hinterstrang oft schon makroskopisch feststellbare Piaverdickung ist nach seiner Ansicht immer der Ausdruck einer mit hereinspielenden luischen Meningitis. So ohne weiteres ist diese Auffassung nicht annehmbar, denn sie gibt keine Erklärung, warum die Pia gerade über den vom tabischen Prozeß besonders heimgesuchten Hintersträngen so stark und oft ausnahmslos nur dort verändert ist. Die Frage erscheint berechtigt, ob nicht dieser Befund auf eine gewisse Selbständigkeit des medullären Degenerationsprozesses hinweist, denn es ist zum mindesten eigenartig, daß diese piale Veränderung nicht mit dem Wurzelnervengranulom zusammenhängt. Sie ist also nicht als ein einfaches Übergreifen der subarachnoidealen Veränderungen im Wurzelnervgebiet auf die Hinterstrangspia aufzufassen. In Analogie zur Lues cerebrospinalis und zur Paralyse leuchtet es schwer ein, warum gerade bei der Tabes diese meningealen Veränderungen keine Rolle spielen sollen, wie RICHTER meint. Ist es nicht naheliegender, jene Fälle von Tabes, die ohne meningeale Veränderungen einhergehen, als etwas Besonderes anzusehen und sie nicht als sog. ,,reine Fälle" zu bezeichnen? Vielleicht handelt es sich bei letzteren nur um Konstitutionstypen mit einer gewissen Bindegewebsschwäche, welche eine stärkere Beteiligung der Meningen verhindert.

Auch die *Pathogenese der Pupillenphänomene* ist nicht geklärt. Ein anatomisches Substrat fehlt bis heute noch. Manche Autoren, insbesondere STARGARDT, neigen dazu, auch hier extracerebrale intrakraniale Schädlichkeiten anzunehmen, die, ähnlich den Granulomen RICHTERs, hauptsächlich an der Durchtrittsstelle des Nerven durch die Dura in Form von vasculären exsudativen Prozessen sitzen. Originell mutet die Anschauung SVEN INGVARs an, der das Zustandekommen der Pupillenstörungen auf das Zugrundegehen der im Oculomotoriusstamm oberflächlich verlaufenden Pupillenfasern bezieht. Neben diesen efferenten gibt es aber bekanntlich auch afferente, zu den Pupillenzentren laufende, gleichfalls oberflächlich liegende Bahnen innerhalb des Opticus; auch diese können nach SVEN INGVAR betroffen werden. Die Tabes ist nach Ansicht dieses schwedischen Forschers ein Prozeß an den phylogenetisch alten Systemen, die im Nervensystem immer an der Oberfläche liegen. Durch die im Liquor kreisenden Toxine der Spirochäten werden diese gewissermaßen besonders vulnerablen Fasern am ehesten und am intensivsten lädiert und liefern so die charakteristischen Initialsymptome.

Man ist wohl berechtigt, sowohl für die Pupillenstörungen als auch für die Areflexie, die beide im Frühstadium der Paralyse und Tabes aufzutreten pflegen, einen gemeinsamen pathogenetischen Faktor anzunehmen. Vielleicht spielt hier der meningeale Prozeß der Frühlues eine Rolle, der auch die früh auftretenden Liquorsyndrome erklärt. Ob dabei die Existenz schwererer, histologisch greifbarer, besonderer Gewebsreaktionen im Sinne von Granulomen unbedingt notwendig ist, sei dahingestellt. Schließlich könnte man sich die Läsion sowohl der Pupillenfasern als auch der bekanntlich sehr empfindlichen Reflexbahnen der ASR. und PSR. durch Toxine erklären, welche bei einem meningealen Reizzustand frei werden. Etwas Konkretes läßt sich hier noch nicht sagen.

Wenn auf die RICHTERschen Anschauungen etwas breiter eingegangen wurde, dann geschah es, um den extremen Richtungen der Tabespathogenese gerecht zu werden. Im übrigen hat zweifellos die RICHTERsche Arbeitshypothese viel Wertvolles zutage gefördert. Alle anderen Theorien, wie die schon erwähnte *vasale* Bedingtheit des tabischen Prozesses oder die alte Lehre von der Empfindlichkeit der Hinterwurzelfasern innerhalb der REDLICH-OBERSTEINschen Zone brauchen nicht noch näher erläutert zu werden.

Aus den oben gegebenen Ausführungen ist zu erkennen, wie groß die Problematik ist, die heute noch unsere Anschauungen über die Pathogenese der Tabes beherrscht. Vorläufig ist noch keine der aufgezählten Hypothesen endgültig als die einzig richtige anerkannt, obwohl die Rolle der Spirochäten als Hauptursache als sicher erwiesen gilt. Wie und wann die für die Tabes charakteristischen Gewebsveränderungen zustande kommen, läßt sich noch nicht beantworten!

4. Klinik.

Die anatomischen Tatsachen lassen uns nur zum Teil das klinische Bild der Tabes verstehen. Die ataktischen Phänomene erscheinen uns zwar angesichts der Hinterstrangsveränderungen durchaus verständlich, aber weder die Veränderung der Wurzelnerven noch die Hinterstrangsdegeneration erklären uns das paroxysmale, d. h. anfallsweise Auftreten verschiedener Symptome wie der gastrischen Krisen oder lanzinierenden Schmerzen. Hier gilt es zu berücksichtigen, daß eine anatomische Veränderung zwar als Substrat eines Funktionsausfalles in seiner letzten Auswirkung angesehen werden kann, daß sie uns aber nichts über die einzelnen Etappen vom Wandel bis zum Ausfall einer Funktion aussagt. Für die Einteilung der klinischen Symptomatologie gibt uns deshalb die Anatomie keinen Anhalt. Der lokale Angriffspunkt des Prozesses ist nämlich nicht immer derselbe, er läuft auch hinsichtlich der verschiedenen Örtlichkeiten nicht in bestimmter Gesetzmäßigkeit ab, sondern ist im Gegenteil sehr verschieden akzentuiert, so daß ein Aufzählen der Symptome auch bezüglich ihres Auftretens nach anatomischen Gesichtspunkten nicht möglich ist. Auch die Ordnung nach rein klinischen Gesichtspunkten, z. B. nach Früh- oder Spätsymptomen ist nicht durchführbar, da bei dem einen Patienten diese, bei dem anderen jene zuerst auftreten. Eine gewisse Willkür wird sich also bei der fortlaufenden Besprechung der einzelnen Symptome nicht vermeiden lassen.

a) Pupillenphänomene.

Eines der führenden Symptome der Tabes dorsalis stellt die reflektorische Pupillenstarre dar, deren diagnostische Bedeutung schon 1869 erkannt zu haben das große Verdienst des Edinburger Augenarztes ARGYLL ROBERTSON ist, dem zu Ehren dieses Phänomen genannt wurde. In weitaus der Mehrzahl aller Tabiker finden wir dieses Zeichen ausgeprägt. In diagnostischer Hinsicht kommt ihm dieselbe Wertung zu wie dem WESTPHALschen Zeichen, d. h. dem Fehlen der Patellarsehnenreflexe. Wir verstehen nach BEHR unter dem „ARGYLL-ROBERTSONschen Zeichen" folgendes: 1. Die direkte und indirekte (konsensuelle) Lichtreaktion ist aufgehoben. 2. Die Naheinstellung (Konvergenzreaktion) ist erhalten oder auch gesteigert. 3. Die Pupillenreaktion auf sensible, sensorische und psychische Reize fehlt frühzeitig oder ist herabgesetzt. 4. Meist liegt eine relative und absolute Miosis vor, die auf Mydriatica nicht oder sehr wenig anspricht. 5. Bei Ausschluß einer Störung im Sphincterzentrum und der zentrifugalen Bahnen ist die langdauernde Konstanz des Pupillendurchmessers charakteristisch. In den allermeisten Fällen ist die reflektorische Starre beidseitig ausgeprägt, wenn auch nicht immer in gleicher Weise vollkommen. Man unterscheidet außerdem nach dem Effekt an einem Sehloch eine totale von einer partiellen, eine absolute von einer relativen Lichtstarre. Unter totaler versteht man dabei die Lichtstarre der ganzen Pupille, unter partieller nur eines Teiles derselben, unter absoluter Lichtstarre keinerlei Reaktion, unter relativer eine noch gerade sichtbare, aber jedenfalls ungenügende Reaktion auf Lichteinfall. Allerdings darf der Begriff der absoluten Lichtstarre nicht mit der absoluten Starre an sich verwechselt werden, unter welcher man das Fehlen der Pupillenverengerung sowohl bei Lichteinfall als auch bei Konvergenz versteht. Die Lidschlußreaktion, d. h. Verengerung des Sehloches beim Augenschluß ist beim Argyll-Robertson erhalten. Es ist nicht richtig, daß die reflektorische Lichtstarre mit Miosis nur bei der Tabes, jene mit Mydriasis bei der Paralyse vorkommt, was von französischen Autoren behauptet worden ist. Auch *Mydriasis* wird bei der tabischen reflektorischen Pupillenstarre relativ häufig beobachtet (NONNE). Es ist angebracht, den Begriff der Miosis mit UHTHOFF dahingehend zu präzisieren, daß eine miotische Pupille einen Durchmesser unter 1,5 mm haben soll, wobei die Miosis durch Mydriatica nicht oder kaum zu beeinflussen ist. Auch trophische Veränderungen an der Iris gehören mit zum ARGYLL-ROBERTsonschen Phänomen. Sie äußern sich in Unregelmäßigkeiten des Pupillenrandes, Verkleinerung der Trabekeln und Atrophie der hinteren Pigmentschicht; doch lassen diese sich nur mit Hilfe besonderer ophthalmologischer Apparate erkennen. Außerdem findet sich dabei häufig eine Anisokorie, und zwar in einem Drittel bis einem Viertel aller Fälle.

Die Entwicklung des ARGYLL-ROBERTSONschen Zeichens pflegt langsam vor sich zu gehen, und zwar kann das Stadium der trägen, also relativen, demjenigen der absoluten Lichtstarre vorausgehen. Weniger gesetzmäßig ist dabei das Verhalten der Mydriasis zur Miosis. Im allgemeinen bleibt die reine reflektorische Starre bis zum Endstadium der Tabes bestehen, doch kann sie gelegentlich auch in die absolute Starre, d. h. sowohl für Licht als auch für Konvergenz übergehen. Fälle von totaler absoluter Starre werden zuweilen auch im Frühstadium der Tabes beobachtet.

Was die Häufigkeit der reflektorischen Pupillenstarre anlangt, so sehen wir sie im Früh-, also im präataktischen Stadium in 70—80% der Fälle (MANN), in den späteren Stadien noch öfters, bis zu 90—95% (SANTONASTASA). Besonders wichtig ist dieses Zeichen für die Frühdiagnose, und zwar kommt es sowohl bei der Tabes als auch bei der Paralyse und auch bei der Lues cerebri vor und hat somit überhaupt größte Bedeutung für die Diagnose Lues nervosa, denn nur selten wird es auch bei anderen, nichtluischen Erkrankungen, wie bei der epidemischen Encephalitis (NONNE), bei der Alkoholpolioencephalitis, bei Vierhügeltumoren und nach Hirntrauma gesehen. Große Sammelstatistiken haben erwiesen, daß 96% aller Kranken mit reflektorischer Pupillenstarre Luetiker waren [71% davon hatten Tabes oder Paralyse oder Taboparalyse (JAENSCH)]. In differentialdiagnostischer Hinsicht ist weiter noch die sog. *Pupillotonie*, die scheinbare Pupillenstarre, zu erwähnen. Meist wird dabei die Pupille einseitig erweitert angetroffen mit fehlender oder minimaler Reaktion. Im Gegensatz zur echten reflektorischen Starre erweitert sie sich im Dunkelzimmer und verengt sich dann beim Einfall hellen Lichtes träge und zäh, eben „tonisch". Dasselbe gilt für die Konvergenzreaktion, die ja gerade bei der reflektorischen Starre rasch und ausgiebig erfolgt (NONNE-SAENGER, KYRIELEIS). Auf Mydriatica zeigt sich eine prompte und rasche Erweiterung. Auffallenderweise hat man gelegentlich bei dieser Pupillotonie ein Fehlen der Sehnenreflexe sowohl an den oberen wie auch an den unteren Extremitäten beobachtet, wobei weder die Liquor- noch die Blutuntersuchungen einen Anhalt für das Vorliegen einer Tabes oder Paralyse oder Lues cerebri ergaben. Nach ADIE, der dies zuerst beschrieb, ist das Nebeneinandervorkommen der tonischen Pupillenstörung und Areflexie als „ADIEsches Syndrom" bezeichnet worden. Übrigens wird auch bei Rückbildung von Oculomotoriuslähmung vorübergehend ein Pseudo-Argyll-Robertson beobachtet, doch besteht dabei eine Akkommodationslähmung, auch kehrt nach kurzer Zeit die Lichtreaktion zurück. Weniger schwierig ist die Verwechslung der reflektorischen Starre mit hinteren Synechien entzündlicher oder traumatischer Genese. Differentialdiagnostische Schwierigkeiten erwachsen also nur gegenüber der Abgrenzung gegen die epidemische Encephalitis und deren Folgezustand. Viel häufiger treffen wir bei ihr die absolute Starre für Licht und Konvergenz an. Dasselbe gilt für die traumatischen Hirnläsionen, die nicht nur mit absoluter Starre, sondern auch mit reflektorischer Starre einhergehen können. Sie stellen uns gelegentlich vor Schwierigkeiten, wenn es sich um die Beurteilung eines Hirntraumatikers handelt, der einen positiven Blut- oder auch einen positiven Liquor-Wassermann aufweist.

Als seltene pupilläre Erscheinungen bei der Tabes sind noch die sog. „springenden Pupillen" — eine alternierende Erweiterung bald der einen, bald der anderen Pupille — oder der sog. Hippus — rhythmisches, regelloses Schwanken des Pupillendurchmessers — zu nennen.

b) Störungen von seiten der quergestreiften Augenmuskeln.

Auch die quergestreiften Augenmuskeln pflegen bei der Tabes häufig Störungen aufzuweisen, insbesondere der Oculomotorius und der Abducens, wenn auch seltener, und der Trochlearis. Dabei ist die Lähmung oft von flüchtigem Charakter, neigt aber zu Rückfällen. Gelegentlich dauert sie nur Stunden, manchmal aber auch Jahre; doch muß hervorgehoben werden, daß sie selbst dann noch rückbildungsfähig ist, was bei der Prognose immer berücksichtigt werden sollte. Die Augenmuskellähmungen treten oft in der Frühperiode in Erscheinung; bei späterem Auftreten bleiben sie meistens stationär. Selten ist nur *ein* Muskel der Oculomotoriusgruppe befallen, am häufigsten der Levator palpebrae und mit ihm dann einer der anderen Muskeln (Rectus med., sup. usw.) oder es liegt gleichzeitig eine Abducenslähmung vor. Meistens ist die Lähmung einseitig. Totale Ophthalmoplegien, also eine Lähmung sowohl der quergestreiften *wie* der glatten Augenmuskeln, oder die Ophthalmoplegia externa (Lähmung nur der quergestreiften) sind seltener. Über die Häufigkeit von Augenmuskellähmungen gehen die Ansichten etwas auseinander; die Angaben schwanken zwischen 15—50%. Unter 418 Fällen von Tabes sah SCHIPHORT den Oculomotorius in 9%, den Abducens in 5,9%, den Trochlearis in 1,5% befallen. Assoziierte Blicklähmungen sind nur sehr vereinzelt

beschrieben worden, ebenso dissozierte, also Konvergenz- und Divergenz-
paresen. Von selteneren Affektionen wären noch die schon von älteren Autoren
erwähnte Ataxie der Augenmuskeln und die von CURSCHMANN beobachteten
Konvergenzkrämpfe zu nennen. Relativ häufig werden bei der Tabes Doppelbilder ohne nachweisliche Lähmungen angegeben. Auffallenderweise sind sie
selten von Schwindelgefühl begleitet und belästigen dadurch den Patienten
weniger (FUCHS).

Ob jeweils mehr die Nervenstämme oder deren Ursprungsort im Hirnstamm geschädigt
sind, ist nicht geklärt. Die Flüchtigkeit der Paresen spricht mehr für vasale Störungen.
Manche Autoren machen Ependymveränderungen und subependymale Blutungen um den
Aquädukt dafür verantwortlich. UCHIDA will
bei 2 Fällen Degenerationen im Oculomotoriuskern gesehen haben. Bemerkenswert ist das
Vorkommen derselben Störungen sowohl bei
Lues cerebri als auch bei Paralyse, was zu der
Behauptung Anlaß gab, daß mehr als die
Hälfte aller Augenmuskellähmungen syphilitischer Natur seien (ALBRECHT V. GRAEFE).
Meningeale Reizzustände, die in mehr oder
minder ausgeprägter Form bei der Lues cerebri
wie auch bei der Tabes und Paralyse sich
ereignen, dürften in pathogenetischer Hinsicht
für das Zustandekommen der Augenmuskellähmungen eine nicht unwichtige Rolle spielen.

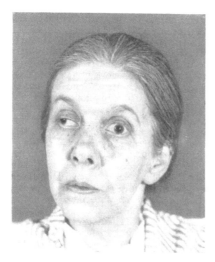

Abb. 26. Totale Oculomotoriuslähmung rechts bei
Tabes dorsalis. Links bestand ebenfalls eine par-
tielle Oculomotoriusparese. (Beobachtung des
Herrn Dr. DOHMEN, 1. Med. Univ.-Klinik
Hamburg, Prof. BERG.)

c) Opticusatrophie.

Die tabische Opticusatrophie ist eine
der tragischsten und gefürchtetsten Komplikationen, um so mehr als sie oft einen
an sich Ahnungslosen, bis dahin anscheinend völlig Gesunden befällt und
in fast allen Fällen zum völligen Verlust des Sehvermögens führt. Sie setzt
zwar oft einseitig ein, bleibt es aber
meist nicht. Mit Vorliebe tritt sie im
Früh-, d. h. präataktischen Stadium
auf. Ihre Häufigkeit wird auf etwa 10—15% geschätzt (UHTHOFF). Eine
gewisse Tragik glaubt man darin zu erblicken, daß der Sehnervenschwund
ein „Frühsignal" einer sonst relativ gutartigen Tabes darstellt (DÉJERINE,
E. MÜLLER), während er bei hochgradig Ataktischen nur ausnahmsweise hinzukommen soll. Neuere Statistiken haben allerdings auch hier etwas andere
Resultate ergeben, so daß der alte Satz: eine Opticusatrophie halte den
Verlauf einer Tabes auf, nicht mehr die alte Gültigkeit zu besitzen scheint
(MANN).

Bei ihrem Einsetzen pflegt sich zunächst der Verlust der Dunkeladaptation bemerkbar
zu machen. Die Einengung bzw. der Ausfall des Gesichtsfeldes geht auf verschiedene Weise
von statten. Bei Beginn der Degeneration im Chiasma kommt es gelegentlich zu hemianopischen Defekten (FUCHS). Dem Kranken fällt aber zunächst das Undeutlich- oder
Verwaschensehen auf. Objektiv ist die Störung der Grün-Rotempfindung am frühesten
nachweisbar, während die Empfindung für Blau lange unbeeinträchtigt bleiben kann.
Die Einschränkungen für Weiß werden mitbestimmt durch die Querschnittstopik des
Prozesses. Bei Schädigung des ganzen Querschnittes wird ein mehr oder weniger gleichmäßiges Abnehmen des Farben- und Raumsinnes statthaben, also ein zunehmender gleichzeitiger Verfall des zentralen und des peripheren Gesichtsfeldes. Bei einer partiellen Läsion
können sektorförmige Defekte imponieren mit relativ gut und lange erhaltener zentraler
Sehschärfe. Der früher von WILBRAND vertretene Standpunkt, daß zentrale Skotome als
Beginn der Sehstörung bei der Tabes oder der Paralyse überhaupt nicht vorkommen, hat
an Gültigkeit eingebüßt seitdem UHTHOFF an Hand einer größeren Statistik erweisen
konnte, daß dies immerhin in 2% aller Fälle beobachtet wird.

Die mit dem Augenspiegel gelegentlich schon vor Eintritt subjektiver Seh-störungen feststellbare atrophische Verfärbung der Papille führt vom blauen bzw. blauweißen Ton in den porzellanweißen Ton über, dabei sind die Grenzen der Papille vollständig scharf. Dieser Befund der typisch weißen Opticusatrophie ist förmlich beweisend für eine Tabes dorsalis. Es hat sich gezeigt, daß mit dem fortschreitenden Ausbau unserer serologischen Luesdiagnostik die Fälle von *nicht*syphilitischer „weißer" Opticusatrophie immer seltener werden.

Der Prozeßverlauf ist ein ganz verschiedener. Im allgemeinen rechnet man vom Einsetzen der Sehstörung bis zur Erblindung mit 2—7 Jahren Frist, doch gibt es Fälle mit rapidem, nur wenige Monate dauerndem Verlauf, aber auch solche, die sich über mehr als 10 Jahre erstrecken. Ständig schreitet der Ver-fall weiter und bleibt nur sehr selten auf ein Auge beschränkt. Äußerst selten kommt es zum Stillstand. Analog zu anderen Erstlingssymptomen der Tabes pflegt auch die Opticusatrophie durchschnittlich 10 Jahre nach der luischen Infektion aufzutreten. Bei Männern ist sie doppelt so häufig wie bei Frauen; relativ oft wird sie bei juveniler Tabes gesehen.

Bei Betrachtungen über die Pathogenese ist man oft von dem Vergleich des Opticus-prozesses zur Hinterstrangs- bzw. hinteren Wurzelerkrankung ausgegangen. Wenn man sich allerdings darüber klar geworden ist, was entwicklungsgeschichtlich für grundlegende Unterschiede zwischen dem Hinterstrangs- und Hinterwurzelsystem einerseits und dem „Nervus" opticus andererseits bestehen, wird man derartigen erzwungenen Beweisführungen skeptisch gegenüberstehen. Hier gilt in erster Linie die Berücksichtigung des lokalen Faktors (SPIELMEYER). Irrig wäre es, für das Zustandekommen der tabischen Opticus-atrophie wie auch der übrigen Augenstörungen jeweilig ein besonderes pathogenetisches Agens anzunehmen.

d) Störungen von seiten der übrigen Hirnnerven.

Im Gegensatz zum Gesichtssinn ist der *Hörsinn* bei der Tabes relativ selten mitbetroffen. Am meisten stößt man auf Angaben über Ohrgeräusche; selten ist eine fortschreitende Schwerhörigkeit oder gar Ertaubung. Statistische An-gaben stammen zumeist aus Ohrenkliniken; sind also zu einseitig. Etwas häufiger scheint der *Vestibularis* beteiligt zu sein. Man geht sogar so weit, das ROMBERGsche Phänomen auf seine Läsion zu beziehen, und zwar soll es durch eine isolierte Erkrankung seines Kerns hervorgerufen werden (RABATTU). Manche Autoren zählen Störungen von seiten des Vestibularis zu den Früh-symptomen, und zwar soll bei entsprechender Aufmerksamkeit mittels Labyrinth-prüfungen eine Über-, Unter- und Unerregbarkeit des Vestibularis gar nicht so selten nachweisbar sein. Dasselbe gilt für den Nystagmus. Ein ausgesprochenes MENIÈRESches Symptom wird dann und wann gesehen. Gegenüber den Störungen von seiten des optischen Apparates treten aber sowohl Acusticus wie Vestibularis-störungen wesentlich in den Hintergrund.

Paresen des *Facialis* gehören nicht zum Bild der Tabes; kommen sie vor, dann handelt es sich meist um zirkulatorisch bedingte Kernschädigungen auf dem Boden einer HEUBNERschen Endarteriitis oder um die seltene Kombination einer Tabes mit einem basalen Hirngumma, wenn nicht überhaupt zufällig eine rheumatische Facialisparese sich zur Tabes hinzugesellt.

Bekannter sind Lähmungen des *Hypoglossus*. Dabei resultiert nach langsam sich entwickelnder halbseitiger Zungenlähmung schließlich eine *Hemiatrophia linguae*, meist ohne wesentliche Beeinträchtigung der Sprache. Gelegentlich ist die Zungenlähmung vergesellschaftet mit Störungen des 9., 10. und 11. Hirn-nerven; überhaupt sehen wir bei der Tabes, wenn schon bulbäre Symptome auftreten, diese häufig kombiniert *mit* Lähmungen mehrerer Hirnnerven. OPPENHEIM hat auf diesen „*bulbärparalytischen Symptomenkomplex*" der Tabes hingewiesen. Wiederum ist bemerkenswert, daß sich diese Symptome durch

langsamen Verlauf auszeichnen und mehr bei symptomenarmer Tabes auftreten. Inwieweit die am häufigsten vorkommende *Stimmbandlähmung* Ausdruck einer Schädigung des Recurrens durch eine aneurysmatisch erweiterte
Aorta ist, läßt sich nur durch eingehende interne bzw. röntgenologische Unter-
suchung feststellen. Auffallend ist jedenfalls, daß es sich meist um linksseitige
Posticuslähmungen handelt. Man spricht auch von einer „Stimmbandataxie".
Tritt bei einem Tabiker Heiserkeit oder ein Stridor auf, dann soll man nicht
nur an ein bulbäres Symptom denken, sondern sich an die Häufigkeit gerade des
Aortenaneurysmas bei der Tabes erinnern. (Die gleichfalls hierher gehörenden
Vagusstörungen werden im Kapitel Krisen besonders besprochen.)

Der Vollständigkeit halber seien auch noch kurz Geruchs- und Geschmacksstörungen
erwähnt, die allerdings kaum eine Rolle spielen und über die auch kaum geklagt wird; dies
ist vielleicht der Grund, warum sie in der Literatur keine Erwähnung finden (MANN).

e) Symptome von seiten der Hinterstränge bzw. der hinteren Wurzeln.

α) *Reizerscheinungen.* Die besonders die Frühperiode auszeichnenden
Schmerzen und Parästhesien werden ganz allgemein als Reizerscheinungen
aufgefaßt, eine mehr oder minder von den pathologisch-anatomischen Befunden
beherrschte Vorstellung. Die „Radiculitis", besser gesagt die Veränderungen
im sog. Wurzelnerven stellt man sich dabei als die auslösende Ursache vor.
Manche Autoren glauben, daß die Veränderungen an den Meningen des Hinter-
strangsgebietes zu den Schmerzen Anlaß geben. Im Tierexperiment stellte sich
nämlich heraus, daß die Hinterstränge zu den schmerzempfindlichsten Teilen
des Zentralnervensystems gehören, obwohl sie bekanntlich die aus den Wurzeln
hereinströmenden Schmerzreize gar nicht leiten, denn diese nehmen den Weg
über den Vorderseitenstrang. WAGNER V. JAUREGG und BERGMARK meinen indessen, daß diese Reizerscheinungen ähnlich den Stumpfschmerzen nach Amputation und jenen bei Polyneuritis in den *peripheren* Nerven entstehen.

BERGMARK konnte beobachten, daß bei einem einseitig unterschenkelamputierten Tabiker
die Schmerzen immer nur bis zum Knie und nicht bis in das Phantomglied ausstrahlten,
was man bei radikulärer Genese unbedingt erwarten müßte. Eine eigene diesbezügliche
Erfahrung bei einer Tabikerin, bei welcher der linke Unterschenkel wegen Gangrän amputiert
worden war, überzeugte uns jedoch vom Gegenteil; bei ihr lagen neben Rectalkrisen heftige
lanzinierende Schmerzen vor, die nicht nur in der rechten, sondern auch in der linken
amputierten Extremität bis in die Zehen ausstrahlten, also Phantomschmerzen darstellten.

Die Anschauung WAGNER V. JAUREGGs hat zweifellos sehr viel für sich,
denn die anatomischen Befunde an den hinteren Wurzeln erklären nicht den
paroxysmalen Charakter dieser Reizsymptome, die oft nur sekunden- bzw.
minutenlang vorhanden sind, um dann wieder für kürzere oder längere Zeit, oft
mit monate- bis jahrelanger Unterbrechung zu verschwinden. Allerdings gibt
es immer wieder Tabiker, bei denen die Schmerzen während der ganzen Leidens-
zeit unvermindert qualvoll fortbestehen und sie schließlich zu Morphinisten
werden lassen, ja sogar zum Selbstmord treiben. WAGNER V. JAUREGG bezweifelt zwar das Vorkommen einer solchen „Tabes dolorosa", wie man diese
Zustandsbilder bezeichnet hat; nach seiner Erfahrung handelt es sich dann
schon um ausgesprochene Morphinisten, die nur Schmerzen haben, wenn sie
nicht genügend Morphium bekommen. Er warnt deshalb ausdrücklich davor,
bei lanzinierenden Schmerzen Opiate zu geben.

Wir nennen die tabischen Schmerzen *lanzinierend*, denn die Kranken schildern
sie als blitzartig einschneidende, bohrende Stiche, die an den verschiedensten
Stellen des Körpers, am häufigsten in Armen und Beinen oder im Rücken
auftreten und oft von derartiger Intensität sind, daß die Patienten laut aufschreien. Vom Laien werden sie meist mit einem besonders starken „Hexenschuß" oder „Ischias" identifiziert. Auch im Schlaf können sie den Kranken

befallen. Selbstverständlich beeinträchtigen sie die Stimmungslage und den Allgemeinzustand. Außer in den Beinen, wo sie mehr ischiasartige Symptome vortäuschen, sind sie im Armgebiet, am häufigsten in der Ulnarisgegend lokalisiert, besonders in den Segmenten C 7—8 bis D 1, also an der Außenseite des Oberarmes. Die lanzinierenden Dolores sind aber nicht die einzigen Reizerscheinungen, sondern nicht selten bilden mehr dumpfe, tiefsitzende „*Rheumatismen*" die Hauptklagen, die dann auch entsprechend lange unter der vagen Diagnose „Rheumatismus" segeln. Jeder Witterungsumschlag (Gewitter, Regenwetter, Barometerschwankungen) wird als verschlechternd und krankmachend angeschuldigt. In der Vorgeschichte gibt uns deshalb gerade die Frage nach früherem oder noch bestehendem „Rheuma" einen wichtigen Hinweis über den bisherigen Verlauf und den Beginn des Leidens. Diese Reizerscheinungen sowohl in Form der lanzinierenden Schmerzen als auch von dumpfen rheumatoiden Beschwerden leiten meistens die Frühperiode des tabischen Prozesses ein, nach größeren Sammelstatistiken in etwa 70% aller Fälle; aber auch bei schon längere Zeit Ataktischen treten sie gelegentlich erst relativ spät in Erscheinung, ja man hat Fälle beobachtet, wo zwischen dem Auftreten anderer tabischer Symptome und dem der Schmerzen 10 bis 15 Jahre Abstand liegen. SCHAFFER nennt solche Seltenheiten „Tabes inversa". Lanzinierende Schmerzen und *gastrische Krisen* treten gelegentlich gleichzeitig auf.

Auch *Parästhesien* gehören in das Frühstadium, womit nicht gesagt werden soll, daß sie nur bei diesem beobachtet werden. In der Krankengeschichte des Einzelnen tauchen sie unter den verschiedensten Umschreibungen auf: Es wird von Erscheinungen wie Eingeschlafensein, Kribbeln, Ameisenlaufen, pelzigem oder taubem Gefühl oder auch von Juckreiz gesprochen, die am häufigsten in die unteren Extremitäten lokalisiert werden. Oft wird auch über eigenartige Sensationen in der Fußsohle beim Auftreten geklagt und Empfindungen, als ob man auf einem Teppich schreite oder auf Gummi oder auf Filz gehe, angegeben. An den oberen Extremitäten sind es vor allem der 4. und 5. Finger, also das Ulnarisgebiet, das von Eingeschlafensein belästigt wird. Als *Gürtelgefühl* treten sie uns gleichfalls, auch ohne objektiv nachweisbare zonenförmige Sensibilitätsstörung, entgegen, bisweilen in Form unangenehmer Kälte- oder Hitzesensationen. Seltener werden die Parästhesien im Gesicht empfunden.

β) Objektiv nachweisbare Sensibilitätsstörungen. Sie spielen für die Frühdiagnose eine besondere Rolle und erfordern deshalb eine eingehendere Besprechung. Ganz allgemein gilt, daß sie vorwiegend radikulären Typ aufweisen und meist mit den entsprechenden subjektiven, vom Patienten als lanzinierende Schmerzen oder Parästhesien geschilderten Reizerscheinungen verbunden sind. Allerdings sind sie häufig in verschiedenen Regionen gleichzeitig nachweisbar, d. h. durch entsprechende größere oder kleinere Zonen mit normaler Empfindlichkeit voneinander geschieden. Bei der Untersuchung resultieren dann die verschiedensten Bilder, wie wir sie bei anderen gleichfalls zu Sensibilitätsstörungen führenden Krankheitsbildern gar nicht kennen. Freilich bietet hier gerade die Auffassung der Tabes als primärer Wurzelprozeß eine gefällige Erklärung, denn die Ausdehnung des Wurzelgranuloms und seine Auswirkung auf den einzelnen Wurzelnerv ist eine sehr wechselnde. Sie macht auch das Vorkommen von reinen inselförmigen Störungen plausibel. Bei solchen Fällen sind nicht alle Wurzeln und von diesen nicht alle Fasern gleichzeitig und gleichstark befallen. Restlos befriedigen kann uns allerdings diese Auffassung nicht, worauf im Kapitel von der Pathogenese schon hinlänglich aufmerksam gemacht wurde.

Von der *Hyperästhesie* für Berührung und Schmerz bis zur völligen *Anästhesie* finden sich alle Abstufungen, doch stellt der totale Verlust des Empfindungsvermögens für Kälte und Wärme ein Spätsymptom dar, während gerade die meist mehr fleckförmigen Ausfälle als Frühsymptom vorkommen. Diese nehmen dann schließlich mehr bandartige, streifige Form an. Innerhalb der oberen Thorakalsegmente treffen wir sie am häufigsten gerade in Höhe der Mamillen als typisch gürtelförmige Zonen, die HITZIG zuerst beschrieb. Diese brauchen sich nicht immer um die ganze Thoraxhälfte zu erstrecken, sondern sind gerade im Frühstadium nur innerhalb der ventralen Anteile des betreffenden Hautsegmentes bis an die Axillarlinie nachweisbar (REDLICH). Manchmal stellen sie auch breite Felder mit horizontaler Begrenzung dar, die von der Mamilla bis in Nabelhöhe um den ganzen Rumpf herumreichen, vergleichbar einer breiten Binde; so entgehen sie selten dem Nachweis, während die mehr insel- und fleckförmigen Ausfälle nur bei genauerer Untersuchung gefunden werden, oder wenn der intelligente Patient selbst darauf hinweist, was besonders für die hyperästhetische Zone, namentlich für die kältehyperästhetische, gilt. Diese werden z. B. beim Waschen und Anziehen von frischer Wäsche unangenehm empfunden. Neben den Störungen am Rumpf kommt eine Beeinträchtigung der Sensibilität vor allen Dingen an den unteren Extremitäten vor, und zwar zumeist an der Fußsohle und am Fußrücken und dann an der Außenseite des Unter- und Oberschenkels; schließlich können der ganze Unterschenkel oder das ganze Bein bzw. beide Beine bis zur Leistenbeuge Empfindungsstörungen aufweisen. Auch Bilder wie bei hochsitzender Querschnittsläsion mit segmentaler Aussparung im Bereich von C 8 und D 1 an den Armen trifft man an. Im Gesicht sind es gelegentlich neben inselförmigen Ausfällen an der Wange und Stirn oder im Bereich der Schleimhäute, halbseitige Anästhesien.

Wenn wir nun kurz die vom tabischen Prozeß betroffenen einzelnen Gefühlsqualitäten gesondert besprechen, so wäre als erste und häufigste die *Berührungsempfindung* anzuführen. Sie tritt uns am Rumpf in Form berührungsempfindlicher Gürtelzonen entgegen. Häufig geht ein hyperästhetisches Stadium voraus, und zwar eine Überempfindlichkeit für Berührung oder auch für Schmerz und Temperatur; meist ist nur *eine* Qualität gewissermaßen „elektiv" gestört. Das Erkennen von auf die Haut geschriebenen Zahlen, das *Lokalisationsvermögen* bzw. der *taktile* „*Raumsinn*", der mittels des WEBERschen Tasterzirkels geprüft wird, pflegt relativ lange erhalten zu bleiben. Erst wenn leise taktile Reize überhaupt nicht mehr empfunden werden, sind in den entsprechenden Zonen auch Raumsinnstörungen nachweisbar.

Eine Herabsetzung der *Schmerzempfindung* an den unteren Extremitäten ist bei vielen Tabikern eines der Frühsymptome und kann elektiv in Erscheinung treten. Für solche Fälle, die langsam verlaufen und lange Zeit nur eine Areflexie und Hypotonie ohne Ataxie aufweisen, ist die *Hypästhesie* an den Beinen nach MANN geradezu charakteristisch. Die Störung kann so hochgradig sein, daß tiefe Nadelstiche nur als Stoß oder Druck empfunden werden, obwohl sonst selbst die leiseste Berührung als normal empfundener Reiz angegeben wird. Diese *dissoziierte Empfindungsstörung* soll gar nicht so selten sein wie man früher angenommen hat (MANN). Allerdings scheint sie in der reinen Form, wie sie die Syringomyelie charakterisiert, also gleichzeitiges Vorkommen von Schmerz- und Temperatursinnstörungen, nur ausnahmsweise beobachtet zu werden. Eigenartig und in dieser Art praktisch nur der Tabes zukommend sind dagegen jene *Perversionen*, bei welchen z. B. der Patient Nadelstiche als kalt oder warm angibt. Hierher gehören auch die sog. *Verspätungen in der Reizleitung*, wobei es viele Sekunden dauert, bis ein Nadelstich als Schmerz empfunden wird, oder auch die sog. *Doppelempfindungen*, d. h. bei einer Schmerzapplikation wird zuerst *eine* Berührungsempfindung und dann erst nach einigen Sekunden eine Schmerzempfindung angegeben (REMAK sen.). Hierher gehört noch eine andere Erscheinung, die nach STRÜMPELL als Folge einer *Summation der Reize* aufzufassen ist: Reizt man ein- oder mehrmals mit einer Nadel, dann wird zunächst nur Berührung empfunden, fixiert man aber die Nadel nach dem Stich in ihrer Lage, dann wird nach einigen Sekunden ein intensiver Schmerz geklagt. Ähnlich zu deuten ist die nach 4 oder 5 rasch hintereinander applizierten Nadelstichen ausgelöste Schmerzreaktion, die erst beim letzten Stich auftritt (MANN). Gelegentlich macht sich eine besonders langdauernde *Nachempfindung* mit starkem Schmerzgefühl bemerkbar.

Hinsichtlich der *Temperaturempfindung* ist die besonders das Frühstadium auszeichnende *Kältehyperästhesie* am Thorax bzw. am Rücken hervorzuheben; sie kann bis ins ataktische Stadium fortbestehen oder dort erst auftreten. Die Störung des Kälte- und Wärmesinnes verhält sich oft in ihrer Ausbreitung wie der Schmerzsinn; sie kann aber selbst bei hochgradiger Hypalgesie vollkommen unbeeinflußt bleiben. Auch hier gibt es *Perversionen,* d. h. kalt wird als warm oder umgekehrt empfunden.

Von den *Tiefenempfindungen* ist der *Lagesinn* bei der Tabes am häufigsten und stärksten beeinträchtigt. Über seine Beziehungen zur Ataxie wird später noch die Rede sein müssen. Charakteristisch ist, daß distal, und zwar vor allem in den unteren Extremitäten, die stärksten Ausfälle nachweisbar sind. Wir prüfen sie, indem wir den Patienten auffordern, bei Augenschluß etwas über die von uns vorgenommene Haltungsänderung seiner Zehen oder Finger oder anderer Gelenke auszusagen. An der oberen Extremität ist die Lageempfindung viel seltener beeinträchtigt und wenn doch, dann distal am intensivsten. Bei schweren Ataxien pflegt der Lagesinn meist schwer geschädigt zu sein. Auch die mittels Aufsetzen einer schwingenden Stimmgabel zu prüfende *Vibrationsempfindung* ist häufig im Frühstadium, vor allem an den Beinen, herabgesetzt. Ihr Ausfall soll als Frühsymptom einer Hinterstrangsläsion gelten. MANN spricht ihr allerdings eine wesentliche diagnostische Bedeutung ab, denn sie soll isoliert nur sehr selten vorkommen. Selbst bei Vorhandensein schwerer Sensibilitätsstörungen kann sie intakt bleiben.

Besonderer diagnostischer Wert kommt nach neueren Autoren der *Abschwächung* oder *Aufhebung* des *Muskeldruckschmerzes* zu. Schon frühzeitig soll eine Abnahme des Wadendruckschmerzes festzustellen sein, wobei häufig der Achillessehnenreflex derselben Seite fehlt. ABADIE hat auf die *Analgesie*se *der Achillessehne* hingewiesen, und nach ihm ist dieses Symptom benannt worden. Auch die Nervendruckpunkte büßen ihre Empfindlichkeit ein, so ist das Ausbleiben des Ulnarisschmerzes auf Druck auf den Nervenstamm im Sulcus am medialen Epicondylus des Humerus gelegentlich ein Frühsymptom der Tabes (BIERNACKI). Ähnliches gilt von den übrigen peripheren Nerven (Ischiadicus und Peroneus).

Das Versagen der *Sensibilität der Eingeweide,* also der *visceralen Sensibilität,* kann gelegentlich dem Tabiker zum tragischen Verhängnis werden. Schon häufig ist eine *Appendicitis* wegen des Fehlens jeglicher peritonealer Erscheinungen, in Sonderheit der „défense musculaire", bei einem Tabiker übersehen worden; es kam zur tödlichen Peritonitis (KRECKE). Auch *perforierte Magenulcera* werden manchmal mangels subjektiver und objektiver Schmerzempfindungen verkannt (HAUSER, PREUSS, JAKOBY). Bei *Pneumonien* kann infolge der visceralen Analgesie im Bereich des Vagus Atemnot und auch der Schmerz beim Husten völlig fehlen (STERNBERG). Bekannter ist die *Hodenanalgesie* (zu prüfen durch Druck auf die Testes), die wir im ataktischen Stadium häufig konstatieren können. Manchmal ist sie auch in Frühfällen feststellbar. Dasselbe gilt von

der *Analgesie* bzw. *Hypästhesie der Mammae* und der *Eierstöcke*. Das Fehlen
der Schmerzen bei der Geburt ist für die gebärende Tabikerin charakteristisch.
Auch andere empfindliche Körperstellen wie das Periost der Tibia und des Brustbeins, zeichnen sich durch Analgesie aus. HAENEL betont das Fehlen des
Schmerzes bei Druck auf die Augäpfel, das gelegentlich schon vor dem Auftreten
von Liquorveränderungen manifest wird. Diese visceralen Analgesien gehen nicht
Hand in Hand mit Störungen an den zugehörigen Dermatomen. Ihr Zustandekommen hat man auf Veränderungen an den *vorderen* Wurzeln zurückgeführt
(CONNER).

   Von geringerer praktischer Bedeutung sind die Störungen der *elektro-
muskulären* und *elektrocutanen Sensibilität*. Die Kontraktionsempfindung des
Muskels bei der Faradisation ist dabei oft erhalten; aber die bei stärkeren
Strömen auftretenden schmerzhaften Sensationen werden nicht als solche
empfunden. Auch das Ausbleiben des „*Ermüdungsgefühles*" bei längerem hori-
zontalem Vorstrecken beider Arme wird als charakteristisches Zeichen bei der
Tabes angegeben (FRAENKEL und FOERSTER); doch soll sich auch manchmal
das Gegenteil, nämlich eine zu rasche Ermüdbarkeit, bemerkbar machen.

   γ) Das von den lanzinierenden Schmerzen Gesagte gilt in gleichem Maße
von den sog. *Krisen*. Auch sie treten paroxysmal auf und es fällt ebenso wie
bei der lanzinierenden Schmerzen schwer, uns ihre Auslösung durch ein patho-
logisch-anatomisches Substrat, wie z. B. durch ein Wurzelgranulom zu denken.
Die Frage, *wo* der eigentliche Angriffspunkt des an und für sich unbekannten
Agens zu suchen ist, ob zentral oder peripher, ist bis heute ungelöst. Zunächst
hat man unter Krisen anfallsweise auftretende mehr oder minder kolikartige
Schmerzzustände mit gleichzeitiger Motilitäts- und Sekretionsstörung, die an den
Hohlorganen des Eingeweide- bzw. Urogenitaltractus ablaufen, zusammengefaßt.
Man hat sie dann entsprechend als Magen-Darm-, Rectal-, Blasenkrisen usw.
bezeichnet. Schließlich hat man aber auch andere mit schmerzhaften Sensationen
verbundene Paroxysmen, z. B. am Auge, Herz- und Gefäßapparat, zu den
Krisen gerechnet.

   An Häufigkeit stehen die *Magenkrisen = gastrische Krisen* vornean. Aus
voller Gesundheit heraus, manchmal mit oder ohne vorherige dyspeptische
Störungen kommt es zu heftigstem, durch starkes Würgen ausgezeichneten
Erbrechen. Treten Vorboten auf, dann handelt es sich meist um Aufstoßen
mit oder ohne Geschmacksstörung usw. Die geringste Nahrungsaufnahme löst
das Erbrechen aus, schließlich wird nur noch Galle und Schleim entleert.
Während der Brechpausen quält den Kranken eine unangenehme Nausea. Außerdem ist er unruhig, blaß, sein Puls beschleunigt und oft unregelmäßig. Die
Kranken liegen wegen der kolikartigen Leibschmerzen zusammengekrümmt im
Bett und wagen nicht zu sprechen oder sich aufzurichten, weil jede Bewegung
das Erbrechen wieder veranlaßt. Dieser Zustand kann stunden-, tage- ja sogar
wochenlang dauern und führt dann zu schwerstem Marasmus. An der Brust-
und Bauchhaut ist häufig eine ausgesprochene *Hyperästhesie* nachweisbar; die
oberen Bauchhautreflexe erscheinen besonders lebhaft. Zu dem Bild der Magenkrisen gehört eine starke Hypersekretion eines hyperaciden Magensaftes (JOH.
HOFFMANN). Die Peristaltik ist außerordentlich lebhaft und manchmal verbunden mit ausgesprochenem Pylorusspasmus. Differentialdiagnostisch ist dann
die Abgrenzung gegen ein Ulcus ventriculi auch in röntgenologischer Hinsicht
erschwert; doch dürfte es nur in gewissen Fällen gelingen, während der Krisen
eine röntgenologische Untersuchung durchzuführen, denn der Wismutbrei wird
erbrochen, auch haben allein schon die aufrechte Haltung bzw. der Trans-
port zum Röntgenschirm unaufhörliche Brechanfälle zur Folge. Gelingt es,
eine Breipassage durchzuführen, dann zeigt sich die Motilitätsstörung in Form
des spastischen Sanduhrmagens. Manchmal finden sich auch Magendilatationen

mit starkem Pylorusspasmus (REGENSBURGER). Nicht immer ist das Erbrechen vorherrschend. Manchmal besteht nur ein lästiges Aufstoßen größerer Luftmengen (sog. „flatulente Krisen"), oder ein dauernder Singultus, wobei die rhythmischen Krämpfe von heftigen Schmerzen begleitet werden. Die Beimengung von Blut beim Erbrechen — sog. „crises noires" — stellt den Arzt vor ernste differentialdiagnostische Schwierigkeiten, denn schließlich gibt es auch beim Tabiker Ulcera ventriculi, die bluten und durchbrechen können.

Die schon erwähnte Hyperacidität braucht nicht immer vorhanden zu sein, sondern man hat auch anaciden Magensaft nachgewiesen (SAFMANN). Systematische Untersuchungen mit der Verweilsonde sind allerdings ebenso wie röntgenologische Untersuchungen wegen des Brechreizes schwer durchführbar. Gegen die Verwechslung mit anderen, gleichfalls mit heftigem Erbrechen und krisenartigen Schmerzen einhergehenden Magen- und Darmkrankheiten (Ulcus duodeni und ventriculi, Pylorusstenose) schützt uns nur eine gründlich erhobene Vorgeschichte, welche auf die Charakteristica dieser Erkrankungen mit der Abhängigkeit der Beschwerden vom Essen einzugehen hat und insbesondere die mehr oder minder ausgesprochen lange Vorgeschichte des Magen-Darmkranken berücksichtigt. Von differentialdiagnostischem Interesse sind die bei Krisen nicht selten vorkommenden Leukocytosen und das Auftreten von Harnzucker, was schon öfters zur Annahme einer Pankreatitis verführte. Eine exakte neurologische Untersuchung, die man eben bei jedem Internkranken durchführen soll, wird auf andere Tabessymptome, insbesondere auf die reflektorische Pupillenstarre, die Areflexie und Sensibilitätsstörungen hinweisen. Auch die häufig von den Kranken als gürtelförmig geschilderten Schmerzen geben uns einen wichtigen Anhaltspunkt. Die bei den Krisen gelegentlich unterlaufenden Irrtümer finden in einer statistischen Angabe BENNETs beredten Ausdruck. BENNET behauptet, daß mehr als 10% aller Tabiker irrtümlicherweise laparotomiert werden. Für unsere deutschen Verhältnisse dürfte das wohl nicht zutreffen; aber immerhin ist dies bei jenen Formes frustes von Tabes zu beherzigen, die keine typischen Krisen, sondern andere Magenbeschwerden (Dyspepsie, Anorexie, Empfindlichkeit gegenüber peroraler Arzneiverabreichung) klagen. Ebenso wie bei den lanzinierenden Schmerzen mit ihren fließenden Übergängen vom leichten Rheuma bis zu den dolchstichartigen Dolores gibt es beim Tabiker auch Magenbeschwerden verschiedenster Art, wobei jeweils entweder der *Schmerz* oder die *Hypermotilität* oder die sekretorische Komponente überwiegen. Nicht immer muß jedes Symptom dieser von O. FOERSTER aufgestellten *Trias* der gastrischen Krise voll ausgeprägt sein.

Die Magenkrisen können in jedem Krankheitsstadium auftreten. Gelegentlich sind sie wie die lanzinierenden Schmerzen das erste, für längere Zeit das einzige Symptom, doch kommen sie auch im Spätstadium vor. Die Prognose ist infaust, wenn sie in kürzeren Abständen hintereinander einsetzen und so zur Entkräftung des Kranken führen; doch gehört dies zu den Seltenheiten. Mancher Tabiker wird dabei zum Morphinisten, denn die Opiate sind oft das einzige symptomatisch wirksame Mittel. Im Gegensatz zu der Behandlung der lanzinierenden Schmerzen, bei welchen man prinzipiell kein Morphium verordnen soll, weil Antineuralgica auch helfen, sehen wir uns bei den Krisen mit ihren furchtbaren Schmerzen nicht nur aus Menschlichkeit, sondern durch die drohende Gefahr der schwersten Ination veranlaßt, Morphium zu verschreiben.

Über die auslösenden Ursachen sind wir uns noch recht wenig im klaren, immerhin hat die sorgfältige Beobachtung der Milieuverhältnisse einiges Positive ermittelt. Besonders *alimentäre* Einflüsse sind bei ihrem Auftreten maßgebend. Allerdings gibt es Fälle, die nichts über einen vorangegangenen Diätfehler aussagen können, während bei anderen ein opulentes Mahl, insbesondere der damit verbundene reichliche Alkohol- und Nicotingenuß oft vom Kranken selbst als auslösender Faktor angegeben wird. Auch übermäßige süße Kost hat man angeschuldigt. In diesem oder jenem Fall wird allein schon die Änderung der Sekretionsverhältnisse, wie sie Alkohol, Coffein und Zucker hervorrufen und die dabei resultierende Motilitätsstörung die Krisen einleiten. Der in seiner Nervenversorgung gestörte Magen kann durch diesen oder jenen Reiz sensibler, motorischer oder sekretorischer Art zu Entladungen und damit zu Krisen veranlaßt werden. Über den Ort ihrer Entstehung gehen die Meinungen gleichfalls auseinander. O. Foerster unterstreicht die maßgebliche Rolle der Reizung der sensiblen sympathischen Fasern, die bekanntlich durch die hinteren Wurzeln von D 7—D 10 verlaufen. Andere Autoren wiederum machen für die oberflächlichen, mehr blitzartigen eine Reizung der hinteren Wurzeln, für die mehr dumpfen, krampfartigen Schmerzen eine solche der vorderen Wurzeln verantwortlich (Shawe). Krisen, die mit einer auffällig hartnäckigen Nausea mit heftigem Erbrechen und Hypersekretion ohne nennenswerte Schmerzen und ohne Hyperästhesie einhergehen und die im übrigen seltener sind als die eigentlichen schmerzhaften Krisen, werden dagegen auf eine Irritation der im Vagus verlaufenden zentripetalen Fasern bezogen (Foerster). Daß in der Tat die zum Großhirn geleiteten Impulse und ihre dortige Umsetzung in Schmerzempfindungen ihren Weg über die hinteren Thorakalwurzeln von D 7—10 nehmen, konnte O. Foerster in einem Fall von schweren tabischen Krisen beweisen, bei welchen nach der Durchschneidung dieser Wurzeln mit einem Schlag die Krisen aufhörten. Leider war dieser Erfolg nicht allen so operierten Fällen beschieden. Verführt durch den Gedanken an die Überlagerung der Segmente sah man sich veranlaßt, immer mehr Wurzeln zu durchtrennen, aber selbst bei Durchtrennung aller hinteren Wurzeln von D 6—L 1 konnten die Krisen nicht beeinflußt werden (Lotheisen). Somit kommen auch die *vorderen* Wurzeln als Leitungsweg in Frage. Für die Beteiligung der *hinteren* Wurzeln bei den Krisen und lanzinierenden Schmerzen spricht unter anderem das Vorkommen von Herpes im Bereich der Thorakalsegmente, der nach französischen Autoren (Laeguel, Lavastine und Boquine) als Begleiter der Krisen auftritt (vgl. Abb. 40).

v. Strümpell hat auf die Ähnlichkeit des Gesamteindruckes des Krisenkranken mit demjenigen einer akuten Vergiftung hingewiesen. Die Unruhe des Kranken, seine Blässe, die Tachykardie, die Irregularität des Pulses und der Angstschweiß illustrieren dies zur Genüge. Man hat vergleichsweise auch von einer „hepatorenalen Insuffizienz" gesprochen, die zu einer erhöhten Permeabilität führt und zur Reizung der schon entzündeten Wurzeln und fordert deshalb nicht nur eine antiluische Behandlung, sondern die Anwendung intensivster diätetischer Maßnahmen (Dujardin und Legrand). Alle diese Vorstellungen werden beherrscht von der Annahme einer Schädigung der Wurzeln durch den Tabesprozeß. Hier können die verschiedensten Noxen angreifen, seien es Autotoxine, die vom Zerfall der Spirochäten herrühren und zur hepatorenalen Insuffizienz führen, oder seien es exogene Gifte wie Alkohol und Nicotin, oder infektiös-toxische Produkte wie bei einer zufällig mitspielenden Nebenhöhlenerkrankung, Tonsilleneiterung usw.

Im Bereich des oberen Darmkanals, d. h. im *Pharynx* und *Oesophagus* treten zuweilen auch krisenartige Zustände auf, die sich in schmerzhaftem Konstriktionsgefühl und in lästigen dauernden Schluckbewegungen äußern können. Bei lang anhaltendem dolorösem Singultus spricht man von *Zwerchfellkrisen.*

Unter *Gallenblasenkrisen* verstehen wir paroxysmal auftretende Schmerzzustände, die die Symptomatologie der Gallensteinkoliken ohne Ikterus aufweisen. Auch als *Leberkrisen* hat man sie bezeichnet.

Von seiten der Niere werden anfallsweise auftretende Schmerzattacken mit Albuminurie und Oligurie als *Nieren-* oder *Splanchnicuskrisen* beschrieben (Cassaeta und Tontar). Bekannter und häufiger sind solche der *Blase,* die mit schmerzhaft quälenden Tenesmen unter tropfenweiser Harnentleerung oder plötzlicher Harnflut verlaufen. Schmerzhafte Sensationen in der Harnröhre werden als *Urethralkrisen* beschrieben.

Heftige Koliken im *Dick-Dünndarmbereich* mit Änderung der Stuhlbeschaffenheit — bald durchfällig, bald obstipiert — zum Teil auch mit blutigen Durchfällen — und die gleichfalls nicht seltenen *Rectalkrisen* gehören hierher. Letztere stellen eigenartige Sensationen dar, als wenn ein Fremdkörper in den Mastdarm getrieben würde. Ein *Analprolaps,* beruhend auf der Hypotonie der Dammuskulatur, ist dabei nicht selten. Alle diese Paroxysmen bieten ebenso wie die Magen-Darmkrisen gerade in der Abwägung gegen chirurgisch anzugehende Zustände, wie gegen die Cholelithiasis, vor allem gegen die akut bedrohlichen abdominalen Erkrankungen wie Appendicitis, Incarceration usw., große Schwierigkeiten. Die schwere Beurteilung der Defense musculaire macht wegen des Fehlens der visceralen Schmerzempfindungen oft eine Entscheidung unmöglich. Das allzu krampfhafte Festhalten an der Diagnose „Krisen" hat schon manchem Tabiker das Leben gekostet, weil man die in Wirklichkeit vorliegende Appendicitis verkannte. In psychischer Hinsicht besonders quälend sind krisenartige Zustände im Bereich der *Geschlechtsorgane*, die beim Mann sich in Gestalt schmerzhafter, vor allem nachts auftretender Erektionen bemerkbar machen, die durch den Samenerguß nicht gemildert werden. Bei der Frau sind es sog. *Klitoriskrisen*, bei welchen unter starken, zum Teil schmerzhaften Wollustempfindungen reichlich Sekret abgesondert wird. Auch vulvovaginismusartige Anfälle, schließlich krampfartige Kontraktionen der Gebärmutter (Uteruskrisen), sind hier zu nennen.

In anderen vegetativen Sphären, so z. B. im Gebiet der *Atmungsorgane*, sind krisenartige Anfälle nichts Seltenes. Als Larynxkrisen treten sie gelegentlich im Frühstadium auf. Dabei kommt es zu starkem Kitzelgefühl im Kehlkopf mit heftigem Hustenreiz mit Erstickungssensationen, schließlich zu stridoröser Atmung oder zum Stakkatohusten, ähnlich dem Keuchhusten. Auch hier spielt die vermehrte Sekretion eine Rolle. Der Krampf kann gelegentlich so heftig und plötzlich einsetzen, daß die Kranken hochgradig cyanotisch und bewußtlos werden, ein Zustand, der die Tracheotomie veranlassen kann (SCHIFF). Neben den mehr durch lokale Veränderungen im Kehlkopf, also durch Spasmen und Hypersekretion hervorgerufenen Atemkrisen gibt es aber auch rein *zentral ausgelöste* schwerste *Störungen der Atmung*, die entweder Ausdruck einer Reizung des peripheren Vagus selbst *(Vaguskrisen)* sind oder ursächlich im eigentlichen Atemzentrum bzw. Vasomotorenzentrum der Medulla oblongata *(Oblongatakrisen)* zu suchen sind. Dabei ist nicht nur die Atmung, sondern auch der Blutdruck und die Herztätigkeit (Bradykardie) stark beeinträchtigt. Interessanterweise werden solche Atemstörungen relativ häufig nach Morphiumgaben beobachtet; man hat deshalb vor der Morphiumanwendung bei Tabikern gewarnt, da gelegentlich Todesfälle vorkamen (PETTE, TATERKA, KRÜSKEMPER, SCHÜLER usw.). Nicht immer sind solche Atemkrisen von subjektiver Atemnot und von Erstickungsgefühl begleitet, sondern trotz hochgradiger Cyanose kann das Gefühl der Dyspnoe fehlen, was ja auch von anderen rein zentralen Atemstörungen her — z. B. von der Syringobulbie — bekannt ist (TER BRAAKE und KRAUSE). Es soll auch eine gewisse Toxinüberladung des Liquors ursächlich mit hereinspielen. Auch Zirkulationsstörungen im Sinne der PALschen Gefäßkrisen, die zur Änderung des Kreislaufes innerhalb der medullären Zentren führen, hat man hier angeschuldigt (KERPOLA und DOEPNER).

PAL meint allerdings noch weitergehen zu müssen und spricht den akut auftretenden Kontraktionszuständen an den Gefäßen, die er als *Gefäßkrisen* bezeichnet und bei welchen während der Anfälle eine vorübergehende Blutdrucksteigerung das führende Symptom darstellt, als eigentliche Ursache der gastrischen Krisen an. Die arterielle Blutdrucksteigerung soll den Bauchanteil des Sympathicus, insbesondere den Plexus solaris reizen und so zu den Krisen führen.

Noch sinnfälliger erscheinen als Ausdruck einer Störung des vegetativen Nervensystems die als sog. *thermische Krisen* bezeichneten Temperaturanstiege, die mit Schüttelfrost eingeleitet werden und mit hohem Fieber, ja mit hyperpyretischer Temperatur einhergehen. Meistens hält dabei die Temperatursteigerung nur wenige Stunden an; sie ist durchweg begleitet von Magen- oder Darmkrisen. Inwieweit man berechtigt ist die bei Tabikern nicht seltenen Angina pectoris-Zustände als Herzkrisen im Sinne von Angiospasmen der Coronargefäße zu betrachten und nicht auf die gleichzeitig bestehende Lues der Aorta oder der Coronargefäße zu beziehen, sei dahingestellt. Bei der Häufigkeit der Mesaortitis luica ist hier Zurückhaltung geboten.

Von krisenartigen Zuständen in anderen Nervengebieten, z. B. im Trigeminus und im Bereich der Cervicalnerven, sei noch kurz der sog. *Gähnkrampf* angeführt (Sommer); auch quälender *Blepharospasmus* und die sehr selten beschriebenen *Akkommodationskrämpfe* (Blatt) gehören hierher. Geschmacks-, Geruchs- und Gehörkrisen als sensorielle Krisen sind seltene Ereignisse, desgleichen sog. *Juck*krisen (Brill). Eine *besondere* Form von Schmerzattacken, verbunden mit tonisch-klonischen Krämpfen der Extremitätenmuskulatur, sind die von Foerster als *Extremitätenkrisen* bezeichneten Zustände. Es kommt dabei in den befallenen Gliedern zu krampfartigen Beugungen und Streckungen, die willkürlich nicht zu beeinflussen sind.

δ) *Das Verhalten der spinalen Reflexe.* Neben den Pupillenstörungen kommt den Anomalien der Sehnenreflexe eine besondere Bedeutung zu. Historisch betrachtet bietet das *Fehlen der Patellarsehnenreflexe*, auf welches C. Westphal als klassisches Symptom der Tabes zuerst aufmerksam machte, ein wichtiges Grundelement in der nosologischen Abgrenzung der Tabes. Meistens kann man ein beiderseitiges Fehlen oder Abgeschwächtsein der Reflexe feststellen, doch sind Differenzen nicht ganz selten. Auch kann auf der einen Seite der Reflex noch auslösbar sein, während er auf der anderen Seite fehlt. Von einem eigentlichen Verlust soll man nur sprechen, wenn man mittels des sog. Jendrassikschen Handgriffes seine Auslösung nicht zustande bringt.

Mann empfahl, dem Kranken zur größtmöglichsten Ablenkung ein Dynamometer in die Hand zu geben und ihn aufzufordern, bei gegebenem Kommando die Zeigerstellung, also den erreichten Höchstwert abzulesen. Es gelingt zuweilen auf diese Weise noch einen Reflex zu erhalten, der selbst beim Jendrassikschen Handgriff nicht auszulösen ist.

Nicht selten sind im Frühstadium der Tabes die Reflexe vorübergehend gesteigert, um dann erst später zu erlöschen. Bei der cervicalen, ausnahmsweise auch bei der lumbalen Form des Tabes können sie oft noch recht lange erhalten bleiben. Im Anfang findet man wohl eine relativ rasche Erschöpfbarkeit der Sehnenreflexe, d. h. der anfänglich gut auslösbare Reflex verschwindet nach 2 oder 3 Schlägen (Mann). Der einmal erloschene Reflex pflegt in den allermeisten Fällen auch im Frühstadium und bei Fällen von stationärer Tabes trotz energischer Therapie erloschen zu bleiben. Nur in sehr seltenen Fällen hat man ein Wiederauftreten der Sehnenreflexe erlebt, öfter ist dies gesehen worden bei hinzukommenden Pyramidenbahnaffektionen, also bei auf luischer Basis entstandenen Hemiplegien (Nonne).

Ebenso häufig wie der Patellarsehnenreflex pflegt der *Achillessehnenreflex* zu fehlen, ja es wird behauptet, daß er im Anfangsstadium häufiger fehlt. Auch können die Patellarsehnenreflexe fehlen, während die Achillessehnenreflexe noch erhalten sind oder umgekehrt. Seitendifferenzen sind nichts Ungewöhnliches. Das unterschiedliche Verhalten läßt sich nur aus der verschiedenen Lokalisation des Prozesses verstehen, da ihre Reflexzentren in verschiedener Höhe liegen, der P.S.R. bekanntlich in L 2—L 4, der A.S.R. in S 1 bis S 2. Als Regel gilt, daß im Frühstadium die Achillessehnenreflexe häufiger verschwunden sind. Es sei aber daran erinnert, daß diese überhaupt häufiger als die Patellarsehnenreflexe bei anderen Nervenerkrankungen, insbesondere bei Wurzelneuritis und bei Ischias isoliert auszufallen pflegen. Bei cervicaler Tabes kann neben den Pupillenstörungen oft nur das einseitige Fehlen des A.S.R. die über lange Zeit hinweg bestehende einzige Reflexanomalie an den unteren Extremitäten darstellen.

Dem Allgemeinpraktiker weniger bekannt ist das gleichzeitige häufige Fehlen oder Abgeschwächtsein der Reflexe an den oberen Extremitäten, also des *Tricepssehnen-* und des *Radiusperiostreflexes.* Bei der Tabes superior (cervicalis) fehlen sie fast immer. Manche Untersucher, z. B. Fraenkel, O. Foerster, stellten im Frühstadium der Tabes superior ihren Verlust sogar etwas häufiger fest als denjenigen des P.S.R. bzw. A.S.R. Nicht selten können sie aber auch gerade an den oberen Extremitäten gesteigert sein, während die Reflexe der unteren Extremitäten schon fehlen (E. MÜLLER). Beim Fehlen der Armreflexe können Sensibilitäts- oder Motilitätsstörungen an der oberen Extremität vermißt werden.

Von den Hautreflexen ist das Verhalten der *Bauchhautreflexe* bemerkenswert, die häufig bei der Tabes gesteigert gefunden werden, so daß sie gelegentlich schon von der Haut des Oberschenkels her ausgelöst werden können, auch können sie selbst bei sehr schlaffen Bauchdecken auffallend leicht auslösbar sein. Man hat deshalb von einem gewissen Antagonismus der Haut- und Sehnenreflexe gesprochen, doch ist dieser keineswegs gesetzmäßig. Die *Scrotalreflexe* verhalten sich wechselnd. Der *Fußsohlenfluchtreflex* ist oft auffallend lebhaft,

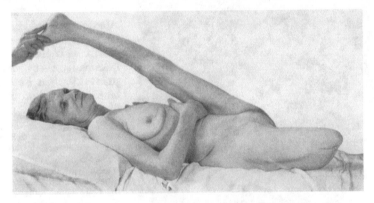

Abb. 27. Hypotonie bei einer Tabikerin, der man früher wegen Mal perforant den Unterschenkel amputiert hatte. Abb. 16 zeigt die schwere Atrophie der hinteren Wurzeln vom selben Fall. (Aus der Sammlung der Nervenklinik Hamburg-Eppendorf, Prof. PETTE.)

kann aber bei starker Schädigung der Sacralsegmente verschwinden. Das BABINSKISCHE Phänomen wird nur bei gleichzeitig vorkommender Miterkrankung der Seitenstränge oder bei komplizierender Hemiplegie gefunden. Der *Analreflex* ist zumeist erhalten, doch können Störungen des Sphincter ani bei Affektion des unteren Sacralmarkes persistieren, was sich dann in der Regel noch in anderen Erscheinungen, besonders in Erschwerung der Defäkation, Schlaffheit der Beckenmuskulatur mit Analprolaps usw. äußert.

ε) *Das Verhalten des Muskeltonus.* Schon im präataktischen Stadium läßt sich neben den eben besprochenen Reflexstörungen eine Herabsetzung des Muskeltonus, also eine *Hypotonie* feststellen, selbst in jenen Fällen, bei welchen die Sehnenreflexe noch normal oder lebhaft sind. Wenn eine Hypotonie mit lanzinierenden Schmerzen und mit Pupillenstörungen sich kombiniert, darf auch bei erhaltenen Reflexen die Diagnose auf Tabes gestellt werden. Der Nachweis einer Hypotonie gestaltet sich sehr einfach. Ist nicht schon für die bloße Palpation die Schlaffheit der Muskeln erkennbar, dann überzeugt von ihrem Vorhandensein die Fähigkeit des Kranken das Bein mit durchgestrecktem Knie bis über die Senkrechte zu heben, also ein Handgriff, der dem LASÈGUE-schen entspricht. Beim Erwachsenen ist dies nur ausnahmsweise, besonders bei trainierten Sportlern oder bei gymnastisch Durchgebildeten möglich. Auch die extreme Beugung des Beines im Kniegelenk bis zum Anschlagen der Hacke an die Hinterfläche des Oberschenkels beweist den Tonusverlust insbesondere

des Quadriceps. Hier spielen allerdings auch gewisse Erschlaffungen des Knie-
gelenkapparates eine Rolle, was auch für das sog. „Kniewinkelphänomen" gilt
(Orchansky). Das gestreckte Bein wird dabei mit dem Oberschenkel auf der
Unterlage fixiert und der Unterschenkel gehoben, wobei das Kniegelenk den
Scheitelpunkt eines nach oben offenen stumpfen Winkels bildet. Beim Stehen
imponiert diese Haltung, wenn sie spontan auftritt, als „Genu recurvatum".
Bei hochgradiger Hypotonie kommt es zu einer akrobatenhaften Gelenkigkeit
des Kranken. Es ist ihm ohne weiteres möglich, bei im Knie durchgestrecktem
Bein mit dem Fuß den Kopf oder die Schulter zu berühren. Aber auch die
Adductoren sind gelegentlich weitgehend erschlafft, so daß die Abduktion in
abnorm hohem Maße mög-
lich ist. Die früher ausgesprochene Ansicht, daß die
Hypotonie in einem gewissen
Abhängigkeitsverhältnis zur
Ataxie steht und umgekehrt,
ist nicht richtig; sie können
gewiß nebeneinander vor-
kommen, aber gerade im
präataktischen Stadium ist
eine starke Hypotonie nichts
Ungewöhnliches Foerster).

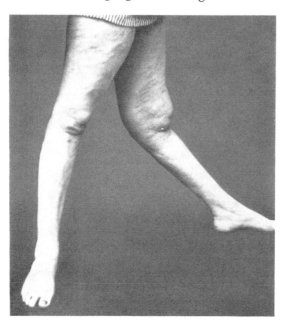

Abb. 28. „Genu recurvatum" bei einer Tabes. (Aus der Sammlung
Nonne der Nervenklinik Hamburg-Eppendorf.)

Zur Erklärung dieses Phä-
nomens hat man den Wegfall
der reflektorisch bedingten
Muskeltonisierung herangezogen. „Jede antagonistische
Muskelspannung, z. B. des Quadriceps beim Kniebeugen, ist
ein vitaler Vorgang, der mittels
Dehnungsreize durch dauernde
tetanische Muskelkontraktionen
unterhalten wird. Er hat den
Zweck, unsachgemäße, schädlich
wirkende, übermäßige Bewegungen zu verhindern" (Mann).
Inwieweit eine Störung des Sympathicus, dem nach den Untersuchungen Ken Kurés beim
plastischen Muskeltonus eine führende Rolle zukommt, vorliegt, welche man sich durch
Läsion der durch die hinteren Wurzeln austretenden sympathischen Fasern entstanden
denken könnte, ist noch nicht geklärt. Ein prinzipieller pathophysiologischer Unterschied
gegenüber der Hypotonie der cerebellaren Kranken besteht nicht.

ξ) *Die Ataxie.* Wenn wir die alten Lehrbücher aufschlagen, finden wir als
das klassische Tabessymptom die Ataxie vorangestellt. Sie war für diejenigen,
die sich um die Abgrenzung der Tabes dorsalis besondere Verdienste erworben
haben, die sinnfälligste Erscheinung. Die Franzosen sprachen aus diesem Grunde
von der „Tabes locomotrice progressive" (Duchenne). Zweifellos gilt dies für
die Mehrzahl der heute von uns beobachteten Tabiker nicht mehr. Gewiß
sehen auch wir noch diese tabische Ataxie in ihrer Vollform, aber nicht mehr so
häufig wie die ältere Generation. Die alte Aufstellung vom präataktischen
und ataktischen Stadium, die zum Ausdruck bringt, daß die Ataxie in der Mehrzahl der Fälle relativ spät, d. h. nach all den anderen zum Teil schon besprochenen
Symptomen, in Erscheinung tritt, ist nur bedingt richtig. Wie sich das Gesicht der Lues überhaupt, so hat sich auch das der Tabes in den letzten Jahrzehnten geändert; das gilt in ganz besonderem Maße für die ataktischen Erscheinungen.

Dem Kranken wird das Auftreten der ataktischen Störungen, die sich bei der häufigsten, also der lumbalen Form der Tabes, an den unteren Extremitäten zuerst einstellt, in allen möglichen Erscheinungen kund. Zuerst fällt ihm das Treppabgehen, vor allem im Dunkeln, schwer. Eine eigenartige, früher nicht gekannte Unsicherheit bei jeder Straßenüberquerung stellt sich ein; jede Teppichkante, jede Türschwelle im dunkeln Korridor muß gewissermaßen bewußt als förmliches Hindernis genommen werden. Aber auch am Tage und im Hellen droht er häufig umzuknicken, sobald ein kleines Steinchen oder eine andere Unebenheit ihm in den Weg kommt. Die Standfestigkeit, d. h. das an sich selbstverständliche unbewußte Ausbalancieren der Fuß- und Kniegelenke ist erschwert. Ein allmählich einsetzendes Korrigieren von seiten der im übrigen noch ebenso wie früher kräftigen Muskeln führt zu eigenartigen Veränderungen des Ganges. Die Beine werden breitspurig angesetzt; infolge der mangelnden feinsinnigen Kontrolle der Muskelarbeit werden sie übermäßig gehoben, schließlich förmlich nach vorn oben und außen geschleudert und der Oberkörper dabei mit seinem Schwerpunkt mehr nach hinten gelagert. Das Aufsetzen des Fußes erfolgt stampfend, nicht wie beim Normalen abgemessen federnd. Ängstlich wird die zu gehende Wegstrecke mit den Augen anvisiert; eine Unterhaltung beim Gehen ist wegen des ständigen Aufpassenmüssens erschwert oder unmöglich. Alle diese Erscheinungen charakterisieren den ataktischen Gang des Tabikers, der für den Kundigen schon von weitem kenntlich ist. In schweren Fällen ist das Gehen überhaupt unmöglich, denn jeder Bewegungsimpuls führt zu extremen ausfahrenden Bewegungen, die man als sog. „lustige Beine" bezeichnet hat. Das ruhige Stillstehen in Grundstellung ist häufig schon im Beginn der Ataxie erschwert. Auch hier macht sich ein bewußtes Gleichgewichthaltenwollen durch leichteres oder gröberes Hin- und Herschwanken bemerkbar, das sich bei Augenschluß erheblich verstärkt (ROMBERGsches *Phänomen*). Beim nackten, ruhig stehenden Kranken verraten die dauernd hier und dort blitzartig auftretenden Muskelzuckungen die zur Erhaltung des Gleichgewichtes notwendigen Korrekturen. Der Kranke droht bei Fuß-Augenschluß zu fallen oder er pendelt mit dem Oberkörper stark hin und her, um das Gleichgewicht zu bewahren (sog. „*statische Ataxie*").

Der Fortfall des feineren Muskelsinnes in der Zusammenarbeit der Agonisten und Antagonisten äußert sich auch beim Hinsetzen. Der Pat. „plumpst" dabei förmlich in den Sitz. Beim Aufstehen setzt er nicht die Füße nach hinten und nachher zusammen, sondern spreizt sie, um die Unterstützungsfläche zu vergrößern, möglichst weit auseinander und nimmt schließlich noch einen Stock zu Hilfe. Erschwert ist das Gehen mit halbgebeugten Knien, weil die dazu notwendigen über den Kontraktionszustand orientierenden zentripetalen Impulse wegen der Leitungsunterbrechung nicht zur Wirkung gelangen. Besonders eindrucksvoll ist das manchmal jäh auftretende Versagen der Beinmuskulatur, wobei die Kranken zusammenstürzen *(Dérobement des jambes)*. Im präataktischen Stadium sind solche plötzlichen Schwächeanwandlungen der Beinmuskulatur häufig zugleich mit heftigen lanzinierenden Schmerzen verbunden.

Diese gröberen ataktischen Störungen lassen sich relativ leicht durch die einfache Beobachtung des Kranken als solche erkennen. Deutlicher treten sie zutage, wenn man den Kranken auffordert, Kehrtwendungen zu machen oder beim Gehen plötzlich auf Kommando zu halten. Auch Rückwärtsgehen oder Gehen auf den Zehenspitzen ist dem ataktischen Tabiker unmöglich. Ist die Ataxie noch nicht so stark ausgeprägt, läßt sie sich durch den bekannten Knie-Hackenversuch oder durch Zielen mit den Zehen nach vorgehaltenen Gegenständen oder durch Figurenschreiben nachweisen. Eine eigentliche *Rumpfataxie*,

die beim Gehen oder Sitzen durch Hin- und Herschwanken des Oberkörpers
manifest wird, tritt meist erst in den Spätstadien auf.

An den oberen Extremitäten sind ataktische Störungen oft ein Spätsymptom
abgesehen von den Fällen der selteneren, cervicalen Tabes. Sie erschweren
dann alle etwas komplizierteren Bewegungen der Hände, zu deren Durchführung
eine normale Koordination Voraussetzung ist. Der Pat. kann z. B. die Bissen
nicht mehr zielsicher zum Munde führen; er verschüttet beim Trinken, weil
er das Glas nicht mehr richtig und ruhig an die Lippen bringen kann, er kann
keine Nadel einfädeln, kann nicht zuknöpfen usw. Seine Schrift ist entsprechend
verändert. Beim Finger-Naseversuch wird grob vorbeigefahren.

Eine eigenartige Bewegungsunruhe an den Fingern wird gelegentlich beim
Vorstrecken beider Arme mit geschlossenen Augen beobachtet. Während der
Gesunde seine Arme vollkommen ruhig ausstrecken und eine Zeitlang in dieser
Lage halten kann, treten beim Tabiker bald gröbere Schwankungen nach oben
und unten oder nach der Seite auf, wobei die Finger abwechselnd gebeugt oder
gestreckt werden. Oppenheim hat zuerst auf diese zum Teil *athetoseähnliche
Überstreckungen* der Finger hingewiesen; auch kommt es dabei gelegentlich zu
vermehrter Pronationstendenz der in Supination gehaltenen Hände oder zum
paradoxen Abweichen der Hände nach der Gegenseite (Hoff und Schilder).
Man hat diese Störungen weniger auf die Affektion des Hinterwurzelhinterstrangssystems bezogen, als vielmehr als Störung der spinocerebellaren Fasern und
damit als Störung der Kleinhirnfunktion aufgefaßt. Eine scharfe Trennung
ist hier schwer durchführbar. Für alle ataktischen Störungen des Tabikers
gilt gegenüber der cerebellären Ataxie, daß sie bei geschlossenen Augen zunehmen,
d. h. deutlicher werden.

Schon im Kapitel Sensibilitätsstörungen wurde darauf aufmerksam gemacht,
daß gerade im ataktischen Stadium das Lagegefühl stark beeinträchtigt ist,
während die Hautsensibilität noch relativ gut sein kann. Man hat aber, wenn
auch selten, schwer ataktische Kranke beobachtet, die weder Sensibilitätsstörungen noch Lageempfindungsstörungen aufwiesen (Erb, Mann). Die Ataxie
pflegt symmetrisch an den Extremitäten zu sein, nur sehr selten kommt sie
einseitig vor. Bei ganz fortgeschrittenen Fällen kann sie gelegentlich auch
gleichmäßig alle 4 Extremitäten ergreifen.

Eine besondere Form stellen jene Fälle dar, bei welchen sich die Ataxie
plötzlich, ja manchmal sogar als erstes und einziges Symptom entwickelt. Bei
solchen *akut auftretenden ataktischen Störungen* sollen schwere Liquorveränderungen (starke Zell- und Eiweißvermehrung) mit paralyseähnlichen Kurven die
Regel sein. Ihr Auftreten kann dabei innerhalb weniger Stunden bzw. Tage
erfolgen und so eine akute Polyneuritis vortäuschen. Französische Autoren
(de Court) haben eine Meningoradiculitis inflammatoria syphilitica dafür verantwortlich gemacht. Auffallenderweise ist die Prognose dabei gar nicht infaust, sondern diese akut ataktischen Erscheinungen können sich in relativ
kurzer Zeit wieder zurückbilden.

Hinsichtlich der Pathophysiologie der Ataxie sei auf die allgemeine Symptomatologie verwiesen. Die Affektion des Hinterwurzelhinterstrangssystems
bei gleichzeitiger Schädigung der zur Clarkeschen Säule verlaufenden zentripetalen Fasern erklärt hinlänglich ihr Zustandekommen. Außer dieser indirekten
Störung der Kleinhirnfunktion kommt der Wegfall der mittels des Hinterstrang-
hinterwurzelsystems die motorischen Erfolgsorgane beeinflussenden afferenten
Reize zur Geltung. Wenn man die Ataxie als vornehmlich sensorische Ausfallserscheinung wertet, so darf auf der anderen Seite die aus dem Untergang bestimmter cerebellopetaler Fasern resultierende Beeinträchtigung der Funktion
des in die motorische Regulation eingeschalteten Kleinhirns nicht vergessen

werden. Die zweifellos berechtigte Unterscheidung zwischen cerebellarer und spinaler Ataxie erfährt durch diese Tatsache keine Einschränkung, sondern es wird damit nur das Verständnis erleichtert für die der Tabes sehr nahestehende FRIEDREICHsche *Ataxie*, bei welcher nicht nur die Hinterstränge, sondern auch die Kleinhirnseitenstränge befallen werden; bei welcher außerdem Störungen der bewußten Sensibilität fehlen können. Dieser Parallelismus gibt uns wiederum eine Erklärung für jene Fälle von tabischer Ataxie, bei welchen keine wesentlichen Sensibilitätsstörungen, auch nicht solche des Lagegefühls nachweisbar, sind.

Bei der Ataxie sind gewisse *psychische Komponenten* von Bedeutung, die sich beim Tabiker aus der Erkenntnis seiner Ungeschicklichkeit entwickeln und so seine Unsicherheit beim Gehen und Stehen noch wesentlich erhöhen. Dank der Übungstherapie ist es oft möglich, diese psychischen Einflüsse zu unterbinden und dem Kranken das nötige Selbstvertrauen zurückzugeben, wodurch eine wesentliche Besserung erreicht werden kann. Darauf machte lange vor Einführung der Übungstherapie v. STRÜMPELL aufmerksam. Ein Rückgang der Ataxie kann auch spontan, und zwar nicht nur bei den schon beschriebenen akuten, sondern auch bei chronischen Formen erfolgen. Die von verschiedenen Seiten schon früher, so von WERNICKE, neuerdings von SCHACHERL, beobachtete Besserung der Ataxie nach Einsetzen von Pyramidenbahnerkrankung oder nach Hemiplegie (Apoplexia cerebri) dürfte darauf zurückzuführen sein, daß die so zustande gekommene Hypertonie der Muskulatur die ausfahrenden Bewegungen mildert und sie dadurch gemäßigter erscheinen läßt. Es wäre aber irrig, daraus den Schluß zu ziehen, daß die Ataxie in erster Linie durch die Hypotonie bedingt sei (Abb. 29).

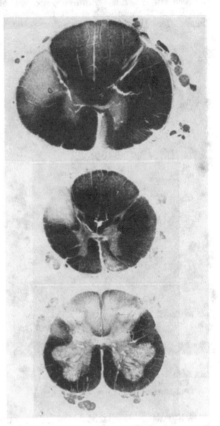

Abb. 29. Tabes lumbalis mit Hemiplegie. Die Schnitte zeigen die Pyramidenseiten- und Vorderstrangdegeneration, die sich bis ins Lendenmark hinab verfolgen läßt. Im Lendenmark außerdem typischer tabischer Befund innerhalb der Hinterstränge. Der Patient bot auf der einen Seite einen fehlenden Patellarsehnenreflex, auf der anderen Seite war entsprechend der Pyramidenschädigung der Reflex gesteigert und die Ataxie erheblich vermindert. (Präparat aus der Sammlung der Nervenklinik Hamburg, Prof. PETTE.)

f) Die Störungen des motorischen Systems.

Obgleich im allgemeinen bei schwerer Ataxie die Muskelkraft als solche vollkommen erhalten ist, gibt es doch schwere Ataxien, bei welchen die Störung im Zusammenspiel von Agonisten und Antagonisten so weit geht, daß eine Muskeltätigkeit praktisch überhaupt nicht mehr möglich ist. Solche „*Pseudoparesen*" fesseln den Patienten dauernd ans Bett und leiten jenes Stadium ein, das man das „*paralytische*" nennt. Nun gibt es bei der Tabes in einem gewissen, wenn auch kleinen Prozentsatz — nach KINO und STRAUSS in 4—8% aller Fälle — auch *echte Muskelatrophien* vom Typ DUCHENNE-ARAN.

Ihre Entstehung führt man auf eine direkte Schädigung der motorischen Vorderhornzellen zurück. PETTE hat diesen Parenchymprozeß der grauen Substanz jenem der Paralyse in der Großhirnrinde analog gesetzt. Andere Autoren dagegen glauben auf Grund anatomischer Befunde an eine Schädigung der vorderen Wurzeln bzw. der peripheren Nerven (DÉJERINE, NONNE). Um eine spezifische tabische Erkrankung dürfte es sich dabei nicht handeln, wenn auch RICHTER annimmt, daß das tabische Wurzelgranulom als Urheber auch dieses Prozesses anzusehen ist. Erinnern wir uns nur an die amyotrophische Lateralsklerose auf luischer Grundlage, die pathologisch-anatomisch nichts mit der Tabes gemein hat. Vermutlich handelt es sich bei solchen myatrophischen Tabikern um eine Kombination. Neben der Hinterstranghinterwurzelaffektion liegt noch eine gewisse konstitutionelle

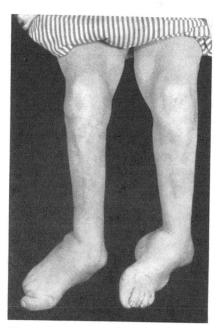

Schwäche des peripheren motorischen Neurons vor, seine Läsion ist weniger auf das Konto des tabischen Prozesses zu setzen, sondern beruht auf einer besonderen Vulnerabilität gegen eine mehr allgemeine, luische Noxe. SCHAFFER glaubt, daß neben diesen eben genannten Faktoren dem Zugrundegehen der zum Vorderhorn verlaufenden Fasern, die reflektorische Impulse dorthin leiten, eine besondere Bedeutung beim Entstehen dieser Amyotrophien zukomme.

Die Atrophien treten meistens zuerst an den kleinen Handmuskeln, an den Unter- und Oberarmen in Erscheinung; doch gibt es alle möglichen Kombinationen mit Lähmungen der Brust-, Bauch- und Rückenmuskeln, daneben Bilder, die an die „neurotische Muskelatrophie" erinnern. Fibrilläre Zuckungen sind häufig. Die elektrische Untersuchung pflegt nur eine quantitative Herabsetzung, selten eine typische Entartungsreaktion zu zeigen; doch wurde letztere beobachtet von SCHAFFER und von PETTE. Ein schnelles Fortschreiten unter Beteiligung sämtlicher Muskeln mit baldigem Exitus wurde von DÉJERINE gesehen. Im allgemeinen beeinflußt jedoch die Myatrophie den Verlauf der Tabes nicht ungünstig (MANN).

Abb. 30. Tabische Arthropathie beider Fußgelenke. Siehe auch Röntgenbild (Abb. 31). (Aus der 1. Med. Univ.-Klinik Hamburg, Prof. BERG. Beobachtung des Herrn Dr. DOHMEN.)

Gelegentlich beobachtete plötzlich auftretende Paraplegien dürften in den meisten Fällen auf Zirkulationsstörungen, bedingt durch endarteriitisch-syphilitische Prozesse, zurückzuführen sein, ebenso die hie und da vorkommenden Hemiplegien. Den schon oben erwähnten choreiformen, myoklonieartigen Bewegungsstörungen, die O. FOERSTER als „Extremitätenkrisen" bezeichnet und die am Zwerchfell zu lästigen Singultusanfällen führen können, schließen sich noch andere unwillkürliche *athetotische* Bewegungen, besonders an den Fingern und rhythmisches Zittern an. Die ersteren wurden schon im Kapitel Ataxie besprochen und gehören zu den „Spontanbewegungen OPPENHEIMs". Andere Kombinationen wie solche mit extrapyramidalen Bewegungsstörungen (Parkinsonismus, striopallidäre Symptome) dürften ihre Entstehung rein zufälligen, meist luischen Gefäßprozessen verdanken.

g) Störungen trophischer Art.

Trophische Störungen spielen bei der Tabes eine wichtige Rolle. Sie manifestieren sich nicht nur an den ektodermalen Gebieten (Haut, Nägel, Haare), sondern an den Schleimhäuten und am Skeletsystem, hier insbesondere an den Gelenken. Wir wollen die letzteren, weil sie am häufigsten vorkommen, zunächst besprechen. Schon CHARCOT hat sie ausführlich beschrieben; man hat sie deshalb auch als CHARCOT*sche Arthropathien* bzw. als CHARCOTsche Krankheit benannt. Das ataktische Stadium ist ihre Domäne, doch kommen sie ohne Ataxie, zuweilen bereits im Frühstadium, vor. Am häufigsten ist das Kniegelenk befallen, vielfach Hüft- und Schultergelenk, Ellenbogen- und Handgelenk, auch das Fußgelenk sowie die Gelenke des Mittelfußes. Als seltene Lokalisation für die tabische Arthropathie gilt die Erkrankung der Metacarpophalangealgelenke. Oft sind die Gelenke symmetrisch befallen. Auch mehrere Gelenke können gleichzeitig erkrankt sein. Bei Männern wird die Arthropathie dreimal so häufig wie bei Frauen gesehen. Die früher aufgestellten drei Stadien, nämlich das *„Latentbleiben"*, das der *„plötzlichen Verschlimmerung"* und das

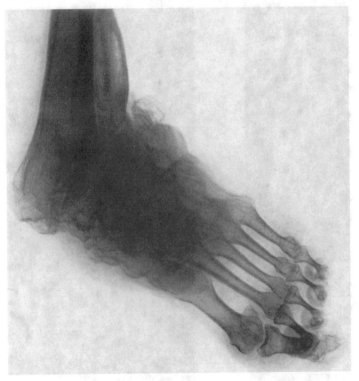

Abb. 31. Schwerste tabische Arthropathie der Fußgelenke. Röntgenaufnahme der Kranken der Abb. 30. (Aus der Sammlung der Univ.-Röntgeninstuts Hamburg, Dozent Dr. PRÉVÔT.)

der *„sekundären Gelenkveränderungen"* lassen sich in dieser Form nicht aufrecht halten, seitdem man die Gelenke röntgenologisch untersuchen konnte. Heute können wir einen Gelenkprozeß in seinem frühesten Beginn erkennen, so daß das Stadium der „Latenz" einen sehr dehnbaren Begriff darstellt. Wichtig ist die *Schmerzfreiheit*; selbst bei röntgenologisch nachweisbarer hochgradiger Strukturveränderung braucht dem Kranken seine Gelenkaffektion noch gar nicht bewußt zu werden. Erst wenn sich ein starker Hydrops mit entsprechender Verunstaltung einstellt, fällt sie ihm auf. Im Frühstadium kann ein einseitiger blander, zur spontanen Rückbildung neigender Hydrops das erste Symptom sein (WEIL und BOURGEOIS). Man hat auch gelegentlich akut entzündliche tabische Arthropathien beobachtet, die septische Erscheinungen boten. Bei der Autopsie soll es sich um echte syphilitische Arthritiden gehandelt haben (Literatur: TATERKA, LEMIÈRE-KINDBERG-DESCHAMPS). Nicht unwichtig ist die Tatsache, daß Ataxie und Analgesie in der betreffenden Extremität

nicht vorhanden sein müssen. Auch kleine Traumen können eine bis dahin
latent gebliebene Gelenkerkrankung manifest machen. Die Beurteilung der
Zusammenhangsfrage in der Unfallbegutachtung versetzt den ärztlichen Gutachter oft in große Verlegenheit. Schon geringfügige Unfälle genügen, um starke
Destruktionen hervorzurufen. Dies hängt damit zusammen, daß der Gelenk-
sinn und die Muskelmetrie, die gerade beim Abfangen, d. h. Bremsen von
heftigen Erschütterungen und Stößen, wie sie das tägliche Laufen, Springen

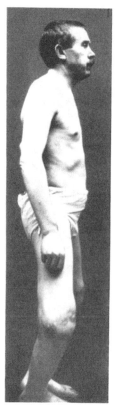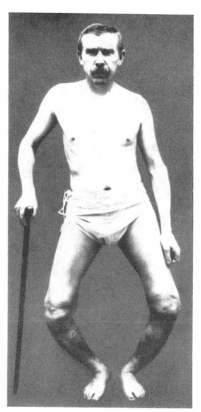

Abb. 32. Schwere beiderseitige Arthropathie der Kniegelenke mit grotesken Deformitäten bei einem Tabiker
(Aus der Sammlung NONNE der Nervenklinik Hamburg-Eppendorf.)

usw. mit sich bringen, den Ausschlag geben, verlorengegangen sind. Der Verlust der schmerzleitenden Fasern der Gelenkinnenhaut dürfte aber allein nicht
maßgebend sein. Gerade bei der tabischen Arthropathie offenbart sich die
Schwere eines Rückenmarksdegenerationsprozesses, weil die Ganzheit eines zentripetal leitenden Fasersystems betroffen ist. Hier sind nicht nur eine, sondern
mehrere Faserqualitäten geschädigt, von welchen zwar jede eine bestimmte
Aufgabe zu erfüllen hat, deren Zusammenarbeit aber unentbehrlich ist. Nicht
nur die Schädigung des Muskelsinnes, sondern auch die des Gelenksinnes und
schließlich die des Schmerzsinnes und der Trophik wirken sich bei der tabischen
Arthropathie zusammen aus.

Der destruktive Knochenprozeß führt manchmal zu geradezu grotesk wirkenden Verunstaltungen (vgl. Abb. 32), die um so mehr imponieren, als sie
mit keinerlei Schmerzen verbunden sind. Im Röntgenbild finden sich bei stärker

veränderten Gelenken eigenartige Kapselverkalkungen und massenhaft sog. freie Gelenkkörper. Auch in den sehnigen Ansätzen des Muskels und in der Umgebung der Gelenke finden sich kleinste Kalkschatten. Eine intraartikuläre Fraktur spricht beim Vorhandensein einer schweren deformierenden Arthropathie immer für Tabes (HOLL). Die Zerstörungen mancher Gelenkbestandteile sind zuweilen so ausgedehnt, daß diese schließlich förmlich aufgelöst werden und verschwinden, wie z. B. am Humerus- oder am Femurkopf. Die Gelenkflüssigkeit zeigt fast durchweg negative Wa.R. Differentialdiagnostisch ist die Abgrenzung gegenüber der Arthropathia deformans bei Berücksichtigung der Schmerzfreiheit nicht schwierig, während röntgenologisch die Prozesse bei beiden völlig übereinstimmen können. Einen Unterschied gegenüber den Syringomyeliegelenken gibt es nicht, doch hilft hier die Feststellung der übrigen Symptome.

Eine besondere Besprechung erfordert die Arthropathie der *Wirbelsäule*. Es gibt Fälle, bei welchen eine plötzliche Spontanfraktur oder Subluxation bei nur geringfügigem Trauma ein typisches Kompressionssyndrom auslösen. Am häufigsten ist bei der tabischen Arthropathie die unterste Lendenwirbelsäule verändert. Charakteristisch ist das Fehlen

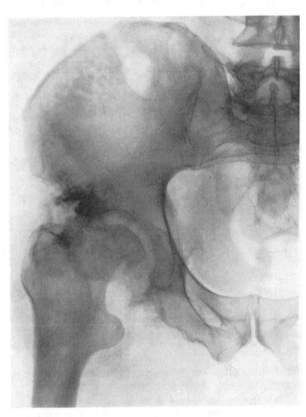

Abb. 33. Tabische Hüftarthropathie mit stärkeren Knochenwucherungen am oberen und unteren Pfannenrand und mit teilweiser Zerstörung des Femurkopfes. (Aus der Sammlung des Univ.-Röntgeninstitutes Hamburg, Dozent Dr. PRÉVÔT.)

einer reflektorischen Bewegungseinschränkung der Wirbelsäule, wie wir sie bei allen anderen Wirbelsäulenprozessen antreffen können. Erkrankt sind meist mehrere Wirbel. Auf Röntgenaufnahmen fällt neben der starken Spangenbildung, wie sie auch die Arthritis deformans kennzeichnet, die Verkleinerung und Entkalkung der Wirbelkörper, in fortgeschrittenen Stadien das Vorkommen von Knochentrümmern in der unmittelbaren Umgebung des zerstörten Wirbels auf. Als Endstadium der tabischen Spondylarthrose finden sich häufig ausgeprägte Kyphoskoliosen, die zu einem Kleinerwerden des Kranken führen.

PAPE hat zur besseren Übersicht und zur Erleichterung der differentialdiagnostischen Abgrenzung vier Formen der tabischen Wirbelsäulenarthropathie unterschieden:

1. Die atrophische Form ohne lokalisierte Destruktionsherde.
2. Die atrophische Form mit lokalen Destruktionsherden, ähnlich der beim Trauma, oder bei der Tuberkulosespondylitis.

3. Die hypertrophische Form mit Exostosen mit Sklerosen nebst Destruktionsherden.
4. Die hypertrophische Form mit paravertebralen Verkalkungen.

Einen weiteren Ausdruck einer trophischen Ernährungsstörung des Knochens stellen die *Spontanfrakturen* dar. Sie liegen in den meisten Fällen aber intraartikulär und gehören zu den Arthropathien. Die unteren Extremitäten sind ihr häufigster Sitz. Auch hier ist die Schmerzfreiheit das führende Symptom. Mächtige Callusmassen bei starken Pseudarthrosebildungen führen zu Verunstaltung der Extremitäten. Nicht selten kommt es zu multiplen Spontan-

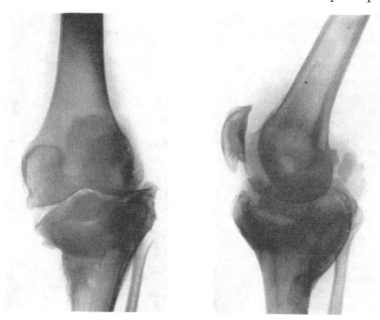

Abb. 34. Tabische Arthropathie des Kniegelenkes. Hier schwebte ein Verfahren wegen angeblichen Traumas.
(Aus der Sammlung des Med. Röntgeninstituts Hamburg-Eppendorf, Dozent Dr. Prévôt.)

frakturen, oft nach nur geringfügigen Traumen, z. B. bei ungeschickten Bewegungen beim Aufstehen usw.

Die Genese der tabischen Arthropathie bildet in der Literatur ein sehr umstrittenes Kapitel. Wir haben oben schon darauf hingewiesen, daß diese Arthropathie am ehesten mit der Annahme einer Läsion der trophischen Fasern in Einklang zu bringen ist und daß sie nicht einfach durch die Störung der Schmerzleitung oder des Muskel- und Gelenksinnes einesteils, der Ataxie und der Hypotonie andernteils hervorgerufen wird. Gegen die ursächliche Rolle der Ataxie spricht das Auftreten von Arthropathien auch im präataktischen Stadium. Im übrigen zwingt uns schon der Vergleich mit dem Syringomyeliegelenk, das sich klinisch und röntgenologisch von dem der Tabes nicht prinzipiell unterscheidet, der Theorie von der rein neurogenen, d. h. trophoneurotischen Natur der Gelenkaffektion zuzustimmen. Man hat versucht, in der tabischen Arthropathie nichts weiter als eine Abart der gewöhnlichen Arthritis deformans zu sehen, die sich auf luischer Grundlage entwickelt (Risak, Torelli). Andere Autoren legen besonderen Wert auf den Nachweis syphilitischer Gefäßveränderungen innerhalb der Gelenkkapseln und Gelenkbänder (Levy, Faure-Beaullie und Bruhn). Auch infektiösen Momenten hat man eine maßgebliche Rolle eingeräumt. Zwar sollte die tabische Innervationsstörung das Primäre sein, aber der dadurch entstehende Locus minoris resistentiae sollte der Ansiedlung von Keimen Vorschub leisten (Siemens, Cohen, Delbet, Cartier). Alle diese Erklärungen scheitern an dem Vergleich mit der Syringomyelie, bei welcher dieselben Gelenkveränderungen *ohne* luische Endarteriitis und *ohne* andere Infektionen sich bilden. Noch sehr umstritten ist die Frage des primären Gelenktraumas. Man denkt dabei nicht nur an schwere Gewalteinwirkungen, sondern vielmehr an die Bedeutung geringfügiger Erschütterungen, die ein gesundes Gelenk nicht beeinträchtigen würden. Bei der Gewebsminderwertigkeit des tabischen Gelenkes, die sich als Folge der Denervation einstellt, käme es leicht zu Weichteilrissen oder Infraktionen am Knochen, die dann sekundär zu Entzündungen und Deformierungen führen würden (KIENBÖCK).

Für die trophoneurotische Genese sprechen übrigens noch andere an der befallenen Extremität zu beobachtende vegetative Störungen wie solche der Zirkulation und der Schweißsekretion, wie wir ihnen bei der Syringomyelie ebenfalls begegnen. Inwieweit die tabische Noxe bei der Arthropathie primär die mit den hinteren Wurzeln verlaufenden efferenten trophischen Fasern, die bekanntlich denselben Weg wie die vasodilatorischen und sekretorischen Fasern nehmen, lädiert oder ob sie an den vegetativen *Zentren* in der grauen Substanz des Rückenmarkes selbst angreift, ist noch nicht klar. Gegen den ersten Modus sprechen die Befunde von RICHTER und HECHST, die diese efferenten Fasern innerhalb der hinteren Wurzeln erhalten fanden.

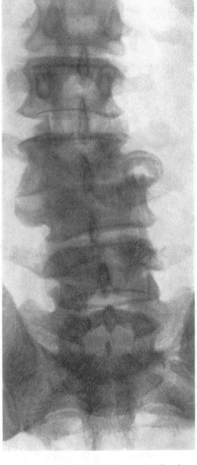

Von den anderen trophischen Störungen ist das *Mal perforant* das bekannteste. Es sitzt am häufigsten an der Fußsohle, und zwar meist an den am stärksten beanspruchten Druckstellen (Zehenballen und Ferse). Anfangs zeigt sich lediglich eine umschriebene Hautverdickung, die dann ulceriert. Es entsteht ein scharf umrandetes, wie herausgestanztes Ulcus ohne jede Schmerzempfindung, das immer tiefer frißt, bis sogar Sehnen und Knochen bloßliegen und sich teilweise abstoßen

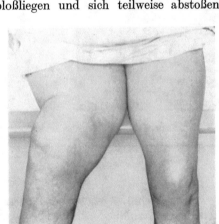

Abb. 35. Tabische Arthropathie an der Lendenwirbelsäule. (Beobachtung aus der Med. Klinik Erlangen, Prof. GREVING.)

Abb. 36. Spontanfraktur des Oberschenkelschaftes mit Arthropathie des Kniegelenkes. (Aus der Sammlung der Nervenklinik Hamburg-Eppendorf, Prof. NONNE.)

bzw. sich als nekrotisch unschwer entfernen lassen. An den Händen, den Wangen, den Gaumenbögen sind solche Geschwüre selten. Von weiteren trophischen Läsionen der Haut sind der *Haarausfall*, das Brüchigwerden und das schmerzlose Ausfallen der *Nägel*, Lockerung und schmerzloser Ausfall der *Zähne* zu nennen. An der Haut selbst kommt vor: *Pruritus, Erytheme, Hyperhidrosis*, kleine *Hautblutungen* und *Herpes*, letzterer besonders als Begleiterscheinung von gastrischen Krisen und lanzinierenden Schmerzen (Abb. 40). Inwieweit auch die gelegentlich bei der Tabes vorkommenden *peptischen Ulcera der Magenschleimhaut* als trophisch bedingt aufzufassen sind, ist noch nicht entschieden. In Analogie zu geschwürigen Prozessen im Magen - Darmkanal bei anderen cerebralen und Rückenmarksprozessen, die Cushing auf eine Störung der vegetativen Zentren bzw. der zu diesen hin- und von ihnen wegleitenden Bahnen beziehen möchte, liegt ein derartiger Schluß jedenfalls nahe.

Die *starke allgemeine Kachexie*, die bei schweren Fällen zuweilen den letalen Ausgang einleitet (sog. „*marantische Tabes*"), dürfte eine eigentliche trophische Störung wohl nicht darstellen. Man kann sie sich schlecht durch eine Läsion, wenn auch noch so zahlreicher Nervenfasern erklären. Näher liegt es hier, Komplikationen von seiten der innersekretorischen Apparate anzunehmen (Abb. 41).

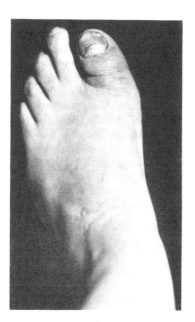
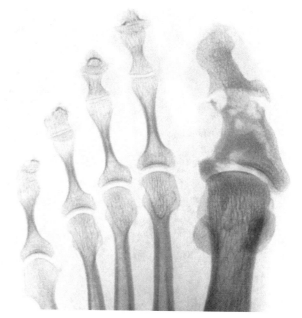

Abb. 37. Isolierte tabische Arthropathie des mittleren Großzehengelenkes. Es bestanden keinerlei Schmerzen trotz einer leichten lividen Verfärbung der Haut. Patient hatte außerdem eine mittelstarke Ataxie bei Areflexie und reflektorischer Pupillenstarre. (Aus der Univ.-Nervenklinik Hamburg, Prof. Pette, und dem Univ.-Röntgeninstitut, Dozent Dr. Prévôt.)

h) Psychotische Erscheinungen.

Das Auftreten psychotischer Zustandsbilder stellt uns bei der Tabes oft vor große differentialdiagnostische Schwierigkeiten; denn der Gedanke an eine gleichzeitig bestehende Paralyse ist schon angesichts der Verwandtschaft beider Prozesse und der ihnen gemeinsamen Pupillenstörungen und Reflexanomalien sehr naheliegend. Obwohl man bei der Paralyse tabische Symptome, insbesondere Hinterstrangs- und Hinterwurzelerscheinungen häufig antrifft — nach manchen Autoren diese sogar in $3/4$ aller Fälle auch anatomisch nachweisbar sind —, so ist doch das Vorkommen *klinischer* paralytischer Symptome bei oder im Gefolge einer Tabes ungleich seltener. Wenn charakteristische Zeichen der Paralyse, z. B. Größenideen, Verfall der Persönlichkeit, Sprach- und Gedächtnisstörungen auftreten, ist die Diagnose progressive Paralyse nicht schwierig. Hier weist auch das paralytische Liquorsyndrom, insbesondere der Ausfall der Goldsol- und Mastixkurve, das Verhalten der Wassermannschen Reaktion usw. meistens auf den rechten Weg. Die Kombination mit Paralyse ist in allen Stadien der Tabes möglich, man nennt sie die Taboparalyse. Die nichtparalytischen Psychosen, die man früher als *Tabespsychosen* sui generis auffaßte, gelten nach moderneren Anschauungen (BOSTROEM) lediglich als exogene Psychosen im Sinne BONHOEFERs. Sie sind nicht der Ausdruck einer besonderen tabischen Erkrankungsform der Großhirnrinde, denn auch ihr anatomisches Substrat ist kein einheitliches. Der oder jener Tabiker bekommt seine Psychose nicht weil er Tabiker ist; diese könnte sich bei ihm als dem konstitutionell Belasteten ebenso auch anläßlich einer schweren Herzinsuffizienz, Anämie usw. einstellen. Ob es berechtigt ist, ihre Entstehung auf eine Hirnlues zurückzuführen, erscheint angesichts der Verschiedenheit der anatomischen Befunde einzelner Autoren (SIOLI, HALLERVORDEN, SCHRÖDER, JAKOB) sehr zweifelhaft. In klinischer Hinsicht sind sie häufig durch paranoid-halluzinatorische oder depressive Zustände charakterisiert. JAHNEL betont, daß gelegentlich eine solche „Tabespsychose" sich bei der Sektion dennoch als Paralyse herausstellt.

i) Störungen von seiten der inneren Organe.

a) Verdauungsorgane. Auf gelegentliche Komplikationen im Bereich der Mundhöhle sei aufmerksam gemacht, die sich in schmerzlosen

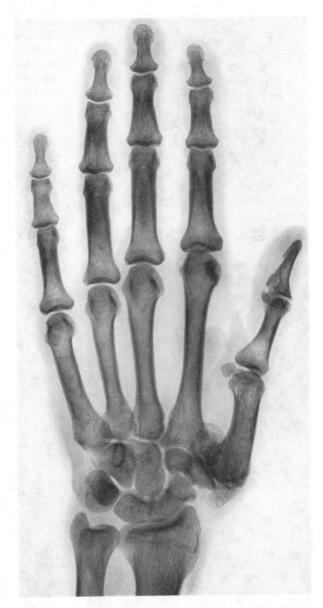

Abb. 38. Tabische Arthropathie am proximalen Metakarpalgelenk des Daumens. Es bestanden außerdem noch schwerste Arthropathien an den Füßen und an der Wirbelsäule. (Eigene Beobachtung am Städt. Krankenhaus Nord, Dortmund.

Zahnausfällen und perforierenden Ulcera (Mal perforans buccal), in Abflachung des Gaumengewölbes, Prognathie des Unterkiefers, abnormer Weite der Mundhöhle, bedingt durch Atrophie des Ober- und Unterkiefers äußern (DUCHANGE). Im übrigen Darmtractus spielen neben den schon besprochenen Krisen und den peptischen Ulcera Störungen der Motilität eine Rolle, die mit Tenesmen oder Diarrhöen oder mit spastischer bzw. atonischer Obstipation einhergehen. Der Stuhl häuft sich bei letzterer vor allem im Sigma und im Colon descendens an, weil die Innervation des Ausstoßungsmechanismus infolge Läsion der aus dem Sacralmark stammenden Nervenfasern gelitten hat (HESS und FALTITSCHEK).

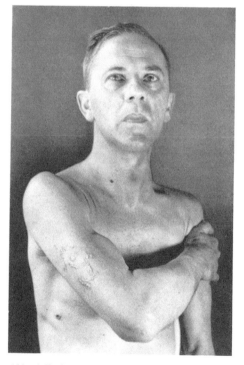

Abb. 39. Tabes. „Mal perforant du pied." (Aus der Sammlung des Herrn Prof. NONNE, Hamburg.)

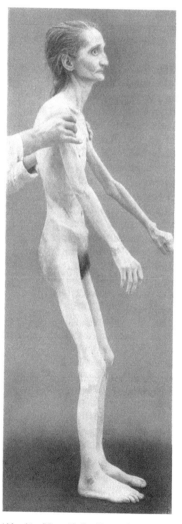

Abb. 40. Typischer Herpes im Bereich von C 6 bei einem Tabiker, der an starken lanzinierenden Schmerzen im rechten Oberarm litt. Die Herpeseruption war zum zweiten Male erfolgt. (Aus der Univ.-Nervenklinik Hamburg, Prof. PETTE.)

Abb. 41. Marantische Form der Tabes. (Aus der Sammlung des Herrn Prof. NONNE, Hamburg.)

β) Herz und Kreislauf. Die mittels größerer Statistiken festgestellte Tatsache, daß Tabiker häufig luische Aortenerkrankungen aufweisen, gibt uns von vornherein für die Klinik wichtige Hinweise. Heute ist es für jeden erfahrenen

Untersucher eine Selbstverständlichkeit, bei einem Tabiker die Aortenklappen sorgfältig zu auskultieren oder umgekehrt bei einer manifest luischen Aortenerkrankung (Aneurysma, Aortenlues) nach tabischen Stigmata zu suchen. Schon STRÜMPELL hat auf das häufige Vorkommen von reflektorischer Pupillenstarre und Areflexie an den unteren Extremitäten bei der Mesaortitis luica hingewiesen. Ebenso werden bei der Paralyse sehr oft Aortenerkrankungen gefunden. Die klinische Erfahrung hat festgestellt, daß die sonst sehr gefürchtete Aortenlues bei der Tabes besonders mild verlaufe. SCHLESINGER meint sogar, daß das Vorkommen tabischer Symptome bei Aortenlues die Prognose der letzteren günstig stellen ließe. Vermutlich handelt es sich jedoch dabei nicht um eine direkte günstige Beeinflussung. Der von manchen Autoren behauptete Antagonismus zwischen diesen Nerven- und Gefäßleiden dürfte seine Erklärung eher in der schonsamen Lebensweise des Tabikers mit seinen an und für sich geringen Anforderungen an das Herz finden. Den Tabiker verurteilt sein Leiden zu Untätigkeit und Ruhe und damit zu geringer Beanspruchung des Herzens. Man hat auch der intensiven antiluischen Behandlung, der ja viele Tabiker nach der Feststellung ihres Leidens unterzogen werden, eine besonders günstige Beeinflussung auf den Aortenprozeß zugeschrieben.

Bisher überschauen wir diese Verhältnisse noch nicht genügend; hinzukommt, daß bei der Sichtung eines größeren Materials für die Tabes und Paralyse einerseits und für die Aortenlues andererseits das bei der Sektion gefundene jeweilige Prozeßstadium zu wenig berücksichtigt worden ist (SCHERER). Auch die Angaben über die Häufigkeit des Vorkommens von Aortenerkrankung bei der Tabes schwanken sehr. Während ältere Statistiken von 10% sprechen (ROGGE und MOLLER an der STRÜMPELLschen Klinik), soll sie nach neueren Autoren in 60% der Fälle vorkommen (KESSLER über 60%). SCHERER stellte bei 19 Fällen ausgesprochener Tabes 14mal eine Aortenlues fest, OSTMANN fand sie nur in 26% aller seiner Tabesfälle.

Der eben erwähnte Antagonismus zwischen der Schwere der Tabes und der Aortenerkrankung gilt aber nur sehr bedingt. Freilich kann auch ein schwer ataktischer Tabiker an der Ruptur eines Aortenaneurysma zugrunde gehen oder ein Tabiker mit schwerer Mesaortitis luica kann tabischen Atemkrisen erliegen. Bei allen Zirkulationsstörungen eines Tabikers denke man an diese Komplikation und fahnde auf Aortenlues, Aorteninsuffizienz oder Aortenaneurysma. Vor einer Verwechslung mit „Herzkrisen" schützt genaue klinische Untersuchung mit Berücksichtigung von Puls- und Blutdruck und eventueller Kontrolle des Elektrokardiogrammes. Eine bei Tabikern nicht selten anzutreffende Tachykardie ist in der Mehrzahl der Fälle ein Symptom luischer Aorten- und Herzerkrankung, doch spielen hier gelegentlich auch bulbäre Störungen bzw. Läsionen des Vagus mit herein. Das gleiche gilt für die eigenartigen Blutdruckschwankungen, die mit auffallender Blutdrucksenkung nach körperlicher Arbeit und bei Änderung der Körperlage einhergehen (STRISOWA). Ein paradoxes Verhalten des Blutdruckes zeigt sich beim Tabiker nach Adrenalininjektionen: Der Blutdruck steigt dann nicht an, sondern fällt (DUMAS, FROMENT, MERCIER).

γ) *Harn- und Geschlechtsorgane. Blasenstörungen* sind gerade im Frühstadium etwas Häufiges. Meist klagen die Kranken über Erschwerung der Blasenentleerung, doch pflegt eine solche erst bei stärkerer Retention aufzufallen. Die Seltenheit des Bedürfnisses zum Urinieren empfindet mancher in Verkennung der Ursache als Annehmlichkeit. Diese Detrusorschwäche — inwieweit ein primärer Sphincterkrampf eine Rolle spielt, ist schwer zu entscheiden — zwingt den Patienten, selbst bei strotzend gefüllter Blase die Bauchpresse zu Hilfe zu nehmen. Der Urin wird trotz des Pressens nicht im Strahl entleert, sondern kommt in kleinen Portionen oder gar tropfenweise, wobei es nicht gelingt, die Blase vollständig zu entleeren. Die *Ischuria paradoxa* ist das weitere Stadium.

Die stark gefüllte Blase fällt schon bei Betrachtung des Abdomens in die Augen. Von einer *Retentio urinae* kann man sich weiterhin vermittels des Katheters überzeugen, wobei ein entsprechender Restharn gefunden wird. Die Blasen-überdehnung wird nicht wie vom Normalen als unangenehm oder schmerzhaft empfunden, sondern wird meist überhaupt nicht bemerkt. Neben solcher Erschwerung der Entleerung kommen auch eigentliche *Inkontinenzerscheinungen* vor, doch sind diese mehr dem Spätstadium eigen: Der Urin tröpfelt spontan ab oder wird bei jeder Steigerung des Bauchinnendruckes wie beim Lachen, Niesen, Husten verloren. Den Angehörigen fällt der unangenehme urinöse Geruch der Kleider auf. Mittels der Cystoskopie läßt sich wie auch bei anderen zentral bedingten Sphincterinsuffizienzen das sog. Schrammsche Zeichen nachweisen, d. h. die Sichtbarkeit der hinteren Harnröhre mit der Mündung der Samenleiter als Folge des klaffenden Sphincters. In fortgeschrittenen Fällen zeigt sich eine Balken- und Divertikelblase und schließlich eine schwere Cystitis, die sich häufig in das Nierenbecken fortsetzt und zur Pyelitis, Pyelonephritis und auch zu Nierenabscessen führt. Auf diese Weise kommt es schließlich zur Urosepsis, die dann die eigentliche Todesursache bildet. Auch Blasenblutungen können, besonders bei den Krisen, auftreten. Die Häufigkeit bei der Blasen-symptome wird im Spätstadium auf 60—65% geschätzt (Fessler und Fuchs).

Zur Erklärung der Blasenschwäche hat man die Veränderungen im Sacralmark bzw. an dessen afferenten Wurzeln herangezogen. Zum Teil lassen sie sich auch durch die Läsion der die viscerale Sensibilität leitenden Fasern erklären, die auf dem Weg über die hinteren Wurzeln (S 2—S 4) hereinlaufen und dann wahrscheinlich sowohl im Vorderseitenstrang als auch im Hinterstrang den Weg nach oben nehmen. Die Degeneration des medialen Hinterwurzelfeldes auch im Conus ist für ihren Ausfall verantwortlich zu machen. Das gleichzeitige Vorkommen von Blasen- und Potenzstörungen und auch von solchen der Stuhlentleerung beweist, daß die Läsion entweder im Conus selbst oder in den zu ihm gehörigen ein- und austretenden Wurzeln und nicht in den peripheren Nerven liegt.

Das *Sexualleben* des Tabikers zeigt oft schon im Frühstadium erhebliche Störungen. Die Abnahme der Potenz und der Libido steht dabei im Vordergrund. Zuweilen wird über mangelnde Ejaculation bei erhaltener Potenz und bei normalem Orgasmus geklagt, weil infolge muskulärer Insuffizienzen die Samenentleerung in die Blase und nicht nach außen erfolgt (Fessler und Fuchs). Im Frühstadium sind gewisse Reizerscheinungen wie lang anhaltender Priapismus ohne Steigerung der Libido nicht selten. Beim weiblichen Geschlecht wird analog der Verlust der Libido und des Orgasmus neben den schon besprochenen Krisen beobachtet. Neben der völligen Anästhesie mit *schmerzlosem Gebärakt* sind *Mammakrisen* mit Galaktorrhöe beschrieben worden. Eine *Indikation zur Schwangerschaftsunterbrechung* ist übrigens durch das Vorliegen einer Tabes nicht gegeben. Es wurden wiederholt Fälle beobachtet, bei welchen trotz vollausgebildeter Tabes wiederholt Schwangerschaft eintrat und die Kinder ausgetragen wurden.

k) Blut und Liquorsystem.

So wertvoll die Wa.R. im Blut für die Luesdiagnose ist, ihr positiver Ausfall bei einem auf Tabes Verdächtigen ist für das Vorliegen einer solchen kein Beweis. Sie sagt uns lediglich, daß eine Lues besteht oder bestand. Nach einer größeren Statistik Nonnes ist sie im Blut bei der Tabes nur in 60—70%, bei der Paralyse dagegen in 90—95% positiv. Wittgenstein fand positive Wa.R. bei der Tabes in etwa 50%, Eskuchen in 59%. Sehr stark positive Reaktionen sind bei der Tabes ein verdächtiges Zeichen auf eine gleichzeitige Aortenlues oder eine andersartige Syphilis.

Die übrige Untersuchung des Blutes weist bei entsprechenden Komplikationen (Mal perforant, Cystopyelitis, Decubitus) eine erhöhte Blutsenkung auf. Zum Bild der stationären

Tabes gehört diese aber nicht. Ähnliches gilt vom Blutbild, das immer nur bei Komplikationen verändert gefunden wird. Bei Krisen und bei lanzinierenden Schmerzen soll zur Zeit der Anfälle Linksverschiebung und Vermehrung der Stabkernigen statthaben (FLEISCHHACKER). Im Serum ergeben sich niedrige Diastasewerte oder ein völliger Mangel derselben, doch gilt dies auch für die Paralyse und für die Lues cerebri (MARCHIONINI und OTTENSTEIN). Begreiflicherweise hat man auch nach anderen Änderungen der stofflichen Zusammensetzung des Blutserums gesucht, aber keine Werte gefunden, die irgendeinen sicheren Schluß über den Stoffwechsel, insbesondere über den intermediären bei der Tabes erlauben. Auch die gefundenen Cholesterin- und Lecithinwerte bieten nichts Charakteristisches (ROSEN, KRASNOW, URTKIN).

Im Liquor pflegt die Wa.R. bei unkomplizierter Tabes oft erst in stärkerer Konzentration (von 0,5 an) positiv zu werden. Positive Reaktionen bei noch stärkeren Verdünnungen (0,1 oder 0,2) legen den Verdacht auf eine gleichzeitig mitvorliegende Paralyse nahe. Immerhin soll in 20% der Fälle der Liquor der Tabiker auch bei 0,2 positiv sein. Bei größeren Liquormengen ist die Wa.R. in 95% positiv (DATTNER); NONNES Angaben lauten ebenso. Allerdings existieren auch andere Zahlen, und zwar soll selbst bei unbehandelten Tabesfällen in 10—20% eine negative Wa.R. vorkommen. Nach meinen Erfahrungen an der Hamburger neurologischen Poliklinik ist die Liquor-Wa.R. *höchstens* in 60% der Fälle positiv! Im übrigen sei darauf hingewiesen, daß bei gesteigerter Permeabilität der Blutliquorschranke, z. B. bei schweren Infektionen, auch die Wa.R. im Liquor positiv sein kann, ohne daß eine Lues des Zentralnervensystems vorliegt (KAFKA, WALTER, DEMME u. a.). Im Frühstadium der Lues wird übrigens in einem gewissen Prozentsatz eine positive Wa.R. im Liquor gefunden, die nach einiger Zeit wieder verschwindet ohne wiederzukehren.

Von besonderer Bedeutung sind die anderen Untersuchungsmethoden, nämlich die qualitativen Eiweißproben (PANDY, WEICHBRODT, NONNE-APELT), die Bestimmung des Gesamteiweißes und die Berücksichtigung der Globulin- und Albuminwerte und deren Verhältnis, der sog. Eiweißquotient nach KAFKA. Besonders wichtig sind auch die Zellzählung und die Kolloidreaktionen, d. h. die Goldsol- und Mastixkurve. Ohne diese feinere Liquoranalyse ist zwar die Diagnose auf Tabes möglich, aber für unser therapeutisches Handeln ist sie derartig wichtig, daß wir uns eine moderne Tabestherapie ohne vorherige Liquoranalyse gar nicht vorstellen können.

Bekanntlich war es RAVAUT, der schon im Jahre 1900, also noch *vor* der Ausarbeitung der Wa.R. und vor der Entdeckung der Spirochäte, die bei der Lues auftretenden Liquorveränderungen studierte. Ihm verdanken wir die Kenntnis der sehr wichtig gewordenen meningealen Veränderungen im Sekundärstadium der Lues ohne sonstige klinisch nachweisbare Symptome. Seit diesen grundlegenden Untersuchungen wissen wir, daß die Zellvermehrung als das früheste Symptom einer luischen Affektion des Zentralnervensystems anzusehen ist, dem sich dann die Eiweiß- und Globulinvermehrung, die Wa.R. und die Kolloidreaktionen anschließen. Inwieweit die Zellvermehrung, die im wesentlichen Lymphocyten betrifft, bei der Tabes durch die Anwesenheit der Spirochäte selbst ausgelöst wird und ob dieser Pleocytose eine größere Erregermenge entspricht, dürfte zum mindesten zweifelhaft sein; es können auch Toxine, die nach HAUPTMANN als hauptsächlichstes schädigendes Agens zu gelten haben, eine Liquorpleocytose hervorrufen. Die von manchen Autoren vertretene Auffassung, die Eiweißvermehrung und die starke positive Kolloidreaktion treten erst dann in Erscheinung, wenn das Parenchym tiefergreifend verändert sei, dürfte allein schon durch das Beispiel der gewöhnlichen Meningitis, bei welcher wir ja gleichfalls einen tiefen Ausfall der Mastix- und Goldsolkurve beobachten, widerlegt sein. Der meningeale Prozeß allein genügt, um Eiweißkörper in verstärktem Maße im Liquor frei werden zu lassen.

Für die Frage der Genese von Tabes und Paralyse sind die von RAVAUT angeregten und durchgeführten Untersuchungen über das Schicksal der Luetiker von besonderer Bedeutung. An großem Material konnte er nachweisen, daß die Mehrzahl der Infektionen der Meningen im 1. und 2. Jahre nach der Ansteckung, später sehr viel seltener vorkommt. Patienten, die einige Jahre nach der Infektion einen negativen Liquor aufweisen, bleiben

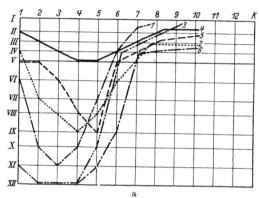

a

No	Phase 1	Pandy	Zellen	W.R. Liquor 1,0 0,2	Blut	Gesamt-eiweiß	Glob.	Alb.	E.Qu.
1	∅	∅	2/3	∅	∅	2,5	0,5	2	0,25
2	∅	∅	8/3	∅	∅	2,6	0,5	2,1	0,24
3[1]	+++	+++	7/3	+++	+++	1,9	0,7	1,2	0,5
4	∅	±	8/3	∅	(∅)	2,1	0,6	1,5	0,4
5	0	±	6/3	+ ∅	(+)	1,8	0,6	1,2	0,5
6	0	0	2/3	0	+++	1,7	0,4	1,3	0,3

[1] 3. Taboparalyse.

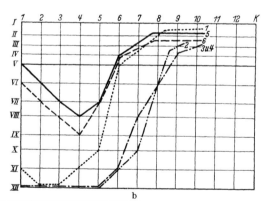

b

No	Phase 1	Pandy	Zellen	W.R. Liquor 1,0 0,2	Blut	Gesamt-eiweiß	Glob.	Alb.	E.Qu.
1	∅	(+)	6/3	∅	∅	2,0	0,5	1,5	0,33
2	+	++	94/3	+ 0		1,9	0,8	1,1	0,7
3[1]	(+)	++	131/3	+++	+++	3,0	1,0	2,0	0,5
4[1]	+	+++	65/3	+++ +	+++	2,5	1,0	1,5	0,6
5	(+)	+	8/3	∅	∅	2,0	0,6	1,4	0,4
6	∅	opal	7/3	∅	∅	2,4	0,4	2,0	0,2

[1] 3 und 4 Taboparalysen.

Abb. 42 a und b. Beispiele von Mastixkurven bei Tabes und Taboparalyse. Unter den Kurven die übrigen Liquorbefunde. Bei Fall 3 in Kurve I und bei den Fällen 3 und 4 in Kurve II handelt es sich um Taboparalysen. (Phase I *Ph.I.*; Gesamteiweiß *Ges.Eiw.*; Globulin *Glob.*; Albumin *Alb.*; Eiweißquotient *E.Qu.*) (Die Untersuchungen wurden im Serologischen Laboratorium der Univ.-Nervenklinik Hamburg-Eppendorf, Prof. PETTE, durchgeführt.)

mit großer Wahrscheinlichkeit von einer Tabes oder Paralyse verschont. RAVAUT teilt seine durch viele Jahre verfolgten Patienten in drei Gruppen ein:

1. Kranke, die seit der Infektion positive Liquorreaktionen aufweisen, ohne neurologische Symptome zu bieten. Nach verschieden langer Zeit wird der Liquor wieder negativ.

2. Liquorpositive Fälle seit der Infektion, die klinische Erscheinungen von seiten des Nervensystems bieten, bei welchen aber sowohl die Liquorreaktionen als auch die neurologischen Symptome (meist basal meningitische Erscheinungen) verschwinden.

3. Kranke, bei welchen sich der positive Liquor dauernd verschlechtert, bis eine ausgeprägte Neurolues (Tabes oder Paralyse) auftritt.

Fehlen dabei zunächst klinische Erscheinungen, so ist es uns nicht möglich, aus dem Ausfall der Liquorreaktionen allein einen Schluß zu ziehen, ob sich eine Tabes oder eine Paralyse entwickeln wird.

Stellt der *negative* Ausfall der Liquoruntersuchung in der Frühperiode der Lues eine gewisse Garantie für das Freisein und Freibleiben des Nervensystems von luischer Erkrankung dar, so zeigt er uns bei Fällen mit klinisch nachweisbaren Symptomen einer Tabes in der Mehrzahl der Fälle einen Stillstand des Prozesses an. Die klinisch nachweisbaren Funktionsausfälle oder Funktionsstörungen sind dann als Narbensymptome zu deuten, eine Auffassung, die für die meisten, aber nicht für alle Fälle Geltung besitzt (NONNE, DREYFUSS).

Das Liquorsyndrom der progressiven unbehandelten Tabes ist im allgemeinen folgendes:

1. Eiweißvermehrung: also positive PANDY- oder NONNE-APELT-Reaktion (sog. Phase I). Das Gesamteiweiß und das Globulin sind erhöht, wenn auch schwächer als bei der Paralyse. Dabei sind die quantitativen Verhältnisse im Durchschnitt nach KAFKA folgende:

a) Nach Fällung mittels ESBACH-Reagens in entsprechend geeichtem Zentrifugenglas: Werte um etwa 2,0 (normal 0,9—1,3),

b) gleiche Mengen Liquor versetzt mit gleicher Menge Ammonsulfat. Ablesen des Globulinniederschlages: Werte um etwa 1,0 (normal 0,3—0,5),

c) der abgelesene Wert (Globulin) wird von dem Wert in a) abgezogen, der erhaltene Rest stellt Albumin dar. Beispiel: Globulin um 0,9 (statt 0,1—0,3), Albumin um 1,1 (statt 0,8—1,0),

d) Eiweißquotient (Verhältnis von Globulin : Albumin um 0,8 (normal 0,25).

Die Zellzählung ergibt in 90% aller Fälle eine Vermehrung meist zwischen 30—60 Zellen, unter welchen die Lymphocyten überwiegen, während Plasma- und Gitterzellen (Makrophagen) selten sind. Die Goldsol-Mastixkurven zeigen oft große Ähnlichkeit mit denjenigen bei der Paralyse, also die stärkste Ausflockung in den ersten Röhrchen. Manchmal kommt es erst im 2.—4. Röhrchen zur Ausfällung, die Kurve ist dann mehr nach rechts verschoben. Der Liquordruck ist meist erhöht.

Die im letzten Jahrzehnt ausgebauten besonderen Methoden zur Bestimmung der Permeabilität der Blutliquorschranke wurden in ausgedehntem Maße auch bei der Tabes angewandt. Der mittels der Brommethode (WALTER) nachweisbare Permeabilitätsquotient ist dabei etwas höher als bei der Paralyse gefunden worden. Nach der Behandlung mit Malaria oder mit Pyrifer nimmt die Durchlässigkeit wieder ab (vgl. BLUM).

Für die *Differentialdiagnose* gegenüber der Paralyse ist das Verhalten des Gesamteiweißes und des Globulins wichtig; dort sind diese stärker vermehrt. Der Eiweißquotient liegt um 2,0, bei der Tabes um 0,8. Die Kolloidreaktionen geben bei der Paralyse die stärkste Ausfällung bis zur Entfärbung innerhalb der ersten 4 Röhrchen. Es zeigt sich also eine ausgesprochene linksverschobene Kurve. Bei der Taboparalyse entsprechen die Liquorbefunde denjenigen der Paralyse. Bei der Lues cerebri zeigen sich zwar höhere Eiweißwerte als bei der Tabes, aber vor allem eine Erhöhung des Albumins, so daß der Eiweißquotient tiefer liegt. Die Kolloidreaktionen zeigen bei der Lues cerebri das Maximum der Ausfällung erst im 3. und 4. Röhrchen, die Kurve ist also ausgesprochen nach rechts verschoben.

Aus dem Gesagten ergibt sich die Notwendigkeit der Liquoranalyse gerade für jene Frühfälle oder jene Formes frustes der Tabes, die neben der reflektorischen Pupillenstarre lediglich ein Fehlen der Sehnenreflexe bieten, also Symptome, die auch dem Frühstadium der Paralyse eigen sein können. Es ist auch zu berücksichtigen, daß sich ebenso wie der pathologisch-anatomische Prozeß und das übrige klinische Bild, auch die Liquorverhältnisse im Verlauf einer längeren Beobachtung, insbesondere nach einer Behandlung sich ändern oder Schwankungen unterliegen können. Der Liquorbefund ist nur in bedingtem Maße ein Spiegel der Vorgänge im Gewebe.

1) Verlaufsformen der Tabes.

Die frühere Anschauung, daß jeder Tabiker die bekannten Stadien, nämlich das präataktische, ataktische und schließlich das paralytische Stadium durchlaufen müsse, ist längst verlassen. Nur ein relativ geringer Prozentsatz der Kranken erlebt diesen „klassischen" Zyklus. Im Kapitel Ataxie wurde schon darauf hingewiesen, daß hochgradig Ataktische, die zu Charcots Zeiten die Dauerinsassen der Spitäler darstellten, uns heute seltener zu Gesicht kommen. Schon Strümpell wußte, daß die rudimentären Tabesfälle viel häufiger sind als man früher annahm; und mit dem weiterem Ausbau unserer diagnostischen Methoden sind sie noch häufiger geworden. In der Sprechstunde des Internisten und Neurologen stellen diese Formes frustes die größte Anzahl dar; ihre sichere Diagnose und die therapeutische Indikation bereiten oft Schwierigkeiten. Ohne Liquoruntersuchung sind sie gegen eine Frühparalyse kaum abzugrenzen. Auch wissen wir häufig nicht, ob es sich um eine zum Stillstand gekommene rudimentäre oligosymptomatische Tabes handelt, oder ob wir nur das Frühstadium eines zum Fortschreiten neigenden Prozesses vor uns haben.

Diese Formes frustes sind hauptsächlich durch folgende Symptome ausgezeichnet: Fehlen der Patellar- und Achillessehnenreflexe verbunden mit einem sicher tabischen Symptom wie lanzinierenden Schmerzen oder Krisen. Die Kombination eines Argyll-Robertsonschen Zeichens mit Areflexie und Krisen oder lanzinierenden Schmerzen ist gleichfalls häufig. So kommt es zu ganz verschiedenen Bildern. Sind oder bleiben diese Symptome chronisch, d. h. treten keine neuen hinzu, dann sind wir berechtigt, eine frome fruste der Tabes („Tabes imperfecta") zu diagnostizieren. Der Liquor ist dabei nicht charakteristisch: meist keine oder nur mäßige Zellvermehrung, fehlende oder schwach positive Wa.R. und schwache bzw. nicht hochgradige Ausfällung bei der Kolloidreaktion. Bei früher energisch behandelten Fällen kann der Liquor normal sein. Gelegentlich ist aber auch bei noch unbehandelten derartigen rudimentären Formen der Liquor negativ. Eine exakte Prognose einer „forme fruste" oder „Tabes incipiens" ist nicht möglich; auch ein symptomarmer Tabiker kann ataktisch werden. Im Grunde können wir erst nach dem Exitus des Kranken von einer „stationären Form" der Tabes sprechen (Mann). Weich-brodt behauptet allerdings, daß $^3/_4$ aller Tabiker über das Anfangsstadium nicht hinauskommen.

Eine kurze Zusammenstellung der Symptomatologie dieser „formes frustes" mag die verschiedenen Variationen erkennen lassen:

a) reflektorische Pupillenstarre,

b) Fehlen der Sehnenreflexe, vorwiegend an den unteren Extremitäten, aber auch an den oberen Extremitäten, dort seltener, vor allem bei Tabes cervicalis (Tabes superior),

c) lanzinierende Schmerzen, gastrische Krisen mit oder ohne Sensibilitätsstörungen,

d) lediglich objektive Sensibilitätsstörungen ohne Reizsymptome (Hypalgesie, Hyperästhesie, Analgesie, Nachschmerz, Gefühlsperversionen),

e) Muskelhypotonie,

f) ROMBERGsches Phänomen als frühestes ataktisches Zeichen, dessen Vorkommen keineswegs bedeutet, daß eine schwere Ataxie nachfolgen wird,

g) Liquorsyndrom.

Jedes dieser Einzelsymptome kann sich jeweils zu einem der im Kapitel Symptomatologie aufgezählten hinzugesellen. Auch können noch andere mehr „organspezifische" Erscheinungen hinzutreten, wie Blasen-Mastdarmstörungen, Gelenkerkrankungen, Opticusatrophie oder Augenmuskellähmungen. Selbst das Vorkommen der Kardinalerscheinungen wie der Pupillenstarre und der Areflexie ist nicht 100%ig. Von den Pupillenanomalien lauten die Zahlen auf 70—80%, von dem Verlust der Patellarsehnenreflexe ebenfalls auf 70%, der Achillessehnenreflexe auf 90% aller Fälle.

Zur Diagnose rudimentäre Frühtabes genügt aber schließlich das gleichzeitige Vorkommen einer Pupillenstarre und der Verlust der Achilles- oder der Patellarsehnenreflexe oder aber das Vorhandensein von gastrischen Krisen mit reflektorischer Pupillenstarre. Auch hier gilt der allgemeine Grundsatz: Wer gründlich untersucht, wird häufig mehr Symptome feststellen. Unter Umständen kann die Hodenanalgesie oder das Fehlen des Bulbusdruckschmerzes (HÄNEL) neben charakteristischen Pupillenveränderungen oder neben der Areflexie das einzige Symptom darstellen.

Von *oligosymptomatischer* Tabes pflegen wir zu sprechen, wenn irgendein Organsymptom im Vordergrund steht, wie z. B. Opticusatrophie, Blasenstörungen, Arthropathien, die für den Patienten ein schwerwiegendes Symptom darstellen, wobei die übrigen Tabessymptome wie insbesondere Krisen, Ataxie usw. fehlen. Es gibt, wie oben schon betont, häufig Fälle von tabischer Opticusatrophie oder Arthropathie, bei welchen diese das einzige führende oder imponierende Krankheitszeichen sind. Diese erfahren dann auch in der Folgezeit keine Verschlimmerung durch Hinzutreten anderer schwerer Symptome. Diese symptomenarmen Fälle mit der jeweiligen Organbetontheit des Prozesses (Auge, Gelenke, Mundhöhle, Zähne, Haut, z. B. Mal perforant) frequentieren meist die Sprechstunden der betreffenden Fachärzte, also des Ophthalmologen, Orthopäden, Dermatologen, Chirurgen usw. Das gleiche gilt für den von Magenkrisen Heimgesuchten, der oft lange Zeit als Ulcusträger angesehen wird, bei dem wiederholt Operationen vorgenommen werden, bis eine neurologische Untersuchung die Grundkrankheit aufdeckt.

Das klinische Bild des *ataktischen* Stadiums ist oft sehr wechselnd. Die Ataxie kann früh, sie kann auch spät auftreten. Meist setzt sie langsam ein und schreitet langsam fort. Gelegentlich kommt es aber zu frühzeitigem perakutem Einsetzen der Ataxie, ohne daß sich irgendwelche Vorboten bemerkbar machen (NONNE). Oft sehen wir bei den Vollformen der Ataxie noch andere organspezifische Symptome, wie Mal perforant, Blasenstörungen, Arthropathien, Augenmuskelstörungen usw. Der tabische Prozeß ist hier gewissermaßen am ausgebreitetsten und intensivsten oder, um es anatomisch-pathologisch auszudrücken: Nicht nur wenige, sondern viele Wurzeln bzw. Faserkomplexe des Hinterstrangsystems sind ergriffen. Auch in chronologischer Hinsicht gibt es alle Übergänge vom akuten und stürmisch verlaufenden bis zum schleichend sich entwickelnden, jahrelang dauernden Prozeß. Welche Faktoren im einzelnen hier bestimmend sind, entzieht sich unserer Kenntnis. Zwar gilt für die Mehrzahl der Fälle, daß die Tabes einen langsam verlaufenden, ausgesprochen chronischen Prozeß darstellt, aber es gibt Fälle, wo sich relativ rasch nicht nur eine Opticusatrophie mit Amaurose entwickelt, sondern wo ohne Vorspiel das Drama des ataktischen Stadiums mit Arthropathie oder Mal perforant rasch einsetzt und wo durch Hinzutritt von Komplikationen (Decubitus, Urosepsis) der Tod nicht lange auf sich warten läßt („Tabes acutissima").

Häufig sehen wir eine gewisse Vorliebe der tabischen Noxe für bestimmte Teile des Zentralnervensystems, welche die Aufstellung örtlicher Symptomenbilder rechtfertigt. Die so nach topischen Gesichtspunkten geordneten Grundformen teilt man am besten folgend ein:

1. Die *lumbodorsale* Tabes; gekennzeichnet durch Funktionsstörungen im Bereich der unteren Extremitäten, wie Areflexie, Hypotonie, Ataxie, Gürtelzone, lanzinierende Schmerzen, Krisen.

Bei besonderem Befallensein der *sacralen* Abschnitte (sacrale Tabes) dominieren neben dem Fehlen der Achillessehnenreflexe, vor allem Blasen- und Mastdarmstörungen. Die reflektorische Pupillenstarre wird hier selten vermißt.

2. Die *cervicale* Form, auch Tabes superior genannt. Hier beherrschen die Symptome von seiten der oberen Extremitäten das Bild: Wir sehen Fehlen des Triceps-, Biceps- und Radiusperiostreflexes, Ulnarishyper- und -parästhesien, aber auch Ataxie. Man rechnet hierher auch Erscheinungen von seiten der Hirnnerven, wie bulbäre Lähmungen, Augenmuskelparesen, auch wohl die Opticusatrophie. Die Bezeichnung „Kopftabes" (Rebattu) dient dieser Symptomatologie als Überschrift, dabei ist die reflektorische Pupillenstarre fast immer vorhanden.

Waren für diese Formen mehr segmental-topische Gesichtspunkte maßgebend, so sind die nun aufzuzählenden mehr nach den Erscheinungen von seiten eines bestimmten Organsystems benannt. Wir zählen hierher

a) die *arthropathische* Form, bei welcher die Gelenkerkrankungen im Vordergrund stehen, die im Frühstadium gelegentlich als *einziges* Symptom beobachtet werden,

b) die übrigen *trophischen* Formen wie das Mal perforant,

c) die *myatrophischen* Formen mit den fortschreitenden ausgebreiteten Muskelatrophien vom Vorderhorntyp, und schließlich die

d) *amaurotische* Form, bei welcher die Opticusatrophie das einzige dem Kranken bewußte Symptom ist. Die Behauptung, daß die mit initialem Sehnervenschwund einhergehenden Formen hinsichtlich der übrigen Symptome einen relativ günstigen Verlauf zeigen sollen, wird von Mann bestritten. Ebenso wie bei einer oligosymptomatischen Tabes zuweilen nur eine Arthropathie oder nur ein Mal perforant das einzige Symptom sein kann, so kann auch eine Opticusatrophie lange die führende Erscheinung sein und dadurch die Schlußfolgerung veranlassen, daß durch sie der tabische Gesamtprozeß aufgehalten oder verlangsamt werde.

Die sog. „marantische" Tabes Oppenheims ist wohl nicht auf eine besondere Lokalisation des tabischen Prozesses zurückzuführen. Hier spielen wohl mehr sekundäre Störungen des innersekretorischen Apparates mitherein, die auch durch einen anderen chronischen Prozeß hätten ausgelöst werden können. Bei der sog. „paraplegischen" Form handelt es sich meines Erachtens um eine komplizierende Querschnittserkrankung auf dem Boden einer spezifischen Endarteriitis der Rückenmarksgefäße oder um eine Kompressiva durch arthopatische Veränderungen der Wirbelsäule. Eine solche Paraparese bildet sich gelegentlich völlig zurück.

Eine besondere Besprechung erfordert die *juvenile Tabes*, die sich auf dem Boden einer Lues congenita entwickelt, aber lange nicht so häufig wie die juvenile Paralyse zur Beobachtung kommt (nach Parker ist die juvenile Paralyse zehnmal häufiger als die juvenile Tabes). Die vielfach aufgeworfene Frage, ob sich bei den Eltern der Erkrankten eine Lues nervosa gehäuft vorfindet, wird verschieden beantwortet. Baumgart fand bei 130 juvenilen Tabikern bei beiden Eltern in über einem Drittel der Fälle eines Taboparalyse oder Lues cerebri. Nun sollen solche Familien abgesehen von luischen Affektionen in gehäuftem Maße auch andere Nerven- und Geisteskrankheiten zeigen, was die Bedeutung eines hereditären konstitutionellen Faktors gerade bei der kongenitalen Tabes ins rechte Licht setzt. Als Prädelektionsalter gilt analog zur Inkubationszeit der Tabes und Paralyse des Erwachsenen das 15. bis 20. Lebensjahr, doch wurden Erkrankungen, wenn auch seltener, bei jüngeren, 8—10jährigen Kindern beobachtet (DAUBE u. a.), ebenso auch bei älteren z. B. 30jährigen. Im Vordergrund des klinischen Bildes stehen Augensymptome, an erster Stelle die Opticusatrophie. Rudimentäre Formen sind verhältnismäßig häufig. Im Gegensatz zum Erwachsenen sind motorische Störungen, insonderheit schwere Ataxien selten. Mild verlaufende Formen mit lanzinierenden Schmerzen und Krisen bei Pupillendifferenz bieten gelegentlich große differentialdiagnostische Schwierigkeiten. Blasenstörungen werden in der Hälfte aller Fälle beobachtet (PIERS), ebenso Arthropathien (LERI, ANDRÉ und LIÉVRE). Die Liquorsymptome sind trotz ausgesprochener klinischer Erscheinungen oft nur wenig ausgeprägt (NONNE), insbesondere pflegt die Wa.R. im Liquor noch seltener positiv zu sein als bei der Tabes der Erwachsenen. *Bei der Kontrolle von Kindern von Paralytikern, Tabikern* und *Luetikern* soll sich deshalb der Untersucher nicht nur auf die Blut- oder Liquorkontrolle beschränken, sondern auf latente Zeichen einer Lues nervosa Ausschau halten und beim Antreffen von Pupillenstörungen, Areflexien usw. trotz negativen Liquors an eine juvenile Paralyse oder Tabes denken und seine Therapie entsprechend einrichten. Die Rückbildung tabischer Syndrome ist gerade bei der Lues congenita nach energischer spezifischer Behandlung wiederholt beschrieben worden (KOSTERS u. a.).

5. Differentialdiagnose.

Bei der großen mannigfaltigen Symptomatologie der Tabes, die SCHAFFER veranlaßte, von der Tabes als dem „klinischen Riesen" zu sprechen, ist die Differentialdiagnose ein wichtiges Kapitel. Unter Berücksichtigung des Gesamtprozesses und des Liquorbefundes wird die Diagnose Tabes im allgemeinen keine Schwierigkeiten bereiten. Nur die oligosymptomatischen Formen, die Formes frustes und die Frühstadien lassen sich häufig nur schwer von anderen Krankheitsbildern abgrenzen; doch ist bei solchen Fällen allein schon das Denken an die Möglichkeit einer Tabes die Hauptsache. Auch wird hier die Untersuchung des Liquors meist Klarheit schaffen.

Zunächst sind jene *Polyneuritis*formen zu besprechen, die zur Aufstellung des Begriffes „*Pseudotabes*" führten, also die *alkoholische*, die *diabetische* und die *postdiphtherische* Polyneuritis. Sowohl beim Alkoholiker als auch beim Diabetiker kommen neben der Areflexie an den unteren Extremitäten Pupillenstörungen vor, so daß eine Verwechslung mit der Tabes gegeben ist; so hat man als Folge einer Polioencephalitis (WERNICKE) bei chronischen Alkoholikern gelegentlich eine echte reflektorische Pupillenstarre beobachtet (NONNE, CURSCHMANN) und auch beim Diabetes wird manchmal eine träge Pupillenreaktion gesehen (MANN). Außerdem klagen chronische Trinker häufig über Schmerzen, die den lanzinierenden Schmerzen nicht unähnlich sein können. Eine weitgehende Ähnlichkeit mit der Tabes kann zudem noch infolge Sehstörungen durch partielle Opticusatrophie gegeben sein. Dasselbe gilt für den Diabetes mellitus, bei welchem neben dem Fehlen der Patellar- und Achillessehnenreflexe, Augenmuskelparesen, Schmerzattacken, trophische Störungen (Veränderungen der Nägel) usw. und Impotenz aber auch Störungen des Opticus nicht selten nebeneinander festgestellt werden können. Die Abgrenzung gegenüber

der Tabes ist bei Berücksichtigung der dem Diabetes eigenen Stoffwechselstörungen (Glykosurie, Acetonurie, Hyperglykämie) auch bei jenen seltenen
Fällen von Tabes nicht schwer, bei welchen eine cerebrale Glykosurie besteht.
Bei der Häufigkeit der Lues kann allerdings auch dieser oder jener Diabetiker
und Alkoholiker an einer Forme fruste einer Tabes leiden. Die alkoholische
Polyneuritis bietet differentialdiagnostisch dann keine Schwierigkeiten, wenn
die Vorgeschichte entsprechende Hinweise enthält. Die bei beiden Polyneuritis-
formen paretisch werdenden Muskeln geben eine partielle oder totale Entartungsreaktion, welche nur bei den seltenen Fällen von Tabes mit Myatrophien
nachweisbar ist. Bei dieser lenken aber andere charakteristischere tabische
Symptome auf die richtige Diagnose. Außerdem finden wir bei den Polyneuritiden eine Druckempfindlichkeit der Nervenstämme und Muskeln, die
beim Tabiker fehlt. Bei der mehr ataktischen Form der Polyneuritis, wie sie
im Gefolge der Diphtherie auftritt, hilft uns die Berücksichtigung des Gesamtbildes und die Liquoruntersuchung, außerdem weisen das gleichzeitige Vorkommen von Gaumensegelparesen und Akkommodationsstörungen auf eine
Diphtherie hin. Die Ataxie der postdiphtherischen Polyneuritis ist durch die
relativ rasche Rückbildung ausgezeichnet. Andere toxische „Polyneuritiden"
mit mehr chronischem Verlauf, wie diejenigen bei der Blei- und Arsenvergiftung,
lassen ebenfalls bei der sie charakterisierenden auffallenden motorischen Schwäche
mit totaler oder partieller Entartungsreaktion die Tabes ausschließen. Die
Sensibilitätsstörungen der Polyneuritiden sind im Gegensatz zur Tabes, wo
sie radikulär sind, entsprechend der Verteilung der peripheren Nerven charakte-
sisiert. Auch finden wir bei den Nervenentzündungen so gut wie nie Blasenstörungen, welche bei der Tabes sehr häufig vorkommen. Die trophischen
Störungen sind bei den Polyneuritiden sehr selten und dann besonders eigenartig wie z. B. die Nagelveränderungen bei der Arsenvergiftung, die sog. MEES-
schen Linien.

Zur Differentialdiagnose der Augensymptome bei der Tabes ist dem bei
der Symptomatologie Gesagten nicht viel hinzufügen. Gegenüber anderen
Augenmuskelparesen wie z. B. solchen bei Tumoren der Schädelbasis, der Vierhügelgegend, die gleichfalls mit Pupillensymptomen einhergehen können, ist
die Neigung zur Rückbildung für die Tabes charakteristisch. Lichtstarre
Pupillen werden bei Tumoren nur ausnahmsweise gesehen. Die tabische Opticusatrophie ist gegenüber anderen atrophischen Prozessen am Sehnerven z. B. nach
Stauungspapille, nach Neuritis optica usw. durch die Eigenart der Gesichtsfeldeinschränkung, durch den Spiegelbefund und durch den Nachweis anderer
tabischer Symptome gekennzeichnet. Seitdem die Klinik der Hypophysen-
tumoren jedem Neurologen und Internisten geläufig wurde, spielt der Begriff
der *Pseudotabes hypophysaria* nur eine historische Rolle. Solche Fälle mit
Opticusatrophie und Reflexverlust und positivem Romberg, werden durch den
Nachweis von Fettsucht oder akromegalen Zügen und dem röntgenologisch
veränderlichen Türkensattel, auch wenn wir nichts Näheres über die Veränderungen des Gesichtsfeldes wissen, ohne weiteres von der Tabes zu trennen sein.
Eine reflektorische Pupillenstarre wird außer bei der Tabes gelegentlich auch
nach der epidemischen Encephalitis konstatiert; hier weist uns die Vorgeschichte
oder der Nachweis von extrapyramidalen Störungen (Rigor, mangelnde Mitbewegungen der Arme beim Gehen usw.) auf den richtigen Weg. Auch nach
Hirntrauma gibt es manchmal Pupillenveränderungen im Sinne der unvollständigen reflektorischen Pupillenstarre, die sich unter Berücksichtigung des Gesamtbildes und der Vorgeschichte von der tabischen Pupillenstarre abgrenzen lassen.

Nicht leicht ist gelegentlich die Entscheidung zwischen Tabes dorsalis und
der *funikulären Spinalerkrankung*. Wenn wir die letztere auch am häufigsten

bei der perniziösen Anämie auftreten sehen und dann das Blutbild die Diagnose gestattet, so gibt es doch Fälle von funikulärer Myelose, die ohne perniziöse Anämie verlaufen. Fast nie vermißt man dabei eine Achylia gastrica, während bei der Tabes eine Hyperacidität des Magensaftes häufig beobachtet wird. Zeigen sich wie oft neben der Areflexie und Hypotonie bei der funikulären Spinalerkrankung auch Pyramidenzeichen, dann fällt die Verwechslung mit einer Tabes fort, wenn wir von jenen seltenen Fällen von Tabes absehen, die als Komplikation eine Erkrankung des Pyramidenseitenstranges aufweisen. Die Pupillen sind bei der funikulären Spinalerkrankung fast durchweg normal, nur in seltenen Ausnahmefällen ist eine Lichtträgheit der Pupillen beschrieben worden.

Die FRIEDREICHsche Ataxie ist unschwer von der Tabes zu trennen. Ihr Beginn schon im ersten oder zweiten Lebensjahrzehnt, das gleichzeitige Vorkommen bei anderen Familienmitgliedern, die mehr statische Form der Ataxie, die Skeletdeformitäten wie die Kyphoskoliose und der FRIEDREICH-Fuß, die eigenartige cerebellare Sprache und der Nystagmus sind so charakteristisch, das eine Verwechslung auch mit Fällen von juveniler Tabes kaum möglich ist. An den unteren Extremitäten findet man häufig auch eine Areflexie, aber meist ist auch ein positiver Babinski vorhanden. Lanzinierende Schmerzen fehlen gewöhnlich, ebenso objektive Sensibilitätsstörungen oder Krisen.

Die progressive Paralyse, welche gleichfalls häufig mit Fehlen der Sehnenreflexe und reflektorischer Pupillenstarre einhergeht, ist der Tabes gegenüber durch das charakteristische psychische Verhalten der Kranken gekennzeichnet. Das neurasthenische Vorstadium kann gelegentlich schwer zu diagnostizieren sein, und wird zunächst oft als beginnende Tabes oder Forme fruste einer solchen angesprochen. Der Liquorbefund mit den meist höheren Zellwerten bei tiefem Ausfall der Mastixzacke mit der stark positiven Wa.R. auch im stark verdünnten Liquor klärt aber meist die Situation. Ähnliches gilt für die Lues cerebri, bei welcher ebenfalls die Sehnenreflexe fehlen und die Pupillen im Sinne der reflektorischen oder absoluten Starre verändert sein können. Ihr klinisches Bild mit dem apoplektiformen Einsetzen und flüchtigen Herdsymptomen (Hemiparesen, Aphasien, Apraxien, Augenmuskelparesen) und mit den psychischen Ausfällen (Kritikschwäche, Gedankenarmut, Ängstlichkeit, Reizbarkeit usw.) ist jedoch so charakteristisch, daß eine Verwechslung mit der Tabes kaum in Frage kommt.

Differentialdiagnostisch weniger schwierig sind die mit starken ataktischen Erscheinungen einhergehenden, oft akut einsetzenden Formen der disseminierten Encephalomyelitis oder die mehr oder minder akut auftretenden frischen Schübe einer multiplen Sklerose. Hier hilft uns die Berücksichtigung des Gesamtbildes, vor allem das Fehlen der Bauchdeckenreflexe, die bei der Tabes vorhanden bleiben und sogar lebhaft sein können; eine retrobulbäre Neuritis spricht gleichfalls für multiple Sklerose.

Formes frustes einer Poliomyelitis mit Areflexie an den oberen und unteren Extremitäten lassen sich allein schon nach der Anamnese mit ihrem akuten Infekt, dem Fehlen von Sensibilitätsstörungen und dem Nachweis ausgesprochener Paresen mit Veränderung der elektrischen Erregbarkeit unschwer von der Tabes differenzieren.

Seltenere Krankheiten wie die sog. Ergotintabes, auch Kribbelkrankheit genannt, werden gelegentlich mit der Tabes verwechselt und erfordern deshalb eine eingehendere Besprechung. Ihre Symptomatologie kennen wir seit den klassischen Untersuchungen TUCZEKs. Ihr anatomisches Bild ist prinzipiell von dem der Tabes unterschieden, handelt es sich dabei doch im wesentlichen um einen Prozeß, der dem der funikulären Spinalerkrankung analog zu setzen

ist, bei dem wir also die Hinterwurzeln verschont finden. Das klinische Bild
mit seinem mehr oder minder plötzlichen Beginn, den eigenartigen tetanie-
artigen Konvulsionen und dem anfallsweise auftretenden Ameisenlaufen =
Kribbeln ist sehr charakteristisch. Differentialdiagnostische Schwierigkeiten
gegenüber der Tabes erwachsen eigentlich nur bezüglich der Folgezustände,
die wir beim *chronischen Ergotinismus* sehen. Wir finden dann eine Areflexie,
die auch nach dem Wegfall der Intoxikation bestehen bleibt, außerdem lanzinierende Schmerzen, Gürtelgefühl und Rombergsches Phänomen; daneben
auch Dauerkontrakturen der Finger und Gefühllosigkeit an Händen und Füßen.
Psychische Störungen sind dabei weit häufiger als bei der Tabes; sie äußern
sich in Abnahme des Intellektes, in Angstzuständen, in Depression, in manischen
Bildern, gelegentlich auch in epilepsieähnlichen Zuständen. Hier wird die Diagnose
einer Tabes erleichtert durch die Berücksichtigung der Vorgeschichte, durch
Nachweis der reflektorischen Pupillenstarre und durch die Beachtung des
Liquorsyndroms.

Ähnliches gilt für die bei der *Pellagra* in Erscheinung tretenden spinalen
Symptome, die in Form von Hypalgesien, Gürtelgefühl, Parästhesien, Paresen
besonders in den unteren Extremitäten, auch als träge Pupillenreaktion an
eine Tabes denken lassen. Das chronische Erythem oder pigmentäre Hautveränderungen als Folge desselben an den unbedeckten Hautabschnitten, die
Magen-Darmsymptome (Achylie, Durchfälle) und die Pellagrapsychose (Amentia,
Angstpsychose, Stupor usw.) helfen aber differentialdiagnostische Bedenken bezüglich der Tabes überwinden. Der pellagröse Rückenmarksprozeß ähnelt im
übrigen weitgehend dem der funikulären Spinalerkrankung bei perniziöser Anämie.

Nicht unerwähnt mögen jene *neurasthenischen Zustände* bleiben, die wir
gelegentlich bei Luetikern, die von den Rückenmarks- und Hirnkomplikationen
der Lues gehört haben, beobachten. Wir hören dann z. B. vom Patienten,
daß er von Tenesmen im Bereich der Blase und des Darmes gequält wird, die
uns an die krisenartigen Zustände der Tabes denken lassen. Das Fehlen objektiver Symptome, also eine prompte Pupillenreaktion, gut auslösbare Sehnenreflexe und das Fehlen objektiver Sensibilitätsstörungen läßt das Zustandsbild
kaum verkennen.

6. Prognose.

Über die Prognose der Tabes läßt sich keine allgemein gültige Regel aufstellen; sie wechselt von Fall zu Fall. In früherer Zeit, als man die rudimentären
Formen nicht so häufig diagnostizierte, galt der Satz: die Tabes sei ein pro-
gredientes chronisches Leiden und bestehe im allgemeinen 2—3 Dezennien oder
auch länger. Nach dem Stand unserer heutigen Kenntnisse ist dies dahingehend
zu erweitern, daß es neben den chronischen, sich dauernd verschlechternden
Fällen relativ viele rudimentäre Fälle, eben die sog. Formes frustes von Tabes
gibt. Diese kommen praktisch zum Stillstand bzw. zur Ausheilung, auch wenn
eine reflektorische Pupillenstarre oder ein Reflexverlust bestehen bleiben. Derartige Kranke können dabei an lanzinierenden Schmerzen oder an einer
Blasenschwäche leiden, ohne daß sie in der Ausübung ihres Berufes wesentlich
beeinträchtigt sind. Schon Oppenheim, Nonne, Hitzig u. a. haben auf derartige Fälle aufmerksam gemacht; heute können wir mit Bestimmtheit behaupten, daß derartige Formen viel häufiger als man früher annahm vorkommen. Die Voraussetzungen, welche zu diesen Formes frustes führen, sind
uns jedoch unbekannt. Über ihre Diagnose ist oben schon ausführlich gesprochen
worden, es sei nochmals darauf hingewiesen, daß nur nach einer entsprechenden
zeitlichen Distanz dieser oder jener Fall als wirkliche rudimentäre Tabes angesprochen werden darf, denn gar nicht selten bricht plötzlich bei einem Tabiker,

der bislang nur lichtstarre Pupillen und Areflexie aufwies, ein ataktisches Stadium an, das Leiden verschlechtert sich immer mehr, bis schließlich eine interkurrente Urosepsis usw. den Tod herbeiführen. Die meisten Tabiker erreichen ein relativ hohes Alter. Die Aussichten sind um so günstiger, je später der Prozeß auftritt. Mehr als die Hälfte aller Kranken, bei welchen sich die Tabes erst vom 40. Lebensjahre an manifestiert, werden über 60 Jahre alt (E. MÜLLER). Je mehr Zeit zwischen luischer Infektion und Auftreten der tabischen Symptome verstrichen ist, je günstiger ist durchschnittlich der Krankheitsverlauf. Aber nicht nur die rudimentären Formen können stationär bleiben oder sich nur ganz allmählich verschlechtern, sondern auch schwerere Formen mit Arthropathie, Ataxie usw. können einen jahrelangen Stillstand des Prozesses aufweisen.

Am häufigsten führen Komplikationen wie eine Sepsis bei Decubitus oder Cystopyelitis oder eine schwere Inanition bei langdauernden Magenkrisen zum Tode. Ein tödlicher Verlauf kann dem tabischen Prozeß an sich nur selten zur Last gelegt werden, außer bei bulbären Erscheinungen wie bei Atemkrisen usw. Neben der Sepsis spielen andere interkurrente Erkrankungen wie eine Tuberkulose oder eine Grippe usw. als Todesursache eine große Rolle, außerdem aber auch syphilitische Gefäßerkrankungen, insbesondere die Coronar- und Aortenlues. Bei einem kleinen Teil der Kranken führt eine hinzukommende Paralyse zum Exitus.

Die Rückbildungsmöglichkeit der Einzelerscheinungen ist bei der Besprechung der Symptomatologie und des Verlaufes der einzelnen Formen schon gewürdigt worden. Für die Prognose ist die Lokalisation des Prozesses nicht gleichgültig. So ist bei den cervicalen Formen das Hinzukommen von bulbären Symptomen besonders zu fürchten. Ihre Prognose ist also quoad vitam besonders ungünstig.

7. Behandlung der Tabes.

Der Satz: „Die Prophylaxe ist die vornehmste Therapie" gilt in besonderem Maße auch für die Tabes. Wenn die Tatsache, daß nur ein geringer Prozentsatz aller syphilitisch Infizierter später eine Tabes oder Paralyse bekommen, von vornherein eine gewisse Beruhigung mit sich bringt, so ist eine Überwachung der luischen Patienten unbedingt angezeigt. Diese hat darin zu bestehen, daß nach einer genügend durchgreifenden spezifischen Behandlung (mindestens 6 Salvarsankuren) in gewissen Abständen der Liquor kontrolliert wird, um ein Bild von dem jeweiligen Verhalten der Meningen und des Parenchyms zu bekommen. Nur ein derartiges Vorgehen schützt vor Überraschungen. Besonders wichtig ist die Liquoruntersuchung im 3. bzw. 4. Jahre post infectionem; wissen wir doch, daß in der Frühperiode bei relativ vielen Luetikern positive Liquorreaktionen auftreten, die dank energischer spezifischer Behandlung und auch ohne eine solche wieder verschwinden. Bei einem geringen Teil aber bleibt der Liquor weiterhin pathologisch und aus solchen Fällen sollen sich die Tabes- und Paralysekandidaten rekrutieren. Die Frage inwieweit eine energische spezifische Behandlung überhaupt die Tabes oder Paralyse verhindern kann, ist immer noch nicht restlos geklärt, aber soviel ist sicher, daß die Mehrzahl aller Tabiker und Paralytiker nicht genügend oder überhaupt nicht behandelt wurde. Dies geht aus vielen sorgfältigen Statistiken der letzten Zeit einwandfrei hervor, und allein dieser Umstand läßt die schon besprochenen Theorien GÄRTNERs und WILMANNs von der führenden Rolle der spezifischen Behandlungsmethoden bei der Entstehung von Tabes und Paralyse als völlig unhaltbar erscheinen. Die allgemeine Forderung geht heute dahin, eine einmal festgestellte primäre, sekundäre oder tertiäre Lues, insonderheit auch das Frühstadium energisch spezifisch anzugehen, wenn möglich mittels der von Schreus und Bernstein eingeführten Salvarsansättigungsbehandlung. Mit ihr konnte die liquorpositive Lues in über 50% ganz oder beinahe saniert werden, in 87% wurde der Liquor wesentlich gebessert.

Noch mehr Betonung wird in letzter Zeit auf die Malariabehandlung auch der Frühlues gelegt, für welche besonders Kyrle und dann auch Wagner v. Jauregg eingetreten ist. Schon der Umstand, daß die Malaria so gut wie immer eine Liquorsanierung herbeiführt, läßt sie von vornherein als sehr geeignet erscheinen. Man hat dagegen den Einwand gebracht, es würde die Malariabehandlung gerade bei jenen Fällen, die später trotzdem eine Tabes oder Paralyse bekommen, zu früh und nutzlos verschwendet; aber dem ist abzuhelfen, denn es lassen sich nötigenfalls nicht nur die der Malaria an Wirksamkeit nicht sehr nachstehende Recurrens- oder Rattenbiß- (Sokodu-) Behandlung, sondern auch eine Malaria quartana (Kirschbaum) anwenden. Auch die nicht vereinzelt mitgeteilten Fälle von Tabes oder Paralyse bei Kranken, die früher eine natürliche Malaria durchgemacht hatten, sind nicht als Gegenargument (Margarot und Janbon) anzusehen, denn eine Impfmalaria pflegt nach den Untersuchungen Wagner v. Jaureggs die natürliche Malaria bei der Paralysebehandlung an Wirksamkeit bedeutend zu übertreffen. Wir sind heute zwar noch nicht in der Lage, die Wirkung der Malariabehandlung des luischen Frühstadiums in ihrer besonderen Auswirkung auf die Tabes- und Paralysemorbidität zu überblicken; aber immerhin sind die hier gemachten Erfahrungen schon vielversprechend. Bei der Ungefährlichkeit des Verfahrens ist diese prophylaktische Anwendung jedenfalls durchaus zu verantworten. Von der energischen spezifischen Behandlung des liquornegativen Frühstadiums ist übrigens ebensowenig wie von der Malariatherapie zu befürchten, daß die natürliche Immunkörperbildung leide, wie manche Gegner der energischen frühzeitigen Luestherapie behauptet haben.

Was die Behandlung der *seropositiven* aber *erscheinungsfreien Lues* angeht, bei welcher viele Patienten das Damoklesschwert einer drohenden Tabes oder Paralyse über sich schweben fühlen, sind sich die meisten Autoren darin einig, daß eine Behandlung dann unnötig ist, wenn die Infektion 10 Jahre oder länger zurückliegt und Liquorveränderungen fehlen. Erfolgte die Infektion aber erst vor 3 oder 4 Jahren, dann empfehlen sich energische Kuren in kurzen Zwischenräumen, eventuell eine Fieberbehandlung. Größere Sammelstatistiken[1] der letzten Jahre haben jedenfalls einwandfrei ergeben, daß die beste Prophylaxe der Tabes eine energische Behandlung der Frühlues ist (Carrera an 5000 Fällen!).

Ein allgemein gültiger Behandlungsplan läßt sich für die Tabes selbst nicht aufstellen. Hier kommt es in erster Linie auf ein Individualisieren an. Zwar kann man gewisse Richtlinien geben, aber das Vorkommen besonderer Organerkrankungen, wie z. B. der Opticusatrophie, zwingt uns in der Anwendung von spezifischen und unspezifischen Heilmitteln oft sehr vorsichtig und tastend vorzugehen. Hierin hat sich auch seit der Einführung der Fieber- bzw. Malariatherapie nichts geändert. Während wir bei der Paralyse — nicht nur weil uns der letale Verlauf dazu zwingt — im großen und ganzen fast jeden Fall nach der bewährten Methode 10—12 Fieberattacken durchmachen lassen und dann spezifische Kuren anhängen, verlangt die Buntheit des klinischen Bildes bei der Tabes eine entsprechend mannigfaltige Behandlungsweise. Zudem hat die Erfahrung angesichts der Häufigkeit der Formes frustes und der oligosymptomatischen Bilder gelehrt, daß es relativ viele von vornherein gutartig verlaufende

---

[1] Nach einer Rundfrage in Dermat. Wschr. **1934 I**, 892.

Fälle von Tabes gibt, bei welchen durch eine robuste Behandlung nicht nur nicht genützt wird, sondern vielmehr geschadet werden kann. Während wir bei den inzipienten und nur wenig ausgeprägten Formen der Paralyse möglichst frühzeitig, d. h. sofort nach ihrer Feststellung mit dem stärksten Geschütz, also mit der Malariabehandlung beginnen, fordern die beginnenden Tabesfälle, insbesondere die rudimentären Formen ein sehr vorsichtiges Einschleichen bei Anwendung dieser oder jener Belagerungsart.

Auch die selbstverständlich mit heranzuziehende diagnostische Liquorkontrolle kann nicht immer den Ausschlag geben; die pathologische Anatomie hat uns vielmehr erkennen lassen, daß den tabischen Prozeß geradezu Narben charakterisieren. Das therapeutisch vielleicht noch angreifbare Stadium, in welchem die primäre Läsion durch die Spirochäten oder deren Toxine gesetzt wird, ist meistens schon vorüber, wenn die Kranken zu uns kommen. Bei Berücksichtigung dieser Tatsache ist es verständlich, warum in dem oder jenem Fall das Liquorsyndrom nur wenig ausgeprägt ist oder überhaupt fehlt.

Der Erfolg einer Behandlung ist nach dem eben Gesagten schwer zu beurteilen, nicht nur hinsichtlich der klinischsomatischen Symptome, sondern auch hinsichtlich der humoralen Befunde. Soweit es sich um Ausfallserscheinungen auf dem Boden eines narbigen Prozesses handelt, dürfte eine Besserung überhaupt nicht zu erwarten sein; dies gilt nicht nur für die Pupillenstörungen oder den Reflexverlust, sondern auch für die mehr oder weniger stark entwickelte oder schon länger bestehende Ataxie. Die Lähmung von seiten der Hirnnerven sowie die Inkontinenzerscheinungen von Blase und Mastdarm, die Impotenz und die mehr akut aufgetretene Ataxie sind schon eher einer Therapie zugängig. Von den Liquorbefunden dürfte insonderheit das Verhalten der Zellzahl und das der Eiweißreaktionen Einblicke gewähren; doch erinnere man sich an die weitgehende Unabhängigkeit des tabischen Geschehens von einer nachweisbaren Besserung des Liquorbefundes. Umgekehrt ist auch eine starke Veränderung des Liquors kein unbedingter Beweis für eine Progredienz des Falles, sondern die somatischen Erscheinungen schreiten an sich nur sehr langsam weiter. Eine Liquoruntersuchung muß aber unbedingt durchgeführt werden, ehe man einen Behandlungsplan aufstellt. Ihr Resultat ist nicht nur für die differentialdiagnostische Abgrenzung gegenüber anderen tabesähnlichen Erkrankungen unerläßlich, sondern sie ermöglicht auch die überaus wichtige Feststellung einer gleichzeitig vorliegenden Paralyse. Die Bedeutung des Liquorbefundes für den Generalplan der Therapie mögen die folgenden Leitsätze DATTNERs aus der Schule WAGNER v. JAUREGGs beleuchten:

Bei völlig negativem Liquor — vorausgesetzt, daß die Diagnose Tabes feststeht — ist die Notwendigkeit einer spezifischen Therapie nicht gegeben. Man soll hier nur die unspezifischen Heilmethoden heranziehen. Allerdings erfordern die Sonderformen, d. h. die besonderen tabischen Organsymptome (Arthropathie, Opticusatrophie usw.) jeweils mehr oder weniger kausal wirkende Maßnahmen. Bei schwach positiven humoralen Symptomen (Zellzahl), bei sog. „Übergangsbefunden" ist zunächst, besonders wenn noch keine spezifischen Kuren vorausgegangen sind, eine energische antiluische Behandlung notwendig, am besten eine kombinierte Neosalvarsan-Bismogenolkur, eventuell verbunden mit Pyrifer, Sulfosin usw. Bei schwach positivem Liquor und auch dann wenn die schon durchgeführten Kuren keinen Erfolg gezeigt haben, ist die bisher als wirksamste Behandlungsmethode allgemein anerkannte Malaria- oder Recurrenstherapie einzuleiten. An Hand dieser kurzen Leitsätze wollen wir uns in folgendem den einzelnen Behandlungsmethoden zuwenden.

a) Die spezifisch-antisyphilitischen Heilmittel.

Die Ansichten über den Wert der spezifischantisyphilitischen Behandlung bei der Tabes haben in den letzten 50 Jahren eine Wandlung erfahren. Während man besonders um die Jahrhundertwende dem Quecksilber und dem Jod sowohl bei der Tabes wie bei der Paralyse keinen therapeutischen Effekt zusprach und auch das neu entdeckte Salvarsan sich bei diesen Prozessen nicht durchzusetzen vermochte, hat man nach dem Kriege wieder auf die spezifische Behandlung auch der Tabes zurückgegriffen, ein Standpunkt, der sich trotz der Fieberbehandlung weiterhin behaupten konnte. Entscheidend beeinflußt wurde diese Ära der Tabestherapie von dem unbeirrbar an die günstige Wirkung des Salvarsan glaubenden Leredde, der die Besserung der Liquorbefunde durch das Salvarsan als den direkten Beweis des Behandlungseffektes auf den tabischen Prozeß ansah und mit zähem Optimismus immer wieder für das Salvarsan als *das* Mittel der Wahl eintrat. Deutscherseits war es vor allem Dreyfuss, der die Gedankengänge Lereddes aufgreifend, sich gleichfalls warm für das Salvarsan einsetzte. Diese vor allem in Frankreich geübte, zum Teil übertriebene Salvarsanbehandlung, die dort so lange durchgeführt wird, „bis sich Besserung einstellt" (vgl. Pinard), hat sich in Deutschland nicht durchsetzen können. Zeigte sich doch, daß nicht nur in diesem oder jenem Fall die Besserung des Liquors ausbleibt, sondern daß trotz Sanierung des Liquors der Prozeß unaufhaltsam fortschreitet, daß sich bei manchen Fällen unmittelbar an die Salvarsanbehandlung sogar Verschlechterungen einstellten, die man als durch die Behandlung ausgelöst auffassen konnte. In Deutschland hat besonders Nonne auf Grund solcher und eigener Erfahrungen vor zuweit getriebener Salvarsantherapie gewarnt.

Hinsichtlich der Dosierung empfiehlt sich der von Dreyfuss vorgeschlagene Modus: Zunächst einschleichend Salvarsandosen (Neosalvarsan 0,1—0,15, bei Neosilbersalvarsan 0,03—0,05), und zwar 2 Injektionen pro Woche. Eine Kur beträgt 6—8 Wochen, die Gesamtdosis 6—7 g Neosalvarsan bzw. 3—5 g Neosilbersalvarsan. Im ganzen sollen 6 Kuren in den ersten 2 Jahren durchgeführt werden. Bei ausgesprochener Progredienz gibt man täglich 0,45 Neosalvarsan 10 Tage lang. Nach 10tägiger Pause 4—6 Wochen lang täglich 2 Tabletten *Spirozid* peroral (Weichbrodt). Bei noch höheren Einzeldosen — manche Autoren gehen bis zu 1,05 g Neosalvarsan — wird zweckmäßig vorher $^1/_2$—1 ccm Adrenalin gegeben (Carrera). Es fehlen noch Erfahrungen darüber inwieweit sich die Salvarsansättigungskur von Schreus und Bernstein bei der Behandlung der Tabes bewährt. Im Gegensatz zur Anwendung derartig hoher Dosen hält es Nonne auf Grund reicher Erfahrungen für richtig, auch bei fortschreitenden Fällen mit der Salvarsandosierung zurückhaltender zu sein. Nach ihm hat sich eine Einzeldosis von 0,2—0,4 (höchstens 0,5) Neosalvarsan bei einer Gesamtmenge von 3—4 g am besten bewährt. Diese Kur wird nach 6 Monaten wiederholt; die Kombination mit Quecksilber in Form von Schmierkuren ist nach seiner Erfahrung am meisten zu empfehlen. Bei Patienten mit schwer zugänglichen Venen empfiehlt sich anstatt des intravenös zu verabfolgenden Neosalvarsans das Myosalvarsan, das intramuskulär injiziert wird. Zur Vermeidung von Salvarsanschäden wird als Prophylakticum die bekannte Mixtura acida gegeben (Mühlpfordte). Bei eigentlicher Intoxikation sind neben dem souveränen Adrenalin das Ephetonin, Ephedralin und Sympatol anzuwenden. Besonderer Beliebtheit bei Salvarsandermatitis und Salvarsanexanthem erfreut sich das Natriumthiosulfat (1—2 g 10% pro die intravenös).

Das teilweise Versagen des Salvarsans in der Behandlung der Tabes und seine viel diskutierte Schädlichkeit haben die chemische Industrie immer wieder angeregt, nach arsenhaltigen Ersatzpräparaten zu suchen. Eine reiche Auswahl der verschiedensten Präparate erschien auf dem Markt, aber keines derselben kann als vollwertiger Ersatz oder gar als besser wirkend gelten. In Amerika wird als besonders wirksames Präparat das *Tryparsamid* gepriesen, das aber wegen einwandfreier Opticusschäden sich bei uns nicht einbürgerte. Immerhin eignet es sich bei Intoleranz gegen Salvarsan nach Dattner in Kombination mit einer Fiebertherapie (im Handel in Ampullen zu 1, 2, 3 und 5 g zu haben, jeweils mit 10 ccm Wasser intravenös zu geben). Ähnliches gilt für das *Acetarson* bzw. *Stovarsol*, das unserem Präparat *Spirozid* entspricht und ebenfalls peroral gegeben werden kann. Vor dem Spirozid ebenso wie vor dem Tryparsamid wird wegen der Möglichkeit von Schädigungen des Sehnerven gewarnt.

Besondere Aufmerksamkeit hat man den *endolumbalen* Behandlungsmethoden geschenkt, erhoffte man sich doch einen besseren therapeutischen Effekt von dem in den Liquor direkt gebrachten und dadurch näher ans Parenchym herangebrachten Salvarsan, dessen direkte Wirkung auf das Nervengewebe auf dem Blutweg durch die Blutliquorschranke erheblich eingeschränkt wird.

Zunächst waren es SWIFT und ELLIS, die „salvarnisiertes" Blutserum an Stelle reichlich abgelassenen Liquors in den Subarachnoidealraum injizierten. Das Serum wird eine Stunde nach einer intravenösen Salvarsaninjektion abgenommen und am nächsten Tag werden je 12 ccm mit 18 ccm physiologischer Kochsalzlösung gemischt und dann endolumbal eingespritzt. Später verwandte GENNERICH an Stelle des salvarnisierten Serums 0,45 g Neosalvarsan in 10 ccm Wasser gelöst, mischte es mit einer entsprechenden Liquormenge (60—90 ccm) und ließ das Gemisch einlaufen. Bei der tabischen Opticusatrophie soll sich diese Methode besonders bewährt haben. Doch empfiehlt sich dabei die sog. Doppelpunktion: In Höhe des 11. und 12. Brustwirbels wird eine Punktionsnadel eingestoßen, etwa 10 ccm Liquor in sterilem Gefäß aufgefangen und mit Salvarsan gemischt, während die Nadel liegen bleibt. Dann wird in Höhe von L 1 und L 2 abermals punktiert, die Nadel belassen und etwa 50—60 ccm Liquor steril entnommen. Nach Injektion des ersten Salvarsanliquorgemisches durch die obere Kanüle läßt man auch den unten gewonnenen Liquor wieder zurücklaufen und verdrängt so das therapeutische Gemisch nach oben. Das peinlich sterile Arbeiten erfordert geübte Hände! Eine weitere Modifizierung des Verfahrens stammt von SCHACHERL, der sich nur mit *einer* endolumbalen Salvarsaninjektion begnügt. 0,1 ccm einer Salvarsanlösung, und zwar von 0,5 Neosalvarsan auf 10 ccm Wasser werden mit 0,9 ccm Wasser oder physiologische Kochsalzlösung aufgenommen und lumbal injiziert. Nach 48 Stunden Rückenlage erhält Patient in 48stündigen Intervallen 15mal 0,3 g Neosalvarsan intravenös, außerdem 2mal wöchentlich Bismogenol (à 2 ccm). SCHACHERL geht von der Annahme aus, daß die einmalige geringe endolumbale Salvarsandosis genüge, die Blutliquorschranke so zu lockern, daß die dann folgende intravenöse Salvarsanmenge den Liquor leichter erreicht. Neben Neosalvarsan hat man auch Silbersalvarsan, Jod und lösliche Quecksilberpräparate und auch Wismut auf diese Weise verabreicht. Aber keine der Methoden hat allgemeine Verbreitung erfahren, denn starke Allgemeinerscheinungen, Reizung der Meningen, auch gelegentlich vorgekommene Todesfälle brachten ihre Anwendung in Mißkredit.

Auf ähnlichen Überlegungen basieren andere Methoden, wie diejenige der *Liquordrainage* (Ablassen von 50—100 ccm Liquor) nach vorausgegangener oder folgender intravenöser Salvarsaninjektion (vgl. REID). Auch die endolumbale Lufteinblasung mit nachfolgender Salvarsaninjektion hat man gelobt und der ihr angeblich folgenden sterilen Meningitis einen besonders günstigen Einfluß auf die Lockerung der Blutliquorschranke zugeschrieben (KISSÓCZY und WOLDRICH). Nicht nur endolumbal, sondern auch epidural wurde Salvarsan gegeben; so glaubt HASSIN, auf diese Weise den nach seiner Meinung im epiduralen Anteil der hinteren Wurzeln sich abspielenden Prozeß direkt angehen zu können (dabei wird 0,3 Neosalvarsan in 10 ccm Wasser gelöst, dieses Gemisch 2mal wöchentlich epidural injiziert). Ganz verlassen sind die heroischen Methoden, mittels *Ventrikelpunktion* Salvarsan an das Nervensystem heranzubringen (NEISSER, POLAK), oder das Salvarsan in die *Carotiden* zu injizieren (KNAUER), letztere wurde vorwiegend bei der Paralyse bzw. Taboparalyse angewendet.

Von den älteren spezifischen Mitteln erfreuen sich das *Jod* und *Quecksilber* immer noch großer Beliebtheit, insonderheit für jene häufigen Fälle von formes frustes, welche lediglich durch das Vorliegen einer reflektorischen Pupillenstarre und Areflexie ohne Liquorveränderungen sich manifestieren. Die sog. *periodische* Jodbehandlung wird am besten mit der üblichen Jodkalilösung durchgeführt oder mit Ersatzpräparaten, wie *Dijodyl* (Originalkapseln à 0,3; 3- bis 5mal tägl. bei einer Kurdauer von 30—40 Tagen; 3—5 Kuren nach jeweils 2 Monaten Pause; (Weigeldt). Intravenöse Jodgaben (10 ccm NaJ; jeden zweiten Tag 1—15 ccm bis zu 300 Gesamtmenge. Langsame Injektion! Frische Lösung!) werden besonders zur Behandlung der Ataxie gerühmt, doch achte man auf das Vorliegen einer Struma oder einer Lungentuberkulose. Dasselbe gilt für das intravenös zu gebende *Endojodin* (I.G.-Farben), das bei gleichzeitiger Gefäßlues den Vorzug verdient. Das Quecksilber wird in Form der altbewährten *Schmierkur* angewendet und gilt neben dem Salvarsan als besonders wirksam. Nonne empfiehlt die übliche Dosis von 4 g Unguentum cinereum in Touren von 5 Tagen (abwechselnd Arme, Beine, Rücken, Brust einreiben zu lassen); am 6. Tag lauwarmes Seifenbad, am 7. Tag Ruhetag, dann wieder 5 Tage hintereinander Einreibungen, dann 2 Ruhetage usw. Dieser Zyklus soll 10mal hintereinander durchgeführt werden. Auf die Notwendigkeit der Urinkontrolle sei kurz verwiesen. Die Schmierkur mit grauer Salbe wird gelegentlich von seiten der Patienten wegen der Beschmutzung der Wäsche abgelehnt; ein gewisser Ersatz ist in dem weniger auffälligen *Unguentum* Heyden zu erblicken. Babinski hat das *Calomel* zur Behandlung der Tabes sehr gepriesen, das gegenüber der Schmierkur den Vorzug der intravenösen Verabreichung besitzt. In Intervallen von 3—5 Tagen werden 6—10 Injektionen von à 0,03 g Calomel gegeben (Buschke-Boss). Noch nicht genügend erprobt sind die *Goldpräparate* wie das *Solganal*, die für die Behandlung der primären und sekundären Lues schon Einbürgerung fanden. Nicht zu vergessen ist die von den alten Ärzten vielgerühmte peroral zugebende Ricordsche Lösung, die bei gleichzeitiger Gefäßlues außerordentlich günstig wirkt und ein Quecksilber-Jod-Gemisch darstellt (Hydrargyri bijod. rubri 0,15; Kali jodati 5,0; Decoct. Sarsaparill. 15,0 ad 150,0; 3mal täglich 1 Eßlöffel). Schon Erb, Leyden, K. Westphal u. a. haben den Bädern von Oeynhausen, Nauheim, Tölz gute Wirkung zugeschrieben. Derartige Kuren sollen mehrere Jahre nacheinander durchgeführt werden.

Die *Wismut*therapie ist im letzten Jahrzehnt stark ausgebaut worden. Sie weist nicht nur die wenigsten Nebenerscheinungen auf, sondern wirkt auch nicht provozierend; zweifellos ist sie als sehr milde und schonend zu bezeichnen. Sie eignet sich am besten in Kombination mit Salvarsan. Am meisten gebraucht ist das *Bismogenol* (Tosse), eine 10%ige ölige Suspension, die intramuskulär injiziert wird. Eine vollständige Kur setzt sich aus 10—12 Injektionen à 2 ccm zusammen. Auf sorgfältige Mundpflege ist zu achten (Wismutsaum); ebenso auf Nierenschädigung und Exantheme. Als weitere Präparate sind noch das *Spirobismol* und das *Embial* (Merck) oder *Mesurol* (Bayer) zu nennen. Auch andere Kombinationen des Wismuts mit Arsen verdienen erwähnt zu werden, nämlich das *Bismarson*, für welches vor allem amerikanische Autoren (Hadden und Wilson) eintreten. Von geringer Bedeutung und wenig eingebürgert sind *Antimonpräparate*, von denen das *Antimosan* in Kuren von 10—16 Injektionen à 3 ccm, und zwar 8 intravenös und 4 intramuskulär, verabreicht wird (Kaufmann).

Die *kombinierte* Behandlung in Form eines Salvarsanpräparates mit einer Schwermetallverbindung steht heute noch im Mittelpunkt des therapeutischen Interesses und ist zweifellos am meisten im Gebrauch; an erster Stelle Neosalvarsan mit Bismogenol. Dabei ist folgender Modus anzuwenden: Innerhalb einer Woche 2mal je eine intravenöse Neosalvarsanspritze (0,3—0,45) und eine intramuskuläre Bismogenolinjektion à 2 ccm. Die übliche Gesamtdosis einer Kur beträgt 5—6 g Neosalvarsan und 20—24 ccm Bismogenol. Innerhalb von

2 Jahren sollen 4—6 solche Kuren durchgeführt werden. Viele Autoren betrachten diese Therapie auch für die Tabes als die Methode der Wahl und versprechen sich von ihrer Anwendung ebensoviel wie von der nun zu besprechenden Fiebertherapie. Diese soll jedoch erst dann zur Anwendung gelangen, wenn die spezifischantisyphilitische Behandlung, insonderheit die eben erwähnten kombinierten Kuren, versagt haben.

b) Die unspezifischen Behandlungsmethoden.

In eine völlig neue Bahn kam die Tabesbehandlung, als die von WAGNER v. JAUREGG angegebene Malariabehandlung bei der Paralyse sich bewährte. Von vornherein lag es nahe, diese Methode bei der mit der Paralyse eng verwandten Tabes zu versuchen. Doch zeigte sich, daß derartig durchgreifende Erfolge nicht erzielt werden konnten. Eine Erklärung für deren Ausbleiben war bei Berücksichtigung des anatomischen Prozeßcharakters nicht schwer. Rein zahlenmäßig betrachtet sind die mit Malaria behandelten Tabiker im Vergleich zu den Paralytikern sehr in der Minderheit. Deshalb läßt sich schwer jetzt schon ein einigermaßen statistisch begründeter Vergleich hinsichtlich des Erfolges aufstellen; auch zeigen die im Schrifttum wiedergegebenen Übersichten, wie verschieden das jeweilige Krankengut zusammengesetzt ist, was einen Vergleich der Erfolge bzw. Mißerfolge sehr erschwert. Deshalb ist es nicht verwunderlich, wenn die Ansichten stark auseinandergehen. Wenn man von der Malariabehandlung der Metalues spricht, kann man die Paralyse nicht in einem Atemzug mit der Tabes bringen! Schon der verschiedene Verlauf — bei der Paralyse das unaufhaltsame Fortschreiten mit dem baldigen tödlichen Ausgang, bei der Tabes ein mehr chronisches Krankheitsbild — diktiert eine verschiedene Indikationsstellung. Bei der Paralyse wird man alles auf eine Karte setzen, um den letalen Prozeß aufzuhalten, auch wenn der oder jener Kranke der Impfmalaria erliegt, bei der Tabes dagegen gefährdet man nur ungern das Leben eines Kranken, weil dieses Leiden an sich nicht derart schwer verläuft. Die anfangs nicht sehr ermutigenden Erfolge bei der Tabes haben zunächst zu dem Grundsatz geführt, nur nach erfolglosen spezifischen Kuren gewissermaßen als „ultimum refugium" die Impfmalaria anzuwenden, es gaben aber doch in erster Linie die sinnfälligen Besserungen der Liquorsymptome nach der Malariakur den Ausschlag. Heute wird deshalb in viel größerem Ausmaß als vor 10 Jahren die Impfmalaria bei der Tabes durchgeführt, allerdings am häufigsten in Kombination mit Wismut und Neosalvarsan. Wie oben schon angegeben ist, sollen besonders die Fälle mit starken humoralen Symptomen prinzipiell und möglichst gleich nach ihrer Feststellung mit Malaria oder Recurrens angegangen werden.

Nach den Vorschlägen der Wiener Schule (vgl. DATTNER) paßt man sich bei fortgeschrittenen Fällen, die besonders empfindlich und deshalb hinfälliger sind, durch Abschwächung des Fiebers der Widerstandsfähigkeit der Patienten an. KAUDERS empfiehlt hierzu täglich kleine Chinindosen während der Kur von 0,1—0,3 g. KOGERER gibt 0,05 Chinin im Anfall selbst. WAGNER v. JAUREGG hält eine Zweiteilung der Malariakur für das beste und gibt in Intervallen Salvarsan (bis 0,45 g als Höchstdosis). Im allgemeinen verfährt man ähnlich wie bei der Paralyse und läßt den Patienten 8—10 „gute" Fieberanfälle durchmachen; doch bringen abgekürzte Kuren mit nur 5—6 Fieberzacken oft denselben Erfolg (BERINGER). Bei der kombinierten Wismut-Malaria-Neosalvarsanbehandlung beginnen HOFMANN und MEMMESHEIMER zunächst mit 2 Neosalvarsan- und 2 Wismutinjektionen, dann erfolgt die Impfung mit 2—3 ccm Malariablut. Nach 7—10 guten Fieberanfällen werden nochmals 10—12 Injektionen von Neosalvarsan mit gleichzeitiger Gabe von jeweils 2 ccm Bismogenol angeschlossen. Ein Teil der Autoren (PLEHN u. a.) empfiehlt die Wismut-Salvarsananwendung vor der Malariabehandlung, andere und zwar die Mehrzahl nach derselben. Als Kontraindikation ist eine Herzinsuffizienz, nicht aber die kompensierte Aortenlues oder ein Aortenaneurysma anzusehen, wohl starker Marasmus und schwere andersartige Erkrankungen wie Leber- und Nierenkrankheiten; insbesondere bei starker Adipositas soll man von der Impfung Abstand nehmen. Das höhere Alter ohne Kachexie ist kein Gegengrund, ebensowenig eine Schwangerschaft; dagegen eine offene Lungentuberkulose. Schon während des Prodromalstadiums und besonders während der Fieberanfälle treten meist heftige lanzinierende Schmerzen und Krisen (Magen, Darm, Blase) auch bei Kranken auf, die derartige Sensationen vorher nicht oder nur in geringem Maße hatten. Die lanzinierenden Schmerzen sprechen auf Antineuralgica gut an; diese können aber, wenn nicht chininfrei, eine unerwünschte Unterbrechung der Malaria zur Folge haben. Man hat deshalb Opiate empfohlen, da man die Erfahrung machte, daß selbst bei während des Fiebers gegebenen hohen Dosen eine Sucht so gut wie nie auftritt. Sehr quälend können Stuhl- und Harnverhaltungen sich auswirken. Die Wiener Schule empfiehlt zur Unterstützung der Herztätigkeit, insbesondere zur Vermeidung von Kreislaufkollapsen auf der Höhe des Fieberanfalles Cardiaca (Tinctura strophanthi, Cardiazol usw.), auch starker Kaffee und Sympatol sind bei Kollapsen angezeigt. Zur Unterbrechung wird bekanntlich Chinin gegeben, und zwar an 3 aufeinanderfolgenden Tagen je 1 g, an den folgenden 4 weiteren Tagen je $^1/_2$ g Chinin sulfuricum oral. 5 g als Gesamtdosis genügen zum Kupieren (Dattner). Wird Chinin peroral schlecht vertragen, so gebe man *Solvochin* intramuskulär 4—5 Tage lang 2mal 2 ccm (Heuck). Auch Neosalvarsan eignet sich zur Unterbrechung. Zur Nachkur, insbesondere zur Behebung der Anämie ist Leber in Kombination mit Arsen und Eisen angezeigt.

Eine eigentliche Heilung der Tabes kann man angesichts ihrer Anatomie begreiflicherweise nicht erwarten, wohl aber beobachtet man eine günstige Wirkung auf die lanzinierenden Schmerzen, auf die Augenmuskelstörungen und die Blasenstörungen; die Krisen verhalten sich wechselnd, ebenso die Ataxie. Wenn diese nicht stark ausgeprägt sind, ist noch am ehesten ein Erfolg zu erwarten. In 80—85% erfährt der Liquor eine Besserung, und zwar eine Herabsetzung der Eiweißwerte und der Zellzahl, während die Kolloidreaktionen meist unbeeinflußt bleiben. Nach Schätzung an größerem Krankengut verhalten sich 25% aller Tabiker gegen die Impfmalaria refraktär!

Nächst der Malariatherapie ist die *Pyrifer*behandlung der Tabes zu besprechen. Pyrifer wird intravenös verabreicht, es besteht aus bakteriellen Eiweißstoffen, und zwar aus einem aus der Milch gewonnenen apathogenen Colistamm. An Wirksamkeit steht es hinter der Malaria zurück, aber es hat den Vorteil, daß man die Kur jederzeit abbrechen kann, indem man die Injektionen nicht mehr fortsetzt. Außerdem läßt sich die Fieberhöhe modifizieren. Bei mit starken Liquorveränderungen einhergehenden Fällen ist der Malariatherapie unbedingt der Vorzug zu geben. Die Domäne des Pyrifer sind Fälle mit schwach positivem Liquor, doch rühmt man seine Wirkung auch bei negativem Liquor und bei anhaltenden starken Reizerscheinungen. Bei asthenischen Tabikern soll das Fieber nicht über 39° gehen und nur 2mal wöchentlich erzeugt werden, während man gewöhnlich das Pyrifer jeden 2. Tag intravenös spritzt, beginnend mit 50 Einheiten unter dauernder Vermehrung der Dosis jeweils um das Doppelte der bei der letzten Injektion gegebenen Menge. Unbedenklich lassen sich bei Pyriferbehandlung zur Linderung der Fieberwirkung und der hier meist heftig auftretenden lanzinierenden Schmerzen und Krisen Antipyretica (Salicylsäure, Aspirin, Togal, Saridon) anwenden (Wyrsch und Bruns). Ähnlich wie das Pyrifer wirkt das *Saprovitan* (ein Saprophytengemisch der sächsischen Serumwerke) oder das „Phlogetan" (nucleinsaures Natrium) oder die sog. „Dmelcosvaccine", ein Impfstoff, hergestellt aus dem Streptobacillen des Ulcus molle. Alle diese Mittel können mit oder ohne Salvarsan gegeben werden. Für das Phlogetan hat man folgendes Schema angegeben: Mit 2 ccm beginnend, langsam ansteigend, in 3—4tägigen Abständen bis zu 4—5 ccm; nach je 2 Phlogetaninjektionen 0,3—0,6 Neosalvarsan (Artrinski und Gradiúski, O. Fischer).

Als weiteres unspezifisches Behandlungsverfahren ist die schon vor der Malariatherapie von Wagner v. Jauregg empfohlene *Tuberkulin-* und *Typhusvaccineimpfung* zu nennen. Mit kleinsten Dosen Alttuberkulin beginnend (2mal wöchentlich $^1/_{1000}$ mg Alttuberkulin, so lange die doppelte Dosis, als keinerlei Allgemeinreaktionen auftreten), hat Dattner in über 50% der Fälle den tabischen Prozeß zum Stillstand bringen können. Auch hier empfiehlt sich die Kombination mit Wismut oder Neosalvarsan (Gesamtdosis bis zu 5 g). Schließlich sei noch des „Sulfosins" gedacht, das von Knud Schröder als *der* Malariaersatz proklamiert wurde. Das Mittel wird supraperiostal injiziert, nachdem es vorher in den Ampullen (2 ccm) auf Körperwärme gebracht worden ist. Hiermit können Fieberwerte bis über 40° erreicht werden. Die Injektion soll man wöchentlich 2—3mal vornehmen; eine Kur besteht aus 8—12 Einspritzungen. Besonderer Beliebtheit erfreut es sich bei der Behandlung der Opticusatrophie.

Die bei der Paralyse als Ersatz der Malaria angewandte *Recurrens*therapie scheint auch bei der Tabes recht günstige Resultate zu zeitigen, doch sind diesbezügliche Unterlagen im Schrifttum recht spärlich (STEINFELD, PLAUT und STEINER). Dasselbe gilt vom *Sodoku* (Rattenbißfieber). Für solche Fälle, die malariaresistent sind bzw. früher eine Malaria durchgemacht haben, stellen beide ein wertvolles Behelfsmittel dar. Übrigens sah man auch bei ihrer Anwendung eindeutige Erfolge in solchen Fällen, wo die Impfmalaria und das Pyrifer versagt hatten (vgl. HILDEBRANDT).

Bei allen diesen therapeutischen Maßnahmen ist, sollen sie Erfolg bringen, eine sachgemäße Allgemeinbehandlung Voraussetzung. Nicht nur beim „Krisenkranken", den seine Anfälle an sich zu einer diätetisch vernünftigen Lebensweise zwingen, sondern auch bei jedem anderen Tabiker soll man auf ein geregeltes, gleichmäßiges Leben dringen und stärkeren Alkohol- und Nicotingenuß, aber auch sexuelle Exzesse, soweit die Kranken noch zu solchen fähig sind, verbieten. Desgleichen sind sportliche Anstrengungen unbedingt zu vermeiden, denn oft hat diese oder jene anstrengende Bergtour usw. eine starke Ataxie bei einer bis dahin stationären Tabes ausgelöst oder eine schon bestehende leichte Ataxie erheblich verschlimmert. Auch vor Durchnässungen und anderen „Erkältungsgelegenheiten" soll sich der Tabiker bewahren. Gute Hautpflege bei milden hydrotherapeutischen Maßnahmen (kühle Abreibungen, Bäder), leichte Massage und gymnastische Übungen soll man von Anfang an maßvoll betreiben lassen. Häufigere Ferienaufenthalte im Mittel- oder Hochgebirge sollen ein entsprechendes Ausspannen und Sichausruhenkönnen garantieren. Vernünftige Kostvorschriften bei Nichtkrisenkranken, am besten einfache Hausmannskost, bei Asthenikern leichte Mastkuren, tragen gleichfalls zum Wohlergehen der Kranken bei. Zu widerraten sind „Allheilmittel", wie Neurosmon usw., die nur viel kosten, aber nicht mehr nützen als Obst, frische Gemüse usw.

Man hat, ausgehend von dem Gedanken, daß es das hohe Fieber bzw. die Temperaturerhöhung sei, die den Heileffekt der Malariabehandlung bedinge, eine künstliche Temperatursteigerung mittels *heißer Bäder* und Diathermie herbeigeführt. So hat man zu heißen Bädern (mindestens 42—43°) von 1 bis 2 Stunden täglich oder jeden 2. Tag als Kur von 2—3 Wochen Dauer geraten (MEHRTENS und POUPPIRT, GIBSON und GORDON). Aber sehr eindrucksvoll scheinen die Resultate weder nach solchen Badekuren noch nach der Kurzwellendiathermie (POPE) gewesen zu sein, denn sonst hätte sich diese an sich ungefährliche Therapie wohl mehr eingebürgert; erfahrene Praktiker (ERB, STRÜMPELL, NONNE) haben sogar vor *heißen* Bädern gewarnt.

Die einzelnen Verlaufsformen der Tabes erfordern noch eine besondere Besprechung. Für die formes frustes ist die Entscheidung, welchen Weg man einschlagen soll, oft sehr schwer. Hier empfiehlt sich zunächst vorsichtiges Einschleichen in Form einer milden Schmierkur, oder eine Jod-Quecksilberkombination nach RICORD, eventuell eine Kalomelinjektionskur. Bei älteren Kranken, die lediglich Pupillenstarre und Reflexverlust bei normalem Liquor aufweisen, wird man am besten jede spezifische Therapie unterlassen, selbstverständlich auch die Fieber erzeugenden Maßnahmen. Kommt es bei solchen Kranken gelegentlich zu paroxysmalen Reizerscheinungen nach Art der *lanzinierenden* Schmerzen, so ist zunächst die altbewährte Rehlederunterwäsche (WAGNER V. JAUREGG) und wollenes Unterzeug angezeigt, um ungünstigen metereologischen Einflüssen zu widerstehen. Liegt eine ausgesprochene Liquorveränderung vor, so ist eine Malaria- oder Pyriferkur indiziert, der man zweckdienlich eine kombinierte Neosalvarsan-Bismogenolkur folgen läßt. Abgesehen von diesen spezifischen und unspezifischen Maßnahmen hat man lanzinierende Schmerzen mittels Röntgenbestrahlungen der betreffenden Rückenmarksegmente (KREMSER) oder des ganzen Rückenmarkes (AHRINGSMANN und ILLIG) mit Erfolg behandelt, selbst wenn intensive spezifische und unspezifische Kuren bisher versagt hatten. Während einer solchen Bestrahlung kann es zu einer akuten, vorübergehenden Verschlechterung kommen. Wesentliche Milderung wird angeblich erreicht durch Quarzlampenbestrahlungen mit nachfolgenden Eigenblutinjektionen (Rajka und Radnai). Auch endolumbale Injektionen von Bromnatrium (10 ccm einer 1—1,6%igen Lösung nach Lipmann) und Magnesiumsulfat sind zur Milderung empfohlen worden. Als nicht eingreifend, aber doch nicht unwirksam sind vorsichtige Schwitzkuren, Solbäder, Biersche Stauung zu nennen. Die früher beliebten Argentum nitricum-Pillen dürften kaum mehr Verwendung finden.

Eines der schwierigsten Kapitel der Tabestherapie ist das der *Krisen*, bei welchen häufig weder spezifische noch unspezifische Behandlungsverfahren Erfolge zeigen. Im Schrifttum ist eine übergroße Anzahl von Methoden angepriesen worden von zum Teil sehr polypragmatischen Charakters. Allein schon eine ausführliche Besprechung der *chirurgischen* Methodik und ihr Für und Wider könnte eine Monographie füllen. Von besonderem Wert ist es, die alimentären Noxen, die bei Auslösung, zumal der gastrischen Krisen, eine Rolle spielen, zu berücksichtigen, d. h. den Kranken durch einen entsprechenden Speisezettel vor Diätfehlern zu schützen. Zu meiden ist auch ein Übermaß von Zucker (Schokolade usw.), der nach Wagner v. Jauregg nicht nur Krisen, sondern auch lanzinierende Schmerzen auslösen kann. Inwieweit hier die Blutzuckererhöhung direkt mitwirkt, ist noch nicht geklärt. Halpern und Kogerer haben während heftiger lanzinierender Schmerzen „höhere" Blutzuckerwerte festzustellen geglaubt und diese durch kleine Insulingaben beseitigt; aber andererseits werden gerade intravenöse Infusionen von Traubenzucker empfohlen (Faragó). Aufs strengste müssen zur Verhütung von Anfällen opulente Mahlzeiten und der sie sehr häufig begleitende übermäßige Alkohol- und Nicotingenuß gemieden werden. Die anfallsfreie Zeit soll man zu Mastkuren benützen. Die Krisenzustände selbst bekämpfe man mit Nahrungsentzug, vermeide eine perorale Medikamentation (am ehesten noch in Wasser gelöste Gelonida stomachica, 1—2 Stück). Bei drohender Inanition gebe man intravenöse Kochsalzinfusionen, Traubenzuckerinjektionen oder Nährklystiere. Gelegentlich werden die Schmerzen durch heiße Kataplasmen etwas gedämpft; Sperling empfiehlt zur Kupierung heftigen Druck mit dem Daumen in die Tiefe des Epigastriums (Boasscher Punkt). Sehr beruhigend wirkt zuweilen das intramuskulär injizierte 20%ige Luminalnatrium oder das intravenös zu gebende *Somnifen* (3—4 ccm). Pal hält eine Kombination von Papaverin-Novotropin und Campher für das zweckmäßigste, weil dadurch die glatte Muskulatur gelähmt wird. Besonders gelobt werden intravenöse Injektionen von *Atropin*, und zwar im Anfall mit $^1/_2$—1 ccm beginnend, nach einigen Stunden nochmals $^1/_2$—2 ccm (Horowitz). Die paravertebrale Anästhesie beider Splanchnici mittels 80% Alkohol (für jede Seite 8 ccm) soll Dauererfolge bieten (Th. Naegeli), doch warnt Pal vor ihrer Anwendung wegen Gefährdung des Splanchnicuskreislaufes. Auch forcierte Liquordrainagen (18—36 Stunden dauernde Lumbalpunktion) unter gleichzeitiger Darreichung von hypotonischen Lösungen (0,45—0,5% NaCl-Lösung) sollen Erfolg bringen (Fellows). Andere Autoren (Marinesco, Sager und Facon) konnten ein Sistieren der Krisen auf 8—9 Stunden mittels intralumbaler Magnesium sulfuricum-Injektionen erzielen. Für relativ viele Fälle bleibt aber schließlich doch noch das Morphium und seine Verwandten (Pantopon, Eukodal) das einzige Mittel, das beruhigt und lindert; man erinnere sich aber bei seiner Anwendung des dabei gelegentlich auftretenden Atemstillstandes (s. S. 879) und halte Lobelin stets bereit. Suppositorien mit Morphium, Codein, Pantopon, mit oder ohne Atropinzusatz, pflegen häufig zu versagen.

Von den *operativen* Maßnahmen, zu welchen man sich bei Fällen mit häufigen Krisen, die weder durch spezifische Kuren oder Malariabehandlung, noch durch die obigen Mittel gebessert werden können, gezwungen sieht, seien zunächst die wichtigsten genannt, nämlich die Hinterwurzeldurchschneidung und die Chordotomie (Vorderseitenstrangdurchtrennung), deren Methodik und Indikationsstellung wir in Deutschland O. FOERSTER verdanken. Über das Für und Wider ist viel geschrieben worden; jedenfalls wirken sie auch nur in einem Teil der Fälle; man kann bei keinem Eingriff voraussagen, ob der Kranke in der Folgezeit von weiteren Krisen verschont bleiben wird. MANDEL, der in mehreren Arbeiten zu diesem Thema Stellung genommen hat, betont, daß die Resektion der Dorsalwurzeln (D 6—D 10) nach FOERSTER zwar kein Allheilmittel sei, aber doch das beste operative Verfahren zur Behandlung gastrischer Krisen darstelle. Es sei auch nicht notwendig, dabei die Rami communicantes zu durchtrennen, was von verschiedenen Autoren (v. GAZA) gefordert wird. Den bei der reinen Hinterwurzeldurchschneidung beobachteten teilweisen Mißerfolgen suchte man durch gleichzeitige Durchtrennung auch der vorderen Wurzeln zu begegnen, geleitet von der Annahme einer Schmerzleitung mittels afferenter Fasern, die nach O. FOERSTER auch innerhalb der vorderen Wurzeln verlaufen. Man erweiterte so die ursprüngliche hintere Ramisektion durch die Durchtrennung der vorderen Wurzeln und der Rami communicantes (sog. Neuroramisektomie). Aber auch hierbei wurden Mißerfolge beobachtet; es traten nämlich die Krisen an anderen Stellen auf (Darm oder Blase). Dasselbe beobachtete man (SCHÖNBAUER) nach Durchschneidung der an den Magen herantretenden sympathischen Nervengeflechte, wie sie von französischen Autoren (LERICHE, LATARJETT) geübt wird. Auch die einseitige oder doppelseitige subdiaphragmatische Vagotomie wurde empfohlen, konnte sich aber wegen der häufig folgenden Magenlähmung mit extremer Dilatation und Senkung des Organs nicht durchsetzen. Ähnliches gilt für die Exairese des 6. und 7. Intercostalnerven (FRANK) und die operative Entfernung des Plexus solaris und des Ganglion coeliacum. Die Vorderseitenstrangdurchtrennung wäre vielleicht die Methode der Wahl, aber ihre Operationsmortalität ist noch eine relativ hohe, und es wurden auch hier, wenn gleich seltener, Versager gesehen.

Die Gefahrenmomente und postoperativen Komplikationen (Paraplegien, Blasenlähmungen usw.) sind für die verschiedenen intraduralen Eingriffe die gleichen; deshalb wurde die extradurale Durchschneidung der Wurzeln empfohlen. Bei reinen intestinalen Krisen kommen Eingriffe an denselben Wurzeln, (D 6—D 10) wie bei den gastrischen Krisen in Frage; bei Rectal- und Blasenkrisen entsprechend tiefere Segmente (S 1—S 3).

Schon die große Anzahl und Verschiedenheit der angeführten Eingriffe sagt, daß keine dieser Maßnahmen eine ideale Behandlungsmethode darstellt. Man soll auch nicht vergessen, daß tabische Krisen selbst nach schon jahrelangem Bestehen aufhören können. Indiziert sind operative Eingriffe nur dann, wenn alle anderen Methoden, auch die Splanchnicusanästhesie oder epidurale Injektionen im Gebiete von D 6—D 10 versagt haben.

Die Heilmaßnahmen bezüglich der *Ataxie* haben zu berücksichtigen, ob es sich um die seltenere akut einsetzende oder um die häufiger sich mehr chronisch entwickelnde handelt. Bei der ersteren leisten die spezifischen Behandlungsmethoden zuweilen Gutes. Bei der chronischen Form steht die *Übungsbehandlung* im Vordergrund, die den Zweck hat, den Ausfall an sensorischen Impulsen gewissermaßen durch Bahnung anderer noch erhaltener Leitungswege zu kompensieren. Eine wesentliche Unterstützung wird dabei der Geh- und Vestibularapparat zu übernehmen haben. Zunächst wird mit einfachen Zielbewegungen begonnen: Deuten mit den Zehen auf Zahlen oder Punkte; Gehen auf

einem Kreidestrich oder auf Dielenritzen. Die Zielversuche an den oberen
Extremitäten werden mit einfachen Hilfsvorrichtungen (Schützenscheibe,
Schachbrett usw.) durchgeführt. Besonders ist auf das Tempo zu achten,
das beim Tabiker infolge der überschießenden, hemmungslosen Bewegungen an
sich beschleunigt ist. Ärztliche Überwachung dieser Übungen ist unerläßlich,
damit nicht unzweckmäßig, insonderheit nicht zuviel geübt wird. Eine zweckmäßige Unterstützung der Übungsbehandlung sieht man (O. FOERSTER) in
der gleichzeitigen Darreichung von Tetrophan (3mal täglich 0,1), das vor
allem die Hypotonie, wenn auch nur vorübergehend, mildert. Von orthopädischen Maßnahmen sei nur die BAYERsche Tonusbandage genannt, die gerade bei beginnenden mittelschweren Ataxien Gutes leistet (BRINKMANN,
KNORR). GOLDSCHEIDER hebt die guten Erfolge mit dem HESSINGschen Korsett
hervor. Selbstverständlich gehören diese Verfahren in die Hände des Fachorthopäden.

Für die *Arthropathien* ist die frühzeitige Schienung, d. h. Ausschaltung
traumatischer Einflüsse, besonders wertvoll. Daneben soll eine physikalische
Behandlung der Muskeln durchgeführt werden. Operative Maßnahmen, wie
Ankylosierung oder Osteotomie sind nach entsprechend langer erfolgloser konservativer Behandlung indiziert. Für die tabische Spondylarthrose, die weit
häufiger vorkommt als man früher glaubte, ist die Verordnung eines Stütz-
korsetts unerläßlich. Auch die von manchen Autoren vorgeschlagene ALBÉEsche
Operation hat sich dabei gelegentlich gut bewährt. Bei Mal perforant erzielt
die periarterielle Sympathektomie erstaunlich gute Resultate, doch versuche
man vorher. durch warme Fußbäder, mit Seifenwasser, mit Umschlägen von
Borsäurelösung oder durch Salbenverbände des Übels Herr zu werden.

Das Schmerzenskind der Tabestherapie ist und bleibt die *Opticusatrophie*.
Zu ihrer Behandlung werden ebenso zahlreiche Mittel angegeben wie bei den
Krisen, aber die bei ihr eintretenden Mißerfolge nach einer oder trotz einer
der vielen Behandlungsarten sind um so entmutigender, als die schließliche
Erblindung jeden weiteren Besserungsversuch durch ein neues Behandlungsverfahren von vornherein illusorisch macht. Trotzdem wäre es nicht richtig,
wollte man bei der tabischen Opticusatrophie die Hände in den Schoß legen
und die Kranken ihrem Schicksal überlassen. Der *Wiener* Schule ist unbedingt
recht zu geben, wenn sie einen therapeutischen Nihilismus ablehnt, denn es
hat sich doch gezeigt, daß ohne Behandlung die überwiegende Zahl der Patienten
erblindet (DATTNER). Bei der Beurteilung eines Behandlungserfolges darf
andererseits nicht außer acht gelassen werden, daß in Ausnahmefällen die
Atrophie auch ohne Therapie zum Stillstand kommt. Nach dem Schrifttum
hat man, wenn der Prozeß im Anfangsstadium erkannt und behandelt worden
war, ein Stationärbleiben des Prozesses eigentlich bei jeder der oben angegebenen
allgemeinen Behandlungsarten gesehen, also nicht nur nach vorsichtigen spezifischen Kuren (Wismut), sondern auch nach der Fieberbehandlung mit Malaria
(Phlogetan, Pyrifer usw.) oder nach den etwas komplizierteren Methoden, wie
Luftfüllung der Ventrikel mit nachträglicher Salvarsanbehandlung. Mittels der
endolumbalen Salvarsanbehandlung hat insbesondere SCHACHERL Besserung
und Fixierung des Visus beobachten können und ist deshalb für diesen Behand-
lungsmodus eingetreten. Auch mildere unspezifische Kuren, z. B. mit Alttuberkulin oder mit Typhusvaccine oder mit Sulfosin oder mit Schwefeldiasporal
(WINKLER) haben sich als erfolgreich bewiesen.

Die eben entwickelten verschiedenen Anschauungen über die Behandlungsarten der Tabes zeigen mit aller Deutlichkeit, daß weder mit Rezeptblock und
Bleistift allein noch ebensowenig mit chirurgischen Methoden allein den Kranken
geholfen werden kann. Hier zeigt sich erst das Können, die Kunst des Arztes.

Gilt es doch nicht nur individuell abzuwägen, sondern auch die mit jedem ärztlichen Handeln selbstverständlich verbundene Psychotherapie anzuwenden, die nicht nur darin bestehen soll, den schwerkranken Menschen über seine Lage monate- und jahrelang hinwegzutäuschen. Man soll die Prognose nicht zu schwarz, aber auch nicht zu günstig hinstellen. Ärztliche Resignation in therapeutischer Hinsicht treibt den Kranken zum Kurpfuscher. Bei der reichlichen Auswahl unserer therapeutischen Methoden kann man einsichtige Kranke mit diesen oder jenen „neuen" Mitteln wieder zuversichtlich stimmen und ihm so sein Los erleichtern.

E. Die funikuläre Spinalerkrankung
(funikuläre Myelose s. Medullose).

Es hat verhältnismäßig lange gedauert, bis man sich über die Stellung dieses eigenartigen Prozesses, den man heute allgemein funikuläre Spinalerkrankung (f. Sp.) nennt, im klaren befand und seine Sonderstellung erkannte. Noch in der letzten Auflage dieses Handbuches finden wir ihn als besondere Erkrankungsform gar nicht herausgestellt, sondern teils unter den kombinierten Systemerkrankungen teils unter der Myelitis besprochen. Teils wurde die f. Sp. im Kapitel der perniziösen Anämie (p. A.) behandelt, wodurch beim Leser der Eindruck erweckt wurde, als käme dieser Rückenmarkprozeß *nur* bei der p. A. zur Beobachtung. Wir werden sehen, daß dieser pseudosystematische Degenerationsprozeß aber bei allen möglichen anderen schweren Krankheiten und auch „genuin" auftritt, also ähnlich wie die „Myelitis" eine besondere Reaktionsform des Rückenmarkes auf verschiedene Schädlichkeiten darstellt.

Vorkommen. Die Häufigkeit der f. Sp. wird allgemein unterschätzt; das hängt wohl in erster Linie damit zusammen, daß es viele leichte Erkrankungsfälle — sog. formes frustes — gibt, welche als solche nur erkannt werden, wenn man feinere neurologische Untersuchungsmethoden anwendet. Die Zunahme der p. A. nach dem Krieg, in deren Begleitung die f. Sp. am häufigsten auftritt, hat das Augenmerk auch auf die letztere gelenkt. Aber schon Ende des vorigen Jahrhunderts wurde sie von englischen Autoren (DANA) für häufiger als die multiple Sklerose angesehen. Später bezeichneten sie SCHRÖDER und HENNEBERG neben der multiplen Sklerose und der Tabes als die dritthäufigste Nervenkrankheit. Ihr Vorkommen bei der p. A. wird verschieden angegeben je nach der Einstellung der betreffenden Autoren. So glauben die mehr neurologisch Geschulten sie in 70—80% aller Fälle nachweisen zu können, während z. B. die Hämatologen sie nur in 8—10% gesehen haben wollen. Funikuläre Erscheinungen werden tatsächlich um so häufiger gefunden, je mehr man auf sie achtet. Parästhesien sind in der Vorgeschichte angeblich in 80—90% aller Fälle von Perniciosakranken zu finden (vgl. BREMER). Ob man allerdings berechtigt ist, aus dem alleinigen Vorkommen von Parästhesien oder ähnlichen Sensationen ohne weiteres auf das Vorliegen einer funikulären Rückenmarkerkrankung zu schließen, sei dahingestellt.

Über die *Häufigkeit der f. Sp. außerhalb* der p. A. liegen noch keine sicheren Unterlagen vor. Zweifellos wird sie in Begleitung anderer schwerer Organkrankheiten und auch unabhängig von solchen, also *genuin* oder *idiopathisch* viel öfter beobachtet als allgemein angenommen wird. Ich fand, nach einem großen Sektionsmaterial beurteilt, bei etwa 30% aller Fälle keine p. A. Andere Autoren geben bis zu 60% an (WOLTMAN). Doch gilt es hier zu berücksichtigen, daß ebenso wie die funikulären Symptome bei voll ausgeprägter p. A. nur in geringem Ausmaß vorhanden sein können, andererseits auch bei Fällen von f. Sp., die Blutbildveränderungen oft nur bei eingehendem Blutstatus nachgewiesen werden (Megalocytose, erhöhter Färbeindex, Hypersegmentation der Leukocyten). Bei solchen Fällen laufen die neurologischen Symptome der Blutschädigung um lange Zeit voraus.

Über das Auftreten von funikulären Prozessen bei den verschiedensten Allgemeinerkrankungen gibt es ein ausgedehntes Schrifttum. Von *Blutkrankheiten* außer der p. A. werden die *Leukämie* und der *hämolytische Ikterus* genannt; von den *Avitaminosen* die *Pellagra*, die *Beri-Beri*, die *Sprue*, der *Lathyrismus* und der *Skorbut*. Aber auch bei *Vergiftungen*, nämlich beim *Alkoholismus* und beim *Ergotismus* hat man typische funikuläre Veränderungen autoptisch festgestellt. An *endogenen Intoxikationen* sah man als ,,Schrittmacher" (Bremer) der f. Sp. die Addisonsche und die Basedowsche Krankheit, den *Diabetes*, die *akute gelbe Leberatrophie*, die *Nephritis*, das *Carcinom* und *Pankreasaffektionen*. An *Begleitinfekten* wurden die *Sepsis*, die *Malaria*, die *Tuberkulose* und die *Lues* beschrieben. Eigenartigerweise scheint die f. Sp. auch bei der *Paralyse* gar nicht selten zu sein.

Synonima. Die Bezeichnung ,,funikuläre Spinalerkrankung" (Spielmeyer) hat sich am meisten eingebürgert; neben ihr gelten aber auch die Benennungen: *anämische Spinalerkrankung* (Nonne), *funikuläre Myelose* oder *funikuläre Myelitis* (Henneberg), funikuläre Medullose (Schilling) oder *funikuläre Sklerose* (Schröder). In der englischen Literatur begegnet sie uns meistens als *"subacute combined degeneration of the spinal cord"* (Russel, Batten, Collier). Die Franzosen nennen sie «*sclérose combinée*» (Crouzon).

1. Pathologische Anatomie.

Makroskopisch ist das Rückenmark in seiner Konfiguration unverändert. Man sieht im Gegensatz zur multiplen Sklerose äußerlich nichts, auch keine herdförmigen Veränderungen sind feststellbar. Nur auf Querschnitten fallen grau verfärbte, oft unregelmäßige Areale im Gebiet der langen Bahnen auf, die im allgemeinen nur bis in Höhe der Pyramidenkreuzung nach oben hinaufreichen. Bei länger dauernden Prozessen kann das Hinterstrangareal ähnlich wie bei der Tabes geschrumpft erscheinen. Die Wurzeln sind jedoch nicht verändert, auch nicht grau verfärbt, auch die Meningen sind frei. Am Gehirn ist äußerlich gleichfalls nichts zu beobachten.

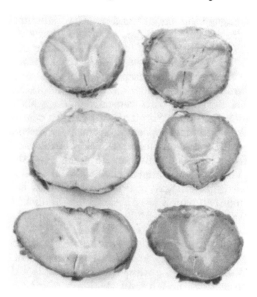

Abb. 43. Rückenmarkscheiben von Kranken. die an einer funikulären Spinalerkrankung gelitten hatten. Man erkennt an diesen ungefärbten Scheiben unschwer die hell erscheinenden Herde im Hinterstrang- und Pyramidenseiten- und Vorderstranggebiet. (Präparate der Hamburger Nervenklinik, Prof. Pette.)

Der histologische Befund ist derartig charakteristisch, daß er mit keinem anderen Prozeß verwechselt werden kann. Er ist durch folgende Kardinalpunkte bestimmt: Die primäre Läsion ist ein herdförmiger fokaler Markscheidenschwund. Diese Herde treten mit Vorliebe ortsgebunden auf, und zwar im Gebiet der langen Rückenmarksbahnen *(funikulär!)*, also innerhalb des Hinterstrangareals, innerhalb der Pyramidenseiten- und Vorderstränge und in den Kleinhirnseitensträngen, aber nicht nur innerhalb dieser Systeme. Sie dehnen sich hierbei weder auf deren ganzen Querschnitt aus, noch halten sie sich an deren Längsausdehnung, so daß der Begriff *Systemerkrankung* hier *nicht* angewendet werden darf. Im Gegensatz zur Tabes verschonen diese Herde anfänglich die Wurzeleintrittszone und die graue Substanz. Der Prozeß betrifft fast ausschließlich das Rückenmark *(„Spinalerkrankung"!)*, verschont fast immer die Medulla oblongata und den übrigen Hirnstamm. Nur im Großhirnmark sieht man

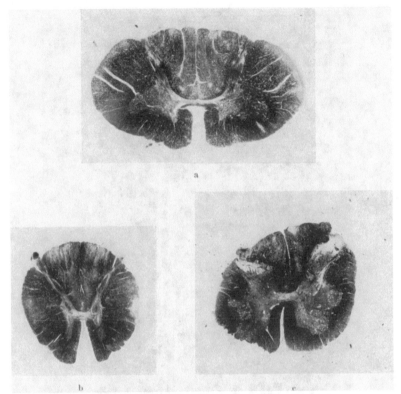

Abb. 44a—c. Funikuläre Spinalerkrankung bei perniziöser Anämie. a Halsmark; b Brustmark; c Lendenmark. Beginnender Prozeß mit Herden vor allem im Hinterstrang, aber auch im Seitenstrang (Brustmark b).

ebenso wie im Rückenmark fokalen Markscheidenausfall, dem klinisch wegen seiner geringen Ausdehnung aber keine besondere Bedeutung zukommt. Zunächst zerfallen in solchen Herden die Markscheiden; diese sind ja bekanntlich empfindlicher. Erst später gehen auch die Achsenzylinder zugrunde. Die Herde fließen schließlich mit anderen zusammen; dann resultiert im Markscheidenbild ein sog. „spongiöses Lückenfeld". Dieses vernarbt bei längerer Dauer des Prozesses: es sklerosiert *(„funikuläre Sklerose"!)*. Auffallenderweise sklerosieren die Herde im Hinterstrang früher und intensiver als in den übrigen Gebieten. Sind genügend Achsenzylinder zerstört worden, die Leitungen in den betreffenden Neuronen unterbrochen, dann kommt es zu sekundären Degenerationen im auf- und absteigenden Sinne, je nachdem welcher Faserkomplex, ob zentrifugal oder zentripetal betroffen. So wirken herdförmiger Markscheiden- und Achsenzylinderausfall und sekundäre Degeneration zusammen und es bleiben jene Bilder von systemartiger Degeneration der langen Bahnen, welche die früheien Autoren zur Annahme einer kombinierten Systemerkrankung verführten. Dieser

Begriff ist, wie oben schon gesagt, aber nicht angebracht, denn weder degeneriert
das System in seinem gesamten Querschnitt noch in seiner Längsausdehnung,
ein prinzipieller Unterschied gegenüber den echten Systemerkrankungen, wie
der spastischen Spinalparalyse und der FRIEDREICHschen Ataxie. Daß die
Markscheiden zuerst zerfallen und später erst die Achsenzylinder, erklärt das
Vorkommen von Spontanremissionen wie auch die möglichen Erfolge der Lebertherapie gerade bei solchen Fällen, wo die funikuläre Spinalerkrankung an eine

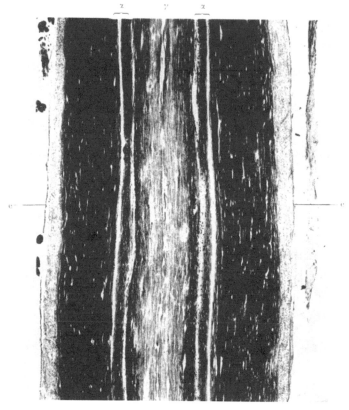

Abb. 45. Funikuläre Spinalerkrankung. Frontalschnitt durch das Halsmark zeigt die zusammenfließenden
Herde im Hinterstrang bei γ. Im Kleinhirnseitenstrang (e) ist die mehr diffuse gleichmäßige Lichtung zu sehen
(Hinterhornbezirk bei α). [Aus BODECHTEL: Verh. Ges. dtsch. Neur.; Z. Neur. 158, 64 (1937.]

p. A. gebunden auftritt. In letal endenden Fällen findet man gelegentlich an
den Wurzeln frische Zerfallserscheinungen, ebenso an den peripheren Nerven,
doch wirken sich diese klinisch nicht aus. Jedenfalls sind diese terminal auftretenden Zerfallsprozesse nicht der Ausdruck einer primären Vorliebe des
Prozesses zu den peripheren Nerven. Unter den histologischen Details verdient
noch der starke subakute Fettabbau innerhalb der Herde hervorgehoben zu
werden. Reichlich Fettkörnchenzellen finden wir fast immer. Diese wandern
allmählich zu den Gefäßen hin und veranlassen in der Gefäßadventitia eine
Ablösung von Infiltratzellen, insbesondere von Lymphocyten, so daß bei Fällen
mit starkem Abbau infolge dieser perivasculären Infiltrate der Eindruck einer
echten Entzündung erweckt wird. Dies führte zur Aufstellung des Begriffes
„funikuläre Myelitis", der nach SPIELMEYER abzulehnen ist, denn um eine
echte Entzündung handelt es sich dabei nicht, sondern nur um eine entzündliche

symptomatische Reaktion, die ausgelöst wird durch das starke Angebot von Abbauprodukten.

Über den möglichen Angriffspunkt einer einschlägigen Therapie ist viel diskutiert worden; auch die Histopathologie gibt uns hier einen kleinen Einblick. Der Pathologe kann zwar auf Grund einzelner histologischer Schnitte nichts über einen möglichen Erfolg oder den Mißerfolg einer vorher durchgeführten Lebertherapie aussagen. Aber auffallend ist es, daß lange und intensiv mit Leber behandelte Fälle bei der histologischen Untersuchung doch einen etwas anderen Befund bieten als die unbehandelten bzw. refraktären Fälle. So konnten BOWMAN und BIELSCHOWSKY einen Fall beobachten, der 12 Jahre nach dem

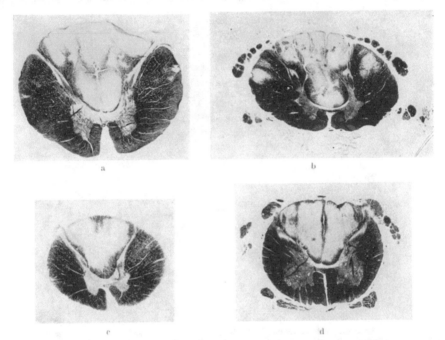

Abb. 46a—d. Funikuläre Spinalerkrankung ohne perniziöse Anämie. a oberes Halsmark. Starke Entmarkung vor allem der Hinterstränge; nur im unteren Halsmark b) ist auch im Seitenstrang eine starke Entmarkung.

Auftreten der ersten Symptome an einem hinzukommenden Magencarcinom ad exitum kam. Zwar fanden sich noch markscheidenentblößte Herde in typischer Verteilung, aber der Fettabbau war lange nicht mehr so stark. Bei zwei eigenen Beobachtungen ähnelte das histologische Bild weitgehend der kombinierten Systemerkrankung, d. h. frische Herde waren nicht mehr zu finden, dagegen eine intensive Sklerose innerhalb der langen Bahnen, die nicht an den ganzen Querschnitt gebunden war. Der Fettabbau war entsprechend der langen Prozeßdauer und der Besserung des klinischen Bildes der Rückenmarkerscheinungen weitgehend zurückgegangen. Beide Patienten waren an einem interkurrenten Magencarcinom gestorben. Bei Schlußfolgerungen aus dem histologischen Präparat soll man also das Prozeßalter berücksichtigen. Die Glia verhält sich ebenfalls wechselnd, doch beteiligt sie sich im Vergleich zu anderen Prozessen, wie der multiplen Sklerose und der Tabes lange nicht so intensiv. Zum Teil scheint dies mit dem starken Angebot von Abbauprodukten zusammenzuhängen, welches die Faserbildung, also die narbige Sklerose, auch innerhalb der Herde hintanhält. Erst in späteren Prozeßstadien finden wir innerhalb der Sklerosen an Stelle der zugrunde gegangenen Markscheiden und Achsenzylinder gliöse Faserwerke. Es wurde behauptet, die Lebertherapie würde eine derartige gliöse Narbenbildung anregen und unterhalten. Aber diese Hypothese berücksichtigte das Prozeßalter nicht; außerdem sahen wir schon *vor* Einführung der Lebertherapie bei älteren Prozessen intensive gliöse Faserfilze innerhalb der degenerierten Bezirke, d. h. besonders innerhalb der Hinterstränge, wo die Markscheidenausfälle im allgemeinen auch am intensivsten zustande kommen.

Die *Topik* des Prozesses ist gleichfalls sehr charakteristisch. Gewöhnlich treten die Herde am frühesten und intensivsten innerhalb der Hinterstränge

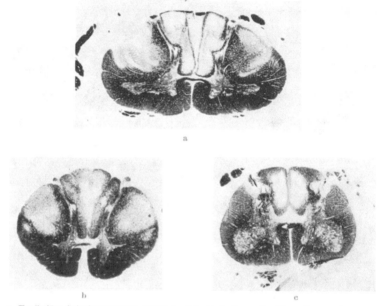

Abb. 47a—c. Funikuläre Spinalerkrankung. Weitgehendste Veränderung im Sinne des pseudosystematischen Entmarkungsprozesses. a Halsmark; b Übergang vom Hals- zum Brustmark; c Lendenmark, hier nur schwere Entmarkungen im Hinterstrang. Der Pyramidenseitenstrang ist mehr diffus gelichtet (sekundäre Degeneration).

auf, und zwar zunächst im Halsmark und im Brustmark (Nonne). Das Lendenmark und insbesondere das Sacralmark werden meistens später befallen. Neben dem Hinterstrangkomplex ist die Gegend der Pyramiden- und Kleinhirnseitenstränge und schließlich auch die vordere Hälfte des Rückenmarkes, d. h. der Vorderstrang der Sitz der zunächst herdförmigen und dann mehr zusammenfließenden Degenerationen. Nach oben reichen die Markscheidenausfälle innerhalb der aufsteigenden Strangsysteme bis an die Hinterstrangkerne heran. Im Corpus restiforme findet man sie nur ausnahmsweise. Auch innerhalb des Pyramidensystems sind Herde über die Decussatio nach oben hinaus nur selten zu sehen. Nach unten gehen die Entmarkungen innerhalb der Pyramidenseitenstränge bei älteren Prozessen bis in den Conus. Bei ihrem Zustandekommen spielt allerdings in den caudalen Rückenmarkabschnitten die sekundäre Degeneration entscheidend mit herein. Der Prozeß verhält sich innerhalb der einzelnen langbahnigen Faserkomplexe verschieden: im Hinterstrang bleibt sein herdförmiger Charakter oft am längsten erhalten, während die Herde in den Pyramiden- und Kleinhirnseitensträngen relativ bald zusammenfließen und die Degenerationen dadurch kompakter erscheinen. Man hat dieses Verhalten mit dem dort bereits frühzeitigen auf- und absteigenden sekundären Degenerationen erklären wollen; doch trifft dies nicht zu, denn die Abbauerscheinungen sind auch hier viel zu stürmisch und werden in diesem Ausmaß bei anderen sekundären Degenerationen, wie z. B. nach einer Myelitis oder bei Kompressionen durch einen Tumor nie getroffen. Die einzelnen Örtlichkeiten des Rückenmarkquerschnittes verhalten sich eben verschieden; wir haben hierfür noch keine hinreichende Erklärung. Ebensowenig gibt es Gründe für das Verschontbleiben der Brückengegend und des übrigen Hirnstammes. Im *Großhirnmark* begegnet man bei gründlicher Untersuchung verschiedenster Gegenden ebenfalls kleinen herdförmigen Markscheidenausfällen, in welchen ähnlich wie innerhalb der Plaques der multiplen Sklerose die Achsenzylinder länger persistieren. Diese fokalen Ausfälle im Großhirnmark sollen nicht verwechselt werden mit den bei der perniziösen Anämie häufig zu sehenden gleichfalls im Mark liegenden sog. „Ringblutungen", welche die sog. „Hirnpurpura" ausmachen. Die *Hirnrinde* selbst bietet bei unserem Prozeß nichts Besonderes. Es ist nicht unwichtig, dies zu unterstreichen, denn man hat die bei der f. Sp. vorkommenden Psychosen auf Rindenläsionen bezogen und die Herde im Markweiß für diesen verantwortlich machen wollen. Das ist aber nicht zutreffend, denn man sieht nicht nur die Rinde meistens vollkommen intakt, sondern kann solche Markherde auch anderweitig in Gehirnen nachweisen, deren Träger zu Lebzeiten keine Psychose geboten haben. Auch im *Opticus* hat man kleine Entmarkungsherde gefunden (BIELSCHOWSKY und WOHLWILL), die den Herden im Rückenmark analog zu setzen sind. Im allgemeinen kann man von einem Verschontbleiben der *grauen Substanz* des Rückenmarkes sprechen. Man findet nur gelegentlich an den Vorderhornzellen Zellveränderungen im Sinne der retrograden Zellerkrankung (primäre Reizung NISSLs). Diese kommt entweder zustande durch die bei älteren Prozeßstadien terminal auftretende Läsion der vorderen Wurzeln bzw. der peripheren Nerven oder auch durch die Schädigung der hinteren Wurzeln im Bereich der Wurzeleintrittszone, die bei ausgedehnten Prozessen schließlich auch mitgegriffen wird (Abb. 48). In letzterem Falle ist diese Veränderung der Vorderhornzellen als sog. transneurale Degeneration im Sinne MONAKOWs zu deuten. Bei älteren Prozessen findet man zudem oft eine starke Gliose innerhalb der CLARKEschen Säulen, deren Zellen dann erheblich reduziert sein können. An den Gefäßen sieht man bei längerer Prozeßdauer Wandhyalinisierung, Auflockerung der Adventitia und perivasculäre Infiltrate, doch sind diese Veränderungen nie als primäre, sondern immer nur als Reaktion auf das starke Angebot von Abbauprodukten anzusehen.

Gegenüber den eigentlichen Systemerkrankungen bieten sich in der Abgrenzung dann Schwierigkeiten, wenn ein langdauernder bzw. lange behandelter Fall vorliegt. Hier bewahrt uns allein schon die Beobachtung des Querschnittausmaßes der Herde vor Irrtümern, denn der ganze Systemquerschnitt ist so gut wie nie von den Entmarkungen eingenommen, außerdem dehnen sich die Herde nicht über die ganze Länge des Systems aus. Auch stößt man in anderen Gebieten des Rückenmarkes außerhalb der langen Bahnen auf Entmarkungen. Besonders bezeichnend für den funikulären Prozeß ist der Befund in der Medulla oblongata gegenüber den echten Systemerkrankungen wie der amyotrophischen Lateralsklerose und der spastischen Spinalparalyse, weil Veränderungen selten über die Pyramidenkreuzung hinaus nach oben noch festzustellen sind. Zudem sind die hinteren Wurzeln immer verschont, ein wichtiges Unterscheidungsmerkmal gegenüber der Tabes und der Polyneuritis, welche beide gleichfalls zu Veränderungen im Sinne der aufsteigenden Degeneration innerhalb des Hinterstrangkomplexes führen können. Die Entmarkungen bei der multiplen Sklerose greifen meist auf die graue Substanz über, sind übrigens nicht ortsgebunden wie der funikuläre Prozeß. Auch verhält sich die Glia dort anders, denn man findet bei ihr in besonders starkem Ausmaß große faserbildende Astrocyten, die bei unserem Prozeß nur ganz selten vorkommen. Gelegentlich können bei Kompressionen des Rückenmarkes in Höhe der stärksten Druckauswirkung oder auch bei Zirkulationsstörungen ähnliche herdförmige Entmarkungen nachweisbar sein, doch hilft hier die Berücksichtigung des übrigen Befundes, insbesondere das Vorkommen von herdförmigen Entmarkungen auch in anderen Segmenten, wie es den funikulären Prozeß charakterisiert. Eine „Myelitis" ist gleichfalls unschwer von der f. Sp. abzutrennen. Der Prozeß ist bei ihr viel unregelmäßiger, die infiltrativen Erscheinungen stärker, insbesondere ist die Beteiligung der Gliaelemente intensiver. Der früher häufig vertretene Standpunkt, daß die f. Sp. zur „chronischen Myelitis" gehöre, ist endgültig verlassen.

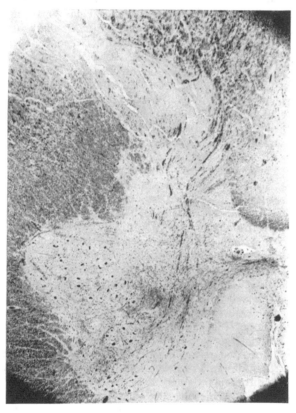

Abb. 48. Funikuläre Spinalerkrankung bei perniziöser Anämie. Marchi-Bild aus dem Lendenmark, das die Degeneration der zu den Vorderhornzellen ziehenden Hinterwurzelfasern einwandfrei zeigt. Dieses Bild stellt also das pathologisch-anatomische Paradigma dar zum klinischen Ausfall des Patellarsehnenreflexes. [Z. Neur. **137**, 148 (1931).]

Von allgemeiner biologischer Bedeutung ist das Auftreten von f. Sp. bei Tieren, und zwar bei Affen. Man hat nämlich typische funikuläre Rückenmarksprozesse bei Pavianen beobachtet (Schob und Scherer), die sowohl bezüglich der histologischen Details als auch bezüglich der Prozeßtopik mit der menschlichen f. Sp. weitgehend übereinstimmen. Es zeigen sich gleichfalls herdförmige Entmarkungen besonders in den Arealen der langen Bahnen. Allerdings ist das Großhirnmark im Verhältnis zum Menschen ungleich schwerer betroffen. Bemerkenswerterweise kommt dieser Prozeß besonders bei solchen Tieren zur Beobachtung, die längere Zeit in Gefangenschaft, also fern ihrer tropischen Heimat, leben. Die Erkrankung tritt gehäuft in kleinen Endemien auf und äußert sich wie eine Avitaminose, wenn es auch bisher nicht gelang, den Mangel eines besonderen Vitamins zu erweisen. Sichere Blutbildveränderungen konnten nicht nachgewiesen werden. Die Sektion deckte außer tuberkulösen Prozessen nichts auf, was berechtigen würde, ein der menschlichen p. A. analoges Geschehen anzunehmen.

2. Ätiologie und Pathogenese.

Die heute herrschende Lehrmeinung über die Genese der f. Sp. läßt sich nur verstehen, wenn man die Geschichte dieser Krankheit kennt. Die f. Sp. ist wahrscheinlich schon vor ihrer eigentlichen Entdeckung durch LICHTHEIM (1892) bekannt gewesen. Nur ging sie damals entweder unter der Bezeichnung kombinierte Systemerkrankung oder als chronische Myelitis. Als LICHTHEIM sie zuerst als besonderen Prozeß auffaßte, stand er zunächst unter dem Eindruck, daß die bei seinen Fällen gleichzeitig bestehende hochgradige „Blutarmut" das Rückenmark toxisch degenerativ geschädigt habe. Man bezog also die Rückenmarkserkrankung nur auf die Anämie, d. h. auf die bei ihr statthabende schlechtere Sauerstoffversorgung der Nervenelemente. Es ist daher nicht verwunderlich, wenn man in den folgenden Jahren das Augenmerk auf die anderen Blutkrankheiten richtete und am Rückenmark nach ähnlichen Veränderungen suchte. Bald wurde aber erkannt, daß die Blutarmut, insonderheit die sekundäre Anämie ohne Einfluß auf die Entstehung des funikulären Prozesses ist. Nachdem zuerst MINNICH, der Schüler LICHTHEIMs, eine breite Basis für die Erkenntnis dieses eigenartigen Prozesses geschaffen hatte, stellte NONNE (1893) fest, daß „der Grad der Rückenmarksveränderungen nicht proportional zu sein brauche dem Grad der Anämie", sondern daß „die Rückenmarkserkrankung ein der Erkrankung der Hämatopoese gleichwertiger, d. h. von letzter nicht abhängiger Folgezustand sei". Diese Auffassung wurde durch eine Reihe von Mitteilungen über das Vorkommen einer f. Sp. im Gefolge anderer Krankheiten weiter unterbaut. Man beobachtete sie z. B. beim chronischen Alkoholismus, beim Diabetes, beim Addison, bei der Leukämie, bei der akuten gelben Leberatrophie, beim Ergotismus, bei der Sprue, bei der Beri-Beri, beim Skorbut und bei der Pellagra, also bei Krankheiten, die mit der p. A. nichts zu tun haben. Es ist notwendig, diese an sich alten Erkenntnisse hervorzuheben, da von manchen, insonderheit von englisch-amerikanischen Autoren auch in neuerer Zeit die Behauptung aufgestellt wird, der funikuläre Prozeß komme *nur* bei der p. A. vor. Wenn diese nicht festzustellen sei, so behaupten diese Autoren weiter, dann sei sie latent vorhanden und würde schließlich terminal auftreten, oder aber der funikuläre Prozeß führe vorher durch das Hinzukommen irgendwelcher anderer Komplikationen (Decubitus usw.) ad exitum und deshalb käme die p. A. nicht zum Durchbruch. Daß diese Meinung nicht richtig ist, beweisen zahlreiche Sektionsprotokolle, die das Vorkommen einwandfreier funikulärer Erscheinungen ohne Zeichen einer p. A. ergeben haben. Der funikuläre Prozeß kann aber, wie oben schon betont, auch für sich allein bestehen. Der Vergleich zu einer anderen degenerativen Organerkrankung, nämlich zur Nephrose, den HENNEBERG erstmals angestellt hat, drängt sich hier unwillkürlich auf. Wie an der Niere, so kommt es auch am Rückenmark bei ätiologisch durchaus verschiedenen Allgemeinerkrankungen, aber auch genuin zu degenerativen Veränderungen. Angesichts der bunten Reihe der vorhin aufgezählten Allgemeinerkrankungen, bei welchen die f. Sp. auftreten kann, fällt es allerdings schwer, die Pathogenese auf einen gemeinsamen Nenner zu bringen.

Wie oben schon ausgeführt, wird, abgesehen von der p. A., die f. Sp. noch bei zwei anderen *Blutkrankheiten*, nämlich bei der Leukämie (NONNE u. a.) und beim hämolytischen Ikterus (CURSCHMANN) gesehen. Doch haben diese beiden Prozesse nichts miteinander gemein. Noch eigenartiger ist die Tatsache, daß die f. Sp. besonders häufig bei *Avitaminosen* auftritt. In diesem Zusammenhang verdienen nochmals die schon zitierten Beobachtungen von funikulären Rückenmarksprozessen bei Affen erwähnt zu werden, die wahrscheinlich auch an einem Vitaminmangel leiden und zugrunde gehen. Ebenso wie die p. A. führt die Mehrzahl dieser Mangelkrankheiten, abgesehen von den Rückenmarkserscheinungen, zu schweren Störungen gerade auch von seiten des Magen-Darmkanals und zu Blutbildveränderungen, so daß gewisse Übereinstimmungen in der klinischen Symptomatologie zu einem Vergleich auffordern. Eine Ähnlichkeit im klinischen Bild besteht so vor allem zwischen der Pellagra, der Sprue einerseits und der p. A. andererseits, denn bei diesen Prozessen stehen häufig dyspeptische Erscheinungen im Vordergrund, insonderheit eine Achylie, weiterhin oft eine Anämie mit erhöhtem Färbeindex und Megalocytose. Allerdings fehlt bei der Sprue und Pellagra die der p. A. eigene Bilirubinämie. Bei der Sprue hat man zudem ebenso wie bei der p. A. im Magensaft das Fehlen des sog. Castleschen Fermentes nachgewiesen, wodurch das Auftreten der schweren Anämie bei der Sprue verständlich wird. Auch eine der Hunterschen Glossitis analog zu setzende Stomatitis ist bei ihr häufig. So sehr es auf den ersten Blick verlockend erscheint, die f. Sp., eben weil sie bei diesen der p. A. in manchen sehr ähnelnden Prozessen ebenfalls auftritt, als Mangelkrankheit zu bezeichnen, so legt uns ihr Vorkommen bei anderen, nicht zu den Avitaminosen gehörenden Erkrankungen in dieser Hinsicht doch eine gewisse Zurückhaltung auf. Schließlich ist mit der Feststellung einiger übereinstimmender Merkmale die Pathogenese nicht weiter geklärt, denn der funikuläre Prozeß ist bei anderen Krankheiten, die mit Avitaminose nichts zu tun haben, ebenso häufig beschrieben worden. Immerhin liegt die Schlußfolgerung nahe, daß bei diesem Prozeß ein uns bisher noch unbekanntes X oft gleichzeitig nicht nur die Blutbildung, sondern auch den Magen-Darmtractus und das Nervensystem, insbesondere das Rückenmark in verschieden starkem Maße schädigt. Weshalb dieser Rückenmarksprozeß nicht nur bei Avitaminosen, sondern auch bei endo- und exogenen Intoxikationen, daneben allein, ohne p. A. und ohne Achylie auftritt, darauf fehlt uns die letzte Antwort. F. Schultze hat alle diese Krankheiten unter den Begriff der „Zehrkrankheiten" zusammengefaßt. Damit ist wenigstens ein gemeinsames Charakteristicum für diese bunte Reihe von Krankheiten, bei welchen die f. Sp. auftreten kann, gegeben; denn mit einer mehr oder minder ausgeprägten Kachexie gehen die meisten von ihnen einher.

Bei dem zahlenmäßig überwiegenden Vorkommen der funikulären Rückenmarksveränderungen, bei der p. A. ist es verständlich, daß alle Hypothesen und Theorien der *Perniciosagenese* für die Entstehung der spinalen Erscheinungen Anwendung fanden. Jene Theorie, die den Schwerpunkt der Pathogenese schon vor der Entdeckung des Castleschen Fermentes in den Intestinaltrakt verlegte und so an Fällen von Magenresektionen und Dünndarmstenosen, die mit p. A. vergesellschaftet waren, den Beweis für die intestinale Genese der p. A. erblickten, dürfte nicht zutreffend für die f. Sp. sein. Das gilt in besonderem Maße für die *Achylia gastrica,* die allerdings auch bei „blutgesunden" funikulären Spinalerkrankungen nachweisbar ist. Sie stellt übrigens für die p. A. nicht die Conditio sine qua non dar, denn es gibt Fälle von typischer Perniciosa mit freier Salzsäure (Naegeli). Ebenso kommen häufiger f. Sp.-Kranke mit normalem Blutbild ohne Achylie als p. A.-Kranke ohne Achylie vor. Salus glaubt neuerdings ebenfalls an eine intestinale, infektiös-toxische Komponente. Bei 3 Fällen von f. Sp. mit Achylie ohne p. A., bei welchen früher wegen Magenulcera eine Gastroenterostomie angelegt worden war, fand er nämlich im Liquor Antikörper gegen das Bacterium Coli haemolyticum, die unter normalen Verhältnissen in der Rückenmarksflüssigkeit fehlen. Salus brachte deshalb die funikulären Erscheinungen mit einer *Coliintoxikation* in Zusammenhang.

Nicht minder schwierig in ihrer Ausdeutung für die Genese der f. Sp. sind die jüngeren Untersuchungen über das *Fehlen des sog.* Castleschen *Fermentes* bei der p. A., bei welchem bekanntlich ein sog. „extrinsic und intrinsic factor" unterschieden wird. Der erstere steht anscheinend dem Vitaminkomplex B_1 nahe und interessiert uns wegen der Beziehungen zu den Avitaminosen, bei welchen, wie z. B. der Sprue, der Pellagra und der Beri-Beri das funikuläre Geschehen gleichfalls als Begleiterscheinung beobachtet wird. Der „intrinsic factor", eine wahrscheinlich hormonartige, encymartige, in der Magenwand entstehende Substanz verbindet sich mit dem „extrinsic factor" und bildet so das „*Antiperniciosaprinzip*", welches in der Leber deponiert wird. Man wird selbstverständlich das Fehlen des CASTLESCHEN Fermentes bei *jenen Formen der f. Sp.* erwarten müssen, die *mit einer p. A. einhergehen*. Bei den genuinen, also „blutgesunden" Fällen von f. Sp. konnten aber SALUS und REIMANN im Magensaft das CASTLESCHE *Ferment nachweisen*, was die schon von NONNE vertretene Anschauung der Unabhängigkeit des funikulären vom perniziösen Geschehen neuerdings wieder unter Beweis gestellt hat. Für die pathogenetische Betrachtung ist dies um so wesentlicher, als darin die Selbständigkeit des Rückenmarksprozesses zum Ausdruck kommt.

Auch im Tierexperiment soll es angeblich gelungen sein, mittels Magenexstirpationen und Darmresektionen, also nach Ausschaltung jener, den „intrinsic factor" sezernierenden Abschnitte, vor allem der BRUNNERschen Drüsen, das Vollbild einer „makrocytären" Achylie mit Glossitis und f. Sp. zu erzeugen (bei Schweinen MILLER und RHOADS, bei Hunden PETRI, OHLSEN und BOGGILD). Es fehlen aber noch Bestätigungen von anderer Seite. In der Wertung von Rückenmarksveränderungen bei Versuchstieren soll man sehr zurückhaltend sein, gab es in dieser Hinsicht doch schon viele Enttäuschungen. In diesem Zusammenhang sei darauf hingewiesen, daß nach NAEGELI eine klassische p. A. beim Tier bisher einwandfrei nicht beobachtet werden konnte. Auch die früheren Mitteilungen über experimentell erzeugte funikuläre Rückenmarksprozesse haben einer Kritik nicht standgehalten. Allerdings gibt es, wie oben schon dargelegt, beim Affen Rückenmarksveränderungen, die der menschlichen Spinalerkrankung analog zu setzen sind, wodurch grundsätzlich die Möglichkeit, sie experimentell zu erzeugen, an Wahrscheinlichkeit gewinnt.

Das besonders häufige Auftreten der f. Sp. im Verlaufe bzw. im Gefolge einer p. A. zwingt uns, auch den *konstitutionellen Faktoren*, wie sie bei der p. A. mit hereinspielen, unsere Aufmerksamkeit zu schenken. Über die spezielle *Erbpathologie* der letzteren ist zwar noch nicht viel bekannt geworden, aber das familiäre Vorkommen von p. A. scheint gar nicht so selten zu sein. So verfügt z. B. BREMER über 60 Fälle familiärer Häufung. In 7 Familien beobachtete er die p. A. in 3 Generationen, was nach seiner Ansicht für einen dominanten Erbgang spricht. Bei relativ vielen Familiengliedern soll sich eine Achylia gastrica finden. Vermutlich stellen diese schon Perniciosakandidaten dar, also sog. Mikroformen der p. A. Bei einem anderen Teil hört man Klagen über lästige, schmerzhafte Parästhesien an Armen und Beinen. Hierbei dürfte es sich um formes frustes von die p. A. begleitender f. Sp. handeln. Zu ähnlichen Ergebnissen kamen neuerdings HANGARTER und WOLBERG, die dies an 2 Sippen studieren konnten. Es fehlen hier noch größere Untersuchungsreihen, aber es dürfte nicht schwer fallen, bei Berücksichtigung der 4 Bahnen, auf welchen sich nach BREMER das perniziöse Geschehen auswirkt, nämlich 1. Blutbild, 2. Magen-Darmtrakt, 3. Rückenmark, 4. Gehirn, die erbliche Disposition sowohl für die p. A. wie auch für die f. Sp. noch überzeugender nachzuweisen.

Das pathogenetische Problem der f. Sp. ist, wie wir gesehen haben, sehr verwickelt, denn es muß allen möglichen Kombinationen Rechnung getragen werden. So darf man das Zusammenvorkommen von f. Sp. und p. A., das in über der Hälfte der Fälle in Erscheinung tritt, einerseits nicht vernachlässigen, andererseits aber darf man die Pathogenese der f. Sp. nicht ohne weiteres mit derjenigen der p. A. identifizieren, denn die f. Sp. kommt auch ohne p. A. vor. Dasselbe gilt für die Achylie und die psychischen Veränderungen.

Es gilt die verschiedenartigsten Kombinationen zu berücksichtigen: Bald steht
mehr das eine, bald mehr das andere Symptom im Vordergrund, also bald
mehr der Rückenmarksprozeß, bald mehr die Störung der Hämatopoese oder
aber bald mehr die Magen-Darmerscheinungen oder die psychischen Veränderungen (BREMER).

Die *Pathologie* gibt uns auf die Frage nach der Pathogenese nur ungenügenden Aufschluß. Zunächst war es naheliegend, beim Finden der umschriebenen Herde an eine
vasculäre Genese zu denken, zumal sich innerhalb der Herde immer Gefäße zeigen, die, weil
sie von einem Kranz von Fettkörnchenzellen umgeben sind, um so mehr auffallen. Die
Anschauung, daß ein bestimmtes Gefäß des Rückenmarkquerschnittes erkrankt und so
Ernährungsstörungen herbeiführt, wurde aber bald verlassen, als man derartige Degenerationsherde in dieser typischen Anordnung bei echten Gefäßerkrankungen wie bei der
luischen Endarteriitis oder bei der Periarteriitis nodosa nie vorkommen sah. Auch die
besondere Lokalisation der Herde im Gebiet der langen Bahnen sprach gegen eine vasculäre
Genese, ebenso das Verschontbleiben der Wurzelfasern in einem sonst schwer veränderten
Gebiet, das von demselben Gefäß wie die einstrahlenden Wurzelfasern versorgt wird. Gestützt auf capillar-mikroskopische Untersuchungen am Lebenden glaubt BREMER, daß sich
im *Capillargebiet* ein uns allerdings noch unbekanntes Agens auf das Nervensystem auswirkt. Bei der besonderen lokalen Ausbreitung der Herde muß dann aber vorausgesetzt
werden, daß gerade die Capillaren der langen Bahnen besonders lädiert werden, wobei man
wieder in den Bannkreis der sog. Systemerkrankungen gedrängt wird.

Das Pseudosystematische des Prozesses wurde auch mit der zuerst von EDINGER, später
von BROWER hervorgehobenen *Vulnerabilität der langen Systeme* erklärt. Durch eine allgemeine Noxe würden die langen, später markhaltig werdenden Bahnen vor allen anderen
geschädigt, weil ihre Axone am längsten sind und am weitesten entfernt von ihren nutritiven Zentren, den Nervenzellen, verlaufen (AUSTROGESILO). Die ungleichmäßige Erkrankung
des Systemquerschnittes und die besondere Empfindlichkeit der Markscheiden gegenüber
diesem hypothetischen Toxin lassen allerdings an der Richtigkeit dieser Hypothese zweifeln.

Auch die früher gehegte Meinung, die f. Sp. sei eine echte *Entzündung* im Sinne der
Myelitis (funikuläre Myelitis!) ist seit den Ausführungen SPIELMEYERs verlassen, der dar-
legte, daß die gelegentlich sehr stark hervortretende perivasculäre Infiltration nur als
Begleiterscheinung des Abbauprozesses, also als *reaktive* Entzündung aufzufassen ist. Damit
ist auch den Theorien von der infektiösen bzw. bakteriellen Natur der f. Sp. der Boden
entzogen.

Wieder andere Forscher haben den Standpunkt vertreten, daß vom *Liquor* her toxische
Produkte auf das Rückenmark einwirken. Durch eine *Lockerung der Blutliquorschranke*
würde gewissen toxischen Stoffen der Weg zum Nervensystem freigegeben. Diese Annahme
schien gestützt zu sein durch besondere histologische Befunde, nach welchen sich die
stärksten Degenerationen besonders am Randgebiet des Rückenmarkes zeigen (vgl. AL-
BRECHT). Das Freibleiben der periventrikulären Abschnitte im Hirnstamm spricht aber
gegen eine solche Auffassung.

3. Symptomatologie.

Das anatomische Querschnittsbild des funikulären Prozesses könnte zur Annahme verleiten, daß sein klinisches Bild sehr einförmig ist. Angesichts des vornehmlichen Befallenseins der Areale der langen, zentripetalen und zentrifugalen Bahnen erwartet man neben
Störungen der Sensibilität auch solche der Motorik im Sinne der Pyramidenbahnschädigung.
Aber die Symptomatologie der f. Sp. ist keineswegs derart einförmig, sondern im Gegenteil
überaus wechselnd, was man am ehesten aus dem Verhalten der leitenden Elemente, d. h.
der Achsenzylinder im einzelnen Herd verstehen kann. Die früheren Autoren haben ihren
Betrachtungen im wesentlichen das Markscheidenbild zugrunde gelegt und so kam es,
daß man die Differenz zwischen anatomischem und klinischem Bild hervorhob. Man war
oft überrascht, bei dem oder jenem Fall bei der Sektion viele Herde zu finden, obwohl die
klinische Symptomatologie eine relativ dürftige war. Heute wissen wir, daß hier nur das
Verhalten der Achsenzylinder maßgeblich ist, die selbst in großen Herden noch relativ
gut erhalten sein können. Dies erklärt nicht nur das Ausbleiben von Störungen, welche
der Lage des Herdes nach zu erwarten wären, sondern auch das Zustandekommen von
Spontanremissionen und die therapeutischen Erfolge. Außerdem wird uns dadurch der
Wechsel der Erscheinungen verständlich gemacht. NONNE z. B. betont gegenüber der
Tabes das wechselnde Verhalten der Patellarsehnenreflexe, die bei ein und demselben Fall
bald fehlen, bald wieder nachweisbar sein können. Gerade die Kenntnis der Histologie
des funikulären Prozesses eröffnet uns das Verständnis für das klinische Bild, nicht nur
bei der Gegenüberstellung verschiedener Fälle, sondern auch bei längerer Beobachtung
des Einzelfalles.

Drei Kardinalsymptome bilden den eigentlichen Kern der klinischen Erscheinungen, um welchen sich das übrige gruppiert (BREMER). Dies sind 1. die *Parästhesien*, 2. die *frühe Schädigung der Tiefensensibilität*, 3. die *große motorische Schwäche*. Sie ziehen sich wie ein roter Faden durch das Krankheitsgeschehen, bald ist mehr das eine, bald mehr das andere betont. Bei entsprechend langer Dauer werden sie schließlich in jedem Fall in allerdings verschiedener Intensität beobachtet.

Die *Parästhesien* in Form von quälendem Ameisenlaufen, Kribbeln, Pelzigsein, werden nur selten vermißt. In der Mehrzahl der Fälle treten sie zunächst an den unteren Extremitäten, insbesondere zuerst an den Füßen auf und imponieren dann als Mißempfindungen beim Gehen. Der Kranke schildert sie als ein Gefühl, als wenn er auf Moos laufe oder auf einem Teppich gehen würde. Sie nehmen besonders in der Kälte zu, so daß jeder kalte Luftzug gefürchtet wird, weil er sie zur Auslösung bringt. Bei Frauen werden sie durch die Menses und Schwangerschaft verstärkt. Häufig sind auch die Finger der Sitz hartnäckiger quälender Mißempfindungen. Das „Kribbeln in den Fingerspitzen" wird in mehr als der Hälfte aller Fälle angegeben. Über den Entstehungsort der Parästhesien herrscht noch keine einheitliche Meinung. Zum Teil bezieht man sie auf die herdförmige Läsion des Hinterstranges (BREMER) zum Teil macht man auch Veränderungen an den peripheren Nerven für sie verantwortlich (GREENFIELD und CARMICHAEL). Auch lanzinierende Schmerzen können auftreten (Wurzelreizung!), aber lange nicht so intensiv wie bei der Tabes (NONNE).

Neben diesen subjektiven Phänomenen spielen zunächst die objektiv nachweisbaren *Störungen von seiten der Hinterstänge*, insbesondere solche der *Tiefensensibilität* eine wichtige Rolle. Sie sind als Frühsymptome bedeutsam. So hat sich die Prüfung der Vibrationsempfindung mittels Aufsetzen einer Stimmgabel auf die Malleoli, Patella, Spina iliaca usw. bewährt. Der Verlust des Vibrationsgefühls gilt deshalb als wichtiges Kriterium einer f. Sp. (HAMILTON und NIXON, BREMER, LARUELLE-MASSION und VERNIORY). Von weiteren Störungen der proprioreceptiven Sensibilität ist diejenige der *Lageempfindung* zu nennen. Ebenso wie der Verlust des Vibrationsgefühls ist sie zunächst an den unteren Extremitäten (Zehen!) am deutlichsten ausgeprägt. Auch die Chronaxie erweist sich als erhöht. Typische *ataktische* Phänomene sind im Beginn der f. Sp. sehr selten, in älteren Stadien allerdings häufiger, aber kaum so hochgradig wie bei der Tabes. Immerhin begegnet man häufig einer deutlichen Unsicherheit beim *Finger-Nasen-* und *Knie-Hackenversuch*. Ein typischer *Intentionstremor* wie bei der multiplen Sklerose gehört aber zu den Ausnahmen. Auch Störungen der *Oberflächensensibilität* sind seltener. Wenn sie vorhanden sind, sind sie meist segmentär ausgeprägt. *Analgesie* oder *Hypästhesie* kommen nur *ausnahmsweise* vor, wenngleich Herde im Vorderseitenstrang gerade in fortgeschrittenen Fällen häufig nachweisbar sind. Im Gegensatz zur Tabes werden Sensibilitätsstörungen im Sinne des REMAKschen Doppelgefühls, Verspätung der Schmerzleitung oder Kalt-Warm-Perversionen regelmäßig vermißt. Gürtelförmig begrenzte Sensibilitätsstörungen sind gleichfalls nur sehr selten nachweisbar; wenn sie feststellbar sind, so überraschen sie durch den häufigen Wechsel. Zu den Hinterstrangsymptomen ist auch die *Areflexie* zu zählen. So findet sich häufig ein Fehlen der *Patellarsehnenreflexe*, deren Verhalten in einzelnen Fällen jedoch wechselt. Ihr Ausfall erklärt sich aus der Läsion des mittleren Wurzelfeldes im Hinterstrang, in welchen sie ja bekanntlich einstrahlen (Abb. 48). Die Armsehnenreflexe gehen meist erst in späteren Stadien verlustig. Die Bauchdeckenreflexe bleiben fast durchweg erhalten. Auch die oft sehr ausgesprochene *Hypotonie*, besonders an den unteren Extremitäten, ist als ein Symptom der Hinterstrangläsion aufzufassen.

Die besonders häufige Läsion des Pyramidenbahnareals, die wir gerade im Bereich des Brustmarkes fast bei jedem zur Sektion kommenden Falles nachweisen können, erklärt die oft festzustellenden *Pyramidenbahnzeichen* vor allem im Bereich der unteren Extremitäten, also den positiven Babinski, Rossolimo usw. Bemerkenswerterweise pflegt dabei weniger eine Spastizität als vielmehr eine gewisse *Hypotonie der Muskulatur* zu imponieren, die sich aus der gleichzeitig bestehenden Hinterstrangläsion erklärt. Auch die subjektiven Klagen des Kranken sind bei der f. Sp. anders als bei der reiner Spastizität, z. B. bei derjenigen der multiplen Sklerose. Vor allem wird über eine *allgemeine motorische Schwäche* geklagt, insbesondere über abnormes Ermüdungsgefühl, welches dem Kranken jede körperliche Bewegung als große Anstrengung empfinden läßt. Schon der Gang des Kranken ist anders als bei reiner Pyramidenbahnläsion, wie z. B. bei der multiplen Sklerose, bei welcher zunächst bei Gehversuchen

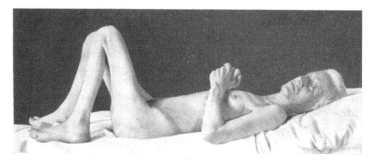

Abb. 49. Kranke mit schwerer funikulärer Spinalerkrankung. Starke Kontrakturen an den unteren Extremitäten. Im Blutbild keine stärkere Anämie, aber erhöhter Färbeindex. Außerdem bestand eine Achylia gastrica. (Pat. aus der Hamburger Nervenklinik, Prof. Pette.)

die Steifheit der Beine sich stark bemerkbar macht. Ist der Kranke einmal richtig in Gang gekommen, dann wird das Gehen allmählich besser. Bei der f. Sp. ist dies anders. Der Gang bleibt müde und schleppend (Bremer). *Muskelatrophien* vom peripheren Typ mit Entartungsreaktion werden gelegentlich auch und zwar hauptsächlich im Peronealgebiet, weniger an den Handmuskeln beobachtet. Sie beruhen meist auf einer gleichzeitigen Schädigung der Vorderhornzellen bzw. der einstrahlenden vorderen Wurzeln. Gar nicht selten sieht man schwerste *Beugekontrakturen*, vorwiegend an den unteren Extremitäten, wobei schließlich infolge hochgradiger Versteifung die Reflexe nicht mehr auslösbar sind. Auch starke *Adductorenspasmen* können dabei in Erscheinung treten.

Störungen der *Blasen- und Mastdarminnervation* sind relativ häufig; allerdings wird über die ersteren nicht so regelmäßig geklagt wie bei der multiplen Sklerose. Nach französischen Autoren charakterisieren sie das Frühstadium der f. Sp. Meist liegen Störungen im Sinne einer erschwerten Harnausstoßung vor; es dauert lange bis die Entleerung in Gang kommt. Treten dabei die übrigen funikulären Symptome in den Hintergrund, so können gelegentlich peinliche differentialdiagnostische Irrtümer unterlaufen. So ist mir ein Fall besonders eindrucksvoll in Erinnerung, bei welchem wegen einer gleichzeitig bestehenden Vergrößerung der Prostata eine Prostatektomie ausgeführt worden war, die nicht den gewünschten Erfolg brachte. Erst nachdem die f. Sp. festgestellt und energisch mit Leber behandelt worden war, konnte die Blase wieder spontan entleert werden. Inkontinenzerscheinungen von seiten der Blase sind nicht so häufig; von seiten des Mastdarms ausgesprochen selten. Ähnlich wie bei der multiplen Sklerose wechseln diese Symptome sehr stark.

Bulbäre Erscheinungen wie *Sprachstörungen, Nystagmus* gehören nicht zum Bild der f. Sp. Kommen sie vor, dann handelt es sich meist um gleichzeitig mit hereinspielende Blutungen im tieferen Hirnstamm oder in den peripheren Nerven. Dasselbe dürfte für *Pupillenstörungen* gelten, die nur in seltenen Ausnahmen bei der f. Sp. gesehen werden (DEMME). Dagegen werden im Schrifttum *Opticus-veränderungen* vor allem eine *Neuritis retrobulbaris* hier und dort angeführt. [Vgl. KAMPMEIER und JONES. Americ. med. Sci. **125**, 633 (1938).]

Nicht unwichtig ist das gleichzeitige Vorkommen *psychotischer* Zustands-bilder (nach BREMER in 7—8% aller Fälle). Man hat diese früher, weil sie gleichfalls bei p. A. gehäuft auftraten, geradezu als *Perniciosapsychosen* be-zeichnet. Derartige Kranke zeigen neben Verstimmungszuständen und ab-normer Reizbarkeit paranoide Züge oder Bewußtseinstrübungen oder Hal-luzinationen. Größtenteils handelt es sich aber lediglich um *symptomatische Psychosen* im Sinne BONHOEFFERs (BREMER). Auch in Frühfällen sind chronische Verstimmungszustände oft sehr ausgeprägt. Für den Charakter der Psychosen ist in erster Linie die prämorbide Persönlichkeit ausschlaggebend. Ebenso wie die Rückenmarkssymptome können die Psychosen bei Fällen mit p. A. den Veränderungen des Blutes vorausgehen und dabei völlig unabhängig von den Rückenmarksveränderungen sein. In diesem Zusammenhang sei nur kurz darauf hingewiesen, daß bei anderen Prozessen, bei welchen ebenfalls funikuläre Rückenmarksveränderungen auftreten können, wie z. B. bei der Pellagra, Psychosen mit zum Krankheitsbild gehören.

Das gehäufte Nebeneinandervorkommen funikulärer Erscheinungen und *Blutbildveränderungen* im Sinne der BIERMERschen Krankheit macht uns die Kontrolle des Blutbildes bei jedem auf f. Sp. verdächtigen Fall zur Pflicht. Zwar kann, wie schon wiederholt betont, der funikuläre Prozeß auch ohne p. A. vorkommen, aber nach dem Schrifttum ist in mehr als der Hälfte der Fälle von f. Sp. eine p. A. nachweisbar. Oft allerdings wird sie erst manifest, wenn der Rückenmarksprozeß schon längere Zeit besteht. Besonders häufig laufen die Rückenmarksymptome den Blutveränderungen voraus. Bei solchen Fällen hilft eine feinere Blutdiagnostik, insbesondere der Nachweis einer Megalocytose bei erhöhtem Färbeindex auch ohne stärkere Anämie, die Hypersegmentation der Leukocyten, die p. A. feststellen.

Dasselbe gilt für die *Achylia gastrica*, wenn diese auch nicht wie bei der p. A. eine Condicio sine qua non darstellt. Bei typischen funikulären Rücken-markserkrankungen wird in mehr als $^1/_4$ aller Fälle freie Salzsäure im Magensaft gefunden. Immerhin bildet der Nachweis der histaminrefraktären Achylie be-sonders für die differentialdiagnostische Abgrenzung der Frühfälle ein wichtiges Hilfsmittel. Das Fehlen subjektiver Magenbeschwerden in der Vorgeschichte spricht nicht gegen eine Achylie. Auch eine HUNTERsche Zunge ist für jene Fälle von f. Sp., die mit p. A. einhergehen oder später eine solche bekommen, charakte-ristisch und erleichtert die Diagnose.

Die *Liquoruntersuchung* bringt in den allermeisten Fällen ein *negatives Resultat*. Gelegentlich ist eine gewisse Verschiebung des Eiweißquotienten nachweisbar (GUIZETTI und PROETT), aber diese Veränderung steht in keiner Abhängigkeit von der Schwere des klinischen Bildes (DEMME). In zweifelhaften, diagnostisch unklaren Fällen spricht ein stärkerer Liquorbefund mehr gegen als für eine f. Sp. Mittels der WALTERschen *Brommethode* haben verschiedene Autoren eine *erhöhte Durchlässigkeit* der Blutliquorschranke nachgewiesen (DEUSCH u. a.). So sollen besonders die Frühfälle eine Störung der Permeabilität der Blutliquor-sperre aufweisen (BREMER).

4. Verlauf und Prognose.

Man ist immer wieder für die Aufstellung bestimmter Verlaufsformen eingetreten und hat so z. B. 3 Stadien unterschieden, nämlich 1. Parästhesien bei leichter spastischer Parese, 2. die Zunahme der Spastizität und 3. das Endstadium mit schlaffen Lähmungen an den unteren Extremitäten bei Areflexie und Sensibilitätsstörungen (Russel, Batten und Collier). Andere Autoren betonten als führendes Symptom die Hypotonie, die erst später von der Spastik abgelöst wird (Schröder). Wieder andere (z. B. Henneberg) wollen umgekehrt am häufigsten zuerst spastische Paresen und später eine Hypotonie gesehen haben. Die anatomischen Tatsachen, die nur insofern eine Gesetzmäßigkeit erkennen lassen, als die Herde innerhalb der langen Bahnen zunächst im oberen Brustmark bald im Hinterstrang-, bald im Seitenstranggebiet auftreten, sprechen gegen einen gesetzmäßigen Verlauf sowohl bezüglich des Auftretens wie auch der Reihenfolge der Symptome.

Im allgemeinen setzen die ersten Erscheinungen allmählich ein und werden zunächst wegen ihrer Geringfügigkeit kaum beachtet. Bei Fällen mit p. A. werden sie vom Arzt häufig zunächst als allgemeine Schwäche, d. h. als Folge der Blutarmut gedeutet. Dies gilt für die häufig zuerst empfundene motorische Schwäche und für die auffallende Ermüdbarkeit sowie für das allgemeine Unlustgefühl. Auch den anfänglichen Parästhesien wird von seiten der Kranken oft keine besondere Beachtung geschenkt. Erst wenn es gelegentlich zu plötzlicher Verschlechterung kommt, beunruhigen sie den Kranken, noch mehr allerdings die dann auftretenden Gehstörungen. Auch ohne jede Behandlung können diese alarmierenden Symptome sich spontan zurückbilden. Der Wechsel der Erscheinungen ist bezüglich der objektiv nachweisbaren Störungen wie des Reflexverlustes und der Sensibilitätsausfälle oft sehr überraschend. Bei Fällen mit ausgeprägter p. A. können die Rückenmarkssymptome lange Zeit verborgen bleiben und werden dann nur bei subtiler Untersuchung aufgedeckt. Solche *formes frustes* von f. Sp. können der Beobachtung lange entgehen, wenn nicht nach Störungen der Vibrationsempfindung und nach einer Muskelhypotonie gefahndet wird. Kommt der Kranke wegen der Gehbeschwerden, Parästhesien usw. zunächst zum Neurologen und wird dieser nicht schon durch den äußeren Aspekt (Gesichtsfarbe) auf eine p. A. aufmerksam, so weisen ihn die glatte Zunge und die Angaben über lästiges Zungenbrennen und über Verdauungsstörungen (Druckgefühl in der Magengegend, Durchfälle usw.) oft auf die rechte Spur.

Bei genuiner f. Sp. oder bei solcher im Gefolge von Avitaminosen usw. überwiegen allerdings meist die spastischen Symptome. Es resultieren oft Bilder, die zunächst als reine spastische Spinalparalyse aufgefaßt werden. Die Ausbildung von Beugekontrakturen und das Auftreten stärkerer gürtelförmig begrenzter Sensibilitätsstörungen mit Blasenstörungen, Decubitus usw. lassen gelegentlich den Gedanken an einen Querschnittsprozeß oder an einen Tumor oder an eine Myelitis transversa aufkommen. Andere Fälle dagegen mit starker Hypotonie, Blasenstörungen und Hinterstrangsymptomen wie Lageempfindungsstörungen und Ataxie erinnern wieder mehr an die Tabes. Häufig kommt es sowohl bei den spastischen als auch bei den tabiformen Zustandsbildern plötzlich sub finem zu völlig schlaffer Paraparese mit deutlichen Pyramidenbahnzeichen (Bremer, Hammerschlag).

Solange die p. A. vor der Entdeckung der heilenden Wirkung der Leber noch als perniziös im eigentlichen Sinne galt, war die *Prognose* der sie häufig begleitenden Rückenmarkserscheinungen, von welchen man damals ebensogut wie heute wußte, daß sie der Blutkatastrophe vorauseilen können oder auch ohne jede Bluterkrankung verlaufen, als absolut infaust zu bezeichnen. Selbst nach Einführung der Leberbehandlung sprach sich die Mehrzahl der Autoren zunächst gegen eine Wirkung der Leber auf den Rückenmarksprozeß aus, gerade bei solchen Fällen, deren Anämie hervorragend auf die *Leber* reagiert hatte.

Die letzten Jahre haben aber gelehrt, daß bei langer Anwendung hoher Leberdosen, auch wenn die Anämie längst kompensiert ist, schließlich die funikulären Symptome eine allgemeine Besserung erfahren. Die Prognose der funikulären Erscheinungen ist heute bei der p. A. quoad vitam nicht mehr als ungünstig zu bezeichnen; quoad sanationem hängt sie von dem Verhalten der Achsenzylinder ab. Kommt es nicht zu einem Untergang derselben, so ist eine weitgehende Restitution der Funktionen zu erwarten. Dies war uns schon vor der Einführung der Lebertherapie durch das Auftreten der Spontanremissionen bekannt.

Bei der idiopathischen f. Sp., die ohne p. A. einhergeht, hängt die Prognose ebenfalls von dem Erfolg einer Leber- oder Vitaminbehandlung ab; bei den bei anderen Zehrkrankheiten vorkommenden funikulären Rückenmarksprozessen (Carcinom, Diabetes, Addison usw.) von dem Verlauf der Grundkrankheit. Vor der Leberära wurde die Krankheitsdauer vom Beginn bis zum Tode mit mehreren Monaten bis zu einem, selten mehreren Jahren, angegeben. Dank der heutigen Therapie ist der Verlauf im allgemeinen ein weit günstigerer als früher, doch sind wir von einem endgültigen Urteil noch entfernt, denn die Zeitspanne seit Einführung der Lebertherapie ist noch zu kurz.

5. Differentialdiagnose.

In differentialdiagnostischer Beziehung bietet zunächst die Abgrenzung gegen die *Tabes* in jenen Fällen gewisse Schwierigkeiten, in welchen die Parästhesien, die lanzinierenden Schmerzen, die Areflexie, die Hypotonie und die ataktischen Phänomene führen. Das Fehlen von Pupillenstörungen (Miosis, reflektorische Starre), die bei der f. Sp. nur in seltenen Ausnahmen vorkommen (vgl. DEMME), der negative Ausfall der Liquoruntersuchungen helfen hier weiter. Außerdem beobachtet man gerade bei der f. Sp. häufig einen Wechsel der Erscheinungen, den man bei der Tabes nicht kennt; so ist oft die Areflexie nicht konstant nachweisbar. Ebenso werden bei der Sensibilitätsprüfung die gerade für die Tabes charakteristischen analgetischen Zonen, die verlangsamte Schmerzleitung, Doppelempfindungen usw. vermißt. Übrigens sind auch die lanzinierenden Schmerzen beim funikulären Prozeß lange nicht so intensiv wie bei der Tabes (NONNE). Die ataktischen Phänomene sind nur in Ausnahmefällen so stark ausgeprägt wie bei der „Ataxie locomotrice" der Tabiker. Auch sind dann, wenn sie stärker in Erscheinung treten, fast immer gleichzeitig Pyramidenbahnzeichen wie positives Babinski- und Rossolimo-Zeichen trotz der bestehenden Hypotonie vorhanden. Die seltenen Sehstörungen bei der f. Sp. beruhen zumeist auf einer Neuritis optica. Diese führen gelegentlich zur partiellen Opticusatrophie, aber nie zu der totalen porzellanweißen Papille, wie sie den tabischen Opticusprozeß kennzeichnet. Differentialdiagnostisch schwierig ist eigentlich nur die Trennung der formes frustes der f. Sp. von solchen der Tabes, doch sind uns gerade hier durch die Untersuchung des Blutbildes und des Magensaftes und durch den Nachweis der glatten HUNTERschen Zunge wichtige Anhaltspunkte gegeben.

Ähnliches gilt für die differentialdiagnostischen Erwägungen gegenüber der *Lues cerebro-spinalis*, die in Form der Meningomyelitis syphilitica zu spastischen Paresen, Areflexie, Blasen- und Mastdarmstörungen führen kann. Auch bei ihr finden wir das „Oscillieren der Einzelsymptome" wie OPPENHEIM es nannte, das ebenso wie bei der f. Sp. nicht durch einen einzigen Herd erklärt werden kann. Allerdings ist die Lues spinalis meist charakterisiert durch ausgesprochene Wurzelschmerzen (Gürtelgefühl, lanzinierende Schmerzen an den unteren Extremitäten usw.) und durch einen entsprechenden Liquorbefund (Lymphocytose, Eiweißvermehrung, Mastixzacke). Die Wa.R. im Serum ist in 80—90% der Fälle

positiv. Übrigens gibt es auch bei der Lues typische funikuläre Rückenmarksprozesse, die nichts mit einer Meningomyelitis luica zu tun haben, sondern vermutlich rein toxisch ausgelöst werden. Man hat sie früher zu den kombinierten
Systemerkrankungen gerechnet, doch möchte ich sie in Analogie zur Paralyse
als typische f. Sp. auffassen. Auch mancher Fall der sog. luischen spastischen
Spinalparalyse (spastische Paraparese, Blasenstörungen, geringfügige Sensibilitätsstörungen) dürfte hierher gehören. Bei der Lues spinalis finden sich
daneben häufig cerebrale Störungen von oft flüchtigem Charakter wie Hirnnervensymptome, Pupillenstörungen, die dann ohne weiteres eine Abgrenzung gegenüber der f. Sp. gestatten.

Gegenüber der *multiplen Sklerose* verdient vor allem das Erhaltenbleiben
der Bauchhautreflexe hervorgehoben zu werden. Bei sehr ausgedehnten funikulären Prozessen können aber auch sie erlöschen. Außerdem vermissen wir
bei einer f. Sp. fast regelmäßig die gerade bei der multiplen Sklerose charakteristischen Augensymptome wie Augenmuskelstörungen und Nystagmus. Auch
Sprachstörungen kommen bei der f. Sp. so gut wie nie vor. Die Neuritis retrobulbaris wird bei ihr nur ausnahmsweise gesehen. Ein Hilfsmoment für die Unterscheidung bietet das schon erwähnte besondere Verhalten der Motorik. Während
beim Polysklerotiker die im Beginn des Gehens herrschende starke Steifigkeit
der Beine allmählich verschwindet, verstärkt sich bei der f. Sp. die motorische
Schwäche, der Gang wird immer schleppender und mühseliger. Außerdem
aber finden wir bei der multiplen Sklerose nur ausnahmsweise das Fehlen der
Patellarsehnenreflexe und Achillessehnenreflexe mit einer Hypotonie bei deutlichen Pyramidenbahnzeichen, während diese Diskrepanz gerade bei der f. Sp.
häufig nachweisbar ist. Gelegentlich gibt es Fälle, bei welchen nicht mit Sicherheit entschieden werden kann, ob es sich um eine f. Sp. oder multiple Sklerose
handelt, besonders wenn hochgradige Kontrakturen vorliegen, die sich bei beiden
ausbilden können. Meistens ist es aber möglich, allein nach der Vorgeschichte
die richtige Diagnose zu stellen. Zwar können beide Prozesse in Schüben verlaufen und so weitgehende Remissionen erkennen lassen, aber die für die Vorgeschichte der multiplen Sklerose charakteristischen Augensymptome, die oft
viele Jahre vor dem Auftreten der eigentlichen Motilitätsstörungen den Kranken
beunruhigen und an welche er sich manchmal nur erinnert, wenn er danach
gefragt wird, führen auf den rechten Weg. Oft hilft uns das Blutbild und die
Magenaushebung weiter, besonders in solchen Fällen von f. Sp., die mit einer
p. A. einhergehen. Auch die Liquoruntersuchung, die bei der multiplen Sklerose
häufig nicht nur eine Zell- und Eiweißvermehrung, sondern einen starken Ausfall
der Mastixkurve, ähnlich der Paralysekurve ergibt, erleichtert die Abgrenzung.
In diesem Zusammenhang sei auch der *Myelitis* bzw. der *Encephalomyelitis*
gedacht, für welche im wesentlichen dasselbe gilt. Sie dürfte bei jenen Fällen von
f. Sp. differentialdiagnostisch in Betracht kommen, welche stürmisch einsetzen
und neben schlaffen Paresen positiven Babinski, Blasen- und Sensibilitätsstörungen vom Querschnittscharakter aufweisen (vgl. Ausführungen S. 819).

Die bei der f. Sp. oft sehr im Vordergrund stehenden Parästhesien und die
motorische Schwäche, welche gelegentlich durch das Fehlen eines positiven
Babinski oder Rossolimo nicht als zentral bedingt erkannt und deshalb nicht
objektiviert werden kann, werden, wenn eine chronische Intoxikation wie der
Alkoholismus oder der Diabetes den Schrittmacher der f. Sp. darstellen, auch an
eine *Polyneuritis* denken lassen müssen. Die bei letzterer zu findende Druckempfindlichkeit der Nerven und Muskeln, die oft viel stärkeren Störungen
der Lageempfindung und die Ataxie, vor allem aber die Muskelatrophien mit
Veränderungen der elektrischen Erregbarkeit ermöglichen die Entscheidung.
Bei peripheren Paresen (Peroneusgebiet!), wie sie gelegentlich auch bei der

f. Sp. beobachtet werden (FOERSTER, HOFHEINZ, GUTTMANN) kann, wenn nicht Pyramidenbahnzeichen vorliegen, die wahre Natur des Prozesses oft nur schwer festgestellt werden. Übrigens spricht dann eine Eiweißvermehrung ohne Pleocytose im Liquor nicht für eine f. Sp., sondern für eine Polyneuritis.

Dem *Rückenmarkstumor* gegenüber ist das seltene Vorkommen typischer Wurzelschmerzen und das Fehlen eines BROWN-SÉQUARDschen Syndroms bedeutsam. Vor allem aber wird die Berücksichtigung der anamnestischen Daten weiterhelfen. Das „Kommen und Gehen" der Erscheinungen, das wir bei der f. Sp. häufig finden, ist für einen intra- oder extramedullären Tumor ungewöhnlich. Zudem werden, wenn Pyramidenbahnzeichen in Form eines BABINSKI- oder ROSSOLIMOschen Zeichens nachweisbar sind, beim Tumor auch meist die Reflexe, besonders an den unteren Extremitären, gesteigert sein. Ausnahmen bilden hier eigentlich nur manche lumbosacrale Tumoren oder multiple Tumoren, die sowohl die oberen Abschnitte des Rückenmarkes komprimieren und zugleich auch an den Wurzeln der Cauda sitzen. Bei der Punktion entscheidet neben dem Ausfall des QUECKENSTEDTschen Zeichens eine Eiweißvermehrung für einen Rückenmarkstumor, während man bei der f. Sp. in beiden Fällen ein negatives Resultat erhält. Entscheidend ist aber schließlich das Gesamtbild, d. h. die übrigen klinischen Untersuchungsergebnisse; denn sowohl beim Tumor als auch bei der f. Sp. handelt es sich um einen herdförmigen Prozeß, der je nach dem Sitz im Rückenmarksquerschnitt und seiner Höhenlage gleiche oder ähnliche Symptome erzeugt. Schließlich gilt es, alle möglichen Ausnahmen zu berücksichtigen. So gibt es Rückenmarkstumoren ohne neuralgiformes Vorstadium; auch können bei der f. Sp. ausnahmsweise Sensibilitätsstörungen vom Typ des Querschnittssyndroms beobachtet werden.

Was nun schließlich die Abgrenzung der f. Sp. gegenüber den sog. *kombinierten Systemerkrankungen* anlangt, so soll nochmals mit Nachdruck betont werden, daß die allermeisten als kombinierte Hinter- und Seitenstrangerkrankung aufgefaßten Fälle sich bei der anatomischen Untersuchung als typische f. Sp. herausstellten. Vor allem war es NONNE, der behauptete, daß die meisten der sog. klassischen Fälle echter Systemerkrankungen im Sinne der KAHLER-PICK- und STRÜMPELLschen Lehre lediglich funikuläre Prozesse, also pseudosystematische, herdförmige Degenerationen darstellen. Nur für die angeborenen, familiären bzw. hereditären Rückenmarksprozesse wie für die FRIEDREICHsche *Ataxie*, die *spastische Spinalparalyse*, die *amyotropische Lateralsklerose* und die *spinale Muskelatrophie* ist die Bezeichnung Systemerkrankung berechtigt. Nach der klinischen Symptomatologie sind uns aber so gut wie keine Handhaben gegeben, die echten kombinierten Systemaffektionen von der f. Sp. zu unterscheiden, sondern nur die Berücksichtigung des zeitlichen Auftretens der Prozesse — bei den echten Systemaffektionen (FRIEDREICHsche Ataxie, spastische Spinalparalyse) meist vor der Pubertät, bei der f. Sp. meist später — und die schon wiederholt betonten übrigen Symptome von seiten des Blutbildes, der Zunge und des Magensaftes ermöglichen die Abgrenzung. Gegenüber der amyotropischen Lateralsklerose, an welche man bei Fällen von f. Sp. mit Vorderhornbeteiligung (Muskelatrophien im Peroneusgebiet und an den Händen) denken könnte, schützt uns der Nachweis der Hinterstrangerscheinungen vor Verwechslungen, so insbesondere die Areflexie und die Hypotonie der Muskulatur bei positiven Pyramidenbahnzeichen. In diesem Zusammenhang sei übrigens auf das gelegentliche Zusammentreffen typischer *Kleinhirnatrophien* mit funikulären Rückenmarksprozessen hingewiesen. Man trifft eine derartige Kombination gelegentlich bei schweren Intoxikationen im Gefolge von Carcinom oder Tuberkulose. Es kommt dabei nicht nur zu funikulären Herden, sondern auch zu degenerativen Prozessen im Bereich der Kleinhirnrinde, und zwar im Sinne der ausgesprochenen

Kleinhirnatrophie. Die klinische Symptomatologie ähnelt dabei weitgehend der Friedreichschen Ataxie, doch liegt der Beginn nicht wie beim Friedreichschen Symptomenkomplex vor der Pubertät sondern in einer späteren Lebensperiode, auch vermißt man eine entsprechende familiäre Belastung.

6. Therapie.

Nach den ausgezeichneten Erfolgen, welche die Einführung der Leberbehandlung bei der p. A. zeitigte, verstand es sich von selbst, die Lebertherapie auch bei der häufig im Gefolge der p. A. auftretenden f. Sp. zu versuchen. Man baute um so mehr auf einen Erfolg, als alle früheren therapeutischen Maßnahmen keinerlei Besserung gebracht hatten. Aber die Hoffnung wurde zunächst meist enttäuscht; zwar sah man bei dem oder jenem vereinzelten Fall Besserung, aber diese war nicht zu vergleichen mit der regelmäßig nach der Lebertherapie einsetzenden durchgreifenden Besserung des Blutbildes und der Hebung des Allgemeinbefindens, die dem vorher schwerkranken Perniciosapatienten das Leben erst wieder lebenswert machten. Allmählich mehrten sich im Lauf der Zeit die Stimmen, welche die Leberbehandlung auch bei der f. Sp. als das Mittel der Wahl ansahen. Daß es sich bei diesen Beobachtungen nicht um mehr oder minder zufällig auftretende Spontanremissionen handelte, welche man vor der Leberära schon beschrieben hatte (Dinkler, Nonne u. a.), ist heute wohl sichergestellt.

Man hat vielfach den Standpunkt vertreten, die Leber könne allein schon aus dem Grunde nicht helfen, weil es eine Regeneration der zugrunde gegangenen Nervenelemente nicht gebe. Die Behandlung eines derartig schweren Prozesses wurde deshalb als illusorisch hingestellt. Ein anderer Teil der Autoren lehnte aber einen solchen therapeutischen Nihilismus ab. Man glaubte die bei vielen Fällen festzustellende Besserung nach der Leberbehandlung auf die Rückbildung des den funikulären Prozeß begleitenden entzündlichen Ödems beziehen zu können; oder man sprach von einer Wiederherstellung der im Prozeßverlauf geschädigten *peripheren* Nerven (V. Schilling), bei welchen ja bekanntlich eine Regeneration durchaus möglich ist. Wieder andere Forscher warnten davor, bei der Erklärung der therapeutischen Erfolge sich zu sehr an das morphologische Bild zu halten. Alle diese Anschauungen aber gehen an dem Kernpunkt des Problems vorüber, weil sie die morphologischen Grundeigenschaften des funikulären Geschehens nicht berücksichtigen. Wie wir bei der Besprechung der pathologischen Anatomie schon ausführten, erkrankt bei der f. Sp. ähnlich wie bei der multiplen Sklerose die Markscheide innerhalb der Herde *vor* dem Achsenzylinder, der an sich gegen alle Schädlichkeiten resistenter ist. Der Achsenzylinder ist aber keineswegs gefeit gegen das schädigende Agens des funikulären Prozesses, sondern bei entsprechender Intensität und bei genügend langer Prozeßdauer fällt auch er zum Opfer. Solange nun der Achsenzylinder erhalten bleibt, ist, auch wenn seine Markscheide zerstört ist, mit einer Restitution der Funktion zu rechnen, denn die Markhülle einer Nervenfaser kann sich wieder neu bilden. Für einen therapeutischen Erfolg bei einem funikulären Prozeß ist also Voraussetzung, daß die Achsenzylinder innerhalb der Herde noch nicht stärker angegriffen sind (Bodechtel). Das trifft für die Mehrzahl der Frühfälle zu. Ein frühzeitiges Erkennen einer f. Sp. ist deshalb für den Erfolg einer Therapie von ausschlaggebender Bedeutung. Versagt die Leberbehandlung, dann handelt es sich entweder um weit fortgeschrittene Fälle oder um sehr stürmisch verlaufende. Aber eigentlich ist es nicht richtig, hier von einem Versagen der Behandlung zu sprechen. Denn wenn einmal das funktionstragende Parenchym, d. h. der Achsenzylinder zugrunde gegangen ist, gibt es keine Restitution mehr. Hier liegt der prinzipielle Unterschied im Verhalten des Gehirnrückenmarkes gegenüber dem mesenchymalen Knochenmark, das eben als mesodermales Element ausgesprochene regenerative Eigenschaften besitzt.

Die früheren „Mißerfolge" der Lebertherapie, die zu dem schon erwähnten therapeutischen Nihilismus führten, lassen sich aber auch von einem anderen Gesichtspunkt her verstehen. Verführt durch den beispiellosen Effekt der Leberwirkung auf das Blutbild wurde auch bei der f. Sp. ein Erfolg in derselben relativ kurzen Zeit erwartet und deshalb sobald sich innerhalb einer bestimmten Zeitspanne die neurologischen Symptome weder subjektiv gebessert hatten, der Behandlungsversuch abgebrochen und als negativ gebucht. Der Patient wurde seinem traurigen Schicksal überlassen, das sich entsprechend erfüllte. Heute wissen wir, daß die erfolgreiche Behandlung der f. Sp. viel Zeit erfordert und hohe Leberdosen auch dann noch gegeben werden müssen, wenn das Blutbild schon längst wieder kompensiert ist.

Für die Lebertherapie gelten folgende Gesichtspunkte: Ist die f. Sp. im Gefolge einer p. A. aufgetreten, dann sollen auch dann noch hohe Dosen Leber verabreicht werden, wenn die Anämie dem Blutbild nach kompensiert ist. Neben den *injizierbaren Präparaten* (Campolon, Hepracton, Pernaemyl) wird vor allem die *Rohleber* als besonders gut wirkend auf den Rückenmarksprozeß gerühmt (V. SCHILLING, BREMER u. a.). Solange die spinalen Symptome weder in subjektiver (Verschwinden der Parästhesien) noch in objektiver Hinsicht eine Besserung erkennen lassen, spritze man zunächst relativ hohe Leberdosen, also täglich 4—5 ccm Campolon (I.G. Farben) oder das besonders gut verträgliche Hepracton (Merck, 5 ccm-Packung!) intramuskulär. Nach 3—4 Wochen derartig intensiver Therapie gehe man langsam mit der Dosis zurück, gebe 4 weitere Wochen zweimal wöchentlich 3—4 ccm Campolon oder Hepracton; dann nur noch wöchentlich einmal 4 bzw. 5 ccm. Schließlich genügt eine Injektion alle 14 Tage. Man bleibt dann für Jahre bei diesem Quantum und gibt so jährlich 20 Injektionen, doch empfiehlt es sich, daneben noch Rohleber (wöchentlich mindestens etwa 500 g) oder Hepamult oder ein anderes perorales Präparat nehmen zu lassen. Ein derartiges Vorgehen empfiehlt sich besonders für jene Fälle, welche sich gegenüber der Therapie für längere Zeit resistent zeigten. Bei jenen Fällen, die rasch Besserung aufweisen, genügen kleinere Mengen. Man soll jedoch immer zuerst den Versuch mit entsprechend großen Dosen *Rohleber* machen, die leider bei längerer Behandlungsdauer von vielen Kranken abgelehnt wird. Wird sie gerne genommen, so gebe man zunächst täglich 200 g Kalbsleber als Haschee oder auch als Suppe (man vergleiche das Kapitel „Perniziöse Anämie" in diesem Handbuch[1]). Auch mit *Magenschleimhautpräparaten*, z. B. mit dem Ventraemon kann die f. Sp. erfolgreich angegangen werden; die Dosierung entspricht dabei derjenigen bei der p. A.

Ob eine Überdosierung mit Leber Schaden stiften kann, ist wenig wahrscheinlich. BREMER hat diese Frage aufgeworfen und an die interessante Tatsache erinnert, daß bei manchen Avitaminosen, wie z. B. bei der Pellagra und beim Skorbut ein überreichliches Angebot von entsprechenden Vitaminen zu Beginn der Behandlung zu einer akuten Verschlimmerung, bei der Pellagra zu schwersten Psychosen, führen kann. Von der Lebertherapie der f. Sp. ist bezüglich des Rückenmarksprozesses derartiges nicht bekannt geworden. Wohl aber sollen Psychosen ebenso wie bei der Pellagra nach zu intensiver Behandlung auftreten (BREMER). Es ist deshalb Vorsicht mit der Lebdarreichung bei solchen Kranken geboten, die unmittelbar nach Beginn der Leberdarreichung anfangen psychotisch zu werden. Hier empfehlen sich zunächst kleinere Dosen. *Im allgemeinen gilt aber der Grundsatz, daß man nie zuviel Leber geben kann!*

Als weitere Mittel zur Behandlung der f. Sp. werden neuerdings *Vitamin B-Präparate* wie das Betaxin (I.G. Farben) und das Betabion (Merck) empfohlen. Den Leberpräparaten gegenüber stehen sie meines Erachtens an Wirksamkeit sehr zurück, eignen sich aber recht gut zu einer kombinierten Behandlung. Auch mit gewöhnlicher Bierhefe, die ja bekanntlich B 1 und B 2 enthält, will man bei f. Sp., die ohne p. A. verlaufen waren, gute Erfolge gesehen haben (ILLING).

---

[1] Bei zahlreichen meiner Patienten erfreute sich folgendes Rezept für die Zubereitung der Leber großer Beliebtheit: Die Rohleber wird sorgfältig ausgeschabt und durch ein Haarsieb gedrückt, so daß sie von allen festen Hautbestandteilen frei ist. Die durchgedrückte Masse wird mit Semmelbröseln derartig vermischt, daß sich eine halbsteife Paste ergibt. Hierüber schüttet man in Butter gebräunte Zwiebeln oder setzt irgendein anderes Geschmackskorrigenz hinzu. Am besten eignet sich Citrone oder Tomaten. Zur Leber nimmt man außerdem natürliche Citronenlimonade oder Tomatenscheiben oder Obst. Im allgemeinen fällt es den Kranken schwer, mehr als 200 g dieser Paste zu nehmen; sie wird zweckmäßig mittags oder abends verabreicht, anschließend können beliebig weitere Speisen folgen. Mir ist von vielen Patienten erklärt worden, daß diese Leberpaste ohne weiteres 4—5mal wöchentlich genommen werden kann. Von mehreren sehr kritischen Kranken mit funikulärer Spinalerkrankung wurde mir immer wieder versichert, daß diese Art der Lebertherapie bezüglich ihrer subjektiven Beschwerden am wirksamsten sei, entschieden wirksamer als die injizierbaren Präparate.

Veranlaßt wurden diese Versuche durch die schon wiederholt hervorgehobenen Beobachtungen von f. Sp. bei ausgesprochenen Avitaminosen. Das letzte Wort ist hier noch nicht ausgesprochen; immerhin berechtigen die bereits mitgeteilten Erfolge zu gewissen Hoffnungen und verdienen deshalb Beachtung. Der therapeutische Effekt nach Darreichung von Hirnbrei wurde von den meisten Autoren nicht bestätigt, ebensowenig die Behandlung mit Eisen, die man bei sog. leberrefraktären Fällen als wirksam gepriesen hatte. Von großer Wichtigkeit aber ist es, die f. Sp.-Kranken möglichst *viel ruhen* zu lassen. Die erste Verordnung bei Beginn der Behandlung soll eine mehrwöchige Bettruhe sein (Bremer). Später sollen die Kranken maßvolle körperliche Übungen und mehrmals täglich kleinere Spaziergänge durchführen.

Es wäre unrichtig, wollte man das Kapitel der Therapie schließen, ohne mit Nachdruck darauf hingewiesen zu haben, daß die Leberbehandlung für die f. Sp. nicht dasselbe bedeuten kann wie für die p. A. Beide Prozesse sind nicht identisch, wie gelegentlich immer wieder behauptet wird. Bewiesen wurde diese an sich bekannte Tatsache neuerdings durch den Nachweis des Castleschen Fermentes bei blutgesunden f. Sp.-Kranken. Warum nun die Leber gerade diesen Kranken hilft, die eigentlich über genügende Mengen von Castle-Ferment, also über genügend „Antiperniciosaprinzip" verfügen, darauf fehlt bis heute die Antwort. Man vermutet, daß in der Rohleber außer dem Anticerniciosaprinzip noch andere Ergänzungsstoffe von wahrscheinlichem Vitamincharakter bei der Behandlung der f. Sp. mit wirksam sind (V. Schilling).

II. Die Zirkulationsstörungen am Rückenmark einschließlich des Rückenmarkstraumas und der Caissonkrankheit.

Während Blutungen und Erweichungen mit oder ohne nachweisbare Gefäßwandveränderungen am Gehirn und am Hirnstamm zu den häufigsten Erkrankungen des Nervensystems gehören, spielen sie am Rückenmark eine sehr bescheidene Rolle. Dies gilt nicht nur für die zu zentralen Kreislaufstörungen disponierenden Herz-, Gefäß- und Nierenkrankheiten, sondern auch für gewisse Intoxikationen, wie z. B. für die CO- oder Morphiumvergiftung, ebenso für die Luft- oder Fettembolie, die sich fast ausschließlich auf den Kreislaufapparat des Großhirns oder Kleinhirns auswirken, während sie das Rückenmark fast immer verschonen. Nach den pathologisch anatomischen Zustandsbildern unterteilt man die Zirkulationsstörungen am Rückenmark in die Hämatomyelie, die Rückenmarksblutung, und die Myelomalacie = die Rückenmarkserweichung. Beide gehen ineinander über oder kommen nebeneinander vor, eine scharfe Trennung ist nicht möglich. Mehr aus didaktischen Gründen und unter Berücksichtigung der zeitlichen Faktoren hält man an einer solchen Unterteilung fest. Immerhin ist es wichtig, die pathogenetische Zusammengehörigkeit beider Zustandsbilder im Auge zu behalten, um nicht in den früher oft begangenen Irrtum zu verfallen, die Myelomalacie als etwas Entzündliches aufzufassen und sie der „Myelitis" gleichzusetzen.

Da heute die Mehrzahl der Autoren dazu neigt, das Wesen des Rückenmarkstraumas in einer Störung der Kreislaufverhältnisse zu erblicken, wurde, um Wiederholungen zu vermeiden, diesem Kapitel auch die Besprechung des *Rückenmarkstraumas* angegliedert. Hierher gehört ebenfalls die sog. *Caissonkrankheit*. Eine Unterscheidung zwischen *primärer* und *sekundärer* Hämatomyelie, wobei unter der letzteren Blutung bei Tumoren oder bei Höhlenbildungen des Rückenmarkes verstanden werden, ist lediglich von theoretischer Bedeutung, denn hier sind Zirkulationsstörungen nur Begleiterscheinungen, die allerdings gelegentlich das primäre Krankheitsbild überdecken können.

A. Die Hämatomyelie (die Rückenmarksblutung).

Die pathologische Anatomie der Hämatomyelie bietet bezüglich der Lokalisation der Blutungen einige Besonderheiten. Im Querschnittsbild ist meist die *graue Substanz*, oft nur das *Hinterhorn* befallen, während im Längsschnitt die

Intumeszenzen, insbesondere die Cervicalanschwellung, den Hauptsitz der Blutungen darstellen. Die Vorliebe solcher Zirkulationsstörungen für die graue Substanz hat man mit dem lockeren Aufbau derselben erklärt. Die weiße Substanz wird nämlich durch die Septen viel straffer zusammengehalten. Deshalb breitet sich die Blutung hauptsächlich in der Längsachse der grauen Substanz aus, wobei sie entweder die ganze graue Substanz ausfüllt oder nur auf einer Seite oder nur auf ein Horn derselben beschränkt ist. Makroskopisch ist das Rückenmark meist nicht aufgetrieben.

Die Ausdehnung in der Längsachse kann sehr schwanken. Oft handelt es sich um lange zusammenhängende sog. *Röhrenblutungen*, die in der grauen Substanz sitzen und sich gern von dort in die *ventrale Hinterstranghälfte* entwickeln. Sie sind nicht immer spindelig, sondern auch perlschnurartig gestaltet in verschiedenen Höhen von verschiedener Breitenausdehnung (Abb. 50). Bei der Sektion nach subakuten Krankheitszuständen trifft man beim Einschneiden auf einen blutgefüllten Spalt als förmliche zentrale Achse, der gelegentlich über die ganze Länge des Rückenmarkes nachweisbar ist. Manchmal sitzt die Blutung aber nur in wenigen Segmenten der Halsmarkanschwellung. Bei anderen Fällen wiederum ist es zu einem *Durchbruch der Blutung* in den *Subarachnoidealraum* gekommen, so daß die weichen Häute blutig imbibiert erscheinen. Meist ist dann die Blutung von einem Hinterhorn her nach außen durch-

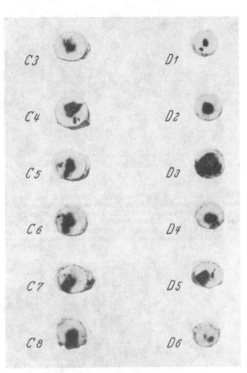

Abb. 50. Typische Röhrenblutung bei einer Hämatomyelie, die sowohl im Halsmark als im oberen Dorsalmark starkes Querschnittsausmaß zeigt. (Präparat des Herrn Prof. GAGEL, Breslau.)

gebrochen. Nur selten finden sich mehrere unzusammenhängende Blutungsherde oder eine disseminierte Verbreitung derselben. Ebenso wie im Gehirn, wenn auch ungleich seltener, trifft man im Rückenmark gelegentlich sog. *Ringblutungen*, doch spielen diese klinisch keine Rolle und können deshalb vernachlässigt werden.

Je nach dem Prozeßalter finden sich alle Übergänge von der Blutung zur hämorrhagischen Nekrose bzw. zur hämorrhagischen Erweichung. Hier herrschen die gleichen Verhältnisse wie am Großhirn. Bei länger zurückliegenden Blutungen resultieren je nach dem Querschnittausmaß und der Intensität der dabei stattgehabten „Gewebszertrümmerung", besser gesagt Nekrose, mehr oder minder große, zentrale Hohlräume, die von gliösen Spangen wabig unterteilt sein können.

Für das *histologische* Zustandsbild ist das Prozeßalter bestimmend. Im frischen Stadium sehen wir innerhalb der Blutungsherde nur Erythrocyten, am Rande regressiv veränderte Gliazellen mit dunklen pyknotischen Kernen, im Gebiet der grauen Substanz „ischämisch" veränderte Nervenzellen. Gar nicht selten ist gerade die graue Substanz stark deformiert und disloziert, zum Teil abgesprengt; man hat solche Bildungen als „falsche Heterotopien" bezeichnet. Manchmal ist die Gewebszertrümmerung und die Verschiebung derartig stark,

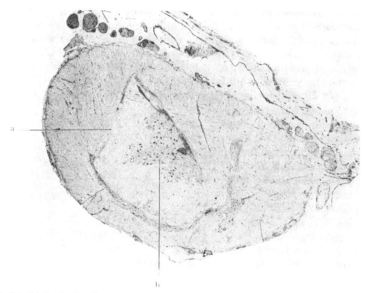

Abb. 51. Schnitt durch das obere Brustmark bei einer traumatischen Rückenmarksblutung und Nekrose eines 28jährigen Schizophrenen nach einem Bruch der Halswirbelsäule. Das obere Halsmark war gequetscht. Der Kranke lebte noch einen Tag. Die eine Rückenmarkshälfte ist aufgetrieben. Man sieht einen birnenförmigen Nekroseherd (a), in dessen Zentrum ein verunstalteter Vorderhornkomplex (b) liegt, der vermutlich von oben her förmlich hereingestanzt erscheint, denn es handelt sich um einen Vorderhornkomplex des unteren Halsmarkes. Am Rande der Nekrose eine Blutlamelle. (NISSL-Bild. Präparat aus der Sammlung des Herrn Prof. SPATZ, Berlin-Buch.)

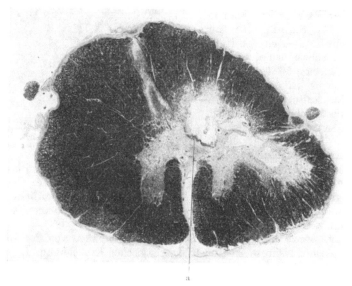

Abb. 52. Spaltbildung nach einer Hämatomyelie im Gebiet des ventralen Hinterstrangfeldes sowie des Hinterhorns und Seitenstranges der einen Seite. Man beachte im Gegensatz zur echten Syringomyelie die Unversehrtheit der hinteren Commissur und der Gegend des Zentralkanals. Als vordere Grenze der medialen Höhle sieht man noch restliche Markscheidenbündel vom ventralen Hinterstrangsfeld (a). (Markscheidenbild aus der Sammlung der Universitäts-Nervenklinik Hamburg. Leiter: Prof. PETTE.)

daß die Topik aufs schwerste gestört wird. So findet man gelegentlich z. B. innerhalb des aufgetriebenen oberen Brustmarkes im Blutungsherd Vorderhornkomplexe vom **Halsmark** (Abb. 51). Von differentialdiagnostischer Bedeutung ist das Vorkommen von Leukocyten im subakuten Stadium, was aber nicht berechtigt, eine infektiöse Komplikation, also eine hämorrhagische Myelitis, anzunehmen. Wir kennen derartiges von der subakuten Encephalomalacie her, bei welcher als Antwort auf die Gewebsnekrose zahlreiche Leukocyten im erweichten Gewebe erscheinen. SPATZ nennt diesen Zustand das „leukocytäre Stadium der Erweichung". Auch bei der mit Blutungen einhergehenden Rückenmarkserweichung treten solche Bilder auf, was für die Unfallbegutachtung gelegentlich von großer Wichtigkeit sein kann. Bei nicht sehr ausgedehnten Rückenmarksblutungen findet man häufig in den Randzonen frische Nekrosen als Vorstadium, die den sog. „Erbleichungen" in der Großhirnrinde bei Zirkulationsstörungen gleichzustellen sind.

Bezüglich der übrigen histologischen Einzelheiten kann ich mich kurz fassen: Sie decken sich mit denjenigen bei der Hirnblutung bzw. Hirnerweichung. Zunächst kommt es zur Resorption der Erythrocyten und ihres Farbstoffes; es treten Fettkörnchenzellen mit und ohne Hämosiderin auf. In älteren Herden sieht man auch Blutkrystalle. Sind die langen Strangsysteme mitgeschädigt, dann resultieren in älteren Fällen neben den zentralen Spalträumen sekundäre auf- und absteigende Degenerationen, die je nach Sitz des Primärherdes ein- und beidseitig auftreten können. Von der eigentlichen *Syringomyelie* sind die Höhlenbildungen des Spätstadiums der Rückenmarksblutung rein klinisch durch das Fehlen einer Progredienz ausgezeichnet (GAGEL). Pathologisch anatomisch liegen diese mehr im Gebiet des sog. ventralen Hinterstrangfeldes oder im Hinterhornbereich (vgl. Abb. 52), während bei der echten Syringomyelie die Gegend der hinteren Commissur und des Zentralkanals in die Höhlenbildung meist miteinbezogen sind.

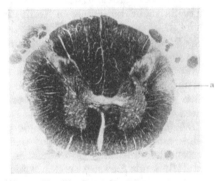

Es versteht sich von selbst, daß man als Reaktion auf eine blutige Erweichung in den Randpartien ebenso wie bei der Myelitis und wie bei der funikulären Spinalerkrankung gewisse Veränderungen an den Gefäßen beobachtet, und zwar können sich nicht nur hyaline Wandveränderungen oder adventitielle Infiltrate zeigen, sondern auch gelegentlich endarteriitische Proliferationen an der Intima. MARBURG hat diesen Erscheinungen Beachtung geschenkt und sie als „Vasopathien" bezeichnet und für Späterscheinungen verantwortlich gemacht. Ich glaube, daß es sich hier vor allem um reaktive Prozesse handelt, die man nicht allein für eine klinische Progredienz anschuldigen kann. Vielmehr dürfte bei einer solchen auch das Ver-

Abb. 53. Einseitige Pyramidenbahndegeneration (bei a) im Sinne der absteigenden sekundären Degeneration im obersten Lendenmark nach einer Hämatomyelie im Halsmark. Markscheidenpräparat. (Präparat aus der Nervenklinik Hamburg-Eppendorf. Leiter: Prof. PETTE.)

halten der Glia ausschlaggebend sein. Gerade die posttraumatische Gliose ist im Reparationsstadium am Rückenmark ebenso wie am Gehirn für die Entwicklung von Spätschäden ein nicht zu unterschätzender Faktor. Überleben die Kranken bei schwerer Hämatomyelie das akute Stadium, dann bildet sich je nach der Ausdehnung und Intensität der Blutung sekundäre auf- und absteigende Degenerationen (Abb. 53).

Die eben geschilderten Befunde gelten nicht nur für Fälle von traumatischer Rückenmarksblutung, wo es infolge eines Sturzes ohne gröbere Wirbelsäulenverletzung zu einer Hämatomyelie oder deren Folgezustand gekommen ist, sondern auch für jene Kompressionsschäden, die von einer ausgedehnten Blutung begleitet sein können.

Ätiologie und Pathogenese. Die hauptsächlichste Ursache der Rückenmarksblutung — nach größeren Statistiken in 90% — bildet das *Trauma*. Nicht immer handelt es sich dabei um stärkere Gewalteinwirkungen, sondern relativ geringfügige Unfälle können derartige Blutungen auslösen, so z. B. ein zunächst harmlos erscheinender Fall auf den Rücken und aufs Gesäß oder ein schlecht abgefederter Sprung aus größerer Höhe. Auch eine stärker forzierte Beugung des Kopfes nach vorn oder ein Kopfsprung ins Wasser können zu einer Rückenmarksblutung führen, ebenso starke plötzliche Muskelanstrengungen, bei welchen wie z. B. beim Heben von Lasten usw. ein starker Zug am Bandapparat der Wirbelsäule einsetzt. Nicht immer folgen die klinischen Symptome einem derartigen „Unfall" auf dem Fuß, sondern es können sich *Intervalle* von 2 Stunden bis zu einigen Monaten einschieben. Derartige Spätfolgen, die man auch als *„spinale Spätapoplexien"* bezeichnet, sind für die Unfallheilkunde von großer Bedeutung und veranlassen gelegentlich langwierige Kontroversen.

Als disponierendes Moment für das Zustandekommen traumatischer Hämatomyelien oder Myelomalacien hat man starke Kyphoskoliosen angesprochen, bei welchen ein geringfügiger Fall oder Schlag auf den Rücken eine Blutung in das Rückenmark hervorrufen kann.

Die viel selteneren, *nichttraumatischen* Hämatomyelien werden bei allgemeiner *hämorrhagischer Diathese*, wie z. B. bei der *Hämophylie*, bei der *Purpura*, bei der perniziösen Anämie, beim *Skorbut* und bei *septischen Prozessen* gesehen. Inwieweit die Rückenmarksblutungen im *Puerperium*, beim *Typhus*, beim *Gelbfieber* oder bei der *Malaria* mehr zur *hämorrhagischen Myelitis* als zur eigentlichen Hämatomyelie gehören, kann nur von Fall zu Fall durch eine histologische Untersuchung entschieden werden. *Gefäßerkrankungen* wie die *Arteriosklerose* oder die *Lues* führen nur höchst selten zu Hämatomyelien, auch gehören *aneurysmatische* Blutungen aus einer Rückenmarksarterie zu den größten Seltenheiten. Im Gegensatz zur Hirnblutung, die ja meist ältere Menschen befällt, finden wir die Hämatomyelie mehr bei *jüngeren* Individuen, weil diese traumatischen Einflüssen in viel stärkerem Maße ausgesetzt sind.

Für die besondere Lokalisation der Blutungen in der grauen Substanz und im ventralen Hinterstrangfeld hat man in Analogie zu den Verhältnissen des von apoplektiformen Blutungen am häufigsten heimgesuchten Striatum das senkrechte Abgehen der zentralen Arterien vom Hauptast, der am Rückenmark den sog. Tractus arteriosus posterior darstellt, verantwortlich gemacht. Neben *direkten Einrissen* der *Gefäßwand* spielen beim Trauma aber vor allem *funktionelle Zirkulationsstörungen*, also *Angiospasmen* oder *Stasen* im präcapillaren Gebiet eine ausschlaggebende Rolle, deren Bedeutung RICKER bei der Genese der cerebralen Blutung· unterstrichen hat. Auch die beim Rückenmarkstrauma stattfindende *Zerrung* an den *vorderen und hinteren Wurzeln* hat man angeschuldigt, nachdem Hämatomyelien nach therapeutischer Nervendehnung und nach der FOERSTERschen Hinterwurzeldurchschneidung beobachtet wurden. Warum die Hämatomyelie bei ausgesprochenen Wirbelsäulenverletzungen selten vorkommt, während sie bei Unfällen, bei welchen die Wirbelsäule intakt geblieben ist, relativ häufig ist, darauf gibt es keine befriedigende Antwort.

Auffallend bleibt die Tatsache, daß nach den *Kriegserfahrungen indirekte Geschoßwirkungen* ungleich häufiger zu Nekrosen und zu Erweichungen als zu Blutungen führen. Immerhin sind solche statistischen Erhebungen mit Vorsicht aufzunehmen, denn sie sind im wesentlichen am Sektionsmaterial gewonnen. Für den einzelnen Fall dürfte die Reaktionslage des Gefäßapparates maßgebend sein; vielleicht liegt hierin eine Erklärung für die im Kriege gewonnenen Erfahrungen: Kommt es bei Angiospasmen oder Stasen nur zu einer Blutung, dann werden von vornherein die Aussichten auf eine Wiederherstellung bessere sein, als wenn Kreislaufstörungen mit Nekrosen und Erweichungen einhergehen. Diese werden darum häufiger bei der Sektion nachgewiesen.

Symptomatologie. Charakteristisch für die Hämatomyelie ist der *plötzliche Beginn* und die *rasche Entwicklung der Symptome*, man bezeichnet sie deshalb auch als „spinale Apoplexie". Ohne wesentliche Vorboten stellt sich in der Mehrzahl der Fälle das klinische Bild unmittelbar oder nach einem kurzen Intervall auf ein Trauma hin ein. Es entwickeln sich ohne Temperatursteigerungen *schwere Paraplegien* innerhalb von Minuten oder wenigstens innerhalb einer Stunde. Nur gelegentlich werden Klagen über *Parästhesien*, über *Schmerzen* im Rücken und über allgemeine Müdigkeit als Vorläufer der Lähmungen laut. Häufig brechen die Kranken schlagartig zusammen, ohne das Bewußtsein zu verlieren und geben an, eine *lähmungsartige Schwäche* in den Extremitäten zu empfinden. In den allermeisten Fällen imponieren nur *Paresen*, die sich je nach dem Sitz der Blutung als *Paraplegien* oder als *Tetraplegien* äußern. Zunächst sind die *Lähmungen schlaff* und die *Reflexe* an den betroffenen Extremitäten *nicht auslösbar. Urin* und *Stuhl* können *willkürlich nicht* mehr *entleert* werden.

Außerdem lassen sich *Sensibilitätsstörungen* von vorherrschendem „*dissoziiertem Charakter*", also ein Verlust der Temperatur- oder Schmerzempfindung bei erhaltener oder nur wenig herabgesetzter Berührungsempfindung, nachweisen. Auch *fleckweise Gefühlsstörungen* sind nichts Seltenes. Ist der Vorderhornkomplex mitbetroffen, entwickeln sich bald *Muskelatrophien* mit entsprechenden *Veränderungen* der *elektrischen Erregbarkeit*. Bleibt der Blutungsherd nur auf eine Rückenmarkshälfte beschränkt, dann ist ein BROWN-SÉQUARDsches *Syndrom* vorhanden. Bei ausgedehnteren Blutungen werden dagegen die anfänglich schlaffen Paresen, weil der Pyramidenseitenstrang mitgeschädigt ist, nach Ablauf einiger Tage von spastischen Symptomen abgelöst. Aber nicht nur durch eine Blutung im Pyramidenbahnkomplex, sondern durch die begleitende ödematöse Schwellung des Gesamtquerschnittes können Pyramidenzeichen veranlaßt werden. Bei solchen Fällen kehren die anfänglich geschwundenen Reflexe zurück und sind dann gesteigert, was im allgemeinen als prognostisch günstiges Zeichen aufzufassen ist. *Hemiplegien* oder *Monoplegien* werden äußerst selten beobachtet. Charakteristisch ist das *Fehlen* stärkerer *motorischer Reizerscheinungen*. Zwar können im Moment des Eintretens der Blutung Zuckungen der Muskeln oder partielle Krämpfe beobachtet werden, doch diese sind nur von kurzer Dauer und im weiteren Verlauf nicht mehr nachweisbar. Dasselbe gilt für *sensible Reizerscheinungen*, d. h. für Parästhesien. Meist empfinden die Kranken ihre gelähmte Extremität gar nicht. Neben der Lähmung der Blase und des Mastdarms, die zunächst als Retention, dann als Inkontinenz erscheint, beobachtet man *Störungen der Vasomotoren* mit fehlender Reizbarkeit der Capillaren und Störungen der Schweißsekretion. Seltener ist ein *Priapismus*. Bei schweren Fällen stellt sich rasch ein *Decubitus* am Kreuzbein oder an den Fersen ein, zu dem sich häufig als weitere gefährliche Komplikationen eine *Cystitis* oder *Pyelitis* gesellen.

Es wäre irrig, den eben geschilderten Verlauf als typisches Beispiel für die Mehrzahl der Rückenmarksblutungen anzusehen. So verlaufen nur die schweren Fälle. Das klinische Bild kann außerordentlich wechseln und hängt ganz von der Ausdehnung der Blutung und der sie begleitenden Ischämie der benachbarten Elemente, also der Nervenzellen oder der Leitungsbahnen ab. Es leuchtet ein, daß eine Blutung mit größeren Gewebszertrümmerungen ein besonders schweres klinisches Bild hervorruft. Nun gibt es aber Hämatomyelien von geringer Ausdehnung, bei welchen die Blutextravasate nicht nur auf wenige Segmente des Rückenmarkes ausgedehnt sind, sondern auch die Nervenzellen und die leitenden Elemente lediglich auseinandergedrängt sind, so daß deren Tätigkeit nur vorübergehend blockiert ist. Bei solchen Fällen erfolgt die Rückbildung der Ausfallserscheinungen sehr rasch und vollkommen. Bei kleineren Blutungsherden in einem Vorder- oder Hinterhorn treten nur begrenzte Lähmungen und Sensibilitätsstörungen auf.

Die *Höhendiagnose* bietet im allgemeinen keine Schwierigkeiten. Bei der am häufigsten vorkommenden *Halsmark*hämatomyelie sehen wir infolge der Ausschaltung der Vorderhornzellen und der angrenzenden Pyramidenbahnen zunächst eine schlaffe Parese aller Extremitäten, gelegentlich auch als Folge der Auswirkung auf das Centrum ciliospinale im *untersten Halsmark* bzw. *obersten Thorakalmark* okulopupilläre Symptome im Sinne eines HORNERschen Symptomenkomplexes. Die Paresen an den oberen Extremitäten bleiben meist schlaff, die an den unteren Extremitäten werden spastisch. Entweder bilden sich diese Lähmungen restlos zurück oder es kommt an den oberen Gliedmaßen zu degenerativen Muskelatrophien, vor allem im Bereich der kleinen Handmuskeln. Doch können auch Muskelgruppen z. B. der Biceps oder der Triceps isoliert ausfallen. Bei Blutungen im *Lumbalmark* sind die Arme frei, während die unteren Extremitäten schlaff gelähmt sind. Bei *Brustmark*hämorrhagien fehlen die Bauchdeckenreflexe, es bestehen Paresen der Bauch- und Brustmuskeln und an den unteren Extremitäten, solche zunächst von schlaffem, später von spastischem Charakter. Je nach der Lokalisation und Ausdehnung der Blutung verhalten sich die Sensibilitätsstörungen wechselnd; es gibt hier alle Übergänge von der typischen dissoziierten Empfindungsstörung bis zur völligen Anästhesie. Bei größeren zusammenhängenden Röhrenblutungen fallen die ausgedehnten, auf verschiedene Segmente verteilten Muskelatrophien auf. Die Blasen- und Mastdarmstörungen sind nicht nur auf einen Sitz der Blutungen im Conus zu beziehen, sondern man findet sie auch bei höherer Lokalisation der Hämatomyelie. Sie regeln sich aber häufig durch den uns von anderen Rückenmarkserkrankungen her bekannten Automatismus. Auch in die *Nervenscheiden der Cauda* kann es zu Blutungen kommen. Meistens besteht dann eine schlaffe Lähmung im Peronaealgebiet mit Verlust der Achillessehnenreflexe und Sensibilitätsstörungen im Bereich von L 3—S 5. Dabei liegen Blasen- und Mastdarmstörungen sowie Impotenz vor. Bei den meisten Caudaaffektionen traumatischer Art spielen allerdings Veränderungen, insbesondere an den Meningen, mit herein.

Prognose und Verlauf. Die Lokalisation und Ausdehnung der Blutung sind ausschlaggebend für den Verlauf einer Hämatomyelie. Beim Sitz im mittleren Halsmark ist die Gefahr des *Atemstillstandes* durch eine *Phrenicuslähmung* besonders groß. Ein bulbärer Atemstillstand kann sich einstellen, wenn es in das oberste Halsmark geblutet hat. Gefährdet wird der Kranke weiterhin durch den Decubitus, durch die Cystitis bzw. Cystopyelitis. Auch die *allgemeine Shockwirkung* fordert ihre Opfer, so daß bei sehr ausgedehnten Blutungen der Exitus meist sehr rasch erfolgt.

Die Aussichten auf eine Wiederherstellung sind bei stark ausgeprägten Lähmungen und Sensibilitätsstörungen sehr gering. Man beobachtet zwar häufig ein Zurückgehen der Motilitäts- und Sensibilitätsstörungen, doch bleiben meist einige Muskelgruppen gelähmt und atrophisch. Schließlich kann der Decubitus abheilen und die Blasenschwäche wird durch den schon genannten Automatismus geregelt. Bei solchen Fällen pflegt die Rückbildung der klinischen Symptome anfänglich rasch zu erfolgen, was man sich durch eine teilweise Resorption des die Blutung begleitenden Ödems erklären kann. Nach Ablauf von 6 bis 8 Monaten kann man in den meisten Fällen den endgültigen Ausfall übersehen und seine Prognose danach einrichten. In zunächst günstig erscheinenden Fällen können sich aber Spätkontrakturen sehr störend bemerkbar machen. Und selbst noch im Spätstadium drohen dem Kranken Decubitus und Blasen- und Nierenkomplikationen. Auf dem Boden von Nachblutungen oder durch eine posttraumatische Arachnitis können sich Verschlimmerungen entwickeln. Da man zu Lebzeiten der Kranken häufig nicht übersehen kann, inwieweit neben der Blutung gleichzeitig Nekrosen bzw. Erweichungen mit im Spiele sind, gelten für die Prognose der Hämatomyelie dieselben Gesichtspunkte wie für die eigentliche Myelomalacie, von welcher im nächsten Kapitel die Rede ist.

Differentialdiagnose. Die Wahrscheinlichkeitsdiagnose einer Hämatomyelie ist nicht schwer zu stellen. An eine solche muß man denken, wenn sich bei einer bisher gesunden Person, die unmittelbar vorher oder vor relativ kurzer Zeit ein Rückenmarkstrauma ohne nachweisbare Wirbelsäulenverletzung erlitten hat, schlagartig ohne Fieber Lähmungen entwickeln, zu welchen sich Blasen-Mastdarmstörungen und dissoziierte Empfindungsstörungen gesellen. Außerdem weist die Höhendiagnose mit Bevorzugung der Hals- und Lendenmarkanschwellung auf die rechte Spur. Die Abgrenzung gegenüber der *Erweichung oder Abquetschung des Rückenmarkes* bei *Wirbelsäulentraumen*, die mit einer Blutung kombiniert sein können, ist für viele Fälle unmöglich, doch gilt die Regel, daß Hämatomyelien viel häufiger ohne Wirbelsäulenverletzungen vorkommen. Man vergesse jedoch nicht, daß es auch Rückenmarkserweichungen ohne Wirbelsäulenläsionen gibt. Die bessere Rückbildungstendenz der klinischen Symptome spricht eher für eine wenig ausgedehnte Hämatomyelie als für Myelomalacie. Schwierig ist die Diagnose der traumatischen „spinalen Spätapoplexie", wenn sich mehrere Tage, ja Monate nach einem Trauma plötzlich die Symptome einer schweren Rückenmarksaffektion mit Paresen, Sensibilitäts-, Blasen- und Mastdarmstörungen entwickeln. Hier gilt es, alle diffentialdiagnostischen Möglichkeiten zu berücksichtigen, also nicht nur an eine *Myelitis*, sondern auch an eine *Syringomyelie*, die durch Blutungen manifest wurde, oder an einen *intramedullären Tumor*, gegebenenfalls an eine schwere *Polyneuritis* zu denken. Gegenüber der *Meningealblutung*, d. h. der *Subarachnoidealblutung*, ist das Fehlen von Schmerzsymptomen charakteristisch, denn die letztere tritt meist plötzlich mit heftigstem Nackenschmerz auf, der vom Kranken als „Schlag ins Genick" gekennzeichnet wird. Außerdem finden wir bei ihr starke Reizerscheinungen mit Nackensteifigkeit, oft ausgeprägten Meteorismus und psychische Veränderungen im Sinne einer KORSAKOW-Psychose. Auch der bei der Punktion gefundene sanguinolente Liquor bei der Subarachnoidealblutung erlaubt die Unterscheidung; doch gibt es gelegentlich auch Hämatomyelien, die in den Subarachnoidealraum durchbrechen und blutigen Liquor zeigen. Die Subarachnoidealblutung weist andererseits keine Lähmungen und Sensibilitätsstörungen auf. Eine *Poliomyelitis* kann mitunter differentialdiagnostisch ins Gewicht fallen, wenn z. B. bei starken Paresen geringe Sensibilitätsstörungen nur bei subtilster Prüfung nachweisbar sind. Das Fehlen von Blasenstörungen und der Nachweis der Pleocytose im Liquor sowie das Ausbleiben eines Decubitus charakterisieren die Poliomyelitis. Immerhin ist bei Kleinkindern, bei welchen Hämatomyelien nach relativ geringfügigen Traumen, z. B. nach Fall auf den Rücken und aufs Gesäß, beim Neugeborenen im Anschluß an die SCHULZEschen Schwingungen beobachtet wurden, die Trennung dann oft sehr schwer und ohne Liquoruntersuchung unmöglich; dies um so mehr, wenn der Erkrankungsfall in Epidemiezeiten oder in die Saisonzeit der Poliomyelitis, also im Spätsommer und Herbst fällt.

Die *Myelitis* pflegt langsamer und weniger stürmisch zu verlaufen und beginnt meist mit Fieber und mit Reizerscheinungen. Parästhesien eilen den Lähmungen voraus. Außerdem beobachten wir mehr ein Auf- oder Absteigen der Symptome entsprechend der Prozeßausbreitung. Nicht zu vergessen sind schließlich die bei der Myelitis häufig zu sehenden Hirnnervensymptome und die Opticuserscheinungen, wie sie die Encephalomyelitis disseminata auszeichnen. Dasselbe gilt gegenüber dem *intramedullären Tumor* und der *Syringomyelie*, die nie so schlagartig einsetzen wie die Hämatomyelie, es sei denn, daß es bei diesen Prozessen zu einer sog. sekundären Hämatomyelie gekommen ist. Ähnliches gilt für die *Polyneuritis*, die ebenfalls durch längerdauernde prämonitorische Symptome gekennzeichnet ist und bei welcher sich die Lähmungen langsamer, nicht innerhalb von Minuten bzw. Viertelstunden wie bei der Hämatomyelie entwickeln.

Cerebralen Apoplexien gegenüber ist kaum eine Verwechselung möglich, selbst nicht in denjenigen Fällen von Hämatomyelie, wo eine Monoplegie oder Hemiplegie aufgetreten ist. In der Anamnese der Rückenmarksblutung vermißt man fast stets die Bewußtseinsstörung. Außerdem besteht bei mono- und hemiplegischen Formen der Rückenmarksblutung meist ein BROWN-SÉQUARDsches Syndrom, d. h. neben der einseitigen Parese eine kontralaterale dissoziierte Empfindungsstörung.

Therapie. Zunächst ist absolute Ruhe mit entsprechender Lagerung des Kranken das Zweckmäßigste. Sorgfältige Pflege ist zur Vorbeugung eines Decubitus und einer Cystopyelitis das erste Gebot. Im übrigen gelten die schon bei der Behandlung der Myelitis und Poliomyelitis empfohlenen allgemeinen Maßnahmen. Eine aktive Therapie, wie die Injektion von Hämostiptica bringt nicht viel Nutzen. Mit ableitenden Mitteln, wie Blutegeln und Aderlässen, die man früher anwandte, erreicht man kaum etwas Positives. Daß ein operatives Angehen der Hämatomyelie nicht viel Aussicht auf Erfolg verspricht, versteht sich bei der Art des Prozesses von selbst. Mit therapeutischen Lumbalpunktionen sei man zurückhaltend, denn es besteht die Gefahr der Nachblutung; dagegen schadet eine vorsichtige diagnostische Punktion, bei welcher man den Liquor langsam abläßt, nicht. Die Behandlung des Reparations- bzw. des Endstadiums gestaltet sich ebenso wie bei der Poliomyelitis bzw. Myelitis (s. S. 823 und S. 842).

B. Die Myelomalacie (Rückenmarkserweichung).

Ebenso wie die Hämatomyelie ist die Rückenmarkserweichung in den meisten Fällen durch ein Trauma hervorgerufen. Nur in wenigen Ausnahmen liegen

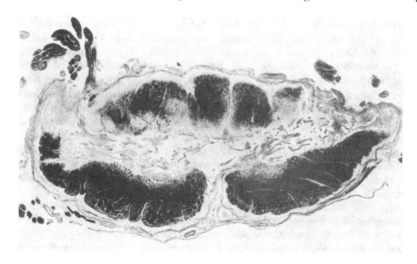

Abb. 54. Rückenmarkserweichung nach primärer Zirkulationsstörung mit Syringomyelie-ähnlicher Höhle
(Präparat aus der Sammlung des Herrn Prof. SPATZ, Berlin-Buch.)

primäre Zirkulationsstörungen als Folge von Gefäßwandveränderungen, Embolien oder Thrombosen vor. Hierher gehören eigentlich auch die Erweichungen bei der syphilitischen Endarteriitis, oder der luischen oder tuberkulösen Meningomyelitis. Bei der letzteren ist die spezifische Meningitis aber das Primäre und es ist deshalb berechtigt, sie zur Myelitis zu zählen (vgl. S. 804).

Die nichttraumatische Myelomalacie kommt im Gegensatz zur Encephalomalacie nur äußerst selten zur Beobachtung. Man hat dies mit der großen Seltenheit der Arteriosklerose der Rückenmarksgefäße erklärt. Eine solche soll sich entsprechend den Anschauungen OBERNDÖRFERs über die Genese der Arteriosklerose wegen der relativ freien Beweglichkeit der Rückenmarksgefäße nur ausnahmsweise entwickeln (HILLER). Außerdem garantiert die doppelte Gefäßversorgung des Rückenmarkes durch die Aa. spinales einerseits und durch die Aa. intercostales andererseits einen gut funktionierenden Kollateralkreislauf.

Immerhin wurden, wenn auch selten, sowohl nach Verlegung mehrer Intercostalarterien (REITTER) wie auch bei ausgedehnter Arteriosklerose der Aa. spinales über eine größere Strecke hin Erweichungen am Rückenmark beobachtet (SCHOTT). Neben diesen führt die Aortenthrombose gelegentlich — aber interessanterweise nicht immer — zur Querschnittserweichung; so wurden unter 37 Fällen von Thrombose der unteren Aorta nur 7mal Paraplegien gesehen (DRAGANESCU).

Die *Pathologie* der Rückenmarkserweichung hat mit derjenigen der Blutung vieles gemein; auch bei ihr finden wir mit Vorliebe die graue Substanz, insbesondere das Hinterhorngebiet und das ventrale Hinterstrangfeld befallen. Daneben beobachtet man kleinere keilförmige Erweichungsherde, die mehr am Rande des Rückenmarkes liegen und auf Zirkulationsstörungen im Bereich der um das Rückenmark verlaufenden Kranzgefäße bzw. deren Äste, die senkrecht in die weiße Substanz abgehen, zu beziehen sind. Solche Herde sind oft schwer von sog. „Quetschungsherden" (FOERSTER), wie sie beim Wirbelsäulentrauma durch direkten Anprall gegen den Knochen oder durch Contre coup entstehen, zu trennen. Manchmal findet man, ähnlich wie bei der Hämatomyelie, röhrenförmige zentral gelegene Erweichungshöhlen, die an die Syringomyelie erinnern oder auch „Lückenfelder", die denjenigen der f. Sp. sehr ähnlich sehen. Letztere entstehen durch Zirkulationsstörungen im Gebiet der kleinen Arteriolen bzw. Capillaren. Man begegnet ihnen bei bakteriellen Embolien, z. B. bei Endokarditis ober bei Carcinomzellenembolien oder bei komprimierenden Prozessen, welche die kleinen Gefäße abdrosseln. Experimentell wurden durch Injektionen von Lykopodiumemulsionen in die Aorta abdominalis typische Erweichungen im Rückenmark gesetzt, die mit Vorliebe im Gebiet der grauen Substanz lokalisiert sind (VULPIAN, HOCHE). Sie ähneln den Erweichungsherden, wie man sie beim Menschen gelegentlich bei Endocarditis ulcerosa sehen kann. Bezüglich der histologischen Einzelheiten sei auf das vorhergehende Kapitel verwiesen. Sie stimmen völlig mit jenen überein, wie man sie bei der Encephalomalacie antrifft.

Spmptomatologie. Wie bei der Rückenmarksblutung stehen bei der Rückenmarkserweichung motorische Erscheinungen im Vordergrund, nur pflegen sich diese langsamer, weniger stürmisch zu entwickeln. Zu Beginn beobachtet man nicht selten Reizerscheinungen, wie klonische Krämpfe oder tonische Starre an 2 oder an allen 4 Extremitäten je nach Sitz der Malacie. Zunächst bilden sich schlaffe Lähmungen aus, welchen eine rasch zunehmende Muskelatrophie folgt. Bei höher gelegenen Prozessen, also bei solchen, bei welchen die Pyramidenbahn in Mitleidenschaft gezogen ist, finden sich bald spastische Erscheinungen, deren Auftreten gelegentlich als günstiges Zeichen angesehen werden darf. Manchmal resultieren mono- und hemiplegische Zustandsbilder. Die Sensibilität verhält sich sehr wechselnd: Häufig besteht bis zu einem gewissen Segment eine totale Aufhebung für alle Qualitäten, bei mehr halbseitigen Prozessen eine dissoziierte Empfindungsstörung. Fast regelmäßig ist die Blasen- und Mastdarmfunktion schwer beeinträchtigt, und zwar herrscht zunächst eine Retentio, später eine Inkontinenz. Bei tiefem Sitz der Erweichung im Conus ist die Sexualfunktion meist aufgehoben; bei Dorsal- und Halsmarkschädigungen besteht oft ein langdauernder Priapismus. Schon frühzeitig können sich Ödeme einstellen, die zunächst an den Fußknöcheln auftreten und dann langsam höher steigen. Sie sind der Ausdruck trophisch-vasomotorischer Störungen und hängen ebenso wie die meist nur anfänglich bestehende Cyanose an der Peripherie oder die abnorme Schweißsekretion oder die starke Trockenheit der Haut mit der Destruktion der spinalen vegetativen Zentren — Seitenhorn und Intermediärzone der grauen Substanz — zusammen.

Das Zustandsbild ist weitgehend abhängig vom Sitz der Myelomalacie. Je nach der Lokalisation im Hals-, Brust- oder Lendenmark werden sich verschiedene Syndrome einstellen, auf welche im einzelnen nicht eingegangen werden soll, da ihre Symptomatologie sich mit denjenigen der Hämatomyelie (S. 944) und der Myelitis (S. 814) decken.

Nur ganz vereinzelte Angaben im Schrifttum unterrichten uns über die klinischen Ausfälle bei Rückenmarkserweichungen als Folge von Zirkulationsstörungen innerhalb *bestimmter* Rückenmarksgefäße. So hat man z. B. bei der *Thrombose der Arteria spinalis anterior* neben motorischen Ausfällen an den unteren Extremitäten und Sphincterstörungen eine völlige Anästhesie feststellen können, an deren oberer Grenze ausgesprochene dissoziierte Sensibilitätsstörungen über 2 oder 3 Segmente nachweisbar waren. Man führte diese Erscheinungen darauf zurück, daß die Art. spin. ant. das Lumbalmark gleichmäßig versorgt, so daß bei ihrem Ausfall es zu einer totalen Querschnittserweichung kommt. Das Brustmark wird aber nur in seinen vorderen und zentralen Partien bis zur hinteren Commissur von diesem Gefäß ernährt; nur dort kommt es bei Thrombose und Embolie der Arteria spinalis anterior zur Erweichung und deshalb zum Auftreten von dissoziierten Sensibilitätsstörungen in den betreffenden Segmenten (Vogel und Meyer, Preobrashensky).

Es versteht sich von selbst, daß die massive Erweichung des Rückenmarkes eine an sich sehr ungünstige *Prognose* bietet. Kleinere Herde können ausheilen, im übrigen richtet sich der Verlauf nach der primären Ursache. Bei einer *Aortenthrombose* (Helbing, Herse, Kowitz, Laurig, Heiligenthal) erfolgt der Exitus ziemlich rasch. Bei dieser tritt plötzlich eine Paraplegie auf oder es bestehen zunächst Erscheinungen einer Claudicatio intermittens, dann kommt es zu ausgedehnten Sensibilitätsstörungen, zu einer Areflexie und zu Blasen- und Mastdarmlähmungen. Die unteren Extremitäten sind cyanotisch und werden schließlich gangränös. Nur wenn es gelingt, innerhalb der ersten 2 Stunden die Diagnose zu stellen, verspricht die Operation, d. h. die Entfernung des Thrombus aus der Aorta einen Erfolg (vgl. Bauer, Konjetzny)[1].

In *differentialdiagnostischer* Beziehung ist die Abgrenzung der Myelomalacie gegen die Myelitis außerordentlich schwierig, doch finden wir bei der Rückenmarksentzündung meist ein gewisses Auf- oder Absteigen der Symptome. Auch pflegt die Rückbildungstendenz bei der Myelitis eine ungleich bessere zu sein als bei der Myelomalacie. Der Nachweis einer primären Ursache (Endokarditis, Aortenthrombose oder eines Aneurysma dissecans der Aorta) ist von ausschlaggebender Bedeutung; häufig wird aber die Diagnose Rückenmarkserweichung erst auf dem Sektionstisch gestellt.

Mit der Annahme einer arteriosklerotischen Rückenmarkserweichung sei man bei älteren Leuten sehr zurückhaltend, denn viel häufiger handelt es sich hier um eine funikuläre Spinalerkrankung. Jedenfalls spielt bei Greisen die Arteriosklerose der Rückenmarksgefäße eine nur untergeordnete Rolle. Die in der älteren Literatur zu findenden Behauptungen, der Greisengang und die allgemeine Muskelrigidität seien auf eine starke Arteriosklerose der Rückenmarksgefäße zu beziehen, stellte sich als irrig heraus (Fürstner, Nonne). Bekanntlich handelt es sich dabei um ausgesprochen extrapyramidale striäre Erscheinungen (O. Foerster).

C. Das Rückenmarkstrauma.

Die enorme Entwicklung der Technik und der Verkehrsmittel in den letzten Dezennien brachte auch eine starke Zunahme der Unfälle mit sich, unter welchen diejenigen mit Wirbelsäulen- und Rückenmarksschädigung deshalb von besonderer Bedeutung sind, weil sie ebenso wie das Hirntrauma zu langem Siechtum führen und so eine wesentliche soziale Belastung darstellen können. Die

---

[1] Nicht zu verwechseln ist dieses Zustandsbild mit jenem, wo ein Embolus zunächst über der Teilungsstelle der Iliaca reitet und dann meist in die eine oder andere Arteria femoralis oder in beide fährt. Dann finden wir auch eine schlaffe Paraparese mit Areflexie aber keine Blasen- und Mastdarmstörungen, außerdem uncharakteristische nicht segmental begrenzte Sensibilitätsstörungen (Anaesthesia dolorosa!), und was vor allem entscheidend ist, eine extreme Blässe und Kälte der distalen Abschnitte der Extremitäten, die im übrigen pulslos sind.

Beurteilung derartiger Traumafolgen ist oft sehr schwierig und stellt an das diagnostische Können des Einzelnen große Anforderungen. Dank der modernen Diagnostik und dank dem Ausbau unserer Kenntnisse durch die Kriegserfahrungen sind wir nach dem neurologischen Befund in der Lage, bei dem oder jenem Fall die Indikation zu einem erfolgbringenden, operativen Eingriff zu stellen und können so dazu beitragen, dem Unfallgeschädigten möglicherweise nicht nur das Leben zu erhalten, sondern ihn wieder arbeitsfähig zu machen. Aus diesen Gründen erscheint es notwendig, im Rahmen dieses Beitrags etwas ausführlicher auf das Rückenmarkstrauma einzugehen, wenn es auch nicht Sinn und Zweck dieser Darstellung sein soll, die zahlreich vorliegenden Monographien oder Handbuchbeiträge auf chirurgischem oder unfallheilkundigem Gebiet zu ersetzen. Im folgenden beschäftigen uns jene Wirbelsäulentraumen, die neurologische Symptome von seiten des Rückenmarks und seiner Wurzeln bieten.

Über die Beteiligung des Rückenmarks bei Wirbelsäulenverletzungen gibt es zahlreiche Statistiken; die Zahlen schwanken zwischen 20—60%. Der Neurologe wird eben bei gründlicher Untersuchung häufiger Ausfallserscheinungen feststellen als der Chirurg, der naturgemäß nur auf gröbere Störungen achtet. Dies erklärt die statistischen Unterschiede. Am häufigsten finden sich neurologische Symptome bei Halswirbelverletzungen, während sie bei Schädigungen der Brust- und Lendenwirbelsäule höchstens in der Hälfte aller Fälle beobachtet werden. Das Rückenmark kann *direkt* durch Schuß- oder Stichverletzung oder durch eine komprimierende Fraktur oder Luxation eines Wirbels oder auch durch Knochensplitter verletzt werden. Von *indirekten* Schädigungen spricht man, wenn es sich um stumpfe Gewalteinwirkungen ohne Wirbelsäuleverletzung handelt, bei welchen aber das Rückenmark ebenso verheerend und ebenso häufig wie nach Frakturen und Luxationen der Wirbelsäule lädiert werden kann. Im Kriege wurden unsere Kenntnisse bezüglich der direkten Verletzungen sehr bereichert; in Friedenszeiten treten diese gegenüber den Wirbelsäulenschäden bei Unfällen wesentlich in den Hintergrund. Bei letzteren spielt der Sturz aus großer Höhe insbesondere bei Selbstmördern oder bei Verkehrsunfällen oder auch beim Sport die ausschlaggebende Rolle. Bezüglich des Mechanismus des Wirbelsäulentraumas muß man berücksichtigen, daß Frakturen oder Luxationen eines Wirbelkörpers oder Bogens nicht nur durch Aufschlagen oder durch einen Hieb zustande kommen, sondern häufig als Folge des momentanen starken Muskelzugs wie z. B. bei der reflektorischen Abwehr gegen den Sturz entstehen (HARTMANN). Es gibt viele Bedingungen, welche zu einem Wirbelsäulentrauma führen, sie alle aufzuzählen, würde zu weit führen. Wenn es gilt, unklare Rückenmarkssymptome auf eine mögliche traumatische Genese hin zu überprüfen, ist es aber gelegentlich von Wert, sich beim Erheben einer Vorgeschichte an besondere Umstände zu erinnern, unter welchen derartige Traumen zustande kommen. So können abnorme Haltungen des Kopfes z. B. bei Operationen am Larynx oder bei Plastiken, bei welchen der Kopf stark gebeugt wird, Luxationen und Subluxationen der Wirbelsäule herbeiführen und von zunächst unklaren Rückenmarkssymptomen gefolgt sein. Auch kann ein harmlos erscheinender Schlag ins Genick oder ein leichter Fall auf den Rücken sofort oder nach einem gewissen Intervall Erscheinungen auslösen, deren Schwere angesichts des an sich geringfügigen Traumas Zweifel an dessen eigentlichem Verschulden aufkommen läßt. Bei spinalen Erscheinungen bei einem Säugling denke man an ein Geburtstrauma, insbesondere sind die sog. SCHULZEschen Schwingungen beim asphyktischen Säugling wegen der Gefährdung der Wirbelsäule und des Rückenmarks gefürchtet. Bei Selbstmördern kann infolge einer Schußverletzung der Wirbelsäule sekundär erst das Hinstürzen zur Luxation oder Fraktur führen und so das Rückenmark geschädigt werden. Man soll deshalb bemüht sein, alle Einzelheiten der Anamnese kennenzulernen.

1. Commotio medullae spinalis.

Glücklicherweise gibt es bei einer gewissen Anzahl von Wirbelsäulentraumen Rückenmarkssymptome, die relativ rasch abklingen und trotz ihrer anfänglichen Schwere sich völlig zurückbilden. Hierbei handelt es sich um die sog. *Commotio medullae spinalis*, die *Rückenmarkserschütterung*. Sie ist charakterisiert durch die kurze Dauer und die spontane rasche völlige Rückbildung der Erscheinungen. Wenn wir sie pathogenetisch definieren sollen, geht es uns ebenso wie bei der Commotio cerebri. Wir kennen ihr pathologisch-anatomisches Substrat nicht und sind deshalb mehr oder minder auf das rein Spekulative angewiesen. Zur Rückenmarksblutung und Rückenmarkerweichung ist von der Commotio her nur ein kleiner Schritt. Deshalb ist es wohl naheliegend, daß auch die Rückenmarkserschütterung nicht durch die viel diskutierte „molekulare Erschütterung" entsteht, sondern daß momentane Zirkulationsstörungen mit Ischämie des Gewebes, d. h. der Ganglienzellen und der leitenden Fasern zu greifbaren Funktionsausfällen führen, die, sobald die Zirkulationsstörung sich wieder von selbst reguliert hat, sich zurückbilden und keine Ausfälle hinterlassen. Jeder traumatische Shock kann sich auf diesem Wege über die Zirkulation auswirken und es besteht keine Veranlassung, die Geschehnisse bei der Rückenmarkserschütterung durch besonders verzwickte Hypothesen verwickelter erscheinen zu lassen als sie sind.

Bei einer solchen Commotio beherrschen ebenso wie bei der Hämatomyelie und Myelomalacie *Paresen, Blasen-Mastdarmlähmungen* und mehr oder minder *transversale Sensibilitätsstörungen* das zunächst recht bedrohlich erscheinende Bild. Derartige Kranke haben unmittelbar oder kurze Zeit vorher einen Fall auf den Rücken, einen Schlag ins Genick oder einen Sturz aus dem Fenster usw. erlitten. Häufig ist dabei die Wirbelsäule unverletzt. Die schlaffen Lähmungen können innerhalb weniger Stunden (Tage) spastisch werden; die *Reflexe*, welche zunächst *verschwunden* waren, kehren zurück und vor dem Rückgang der Lähmungen pflegen sich die Sensibilitätsstörungen wieder zu beheben. Bilden sich diese Erscheinungen relativ rasch völlig zurück — nach Foerster kann dies sogar 10—12 Tage dauern —, dann hat es sich nicht um eine gröbere Substanzveränderung am Rückenmark, sondern nur um eine Commotio spinalis gehandelt. Es gibt keine anderen Kriterien als das Abwarten, um die Rückenmarkserschütterung von der Blutung oder Erweichung zu unterscheiden. Auch bei der Commotio kann der Liquor blutig sein, wenn es dabei in den Subarachnoidealraum geblutet hat. Die Rückenmarkserschütterung kann zugleich mit einer Gehirnerschütterung verknüpft sein, was die Diagnose sehr erschwert. Nicht selten werden bei derartigen traumatischen Zuständen Querschnittssymptome durch Frakturen der Extremitäten, d. h. durch Pseudoparesen vorgetäuscht.

In *pathogenetischer* Hinsicht dürften weniger direkte Prellungen des Rückenmarks an die umgebende Wirbelsäule, sondern auch der bei solchen brüsken Bewegungen ausgiebige Zug an den Wurzeln und die starken Liquordruckschwankungen maßgebend sein. Beide Faktoren wirken vermutlich irritierend auf die Gefäßnerven. Im terminalen Stromgebiet kommt es zu Gefäßkrisen (Angiospasmen oder Stasen), die dann von einer vorübergehenden Funktionsausschaltung der nervösen Substanz gefolgt sind. Ödeme und Quellungszustände des Rückenmarks, die man dabei gesehen hat, sind nur Begleit- bzw. Folgeerscheinungen dieser akuten, reversiblen Zirkulationsstörungen.

2. Schuß- und Stichverletzungen des Rückenmarkes.

In Friedenszeiten kommen Schuß- und Stichverletzungen des Rückenmarks relativ selten vor, meist handelt es sich um Selbstmordkandidaten oder um Unglücksfälle. Stichverletzungen, die übrigens auch im Kriege viel seltener als die

Schußverletzungen sind, werden nach Messerstechereien gesehen. Gelegentlich hat man Spätsymptome nach Messerstichen beschrieben, bei welchen eine abgebrochene Messerspitze, die anscheinend gewandert war, Rückenmarkssymptome hervorrief.

Für die Schußverletzungen, über welche es eine Reihe eingehender Darstellungen aus der Kriegszeit gibt, sind 3 Gesichtspunkte maßgebend, nämlich es handelt sich 1. um einen Steckschuß, 2. um einen Durchschuß, der auch bei intakter Wirbelsäule erfolgen kann oder 3. um rein stumpfe Gewalteinwirkungen (MARBURG-RANZI). Die Steckschüsse können intra- oder extradural oder im Wirbelkörper sitzen. Eine Röntgenuntersuchung ist zur exakten Diagnose unerläßlich, obwohl mit Nachdruck hervorgehoben werden muß, daß sich die neurologischen Ausfallserscheinungen lokalisatorisch mit der röntgenologisch feststellbaren Wirbelverletzung oder auch mit der Lage des Geschosses nicht zu decken brauchen. Relativ häufig sind vielmehr die Querschnittssymptome in einem anderen, meist höherem Niveau als man nach dem Röntgenbild erwarten könnte, ausgeprägt. Aus diesem Grunde ist eine exakte neurologische Untersuchung bei Wirbel- bzw. Rückenmarkstraumen unerläßlich. Man soll sich eben nicht nur auf die Röntgendiagnostik verlassen. Es ist klar, daß die Höhendiagnose mehr oder minder unabhängig sein kann von der Ein- oder Ausschußöffnung, denn es gibt manchmal ganz bizarre Geschoßbahnen. So kann z. B. selbst, wenn Ein- und Ausschuß auf derselben Körperseite liegen, eine Querschnittsläsion des Rückenmarks erfolgen sein. Gelegentlich gleitet das Projektil an der Wirbelsäule ab, setzt dann aber trotzdem erhebliche Schäden am Rückenmark infolge stumpfer Gewalteinwirkung. Granateinschläge haben übrigens nicht nur durch ein Hochschleudern und unglückliches Aufprallen des Verletzten zu Rückenmarkstraumen geführt, sondern die die Explosion begleitenden Luftdruckveränderungen haben ähnlich wie bei der Caissonkrankheit durch eine förmliche Gasembolie spinale Symptome ausgelöst. Von allen Rückenmarksabschnitten ist die Cauda bei Schußverletzungen am häufigsten befallen. Die Erscheinungen setzen fast immer sofort nach der Schuß- bzw. Stichverletzung ein, und zwar sind zunächst, ganz gleich wo das Rückenmark verletzt worden ist, *schlaffe Paresen* vorhanden. Es besteht eine totale *Areflexie*, außerdem ist die *Sensibilität* für alle Qualitäten *aufgehoben*, die *Blasen-* und *Mastdarmfunktionen* sind fast immer *gestört*. Ein *Decubitus* läßt nicht lange auf sich warten, manchmal tritt dieser schon am 2.—3. Tage auf. Die Paresen werden je nach der Segmenthöhe langsam *spastisch* und es können sich *Kontrakturen* einstellen. Ist die Läsion, wie z. B. bei Stichverletzungen, nur auf die eine Hälfte des Rückenmarks beschränkt, dann trifft man im subakuten Stadium, nachdem anfänglich eine totale Querschnittsläsion bestanden hatte, ein BROWN-SÉQUARDsches *Syndrom*. Bei höherem Sitz der Läsion ist die Sensibilität im Bereich der unteren Sacralsegmente fast immer ausgespart. *Dissoziierte Störungen*, insbesondere solche der Temperatur, sind sehr häufig, während die Berührungsempfindung relativ ungestört sein kann. Als Spätfolge wird gelegentlich eine lokalisierte *Arachnitis* beobachtet, bei welcher Reizerscheinungen in Form von Wurzelschmerzen und unwillkürlichem Muskelwogen im Vordergrunde stehen.

Bei oberen Halsmarkverletzungen sind *bulbäre* Erscheinungen nichts Seltenes; sie gestalten das Krankheitsbild äußerst schwer. Neben extremer *Pulsverlangsamung* (manchmal wurden nur 20 Schläge pro Minute gezählt!) bestehen dabei meist tiefe *Bewußtlosigkeit*, *Herabsetzung* des *Blutdruckes* und *Untertemperaturen*.

Zur Feststellung des Projektils oder der von diesem abgesprengten Knochenfragmente ist eine Röntgendurchleuchtung unumgänglich notwendig. Wertvolle Dienste leistet auch die *Lumbal-* bzw. *Zisternenpunktion*, besonders wenn eine

Kompression vorliegt, die durch die gewöhnliche Untersuchung nicht einwandfrei feststellbar ist. Man findet in solchen Fällen das typische *Kompressionssyndrom*, d. h. hohen Eiweißgehalt bei normaler Zellzahl. Auch die *Kontrastmethoden* können über den Sitz von Fremdkörpern Aufschluß geben und sind gelegentlich bei der Indikationsstellung eines operativen Eingriffes anzuwenden.

Der *Verlauf* ist abhängig vom Sitz und der Schwere der Läsion. Am schnellsten — meist innerhalb 2—3 Tagen — führen die oberen Halsmarkschädigungen zum Tode; doch beobachtet man auch bei hohem Sitz weitgehende Besserungen. Relativ günstig erscheint die Prognose, wenn die Reflexe vorzeitig, d. h. vor dem 4. Tag wiederkehren, spastische Zeichen auftreten und die Blasen-Mastdarmstörungen sich zurückbilden. Jedenfalls muß eine Besserung innerhalb der ersten Wochen einsetzen, wenn überhaupt mit einer solchen zu rechnen ist. Die anfänglichen Besserungen geben aber keine unbedingte Garantie für einen weiteren Rückgang der Symptome, geschweige für eine vollkommene Widerherstellung; denn nicht nur der Decubitus oder eine Urosepsis gefährden den Kranken, sondern es gibt Verschlechterungen durch fortschreitende Erweichung, durch Meningealprozesse oder durch eine Verschiebung der Wirbelfragmente. Die viel diskutierte Wanderung der Projektile spielt dagegen praktisch keine wesentliche Rolle.

In *therapeutischer* Hinsicht gilt der Grundsatz, daß Steckschüsse, auch wenn sie intraspinal liegen, operiert werden müssen. Wirbelkörpersteckschüsse, die keine Rückenmarkssymptome aufweisen, soll man in Ruhe lassen. Abgesprengte Knochenfragmente soll man auf jeden Fall versuchen, operativ zu entfernen. Bei Subluxationen nach Schußfrakturen soll man mit einem operativen Angehen nicht zu rasch bei der Hand sein.

3. Frakturen und Luxationen der Wirbelsäule.

Die Frakturen und Luxationen der Wirbelsäule, die meist gleichzeitig zusammen vorkommen, führen am häufigsten zu Rückenmarksläsionen. Die untere Halswirbelsäule, insonderheit der 5. und 6. Halswirbel, sind am meisten betroffen. Wird man zu einem Kranken gerufen, der kurz vorher einen Schlag, Sturz oder Fall auf den Kopf, auf den Nacken oder aufs Gesäß erlitten hat, ist die größtmöglichste Vorsicht bei der Untersuchung am Platze. Denn jede auch noch so geringfügige Lageveränderung kann infolge weiterer Dislokation der Bruchstücke zur vollständigen Kompression bzw. zur Quetschung des Rückenmarkes führen und so verheerende Folgen nach sich ziehen. Nur ein Teil der Wirbelfrakturen bzw. Luxationen — nach älteren Autoren ein Drittel, nach jüngeren etwa die Hälfte — gehen mit Symptomen von seiten des Rückenmarks und seiner Wurzeln einher.

Ebenso wie bei der Hämatomyelie und bei den Stich- und Schußverletzungen sind zunächst *schlaffe Paresen* der Beine oder aller 4 Extremitäten je nach Sitz der Wirbelläsion festzustellen. Daneben besteht eine vollkommene *Anästhesie* als Ausdruck der *totalen Querschnittsunterbrechung* der aufsteigenden Bahnen und *Blasen-* und *Mastdarmlähmungen*. Oft weist schon die *abnorme Stellung des Kopfes* auf eine Läsion der Halswirbelsäule hin. Auch die *Haltung* der *Arme* kann gelegentlich schon auf den ersten Anblick den Sitz der Rückenmarksläsion verraten. So werden z. B. bei Schädigungen unmittelbar unterhalb des Ursprungs der 5. und 6. Cervicalwurzel die Arme im Ellenbogen gebeugt gehalten, die Oberarme sind dabei abduziert und nach außen rotiert. Bei völliger Parese der Arm- und der Schultelgürtelmuskulatur handelt es sich um Läsionen des 5.—7. Cervicalsegmentes. Sind dagegen nur die kleinen Handmuskeln betroffen, so kommt eine Schädigung im obersten Brustmark bzw. in C VIII in Frage. Eine

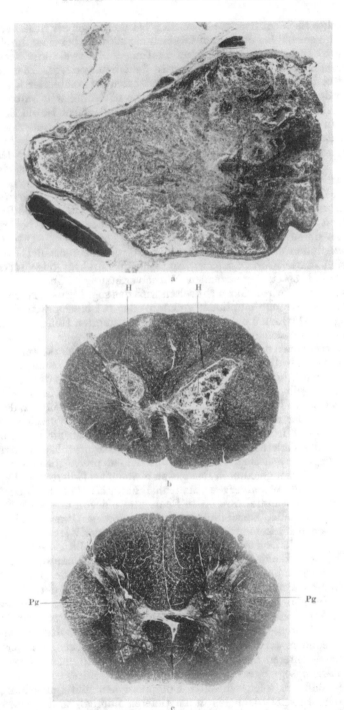

Abb. 55. Erweichung des obersten Brustmarkes nach Luxationsfraktur des 5. Brustwirbels bei a totaler Querschnittserweichung in Höhe der Fraktur. Die Struktur des Rückenmarkes läßt sich überhaupt nicht mehr erkennen. Bei b mittleres Brustmark desselben Falles. Absteigende symmetrische Erweichungen in beiden Hinterhörnern (H), die keulenförmig aufgetrieben sind. Kleinerer Erweichungsherd im dorsalen Hinterstrangsgebiet und diffuse Lichtung der Pyramidenseitenstränge. c Absteigende beiderseitige Pyramidendegeneration (Pg) desselben Falles. Patient überlebte das Trauma um 3 Monate. (Eigene Beobachtung aus der Med. Klinik Erlangen. Damaliger Leiter: Prof. L. R. MÜLLER.)

absolut exakte Segmentdiagnose kann man bei der Natur der Schädigung kaum
fordern; denn sowohl bei der reinen Quetschung als auch bei einer durch stumpfe
Gewalteinwirkung erfolgten indirekten Blutung und Erweichung liegen immer
mehr oder minder unregelmäßig begrenzte Schädigungen vor. Dies zeigt auch
das *Verhalten der Sensibilitätsgrenzen*. So findet sich bei kompletter Querschnittsläsion über der Zone vollständiger Anästhesie im nächsthöheren halben Segment
eine Analgesie, im wiederum nächsthöheren halben Segment ist die Empfindung
für Kälte, in einem weiteren jene für Wärme herabgesetzt (Foerster). *Hyperästhetische Zonen* über der anästhetischen Zone sind gelegentlich feststellbar.
Man achte auch auf die *Konfiguration des Abdomens* (Vorwölbung der Bauchdecken bei Paresen) und die Änderung des *Atemtypus*. Häufig ist ein starker
Meteorismus vorhanden und eine volle Blase als Tumor zu tasten, doch finden
wir dies bei Querschnittsläsionen jeder Höhe. Die begleitenden *Wurzelschmerzen*
können sehr erhebliche Grade erreichen. Bei unteren Hals- und oberen Brustmarkschädigungen treffen wir sie als ausstrahlende Schmerzen in beiden Armen,
entweder an deren Außenseite (C 6—7) oder Innenseite (D 2—D 1—C 8). Bei
hohem Sitz finden sie sich im Gebiet der Occipitalnerven. Bei Brustwirbel-
läsionen sind starke *Gürtelschmerzen* in Höhe der Fraktur oder Luxation die
Regel, während bei tiefer sitzenden Wirbelverletzungen über *ischiasähnliche*
Sensationen geklagt wird. Gar nicht selten wird das sog. L'Hermittesche *Zeichen*
beobachtet: Der Kranke empfindet spontan oder bei bestimmten Bewegungen
einen heftigen elektrischen Schlag, der in einer bestimmten Höhe der Wirbelsäule
beginnt und durch den ganzen Körper geht.

   Bei Kompressionen oder Quetschungen, bei welchen das Mark, weil es empfindlicher ist, stärker als die zugehörigen Wurzeln alteriert wird, reicht die Lähmung
und Anästhesie nur bis in dasjenige Wurzelgebiet, welches aus dem beschädigten
Segment hervorgeht, nach oben. Bei Fraktur des 6. Brustwirbels z. B. ist sie
bis ins Gebiet des 8. Intercostalnerven feststellbar. Bei tieferem Sitz der Wirbelverletzung wird der Abstand noch größer, weil zwischen Wurzelursprung und
Austritt aus dem Wirbelkanal nach unten der Abstand ebenfalls zunimmt. Ist
aber auch die der Verletzungsstelle entsprechende extramedulläre Wurzel mitgeschädigt, so liegt der anästhetische Bezirk und der entsprechende motorische Ausfall, um bei dem vorher genannten Beispiel zu bleiben, bei lädiertem 6. Brustwirbel
im Gebiet des 6. Intercostalnerven. Manchmal kann bei Hals- bzw. Brustwirbel-
frakturen nur eine schlaffe Parese der Beine und ein von unten herauf bis zur
Leistenbeuge reichender Sensibilitätsausfall nachgewiesen werden. Eine solche
Differenz zwischen Rückenmarkssymptomen und Sitz der Wirbelschädigung läßt
sich nur mit einer tieferliegenden indirekten, wohl ausschließlich vasal entstandenen
Markschädigung in Einklang bringen. Seltener beobachtet man das Umgekehrte,
d. h. eine im Vergleich zur Wirbelveränderung höher liegende Markschädigung.

   Den schlaffen Paresen können *klonische Zuckungen* in dem betreffenden
Muskel voraufgehen. So kann man z. B. bei *Caudaläsionen* solche im *Peronäusgebiet* beobachten. Bei schweren Verletzungen, die zu einer totalen Querschnittsunterbrechung führen, bleiben die schlaffen Paresen mit Reflexverlust und
Atonie, insbesondere an den unteren Extremitäten bestehen, sie werden also
nicht, wie bei leichteren Läsionen von spastischen Symptomen abgelöst. Man
hat dies mit dem sog. Bastian-Brunschen Gesetz erklärt; es ist aber durchaus möglich, daß bei solch schweren Kompressionen und Quetschungen sich
Blutungen oder Erweichungen bis in die tieferen Lumbal- und Sacralsegmente
hin erstrecken und nicht nur auf mehrere, der komprimierten Stelle entsprechende Segmente beschränkt bleiben.

   Von *vegetativen Störungen* sind neben den *Blasen- und Mastdarmlähmungen*,
die zunächst als Retentio und dann als Insuffizienz erscheinen, *Ödeme* an den

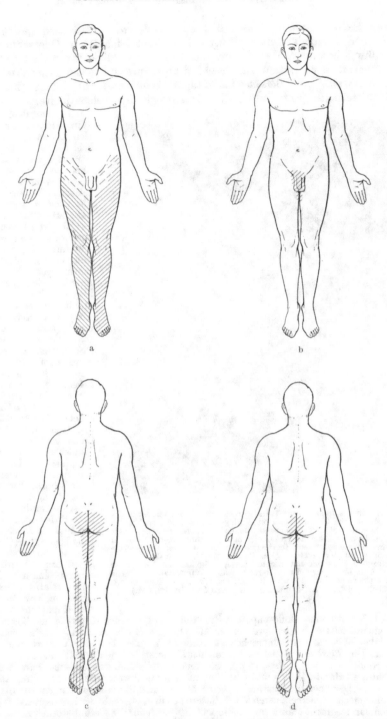

Abb. 56 a—d. a Sensibilitätsstörung bei Kompressionsfraktur des 1. Lendenwirbels. Festgestellt unmittelbar nach dem Trauma (vgl. Abb. 58). b und c 6 Monate später zeigt sich nur noch eine Störung im Bereich der untersten Sacralsegmente. d Etwa 1 Jahr nach dem Trauma Sensibilitätsstörungen in S 4—5 und S 1. (Eigene Beobachtung aus der Hamburger Chirurgischen Univ.-Klinik. Direktor: Prof. KONJETZNY.)

unteren Extremitäten, *Cyanose* mit *Anomalien der Schweißsekretion* und *Decubitus* zu nennen. Langdauernder *Priapismus* findet sich nach Quetschung oder Zerreißung besonders des Halsmarkes; im Augenblick der Verletzung kann eine *Ejaculation* auftreten. Im Anschluß an derartige Rückenmarksverletzungen werden *Nieren- und Blasensteinbildungen* beobachtet, bei deren Entstehung eine aufsteigende Entzündung der Harnwege mitspielen dürfte.

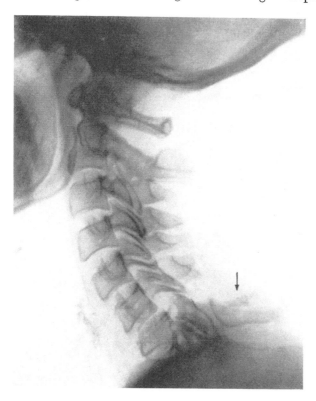

Je nach dem Sitz der Wirbelfraktur und Luxation finden sich die verschiedensten Bilder. Bei der *Halsmarkkompression* unterscheidet man nach MARBURG und RANZI 3 *verschiedene Typen*, d. h. die obere, die mittlere und die untere Halsmarkläsion. Bei der oberen ist fast immer eine Commotio cerebri mit vorhanden. Nach dem Abklingen der akuten Erscheinungen halten die Kranken den Kopf steif, klagen über Schwindelanfälle, zeigen eine Änderung des Herzrhythmus und starke Blutdruckschwankungen, eventuell Priapismus. Bewegt man Kopf oder Arme, dann werden Schmerzen angegeben. Neben einer zunächst schlaffen, bei weniger schweren Fällen spastischen Parese der Beine und der Rumpfmuskeln finden sich bei den oberen Halswirbelverletzungen atrophische Lähmungen der Schultergürtelmuskulatur (Sternocleidomastoideus, Trapezius, Deltoideus, Pectoralis). Bei *mittleren* Halswirbelschädigungen sind die Arme bis zum Ellenbogen paretisch, die Schultermuskulatur dagegen frei. Zwerchfelllähmungen sind auffallenderweise relativ selten. Bei Affektion der *unteren* Hals-

Abb. 57. Partielle Luxation des 7. Halswirbels nach dorsal mit Abriß des Proc. spinosus des 6. Halswirbels und Verlagerung desselben nach unten (= Pfeil). Anfänglich vollkommene Querschnittsunterbrechung, nach 9 Wochen konnten die Arme erst richtig bewegt werden, nach 12 Wochen die Beine. Als Restsymptome Herabsetzung der Schmerz- und Temperaturempfindung auf der rechten Seite. Patellarklonus, Babinski. BROWN-SEQUARDsches Symptom und leichte Ataxie, Atrophien an den kleinen Handmuskeln nur geringgradig im Bereich beider Daumenballen. (Eigene Beobachtung an der Neurologischen Klinik Hamburg. Leiter: Prof. PETTE. Röntgenbild aus der Sammlung des Herrn Doz. Dr. PRÉROT.)

wirbelsäule trifft man okulo-pupilläre Syndrome im Sinne des HORNERschen Zeichens und Krallenhandstellung bei entsprechender Atrophie im Medianus- und Ulnarisgebiet. Meist sind dabei Läsionen der entsprechenden vorderen Wurzeln bzw. der Vorderhörner gesetzt worden. Die *Rückbildungstendenz* bei solchen Halsmarkläsionen ist oft eine ziemlich gute. Meist resultieren aber *Restsymptome*, wie eine unvollständige spastische Paraparese mit Atrophien an Hand-, Unter- und Oberarmmuskeln mit dissoziierten Empfindungsstörungen nach vorheriger totaler Anästhesie. Ganz allgemein gilt, daß an den Armen diejenigen Muskeln verschont bleiben, deren Wurzelfasern aus dem oberhalb der Kompression gelegenen Rückenmarkssegment stammen. Analoges trifft auch für die Gefühlsstörungen zu, die am Rumpf immer nur bis zum 2. Intercostalraum hinaufreichen und an den Armen eine Sensibilitätsstörung in jenen Bezirken vermissen lassen, deren Fasern oberhalb der Läsion aus dem Rückenmark herauskommen.

Die *Dorsalmark*schädigung ist zunächst charakterisiert durch eine Paraparese der Beine und eine gürtelförmige Sensibilitätsstörung, deren Nachweis nicht schwer fällt. Schwieriger zu finden sind dagegen die *Paresen* der *Bauch-* und *Rückenmuskulatur.* Man achte besonders auf *fibrilläre Zuckungen,* welche die Feststellung der oberen Grenze der Parese erleichtern. Bei oberen und mittleren Brustmarkverletzungen sind die thorakalen Stammuskeln beteiligt, bei ihnen verhalten sich die Bauchhautreflexe verschieden, je nach dem Sitz der Läsion (die oberen entsprechen bekanntlich D 8—9, die unteren D 10—12). Bei *Verletzung* des *12. Brust-* bzw. *1. Lendenwirbels* pflegt das Rückenmark meist stärker geschädigt zu sein als die umgebenden Lenden- und Sacralwurzeln, deshalb beherrscht die Läsion des *Conus terminalis* das Bild: Neben Anästhesien im Gebiet des 3. und 4. Sacralnerven sind bei normaler Beweglichkeit der unteren Extremitäten nur die Blase und der Mastdarm gelähmt und die Sexualfunktion erloschen. Auch hier zeigt sich die größere Vulnerabilität des Markes, d. h. des Conus gegenüber den Wur-

zeln. Bei Lendenmarkschädigungen bietet sich bei einer oberen Sensibilitätsgrenze in Höhe der Leistenbeuge eine schlaffe Parese der Beine mit Areflexie bei erhaltenen Bauchhautreflexen. Im subakuten Stadium fehlen die Patellarsehnenreflexe (L 2—4), während die Achillessehnenreflexe (L 5—S 2) gesteigert sind. Die Lähmungen sind am stärksten im Peronäusgebiet ausgeprägt. Doch gibt es alle möglichen Variationen, je nach der Lage der Läsion und je nachdem in welchem Ausmaß Mark einerseits und Wurzel andererseits geschädigt sind. Die letzteren verlaufen ja eine weit größere Strecke intraspinal als im Bereich der Brustwirbelsäule. Frakturen bzw. Luxationen am 1. oder 2. Lendenwirbel verletzten nur die *Cauda* bzw. den *Conus.* Bei der Quetschung, d. h. Erweichung des letzteren sind dissoziierte Empfindungsstörungen von L 3 abwärts nachweisbar. Werden die Segmente unmittelbar oberhalb des Conus, also im Bereich des sog. Epiconus betroffen, dann ist die Blasenfunktion gut, die Achillessehnenreflexe fehlen und die Peronäi und die Glutäalmuskeln sind paretisch. Bei *totaler Querschnittsunterbrechung der Cauda* (2.—5. Lendenwirbel) sind die unteren Extremitäten gelähmt, zeigen Spitzfußstellung und die Patellar- und Achillessehnenreflexe fehlen. Die Sensibilität ist von L 2—3 bis S 5 gestört. Blase und Mastdarm funktionieren nicht mehr, die Sexualfunktion ist er-

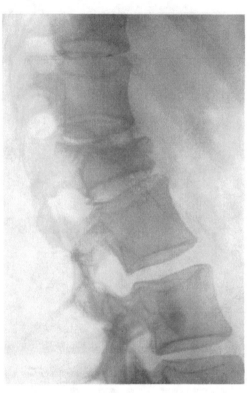

Abb. 58. Kompressionsfraktur des 1. Lendenwirbels mit ausgesprochenem Caudasyndrom. Die Schemata in Abb. 56 zeigen die Änderung der Sensibilitätsstörungen im Laufe der folgenden 12 Monate nach dem Trauma. (Röntgenbild aus der Chirurgischen Univ.-Klinik Hamburg. Direktor: Prof. KONJETZNY.)

loschen und es kommt rasch zum Decubitus am Steißbein und an den Fersen. Bei *unvollständiger Caudaschädigung* dagegen resultieren asymmetrische, motorische und sensible Ausfälle, gelegentlich auch nur auf einer Seite. Immer stark ausgeprägt sind aber die Reizerscheinungen in Form *ausstrahlender Schmerzen* im *Ischiadicus-* und *Pudendusbereich.*

Der *Liquor* verhält sich bei den traumatischen Kompressionen wechselnd. Er kann blutig sein oder bei völliger Kompression infolge Blockade der Liquorzirkulation ein typisches Kompressionssyndrom bieten. Die Zellzahl kann sehr wechseln. So werden bei entsprechenden reaktiv entzündlichen Erscheinungen in den Meningen höhere Zellwerte angetroffen.

In *differentialdiagnostischer* Hinsicht denke man bei frischen Fällen immer zuerst an die *Commotio spinalis* und sei deshalb mit der Prognosestellung zurückhaltend. Nach Ablauf einiger Tage wird sich bei Stationärbleiben oder bei Verschlimmerung der Symptome ohne weiteres entscheiden lassen, inwieweit eine Substanzschädigung im Sinne der Kompression bzw. der Blutung vorliegt. Außerdem kommen neben der gewöhnlichen Fraktur und Luxation bei Traumen auch *Quetschungen der Zwischenwirbelscheiben* in Frage, deren in den Spinalkanal vorquellende Massen das Rückenmark stark komprimieren können (siehe später). Gelegentlich kann durch ein Wirbelsäulentrauma eine *Spondylitis tuberculosa* oder ein *Tumor* manifest werden. Besonders wertvoll und entscheidend ist hier das Röntgenbild nicht nur für die Feststellung einfacher Frakturen und

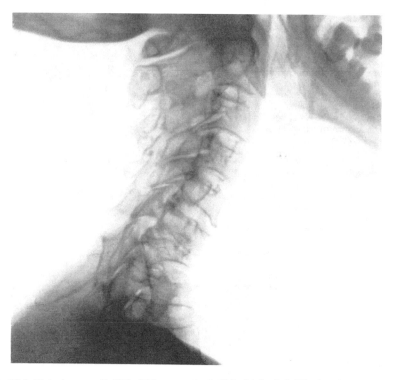

Abb. 59. Wirbelsäulentrauma mit Gibbusbildung am 6.—7. Halswirbel mit keilförmiger Deformierung des 7. Halswirbels und Randwülste am 5. und 6. Halswirbel. Neurologisch bestanden nicht sofort Symptome, sondern erst ¹/₄ oder ¹/₂ Jahr später stellten sich Rückenmarkssymptome ein mit Spastizität und Ataxie vor allem rechts, mit Blasenstörungen und Kraftlosigkeit im rechten Arm und Bein. Vermutlich handelt es sich dabei um die Auswirkung einer posttraumatischen Arachnitis. (Eigene Beobachtung an der Nervenklinik Hamburg. Direktor: Prof. Pette.)

Luxationen, sondern auch für die Lokalisation abgesprengter Knochensplitter. Wenn man auch bei vielen Wirbelsäulenverletzungen allein auf Grund der Haltung des Kranken oder bei einer sicht- oder tastbaren Deformierung eine Wirbelsäulenverletzung diagnostizieren kann, so gibt es doch relativ viele Fälle, bei welchen nur das Röntgenbild die Diagnose gestattet. Man vergesse nicht, daß es schwerste spinale Erscheinungen nach relativ geringfügig erscheinenden Traumen gibt, bei welchen sich die Wirbelsäule röntgenologisch als intakt erweist. Die Deutung des Röntgenbefundes kann zudem große Schwierigkeiten bereiten; denn nicht jede Randexostose oder Spangenbildung muß mit dem jeweiligen Trauma zusammenhängen. Gerade bei der Beurteilung traumatischer Spätfolgen muß der Fachröntgenologe entscheiden, inwieweit die Knochenveränderungen als Spätfolgen, aufzufassen sind oder inwieweit andersartige vom Trauma unabhängige Erkrankungen der Wirbelsäule vorliegen.

Eine nicht gerade häufige Folgeerscheinung nach Wirbelsäulentraumen, insbesondere nach Frakturen stellt die *Arachnitis spinalis* dar, die man auch als *Meningitis serosa* bezeichnet. Sie entwickelt sich erst nach einem kürzeren oder freien Intervall nach dem Unfall und kann zu ebenso starken Querschnittserscheinungen wie die Fraktur oder Luxation eines Wirbels führen. Zu ihrem Wesen gehören Reiz- und Ausfallserscheinungen in verschiedenen Körpergegenden entsprechend ihrem gleichzeitigen Auftreten in verschiedenen Segmenten. Dabei handelt es sich um Parästhesien und lästige Wurzelschmerzen, die gefolgt sind von Blasen- und Mastdarmstörungen. Allmählich kann sich ein BROWN-SÉQUARDsches Syndrom oder eine totale Querschnittsläsion mit spastischer Paraparese und entsprechenden Sensibilitätsstörungen ausbilden. Wird die *Liquorpassage* durch Verwachsungen *verlegt*, dann zeigt der lumbale Liquor Xanthochromie und starken Eiweißgehalt bei einer Zellvermehrung von 20—100/3. Das QUECKENSTEDTsche Phänomen kann positiv sein. Der gleichzeitig entnommene zisternale Liquor zeigt dagegen geringere Eiweißvermehrung, aber eine deutliche, wenn auch nicht so starke Zellvermehrung wie der lumbale Liquor; ein bemerkenswerter Gegensatz zum Tumor spinalis, bei welchem wir den zisternalen Liquor fast immer frei von wesentlichen krankhaften Reaktionen finden. Auch eine pathologische Mastixzacke ist bei der Arachnitis spinalis im Zisternenliquor festzustellen. Im *Myelogramm* findet sich ein perlschnurartiger Stop. Das Jodipin liegt nämlich zwischen den einzelnen entzündlichen Spangen und Maschen, die gelegentlich förmliche Cysten darstellen. Ein totaler Stop ist seltener. Die differentialdiagnostische Abgrenzung der *traumatischen Arachnitis* gegenüber der *infektiösen Arachnitis* ist nur auf Grund der Anamnese möglich. Vom Rückenmarkstumor kann die Unterscheidung oft nur bei der Laminektomie getroffen werden. Die Therapie bilden wiederholte Lumbalpunktionen und wenn keine Besserung erfolgt, eine über mehrere Wirbelbögen entsprechend der Lokalisation der schwerwiegenden Symptome ausgedehnte Laminektomie.

Prognose. Im allgemeinen gilt der Satz: Je höher die Querschnittsläsion, desto größer die Lebensgefahr, doch ist dies nicht immer zutreffend. Man hat auch Luxationen und Frakturen des Atlas und Epistropheus gesehen, ohne daß der Ausgang ein tödlicher war. Jede schwere Verletzung der Wirbelsäule bringt an sich das Leben in ernste Gefahr. Neben der direkten Shockwirkung und Schädigung der bulbären Zentren, besonders bei hochsitzenden Halsmarkläsionen, sind vor allem die Komplikationen, wie Decubitus und Sepsis und die Cystitis und Cystopyelitis zu fürchten. Bei totaler Querschnittsunterbrechung im Halsmarkbereich leben die Kranken nur Tage oder Wochen nach dem Trauma. Sie sterben meist an einer Bronchopneumonie, deren Auftreten durch die Beteiligung der Atemmuskulatur begünstigt wird. Bei Brustmarkschädigungen kann bei guter Pflege das Krankenlager oft Monate und Jahre dauern. Relativ günstig ist der Verlauf der Lendenmark- und Caudaläsion; derartig Kranke können wieder arbeitsfähig werden. Die allgemeine Rückbildungstendenz der Paresen kann sich über mehrere Monate hin erstrecken. Wie oben schon bemerkt, ist das rasche Auftreten spastischer Symptome nach anfänglich schlaffer Lähmung als relativ günstiges Zeichen aufzufassen, desgleichen das Zurückgehen der Blasen- und Mastdarmlähmungen. Nach statistischen Erhebungen ist dann eine weitere Besserung auszuschließen, wenn innerhalb der ersten 8—9 Wochen nach dem Unfall die Blase und der Mastdarm noch nicht funktionieren. Auch das BROWN-SÉQUARDsche Syndrom wird kaum je völlig verschwinden. Das frühzeitige Auftreten von Ödemen z. B. um die Fußknöchel ist als Signum mali ominis anzusehen; dasselbe gilt für Konvulsionen in den gelähmten Gliedern. Generelle Regeln über die Prognose lassen sich aber nicht aufstellen, denn man erlebt immer wieder Überraschungen. Selbstverständlich bleiben bei erheblichem Parenchymuntergang, d. h. wenn entsprechend viele Nervenzellen und Achsenzylinder geschädigt wurden, Funktionsausfälle bestehen, weil es keine oder nur eine unvollständige Regeneration dieser Elemente gibt und im spinalen System eine Kompensation durch andere Nervenelemente nicht möglich ist. Aber bei einem frischen Rückenmarkstrauma können wir durch eine einmalige Untersuchung nichts darüber aussagen, wieviel wirklich zerstört worden ist. Nur die längere fortgesetzte Beobachtung mit dauernder Kontrolle des Befundes gestattet uns, nicht nur das Querschnittsausmaß, sondern auch die Intensität eines Rückenmarkstraumas richtig zu beurteilen. Gelegentlich kommen Verschlimmerungen der Traumafolgen vor, die nach Marburg entweder auf entzündlichen Veränderungen in den Meningen (sog. Meningopathien) oder auch auf vasculären Störungen (sog. Vasopathien) beruhen. Die manchmal nach einem kurzen oder längeren Intervall im Gefolge von Wirbelsäulentraumen auftretenden sog. *„spinalen Spätapoplexien"*, welche dieselben Symptome bieten wie die frischen Rückenmarkstraumen, sind prognostisch außerordentlich ernst zu nehmen.

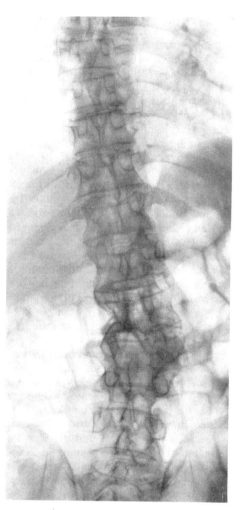

Abb. 60. Kompressionsfraktur mit starker Dislokation des 3. Lendenwirbels. Patient bot das Bild einer posttraumatischen Arachnitis mit starken ausstrahlenden Schmerzen in beiden Beinen. (Eigene Beobachtung der Nervenklinik Hamburg. Direktor: Prof. Pette.)

Bezüglich der *Therapie* der Rückenmarksläsionen nach Frakturen und Luxationen der Wirbelsäule herrscht noch keine einheitliche Meinung. Während die einen für eine sofortige Reposition eintreten und sich dadurch eine günstige Beeinflussung der Kompressionserscheinungen versprechen, sind erfahrene Chirurgen mit der primären Laminektomie äußerst zurückhaltend. Sie halten nur dann einen Eingriff für erlaubt, wenn es sich um die Entfernung eines röntgenologisch oder myelographisch sichergestellten Knochensplitters handelt, oder wenn nur geringe neurologische Symptome vorliegen, welche durch Druck von Knochenfragmenten auf die Dura erklärt werden können. Bei der totalen Querschnittsläsion ist fast jeder Eingriff ohne Erfolg, doch ist es außerordentlich schwer, die Entscheidung zu treffen. Auch bei unvollständiger Querschnittsunterbrechung können wir oft nichts darüber aussagen, ob die vorliegende Zirkulationsstörung irreversibel ist; gegebenenfalls werden durch eine Operation noch weitere Kreislaufstörungen ausgelöst, und führen zu einer Verschlimmerung des Zustandsbildes. Bei Luxationen sind die Erfolge der Reposition gelegentlich glänzend gewesen, doch ist eine solche nicht ungefährlich. Jedenfalls soll man den Zeitpunkt des operativen Eingriffes nicht zu früh verlegen, denn manches spinale Symptom ist durch Blutung oder Ödem bedingt und bildet sich innerhalb kurzer Zeit von selbst zurück. Bei Frakturen des Wirbelbogens, bei welchen es am ehesten durch abgesprengte Knochenstücke zur Kompression kommt, soll, wenn sich die Paresen nicht bald zurückbilden, eine Laminektomie mit Spaltung der Dura ausgeführt werden. Auch bei isolierten Frakturen der Dorn- und Gelenkfortsätze soll man bei langdauernden Schmerzen die Exstirpation eines Knochenfragmentes versuchen. In vielen Fällen von Rückenmarkskompressionen bei Frakturen und Luxationen ist die konservative Behandlung die Therapie der Wahl, so daß sich heute viele Autoren (MAGNUS u. a.) auf den Standpunkt stellen, nur dort zu operieren, wo Fremdkörper bzw. Knochenfragmente entfernt werden können. Die Pflege des Kranken hat unter denselben Gesichtspunkten zu erfolgen, wie sie bei der Myelitis usw. besprochen wurden. Bezüglich der chirurgischen Indikation sei auf die einschlägigen Handbücher verwiesen.

4. Die Rückenmarksläsionen beim elektrischen Unfall bzw. beim Blitzschlag.

Die Elektrizität in Form des *Starkstromes* und des *Blitzes* kann ausgesprochene spinale Symptome auslösen. Diese setzen meist langsam unmittelbar kurze Zeit nach dem elektrischen Unfall ein und nehmen allmählich zu. Meist handelt es sich um Schäden, die sich bei relativ niedrigen Stromstärken und bei Spannungen bis zu 1000 Volt ereignen. *Atrophische Lähmungen vom Vorderhorntyp* stehen neben spastischen Erscheinungen vorne an. Zu ihnen gesellen sich *Sensibilitäts- und Blasen-Mastdarmstörungen* (PANSE). Gelegentlich resultiert ein *Bild* wie bei der *amyotrophischen Lateralsklerose*. So kommt es beim Stromdurchtritt durch beide Arme zu Amyotrophien im Bereich von C 4—C 8, bei Stromdurchtritt von Bein zu Bein ist eine Lumbalmarkschädigung das gewöhnliche. Stärkere Verbrennungserscheinungen werden dabei fast immer vermißt. Auch beim *Blitzschlag* hat man Rückenmarksläsionen beschrieben (EISENLOHR, DEMME und DANNHORN). In anatomischer Hinsicht sind beim elektrischen Unfall wie beim Blitzschlag Zirkulationsstörungen mit Blutungen und Erweichungen besonders im Vorderhorngebiet zu erwarten. Der Charakter dieser pathologisch-anatomischen Veränderungen, die sehr wechselnd ausgedehnt sein können, erklärt die verschiedenen klinischen Bilder z. B. Querschnittsläsionen und Amyotrophien oder isolierte Schädigung einzelner Muskelgruppen.

5. Die Caisson- und Taucherkrankheit.

Bei Unterwasserarbeiten, wie sie bei Brücken-, Schleusen- und Tunnelbauten, gelegentlich auch in Bergwerken durchgeführt werden müssen, werden die Arbeiter in Unterdruckkammern, den sog. Caissons eingeschleußt. In diesen wird durch Steigerung des Luftdruckes dem Druck des umgebenden Wassers das Gleichgewicht gehalten. Bei zunehmender Tiefe muß der Luftdruck entsprechend hochgehalten werden, und man rechnet für je 10,3 m Tiefe *eine* Atmosphäre Überdruck. Entsprechend dem Partialdruck werden dabei ins Blut größere Mengen von Sauerstoff, Kohlensäure und Stickstoff aufgenommen. Soll der Arbeiter wieder in die Außenwelt, d. h. in für ihn normale Luftdruckverhältnisse gelangen, so darf die *Ausschleusung* („Dekompression“) nicht zu schnell erfolgen, sondern langsam und allmählich bei einem Verweilen von je 20 Minuten pro Atmosphäre. Erfolgt die Umstellung auf normale Luftdruckverhältnisse zu schnell, dann kann es zu sehr bedrohlichen, besonders aber zu zentral-nervösen Erscheinungen kommen, doch ist dazu Voraussetzung, daß sich der Betreffende lange genug im Überdruck befunden hat. Bei nur kurzem Aufenthalt im Caisson gibt es nämlich auch beim schnellen Ausschleusen keine sog. *Dekompressionserscheinungen*. Das gleiche gilt für Meerestaucher, die von größerer Tiefe zu schnell an die Meeresoberfläche befördert werden.

Für die *Pathogenese* der Caissonkrankheit werden rein physikalische Störungen des Gasaustausches vom Blut zum Gewebe bzw. umgekehrt verantwortlich gemacht. Die vorher längere Zeit unter höherem Partiardruck stehenden und deshalb in den Geweben in verstärktem Ausmaß absorbierten Gase (vor allem der Stickstoff) treten bei zu rascher Dekompression zu plötzlich ins Blut zurück, und zwar zunächst in feinblasiger Form und sammeln sich dann zu größeren Gasblasen. Sie gelangen als Gasemboli in den Kreislauf und führen zu Ernährungsstörungen durch Verstopfung der Arteriolen und Capillaren, d. h. zu Nekrosen und zu Erweichungen. Daß gerade das Nervensystem bei der Caissonkrankheit am stärksten betroffen ist, wird mit dem besonderen Adsorptionsvermögen der lipoidhaltigen Substanzen zum Stickstoff in Zusammenhang gebracht. Warum das Rückenmark häufiger befallen ist als das Gehirn (Bornstein beobachtete unter 100 Caissonerkrankungsfällen nur 10 mit cerebralen Erscheinungen), dafür gibt es keine greifbare Erklärung. *Pathologisch-anatomisch* handelt es sich um das Bild der ischämischen *Nekrose* bzw. *Erweichung*, seltener um typische *Hämatomyelien*. Vom einfachen kleinen *Lückenfeld*, wie man solche Herde in der weißen Substanz genannt hat, bis zur Querschnittsmalacie gibt es alle Übergänge. Am häufigsten ist das Brustmark befallen. Im Gehirn beobachtete man bei ganz frischen Fällen, die nur wenige Stunden nach der Dekompression ad exitum gekommen waren, Blutungen (Nordmann). Bei chronischen Fällen, bei welchen der Prozeß zwar schwer, aber nicht tödlich verlief, kommt es im Rückenmark infolge der herdförmigen Unterbrechungen der langen Bahnen zu *sekundären auf- und absteigenden Degenerationen*.

Die *klinischen Erscheinungen* beginnen meist nicht sofort, sondern erst eine halbe bis mehrere Stunden später. Es muß eben eine gewisse Zeit verstreichen, bis sich größere, die Zirkulation beeinträchtigende Gasblasen gesammelt haben. Dann setzen aber plötzlich schwere Symptome ein. Der Kranke leidet an heftiger *Atemnot*, wird *cyanotisch* und *benommen*. An *Vorboten* werden *reißende Schmerzen* in Muskeln und Gelenken angegeben. Daneben beobachtet man *angioneurotische* Erscheinungen wie *Ödeme* und *Cyanose* der Haut mit eigenartiger *Hautmarmorierung*. Ist die Schädigung besonders intensiv, d. h. die Gasembolie sehr massiv, dann kann unter plötzlichem Kollaps und Versagen des Herzens der Tod eintreten. Dieser erfolgt unter Umständen auch dann, wenn sich im Herzen, ähnlich wie bei der Luftembolie während einer Kropfoperation, eine größere Gasblase angesammelt hat. Bei *leichten* Fällen bestehen nur vorübergehende *Beschwerden* von seiten der *Muskeln* und *Gelenke*. Der Kranke hinkt leicht, die Bewegungen besonders des Hüftgelenkes sind eingeschränkt, Erscheinungen, die auf eine *Schädigung* der *Gelenkapparate* zurückgeführt werden. Diese können gefolgt sein von *sekundären Arthritiden* (Christ).

Von seiten des *Rückenmarks* sieht man nach Abklingen der akuten stürmischen Erscheinungen *spastische Paraparesen* (Reflexsteigerung, Pyramidenbahnzeichen) verbunden mit *sensiblen Reizerscheinungen*, d. h. mit Parästhesien und lästigem Zucken und Ameisenlaufen. *Objektive Sensibilitätsstörungen* von segmentalem Charakter sind selten, wenn ja, dann in Form von Hypästhesien mit Beeinträchtigung der Wärmeempfindung. Gelegentlich werden typische Bilder

der *Querschnittsläsion* des *Dorsalmarkes* beschrieben mit Sensibilitätsstörungen, Paraparesen und Blasen-Mastdarmlähmungen. Diese können, wenn sie sich nicht zurückbilden, sondern narbig ausheilen, *bleibende* vorwiegend *spastische Symptomenbilder* bedingen (LICHTENSTEIN und ZEITLIEN). *Atrophische Lähmungen* durch Vorderhornschädigungen sind ebenso selten wie *ataktische Erscheinungen. Cerebrale Erscheinungen*, also Übelkeit, Erbrechen, Benommenheit und rauschartige Zustände mit psychomotorischer Unruhe sind meist nur flüchtiger Art, desgleichen *cerebrale Herdsymptome*, wie Aphasie, Hemiplegie und Augenmuskellähmungen. In einem Fall hat BORNSTEIN die allmähliche Entwicklung einer *Verblödung* erlebt. Von Bedeutung sind Störungen von seiten des *Vestibularis* und des *Cochlearis* wie starker Schwindel mit Nystagmus oder rasch einsetzende Ertaubung. *Opticussymptome* sind sehr selten; immerhin hat man auch partielle *Opticusatrophien* gesehen (GENET).

Es versteht sich von selbst, daß bei solchen eindrucksvollen Erscheinungen, wie sie die Caissonkrankheit einleiten, auch Arbeiter, die keine gefährliche Dekompression durchgemacht hatten, alle möglichen neurotischen Zustandsbilder bieten können, die rein funktioneller Natur sind und nichts mit organischen Störungen zu tun haben. Diese von der eigentlichen Caissonkrankheit zu unterscheiden ist oft nicht leicht. Gibt es doch auch bei dieser nicht nur psychische Störungen in Form von *Verwirrungen* und *Erregungszuständen*, sondern derartige Kranke bieten eine oft lang andauernde vermehrte *Reizbarkeit, Gedächtnisschwäche* usw. Das Fehlen von organischen Symptomen von seiten des Rückenmarks und des Vestibularapparates und eine gründliche Exploration mit Erhebungen an der Arbeitsstelle schützen in solchen Grenzfällen vor differentialdiagnostischen Irrtümmern. Von den inneren Komplikationen, welche die Caissonkrankheit begleiten können, sei der *Spontanpneumothorax* noch kurz genannt.

Die *Prognose* ist nach Überstehen des initialen Erstickungsanfalles meist günstig. Bei spinalen Symptomen, die nicht zur Rückbildung neigen, drohen Gefahren von seiten eines Decubitus oder einer Urosepsis. Kommt es zu Besserungen, dann setzt die Rückbildung der Paresen oft nur langsam ein und ein positiver Babinski und gesteigerte Reflexe können über lange Zeit hin bestehen bleiben. Es wurden auch Fälle beobachtet, bei welchen eine spastische Paraparese sich überhaupt nicht besserte und der Kranke sich nur mühsam am Stock forthelfen konnte. Cerebrale Komplikationen können gelegentlich gleichfalls zum tödlichen Ausgang führen.

Die *Prophylaxe* der Caissonkrankheit ist ihre beste Therapie. Die zu einer solch schweren Beschäftigung herangezogenen Arbeiter sollen nicht nur jung, ausgesprochen kräftig und gesund sein, sondern es soll auch für häufigen Schichtwechsel Sorge getragen werden. Das Ein- und Ausschleusen muß auf das genaueste überwacht werden. Bei leichtesten Symptomen soll sofort eine Rückschleusung durchgeführt werden, die meist in einer bereitgehaltenen sog. Sanitätsschleuse erfolgt. Doch bietet gelegentlich auch die Rückschleusung und der oft stundenlang dauernde Aufenthalt im Überdruck keine unbedingte Garantie, daß sich die einmal aufgetretene Schädigung völlig beheben läßt. Man hat immer wieder Todesfälle beobachtet selbst bei Fällen, die nach Auftreten der Dekompressionserscheinungen sofort vorschriftsmäßig behandelt worden waren (vgl. PANSE, NORDMANN usw.). Die Caissonkrankheit und ihre Folgeerscheinungen gehören zu den Gewerbekrankheiten und stellen Unfälle im Sinne des Gesetzes dar.

III. Degenerative Erkrankungen des Rückenmarks von Systemcharakter.

Die Einordnung der „degenerativen" Rückenmarkskrankheiten erfolgt nach rein pathologisch-anatomischen Gesichtspunkten. Man versteht darunter solche Prozesse, bei welchen weder das entzündliche noch das vasale Moment im Gewebsbild vorherrschen. Wie man z. B. bei der Niere von der Nephrose als von einem reinen „degenerativen" Prozeß spricht und diesem eine entsprechende Rolle bei der pathogenetischen Ausdeutung der Nierenerkrankungen einräumt, so stellt man bei Prozessen am Rückenmark und am Gehirn gleichfalls das Degenerative dem Entzündlichen und Vasculären gegenüber. Man muß sich allerdings der Unzulänglichkeit einer solchen Einteilung, die nicht nach ätiologischen Gesichtspunkten orientiert ist, bewußt sein. Sie ist gewissermaßen nur als eine „provisorische" anzusehen, und zwar solange bis die Ätiologie dieser Prozesse endgültig geklärt sein wird.

Die Gruppe der sog. degenerativen „Rückenmarkskrankheiten" war früher als sie es noch die Tabes dorsalis und die funikuläre Spinalerkrankung umfaßte. bedeutend größer. Als man aber erkannt hatte, einerseits welche Rolle die *Lues* beim Zustandekommen der Tabes spielt, und andererseits, daß die früher als „kombinierte Systemerkrankung" gedeutete funikuläre Spinalerkrankung als ein durch äußere Faktoren entstandener Prozeß aufzufassen ist, wurde der Kreis der degenerativen Rückenmarksaffektionen noch enger gezogen. Heute zählen zu dieser Gruppe nur jene Prozesse, die man auch als Systemerkrankungen bezeichnet hat, also die Erkrankungen der langen Rückenmarksbahnen und die Degeneration bestimmter Gebiete der grauen Rückenmarkssubstanz. Als Affektionen des motorischen Systems sind die *spastische Spinalparalyse* als Prototyp der degenerativen Pyramidenbahnläsion, d. h. des 1. motorischen Neurons und die *progressive spinale Muskelatrophie* als Vorderhorndegeneration, d. h. als Affektion des 2. motorischen Neurons anzuführen. Weiterhin ist die *amyotrophische Lateralsklerose* (A.L.S.) als Erkrankung beider motorischer Neurone anzuschließen, während die *Bulbärparalyse* einen der Vorderhornerkrankung analogen Zerfallsprozeß an den bulbären motorischen Hirnnerven darstellt. Es steht einwandfrei fest, daß es zwischen diesen 4 Prozessen fließende Übergänge gibt, so daß es notwendig ist, sie gemeinsam zu besprechen. Als weitere degenerative Erkrankung, bei welcher vor allem die *aufsteigenden* langen Strangsysteme affiziert sind, ist die FRIEDREICHsche *Ataxie* hinzunehmen, die uns anatomisch als kombinierte Hinter- und Seitenstrangserkrankung entgegentritt.

Mit dem Begriffe der *degenerativen* Rückenmarkserkrankungen ist derjenige der *Systemerkrankungen* innig verbunden; an letzterem ist allerdings während der letzten Jahrzehnte viel herum kritisiert worden. Ursprünglich umfaßte er nur jene kleine, eben genannte Gruppe der Rückenmarksaffektionen. Später wurde er auch auf das Großhirn ausgedehnt [1]. Man sprach von Systemerkrankung, schließlich nicht nur bei solchen degenerativen Prozessen, welche sich ausschließlich auf ein anatomisch und funktionell zusammengehöriges Gebiet erstreckten, sondern wollte diesen Begriff auf mehr oder minder diffuse Prozesse, wie die Poliomyelitis anterior angewandt wissen. SPIELMEYER hat sich gegen eine derartige Auffassung ausgesprochen und davor gewarnt, die uns von allen möglichen Krankheiten her bekannte *Vulnerabilität*, d. h. Empfindlichkeit bestimmter „funktionell und topistisch zusammengehöriger Einheiten" in dem

---

[1] Systemaffektionen des Großhirns sind z. B. die PICKsche Atrophie, die HUNTINGTON-Chorea usw.

Begriff „Systemerkrankung" aufgehen zu lassen, ein Standpunkt, dem man unbedingt beipflichten muß. Jedermann ist, um dies an einem Beispiel zu erörtern, die Empfindlichkeit des papillo-maculären Bündels des Sehnerven gegenüber den verschiedensten Schädlichkeiten (Alkohol, Nicotin, entzündliche Affektionen usw.) geläufig, doch wäre es verfehlt, hier von einer Systemerkrankung zu sprechen. Ganz ähnlich liegen die Verhältnisse an anderen Stellen des Gehirns und des Rückenmarks, z. B. an den hinteren Wurzeln, deren Empfindlichkeit nicht nur gegen Hirndrucksteigerung, sondern auch gegen alle möglichen in den Liquor gebrachten Gifte, z. B. gegen das Stovain (SPIELMEYER) bekannt ist. Auch von den motorischen Vorderhornzellen wissen wir, daß sie außerordentlich empfindlich sind gerade gegen das Virus der Poliomyelitis: So setzt das in die peripheren Nerven injizierte Virus seine Zerstörungen fast nur an den dem Nerven entsprechenden Vorderhornzellen und nicht etwa an den diesen benachbarten Gebilden, wohin es über die Wurzeln ebenfalls gelangt. Aber wäre es nicht zu weit gegangen, bei solchen entzündlichen Prozessen von „Systemerkrankungen" zu sprechen ? Schon die Epidemiologie der Poliomyelitis spricht gegen eine solche Deutung. So kann jemand zwar an einem poliomyelitischen Infekt erkranken, d. h. das katarrhalische Stadium durchmachen, ja sogar andere anstecken, die dann Lähmungen bekommen, aber er selbst braucht keinerlei Lähmungen, also nichts, was auf eine Affektion des motorischen Systems schließen läßt, zu zeigen.

Ganz anders liegen die Verhältnisse bei den oben angeführten Rückenmarksaffektionen. Hier haben wir es — und das gilt besonders für die Affektionen des 1. und 2. motorischen Neurons — nur mit Ausfallserscheinungen von seiten eines bzw. zwei aneinander gekoppelter Systeme zu tun, welchen pathologisch anatomisch die Läsion der zugehörigen anatomischen Einheiten entspricht. Wohl ist es richtig, daß z. B. bei der A.L.S. nicht nur der Vorderhornbezirk und die Pyramidenseitenstränge ergriffen sind, sondern gelegentlich auch die Hinterhornzellen, die CLARKEschen Säulen und andere Faserkomplexe; auch finden wir bei der spastischen Spinalparalyse nicht nur Degenerationen im Pyramidenbahnbezirk, sondern auch an den GOLLschen Strängen. Aber trotzdem ist bei diesen Prozessen das klinische Bild absolut beherrscht von der jeweiligen Systemaffektion, d. h. von bestimmten motorischen Funktionsausfällen. Die an anderen Stellen zu erhebenden Befunde, die außerhalb des affizierten Systems liegen, sind nur mehr oder weniger Zufälligkeiten; sie stellen jedenfalls nicht das Gesetzmäßige dar. Auch spricht nicht gegen diese Auslegung des Begriffs der Systemerkrankung, daß man bei solchen Affektionen nicht das *ganze* System befallen sieht. SPIELMEYER hat neuerdings wieder mit Nachdruck hervorgehoben, daß trotz aller Einwände an der Berechtigung des Begriffes „Systemerkrankung" für die nun zu beschreibenden Krankheitsbilder nicht zu zweifeln ist.

Wir wissen allerdings nichts darüber, wo jeweils der Angriffspunkt auf das System erfolgt, bzw. an welcher Stelle die Degeneration primär einsetzt und können auch nichts darüber sagen, ob es sich überhaupt um eine „primäre Degeneration" handelt. Für eine solche sprechen lediglich die negativen Beweise, nämlich, daß weder Entzündung, noch Zirkulationsstörungen, noch eine starke Bindegewebsbeteiligung vorhanden sind (SPIELMEYER). Inwieweit primäre Stoffwechselstörungen oder — wofür man in neuester Zeit eintritt — der Mangel bestimmter Vitamine die eigentliche Ursache darstellen, dafür fehlen uns bis heute greifbare Hinweise.

Nicht richtig wäre es, wollte man „degenerativ" einfach mit „endogen" oder „hereditär" übersetzen, denn wir wissen wohl, daß auch *exogene* Faktoren *degenerative* Gewebsveränderungen erzeugen können. Immerhin aber sind gerade für diese Erkrankungen endogene, hereditäre Momente von großer Bedeutung, wenn auch für diese oder jene Form von Degeneration die Frage der Erblichkeit noch umstritten ist. Neuere Statistiken haben nämlich sowohl für die A.L.S. wie auch für die spinale Muskelatrophie ergeben, daß sporadische Fälle häufiger als familiäre sind; um reine Erbkrankheiten scheint es sich also dabei nicht zu handeln. Aber es ist naheliegend, daß eine erbliche Krankheitsbereitschaft als endogener Faktor vorliegt, zu welchen in den meisten Fällen noch ein exogener Faktor hinzukommen muß, um die Erkrankung manifest werden zu lassen.

A. Die spastische Spinalparalyse.

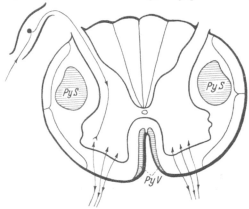

Das Symptomenbild der spastischen Spinalparalyse, welches gekennzeichnet ist durch beiderseitige spastische Symptome als Ausdruck einer bilateralen Pyramidenbahnerkrankung, begegnet uns bei allen möglichen Krankheitsprozessen des Zentralnervensystems, von welchen die multiple Sklerose, der Rückenmarkstumor, die Myelitis und gewisse Folgezustände nach Geburtstraumen, die zur sog. Littleschen Krankheit gezählt werden, genannt sein sollen. Bei solchen Prozessen handelt es sich aber um herdförmige Unterbrechungen der Pyramidenbahn an einer x-beliebigen Stelle ihres Verlaufs. Bei der echten spastischen Spinalparalyse dagegen degeneriert die Pyramidenbahn in ihrem ganzen Verlauf und nur sie interessiert uns hier. Diese Erkrankung ist relativ selten und kommt fast nur familiär vor.

Abb. 61. Schema der Prozeßverteilung bei der spastischen Spinalparalyse. *Py.S.* Pyramidenseitenstrang; *Py.V.* Pyramidenvorderstrang.

Erb und Charcot entdeckten sie unabhängig voneinander fast zu gleicher Zeit. Während Erb sie mit dem noch heute gebräuchlichen Namen ,,spastische Spinalparalyse" belegte, nannte sie Charcot ,,Tabes dorsalis spasmodique". Strümpell, der das familiäre Vorkommen dieser Erkrankung erstmals in den Vordergrund rückte und deshalb von ihrer ,,endogenen" Natur sprach, erfuhr mit dieser Auffassung eine energische Ablehnung von seiten jener Autoren, die solche spastischen Symptomenbilder, welche sie zunächst auch für eine spastische Spinalparalyse hielten, nach längerer Beobachtung und nach Sektionsbefunden als multiple Sklerose oder als Lues usw. erkannten. Wie es bei derartigen Anlässen so oft geht, wurde dabei aber über das Ziel hinausgeschossen, indem man das Vorkommen einer echten Spinalparalyse als endogenen Prozeß überhaupt bestritt. Erst als spätere Autoren ebenso wie vorher Strümpell ein ausgesprochen familiäres Auftreten beschrieben haben, wurde das tatsächliche Vorkommen einer genuinen spastischen Spinalparalyse nicht mehr bezweifelt.

Pathologisch-anatomisch. Das Augenmerk der früheren Untersucher war nur auf das Rückenmark gerichtet. Aus diesem Grunde wurde als der wesentlichste Punkt die symmetrische Entmarkung der Pyramidenseitenstränge hervorgehoben, die im Lumbalmark beginnen sollte und bis in Höhe der Pyramidenkreuzung zu verfolgen war. Das Einsetzen des Prozesses im Lumbalmark, also im untersten Pyramidenbahnabschnitt, wurde mit der besonderen Hinfälligkeit dieser Fasern, die von den nutritiven Zentren am weitesten (,,nucleodistal") abliegen, unter teilweiser Heranziehung der sog. Edingerschen *Aufbrauchstheorie* erklärt.

Schon die ersten Mitteilungen (von STRÜMPELL u. a.) sprechen von einer gleichzeitigen leichten Entmarkung der GOLLschen Stränge und von einer gewissen Zellverarmung der CLARKEschen Säulen. Auch wurde schon frühzeitig auf einen Zellausfall der großen Pyramidenzellen in der motorischen Region des Großhirns aufmerksam gemacht (BISCHOFF und NEWMARK). Aber diese Befunde konnten die von STRÜMPELL vertretene Auffassung, daß der spastische Symptomenkomplex durch die Erkrankung, d. h. durch Sklerose der Seitenstränge allein bedingt sei, nicht verdrängen. In Analogie zu Untersuchungsergebnissen bei A.L.S., bei welcher gleichfalls starke Veränderungen in der Zentralregion gefunden wurden, hat man neuerdings auch bei der *spastischen Spinalparalyse*

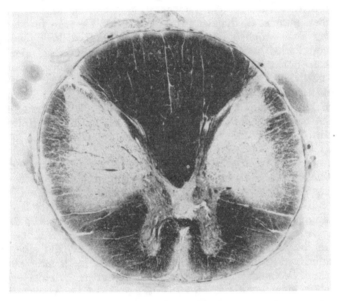

Abb. 62. Spastische Spinalparalyse. Markscheidenquerschnittsbild durch das Brustmark. Die scharf abgegrenzte Degeneration im Seitenstranggebiet betrifft nicht nur die Pyramidenbahn, sondern spielt sich auch zum Teil im Vorderseitenstrang ab. (Präparat aus der Sammlung Prof. SPIELMEYERS †.)

den Befunden im *Großhirn* mehr Beobachtung geschenkt. So glaubt SCHAFFER, daß die Spastizität nicht allein durch die Pyramidenbahnerkrankung, sondern auch durch den Schwund der BETZschen Riesenzellen und durch die Erkrankung der III. und V. Schicht der vorderen Zentralregion (Regio zentralis *anterior*) hervorgerufen sei. SCHAFFER fand nicht nur schwere Zellausfälle, sondern Fibrillenveränderungen im Sinne der ALZHEIMERschen Zellerkrankung und noch andere Erscheinungen von Verfall an den Nervenzellen der III. und VI. Schicht. Man vertritt heute deshalb die Meinung, daß der Spasmus auf die Erkrankung der III. Schicht, die Parese auf die Affektion der V. Schicht zurückzuführen sei, während die vorher vorherrschende Meinung von dem Primat der Pyramidenbahndegeneration an Bedeutung verloren hat. Die meistens, aber nicht immer zu sehende Entmarkung der GOLLschen *Stränge* tritt klinisch überhaupt nicht in Erscheinung. SCHAFFER wies übrigens auch an den *Spinalganglien* Zellveränderungen nach, die er für die Degenerationen im GOLLschen Strang verantwortlich macht. Er sieht die spastische Spinalparalyse mit der gleichzeitigen Erkrankung bestimmter Systeme, also des motorischen mit den Veränderungen in bestimmten Rindenschichten und der Entmarkung der Pyramidenseitenstränge und des sensiblen mit der Affektion der GOLLschen Stränge und den Läsionen in den Spinalganglien als das typische Beispiel einer „Keimblattelektivität" bei einer Heredodegeneration an.

In *ätiologischer Hinsicht* steht das erbbiologische Moment vornean. Auf Grund eingehender Familienforschungen (Bremer, Schaffer, Thums, Voss) konnte nachgewiesen werden, daß die spastische Spinalparalyse nicht nur in einer, sondern in mehreren Generationen auftritt, gelegentlich auch nur in einer Generation beobachtet wird. In der Ascendenz besteht meist Blutsverwandtschaft. Der Erbgang ist nach Thums monomer dominant. Doch gibt es, wenn auch selten, Fälle, bei welchen kein Anhaltspunkt für eine Erblichkeit gewonnen werden konnte (Bogaert).

Die früheren Mitteilungen über Beobachtungen von spastischer Spinalparalyse, bei welchen man z. B. die Schwangerschaft als Ursache für diesen Symptomenkomplex angesprochen hatte, sind dahingehend zu korrigieren, daß es sich bei solchen Fällen um eine funikuläre Spinalerkrankung oder um eine multiple Skerose gehandelt hat, die vorwiegend Pyramidenbahnerscheinungen aufwiesen. Auch die Kichererbse (Lathyrus sativus) — eine Erbsenart, aus welcher in Indien Brot hergestellt wird, bei dessen längerem Genuß spinale Erscheinungen, der sog. *Lathyrismus*, auftreten — führt lediglich zu einer f. Sp., die gelegentlich bei oberflächlicher Untersuchung als spastische Spinalparalyse imponieren ·kann. Auch eine traumatische Genese der echten spastischen Spinalparalyse ist abzulehnen.

Symptomatologie. Die spastische Spinalparalyse ist eine überwiegend *infantile, juvenile* Krankheit, d. h. die meisten Fälle beginnen im Kindes- bzw. im Jünglingsalter. Das männliche Geschlecht ist häufiger und schwerer erkrankt als das weibliche. Das Krankheitsbild entwickelt sich zuerst sehr langsam und schreitet allmählich fort. Zunächst treten *paraspastische Symptome* an den unteren Extremitäten auf, die subjektiv als Schwäche, als leichte Ermüdbarkeit oder als Schwere in den Beinen empfunden werden. Bald ist die eine, bald die andere Extremität, bald beide betroffen. Gelegentlich kann man auch „*hemiplegische*" Formen beobachten. Erst allmählich kommt es zu einer eigentlichen *Parese*, die sich in einer *spastischen Gangstörung* äußert. Der Gang wird schleppend, die Fußspitzen bleiben am Boden förmlich kleben, schließlich kann ein Bein nur mühsam vor das andere gesetzt werden, so daß der Kranke sich nur mit Hilfe eines Stockes fortbewegen kann. Andere neigen mehr dazu, auf den Zehen zu gehen; sie zeigen dann eine schnellende Gangart und drohen bei jedem Schritt vornüber zu fallen (Erb). Dabei werden die Knie nicht mehr durchgedrückt, sondern sind dauernd leicht gebeugt. Die Oberschenkel bzw. die Knie sind aneinander gepreßt, die angespannten Muskelpartien treten stark hervor. Die Kranken sind schließlich völlig versteift. Schreitet die Erkrankung auch nach oben fort, dann werden die *Arme* adduziert und in *Beugestellung* gehalten. Die Sehnenreflexe sind *extrem gesteigert*, Fuß- und Patellar*klonus* sind auslösbar oder spontan vorhanden und das Babinskische Zeichen ist positiv. Anfänglich finden sich häufig leichte Zuckungen als *motorische Reizerscheinungen*, d. h. in der Ruhe und nachts beobachtet der Kranke zuckende Stöße an beiden Beinen. Ausgesprochene Lähmungen treten nicht auf, wohl aber schwerste *Versteifung* und *Kontrakturstellungen*. Die Bauchhautreflexe sind fast immer auslösbar. Sensibilitätsstörungen, Ataxie, Blasen- und Mastdarmstörungen sind nicht vorhanden.

Auch *psychische Störungen*, insbesondere Intelligenzdefekte, werden beobachtet. Bei jenen Fällen, bei welchen die spastischen Symptome erst im hohen Alter auftreten und dann häufig den Übergang zur amyotrophischen Sklerose darstellen, treten *Zwangsweinen* oder andere Zwangsphonationen, wie brummende und grunzende Nebenlaute beim Sprechen auf. Inwieweit choreiforme und athetoide Bewegungsstörungen, Nystagmus und Sprachstörungen im Sinne bulbärer Dysarthrien (BREMER) zur eigentlichen spastischen Spinalparalyse zu zählen sind oder unabhängig von dieser durch gleichzeitig vorliegende, andere cerebrale Schäden, insbesondere durch Mißbildungen, ausgelöst werden, ist schwer zu entscheiden. Sowohl SCHAFFER wie andere Autoren (PASKIND und STONE) beobachteten nämlich grobe Veränderungen am Gehirn in Form von Mißbildungen (ausgeprägte Affenspalte, Mykrocephalie, Agyrie und Pachygyrie). Auch Ataxie wurde beschrieben und dann von Mischformen von spastischer Spinalparalyse mit FRIEDREICHscher Ataxie gesprochen. Jene Fälle, die wegen ausgesprochener Spastizität zunächst als spastische Spinalparalyse erscheinen, bei welchen sich aber später Atrophien, insbesondere an den kleinen Handmuskeln, einstellen, werden besser zur amyotrophischen Lateralsklerose gerechnet. Daß beide Prozesse in einer Familie auftreten können (SCHAFFER u. a.) spricht für ihre unbedingte Zusammengehörigkeit.

Die *Diagnose* ist bei den reinen familiären Fällen unschwer zu stellen; sie wird beherrscht von dem Bild der reinen spastischen Pseudoparese und dem starken Muskeltonus bei normalem Muskelvolumen und relativ guter Muskelkraft, normaler Sensibilität und guter Blasen- und Mastdarmfunktion. Schwierig sind die nichtfamiliären sporadischen Fälle zu erkennen. Hier gilt es, in erster Linie die *luische Myelitis*, die *multiple Sklerose* und die funikuläre Spinalerkrankung auszuschließen. Entscheidend ist oft schon die *Liquoruntersuchung*, die bei der spastischen Spinalparalyse normales Ergebnis liefert. Die *multiple Sklerose* kann lange Zeit unter dem Bild der reinen Spastizität verlaufen; aber das Fehlen der Bauchhautreflexe, die Sehnerven- und Augenmuskelerscheinungen, die Blasen- und Mastdarmstörungen und nicht zuletzt der schubweise Verlauf ermöglichen meist ohne weiteres die differential-diagnostische Abgrenzung. Auch wird man sich allein schon auf Grund des ungleich häufigeren Vorkommens der multiplen Sklerose in Grenzfällen für die letztere entscheiden. Die nach *cerebralen Geburtstraumen* beobachtete Paraspastik, die man zum sog. LITTLEschen Symptomenkomplex zählt, läßt sich auf Grund der Anamnese erkennen. Immerhin wird aber manches Geburtstrauma oft nicht als solches gewürdigt bzw. übersehen. Den Eltern fällt häufig erst am Ende des ersten Lebensjahres, in welchem ja bekanntlich beim normalen Säugling die Markreifung und damit das Inkrafttreten der Pyramidenbahn erfolgt, auf, daß das Kind nicht richtig laufen kann. Bei solchen Fällen wird man, insbesondere beim Fehlen anderer cerebraler Symptome, wie Athetose, Epilepsie, Strabismus und Sprachstörungen, die nach geburtstraumatischen Schäden meist mit Pyramidenbahnzeichen gepaart sind, die spastische Spinalparalyse nur per exclusionem diagnostizieren können.

Man hat früher eine *luische* Form der spastischen Spinalparalyse herausgestellt, aber eine derartige Unterteilung ist nicht berechtigt. Bei solchen Fällen handelt es sich meist um spastische Symptomenbilder, welche durch Zirkulationsstörungen auf dem Boden einer luischen Endarterriitis im Bereich des Brückenfußes zustande kommen. Neben spastischen Zeichen findet man dabei ein Fehlen der Bauchhautreflexe, eine Steigerung des Masseterreflexes und Pupillenstörungen. Die letzteren und die Liquoruntersuchung ermöglichen die richtige Diagnose.

Größere Schwierigkeiten können sich bei der Abgrenzung gegenüber jenen familiären Symptomenbildern ergeben, die zur Gruppe der sog. „*diffusen Sklerose*" gehören. Hier handelt es sich um eine, sowohl im Kindesalter, als auch im späteren Lebensalter einsetzende Sklerose des Hemisphärenmarkes, die nach SPIELMEYER „sklerosierende Entzündung" oder auch SCHILDERsche *Krankheit* genannt wird. Sie geht mit Para- bzw. Tetraspastik, mit oder ohne Nystagmus, mit oder ohne Opticusveränderungen einher und stellt eine chronisch verlaufende Erkrankung dar, die allmählich zur Verblödung führt. Bei der Sektion ist das Gehirnmark diffus verhärtet, im Rückenmark findet sich eine ausgesprochene, durch sekundäre Degenerationen entstandene Sklerose der Pyramidenbahnen. Ich erwähne diese Erkrankung deshalb, weil es durchaus möglich ist, daß frühere Beobachter nur auf Grund des Rückenmarkbefundes die Diagnose spastische Spinalparalyse stellten und den Gehirn-befund vernachlässigten, bzw. dies überhaupt nicht untersuchten. Auf diese Art und Weise erklären sich meines Erachtens zum Teil die verschiedenen pyramidalen und extrapyra-midalen Mischbilder, die als „spastische Spinalparalyse" in die Literatur Aufnahme fanden.

Die übrigen mit spastischen Symptomenbildern einhergehenden *Querschnitts-erkrankungen* des Rückenmarks verursachen wegen des Nachweises anderer Störungen wie solcher von seiten der Sensibilität, der Blasen- und Mastdarm-funktion im allgemeinen keine weiteren differentialdiagnostischen Schwierig-keiten.

Der *Verlauf* ist ein ausgesprochen chronischer und kann sich über 2—3 Jahr-zehnte hin erstrecken bis eine interkurrente Erkrankung oder ein Decubitus, der sich bei Patienten, die infolge der Kontrakturen ans Bett gefesselt sind, entwickelt, dem Leiden ein Ende macht.

Bei dem ausgesprochen hereditär-degenerativen Charakter der spastischen Spinalparalyse dürfen wir *therapeutisch* keinerlei Erfolge erwarten. Weder durch Gymnastik, noch durch Elektrizität sind die Spasmen zu beeinflussen. Die ärztliche Tätigkeit erstreckt sich lediglich auf eine Beratung der Kranken mit eventuellen Vorschlägen orthopädischer Maßnahmen, z. B. der Tenotomie um die Kontrakturen zu mildern. Von besonderer Bedeutung sind die *eugenischen Maßnahmen,* nach welchen Verwandtschaftsehen unbedingt zu vermeiden sind. Für die Erkrankten eines Familienkreises ist die *Sterilisation* angezeigt, während die gesunden Familienmitglieder bei *nachweisbarem dominantem Erbgang* heiraten und Kinder zeugen können, denn sie und ihre Nachkommen sind als nichtbe-lastet und als gesund anzusprechen (Bremer).

B. Die spinale progressive Muskelatrophie (Sp. P. M. A.) als Anhang: die Bulbärparalyse.

Als weitere Systemaffektion der Motorik ist der spastischen Spinalparalyse die Erkrankung des 2. Neurons, also des Vorderhornkomplexes bzw. seines Analogons im Bulbus also die Erkrankung der motorischen Hirn-nervenkerne anzugliedern. Sie ge-hören sowohl zu den degenerativen Rückenmarkserkrankungen wie auch zu dem großen Formenkreis der Myopathien.

Nach ihren Entdeckern Du-chenne und Aran wird die pro-gressive spinale Muskelatrophie heute noch als Duchenne-Aransche Krankheit bezeichnet. Ihre spinale Genese wurde erst später von Clarke erwogen, nach-dem vorher Cruveilhier und Valentiner die Veränderungen an den Vorderwurzeln und den Muskeln, der letztere auch den Schwund der Vorderhornzellen beschrieben hatten. Die endgül-

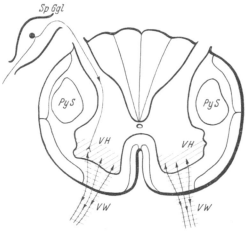

Abb. 63. Schema der Prozeßverteilung bei der progressiven spinalen Muskelatrophie. *Py.S.* Pyramidenseitenstrang; *V.H.* Vorderhorn; *V.W.* vordere Wurzel; *Sp.Ggl.* Spinalganglion.

tige anatomische Beweisführung, daß die Degeneration der Vorderhornzellen die Muskelatrophie bewirkt, gelang aber erst Hayem, Charcot und Jeoffroy. Die Trennung der *spinalen Muskelatrophie* von der idiopathischen, sog. *Muskel-*

dystrophie, die zunächst als derselbe Prozeß angesehen wurde, wurde 15 Jahre später von ERB durchgeführt.

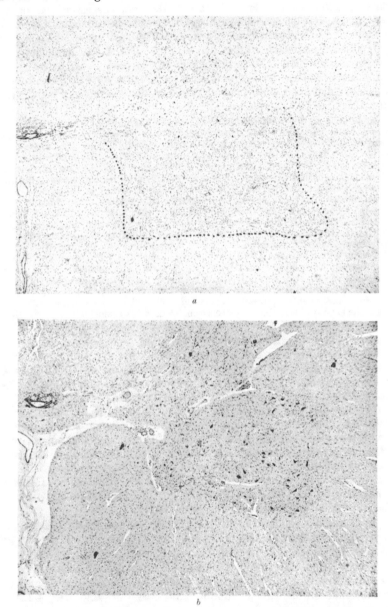

Abb. 64a und b. Spinale Muskelatrophie. Zellbildübersicht durch das eine Vorderhorn der Halsmarkanschwellung. Von dem Vorderhornkomplex in Abb. a sind nur noch einige wenige große Nervenzellen erhalten; eine Zelle medial, zwei lateral. Infolge der Zellverarmung ist der Umriß des Vorderhorns nur schattenhaft angedeutet (deshalb punktiert). Zum Vergleich ist das normale Zellbild (Abb. b) beigefügt. (Eigene Beobachtung an der Neurologischen Univ.-Klinik Hamburg. Leiter: Prof. PETTE.)

Pathologisch-anatomisch ist der degenerative Prozeß des *Vorderhornkomplexes* als *Zell-* und *Markscheidenuntergang* mit einer entsprechenden reaktiven Gliawucherung das führende Symptom. Schon *makroskopisch* läßt sich die *Atrophie*

des *Vorderhornkomplexes* besonders deutlich im Bereich der Hals- und Lendenmarkanschwellung erkennen. Auch die Vorderwurzeln erscheinen im Vergleich
zu den Hinterwurzeln dünner und grauer. Bei dem ausgesprochen chronischen
Verlauf ist das Fehlen stärkerer Abbauerscheinungen durchaus natürlich. Die
noch restlichen Vorderhornzellen zeigen Lipoideinlagerungen, die als Ausdruck
einer Lipoid-Degeneration aufgefaßt werden. Die Seitenhornzellen und die
übrigen in der mittleren Zone gelegenen vegetativen Zellkomplexe, die nach
Ken Kuré als Zentren der sympathischen und parasympathischen Innervation
der Muskeln anzusehen sind, bleiben von dem degenerativen Prozeß verschont
(Wohlfahrt).

Im Brustmark ist die pathologische Diagnose oft gar nicht so leicht, weil dort im Vergleich zum Hals- und Lendenmark nur relativ wenige Vorderhornzellen vorhanden sind.
Greifbare entzündliche Erscheinungen gehören nicht zum Bild dieser „nucleären Atrophie",
als welche Marburg die spinale Muskelatrophie bezeichnet hat. Im Markscheidenpräparat
kommt nicht nur die Formveränderung der atrophischen grauen Substanz, sondern auch der
Markscheidenmangel derselben zum Ausdruck. Nicht selten beobachtet man *leichte Seiten-
strangdegenerationen*, also Übergänge zum Bild der A.L.S., wobei zu Lebzeiten des Kranken
Pyramidenbahnbefunde nicht nachweisbar gewesen sein müssen. Die Muskeln sind stark
abgemagert und zeigen statt des normalen rötlichen, fleischfarbenen Tones, gelblichen Farbton. Das histologische Bild der *Muskulatur* besitzt insofern auch praktische Bedeutung,
als es mittels der Probeexcision möglich ist, die spinale Muskelatrophie von der idiopathischen
Muskeldystrophie zu unterscheiden (S. und G. Wohlfahrt und Slauck). Bei der ersteren
liegen schon im frühen Stadium „Felder" von atrophischen Muskelfasern unter großen Mengen
normaler Fasern, während bei der Dystrophie hypertrophische, normale und atrophische
Fasern regellos verteilt erscheinen. Die auch bei der spinalen Muskelatrophie vorkommenden
hypertrophischen Fasern sind bei der *Dystrophie* besonders groß. Außerdem treten bei der
letzteren regelmäßig zentral gelegene Kerne auf, während bei der spinalen Muskelatrophie
die Kerne nur am Rand der Muskelfasern vermehrt sind. An den *peripheren Nerven* ist entsprechend dem Wallerschen Gesetz ein Ausfall der motorischen Fasern feststellbar.

Ätiologie. Vom morphologischen Standpunkt aus gesehen kann man zur
Frage der Genese nur insofern Stellung nehmen, als das Fehlen stärkerer entzündlicher Erscheinungen und die mangelnde Beteiligung des Gefäßbindegewebsapparates gegen eine infektiöse Noxe sprechen. Auf Grund des Verlaufes und
des histologischen Substrates muß man daher die früher vertretene Anschauung,
es handele sich bei der spinalen Muskelatrophie um eine Art von „*chronischer
Poliomyelitis*", *ablehnen*. Das Narbenstadium nach einer solchen zeigt zwar
mit dem histologischen Befund der spinalen Muskelatrophie insofern eine Übereinstimmung, als dort auch Vorderhornzellen zugrunde gegangen sind und Glia
an deren Stelle getreten ist. Aber aus den histologischen Zustandsbildern kann
man nur in sehr beschränktem Maße Schlüsse auf die Ätiologie eines Krankheitsbildes ziehen; außerdem spricht die Rolle der Poliomyelitis als typische akute
Infektionskrankheit gegen eine derartige Deutung!

Ist auf Grund der Epidemiologie der Poliomyelitis eine ätiologische Verwandtschaft der spinalen Muskelatrophie mit der Poliomyelitis abzulehnen, so müssen
andererseits die engen Beziehungen zur A.L.S. und zur Bulbärparalyse um so
mehr betont werden. Es wurde im vorigen Kapitel schon darauf hingewiesen,
daß es bei der echten, ausgesprochen familiären, spastischen Spinalparalyse
Erkrankungsfälle in derselben Familie gibt, die das Bild der A.L.S. auch
in anatomischer Hinsicht bieten (Schaffer). Andererseits wurden Fälle
von spinaler Muskelatrophie beobachtet, die beginnende Pyramidenbahndegeneration aufweisen, also Übergänge zur A.L.S. darstellen. An der engen
Zusammengehörigkeit der spastischen Spinalparalyse und der A.L.S. einerseits,
der progressiven spinalen Muskelatrophie andererseits ist demnach kein Zweifel.
Wenn auch statistische Erhebungen ergeben haben, daß sporadische Fälle von
A.L.S. viel häufiger sind als familiäre, so ist dies für die Frage einer möglichen
endogenen Entstehung derselben weniger von Bedeutung, als das tatsächliche

Vorkommen ausgesprochener familiärer Fälle überhaupt. Dasselbe gilt für die Bulbärparalyse, die ja nichts weiter als eine in den Bulbus hinaufgerückte spinale Muskelatrophie darstellt und bei welcher ausgesprochene familiäre Formen beobachtet worden sind (Lovoll und Cooper und Sack). Außerdem aber existiert eine Unterform der spinalen Muskelatrophie, die sog. Werdnig-Hoffmannsche Krankheit, die im Gegensatz zur Duchenne-Aranschen Erkrankung in frühester Kindheit *und* in Sippen auftritt und als *„infantile-hereditäre" Form* der *progressiven Muskelatrophie* bezeichnet wird; bezeichnender-weise hat man bei Kindern *Bulbärparalysen,* und zwar ebenfalls sippengebunden auftreten sehen. Meines Erachtens muß man dieses Moment bei der Besprechung der Ätiologie der spinalen Muskelatrophie und der mit ihr verwandten Prozesse weitgehendst berücksichtigen. Die Tatsache, daß bei der Mehrzahl der Fälle ein hereditäres Moment sich nicht hat nachweisen lassen, schränkt die Bedeutung endogener Faktoren bei der Pathogenese der spinalen Muskelatrophie nicht ein. Ob man diese mit dem Begriff einer „konstellativen Anfälligkeit" oder mit dem der „angeborenen Disposition" umschreiben will, ist Geschmacksache. Anderer-seits dürften gewisse *exogene Momente* als auslösende Faktoren mitwirken.

Aus dem anatomischen Bild kann man nicht herauslesen, daß — wie Marburg an-nimmt — sowohl die A.L.S. als auch die spinale Muskelatrophie eine „degenerative Ent-zündung" darstellen, die sich auf dem Gefäßwege ausbreiten soll. Wenn der Morphologe einerseits die absolute Übereinstimmung des anatomischen Bildes zwischen der progressiven spinalen Muskelatrophie und der exquisit familiären, hereditären Werdnig-Hoffmannschen Erkrankung zugibt, dann kann er andererseits nicht auf Grund belangloser Infiltrate und auf Grund eines geringfügigen, atypischen Mitergriffenseins bestimmter Stellen, die außer-halb des eigentlichen motorischen Systems liegen, einem durchaus hypothetischen exogenen Faktor die Hauptrolle zuschreiben.

Familiäres Auftreten ist bei der progressiven spinalen Muskelatrophie wiederholt beschrieben worden (v. Strümpell, Krabbe, Govers), doch er-scheint es Curtius unsicher, ob es sich dabei nur um reine Fälle von sinaler Muskelatrophie gehandelt hat.

An *exogenen* Ursachen, die man für die Entstehung der spinalen Muskel-atrophie verantwortlich gemacht hat, sind *Infektionskrankheiten,* wie der Typhus, die Influenza, die Malaria und die Tuberkulose zu nennen. Eine eigentliche pathogenetische Rolle kann man ihnen aber nicht einräumen. Vermutlich bereiten sie nur den Boden für das Auftreten der Myatrophien infolge starker Beeinträchtigung des Allgemeinbefindens vor. Die Frage, inwieweit die *Polio-myelitis* als ursächliches Moment angesprochen werden darf, ist sehr umstritten. Es gibt zwar im Schrifttum verschiedene Beobachtungen, bei welchen eine Poliomyelitis dem Auftreten der Amyotrophien vorausgegangen ist, aber der Einwand ist wohl berechtigt, daß es sich dabei um ein mehr zufälliges Zusammen-treffen handelt. Warum sollte ein Individuum, das eine Poliomyelitis durchge-macht hat, nicht auch an einer spinalen Muskelatrophie erkranken können? Schließlich gibt es doch gerade am Nervensystem ein Nebeneinandervorkommen ätiologisch verschiedener Erkrankungen, z. B. der multiplen Sklerose und der Poliomyelitis oder der f. Sp. und der Syringomyelie. Das gleichzeitige Befallen-sein mit Poliomyelitis und spinaler Muskelatrophie kann meines Erachtens höchstens als Ausdruck der „endogenen Organminderwertigkeit" des Rücken-marks bei dem betreffenden Individuum gedeutet werden. Nicht weiter dis-kutabel erscheint mir angesichts des Charakters der spinalen Muskelatrophie der Standpunkt, das Virus der Poliomyelitis würde nach einem überstandenen akuten Infekt latent im Körper verweilen und schließlich zu einer „chronischen Poliomyelitis", wie man die spinale Muskelatrophie zum Teil auch heute irrtüm-licherweise noch nennt, führen. Man hat aus dieser Anschauung heraus den Vergleich zur epidemischen Encephalitis gezogen und die spinale Muskelatrophie

analog zum postencephalitischen Zustand als Spätfolge der Poliomyelitis aufgeführt. Meines Erachtens fehlen sowohl anatomisch als auch klinisch für eine
derartige Auffassung jegliche Unterlagen. Der Begriff der „chronischen Poliomyelitis" sollte überhaupt fallengelassen werden, auch bei jenen Fällen von
spinalen Myatrophien, die relativ rasch verlaufen und bei welchen früher einmal Erscheinungen vorgelegen haben, die eine akute Poliomyelitis gewesen
sein können. Selbst MARBURG, der ihn noch gelten läßt, gibt zu, daß weder
klinisch noch anatomisch greifbare Unterschiede zwischen spinaler Muskelatrophie und der sog. „chronischen Poliomyelitis" bestehen.

Das Vorkommen von amyotrophischen Symptomen bei Kranken, die früher einmal
eine Poliomyelitis durchgemacht haben und an deren Folgezuständen noch leiden, ist gar
nicht so selten! Auch ich konnte vor kurzem einen derartigen Fall beobachten. Bei einem
60jährigen Schneider, der mit 3 Jahren eine Kinderlähmung durchgemacht hatte, von welcher
eine typische schlaffe Lähmung des linken Oberarmes mit entsprechender Atrophie zurückgeblieben war, stellten sich zwischen dem 59. und 60. Lebensjahr zunächst gewisse Parästhesien in der rechten Hand, die nicht von der früheren Poliomyelitis befallen war, ein.
Allmählich kam es zu einer Schwäche derselben und schließlich ließ sich eine ausgesprochene
Atrophie am rechten Daumenballen und am ersten Interosseus feststellen, die später immer
mehr zunahm und in das typische Bild des chronischen Vorderhornprozesses überging.
Hier war es nach einem Intervall von über 55 Jahren zu einem, vom Sitz der alten Poliomyelitis unabhängigen Prozeß an der rechten Hand gekommen, der meines Erachtens als
gewöhnliche spinale Muskelatrophie anzusprechen ist. Diese Auffassung hat sich in der Folgezeit bestätigt, denn die Atrophien nahmen zu und zeigten sich schließlich auch im Bereich
der linken Hand.

Von besonderer Bedeutung für die Ätiologie der spinalen Muskelatrophie
ist die *Lues*! Man muß aber prinzipiell unterscheiden zwischen Fällen mit eigentlicher luischer Meningomyelitis oder Meningoradiculitis, die beide mit Amyotrophien einhergehen können und zwischen jenen, bei welchen das Zustandsbild
mit demjenigen der idiopathischen spinalen Muskelatrophie völlig übereinstimmt.
Diese weisen weder wesentliche Schmerzen, noch greifbare Sensibilitätsstörungen,
noch Blasen- und Mastdarmlähmungen auf, sondern zeigen lediglich eine positive
Blut- oder Liquor-Wa.R. Hier ist wohl anzunehmen, daß die Lues den degenerativen Vorderhornprozeß nur in Gang brachte. Bei solchen Fällen ist der Vorderhornkomplex endogen vulnerabel, sie lassen sich auch therapeutisch, d. h. mittels
einer antiluischen Kur, kaum beeinflussen. Bei den übrigen symptomatischen
Formen, wo es sich also um Auswirkungen eines meningomyelitischen oder
meningoradikulitischen, luischen Prozeß auf das Vorderhorn oder die Vorderwurzeln handelt, dürfte die Differenzierung von der echten spinalen Muskelatrophie nicht schwer fallen. Dasselbe gilt für die relativ selten anzutreffenden
Amyotrophien bei der Tabes, hinter welcher nicht immer ein radikulitischer
Prozeß steckt, sondern bei welchen ein degenerativer Zerfall bestimmter Vorderhornzellen auf dem Boden einer endogenen Veranlagung durch die Tabes gewissermaßen manifest wird. MARBURG schätzt das Vorkommen von Lues bei
den nucleären Atrophien auf 3%, STARKE auf 8,9%.

Die *Rolle des Traumas* wird meistens überschätzt. Dieses ruft die Amyotrophien nicht hervor, sondern macht die Krankheit lediglich manifest, nicht
zuletzt weil es die Aufmerksamkeit des Unfallgeschädigten auf die im Entstehen
begriffene Muskelerkrankung, die zufällig im Bereich der Einwirkung des Traumas
lokalisiert ist, lenkt. In seltenen Fällen mag das Trauma den Verlauf beschleunigen. Deshalb ist bei der Unfallbegutachtung dem Trauma gegebenenfalls die
Rolle der Verschlimmerung einzuräumen, doch nur, wenn es erstens schwer
gewesen ist, zweitens wenn die Atrophien in der verletzten Körperpartie einsetzen und drittens wenn eine nicht zu lange Zeitspanne zwischen dem Unfall
und dem ersten Auftreten des Muskelschwundes liegt (nach MARBURG im Höchst-
falle wenige Monate). Von Wichtigkeit ist das Auftreten von Amyotrophien

nach elektrischen Unfällen (vgl. S. 963); meist handelt es sich dabei um Mischbilder mit Muskelatrophien und Pyramidenbahnsymptomen, weniger um reine spinale, nucleäre Atrophien.

Vorkommen. Der Typ *Duchenne-Aran* der spinalen progressiven Muskelatrophie beginnt in der Regel im mittleren Lebensalter, meist zwischen dem 30. und 40. Lebensjahr, selten vor dem 20. Lebensjahr. Vereinzelt wurden Erkrankungen bei jüngeren Leuten beschrieben. Das weibliche und das männliche Geschlecht halten sich, was die Häufigkeit anlangt, die Waage.

Symptomatologie. Ohne Sensibilitätsstörungen und ohne irgendwelche Strangsymptome zu bieten ist das Krankheitsbild durch *Muskelatrophien*

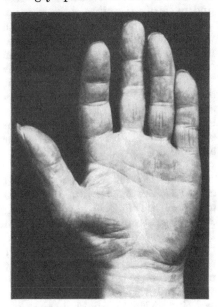 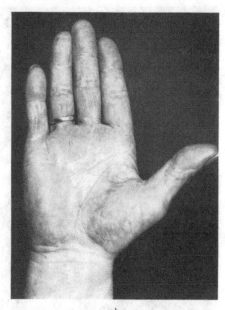

Abb. 65. Spinale Muskelatrophie. Beginnender Prozeß am linken Daumenballen (Bild a). Zum Vergleich die noch relativ gesund aussehende rechte Hand (b). An der Unterarmmuskulatur beobachtete man starke fibrilläre Zuckungen. (Eigene Beobachtung an der Neurologischen Univ.-Klinik. Leiter: Prof. PETTE.)

charakterisiert. Diese setzen meist zuerst an *den Händen,* und zwar vorwiegend an der *rechten Hand,* ein. Dort schwindet der *Daumenballen,* und zwar folgt dem Oponens pollicis, der Flexor brevis und dann der Adductor. Außerdem atrophiert der I. Interosseus. Die Kranken klagen darüber, in den Fingern, vor allem aber im Daumen nicht mehr die nötige Kraft zu haben. Der Faustschluß wird schwach und ungenügend, das Schreiben macht besondere Mühe. Je nach dem Beruf fallen zunächst bestimmte Handgriffe besonders schwer. So wird der Klavierspieler über schwachen Anschlag und ungenügende Spannkraft, der Melker über Kraftlosigkeit der Hände beim Melken klagen; der Möbeltransporteur wird angeben, daß ihm die schweren Stücke aus der Hand gleiten usw. Schließlich fällt auch dem Laien der Muskelschwund auf, denn es kommt zum Schwund des *Kleinfingerballens* und der *Interossei,* so daß die Metakarpalknochen deutlich hervortreten. Bei weiterem Fortschreiten des Prozesses entsteht das Bild der *Krallen-* oder *Affenhand.* Auch die *Lumbricales* schwinden, wodurch die Vola manus flacher erscheint. Allmählich wird die Unterarmmuskulatur mit in den Prozeß einbezogen; die Beuger der Finger werden meist früher befallen und langsam fortschreitend werden schließlich noch andere Muskelgruppen ergriffen, aber meist nicht etwa die zunächst benachbarten, sondern häufig springt der Prozeß vom Unterarm unter Schonung der Oberarmmuskeln auf den Schultergürtel, insbesondere auf den Deltoideus über. Es können aber auch einzelne Muskeln des Ober- und Unterarmes atrophieren, während der Prozeß an der Hand noch in der Entstehung begriffen ist. Gelegentlich setzt das Leiden auch an den Unterarmen, insbesondere an den Streckern ein.

Noch seltener wird der *Schultergürtel primär* betroffen, wobei dann der Deltoideus, der Infra- und Supraspinatus und der Serratus anterior besonders stark atrophieren (sog. *Typus Vulpian-Bernhard*). Erst von dort aus schreitet der Prozeß auf Ober- und Unterarm über und nach distal weiter.

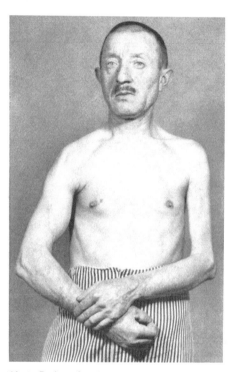

Abb. 66 Beginnende spinale Muskelatrophie vom Typ Vulpian-Bernhardt im Bereich des linken Schultergürtels und Oberarmes. (Eigene Beobachtung aus der Neurologischen Univ.-Klinik. Leiter: Prof. Dr. Pette.)

In späteren Stadien kommt es zu weitgehendsten Atrophien der Rücken- und übrigen Stammuskeln. Die unteren Extremitäten werden entweder gar nicht oder sehr spät, und dann zuerst die Beuger des Fußes und Unterschenkels befallen. Ein primäres Erkranken der Beinmuskeln ist extrem selten, wurde aber doch bei später anatomisch kontrollierten Fällen einwandfrei beobachtet.

Besonders charakteristisch sind die *fibrillären Zuckungen*, die sowohl in den schon befallenen als auch in den erst später atrophierenden Muskeln zu beobachten sind. Mechanische und thermische Reize lösen sie jederzeit aus. Bei der *elektrischen Prüfung* findet man ein verschiedenes Verhalten, je nach den Prozeßstadien. Die Erregbarkeit vom Nerven aus bleibt zunächst erhalten, während bei der direkten Reizung die faradische Erregbarkeit herabgesetzt ist. Galvanisch findet sich häufig eine Umkehr der Zuckungsformel und etwas träge Zuckung. In den sehr hochgradig atrophischen Muskeln ist die faradische Erregbarkeit erloschen, der Nerv völlig unerregbar; die Muskeln zeigen nur bei stärkerem galvanischem Strom wurmförmige Zuckungen. Im Beginn des Prozesses kann aber die elektrische Prüfung völlig normales Verhalten bei beiden Stromarten ergeben (Erb). Die *Reflexe* sind an den Armen herabgesetzt oder nicht mehr auslösbar. Nur ein relativ kleiner Teil der Patienten klagt während der Prozeßentwicklung über *Parästhesien* oder über eigenartige Sensationen besonders im Bereich der Hände.

Eigentliche Lähmungen sind erst im Endstadium nachweisbar; doch liegt dann schon eine schwerste Atrophie der Hände oder der Arme vor. Diese hängen dann förmlich leblos am Körper, sind hochgradig abgemagert, förmlich skeletiert. Diese oder jene einzelne Muskelgruppe pflegt aber noch Funktion zu zeigen. Der starke Muskelschwund gibt entsprechend charakteristische Bilder, weil die Knochenvorsprünge an manchen Stellen besonders hervortreten. Die Haut, die über den entarteten Muskel lagert, ist gefaltet, schlaff; die ganze Körperhaltung verliert an Spannung, die Gelenke werden schlaff. Bei der langsamen Entwicklung des Prozesses stellt sich der Kranke häufig auf den Muskelausfall ein und bewahrt sich trotz schwerer Atrophien mittels zweckmäßiger Hilfestellungen eine gewisse Geschicklichkeit. Man ist oft erstaunt, welch relativ gute Bewegungsfähigkeit und Kraft noch in den schon erheblich atrophierten Muskeln vorhanden ist, übrigens ein wichtiges differentialdiagnostisches Merkmal gegenüber den neuritischen Atrophien, bei welchen der Funktionsausfall erheblich stärker, meistens bis zur eigentlichen Lähmung ausgeprägt ist. Unmittelbar lebensbedrohend wird das Zustandsbild, wenn die *Atmungsmuskulatur* vom Prozeß befallen wird, oder wenn sich bulbärparalytische Erscheinungen einstellen.

Der *Verlauf* ist ein ausgesprochen chronischer. Der Prozeß schreitet langsam fort. Oft setzt er so schleichend ein, daß der Kranke auf sein Leiden erst aufmerksam wird, wenn der Muskelschwund schon sehr stark ausgeprägt ist. Gelegentlich zeigen sich vorübergehende Besserungen, aber ein eigentlicher Stillstand kommt nur selten zur Beobachtung. Die Durchschnittsdauer der Krankheit beträgt im allgemeinen 20—30 Jahre, wenn nicht ein interkurrentes Leiden dem Leben vorher ein Ende setzt.

Atypisch für diese Gruppe ist ist ein rascher Verlauf. Es entwickeln sich dann Atrophien innerhalb kurzer Zeit. Solche Fälle hat man, wie oben schon gesagt, zur *chronischen Poliomyelitis* gerechnet und sich um so mehr zu dieser Auffassung berechtigt gefühlt, als diese gelegentlich stationär bleiben oder aber weitgehende Remissionen zeigen. Man hat für die berechtigte Sonderstellung derartiger Fälle die häufig ausgeprägte Asymmetrie der Myatrophien geltend gemacht. Meines Erachtens handelt es sich bei solchen Fällen doch nur um atypische spinale Muskelatrophien, bei welchen der Prozeß sehr intensiv einsetzt, sich aber nach einer gewissen Zeit erschöpft und deshalb sistiert, um später wieder schubweise in Erscheinung zu treten. Ich sehe deshalb keine Veranlassung, hier einen besonderen Prozeß anzunehmen und diesen mit der nicht sehr glücklichen Bezeichnung „chronische Poliomyelitis" zu belegen.

Differentialdiagnose. Das Vorkommen von fibrillären Zuckungen bei symmetrischen Atrophien im Bereich der kleinen Handmuskeln oder der Schulter ohne wesentliche Schmerzen und Sensibilitätsstörungen ist für die spinale Muskelatrophie so charakteristisch, daß eine Abgrenzung gegenüber anderen Prozessen mit ähnlichen Erscheinungen nicht schwer fällt. In erster Linie kommen differentialdiagnostisch folgende Krankheitsbilder in Frage: die Polyneuritis, die Poliomyelitis, die Syringomyelie, der intramedulläre Tumor, die Pachymeningitis cervicalis hypertrophicans und andere, das Rückenmark im Halsmarkbereich komprimierende Prozesse mit extra- oder intraduraler Lokalisation. Schon der überaus langsame Verlauf der chronischen progressiven spinalen Muskelatrophie läßt akutere Prozesse, wie die *Polyneuritis* und die *Poliomyelitis* ausschließen. Bei der Polyneuritis bzw. den toxischen Neuritiden sind zudem meist ausgesprochene Paresen vorhanden. Auch ist der Funktionsausfall bei deutlicher Muskelatrophie in den subakuten Stadien derselben ungleich stärker ausgeprägt als bei der spinalen Muskelatrophie. Fibrilläre Zuckungen werden bei der Polyneuritis nur selten beobachtet. Der Liquorbefund aber, der bei der spinalen Muskelatrophie negativ ausfällt, zeigt bei der Polyneuritis meist eine erhebliche Eiweißvermehrung bei geringer Pleocytose. Auch die bei der Polyneuritis zugleich aber nicht regelmäßig vorhandenen Sensibilitätsstörungen erleichtern die Diagnose. Von differentialdiagnostischem Interesse sind ferner die sog. *Beschäftigungsatrophien*, bzw. die sog. *professionellen Paresen* (OPPENHEIM), d. h. die durch einseitige berufliche Überanstrengung oder durch dauernden Druck auf die Nerven zustande kommenden Atrophien. Diese sind aber meist nicht symmetrisch und sind außerdem begleitet von Parästhesien und Sensibilitäts-störungen. Ihre Prognose ist günstig: Die Besserung setzt ein, sobald eine entsprechende Schonpause eingelegt worden ist. Unschwer abzugrenzen gegen die spinale Muskelatrophie sind die sog. *arthritischen Muskelatrophien*, die wir in der Umgebung entzündlicher oder chronisch deformierender Gelenkaffektionen beobachten. Sie bieten weder fibrilläre Zuckungen noch eine veränderte elektrische Erregbarkeit. Hier sei vor allem an die gar nicht seltene *Spätlähmung* des *Ulnaris* nach Ellenbogengelenktraumen errinnet. Dasselbe gilt für die *Polymyositis*, die manchmal infolge narbiger Schrumpfung der Muskeln ein der

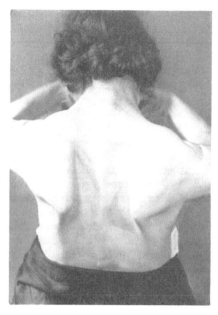

spinalen Muskelatrophie ähnliches Bild aufweisen kann. Ihre Anamnese ist aber stets durch starke Schmerzen charakterisiert. Die *Syringomyelie* und die *intramedulläre Gliose* (der sog. *Gliastift*) sind gegenüber der spinalen Muskelatrophie durch die dissoziierten Empfindungsstörungen und durch trophische Prozesse charakterisiert. Die *Pachymeningitis* ist regelmäßig von heftigen, in beide Arme und Schultern ausstrahlenden Schmerzen begleitet und kann deshalb ebenso wie andere *komprimierende Prozesse* (Caries, metastatischer Tumor der Wirbelsäule, extra- oder intramedullärer Tumor usw.) leicht von der spinalen Muskelatrophie getrennt werden. Derartige Prozesse gehen ja nicht nur mit segmentalen Sensibilitätsausfällen, sondern auch mit Strangsymptomen, insbesondere mit Pyramidenbahnerscheinungen und Blasen- und Mastdarmstörungen einher.

Abb. 67. Vorderhorn- bzw. Vorderwurzelprozeß auf luischer Basis mit beiderseitiger Scapula alata und Fallhandstellung beiderseits. (Eigene Beobachtung an der Neurologischen Univ. - Klinik Hamburg. Leiter: Prof. Pette.)

Die Rolle der *Lues* beim Zustandekommen der Vorderhornwurzelprozesse wurde oben schon gestreift. Wir finden bei ihr neben Pupillenstörungen, Schmerzen auch Symptome von seiten der Strangsysteme. Außerdem verläuft sie mehr sprunghaft und ist häufig von Remissionen gefolgt, zeigt also anderen Verlauf als die gewöhnliche spinale Muskelatrophie. Man versäume niemals bei beginnenden Atrophien den Liquor nachzusehen.

Die sog. *neurale* oder *neurotische* Form der progressiven Muskelatrophie, der Typus *Charcot-Marie-Tooth*, setzt im Gegensatz zu den meisten Fällen von spinaler Muskelatrophie zuerst an den unteren Extremitäten ein. Es kommt zum Ausfall der Peronäalmuskulatur, der Extensoren und der kleinen Fußmuskeln. Die Patellarsehnenreflexe sind nicht auslösbar und es bilden sich Fußdeformitäten (Klumpfuß, Hackenfuß usw.). Außerdem liegen Gefühlsstörungen, insbesondere aber heftige Schmerzen vor. Bei der sog. *Neuritis hypertrophicans* (Typus *Dejerine-Sottas*) die dem Formenkreis der neuralen Muskelatrophie angehört, lassen sich die Nerven als förmlich verdickte Stämme fühlen und sind sehr druckempfindlich. Sind die oberen Extremitäten, insbesondere die Hände mitergriffen, so fällt als wichtiges Symptom die besondere Empfindlichkeit gegenüber Kälteeinwirkungen auf; die Handmuskulatur wird eigenartig schwach, wenn der Kranke z. B. in kaltem Wasser hantiert oder im

Winter keine Handschuhe trägt. DAVIDENKOW nennt dieses Verhalten die „Kälteparese". Diese wird aber auch gelegentlich bei echten spinalen Muskelatrophien und bei luischen Vorderhornprozessen vom Kranken angegeben. Die meisten Fälle von neuraler Muskelatrophie setzen übrigens vor dem 20. Lebensjahr ein und unterscheiden sich also auch dadurch von der spinalen Muskelatrophie.

Die *A.L.S.* ist, wenn sie voll ausgebildet ist, allein schon durch die Pyramidenbahnzeichen von der spinalen Muskelatrophie zu unterscheiden. In jenen Fällen, wo sich die Pyramidenbahnsymptome erst später einstellen, während die Atrophien an den Händen den Anfang bilden, ist eine Trennung von der spinalen Muskelatrophie vorher nicht möglich.

Eine besondere Unterform der spinalen Muskelatrophie stellen jene Fälle dar, bei welchen dieser Krankheitsprozeß schon in frühester Kindheit, meist im 6. Lebensmonat, einsetzt und ausgesprochen familiär auftritt. Nach den Autoren, die sie zuerst geschildert haben, nennt man diese Unterform der spinalen Muskelatrophie den *Typus Werdnig-Hoffmann*. Auch bei diesem handelt es sich pathologisch-anatomisch um einen degenerativen Vorderhornprozeß. Die Atrophien der Muskeln sind wegen der dem Kleinkind eigenen Adipositas schwer zu erkennen. Aus demselben Grund beobachtet man auch keine fibrillären Zuckungen. Die unteren Extremitäten sind häufig primär befallen, und zwar zuerst die Oberschenkelmuskeln, dann der Beckengürtel, dann die Rückenmuskeln und schließlich der Schultergürtel. Die Gelenke sind teils schlaff, teils versteift, wahrscheinlich infolge Schrumpfung der Muskeln. Deshalb resultieren eigenartige Haltungsanomalien, wie dauernde Hockestellung und Kyphoskoliose. Die Reflexe fehlen und an den atrophierten Muskeln findet sich eine Entartungsreaktion. Der Verlauf ist progredient. Gelegentlich werden bulbäre Störungen gesehen. Meist endet der Prozeß nach den ersten 6 Jahren. Differentialdiagnostisch ist die Abgrenzung gegenüber der *Myatonie congenita* (OPPENHEIM) oft schwer zu erreichen. Allerdings ist der Verlauf der letzteren ein anderer; denn dieser schon bei der Geburt bestehende Prozeß, der mit stärkster Erschlaffung der Muskeln einhergeht, kommt zum Stillstand und bildet sich manchmal zurück. Bei der elektrischen Untersuchung findet sich zudem keine Entartungsreaktion.

Die Unterscheidung der spinalen Muskelatrophie gegenüber der *progressiven Muskeldystrophie* ist leicht durchführbar; bei der letzteren setzt das Leiden meist schon in früher Kindheit oder im Jünglingsalter ein und ist sehr häufig familiär. Außerdem fehlen fibrilläre Zuckungen; einzelne dystrophische Muskeln zeigen oft eine Pseudohypotrophie und die Lokalisation ist insofern anders, als die distalen kleinen Handmuskeln verschont sind, während die proximalen (Schultergürtel, Oberarm) am stärksten und ehestens befallen werden. Entscheidend ist der Ausfall der elektrischen Untersuchung, welche bei der Dystrophie — besonders in fortgeschrittenen Fällen — zwar eine herabgesetzte Erregbarkeit ergibt, aber eine partielle oder totale Entartungsreaktion, also eine Umkehr der Zuckungsformel oder wurmförmige Zuckungen sind ihr nicht eigen. Damit ist uns also ein besonderes Charakteristikum auch bei jenen Formen, z. B. beim Typ *Vulpian-Bernhard*, der spinalen Muskelatrophie in die Hand gegeben, bei welchen sich die Muskelveränderungen zunächst ähnlich wie bei der juvenilen Form der Dystrophie am Schultergürtel manifestieren. Frühere Autoren haben auf das Vorkommen von Übergangs- und Zwischenformen von spinaler Muskelatrophie und Muskeldystrophie hingewiesen (vgl. OPPENHEIM), bei derartig gelagerten Fällen kann die Probeexcision eines Muskelstückchens weiterhelfen.

Die *myotonische Dystrophie* wird man von der spinalen Muskelatrophie auf Grund des gleichzeitigen Vorkommens eines Kataraktes und der genitalen

Dystrophie und ihres familiären Auftretens abtrennen können. Auch zeigen derartige Kranke nicht nur meist eine Stirnglatze, sondern die eigenartige Facies myopathica. Vom Muskelschwund sind vor allem die Gesichts- und Kaumuskulatur, der Sternocleidomastoideus und an den Armen der Supinator longus befallen. Charakteristisch sind ferner die mechanisch und elektrisch auslösbaren myotonischen Reaktionen, während eine Entartungsreaktion auch in den stark atrophischen Muskeln fehlt.

Anhang: Die progressive Bulbärparalyse.

Dieses Krankheitsbild wurde ebenfalls von Duchenne zuerst beschrieben, aber erst Wachsmuth erkannte die eigentlichen Zusammenhänge und sprach von der progressiven Bulbärparalyse. Die Verwandtschaft zur progressiven, spinalen Muskelatrophie einerseits und zur amyotrophischen Lateralsklerose andererseits ist nicht nur durch den gemeinsamen anatomischen Befund einer nucleären Atrophie gegeben, sondern auch dadurch bewiesen, daß jedes dieser Krankheitsbilder mit bulbären Symptomen einhergehen kann, oder daß umgekehrt eine zunächst rein erscheinende Bulbärparalyse im späteren Verlauf Pyramidenbahnzeichen aufweist.

Pathologisch-anatomisch finden wir denselben Degenerationsprozeß wie bei der spinalen progressiven Muskelatrophie nur nicht an den Vorderhornkomplexen, sondern an den motorischen Hirnnervenkernen ausgeprägt. Der Hypoglossus ist meist am stärksten betroffen, die übrigen in folgender Reihenfolge: Der Nucleus ambiguus als motorische Kerngruppe des Vagus, dann der motorische Trigeminuskern und schließlich der Facialiskern. Auch die aus diesen Kerngruppen heraustretenden Markfasern sind reduziert. Bei der bulbären nucleären Atrophie kommt das systematische der Degeneration besonders deutlich zum Ausdruck; denn die an die obengenannten Kerne angrenzenden anderen Zellgruppen vegetativer und sensibler Natur bleiben durchweg verschont. Die von manchen Autoren angestellten Beobachtungen über Veränderungen auch an anderen Stellen der grauen Substanz sind jedenfalls nicht typisch für die A.L.S.; meist handelt es sich dabei um uncharakteristische Zellerkrankungen oder um artifizielle Zellschäden. Bei klinisch reinen Fällen von Bulbärparalyse hat man Pyramidenbahndegenerationen feststellen können, obwohl die Kranken zu Lebzeiten keine Pyramidenbahnzeichen geboten hatten. Bei solchen Kranken fand man ebenso wie bei der spinalen Muskelatrophie und der A.L.S. auch Nervenzellausfälle in der Zentralregion (Hechst).

Bezüglich der *Ätiologie* sei auf das bei der progressiven spinalen Muskelatrophie Gesagte verwiesen.

Vorkommen. Ebenso wie die spinale Muskelatrophie ist auch die Bulbärparalyse hauptsächlich eine Erkrankung des 3. und 4. Lebensjahrzehntes, doch tritt sie gelegentlich später auf. Vereinzelt hat man sie bei Kindern im 3. und 4. Lebensjahre, und zwar familiär beobachtet; ein bemerkenswertes Analogon zum sog. Werdnig-Hoffmannschen infantilen Typ der spinalen Muskelatrophie.

Symptomatologie. Noch bevor im Bereich der betroffenen Muskeln Atrophien oder fibrilläre Zuckungen sichtbar sind, klagen die Kranken über gewisse Störungen, vor allem über solche von seiten der *Zunge.* Es fällt ihnen eine gewisse Ermüdbarkeit beim Sprechen und Kauen auf; die Zunge wird als schwer empfunden. Allmählich hört man eine leichte *Störung der Sprache* heraus. Diese wird undeutlich und gewisse Zungenlaute (R, T, L, G, D) sind verwaschen. Auch gewisse Konsonanten (W, F, M und N) werden undeutlicher. Es besteht also eine dysarthrische Sprachveränderung, die schließlich in ein unverständliches Lallen oder in eine Anarthrie übergeht.

Ist die *Kehlkopfmuskulatur*, wie so oft, mitergriffen, dann kommt es infolge einer primären Adductorenschwäche zur Heiserkeit und schließlich zur völligen Stimmlosigkeit (Aphonie). Bei zunehmender *Zungen- und Gaumensegellähmung* wird nicht nur die Sprache undeutlich, sondern auch das *Schlucken* ist erschwert.

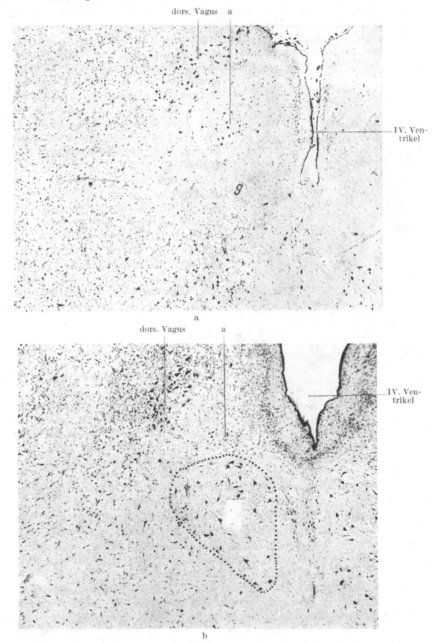

Abb. 68a und b. Bulbärparalyse. Fast völliger Ausfall des Hypoglossuskerns auf einem Querschnitt durch die Medulla oblongata. Das Kerngebiet (*g*) derselben ist stark geschrumpft und gliareicher. Die Zellen bei a sind keine Hypoglossuszellen, sondern eine Absprengung des Nucl. paramedianus. Zum Vergleich ein normales Querschnittsbild (unten) von einem Hingerichteten. Der Hypoglossuskern mit den großen Zellen ist umrandet. (Eigene Beobachtung aus der Forschungsanstalt für Psychiatrie, Abt. Prof. SPIELMEYER†.)

Die Bissen bleiben dem Kranken förmlich im Munde liegen oder fallen ihm heraus, Flüssigkeiten kann er nur schwer zu sich nehmen. Diese fließen ihm infolge der gleichzeitigen Lippenlähmung aus den Mundwinkeln oder zur Nase wieder heraus. Der *Kehldeckel* wird mangelhaft geschlossen und deshalb treten Reizhusten und Erstickungsanfälle auf; schon von weitem hört man das dauernde Räuspern und Husten. Wird der *motorische Trigeminus* mitgegriffen, dann ist das *Kauen* erschwert; der Unterkiefer kann nach der Seite kaum mehr verschoben, der Mund kaum geschlossen werden. Der Unterkiefer hängt später herab. Die Erschwerung des Schluck- und Kauaktes führt zur starken *Unter-ernährung*, der Kranke ist förmlich dem Hungertode preisgegeben. Solche Kranken zeigen keinerlei psychische Alterationen, auch keine Indolenz ihrem Zustand gegenüber. Bei völlig normaler Geistesverfassung erleben sie in tragischster Weise ihren allmählichen Verfall mit.

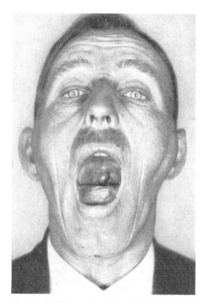

Sehr häufig ist die *mimische Muskulatur* mitbefallen. Die Lippen können nicht mehr gespitzt werden, das Pfeifen ist unmöglich, der Lidschluß ist ungenügend. Der Gesichtsausdruck wird eigenartig hilflos, leidend, maskenartig. Dem Kranken läuft der Speichel aus den Mundwinkeln, eben weil der Mund dauernd offen gehalten wird. Eine Beteiligung des Accessorius ist relativ selten.

Die *Muskelatrophie* tritt an der Zunge besonders deutlich hervor. Diese wird runzelig, sinkt an mehreren Stellen ein; fibrilläre Zuckungen lassen sich an ihr besonders gut beobachten. Bei der Inspektion des Rachens fällt die schlechte Beweglichkeit des Gaumensegels auf; anfänglich kann es nach dieser oder jener Seite verzogen sein. Bei der laryngoskopischen Untersuchung klafft die Stimmritze. Der *Masseterreflex*, der *Gaumen-* oder *Würgreflex sind aufge-*

Abb. 69. Bulbärparalyse. Man sieht die starke Atrophie der Zunge, die von dem Patienten nicht mehr herausgestreckt werden kann. Gaumenbögen und Zäpfchen sind infolge der Zungenatrophie ohne weiteres sichtbar. (Eigene Beobachtung an der Neurologischen Univ.-Klinik Hamburg. Leiter: Prof. Pette.)

hoben. Bei der elektrischen Untersuchung, die sich an der Zunge gut durchführen läßt, zeigt sich meist eine *partielle Entartungsreaktion.*

Im späteren Stadium treten vor allem Störungen der *Puls-* und *Atemregulation* auf. So können Anfälle mit Dyspnoe den Tod herbeiführen. Häufig findet sich als *Todesursache* eine *konfluierende Bronchopneumonie* als Folge des dauernden Verschluckens. Der Verlauf ist im allgemeinen langsam, progredient und der Tod erfolgt meist nach 2—3 Jahren. Doch gibt es auch rascher verlaufende Fälle, bei denen die Kranken innerhalb von 6—8 Monaten nach Auftreten der ersten Symptome an einer plötzlichen Atemlähmung sterben.

Differentialdiagnose. Das Vollbild der Bulbärparalyse ist so typisch, daß es kaum mit anderen Prozessen verwechselt werden kann, jedenfalls lassen sich *Herderkrankungen* der Medulla oblongata durch den Nachweis anderer Symptome, insbesondere durch solche von seiten der sensiblen Schleifenbahn (Sensibilitätsstörungen) und der Kleinhirnbahnen (Ataxie) ohne weiteres von der degenerativen Bulbärparalyse trennen. Die *Syringobulbie* weist dissoziierte Sensibilitätsstörungen auf und ist deshalb kaum mit der Bulbärparalyse zu verwechseln. Gelegentlich entstehen Schwierigkeiten in der Abgrenzung gegenüber der

Myasthenie gravis pseudoparalytica, bei welcher sich aber keine Atrophien an der Zunge und keine Entartungsreaktion finden. Übrigens bietet die bei dieser vorkommende abnorme, allgemeine Müdigkeit und die sog. myasthenische Reaktion bei der elektrischen Prüfung wichtige Hinweise. Das prompte Ansprechen auf Prostygmin chrakterisiert weiterhin die echte Myasthenie. Die gelegentlich bei der *Tabes* auftretenden bulbären Zeichen, wie die Hemiatrophia linguae usw. lassen sich auf Grund des übrigen Befundes (Pupillenstörungen, Areflexie usw.) unschwer von der echten Bulbärparalyse trennen. Die *Pseudobulbärparalyse*, die bekanntlich durch multiple Herde im Bereich der Stammganglien und in der beiderseitigen inneren Kapsel entsteht, zeigt im Gegensatz zur Bulbärparalyse keine Zungenatrophien, keine fibrillären Zuckungen und setzt nicht wie diese allmählich, sondern plötzlich ein.

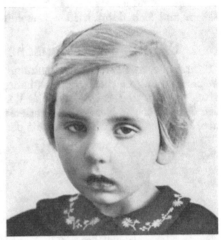

Abb. 70. InfantileForm der Bulbärparalyse (3jähriges Kind) mit Beteiligung des Facialis, Hypoglossus und Trigeminus. (Beobachtung des Herrn Prof. PETTE, Neurologische Univ.-Klinik Hamburg.)

Die Übergänge zur amyotrophischen Lateralsklerose, bei welcher neben Pyramidenbahnzeichen Atrophien an den kleinen Handmuskeln beobachtet werden, zeigen die engste Zusammengehörigkeit beider Prozesse an. Übrigens kommen bei der Bulbärparalyse ebenfalls *Zwangslachen* und *Zwangsweinen* vor. Inwieweit bei kleinen Kindern bulbärparalytische Symptome zum Typus *Werdnig-Hoffmann* gezählt werden müssen oder als primäre Kernatrophien im Sinne einer Aplasie und Mißbildung aufzufassen sind (vgl. BABONNEIX und MIGET), läßt sich nicht immer entscheiden.

Anhangsweise sei noch eine andere, wohl gleichfalls auf einer degenerativen Kernatrophie beruhende Erkrankung angeführt, die der Bulbärparalyse nahe verwandt ist, nämlich die sog. *primäre chronische progressive nucleäre Ophthalmoplegie*, die GRAEFE als erster beschrieben hat. Hierbei werden anfänglich meist nur vorübergehend die äußeren Augenmuskeln paretisch. Die Lähmungen sind bilateral ausgeprägt, weshalb Doppelsehen nur selten auftritt; sie rezidivieren später immer wieder, wo-

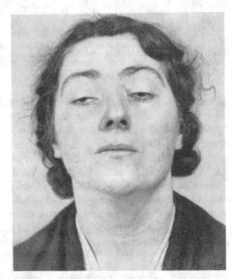

Abb. 71. Chronische rezidivierende Ophthalmoplegia „exterior" seit dem 16. Lebensjahre bestehend. Es handelt sich um eine Atrophie der motorischen Augenmuskelkerne, die der Bulbärparalyse gleichzusetzen ist. Bei der Patientin bestand außerdem noch eine Kaumuskelschwäche. (Eigene Beobachtung an der Neurologischen Univ.-Klinik Hamburg-Eppendorf, Prof. PETTE.)

bei die Pupilleninnervation völlig intakt bleibt. Schließlich resultiert entweder eine beiderseitige Ptosis oder eine beiderseitige Abducensparese oder eine komplette äußere Oculomotoriusparese mit völliger Unbeweglichkeit der Bulbi. Das Krankheitsbild entwickelt sich ausgesprochen chronisch und kann schon in früher Kindheit (7.—8. Lebensjahr) einsetzen, vorübergehend Remissionen zeigen und sich dann wieder verschlimmern.

C. Die amyotrophische Lateralsklerose (A. L. S.).

Charcot nannte die Erkrankung des gesamten motorischen Systems, bei welcher nicht nur die Pyramidenbahn, sondern auch die motorische Rinde zugrunde gehen und bei welcher die Vorderhörner und die bulbären Kerne, samt den dazugehörigen Nerven degenerieren, die *A.L.S.* Ihre engste Verwandtschaft, man kann sagen Gleichsetzung mit der spinalen Muskelatrophie und der Bulbär-

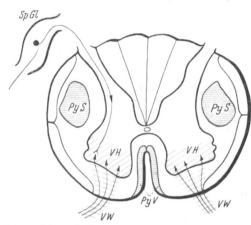

Abb. 72. Schema der Prozeßverteilung bei der amyotrophischen Lateralsklerose. *Py.S.* Pyramidenseitenstrang; *Py.V.* Pyramidenvorderstrang; *V.H.* Vorderhorn; *V.W.* vordere Wurzel; *Sp.Ggl.* Spinalganglion.

paralyse kommt nicht nur im anatomischen Befund, sondern in der großen Ähnlichkeit der klinischen Symptomatologie und der Lokalisation der Ausfalls-erscheinungen zum Ausdruck. Auch bei ihr sind am häufigsten zunächst die Hände, weniger häufig primär die Schultern, seltener primär die unteren Extremitäten ergriffen. In 30% aller Fälle finden sich außerdem bulbäre Symptome.

Pathologisch-anatomisch sind 3 Arten der Veränderungen herauszustellen: 1. Die *Schädigung des Rindengraues innerhalb der motorischen Region des Großhirns*, 2. die *Degeneration der Pyramidenbahn*, 3. die *Atrophie der Vorder-hörner*, bzw. die *Atrophie der motorischen Hirnnervenkerne*. Schon makroskopisch ist häufig die Atrophie der Zentralregion zu erkennen. Außerdem erscheint der Querschnitt des Hirnstammes in Brücken- und Rautenhirnhöhe verkleinert, ebenso ist das Rückenmark insgesamt atrophisch. Wie bei der progressiven spinalen Muskelatrophie sind die Vorderwurzeln dünner und grau verfärbt. Auf Querschnitten fällt die graue Veränderung der Pyramidenstränge auf. Die Gesamtatrophie des Rückenmarks wird auf eine allgemeine Unterentwicklung des Nervensystems bezogen und diese als ein disponierendes Moment für die Entstehung der endogenen Degeneration hervorgehoben.

In histologischer Hinsicht fällt im Rindengrau der vorderen Zentralregion auf, daß die großen sog. Betzschen Riesenzellen, die bekanntlich als Ursprungsort der Axone der Pyramidenbahn gelten, fast völlig zugrunde gegangen sind. Daneben beobachtet man dort einen Untergang der anderen Nervenzellen der III. und V. Schicht. Relativ häufig findet sich eine sog. „Pseudokörnerschicht", besonders im Bereich der IV. Schicht. Dabei handelt es sich aber wahrscheinlich nicht um eine gliöse Ersatzwucherung an Stelle untergegangener Nervenelemente, sondern die IV. Schicht, die im normalen Rindengrau nicht auffällt, tritt deshalb stark hervor, weil sie als „receptorisches Feld" von dem Degenerationsprozeß, der ja vorwiegend das effektorische Neuron befällt, verschont bleibt (Wohlfahrt u. a.).

Man hat den Rindenprozeß als den wesentlichsten Befund bei der A.L.S. angesprochen und die Pyramidenbahndegeneration einfach als Folge desselben im Sinne der absteigenden Degeneration erklärt. Das hätte aber zur Voraussetzung, daß 1. der degenerative Rindenprozeß bei jeder A.L.S. vorhanden sein müßte, 2. die Pyramidenbahn in ihrer ganzen Länge, d. h. von oben bis unten gleichmäßig degeneriert wäre. Weder der 1. noch der 2. Punkt treffen zu, denn man hat einerseits Fälle von A.L.S. mit relativ gut erhaltenen Betzschen Zellen gefunden, obwohl die Pyramidenbahn stark degeneriert war; andererseits aber hat man feststellen können, daß die Pyramidenbahn nicht gleichmäßig erkrankt, sondern der Prozeß in Höhe der Hirnschenkel oder schon in der Brücke aufhört, oder innerhalb des Rückenmarks mehr herdförmig betont ist, z. B. im Halsmark stärker als im Brust- und Lendenmark oder umgekehrt. Mit der obengenannten Hypothese wäre auch nicht der gleichzeitig am 2. Neuron, d. h. am Vorderhorn spielende Degenerationsprozeß vereinbar, denn dieser kann nicht als einfache „transneuronale" Degeneration aufgefaßt werden. Die umgekehrte Meinung aber, der Rindenprozeß wäre das Sekundäre, wäre Folge einer retrograden Zellerkrankung, als Antwort auf den endogenen, primären Pyramidenbahnuntergang, hat sich ebenfalls nicht als richtig erwiesen, denn bei andersartigen Pyramidenbahnunterbrechungen findet man zwar retrograde Veränderungen an den korrespondierenden Rindenstellen der Zentralregion, aber das histologische Gesamtbild ist eben doch anders als bei der A.L.S. (WOHLFAHRT). Jene Auffassung hat das meiste für sich, daß bei der A.L.S. das gesamte zentrale motorische System d. h., das 1. und 2. Neuron vermutlich an mehreren Stellen gleichzeitig zu degenerieren beginnen, wobei wir offen lassen müssen, was die eigentliche Ursache dieser Degeneration darstellt. Das zentrale Gesamtmotorium ist eben in seiner ganzen Länge vulnerabel gegen diese uns noch unbekannte Noxe. Der Rindenprozeß ist als solcher ebenso als primäre Degenerationserscheinung aufzufassen wie der Vorderhorn- oder der Pyramidenbahnprozeß, wobei das lokale Geschehen von Fall zu Fall wechseln kann, indem bei dem einen eben die Rinde, bei dem anderen die Pyramidenbahn bzw. der Vorderhornkomplex zuerst und am stärksten befallen werden. Diese lokalen Unterschiede kommen auch im Wechsel der klinischen Bilder zum Ausdruck, besonders bezüglich der Beteiligung der motorischen Hirnnerven.

Im histologischen Bild zeigen sich gewisse Differenzen bezüglich der Sklerose der Pyramidenbahnseitenstränge. Diese sind bald mehr diffus gelichtet, bald mehr intensiv entmarkt, bei anderen Fällen wiederum fällt die Sklerose schon bei der makroskopischen Betrachtung in Form intensiver Entfärbung und Verhärtung auf. Zur Degeneration kommt auch der sog. corticobulbäre Teil der Pyramidenbahn, also jene Bündel, welche die willkürliche Innervation der Hirnnerven betätigen. Die Pyramidenvorderstränge sind regelmäßig befallen. Die Degeneration der Seitenstränge greift übrigens vom Pyramidenareal gelegentlich auf die anliegenden Faserbahnen über, z. B. auf den Kleinhirnseiten- und den Vorderseitenstrang. Häufiger kommen Degenerationen im GOLLschen Strang zur Beobachtung. Im Hirnstamm degeneriert auffallenderweise häufig das hintere Längsbündel.

Der der Muskelatrophie zugrunde liegende Vorderhornprozeß deckt sich durchaus mit dem bei der spinalen Muskelatrophie. Bei einer Affektion der bulbären Kerne stimmt der Prozeß mit jenem bei der Bulbärparalyse überein. Wir sehen also Zellzerfall und entsprechende Gliareaktionen am stärksten

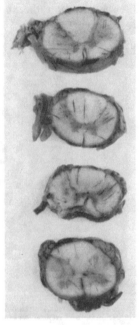

Abb. 73. Amyotrophische Lateralsklerose. Rückenmarksquerschnitte durch ein frisch fixiertes Rückenmark. Die graue Verfärbung im Bereich der degenerierten Pyramidenseitenstränge tritt deutlich hervor. (Eigene Beobachtung an der Neurologischen Univ.-Klinik Hamburg. Leiter: Prof. PETTE.)

im Bereich der ventrolateralen Gruppe des Vorderhornkomplexes. Die Mitbeteiligung des Hinter- und Seitenhorns wird verschieden angegeben. Während MARBURG sie besonders hervorhebt, wird sie von SCHAFFER und seinen Schülern und auch von WOHLFAHRT bestritten. Jedenfalls sind solche Veränderungen an außerhalb des motorischen Systems gelegenen Stellen ausgesprochen uncharakteristisch und sehr wechselnd. Auch der Befund an den peripheren Nerven und an der Muskulatur deckt sich mit demjenigen der spinalen Muskelatrophie und der Bulbärparalyse.

Für die allgemeine Auffassung dieses Prozesses als heredo-degenerative Erkrankung ist von Bedeutung, daß man die A.L.S. im Gefolge anderer Erbkrankheiten, so z. B. der HUNTINGTON-Chorea, der FRIEDREICHschen Ataxie und der PICKschen Atrophie (v. BRAUNMÜHL) auftreten sieht. Bei der Sektion soll man also auf derartige Kombinationen achten.

Bezüglich der *Ätiologie* sei auf die Ausführungen S. 974 verwiesen. Es sollen nur noch einige spezielle Fragen angeschnitten werden, unter anderem diejenige der Erblichkeit. Gerade aus der letzten Zeit stammen mehrere Arbeiten,

die das familiäre, sippengebundene Vorkommen der A.L.S. zum Inhalt haben
(KREYENBERG, PAMPOUKIS, SALUS, MUNCH-PETERSEN, ROYAS). Die Krankheit
befällt in solchen Familien zwei oder mehrere Mitglieder, bei welchen man noch
andere, insbesondere psychische Störungen (Verblödung, Imbezillität) findet
und in deren Aszendenz gewisse psychische Abnormitäten nachweisbar sind.
Im allgemeinen ist aber in der Mehrzahl der Fälle von A.L.S. ein familiäres
Auftreten nicht nachweisbar. Man sieht gerade darin einen Hinweis auf die
exogene Natur des Leidens (MARBURG u. a.). Von anderer Seite (v. BRAUN-
MÜHL, FÜNFGELD, SANTHA, SCHAFFER) wird einer solchen Auffassung widersprochen; man glaubt vielmehr, daß in der Erbpathologie der A.L.S. Rudimen-

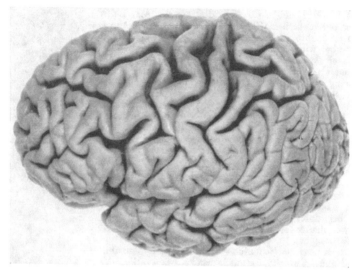

Abb. 74. Starke lokale Atrophie der Zentralregion bei einer amyotrophischen Lateralsklerose, am stärksten
in der Bein- und Armregion ausgeprägt. (Eigene Beobachtung an der Neurologischen Univ.-Klinik Hamburg,
Prof. PETTE.)

tärformen von besonderer Bedeutung sind (CURTIUS). Bei den gesunden Familienmitgliedern will man Reflexanomalien in gehäuftem Maß festgestellt haben und
hat dieses Verhalten als „konstitutionelle Dysreflexie" bezeichnet (DAVIDEN-
KOW).

In 8% der Fälle besteht nach KAISER bei der A.L.S. eine *Lues*. In klinischer
Hinsicht unterscheiden sich solche luische Formen der A.L.S. ebenso wie die-
jenigen der spinalen Muskelatrophie durch den mehr sprunghaften, schubweisen
Verlauf und durch das gleichzeitige Bestehen von Pupillenstörungen oder von
Strangsymptomen, insbesondere durch solche von seiten der Hinterstränge.
In der Mehrzahl liegt pathologisch-anatomisch eine luische Myelitis vor. Es
gibt aber auch hier Fälle, wo nur eine positive Wa.R. im Blut oder Liquor fest-
gestellt werden kann und die spätere Sektion das gleiche Bild wie bei der genuinen
A.L.S. aufdeckt.

Ich selbst habe 2 Fälle mit dem Syndrom der A.L.S. beobachtet, die beide eine positive Blut- und Liquor-Wa.R. hatten und bei welchen sich der anatomische Prozeß in nichts
von der idiopathischen A.L.S. unterschied. Inwieweit es sich bei derartigen Fällen um eine
zufällige Kombination von endogener Systemerkrankung mit Lues handelt, oder inwieweit
die letztere den degenerativen Prozeß zur Auslösung brachte, darüber gehen die Ansichten
noch auseinander.

Für die Frage *Trauma* und *A.L.S.* ist das Auftreten dieses Symptomenkomplexes nach *Blitzschlag* und Starkstromverletzung wichtig (vgl. PANSE,

Caso). Die Möglichkeit, daß ein Trauma eine präformierte anlagemäßig vorhandene A.L.S. manifest werden läßt, muß bei entsprechend gelagerten Fällen

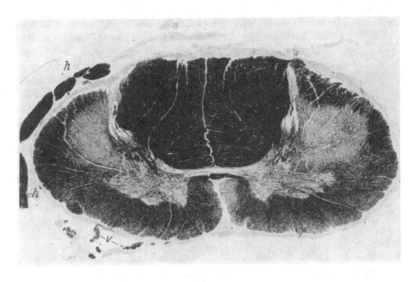

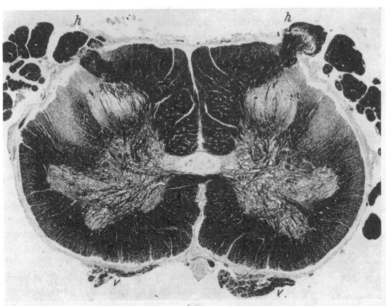

Abb. 75. Amyotrophische Lateralsklerose. Markscheidenquerschnittsbilder (a) von der Halsmarkanschwellung mit der Degeneration der Pyramidenzeichen und Vorderstränge und der Atrophie und Markverarmung des Vorderhornkomplexes. Bei b Lendenmarkquerschnitt mit Degeneration der Pyramidenseitenstränge. Man beachte auch die Degeneration der vorderen (v) im Vergleich zu den gut erhaltenen hinteren (h) Wurzeln. [Aus der Deutschen Forschungsanstalt für Psychiatrie, München, Abt. Prof. Scholz. Von Herrn Wohlfahrt in seiner Arbeit Acta med. scand. (Stockh.) 46, mit verwendet.]

zugegeben werden, d. h. es muß das Trauma schwer genug gewesen sein, es muß sich die Auswirkung rein örtlich mit den später auftretenden Atrophien in Einklang bringen lassen und außerdem darf zwischen dem Unfall und dem Auftreten der ersten Symptome kein zu großes Intervall liegen (vgl. BOGAERT, LEY und LYSSEN, SCHMIDT, ROGER u. a.).

Zusammenfassend läßt sich jedenfalls über die Ätiologie der A.L.S. dasselbe sagen wie bei der schon besprochenen spinalen Muskelatrophie, nämlich, daß ein endogener, konstitutioneller Faktor und ein exogenes Moment, von welchem wir, abgesehen von der Lues, noch recht wenig wissen, bei ihrer Entstehung zusammenwirken. Die meisten Histopathologen vertreten den Standpunkt, daß es sich bei der A.L.S. nicht um einen entzündlichen oder vasculären Prozeß, sondern um eine wahrscheinlich primäre Degeneration im Sinne einer Systemerkrankung handelt.

Vorkommen. Die A.L.S. ist eine Erkrankung des mittleren Lebensalters; gelegentlich wird sie auch bei Kindern und in der Pubertät beobachtet, zeigt aber dann meist ausgesprochene Heredität, die bei der Spätform nur sehr selten nachzuweisen ist (SANDER).

Symptomatologie. Das klinische Symptomenbild muß nach dem pathologisch-anatomischen Befund eine Kombination von spastischer Spinalparalyse, spinaler Muskelatrophie und Bulbärparalyse darstellen. *Atrophien, Spastizität* und *Paresen* bilden den eigentlichen Kern. Je nach der Lokalisation und dem zeitlichen Auftreten der verschiedenen Komponenten wechselt das klinische Gesamtbild.

Die primäre Lokalisation der Muskelatrophien entspricht meist derjenigen der spinalen Muskelatrophie. Man stellt also in erster Linie ein Befallensein der *Handmuskulatur,* erst in zweiter Linie ein Ergriffensein des *Schultergürtels* fest. In derselben Weise wie beim Typ *Duchenne-Aran* atrophieren zuerst die kleinen Handmuskeln, meist zunächst rechts stärker als links (d. h. beim Rechtshänder). Dabei sind die *Reflexe* an den oberen Extremitäten meist *gesteigert* im Gegensatz zu atrophischen Paresen anderer Genese, um allerdings bei hochgradiger Muskelatrophie zu verschwinden. An den unteren Extremitäten kommt es zunächst

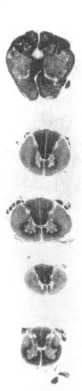

Abb. 76. Markscheidenbilder durch das Rückenmark einer Bulbärparalyse mit amyotrophischer Lateralsklerose. Man erkennt nur eine diffuse Lichtung innerhalb der Seitenstränge, am stärksten im Lendenmark(*L.M.*) ausgeprägt. (Nucleodistaler Typ der Pyramidenbahndegeneration.) (Eigene Beobachtung aus der Neurologischen Univ.-Klinik Hamburg. Leiter: Prof. PETTE.)

zu einer *Paraspastik.* Gelegentlich — angeblich in 10—15% aller Fälle — können die Atrophien dort primär einsetzen. Dabei kann einesteils zuerst die Hüft- und Oberschenkelmuskulatur ergriffen sein, oder, ähnlich wie bei der neuralen Muskelatrophie, zuerst die Peronäalmuskeln oder nur die kleinen Fußmuskeln. An der atrophischen Muskulatur beobachtet man fibrilläre Zuckungen. Gelegentlich setzt richtiges fasciculäres Muskelwogen *(Myokymie)* ein, das sehr an Myoklonien erinnert, doch tritt es nicht so generell auf, sondern ist auf einzelne Muskelpartien beschränkt. Ebenso wie bei der spinalen Muskelatrophie fällt bei der A.L.S. die elektrische Untersuchung im Beginn meist negativ aus, im subakuten Stadium findet man eine partielle Entartungsreaktion, mit *Umkehr* der Zuckungsformel oder eine totale Entartungsreaktion besonders an den stark atrophischen Muskelgruppen.

Leitend für die Diagnose ist das gleichzeitige Vorkommen von *Pyramidenbahnzeichen,* die sich bei schon bestehenden Atrophien an den oberen Extremitäten anfänglich nur in Form gesteigerter oder sehr lebhafter Reflexe äußern. Es müssen also nicht immer erhebliche Spasmen oder Muskelkontrakturen nachzuweisen sein, um die Diagnose A.L.S. stellen 'zu können. Sehr häufig atrophieren zunächst die kleinen Handmuskeln oder der Schultergürtel und

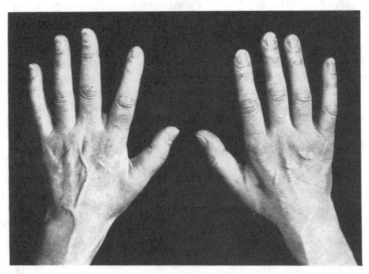

Abb. 77. Beginnende amyotrophische Lateralsklerose mit Bulbärparalyse. Man erkennt an der rechten Hand die Atrophie besonders im Bereich des l. Spatium interosseum. (Eigene Beobachtung an der Neurologischen Univ.-Klinik. Leiter: Prof. PETTE.)

dann erst gesellen sich spastische Erscheinungen an den Ober- bzw. an den Unterarmen hinzu. Dabei werden die Arme meist gebeugt und an den Ober-

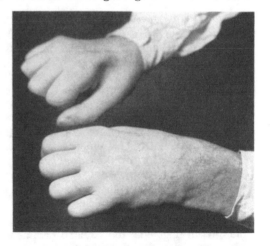

körper adduziert gehalten. Es kommt zur ausgesprochenen Reflexsteigerung, gelegentlich zum Handklonus. In *seltenen* Fällen imponieren *zunächst spastische Gangstörungen*, d. h. der Gang wird kleinschrittig, die Fußspitzen kleben am Boden, während die Amyotrophien an den oberen Extremitäten erst später auftreten. Setzt die Spastizität bei schon in Entstehung begriffenen Amyotrophien ein, dann resultieren an den oberen Extremitäten *Reflexsteigerungen, Kontrakturen und Krallenhandstellung*. Sind aber die Atrophien vor dem Einsetzen der Pyramidenbahndegeneration schon sehr weit fortgeschritten, dann können die Extremitäten förmlich *hypotonisch* bleiben, auch wenn die

Abb. 78. Amyotrophische Lateralsklerose. Krallenhandstellung bei Ödemen an beiden Händen. An der rechten Hand kommt die starke Muskelatrophie zwischen Daumen und Zeigefinger besonders deutlich zum Ausdruck. (Eigene Beobachtung an der Neurologischen Univ.-Klinik Hamburg. Leiter: Prof. PETTE.)

Pyramidenbahn, wie sich bei der späteren Sektion herausstellt, stark degeniert ist. In einem gewissen Gegensatz zur Stärke der Muskelatrophie steht das Verhalten der *groben Muskelkraft*. Setzt z. B. die Vorderhornaffektion und die Pyramidenbahndegeneration zur gleichen Zeit ein, so ist die Parase der Muskeln

stärker als man nach der sichtbaren Atrophie erwarten sollte. Sie ist dann vorwiegend durch die gleichzeitige Pyramidenbahnerkrankung bedingt. An den
unteren Extremitäten führt die Pyramidenbahnerkrankung, bei schon vorhandenen Amyotrophien zu starken *Kontrakturen* oder zu *Spitzfußstellung.*

Als die führenden Pyramidenbahnsymptome sind die *Spastizität*, die *Neigung
zu Kloni* und das Auftreten der bekannten *Pyramidenbahnzeichen* zu nennen.
Die letzteren sind das BABINSKIsche Zeichen, das OPPENHEIMsche und das
STRÜMPELLsche Phänomen und das ROSSOLIMO- und MENDEL-BECHTEREWsche
Zeichen. Gelegentlich kann man trotz ausgedehnter Pyramidenbahndegeneration,
also trotz Spastizität und Kloni, das BABINSKIsche Zeichen nicht auslösen. Die
Plantarreflexe, die bei anderen Pyramidenbahnläsionen gewöhnlich fehlen,
sind oft normal auslösbar. Als Ausdruck der Läsion des corticobulbären Anteils
der Pyramidenbahn findet sich eine Steigerung des Masseterreflexes.

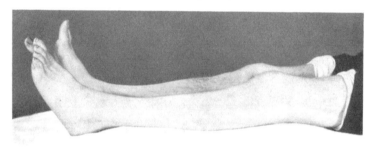

Abb. 79. Amyotrophische Lateralsklerose, die nicht nur zu Atrophien an den kleinen Handmuskeln, sondern
auch zu einer Atrophie der Extensoren besonders am linken Bein geführt hat. Man beachte die hängende
große Zehe links. (Eigene Beobachtung an der Neurologischen Univ.-Klinik. Leiter: Prof. PETTE.)

Bulbäre Symptome treten in 20—30% aller Fälle auf, und zwar in derselben
Reihenfolge wie bei der reinen Bulbärparalyse. Die Zunge und das Gaumensegel und der Kehlkopf sind betroffen, außerdem die Schlundmuskulatur und
der Facialis. Das Gesicht zeigt wie bei der Bulbärparalyse weinerlichen und
maskenartigen Ausdruck. Bezüglich des Auftretens der bulbären Erscheinungen
gibt es keine Gesetzmäßigkeit. Bald sind sie primär vorhanden und die übrigen
Pyramidenbahn- und Vorderhornsymptome stellen nur relativ leichte Komplikationen dar oder aber sie treten erst auf, wenn die myatrophischen und die
spastischen Erscheinungen an den Extremitäten schon stark ausgeprägt sind.
Diese mit Muskelatrophien einhergehenden bulbären Erscheinungen sollen nicht
verwechselt werden mit *pseudobulbären* Symptomen, welche nicht auf einer
Läsion der Hirnnervenkerne beruhen, sondern auf eine Schädigung der corticobulbären Bahn zu beziehen sind. Sie äußern sich vor allem in verwaschener
Sprache, während das Schlucken intakt ist und die Muskeln nicht atrophieren.

Die *Bauchhautreflexe* sind meist *erhalten.* Wenn sie herabgesetzt sind oder
fehlen, dann liegt eine die Reflexe hemmende stärkere Hypertonie der Bauchdecken vor oder die Bauchdecken sind vom myatrophischen Prozeß mitbetroffen. Die *Blase und der Mastdarm* sind fast immer *unbeteiligt.* Leichte Ent-
leerungsstörungen (Retention oder Inkontinenz) lassen sich durch eine pyramidale
Funktionsstörung der Beckenmuskulatur erklären. Der *Liquor* zeigt im allgemeinen normale Verhältnisse, höchstens ist eine leichte Eiweißvermehrung
zu konstatieren.

Sensibilitätsstörungen in Form von Schmerzen und Parästhesien sind im
allgemeinen nur gering ausgeprägt, sie können aber verhältnismäßig frühzeitig
vorkommen. Objektiv faßbare Ausfälle der Sensibilität von radikulärem oder

segmentalem Typ lassen sich zum Teil durch das Übergreifen des Prozesses auf die Hinterhörner (HASSIN) erklären, zum Teil beruhen sie auf einer Mitbeteiligung der aufsteigenden Strangsysteme. Im allgemeinen stellen aber derartige Befunde seltene Komplikationen dar.

Psychische Störungen in Form des *Zwangsweinens* und des *Zwangslachens* sind auch bei der A.L.S. nachweisbar, überhaupt stellen Störungen des Affektlebens häufige Begleiterscheinungen dar. Doch sind diese nicht organischer Natur, sondern sie wurzeln vor allem in der dem Kranken bewußt werdenden Hilflosigkeit. Sieht er doch den fortschreitenden Muskelschwund und ist darüber verzweifelt. An jedes kleine Trostwort aber knüpft er gleich wieder große Hoffnungen an und zeigt sofort einen entsprechenden Stimmungswechsel, d. h. er fällt vom Weinen ins Lachen. Diese emotionellen Zustandsbilder können nicht als eigentliche Psychose aufgefaßt werden (MARBURG). Man beobachtet aber auch Intelligenzstörungen, wie Gedächtnis- und Urteilsschwäche (PROBST). Die oben schon erwähnte Kombination mit PICKscher Atrophie und Chorea HUNTINGTON, an welche man gelegentlich denken soll, geht selbstverständlich mit entsprechenden psychischen Veränderungen einher.

Zusammenfassend lassen sich die *Typen* der A.L.S. folgend charakterisieren: Der Haupttyp ist jener, bei dem die Muskelatrophien an den Armen das primäre sind, erst später entwickeln sich spastische Paresen vor allem an den Beinen und spastische Symptome an den oberen Extremitäten im Bereich der von der Atrophie weniger oder nicht befallenen Muskeln. Relativ später treten bulbäre Symptome auf. Der 2. Typ beginnt mit Spasmen und zeigt später Atrophien. Bei dem 3. Typ herrschen die bulbären Erscheinungen vor, während die spinalen Symptome in den Hintergrund treten. Fälle mit vorwiegend *halbseitiger Ausbreitung* der Symptome sind sehr *selten*.

Verlauf. Man kann einen sehr langsamen Verlauf, der sich meist 5—10 Jahre hin erstreckt und dann tödlich endet, von einem rasch einsetzenden und rapid sich verschlechternden unterscheiden. Bei frühzeitiger Entwicklung schwerer bulbärer Symptome erfolgt der Tod an Atemlähmung oder Schluckpneumonie meist innerhalb kurzer Zeit. Auch jene Formen, bei welchen sich die Erscheinungen von seiten des Bulbus relativ spät einstellen, sterben meist an Unterernährung als Folgezustand der Dysphagie oder aber sie bekommen eine Schluckpneumonie. Die hereditären infantilen Formen verlaufen meist protrahierter. Stillstand oder gar Heilung des Prozesses gibt es bei der A.L.S. nicht.

Differentialdiagnose. Differentialdiagnostische Schwierigkeiten entstehen eigentlich nur im Anfangsstadium. So können die anfänglich mit Parästhesien und Schmerzen in den Armen einhergehenden Fälle, bei welchen die Atrophien an den Händen und leichte Paraspastik nachweisbar sind, an eine *Syringomyelie* oder aber an einen andersartigen Halsmarkprozeß, etwa an einen *extra-* oder *intramedullären Tumor* oder an einen von der *Wirbelsäule ausgehenden Tumor* oder an einen von der *Pachymeninx* ausgehenden Prozeß denken lassen. Das Fehlen greifbarer Sensibilitätsstörungen, insbesondere solcher von dissoziierten Charakters und das Fehlen „trophischer Prozesse" (Arthropathien usw.) erleichtert die Trennung gegenüber der *Syringomyelie.* Allerdings kommen auch bei der A.L.S. Kyphoskoliosen und Fußdeformitäten vor. Die raumbeschränkenden, komprimierenden Prozesse lassen sich unschwer gegen die A.L.S. abgrenzen, vermißt man doch bei der A.L.S. Sensibilitätsstörungen und eigentliche Schmerzen, außerdem okulopupilläre Symptome, wie sie bei den tiefsitzenden Halsmarkprozessen, unter anderem bei der *Querschnittsmyelitis* vorkommen. Das Erhaltenbleiben der Blasen- und Mastdarmfunktion ist gleichfalls ein wichtiges Unterscheidungsmerkmal gegenüber typischen *Querschnittserkrankungen.* Dasselbe gilt gegenüber der *multiplen Sklerose,* bei welcher sich gelegentlich als Folge von Herden im Vorderhornbereich Amyotrophien ausbilden können, so daß über längere Zeit hin das Vollbild der A.L.S. vorgetäuscht wird. Hier klärt die Berücksichtigung der Opticussymptome und des Liquorbefundes, ebenso hilft die Anamnese mit dem schubförmigen Verlauf über differentialdiagnostische Bedenken hinweg.

Keinerlei Schwierigkeiten bietet die Abgrenzung der *toxischen Neuritiden* bzw. *Polyneuritiden*, die vermöge des Nachweises von Sensibilitätsstörungen und Schmerzen und der andersartigen Lokalisation der Muskelatrophien und des Verlaufes sich ohne weiteres von der A.L.S. unterscheiden lassen. Die funikuläre Spinalerkrankung, welche gelegentlich neben Pyramidenbahnsymptomen auch Myatrophien an den Händen (vgl. S. 932) aufzeigt, wird man auf Grund des Nachweises von Hinterstrangsymptomen und der Areflexie trotz der nachweisbaren Pyramidenbahnzeichen unterscheiden können. Auch sind ihre Anamnese mit den Parästhesien und die meist gleichzeitig bestehende Blutbildveränderung und die Achylie zu typisch, um übersehen zu werden.

In *therapeutischer* Beziehung können wir bei den eben besprochenen Formen der degenerativen Erkrankungen des Rückenmarks wenig oder nichts erreichen. Bis heute ist uns jedenfalls kein Mittel in die Hand gegeben, diese Prozesse aufzuhalten, geschweige zu heilen. Mit der neuerdings sehr gepriesenen Vitaminbehandlung, mit Betaxin oder Betabion oder mit Bierhefe oder mit Vogan, dem Vitamin A-Präparat, haben wir keinerlei Erfolge gesehen. Gelegentlich kann man die bulbärparalytischen Symptome, allerdings meist nur geringfügig, mit Prostygmin (1—2 ccm) vermengt mit etwas Atrophin ($^1/_4$ mmg) beeinflussen. Es kommt dabei zu einer geringen Besserung des Schluck- und Kauvermögens, aber eine wesentliche Erleichterung kann auf die Dauer nicht erzielt werden. Die bei der Dystrophia musculorum mit Erfolg angewandte Glykokoll-, Adrenalin- oder Ephedrin-Therapie versagt bei den nucleären Amyotrophien gänzlich. Der beste Weg ist vorläufig nur die psycho-therapeutische Beeinflussung des Kranken. Aus diesen Gründen empfiehlt es sich, den einen oder anderen Behandlungsversuch, wie denjenigen mit Vitaminen oder mit Glykokoll usw. konsequent durchzuführen. Auch mit einer allgemeinen Hormonbehandlung (Sexualhormone) wird man dem Patienten sein Los etwas erleichtern, denn er empfindet die dadurch hervorgerufene Umstellung als angenehm.

D. Zur Frage der sog. kombinierten Erkrankungen der Hinter- und Seitenstränge.

Man versteht unter kombinierter Erkrankung eine gleichzeitige systematische Degeneration der langen Bahnen des Hinter- und Seitenstrangkomplexes. Ursprünglich verband man mit dieser Definition die Vorstellung, es handele sich dabei analog der spastischen Spinalparalyse und der A.L.S. um einen idiopathischen Prozeß. Man zählte dazu aber auch andere Erkrankungen wie die funikuläre Spinalerkrankung (f. Sp.) und besondere Formen der Myelitis, sobald sie mit einer kombinierten Degeneration der langen Strangsysteme einhergingen, selbst dann, wenn man eine exogene Bedingtheit derselben nicht ausschließen konnte. Erst allmählich wurde der Kreis enger gezogen, besonders als man den pseudosystematischen Charakter der f. Sp. bzw. funikulären Myelose erkannte und sie abtrennte, weil sie selten einen idiopathischen Prozeß darstellt, sondern mehr eine Begleitkrankheit bei allen möglichen Allgemeinerkrankungen insonderheit bei der perniziösen Anämie. Man hatte aber festgestellt, daß es sich dabei nicht um eine primäre Degeneration der langen Strangsysteme handelt, sondern daß zuerst kleine Herde vorherrschen, welche die Eigentümlichkeit aufweisen innerhalb der langen Bahnen besonders stark aufzutreten. Erst bei längerer Dauer resultieren als Folge des Achsenzylinderunterganges und der sich daran anschließenden sekundären auf- und absteigenden Degenerationen Zustandsbilder, die bei oberflächlicher Betrachtung der Rückenmarksschnitte an eine primäre kombinierte Systemerkrankung denken lassen. Diese Bilder sind es in erster Linie gewesen, die zur Aufstellung des Begriffes „kombinierte Strangerkrankung" geführt haben, allerdings noch zu einer Zeit, als man von den eigentlichen Zusammenhängen, auch von den Beziehungen der f. Sp. zur p. A. nichts ahnte. Englische Autoren sprechen heute noch von der „subacut combined degeneration of the spinal cord", obwohl es außer Frage steht, daß die f. Sp. nach dem anatomischen Bild nicht als eigentliche kombinierte Systemaffektion im Sinne der alten Nomenklatur aufzufassen ist.

Die Lehrmeinung hat also innerhalb der letzten Dezennien eine wesentliche Wandlung erfahren. Schon im Jahre 1908 hatte NONNE auf Grund ausgedehnter Studien über die „anämische Spinalerkrankung" „die Axt an die Lehre von der kombinierten Systemerkrankung gelegt" wie OPPENHEIM sich ausgedrückt hatte. NONNE hatte nämlich schon damals (1908) behauptet, daß die meisten sog. kombinierten Systemerkrankungen nichts weiter darstellen als funikuläre „Myelosen". Erst vor kurzem hat NONNE dieser Ansicht nochmals besonderen Nachdruck verliehen, als er darauf hinwies, daß die im Schrifttum von KAHLER-PICK, C. WESTPHAL und SIOLI mitgeteilten Standardfälle, wie das nachträgliche Studium ihrer Krankengeschichten ergab, mit einer schweren Blutarmut kombiniert waren. Rückblickend schloß er, daß es sich bei diesen Fällen wohl zweifellos um funikuläre Prozesse bei p. A. gehandelt hat. Außerdem konnte NONNE nachträglich bei den von STRÜMPELL mitgeteilten Fällen, die als „spastische Form der kombinierten Systemerkrankung" in die Literatur Aufnahme gefunden hatten, überzeugend darlegen, daß auch bei ihnen nichts anderes als ein pseudosystematischer Prozeß im Sinne der f. Sp. vorgelegen hat. NONNE *hat damit bewiesen, daß diejenigen Fälle des Schrifttums, auf welchen die Lehre von den kombinierten Systemerkrankungen bis dato fußte, zu der den früheren Autoren noch nicht bekannten, uns wohlvertrauten f. Sp. zu rechnen sind.*

Sowohl bei der *Tabes* als auch bei der FRIEDREICHschen *Ataxie* kommen zwar kombinierte Degenerationen des Hinter- und Seitenstrangkomplexes vor, aber diese werden besser als „*symptomatische*" kombinierte Strangaffektionen aufgefaßt. Bezüglich ihrer Symptomatologie sei auf die entsprechenden Kapitel bei der Tabes und der f. Sp. und auf das folgende Kapitel verwiesen.

E. Die spinale und cerebellare hereditäre Ataxie.

Im Jahre 1863 beschrieb FRIEDREICH ein der Tabes ähnliches Krankheitsbild, das vor der Pubertät beginnt und dessen klinisches Bild beherrscht wird von einer starken Ataxie. Dabei sind die Sehnenreflexe abgeschwächt oder fehlen, außerdem bestehen Nystagmus, gewisse Sprachstörungen und Skeletdeformitäten. Das Leiden ist ausgesprochen familiär. In seinem weiteren Verlauf entwickeln sich dann Pyramidenbahnzeichen. Am Rückenmark besteht eine kombinierte Degeneration der Kleinhirnseitenstränge, der Hinterstränge und häufig auch eine solche der Pyramidenbahn. In der Folgezeit sprach man diese Erkrankung als FRIEDREICHsche *Tabes* an, erst später nannte man sie „*hereditäre Ataxie*", eine Bezeichnung, die heute noch Gültigkeit besitzt.

30 Jahre später wurde von PIERRE MARIE dieser *spinalen* FRIEDREICHschen Form eine „*cerebellare*" Form gegenübergestellt, bei welcher vor allen Dingen cerebellare Symptome im Vordergrund stehen und die weiterhin durch Augenmuskelstörungen und Opticusveränderungen charakterisiert ist. Sie setzt in höherem Alter ein, die Reflexe sind im Gegensatz zur FRIEDREICHschen Form

gesteigert. Als wesentlichster pathologischer Befund imponiert dabei eine starke Kleinhirnatrophie. Dasselbe Krankheitsbild hatte übrigens 2 Jahre vorher (1891) schon NONNE mitgeteilt, im Titel der Arbeit aber nur von „einer eigentümlichen, familiären Erkrankungsform des Zentralnervensystems" gesprochen.

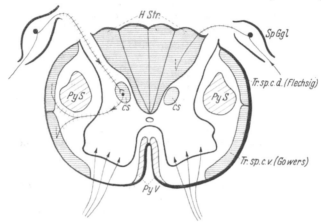

Abb. 80. Schema der Prozeßverteilung bei der FRIEDREICHschen Ataxie. *Tr.sp.c.d.* (FLECHSIG) Tractus spinocerebellaris dorsalis; *Tr.sp.c.v.* (GOWERS) Tractus spinocerebellaris ventralis; *Sp.Ggl.* Spinalganglion; *H.Str.* Hinterstrang; *C.S.* CLARKEsche Säule; *Py.S.* Pyramidenseitenstrang; *Py.V.* Pyramidenvorderstrang. Auf der linken Hälfte sind die zuleitenden Fasern abgebildet, die vom Spinalganglion aus auf die CLARKEsche Säule zulaufen und dort aufhören. Von dort aus beginnt ein neues Neuron, das in den gleichseitigen Kleinhirnseitensträngen aufsteigt. In der rechten Schemahälfte sind die zuleitenden Fasern dargestellt, die vom Spinalganglion über die hintere Wurzel direkt zum Hinterstrang ziehen und dort aufsteigen.

PIERRE MARIE vermutete schon damals, daß die *spinale* FRIEDREICHsche Ataxie und seine „cerebellare" Form nahe verwandt seien und möglicherweise nur

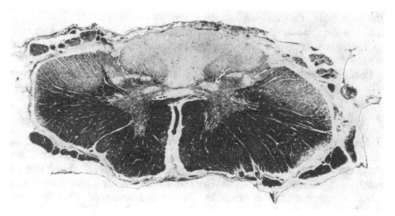

Abb. 81. FRIEDREICHsche Ataxie. Markscheidenquerschnitt durch das obere Brustmark zeigt starke Degeneration der Hinterstränge und auch eine Aufhellung der Pyramiden- und Kleinhirnseitenstränge. Besonders deutlich kommt die Markarmut der CLARKEschen Säulen zum Ausdruck. Auch die hinteren Wurzeln sind etwas gelichtet. Ein ähnliches Bild bieten jene Formen von Tabes, bei welchen gleichzeitig die Seitenstränge mitergriffen sind. (Präparat der Deutschen Forschungsanstalt für Psychiatrie München, Abt. Prof. Dr. SCHOLZ.)

Variationen desselben Prozesses darstellen. In der Folgezeit versuchte man die nosologische Selbständigkeit jeder der beiden Formen zu erweisen, aber man sah sich später mit dem Anwachsen der Kasuistik und auf Grund ausgedehnter pathologisch-anatomischer Analysen doch veranlaßt, diese beiden Ataxieformen als eine Einheit aufzufassen. Heute spricht man deshalb nach dem Vorschlage

BINGS von der „*spinocerebellaren Heredoataxie*" und faßt unter diesen Sammelbegriff sowohl die FRIEDREICHsche als auch die PIERRE MARIEsche Form zusammen (vgl. auch MOLLARET).

Pathologisch-anatomisch. Ähnlich wie bei den schon beschriebenen degenerativen Rückenmarkskrankheiten fällt schon makroskopisch die Kleinheit
des Rückenmarks auf. Dies gilt vor allem für die FRIEDREICHsche Unterform,
während bei der „Hérédoataxie cerebelleuse", wie MARIE seine Form nannte,
vor allem eine Atrophie des
Kleinhirns in die Augen
springt. Doch gibt es typische Fälle der FRIEDREICH-
schen Variante, bei welchen
das Kleinhirn nicht nur
mikroskopisch verändert ist,
sondern wobei man schon
bei der makroskopischen Betrachtung von seiner Atrophie überrascht ist (BING).

In *histologischer* Hinsicht
zeigen sich am Rückenmark
Degenerationen im Bereich
der Hinterstränge mit stärkerer Bevorzugung des
GOLLschen Areals, wobei
auch die Wurzeln und deren
Eintrittszone befallen sein
können. Weiterhin findet
sich ähnlich wie bei der
Tabes ein starker Zell- und
Markscheidenzerfall innerhalb der CLARKEschen Säule.
Vom Seitenstrangkomplex
sind vor allem der dorsale
(GOWERS) und der ventrale
(FLECHSIG) Kleinhirnseitenstrang ergriffen, deren Fasern ja bekanntlich aus der

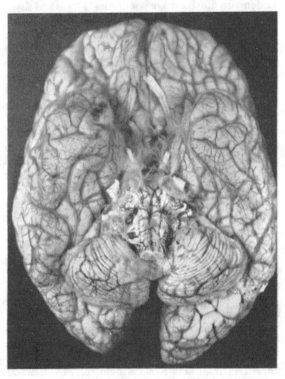

Abb. 82. Kleinhirnatrophie bei FRIEDREICHscher Ataxie.
(Aus HALLERVORDEN im Handbuch der Neurologie, Bd. 16, S. 680.)

CLARKEschen Säule kommen. Gleichfalls häufig, aber nicht konstant findet
sich eine Degeneration der Pyramiden-, Seiten- und Vorderstränge. Es resultiert
also eine *kombinierte Hinter-* und *Seitenstrangdegeneration*, die als primäre aufzufassen ist, denn Markscheiden und Achsenzylinder zerfallen gleichzeitig; an
ihre Stelle tritt ein gliöses Ersatzgewebe. Der Befund der Strangdegenerationen
wechselt sowohl bezüglich der Intensität als auch nach der Ausdehnung von
Fall zu Fall. Die aufsteigenden Faserkomplexe, wie die Hinter- und Kleinhirnseitenstränge, sind in Höhe des oberen Halsmarkes am stärksten degeneriert,
während die absteigende Pyramidenbahn im Lumbalmark den stärksten Ausfall
zeigt. Die Hinterstrangsdegeneration überschreitet nach oben nur selten die
Hinterstrangskerne, während sich die Lichtung der spinocerebellaren Bahnen
meist bis ins Kleinhirn verfolgen läßt.

Bei der MARIEschen Form findet sich *histologisch* am Kleinhirn eine *Rinden-
atrophie*, d. h. ein Ausfall der PURKINJE-Zellen und ihrer absteigenden Achsenzylinder, also der sog. „cerebello-fugale Typ" der Kleinhirnatrophie (BIEL-
SCHOWSKY). Die Körnerschicht ist gelichtet, aber der Nucleus dentatus und

die Dachkerne sind gut erhalten. Am Rückenmark lassen sich regelmäßig leichtere Ausfälle in den Hinter- und Kleinhirnseitensträngen feststellen. Bei der Friedreichschen Ataxie ist das Kleinhirn, wenn auch meist geringfügiger, im gleichen Sinne verändert. Man hat sowohl die Kleinheit des Rückenmarks als auch diejenige des Kleinhirns als Ausdruck einer „Entwicklungshemmung" gedeutet (Bing); vermutlich handelt es sich dabei aber lediglich um eine genetisch bedingte, minderwertige Organanlage, die nur einen günstigen Boden für die Krankheitsentwicklung darstellt (vgl. Hallervorden).

Ätiologie und Erbgang. Die ausgesprochene Erblichkeit der spino-cerebellaren Ataxie steht fest. Seltener erkrankt ein einzelnes Familienmitglied. Bei der Friedreichschen *spinalen* Form ist der Erbgang meist *rezessiv,* bei der *cerebellaren* dagegen in der Regel *dominant.* Die letztere Tatsache scheint für eine genotypische Selbständigkeit der Marieschen Form zu sprechen; aber man hat auch ein gegensätzliches Verhalten beobachtet, d. h. eine dominante Übertragung bei vorwiegend spinaler Ataxie, oder man hat bei ausgesprochen cerebellaren Formen die Dominanz vermißt. Auch die Erblichkeitsverhältnisse sprechen also dafür, daß es Übergänge zwischen beiden gibt, die uns berechtigen, sie als Krankheitseinheit aufzufassen (Curtius). In der *Aszendenz* sind Verwandtschaftsehen sehr häufig, und beide Geschlechter sind gleichmäßig stark befallen. Bei beiden Unterformen lassen sich übrigens in der Verwandtschaft in weit größerem Ausmaß als in der Durchschnittsbevölkerung andere Nerven- und Geisteskrankheiten wie multiple Sklerose, Syringomyelie, Debilität, Epilepsie, Psychosen usw. und vor allem körperliche Mißbildungen und Degenerationszeichen, insbesondere der Status dysraphicus nachweisen (vgl. Curtius), was die spino-ccrebellare Ataxie mit anderen Heredodegenerationen gemein hat.

Von besonderem Interesse ist, daß in Familien mit Friedreichscher Ataxie gleichzeitig myatrophische Prozesse, nämlich die *neurale Muskelatrophie* (Charcot-Marie, Tooth-Hoffmann) und die zu ihr in naher Beziehung stehende sog. *hypertrophische* Neuritis (Déjérine-Sottas) vorkommen. Dies spricht u. a. für die enge Verwandtschaft dieser Prozesse (Biemond).

In ätiologischer Hinsicht mag ein Hinweis auf die Beziehungen zur *Lues* interessieren. In den meisten Fällen wird es sich bei Kranken mit spino-cerebellarem ataktischem Syndrom, die gleichzeitig eine positive Wa.R. aufweisen, um ein mehr zufälliges Zusammentreffen von hereditärer Ataxie und Lues handeln. Aber es muß andererseits berücksichtigt werden, daß die *Lues* ganz ähnliche Zustandsbilder wie die Friedreichsche Ataxie hervorruft, und zwar einesteils in Form einer luetischen Myelitis, andernteils über den Weg eines degenerativen Parenchymprozesses am Kleinhirn, der spezifischen Gefäßprozessen seine Entstehung verdankt. Insbesondere ist bei der *kongenitalen Lues* das Kleinhirn häufig schwer verändert. Es muß aber hervorgehoben werden, daß die Lues mit der echten spino-cerebellaren hereditären Ataxie nichts zu tun hat, sondern nur gelegentlich ähnliche Symptomenbilder bewirkt, die sich aber bei anatomischer Untersuchung ohne weiteres von der genuinen hereditären Ataxie unterscheiden lassen (Bielschowsky).

Symptomatologie. Die *spinale* Form der hereditären Ataxie *beginnt* gewöhnlich vor der Pubertät, doch wurden auch Fälle gesehen, bei welchen die Erscheinungen schon im 1. und 2. Lebensjahre auftraten. Die *cerebellare,* Mariesche *Form* dagegen setzt meist im späteren Alter, d. h. im 40.—50. Lebensjahr oder noch später ein.

Das klinische Bild wird entsprechend der Anatomie des Prozesses von 3 Symptomgruppen beherrscht: 1. von Erscheinungen von seiten der spino-cerebellaren Bahnen bzw. des *Cerebellums,* in Form von *Ataxie, Nystagmus* und *cerebellarer Sprachstörung,* 2. von Symptomen von seiten der *Hinterstränge* und der *hinteren*

Wurzeln, nämlich *Ataxie, Fehlen der Sehnenreflexe* und *Sensibilitätsstörungen* und schließlich 3. von *Pyramidenbahnsymptomen: Reflexsteigerung, Spasmen* und *Pyramidenbahnzeichen* wie positiver Babinski (MOLLARET). Die *Ataxie* äußert sich in einer schweren Gangstörung, die derjenigen der Tabes sehr ähnelt. Doch werden die Beine meist noch stärker vorgeschleudert, auch schwankt der Rumpf stärker hin und her, so daß der Kranke den Eindruck eines Betrunkenen macht. Bei Fuß-Augenschluß nimmt die Unsicherheit im Gegensatz zur Tabes nicht zu. Im Stehen und Sitzen vermag der Kranke zwar das Gleichgewicht zu halten, aber sein Oberkörper pendelt unruhig hin und her, auch befinden sich die *Muskeln* in einer dauernden *Unruhe*, die sich zu einer förmlichen Chorea steigern kann. So können die vorgestreckten Hände und Arme kaum ruhig gehalten werden, beim Sprechen grimassiert dauernd das Gesicht. Die Ataxie der *oberen Extremitäten* macht sich beim Schreiben, Handarbeiten usw. bemerkbar. Der *Nasenzeigefingerversuch* läßt uns die ataktische Störung schon im Frühstadium erkennen. Noch andere cerebellare Symptome wie *Adiadochokinese, Hypotonie* und *Intentionstremor*, insbesondere aber *starker Nystagmus*, der meist grobschlägiger ist als bei der multiplen Sklerose, treffen wir vor allem bei der MARIEschen Form, doch werden sie auch bei der FRIEDREICHschen Variante beobachtet.

Bemerkenswert ist weiterhin die *Sprachstörung*. Der Sprechen klingt zum Teil abgehackt, hastig, zum Teil verwaschen, klossig und erinnert an die bulbäre Dysarthrie; hierbei „schießen die Innervationsimpulse — wie bei der Ataxie der Extremitäten — über das Ziel hinaus", wie NONNE sich ausdrückte. Die *Sehnenreflexe* an den unteren Extremitäten sind meist abgeschwächt oder fehlen, doch können sie beim Auftreten einer Pyramidendegeneration wiederkehren. An *Sensibilitätsstörungen* ist neben *Parästhesien* eine *Herabsetzung* gegenüber den einzelnen *Empfindungsqualitäten*, insbesondere für *Berührung* und *Schmerzempfindung* nachzuweisen. Auch die *Vibrationsempfindung* kann häufig gestört sein, desgleichen die *Lageempfindung* vor allem an den distalen Gelenken. Die *objektiven Sensibilitätsstörungen* sind nie so massiv wie bei der Tabes, man muß nach ihnen suchen. Störungen der räumlichen Oberflächenempfindung, die mittels des Tastzirkels gefunden werden, sind relativ häufig, auch fällt es dem Kranken schwer, die zeitlichen Abstände bei nacheinander applizierten Reizen richtig zu schätzen. (STEIN). Bei Mitbeteiligung der Pyramidenbahn bekommt der ataktische Gang eine *spastische Komponente*. Die *Reflexe* kehren wieder und können bis zum *Klonus* gesteigert sein; auch können sich *Kontrakturen* entwickeln. Eine solche Dauerkontraktur der großen Zehe stellt der sog. FRIEDREICH-Fuß dar. Die *Bauchdeckenreflexe* bleiben meist erhalten. An *psychischen* Abwegigkeiten sind *Schwachsinn* und *Psychopathien* hervorzuheben, doch wechselt ihr Vorkommen in den einzelnen Familien erheblich.

Folgende *Augensymptome* treten besonders häufig bei der cerebellaren Form, seltener bei der FRIEDREICHschen Abart auf: *Strabismus convergens, Abducens-* und *Oculomotoriusparesen, Blicklähmungen, Opticusatrophie, Retinitis pigmentosa* und *Kataraktbildung. Vestibularis-* und *Cochlearisstörungen* (Taubheit) sind selten. Übrigens ist der *Nystagmus* lediglich als Kleinhirnsymptom aufzufassen. Eigenartigerweise sind *Schwindelerscheinungen* äußerst *selten*.

Sehr bemerkenswert, und für die Diagnose besonders fördernd sind *Skeletanomalien*, nämlich der sog. FRIEDREICH-*Fuß*, der charakterisiert ist durch eine Streckung des Grundgelenkes und Beugung des Endgliedes der Großzehe bei Hohlfußkonfiguration. Weiterhin sieht man sehr häufig *Skoliosen* und *Kyphoskoliosen*, die sich bei schon bestehender Ataxie erst im Laufe der Zeit allmählich entwickeln, gelegentlich aber vor dieser auftreten. Auch an den *Händen* gibt es *Deformierungen*, nämlich eine Art *Hohlhand* mit dorsaler Überstreckung des Handgelenkes und Extension der Fingergrundglieder bei Beugung der übrigen Fingergelenke. Weniger wichtig und seltener sind *Entwicklungsstörungen* der Wirbelsäule wie Spina bifida usw. Bei der Marieschen Form werden diese Skeletveränderungen ebenfalls gesehen; sie sind nach Curtius zum Formenkreis des sog. *Status dysraphicus* zu rechnen und finden sich auch bei Familienmitgliedern, die keine sonstigen spinalen oder cerebellaren Symptome aufweisen.

Die Ansicht, daß die hereditäre Ataxie mit der neurotischen Muskelatrophie nahe verwandt ist, basiert auf dem Vorkommen von *Muskelatrophien*. Diese befallen, wie beim Typ Duchenne-Aran, die kleinen Handmuskeln und den Schultergürtel oder sie sind, wie bei der neuralen Muskelatrophie im Peronaeusgebiet entwickelt. Dabei zeigen sich fibrilläre Zuckungen und Entartungsreaktionen. Die peripheren Nerven können verdickt und druckempfindlich sein, also sich ebenso wie bei der Déjérine - Sottasschen Form der Muskelatrophie verhalten. Seltener sind Muskelveränderungen im Sinne der *progressiven Dystrophie*. An eine solche Beteiligung der peripheren Nerven und der Muskulatur wird man aber bei der Sektion bzw. bei der histologischen Analyse eines Falles von spinocerebellarer Ataxie denken müssen.

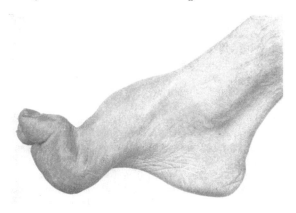

Abb. 83. Fußdeformität bei Friedreichscher Ataxie, sog. Friedreich-Fuß. (Aus der Sammlung der Nervenklinik Hamburg, Prof. Pette.)

Von seiten der *inneren Organe* überraschen gelegentlich *Herzerscheinungen*, wie *Klappenvitien* oder *Reizleitungsstörungen* oder *paroxysmale Tachykardien*; die letzteren hat man auf ein Übergreifen des Prozesses auf den dorsalen Vaguskern bezogen. *Bulbären* Ursprungs sind *dyspnoische Anfälle* und Cheyne-Stokessches Atmen. Als weiterer Ausdruck *zentral-vegetativer Regulationsstörungen* sind *Magen- und Darmerscheinungen, Blasen-* und *Mastdarmstörungen* anzusehen. Komplikationen von seiten der *inneren Drüsen*, insbesondere des Pankreas und der Thyreoidea treten in Form eines *Diabetes* oder eines *Basedow* oder eines *Myxödems* auf; diese sind nicht nur als rein zufällige Komplikationen aufzufassen, denn sie werden relativ häufig beobachtet. Der *Liquor* verhält sich bei der spino-cerebellaren Ataxie im allgemeinen völlig normal.

In jüngster Zeit hat man auf das Vorkommen sog. Formes frustes der Friedreich-Ataxie aufmerksam gemacht, bei welchen neben Klumphänden und -füßen, Skoliosen, Fehlen der Sehnenreflexe, leichte spastische Zeichen usw. vorherrschen. Nach den Autoren, die diese Kombination zuerst gewürdigt haben, spricht man diese Formes frustes als Roussy-Lévysche Erkrankung an (Lagergreen, Cernaček, Darré, Mollaret und Landowski).

Der *Verlauf* ist chronisch progredient; ohne Remission schreitet das Krankheitsbild weiter. Die mittlere Krankheitsdauer beträgt 30—40 Jahre. Schwangerschaften und schwere Allgemeinerkrankungen können ein erhebliches Fortschreiten veranlassen. Meist setzt ein interkurrentes Leiden oder ein Suicid dem Leben ein Ende. Die *Prognose* ist absolut ungünstig, denn Heilungen hat man bisher noch nicht beobachtet.

In *differentialdiagnostischer* Hinsicht fällt bei sporadischen Fällen vor allem die Abgrenzung gegenüber der *multiplen Sklerose* schwer. Zwar ist der schubweise Verlauf mit den häufigen Remissionen für die multiple Sklerose so charakte-

ristisch, daß allein schon die Anamnese in den meisten Fällen auf die rechte
Spur hilft; aber wie wir hörten, zeigt die spino-cerebellare Ataxie viele Symptome, die wir auch bei der multiplen Sklerose beobachten. Im allgemeinen
gilt, daß die Pyramidenbahnzeichen, insonderheit die Spastizität bei der letzteren, meist stärker ausgeprägt sind. Die Opticusatrophie ist bei der MARIE-
schen Form meist eine totale; wir sehen selten eine temporale Abblassung.
Auch die Bauchhautreflexe können bei der hereditären Ataxie fehlen. Besonders
wertvoll ist die Liquordiagnostik, die uns bei der multiplen Sklerose häufig ein
charakteristisches Resultat — Zell- und Eiweißvermehrung und eine der
Paralyse ähnliche Mastixkurve — liefert. Ähnliches gilt gegenüber der *Lues
cerebrospinalis*, bei welcher, wie wir oben ausgeführt haben, nicht nur spinal
bedingte Ataxien, sondern auch cerebellar ataktische Phänomene besonders
häufig bei der *kongenitalen Lues* die Symptomatologie beherrschen. Das Beachten anderer Stigmata, die serologischen Befunde, die Anamnese, der Verlauf, insbesondere die günstige Beeinflussung durch eine spezifische Behandlung
leiten uns meistens auf den richtigen Weg.

Der *Tabes* gegenüber ist zunächst der Beginn der spino-cerebellaren Ataxie
im Jünglings- und Kindesalter zu verwerten. In Fällen von *kongenitaler Tabes*
kann das Verhalten der Pupillen, die reflektorische Pupillenstarre, die bei der
hereditären Ataxie so gut wie nie beobachtet wird, entscheiden, abgesehen von
der serologischen Untersuchung, die man bei negativem Ausfall beim Kranken
auch bei dessen Eltern und Geschwistern durchführen lassen soll.

Von den *Tumoren* des *Kleinhirns* bzw. der *hinteren Schädelgrube* ist die hereditäre Ataxie relativ leicht abzugrenzen. Die Trias des Tumors: Kopfschmerzen,
Erbrechen, Stauungspapille ist hier entscheidend. Ist die Ataxie bei einem Tumor
schon so erheblich, daß sie an eine spino-cerebellare Ataxie denken läßt, dann
vermißt man diese Tumortrias so gut wie nie.

Sehr schwierig, ja unmöglich kann sich die Abgrenzung gegenüber *anderen
degenerativen Kleinhirnprozessen* gestalten. Ich denke hier z. B. an die exogenen,
toxischen cerebellaren *Rindenatrophien*, die mit funikulärer Spinalerkrankung
kombiniert sind (vgl. S. 937). Die sog. *olivo-ponto-cerebellare* Atrophie, bei
welcher neben dem Kleinhirn die Olive und bestimmte Brückenkerne und
-fasermassen degenerieren, kann mit der spino-cerebellaren Ataxie kombiniert
sein. Die *familiäre amaurotische Idiotie*, bei welcher sich schwere Zellveränderungen (stärkste Lipoidspeicherungen) häufig im Cerebellum lokalisieren und
die ebenso wie die hereditäre Ataxie mit Opticusatrophie und Retinitis pigmentosa einhergeht, wird nur schwer von den infantilen Fällen der Ataxie zu unterscheiden sein. Von den eigentlichen sog. *angeborenen Kleinhirnatrophien*, die gelegentlich geburtstraumatisch bedingt sein können und deren Symptomenbild
besonders der MARIEschen Variante ähnelt, ist die hereditäre Aatxie nur unter
Berücksichtigung ihres zeitlichen Auftretens zu differenzieren.

Die *Therapie* besteht in sorgfältiger Pflege und hat nach denselben Gesichtspunkten wie bei der Tabes zu erfolgen, also mittels Bewegungsübungen (FREN-
KEL, GOLDSCHEIDER, O. FOERSTER); auch *Stützapparate* können den Gang verbessern helfen (vgl. S. 918). In eugenischer Hinsicht sollen Kranke mit spino-
cerebellarer Ataxie und auch Angehörige einer Ataxie-Sippe mit rudimentären
Formen sterilisiert werden.

F. Die neurale, neurotische Muskelatrophie

(Typ *Charcot-Marie, Tooth, Hoffmann* und Typ *Déjérine-Sottas*).

Bei dieser gleichfalls *heredodegenerativen* Erkrankung sind nicht nur das Rückenmark, sondern auch die peripheren Nerven affiziert. In klinischer Hinsicht weist sie große Ähnlichkeit mit der spinalen Muskelatrophie auf, doch setzt sie früher ein und tritt außerdem familiär-hereditär auf. Der spinalen Muskelatrophie gegenüber ist sie vor allem durch Schmerzen und Sensibilitätsstörungen charakterisiert. Man unterscheidet 2 Grundformen, nämlich den Typ *Charcot-Marie-Tooth-Hoffmann* und den Typ *Déjérine-Sottas*. Die Geschichte der neuralen oder neurotischen Muskelatrophie, wie sie auch genannt wird, ist verwickelt, weil die zuerst mitgeteilten Fälle in der spinalen Muskelatrophie aufgingen. Zum selbständigen Krankheitsbild wurde sie relativ spät von den erst genannten Autoren proklamiert. Die heute noch gebräuchliche Bezeichnung stammt von J. Hoffmann, dem wir auch die erste, größere zusammenhängende Darstellung verdanken. Um der Geschichte gerecht zu werden, sei darauf hingewiesen, daß Friedrich Schultze vor Charcot, Marie, Tooth und Hoffmann das Krankheitsbild zunächst als besondere Form der Muskelatrophie erkannt und beschrieben hatte (vgl. H. Curschmann). Es ist noch eine Streitfrage, inwieweit, wofür Slauk eintrat, die 2. Unterform der neuralen Muskelatrophie, der Typ *Déjérine-Sottas* als selbständiger Prozeß aufzufassen ist. Erbbiologische Momente sprechen jedenfalls gegen eine solche scharfe Grenze (Davidenkow, Marinesco).

Pathologisch-anatomisch findet sich am Rückenmark eine *Degeneration der Hinterstränge*, die im Vergleich zur Tabes und Friedreichschen Ataxie nur relativ geringfügig und nie so hochgradig wie bei diesen ausgeprägt ist. Sie beschränkt sich im Halsmark vorwiegend auf die paraseptalen Abschnitte der Gollschen Stränge, während sie im Lendenmark mehr diffus erscheint. Die übrigen langen Bahnen, wie die Pyramiden- und Kleinhirnseitenstränge, sind nur ausnahmsweise beteiligt. Innerhalb der *grauen Substanz* findet man im *Vorderhornbereich* geringe Ganglienzellausfälle und Zellveränderungen. Gelegentlich sind die *Hinterhörner* und die Clarkeschen Säulen etwas gelichtet. Mindestens ebenso schwer ist der Degenerationsprozeß an den *peripheren Nerven*, wobei eigentümlicherweise die vorderen und hinteren Wurzeln relativ geringfügig alteriert sind. Man findet an den Nerven einen erheblichen Untergang der Markscheiden und Achsenzylinder, der aber nicht so stark entwickelt ist wie bei den degenerativen Polyneuritiden z. B. bei der Arsen-, Blei- und Thalliumvergiftung und bei der Diphtherie. Auch die Spinalganglienzellen sind teilweise verändert. Die gleichen Läsionen zeigt die 2. Variante (Déjérine-Sottas), nur beobachtet man dabei noch eine Wucherung gewisser Nervenscheidenelemente, nämlich der Schwannschen Zellen. Es kommt zu einer Verdickung der Nervenscheiden, weshalb man von der *hypertrophischen Neuritis* spricht. Diese kann so hochgradig sein, daß die Nerven als förmliche unregelmäßig verdickte, schmerzhafte Stränge zu fühlen sind. Auf Grund der feineren histologischen Veränderungen neigt man zu der Ansicht, daß zwischen der hypertrophischen Neuritis und der *Neurinofibromatose*, also der Recklinghausenschen *Krankheit*, enge Beziehungen bestehen (Bielschowsky), eine Anschauung, die interessante Perspektiven auf das Problem Geschwulstentstehung und Vererbung eröffnet. Auch beim Typ *Charcot-Marie-Tooth-Hoffmann* findet man gewisse, wenn auch nicht sehr hochgradige hyperplastische Reaktionen an den Nervenscheiden, so daß in anatomischer Hinsicht eine scharfe Trennung zwischen beiden Varianten nicht berechtigt erscheint. Von dem hypertrophischen Prozeß können alle Nerven, auch die Hirnnerven, betroffen werden.

Die *Pathogenese* der einzelnen Prozeßkomponenten ist relativ schwer zu beurteilen. Es läßt sich nur so viel sagen, daß sich die früher von J. Hoffmann vertretene Meinung, der an den peripheren Nerven spielende Prozeß sei das Primäre, nicht in Einklang bringen läßt mit der Hinterstrangdegeneration, die entschieden stärker ist als die Veränderungen an den hinteren Wurzeln, so daß eine einfache aufsteigende, sekundäre Degeneration des Hinterstrangskomplexes auszuschließen ist. Ähnlich wie bei der amyotrophischen Lateralsklerose wird bei der neuralen Muskelatrophie der degenerative Prozeß nicht nur an einer, sondern an mehreren Stellen, d. h. innerhalb der Hinterstränge und der grauen Substanz und der peripheren Nerven zugleich einsetzen.

Die *Ätiologie* der neuralen Muskelatrophie ist noch ins Dunkel gehüllt besonders bezüglich der Frage, welche Faktoren diese konstitutionell verankerte Degeneration zur Auslösung bringen.

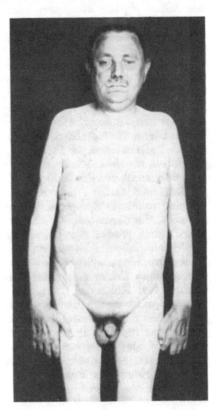

Ihre Heredität ist durch zahlreiche Einzelbeobachtungen sichergestellt. Infektionskrankheiten scheinen die Rolle eines auslösenden Faktors spielen zu können (CURTIUS). Die Lues oder die Tuberkulose aber, die man früher als Ursache der hypertrophischen Neuritis anschuldigte, sind wohl mehr als zufällige Komplikationen zu deuten. Auch andere chronische Intoxikationen, wie der Alkohol, das Blei und das Nicotin usw. können für ihre Entstehung nicht verantwortlich gemacht werden.

Erblichkeit. Schon den älteren Autoren ist das familiäre Vorkommen der neuralen Muskelatrophie gerade der spinalen Muskelatrophie gegenüber aufgefallen. Sie haben diese Eigenschaft als führendes Symptom für die Diagnose angesprochen. Heute liegen im Schrifttum eine Reihe zusammenhängender Darstellungen vor, dank welcher wir trotz der relativen Seltenheit des Prozesses die erbbiologischen Verhältnisse gut überblicken können. Es gibt sowohl einen *einfachen dominanten* als auch einen *einfachen rezessiven Erbmodus*, doch ist der erstere häufiger. Auffallend bevorzugt ist das männliche Geschlecht. „Das weibliche Geschlecht scheint auf die Manifestierung der Anlage einen hemmenden Einfluß auszuüben" (CURTIUS). Auch das häufige

Abb. 84. Neurale Muskelatrophie mit ausgesprochenen Atrophien der kleinen Handmuskeln. (Aus der Sammlung der Neurologischen Univ.-Klinik. Leiter: Prof. PETTE.)

Vorkommen von Formes frustes, auf welches SLAUK aufmerksam machte, erklärt sich durch solche hemmenden Faktoren. Im allgemeinen zeigen Geschwister in Familien mit neuraler Muskelatrophie große phänotypische Ähnlichkeiten, aber man hat auch das gegenteilige Verhalten, nämlich ausgesprochene phänotypische Variationen, beobachtet. Die klinischen Erscheinungsformen innerhalb einer Sippe können sehr wechseln. Auch in Familien mit dominantem Erbgang kann man das Überspringen einer Generation beobachten und die Erbkrankheit erst in der nächsten auftreten sehen, so daß eine Übertragung durch phänotypisch gesunde Individuen erfolgt sein muß. Eine strenge Trennung zwischen beiden Unterformen, d. h. der CHARCOT-MARIE-TOOTH-HOFFMANNschen Variante und der DÉJÉRINE-SOTTASchen Form, ist nicht möglich, denn sie kommen alternierend innerhalb einer Familie vor. Beide Formen treten übrigens gelegentlich *sporadisch* auf.

Symptomatologie. Das Krankheitsbild beginnt meistens zwischen dem 6. und 15. Lebensjahr, doch kann es auch erst zwischen dem 30. und 40. auftreten.

Bei der ersten Gruppe zeigen sich zunächst *Muskelatrophien* und zwar in der Mehrzahl *symmetrisch* an den Mm. peronaei (Steppergang), an den Extensoren der Zehen und den kleinen Fußmuskeln. Der Tibialis anticus kann dabei völlig verschont bleiben. Infolge des Muskelschwundes resultieren *Verunstaltnugen des Fußes* im Sinne eines Klumpfußes (Pes varus, Pes equinovarus) mit Krallenstellung der Zehen. Später atrophiert auch die Wadenmuskulatur. Wegen des bevorzugten Befallenseins der Peronaei spricht man auch vom „*Peronaealtyp*" der Muskelatrophie. Aber auch die Muskeln des Oberschenkels werden mitgegriffen, ohne daß sich dabei wesentliche Funktionsstörungen einstellen. Man kennzeichnet diesen allgemeinen Muskelschwund an den unteren Extremitäten als „*Vogel- oder Storchenbeine*". Die Reflexe sind in der Regel aufgehoben. Man beobachtet *fibrilläre Zuckungen* und *Änderungen der elektrischen Erregbarkeit*, meist im Sinne einer unvollständigen Entartungsreaktion, nicht nur an den atrophischen Muskeln, sondern auch an anscheinend gesunden Muskelpartien. Bei weiterem Fortschreiten des Prozesses werden nach einigen Jahren auch die oberen Extremitäten, ähnlich wie beim Typ *Duchenne-Aran* befallen, also zuerst die *kleinen Handmuskeln* befallen. Dabei bildet sich eine *Krallenhand* aus. Oft ist man überrascht von der leidlichen Kraftleistung, die von den erkrankten Muskelpartien trotz starker Atrophie noch ausgeübt werden kann. Davidenkow hat auf ein besonderes Symptom die sog. *Kältelähmung* („*Kaltparese*") aufmerksam gemacht, die darin besteht, daß die Kranken bei Kälteeinwirkungen (Winterkälte, kaltes Wasser usw.) eine zunehmende Schwäche an Händen und Füßen empfinden. Diese „Kaltparesen" sollen nur eine bestimmte Gruppe der neuralen Muskelatrophie auszeichnen, sie werden also nicht immer beobachtet. Im übrigen kommt diese Erscheinung aber auch bei anderen Amyotrophien vor. Mit der Cyanose und Kühle der Haut, d. h. mit sichtbaren vasomotorischen Störungen steht sie nicht in unmittelbarem Zusammenhang.

Die dem Rumpf benachbarten Muskelgruppen bleiben ebenso wie die Stammmuskulatur von dem Prozeß meist verschont. *Unwillkürliche Zuckungen, Intentionstremor* oder *crampusartige, schmerzhafte Sensationen* in den Muskeln können den Kranken sehr quälen. An den Händen tritt gelegentlich besonders nach Kälteeinwirkung ein unwillkürlicher Faustschluß auf.

Die *sensiblen Störungen* in Form heftiger *Spontanschmerzen* und *Parästhesien* kennzeichnet besonders das Anfangsstadium; sie bilden neben objektiven Sensibilitätsstörungen ein bemerkenswertes Charakteristikum gegenüber der Erbschen Muskeldystrophie und der spinalen Muskelatrophie. Man findet fast regelmäßig eine *Hypästhesie* an den *distalen Abschnitten* der Extremitäten, d. h. dort, wo die Muskeln zuerst erkrankt sind. Sie hört *ohne scharfe Grenze* nach proximal auf und betrifft nicht nur die Oberflächensensibilität, sondern auch die Schmerzempfindung, während die Tiefensensibilität weniger leidet. Völlige Anästhesie ist äußerst selten. Auffallend dagegen ist eine *Überempfindlichkeit elektrischen Strömen gegenüber*, was die elektrische Untersuchung nicht unerheblich erschweren kann.

Die distalen Abschnitte der Extremitäten fühlen sich fast stets *kalt* an und sehen *cyanotisch* aus, was auf eine Beteiligung der vegetativen Zentren schließen läßt. Typische Hautatrophien im Sinne der *Sklerodermie* sind selten, doch findet sich eigenartigerweise öfters gleichzeitig eine *Polycythämie*. Über die Pathogenese derartiger Kombinationen können wir uns aber bis dato keine rechte Vorstellung machen.

Selten findet man gleichzeitig *Augenmuskellähmungen, Exophthalmus, Pupillenanomalien* und *Opticusatrophie.* Auch *Wirbelsäulenveränderungen,* wie

Skoliosen oder *Kyphoskoliosen* sind nicht häufig. Psychische Störungen gehören nicht zum Bild der neuralen Muskelatrophie. Der Liquor und das Blutbild zeigen normale Verhältnisse.

Die andere Variante (DÉJÉRINE-SOTTAS), die sog. *progressive hypertrophische Neuritis*, ist gleichfalls ausgezeichnet durch *symmetrische Muskelatrophien*, die meist an den Füßen und Unterschenkeln zuerst auftreten und ebenfalls zu *Fußdeformitäten* führen. Ihr hervorstehendstes Kennzeichen sind die als verhärtete und verdickte druckempfindliche Stränge fühlbaren peripheren Nerven. Später werden die oberen Extremitäten, und zwar zuerst die *kleinen Handmuskeln* ergriffen. Bezüglich der Reflexe und der elektrischen Erregbarkeit finden sich dieselben Verhältnisse wie bei der ersten Gruppe. Außerdem beobachtet man *ataktische Störungen* (positives ROMBERGsches Phänomen), *Nystagmus, Augenmuskelstörungen* und *Pupillenphänomene* (Anisokorie und Anomalien der Lichtreaktion), gelegentlich *Opticusatrophie*, also ähnliche Symptome wie bei der FRIEDREICHschen Ataxie, zu welcher erbbiologische Beziehungen bestehen (vgl. S. 998). Wie oben schon betont, gibt es zwischen den beiden Formen der neuralen Muskelatrophie fließende Übergänge, die ihre Zusammengehörigkeit beweisen. Man beobachtet deshalb entsprechende klinische Mischbilder, vor allem viele Formes frustes, deren Erkennen oft nur auf Grund von Familienforschung möglich ist. Man achte auf *Naevi* und subcutane Tumoren, denn auch mit der RECKLINGHAUSENschen Neurofibromatose bestehen Zusammenhänge.

Von DAVIDENKOW wurden neben den üblichen 2 Varianten im ganzen 12 Gruppen der neuralen Muskelatrophie aufgestellt, deren Berechtigung von vielen Autoren angezweifelt wird; gerade erbbiologische Ergebnisse sprechen gegen eine derartig weitgehende phänomenologische Typisierung, die in Wirklichkeit nur auf phänotypischen Variationen beruht.

Die beiden Formen der neuralen Muskelatrophie *verlaufen* eminent *chronisch*. Die Kranken sind häufig noch lange Zeit nach dem Manifestwerden der ersten Symptome voll erwerbsfähig. Im Gegensatz zu anderen heredodegenerativen Rückenmarkskrankheiten ist die Lebensdauer durch die Affektion des Nervensystems nicht wesentlich beeinträchtigt. Lang andauernde Remissionen können Heilungen vortäuschen, die vom anatomischen Standpunkt aus gesehen eigentlich nicht gut vorstellbar sind.

In *therapeutischer* Beziehung gelten dieselben Grundsätze wie wir sie bei den übrigen degenerativen Erkrankungen besprochen haben. Die Adrenalinbehandlung, wie sie bei den Myopathien durchgeführt wird, soll angeblich Besserungen gezeitigt haben. Auch die Röntgenbestrahlung wird gerade für die hypertrophische Neuritis empfohlen, doch fehlen hierüber noch Erfahrungen an einem größeren Material (KASPER). Bei entsprechend gelagerten Fällen können durch orthopädische Maßnahmen (Sehnenplastik bzw. Tenotomien) Besserungen erreicht werden.

Differentialdiagnose. Ist das Krankheitsbild der neuralen Muskelatrophie voll ausgeprägt, so ist die Diagnose auch dann nicht schwer, wenn es sich um einen sporadischen Fall handelt. Große Schwierigkeiten aber bereitet das Erkennen des Frühstadiums. Hier hilft oft nur eine genaue Durchforschung der Familie weiter. Dasselbe gilt für die Formes frustes, bei welchen die verschiedensten Variationen berücksichtigt werden müssen (SLAUK). Von der *spinalen Muskelatrophie*, die, wenn auch selten, im Peronaealgebiet zuerst beginnen kann, ist die *neurale* durch das Vorhandensein von Schmerzen und Sensibilitätsstörungen ohne weiteres zu unterscheiden, ebenso von der chronischen *Polyneuritis*. Die *Muskeldystrophie*, insbesondere deren juvenile Form, setzt meist an den mehr proximalen, rumpfnahen Muskelgruppen ein, zeigt häufig Pseudohypertrophien, außerdem sind ihr Schmerzen und Sensibilitätsstörungen fremd;

ihre Abgrenzung gegen die neurale wird also nur selten Schwierigkeiten bereiten. Man macht allerdings immer wieder auf die engen Beziehungen der beiden Prozesse aufmerksam und hat Fälle beschrieben, die Übergänge dieser beiden Krankheitsbilder darstellten. Eine Verwechslung mit der *myotonischen Dystrophie* läßt sich vermeiden, wenn man die oben (S. 981) aufgezählten Eigentümlichkeiten derselben entsprechend berücksichtigt. Übrigens wurde das gleichzeitige Vorkommen von neuraler Muskelatrophie und myotonischer Dystrophie beschrieben (Krause und Schmidt).

IV. Die praktisch wichtigen Entwicklungsstörungen des Rückenmarks und der Wirbelsäule.

Nur wenige Entwicklungsstörungen des Rückenmarks haben als Mißbildungen praktisches Interesse. Meist sind derartig verunstaltete Früchte nur kurze Zeit lebensfähig oder werden totgeboren. Ihre Bedeutung für die Pathologie und Physiologie des Zentralnervensystems aber ist um so größer, denn sie vermitteln uns wichtige Kenntnisse über alle möglichen zentralen Mechanismen, insbesondere über die physiologische Dignität dieser oder jener Abschnitte und über ihre Beziehungen untereinander.

Zunächst ist die *Amyelie* = das Fehlen des Rückenmarks zu nennen. Dabei findet sich ein Erhaltenbleiben der Spinalganglien und der vorderen und hinteren Wurzeln, bzw. der peripheren Nerven. Das Gehirn ist oft gleichzeitig schwer verbildet. Vereinzelt beobachtete man eine Lebensdauer bis zu 8 Tagen. Die *Diplomyelie* = Verdoppelung des Rückenmarks und die *Diastomyelie* = Spaltung des Rückenmarks erstrecken sich meist nur auf kurze Abschnitte, selten auf die ganze Länge des Rückenmarks. Die Mißbildungen sind häufig mit einer Spina bifida verbunden. Meist sind die Kinder nicht lebensfähig und zeigen noch anderweitige Monstrositäten, die ein Weiterleben nicht gestatten. Gelegentlich beobachtet man aber auch Diplomyelien, die zu Lebzeiten klinisch nicht in Erscheinung getreten sind und nur einen Zufallsbefund bei der Sektion darstellen (Gagel, Kino u. a.). Andere Entwicklungsstörungen, wie *abnormer Verlauf* der Pyramidenbahnen, *Verlagerung* der Clarkeschen Säule, *Asymmetrien* und *Heterotopien* sind von keiner praktischen Bedeutung. Im übrigen ist zu berücksichtigen, daß Artefakte, die bei der Herausnahme des Rückenmarks zustande kommen, derartige Verbildungen insonderheit Heterotopien vortäuschen können (J. Riedel).

Eine eingehendere Besprechung verlangen die wichtigen Störungen des Rückenmarks und der Wirbelsäulenanlage, welche als *Rhachischisis* oder *Spina bifida* zusammengefaßt werden, doch ist hier die Nomenklatur noch nicht einheitlich. Ein Teil der Autoren versteht unter Rhachischisis alle Wirbelspalten, während ein anderer Teil nur totale Spaltbildungen so bezeichnet haben will. Andererseits faßt man unter dem Begriff Spina bifida alle Spaltbildungen der Wirbelsäule mit oder ohne tumorartige Vorwölbungen im Sinne der Myelo- oder Meningocele zusammen. In der Tat ist allen diesen Entwicklungsstörungen gemeinsam, daß der Schluß der Wirbelbögen ausbleibt, so daß eine typische Spaltbildung resultiert. Dabei kann das Rückenmark — wenigstens makroskopisch — völlig normal erscheinen. Den ersten Grad einer derartigen Entwicklungsstörung stellt die Spina bifida occulta, welche sich nur auf die Wirbelbögen erstreckt, dar. Von ihr führen alle möglichen Kombinationen von cystischer Flüssigkeitsansammlung innerhalb der harten und der weichen Hirnhäute (sog. *Meningocele*) mit oder ohne Flüssigkeitsansammlung innerhalb des Rückenmarks (sog. *Myelocele*) zur eigentlichen totalen Spaltbildung = *Rhachischisis posterior*, die gewissermaßen eine Hemmungsmißbildung auf der untersten Stufe der Medullarohrentwicklung darstellt. Derartige Kinder zeigen eine mehr oder minder tiefe mediane Rückenrinne, in deren Grund das neurale Bildungsmaterial als Medullarplatte offen daliegt. Weder die Wirbelbögen noch die Rückenmarkshäute sind darüber geschlossen; die Medullarplatte selbst stellt sich als eine gefäßreiche schwammige Substanz dar, die man als *Area medullovasculosa* bezeichnet hat. Je nach der Ausdehnung der Hemmung spricht man von totaler oder partieller (cervicaler, dorsaler, lumbaler oder sacraler) Rhachischisis posterior. Bei dieser totalen Spaltung findet sich meist eine Acranie und Anencephalie und noch andere schwere Hemmungsmißbildungen. Bei offen zutage liegender Medullarplatte kann sich unter derselben eine cystische Flüssigkeitsansammlung in den Hirnhäuten entwickeln, so daß sich an der Stelle, wo die Wirbelbögen gespalten sind, ein nuß- bis kindskopfgroßer Tumor nach außen vorwölbt. Man spricht dann von der *Myelocele* (bzw. Meningomyelocele). Die aus der Medullarplatte herauskommenden Nerven durchlaufen diesen cystischen Hohlraum (GAGEL u. a.). Der Zentralkanal, der in der Area medullo-vasculosa aufgegangen ist, läßt sich am kranialen und caudalen Ende der Spaltung als Grübchen erkennen und setzt sich dann nach oben oder unten im nicht verbildeten Rückenmark fort. Wenn sich eine Flüssigkeitsansammlung innerhalb des Rückenmarks bzw. im Lumen des lokal erweiterten Zentralkanals bei geschlossenen Hirnhäuten und äußerer Haut entwickelt, nennt man diese *Myelocystocele*. Sie findet sich am häufigsten im Bereich der unteren Lendenwirbelsäule und des Kreuzbeins und stellt ungefähr die Hälfte aller Fälle von Spina bifida dar. Derartige Kinder können lebensfähig sein. Von der *Meningocele*, bei welcher ebenfalls die Haut und die Hirnhäute, meist auch die Dura über der Cyste intakt sind, kann man die Myelocystocele nur nach der Eröffnung der Sackwand unterscheiden, denn bei der letzteren ist die Cystenwand ausgekleidet von der Area medullo-vasculosa, während bei der Meningocele die Innenwand glatt ist. Übt man auf solche Cysten einen Druck aus, dann treten die Fontanellen hervor, ihre Punktion ergibt Liquor cerebrospinalis. Während man bei der eigentlichen Rhachischisis posterior und der Myelocystocele meist noch andere schwere Mißbildungen, wie Kiefer- und Gaumenspalten, Blasenspalten, Anal- oder Uretralarthresien und Verbildungen der Wirbelsäule beobachtet, sind diese bei der Meningocele relativ selten. Ebenso findet man bei dieser selten Lähmungen, die bei der Rhachischisis und der Myelocele fast immer in Form von schlaffen Paresen mit Reflexverlust besonders an den unteren Extremitäten nachweisbar sind. Am häufigsten sind diese Mißbildungen in der Lumbosacralgegend lokalisiert. Daneben treten Klumpfüße, Blasen- und Mastdarmstörungen, Decubitalgeschwüre und Sensibilitätsstörungen bis zu völliger Anästhesie auf. Sitzen die Cysten höher, dann resultieren Pyramidenbahnerscheinungen und nukleäre Atrophien in entsprechenden Segmenten. Das Fehlen der Wirbelbögen ist unschwer zu tasten. Die Mitbeteiligung des Gehirns äußert sich in einem starken Hydrocephalus bei entsprechenden Störungen der Hirnfunktion, verbunden mit Hirndrucksteigerung.

Die *Meningocele* verhält sich bezüglich der Prognose anders als die Rhachischisis, die Myelo- oder Myelocystocele. Ihre Träger können älter werden. Oft setzen Paresen, Blasen-Mastdarmstörungen erst relativ spät ein, und zwar entstehen sie infolge Zerrung oder Druckwirkung auf die Caudafasern. Auch hier drohen durch Urosepsis und Decubitus Gefahren, wenn nicht schon vorher durch Usur oder Platzen der Cyste unter aufsteigender Meningitis der Exitus erfolgt. Bei der Rhachischisis und Myelocystocele ist diese Komplikation von vornherein gegeben. Manchmal platzt der Cystensack schon intrauterin und die Kinder werden mit einer Liquorfistel geboren.

Die *Therapie* dieser *Mißbildungen* ist eine rein chirurgische Angelegenheit. Die Rhachischisis allerdings bietet keinerlei Aussichten; auch die chirurgische Behandlung der Myelocystocele ist undankbar, denn meist wird dadurch das Rückenmark noch mehr geschädigt. Die Operation einer Meningocele dagegen ist erfolgversprechend, denn die Cyste kann entfernt und der Defekt der Wirbelsäule osteoplastisch gedeckt werden. Die Differentialdiagnose der letzteren gegenüber der Myelocystocele ist nur während des Eingriffes zu stellen und differentialdiagnostische Irrtümer müssen bei der relativ guten Operationsprognose der Meningocele in Kauf genommen werden.

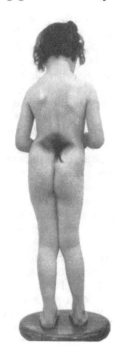

Abb. 85. Starke Hypertrichosis oberhalb einer Spina bifida occulta bei einem 5jährigen Kind. Es bestanden Durchblutungsstörungen am rechten Bein und eine Parese der Peronealgruppe, aber keine Blasen-Mastdarmstörungen. (Eigene Beobachtung an der Neurologischen Univ.-Klinik Hamburg-Eppendorf, Prof. Dr. Pette.)

Während die bisher beschriebenen Mißbildungen schon nach dem äußeren Aspekt als solche imponieren und die Verbildung der Wirbelsäule mittels des Tastbefundes festzustellen ist, wird man auf die folgenden, nämlich auf die *Hydromyelie* und die *Spina bifida occulta* nur dann aufmerksam, wenn sie klinisch Symptome von seiten des Rückenmarks hervorrufen oder einen entsprechenden Röntgenbefund bieten. Manchmal, d. h. gar nicht selten lösen sie überhaupt keine Rückenmarkserscheinungen aus und werden erst bei der Sektion oder bei einer Röntgenuntersuchung als Nebenbefund festgestellt. Unter der *Spina bifida occulta* verstehen wir eine lokale Spaltbildung der Wirbelbögen, die nicht äußerlich sichtbar ist. Dabei sind die Wirbelbögen nicht völlig geschlossen, die Processi spinosi klaffen. Häufig findet sich dabei eine umschriebene Hypertrichosis, ein Schopf längerer Haare von der Farbe des Haupthaares unmittelbar über der Wirbelspalte. Am häufigsten ist diese in der Lumbosacralgegend lokalisiert, seltener im Bereich der Brust- oder Halswirbelsäule; aber nicht jede lokale Hypertrichosis muß mit einer Spina bifida occulta einhergehen. Wir werden später bei der Syringomyelie bzw. beim sog. Status dysraphicus noch einmal auf die Spina bifida occulta zu sprechen kommen, möchten aber schon jetzt vorwegnehmen, daß sie relativ häufig vorkommt (nach Curtius und Lorenz bei 17% der Durchschnittsbevölkerung). An Stelle der Hypertrichosis finden sich gelegentlich narbenartig eingezogene Grübchen, Warzen, Lipome oder Dermoidcysten, die dann auf die Spina bifida occulta hinweisen; auch Cysten im Kreuzbein, meist in Höhe des 2. Sacralwirbels, die mit Dura ausgekleidet sind, Liquor enthalten und klinisch keine Erscheinungen auslösen, sind Begleitanomalien der Spina bifida occulta (G. Kleiner). Die Spalte ist nach dorsal von einer fibrösen elastischen Membran, der sog. Membrana reuniens, verschlossen, mit welcher das Rückenmark oder das Filum terminale verwachsen sein können, eine Tatsache, die für das späte Auftreten der klinischen Symptome insofern eine Erklärung abgibt, als durch das stärkere Wachstum der Wirbelsäule das hier fixierte Rückenmark bzw. dessen Wurzeln eine Zerrung erfahren, die sich in Lähmungen während des späteren Kindesalters bzw. der Pubertätsperiode äußert (Katzenstein). Das Rückenmark ist übrigens bei diesen Mißbildungen meist verlängert und reicht häufig über den 2. Lumbalwirbel nach abwärts. Die häufigsten klinischen Symptome der Spina bifida, welche sich bei bis dahin gesunden Kindern entwickeln, sind schlaffe Paresen an den unteren Extremitäten, Fußdeformitäten, vor allen Dingen Klumpfuß im Sinne des Pes equino-varus; außerdem findet sich oft eine Sphincterenschwäche, verbunden mit neuralgiformen Schmerzen in beiden Beiden. Meist stellt eine Enuresis nocturna das einzige Symptom dar. Bei Bettnässern hat man in 60% aller Fälle röntgenologisch eine Spina bifida occulta nachweisen können. Manchmal äußert sich diese nur als eine hartnäckige Ischias. Von vielen Seiten wird das operative Angehen dieser Verbildung empfohlen, und zwar die Durchführung einer Laminektomie, bei welcher durch Incision der derben bindegewebigen Deckenmembran das gezerrte Rückenmark entlastet werden soll.

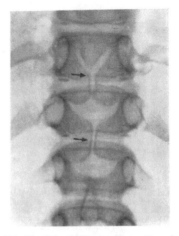

Entschieden seltener ist die *Hydromyelie*, die als Hemmungsmißbildung aufzufassen ist (GAGEL). Sie stellt gewissermaßen den cystisch erweiterten Zentralkanal dar, oder aber sie entsteht als selbständige Höhle aus Absprengungen von Ependymschläuchen. Zur Syringomyelie hat sie pathogenetisch keine Beziehungen, doch kann pathologisch-anatomisch die Abgrenzung gegen diese schwerfallen, denn als Folge von Blutungen und Erweichungen kann es wie bei der Syringomyelie zu sekundären Gliosen um diese Höhlen kommen. Dehnt sich eine solche intramedulläre Höhle immer mehr aus, so werden nicht nur die graue Substanz, sondern auch die Fasermassen durch Druck beeinträchtigt. Klinisch sind ähnlich wie bei der Syringomyelie schlaffe Lähmungen mit Myatrophien, sensible Störungen vom dissoziierten Charakter (Hinterhornaffektion!) und trophische Störungen (Seitenhornläsion!) zu erwarten. Als Strangläsionen sind Ausfallserscheinungen von seiten der Pyramidenbahn, also Spastizität, zu deuten. Diese treten meist vor den Symptomen von seiten der grauen Substanz auf. Häufig findet man eine Kyphose. Ähnlich wie bei der Syringomyelie zeigen sich die ersten Symptome zwischen dem 20. und 40. Lebensjahre. Allerdings findet man gelegentlich bei Sektionen große hydromyelische Höhlen, die zu Lebzeiten des Kranken keinerlei Erscheinungen gemacht haben. Zur *Behandlung* dieser Höhlenbildung wird die Punktion, die aber nur vorübergehend Besserung bringt, empfohlen.

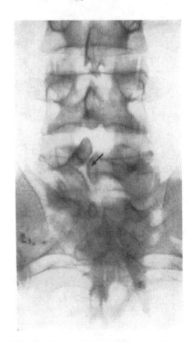

Auch nach einer Incision über dem Hinterstrang, die eine Kommunikation der Höhle mit dem Subarachnoidealraum bezwecken soll, will man Besserung gesehen haben. Um diese Verbindung am tiefstgelegenen Punkt der

Höhle herzustellen, schlägt PUUSEPP eine Injektion von Jodipin in den Hohlraum vor, die röntgenologisch über die Ausdehnung der Höhle orientiert.

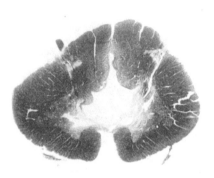

Abb. 88. Hydromyelie. Rückenmarksquerschnitt, Markscheidenbild. (Eigene Beobachtung aus der Pathologischen Abteilung der Deutschen Forschungsanstalt für Psychiatrie, damaliger Leiter Prof. SPIELMEYER.)

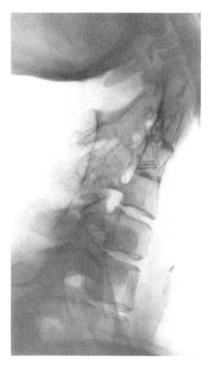

Abb. 89. KLIPPEL-FEILsche Krankheit, Synostose der oberen Halswirbel. (Eigene Beobachtung aus der Neurologischen Univ.-Klinik Hamburg-Eppendorf. Leiter: Prof. PETTE.)

Als Entwicklungsstörung der Wirbelsäule ist die seltene sog. KLIPPEL-FEILsche Erkrankung zu nennen, bei welcher die Halswirbel verschmolzen, gegebenenfalls gleichzeitig vermindert sind. An derartigen Kranken imponiert das Fehlen des Halses („l'homme sans cou") oder ein ausgesprochen kurzer Hals. Die Haargrenze reicht sehr tief in den Nacken und die Beweglichkeit des Kopfes ist erheblich eingeschränkt. Diese Mißbildung wurde zuerst 1893 von HUTCHINSON beschrieben und geriet in Vergessenheit bis KLIPPEL und FEIL sie 1912 wieder ans Licht geholt haben. Sie ist fast immer verbunden mit einer Spina bifida cervicalis und mit einer Synostose des Atlantooccipitalgelenkes. Das Rückenmark kann dabei Entwicklungsstörungen aufweisen oder sekundär durch Druck oder Zugwirkung in Mitleidenschaft gezogen werden. Als Folgeerscheinungen stellen sich hochsitzende Skoliosen und Rundrücken ein. Die Schultern stehen abnorm hoch (sog. SPRENGELsche Deformität), die Arme erscheinen zu lang. Häufig liegen noch andere Mißbildungen wie Rippenanomalien, Gaumenspalten, offenes Foramen ovale, überzählige Lungenlappen usw. vor. Gelegentlich tritt diese Anomalie familiär auf (FEIL, KALLIUS, SICARD und LERMOYEZ). Abgesehen von angeborenen neurologischen Erscheinungen als Folge der gleichzeitigen Verbildung des Rückenmarks können sich erst relativ spät neurologische Symptome, wie hochsitzende Querschnittsläsionen mit Tetraspastik, Schwindelerscheinungen, Anfälle von Bewußtlosigkeit usw. einstellen. In differentialdiagnostischer Hinsicht ist die Abgrenzung gegenüber Folgezuständen hochsitzender tuberkulöser oder unspezifischer *Spondylitiden* wichtig. Hierbei findet man aber röntgenologisch Destruktionen an den Wirbelkörpern oder an deren Fortsätzen, die bei der *„Dystrophia brevicollis"*, wie man das KLIPPEL-FEILsche Syndrom auch nennt, fehlen. Der Nachweis von kalten Abscessen erleichtert die Trennung gegenüber der tuberkulösen Caries. Die sog. *basale Impression,* bei welcher der vordere Bogen des Atlas mit dem Dens epistropheus im Foramen occipitale magnum liegen und dieses stark einengen, ist von der KLIPPEL-FEILschen Krankheit nur sehr schwer zu trennen. Auch bei ihr findet man Symptome von seiten der basalen Hirnnerven und Erscheinungen von seiten des oberen Rückenmarks (Tetraspastik) oder Ventrikelsymptome wie epileptische Anfälle usw. Bei dieser Erkrankung ist der Hals ebenfalls ausgesprochen kurz und die Beweglichkeit des Kopfes eingeschränkt. Nur das Röntgenbild, das im übrigen sehr schwer zu deuten ist, ermöglicht die Diagnose (Literatur bei SCHÜLLER, BODECHTEL und GUIZETTI, STENVERS, JUHLIN-DANNFELDT).

Am unteren Ende der Wirbelsäule spielt bei den Schmerzzuständen in der Kreuzgegend neben der Spina bifida occulta die *Sacralisation* des 5. Lendenwirbels eine Rolle. Man versteht darunter eine kongenitale, abnorme Ausbildung der Seitenfortsätze des letzten Lendenwirbels, die meist einseitig auftritt. Die Verschmelzung dieses Fortsatzes mit dem Hüftbein oder der Kreuzbeinbasis erfolgt entweder durch eine Synostose oder durch eine weitgehende Verknöcherung. Traumen, insbesondere Stauchungen der Wirbelsäule und arthritische Prozesse können diese Anomalie manifestieren, indem sich hartnäckige rheumatische bzw. ischialgiforme Beschwerden, vor allem aber Lumbago einstellen. In der Pubertätsperiode führen derartige Anomalien ohne scheinbar äußeren Anlaß zu Schmerzzuständen. Das Röntgenbild klärt die Diagnose. Man vermutet, daß die Beschwerden durch Druck der massigen

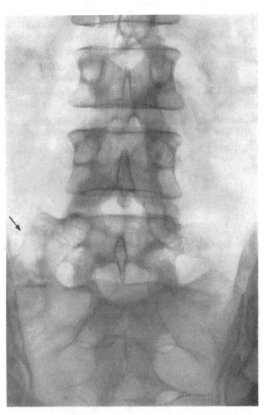

Abb. 90. Linksseitige Sacralisation des 5. Lendenwirbels. (Aus der Sammlung des Herrn Doz. Dr. PRÉVÔT, Univ.-Röntgeninstitut Hamburg-Eppendorf.)

Knochenfortsätze auf die umgebenden Nervenstämme zustande kommen. Traumen oder entzündliche Prozesse scheinen auf der Basis einer Sacralisation gelegentlich heftige Schmerzzustände auszulösen denn eine solche Verbildung stellt einen gewissen Locus minoris resistentiae dar. Die Bedeutung der Sacralisation wird im übrigen entschieden überschätzt (vgl. LIECK) und es gab eine Zeit, wo man in der irrigen Vorstellung lebte, sie durch operative Maßnahmen angehen zu müssen. Die umgekehrte Anomalie, nämlich die Lumbalisation des 1. Sacralwirbels, soll nach französischen Autoren (LÉRI) häufiger als die Sacralisation sein.

Als weitere anlagemäßig bedingte Veränderung im Bereich der unteren Wirbelsäule ist die sog. *Spondylolisthesis* anzuführen, die gleichfalls zu neurologischen Symptomen Anlaß geben kann. Hierbei handelt es sich um eine Verschiebung der Wirbelsäule nach vorn vor den 1. Sacralwirbel infolge Subluxation bzw. Gleiten des 5. Lendenwirbels. Bis vor kurzem wurde diese Erkrankung, weil

sie durch Verengerung des Beckens zum Geburtshindernis werden kann, hauptsächlich vom Gynäkologen gewürdigt. Neuerdings hat man bei ihr häufiger
neurologische Ausfallserscheinungen, nämlich das Fehlen eines oder beider
Achillessehnenreflexe, das Abgeschwächtsein der Patellarsehnenreflexe und
Ischiasdruckpunkte angetroffen, so daß man ihr neurologischerseits mehr Beachtung schenkt. Derartige Kranke klagen über Kreuzschmerzen oder Schmerzen
im Oberschenkel und zeigen neben einer starken Lordose der Lendenwirbelsäule
eine gewisse „teleskopartige" Verkürzung des Rumpfes, die 12. Rippe sitzt
dem Darmbeinkamm auf. Besonders charakteristisch ist eine quere Hautfalte
unterhalb des Nabels. Bei Austastung des Beckens kann man gelegentlich den
vorgelagerten Wirbel fühlen. Die Diagnose ist gegenüber anderen Prozessen,
wie der Neuritis lumbosacralis oder einem Caudaprozeß oft ziemlich schwierig,
nur das Röntgenbild ermöglicht die Festellung eines solchen Gleitwirbels. Als
auslösende sekundäre Ursachen des Abgleitens der Wirbelsäule sind Traumen,
abnorme Lordose und Fettleibigkeit anzuschuldigen. In therapeutischer Hinsicht werden entlastende Maßnahmen durch Stützkorsett oder eine Knochenspan-
einpflanzung nach Albée empfohlen.

V. Die Syringomyelie und die spinale Gliose („Gliastift").

Bei der Syringomyelie bilden sich Höhlen innerhalb des Rückenmarks, die
zu einem charakteristischen klinischen Bild führen. Dieser Prozeß tritt in einer

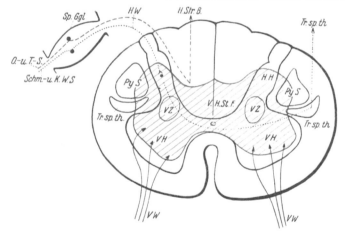

Abb. 91. Schema zur Querschnittsverteilung des Prozesses bei der Syringomyelie. Rot: häufigste Ausdehnung
der Höhle bzw. Gliose. Zeichenerklärung: *O.- u. T.S.* Fasern zur Leitung der Oberflächen- und Tiefensensibilität:
Schm.- u. K.W.S. Fasern zur Leitung der Schmerz- und Temperaturempfindung; *Sp.Ggl.* Spinalganglion;
H.W. hintere Wurzel; *H.H.* Hinterhorn; *H.Str.B.* Hinterstränge (Leitung der Tiefen- und Oberflächensensibilität); *Tr.sp.th.* Tractus spinothalamicus, Schmerz-Temperaturleitung (auch Leitung eines Teiles der Oberflächensensibilität); *Py.S.* Pyramidenseitenstrang; *V.Z.* vegetative Zentren des Sympathicus und Parasym-
pathicusin der Intermediärzone und im Seitenhorn; *V.H.* Vorderhorn; *V.W.* Vorderwurzel.

bestimmten Altersperiode, nämlich zwischen dem 20. und 40. Lebensjahre,
also jenseits der Pubertät und diesseits der physiologischen Altersinvolution auf
und schreitet langsam weiter, indem sich die Höhlen auf Kosten des umgebenden
Rückenmarkgewebes vergrößern. Der pathologisch-anatomische Befund von
intramedullären Höhlen allein berechtigt aber nicht ohne weiteres, die Diagnose
Syringomyelie auszusprechen, auch die Vorgeschichte und der klinische Verlauf
müssen berücksichtigt werden. Es gibt nämlich Höhlenbildungen bei ätiologisch

ganz verschiedenen Prozessen, z. B. nach einer traumatischen Rückenmarks-erweichung und -blutung oder nach dem Zerfall eines intramedullären Tu-mors. Diese werden aber als „sekundäre" Syringomyelien bezeichnet und müssen von der genuinen „primären" Syringomyelie getrennt werden, denn sie unterscheiden sich von dieser durch den klinischen Verlauf. Weil es auch dem Pathologen nicht immer möglich ist, die „primäre" von der „sekundären" Syringomyelie zu trennen, muß um so mehr Gewicht auf die Klinik gelegt werden. Mit anderen Worten: Die Syringomyelie ist nicht ein pathologisch-anato-mischer, sondern in erster Linie ein klinischer Begriff.

Pathologische Anatomie. Bei der Betrachtung des heraus-genommenen Rückenmarks fällt meist schon eine gewisse Auftreibung je nach der Lage der Höhlen im Hals-, Brust-oder Lendenmark auf. Falls die Höhlen groß genug sind, läßt sich eine gewisse Fluktuation feststellen. Das Rücken-mark kann auch normal erscheinen, erst beim Einschneiden stößt man auf einen spaltförmigen Hohlraum. Die Menin-gen sind oft auffallend verdickt und getrübt, die weichen Häute untereinander und mit der Dura verbacken, was die Herausnahme des Rückenmarks sehr erschwert. Dieses reißt leicht ein, der Höhleninhalt fließt aus. Man muß des-halb sehr vorsichtig sezieren. Die Höhlen können die ge-samte Länge des Rückenmarks einnehmen oder, was häu-figer ist, sich nur auf bestimmte Abschnitte desselben ver-teilen. Am häufigsten ist dabei das Halsmark befallen. Selten sind sie der Länge nach gekammert bzw. von Septen unter-teilt; man trifft dieses Verhalten weniger bei der „primären" als vielmehr bei der „sekundären" Syringomyelie. Gelegent-lich erstreckt sich die Höhle vom Halsmark nach oben bis in den Bulbus, so daß man von einer gleichzeitigen *Syringo-bulbie* sprechen kann. Die Spalten reichen dann in der Regel höchstens bis in die Mitte der Brücke nach oben; noch weiter oral — SPILLER beschrieb eine Höhle, die vom Sacralmark über die Medulla und die Hirnschenkel bis in die innere Kapsel bzw. bis in den Nucleus caudatus zu verfolgen war — sind sie nur selten entwickelt. Ist der Prozeß nicht sehr weit fortgeschritten, dann sieht man die Spalten vor allem in der grauen Substanz, und zwar mit Vorliebe im Hinter- oder Vor-derhorn der einen Seite entwickelt. Häufig findet man an

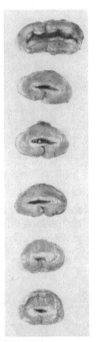

Abb. 92. Syringo-myelie. Querschnitte durch das Rücken-mark. (Vom selben Pat. wie Abb. 100.)

Stelle der Höhle nur eine zentrale *stiftförmige Gliose*, den sog. *Gliastift*; diese verteilt sich ebenfalls über mehrere Segmente, liegt vornehmlich entlang dem Septum posticum im Hinterstrangareal und läßt sich gelegentlich bei der Sektion als förmlicher Strang palpieren. Obwohl man, wenn die Höhle nur sehr gering ausgeprägt ist oder überhaupt fehlt, nicht von einer eigentlichen Syringomyelie sprechen kann, bietet der Kranke zu Lebzeiten doch das klinische Bild einer solchen, ein Umstand, der schon die früheren Autoren veranlaßte, die spinale Gliose und die Syringomyelie als eine nosologische Einheit zu betrachten. Cysten am Kleinhirn oder typische Hirngeschwülste im Sinne von Gliomen werden als Nebenbefund gar nicht so selten gesehen. Wegen der möglichen Kombination einer Syringomyelie mit einer RECKLINGHAUSENschen Neurinofibromatose achte man bei der Sektion auf Hautveränderungen (Naevi und Tumoren) und auf Wurzel- und Acusticusneurinofibrome.

Bei der *mikroskopischen* Untersuchung haben wir unser Augenmerk in erster Linie auf die Beziehungen der Hohl- bzw. Spalträume zu den umgebenden

Rückenmarkspartien zu lenken; denn eine echte Syringomyelie unterscheidet sich von der ihr makroskopisch sehr ähnlichen *Hydromyelie* dadurch, daß bei ihr Rückenmarksanteile in der Höhle aufgegangen sind (Spatz). Bei der Hydromyelie liegt indes nur eine lokale Erweiterung des Zentralkanals vor, welche die Umgebung lediglich komprimiert. Außerdem interessiert uns das Verhalten der umgebenden Glia und des Mesoderms sowie dasjenige der Markscheiden und der grauen Substanz.

Die Auskleidung der Höhle kann verschieden sein. Meist ist ihre Wand frei von Ependym, was man bei ihrer Entstehung ohne weiteres erwartet; denn

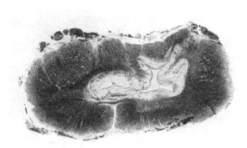

Abb. 93. Typische Syringomyelie des Halsmarkes (Markscheidenbild).

die Höhle hat ja nicht wie die Hydromyelie innige Beziehungen zum Zentralkanal, sondern dieser ist höchstens mit in sie einbezogen oder kommuniziert mit ihr, denn primär entwickelt sie sich nicht aus diesem. An solchen Kommunikationsstellen aber wuchert dann das Ependym des Zentralkanals in die Höhle hinein und verbreitet sich von dort aus, indem es einen Teil der Höhlenwand überzieht. Die Hydromyelie dagegen ist durch einen kontinuierlichen Wandbelag ausgezeichnet. Die Konfiguration der Höhle wechselt sehr: Von breiten röhrenförmigen Hohlräumen gibt es alle Übergänge zu kleinsten Cysten oder Spalten, die bald im Hinterhorn, bald im Vorderhorn oder auch

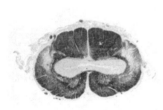

Abb. 94. Syringomyelie des oberen Brustmarkes mit deutlicher absteigender Degeneration der Pyramidenbahn.

in der Gegend der hinteren Commissur entwickelt sind und sich manchmal als feine Spalten bis an die Peripherie hin zur Wurzeleintrittszone erstrecken können (Gagel). Um diesen Hohlraum herum ist häufig ein breiter membranartiger Saum entwickelt, der sich aus Glia, und zwar aus Faserglia zusammensetzt. Manche Hohlräume erscheinen als wandlose Gewebslücken. Bei älteren stark ausgedehnten Höhlen kann die gliöse Randzone sehr schmal sein (Gagel). Andererseits finden sich kleine Spalten gelegentlich innerhalb der tumorartigen Gliose,

dem sog. Gliastift. Auch in Segmenten, in welchen man keine eigentliche Höhle oder einen derben Gliastift findet, kann man mittels der histologischen Untersuchung eine Fasergliose im Bereich der hinteren Commissur und des ventralen Hinterstrangfeldes nachweisen, die sich entlang dem Septum posticum ausbreitet. Diese Gliosen sind relativ kernarm, aber um so faserreicher. Häufig findet man bei Markscheiden- und Achsenzylinderfärbungen in ihnen plumpe, endständig aufgetriebene Faserfragmente, die sog. Rosenthalschen Fasern, die zum Teil als degenerierte Gliafasern, zum Teil als Markscheiden- oder Achsenzylinderbruchstücke aufgefaßt werden. Die Beteiligung des Bindegewebes verrät sich durch hyaline Wandverdickungen der Gefäße, der sog. Gefäßwandfibrose und durch Bindegewebsballen sowohl innerhalb des Rückenmarks wie innerhalb der weichen Häute, sog. „meningitische Ringe" (Bielschowsky). Die Gefäße sind meist in ihrem Lumen eingeengt und brüchiger. In alten Höhlen kann die Wand bindegewebig versteift sein. In den umliegenden Markpartien beobachtet man neben kleinen entmarkten Herden (Gagel) typische auf- und absteigende Degenerationen, sobald durch Druck oder durch stellenweise direkte Einbeziehung in die Höhle die langen Bahnen mitergriffen sind. Die graue Substanz kann teilweise oder ganz in der Höhle aufgehen. Man trifft dort je nach dem Stadium häufig Zellerkrankungen, besonders im Vorder- und Hinterhorn und in der CLARKEschen Säule. Mehrkernige Nerven- und Gliaelemente stellen in der Höhlenwand nichts Ungewöhnliches dar.

In der Medulla oblongata liegen die Hohlräume bzw. Spalten sowohl medial als auch lateral. Die ersteren kommunizieren mit dem 4. Ventrikel, d. h. sie senken sich von seiner medialen Rinne nach ventralwärts und sind mit Ependym ausgekleidet. Die seitlichen Spalten liegen meist im Gebiet der Arteria cerebelli post. inf., zeigen keinen Ependymbelag und sind hauptsächlich in der Gegend der Hauptolive entwickelt; man denkt sie sich deshalb mehr vasal entstanden (vgl. FR. KRAUSE).

Pathogenese. Man hat die Syringomyelie als *dysraphische Störung*, d. h. als Störung der spinalen Raphebildung bezeichnet und will damit zum Ausdruck bringen, daß sie pathogenetisch mit einer Störung des Schließungsmechanismus des primitiven Neuralrohrs zusammenhängt. Dabei stellt man sich aber nicht vor, daß es sich um eine der Rhachischisis und der Myelocele gleichzusetzende Entwicklungshemmung handelt, sondern die Dysraphie ist im Vergleich zu diesen im gewissen Sinne nur eine Entwicklungsstörung „en miniature". Der Zentralkanal schließt sich, aber aus dem sog. „Seitenwandspongioblastem" wandern primitive Stützzellen, die Spongioblasten als Vorstufen der Gliaelemente aus. Sie siedeln sich im Bereich der hinteren Commissur und entlang dem Septum posterius im Gebiet des ventralen Hinterstrangfeldes an und beginnen sich schließlich im Sinne einer Gliose oder Gliomatose zu verbreiten, wobei sie entsprechend der Eigentümlichkeit des anatomischen Aufbaues des Rückenmarks sich vorwiegend der Längsrichtung nach als förmlicher Stift („Gliastift!") ausdehnen. Diese Gliose — man nennt sich nach HENNEBERG auch Spongioblastose — zerfällt später zentral; es bilden sich Hohlräume, die sich auf Kosten der Umgebung ausdehnen, indem sie das umliegende Rückenmarksgewebe mit in sich einbeziehen. So einleuchtend diese Hypothese auch klingt, sie hat doch ihre Achillesferse! Sie erklärt z. B. nicht die lange Latenz, während welcher die Entwicklungsstörung klinisch nicht in Erscheinung tritt. Warum gerade die ersten Symptome jenseits der Pubertät, also nach dem 20. Lebensjahre oder noch später auftreten, darauf gibt sie uns keine Antwort. Auch ist die primäre Spaltbildung nicht immer dorsal vom Zentralkanal, d. h. in der Sagittalebene lokalisiert, sondern die Lücken oder Hohlräume treten gelegentlich im Hinterhorn zuerst auf, so daß der Begriff „Dysraphie" hier weniger angebracht erscheint, auch wenn man dabei um den Zentralkanal eine gewisse Gliose findet. Außerdem kann die Dysraphielehre keinen stichhaltigen Grund angeben für das Fortschreiten des Prozesses. Wie kommt es, daß immer noch mehr Rückenmarksanteile in den Hohlraum aufgehen, was sich klinisch in der Progredienz äußert? Ein solches Verhalten treffen wir sonst bei keiner anderen Entwicklungsstörung[1], auch nicht bei der Hydromyelie, die unbedingt als solche aufzufassen ist (GAGEL). Die Anhänger der Dysraphielehre erklären die lange Latenz mit dem anfänglich passiven Verhalten der Spongioblasten und das Fortschreiten mit einer gewissen späteren blastomatösen Tendenz derselben. Damit aber sind wir schon mitten im Problem: *Syringomyelie und Tumor.* Die Verkünder der Dysraphie-Hypothese vermeiden, wenn sie von der Gliose, d. h. der Spongioblastose sprechen, das Wort Tumor. BIELSCHOWSKY z. B. nennt die Syringomyelie eine Krankheit

---

[1] Es gibt allerdings eine Analogie, nämlich die sog. LINDAUsche Krankheit, bei welcher sich große Cysten insbesondere im Kleinhirn entwickeln, während das primäre, als Hamartom zu deutende Hämangiom klein bleibt oder sich sogar etwas zurückbildet.

mit blastomatösem Einschlag. Die Verwandtschaft zwischen echter Blastomatose und der Gliose kommt darin trotzdem zum Ausdruck.

Im Syringomyelieproblem berühren sich also die Kreise der Entwicklungsstörung und diejenigen des Tumors sehr innig, was das gleichzeitige Vorkommen
von Syringomyelie und Tumoren der Ependymreihe (Ependymom, Neuroepi-
theliom usw.) bestätigt. Henneberg hat diese Tumoren „Geschwülste der
hinteren Schließungsrinne" genannt und damit ihre Verbundenheit zu den

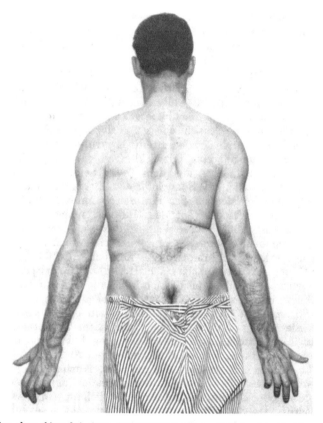

Abb. 95. Status dysraphicus bei einem Syringomyeliekranken. Man beachte die Hypertrichosis in der
Lendengegend, die Skoliose der Wirbelsäule und die leichte Krallenhandstellung besonders der ulnaren Finger.
(Beobachtung des Herrn Doz. H. R. Müller, Hamburg, Allgem. Krankenhaus St. Georg.)

dysraphischen Störungen angedeutet. Zwischen den „Hamartomen" und den
nicht blastomatösen Entwicklungsstörungen gibt es jedenfalls fließende Übergänge, zu welchen man auch die Syringomyelie rechnen darf. Die Recklinghausensche Krankheit gehört ebenfalls hierher, denn wir finden bei ihr nicht
nur Neurinofibrome in der Haut bzw. an den peripheren Nerven und am Zentralnervensystem, sondern echte Hemmungsmißbildungen, so z. B. eine Spina
bifida. Innerhalb der intramedullären Gliome der Recklinghausenschen
Krankheit treten zudem gerne Höhlen auf, es bildet sich also eine Syringomyelie
aus (Struwe und Steuer), von welcher man nicht ohne weiteres sagen kann,
ob sie als primäre oder sekundäre aufzufassen ist. Dies verrät gleichfalls die
Verwandtschaft, welche zwischen diesen beiden Prozessen besteht. Außerdem
finden wir bei beiden häufig noch andere Entwicklungsstörungen.

In diesem Zusammenhang müssen die Beziehungen der Syringomyelie zur Spina bifida, die zum Symptomenkomplex des sog. *Status dysraphicus* gehört, erwähnt werden. BREMER hat zwar versucht, diesen an sich klinischen Begriff anatomisch zu begründen und hat für ihn, ebenso wie die Anhänger der *Dysraphie*-Lehre für die Syringomyelie, eine primäre Gliose in der Gegend des ventralen Hinterstrangfeldes angenommen; aber GAGEL betont, daß die von BREMER erhobenen anatomischen Befunde auch am Rückenmark von Fällen, die klinisch keine dysraphischen Störungen boten, vorkommen und deshalb keinen anatomischen Beweis für den Status dysraphicus darstellen. Die Bedeutung der BREMERschen Beobachtungen wird damit nicht eingeschränkt, denn es ist sehr wahrscheinlich, daß der Status dysraphicus eine Konstitutionsanomalie in Verbindung mit Entwicklungsstörungen darstellt, wenn dies auch anatomisch schwer zu beweisen ist. Die Dysraphielehre erfährt jedenfalls durch das häufige Zusammenvorkommen von Syringomyelie und Status dysraphicus eine weitere Stütze.

Zum *Tumor* hat die Syringomyelie noch andere Beziehungen, die aber weit lockerer sind als jene zur Entwicklungsstörung. Es wird immer wieder versucht, die These der blastomatösen Genese der Syringomyelie durch entsprechende Beispiele zu belegen. Man hat dabei das Verhalten bei intramedullären Tumoren im Auge, und zwar bei Gliomen und bei metastatischen Tumoren, innerhalb welcher größere Höhlen auftreten können, die makroskopisch eine echte Syringomyelie vortäuschen. KIRCH nimmt als weiteren Hilfsfaktor neben Zirkulationsstörungen noch ein Ödem an, das neben dem Tumor auftritt und die Basis zur Höhlenbildung abgeben soll. Derartige Fälle dürfen aber nicht zur eigentlichen Syringomyelie gerechnet werden, denn sie weichen in klinischer Hinsicht weitgehend von dem Bild der genuinen Syringomyelie ab (GAGEL).

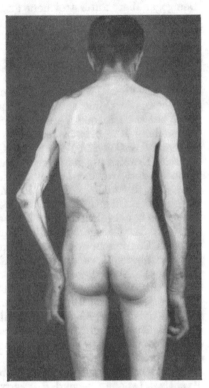

Abb. 96. Skoliose bei einer Syringomyelie. (Eigene Beobachtung aus der Med. Klinik Erlangen. Damalige Leiter: Prof. L. R. MÜLLER.)

Gegen dieses Argument läßt sich nicht geltend machen, daß man in Gesellschaft der Syringomyelie typische Gliome im Großhirn beobachtet hat oder daß eine Syringomyelie gelegentlich auch bei der RECKLINGHAUSENschen Neurinofibromatose auftritt. Bei solchen Kombinationen liegen vielmehr zwei Veranlagungen nebeneinander vor, nämlich jene zum Tumor und jene zur Entwicklungsstörung; aber eine Gliose ist trotz allem noch kein Tumor, ein Tumor nicht nur eine Gliose. In dieser Hinsicht steht die Syringomyelie nicht allein da. Es gibt noch andere Prozesse am Zentralnervensystem, wie z. B. die sog. „diffuse Sklerose" (HEUBNER) des Hemisphärenmarkes, die gewisse Eigenschaften des Tumors aufweist, aber trotzdem keine echte Geschwulst darstellt. Mit Wahrscheinlichkeit hat auch die Syringomyelie mit echter Geschwulstbildung nichts zu tun.

Die Frage, inwieweit die *Gliose* als *primär* oder *sekundär* aufzufassen ist, hat bis heute noch keine endgültige Antwort erfahren. Die Anhänger der Dysraphielehre (BIELSCHOWSKY und UNGER, HENNEBERG und KOCH, BREMER, OSTERTAG u. a.) sprechen nicht von der primären Gliose im alten Sinne (SCHULTZE), sondern nach ihrer Ansicht ist das Primäre die dysraphische Störung mit Auswanderung der Spongioblasten. Ein wesentlicher Unterschied gegenüber der alten Auffassung besteht aber insofern nicht, als für sie das Primäre die ,,Spongioblastose'' ist, die ebenfalls eine Gliose, wenn auch im engeren Sinne, darstellt. Demgegenüber unterstreichen andere Autoren (TANNENBERG) die reaktive, *sekundäre* Natur der Gliavermehrung. Sie stützen sich dabei mehr auf Befunde bei der ,,sekundären'' Syringomyelie, wie sie nach Rückenmarkstraumen, bei intramedullären Tumoren und bei Entzündungen beobachtet wird. Aber sie bleiben uns die letzte Antwort auf die Frage nach der primären Noxe bei der eigentlichen genuinen Syringomyelie schuldig; denn wenn bei dieser die Gliose sekundär sein soll, was schafft dann die primäre Höhle oder Spalte? Die Hilfshypothese, die Höhle entstehe auf *vasalem Wege*, befriedigt nur unvollkommen. Zwar hat man in den Veränderungen an den Gefäßen, d. h. in deren hyaliner Verquellung das Primäre sehen wollen: Diese sollte zu Zirkulationsstörungen führen und auf diesem Wege zu Hohlräumen. GAGEL betont aber, daß man dann typische Erweichungen antreffen müßte. Dies ist aber nicht der Fall. Man sieht vielmehr dort, wo der Prozeß fortschreitet, markscheidenlose Flecke, in denen zwar, wie überall, ein Gefäß liegen kann, doch hat man mehr den Eindruck eines lokalen Ödems, dessen Pathogenese ebenso problematisch erscheint wie die Frage nach dem Primat der Gliose.

Auch das fast gesetzmäßige Auftreten von Höhlen in der Umgebung der hinteren Commissur und des ventralen Hinterstrangfeldes hat man auf vasale Faktoren bezogen, denn dieses Feld soll besonders schlecht ernährt werden (STROEBE). Aber diese vasale Theorie ist zu einseitig. Auch sprechen nicht nur die histologischen Details, sondern die Klinik gegen eine solche Auslegung. Mit der Gefäß- und Bindegewebsproliferation verhält es sich übrigens ebenso wie mit der Gliose, sie sind einesteils zu stark, um sie als rein reaktiv bedingt, d. h. als Antwort auf die Gewebsdestruktion mit dem gehäuften Auftreten von Abbauprodukten anzusehen, andernteils aber kann man sich schlecht vorstellen, daß sie primär auftreten; denn was für eine Noxe würde dies zustande bringen? Französische Autoren sind für einen *entzündlichen Prozeß* im Sinne einer Myelitis (HALLOPEAU und JOFFROY und ACHARD), oder einer zum Rückenmark aufsteigenden Neuritis (GUILLAIN) eingetreten und haben diese Gefäßbindegewebsproliferationen als entzündliche Veränderungen bzw. als Restzustände nach einer ,,itis'' gedeutet. Viel einleuchtender aber erscheint die Theorie der Anhänger der Dysraphielehre, welche diese Bindegewebsveränderungen ebenfalls auf embryonale Entwicklungsstörungen zurückführen.

Einen auffallenden Befund stellen die Höhlen- und Spaltbildungen bei der chronischen Verdickung der weichen Rückenmarkshäute, der sog. *Arachnitis proliferativa cystica* dar. Man findet dabei im Rückenmark dasselbe Bild wie bei der Syringomyelie, also Höhlenbildungen mit entsprechender, meist nicht sehr hochgradiger Gliose in der Höhlenwand. Meist bestehen dabei Hemmungsmißbildungen besonders im Sacralmark, nämlich mit Ependym ausgekleidete Spalten, wodurch die embryonale Genese auch dieses Krankheitsbildes an Wahrscheinlichkeit gewinnt. Die Bindegewebsproliferation innerhalb der Arachnoidea läßt sich ebenfalls zwanglos auf versprengte mesodermale Keimanlagen zurückführen (GAGEL, YASUDA).

Für die dysraphische Lehre haben NACHTSHEIM und OSTERTAG auf dem Gebiet der *vergleichenden Anatomie* eine Lanze gebrochen. Sie beobachteten einen vererbbaren Rückenmarksprozeß bei Kaninchen, und zwar eine progressive Gliose der Hinterstrangsareale mit einer Anlagestörung des Rückenmarks bei mangelndem Schluß des Zentralkanals und deuteten dieses Bild als Syringomyelie. Auch auf dem Gebiet der *experimentellen Embryologie* versuchte man die Richtigkeit der Dysraphie-Hypothese zu erweisen. Verletzte man die Medullarinne von Axolotl-Eiern und ließ diese sich weiter entwickeln, so bildete sich eine „typische" Syringomyelie aus (GERLACH).

Alle diese Umstände sprechen eher für als gegen die dysraphische Genese der Syringomyelie. Und wenn diese Hypothese für manche der angeschnittenen pathogenetischen Probleme keine letzte Erklärung gibt, so befriedigt sie doch mehr als alle anderen, weil sie Erklärungsmöglichkeiten für die verschiedenen Befunde bietet, während die anderen Lehren, z. B. diejenige vom Primat des Tumors und jene von der vasalen Genese immer nur eine Teilerscheinung begründen, aber nicht alle Veränderungen auf einen gemeinsamen Nenner bringen lassen.

Ätiologie. Früher wurde die Syringomyelie vielfach als *traumatisch* bedingt angesehen, eine Meinung, die man aus verschiedenen Erwägungen heraus wohl verstehen kann, die aber nach dem Stand unseres Wissens nicht ohne weiteres die Pathogenese restlos zu erklären imstande ist. Es bestehen insofern gewisse Übereinstimmungen zwischen Syringomyelie und traumatischer Hämatomyelie und Myelomalazie, als sie alle drei am häufigsten im Halsmark lokalisiert sind und dabei die graue Substanz, insbesondere den Hinterhornkomplex und das ventrale Hinterstrangsfeld bevorzugen. Außerdem führen die traumatischen Rückenmarksschäden ebenfalls gelegentlich zu einer Höhlenbildung. Man hat unter diesem Eindruck stehend das gehäufte Vorkommen der Syringomyelie bei der körperlich schwer arbeitenden Bevölkerung als indirekten Beweis für ihre traumatische Genese angesehen, denn der Schwerarbeiter ist nach dieser Richtung besonders gefährdet. Das Gros der Erkrankten gehört außerdem zum männlichen Geschlecht. Gegen eine rein traumatische Entstehung der Syringomyelie sprechen aber in erster Linie die Kriegserfahrungen, denn trotz der vielen während des Krieges vorgekommenen schweren Rückenmarkstraumen wurde ein gehäuftes Auftreten der Syringomyelie nicht beobachtet. Auch das verschiedene, geographische Vorkommen der Syringomyelie spricht gegen die besondere Bedeutung des Traumas. Während die Syringomyelie in Mitteldeutschland und im Süden, besonders in Baden, Württemberg, Bayern relativ häufig ist, wird sie in Norddeutschland viel seltener beobachtet. In der letzten Auflage dieses Handbuches läßt E. MÜLLER die Syringomyelie in der Häufigkeitsskala der multiplen Sklerose folgen. Für die Hamburger Verhältnisse trifft dies nicht zu, denn hier stellt die Syringomyelie eine der seltensten Rückenmarksaffektionen dar. Sie tritt an Häufigkeit hinter den an sich selteneren degenerativen Erkrankungen wie der amyotrophischen Lateralsklerose weit zurück. Ich sah an dem großen Durchgangsmaterial der Hamburger Nervenklinik selten mehr als 2 oder 3 Fälle echter Syringomyelie im Jahr. Für die Schweiz hat NAEGELI dasselbe behauptet. Mir scheint dieser Umstand eher gegen als für eine Rolle des Traumas in der Pathogenese der Syringomyelie zu sprechen, denn schließlich kann man nicht behaupten, in Hamburg würde weniger körperlich gearbeitet als in anderen Großstädten. Das Gros unserer Kranken waren gerade Werftarbeiter und Schauermänner, die erfahrungsgemäß besonders häufig den ständigen sog. „kleinen Berufstraumen" (Tragen von Lasten, schweres Heben bei starker Beanspruchung der Arme), welche E. MÜLLER als bedeutungsvoll für die Entstehung der Syringomyelie bezeichnet, ausgesetzt sind. Eine Erklärung für dieses verschiedene geographische Verhalten der Syringomyelie gibt es bis heute nicht. Man müßte denn annehmen, daß die im Vordergrund der Pathogenese stehenden Entwicklungsstörungen, also die Dysraphie, bei der Bevölkerung des deutschen Nordens seltener vorkommt oder daß die sog. Hilfsursachen, welche auch die Anhänger der Dysraphielehre zur Entstehung, besser gesagt zur Auslösung der Syringomyelie noch mitheranziehen, im Norden seltener zur Entfaltung gelangen.

Ein *Trauma* kann allerdings eine latente Syringomyelie manifestieren, indem es zu Blutungen aus dem in der Höhlenwand liegenden veränderten Gefäßen führt; auf diese Weise kann eine echte Hämatomyelie vorgetäuscht werden (Koch, Henneberg). Man soll deshalb bei der *Begutachtung* derartige, an sich seltene Konstellationen berücksichtigen. Im allgemeinen gilt aber, daß der Beweis schwer zu erbringen ist, ob ein Syringomyelie-Kranker, der einen einmaligen schweren Unfall durchgemacht hat, vor dem Unfall ein völlig normales Rückenmark, d. h. keine kongenitalen Entwicklungsstörungen geboten hat. Gagel betont, daß es beweiskräftige Fälle von traumatischer Syringomyelie überhaupt nicht gibt. Man darf hier natürlich nicht jene Fälle von sekundärer Syringomyelie, die sich nach einer typischen Hämatomyelie entwickeln, im Auge haben. Andere Beispiele, wie syringomyelieähnliche Zustandsbilder nach Geburtstraumen, auf welche Schultze aufmerksam macht und bei welchen man die Syringomyelie als Spätfolge aufgefaßt hat (E. Müller), helfen uns über diese Lücke nicht hinweg. Noch weniger befriedigt die Ansicht, eine an der Peripherie sich abspielende *Entzündung* (Abszeß, Phlegmone usw.) würde auf dem Umweg einer *aszendierenden Neuritis* zu einer chronischen Entzündung des Rückenmarks mit Ausgang in eine Gliose oder Syringomyelie führen.

Im Vordergrund der Ätiologie steht die Lehre, nach der sich die Syringomyelie auf der Basis einer angeborenen anatomischen Anomalie entwickelt; sie gehört also zu den *Entwicklungsstörungen* im weiteren Sinne. Wenn auch bis heute niemand den exakten Beweis erbringen konnte, daß tatsächlich eine Spongioblastose im Sinne Hennebergs den Boden für die Entwicklung der Hohlräume abgibt, so hat diese Anschauung schon deshalb viel Wahrscheinlichkeit für sich, weil man bei einer Reihe von Fällen neben der Syringomyelie tatsächlich andere Entwicklungsstörungen beobachtet. Derartige Kombinationen sind jedenfalls so häufig, daß es sich dabei mehr als um Zufälligkeiten handelt. Solche Mißbildungen wie Syndaktylie, Hyperdaktylie, Arachnodaktylie, Kiemengangsreste, Halsrippen, schwere angeborene Verstümmelungen der Hände mit teilweisem oder völligem Fehlen der Finger usw. und das gehäufte Vorkommen von Wirbelsäulenverbildungen, insbesondere der Spina bifida und des Klippel-Feilschen Syndroms beleuchten noch mehr als die histologischen Details die Bedeutung entwicklungsgeschichtlicher Momente für die Genese der Syringomyelie.

Seit den grundlegenden Untersuchungen Bremers schenkte man der *Familienforschung* eine vermehrte Aufmerksamkeit. Das Vorkommen familiärer Syringomyeliefälle ist allerdings nur durch relativ wenige eindeutige Beobachtungen sichergestellt (Bremer, v. Bogaert, Kino u. a.). Aber Curtius betont, daß das Fehlen klinischer Zeichen bei den Familienangehörigen eines Syringomyelie-Kranken nicht ohne weiteres eine Syringomyelie ausschließt, denn diese könnte ja anatomisch latent vorliegen. Auch die Erhebungen von Weitz, der bei eineiigen Zwillingen nur bei dem einen Partner eine Syringomyelie feststellte, während er den anderen völlig gesund fand, sprechen nach der Meinung von Bremer und Curtius nicht gegen die Erblichkeit der Syringomyelie, denn die Anhänger der Dysraphielehre halten ebenfalls an einer exogenen Hilfsursache, welche gewissermaßen die Syringomyelie aus ihrer Latenz aufrüttelt, fest. Ein solcher exogener Faktor soll nach Curtius und Bremer bei einer solchen augenscheinlichen Diskordanz, wie sie Weitz beobachtete, nicht zur Entfaltung gelangt sein.

Daß die Familien von Syringomyeliekranken jedenfalls, wenn auch keine typische Syringomyelie aber doch andere *konstitutions-pathologischen* Erscheinungen in gehäuftem Maße aufweisen, geht aus den Untersuchungen BREMERs mit aller Deutlichkeit hervor. Er konnte zeigen, daß die Kyphoskoliose, die man früher als Folgeerscheinung einer Parese der langen Rückenstrecker auffaßte, bei den Verwandten von Syringomyeliekranken, ohne daß sie sonstige Zeichen einer Syringomyelie bieten, weit öfters vorkommt als bei der Durchschnittsbevölkerung. Außerdem fand er häufig noch andere Skeletanomalien wie Trichter- oder Rinnenbrust und Spina bifida, die meist kombiniert waren mit vasomotorisch-trophischen Störungen an Händen und Füßen — diese waren kalt, feucht und livide. Dabei fand sich eine Überlänge der Arme, Krümmungstendenzen der ulnaren Finger und Mammadifferenzen. Bei Männern waren die

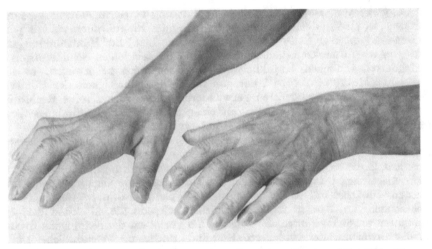

Abb. 97. Atrophie der kleinen Handmuskeln, Beugehaltung der Finger und beginnende trophische Störungen bei einer Syringomyelie. (Aus der Sammlung des Herrn Oberarztes Dr. H. R. MÜLLER, Krankenhaus St. Georg, Hamburg.)

Finger meist klobig verdickt, bei den Fauen sah BREMER häufig Spinnenfinger. Leichte Sensibilitätsstörungen, Enuresis nocturna, gelegentlicher Babinski ohne sonstige Zeichen einer Spastizität vervollständigen diesen Symptomenkomplex, den BREMER in seiner Gesamtheit als *Status dysraphicus* bezeichnete. Daß allerdings der Status dysraphicus keine eigentliche Syringomyelie, auch nicht eine Vorstufe derselben darstellt, darauf läßt sein häufiges Vorkommen schließen; denn 17% der Normalbevölkerung sind Dysraphiker (BREMER). Außerdem aber sieht man dieses Syndrom bei anderen Erkrankungen des Nervensystems in gehäuftem Maße, so bei der FRIEDREICHschen Ataxie (CURTIUS, STÖRRING und SCHÖNBERG) und bei der multiplen Sklerose, die beide mit der Syringomyelie nichts zu tun haben.

Der *Status dysraphicus* verdankt, ähnlich wie die Syringomyelie, seine Entstehung wahrscheinlich einer *pathogenetischen Erbeinheit*, die sich während der frühesten Entwicklung des Neuralrohres, aber an den verschiedensten Stellen desselben durchsetzt. Ob alle Fälle von Status dysraphicus unter denselben Voraussetzungen entstehen, erscheint noch sehr fraglich. Auch wenn man die Syringomyelie und den Status dysraphicus als pathogenetisch nicht einheitliche Veränderung auffaßt, so werden die BREMERschen Untersuchungen weder in ihrem klinischen Wert noch in ihrer Bedeutung für die Pathogenese der

Syringomyelie abgeschwächt. Bei beiden Anomalien handelt es sich um *Ent-wicklungshemmungen*, die, wenn sie auch nicht unbedingt aneinandergekoppelt, doch sehr nahe miteinander verwandt sind. Wir treffen hier dieselben Verhältnisse wie bei anderen Hemmungsmißbildungen z. B. der Lippen- und Gaumenspalte, der Blasenspalte und der Rhachischisis, die jede für sich oder aber zusammen auftreten können.

Beteiligung der Geschlechter. Das ältere Schrifttum unterstreicht, daß die Syringomyelie bei Männern viel häufiger als bei Frauen auftritt. Angeblich soll nur $1/3$–$1/4$ aller Fälle weiblichen Geschlechts sein. Nach neueren Zusammen-stellungen ist dieser Unterschied nicht mehr so kraß ausgeprägt; so errechnete Gagel nach den größeren Statistiken von Schlesinger und von Giese und Osianskaja, daß durchschnittlich auf 14 männliche Syringomyeliekranke 10 weibliche treffen.

Geschichtliches. Die erste klassische Schilderung der Syringomyelie verdanken wir Morvan (1883), doch wurde schon Anfang des 19. Jahrhunderts von patho-logisch-anatomischer Seite (Ollivier d'Angers 1825) auf Höhlenbildungen im Rückenmark aufmerksam gemacht. Aus früherer Zeit fehlen Schilderungen von syringomyelieähnlichen Krankheitsbildern, doch wäre zu erwägen, ob nicht vielleicht „Mucius Scävola", der, um für die Standhaftigkeit der Römer ein Beispiel zu geben, zur höchsten Verwunderung der Etrusker seine Rechte über einem Kohlenbecken verbrannte, an einer dissoziierten Empfindungsstörung, bzw. an einer Syringomyelie gelitten hat (vgl. E. Müller).

Symptomatalogie. Die eigenartige Querschnittstopik des anatomischen Prozesses erklärt die klinischen Erscheinungen der Syringomyelie, d. h. 1. die sensiblen, 2. die motorischen und 3. die vegetativen Störungen hinreichend. Wie oben ausgeführt wurde, findet sich die Höhle und die sie umgebende Gliose meistens zunächst im Gebiet der hinteren Raphe und in der grauen Substanz, insbesondere im Bereich der Hinterhörner. Gerade die Affektion der letzt-genannten sensiblen Zentralstelle macht die vor allem die beginnende Syringo-myelie auszeichnende dissoziierte Empfindungsstörung verständlich. Die ins Hinterhorn einstrahlenden und von dort mittels der vorderen Commissur auf die Gegenseite ziehenden Bahnen der Schmerz- und Temperaturempfindung werden unterbrochen: Es resultiert die Sensibilitätsstörung vom Hinterhorntyp, nämlich Ausfall der Schmerz- und Temperaturempfindung bei relativ gut er-haltener Berührungssensibilität. Solche dissoziierten Empfindungsstörungen finden sich entsprechend dem Lieblingssitz der Höhlen im unteren Halsmark vor allem an den oberen Extremitäten und am Rumpf. Aber nicht das Hinter-horn allein, sondern die Hinterwurzeln, insbesondere deren Eintrittszone, können von der Gliose und von der Spaltbildung in Mitleidenschaft gezogen werden, wodurch Sensibilitätsausfälle von segmentalem bzw. radikulärem Typ mit entsprechender Beteiligung aller Empfindungsqualitäten entstehen. So werden auch die Berührungs- und Tiefenempfindung mitbetroffen. Die manchmal be-obachteten ataktischen Phänomene sind auf die gleiche Weise zu erklären. Derartige komplette Sensibilitätsstörungen treten nur bei sehr ausgedehnten Höhlen auf, sie gehören nicht zum typischen Bild der Syringomyelie. Die Leitung der Berührungs- und Tiefensensibilität wird nicht nur wie diejenige der Schmerz- und Temperaturempfindung durch eine Bahn, sondern durch mehrere Bahnen garantiert. So wird z. B. die Berührungssensibilität nicht nur über das Hinterhorn und via vordere Commissur zum kontralateralen Tractus spinothalamicus geleitet, sondern ein Teil der zentripetalen Berührungsreize gelangt über den gleichseitigen Hinterstrang nach oben. Wird also durch eine Höhle oder Gliose ein Hinterhornbezirk zerstört, dann stehen für die Leitung der Berührungs-empfindung noch die Bahnen des Hinterstrangs zur Verfügung.

Bei weiterem Fortschreiten des Prozesses wird der Vorderhornbezirk mit in die Höhle einbezogen. Es resultieren *Amyotrophien*, besonders im Bereich der Handmuskeln. Die häufigen *vegetativen* bzw. trophischen Störungen dagegen entstehen als Folge der Läsion der vegetativen Zentralstellen des Rückenmarks, welche von der sog. Intermediärzone und von dem Seitenhorn der grauen Substanz repräsentiert werden. Sind die langen Bahnen, insbesondere die *Pyramidenbahnen* komprimiert oder zerstört, dann treten *Pyramidenbahnzeichen* auf; bei der Affektion des *Hinterstranges* die schon erwähnten Störungen der Berührungs- und Tiefenempfindung.

1. *Sensibilitätsstörungen.* Sie entsprechen dem *Hinterhorntyp*, d. h. es finden sich *analgetische* bzw. *thermanästhetische Bezirke*, und zwar am Rumpf in Form gürtelförmiger Zonen, an den Extremitäten mehr in Form bandartiger, der Achse der Extremität parallel gerichteter Streifen. In solchen Bezirken fehlt die Schmerzempfindung bei der *Applikation stärkerer faradischer Ströme.* Diesen sensiblen Ausfallserscheinungen können oft lang dauernde *sensible Reizerscheinungen*, nämlich quälende Parästhesien, vornehmlich der Schmerz- und Temperaturempfindungssphäre vorauseilen oder parallel gehen. Neben rheumatoiden oder blitzartigen Schmerzen stellen sich eigenartige Sensationen ein, z. B. das Gefühl als würden die betreffenden Extremitäten mit heißem oder kaltem Wasser übergossen oder es treten *paradoxe Sensationen* auf wie „kaltes Brennen" usw. Der Patient steht so im Banne dieser Mißempfindungen, daß ihm die gleichzeitig bestehende starke Gefühlsabstumpfung

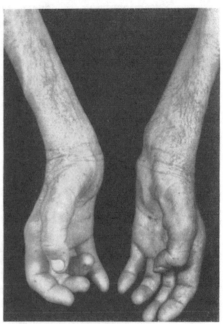

Abb. 98. Syringomyelie. Starke Atrophien der Unterarme und der Hände mit Beugehaltung der Finger Vom selben Pat. wie Abb. 96. (Eigene Beobachtung aus der Med. Klinik, Erlangen. Damaliger Leiter: Prof. L. R. MÜLLER.)

überhaupt nicht bewußt wird. Meistens verschwinden diese Reizerscheinungen, und zwar sobald sich eigentliche *Ausfallserscheinungen* (Analgesie und Thermanästhesie) bemerkbar machen. Man hat Fälle jahrelang dauernder *Anaesthesia dolorosa* beobachtet, bei welchen neben stärksten sensiblen Ausfällen heftige Spontanschmerzen bestehen bleiben. Die Abstumpfung gegen Schmerz betrifft nicht nur die Haut und Schleimhäute, sondern auch das Periost und die Gelenke. Die Temperaturempfindungsstörung erstreckt sich meist gleichzeitig auf die Kälte- und Wärmesensibilität. Gröbere Störungen der Berührungsempfindung fehlen meistens, doch lassen sich häufig solche der *taktilen* Sensibilität bei subtiler Untersuchung mittels des Tasterzirkels oder mittels der Stimmgabel feststellen, insbesondere dann, wenn gleichzeitig trophische Störungen vorliegen. Der *Muskel-* und *Lagesinn* sind oft hochgradig beeinträchtigt, *ataktische* Phänomene sind nichts Seltenes.

Die *Ausbreitung* dieser Empfindungsstörungen ist meist rein *segmental* oder *radikulär* selten zirkulär, strumpfband- oder handschuhartig begrenzt. Ist eine ganze Extremität oder eine Körperhälfte befallen, dann sind die langen Bahnen geschädigt, es liegt der *zentrale Typ* der Sensibilitätsstörung vor. Eine

über viele Rückenmarkssegmente durchgehende Spaltbildung im Hinterhornbereich kann andererseits denselben Sensibilitätsausfall hervorrufen wie eine
im gleichen Niveau erfolgte Unterbrechung des Vorderseitenstranges. Werden,
wie bei einer Syringobulbie, die langen aufsteigenden Bahnen im Bulbus unterbrochen, dann findet sich eine *Hemianästhesie*. An den unteren Extremitäten
kann das Brown-Séquardsche Zeichen gelegentlich angedeutet sein. Da die
Höhlen sehr verschieden ausgedehnt sein können, sind bei der Syringomyelie
die verschiedensten Kombinationen von Sensibilitätsausfällen zu erwarten. In
diesem Zusammenhang sei daran erinnert, daß beim segmentalen Typ die
Begrenzungslinien der Ausfälle senkrecht, beim zentralen Typ annähernd parallel
zur Rumpflänge bzw. zur Extremitätenachse verlaufen (s. allgemeiner Teil).

2. *Die motorischen Störungen.* Eines der hervorstechendsten Merkmale der
Syringomyelie sind die vor allem an den oberen Extremitäten auftretenden
Muskelatrophien, die meist *unsymmetrisch* ausgebildet sind, d. h. die rechte oder
linke Extremität bevorzugen. Die *kleinen Handmuskeln* werden zuerst befallen.
Ebenso wie bei der spinalen Muskelatrophie oder der A.L.S. sinken die Spatia
interossea ein, die Daumen- und Kleinfingerballen schwinden, es kommt zur
Krallenhandstellung. Auch die sog. Predigerstellung der Hand wird beobachtet,
wenn infolge Verschontbleibens seiner Segmente (C 6 und 7) der Radialis überwiegt. Der Muskelschwund kann schließlich auf Unter- und Oberarm und den
Schultergürtel übergreifen. Wie bei den rein degenerativen Vorderhornprozessen
findet sich zuweilen ein humeroskapulärer Typ, bei welchem die distalen Muskeln,
insbesondere diejenigen der Hand, verschont bleiben. Seltener ist die Hals-,
Rumpf- oder Bauchmuskulatur betroffen, wenn ja, dann ebenfalls in unsym-
metrischer Ausdehnung. Dasselbe gilt für die Muskulatur der unteren Extremitäten, bei deren Befallensein einseitige Fußdeformitäten wie Klump- oder
Hackenfuß auftreten. An den atrophischen Muskeln sieht man gelegentlich
fibrilläre Zuckungen und bei der *elektrischen* Untersuchung eine *Veränderung
der Erregbarkeit* meist im Sinne einer allgemeinen Herabsetzung oder eine Umkehr der Zuckungsformel. Eine typische Entartungsreaktion ist nur selten
nachweisbar.

Die Affektion der *Pyramidenbahn* verrät sich durch *Paresen* und *spastische
Zeichen*. Die letzteren können zunächst an jenen Muskelgruppen vorhanden
sein, die erst später, sobald deren Vorderhorn affiziert ist, atrophisch werden,
während die zugehörige Pyramidenbahn in einem höheren Segment schon vorher
alteriert worden ist. Am stärksten und deutlichsten treten die spastischen
Zeichen an den unteren Extremitäten auf. Sie künden sich zunächst als
leichte Ermüdbarkeit an, später herrscht eine starke *Paraspastik* vor, *Kontrakturen* der Gelenke vervollständigen das Bild. Sitzt die Höhle bzw. Gliose im
oberen Halsmark oder im Bulbus, dann begegnet man infolge der Affektion
der dortigen Pyramidenareale auch an den oberen Extremitäten spastischen
Symptomen.

Neben diesen Ausfallserscheinungen treten *motorische Reizerscheinungen* in
Form von *Spontanbewegungen*, nämlich Tremor, choreiforme oder athetoide
Bewegungen, Klonismen oder Myokymien (Muskelwogen) auf. In fortgeschrittenen Stadien sieht man hauptsächlich an den oberen Extremitäten dann und wann
tonische Krämpfe. Myotonieartige Funktionsstörungen will man in seltenen
Fällen im Bereich der atrophischen Muskeln beobachtet haben. An den Muskeln
selbst werden neben den Atrophien manchmal harte Schwellungen ähnlich denjenigen der Myositis ossificans oder Hypertrophien beschrieben (E. Müller).

3. *Die vegetativen Störungen.* Nicht weniger bedeutungsvoll wie die Muskelatrophien sind für die Diagnose die vegetativen Störungen, unter welchen die
trophischen Veränderungen für den Kranken besonders einschneidend sind.

Nach dem Vorschlage GAGELs unterteilt man sie am zweckmäßigsten in Störungen 1. der *Schweißsekretion*, 2. der *Vasomotorik*, 3. der *Innervation des Dilatator pupillae und des* MÜLLER*schen Muskels* (HORNER*sches Zeichen*), 4. der *Innervation der Muskulatur der Blase und des Mastdarms* und endlich 5. der *Trophik der Haut*, der *Weichteile* und des *Skelets*.

Oft begegnet man beim Syringomyeliekranken Klagen über Störungen der *Schweißsekretion*. Die *Hyperhydrosis* scheint dabei häufiger zu sein, doch lassen sich beim Schweißversuch auch *anhydrotische* Bezirke nachweisen. Gelegentlich beschränkt sich das starke Schwitzen nur auf eine Gesichts- oder Körperhälfte oder es fallen umschriebene Regionen mit besonders starker Schweißbildung auf (GAGEL). Manchmal beobachtet man starkes Schwitzen auf Kältereize, also eine *paradoxe* Schweißsekretion.

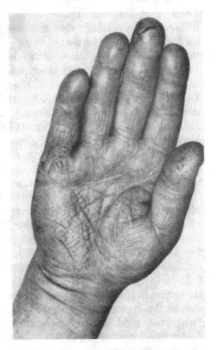

Unter den *vasomotorischen* Störungen ist die *Akrocyanose* an Händen und Füßen am häufigsten. Meist fühlen sich die betreffenden Hautpartien kühler an, sind also weniger gut durchblutet. Die oft zu sehenden *Ödeme* am Handrücken, die „main succulente" wie MARINESCO sie genannt hat, die an myxomatöse Schwellungen erinnern, verdanken ihre Entstehung ebenfalls in erster Linie vasomotorischen Einflüssen, die gleichzeitig zu einer Gewebshyperplasie des subcutanen Bindegewebes führen. Die pathologische Reaktion des Vasomotoriums äußert sich im Auftreten von Bläschen und starkem Dermographismus elevatus, die auf relativ geringfügige Reize hin aufschießen.

Das sog. HORNER*sche Syndrom*, welches eine Innervationsstörung des *Dilatator pupillae* und des die Fissura orbitalis inferior überbrückenden MÜLLER*schen* Muskels darstellt, kommt durch eine Läsion des Centrum cilio-spinale im 8. Cervical- 1. und

Abb. 99. Syringomyelie. Starke Rhagaden- und Schwielenbildung bei einer 24jährigen Patientin. (Aus der Sammlung des Herrn Oberarztes Dr. H. R. MÜLLER der Nervenabteilung des Krankenhauses St. Georg Hamburg).

2. Thorakalsegmentes zustande. Es ist meistens einseitig, seltener doppelseitig vorhanden. Die Pupillen sind verengt, reagieren auf Licht und Konvergenz, erweitern sich aber bei Beschattung nur unvollkommen. Manchmal ist diese Anomalie verknüpft mit einer Heterochromie der Iris, die man auffallenderweise gleichfalls beim Status dysraphicus gehäuft beobachtet hat (PASSOW).

Innervationsstörungen der *Blase* wie vorübergehende Erschwerung der Urinentleerung treten meistens erst im Spätstadium auf. Der Kranke muß stärker pressen als früher, um die Miktion in Gang zu bringen; es findet sich ein Restharn. Für ihr Zustandekommen macht man die Anästhesie der Blasen- und Harnröhrenschleimhaut mitverantwortlich. Cystitiden, die meist schmerzlos verlaufen, sind Folgeerscheinungen dieser Entleerungsstörung; sie führen gelegentlich zur Urosepsis. Nierensteine sollen deshalb gehäuft auftreten (SCHLESINGER). Ausgesprochenes Harnträufeln, wie wir es beim Tabiker sehen, wird nur ausnahmsweise festgestellt. Ungleich seltener sind *Defäkations*störungen! Völlige *Impotenz* wird kaum gesehen, wohl aber wird häufiger über eine Abnahme der

Libido bei normaler Erektion und Ejaculation geklagt. Eine *Gravidität* kann ohne Gefahr für Mutter und Kind ausgetragen werden, manchmal kann die Geburt völlig schmerzlos erfolgen.

Schrunden und Rhagaden, Blasenbildungen und Narben auf der *Haut* werden zum Teil auf den Verlust der Schmerz- und Temperaturempfindung zurückgeführt, begegnet doch der Kranke mechanischen und thermischen Schädlichkeiten nicht mit der nötigen reflexbedingten Vorsicht. Hier spielen zweifellos trophische Einflüsse mit herein, denn in Gebieten, die keine Analgesie oder Thermanästhesie aufweisen, stellen sich solche Hautveränderungen ebenfalls ein. Diese sind für den Handarbeiter besonders lästig, weil sie einmal aufgetreten, infolge des Verlustes des Schmerzgefühls vernachlässigt werden und deshalb schlecht heilen. So kommt es zu chronischen Geschwüren besonders an Fingern und Zehen. Gelegentlich entwickeln sich unbemerkt Phlegmonen, die erst erkannt werden, wenn Schüttelfröste einsetzen. Bei der Inspektion des Syringomyeliekranken achte man auf Narben, die gern am Schulterblatt und am Ellenbogen und am Gesäß sitzen und von Verbrennungen durch Anlehnen an den Ofen oder an die Heizung herrühren. Therapeutische Maßnahmen wie Höhensonnenbestrahlung können bei Syringomyeliekranken deshalb zu schweren Verbrennungen führen. Die chronisch-entzündlichen Reize bringen schließlich die Lymphgefäße zur Verödung, es entstehen Ödeme und Weichteilverdickungen an den distalen Partien, d. h. an Hand und Fingern, diese erscheinen plump und klobig. Man nennt derartige Zustände „*Cheiromegalie*". Inwieweit solche Ödeme mit den spinalen Ödemen z. B. bei schweren Rückenmarkskompressionen identisch sind, ist noch umstritten, bloße mechanische Einflüsse, wie das Herabhängen der Arme, dürften bei ihrer Entstehung allein nicht maßgebend sein. Beim lumbosacralen Typ der Syringomyelie begegnet man den gleichen Erscheinungen an den Füßen (*„Podomegalie")*. Sehr starke *Verhornungen*, d. h. *Keratosen* an den Handinnenflächen, *Narbenkeloide* und *Nagelveränderungen* sind gleichfalls als trophische Störungen aufzufassen. Die Nägel sind dann abnorm brüchig, rissig und besonders stark gekrümmt, verdickt oder bräunlich verfärbt und stoßen sich leicht spontan ab. Abnormer *Haarausfall* oder eine besonders starke lokale Behaarung sind ebenso zu deuten. Ob die häufiger zu sehende Dupuytrensche Kontraktur bei der Syringomyelie als trophische Ausfallserscheinung aufzufassen ist, erscheint noch fraglich. Spontane schmerzlose *Muskelrupturen* sind wie die Arthropathien für die Unfallbegutachtung von Bedeutung.

Die *Haut* kann besonders trocken sein, sich stark abschilfern oder durch *chronische Ekzeme* oder Pemphigus-artige Efflorescenzen verändert sein. Ein eigentlicher *Decubitus* oder ein *Mal perforant* sind selten, wohl aber kann es, wie beim sog. Morvanschen Typ, durch Abstoßung einzelner Fingerglieder oder ganzer Finger zu hochgradiger *Verstümmelung* kommen.

Bei all diesen Veränderungen laufen *atrophische* und *hypertrophische* Prozesse einander parallel oder lösen sich einander ab. Und das gleiche gilt für die *trophischen Störungen* am *Knochensystem*, die ebenso wie die schon geschilderten Zustände an der Haut, sich besonders an den oberen Extremitäten einstellen. Zweifellos bilden die Empfindungsstörungen bei ihrer Entwicklung eine geeignete Basis, denn der Kranke schont seine Gelenke wegen der Hyp- bzw. Analgesie weniger. Auch haben die Gelenke als Folge der gestörten Trophik ihre physiologische Widerstandsfähigkeit eingebüßt. Die Änderung des Muskeltonus mit der *Erschlaffung* oder *Überdehnung* der Kapsel trägt das ihre dazu bei. Der Knochen wird *atrophisch* und *kalkarm*, er verliert seine natürliche Festigkeit. Schließlich frakturiert er spontan oder bei relativ geringfügigen Traumen. Der Lieblingssitz solcher Frakturen ist der obere Humerusschaft, auffallenderweise bricht der linke häufiger als der rechte. *Pseudoarthrosen* oder starke *Callus-*

bildungen sind dabei nicht selten. Der Knochen kann stark hypertrophieren und Exostosen bilden. Im Bereich des *Gesichtsschädels* zeigen sich trophische Knochenprozesse in Form einer *Hemiatrophie* oder *Hemihypertrophie*.

Wie für die Tabes sind für die Syringomyelie schmerzlose *Arthropathien* besonders charakteristisch, die entsprechend der Prozeßtopik am meisten an den oberen Extremitäten auftreten. Nicht selten werden sie durch unbedeutende Traumen manifest, deren Folgeerscheinungen dem Kranken, weil er keine Schmerzen empfindet, meist zunächst entgehen. Erst wenn das Gelenk äußerlich sichtbar verändert, d. h. aufgetrieben ist, wird er auf die Gelenkerkrankung

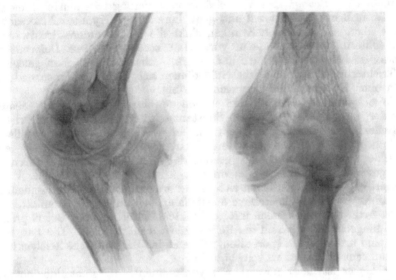

Abb. 100. Arthropathie des Ellenbogengelenkes bei einer Syringomyelie (Röntgenaufnahme des macerierten Gelenkes). Vom selben Pat. wie Abb. 92. (Aus der Sammlung des Herrn Dr. F. BECKER, Chefarzt des Wichernhauses Altdorf.)

aufmerksam. Der Häufigkeit nach ist das Schultergelenk, seltener das Ellenbogengelenk und das Handgelenk befallen. Nach SCHLESINGER sollen 20—25% aller Syringomyeliekranken Arthropathien zeigen. Diese können ein Frühsymptom darstellen; sie verlaufen aber in solchen Fällen nicht immer völlig schmerzlos. Das Gelenk ist meist unförmig aufgetrieben, die Kapsel stark verdickt, es besteht ein starker Erguß. *Röntgenologisch* finden sich ähnlich wie bei der Tabes neben der Destruktion der Gelenkenden innerhalb der Kapsel Verknöcherungen und Verknorpelungen. Die Gelenkkörper schwinden und die Pfannen sind zerstört. Wegen der Lockerung des Bandapparates stehen die Gelenkenden weiter voneinander ab und sind gegeneinander subluxiert. Diese deformierenden Arthropathien bestehen weiter, auch wenn sich der akut entstandene Erguß relativ bald wieder zurückbildet. Bei aktiven und passiven Bewegungen hört oder fühlt man ähnlich wie bei der Arthropathia deformans ein Knarren und Knirschen. Neben Spontanfrakturen der intrakapsulären Gelenkenden bilden in fortgeschrittenen Stadien gelegentlich Vereiterungen der Gelenke eine unerwünschte Komplikation. Es kommt zu Fisteln, die durch Spontannekrose des Knochens und Sequestrierung unterhalten werden.

An der *Wirbelsäule* und am *Thorax* findet man bei der Syringomyelie relativ häufig *Deformierungen*, die zum Teil zu trophischen Störungen zu rechnen sind, zum Teil aber als Konstitutionsanomalien aufzufassen sind. Wir haben bei der

Besprechung des Status dysraphicus schon die Skoliosen und Kyphoskoliosen und die Trichterbrust hervorgehoben. Bei Fällen von Syringomyelie, wo solche Symptome frühzeitig, d. h. vor der Entwicklung anderer Störungen auftreten, dürften sie ausgesprochene Entwicklungsanomalien darstellen. Nun beobachtet man aber, daß die Wirbelsäulenveränderungen größtenteils erst im Verlauf der Syringomyelie auftreten. Hier muß man an primäre trophische Störungen denken. Statische Momente, z. B. die ungleiche Beanspruchung der Wirbelsäule und des Thorax infolge der einseitigen Schulter- oder Armaffektion spielen gleichfalls eine Rolle. Auch der Schwund der langen Rückenstrecker ist hier nicht ohne Belang. Die Wirbelsäulenveränderung tritt zunächst meist als Skoliose im Brustabschnitt auf und geht dann in eine Kyphoskoliose schweren Grades über. Bei manchen Kranken sinkt die obere vordere Brustwand ein, die Schultern stehen auffallend vor. Man bezeichnet diese Deformität als „Thorax en bâteau" (P. MARIE und ASTIÉ). Ebenso findet man gelegentlich eine Trichterbrust. An der Wirbelsäule können sich trophische Knochendestruktionen ohne Kyphoskoliose abspielen (GAGEL).

Die *Sehnenreflexe* sind an den Armen gewöhnlich aufgehoben, sobald als Folge der Veränderung der grauen Substanz oder der Hinterwurzeleintrittszone der Reflexbogen unterbrochen oder die entsprechenden Vorderhornzellen zugrunde gegangen sind. An den unteren Extremitäten sind die Reflexe wegen der Läsion der Pyramidenbahn meist gesteigert. Wird die letztere im oberen Halsmark geschädigt, dann kommen an den Armen trotz bestehender Atrophie gesteigerte Reflexe vor. Finden sich in der grauen Substanz des Lendenmarks Spalträume, so fehlen die Reflexe ebenfalls an den unteren Extremitäten. Bei starken Arthropathien können infolge direkter Auswirkung des Gelenkprozesses auf die umgebenden Muskeln die Reflexe nicht auslösbar sein. Die Bauchhautreflexe sind fast regelmäßig erhalten, während das BABINSKIsche Zeichen keineswegs immer nachweisbar zu sein braucht.

Der *Liquor* ist meist normal, was von eminenter differentialdiagnostischer Bedeutung ist.

Auffallende *psychische Veränderungen* gehören nicht zur Syringomyelie. Kranke mit schweren Verstümmelungen erscheinen naturgemäß oft mürrisch und wortkarg, überhaupt stellen depressive Zustände nichts Ungewöhnliches dar. Ein zirkuläres Irresein oder eine Epilepsie haben mit der Syringomyelie nichts zu tun; treten sie gleichzeitig mit ihr auf, so kommt darin lediglich eine allgemeine konstitutionelle Organminderwertigkeit des Nervensystems zum Ausdruck.

Je nach der Höhenlokalisation der Höhlen unterscheiden wir verschiedene Formen, nämlich 1. die *bulbäre*, d. h. die *Syringobulbie*, 2. die *cervicale*, 3. die *lumbale* und 4. die *sacrale* Form der Syringomyelie.

1. *Die Syringobulbie* verläuft im allgemeinen ausgesprochen chronisch. In reiner Form ist sie sehr selten, denn am häufigsten stellt sie sich im Gefolge einer Syringomyelie des Halsmarks ein. In der Regel sind nur die Hirnnerven vom *5. bis zum 12.* befallen, denn die Höhle liegt im allgemeinen im eigentlichen Bulbus und reicht nur ausnahmsweise bis in die Höhe der oberen Augenmuskelkerne (Gebiet des 3. und 4. Hirnnerven). Am häufigsten und stärksten erweist sich der *sensible Trigeminus* geschädigt, was man ohne weiteres versteht, wenn man sich die große Ausdehnung seines Kerngebietes vor Augen hält. Der Kranke mit einer Syringobulbie empfindet zunächst im Gebiet des sensiblen Gesichtsnerven Parästhesien, die häufig vom 2. Cervicalsegment aufsteigen. Entsprechende Ausfallserscheinungen dehnen sich in zwiebelschalenförmigen Begrenzungslinien vom oberen Halsabschnitt gegen den Mund zu aus. Nach SÖLDER, der als erster diese segmentalen Sensibilitätsausfälle im Trigeminusgebiet be-

schrieben hat, nennt man diese eigenartige Konfiguration der Sensibilitätsausfälle die SÖLDERschen Linien. Gleichzeitig bestehende Geruchstörungen
sind nicht auf eine Affektion des Olfactorius, sondern auf trophische Veränderungen der Nasenschleimhaut zurückzuführen. Der Cornealreflex kann herabgesetzt sein. Neben dem 5. Hirnnerven ist vor allem der *Hypoglossus*, der *Vagus*,
der *Glossopharyngeus*, seltener der *Facialis* und *Abducens* befallen. Auch bei der
Syringobulbie ist der Prozeß meist halbseitig, wir finden also entsprechende
*halbseitige Zungenatrophie, halbseitige Lähmung der Gaumen- und Kehlkopf-
muskulatur*, insbesondere eine halbseitige *Recurrensparese*. Sensible Ausfälle
im Gebiet des Glossopharyngeus und des Vagus führen zu lästigem Reizhusten.
Vegetative Störungen, nämlich *bulbäre Atemkrisen*, welche bemerkenswerterweise
meist ohne subjektive Atemnot einhergehen (TER
BRAAK und KRAUSE), und *Herzrhythmusstörungen* oder
stenokardische Anfälle können auftreten. *Unstill-
bares Erbrechen* muß in Zusammenhang mit anderen
bulbären Störungen ebenfalls als medulläre Reizerscheinung aufgefaßt werden. *Geschmackstörungen*
mit oder ohne Analgesie oder Anästhesie des Rachens
weisen auf die Beteiligung des Glossopharyngeus hin,
während Lähmungen des Trapezius oder des Sternocleidomastoideus die Affektion des *Accessoriuskerns*
und seiner Austrittsfasern anzeigen. Ein *Nystagmus*
ist auf eine Störung im *Vestibularis*gebiet zu beziehen.
Der *Oculomotorius* und *Trochlearis* sind praktisch
immer frei, Pupillenanomalien sind, abgesehen von
der schon erwähnten Engerstellung beim HORNER-
schen Zeichen, praktisch — außer es handelt sich

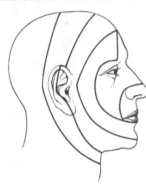

Abb. 101. SÖLDERsche Linien.
(Nach O. GAGEL: Handbuch der
Neurologie, Bd. 16, S. 353.)

um eine zufällige Kombination einer Springomyolie mit einer Tabes oder Paralyse — nie vorhanden, insonderheit keine eigentliche Starre. *Opticusveränderungen*
sind sehr selten, besonders eine Stauungspapille oder eine Atrophie. Wenn
sie auftreten, dann liegt meist gleichzeitig ein Hydrocephalus internus vor.

2. Die *cervicale Form* repräsentiert als die häufigste den klassischen Typ
der Syringomyelie. Neben den meist einseitigen Amyotrophien an den Händen
oder an den Schultern zeigen sich sensible Reizerscheinungen und sensible
Ausfälle vom Hinterhorntyp im Bereich der Arme. Das HORNERsche Symptom,
häufig auf der Seite der stärker erkrankten Extremität, sowie das Fehlen der
Sehnenreflexe an den Armen, die an den Beinen meist gesteigert sind, vervollständigen das Bild. Im weiteren Verlauf stellen sich trophische Veränderungen in Form von Arthropathien der Schulter, des Ellenbogens oder des Handgelenkes ein oder man beobachtet stärkere Störungen der Haut- und Weichteil-
trophik neben einer Kyphoskoliose der oberen Brustwirbelsäule. Ist das oberste
Halsmark der Sitz des Prozesses, dann findet sich eine Paraspastik an den Armen.

3. Beim *lumbalen Typ* beobachten wir die obengenannten Störungen im
Bereich der Beine, ebenfalls meist einseitig, doch herrschen hier häufig spastische
Symptome vor, die eingeleitet werden von klonischen Zuckungen. Die Muskel-
atrophien befallen mit Vorliebe die Peroneusgruppe, die Wirbelsäulenverände-
rungen mehr die unteren Partien der Wirbelsäule. Blasenstörungen, seltener ein
Mal perforant du pied, können sich schon frühzeitig einstellen.

4. Noch ausgesprochener sind die Amyotrophien an den Unterschenkeln und
an den Füßen bei dem gleichfalls sehr seltenen *sacralen* Typ, welcher außerdem
noch durch dissoziierte Empfindungsstörungen in Reithosenform ausgezeichnet
ist. Die Füße sind dabei kontrakturiert und zeigen trophische Störungen (Podomegalie). Die Achillessehnenreflexe fehlen, während die Patellarsehnenreflexe

erhalten bzw. gesteigert sein können. Schließlich sind noch vasomotorische Störungen (Kühle und Cyanose der Haut), Blaseninkontinenz oder Detrusorlähmung mit Verlust der Schleimhautsensibilität im Bereich des Urogenitalapparates zu nennen.

Verlauf und Prognose. In den meisten Fällen beginnt die Syringomyelie zwischen dem 20. und 40. Lebensjahre, nur selten vor der Pubertät oder im Greisenalter. Manchmal bestehen Empfindungsstörungen oder vegetative Symptome schon lange Zeit bevor die Kranken den Arzt aufsuchen. Aus diesem Grunde ist es sehr schwer, den eigentlichen Beginn der Erkrankung festzustellen.

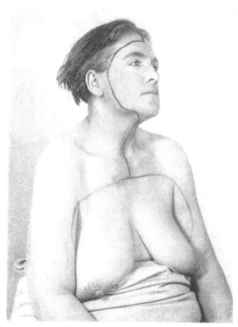

Die *frühesten Symptome* sind die meist an den oberen Extremitäten bestehenden Reizerscheinungen, welche anfänglich intermittierend auftreten und meistens mit dem Einsetzen von typischen Ausfallserscheinungen verschwinden. Jahrelang können dann Sensibilitätsstörungen und trophische Symptome das Bild beherrschen, bis sich schließlich Motilitätsstörungen bemerkbar machen. Auch bei der Syringomyelie gibt es ein Auf und Ab der klinischen Erscheinungen, und lang dauernde Remissionen täuschen einen scheinbaren völligen Stillstand vor. Manchmal setzen zuerst die trophischen Störungen ein, denen solche der Schweiß- und Gefäßinnervation vorausgehen. Interkurrente Infektionen oder Traumen können eine latent gewordene oder zum Stillstand gekommene Syringomyelie verschlimmern. Erst verhältnismäßig spät setzen die Erscheinungen von seiten der langen

Abb. 102. Sensibilitätsstörung bei einer Syringobulbie mit Syringomyelie in Form von Störungen der Schmerz- und Temperaturempfindung im Bereich des Kopfes, des Gesichtsschädels nach Art der SÖLDERschen Linie ausgeprägt. (Eigene Beobachtung aus der HamburgerNeurologischen Universitätsklinik. Vorstand: Prof. PETTE.)

Bahnen ein. Waren bis dahin, wie in den meisten Fällen, zuerst die oberen Extremitäten befallen, so treten jetzt vor allem spastische Symptome an den Beinen auf. Blasen- und Mastdarmstörungen gehören ebenfalls dem Spätstadium an.

Der *Verlauf* ist ein eminent chronischer, besonders bei der Syringobulbie. Eine 30—40jährige Krankheitsdauer ist nichts Ungewöhnliches. Eine Heilung ist bei der Art des Prozesses nicht zu erwarten, wohl aber können sich Einzelsymptome völlig zurückbilden, z. B. die trophischen Erscheinungen wie die Cheiromegalie. Der Beruf des Kranken ist für den Verlauf nicht gleichgültig, denn Handarbeiter sind durch Sekundärinfektionen viel mehr gefährdet. Man wird bei solchen Fällen beizeiten zu einem Berufswechsel raten müssen. Der Rückenmarksprozeß an sich ist nicht tödlich. Die häufigste Todesursache stellen interkurrente Komplikationen wie Infektionen, Pneumonie, Blasen- und Nierenerkrankungen dar. Bei bulbären Höhlen kann plötzlich der Exitus infolge von Vagusstörungen (Atemlähmung, Vaguskrisen mit Herzkollaps oder Kehlkopflähmungen) eintreten. Schluckpneumonien bilden bei der Syringobulbie gleichfalls eine häufige Todesursache.

Die Launenhaftigkeit des Prozesses, bei welchem nicht nur Höhlen und Spalten des verschiedensten Ausmaßes, sondern Gliosen zu schweren Funktionsausfällen führen, bedingt atypische *Verlaufsformen,* die in das bisher beschriebene Bild nicht hineinpassen. Beschränkt sich z. B. der Prozeß vorwiegend auf die eine Rückenmarkshälfte, so sind die Symptome entsprechend unilateral entwickelt. Eine kleine Höhle in einem Hinterhornbezirk führt nur zu umschriebenen dissoziierten Empfindungsstörungen. Ist die Höhle oder Gliose nur auf das Vorderhorn beschränkt, dann haben wir das Bild der *spinalen Muskelatrophie* vom Typ DUCHENNE-ARAN vor uns, während bei gleichzeitiger Affektion des Vorderhorns und der Pyramide über lange Zeit hin eine *amyotrophische Lateralsklerose* vorgetäuscht wird. Ein *tabesähnliches Bild* stellt sich ein, wenn die Höhle oder die Gliose sich nur an das Areal der Hinterstränge hält. Derartige Fälle nannte OPPENHEIM die *Pseudotabes gliomatosa.*

Schließlich gibt es Fälle, bei welchen die *trophischen Störungen* an den *Händen* völlig im Vordergrund stehen. Diese Abart wird nach ihrem Entdecker MORVANscher Typ genannt. Dabei ist die Haut der Hand und der Finger verdickt, stark verhornt und ödematös. Schlecht heilende Rhagaden und Panaritien unterhalten so einen chronisch entzündlichen Prozeß, der schließlich zu Abstoßung von End- und Mittelphalangen führt. Panaritien und Phlegmonen treten schon bei leichten Traumen auf.

Sitzt der Prozeß im obersten Halsmark, dann resultiert eine *spastische Tetraplegie,* bei welcher sich eine charakteristische Handhaltung, nämlich eine Beugekontraktur der ulnaren Finger bei freibeweglichen Zeigefingern und Daumen ausbildet. Gelegentlich setzen spastische Lähmungserscheinungen plötzlich ein; hier liegen Blutungen oder Erweichungen als Folge der starken Gefäßveränderungen vor und derartige Symptome bilden sich oft relativ rasch wieder zurück.

Differentialdiagnose. Das klinische Bild der Syringomyelie ist derart charakteristisch, daß bei voll ausgeprägten Fällen nur wenige Prozesse in differentialdiagnostische Erwägung gezogen zu werden brauchen. Die beginnenden Fälle und die atypischen Formen aber stellen große Ansprüche an das diagnostische Können. Hier müssen viele Erkrankungen des Rückenmarks berücksichtigt werden, von welchen wir die häufigsten voranstellen.

Mit der *Tabes* hat die Syringomyelie in erster Linie die Arthropathien und die Spontanfrakturen gemein. Sie sind bei der Syringomyelie vornehmlich an den Gelenken der oberen Extremitäten entwickelt, lassen sich aber röntgenologisch von der tabischen Arthropathie nicht unterscheiden. Die Gelenkaffektionen an der Wirbelsäule kommen bei der Syringomyelie im Gegensatz zur Tabes kaum zur Beobachtung. Im allgemeinen wird die Berücksichtigung der Pupillenphänomene, der Areflexie, der lanzinierenden Schmerzen und Krisen, der frühzeitigen Blasenstörungen und der Impotenz bei der Tabes die Trennung von der Syringomyelie leicht ermöglichen. Differentialdiagnostische Schwierigkeiten bereitet hingegen der lumbale Typ der Syringomyelie, bei welchem neben lanzinierenden Schmerzen und Fehlen der Patellarsehnenreflexe eine Hodenanalgesie und sogar ataktische Störungen mit positivem Romberg ausgeprägt sein können. Die besonders starke Affektion der Hinterstränge durch Höhlen oder Gliosen im Sinne der *Pseudotabes gliomatosa* geht mit erheblichen Hinterstrangerscheinungen (Störungen der Haut- und des Raumsinns und der Tiefensensibilität) einher. Der Nachweis der vorwiegend dissoziierten Empfindungsstörung, die bei der Tabes nur ausnahmsweise vorkommt, einer Kyphoskoliose der Brustwirbelsäule ohne eigentliche Arthropathie und das Fehlen von reflektorischer Pupillenstarre, welche man bei der reinen Syringomyelie so gut wie nie beobachtet, wird für die Syringomyelie entscheiden. Die Hemiatrophia linguae bei der Tabes wird aus den eben genannten Unterscheidungsmerkmalen kaum

diagnostische Schwierigkeiten bereiten, zumal bei der Syringobulbie gleichzeitig charakteristische Trigeminusausfälle vorherrschen. Nur äußerst selten
trifft es zu, daß sich zu einer Syringomyelie eine Tabes hinzugesellt oder umgekehrt. Die Serumreaktionen und die Liquoruntersuchungen, die bei unkomplizierter Syringomyelie immer negativ ausfallen und die reflektorische
Pupillenstarre werden eine solche seltene Kombination erkennen lassen.

Die *multiple Sklerose* wird im allgemeinen unschwer von der Syringomyelie
zu sondern sein, obwohl sie manches mit ihr gemein hat, wie z. B. den langsamen
Verlauf mit den Spontanremissionen, die spastischen Symptome, die Parästhesien, den Nystagmus oder andere Bulbärerscheinungen, die Augenmuskelparesen und die Blasen-Mastdarmstörungen. Nur selten geht die Polysklerose
mit dissoziierten Empfindungsstörungen oder Amyotrophien einher. Trophische
Störungen wie Arthropathien aber sind ihr völlig fremd. Der Nachweis der
temporalen Abblassung — bei der Syringomyelie sind Opticusatrophien nur bei
gleichzeitig bestehendem Hydrocephalus internus oder bei der Kombination
mit einer Tabes möglich — und die so häufigen Liquorveränderungen und der
Intentionstremor bei der multiplen Sklerose helfen über differentialdiagnostische
Bedenken hinweg. Gelegentlich hat man allerdings eine multiple Sklerose und
eine Syringomyelie nebeneinander vorkommen sehen, wofür autoptische Befunde
vorliegen (Schüller).

Ähnliches gilt für die *funikuläre Spinalerkrankung*, bei welcher aber, selbst
in schweren Fällen mit Paraspastik und Fehlen der Reflexe, trophische Störungen regelmäßig vermißt werden, obwohl Amyotrophien an den oberen
Extremitäten bei ihr auftreten können und die ihr eigenen lästigen Parästhesien
an sensible Reizerscheinungen bei der Syringomyelie erinnern können. Die
Berücksichtigung des Grundleidens — in den meisten Fällen einer p. A. (Blutbild, Magensaft!) — erleichtert die Feststellung einer f. Sp.

Erhebliche Schwierigkeiten in der differentialdiagnostischen Abgrenzung
können jene *Querschnittssyndrome* bereiten, die wir bei *Kompressionen* des Rückenmarks, z. B. bei *Wirbelsäulenaffektionen* und *extramedullären Tumoren*, bei den
Wirbelsäulentraumen, bei der *Hämatomyelie* und der *Rückenmarkserweichung* und
bei *chronischen Entzündungsprozessen,* wie bei der *Meningomyelitis luica*, auftreten
sehen. Dies gilt besonders für solche Prozesse, die in Höhe des unteren Halsmarks
bzw. oberen Brustmarks, dem Lieblingssitz der Syringomyelie, lokalisiert sind.
Bei der tuberkulösen *Caries* und bei den vom Knochen ausgehenden, das Rückenmark komprimierenden *Tumoren* sind aber die Reizerscheinungen in Form von
gürtelförmigen Zonen stärker ausgeprägt als bei der Syringomyelie, auch finden
wir dort immer objektiv faßbare Sensibilitätsausfälle vom Hinterstrangstyp,
also Störungen der Berührungs- und Tiefensensibilität, insbesondere ein schlechtes
Erkennen oder Nichterkennen der auf die Haut geschriebenen Zahlen unterhalb
der Kompressionsstelle. Wohl können bei solchen Prozessen Amyotrophien
an den Händen oder ein Hornersches Syndrom bestehen, aber die Paraspastik
an den unteren Extremitäten und die Blasen-Mastdarmstörungen pflegen gleichzeitig mit den übrigen Symptomen oder erst wenig später aufzutreten und nicht
erst im Spätstadium wie bei der Syringomyelie. Auch die dissoziierten Empfindungsstörungen bestehen bei derartigen Prozessen nicht für so lange Zeit.
Entscheidend ist die objektive Anamnese, die bei der Syringomyelie ein lang-
jähriges Bestehenbleiben eines einzelnen Symptomes, z. B. der Amyotrophien
ergibt, was bei den wenn auch sehr langsam komprimierenden Prozessen in diesem
Maße nicht beobachtet wird. Ergibt die Liquorkontrolle ein Kompressionssyndrom, so ist eine Syringomyelie ohne weiteres auszuschließen, denn selbst
bei der Arachnitis proliferativa cystica, welche die Syringomyelie begleiten kann,
findet man höchstens eine geringe Eiweiß- und Zellvermehrung, aber nie eine

derartige Dissoziation zwischen dem lumbalen und dem occipitalen Liquor, wie sie bei komprimierenden Prozessen beobachtet wird. Bei den *Wirbelsäulenaffektionen*, insbesondere bei der *Pachymeningitis cervicalis hypertrophicans*, sind nicht nur die Schmerzen, sondern die lokalen Versteifungen der Wirbelsäule stärker. Zwar können bei solchen Prozessen Sensibilitätsstörungen von *dissoziiertem Typ* manifest werden, aber dann handelt es sich meist um akut auftretende Rückenmarkserweichungen als Folgen der Kompression. Trophische Störungen treten dabei niemals in diesem Ausmaß wie bei der Syringomyelie auf. Dies gilt ebenfalls für die *Meningomyelitis luica*. Bei ihr finden sich dissoziierte Empfindungsstörungen, spastische Symptome und Blasen-Mastdarmstörungen nebeneinander, aber sie entwickeln sich gleichzeitig oder rasch nacheinander und machen dann anderen Erscheinungen Platz. Aus dem gleichen Grunde dürfte es zwischen der Syringomyelie und der subakuten Querschnittsmyelitis keine Verwechselungsmöglichkeit geben, wenn sie bezüglich ihrer Symptome auch gewisse Ähnlichkeiten aufweisen können. Bei all diesen entzündlichen Affektionen bildet der Liquorbefund ein ausschlaggebendes Kennzeichen.

Der *intramedulläre Tumor* stellt an das diagnostische Können in der Abgrenzung gegen die Syringomyelie die größten Anforderungen. Bei Fällen von sekundärer Höhlenbildung innerhalb des Tumors ist eine Unterscheidung von der echten Syringomyelie nur nach dem Krankheitsverlauf möglich. Ebenso wie bei der Syringomyelie sehen wir bei Gliomen, die vor allem in der grauen Substanz über mehrere Segmente hin entwickelt sind, zunächst dissoziierte Empfindungsstörungen mit Atrophien vom Vorderhorntyp, schließlich entwickeln sich, sobald die langen Bahnen mitaffiziert sind, spastische Symptome, Hinterstrangserscheinungen und Blasen-Mastdarmstörungen. Trophische Störungen, insonderheit Ödeme an Händen und Füßen, Schweißsekretionsstörungen und vasomotorische Erscheinungen können sich gleichfalls dabei einstellen.

Die sensiblen Reizerscheinungen des intramedullären Tumors decken sich mit denjenigen bei der Syringomyelie, wenn auch mehr Kälteparästhesien oder Perversionen des Temperaturgefühls bei ihm vorkommen. Die Temperaturempfindungsstörung ist beim Rückenmarksgliom häufig stärker beeinträchtigt als die Schmerzempfindung; es besteht also gewissermaßen eine Dissoziation innerhalb der dissoziierten Empfindungsstörung. Im allgemeinen belehrt uns der Verlauf, denn die Symptome entwickeln sich beim intramedullären Tumor erstens schneller, zweitens ändern sich die Sensibilitätsstörungen, indem ihr Niveau nach oben verschoben wird, und sind in der Gesamtheit außerdem viel gröber ausgeprägt; drittens setzen die Blasenstörungen und spastischen Symptome erheblich früher ein. Treten einseitige bulbäre Symptome bei einem solchen Falle hinzu, dann ist eher an eine Syringomyelie zu denken. Hier hilft der Liquorbefund weiter, der beim intramedullären Tumor häufig eine Eiweißvermehrung und eine Mastixzacke zeigt. Die Myelographie kann uns viel eher im Stich lassen. Während sie bei extramedullären Prozessen häufig einen Stop gibt, fehlt ein solcher häufig beim intramedullären Tumor. Die bei der RECKLINGHAUSENschen Krankheit vorkommenden extra- und intramedullären Tumoren, die mit einer Syringomyelie kombiniert sein können, lassen sich unschwer erkennen, wenn man die Hauttumoren und die Naevi nicht übersieht.

Bei einer *Hämatomyelie* oder *Myelomalacie* ist der plötzliche Beginn ein wichtiges Kennzeichen in der differentialdiagnostischen Abgrenzung, auch wenn man bei solchen Prozessen oft ein der Syringomyelie völlig ähnliches Symptomenbild wie Amyotrophien, Tetraplegien und dissoziierte Empfindungsstörungen antrifft. Die Folgezustände dieser Rückenmarksprozesse führen ebenfalls zu intramedullären Höhlenbildungen, d. h. zu sekundärer Syringomyelie, also zu

Dauerzuständen, die mit dem klinischen Bild der Syringomyelie völlig übereinstimmen, meist allerdings schwere trophische Störungen, insbesondere aber Arthropathien, vermissen lassen.

Die *degenerativen systematischen Rückenmarkserkrankungen,* wie die *spinale progressive Muskelatrophie* und die *amyotrophische Lateralsklerose,* geben nur dann zu Verwechslungen mit der Syringomyelie Anlaß, wenn es sich um atypische Formen der letzteren handelt, die vorwiegend oder über längere Zeit hin nur Ausfälle von seiten des Vorderhorns und der Pyramiden auslösen. Diese degenerativen Affektionen treten außerdem im selben Alter wie die Syringomyelie auf, verlaufen ebenso schleichend und bevorzugen das männliche Geschlecht. Auch leichte Parästhesien werden dabei von den Kranken angegeben. Der weitere Verlauf mit dem Auftreten von dissoziierten Empfindungsstörungen, Kyphoskoliosen und Arthropathien fördert aber die Entscheidung zugunsten der Syringomyelie. Ähnliches gilt für die Abgrenzung gegenüber der *neurotischen Muskelatrophie,* bei welcher trophische Störungen, insonderheit solche des Vasomotoriums, an eine Syringomyelie denken lassen. Bei ihr finden wir in Kombination mit der FRIEDREICHschen Ataxie auch Kyphoskoliosen. Dieser degenerativen Affektion sind aber dissoziierte Empfindungsstörungen fremd, auch findet man bei ihr keine Arthropathien; die Atrophien sind zumeist mehr an den unteren Extremitäten (Storchenbeine!) entwickelt, die peripheren Nervenstämme sind druckempfindlich. Während bei der Syringomyelie eine gewisse Analgesie gegenüber dem elektrischen Strom besteht, klagen Kranke mit neurotischer Muskelatrophie häufig über eine starke Schmerzempfindung bei Applikation des elektrischen Stromes.

Ein kurzes Eingehen erfordert die *Lepra,* deren nervöse Form sehr an die Syringomyelie, insbesondere an deren MORVANschen Typ erinnert. Voraussetzung ist, daß bei derartigen Kranken die Möglichkeit einer Lepraansteckung gegeben war, d. h. daß sie aus lepraverdächtigen Gegenden, in Europa z. B. aus Kurland, stammen oder längere Zeit in den Tropen oder Subtropen in lepraverseuchten Gegenden gelebt haben. Man achte zunächst bei derartigen Zweifelsfällen auf die bekannten leprösen, tuberösen Hauteruptionen, auf Haarausfall, auf narbige Flecke, in deren Zentrum die Sensibilität ausgefallen ist, und auf die Facies leontina. Aus den Hauteffloreszenzen oder aus dem Nasensekret lassen sich bei Leprakranken die Leprabacillen züchten, wenn dies gelingt, ist man von allen differentialdiagnostischen Zweifeln befreit. Auch auf gleichzeitige Augenveränderungen, insbesondere auf schwere Hornhauterkrankungen, auf Ausfall der Cilien und Augenbrauen, die bei der Lepra regelmäßig, bei der Syringomyelie so gut wie nie vorkommen, achte man. An bulbären Symptomen weist die Lepra gelegentlich isolierte beiderseitige periphere Facialislähmungen auf, während diese bei der Syringomyelie selten sind und meist erst spät auftreten und bei ihr immer kombiniert sind mit anderen bulbären Ausfällen. Eine Paraspastik pflegt bei der Lepra nie in Erscheinung zu treten. Wir sehen also, daß die Differentialdiagnose zwischen diesen beiden Erkrankungen bei Berücksichtigung all dieser Punkte relativ einfach ist, auch in solchen Fällen von Lepra, bei welchen neben typischen dissoziierten Empfindungsstörungen periphere Paresen oder schwere Verstümmelungen mit Verlust von Fingergliedern oder ganzer Finger nachweisbar sind. Bei der Lepra sind zudem die Sensibilitätsstörungen vom peripheren Typ mehr fleckförmig, also nicht segmental. Außerdem sind die peripheren Nervenstämme verdickt und eher druckempfindlich, also nicht analgetisch wie bei der Syringomyelie. Fieber und erythematöse Exantheme kennzeichnen weiterhin die Lepra. Die trophischen Störungen beider Erkrankungen können sich sehr ähnlich sehen, doch überwiegen bei der Lepra elephantiastische Verdickungen. Während bei der Syringomyelie das Gesicht höchstens im Sinne einer Hemiatrophia faciei verändert ist, finden wir bei der Lepra die typische Facies leontina.

Die vasomotorischen Hautveränderungen der Syringomyelie lassen gelegentlich an eine *Sklerodermie* oder an eine *idiopathische* RAYNAUDsche *Erkrankung* denken. Bei diesen Prozessen finden wir aber trotz der Parästhesien keine tiefer greifenden objektiven Sensibilitätsausfälle, insonderheit keine Dissoziationen, keine Muskelatrophie und keine spastischen Zeichen und keine Blasenstörungen.

Von Erkrankungen der *peripheren Nerven* verdient die *Plexus brachialis-Lähmung* und die *Polyneuritis* eine kurze Besprechung. Die letztere erlaubt schon auf Grund der Anamnese mit dem plötzlichen Beginn und auf Grund der Symmetrie der Paresen und des weiteren Verlaufes eine Abgrenzung. Für die Plexuslähmung wird die Vorgeschichte mit einem Trauma oder der Nachweis

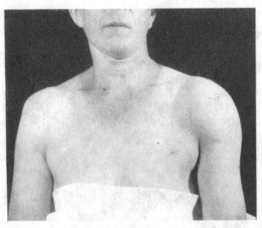

Abb. 103. Arthropathie des linken Schultergelenkes bei einer Syringomyelie. Die Kranke bot lediglich dissoziierte Empfindungsstörungen am linken Arm und war in Verkennung der Diagnose wegen des Verdachtes auf Sarkom operiert worden.

eines gleichzeitig bestehenden malignen Tumors (branchiogenes Carcinom oder Mammacarcinom) von vornherein die Diagnose erleichtern. Die Sensibilitätsstörung entspricht, vorausgesetzt, daß die Wurzeln nicht getroffen sind, bei der Plexuslähmung zudem dem peripheren Typ, und nur in seltenen Ausnahmen trifft man eine dissoziierte Empfindungsstörung. *Halsrippen können* ebenfalls durch Druck auf den Plexus gelegentlich dissozierte Empfindungsstörungen und Amyotrophien bewirken, doch vermißt man dann die übrigen für die Syringomyelie charakteristischen Symptome. Das Röntgenbild fördert in solchen Fällen die Diagnose. Gelegentlich erinnern *Ulnarisparesen* mit *Atrophien* als *Folge* von *Gelenktraumen* mit *schwerer deformierender Arthritis* an die Syringomyelie. Hierbei vermißt man aber regelmäßig die für die Syringomyelie charakteristische dissoziierte Empfindungsstörung.

Vor dem Verwechseln frühzeitig auftretender Arthropathien bei der Syringomyelie mit anderen *deformierenden Gelenkaffektionen* (Arthropathia deformans oder traumatische Gelenkarthropathien, z. B. beim sog. Artistengelenk) schützt die Berücksichtigung der Schmerzlosigkeit, welche die Syringomyelie auszeichnet. Die Tumorgelenke (Sarkom usw.) zeigen röntgenologisch nicht die für die Syringomyelie-Arthropathie charakteristischen perikapsulären Verkalkungen, sie sind außerdem schmerzhaft und lassen sich durch das Fehlen von dissoziierten Empfindungsstörungen von den Gelenkveränderungen der Syringomyelie ohne weiteres unterscheiden. Bei monartikulären Prozessen soll man immer an die

Möglichkeit einer Syringomyelie denken. Bei scheinbar traumatogenen Gelenkaffektionen habe man aber immer die Syringomyelie im Auge, denn gar nicht
selten wird eine Arthropathie bei der Syringomeylie erst durch ein wenn noch so
geringfügiges Trauma manifest.

Die Differentialdiagnose dieser Arthropathien ist bei Frühfällen von Syringomyelie,
die noch keine anderen Ausfallserscheinungen, z. B. Amyotrophien erkennen lassen, oft sehr
schwierig. Die Abb. 103 stammt von einer Syringomyeliekranken, bei welcher wegen des
Verdachtes auf ein Sarkom das Gelenk incidiert worden war. Die nachträgliche neurologische Untersuchung deckte lediglich umschriebene, aber deutliche dissoziierte Empfindungsstörungen an der Hand und am Unterarm auf, und dies erst ermöglichte die Diagnose einer Syringomyelie.

Therapie. Da uns bisher kein Mittel in die Hand gegeben ist, das Übel an
der Wurzel anzugreifen, uns also weder chirurgische noch chemisch-therapeutische

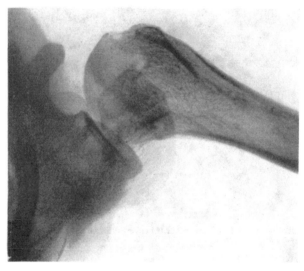

Abb. 104. Arthropathie des linken Schultergelenkes bei Syringomyelie. Von derselben Kranken wie Abb. 103.
Man sieht deutlich die periartikulären Verkalkungen.

Behandlungsmethoden zur Verfügung stehen, um die Höhlen zur Schrumpfung
und die Gliose zur Resorption zu bringen, muß die Therapie der Syringomyelie
vorläufig eine rein symptomatische sein. Nicht zu unterschätzen ist die *Prophylaxe:* So soll man bei einem Handarbeiter nach Möglichkeit auf einen Berufswechsel (Aufsichts- oder Pförtnerposten) drängen. Insonderheit wenn es sich
um Berufe handelt, die leicht Verbrennungen oder Verätzungen oder irgendwelchen Fingertraumen ausgesetzt sind, wie Heizer, Schmiede, Köche oder
Arbeitern in chemischen Fabriken. Man muß die Kranken orientieren, daß sie
selbst die unscheinbarsten Verletzungen sorgfältig behandeln lassen, damit
keine Phlegmonen und langwierigen Eiterungen entstehen können, denn diese
stellen nicht nur eine augenblickliche Lebensgefahr dar, sondern das in trophischer Hinsicht minderwertige Gewebe wird durch sie noch mehr geschädigt.
Mit der Verordnung von warmen Bädern, Lichtbädern oder Diathermie sei man
besonders vorsichtig. Mancher Syringomyeliekranke hat sich dabei schwere Verbrennungen zugezogen und kaum zu befriedigende Ansprüche auf Entschädigung geltend gemacht. Treten trotzdem eitrige Entzündungen auf, dann gehe
man sie möglichst bald chirurgisch an, doch soll dabei nicht zu radikal verfahren werden, weil die Heilungsaussichten ungünstig sind, auch wenn man

weitgehend im Gesunden operiert. Bei Fisteleiterungen kommt es oft spontan zu einer besseren Abstoßung der nekrotischen Gewebstrümmer, als wenn man versucht, diese operativ zu entfernen.

Über besonders günstige Erfolge berichtet man nach der *Röntgenbestrahlung*. Hierbei wird zwar keine eigentliche Heilung erzielt, aber die Schmerzen werden gelindert, auch sollen mit Ausnahme der Atrophien die objektiven Krankheitszeichen günstig beeinflußt werden. Je jünger der Kranke und je kürzer die Krankheitsdauer, um so besser ist der Erfolg. Man nimmt an, daß die Spongioblasten, welche den gliösen Prozeß unterhalten, besonders radiosensibel sind, und will bei nachträglich histologisch untersuchten Fällen eine eigentliche Gliose vermißt haben (Lhermitte). Die Erfolge mittels der Röntgenbestrahlung der Syringomyelie werden auf 50% geschätzt. Die Syringobulbie ist bei kürzerer Krankheitsdauer angeblich besonders günstig zu beeinflussen. Im allgemeinen wird die Tiefentherapie in kleinen Dosen empfohlen.

Abgesehen von der chirurgischen Behandlung der sich häufig einstellenden eitrigen Entzündungen empfiehlt man ein chirurgisches Angehen der trophoneurotischen Symptome mittels der *periarteriellen Sympathektomie*. Ein Erfolg ist jedoch nur bei nicht sehr fortgeschrittenen Fällen zu erwarten. 1916 riet Elsberg zur operativen Spaltung der Hohlräume, und Puusepp ist besonders warm für diese Behandlungsmethode eingetreten. Die Meinungen über die dabei erzielten Erfolge sind jedoch sehr geteilt. Gagel hebt hervor, daß eine Besserung des Zustandsbildes durch die bloße Eröffnung der Höhle gar nicht zu erwarten ist, weil deren Inhalt nicht unter Druck steht. Vielmehr ist eine stärkere Mobilisation des Bindegewebes zu befürchten, die dann mehr schadet als nützt. Zum Teil macht man die Indikation zu einem solchen Eingriff abhängig von dem Ergebnis der „Endomyelographie". Man injiziert Jodipin in die Höhle, um sich über deren Ausdehnung zu informieren und incidiert dann diese an ihrer caudalsten Stelle. Harmlos scheint dieses Verfahren aber doch nicht zu sein. Die Operationserfolge sind meist nicht von langer Dauer; man hat deshalb empfohlen, die Spaltung der Höhle zu wiederholen. Auch eine Dauerdrainage mit einem kleinen Guttapercharohr, welches eine dauernde Kommunikation der Höhle mit dem Subarachnoidealraum bezwecken soll, wurde angegeben (Frazier und Rowe).

Die übrigen physikalischen und internen Behandlungsmethoden decken sich mit denjenigen bei den übrigen chronischen Rückenmarksaffektionen, auf welche in den vorgehenden Kapiteln schon eingegangen worden ist. Eine entsprechende fachgemäße Behandlung eines Decubitus oder einer Cystopyelitis versteht sich von selbst. Mit Bädern, Elektrisieren und Massage kann man gleichfalls Erfolge erzielen, doch sei man mit ihrer Anwendung vorsichtig.

Eugenisches. Inwieweit das Gesetz zur Verhütung erbkranken Nachwuchses bei der Syringomyelie zur Anwendung zu gelangen hat, ist noch umstritten. Wenn man den etwas einseitigen Standpunkt vertritt, die Syringomyelie sei eine Entwicklungsstörung im Sinne einer Mißbildung, dann wäre an sich eine Handhabe für die Sterilisation gegeben. Aber selbst die orthodoxen Anhänger der Dysraphielehre nehmen noch einen exogenen Hilfsfaktor, z. B. die häufigen kleinen Berufstraumen an. Es wirken also bei der Genese der Syringomyelie innere und äußere Faktoren zusammen. Wo ist hier die Grenze zu ziehen? Betrachtet man die Frage unter diesem Gesichtswinkel, dann wird man sich nur schwer zu einer Sterilisierung entschließen, wenn es sich nicht um Kranke handelt, in deren Familie noch weitere Fälle von Syringomyelie oder andere schwere Mißbildungen vorkommen.

VI. Die komprimierenden Rückenmarksprozesse einschließlich der eigentlichen Rückenmarkstumoren, der Tumoren der Wirbelsäule und der komprimierenden entzündlichen und degenerativen Prozesse an der Wirbelsäule.

Die Rückenmarkstumoren sind an sich selten, sie treten an Häufigkeit im Vergleich zu den entzündlichen und degenerativen Erkrankungen mehr in den Hintergrund. Ihre Feststellung ist aber um so einschneidender, als wir bei einer relativ großen Anzahl der Fälle durch operative Maßnahmen nicht nur Besserungen, sondern ausgesprochene Heilungen erzielen können. Die Hauptsache ist, an die Möglichkeit eines Tumors zu denken, denn die Höhen- und Artdiagnose bereitet bei dem Ausbau der diagnostischen Hilfsmethoden heute keine erheblichen Schwierigkeiten mehr. Nicht immer sind es rein neurologische Krankheitsbilder, welche differentialdiagnostisch ins Gewicht fallen, sondern gelegentlich verbirgt sich hinter den scheinbaren Symptomen einer Gallen- oder Nierenkolik oder einer chronischen Appendicitis das Anfangsstadium einer Rückenmarksgeschwulst. Aus diesem Grunde ist die Vorgeschichte das A und O der Diagnose. Sie muß besonders eingehend erhoben werden, denn Frühsymptome können ebenso wie beim Hirntumor für die topische und für die Artdiagnose von ausschlaggebender Bedeutung sein. Oft muß man durch wiederholtes Befragen dem Gedächtnis der Kranken nachhelfen, indem man z. B. nach einer für Wurzelschmerzen charakteristischen Zone fragt oder versucht, den häufig geklagten „Rheumatismus" oder eine langjährige „Ischias" oder angebliche Gallen- oder Nierenkoliken näher zu analysieren. Auch dieses oder jenes „Trauma" muß unter die Lupe genommen werden, denn gar nicht selten werden die ersten Symptome einer Rückenmarksgeschwulst durch einen „Unfall" manifest. Bei der Häufigkeit maligner komprimierender, vom Wirbel ausgehender Prozesse heißt es, die interne Anamnese beachten; die Exploration des Kranken muß sich also in der Richtung eines intestinalen Carcinoms, eines Mamma- oder Prostatacarcinoms, eines Bronchial- oder Schilddrüsencarcinoms bewegen. Frühere Operationen können dabei einen wichtigen Hinweis geben.

So vielseitig wie der analytische Aufbau der Vorgeschichte, ebenso umfassend muß die Untersuchung gestaltet werden. Sie soll nicht nur aus dem neurologischen Befund, sondern aus einem gründlichen internen Status bestehen mit allem, was dazu gehört, wie Blutbild, Blutsenkung und Urinkontrolle (Bence-Jones, Eiweißkörper!). Von besonderer Bedeutung ist die Liquoruntersuchung, bei welcher man sowohl lumbal als auch suboccipital Liquor entnimmt; denn es hat sich gezeigt, daß die Rückenmarksflüssigkeit unterhalb der Kompressionsstelle eine andere Zusammensetzung aufweisen kann. Des weiteren haben sich das Röntgenverfahren und die Myelographie als wertvolle Hilfsmittel für die Diagnose eines komprimierenden Prozesses bewährt. Diese Hilfsmittel dürfen aber nie derartig überschätzt werden, daß man darüber die neurologische Untersuchung vernachlässigt, denn sie bilden für diese keinen Ersatz.

Bei den innigen Beziehungen des Rückenmarks zur umgebenden Wirbelsäule müssen bei den raumbeschränkenden Prozessen innerhalb des Wirbelkanals nicht nur die Geschwülste des Rückenmarks, seiner Häute- und Wurzelnerven, sondern auch jene der Wirbelsäule besprochen werden. Je nach der Topik sprechen wir bei den komprimierenden Prozessen von *intra-* und *extraduralen*. Die ersteren werden in *intramedulläre*, d. h. im Rückenmark selbst gelegene, und *extra-* bzw. *iuxtamedulläre* unterschieden. Zu den extraduralen zählen die relativ häufig von der Wirbelsäule ausgehenden *vertebralen* Tumoren und diejenigen des *epiduralen* Gewebes, außerdem extradurale Neurinome und Tumoren des äußeren Durablattes. Aber nicht nur blastomatöse, sondern entzündliche und degenerative bzw. deformierende Prozesse an der Wirbelsäule und den Zwischenwirbelbandscheiben können das Rückenmark und die Wurzelnerven drücken; in solchen Fällen kann wie bei den Geschwülsten das typische Querschnittssyndrom, die „Kompressionsmyelitis" der alten Nomenklatur, den letzten Effekt darstellen.

A. Die intraduralen Rückenmarkstumoren.

1. Ihre Pathologie.

Die eigentlichen Rückenmarkstumoren sind an sich selten, entschieden seltener als die Hirngeschwülste. Das Verhältnis zwischen beiden wird ungefähr auf 1:6 geschätzt. Dabei sind die intraduralen Tumoren ungefähr 3—4mal so häufig wie die von der Wirbelsäule ausgehenden. Unter den intraduralen überwiegen die iuxtabzw. extramedullären gegenüber den intramedullären; ihr Verhältnis wird mit etwa 4:1 angegeben. Die Trennung zwischen intra- und extramedullären läßt sich nicht immer scharf durchführen, da ein von den Meningen oder den Nervenscheiden ausgehender, also extramedullärer Tumor z. B. infolge seiner Entwicklung im Gebiet der Fissura anterior eine intramedulläre Lage vortäuschen kann. In pathologisch-anatomischer Beziehung beherrschen bei den intraduralen Tumoren 3 Geschwulstarten das Feld, nämlich 1. die im Mark, also intramedullär liegenden *Gliome*, welche sich gelegentlich extramedullär, d. h. im Subarachnoidealraum oder an der Oberfläche des Rückenmarks ausbreiten, 2. die iuxta- bzw. extramedullären Geschwülste, welche an den Nerven bzw. Wurzeln entstehen und die sog. *Neurofibrome* darstellen, und 3. die von den Meningen insonderheit der Dura, ausgehenden, ebenfalls intradural, iuxtamedullär liegenden sog. *Endotheliome* bzw. *Meningiome*. Die beiden letzten Geschwulstarten können extradural

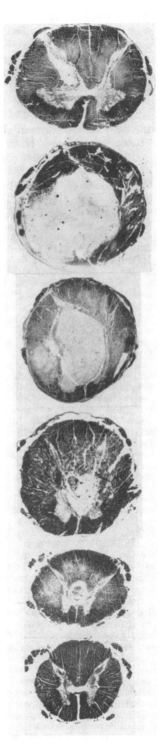

Abb. 105. Markscheidenstufenserie bei einem intramedulären Tumor, der sich von C 5 bis D 9 erstreckte. In C 5 findet sich eine syringomyelieähnliche Höhle in einem Hinterhorn. In das Brustmark hinein erstreckt sich ein stiftförmiger Fortsatz, der an der typischen Stelle, d. h. im ventralen Hinterstrangsfeld liegt. (Aus der Univ.-Nervenklinik Hamburg, Prof. PETTE.)

angetroffen werden, wenn sie sich an den außerhalb der Dura liegenden Nerven oder von der Außenfläche der Dura entwickeln. Gelegentlich entstehen sie sowohl extra- wie intradural. Außer diesen 3 Geschwulstarten gibt es noch eine ganze Reihe, insbesondere vom Gefäßapparat oder vom Fettgewebe ausgehender Tumoren; sie spielen aber hinsichtlich ihrer Häufigkeit gegenüber den eben genannten nur eine relativ geringe Rolle. Wenn wir das ältere Schrifttum studieren, finden wir allerdings eine verwirrende Nomenklatur, insbesondere wurden früher viele Tumoren als ,,Sarkome'' bezeichnet, aber diese stellen meistens Endotheliome, Neurinome oder Gliome dar. Die Verhältnisse liegen hier ebenso wie bei den Hirntumoren, bei welchen uns vor Jahren CUSHING und BAILEY das erlösende, wenn auch heiß umstrittene Schema aufzeigten, dem eine große praktische Bedeutung zukommt. Es versteht sich von selbst, daß für die Rückenmarkstumoren die gleiche Nomenklatur angewandt werden kann.

Das *Gliom* als der Prototyp des intramedullären Tumors verhält sich sehr verschieden. Manchmal imponiert es als zentral gelegener, förmlicher Gliastift, ohne das Rückenmark in seiner äußeren Form sichtbar zu verändern; zuweilen jedoch erscheint dieses lokal durch den Tumor aufgetrieben. Gar nicht selten dehnt sich ein Gliom über die ganze Länge des Rückenmarks vom Bulbus bis zum Sacralmark aus. Bei solchen ,,Kolossalgliomen'' ist das Rückenmark gleichmäßig verbreitert und füllt oft den ganzen Duralsack aus. Der Kliniker ist bei der Sektion überrascht von der enormen Ausdehnung des Tumors, die er nach dem neurologischen Befund nicht erwartet hätte. Relativ oft treten innerhalb dieser Gliome zentrale Höhlen auf, die ebenso wie bei der primären *Syringomyelie* derbe Randgliosen zeigen können.

Die Konsistenz der Gliome ist sehr verschieden, je nachdem, ob sie faserreich oder faserarm sind, oder Erweichungen enthalten. Bei den rasch wachsenden Gliomen, bei welchen nicht nur die jungen Zellen rasch zugrunde gehen, sondern die Zirkulation durch Gefäßthromben beeinträchtigt ist, finden wir häufig nekrotische Partien, die wie beim Glioblastoma multiforme des Großhirns mit gelblich-grünlichen gallertigen Massen angefüllt sein können. Bei den sog. harten Gliomen der älteren Literatur ist das Rückenmark von einer gleichmäßig derben Masse durchsetzt. Am häufigsten gehen die Gliome von der Gegend des ventralen Hinterstrangfeldes, d.h. von der Umgebung des Septum posterius aus, also von jenem Gebiet, in welchem sich auch die Syringomyelie und die spinale Gliose entwickeln. Diese Lokalisation und die Tatsache, daß man beim intramedullären Tumor als dessen obere und untere Fortsetzung Höhlen und stiftförmige Gliosen beobachtet, läßt den übergeordneten Begriff des ,,Hamartoms'' als geschwulstförmige Fehlbildung für einen Teil der Gliome berechtigt erscheinen. In *histologischer* Hinsicht finden sich bei dem raschwachsenden malignen sog. *Glioblastoma multiforme* zahlreiche Mitosen, ausgesprochene Zellpolymorphien und eingestreute Riesenzellen. Bei schwacher Vergrößerung erscheinen solche Geschwülste wie gebändert, weil die nekrotischen Partien von dichten Wällen von Gliazellen umgeben sind. Dabei wuchern die Gefäßwandelemente, was manche Autoren veranlaßt, vom ,,Gliosarkom'' zu sprechen. Auf der anderen Seite finden wir in diesen Tumoren rhythmische Strukturen, wie sie das Neurinom auszeichnen oder vor allem um die Gefäße entwickelte Zellkomplexe, welche an die ,,Peritheliome'' der alten Literatur erinnern. Trotz der starken Auftreibung des Rückenmark-Querschnittes überschreitet der Tumor die piale Grenzmembran an der Oberfläche des Rückenmarks nur selten, wenn ja, dann breitet er sich entweder auf dem Rückenmark durch kontinuierliches Wachstum aus oder es lösen sich einzelne Zellkonglomerate ab und metastasieren auf dem Liquorweg, indem sie der Eigenschwere folgend zum Conus des Duralsackes sedimentieren. Zu den rascherwachsenden Tumoren gehört auch das sog. *Medulloblastom*, das aus kleinzelligen lymphocytenähnlichen Geschwulstelementen besteht, die sich vom Medullarepithel ableiten und den ganzen Querschnitt des Rückenmarks durchsetzen können. Langsamer wachsende Gliome sind die *Astrocytome* bzw. *Astroblastome* und die *Ependymome*. Die ersten beiden sind charakterisiert durch sternförmige, mit knorrigen Ausläufern versehenen Gliazellen, den Astrocyten bzw. deren Vorstufen, welche Gliafasern bilden können. Man beobachtet einerseits zellarme und faserreiche, andererseits zellreichere und faserärmere Geschwülste. Bei diesen Tumoren man gleichfalls innige Beziehungen zu den Gefäßen, denn ihre Zellen sind vorwiegend perivasculär angeordnet oder zum Teil durch Zellausläufer an der Gefäßwand verankert. So entstehen ebenfalls Rosetten und Kanalbildungen. Diese Tumoren können verhältnismäßig lange latent bleiben und rufen selbst bei stärkerer Ausdehnung nur relativ geringfügige klinische Erscheinungen hervor. Sie wachsen mehr verdrängend und verschonen insbesondere die Achsenzylinder, während bei den malignen Glioblastomen und Medullablastomen die Markscheiden und die Achsenzylinder schon relativ frühzeitig zerstört werden.

In mehr als der Hälfte aller Fälle finden sich bei den intramedullären Gliomen syringo-myelieähnliche Höhlen entweder im Tumor selbst oder als dessen obere und untere Fort-setzung. Solche sekundäre Syringomyelien findet man aber auch bei allen möglichen anderen Geschwülsten, nämlich bei den Angiomen, bei Lipomen, seltener bei extramedullären Tumoren. Derartige Hohlspalträume stellen eine besondere Reaktionsweise des Rücken-markgewebes dar und entstehen durch Zerfall oder durch Zirkulationsstörungen innerhalb des Tumors, zum Teil sind sie Folgen einer starken lokalen Ödembildung. Gelegentlich kann eine Syringomyelie primär vorhanden sein. Das gleichzeitige Vorkommen von Tumor und Syringomyelie ist dann bei solchen Kombinationen anlagebedingt, in ihm kommt eine

gewisse Verwandtschaft beider Prozesse zum Ausdruck. Die Trennung der eigentlichen Tu-moren von den stiftförmigen „Gliosen", die bei der Syringo-myelie und bei echten Ge-schwülsten als obere oder untere Fortsetzung beobachtet werden, fällt schwer, denn man kann keine scharfe Grenze zwischen reaktiver Gliose und dem echten Blastom ziehen.

Bei den sog. *Ependymomen,* die ebenfalls zum Formenkreis des Glioms gehören, wird das Strukturbild beherrscht von kleinen Pseudorosetten, Cysten und Kanälchen oder Pseudoade-nomen, d. h. von Gefäßcapillaren, die umgeben sind von epithelialen größeren Zellen; zwischen der eigentlichen Gefäßwand und diesen Zellen liegen kernfreie Säume. Aus den Zellen entsprin-gen Fibrillen, die sich mit dem gliösen Maschenwerk des übrigen Geschwulststromas vermengen. Derartige Tumoren sind im Rückenmark besonders zahlreich vertreten, fast die Hälfte aller intramedullären Gliome zeigt Ependymomstruktur. Sie finden sich nicht nur in den oberen Rückenmarksabschnitten, son-dern manchmal nehmen sie vom Filum terminale ihren Ursprung und sind dann zwischen den Caudafasern entwickelt. Sehr seltene Geschwülste sind die sog. *Neuroepitheliome,* bei welchen wir echte Ependymkanäle vorfinden.

Oligodendrogliome werden am Rückenmark ausnahmsweise be-

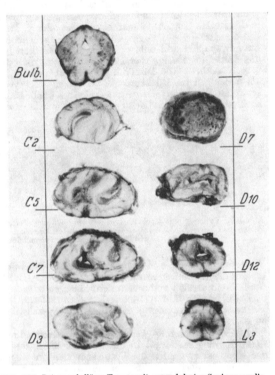

Abb. 106. Intramedullärer Tumor mit ausgedehnter Syringomyelie. Es handelt sich um ein Hämangioblastom (Lindau) in Höhe von D 7. In diesem Niveau fand sich die obere Sensibilitätsgrenze. Die im oberen Brustmark und Halsmark zusehenden Veränderungen in Form von gliomatöser Durchsetzung mit Auftreibung des Rückenmarks und syringomyelieähnlichen Höhlen hatten zu keinen klinischen Erscheinungen geführt. Die Höhle reichte bis in den Bulbus medullae, kommunizierte aber nicht mit dem 4. Ventrikel. Auch unterhalb des eigentlichen Tumors zeigten sich syringomyelieähnliche Höhlen. (Eigene Beobachtung aus der Univ.-Nervenklinik Hamburg, Prof. Dr. PETTE.)

obachtet. Sie sind derb und meist verkalkt, ihr Grundelement sind die sog. Oligodendro-gliazellen. *Gliogener* Natur ist fernerhin die Mehrzahl der *diffusen Tumoren* der *weichen Häute.* Meist liegt ihnen ein Primärtumor im Cerebellum, im Hirnstamm oder im Rücken-mark zugrunde, der zu einer meningealen Aussaat, also zu Liquormetastasen geführt hat. Im älteren Schrifttum finden wir sie meist als Meningealsarkome bezeichnet, denn bei mikro-skopischer Untersuchung erweisen sie sich vorwiegend aus rund- oder spindelzelligen Ele-menten zusammengesetzt. Heute wissen wir, daß die Mehrzahl dieser leptomeningealen Tumoren *Medulloblastome* darstellen, die primär vor allem im Kleinhirnwurm lokalisiert sind. Manchmal ist es allerdings nicht möglich, die Muttergeschwulst ausfindig zu machen. Die Ausbreitung dieser Geschwulstzellen auf dem Liquorweg erfolgt innerhalb des Sub-arachnoidealraumes des Rückenmarks und innerhalb der Ventrikel, insbesondere des 3. Ven-trikels. Gelegentlich gibt es sichere Sarkome, die ebenfalls als diffuse meningeale Tumoren erscheinen. Auffallenderweise findet man bei solchen meningealen Blastomen den hinteren Subarachnoidealraum, d. h. den Raum über den Hintersträngen am stärksten mit Geschwulstelementen ausgefüllt. Derartige Geschwülste können in das Mark einwuchern und die Wurzeln durchsetzen. Bei makroskopischer Betrachtung denkt man wegen der Knötchen und flächenhaften Infiltrate zunächst an eine Meningitis. Manchmal ist die diffuse Blastomatose nur mikroskopisch erkennbar.

Die *Gefäßgeschwülste* innerhalb des Rückenmarks sind entschieden seltener als die Gliome. Wie am Gehirn werden sie unterteilt in eigentliche *Cavernome*, in *Hämangioblastome* und in das *Angioma racemosum*. Zu den ersteren gehören die durch capilläre Hohlräume ausgezeichneten Cavernome, wie man sie in den verschiedensten Organen (Leber, Niere usw.) findet, ohne daß sie dort irgendwelche klinische Bedeutung haben. Am Rückenmark können relativ kleine derartige Geschwülste schwerste Symptome auslösen. Die Hämangioblastome verdienen deshalb besonderes Interesse, weil sie manchmal gleichzeitig im Cerebellum und in der Retina (sog. Angiomatosis retinae oder v. HIPPELsche Krankheit) auftreten. Neben Rückenmarkserscheinungen können also gegebenenfalls Kleinhirnsymptome mit oder ohne Stauungspapille und mit retinalen Gefäßtumoren beobachtet werden. Nach LINDAU, der diese Zusammenhänge zuerst erkannte, nennt man diesen Symptomenkomplex die LINDAU-sche Krankheit. Die Tumoren im Kleinhirn und in der Retina sind allerdings viel häufiger als diejenigen im Rückenmark. Wenn sie dort vorkommen, sind sie meistens mit einer schweren Syringomyelie vergesellschaftet (Abb. 106). Beim Rankenangiom fallen makroskopisch an der Oberfläche des Rückenmarks stark erweiterte piale Venen auf, die als

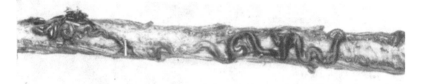

Abb. 107. Varicosis des Rückenmarks mit enormer Erweiterung pialer Venengeflechte. Auch intramedullär fanden sich Varicen. An zwei Stellen liegen Silberklammern. (Eigene Beobachtung an der Neurologischen Univ.-Klinik Hamburg-Eppendorf, Prof. PETTE.)

Varicen imponieren, sich aber weit ins Innere hinein erstrecken können. Sie gehören zu dem erbpathologisch interessanten *Status varicosus* (CURTIUS). Sie können das Rückenmark durch Kompression von außen her schädigen oder bei starker intramedullärer Entwicklung zu Erweichungen führen (BORCHARDT, LINDEMANN, MEYER und KOHLER, BENDA, GUILLAIN, KRIEGER-LASSEN, NONNE). Alle diese Gefäßgeschwülste sind zu den Entwicklungsstörungen zu rechnen.

Lipome treten am Rückenmark intra- und extradural auf; sie sind sehr selten. Die ersteren sitzen meist dorsolateral in der Pia, am häufigsten im Bereich der Intumeszenzen. Auf das Mark selbst greifen die Fettgeschwülste im allgemeinen nicht über, doch wird dieses stark komprimiert. Die Wurzeln werden umwachsen, als Reaktion findet sich innerhalb derselben eine starke fibröse Gewebsneubildung. Diese Beteiligung der Wurzeln erschwert das operative Vorgehen bei diesen an sich gut operablen Geschwülsten (SCHERER, STOOKEY). Sie sind oft vergesellschaftet mit einer Spina bifida oder Meningocele und dann teratoider Genese. Dasselbe gilt für die noch selteneren *Dermoide* und *Cholesteatome* (sog. *Perlgeschwülste*). Sie sind ebenfalls meist in der Pia entwickelt und gehen aus versprengten Epidermiskeimen hervor. Wie die Lipome schädigen sie das Rückenmark hauptsächlich durch Druck; gelegentlich sind sie kompliziert durch entzündliche Veränderungen im Sinne einer Arachnitis.

Eine der häufigsten intraduralen Geschwülste ist das Neurinom bzw. das Neurofibrom, das sich immer aus der Nervenscheide entwickelt. Es liegt in der Regel iuxta-, d. h. extramedullär, nur gelegentlich scheinbar intramedullär, aber dann geht es aus versprengten Komplexen der Nervenscheiden hervor. Die Elementarzellen dieser Geschwulst sind die sog. SCHWANNschen Scheidenzellen. Man läßt sie deshalb auch „Schwannome", „Lemnome" bzw. „Neurilemnome" bezeichnet. Ihre Größe wechselt von Hirskorn- bis zu Dattelgröße; es wurden sogar 10—12 cm lange Kolossaltumoren beschrieben. Man trifft sie in allen Höhen, meist als größere solitäre Geschwülste. Als kleinere Wurzelknötchen, z. B. im Bereich der Cauda, rufen sie manchmal keinerlei Symptome hervor und zeigen keine stärkere Wachstumstendenz („sog. rudimentäre Multiplizität" ANTONI). Das Rückenmark wird von den größeren Tumoren nur indirekt durch Druck geschädigt. Gelegentlich entwickeln sich auch in der *extraduralen* Portion der Nervenwurzeln derartige Geschwülste und wuchern unter Erweiterung der Foramina intervertebralia in den Wirbelkanal. Man spricht dann von den sog. *Sanduhrgeschwülsten,* ein Begriff, der auch auf andere derartig lokalisierte Tumoren angewandt wird. Die Histologie dieser Neurinome ist charakterisiert durch eine Palisadenstellung der länglichen Geschwulstzellen, die rhythmisches Wachstum zeigen. Zwischen den dichtstehenden Zellkernen liegen kernfreie Bänder. Durch regressive degenerative Veränderungen kommen Cysten zustande. Der ursprünglich retikuläre Aufbau verwischt sich allmählich, so daß sie häufig als Myxome bzw. Myxofibrome diagnostiziert werden. In der älteren Literatur gehen sie vielfach unter der Bezeichnung „Sarkom". Es ist ein besonderes Verdienst des schwedischen Forschers ANTONI, hier Klarheit geschaffen zu haben. Relativ häufig finden wir in der Gesellschaft dieser Neurinome an der Konvexität des Cerebrums Endotheliome der Dura. Dies gilt vor allem für die RECKLINGHAUSENsche Krankheit, bei welcher außerdem gleichzeitig Acusticusneurinome vorhanden sein können. Im Bereich

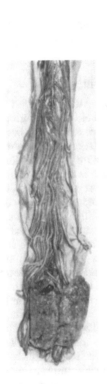 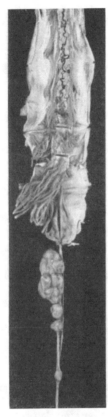 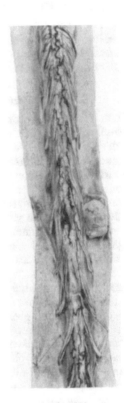

Abb. 108.   Abb. 109.   Abb. 110.

Abb. 108. Dattelkerngroßes Neurinom, entwickelt zwischen den Caudafasern. (Aus der Hamburger Nervenklinik, Prof. PETTE.)

Abb. 109. Multiple Neur(in)ofibrome am Filum terminale.

Abb. 110. Haselnußgroßes Endotheliom (Meningiom) im Bereich des oberen Brustmarkes. Man sieht deutlich die vom Tumor am Rückenmark erzeugte Delle. (Aus der Neurologischen Univ.-Klinik Hamburg, Prof. PETTE.)

des Rückenmarks sitzen die Neurinome hauptsächlich an den hinteren Wurzeln, vor allem an der Cauda equina. Das *gleichzeitige* Vorkommen von *intra*medullären Tumoren, d. h. Gliomen mit oder ohne Syringomyelie neben derartigen radikulären Neurinomen ist bei der RECKLINGHAUSENschen Krankheit von praktischer Bedeutung, denn nach der glücklichen Entfernung eines extramedullären Neurinoms kann der Operationserfolg aus diesem Grunde ausbleiben.

Ebenso häufig wie die Neurinome sind die sog. *Endotheliome oder Meningiome* (CUSHING), welche von der Dura bzw. von arachnoidealen Zellnestern innerhalb derselben ihren Ursprung nehmen. Sie sind meist derb, scharf abgesetzt, knollig oder knotig, seltener flächenhaft. In der Mehrzahl der Fälle haften sie an der Insertionsstelle des Ligamentum denticulatum und entwickeln sich von dort aus lateral oder dorsolateral vom Rückenmark. In über der Hälfte der Fälle liegen sie im Brustmarkbereich, weniger häufig im Gebiet der Cauda, seltener in der Cervicalregion. Im histologischen Bild sind sie aus epithelialen Zellen, die in Nestern zusammenliegen und oft konzentrisch geschichtet sind, zusammengesetzt. Innerhalb dieser Schichtungskugeln treten *Psammomkörner* auf — deshalb Psammom genannt —, die aber keineswegs immer vorhanden sein müssen. Je nach der Konsistenz spricht man von weichen oder derben Endotheliomen; die letzteren sind häufig verkalkt. Ebenso wie die Neurinome sind sie meist solitär, nur bei der Recklinghausenschen Krankheit werden sie oft multipel beobachtet. Auffallenderweise sind die meisten Meningiomträger weiblichen Geschlechts. Bei der Operation muß darauf geachtet werden, die Insertionsstelle der Geschwulst an der Dura mit zu entfernen, denn sonst gibt es Rezidive.

2. Die Altersverteilung der intraduralen Geschwülste

ist folgende: Die *Gliome* sind am häufigsten im 3. und 4. Lebensjahrzehnt, im Kindesalter etwas häufiger als im Greisenalter. Bei den *Neurinomen* finden wir das 4. und 5. Dezennium bevorzugt, während die *Endotheliome* meistens zwischen dem 40. und 60. Lebensjahre vorkommen.

3. Zur Pathogenese der Rückenmarkssymptome.

Beim intramedullären Tumor erwartet man als Folge der zentralen Lage der Geschwulst die gleichen bzw. ähnliche Symptome, wie bei der Syringomyelie bzw. der spinalen Gliose. Für einen Teil der Fälle trifft dies auch zu, aber man ist trotz übereinstimmender Lokalisation doch immer wieder überrascht von den starken Variationen. Diese Unterschiede können nur zum Teil mit der verschiedenen Struktur der Gliome erklärt werden; so z. B. das lange Latentbleiben intramedullärer Astrocytome mit der Tatsache, daß bei ihnen die Achsenzylinder verhältnismäßig lange verschont bleiben, während sie bei anderen Geschwülsten wie beim Glioblastoma multiforme schon frühzeitig zerfallen. Aber es gibt maligne Gliome, bei welchen trotzdem das Rückenmark auf lange Strecken hin völlig durchsetzt ist von Blastomgewebe, jegliche Ausfallssymptome fehlen. Im vorigen Abschnitt wurde auf den großen heuristischen Wert der Cushing-Baileyschen Einteilung der Hirngliome hingewiesen und ihre Anwendung auch für die Rückenmarksgliome gefordert. Ein gewisser Unterschied im Verhalten der strukturell gleichen, in ihrer physiologischen Auswirkung von den Hirntumoren aber sehr verschiedenen Rückenmarkstumoren muß jedoch hervorgehoben werden. Zunächst gilt dies für das Ödem bzw. Schwellung des Tumorgehirns. Ihre patho-physiologische Bedeutung ist eine derartig bekannte Tatsache, daß sie hier nicht weiter diskutiert zu werden braucht. Wir haben uns aber zu fragen, ob diese Erscheinungen für die Rückenmarkstumoren ebenfalls von Bedeutung sind. Ein Ödem oder eine Schwellung lokaler Art finden wir auch bei den spinalen Tumoren, aber dort wirken sie sich nicht derartig verheerend aus wie am Großhirn, auch sind sie kaum imstande, Allgemeinsymptome hervorzurufen, welchen man beim Hirntumorkranken auf Schritt und Tritt Rechnung tragen muß. Zum Teil hängt die geringere Bedeutung lokaler Schwellungen bei den Rückenmarkstumoren mit der großen Ausdehnungsmöglichkeit innerhalb des Lumbalkanals zusammen. Zwischen der Rückenmarksoberfläche und der Dura ist ja viel mehr Platz als zwischen der Großhirnoberfläche und der Schädelkapsel. Außerdem ist aber die Vascularisation des kleinen Rückenmarkquerschnittes eine wesentlich bessere als diejenige der verschiedenen Hirngebiete; sie garantiert von vornherein eine erheblichere Resistenz der Rückenmarkselemente, die sich nicht nur gegen direkte histolytische Einflüsse, sondern auch gegen indirekte Folgen wie Druck bzw. Kompression geltend macht. Ähnliches gilt bezüglich der Verhältnisse bei den von außen her sich auswirkenden iuxtamedullären Tumoren. Während die extracerebralen Tumoren am Cerebrum gleichfalls häufig zur Hirnschwellung und deren Folgeerscheinungen führen, wirken sich extramedulläre Tumoren am Rückenmark, selbst wenn sie noch so groß sind, zunächst rein lokal aus. Ob bei den totalen Querschnittsunterbrechungen der Verlust der Reflexe an den unteren Extremitäten nach vorhergegangener Spastizität z. B. bei Dorsalmarktumoren in Analogie zum Cerebrum durch eine fortschreitende Schwellung bzw. Ödematisierung zustande kommt, dafür fehlt bisher ein eindeutiger Beweis. Tatsache ist jedenfalls, daß die Verhältnisse am Rückenmark anders liegen als am Gehirn. Dasselbe gilt bezüglich der Zirkulationsstörungen, die beim Hirntumor auch entfernt von der Geschwulst zu schweren klinischen Erscheinungen führen können. Wenn einerseits die Kleinheit des Querschnittes das rasche Auftreten von doppelseitigen Störungen begünstigt, so schützt andererseits die ausgezeichnete Vascularisation eben dieses kleinen Querschnittes die Rückenmarkselemente vor jenen Schädigungen, denen wir beim Hirntumor auf Schritt und Tritt Rechnung tragen müssen. Aber damit erklären wir nur zu einem geringen Teil das verschiedene Verhalten der Rückenmarkselemente bei gleichartigen Läsionen. Mit rein mechanischen Vorstellungen kommen wir hier nicht weiter. Dies lehrt insbesondere die gewisse Regellosigkeit der Symptome bei iuxtamedullären Tumoren gleicher Höhe und gleicher Ausdehnung. So kann sich z. B. bei dem einen Tumor eine Pyramidenbahnschädigung zuerst von der kontralateralen Pyramide bemerkbar machen, vielleicht weil die konvexe Seite der über den Tumor laufenden Medulla mehr gedehnt wird als die konkave, oder aber in einem anderen Falle setzen die spastischen Symptome auf der gleichen Seite zuerst ein, weil die homolaterale Pyramide zunächst beeinträchtigt wird. Im Cervicalbereich macht sich häufig als Folge der Pyramidenbahnläsion eine Spastizität zuerst an den unteren Extremitäten bemerkbar, was man damit erklärt, daß die Bahnen für die unteren Extremitäten innerhalb der Pyramide am weitesten außen gegen die Oberfläche zu liegen und deshalb früher geschädigt werden. Ähnliches gilt für die sensiblen Ausfälle und für die Reizphänomene. Die alte Lehre, der Schmerz sei das erste und führende Symptom des Rückenmarktumors hat nach Mitteilung zahlloser Beispiele, bei welchen bei ausgedehnten extramedullären Tumoren Schmerzen vermißt wurden, korrigiert werden müssen. Warum aber bei gleichem Tumorsitz in dem einen Fall die Schmerzen ausbleiben, in dem anderen dem Kranken unerträgliche Qualen bereitet werden, kann anatomisch im einzelnen nicht geklärt werden; derartige Variationen hat man bei allen möglichen Lagen des Tumors im Wurzelgebiet beobachten können. Wir wissen nur, daß die Wurzeln, insbesondere die Caudafasern, gegen Tumordruck und -zug besonders resistent sind. Die Vorderhornzellen scheinen ebenfalls sehr widerstandsfähig zu sein, was bei intramedullären Tumoren vor allem auffällt. Trotz hochgradiger blastomatöser Infiltration sieht man nämlich da und dort noch gut erhaltene Vorderhornganglienzellen liegen, obwohl alle übrigen nervösen Elemente zugrunde gegangen sind. Dies erklärt das lange Latentbleiben von Amyotrophien und das häufige Fehlen von fibrillären Zuckungen.

Auf der anderen Seite hat für den Rückenmarkstumor, die uns von anderen Prozessen her bekannte verschiedene Vulnerabilität der einzelnen Systeme, so z. B. die erhöhte Empfindlichkeit der Pyramiden- und der Bahnen der Blaseninnervation gegenüber den sensiblen Bahnen besondere Bedeutung. Als förmliches Gesetz gilt, daß die spastischen Symptome lange vor den sensiblen Ausfallserscheinungen auftreten und sich auch nach gelungener Operation am spätesten zurückbilden. Ähnliches trifft für die Blasenstörungen, insbesondere bei extramedullärem Tumorsitz zu. Besonders schwierig ist das Zustandekommen der Sensibilitätsausfälle zu erklären, denn innerhalb der sensiblen Bahnen ist die Vulnerabilität ebenfalls verschieden. Zum Teil wird dies aus dem verschiedenen Verlauf der sensiblen Bahnen verständlich. So werden innerhalb der Hinter- und Vorderseitenstränge gleiche Funktionen durch zum Teil gekreuzte, zum

Teil ungekreuzte Fasern geleitet, wobei in den aufsteigenden Bündeln die einzelnen Elemente aus den verschiedenen Höhen lamellenweise geschichtet liegen, außerdem verlaufen z. B. die Schmerzbahnen aus den unteren Körperabschnitten der Rückenmarkoberfläche am nächsten. Dies erklärt das bevorzugte Befallensein der lumbalen Segmente, deren Bahnen bei der Kompression von außen zuerst und am intensivsten leiden. Auf der anderen Seite ist noch völlig ungeklärt, warum bei hochsitzenden Tumoren die sacralen Segmente ausgespart bleiben. Hierfür macht man einerseits die starke Überlagerung der sacralen Dermatome, andererseits die Schmerzleitung aus denselben durch die resistentere graue Substanz verantwortlich.

Die Pathogenese der Rückenmarkserscheinungen bei extraduralen Tumoren, bzw. Kompressionen ist vor allem von der Intensität und dem Tempo des Prozesses abhängig. Je rascher und vollständiger die Verlegung des Wirbelkanals erfolgt, um so kompletter ist die Querschnittläsion. Bei ganz akuten Kompressionen, z. B. beim Zusammenbruch eines carcinomatösen Wirbels finden wir dieselben Verhältnisse wie bei den traumatischen Wirbelfrakturen, d. h. zunächst eine akute Shockwirkung mit schlaffer Parese und totaler Sensibilitätsstörung, die sich teilweise wieder zurückbilden können. Eine allmähliche Einengung des Wirbelkanals aber an umschriebener Stelle bleibt oft erstaunlich lange latent. Im einzelnen Falle ist es auch histologisch nicht immer zu entscheiden, welche Faktoren die Basis für das Querschnittssyndrom abgeben, d. h. ob der Druck direkt die einzelnen Elemente schädigt, oder ob primäre Zirkulationsstörungen als Folge der örtlichen Gefäß-Lymphstauung, bzw. ein lokales Ödem vorherrschen. Wie dem auch sei, das resultierende Zustandsbild ist das gleiche; wir finden im subakuten Stadium das Bild der Erweichung, der Myelomalacie mit kleineren oder größeren rundlichen und keilförmigen Herden. Als Folgezustand bildet sich je nach dem Querschnittsausmaß eine sekundär auf- und absteigende Degeneration aus. In Verkennung des histologischen Gesamtbildes hat man diesen Folgezustand früher häufig als „Myelitis" angesprochen. Um eine eigentliche Entzündung aber handelt es sich nicht, sondern um Gewebsreaktionen als Folge der starken Abbauerscheinungen, bei welchen auch Infiltratzellen, wie Lymphocyten, und im akuten Stadium der Nekrose unter Umständen auch Leukocyten vorkommen können.

Stellt man sich nun vor, daß auf die verschieden reagierenden und verschieden empfindlichen Gebilde des Rückenmarkquerschnittes beim Rückenmarkstumor in ihrer Wirkung ungleichartige Faktoren, also 1. direkte Druck- und Zugwirkung, 2. kontre-coup-artige Schäden, sowohl in sagittaler als auch in frontaler Richtung, 3. destruierende Kräfte auf dem Boden von Zirkulationsstörungen oder mittels histolytischer Fermente, zur Entfaltung kommen, so versteht man die große Variation der Symptome, welche die Höhen- und Artdiagnose beim Rückenmarkstumor in vielen Fällen so schwierig gestaltet. Dabei ist noch keineswegs geklärt, inwieweit die Veränderungen des Parenchyms jeweils reversibel oder irreversibel sind, also ob eine Regeneration funktionstragender nervöser Substanz möglich ist oder nicht. Ein Umstand, der in gleicher Weise bei der Entwicklungsperiode der Tumorsymptome wie für den schließlichen Operationserfolg von Bedeutung ist.

4. Allgemeine Symptomatologie.

Schmerzen, d. h. Reizerscheinungen, können besonders im Frühstadium derartig das Bild beherrschen, daß man vom *neuralgischen Stadium* des Rückenmarktumors spricht. Ihrer Entstehung nach unterteilt man sie in solche, die radikulären Ursprungs sind und in solche, die auf der Markschädigung beruhen und deshalb als funikuläre Schmerzen bezeichnet werden. Daneben ist die Irridation der Meningen von Wichtigkeit, so dürfte z. B. die Schmerzhaftigkeit der Knochen in Höhe des Tumors, die entweder spontan auftritt oder durch Klopfen, Druck oder Stauchung ausgelöst wird, nicht nur durch Wurzel- oder durch die Rückenmarksreizung, sondern zum Teil reflektorisch durch eine Reizung der benachbarten Meningen, insbesondere der Dura, entstehen. Für die Höhendiagnose sind die *radikulären* Schmerzen am wertvollsten. Der Wurzelschmerz ist meist halbseitig, manchmal doppelseitig und imponiert als segmentale Neuralgie, so z. B. bei hochsitzenden Halsmarktumoren als Nacken- oder Occipital-Neuralgie, bei tiefer sitzenden als Brachialgie, bei thorakalen als Intercostal- oder Abdominal-Neuralgie. Die letztere kann auch als „défense musculaire" imponieren. Bei lumbalem und sacralem Sitz wird häufig über eine Ischias oder über eine Neuralgie im Femoralisgebiet geklagt. Diese Schmerzen strahlen nach dieser oder jener Richtung aus und wechseln je nach der Körperstellung, insbesondere nehmen sie im Liegen und nachts zu (Caudatumoren!); ebenso steigern sie sich durch plötzliche *intrathorakale oder intraabdominelle Drucksteigerung* (Husten, Niesen, Pressen beim Stuhlgang usw.) oder werden dadurch ausgelöst, ein besonderes charakteristisches Merkmal. Die initialen Wurzelschmerzen lassen vor allem bei cervicalem und dorsalem Tumorsitz nach oder verschwinden, wenn die Markkompression stärker in den Vordergrund tritt, d. h. Symptome der langen Bahnen auftreten (FR. SCHULTZE).

Als *funikuläre* Schmerzen sind diejenigen Sensationen aufzufassen, die in der Peripherie an Zehen oder Fingern, Unterschenkeln, Händen oder Unterarmen als Schmerzen von mehr dumpfem, rheumatoiden Charakter angegeben werden; sie können ebenfalls verschwinden, wenn die langen zentripetalen Bahnen im weiteren Prozeßverlauf geschädigt werden. Häufig wird über dumpfe segmental nicht abgrenzbare Rückenschmerzen geklagt, die meist der Höhenlage des Tumors entsprechen und von ANTONI als *Neuralgien der Rami posteriores* aufgefaßt werden.

Die früher aufgestellte Regel: „kein Rückenmarkstumor ohne neuralgieformes Vorstadium" mußte bald korrigiert werden, als zahlreiche Beispiele bekannt wurden, bei welchen auch bei extramedullärem Tumorsitz im Laufe der Entwicklung keinerlei Schmerzen aufgetreten waren. Man soll sich aber beim Aufnehmen der Vorgeschichte nicht mit einem einmaligen Ausfragen begnügen, sondern versuchen herauszubringen, ob nicht einmal vor kurzer oder längerer Zeit bei dem Kranken Schmerzen, etwa im Sinne einer kurz dauernden Ischias vorgelegen haben. So kann beispielsweise ein Wurzelneurinom relativ kurz dauernde Sensationen auslösen, die verschwinden, sobald die schmerzleitenden Fasern zerstört sind.

Als weitere *Reizphänomene* beobachten wir *Parästhesien*, die in Form von Kribbeln, Ameisenlaufen oder Gürtelgefühl, oder als Kälteparästhesie — die letzteren können bei hoher Halsmark-Kompression besonders in den Beinen auftreten (ELSBERG und STRAUSS) — dem Kranken sehr lästig werden, sich im übrigen ebenso verhalten wie die eigentlichen Wurzelschmerzen.

Motorische Reizerscheinungen treten gegenüber den sensiblen sowohl beim extra-, wie beim intramedullären Tumor bedeutend in den Hintergrund. Sitzt beispielsweise eine Geschwulst im Bereich der cervicalen oder lumbalen Vorderhörner oder Vorderwurzeln, so machen sich in bestimmten Muskelgebieten fibrilläre Zuckungen, Muskelwogen oder Klonismen bemerkbar, die aber ebenfalls verschwinden und atrophischen Lähmungen Platz machen, wenn die betreffenden Wurzeln stärker geschädigt werden bzw. degenerieren. Bei thorakalem Sitz der Geschwulst treten am Abdomen gleichfalls Muskelreizsymptome, gefolgt von Amyotrophien zutage, werden allerdings leichter übersehen. Das Fehlen oder Abgeschwächtsein eines Bauchhautreflexes oder eine einseitige

Verziehung des Nabels kann den motorischen Ausfall andeuten. Bei intramedullärem Tumor des Halsmarks finden sich häufig Spontanbewegungen der Finger.

Diese motorischen Reizsymptome sind relativ selten. Sie sind zu trennen von den bei der Rückenmarkskompression auftretenden reflektorisch bedingten tonischen Streckkrämpfen der Beine, die begleitet werden von Spontanbabinski und Steigerung der Reflexe und schließlich in schwerste Beugekontrakturen übergehen. Am häufigsten findet man solche Kontrakturen der Beine bei völliger Querschnittdurchtrennung, bei welcher das Rückenmark durch den Tumor zu einem schmalen, nur mehr millimeterbreiten Band zusammengequetscht ist (Babinski). In einem solchen Stadium verschwinden scheinbar die Reflexe: die Spasmen sind zu stark, die Gelenke zu maximal gebeugt, um einen Reflex auslösen zu lassen. Zuweilen gelingt dies nur bei Lagewechsel. Anfallsweise auftretende tonische Beuge- und Streckkrämpfe stellen sich manchmal bei intramedullärem Tumor ein (Foerster). Reflektorisch bedingte Spasmen in bestimmten Muskelgebieten führen zu Zwangshaltungen, z. B. des Kopfes im Sinne eines Caput obstipum oder zu einer anderen fixierten Kopfstellung. Regionäre Versteifungen paravertebraler Muskelgruppen verursachen Steifigkeit der Wirbelsäule, Opisthotonus oder Skoliosen. Bei Caudatumoren sind die unteren Partien des Rückgrades nahezu immer fixiert.

Die motorischen Ausfallserscheinungen setzen praktisch stets vor den sensiblen ein. Subjektiv klagen die Kranken über leichte Ermüdbarkeit oder über anfallsweise auftretendes Zittern der Beine nach körperlicher Anstrengung. Die Kompression des Rückenmarks von außen oder die Querschnittsunterbrechung der Pyramidenbahn bei intramedullärer Geschwulstlage führt in jedem Fall, sobald sie oberhalb des Lendenmarks gelegen ist, zu *spastischen Paresen* mit Tonuserhöhung und gesteigerten Reflexen. Dabei setzen die Paresen zunächst an den distalen Partien ein. Je nach Sitz des Tumors, ob von rechts oder links kommend, finden sich entsprechend homolaterale Paresen, also zunächst eine *Hemiparesis* spinalis, die langsam oder ziemlich schnell in eine *Parapares* übergeht, nachdem schon vorher auf der kontralateralen Seite gesteigerte Reflexe nachweisbar waren. Gelegentlich setzen die Hemiparesen kontralateral ein. Wenn man schlaffe Lähmungen, besser gesagt, hypotonische Paresen antrifft, dann sind sie fast immer rasch entstanden. Man sieht dies am häufigsten bei extramedullären malignen Tumoren, wobei die Reflexe sowohl normal, gesteigert (Fußklonus) oder ausgelöscht sein können. Eine *Hypotonie* der Muskulatur ist fast immer ein ominöses Zeichen. Bei intramedullären Tumoren kann die Spastizität ebenfalls in den Hintergrund treten und es können *schlaffe Paresen* vorherrschen. Die schon erwähnten *segmentalen* Amyotrophien als Folgeerscheinung einer Vorderwurzel- oder Vorderhornläsion geben bei der elektrischen Untersuchung meist nur eine quantitative Herabsetzung oder eine partielle, nur selten eine komplette Entartungsreaktion. Diese Amyotrophien leisten für die Höhendiagnose wertvolle Dienste. Bei der Kompression unterhalb des Lendenmarks vermißt man meist Veränderungen der elektrischen Erregbarkeit im Bereich der Unterschenkel und der kleinen Fußmuskel, auch wenn erhebliche Amyotrophien nachweisbar sind.

Trotz ausgedehnter Paresen können *Sensibilitätsstörungen* lange Zeit fehlen oder nur gering ausgeprägt sein, die Regel ist, daß sie viel später auftreten als die motorischen. Dies bezieht sich sowohl auf die radikulären, wie auf die funikulären Ausfallserscheinungen. Gerade die Wurzelfasern sind besonders resistent; so können Wurzelneuralgien schon lange vorliegen, ohne daß in dem zugehörigen Dermatom objektive Sensibilitätsausfälle nachweisbar sind. Dies hängt nicht allein mit der Resistenz der Wurzeln zusammen, sondern die Zer-

störung nur einer Wurzel ist noch von keinem Sensibilitätsdefekt gefolgt, überlagern sich doch die einzelnen Dermatome derartig, daß jeder Punkt unserer
Körperoberfläche mindestens von 2, meist von mehreren Wurzeln versorgt
wird (O. FOERSTER). Ein Tumor muß also mindestens 2 oder 3 Wurzeln zerstört
haben, bevor eine entsprechende radikuläre Zone mit Sensibilitätsausfall nachweisbar wird. Nicht unbedingt muß eine solche Zone der Läsion einiger Wurzeln
entsprechen, sie kann ebenso durch die Affektion mehrerer Hinterhornsegmente
wie beim intramedullären Tumor oder bei extramedullärer Kompression hervorgerufen sein.   Dasselbe gilt für die segmentalen
Schmerzen, die dann besser als *Hinterhornschmerzen*
bezeichnet werden (O. FOERSTER). Ein segmentaler
Sensibilitätsausfall vom Hinterhorntyp entspricht
nicht immer dem Niveau des Tumors, sondern
entsteht auch infra- oder supraläsionell durch sekundäre Ödeme oder Zirkulationsstörungen. Dies zu
berücksichtigen, ist wichtig, denn in der Meinung,
es handele sich um Wurzelsymptome, kann der
Tumor zu tief oder zu hoch lokalisiert werden. Die
funikulären sensiblen Ausfallserscheinungen setzen
ebenso wie die motorischen meist zuerst an den
distalen Abschnitten der Extremitäten, bei thorakalen und lumbalen Tumoren insbesondere an den
Füßen ein. Zunächst breitet sich bei Läsionen
oberhalb des Lendenmarks die Sensibilitätsstörung
aufsteigend aus, wobei die untersten sacralen Dermatome (Reithose!) oft ausgespart bleiben, um
später ebenfalls auszufallen. Das Höhersteigen der
Sensibilitätsstörung vollzieht sich allmählich. Ein
rasches Ansteigen beobachtet man gelegentlich im
Anschluß an Lumbalpunktion. Mit dem Hinaufrücken der Sensibilitätsgrenze nimmt die Intensität
der Gefühlsstörungen zu, die vorher meist vorhandenen *dissoziierten Störungen* verwischen sich. Anfänglich ist fast immer eine gewisse Differenz bezüglich der einzelnen Gefühlsqualitäten festzustellen,
welche sich am vollkommensten im sog. BROWN-
SÉQUARDschen Symptom ausdrückt. Bei Tumoren
oberhalb des Lendenmarks finden wir oft schon mit
dem Einsetzen der Paresen, d. h., solange sie sich

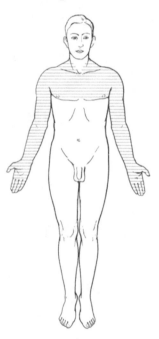

Abb. 111. Sensibilitätsausfälle (Hypästhesie für Berührung und Hypalgesie) bei einem *intramedullären
malignen Gliom*, das vom mittleren Halsmark bis in das untere
Brustmark reichte (vgl. Fall d in
Abb. 115).   (Eigene Beobachtung
an der Neurologischen Univ.-Klinik
Hamburg-Eppendorf, Prof. PETTE.)

nur auf ein Bein ausdehnen, eine Hypästhesie oder Analgesie des kontralateralen
Beines oder als Auftakt der eigentlichen Sensibilitätsstörung eine kontralaterale
Kälteparästhesie. Später wird dann diese dissoziierte Empfindungsstörung undeutlicher, Paresen und Sensibilitätsausfälle sind bilateral ausgeprägt. Ein starker
Sensibilitätsausfall, insbesondere eine völlige Anästhesie in Höhe oder knapp
unterhalb der Kompressionsstelle ist ein prognostisch ungünstiges Zeichen,
das auf eine schnelle Zerstörung des Markes schließen läßt. Tritt eine komplette
Querschnittsläsion zutage, dann ist das obere Niveau bereits definitiv erreicht;
ist dagegen die Grenze weniger scharf, dann entspricht sie oft nicht dem Niveau
des Tumors, sondern dieser liegt meist erheblich höher. In Verkennung dieser
Tatsache wurde häufig schon zu tief laminektomiert. Man hat früher den
Standpunkt vertreten, daß die obere Grenze der Markschädigung, d. h. das
Tumorniveau, immer 2—3 Segmente höher als die obere Grenze der Hyp-
ästhesie anzunehmen ist. Zahlreiche Beobachtungen zeigen aber eine völlige

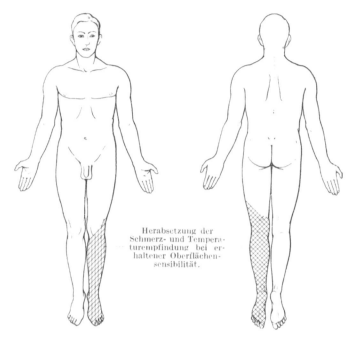

Abb. 112. Sensibilitätsstörungen bei einem *intramedullären* Tumor (Hämangiom), der das Hals- und Brustmark durchsetzte (vgl. Fall b in Abb. 115, Myelogramm Abb. 122 und Sektionsergebnis Abb. 106).

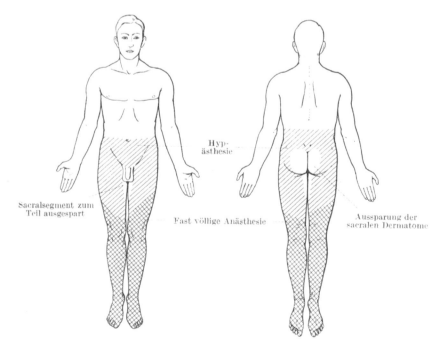

Abb. 113. Hypästhesie und Anästhesie (dichter gestrichelt) bei einer intraduralen Cyste in Höhe des 8. Brustwirbels mit *Aussparung der sacralen Dermatome* (vgl. Myelogramm Abb. 131). (Eigene Beobachtung an der Neurologischen Univ.-Klinik Hamburg-Eppendorf, Prof. PETTE.)

Übereinstimmung des Tumorsitzes mit dem oberen Niveau der Gefühlsstörungen. Diese Differenz zwischen der Sensibilitätsgrenze und der eigentlichen Kompressionsstelle wurde mit der größeren Resistenz der grauen Substanz gegenüber dem Markweiß erklärt, denn die Schädigung in Höhe der Kompression trifft ja theoretisch in gleicher Stärke sowohl die *Bahnen*, wie die im gleichen Segmente einstrahlenden Wurzeln bzw. deren Eintrittszone (Hinter- und Vorderhorn). Gelegentlich findet man übrigens einen Streifen normaler Sensibilität, der zwischen dem segmentalen und funikulären Ausfall förmlich eingeschoben ist.

Was die einzelnen Gefühlsqualitäten angeht, so ist die *Berührungsempfindung* oft noch lange erhalten, während die *Tiefensensibilität*, die *Vibrationsempfindung*, insbesondere aber das *Schmerz- und Temperaturgefühl* schon längst aufgehoben sind. Dies hängt mit der über die Hinter- und Vorderseitenstränge verteilten, gewissermaßen doppelt gesicherten Leitung der taktilen Reize zusammen. Ein bilateraler isolierter Ausfall der Berührungsempfindung wird praktisch kaum beobachtet, wohl aber ein homolateraler, und zwar bei intra- und extramedullären Tumoren. Für die Höhendiagnose besonders wertvoll hat sich die von O. FOERSTER zuerst angegebene Störung des Unterscheidens und Erkennens auf die *Haut geschriebener Zahlen* erwiesen. Dieses Phänomen stellt eines der frühesten Hinterstrangsymptome dar und wird als die empfindlichste Methode zum Nachweis dorsaler funikulärer Läsionen bezeichnet. Eigentliche *ataktische Störungen* als Ausdruck der Schädigung der Kleinhirnseiten- und der Hinterstränge sind beim Rückenmarkstumor relativ selten, weil vermutlich die frühzeitige Spastik das Auftreten einer stärkeren Ataxie verhindert. Immerhin beobachtet man ataktische Zeichen besonders bei hochsitzenden Halsmark-, seltener bei Brustmarkgeschwülsten. Ihr Auftreten in den oberen und unteren Extremitäten uni- und bilateral kann das Bild einer mehr oder minder schweren cerebellaren Ataxie vortäuschen.

Als sehr frühzeitiges Symptom können sich *Blasen- und Mastdarmstörungen* bemerkbar machen, oft schon zu einer Zeit, wo noch keine anderen Ausfallserscheinungen vorhanden sind. Sind schon schwere Paresen ausgebildet, dann fehlen Miktionsstörungen nur selten. Am frühesten stellen sie sich bei Cauda- oder Conustumoren ein; bei höher gelegenen intramedullären Geschwülsten sind sie halb so häufig wie bei den extramedullären oder extraduralen. Isolierte, allen übrigen Erscheinungen manchmal um Jahre vorauseilende Miktionsstörungen nach Art einer erschwerten Entleerung bei häufigem Harndrang oder eine Ischuria paradoxa können im vorgerückten Alter, bei gleichzeitiger Prostatavergrößerung zu Fehldiagnosen und zu einer Prostatektomie verleiten, die natürlich ein unbefriedigendes Ergebnis zeitigt. Oft wird von den Kranken als erstes Zeichen ein quälender Harndrang, dem er sofort Folge leisten muß, angegeben („imperativer Harndrang!"). Eine eigentliche Inkontinenz entwickelt sich meist erst später, nachdem vorher eine vorübergehende Ischuria paradoxa bestanden hat. Die Mastdarmstörung stellt sich später als die Miktionsstörung ein, doch gibt es Ausnahmen, wo man das Umgekehrte findet. Bei den Conus- und Caudatumoren wirkt sich der Tumor direkt auf die Blasenzentren aus, während bei höher gelegenen Kompressionen die Ausschaltung der cerebralen Impulse zu den Miktionsstörungen führt. Die Wirkung ist bei beiden Fällen die gleiche, nämlich zuerst kommt es zur Entleerungshemmung, dann zum Überlaufen und schließlich zur Inkontinenz. Nur bei Schädigungen des caudalsten Rückenmarksabschnittes (S 3—4) ist eine primäre Inkontinenz zu erwarten. Neben der Störung der Motorik, also des Nachlassens des Detrusors einerseits und des Sphincters andererseits spielt die Störung der Blasensensibilität eine Rolle. Störungen der Potenz stellen sich meist als Frühsymptom bei

Cauda- und Conustumoren ein, finden sich aber ebenfalls bei höhergelegenen Tumoren, besonders bei intramedullären. Ein *Priapismus*, den wir bei akuter Kompression, insbesondere des Halsmarks, antreffen, wird bei langsam wachsenden Tumoren kaum gesehen.

Ein *weiteres vegetatives Zeichen*, dem wir beim unteren Hals- oder oberen Brustmarktumor begegnen, ist der Hornersche *Symptomenkomplex*. Er kommt zustande durch die Läsion des Zentrum cilio-spinale im 1. und 2. Brustmarksegment, des sog. Budgetschen Zentrums bzw. der ersten Thorakalwurzel sog. Klumpkesche Wurzel). Ein Hornersches Zeichen tritt ebenfalls auf, wenn ein Tumor im oberen Halsmark die supranukleären Bahnen schädigt, die von diesem Zentrum zum Oculomotoriuskerngebiet ziehen. Nicht immer also deutet dieses Syndrom auf einen Tumor am Übergang vom Hals- zum Brustmark hin. Andere vegetative Störungen sind *An-* bzw. *Hyperhydrosis, lokale Marmorierung der Haut, Kühle und Blässe, abnorme Rötung und Ödeme* derselben. Sie sind von keiner größeren praktischen Bedeutung. Veränderungen der *Knochenstruktur* im Sinne einer stärkeren Entkalkung sieht man bei lang dauernden schlaffen Paresen; Arthropathien gehören nicht zum Bild des Rückenmarktumors. *Decubitalgeschwüre* treten ebenso wie bei anderen Querschnittsprozessen zwar bei jedem beliebigen Tumorsitz auf, man kann sie aber nur bedingt zu den trophischen Erscheinungen zählen, denn ihre Entstehung hat in erster Linie Sensibilitätsausfälle zur Voraussetzung.

Die *Reflexe* können sich verschieden verhalten. Daß die Muskel- und Sehnenreflexe in Höhe der Läsion, d. h. als Folge der Zerstörung sowohl des zuleitenden als des ableitenden Reflexbogens (Wurzel- und Wurzeleintrittszone) fehlen und jene unterhalb des Tumorniveaus gesteigert sind, kann nicht als allgemein gültige Regel hingenommen werden, denn es gibt zu viele Ausnahmen. So kann z. B. an den Händen trotz bestehender Myatrophien der Radiusperiostreflex nicht nur nicht fehlen, sondern sogar gesteigert sein. Ebenso können bei Tumoren im mittleren und tieferen Brustmark die Armreflexe gesteigert sein, oder umgekehrt die Reflexe an den unteren Extremitäten fehlen oder abgeschwächt sein. Eine derartige Diskrepanz ist schwer zu deuten. Bei der Bedeutung der Reflexlehre für die Höhendiagnose ist es selbstverständlich, daß sämtliche Reflexe sorgfältig überprüft werden müssen; selbst kleinste Differenzen muß man berücksichtigen, z. B. kann das Verhalten dieses oder jenes Bauchhautreflexes eine Höhenbestimmung ermöglichen. Man muß allerdings bedenken, daß die Reflexbahnen verschieden empfindlich sind. So wissen wir, daß von den Bauchhautreflexen die unteren schneller verlorengehen als die oberen. Immerhin stimmt das segmentale Verhalten der Reflexe häufig mit dem Tumorniveau überein. Was von den Muskel- und Sehnenreflexen gesagt wurde, gilt ebenso für die große Reihe der Pyramidenbahnzeichen, vom Babinskischen Zeichen angefangen bis zum Meyerschen Grundphalangen Reflex, zum Trömmnerschen oder zum Lérischen Zeichen usw. Ihr Verhalten muß ebenfalls von Fall zu Fall sorgfältig studiert werden. Bei der Häufigkeit von Pyramidenbahnläsionen finden wir sie oft ausgeprägt, auch wenn andere Pyramidenzeichen, wie ausgesprochene Spastizität, noch nicht nachweisbar sind.

Das Vorkommen einer *Stauungspapille* bei Rückenmarkstumoren gehört zu den größten Seltenheiten. Bei den sog. meningealen Blastomen (vgl. S. 1041) bedeutet eine Stauungspapille nichts Besonderes; daß die mögliche Kombination einer intramedullären Gefäßgeschwulst mit einem Kleinhirntumor und retinalen Angiomen, die sog. Lindausche Krankheit ebenfalls mit einer Stauungspapille einhergehen kann, wurde schon erwähnt. Bei eigentlichen solitären Rückenmarkstumoren aber wird eine Stauungspapille nur dann beobachtet, wenn die Geschwulst im obersten Halsmark liegt und dadurch die Liquorzirkulation im

Bereich der Zysterne beeinträchtigt (MCALPINE). Pupillenphänomene im Sinne der reflektorischen Starre deuten entweder auf das gleichzeitige Bestehen einer latenten Lues oder auf ein früheres Schädeltrauma hin.

5. Die spezielle Höhendiagnose.

Hat man auf Grund der Vorgeschichte und der Krankheitsentwicklung Verdacht auf einen Rückenmarkstumor, so ist zunächst eine möglichst exakte *Höhendiagnose* anzustreben. Sie wird in erster Linie bestimmt durch segmentale Reiz- und Ausfallserscheinungen, weniger durch funikuläre Symptome. Wenn wir uns vergegenwärtigen, daß ein Tumor in jeder Höhe oberhalb des Lendenmarkes zuerst überhaupt keine oder nur geringfügige segmentale Erscheinungen auslöst, sondern nur durch Druck die langen Bahnen des Rückenmarks schädigt, verstehen wir ohne weiteres die Schwierigkeiten, welche uns in dieser Hinsicht begegnen. Relativ einfach liegen die Verhältnisse, wenn sich die Druckwirkung auf die motorischen Wurzeln mit jener auf die Pyramidenbahn kombiniert, so daß vorhandene Amyotrophien eine Segmentdiagnose gestalten. Gelegentlich weichen die anfänglich spastischen Paresen einer schlaffen Lähmung, wobei das BABINSKIsche Zeichen positiv erhalten bleibt. Bestehen Knochensymptome in Form einer Überempfindlichkeit eines oder mehrerer Dornfortsätze, so wird dadurch die Höhendiagnose erleichtert, doch muß man bedenken, daß sich Segment- und Wirbelhöhe nicht decken. Die Rückenmarksegmente sind vielmehr niedriger als die Wirbelkörper; so endigt das Rückenmark schon in Höhe des 2. Lendenwirbels, während der Lumbalsack bis zum 2. bzw. 3. Sacralwirbel hinabreicht. Je caudaler die Neubildung sitzt, um so größer ist die Differenz zwischen Segment- und Wirbelhöhe. So deckt sich das 6. Halssegment mit dem 5. Halswirbelkörper, das 5. Dorsalsegment mit dem 3. Brustwirbelkörper, das 12. Dorsalsegment mit dem 10. Brustwirbelkörper usw. (vgl. allgemeiner Teil). Sehr häufig wird die Geschwulst zu tief lokalisiert, weil man der Tatsache nicht Rechnung trägt, daß jeder Hautbezirk durch mindestens 3 sensible, jeder Muskel durch 3 motorische Wurzeln innerviert wird (SHERRINGTONsches Gesetz). Sitzt also beispielsweise ein Tumor in Höhe des 8. bzw. 9. Brustsegmentes und hat er auch deren Wurzel lädiert, dann entspricht der sensible und motorische Ausfall nicht etwa dem 8. und 9. Dorsalsegment, vielmehr zeigen deren Hautbezirke, weil sie von den unversehrten 6. und 7. Wurzelnerven noch mit innerviert werden, keine Ausfälle. Aus demselben Grunde finden wir, wie oben schon gesagt, häufig Wurzelreizerscheinungen ohne entsprechende objektiv nachweisbare Motilitäts- oder Sensibilitätsstörungen.

Für einen Teil der Rückenmarkstumoren lassen sich bezüglich der Höhendiagnose bestimmte Richtlinien aufstellen, die uns z. T. schon bei anderen Prozessen bekanntgeworden sind. So finden sich bei Geschwülsten des *obersten Halsmarkes* Schmerzen, die vor allem in den Nacken und in die Schultern ausstrahlen und anfänglich als Occipitalneuralgie gedeutet werden. Zwangshaltungen, wie steife oder schiefe Haltung des Kopfes, Einschränkung der aktiven und passiven Hals- und Kopfbewegungen können einen wichtigen Hinweis bilden. Sind die motorischen Wurzeln bzw. die motorischen Vorderhornzellen beteiligt, so bestehen schlaffe Lähmungen der tiefen Halsmuskeln, des Accessorius, des Trapecius und des Sternocleidomastoideus. Durch Fernwirkung auf den Bulbus, vielleicht durch supraläsionelles Ödem, können bulbäre Symptome, nämlich Facialis- und Hypoglossusparesen, ja Augenmuskellähmungen (Abducens!) oder ein Nystagmus auftreten. Gelegentlich hat man sogar cerebellare Symptome gesehen. Bei Tumoren dieser Lokalisation finden sich Störungen der Atmung, der Herztätigkeit und Temperatursteigerungen. Bei intramedullärem Sitz

verbunden mit sekundärer Syringomyelie, zeigen sich ähnliche Symptome wie
bei der Syringobulbie. Als Folge der hochsitzenden Pyramidenbahnläsion
stellen sich spastische Para- bzw. Tetraplegien ein. Im Gebiet der oberen Cervical-
segmente besteht häufig eine Überempfindlichkeit, während unterhalb derselben
eine Anästhesie bzw. Hypästhesie für alle Qualitäten nachweisbar ist. Auch
dissoziierte Empfindungsstörungen werden relativ häufig gesehen. Bei spastischen Zustandsbildern mit Amyotrophien im Arm- und Schultergürtelbereich
denke man an einen Tumor im Bereich des oberen Halsmarkes, auch wenn
Sensibilitätsstörungen völlig fehlen. Funktionsausfälle der Ober- und Unter-
armbeuger deuten auf eine Querläsion im *mittleren Halsmark* hin. Auffallenderweise begegnet man bei solchem Tumorsitz relativ selten Atemstörungen durch
ein- oder doppelseitige Zwerchfellparesen, denn das Phrenicuszentrum ist relativ
widerstandsfähig. Eine Beeinträchtigung der Atmung kann übrigens nicht nur
bei der Kompression von außen, sondern durch einen intramedullären Tumor
entstehen, wobei man sich vorstellen muß, daß neben dem Phrenicuszentrum
die vom bulbären Atemzentrum absteigenden Bahnen beeinträchtigt werden
können. Bei oberen Brustmarktumoren, die zu Paresen der Rippenmuskeln
geführt haben, kommt es gelegentlich zu einer Mehrarbeit des Zwerchfelles,
man beobachtet dann bei der Inspiration ein Sichvorwölben der oberen Bauchwand. Bei den *unteren Halsmarktumoren* wird oft für lange Zeit das Bild einer
amyotrophischen Lateralsklerose vorgetäuscht, man sieht also Amyotrophien an
den kleinen Handmuskeln und am Unterarm. Als Folge der Vorderhorn- und
Vorderwurzelläsion stellen sich fibrilläre Zuckungen an den oberen Extremitäten
ein. Heftig ausstrahlende Schmerzen an der Außen- und Innenseite der Arme
sind Folgeerscheinungen der Wurzelreizungen. Oft beobachtet man ein Hornersches Zeichen, das gleichfalls, wenn auch seltener, bei Geschwülsten des oberen
und mittleren Halsmarkes vorkommen kann. Zwischen segmentalen und funikulären Sensibilitätsausfällen ist bei Geschwülsten des unteren Halsmarks des
öfteren eine Zone mit normalen Empfindungen eingeschoben, d. h., es besteht
eine segmentale Hypästhesie im Bereich von C 6—8, während am Thorax die
Empfindungsstörungen erst von den Mamillen nach abwärts nachweisbar sind.
Blasen- und Mastdarmstörungen sind hier ebenso häufig wie bei den Tumoren
anderer Höhen.

Komprimiert eine Geschwulst das *obere Brustmark*, so sind die segmentalen
motorischen Ausfälle schwer zu erkennen, denn ein Ausfall der oberen Intercostalmuskeln macht sich klinisch nicht bemerkbar. Hier beherrschen die
spastischen Zeichen an den unteren Extremitäten, Blasen-Mastdarmstörungen,
Intercostalneuralgien und als wichtigstes Zeichen eine lokale Versteifung und
Schmerzhaftigkeit der oberen Brustwirbelsäule das Bild. Die Affektion des
mittleren und *unteren* Brustmarkes verrät sich durch das Fehlen der oberen
(D 8—9) bzw. der unteren (D 10—12) Bauchhautreflexe, bzw. durch lokale
Amyotrophien der geraden oder schrägen Bauchmuskeln (einseitige Verziehung
des Nabels!). Selten fallen motorische Störungen an den langen Rückenmuskeln
in die Augen. Gürtelförmige sensible Störungen sind dagegen relativ einfach
festzustellen. Man achte aber besonders auf die Anamnese, d. h. auf Wurzelschmerzen!

Bei den Tumoren im *Übergangsgebiet des Brust- zum Lendenmark* zeigen
der Iliopsoas (Oberschenkelbeugung) und die Adduktoren Funktionsausfälle.
Die Cremasterreflexe differieren oder fehlen. Wurzelsymptome sind hier besonders ausgeprägt, denn in diesem Gebiet liegen die Wurzelnerven schon dichter
zusammen und durchlaufen den Lumbalkanal innerhalb einer längeren Strecke,
so daß selbst kleine Tumoren relativ viele Wurzeln beeinträchtigen können. Da
andererseits das Mark stärker und früher leidet als die Wurzeln (Oppenheim),

findet sich ein Mischbild von Spastizität und atrophischen Paresen im Bereich der unteren Extremitäten, gepaart mit Blasenstörungen als Folge der Ausschaltung des oberen sog. hypogastrischen Blasenzentrums. Gegenüber den Caudaläsionen ist die Symmetrie der Motilitäts- und Sensibilitätsstörungen bei den Tumoren des unteren Lendenmarks hervorzuheben, die bei den Caudaprozessen meist fehlt, vielmehr finden wir dort entsprechend der möglichen Schonung dieser oder jener Wurzelfasern mehr Asymmetrien bzw. unregelmäßig verteilte Ausfälle. Dissoziierte Empfindungsstörungen sprechen von vornherein gegen einen Caudaprozeß. Die Wurzeln dieses Übergangsgebietes gelten übrigens als besonders resistent, so daß beim Vorhandensein von Pyramidenbahnzeichen und gleichzeitigen Myatrophien die letzteren nicht als eine Wurzelläsion im gleichen Niveau, sondern als eine Schädigung der Vorderhörner aufzufassen sind.

Je weiter caudal der Tumor liegt, um so mühevoller gestaltet sich die Höhendiagnose, denn den 8—9 cm langen lumbosacralen Teil des Rückenmarks umgeben die Caudafasern, welche von ihrer Ursprungsstelle am Rückenmark bis zu ihrem Austritt aus dem Lumbalkanal eine Länge von etwa 10—14 cm einnehmen. Jedwede Läsion innerhalb dieser Strecke (in beliebiger Höhe) zieht die gleichen Ausfälle nach sich. Eine Höhendiagnose ohne röntgenologische Unterstützung bzw. ohne Myelogramm gestaltet sich also sehr schwierig; gar oft schon hat man die Laminektomie 3 oder 4 Wirbel zu hoch oder zu tief ausgeführt. Bei den *Conusläsionen* finden wir neben schlaffen Paresen gewisse spastische Zeichen, d. h., wenn die Affektion den Conus dort trifft, wo er noch Pyramidenfasern enthält, also in seinen oberen und mittleren Abschnitten. Hier ist es besonders schwierig, zu entscheiden, ob motorische Ausfälle radikulärer oder funikulärer Genese sind. Das trifft zum Teil auch für die Sensibilitätsausfälle zu, so daß die eigentlichen oberen ,,Polsymptome" des Tumors als solche schwer zu erkennen sind. Die *Cauda equina* beginnt bekanntlich in Höhe des zweiten Lendenwirbels. Bei einer Totalkompression in diesem Abschnitt kann der gesamte Pferdeschweif betroffen sein; liegt die Läsion tiefer, so werden um so weniger Wurzeln geschädigt. Bei der Kompression ihres Gesamtquerschnittes stellen sich atrophische Paresen der unteren Extremitäten ein, doch trifft man dies bei intraduralem Tumorsitz nur selten an. Die Sensibilitätsausfälle reichen meist nicht, wie zu erwarten wäre, bis in Höhe der Leistengegend, weil die beiden oberen Lumbalnerven (Nn. iliohypogastrici und ilioinguinales) oft unversehrt bleiben. Aus diesem Grunde ist die Sensibilität der Hoden erhalten. Blasen- und Mastdarmstörungen und Impotenz sind die Regel. Liegt die Kompression unterhalb des 3. Lendenwirbels, so sind die Lähmungen vornehmlich im Gebiet des N. ischiadicus bzw. Plexus sacralis entwickelt, während die Muskeln des N. obturatorius (L 2—4), d. h. die Adduktoren, M. gracilis und pectineus) und jene des N. femoralis (L 1—L 4), d. h. der Sartorius und Quadriceps verschont bleiben. Paretisch sind also die Gefäßmuskeln, die Unterschenkelbeuger und die gesamte Fußmuskulatur. Die Sensibilitätsausfälle dehnen sich entsprechend von L 4 abwärts aus, Blase und Mastdarm sind gelähmt, die Potenz erloschen. Die Patellarsehnenreflexe (L 2—4) und der Cremasterreflex (L 1—2) sind meist auslösbar. Tumoren im Niveau des 5. Lendenwirbels, bei welchem die Wurzelanteile des Ischiadicus zum großen Teil nicht befallen sind, führen nur zu geringen Motilitätsausfällen im Bereich der Unterschenkel und der kleinen Fußmuskulatur, zum Verlust des Achillessehnenreflexes (L 5—S 2) zur Lähmung von Blase und Mastdarm und zur Impotenz. Sind dagegen nur die 3 unteren Sacralwurzeln befallen, d. h. liegt das Kompressionsniveau im Canalis sacralis selbst, dann fehlen irgendwelche Paresen an den unteren Extremitäten, abgesehen von einer Lähmung des Levator ani. Die Sphincteren von Blase und Mastdarm sind dabei paretisch, die Geschlechtsfunktion aufgehoben. Die

Sensibilitätsstörungen hingegen sind nach dem Reithosentyp entwickelt und dehnen sich auf die Schleimhäute der Uretra und Blase aus, der Analreflex fehlt. Besonders charakteristisch für die Tumoren der Caudaregion ist die starke Schmerzhaftigkeit, die sich vor allem nachts, d. h. bei horizontaler Körperhaltung einstellt.

Wenn man sich vor Augen hält, wie viele Wurzeln ein Tumor in diesem Gebiet zerstören oder verschonen kann, begreift man die zahlreichen Variationen. Die Differenzierung des Symptomenbildes der *unteren Caudaläsionen* von denjenigen der *unteren Conusschädigung* ist auf Grund des neurologischen Befundes praktisch nicht durchführbar. Man hat zwar das Vorkommen von fibrillären Zuckungen an den Muskeln des Unterschenkels als charakteristisch für eine Conusaffektion bezeichnet, aber dies trifft nicht zu. Im großen und ganzen deckt sich das Bild der untersten Caudaschädigung völlig mit dem der untersten Conusläsion. Bei intramedullären Conusaffektionen sind allerdings die Ausfallserscheinungen meist symmetrisch entwickelt, was für Caudaprozesse weniger zutrifft. Übrigens sind bei den meisten Conustumoren, z. B. bei den Ependymomen, die umgebenden Caudafasern, wenn auch verschieden stark, mit betroffen. Die große praktische Bedeutung der Differentialdiagnose Cauda und Conus ergibt sich aus der Tatsache, daß der untere Conus sich auf den 1.—2. Lendenwirbelkörper projiziert, während die untersten Caudaabschnitte dem 2. bis 3. Sacralwirbel entsprechen. Sog. *dissoziierte Potenzstörungen*, die charakterisiert sind durch eine Aufhebung der Ejaculation und des Orgasmus bei erhaltener Erektionsfähigkeit, werden bei intraduralen Tumoren kaum gesehen, wohl aber gelegentlich bei Kompressionen dieser Gegend von außen. Das Erektionszentrum lokalisiert man in das 1.—3. Sacralsegment, das Ejaculationszentrum tiefer (S 3—4). Für Geschwülste dieser Gegend dürfte aber eine derartig spezielle Höhendiagnose nur in Ausnahmefällen von Bedeutung sein.

6. Die Artdiagnose.

Sind wir uns schließlich unter Berücksichtigung aller klinischen Einzelheiten über die Höhendiagnose klargeworden, dann stellt uns die Frage nach der *Artdiagnose* vor neue größere Schwierigkeiten. Ihre Überwindung ist um so einschneidender, als sie die Basis für die eigentliche Indikationsstellung eines eventuellen operativen Vorgehens darstellen. Bei den weitaus häufigeren Hirntumoren ist uns diese Denkungsweise dank der Arbeiten Cushings zur Selbstverständlichkeit geworden. Beim Rückenmarkstumor liegen aber die Verhältnisse bedeutend komplizierter, insonderheit, wenn wir versuchen, eine Artdiagnose nach histopathologischen Grundsätzen zu betreiben. Während wir am Gehirn allein schon nach den klinischen Symptomen unter Berücksichtigung der Anamnese die Tumorspezies, z. B. ein cerebellares Astrocytom, mit einiger Sicherheit diagnostizieren können, sind wir am Rückenmark, wenigstens bis heute, noch relativ weit von einer solchen speziellen Diagnose entfernt. Wenn uns auch die Myelographie in relativ vielen Fällen gewisse Hinweise liefert, so gibt es doch immer wieder Überraschungen. Ebenso wie vor 20 Jahren dreht sich für uns nach der Höhendiagnose die Frage darum, ob die Kompression *intra- oder extradural* oder ob sie *intra-* oder *extramedullär* liegt. Während die erstere Möglichkeit unter Heranziehung des Röntgenverfahrens und des übrigen internen Befundes (z. B. Carcinommetastase) oft relativ rasch geklärt werden kann, gibt uns die zweite fast für jeden Fall ein Rätsel zu lösen auf. Wohl kann man nach der Vorgeschichte z. B. bei einem Wurzelschmerz bzw. bei einem entsprechenden segmentalen Sensibilitätsausfall auf einen im Wurzelgebiet entwickelten extramedullären Tumor schließen, aber man darf dabei nicht außer acht lassen, daß auch eine intramedulläre Geschwulst durch Läsion des Hinterhorns und der Wurzeleintrittszone oder durch Zug oder Druck auf die Wurzeln dieselben Erscheinungen auslösen kann. Ebenso können durch direkte Beeinträchtigung der sensiblen Stränge Schmerzphänomene und Sensibilitätsausfälle entstehen, die radikuläre Symptome nachahmen.

Ganz ähnlich liegen die Verhältnisse bezüglich des 2. Stadiums, d. h. des Stadiums der Paresen. Pyramidenbahnzeichen und Amyotrophien kommen beim extra- wie beim intramedullären Prozeß vor, fibrilläre Muskelzuckungen trifft man häufiger beim ersteren. Doch muß andererseits betont werden, daß selbst ausgedehnte intramedulläre Geschwülste, z. B. Astrocytome, die Vorderhornzellen förmlich verschonen, man also weder Amyotrophien noch fibrilläre Zuckungen beobachtet. Übrigens können sich auch beim extramedullären Tumor infolge Reizung der Vorderwurzeln fibrilläre Zuckungen zeigen. Als Reizphänomene sind weiterhin die Spontanbewegungen der Finger und Zehen zu nennen, die für den intramedullären Tumor charakteristisch sein sollen.

Das Verhalten der Pyramidenbahnsymptome ist ebenfalls weitgehend uncharakteristisch; sowohl bei extra- wie intramedullärem Tumorsitz finden wir die Paresen und die Pyramidenbahnzeichen zunächst an den unteren Extremitäten am frühesten entwickelt, entsprechend dem allgemein gültigen Gesetz, daß die langen Bahnen am frühesten und stärksten leiden. Nur die zeitliche Entwicklung der Funktionsausfälle, und dies gilt generell sowohl für die motorischen als auch für die sensiblen Störungen, gestattet gewisse Rückschlüsse. So darf als Regel gelten, daß rasch auftretende Paresen, die sich innerhalb von wenigen Stunden oder Tagen entwickeln, für eine extramedulläre insbesondere extradurale Kompression sprechen. Doch kann ebenso beim intramedullären Tumor eine plötzliche Blutung in die Geschwulst zu ganz akut verlaufender Querschnittsläsion mit zunächst schlaffen Paresen führen. Hier heißt es, sich der Begleitumstände der Tumoren erinnern, als da sind: Zirkulationsstörungen bzw. -Erweichungen, Ödeme mit oder ohne lokale Liquorstauung usw. Das frühzeitige Auftreten von schlaffen Paresen, die bestehen bleiben, spricht für intramedulläre Geschwulstlage, doch können extramedulläre Geschwülste durch Zerstörungen mehrerer Vorderwurzeln zu denselben Zuständen Anlaß geben.

Das gleichzeitige Auf- und Absteigen der Symptome wurde als besonders wichtiger Hinweis für die intramedulläre Natur des Leidens hingestellt (STERZ). Hierher gehört auch das Schlaffwerden einer vorher spastischen Parese. Eine solche Verwandlung kann sich aber ebenso bei totaler, von außen kommender Querschnittsläsion ereignen. Von den Sensibilitätsausfällen werden insbesondere die *dissoziierten* Empfindungsstörungen als charakteristisch für eine intramedulläre Geschwulst bezeichnet, aber man findet sie ebenso bei extramedullären Tumoren, so beispielsweise auch bei Nucleus pulposus-Hernien. Wichtig für die Differentialdiagnose, d. h. für intramedullären Sitz ist das Auftreten von einseitigen Parästhesien ohne greifbare Sensibilitätsausfälle, die sich langsam entwickeln und sich zu Pyramidenbahnsymptomen hinzugesellen. Die Entstehung einer allmählich aufsteigenden und in einem bestimmten Segment haltmachenden maximalen Querschnittsläsion wird andererseits als sicherer Beweis für eine von außen kommende Kompression angesprochen. Aber auch hier gibt es Ausnahmen, denn ein im Rückenmark gelegenes Gliom kann ebenfalls als förmlicher Fremdkörper die Stränge in ihrem Querschnitt beeinträchtigen. Beobachtet man als Frühsymptome segmentale Ausfälle, die über längere Zeit hin bestehen, und mit typischer Dissoziation einhergehen, dann ist der Schluß auf intramedulläre Lage am ehesten berechtigt. Ähnliches gilt für jene segmentalen Hypästhesien, die sich mehrere Segmente nach unten hin ausbreiten, um dann in ein Gebiet von normaler Sensibilität überzugehen. Ein derartiges Absteigen dürfte ebenfalls mehr für intramedulläre Tumoren sprechen.

Die insbesondere bei Gliomen der Halsmarkgegend beobachteten bulbären Erscheinungen, wie Facialis-, Hypoglossus- und Augenmuskelparesen sind wohl auf stiftförmige Gliosen, die sich oberhalb des eigentlichen Tumors entwickeln oder aber auf sekundäre Höhlenbildungen oder auf supraläsionelles Ödem zurückzuführen. Ihr Vorkommen kann also bei der Entscheidung, ob intra- oder extramedullärer Tumor, von Wichtigkeit sein. Ein BROWN-SÉQUARDsches Syndrom kann sowohl bei extra- als auch bei intramedullärem Sitz ausgelöst werden; die vielfach vertretene Anschauung, es würde sich in erster Linie bei einer von außen kommenden Kompression der einen Rückenmarkhälfte einstellen, darf nicht verallgemeinert werden. Dasselbe gilt für die Blasen- und Mastdarmstörungen, die wohl als erstes Anzeichen eines intramedullären Conustumors sich bemerkbar machen können, andererseits finden sich gerade Blasenstörungen relativ häufig meist zugleich mit Pyramidenbahnsymptomen bei extramedullären Geschwülsten.

Fassen wir noch einmal kurz zusammen, so gibt es für die Differentialdiagnose, ob intra- oder extramedullär, folgende allerdings nur bedingt geltende Charakteristika:

Stehen im Vordergrund eines mehr oder minder ausgeprägten Querschnittssyndroms weniger die Schmerzen, als vielmehr Pyramidenbahnzeichen, Parästhesien, dissoziierte Empfindungsstörungen, fibrilläre Zuckungen und Spontanbewegungen, dann ist ein intramedullärer Tumor wahrscheinlicher. Unterstützt wird diese Diagnose gelegentlich durch die Liquoruntersuchung, die dann häufig einerseits eine stärkere Zellvermehrung, andererseits eine geringere Eiweißvermehrung aufweist, als wir sie beim extramedullären Tumor zu sehen gewohnt sind. Als besonders wichtiges Hilfsmittel ist uns die Myelographie in die Hand gegeben, die oft allein imstande ist, die Frage, ob extra- oder intramedullär, zu klären (vgl. S. 1065). Schließlich darf nicht vergessen werden, daß die extramedullären Tumoren, um 4mal häufiger sind als die intramedullären!

7. Die Neurofibromatose (RECKLINGHAUSENsche Krankheit).

Ein klinisches Bild verdient noch kurz im Zusammenhang besprochen zu werden, nämlich die *Neurofibromatose* (RECKLINGHAUSEN), deren Symptomatologie man heute in 3 Untergruppen aufteilt (GAGEL). Man unterscheidet 1. Pigmentanomalien und Hauttumoren, 2. Tumoren der tieferen Nerven, worunter neben den peripheren auch die Hirn- und Rückenmarksnerven (Wurzeln) und der vegetative Nervenplexus verstanden werden, 3. Veränderungen am Zentralnervensystem, nämlich echte Tumoren im Sinne von Spongioblastomen und Astrocytomen und größere Gliazellen und gliöse Wucherungen; dazu kommen noch Geschwulstbildungen an den Hirn- und Rückenmarkshäuten (Meningiome). Für die Differentialdiagnose ist es wichtig, zu wissen, daß Fälle mit RECKLINGHAUSENscher Krankheit ohne Hautveränderungen, also ohne die charakteristischen Hauttumoren und die Pigmentnaevi („Café au lait"-Flecke) so gut wie nie beobachtet werden. Charakteristisch ist und wiederum wertvoll für unsere spezielle Rückenmarkspathologie zu wissen, daß die Tumoren an den Nerven und Wurzeln fast immer multipel auftreten. Liegen z. B. Caudasymptome vor — dort werden Neurofibrome am häufigsten beobachtet —, dann findet man immer multiple Wurzelverdickungen und dasselbe gilt für die anderen Segmente. Allerdings brauchen kleinere Wurzelneurome keine klinischen Symptome hervorzurufen. Wichtig ist fernerhin, daß die Rückenmarkswurzeln sowohl innerhalb wie außerhalb der Dura befallen sein können. Merkwürdigerweise sind die vorderen Wurzeln meist außerhalb, die hinteren meist intradural betroffen. Neben eigentlichen Wurzelreizungen und Ausfallserscheinungen sind es vor allen Dingen Kompressionssymptome, welche die Aufmerksamkeit erwecken. Die Liquorverhältnisse und die übrige Symptomatologie decken sich durchaus mit den schon besprochenen anderen intraduralen Prozessen. Von Bedeutung ist es aber, daß neben Rückenmarkserscheinungen Hirnnervensymptome wie ein- oder beiderseitige Taubheit, Facialisparesen, Oculomotoriuserscheinungen auftreten können, die gleichfalls durch Neurinome ausgelöst werden. Meistens liegen diese symmetrisch. Die relativ häufige Kombination mit Meningiomen der Dura, welche Symptome von seiten der Konvexität hervorrufen, wurde schon erwähnt, desgleichen das Vorkommen von intramedullären Tumoren (Spongioblastomen, Astrocytomen), deren Klinik sich mit derjenigen anderer Gliome deckt. Als *Therapie* kommt bei den Wurzelneurinomen nur die Exstirpation in Frage, doch sei man sich darüber klar, daß das Leiden wegen der Multiplizität rezidivieren kann. Bei der ausgesprochenen Erblichkeit dürften eugenische Maßnahmen am Platze sein.

8. Die diagnostischen Hilfsmethoden.

a) Das Liquorsyndrom.

Die verfeinerte Liquordiagnostik, wie die quantitative Eiweißbestimmung, die Beobachtung der Unterschiede zwischen dem supra- und infraläsionellen Liquor und die Berücksichtigung der *hydrodynamischen* Verhältnisse sind für die Diagnose der Rückenmarkstumoren besonders wertvoll geworden. Hat man auf Grund der Anamnese und des Befundes Verdacht auf eine Rückenmarksgeschwulst, dann nimmt man zunächst eine Lumbalpunktion an der typischen Stelle vor, und zwar am zweckmäßigsten im Liegen. Man bestimmt zunächst den Druck, der im Liegen normalerweise etwa 80—200 mm Wasser beträgt.

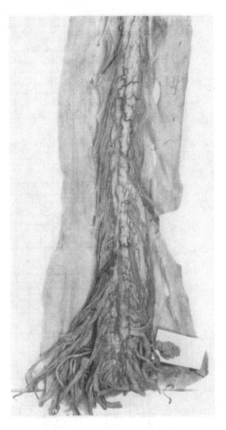

Abb. 114. Multiple kleinste Tumoren an den hinteren Caudawurzeln bei einer RECKLINGHAUSENschen Krankheit (Neurofibromatose). Gleichzeitig lagen auch multiple Meningiome der Dura des Großhirns vor. (Eigene Beobachtung an der Hamburger Neurologischen Univ.-Klinik, Prof. PETTE.)

Während des Eingriffes soll der Patient vollkommene Muskelruhe halten und insbesondere während der Messung den Atem anhalten und Pressen und Husten vermeiden. Hat sich der Flüssigkeitsspiegel eingestellt, dann beobachte man zunächst die respiratorischen Schwankungen. Durch Druck auf die Halsvenen steigt bei freier Liquorpassage der Liquor sofort ausgiebig an. Fehlt die respiratorische Schwankung oder kommt es zu keinem Druckanstieg oder erfolgt dieser nicht prompt und wenig ausgiebig, dann liegt eine totale oder teilweise Blockade vor. *Das* QUECKENSTEDT*sche Zeichen ist* positiv. Das sehr rasche Absinken des Druckes bei der Liquorentnahme deutet gleichfalls auf ein Passagehindernis hin. Der positive Ausfall des QUECKENSTEDTschen Zeichens ist nicht ohne weiteres mit dem Vorliegen eines *komprimierenden* raumbeengenden

Tumors zu identifizieren, sondern eine partielle oder totale Blockade kann ebenfalls durch entzündliche Veränderungen innerhalb der Rückenmarkshäute insonderheit durch eine Arachnitis bedingt sein.

Neben diesen relativ einfachen Methoden hat man die *kombinierte Druckmessung* mittels *Doppelpunktion* im Tumorniveau vorgeschlagen, die in eindeutiger Weise die hydro-dynamischen Verhältnisse wiederspiegelt. Der liegende Kranke wird dabei zu gleicher

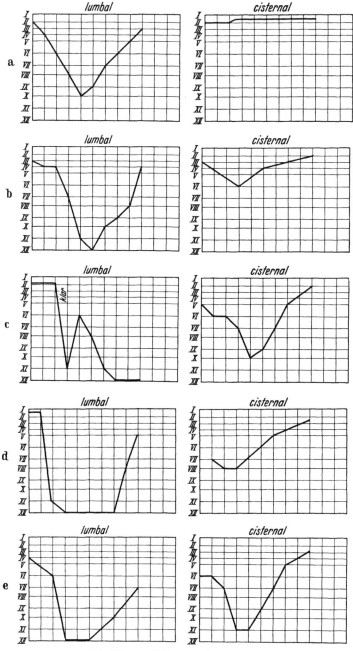

Abb. 115 a—e. Erklärung nebenstehend.

Zeit sowohl lumbal wie zisternal punktiert, nach Entfernung des Mandrins der Druck in den Steigröhren zunächst gemessen und dann sein Ansteigen nach der Jugulariskompression beobachtet. Liegt eine Blockade innerhalb des Duralsackes vor, dann steigt der Druck im lumbalen Manometer nicht oder nur unvollkommen an. Bei cervical sitzenden Hindernissen kann das QUECKENSTEDTsche Symptom positiv sein, obwohl die respiratorischen Schwankungen im lumbalen Steigrohr gut zu beobachten sind (ANTONI). Gelegentlich sieht man bei Tumoren des oberen Brust- und unteren Halsmarkes bei sonst positivem QUECKEN-STEDTschen Zeichen nach kräftigem Druck auf das Abdomen einen Druckanstieg. Bei tiefsitzenden Caudaprozessen bleibt dagegen ein solcher nach der Kompression des Abdomens in der lumbalen Nadel aus.

Noch bedeutungsvoller für die Feststellung eines raumbeschränkenden spinalen Prozesses ist die *Liquoranalyse*, die sich nicht nur auf den lumbalen, d. h. infraläsionellen, sondern auf den supraläsionellen zisternal entnommenen Liquor ausdehnen soll. Bei den meisten Fällen wird man, wenn ohne eine Myelographie keine exakte Höhendiagnose gestellt werden kann, nicht vorher einen Zisternenstich lediglich zum Zwecke der Liquoruntersuchung durchführen, sondern man soll diesen diagnostischen Eingriff immer mit der Myelographie verbinden. Bei den meisten Rückenmarktumoren insbesondere bei extramedullärer und extraduraler Kompression zeigt der lumbale, d. h. infraläsionelle Liquor gegenüber dem zisternalen eine meist erhebliche Eiweißvermehrung einen sog. *Sperrliquor* und einen starken Ausfall in der Mastix- und Goldsolkurve. Die PANDYsche oder NONNE-APPELTsche Reaktion werden also lumbal stark ausgeprägt sein, während sie zisternal negativ ausfallen. Bei der *Eiweißbestimmung* findet sich manchmal häufig ein hoher Eiweißgehalt mit Überwiegen der Albumine und mit einem Eiweißquotient von unter 0,5. Bei sehr hohem Eiweißgehalt gerinnt der Liquor spontan. Diese massive Koagulation, auf welche FROIN 1903 als erster aufmerksam machte, nennt man das *FROINsche Symptom*. Läßt man nur einen Tropfen eines solchen Liquors in die Pandy-Lösung fallen, dann bildet sich sofort ein geballter Niederschlag. Häufig ist dieser stark eiweißhaltige Liquor auch noch *xanthochrom* gefärbt, doch beruht diese Verfärbung nicht auf Blutbeimengungen, Es wäre aber verfehlt, wollte man bei negativem Ausfall der Eiweißproben einen Tumor ablehnen. Gar nicht selten tritt bei Rückenmarksgeschwülsten kein eigentlicher Sperrliquor auf, obwohl die Myelographie einen eindeutigen Stop ergibt und bei der Operation ein extraduraler Tumor gefunden wird. Die Eiweißverminderung im infraläsionellen Liquor ist also keineswegs als conditio sine qua non aufzufassen.

Abb. 115a—e. Liquorsyndrom nebst Mastixreaktion bei intramedullären Tumoren.

Sitz	Zellzahl	Pandy	Gesamt-eiweiß	Glob.	Alb.	E. Qu.	Druck	Queckenstedt
a) Oberes B.M. und unteres H.M. Gliom								
lumb.	10/3	+ +	6,9	1,3	5,6	0,23	70	—
cist.	2/3	—	1,0	0,3	0,7	0,43		
b) Lumbal bis cervical Gliom und Syring.								
lumb.	6/3	+ + +	14,0	4,0	10,0	0,4	70	—
cist.	6/3	+	1,9	0,2	1,7	0,12		
c) Ependymom, 11. B.W.								
lumb.	1/3	+ + + +	80,0	60,0	20,0	3,0	60	+
cist.	0/3	+ +	7,0	3,3	3,7	0,9		
d) Mittleres H.M. und B.M., Gliobl. multif.								
lumb.	1/3	+ + +	10,9	3,0	7,0	0,4	80	—
cist.	17/3	+	1,5	0,3	1,2	0,25		
e) Intramed. Varicosis B.M.								
lumb.	2/3	+ + +	10,8	2,8	8,0	0,35	70	—
cist.	2/3	+ +	4,4	1,6	2,8	0,57		

(Eiweißrelation nach KAFKA: 1,0 = 24 mg-%.)

Bei den *Kolloidreaktionen* finden sich die stärksten Entfärbungen bzw. Ausflockungen in der mittleren Zone der Kurve, doch sieht man bei starkem Eiweißgehalt sog. Doppeltkurven mit einem Fällungsmaximum in der linken und in der rechten Zone oder eine rechts verschobene meningitisartige Kurve (bezüglich der Einzelheiten sei auf die nebenstehenden Beispiele verwiesen!).

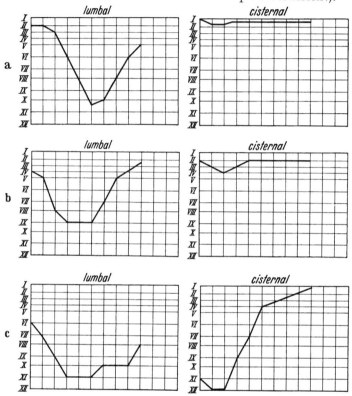

Abb. 116a—c. Liquorsyndrom nebst Mastixreaktion bei intraduralen, extramedullären Tumoren.

Sitz	Zellzahl	Pandy	Gesamteiweiß	Glob.	Alb.	E. Qu.	Druck	Queckenstedt
a) Meningiom in Höhe 12. B.W. (xanthochrom)								
lumb.	1/3	+ +	14,9	3,0	11,9	0,25	160	—
cist.	9/3	—	0,5	0,2	0,3	0,66		
b) Neurinom C 8 bis D 1								
lumb.	19/3	+	3,0	1,0	2,0	0,5	130	+
cist.	0/3	—						
c) Meningiom D 8—9								
lumb.	3/3	+ +	7,2	1,9	5,3	0,35	60	+
cist.	2/3	—	1,0	0,1	0,9	0,11		

(Eiweißrelation nach Kafka: 1,0 = 24 mg-%.)

Die *Zellzahl* ist beim Rückenmarkstumor im Gegensatz zum Eiweißgehalt meist nicht oder nur sehr wenig erhöht.

Eine Zellvermehrung mit Werten von 15—30 pro Kubikzentimeter spricht mehr für intramedullären Tumor; noch höhere Werte finden wir insbesondere bei den Medulloblastom-Metastasen, also bei diffusen meningealen Tumoren. Der Nachweis von Tumorzellen glückt nur selten. Man findet sie nur, wenn man besondere Methoden, wie das Einbettungsverfahren, anwendet (vgl. Forster).

Über das Zustandekommen des „Sperrliquors", besser gesagt „Kompressionsliquors" gehen die Meinungen noch auseinander. Wir sehen dieses Phänomen ja nicht nur bei komprimierenden Prozessen, sondern auch bei Meningitiden, und zwar, sobald ein kleinerer oder größerer Liquorraum nicht mehr mit den Produktionsstätten des Liquors, mit dem Plexus chorioideus, in freier Kommunikation steht. KAFKA und andere Autoren beziehen die Eiweißvermehrung primär auf die Blockade bzw. auf die Einengung der Liquorpassage mit der Begründung, daß in dem unterhalb der Kompressionsstelle gelegenen Subarachnoidealraum durch rasche Resorption des dort abgesperrten Liquors ein Vakuum entstehen, welches einen starken Reiz auf die umliegenden Gefäße ausübt. Auf diese Weise treten Blutbestandteile des eiweißreichen Serums in den Liquorraum über. Schon vor Jahren aber haben andere Autoren (MARIE, FOIX, CUSHING und AYER) festgestellt, daß der Liquor unmittelbar oberhalb des Tumors gleichfalls eiweißreich sein kann, auch findet man bei völliger Blockade

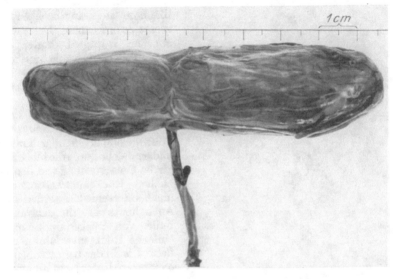

Abb. 117. Kolossaltumor im Bereich der Cauda (Angiosarkom). Die Geschwulst stand durch einen Gefäßstiel mit den Gefäßen des Rückenmarks in Zusammenhang. (Eigene Beobachtung an der Neurologischen Univ.-Klinik Hamburg-Eppendorf. Die Operation war von Doz. Dr. O. Voss ausgeführt worden.)

durch riesige Tumoren, z. B. im Caudagebiet den Zisternenliquor verändert, wenn er dann auch nicht so stark eiweißhaltig ist wie der lumbale (ANTONI). Diese Tatsachen erschüttern die KAFKAsche Theorie; sie wird deshalb neuerdings von verschiedenen Autoren, insbesondere von BANNWARTH, abgelehnt. Man macht heute vielmehr die primäre Kompression der subarachnoidealen Venen durch den Tumor verantwortlich. Ihre Stauung und Hyperämie führt zur Transsudation. Außerdem sind diese Liquorveränderungen von dem Gewebscharakter, von der Lokalisation und der Wachstumsrichtung des Tumors abhängig. Gefäßreichtum desselben, regressive Prozesse, wie Nekrosen und Erweichungen verstärken die Eiweißvermehrung, insbesondere wenn die Geschwulst den Liquorraum breit tangiert. Die Blockade trägt nur insofern dazu bei, als die Verdünnung des abgesperrten mit dem frisch produzierten Liquor ungenügend ist.

Bei besonders gelagerten Fällen, z. B. bei Caudatumoren kommt es vor, daß man bei der Punktion den Tumor selbst ansticht, sogar evtl. Cysteninhalt abfließt oder aspiriert wird. Diese Flüssigkeit gerinnt sofort und erscheint leicht gelblichgrün verfärbt. Gelegentlich punktiert man einen gefäßreichen Tumor und stößt trotz richtiger Lage der Nadel immer wieder auf Blut. Eine lege artis durchgeführte Punktion des spinalen Raumes unterhalb des Tumors aber ergibt immer Liquor, eine sog. „trockene Punktion", bei welcher Liquor unterhalb der Kompression fehlt, gibt es nicht. Wohl kann es aber vorkommen, daß bei sog. Kolossaltumoren im Caudabereich der ganze untere spinale Raum ausgefüllt ist und man deshalb an der üblichen Punktionsstelle keinen Liquor erhält, obwohl die Nadel innerhalb der Dura liegt. Bei Caudatumoren muß man deshalb so tief wie möglich punktieren, d. h. manchmal zwischen dem 5. Lendenwirbel und dem Sacrum oder den Sacralkanal direkt durch den Hiatus sacralis.

b) Das Röntgenverfahren bei der Diagnostik der Rückenmarkstumoren einschließlich der Myelographie.

Schon lange bevor SICARD das Kontrastverfahren als besonders wertvoll für die Feststellung einer Rückenmarksgeschwulst empfohlen hat, zog man einfache

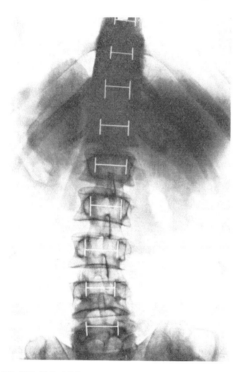

Röntgenaufnahmen der Wirbelsäule mit heran, um die Höhen- und Artdiagnose eines raumbeengenden Prozesses zu erkennen. Die charakteristischen Röntgenbefunde, bei der von der Wirbelsäule ausgehenden Kompression, beispielsweise bei Carcinommetastasen, bei der Caries und bei der Spondylitis usw., erleichterten schon früher die Trennung verschiedener mit Rückenmarkskompression einhergehender Krankheitsbilder, welche durch die bloße neurologische Untersuchung von den eigentlichen Rückenmarkstumoren oft nicht unterschieden werden konnten. Auch heute ist zur Klärung eines Falles von Rückenmarkstumor das einfache Röntgenverfahren unerläßlich. Die Bilder bei osteoblastischen oder osteoklastischen Carcinommetastasen, die rundlichen Knochenaufhellungen des Myeloms und die Keilwirbel bei entzündlichen und traumatischen Affektionen sind jedem Röntgenologen und Internisten geläufige Veränderungen. Während der letzten Jahre hat man nun noch auf andere Veränderungen der Wirbelsäule im Röntgenbild bei Tumoren, die nicht von der Wirbelsäule, son-

Abb. 118. Beispiel der Ausmessungsmethode der Wirbelbogenabstände (sog. Interpedikularabstände nach ELSBERG und DYKE) bei einem extramedullären Tumor. (Aus der Arbeit von B. SCHMID: Dtsch. Z. Nervenheilk. 1938.)

dern von der Dura oder den Nervenwurzeln oder von den Rückenmarkshäuten ausgehen, hingewiesen. Sie sind zwar nicht gesetzmäßig, aber ihre Beobachtung fördert in dem oder jenem Falle doch die Diagnose. So beobachtet man gelegentlich im Niveau des Tumors eine Kalkarmut der Wirbelkörper oder der Wirbelbögen. Neurinome können sogar massive Zerstörungen der Wirbel eventuell mit Spontanfrakturen bedingen. Für die sog. Sanduhrgeschwülste ist die starke einseitige Erweiterung der Foramina intervertebralia bezeichnend. Große intradurale Tumoren vermögen gelegentlich an der dem Spinalkanal zugelegenen Fläche der Wirbelkörper förmliche Exkavationen zu erzeugen, die dann am besten auf seitlichen Aufnahmen zur Darstellung kommen (SCHEIFFARTH[1]). Bei älteren Meningiomen (Psammomen) wird manchmal eine körnige Struktur sichtbar, die von den Psammomkörnern herrührt.

---

[1] SCHEIFFARTH: Dtsch. Z. Nervenheilk. 148 (1938).

Amerikanische Autoren (ALSBERG und DYKE) machten darauf aufmerksam, daß bei intraspinalen raumbeengenden Prozessen die Abstände der Abgangsstellen der Wirbelbögen stark vergrößert sein können (vgl. Abb. 118). Der Wert dieser Methode ist jedoch noch umstritten (vgl. CARDILO-DYES-LINDGREN, BUSCH und SCHEUERMANN, MATINOFF und B. SCHMID). Allerdings sind diese Veränderungen, abgesehen von ihrem seltenen Vorkommen, schwierig zu beurteilen und erfordern engste Fühlungnahme mit dem Fachröntgenologen.

Es bedeutete einen großen Fortschritt, als SICARD, nachdem schon vorher andere Kontrastmittel wie *Kollargol, Luft* usw., ohne durchschlagenden Erfolg versucht worden waren, im Lipjodol eine geeignete Substanz fand, deren Injektion in den Liquorraum nicht nur nicht gut vertragen wird, sondern die außerdem so schattendicht ist, daß selbst Einzelheiten im Röntgenbild erkannt und gedeutet werden können. Im Laufe weniger Jahre hat sich dieses Verfahren, die *Myelographie*, für die Diagnose der Rückenmarksgeschwülste und anderer raumbeengender Prozesse als nunmehr unentbehrlich erwiesen. Die Myelographie kann zwar die neurologische Untersuchung nicht ersetzen, aber viele Tumoren, die vor der Einführung dieses Verfahrens einen unglücklichen Ausgang genommen hätten, können erst jetzt exakt diagnostiziert und mit Erfolg operiert werden.

SICARD und seine Schüler empfahlen für die Myelographie das Lipjodol, eine Verbindung von Jod mit Mohnöl in 40 und 20%iger Konzentration. Die hochprozentige Lösung wird als Lipjodol descendens mittels Zisternenpunktion injiziert und gleitet bei freier Passage, weil schwerer als der Liquor, dem Rückenmark entlang nach unten bis in den Duralendsack. Das

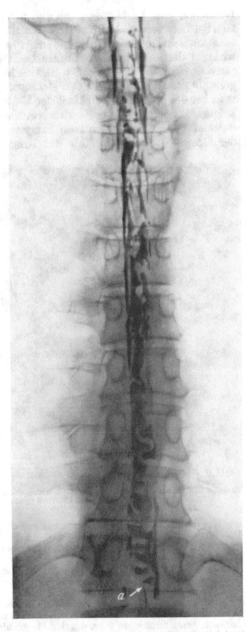

Abb. 119. Myelogramm. Momentaufnahme kurz nach der Injektion des Jodipins in die Cisterne bei einem großen Ependymom der Cauda. Es wurden 4 ccm Jodipin injiziert. Man beachte die Aussparungen innerhalb des Kontrastmittels, die von prall gefüllten Gefäßen herrühren. Bei *a* oberer Pol des Tumors.

20%ige Kontrastmittel wird lumbal eingespritzt, ist spezifisch leichter als der Liquor und steigt deshalb nach oben gegen die Zisterne auf. Dieses spezifisch leichtere Kontrastmittel wird heute fast nicht mehr gebraucht. In Deutschland ist an Stelle des Lipjodols das 40%ige Jodipin (descendens!) (MERCK) im

Gebrauch, eine Verbindung von Jod mit Sesamöl. Eine in Vorschlag gebrachte 20%ige Lösung des Jodipins hat sich nicht durchgesetzt, denn sie ist nicht so schattendicht und reizt nicht weniger als die 40%ige. Die Frage der Reizwirkung der verschiedenen Kontrastmittel ist Gegenstand eingehender Diskussionen geworden. Tatsache ist, daß sie in geringen Mengen injiziert, nur relativ geringfügige Irritationen an den Meningen und den Nervenwurzeln setzen, welche man bei der großen Nützlichkeit der Methode ruhig in Kauf nehmen kann. Nach Möglichkeit soll man das Kontrastverfahren nur in jenen Fällen anwenden, bei welchen man einen operativen Eingriff in Aussicht genommen hat, denn bei der Operation kann ein Teil des Kontrastöls wieder entfernt werden. Aus

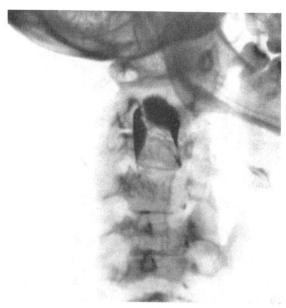

diesem Grunde soll man der Myelographie tunlichst die Operation am gleichen, spätestens am nächsten Tage folgen lassen, um stärkere Reizerscheinungen zu verhindern. Beim Erwachsenen soll man nicht mehr als 2 ccm 40%iges Jodöl verwenden. Im allgemeinen erhält man schon mit 1 ccm 40%igem Jodipin eindeutige Bilder. Manche Autoren wollen sogar nur mit $^1/_4$ ccm auskommen, doch ist vor der Verwendung derartig kleiner Mengen zu warnen, denn das Kontrastmittel kann möglicherweise das Tumorniveau passieren, ohne einen Stop zu ergeben.

Abb. 120. Großer Totalstop in Höhe des 2. und 3. Halswirbels von der Seite gesehen bei einem Endotheliom (Meningiom). (Eigene Beobachtung an der Neurologischen Univ.-Klinik Hamburg, Prof. Pette. Patient wurde von Doz. Dr. Voss operiert.)

Zur *Technik* der zisternalen Myelographie ist folgendes zu sagen: Voraussetzung ist, daß man die Suboccipitalpunktion beherrscht und ihre Gefahren und Kontraindikationen kennt. Bei dem Kranken soll vor der Myelographie eine gründliche Darmentleerung durchgeführt werden, denn die Darmgase können bei Tumoren des Brust- und Lendenmarks die Beurteilung der Röntgenbilder sehr erschweren. Den Zisternenstich im Liegen oder im Sitzen zu machen, ist der Gewohnheit des einzelnen überlassen. Man kann jedenfalls, ohne irgendwelches Risiko das Kontrastmittel im Liegen injizieren und den Kranken nach Entfernung der Nadel aufrichten. Die Punktion im Liegen hat den Vorteil, daß der Liquor unmittelbar nachdem die Nadel die Membran passiert hat, von selbst abtropft. Beim sitzenden Patienten ist es allerdings leichter, die Punktionsrichtung zu halten. Ganz gleich, auf welche Weise man punktiert, das Kontrastmittel soll nur injiziert werden, wenn man sich durch Aspiration bzw. durch Abtropfenlassen des Liquors überzeugt hat, daß die Nadel in der Zisterne liegt. Eine Injektion des Jodöls ohne diese Stichprobe ist nicht zu empfehlen. Zu dem auf Körpertemperatur angewärmten Kontrastöl zieht man am zweckmäßigsten einige Kubikzentimeter Liquor auf und spritzt sie dann langsam in die Zisterne ein. Ist die Injektion beendet, so soll man sich vor dem Herausziehen der Kanüle durch abermaliges Ansaugen von Liquor überzeugen, daß sich die Lage der Nadel nicht verändert hat. Um ein rasches Abgleiten des Jodöls zu erleichtern, läßt man nach Beendigung der Injektion den Kranken Bewegungen mit dem Kopf ausführen und kontrolliert dann anschließend unter dem Röntgenschirm, wie sich das Kontrastmittel verhält. Findet man im oberen Bereich der Wirbelsäule keine Arretierung des Jodöls, dann läßt man am tunlichsten zuerst jene Gegend der Wirbelsäule ableuchten oder filmen, in welcher man den Tumorsitz bzw. die Kompression vermutet. Die Kontrolle hinter dem Durchleuchtungsschirm ist unbedingt zu empfehlen, denn erst auf Grund der dabei angestellten Beobachtungen sollen die erforderlichen Aufnahmen gemacht werden. Ohne die direkte Beobachtung der Passage können leicht vorübergehende Arretierungen übersehen werden, die Myelographie also scheinbar negativ verlaufen. Man ist deshalb davon abgekommen, *nur* mittels Röntgenaufnahmen den Ablauf der Passage zu kontrollieren, sondern fordert heute ganz allgemein die unmittelbare Kontrolle hinter dem Röntgenschirm. Hat man einen Stop nachgewiesen, so halte man ihn mittels Aufnahmen mit verschiedener Strahlenrichtung fest, denn dabei gelingt es oft, Einzelheiten zur Darstellung zu bringen, die für die Artdiagnose wichtig werden können. 24 Stunden nach der Myelographie sind Kontrollaufnahmen erforderlich, die über das weitere Verhalten des Stops orientieren. Der Kranke soll in der Zwischenzeit möglichst viel sitzen bzw. in aufrechter Haltung gelagert werden.

Ist die Passage frei, dann gleitet das Kontrastöl verhältnismäßig rasch nach abwärts; physiologischerweise kommt es in Höhe des 4. Brustwirbels zu einer vorübergehenden Arretierung, was den wenig Erfahrenen zur Annahme eines echten Stops verleiten kann. Gleichfalls kann sich im Bereich der Cauda das Herabfließen verzögern, auch bleiben gerne Tröpfchen oder streifenförmige Jodölreste in den sog. Wurzeltaschen hängen. Im Duralendsack, der im Niveau des 1. und 2. Sacralwirbels liegt, lagert sich das Kontrastmittel in Form eines Kegels oder einer Keule. Zunächst ist es dort frei beweglich, man kann es also bei Beckenhochlagerung wieder nach cranial fließen lassen. Dies wird gelegentlich benützt, um

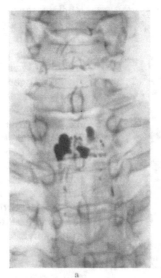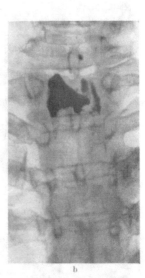

Abb. 121. a) Erste Arretierung des unmittelbar nach der Injektion herabgeflossenen Jodipins bei einem Neurofibrom am Übergang vom Hals- zum Brustmark. b) Situationsbild kurze Zeit später zeigt den vollständigen Stop mit konkaver Begrenzung, die dem oberen Pol des Tumors entspricht. (Eigene Beobachtung an der Neurologischen Univ.-Klinik Hamburg, Prof. PETTE. Der Patient wurde von Doz. Dr. VOSS operiert.)

bei Cauda- und Conustumoren den unteren Pol darzustellen oder bei vorher negativem Ergebnis der Myelographie durch andere Lagerung des Kranken (z. B. durch Bauchlage) das Jodöl in das vermutete Tumorniveau gelangen zu lassen. Nach einiger Zeit, d. h. nach 3—4 Wochen und später wird das Kontrastmittel durch entzündliche Verklebungen der Meningen im Endsack verankert.

Manche Autoren (z. B. SICARD und FORESTIER) bevorzugen die lumbale Injektion des 40%igen Jodipins bzw. des Lipjodols. Sie bringen nach der Einspritzung den Kranken in Bauchlage und lassen mittels eines Kipptisches bei einem Gefälle von 60—70⁰ das Kontrastmittel kopfwärts gleiten. Das Öl bewegt sich dann in der ventralen Hälfte des Subarachnoidealraumes. Ist es unterhalb der Schädelbasis angelangt, so wird der Patient in Rückenlage gebracht, das Becken wieder tiefer gelagert, wodurch jetzt die mehr dorsalen Buchten des Liquorraumes zur Darstellung gelangen. Da das Öl längere Zeit beweglich bleibt, läßt sich dieses Manöver öfters wiederholen. So gelingt es, auch kleinere Passagehindernisse nachzuweisen.

Das Nichtbeachten der eingangs erwähnten Vorsichtsmaßnahmen, die Injektion des Kontrastmittels erst durchzuführen, wenn sich die Nadel in der Zisterne befindet, kann zur Folge haben, daß man das Jodöl in das epidurale

Gewebe spritzt, wo es dann entsprechende Schatten gibt. Gelegentlich sickert es nach der Injektion durch den Stichkanal wieder nach außen; besonders tritt dies ein, wenn kurz vor der Myelographie eine Zisternenpunktion durchgeführt worden war, sich das erste Stichloch also noch nicht geschlossen hat. Auf diese Weise können Mißverständnisse in der Bilderdeutung entstehen, die eine nochmalige Myelographie nötig machen. Es wird deshalb geraten, vor der zisternalen Myelographie nicht suboccipital zu punktieren bzw. einen mehrtägigen Abstand zu wahren.

Das Myelogramm bei *intramedullären* Geschwülsten ist ziemlich charakteristisch, doch muß man bedenken, daß nur dann ein positiver Befund zu erheben ist, wenn die Auftreibung des Rückenmarks derartig stark ist, daß die Passage des Jodöles erschwert wird. Dieses muß sich dann gewissermaßen zwischen dem gequollenen Rückenmark und der Wand des Lumbalkanals hindurchzwängen. Im Vorbeigleiten füllt es die seitlich gelegenen sog. Wurzeltaschen der Arachnoidea. Es resultieren eigenartige Schattenstreifen, die an ihrer Außenfläche entsprechend den Arachnoidealtaschen *dornförmig* ausgezogen sind. Wird der Spinalkanal durch das extrem verbreiterte Rückenmark völlig ausgefüllt, dann kommt es zu einem kompletten Stop. Gar nicht selten aber ist der intramedulläre Tumor myelographisch nicht zu diagnostizieren oder man findet nur einen mehr diffusen Ölklecks an einer Stelle haften. Relativ häufig sind die an der Rückenmarksoberfläche prall gefüllten pialen Venen innerhalb des Jodipinschattens als spiralige Aussparungen zu erkennen. In vielen Fällen wird es darauf ankommen, auf Grund der Durchleuchtung vor dem Schirm verdächtige Stellen herauszufinden und mittels gezielter Aufnahmen

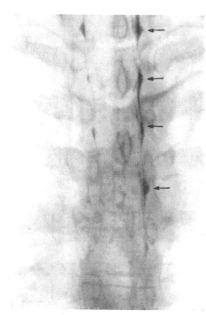

Abb. 122. Myelogramm bei einem riesigen intramedullären Tumor (Hämangiom mit Syringomyelie). Das Jodipin ist in die Wurzeltaschen hineindedrückt. Charakteristisch hierfür sind die dornförmigen Schattenstreifen (↑) (vgl. Abb. 106). (Eigene Beobachtung aus der Neurologischen Univ.-Klinik Hamburg-Eppendorf, Prof. Pette.)

zu analysieren. Ein bilateraler streifenförmiger Dauerstop deutet nicht unbedingt auf eine intramedulläre Geschwulst; denn auch bei extramedullären, dem Mark anliegenden flachen Geschwülsten können ähnliche Bilder entstehen.

Die *extramedullären* intraduralen Tumoren sind in den meisten Fällen myelographisch zu erfassen, vorausgesetzt, daß sie entsprechend groß sind. Kleinere rudimentäre Neurinome an den hinteren Wurzeln (vgl. Abb. 114) z. B. werden nur rein zufällig einmal im Myelogramm festgehalten. Die größeren Geschwülste der Neurinom- oder Endotheliomreihe dagegen geben meist einen totalen oder partiellen Stop, der dadurch charakterisiert ist, daß er eine dem oberen Pol des Tumors entsprechende konkave untere Begrenzungsfläche zeigt. Häufig ist auch die Seitenkontur der Geschwulst darstellbar. Man sieht dann, wie von dem haubenförmigen Totalstop aus nach einer oder beiden Seiten zarte Ausläufer nach abwärts sich erstrecken.

Bei *extraduralen* Tumoren wechselt das Bild. Man findet partielle oder totale Stops, die im Gegensatz zum extraduralen Tumor nach unten mehr oder minder spitz zulaufen. Bei völliger Querschnittslähmung, z. B. bei Wirbelcarcinommetastasen, ist die Passage entweder völlig oder partiell verlegt und das Myelogramm entsprechend. Dasselbe gilt für die Caries oder das Wirbelsarkom. Die „Pulposushernien" sind bei entsprechender Lagerung (Bauchlage!) besonders deutlich auf seitlichen Aufnahmen darstellbar. Bei anderen epiduralen Geschwülsten ist das Myelogramm gelegentlich demjenigen des intramedullären Tumors ähnlich, d. h., man sieht streifenförmige Schatten oder auch partielle Arretierungen.

Diffuse *streifen-* und stalaktitenförmige *feintröpfige* Aufsplitterungen des Jodöls finden wir am häufigsten bei entzündlichen Prozessen, insbesondere bei der *chronischen Arachnoiditis*, welche dieselben Kompressionserscheinungen auslösen kann wie eine eigentliche Geschwulst. Die tuberkulöse *Caries* führt zu ähnlichen Myelogrammen, denn auch bei ihr liegen Komplikationen in Form entzündlicher arachnoidealer Prozesse vor. Bei völliger Zerstörung eines Wirbels, der zu einer kompletten Kompression des Rückenmarks geführt hat, läuft der Kontrastschatten beim totalen Stop nach unten spitz aus und deutet gewissermaßen auf die komprimierende Stelle hin, dasselbe gilt für traumatogene Kompressionen.

Bei *hochsitzenden Halsmarktu*moren kann es übrigens geschehen, daß ein Teil des Kontrastmittels infolge der mehr oder minder vollkommenen Blockade rückläufig in die *Zysterne* gepreßt wird und so innerhalb der Schädelhöhle zu liegen kommt (Abb. 127). Bei großen Kolossaltumoren, welche vom Lumbalkanal her in die Intervertebrallöcher einwuchern, werden andererseits größere Mengen Jodöls innerhalb der Nervenscheiden, und zwar

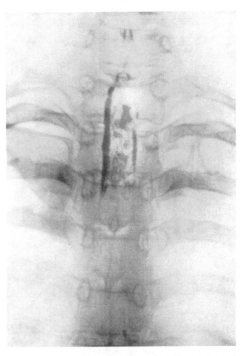

Abb. 123. Charakteristischer Stop in Höhe des 1. bis 3. Brustwirbels bei einem intramedullären Tumor. (Aus der Neurologischen Univ.-Klinik Hamburg-Eppendorf, Prof. PETTE.)

gerade an den extraduralen Nerven (Abb. 126) angetroffen, eine Erscheinung, die wir meistens in geringem Maße im Gebiet der Caudawurzeln vorfinden, wo relativ häufig innerhalb der Nervenscheiden kleinere Kontrastmittelreste außerhalb des Duralsackes verankert liegen.

Die *Indikationsstellung* läßt sich kurz umreißen. Die Myelographie ist bei jedem sicheren und jedem verdächtigen Fall von Rückenmarkskompression indiziert. Man wird auf sie verzichten, wenn beispielsweise nach dem übrigen klinischen Befund ein metastatischer Prozeß vorliegen dürfte. Die Laminektomie soll sich tunlichst, d. h. 1—2 Tage später, der Kontrastmethode anschließen, da sonst Gefahr besteht, daß durch die vom Jodöl ausgehenden Reizerscheinungen die Schädigung des Rückenmarks noch verstärkt wird.

Die im alten Schrifttum gefürchteten *Reizerscheinungen* in Form heftiger *Wurzelschmerzen* sind auf die zu großen Mengen Jodöl zurückzuführen, die man

früher injizierte. Abgesehen von solchen Nachwirkungen beobachtet man
ausnahmsweise symmetrische pemphigusartige Hauteruption z. B. an den Händen
als Ausdruck einer Reizung gewisser trophischer Wurzelfasern; solche Komplikationen sind an sich harmloser Natur und können deshalb ruhig in Kauf
genommen werden. Eine gewisse „Reizmeningitis" ist nach jeder Myelographie
feststellbar, d. h. man findet bei der Liquoruntersuchung eine geringe Zell- und
Eiweißvermehrung.

Nicht mehr vermissen möchten wir heute
die Myelographie bei der *Höhendiagnose*. Gewiß können dabei Irrtümer unterlaufen, so z. B.
kann durch Arachnoidealverwachsungen oberhalb des Tumors ein Stop erzeugt werden, oder

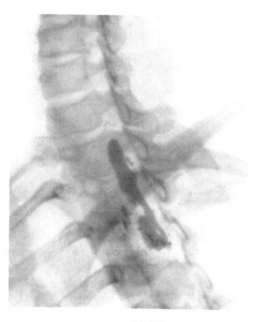
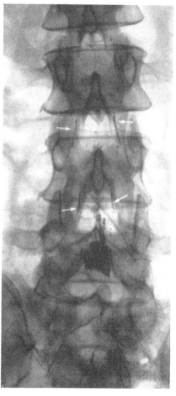

Abb. 124.   Abb. 125.

Abb. 124. Seitenaufnahme eines Totalstops in Höhe des 4. Brustwirbels bei einem intraduralen Neurinom.
(Eigene Beobachtung an der Neurologischen Univ.-Klinik Hamburg, Prof. Pette. Der Kranke wurde von
Doz. Dr. Voss operiert.)

Abb. 125. Totalstop infolge einer Nucleus pulposus-Hernie in Höhe des 4.—5. Lendenwirbels. Man beachte
die schmalen strichförmigen Jodipinstreifen (↓) oberhalb des Hauptstops, die in Arachnoidealtaschen entlang
den austretenden Wurzeln liegen. (Eigene Beobachtung aus der Neurologischen Univ.-Klinik Hamburg,
Prof. Pette. Patient von Doz. Dr. Voss operiert.)

aber das Jodöl passiert den Spinalkanal, obwohl eine Kompression vorhanden ist.
Besonders kann uns die Methode beim intramedullären Tumor im Stich lassen,
aber derartige einzelne Versager vermögen nicht ihren Wert herabzusetzen.
Auch für die *Artdiagnose* kann das Myelogramm wichtige Anhaltspunkte geben,
dies gilt z. B. für die in ihrer klinischen Symptomatologie dem Tumor durchaus
ähnlichen Arachnoiditis. Wertvolle Dienste leistet sie bei traumatischen Wirbel-
bzw. Rückenmarksläsionen und ermöglicht die Indikation zu einem operativen
Eingriff. Natürlich muß bei solchen Zuständen immer die akute Shockwirkung
abgewartet werden. Selbst den Gegnern der Myelographie wird es einleuchten,
daß z. B. gerade jene Halsmarktumoren, die nur Ausfälle in den distalen Partien
hervorrufen und nach ihrer klinischen Symptomatologie einen weit tiefer

sitzenden Prozeß erwarten lassen, nur mit Hilfe der Myelographie rechtzeitig — und dies ist das Entscheidende — geklärt werden können. Ähnliches gilt für Caudaprozesse, bei welchen uns die rein klinische Höhendiagnose oft sehr erschwert oder überhaupt nicht möglich ist.

Eine unbedingte *Kontraindikation* ist dann gegeben, wenn, wie eingangs erwähnt, bei der Suboccipitalpunktion kein Liquor abfließt bzw. nicht aspiriert

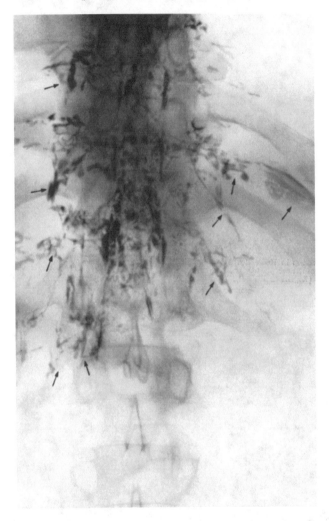

Abb. 126. Vom selben Fall wie Abb. 119. Myelogramm nach 24 Stunden. Es lag ein Ependymom in Höhe des 11. Brustwirbels bis zum 2. Lendenwirbel reichend vor, welches beiderseits in die Foramina intervertebralia eingedrungen war. Das Jodipin gelangte auf diese Art in die extraduralen Nervenscheiden (→).
(Eigene Beobachtung aus der Erlanger Medizinischen Klinik. Damaliger Leiter: Prof. L. R. MÜLLER.)

werden kann. Hier ragt entweder der Tumor in die Zisterne hinein oder füllt diese aus oder die Zisterne fehlt überhaupt, wie z. B. bei gewissen Mißbildungen, wie bei der sog. basalen Impression oder bei der Assimilatio atlanto-occipitalis. Auch bei hochsitzenden Halsmarktumoren (C I und C II) hat man vor der Myelographie gewarnt, weil man Fälle beobachtete, bei welchen es zu einer tödlichen Blutung aus einem Gefäß gekommen ist. Bei *Strumakranken*, bei welchen sich

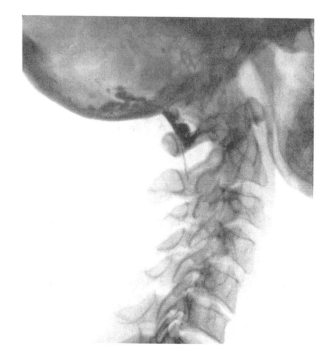

Abb. 127. Jodipinstop in Höhe des Atlas bei einem walnußgroßen Tumor (Meningiom) am 3. Halswirbel, der bis in das Foramen occipitale magnum hineinragte. Ein Teil des Jodipins ist nach oben in die große Cisterne zurückgelaufen. (Eigene Beobachtung an der Neurologischen Univ.-Klinik Hamburg, Prof. PETTE. Die Kranke wurde von Doz. Dr. Voss operiert.)

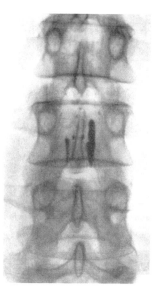

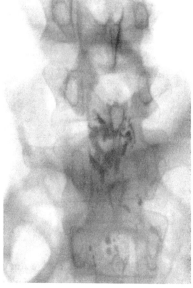

Abb. 128.   Abb. 129.

Abb. 128. Partieller Jodipinstop in Höhe des 3. Lendenwirbels bei einem extraduralen Sarkom mit Cauda-syndrom. Die Konfiguration des Kontrastmittels entspricht derjenigen bei einem intramedullären Tumor. (Eigene Beobachtung an der Neurologischen Univ.-Klinik Hamburg, Prof. PETTE.)

Abb. 129. Rankenförmiger Jodipinstop bei einem riesigen Caudatumor (Angiosarkom). (Eigene Beobachtung an der Neurologischen Univ.-Klinik Hamburg, Prof. PETTE.)

auf die Jodölinjektion ein Jodbasedow entwickeln kann, soll nach Möglichkeit die Myelographie nicht angewendet werden.

Die Myelographie mit ascendierendem 20%igen Jodöl ist heute praktisch verlassen. Sie setzte häufig erhebliche cerebrale Reizerscheinungen. Die *Endomyelographie*, welche man für die Höhendiagnose der Syringo- und Hydromyelie angegeben hat, und bei welcher das Jodöl in die Rückenmarkshöhle gespritzt wird, ist schon deshalb kontraindiziert, weil die auf ihr fußenden operativen Eingriffe nicht von einem entsprechenden Erfolg gekrönt sind. Hierbei handelt es sich wirklich um eine Luxusmethode im wahren Sinne des Wortes.

9. Differentialdiagnose.

Haben wir bei den verschieden schon besprochenen Kapiteln für jeden der Rückenmarksprozesse ein mehr oder minder kurzes diagnostisches Schema aufstellen können, so fällt uns dies für die komprimierenden Rückenmarksprozesse, insonderheit für die eigentlichen Tumoren, schwer. Gerade hier bestätigten die Ausnahmen die Regel. Das gilt sowohl für den Verlauf, wie für die klinischen Symptome. Zwar soll man grundsätzlich bei einer chronisch verlaufenden Rückenmarkserkrankung oder bei einer jahrelang bestehenden Neuralgie einen Rückenmarkstumor im Auge haben, aber damit ist nicht gesagt, daß ein solcher erstens nicht ohne neuralgiformes Stadium verlaufen und zweitens nicht akut einsetzen kann. Das Auftreten und das Ausmaß der Querschnittssymptome hat an sich nichts Charakteristisches. Bei gleicher Größe und gleicher Lage können durchaus verschiedene Bilder zustande kommen.

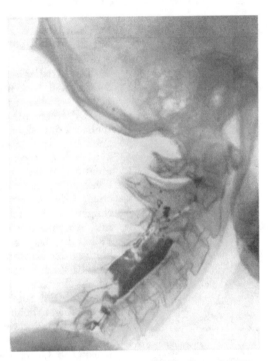

Abb. 130. Totalstop bei einem Neur(in)ofibrom in Höhe des 5.—6. Halswirbels. Es wurde zuviel Jodipin injiziert. Typische konkave untere Begrenzungsfläche, die dem oberen Pol des Tumors entspricht. Der Patient hatte nach der Operation trotz Totalexstirpation des Tumors heftige Schmerzen zurückbehalten, wahrscheinlich als Folge der durch das Jodipin gesetzten entzündlichen Reize.

Jahrelang versteckt sich z. B. ein Wurzelneurinom hinter einer hartnäckigen Neuralgie ohne sonstige Marksymptome zu bieten, während der gleiche Tumor bei einem anderen Kranken zunächst spastische Erscheinungen ohne irgendwelche Schmerzzustände hervorbringt. Ähnlich wechselt das Verhalten der spastischen Zeichen und der sensiblen Ausfälle. So können bei einem hochsitzenden Halsmarktumor trotz hochgradiger Tetraspastik und typischem Kompressionsliquor sensible Ausfälle völlig fehlen. Ebensowenig ist die „Konstanz der oberen Polsymptome" immer nachweisbar; nach ANTONI ist gerade das allmähliche Aufrücken der oberen Polsymptome, gekuppelt an gleichzeitige spinale Reize und Ausfallserscheinungen, pathognomisch für eine Kompression durch einen Tumor. Der Kompressions- bzw. Sperrliquor ist ebenfalls kein unbedingtes Kriterium.

Bei einem chronisch verlaufenden Prozeß, bei welchem entweder aufsteigende oder in einem bestimmten Niveau sensible und motorische Ausfälle auftreten und persistieren, soll man allerdings zwangsläufig, zumal wenn eine Eiweißvermehrung ohne Pleocytose im lumbalen Liquor vorhanden ist, an der Diagnose „Tumor" festhalten und sie zunächst durch eine Myelographie zu erhärten suchen. Diese „Cardinal-Zeichen" können aber wechseln; so gibt es beispielsweise Tumoren, die keinerlei Eiweißvermehrung im lumbalen Liquor zeigen, obwohl sie im Myelogramm ohne weiteres darzustellen sind. Auf die Hilfsmethoden, d. h. die Liquoruntersuchung, die Myelographie und das Röntgenverfahren zu verzichten und sich nur nach dem Ausfall der neurologischen Untersuchung zu richten und auf diese Weise die Operations-Indikation zu stellen, wäre gleichbedeutend mit einem Verzicht auf die Frühdiagnose; aber gerade sie soll ja angestrebt werden.

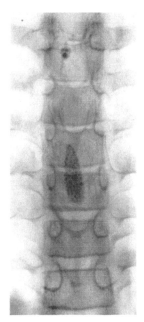

Abb. 131. Traubenförmiger Totalstopp in Höhe des mittleren Brustmarks bei einer intraduralen Cyste. (Eigene Beobachtung aus der Univ.-Nervenklinik Hamburg, Prof. Dr. PETTE. Von Doz. Dr. VOSS operiert.)

Die Artdiagnose, d. h. ob extra- oder intramedullär, soll uns hier nicht mehr beschäftigen (vgl. S. 1056), sondern wir wollen zunächst in kurzen Zügen die Differentialdiagnose jener Prozesse streifen, die nicht zu den eigentlichen komprimierenden Prozessen gehören. In erster Linie ist die Abgrenzung zur *multiplen Sklerose* zu besprechen, finden wir doch gar nicht selten, daß im Vordergrund dieses Leidens lediglich Rückenmarkssymptome stehen, die in einer Para- oder Tetraspastik, in Sensibilitäts- und Blasenstörungen, verbunden mit neuralgiformen Beschwerden und Amyotrophien bestehen. Zeigt sich bei solchen Fällen im Liquor eine Eiweißvermehrung ohne Erhöhung der Zellzahl, dann fällt die Abgrenzung gegen den Rückenmarkstumor relativ schwer, zumal auch im Myelogramm partielle Stops beobachtet werden können. Bei solchen Fällen von multipler Sklerose ist der eigentliche Parenchymprozeß mit einer chronischen Entzündung der Meningen, einer sog. Arachnoiditis, verbunden. Schon mancher derartige Fall wurde auf Grund der eben aufgezählten Situationen, weil man einen Tumor annahm, erfolglos laminektomiert. Nicht schwierig ist die Differentialdiagnose dagegen, wenn es sich um typische Fälle von multipler Sklerose handelt, die nicht nur Erscheinungen von seiten des Rückenmarks, sondern eine temporale Ablassung, skandierende Sprache usw. bieten. Der Liquor kann sich bei beiden Prozessen sehr ähnlich verhalten, d. h., wir finden gelegentlich bei der multiplen Sklerose ebenfalls eine „Dissociation cyto-albuminique" mit einem tiefen Ausfall der Mastixkurve. Das Verhalten der Bauchhautreflexe kann kein ausschlaggebendes Kriterium sein; zwar findet man in 80—90% aller multiplen Sklerosen ein Fehlen derselben, aber sie können bei ihr auch auslösbar sein, während sie beim Brustmarkstumor fehlen, ohne daß entsprechende Amyotrophien der Bauchdecken vorliegen. Ein wichtiges Unterscheidungsmerkmal ist der Nystagmus, der nur bei hochsitzenden Halsmarktumoren nachweisbar sein kann. Wichtig vor allen Dingen ist die Anamnese, die bei der multiplen Sklerose die charakteristischen Remissionen bietet, obwohl es auch Fälle miteiner allmählichen chronischen Progredienz gibt. Gelegentlich wird es also selbst dem erfahrendsten Neurologen passieren, daß er auf Grund der Vorgeschichte und des Befundes bei einer multiplen Sklerose laminektomieren läßt, weil er glaubt, einen Tumor vor sich zu haben. Im allgemeinen werden Laminektomien im Bereich des Brust- und Lendenmarks bei der multiplen Sklerose gut vertragen, so daß man eine Fehldiagnose in Kauf nehmen kann. Schließlich ist eine solche eher zu verantworten, als wenn man einen an sich operablen Rückenmarkstumor nicht laminektomiert, weil man annimmt, es handle sich um eine atypische multiple Sklerose.

Die *funikuläre Spinalerkrankung* ist vom Rückenmarkstumor dann ohne weiteres weg zu kennen, wenn ihre Kardinalsymptome, nämlich Pyramidenbahnzeichen, Areflexie und Hypotonie beobachtet werden, verbunden mit einer Achylia gastrica, einer glatten Zunge und entsprechenden Blutbildveränderungen (Färbeindex über 1). Manchmal trifft man bei der f. Sp. Zustandsbilder, die an einen Rückenmarkstumor denken lassen, so z. B. subakut verlaufende schlaffe Paraparesen mit Blasen- und Mastdarmstörungen, Hypalgesien, die segmentartig abschneiden können. Hier erleichtert die Liquoruntersuchung die Entscheidung, denn bei der f. Sp. ist der Liquor fast immer normal.

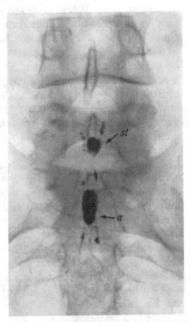

Abb. 132. Klecksförmiger Jodipinstop (*st*) in Höhe des 5. Lendenwirbels bei einer Nucleus pulposus-Hernie; im unteren Ende des Duralsackes (*a*) liegt die Hauptmasse des Jodipins, die wahrscheinlich der dorsalen Fläche des Rückenmarks entlang ungehindert passieren konnte. (Eigene Beobachtung an der Neurologischen Univ.-Klinik Hamburg, Prof. PETTE. Der Kranke wurde von Doz. Dr. VOSS operiert.)

Differentialdiagnostische Erwägungen in Richtung der *Tabes* gelten für jene Fälle, welche Amyotrophien, lanzinierende Wurzelschmerzen und Seitenstrangsymptome (positiver Babinski!) ohne wesentliche Pupillenstörungen, zeigen. Allerdings entsprechen die Sensibilitätsstörungen bei der Tabes mehr ausgesprochenen Wurzelzonen und nur selten findet man eine totale Anästhesie oder Analgesie, wie wir sie bei der Querschnittsläsion vor uns haben. Trotz ausgedehnter gürtelförmiger Zonen mit Analgesie am Abdomen sind bei der Tabes die Bauchhautreflexe meist gesteigert, abgesehen von jenen seltenen Fällen, wo gleichzeitig Amyotrophien der Bauchmuskeln vorliegen. Sind im Liquor die Eiweißwerte erhöht, so besteht bei der Tabes meist auch eine Pleocytose und eine entsprechende Kolloidkurve. Der positive Ausfall der Wa.R. soll keineswegs nur für die luische Genese entscheiden, denn wie oft kann neben einem Rückenmarkstumor eine latente Lues vorliegen.

Die *luische Meningo-Myelitis* kann dem Rückenmarkstumor gegenüber dann Schwierigkeiten bereiten, wenn sie als Folge der sie begleitenden Gefäßerkrankung (Endarteritis luetica) Querschnittssymptome auslöst. Ihre Symptomatologie kann dann weitgehend mit der des Rückenmarktumors übereinstimmen. Findet man bei einem Querschnittsbild einen Sperrliquor ohne positive Wa.R., dann ist die Annahme eines Tumors eher berechtigt, auch wenn die Vorgeschichte eine luische Infektion enthält und der Blutwassermann positiv ist. Sind die Symptome nicht alarmierend, dann versuche man ex juvantibus, d. h. durch eine antiluische Therapie, Klarheit zu bekommen. Ähnliches gilt gegenüber den extra- oder intraduralen Gummen, die aber gelegentlich nicht auf eine spezifische Behandlung ansprechen. Eine Besserung oder Heilung ist in solchen Fällen nur durch die Exstirpation zu erreichen.

Relativ schwer ist es, eine *Arachnoiditis chronica* von einem Rückenmarkstumor zu differenzieren (vgl. GLETTENBERG), denn bei ihr finden wir häufig die gleichen Verhältnisse im Liquor, d. h. einen Sperrliquor neben einem mehr oder minder ausgebildeten Querschnittsbild. Charakteristisch für die Arachnoiditis ist der remittierende Verlauf, aber wir beobachten einen solchen gelegentlich ebenfalls bei Rückenmarkstumoren. Ein Anzeichen wird allerdings einstimmig als Beweis für die Arachnoiditis angesehen, nämlich das Übereinstimmen der Liquorbefunde bei der lumbalen und zysternalen Punktion. Während beim Rückenmarkstumor der infraläsionelle Liquor starke Veränderungen aufweist und der zisternale sich in den meisten Fällen als normal erweist, finden wir bei der Arachnoiditis auch im supraläsionellen Liquor eine Eiweiß und meist eine Zellvermehrung. Oft wird man um die Myelographie nicht herumkommen, die bei der Arachnoiditis häufig einen tropfigen Stop ergibt. Übrigens bilden sich die Symptome bei der Arachnoiditis nach der Jodipinisierung gelegentlich zurück. In den meisten Fällen wird man sich aber nach erfolgter Myelographie zur Laminektomie entschließen müssen; übrigens verschlechtert sich der arachnoiditische Prozeß nach derartigen Eingriffen nicht.

Der Rückenmarkstumor kann, wie wir gehört haben, Symptome hervorrufen, die zunächst an eine *spinale Muskelatrophie* oder an eine *amyotrophische Lateralsklerose* denken lassen. Wir finden dies besonders bei hochsitzenden Halsmarktumoren, die ohne jegliche Sensibilitätsstörungen einhergehen können. Hier hilft uns die Liquoranalyse weiter, denn bei den degenerativen Prozessen ist der Liquorbefund negativ. Die elektrische Untersuchung bildet weder für die degenerativen Affektionen, noch für den Tumor den Ausschlag, denn bei beiden kann sich neben einer quantitativen Herabsetzung der elektrischen Erregbarkeit eine partielle Entartungsreaktion an den befallenen Muskeln finden. Bei Fällen von amyotrophischer Lateralsklerose zeigt sich übrigens relativ häufig eine Bulbärparalyse, die dann auf die richtige Spur hilft. Im früheren Schrifttum hat bei hochsitzenden Querschnittsläsionen *eine* Affektion viel von sich reden gemacht, nämlich die sog. *Pachymeningitis cervicalis hypertrophicans.* Sie ist meist luischer Genese und führt zu den gleichen Funktionsausfällen, wie ein im selben Niveau lokalisierter Tumor. Die Differenzierung von einem solchen ist praktisch unmöglich, weil die Liquorsymptome sich gleichen, d. h. man findet bei ihr ebenfalls einen Sperrliquor. Eine Laminektomie beeinträchtigt den Verlauf einer derartig chronischen meningealen Affektion meist nur im günstigen Sinne. Man soll deshalb bei differentialdiagnostischen Zweifeln mit der Operation nicht lange zögern, jedenfalls empfiehlt es sich nicht, den Ausfall einer antiluischen Behandlung abzuwarten.

Auch die *Syringomyelie* kann gelegentlich besonders dem intramedullären Tumor gegenüber differentialdiagnostische Schwierigkeiten bereiten, denn ihre Symptomatologie deckt sich weitgehend mit derjenigen solcher Geschwülste. Dies betrifft vor allem die Gliome des unteren Halsmarkes, die ebenso wie die Syringomyelie mit Amyotrophien, mit dissoziierten Empfindungsstörungen und Pyramidenbahnzeichen an den unteren Extremitäten einhergehen können. Bei beiden Prozessen kann ein HORNERsches Zeichen auftreten, allerdings sieht man bei intramedullären Tumoren so gut wie nie Arthropathien. Der Liquorbefund kann weiterhelfen, denn bei der Syringomyelie ist der Liquor gewöhnlich unverändert, vorausgesetzt, daß es sich nicht um eine Kombination einer Syringomyelie mit einer proliferierenden Arachnoiditis handelt. Im übrigen lenkt die

Anamnese, die bei der Syringomyelie den jahrelangen Verlauf und den Beginn im Pubertätsalter zeigt, auf die richtige Spur. Bei Rückenmarkstumoren findet man so gut wie nie eine Verstümmelung an den Fingern (sog. MORVAN-Typ der Syringomyelie), auch treten die Rückgratveränderungen in Form von Kyphoskoliosen nicht derartig schwer auf.

Die *intramedullären Granulome* wie die *tuberkulösen* und *luischen Granulome* sind von andersartigen Tumoren überhaupt nicht zu unterscheiden. Immerhin soll betont werden, daß man beim Vorhandensein einer entsprechenden Anamnese oder bei der Tuberkulose oder Lues anderer Organe an eine solch seltene Affektion denken soll.

Eine *Myelitis transversa* kommt dann differentialdiagnostisch in Frage, wenn sich die Querschnittssymptome subakut entwickelt haben. Bei derartigen Fällen ist die Trennung zwischen Rückenmarksentzündung und intramedullärem Tumor oft nicht möglich, nur die Berücksichtigung der Liquordynamik und das Myelogramm können die Entscheidung ermöglichen. Der QUECKENSTEDT-sche Versuch ist bei der Myelitis negativ und die Myelographie zeigt keinen Stop, abgesehen von jenen Fällen, wo neben der Rückenmarksentzündung eine Entzündung der Hirnhäute (Arachnoiditis) vorliegt. Den Ausschlag gibt aber die Anamnese, welche bei der Myelitis häufig Anhaltspunkte für eine eben durchgemachte Infektion usw. ergibt.

Besonderen Schwierigkeiten begegnen wir, wenn wir versuchen, die eigentlichen intraduralen Rückenmarkstumoren von den vertebralen und epiduralen komprimierenden Prozessen zu isolieren. Wohl hilft uns in diesen Fällen, so z. B. bei den metastatischen carcinomatösen Wirbelprozessen, der Nachweis röntgenologischer Veränderungen der Wirbelsäule und die Feststellung anderer Organsymptome, z. B. einer Beschleunigung der Blutsenkung, einer Hämaturie (Grawitztumor!) oder eine vorher durchgemachte Operation (Mammaamputation!) auf den rechten Weg, aber häufig gelingt es nicht, den primären Tumor festzustellen. In solchen Fällen soll man trotz des Verdachtes auf einen malignen Prozeß sich entschließen zu laminektomieren, denn ein übersehener Rückenmarkstumor wird mehr belasten, als der schließlich nutzlose Eingriff bei einem metastatischen malignen Prozeß. Der Nachweis eines Milztumors oder das Vorhandensein von Lymphdrüsentumoren, wie bei der Leukämie oder bei der HODGKIN-schen Krankheit, die beide zu Querschnittssymptomen Anlaß geben können, können gleichfalls klären, desgleichen das Blutbild und die Serumreaktionen. Man versäume nicht, bei Verdacht auf Wirbelmetastasen auch andere Skeletabschnitte wie den Schädel und die Rippen röntgenologisch nachsehen zu lassen. In relativ vielen Fällen wird es unmöglich sein, eigentliche vertebrale von benignen epiduralen Prozessen zu unterscheiden. Deshalb ist auch hier die Laminektomie bei allen zweifelhaften Fällen zu fordern, damit kein operabler benigner Prozeß übersehen wird. Dasselbe gilt für die mehr akut verlaufenden Krankheitsbilder wie für die epiduralen Eiterungen bzw. Abscesse, welche ebenfalls Querschnittssymptome hervorrufen können.

Für die Abgrenzung des Rückenmarkstumors gegenüber der *tuberkulösen Spondylitis* ist das Röntgenbild führend. Allerdings unterlaufen immer wieder Fälle von Caries, bei welchen die Knochendestruktion noch nicht so weit fortgeschritten ist, daß sie röntgenologisch greifbar ist; hier hilft aber der Nachweis eines Senkungsabscesses entweder auf röntgenologischem oder klinischem Wege über Zweifel hinweg. Handelt es sich bei komprimierenden Prozessen um Folgeerscheinungen einer *Cysticercose* oder um einen *Echinococcus*, so wird eine hochgradige Eosinophilie im Blutbild oder der Ausfall der Komplementreaktion oder die Cutanreaktion auf die richtige Fährte lenken. Schließlich sei noch

kurz jener Prozesse gedacht, die ebenso wie die eigentlichen Rückenmarkstumoren operativ angegangen werden müssen, will man nicht ein Fiasko erleben.
Dies bezieht sich in Sonderheit auf die Nucleuspulposus-Hernien, die sog. SCHMORL
schen Knötchen, deren operative Entfernung ohne weiteres möglich ist und gute
Resultate zeitigt. Sie sind gekennzeichnet durch einen remittierenden Verlauf,
durch alarmierende Symptome im Anschluß an kleine Wirbelsäulentraumen.
Sie bieten bei der Liquoruntersuchung häufig keine stärkere Eiweißvermehrung,
obwohl die Myelographie einen totalen Stop ergeben kann. Bei der Differenzierung gegen andere komprimierende Knochenprozesse wie gegen die *Ostitis
fibrosa generalisata* RECKLINGHAUSEN oder gegen die PAGET*sche Krankheit* hilft
uns die Röntgenuntersuchung weiter.

Zum Schlusse sei noch eine Affektion erwähnt, die ebenfalls zu Kompressionen
führen kann, nämlich das Aortenaneurysma. Dieses kann alle Erscheinungen
eines Rückenmarkstumoren vortäuschen, wenn es nach einer ausgedehnten
Arosion der Wirbelkörper zu einer Querschnittsläsion führt. Die Anamnese
bietet, wie beim extramedullären Tumor, ein neuralgiformes Vorstadium. Dann
treten mehr oder minder plötzliche Blasenstörungen, Pyramidenbahnzeichen
und Sensibilitätsstörungen auf. Die Durchleuchtung der Brustorgane, welche
eine erhebliche Veränderung der Aorta aufdeckt, klärt meistens.

Bei der Differentialdiagnose des Rückenmarkstumors hat als wichtigster
Grundsatz zu gelten, daß nicht nur die Berücksichtigung des allgemeinen internen
Status, sondern wiederholte Überprüfung der neurologischen Symptome un-
erläßlich sind, wenn man bei der Höhen- und Artdiagnose eines komprimierenden
Rückenmarksprozesses das Richtige treffen will.

10. Verlauf, Prognose und Therapie.

Wie lange ein Geschwulstleiden zurückliegt, ist nach der Vorgeschichte
oft schwer zu beantworten, denn die prämonitorischen Symptome in Form
unbestimmter rheumatischer Beschwerden, welche zunächst nicht immer so
heftig sind, daß sie an Wurzelschmerzen mahnen, werden, weil sie in ihrem
Auftreten sehr wechseln und für längere Zeit ausbleiben können, vom Kranken
unbestimmt angegeben. Jedenfalls sind jahrelange derartige Beschwerden
weder beim extra- noch beim intramedullären Tumor etwas besonderes. So hat
man Gliome beschrieben, die nach der Vorgeschichte 5—10 Jahre bestanden
haben müssen, bevor eigentliche Paresen auftraten. Aber selbst in solchen
Fällen, in welchen spastische Paresen schon bestehen, kann sich das Krankheitsbild, wenn nichts Operatives unternommen wird, 15—20 Jahre hinziehen, bis
der Tod eintritt. Im allgemeinen gilt, daß einmal aufgetretene Symptome bestehen bleiben und sich vertiefen, aber hiervon gibt es Ausnahmen. So kann man
gelegentlich die Rückbildung einer Lähmung erleben, also eine eigentliche
Remission, die allerdings meist nicht von langer Dauer ist. Obwohl im allgemeinen
der Verlauf ein ausgesprochen chronischer ist, gibt es akute Verschlimmerungen,
insbesondere im Anschluß an Traumen, an Schwangerschaft, an Lumbalpunktionen und Operationen. Mir ist ein Fall bekannt geworden, bei welchem die
Abwehrbewegungen im Excitationsstadium einer Narkose, die wegen der Extraktion von Zähnen eingeleitet worden war, plötzlich zu einer schlaffen Paraparese geführt hatten, deren eigentliche Ursache ein Caudatumor darstellte.
Apoplektiform auftretende Paraparesen können zunächst irreleiten und an eine
Querschnittsläsion denken lassen. Wir finden sie aber besonders häufig bei extraduralen Kompressionen. Die Variationen sind also sehr mannigfaltig und bisher
ist es nicht gelungen, für die eine oder andere bestimmte Tumorgattung besondere
Verlaufstypen herauszustellen. Auch hier müssen eben die schon erwähnten

Begleitumstände des Tumors, wie Ödem, Schwellung und Zirkulationsstörungen, berücksichtigt werden. Abnorm kurzen Verlauf findet man gelegentlich bei intramedullären rasch wachsenden Gliomen (Glioblastoma multiforme), doch hat man extradurale Tumoren beobachtet, die innerhalb von 2—3 Monaten ohne wesentliche Vorsymptome zu schwersten schlaffen Paraplegien geführt haben. Extradurale Kompressionen können innerhalb weniger Stunden und Tage solche Zustände veranlassen. Die häufigsten Todesursachen sind die Cysto-pyelitis mit folgender Urosepsis, Decubitalgeschwüre mit Sepsis und Bronchopneumonien. Je geringer die Abwehrkräfte, umso schneller wird der Tod eintreten. Die *Prognose* ist stets ernst und hängt in erster Linie von der Möglichkeit eines operativen Vorgehens ab. Eine spontane Rückbildung kommt nicht in Betracht, auch eine medikamentöse Behandlung bringt keinen Erfolg. Nur bei luischen Granulomen sieht man nach einer spezifischen Kur, häufig, aber nicht immer, gute Erfolge. In der Regel ist der Verlauf, wenn nicht operativ eingegriffen wird, ein stetig progressiver und letaler.

GOWERS und HORSLEY hatten 1887 als erste gezeigt, daß die Entfernung einer occulten, d. h. nicht nach außen durchgebrochenen oder in den Wirbelkanal einwuchernden Geschwulst möglich ist und von einem vollen Erfolg begleitet sein kann. Damit war die eigentliche Rückenmarkschirurgie geboren. In der Folgezeit wurde durch eine immer mehr anwachsende Zahl günstig verlaufender Operationen unter Beweis gestellt, daß der Erfolg der englischen Autoren kein Zufallstreffer war, sondern daß er eine neue Ära, nämlich die der Neurochirurgie eingeleitet hatte. Heute gilt der Grundsatz, daß in jedem Falle, in welchem die Diagnose „Tumor des Rückenmarks, seiner Wurzeln oder Häute" gestellt wird, eine Laminektomie vorgenommen werden muß. Es gibt nur wenige Zustände, die das verbieten, nämlich ein stark heruntergekommener Allgemeinzustand, Anzeichen für eine Metastasierung im Sinne einer meningealen Blastomatose oder das Vorliegen eines sekundären metastatischen Prozesses der Wirbelsäule oder eines malignen epiduralen Tumors. Ein ausgedehnter Decubitus in der Nähe des Operationsgebietes erfordert lediglich einen Aufschub der Laminektomie. Diese soll keineswegs abhängig gemacht werden von der Frage, ob die Geschwulst extra- oder intramedullär liegt. Wohl kann ein relativ großer Teil der intramedullären Tumoren nicht radikal entfernt werden, aber bis dato fehlt uns nach dem klinischen Untersuchungsergebnis ein sicherer Anhaltspunkt, diese Frage vor der Laminektomie zu entscheiden; erleben wir doch gerade in dieser Hinsicht immer wieder Überraschungen. Dies gilt auch bezüglich der Gliome mit enormer Längsausdehnung, die, wie wir früher schon betont haben, relativ geringfügige Symptome auslösen, obwohl sie große Abschnitte des Rückenmarks einnehmen. Das Myelogramm ist auch kein 100%iger Indikator und darf nicht ausschlaggebend sein, ob eine Laminektomie vorzunehmen ist oder nicht. Im übrigen muß betont werden, daß dieser Eingriff keine schwere Operation darstellt, die im allgemeinen keine großen Gefahren mit sich bringt. Schon lange vor der Einführung der Kontrastmethoden entschloß man sich häufig zu einer sog. „Probelaminektomie". Selbst die Entfernung von 6—8 Wirbelbögen bedeutet für die statische Funktion der Wirbelsäule keine Einschränkung.

Das Vorliegen bulbärer Symptome, eventuell sogar eine Stauungspapille bei einem hochsitzenden Halsmarktumor soll uns nicht vor der Operation zurückschrecken lassen. So haben ELSBERG und STRAUSS von 6 Tumoren der obersten Cervicalregion, die sich bis ins Hinterhauptsloch erstreckten, 4 mit Erfolg operiert, nur 2 verliefen tödlich.

Die weitaus besten Chancen bieten die intraduralen, juxtamedullären Geschwülste, d. h. die Endotheliome (Meningiome) oder Neurinome. Oft müssen

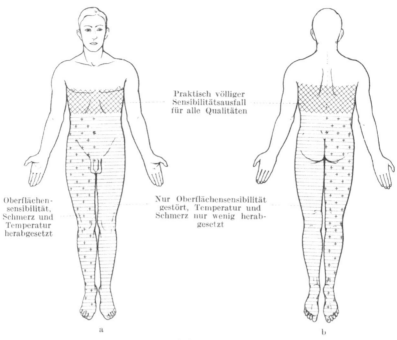

Praktisch völliger
Sensibilitätsausfall
für alle Qualitäten

Oberflächen-
sensibilität,
Schmerz und
Temperatur
herabgesetzt

Nur Oberflächensensibilität
gestört, Temperatur und
Schmerz nur wenig herab-
gesetzt

a   b

Ante operationem.

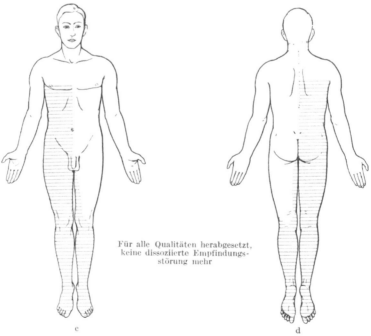

Für alle Qualitäten herabgesetzt,
keine dissoziierte Empfindungsstörung mehr

c   d

14 Tage post operationem.

Abb. 133 a—f. Erklärung nebenstehend.

dabei allerdings mehrere hinteren Wurzeln geopftert werden, doch zieht dies keine besonderen Komplikationen nach sich. Die vorderen Wurzeln soll man aber nach Möglichkeit schonen. Die sog. „Sanduhrgeschwülste" setzen einer totalen Resektion oft große Schwierigkeiten entgegen, denn ihre extraduralen Anteile können beispielsweise, wenn es sich um Tumoren im Bereich der Brustwirbelsäule handelt, ins Mediastinum reichen oder sich gegen die Pleura zu ausdehnen. Ihre Entfernung kann dann gegebenenfalls auf große Schwierigkeiten stoßen und man kann alle möglichen Komplikationen erwarten (Pneumothorax usw.!).

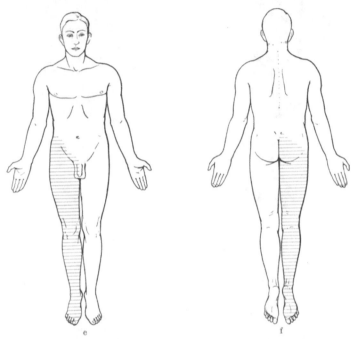

2 Monate post operationem.

Abb. 133 a—f zeigt die Sensibilitätsstörungen bei einem *extramedullären* Tumor (Neurinom) in Höhe des 2. Brustwirbels bei einem 19jährigen Mädchen. Der Tumor konnte radikal entfernt werden, er lag dem Rückenmark direkt auf (Operateur Prof. SOMMER). Die Kranke war 8 Monate völlig paraparetisch, konnte 4 Monate nach der Operation wieder gehen, wobei die Kloni und die schwere Spastizität fast völlig verschwunden waren. Es bestand nur noch ein beiderseitiger Babinski. Die Abb. a und b zeigen den Befund *vor* der Operation; man beachte die breite *radikuläre* Zone mit dem praktisch völligen Ausfall aller Empfindungsqualitäten entsprechend dem Tumorniveau. Unterhalb des Rippenbogens setzen die eigentlichen *funikulären* Sensibilitätsstörungen ein mit einer angedeuteten dissoziierten Empfindungsstörung. Abb. c und d zeigen die Ausfälle 37 Tage nach der Operation, die Abb. e und f nach 2 Monaten. Nach weiteren 2 Monaten war überhaupt kein Sensibilitätsausfall mehr festzustellen. (Eigene Beobachtung an den Städtischen Krankenanstalten Nord-Dortmund.)

Hat die Laminektomie einen intramedullären Tumor, d. h. ein lokal aufgetriebenes Rückenmark ergeben, so sind die Aussichten auf eine radikale Entfernung relativ gering. Immerhin gelingt es zuweilen durch eine vorsichtige Längsincision im Septum posterius an den Tumor heranzukommen, ihn vorsichtig zu lockern und entweder in toto oder stückchenweise zu exstirpieren. Auf diese Weise kann man manchmal große stiftförmige Gliome und intramedulläre Lipome entfernen (O. FORSTER). Manche Autoren (ELSBERG) empfehlen bei derartigen Fällen ein zweizeitiges Vorgehen, nämlich zunächst eine Spaltung des Hinterstrangareals und in einer zweiten Sitzung die Resektion der inzwischen förmlich geborenen Geschwulst. Eine ungünstige Prognose bieten von vornherein die Gefäßgeschwülste (Angiomaoracemosum, Hämangioblastom), deren Natur man vor der Laminektomie nicht erkennen kann.

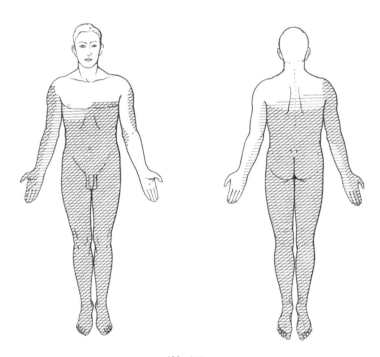

Abb. 134 a.

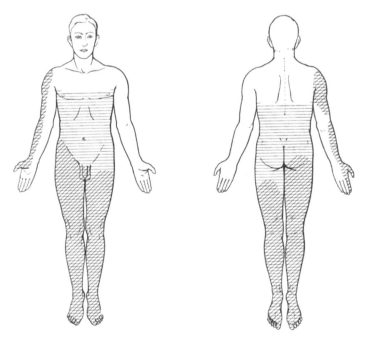

Abb. 134 b.

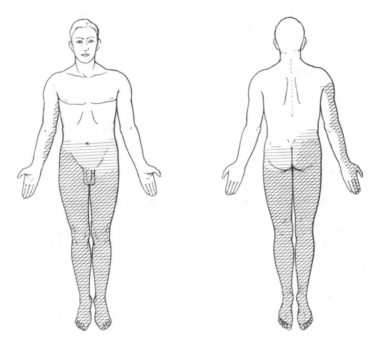

Abb. 134 c.

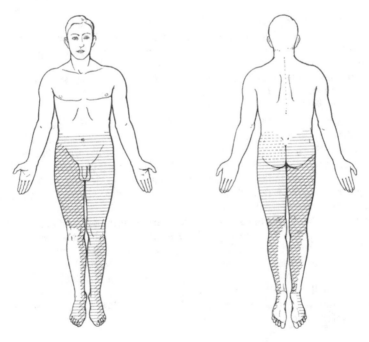

Abb. 134 d.

Abb. 134a—d. Verhalten der Sensibilitätsstörungen bei einem Meningiom in Höhe des 2. und 3. Halswirbels. a) *Vor* der Operation; b) 2 Tage *nach* der Operation; c) 10 Tage *nach* der Operation; d) 3 Wochen *nach* der Operation (vgl. Myelogramm Abb. 120).

Der Wiedereintritt der Funktionen nach der Laminektomie ist sehr verschieden. Schon am ersten Tage nach der Operation sieht man gelegentlich weitgehende Rückbildung. In anderen Fällen setzt diese erst nach relativ langer Zeit, oft $1/_2$ oder $1^1/_2$ Jahren ein. Die einzelnen Funktionen kehren im allgemeinen nicht in der umgekehrten Reihenfolge wieder, nach welcher sie sich entwickelt haben. Meist setzt nämlich zuerst die Beweglichkeit der Zehen ein, die Sensibilität stellt sich nicht segmentweise sondern fleckförmig wieder her, meist in aufsteigender, selten in absteigender Richtung. Die Funktion der Blase und des Mastdarmes kann bei höhergelegenen Läsionen oft auffallend früh wiederkehren. Aber selbst bei praktisch völliger Wiederherstellung bleiben meist kleine Defekte, wie Reflexanomalien, leichte Pyramidenbahnzeichen, Hornersches Symptom, Fehlen der Bauchhautreflexe usw.

Manchmal verstärken sich aber unmittelbar im Anschluß an die Operation die Paresen, vorübergehend können spastische Paresen sogar schlaff werden, ohne daß damit die Prognose schlecht zu werden braucht. Eine postoperative Hypotonie der Muskulatur ist im allgemeinen — allerdings nicht immer — ein ungünstiges Zeichen. Der Operationserfolg ist natürlich mit abhängig von der Dauer der Kompressionsschädigung. Elsberg behauptet, daß eine spastische Paraplegie, die länger als 2 Jahre gedauert hat, sich selten wieder voll zurückbildet. Es gibt aber Beispiele aus dem Schrifttum, wo selbst bei viel länger dauernden Paraparesen eine völlige Restitution erfolgte. Nicht die Intensität, sondern die Dauer der Paresen ist also bei der Restitution ausschlaggebend. Bei Besprechung der Operationsprognose mit den Angehörigen halte man sich deshalb diese Beziehungen vor Augen.

Überblicken wir die heute vorliegenden statistischen Ergebnisse, so ist das Resultat der Rückenmarkstumorchirurgie jedenfalls sehr befriedigend. Die günstigste Prognose ergeben die Cauda- und Lumbaltumoren, während die Halsmarkgeschwülste die höchste Mortalität aufweisen. Die Operationsmortalität ist allerdings sehr schwankend und wird zwischen 5 und 30% angegeben. Elsberg hat bei extramedullären Tumoren eine Mortalität von 7,5%, bei intramedullären eine solche von 15% errechnet. In 78% gelang es ihm, den Tumor restlos zu entfernen. Eine sehr unangenehme Komplikation stellt auch heute noch die postoperative Meningitis dar.

Die Operationsmortalität schwankt je nach der Lage des Tumors; der Operationserfolg ist am günstigsten bei den benignen extraduralen, Während bei den intramedullären Gliomen doppelt so viele Todesfälle unterlaufen. Relativ ungünstig lauten die Verhältniszahlen bei den Cauda- und Conustumoren (10—20%!). Aber am gefährlichsten sind die Tumoren der oberen und mittleren Cervicalgegend, nach deren Entfernung eine tödliche Hyperthermie eintreten kann. Das *Röntgenverfahren* zeitigt weder bei den intra- noch bei den extramedullären Prozessen greifbare Erfolge; auch die meningealen Blastome sprechen nur vorübergehend an. Die übrige Therapie ist lediglich eine symptomatische, wie sie bei den schon besprochenen Prozessen angeführt wurde. Die Frage einer durchzuführenden antiluischen Kur soll bei Verdacht auf eine luische Affektion zunächst erwogen werden, bevor man zu operativen Maßnahmen schreitet. Allerdings soll man darüber keine wertvolle Zeit verlieren und nicht erst abwarten, bis eine Schmierkur oder eine Neosalvarsankur ohne Effekt verlaufen ist.

B. Spezielle Pathologie und Klinik der extraduralen komprimierenden Prozesse.

1. Die von der Wirbelsäule und dem Epiduralraum ausgehenden Tumoren.

Primäre extradurale Geschwülste sind relativ selten und treten gegenüber den metastatischen Wirbeltumoren und anderen von der Wirbelsäule ausgehenden komprimierenden sekundären Prozessen mehr in den Hintergrund. Am häufigsten führen *metastatische* Wirbelcarcinome zur Rückenmarkskompression. Erst in zweiter Linie sind *chronisch entzündliche* Prozesse der Wirbelsäule, wie die *Caries* und andersartige *Spondylitiden* oder die von den Wirbelbandscheiben ausgehenden SCHMORLschen *Knötchen* bzw. „Ekchondrosen" zu nennen. *Sarkome, Osteome, Chondrome* oder *Hämangiome* der Wirbelsäule rangieren bezüglich ihrer Häufigkeit neben anderen primären extraduralen Tumoren, wie den *Meningiomen, Neurinomen, Amgiomen, Fibromen* und *Chondromen* usw. an dritter Stelle. Die Meningiome bzw. Endotheliome und Neurinome kommen extradural 4—5mal seltener als intradural vor, wo wir sie als die häufigsten dieser Gruppe schon kennen gelernt haben. Aus didaktischen Gründen erscheint es zweckmäßig, die echten Blastome von den entzündlich komprimierenden Prozessen, zu welchen gewisse *Parasiten*, wie der *Echinococcus* und *Cysticercus* zählen, zu trennen. Bei all diesen von außenher das Rückenmark komprimierenden Prozessen pflegen sich in der Regel, wenn es überhaupt zur Schädigung des Rückenmarks kommt, die Erscheinungen der Querschnittsläsion ziemlich schnell einzustellen. Selbstverständlich gibt es Ausnahmen, aber gerade den intraduralen Tumoren gegenüber muß dies als differentialdiagnostisches Merkmal betont werden. Dabei ist es notwendig die röntgenologischen Veränderungen der Brustorgane (Mediastinum!) im Auge zu behalten, denn nicht selten sehen wir, daß sich maligne Geschwülste von den paravertebralen Lymphdrüsen entweder mit oder ohne Zerstörung der Wirbelsäule auf das Rückenmark und dessen Wurzeln auswirken. Desgleichen muß der innere Status gründlich aufgenommen werden, denn leukämische Infiltrate oder Lymphogranulome oder Aortenaneurysmen können ebenfalls ein Kompressionssyndrom hervorrufen. Hier gilt es also, Drüsen-, Milztumoren, Blut- und Blutbildveränderungen und Herzbefunde zu berücksichtigen. Auf der anderen Seite wird gelegentlich die Fühlungnahme mit dem Orthopäden die Sachlage klären helfen, nämlich dann, wenn Kyphosen und Skoliosen Rückenmarkssymptome auslösen. Ebenso wie bei den eigentlichen Rückenmarksgeschwülsten wird uns die Liquordiagnostik über den Grad der Kompression unterrichten können.

a) Die *Carcinose* der Wirbelsäule ist sehr häufig. Glücklicherweise bleibt sie meistens latent und nur relativ selten wirkt sie sich auf das Rückenmark und dessen Wurzeln aus. Am häufigsten führt das Mamma- und Prostatacarcinom zur sekundären Carcinose, d. h. zu Metastasen in die Wirbelsäule, seltener das Magen- und Bronchialcarcinom, erst in 3. Linie Uterus-, Schilddrüsen- und Ösophagus-Carcinome. Das weibliche Geschlecht ist wegen des überwiegenden Vorkommens von Metastasen beim Mammacarcinom stärker befallen als das männliche.

Vier Wege sind es, auf welchen die Metastasen das Rückenmark beeinträchtigen können, nämlich 1. durch hämatogene Aussaat direkt in das Rückenmark hinein, ein im Vergleich zu den cerebralen Krebsmetastasen sehr seltenes Ereignis, 2. durch die Kompression des Rückenmarks durch carcinomatös verändertes Gewebe, welches auf dem Wege über die Intervertebrallöcher unter Umgehung der Wirbelkörper den Spinalkanal einengt. Der häufigste Modus ist

3. die direkte Kompression durch carcinomatös veränderte Wirbel, die entweder hämatogen oder über den paravertebralen Lymphapparat befallen werden. Der Prozeß macht bei der 2. und 3. Modifikation fast regelmäßig vor der Dura Halt. Der 4. Weg, die carcinomatöse Meningitis ist am seltensten. Sie entsteht entweder von einer schon intracerebral oder intramedullär gelegenen Metastase aus, oder die Dura wird durchsetzt von Geschwulstelementen und diese gelangen in den Subarachnoidealraum. In pathogenetischer Hinsicht schädigen alle 4 Modifikationen in erster Linie rein mechanisch, d. h. durch direkten Druck oder durch Erschwerung der Zirkulation das Rückenmark. Die Wurzeln werden

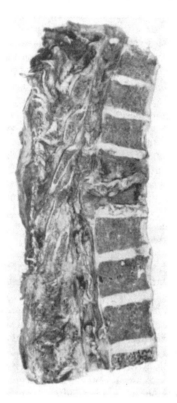 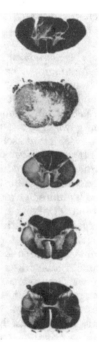

Abb. 135.   Abb. 136.

Abb. 135. Destruktion und Kompression zweier Brustwirbel bei einer Mammacarcinommetastase, die plötzlich zu einer Kompression des Rückenmarks geführt hatte. (Eigene Beobachtung an der Neurologischen Univ.-Klinik Hamburg, Prof. PETTE.)

Abb. 136. Intramedulläre Carcinommetastase im mittleren Brustmark von einem Mammacarcinom ausgehend, vorwiegend auf der einen Seite entwickelt mit aufsteigender Degeneration im GOLLschen Strang des Halsmarkes und absteigender vorwiegend einseitiger Degeneration des Pyramidenareals. (Aus der Sammlung der Hamburger Neurologischen Universitätsklinik. Vorstand: Prof. PETTE.)

bei solchen Prozessen extra- und intradural förmlich eingescheidet, was die starke Schmerzhaftigkeit dieser Prozesse verständlich macht. Am Rückenmark selbst finden wir bei direkter Kompression das Bild der vollständigen oder unvollständigen Myelomalacie, also der Erweichung mit Körnchenzellen und entsprechenden symptomatisch entzündlichen Veränderungen. NONNE hat eine besondere Form der Rückenmarksveränderungen, nämlich die ,,*Myelodegeneratio carcino-toxaemica*" aufgestellt, aber vermutlich handelt es sich dabei nur um das Vorstadium einer Myelomalazie, die durch direkte Kompression oder indirekt durch Beeinträchtigung der Zirkulation eingeleitet wird.

Was die *Lokalisation der Metastasen* anlangt, so wechselt sie je nach dem Sitz des Primärtumors. Während wir z. B. beim Brustkrebs den Schultergürtel

und den Brust- und Lendenteil der Wirbelsäule am häufigsten befallen sehen,
wird beim Prostatacarcinom zunächst das Becken und die Lumbosacralgegend
des Rückenmarks bevorzugt. Dabei braucht der Primärtumor wie beim Prostatacarcinom älterer Leute klinisch nicht nachweisbar zu sein. Auch kann eine
Metastasierung nach einer Operation des Primärtumors erst einige Jahre, ja
sogar 10—15 Jahre später erfolgen. Von Wichtigkeit ist die Tatsache, daß die
Carcinose sich meist nicht auf einen Wirbel beschränkt, sich im Röntgenbild
und bei der Autopsie also auch Veränderungen außerhalb des Kompressions-
niveaus nachweisen lassen. Dabei finden sich neben rundlichen Herden ausgesprochene keilförmige Destruktionen und Kompressionsfrakturen der Wirbelkörper. Als Folge der letzteren kommt es zur Verkürzung der gesamten Wirbelsäule, der Kranke wird kleiner (CHARCOT). Nur selten resultiert ein Gibbus,

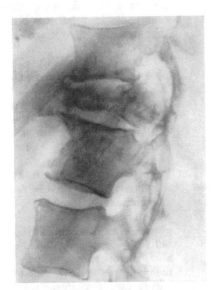

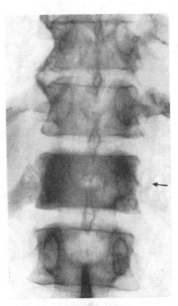

Abb. 137. Osteoklastische Carcinommetastase am 2. Lendenwirbel, die zu einer völligen Destruktion desselben
geführt hat. (Aus der Sammlung des Univ.-Röntgen-
instituts Hamburg-Eppendorf, Doz. Dr. PRÉVÔT.)

Abb. 138. Sog. „Elfenbeinwirbel" bei einer osteo-
blastischen Carcinommetastase. (Aus dem Univ.-
Röntgeninstitut Hamburg-Eppendorf.
Leiter: Doz. Dr. PRÉVÔT.)

der dann meist nicht so spitz wie bei der tuberkulösen Caries ausgebildet ist.
sondern mehr eine rundliche Vorbuckelung („Kyphosis arcuata") darstellt.
Tastbare Veränderungen, wie eine Weichheit der Dornfortsätze oder ein lokales
Ödem über denselben, gehören ebenfalls zu den Seltenheiten. Man vergesse
über den lokalen Befund nicht nach anderen Knochenverdickungen am Schädel,
am Darmbeinkamm, den Rippen und an der Clavicula (Pergamentknittern!).
die allerdings meist erst im Spätstadium auftreten, zu fahnden. Drüsenpakete
(VIRCHOWsche Drüse!) oder Hautmetastasen an anderen Körperstellen klären
oft mit einem Schlage die Situation. Ihre Excision und histologische Untersuchung ermöglicht die Artdiagnose. Gar nicht selten liegen gleichzeitig Hirnmeta-
stasen vor. Ist der Primärtumor nicht zu finden, so wird die Diagnose maligner
Wirbelprozeß neben dem Röntgenbild durch den Nachweis einer beschleunigten
Blutsenkung gefördert. Ebenso kann das Blutbild (sekundäre Anämie!) und
Serumreaktionen weiterhelfen. Auch der BENCE-JONESsche Eiweißkörper ist
gelegentlich allerdings nicht so häufig wie beim Myelom, im Urin vorhanden.

Die vom Pathologen aufgestellten *osteoblastischen* oder *osteoklastischen* = *osteolytischen* Haupttypen der Knochencarcinose sind im gewissen Sinne aus dem Röntgenbild abzulesen. Allgemeine Verdichtungen des Knochens, wie der sog. *Elfenbeinwirbel*, deuten auf ein osteoblastisches Carcinom hin, während sich die osteolytischen Abbauerscheinungen durch mehr oder minder unregelmäßige Aufhellungen der Wirbelkörper, verraten. Häufig sind beide Prozesse miteinander kombiniert. Sie sind keineswegs spezifisch für eine Carcinose, sondern sie zeigen sich ebenfalls bei anderen mit Knochenneubildung und Knochenauflösung einhergehenden Prozessen wie bei der Lymphogranulomatose, beim Sarkom usw. Es muß jedoch mit Nachdruck hervorgehoben werden, daß es Carcinommetastasen in den Wirbeln gibt, die zu schweren Kompressionserscheinungen führen können, ohne röntgenologisch faßbare Knochenveränderungen zu bedingen.

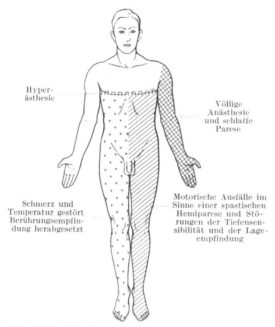

Abb. 139. Typischer BROWN-SÉQUARDscher Symptomenkomplex bei einer epiduralen *Carcinommetastase*, die von links her in Höhe des 3. Brustwirbels das Rückenmark komprimierte. Schon Monate vorher war eine totale Plexuslähmung mit völliger Anästhesie und Analgesie am linken Arm als Folge von supra-claviculären Drüsenmetastasen aufgetreten. (Eigene Beobachtung aus der Neurologischen Univ.-Klinik Hamburg-Eppendorf, Prof. PETTE.)

Eines der führendsten Symptome der metastatischen Wirbelcarcinome ist die starke *Schmerzhaftigkeit*, die a) vom Knochen bzw. Periost, b) von den Wurzeln, c) vom Rückenmark aus zustande kommt. Die „*Dolores osteocopi*" sind in ihrem Sitz insofern vom Primärtumor abhängig, als z. B. das Mammacarcinom am häufigsten Schmerzen im Schultergürtel-, Hals- und Brustwirbelbereich hervorruft, während z. B. beim Prostatacarcinom mehr die Gegend der Lendenwirbel und der Beckengürtel bevorzugt werden. Häufig strahlen die Schmerzen mehr in die paravertebralen Partien aus, werden also nicht direkt über den Dornfortsätzen angegeben. Die radikulären Schmerzen imponieren als mehr oder minder heftige Neuralgien an den Armen, am Rumpf oder in den Beinen. Besonders als hartnäckige Ischias sind sie bekannt. Oft treten sie doppelseitig auf, anfänglich mehr anfallsweise, um sich dann in kurzen Zeitabständen zu wiederholen und schließlich den Kranken dauernd zu quälen. Die *medullär-funikulären* Schmerzen fallen weniger ins Gewicht, denn sie werden meist verdeckt durch die radikulären. Charakteristischerweise pflegen die Schmerzen in den paraplegischen und analgetischen Abschnitten weiter zu bestehen, so daß es zum Bild der „*Paraplegia dolorosa*" kommt. Je nach dem Tempo der Markschädigung stellen sich langsam zunehmende spastische Paresen oder Tetraparesen ein oder aber die Lähmungen entwickeln sich relativ schnell, sind entweder zuerst spastisch und dann schlaff oder von vornherein schlaff. Als Haupttyp finden wir die spastische Paraplegie und zwar als Folge einer Brustmarkläsion. Die spastischen Zustände führen häufig zu Kontrakturstellungen. Die Kombination von ausgesprochener radikulärer schlaffer Parese z. B. eines Armes oder einer Hand mit Myatrophien und fibrillären Zuckungen und später auftretender spastischer Lähmung der Beine ist gerade bei Mammacarcinom nichts ungewöhnliches. Dies hängt damit zusammen, daß in der Nachbarschaft des Primärtumors zunächst die peripheren Nerven, insbesondere die Plexuswurzeln infiltriert werden und sich dann das Carcinom auf dem Lymphwege zu den paravertebralen Drüsen hin ausbreitet und von dort aus gegen den Spinalkanal vordringt. Der multilokulären Natur des Grundleidens entsprechend gibt es alle möglichen Variationen. Dasselbe gilt für die Sensibilitätsstörungen, die alle Übergänge vom ausgesprochenen radikulären Typ bis zur völligen mit scharfer Grenze abschneidenden Querschnittsanalgesie zeigen können. Dissoziierte Empfindungsstörungen oder ein typischer BROWN-SEQUARDscher Symptomenkomplex sind nichts Ungewöhnliches. Blasen- und Mastdarmstörungen machen sich meist relativ spät bemerkbar. Als Folge der Infiltration der Spinalganglien kann sich ein Herpes zoster entwickeln.

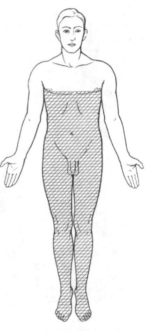

Abb. 140. Sensibilitätsstörungen bei einer Totalkompression (Mamma-Carcinommetastase in Höhe des 3. bis 4. Brustwirbels).

Nicht unerwähnt bleibe das gleichzeitige Vorkommen von *cerebralen Metastasen*, die in Form von Hirnnervensymptomen (Facialis- und Augenmuskelparesen usw.) oder anderweitigen cerebralen oder cerebellaren Herderscheinungen sich zu den Rückenmarkssymptomen gesellen oder schon vorher bestanden haben. Das Auftreten von psychischen Veränderungen oder eine Stauungspapille weisen auf die richtige Spur.

Der *Verlauf* ist außerordentlich wechselnd. Bezeichnend ist die oft lange Latenz, welche zwischen der Feststellung bzw. operativen oder radiologischen Bekämpfung des Primärtumors und den ersten Zeichen der Wirbelmetastasierung eingeschaltet sein kann. Sie kann einige Monate, oft aber Jahre betragen. In manchen Fällen beobachtete man Metastasen nach Mammacarcinom erst 10—15 Jahre nach Entdeckung der Primärgeschwulst. Remissionen stellen nichts Ungewöhnliches dar sowohl bezüglich der Knochensymptome, wie der radikulären oder funikulären Erscheinungen. Oft vergehen 1—2 Jahre und mehr, bis sich terminale Symptome im Sinne einer Urosepsis einstellen, wenn nicht schon vorher eine Bronchopneumonie oder eine allgemeine Kachexie dem Leiden ein Ende macht. Bei den scirrhösen Formen des Mammacarcinoms ist ein langdauerndes Siechtum die Regel, während raschwachsende Tumoren innerhalb kürzester Zeit den Exitus herbeiführen können. Das Letztere gilt besonders für diejenigen Fälle mit akut entstandener Paraplegie; hier kann der Tod innerhalb weniger Stunden oder Tage erfolgen.

b) Andere maligne Tumoren treten an Häufigkeit gegenüber den Carcinommetastasen weit zurück. Hier sind vor allem die *primären osteogenen Sarkome*, das *Hypernephrom* und das *Myelom* zu nennen. Die ersteren sind allerdings seltener als die *sekundär sarkomatös entarteten* an sich benigneren Geschwülste (Osteochondrom, Exostosen oder die Riesenzelltumoren im Sinne der Osteitis fibrosa generalisata RECKLINGHAUSEN oder der PAGETschen Osteitis deformans). Bei den *primären Sarkomen* der Wirbelsäule unterscheidet man ebenfalls osteoblastische = sklerosierende, vom Periost ausgehende und osteolytische =

osteoklastische Tumoren, bei den letzteren wiederum die zwei Unterformen, das chondroklastische und das nichtchondroklastische. Die Tumoren sitzen an den Epiphysen der langen Röhrenknochen, befallen aber auch die Wirbelsäule, insbesondere den Lendenteil derselben und sitzen außerdem gerne am Schädeldach, an den Rippen und am Becken. Gerade deshalb ist beim Wirbelsäulenbzw. Rückenmarkstumor eine röntgenologische Durchuntersuchung des ganzen Skelets notwendig. Dabei zeigen die osteoblastischen periostalen Geschwülste periphere Verdichtungen (sog. „Corona"), erst in späteren Stadien kommt es zur Destruktion. Bei den osteolytischen Tumoren überwiegen von vornherein fleckige Aufhellungen. Die neurologischen Symptome sind die gleichen wie bei der Wirbelcarcinose, auch in therapeutischer Beziehung gelten die gleichen Gesichtspunkte.

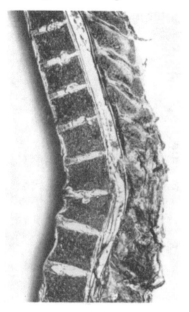

Abb. 141. Keilförmige Destruktion des 11. Brustwirbels durch ein Spindelzellensarkom. (Aus der Neurologischen Univ.-Klinik Hamburg, Prof. PETTE.)

c) Das *Hypernephrom*, eine an sich seltene Geschwulstart, metastasiert relativ häufig in das Skeletsystem insbesondere in die Wirbelsäule. Die dabei vorkommenden neurologischen Symptome bieten gegenüber denjenigen beim Wirbelcarcinom nichts Besonderes. Je nach der Lokalisation des komprimierenden Tumors finden sich neuralgiforme Schmerzen, Paraparesen, Sphincterstörungen usw. Die Wirbelsäule ist im Bereich der Metastasen lokal versteift, klopf- und druckempfindlich. Röntgenologisch erweisen sich die Wirbelkörper zunächst fleckförmig, später völlig destruiert, doch kommen ebenfalls sklerosierende Prozesse zur Beobachtung. Die Prognose des Leidens ist absolut maligne, der Verlauf relativ schnell, denn nur selten sind die Metastasen solitär. Eine Exstirpation, die an anderen Knochen manchmal vorübergehenden Erfolg verspricht, hat an der Wirbelsäule keinen Zweck. Zur Linderung der Beschwerden empfiehlt sich die Röntgenbestrahlung; doch ist eine Heilung von ihr nicht zu erwarten. Für die Diagnose ist der Nachweis von Blut im Harn, bei negativem Palpationsbefund die Urethro- bzw. Pyelographie wichtig.

d) Das *Myelom*, auch KAHLERsche Krankheit genannt, ist ein durch multiple Geschwulstherde des Skeletsystems charakterisierter Prozeß, der relativ häufig neben dem Schädeldach die Rippen, die Röhrenknochen und die Wirbelsäule befällt. Durch Druck der Knochentumoren auf die Nerven kommt es zu hartnäckigen Neuralgien (Intercostalneuralgien, Ischias usw.) und zu Marksymptomen von tabesähnlichem Charakter oder zur ausgesprochenen Querschnittslähmung. Bekanntlich handelt es sich dabei nicht um eigentliche Geschwülste, sondern um eine Systemerkrankung des hämatopoetischen Apparates, die vorwiegend im höheren Alter (über 50 Jahre) auftritt. Bezeichnend sind die heftigen intermittierenden Schmerzen, welche die Knochenveränderungen, die als Auftreibungen und Knochenerweichungen imponieren, begleiten. Fortschreitender Kräftezerfall und eine sekundäre Anämie leiten das Endstadium ein. Solange die Knochenveränderungen der Inspektion und Palpation entgehen, erfahren die Beschwerden des Kranken die verschiedensten Deutungen. Erst das Auftreten der Skeletdeformitäten (Kyphoskoliosen, Spontanfrakturen usw.) läßt an einen malignen Knochenprozeß denken. Ein Hauptmerkmal ist das Auftreten des BENCE-JONESschen Eiweißkörpers im Urin, der allerdings nur bei 50—60% aller Fälle nachweisbar ist. Wie oben schon bemerkt, kann diese Reaktion auch bei anderen Knochentumoren, wie bei Prostata- und Mammacarcinommetastasen und bei Lymphogranulomatosa auftreten. Wertvoll für die Diagnose ist ferner das Röntgenbild, bei welchem wir viele zerstreut liegende, rundliche, scharf begrenzte Aufhellungen finden, deren differentialdiagnostische Abgrenzung gegenüber anderen cystischen Knochenerkrankungen dem Fachmann vorbehalten bleiben muß. Neben Wurzel- und Rückenmarkssymptomen zeigen sich als Folge der Schädeldachverdickungen cerebrale Kompressionserscheinungen mit corticalen Krämpfen und Paresen, mit Hydrocephalus des 3. und 4. Ventrikels gepaart mit Diabetes insipidus usw. Bei basaler Lokalisation der Tumoren stehen Erscheinungen von seiten der Hirnnerven vorne an; bei Befallensein der Orbita bildet eine Protusio bulbis, die manchmal als Anfangssymptom auftritt, ein charakteristisches Merkmal. Zur Behandlung der neurologischen Erscheinungen eignet sich in erster Linie die Röntgenbestrahlung. Gelegentlich sah man nach Excochleation und nach folgender Bestrahlung anhaltende Besserung. Bei der histologischen Untersuchung der „Geschwulstherde" stößt man auf Plasmazellen- und myelocytenähnliche Elemente und spricht deshalb von *Plasmo-* bzw. *Myelocytom*. Befallen ist hauptsächlich der Wirbelkörper, der spontan frakturieren kann und auf diese Art Wurzeln und Rückenmark komprimiert; dies geschieht manchmal auch durch paravertebrale Vegetationen. Auch bei Jugendlichen im ersten und zweiten Lebensjahrzehnt gibt es „Myelome", die aber einen mehr endothelialen Aufbau zeigen und nach ihrem Entdecker „*Ewing-Sarkome*" genannt werden. Sie stellen sehr bösartige multiple Geschwulstbildungen dar, die in den langen Röhrenknochen und in der Wirbelsäule entstehen.

e) Abgesehen vom Myelom können *Leukämien* ebenfalls Rückenmarkssymptome auslösen, allerdings weniger auf dem Boden von Veränderungen des Wirbelskelets, als vielmehr durch die Druckwirkung „peri-pachymeningitischer" *leukämischer Infiltrate*. So hat man neben Pyramidenbahnsymptomen ohne Sensibilitätsstörungen typische „Kompressionsmyelitiden" gesehen mit allen möglichen Variationen, z. B. mit Myatrophien an den Händen usw. Hier gibt es gleichfalls cerebrale Symptome, wie Hemiparesen und Aphasien, Hirnnervenerscheinungen (Menièreanfälle, Facialis- und Augenmuskelparesen). Das Bild kann weiterhin durch eine Subarachnoidealblutung kompliziert sein. Herpeseruptionen durch leukämische Infiltrate der Spinalgangliome hervorgerufen, sind nichts Ungewöhnliches. Das Blutbild klärt mit einem Schlage die Situation; doch beobachtet man im *aleukämischen* Stadium ebenfalls Rückenmarkssymptome. In pathogenetischer Hinsicht sind nicht nur leukämische Infiltrate, sondern Blutungen für die neurologischen Ausfallserscheinungen verantwortlich zu machen, wenn auch gerade die Rückenmarkssymptome fast durchweg durch epidurale Infiltrate entstehen. Das *Chlorom*, jene Abart der Leukämie, bei welcher eigenartig grünliche Tumoren am Skelet (Rippen, Schädel und Wirbel) auftreten, breitet sich ebenfalls im Wirbelkanal aus und kann die Wurzeln und das Rückenmark komprimieren. Das Vorliegen typischer Schädelchlorome („froschartiges Aussehen") erleichtert die Diagnose.

f) Ein weiterer Prozeß, der die Wirbelsäule und den Epiduralraum befällt und ebenfalls Rückenmarkserscheinungen erzeugt, ist das *Lymphogranulom*, die HODGKINsche Krankheit. Sie ist häufiger als das Myelom und die Leukämie und ruft viel öfter neurologische Symptome (nach GINSBURG in über 25% der Fälle) als man früher annahm, hervor. Hier sind es Granulome, welche die Wirbelkörper zerstören oder von paravertebralen Lymphdrüsen aus, gelegentlich unter

Schonung des Knochens in den Lumbalkanal einwachsen. Wie bei den übrigen komprimierenden Prozessen finden wir heftige neuralgische Schmerzen von wechselnder Intensität als Folge der Wurzelreizung. Ist das Mark in Mitleidenschaft gezogen, so kommt es zu Motilitäts- und Sensibilitätsausfällen bzw.

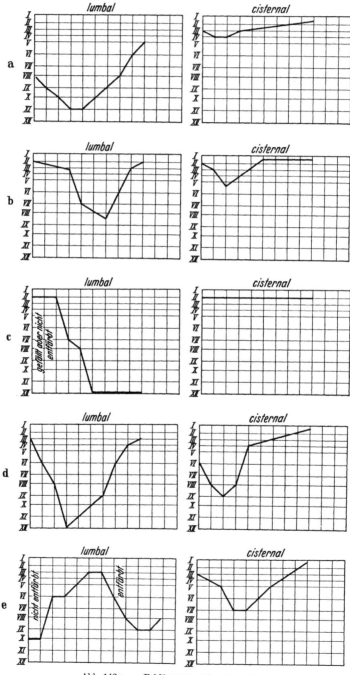

Abb. 142 a—e. Erklärungen nebenstehend.

zur völligen Querschnittsläsion. Eine solche „Kompressionsmyelitis" kann die erste Manifestation des Leidens darstellen. In der Annahme, es handele sich um einen extramedullären Tumor, wurde schon manchmal eine Laminektomie durchgeführt, erst die histologische Untersuchung des Excisiums deckte dann die eigentliche Ursache auf. Die Paraplegien sollen sich auffallend rasch entwickeln. Das übrige klinische Bild mit Milztumor, den Drüsenpaketen, dem PAL-EBSTEINschem Fiebertyp, der positiven Diazoreaktion, dem häufigen Hautjucken und der allgemeinen Kachexie lenkt meist auf die rechte Fährte. Fehlen tastbare Drüsen oder ein Milztumor — und dies soll gerade bei Fällen mit neurologischen Komplikationen häufig sein —, so fördert der röntgenologische Nachweis mediastinaler Drüsenpakete die Diagnose. Die Lymphogranulomatose ist gelegentlich mit *Polyneuritiden* oder mit *cerebralen* Symptomenbildern, insbesondere mit Hirnnervenparesen und psychischen Störungen eventuell mit Herpes zoster verbunden. Röntgenologisch lassen sich die Veränderungen an der Wirbelsäule als Knochenverdichtungen („Elfenbeinwirbel"), als lokale Aufhellungen oder als keilförmige Destruktionen nachweisen. Von Bedeutung ist, daß sich die Rückenmarkssymptome auf Röntgenbestrahlung oft vorübergehend völlig zurückbilden, um nach längerer Zeit wieder zu rezidivieren. Zur Bestrahlung eignen sich jedoch nur jene Fälle, die keine fortgeschrittene Kachexie aufweisen.

g) Zu den mehr gutartigen Tumoren der Wirbelsäule gehört das *Hämangiom*, welches nach den neueren Untersuchungen bei 10% aller Menschen gefunden wird, das aber nur selten zu neurologischen Symptomen Anlaß gibt. Am häufigsten wird es im unteren und mittleren Teil der Brustwirbelsäule angetroffen. Obwohl die Zahl der Hämangiome in steigendem Alter zunimmt, werden Rückenmarks- oder Wurzelsymptome mehr bei jüngeren Individuen beobachtet. Der Wirbelkörper erfährt allmählich eine kavernöse Umwandlung, wo bei sich die Geschwulst meist nur auf einen Teil desselben beschränkt. Die Zwischenwirbelscheibe bleibt unversehrt. Kommt es zu neurologischen Ausfallserscheinungen, so stehen zunächst Schmerzen, die vor allem bei bestimmten Bewegungen auftreten, im Vordergrund. Die Dornfortsätze im Geschwulstbereich sind stark

Abb. 142a—e. Liquorsyndrom bei extramedullären Carcinom- bzw. Sarkommetastasen und tuberkulöser Caries.

Sitz	Zellzahl	Pandy	Gesamteiweiß	Glob.	Alb.	E. Qu.	Druck	Queckenstedt
a) Bronch. Metastase zwischen den Caudafasern								
lumb.	36/3	+ +	4,5	1,0	3,5	0,3	80	—
cist.	6/3	—	1,8	0,5	1,3	0,37	—	
b) Mamma-Ca-Metast. 3. B.W. Kompression								
lumb.	28/3	+ +	2,8	1,0	2,8	0,4	90	—
cist.	0,3	—						
c) In Höhe der 3. und 4. B.W. totale Kompression bei tuberkulöser Caries bei 60jährigem Mann (FROINsches Syndrom)								
lumb.	30/3	∓ + + +	38,0	23,0	15,0	1,6	50	+
cist.	5/3	—	1,0	0,2	0,8	0,25		
d) Sarkom L. 4—5								
lumb.	15/3	+ +	3,8	1,0	2,8	0,4	90	—
cist.	2/3	±	1,5	0,4	1,1	0,36		
e) Extradurales Sarkom, 12. B.W.								
lumb.	7/3	+ + + +	53,0	21,0	32,0	0,65	40	partiell
cist.	1/3	±	1,4	0,7	1,2	0,57		

(Eiweißrelation nach KAFKA: 1,0 = 24 mg-%.)

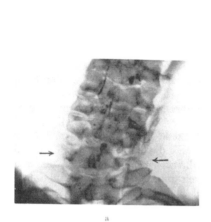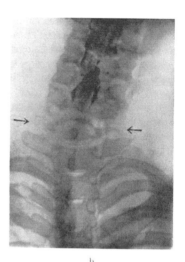

a   b

Abb.143a u.b.Jodipinstop in Höhe des 6. Halswirbels bei einer Lymphogranulomatose mit schwerem Kompressionssyndrom von C 8 abwärts; schwere destruktive Veränderungen am Processus transversus des 7. Halswirbels
(Pfeil). Auf der Abb. b sieht man noch Jodipinreste. Die Aufnahme wurde nach einer intensiven Röntgenbestrahlung durchgeführt, nach welcher die Kompressionserscheinungen vollständig zurückgegangen waren.
[Aus BODECHTEL u. GUIZETTI: Z. Neur. **149**, 191 (1933).]

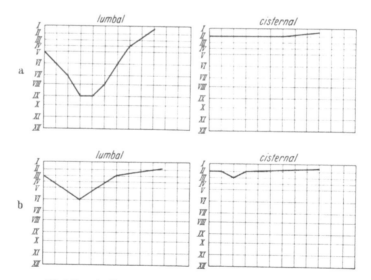

Abb. 144 a u. b. Liquorsyndrom bei zwei extraduralen Kompressionen.

Sitz	Zellzahl	Pandy	Gesamt-eiweiß	Glob.	Alb.	E. Qu.	Druck	Quecken-stedt
a) Intradurale Cyste in Höhe vom 8. B.W.								
lumb.	24/3	+ +	4,0	1,6	2,4	0,7	60	+
cist.	9/3	—	0,9	0,1	0,8	0,12		
b) Exostose am 8. B.W.								
lumb.	3/3	+ + +	2,2	0,7	1,5	0,46		
cist.	0/3	—	1,1	0,2	0,9	0,22		

(Eiweißrelation nach KAFKA: 1,0 = 24 mg-%.)

druck- und klopfempfindlich. Werden das Mark und die Wurzeln in Mitleidenschaft gezogen — das geschieht vor allem, wenn sich Geschwulstanteile epidural entwickeln —, dann treffen wir dieselben Funktionsausfälle, wie bei den schon besprochenen anderen vertebralen Tumoren. Bei Markkompressionen hat man nach Laminektomien, Besserungen gesehen, doch kommt es bei einem derartigen Eingriff gelegentlich zu starken Blutungen. Eine Nachbestrahlung ist allgemein üblich. Im Röntgenbild findet sich eine eigenartige grobmaschige wabige Struktur mit Verbreiterung des Wirbelkörpers.

Es sei darauf verzichtet, im einzelnen das pathologische, anatomische und klinische Bild *anderer gutartiger extraduraler*, von der Wirbelsäule oder vom

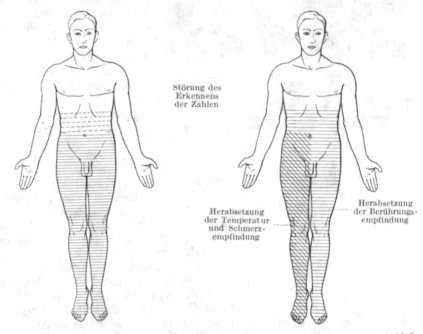

Abb. 145 a u. b. Sensibilitätsstörungen mit angedeutetem BROWN-SEQUARD bei einer Exostose am 8. Brustwirbel.

epiduralen Gewebe ausgehender Geschwülste zu beschreiben. Die hier vorkommenden *Lipome, Cavernome, Exostosen, Chondrome* und *Osteome* bieten gegenüber den schon beschriebenen Geschwulstarten bezüglich der Rückenmarkssymptome keine Besonderheiten. Eine exakte Artdiagnose dürfte zudem nur in Ausnahmefällen möglich sein. Dasselbe trifft für die gelegentlich auch extradural vorkommenden Neurinome und *Endotheliome* (Meningiome) zu.

h) Wegen seiner großen praktischen Bedeutung erfordert ein Krankheitsbild noch eine kurze Besprechung, nämlich die sog. „Pulposushernien", die in der Literatur meist unter der Bezeichnung Osteom, Chondrom oder Chondrofibrom beschrieben werden. Dabei handelt es sich um eine dorsale Vorstülpung der Zwischenwirbelscheibe, die in den Lumbalkanal hineinragt, deren Größe von Linsen- bis Haselnußgröße wechselt. Derartige „Auswüchse" der Zwischenbandscheiben können gegebenenfalls von ventral her das Mark komprimieren. Schon LUSCHKA hat diese „Hernien" 1858 als zufälligen Sektionsbefund beschrieben. Heute nennt man sie vielfach „SCHMORLsche Knorpelknötchen". Am häufigsten finden wir sie im Lendenwirbelbereich. Doch trifft man sie, wenn auch seltener, cervical oder thorakal an. Nach den neueren Statistiken (Elsberg) machen sie 14% aller spinalen Tumoren aus; unter den extraduralen fällt auf je 3 Geschwülste

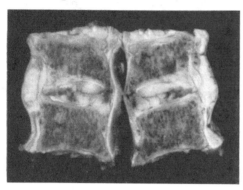

eine Pulposushernie. Ihre Diagnose ist deshalb von großer praktischer Bedeutung, weil sie operativ leicht angegangen werden können und ihre Prognose dann als durchweg gut zu bezeichnen ist. Für ihre Entstehung macht man vor allem Traumen verantwortlich; wahrscheinlich aber spielen gewisse kongenitale Anomalien der Wirbelanlage mit herein, während den Traumen nur die Rolle eines auslösenden Faktors zukommt. Das gegen den Wirbelkanal vorgequollene Gewebe des Nucleus pulposus neigt übrigens zur Verkalkung und muß deshalb gelegentlich bei der Operation wie eine Exostose abgemeißelt werden. Bei der histo-

Abb. 146. *Pulposushernie* der Zwischenbandscheibe an einem Halswirbel. Es handelte sich um einen 82jährigen Mann, der mit den Erscheinungen einer Querschnittslähmung im Sinne einer Tetraparese eingeliefert wurde. (Das Präparat verdanke ich Herrn Oberarzt Dr. Müller aus der Neurologischen Abteilung des Barmbecker Krankenhauses Hamburg, Leiter: Professor Dr. Demme.)

logischen Untersuchung zeigt sich eine fibrilläre Grundsubstanz und zahlreiche Knorpelzellen.

Es liegt auf der Hand, daß wir je nach Lage und Größe dieser „Hernien" die verschiedensten Mark- und Wurzelsymptome beobachten können. Bei den lumbalen Schmorlschen Knötchen ist die Krankengeschichte aber so charakteristisch, daß die Diagnose gelegentlich ohne Myelogramm allein nach der Anamnese und dem klinischen Befund zu stellen ist. Die meisten derartigen Fälle werden zunächst als „Ischias", als „Lumbago" oder als „Hüftgelenksentzündung" gedeutet. Enthält die Vorgeschichte ein eindeutiges Trauma, dann ist man zuerst geneigt, einen „Muskelriß" oder eine „traumatische" Ischias zu diagnostizieren. Die weitere Entwicklung der Symptome gibt aber zu denken, denn es bilden sich nicht nur ausstrahlende Parästhesien an beiden Oberschenkeln aus, sondern es entwickelt sich eine zunehmende Schwäche beider Beine, die die Eigentümlichkeit aufweist, nach längerer Bettruhe zunächst zu verschwinden, um wiederzukehren, wenn der Patient auf längere Zeit das Bett verläßt oder sich überhaupt körperlich anstrengt. In förmlichen

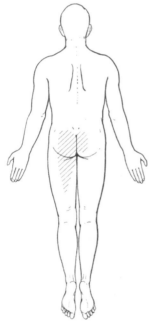

Abb. 147. Sensibilitätsstörung bei einem Caudaprozeß. Nucleus pulposus-Hernie in Höhe des 5. Lendenwirbels (vgl. Myelogramm Abb. 132).

Schüben treten dann zu der lähmungsartigen Schwäche neben den Schmerzen und Parästhesien in einem oder beiden Beinen Blasen- und Mastdarmstörungen hinzu und schließlich entwickelt sich als Dauerzustand ein typisches Caudasyndrom. Die klinische Untersuchung bietet dann neben der Paraparese der unteren Extremitäten ein Fehlen der Achillessehnenreflexe, gelegentlich auch der Patellarreflexe mit Sensibilitätsstörungen vom Reithosentyp, einen fehlenden Analreflex usw. Die Röntgenaufnahme der Wirbelsäule ergibt nichts Besonders oder höchstens eine Verschmälerung des betreffenden Zwischenwirbelspaltes, oder eine Verkalkung der „Hernie". Der Liquor verhält sich wechselnd. In den meisten Fällen vermißt man ein typisches Kompressionssyndrom, doch hängt dies von der Ausdehnung der Geschwulst ab. Die Myelographie zeigt häufig einen totalen Stop, der aber nichts Charakteristisches bietet. Beim operativen Angehen derartiger Fälle kommt es darauf an, im klinisch oder myelographisch vermuteten Niveau der Läsion das ventrale Bett des Lumbalkanals genau zu inspizieren, denn gelegentlich hat man nach der Laminektomie und der Eröffnung der Dura, eben weil man dorsal oder seitlich nichts zu Gesicht bekam, die Operation abgebrochen und den Kranken seinem Schicksal überlassen. Übrigens gelingt die operative Entfernung der Pulposushernie gelegentlich auf extraduralem Wege.

i) *Syphillome und Tuberkulome* können sich sowohl intramedullär als juxtamedullär und extradural entwickeln und zu denselben Erscheinungen führen wie die echten Geschwülste. Die Unterscheidung dieser Granulationsgeschwulst von echten Blastomen ist oft nur auf Grund der histologischen Untersuchung möglich. Bei den Gummen kann die Diagnose dann sehr erschwert sein, wenn sie nicht verkäst sind und nur aus derbem Granulationsgewebe bestehen. Von den tierischen Parasiten liegen *Cysticerken* in seltenen Fällen intramedullär; juxtamedullär kommen sowohl *Cysticerken* wie *Echinokokken* vor. Beide führen zu entzündlichen Reizerscheinungen. Epidural sind diese Parasiten ungleich häufiger.

2. Die entzündlichen und degenerativen Prozesse der Wirbelsäule.

α) Die sehr seltene *akute Spondylitis*, besser gesagt *Osteomyelitis* der Wirbelsäule, führt gelegentlich zu Rückenmarkssymptomen. Bemerkenswerterweise macht diese eitrige Osteomyelitis der Wirbelsäule nur 1,5% aller Fälle von Osteomyelitis aus. Sie entwickelt sich entweder auf hämatogenem Wege im Anschluß an einen Furunkel, an eine Cystitis oder Mastoditis, sehr selten nach einer Gonorrhöe. Sie setzt mit sehr stürmischen Erscheinungen ein, geht mit hohem Fieber einher und beeinträchtigt in starkem Maße das Allgemeinbefinden. Das auffallendste Symptom ist die starke lokale Schmerzhaftigkeit der Wirbelsäule. Meist zeigt sich in der Umgebung des Prozesses ein Ödem oder eine Fluktuation. Die Rückenmuskeln sind schmerzhaft kontrahiert. Mit Vorliebe sind die Lendenwirbel befallen, in Sonderheit deren Wirbelbögen. Die Eiterung macht meist vor der Dura halt, aber lokale epidurale Eiteransammlungen und Ödeme können das Rückenmark und dessen Wurzeln komprimieren und so jene Situationen schaffen, die wir beim eigentlichen Rückenmarkstumor oder beim Wirbelsäulentrauma kennengelernt haben. Verlaufsformen vom LANDRY-*Typ* sind dabei nicht ungewöhnlich. Gelegentlich sucht sich der Eiter nach außen seinen Weg, es kommt zum Spontandurchbruch eines paravertebralen Abscesses. Nach verhältnismäßig langem Intervall können sich Senkungsabscesse und Fisteln einstellen (Lumbalgegend, Oberschenkel), die dann an eine tuberkulöse Spondylitis denken lassen, was umso näher liegt, als solche Prozesse auch im Kindesalter auftreten. Der Nachweis der Erreger aus dem Eiter (*Punktat!*) klärt die Diagnose. Für die röntgenologische Diagnose ist die Zerstörung der Zwischenwirbelscheibe bezeichnend, doch läßt sich ein Röntgenbefund während der ersten 2—3 Krankheitswochen noch nicht erheben. Ist es zu einer Destruktion des Knochens gekommen, dann finden sich kleinfleckige Ussuren der benachbarten Wirbelflächen und Verdichtungen des Knochengewebes. Die Beteiligung des Periosts verrät sich durch Brückenbildungen. Auch für die *typhösen* und *paratyphösen* Spondylitiden, die gelegentlich erst in der Rekonvaleszens auftreten, ist dieser Befund charakteristisch.

Nur ein relativ geringer Prozentsatz der Wirbelsäulenosteomyelitis geht mit neurologischen Symptomen einher. Das hängt damit zusammen, daß die Bögen- und Querfortsätze häufiger erkranken als die Wirbelkörper (Oehlecker). Bei der Erkrankung der letzteren ist die Prognose wegen der neurologischen Komplikation besonders schlecht, man schätzt ihre Mortalität auf etwa 60%. Günstiger liegt der Verlauf bei der Affektion der Bögen- und Querfortsätze, bei welchen trotz bestehender eitriger Epiduritis und Meningitis durch eine Laminektomie Heilung gebracht werden kann. Bei der *chronischen Osteomyelitis* der Wirbelsäule, deren differentialdiagnostische Abgrenzung gegenüber der Tuberkulose oft nicht leicht ist, bilden sich gelegentlich typische Querschnittssymptome aus, welchen ein länger dauerndes neuralgiformes Stadium vorausgeht. Im Gegensatz zur tuberkulösen Caries ist der Prozeß gefolgt von starker Knochenneubildung, d. h., man findet erhebliche Knochenbrücken an den lädierten Bandscheiben, was für die röntgenologische Differenzierung von Wichtigkeit ist.

β) Von den entzündlichen Affektionen der Wirbelsäule spielt die *tuberkulöse Spondylitis*, auch *tuberkulöse Caries* oder *Malum Pottii* genannt, zahlenmäßig die Hauptrolle. Wir finden diese Veränderung in allen Altersklassen vertreten, wenn sie auch das Kindesalter bevorzugt. Meistens beginnt der Prozeß an der Vorderfläche des Wirbelkörpers in der Nachbarschaft der Zwischenwirbelscheibe. Dort bildet sich das typische fungöse Granulationsgewebe, das wieder zerfällt, d. h.

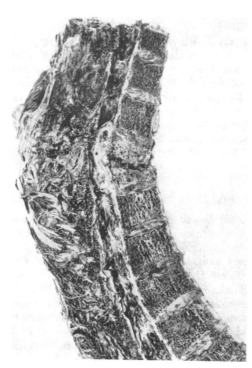

Abb. 148. Tuberkulöse Caries des 9. und 10. Brustwirbels mit Destruktion der Zwischenbandscheiben. (Aus der Neurologischen Univ.-Klinik Hamburg, Prof. Pette.)

verkäst. Gelegentlich kommt es schon primär zu einer Verkäsung des infizierten Gewebes. Als Folge dieser Knocheneinschmelzung bildet sich in etwa 80% aller Fälle eine spitzwinklige Deformierung der Wirbelsäule, der sog. *Gibbus* aus, bei desen Entstehung Dislokationen der Wirbelkörper mithelfen. Das Rückenmark und seine Wurzeln verhalten sich dabei sehr wechselnd. Ihre Schädigung ist nicht unbedingt abhängig von dem Grad der Gibbusbildung, d. h. von dem Grad der Veränderung der knöchernen Bestandteile der Wirbelsäule. Trotz hochgradiger Deformierung derselben können jedoch neurologische Ausfälle fehlen, andererseits kann ein typisches Querschnittssyndrom vorliegen, ohne daß eine Verunstaltung des Rückgrades zu sehen ist. Auf dem Sektionstisch hat sich herausgestellt, daß die Mehrzahl der neurologischen Komplikationen weniger durch den Zusammenbruch eines oder mehrerer Wirbel, also durch eine knöcherne Raumbeengung des Wirbelkanals, sondern mehr durch Zirkulationsstörungen durch kollaterales Ödem oder infolge Kompression der Nervensubstanz durch tuberkulöse pachymeningitische Granulome zustande kommt. Eine direkte Kompression durch den Wirbelkörper tritt gelegentlich im Anschluß an Traumen ein, wenn der cariöse Wirbel plötzlich zusammenbricht und disloziert wird. Auch Knochensequester vermögen das Mark direkt zu schädigen. Die meisten Kompressionserscheinungen sind auf fungöse Granulome zurückzuführen, die sich vom erkrankten Wirbel her im Sinne einer Pachymeningitis externa epidural entwickeln. Die Dura bildet gegen diese einen entsprechenden Schutzwall, aber sie ist meist im Bereiche der Granulome erheblich verdickt. Man stellt sich vor, daß, wenn die Gefäße und Lymphbahnen der Dura in ihrer Funktion durch die Eitermassen beeinträchtigt werden, sich ein Ödem in den benachbarten Rückenmarkssegmenten entwickelt, das aber erst zu Funktionsstörungen führt, wenn es innerhalb des Rückenmarks zur eigentlichen Nekrose bzw. Erweichung gekommen ist. Zweifellos sind hier die bei der tuberkulösen Meningitis vorhandenen *endarteriitischen* Gefäßprozesse von Bedeutung. Sie geben die Basis ab, auf welcher schwerere Zirkulationsstörungen entstehen, die ihrerseits Ischämien bedingen, die entweder reversibel sind oder zur völligen Querschnittserweichung führen. Ebenso wie bei der luischen Endarteriitis handelt es sich hier nicht um entzündliche, sondern um vasale Faktoren. Der Ausdruck „Myelitis" ist deshalb unangebracht. Das letzte Stadium einer solchen Zirkulationsstörung ist eine umschriebene Sklerose bzw. eine gliöse Narbe. Manchmal wird die schützende Barriere der Dura durchbrochen, das Granulationsgewebe breitet sich intradural aus, unter Umständen kriecht es entlang den Gefäßen und den Septen in das Rückenmark hinein, dann resultieren intramedulläre Tuberkel. Eine gleichzeitige hämatogene intramedulläre Aussaat gehört bei der Caries zu den Seltenheiten. Als Folge der umschriebenen Rückenmarkserweichung, die sich in Höhe des cariösen Wirbels abspielt, finden sich auf- und absteigende Degenerationen. Diese prognostisch ungünstige Verlaufsform steht an Häufigkeit hinter den benignen Formen zurück. In relativ vielen Fällen findet nämlich, insbesondere bei entsprechender Ruhebehandlung ein Umbau des tuberkulös veränderten Wirbels statt, am Rande des Wirbelkörpers kommt es zu Sklerosen und schließlich bilden sich Spangen und Brücken, so daß eine Konsolidierung des erkrankten Wirbels an seine mehr oder minder verschonten Nachbarn erfolgt, die eine gute Funktion der Wirbelsäule gewährleistet, das Rückenmark selbst bleibt unbehelligt.

Am häufigsten werden von diesem Prozeß die Lenden- und Brustwirbel befallen. Bei der Affektion der letzteren finden sich die Rückenmarksläsionen am häufigsten. In etwa 10% aller Fälle sind die tuberkulösen Herde innerhalb der Wirbelsäule multipel, eine Tatsache, die bei der Röntgendiagnose berücksichtigt werden muß.

Für unser ärztliches Handeln am wichtigsten ist das *Anfangsstadium*, denn die Frühdiagnose der Wirbelcaries ist gleichbedeutend mit einer günstigen Prognose. Ist schon ein Gibbus ausgebildet, oder sind schon schwerere neurologische Ausfallserscheinungen nachweisbar, dann ist die völlige Heilung zum mindesten in Frage gestellt, denn bei Erwachsenen sind weitgehende Besserungen der Lähmungen nur in höchstens 50% aller Fälle möglich.

Eines der wichtigsten *Symptome* sind umschriebene, oft sehr heftige Schmerzen im Bereich der erkrankten Wirbels, die sich bei Bewegungen steigern. Die durch sie hervorgerufene reflektorische Fixation der Rückenmuskulatur im Bereich der Knochenaffektion zeigt sich durch eine entsprechende Versteifung bzw. durch eine Zwangshaltung der Wirbelsäule an. Will der Kranke z. B. einen Gegenstand vom Boden aufheben, so bewerkstelligt er dies nicht mittels einer Rumpfbeuge, sondern er hält den Rücken steif und geht in die Kniebeuge. Über den erkrankten Partien sind die Dornfortsätze außerdem enorm druck- und klopfempfindlich; ein allerdings launisches und widersprechendes Zeichen, dem wir bei

Neurasthenikern oft begegnen können. Wichtiger erscheint der umschriebene Stauchungsschmerz, der beim Sprung auf den Hacken, beim Abwärtsgehen einer Treppe ("Hartauftreten") oder bei Stauchung des Kopfes und der Schultern nach hinten und unten, im Bereich des erkrankten Wirbels angegeben wird. Derartige Schmerzphänomene können oft jahrelang bestehen, ohne daß eine erkennbare Deformität im Sinne einer Gibbusbildung zu sehen ist. Liegt ein solcher vor, dann ist die Diagnose: "tuberkulöse Caries" an Hand der Anamnese leicht. Von diagnostischer Tragweite sind weiterhin die sog. *Senkungsabscesse*, die in 90% aller Fälle von Caries auftreten, vorausgesetzt, daß der Prozeß genügend lange gedauert hat. Bei Affektion der Brust- und Wirbelsäule kommen sie als die bekannten Psoasabscesse unterhalb des Leistenbandes zum Vorschein. Da sie eine gewisse reflektorische Spannung des Iliopsoas bedingen, gelingt es schwer, in Bauchlage den Oberschenkel passiv nach hinten zu überstrecken; ein wichtiges diagnostisches Merkmal. Je nach der Lokalisation des primären Herdes finden wir z. B. bei der Caries der oberen Halswirbel Senkungsabscesse an der Hinterwand des Pharynx (sog Retropharyngealabsceß) oder an den seitlichen Halspartien. Bei der Affektion der unteren Hals- und Brustwirbel lassen sie sich als spindelige Verbreiterung des Mediastinalschattens röntgenologisch erfassen; sie können in die Speise- und Luftröhre durchbrechen. Jedwede Fistel in der Umgebung der Wirbelsäule und des Beckens kann uns einen wichtigen Hinweis geben.

Das *Röntgenverfahren* bietet für die Frühdiagnose der tuberkulösen Caries nur bedingte Sicherheit. Der Prozeß kann nämlich schon sehr ausgedehnt sein, ohne daß sich greifbare Veränderungen nachweisen lassen. Erst 6 Monate nach Beginn der Erkrankung sind röntgenologisch faßbare Veränderungen zu erwarten. Als erstes Zeichen findet sich eine Verschmälerung der Zwischenwirbelscheibe in jener Gegend, in welcher die Schmerzen geklagt werden. Ist der Prozeß weiter fortgeschritten, dann zeigen sich unregelmäßige Aufhellungen und eine Verwaschenheit der Bälkchenzeichnung. In jenen Fällen, die zu neurologischen Komplikationen führen, ist häufig eine Veränderung der äußeren Form nachweisbar, d. h. man erkennt unregelmäßige Knochendefekte, zernagte Konturen und eine Verkürzung der Wirbelhöhe. Der obere Nachbar ist oft in den unteren zerstörten Wirbel eingesunken, zugleich ist eine seitliche Abknickung der Wirbelsäule zu bemerken. Seitliche Aufnahmen leisten gute Dienste, denn Herde kommen auf ihnen oft besser zur Darstellung. Besonders fördernd für die Diagnose ist der röntgenologische Nachweis von *Absceßschatten* gerade in jenen Fällen, wo wir an den typischen Stellen keine Senkungsabscesse palpieren können. So kann eine spindelige Verbreiterung des paravertebralen Mediastinalschattens oder ein entsprechender Schatten in der Lumbalgegend sofort auf die richtige Spur verhelfen, denn die röntgenologischen Veränderungen an dem erkrankten Wirbel sind oft zu uncharakteristisch, um aus ihnen gleich auf eine tuberkulöse Caries schließen zu können. In alten Abscessen finden sich gelegentlich Kreide- und Kalkmassen, die dichte Schatten hervorrufen.

Bei Beteiligung des Rückenmarks und seiner Wurzeln werden wie bei anderen von außen langsam erfolgenden Kompressionen im Anfangsstadium hauptsächlich uncharakteristische neuralgiforme Beschwerden geklagt, die bei Halswirbelprozessen als Occipital- und Brachialneuralgie, bei Brust- und Lendenwirbelprozessen als Intercostalneuralgien, als Gallen- oder Nierenkolikschmerzen gedeutet werden. Bei Kreuzbeinaffektionen sind es Ischiassymptome oder hartnäckige "rheumatische Beschwerden" in den Waden und in den Füßen. In solchen Stadien heißt es, auf Reflexdifferenzen, auf fleckförmige Ausfälle oder lokale Amyotrophien achten. Die beginnende Läsion der Pyramidenbahn wird vom Kranken als zunehmende Ermüdbarkeit beim Gehen und Stehen und als

Schwere der Beine empfunden. Ein positives BABINSKIsches Zeichen, eine Steigerung der Reflexe und eine Tonuserhöhung wird die Aufmerksamkeit bei der Untersuchung erregen. Grobe, objektiv feststellbare Sensibilitätsausfälle treten erst später oder überhaupt nicht in Erscheinung, nur das Vibrationsgefühl ist bei stärkeren Kompressionen meist aufgehoben. Fälle von totaler Querschnittslähmung mit entsprechender Anästhesie sind relativ selten.

Von „*Spätlähmungen*" spricht man, wenn im Verlauf einer in Heilung begriffenen, langdauernden tuberkulösen Caries oder Jahre nach erfolgter Heilung einer solchen spastische Paresen auftreten, ohne daß klinisch oder serologisch ein Rezidiv des alten Knochenprozesses nachweisbar ist. Ihre Ursache sind vorwiegend Zirkulationsstörungen im Bereich des alten Herdes, die man sich hervorgerufen denkt durch derbe fibröse Verwachsungen. Die Spondylitis tuberculosa ist häufig begleitet von Allgemeinerscheinungen wie subfebrilen oder höheren Temperaturen, Appetitlosigkeit, Nachtschweißen und allgemeinem Kräfteverfall Fehlen diese, so ist die Abgrenzung gegenüber anderen Rückenmarksprozessen, insbesondere, wenn kein eigentlicher Gibbus vorliegt, sehr erschwert. Die *Blutsenkung* ist fast immer stark beschleunigt. Mit der Anstellung der *Tuberkulinreaktion* sei man zurückhaltend, denn sie kann erhebliche Herdreaktionen nach sich ziehen und schon bestehende Rückenmarkssymptome verschlimmern. Es versteht sich von selbst, daß man bei Erhebung der *Vorgeschichte* nach familiärer Belastung mit Tuberkulose fahndet, was in manchen Fällen ebenfalls die Diagnose erleichtert. Die *Liquoruntersuchung* bringt bei einfacher Kompression gegenüber anderen extraduralen Prozessen keine Klärung, d. h., man findet je nach der Intensität der Rückenmarkskompression Eiweißvermehrung und eventuell das FROINsche Syndrom. Nur bei den seltenen Fällen von Durchbruch epiduraler Granulome, in den Arachnoidalwänden die zur tuberkulösen Meningitis führen, wird man die Diagnose aus dem Liquorbefund stellen können. Das Myelogramm zeigt nur bei totaler Kompression ein eindeutiges Ergebnis; bei Fällen mit sekundärer Arachnitis d. h., bei bestehenden meningealen Verwachsungen findet sich eine entsprechende feintröpfige Verteilung des Kontrastmittels.

In *prognostischer* Hinsicht ist die Wirbelsäulentuberkulose als ein sehr ernstes Leiden zu bezeichnen. Wenn die Kranken nicht den Folgen der Rückenmarkskompression, nämlich einer Cystopyelitis oder einer Sepsis infolge eines Decubitus erliegen, verschuldet oft eine hinzukommende tuberkulöse Erkrankung anderer Organe oder eine Amyloidose als Effekt der lang dauernden Fisteleiterungen den ungünstigen Ausgang. Bei Jugendlichen ist die spontane Heilung des Knochenprozesses unter weitgehender Rückbildung der spinalen Ausfallserscheinung nichts ungewöhnliches. Selbst nach jahrelangem Prozeß kann ein Herd dank starker Knochenneubildung ausheilen, insbesondere, wenn eine zielbewußte konservative Behandlung durchgeführt worden ist. Hierbei bilden sich die komprimierenden pachymeningitischen Prozesse zurück und das Rückenmark kann sich erholen, falls es nicht schon zu schweren Parenchymen- bzw. Achsenzylinderuntergang gekommen ist. Ist die Schädigung der Bahnen zu stark gewesen, dann können nach Ausheilung des Knochenprozesses Bilder resultieren, die an eine spastische Spinalparalyse erinnern. Bald einsetzende schlaffe Paresen sind ein prognostisch ungünstiges Zeichen.

Bezüglich der *Behandlung* der Tuberkulose-Caries sei auf die einschlägigen Lehr- und Handbücher der Chirurgie und Orthopädie hingewiesen.

In *differential-diagnostischer* Hinsicht kommen für Fälle von Caries mit neurologischen Komplikationen ohne eigentliche Gibbusbildung nahezu alle komprimierenden Prozesse in Frage, es sei deshalb auf die Ausführungen S. 1075 hingewiesen. Liegt eine sichtbare Deformität der Wirbelsäule vor, dann muß man außerdem an eine Kyphoskoliose oder an eine Syringomyelie, an eine Spondylarthrose oder an eine traumatische Wirbelaffektion, an eine chronische Osteomyelitis der Wirbelsäule, oder an Entwicklungsstörungen derselben denken. Die für Tuberkulose charakteristische Anamnese (familiäre Belastung) der Nachweis anderweitiger tuberkulöser Prozesse, die Feststellung eines Senkungsabscesses durch die Inspektion oder mittels der röntgenologischen Darstellung, der positive Ausfall der Tuberkulinreaktion, werden für eine tuberkulöse Caries entscheiden helfen. Allerdings werden immer wieder Fälle unterlaufen, bei welchen weder der klinische Befund noch die Anamnese für eine Tuberkulose sprechen. In jenen 10% der Fälle, die keinen Senkungsabsceß aufweisen, wird der Nachweis einer beschleunigten Blutsenkung oder das Vorliegen einer tuberkulösen Belastung weiterhelfen. Die Differenzierung einer tuberkulösen Caries von einer carcinomatösen Wirbelerkrankung ist dann besonders schwer, wenn es sich um ältere Individuen handelt, bei welchen tuberkulöse Spondylitiden ebenfalls, wenn auch selten, zu Kompressionserscheinungen führen können. Man hat für solche Fälle die Punktion des erkrankten Wirbels empfohlen, um auf diese Weise durch histologische und bakteriologische Methoden die Diagnose zu klären. Aber das Verfahren bietet gewisse Schwierigkeiten und Gefahren. Die röntgenologische Diagnose und darauf wird immer wieder aufmerksam gemacht, bietet bezüglich der spezielleren Differenzierung keine 100% Sicherheit. Findet man doch bei allen möglichen, zu krankhaften Destruktionen führenden Prozessen (Carcinom, Sarkom, Lymphgranulomatose usw.) ganz ähnliche oder fast die gleichen Veränderungen im Röntgenbild. Wichtig erscheint allerdings das Verhalten der Zwischenwirbelscheiben, die bei der Caries fast durchweg schwer verändert, insonderheit verschmälert sind. Bestehen keine neurologischen Komplikationen, sondern nur Schmerzen an der Wirbelsäule, eine Versteifung bestimmter Abschnitte derselben, dann müssen alle entzündlichen und degenerativen Wirbelsäulenaffektionen in Betracht gezogen werden. Neben der Osteomyelitis oder der typhösen Spondylitis berücksichtige man die BECHTEREW-sche ankylosierende Spondylarthritis, die Aktinomykose und die gummöse Syphilis der Wirbelsäule. Auch an eine Gicht oder eine sog. PONCETsche Arthritis der Wirbelgelenke, die als toxische Auswirkung einer chronischen Organtuberkulose aufzufassen ist, muß man denken.

Die *Aktinomykose* der Wirbelsäule ist außerordentlich selten. Sie befällt meist mehrere Wirbel, vor allem die unteren Hals- und Brustwirbel. Fast stets ist gleichzeitig eine Aktinomykose der Mund- und Rachenhöhle, des Halses oder der Lungen nachweisbar. Die charakteristischen brettharten Infiltrate, die Fistelgänge, aus welchen sich ein dünnflüssiger drusenhaltiger Eiter entleert, klären die Diagnose. Bei der Aktinomykose können sich ebenfalls epidurale Eiterungen entwickeln, die das Rückenmark komprimieren. Auf eine *gummöse Lues* der Wirbelsäule wird man durch den positiven Ausfall der Wa.R. aufmerksam. Sie ist sehr selten und ist durch nächtlich auftretende Schmerzen ausgezeichnet. Am häufigsten ist bei ihr die Halswirbelsäule befallen. Der Erfolg einer spezifischen Behandlung läßt die Diagnose „per exclusionem" stellen.

γ) Von den tierischen Parasiten können der *Cysticercus* und der *Echinococcus* Rückenmarkssymptome auslösen, der erstere nur sehr selten. Seine Blasen werden in Ausnahmefällen intramedullär angetroffen, meist liegen sie in der Arachnoidea und können dort gelegentlich zu einer chronischen Cysticerkenmeningitis führen (HENNEBERG). Extradural können sie eine typische „Kompressionsmyelitis" auslösen mit allen den schon beschriebenen Symptomen. Eine Bluteosinophile und der Nachweis von multiplen Kalkherden im Röntgenbild oder das Vorkommen von Hautfinnen können die Diagnose erhärten. Weit häufiger als das Rückenmark ist das Gehirn vom Cysticercus befallen. Der *Echino-*

coccus ist gleichfalls innerhalb der Schädelhöhle häufiger als im Wirbelkanal. Was die Häufigkeit seiner Lokalisation anlangt, so nimmt das Zentralnervensystem im Vergleich zu den übrigen Organen eine recht bescheidene Stellung ein. Nach NEISSER ist dieser Parasit nur in 7,5% aller Fälle innerhalb der Schädelhöhle und nur in 1,4% im Spinalkanal lokalisiert. Auch hier ist die intradurale Lokalisation seltener als die extradurale, während die epidurale und paravertebrale Ansiedlung am häufigsten vorkommen. Die Diagnose wird gelegentlich erleichtert durch den Röntgenbefund, nämlich durch den Nachweis kugliger Aufhellungen in den Wirbelkörpern und in den Rippenköpfchen. Manchmal erreichen die Geschwülste die Oberfläche und liegen paravertebral, so daß ihre Incision oder Punktion die Natur des Prozesses unschwer erkennen läßt. Die Komplement- und die Cutanreaktion vervollständigen die Diagnose. Ergänzend sei noch eingefügt, daß *Coccidien* durch epidurale Granulome Rückenmarkssymptome auslösen können, während die *Bilharziosis* die Rückenmarkssubstanz selbst befallen kann.

δ) Eine gesonderte Besprechung erfordert das Krankheitsbild der sog. *Spondylarthritis ankylopoetica*, die zuerst 1892 von BECHTEREW beschrieben worden ist und seitdem BECHTEREWsche Krankheit genannt wird. Ihr liegen vermutlich echte entzündliche Veränderungen der Gelenkkapseln der kleinen Wirbelgelenke zugrunde. Nach Zerstörung des Gelenkknorpels versteifen die Gelenke, insbesondere verknöchern die Gelenkbänder. Der Prozeß tritt familiär auf und findet sich fast nur bei Männern. In pathogenetischer Beziehung ist eine scharfe Trennung gegenüber den degenerativen Spondylarthrosen nicht durchführbar, was auch die gleichzeitige Kombination der Spondylarthritis ankylopoetica mit Affektionen der

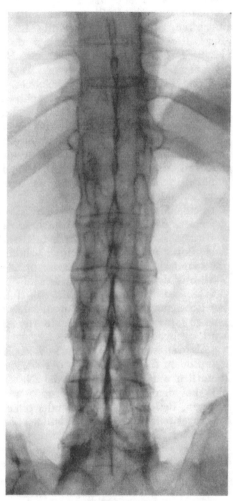

Abb. 149. Röntgenbild einer schweren Spondylarthrosis ankylopoetica (BECHTEREW). (Aus der Sammlung des Herrn Doz. Dr. PRÉVÔT, Univ.-Röntgeninstitut Hamburg-Eppendorf.)

großen Gelenke (Hüfte, Schulter, Knie) zeigt, welche als sog. STRÜMPELL-PIERRE MARIEsche Krankheit herausgehoben wird. Die BECHTEREWsche Krankheit beginnt schleichend zwischen dem 20. und 40. Lebensjahr. Schubweise verschlechtert sich das Zustandsbild unter leichten Temperatursteigerungen und heftigen lokalen Schmerzen. Die Wirbelsäule wird immer steifer, insbesondere flacht sich die Gegend der Lendenwirbelsäule ab und schließlich haben wir einen Menschen vor uns, der mit seinem völlig versteiften Rückgrad einen sehr hilflosen Eindruck erweckt. Schmerzen bestehen solange, bis die Versteifung ihren höchsten Grad erreicht hat, die Wirbelsäule als förmlicher Stab imponiert. Durch Übergreifen des entzündlichen Prozesses auf die ein- und austretenden Rückenmarkswurzeln oder auch Druck von Knochenwülsten, welche die intervertebralen Löcher einengen, treten heftige neuralgiforme, radikuläre Beschwerden auf. Je nach ihrer Lokalisation werden sie als Intercostalneuralgie oder als Ischias usw. angesprochen. Dabei können Reflexdifferenzen oder ein Reflexverlust auftreten, die Sensibilität kann in bestimmten Bezirken, z. B. besonders häufig an den Unterschenkeln gestört sein. Infolge der Alteration des Grenzstrangs durch stärkere Randwülste können vegetative Magen- und Darmsymptome, Blasen- und Mastdarmstörungen zustande kommen. Man hat diesen Prozeß wegen der starken Wurzelbeteiligung auch als „Spondylitis rhizomelica" bezeichnet. Im Röntgenbild, das bei Prozeßbeginn schwer zu deuten ist, findet sich später das charakteristische Bild des „Bambusstabes", welches von einer ausgedehnten Verknöcherung der Bandapparate herrührt. In der Rückenmuskulatur kann man zahlreiche Muskelhärten sog. Myogelosen palpieren. Nicht uninteressant ist die Tatsache, daß ein relativ hoher Prozentsatz der Erkrankten ein gewisses Masken- und Salbengesicht aufweist, das an das Aussehen des postencephalitischen Parkinosonismus erinnert. Ein Teil der Autoren nimmt deshalb eine zentral neurogene Entstehung des Gelenkleidens an.

Schließlich sind noch die eigentliche *Spondylitis deformans* und die *Arthrosis deformans* der Wirbelsäule zu nennen. Bei der ersteren handelt es sich um eine Aufbrauchskrankheit der Zwischenbandscheiben, die zu einer Bewegungseinschränkung mit starker Randwulstbildung führt, wobei nur äußerst selten das Rückenmark oder seine Wurzeln in Mitleidenschaft gezogen werden. Bei der Arthrosis deformans der Wirbelsäule liegt dagegen eine Abnutzungskrankheit der kleinen Wirbelgelenke vor, die infolge stärkerer Randwulste und Zacken zur Einengung der Intervertebrallöcher und damit zu einer Reizung der Wurzelnerven führt, so daß klinisch ein Hexenschuß oder eine Ischialgie vorgetäuscht wird.

Als weiterer Prozeß, der die Wirbelsäule befällt und zu Wurzel- und Marksymptomen führt, sei die *Ostitis fibrosa generalisata* RECKLINGHAUSEN, die bekanntlich auf einer Störung der Nebenschilddrüsenfunktion beruht, genannt. Wie bei den Vorgenannten findet man dabei Schmerzen und Parästhesien, Paresen, Reflexstörungen mit oder ohne Sphincterlähmungen. Das Röntgenbild zeigt cystische, blasige Auftreibungen des Knochens mit Destruktionen und Spontanfrakturen sowie eine Dislokation der Wirbel gegeneinander. Der Nachweis einer Hypercalcämie und Hypophosphathämie erleichtert die Diagnose. Bekanntlich sind die Skeletherde aus Riesenzellen zusammengesetzt, man hat sie deshalb als „Riesenzellsarkome" und als „braune Tumoren" bezeichnet und früher als prognostisch malign hingestellt. Die Ostitis fibrosa ist aber nicht malign, wenn es gelingt, die Nebenschilddrüsenadenome zu entfernen. Allerdings gibt es Fälle ohne eigentliche Adenome; vermutlich handelt es sich dabei mehr um eine krankhaft gesteigerte Überproduktion von Parthyreoidhormon. Die Excochleation und nachträgliche Bestrahlung der Riesenzelltumoren bringt jahrelange Remission mit sich; häufig kommt es aber später doch zu Rezidiven. In diesem Zusammenhange muß auch die *Ostitis deformans* (PAGET) angeführt werden, bei welcher ein lokaler Knochenprozeß, aber keine Riesenzelltumoren mit cystischen Knochenauftreibungen vorherrschen. Sie hat nichts mit innersekretorischen Störungen zu tun; ihre Ätiologie ist noch dunkel. Infolge periostaler Knochenwucherungen im Lumbalkanal führt sie gleichfalls zu spinalen Symptomen im Sinne von vollständigen und unvollständigen Querschnittssyndromen, die sich nach ausgedehnter Laminektomie zurückbilden können. Die Differentialdiagnose ist nur mit Hilfe des Röntgenbildes möglich.

ε) Als relativ seltenes Ereignis gilt das Auftreten von Querschnittssymptomen bzw. von Wurzelreizungen bei *schweren Skoliosen und Kyphosskoliosen*. Man findet derartige Komplikationen besonders bei Jugendlichen d. h. bei der sog. *Aduleszenten-Kyphose* und zwar am häufigsten im Bereich des unteren Hals- und mittleren Brustmarks. Solche Kranke zeigen nicht selten einen „Spontanbabinski", Blasen- und Sensibilitätsstörungen. Meist sind derartige Symptome nur vorübergehender Natur und bilden sich nach dem initialen Warnruf relativ schnell zurück. In solchen Fällen versuche man unter allen Umständen mittels einer Myelographie die wahre Natur der Rückenmarkssymptome zu klären. Im übrigen hat man gerade bei Querschnittssymptomen im Gefolg von Rückgratverkrümmungen durch eine entlastende Laminektomie günstige Erfolge gesehen. Die röntgenologische Diagnose ist allein im Stande zu klären. Im Schrifttum wird in jüngster Zeit das Vorkommen derartiger neurologischer Komplikationen unterstrichen. Nicht unwichtig ist es, daß die Rückenmarkssymptome erst nach einem harmlosen erscheinenden Sturz oder Fall auf die Wirbelsäule auftreten können und mithin traumatisch bedingt erscheinen. *Verdickungen des Ligamentum flavum* können gleichfalls medulläre, insbesondere Caudaerscheinungen auslösen (PUUSEPP, ABBOTH, GELBARTH und CHAVANY), die sich auf eine Laminektomie hin bessern können.

VII. Die Auswirkung meningitischer Prozesse auf das Rückenmark.

Die anatomische und funktionelle Einheit der Hüllen des Zentralnervensystems verbietet es, eine besondere Klinik und Pathologie der Meningen des Rückenmarks aufzustellen. Wohl gibt es Situationen, bei welchen man von einer „Meningitis spinalis" oder einer „Pachymeningitis cervicalis" sprechen kann, aber dann handelt es sich, wie im ersten Falle, nur um eine besondere örtliche Auswirkung eines allgemeinen meningealen Prozesses oder wie im zweiten Falle, um Vorgänge, die sich im Sinne eines komprimierenden Prozesses auswirken und sich praktisch in nichts von Rückenmarkskompressionen anderer Natur unterscheiden. Ihr wahrer Charakter wird von Fall zu Fall nur durch die Sektion oder durch die Laminektomie erkannt. Auf Grund des klinischen Symptomkomplexes allein können sie nie mit *der* Sicherheit wie andere Prozesse diagnostiziert werden.

Die *Pachymeningitis externa purulenta* ist fast immer ein fortgeleiteter Prozeß. Sind es am Schädel mehr Eiterungen im Bereich der Nebenhöhlen oder der Ohren, die den Anstoß geben, so finden wir bei der *Pachymeningitis externa spinalis* entweder primär eine Osteomyelitis der Wirbelsäule oder einen Furunkel, einen Karbunkel oder phlegmonöse Prozesse, in seltenen Fällen eine purulente Bronchitis. Als hauptsächliche Erreger zeigen sich Staphylo- und Streptokokken. Nur in seltenen Fällen wird ein traumatisch entstandener, epiduraler Blutungsherd sekundär vom Blute her infiziert. Übrigens hat man derartige epidurale Eiterungen im Anschluß an perforierende Wirbelsäulenverletzungen gesehen. Die sich im Epiduralraum ausbreitende Entzündung wird, falls sie nicht schon durch eine Perforation in den Subarachnoidealraum zur Meningitis geführt hat, zunächst wie ein raumbeschränkender Prozeß wirken. Dabei kommen nicht nur der Druck des gestauten Eiters, sondern auch gewisse zirkulatorische Einflüsse zur Entfaltung.

Im Vordergrund steht die starke lokale Schmerzhaftigkeit der Wirbelsäule, die begleitet ist von einer entsprechenden Einschränkung ihrer Beweglichkeit. Weiterhin bestehen hartnäckige Brachialgien, Intercostalneuralgien oder Ischialgien je nach dem Sitz der Eiterung. Ist die Eiteransammlung besonders stark, dann wird das Rückenmark komprimiert und es können sich innerhalb weniger Stunden schlaffe Para- und Tetraparesen mit völliger Querschnittsunterbrechung entwickeln, die wieder zurückgehen, wenn der Eiter entweder nach dem Spinalkanal durchgebrochen ist, oder sich nach außen entleeren konnte. Die Erscheinungen des *epiduralen Abscesses*, wie man die Pachymeningitis externa spinalis auch nennt, können sehr stürmisch verlaufen, d. h. sie können hohes Fieber, Blutleukocytose usw. bedingen. In den mehr subakut verlaufenden Fällen ist die Temperatur oft subfebril, die einzelnen Symptome setzen langsamer ein. Sind Rückenmarkserscheinungen im Sinne einer beginnenden oder totalen Querschnittsläsion vorhanden, so finden wir im Liquor ein typisches Kompressionssyndrom. Es empfiehlt sich also auch hier, den lumbalen und den suboccipitalen Liquor zu untersuchen. Hat sich der entzündliche Prozeß schon etwas der Arachnoidea mitgeteilt, dann ist die Zellzahl entsprechend erhöht, man hat das Bild der *sympathischen Meningitis* vor sich. Schwierig ist die Abgrenzung gegen die gewöhnliche Osteomyelitis der Wirbelsäule, bei welcher wir die gleiche Schmerzhaftigkeit vorfinden, zu der aber weder Wurzelschmerzen noch Symptome von seiten des Rückenmarks gehören. Naturgemäß gibt es aber fließende Übergänge zwischen beiden Prozessen. Die Prognose ist abhängig von der Art des Grundleidens. Rechtzeitig operiert, kann mancher Fall gerettet werden, zumal die Rückenmarksschädigungen sich nach der Entlastung völlig zurückbilden können; es persistieren aber häufig starke Wurzelschmerzen als Folge der narbigen Schrumpfung der epiduralen Granulationen. Prognostisch unsicher sind jene Fälle, bei welchen der hochvirulente Eiter in den Liquorraum durchgebrochen ist und zu einer allgemeinen Meningitis geführt hat.

Daß eine tuberkulöse Spondylitis auf den Epiduralraum übergreifen kann und das Bild der Pachymeningitis externa erzeugt, versteht sich von selbst (vgl. S. 1099). Die am Gehirn relativ häufig vorkommende sog. *Pachymeningitis haemorrhagica interna* spielt im Rückenmark keine Rolle, nur äußerst selten ist die Dura mater spinalis an diesem Prozeß beteiligt. Mit Nachdruck sei hervorgehoben, daß die sog. *Subarachnoidealblutung* — früher *Meningealapoplexie* genannt — mit der Pachymeningitis haemorrhagica interna nichts gemein hat, denn bei der letzteren kommuniziert das Hämatom nicht mit dem Liquorraum. Die Subarachnoidealblutung, die gelegentlich mit spinalen Erscheinungen (Reflexdifferenzen, Pyramidenbahnzeichen, Meteorismus, Blasenstörungen) einhergeht, ist an anderer Stelle dieses Handbuches schon besprochen.

Unter der sog. *Pachymeningitis cervicalis hypertrophicans* versteht man eine chronische Entzündung aller Schichten der Dura. Sie führt zu einer Einengung des Spinalkanals und damit zur Kompression der aus- und eintretenden Wurzeln und des Rückenmarks selbst. Beteiligt sind neben dem inneren Blatt der Dura sowohl die Arachnoidea wie die Pia. Über die Pathogenese des Prozesses ist man sich noch recht wenig schlüssig, was damit zusammenhängen mag, daß man am Sektions- oder Operationstisch immer nur die letzte Prozeßphase sieht. Allerdings sind derartige Fälle recht selten. Als *ursächliche* Faktoren hat man neben dem Alkoholismus die Tuberkulose und die Lues angeführt. Sieht man das Schrifttum durch, so hat die Lues als auslösender Faktor das meiste für sich, denn bei ihr sind Bindegewebshyperplasien nichts Ungewöhnliches. Man hat die rheumatische Genese dieses Prozesses verteidigt, aber mit dieser Erklärung ist man nicht weitergekommen.

In *klinischer* Hinsicht finden wir bei der Pachymeningitis cervicalis hypertrophicans alle jene Erscheinungen, die wir bei der Kompression des mittleren und unteren Halsmarks schon kennengelernt haben, d. h. wir hören in der Anamnese von einem neuralgiformen Vorstadium, das besonders ausgeprägt ist im Gebiet des Nervus ulnaris und medianus. Schließlich kommt es zu Amyotrophien an den kleinen Handmuskeln und an den Beugern des Unterarmes und der Finger. Häufig resultiert eine typische Predigerhand beiderseits. Die Kranken klagen über Schmerzen im Bereich der Halswirbelsäule, besonders bei Neigung des Kopfes. Nur selten werden oculopupilläre Symptome gesehen. Bewirken die hyperplastischen Verdickungen eine starke Kompression des Rückenmarks, dann treten paraspastische Symptome mit Unterbrechung der sensiblen Leitung und Störungen der Blasenmastdarmfunktion auf. Der Liquor verhält sich wechselnd. Meist findet sich ein Sperrliquor ohne wesentliche Zellvermehrung. Der Prozeß streckt sich über Jahre hin und kann sich gelegentlich spontan zurückbilden.

Handelt es sich um luische Folgeerscheinungen, so kann der Ausfall der serologischen Untersuchung Klärung bringen, doch spricht ein negatives Ergebnis nicht gegen Lues. Bei der absoluten Übereinstimmung des Symptomenbildes mit andersartigen extraduralen Kompressionen ist die Diagnose dieses Prozesses nur aus dem Ungefähren zu stellen. Jedenfalls ist es zu empfehlen, bei unklaren Kompressionen des unteren Halsmarks, auch wenn der Verlauf und der negative Ausfall des Röntgenbildes mehr für eine Pachymeningitis cervicalis hypertrophica sprechen, zu laminektomieren, als darauf zu warten, daß sich der Prozeß wieder spontan zurückbildet. Das Ergebnis einer antiluischen Therapie soll man nicht abwarten, zumal wenn Querschnittssymptome vorliegen. Eine operative Heilung ist allerdings nur in solchen Fällen möglich, die noch keine ausgedehnten Verwachsungen mit den Wurzeln bieten, bei welchen es also genügt, den verengenden Ring der hyperplastischen Dura durch Incisionen zu sprengen und zu erweitern. Sind aber die Wurzeln selbst stark verbacken und entzündlich verändert, dann kann das Messer nichts erreichen, insbesondere keine Linderung der starken Schmerzen herbeiführen. Bei berechtigtem Verdacht auf eine *luische* Genese empfiehlt sich nach dem operativen Eingriff eine spezifische Kur mit Bismogenol, Salvasan oder eine Schmierkur. In seltenen Ausnahmen kann sich der hypertrophische Prozeß an der Pachymeninx, im Brustmarkgebiet oder in der Lendenmark- oder in der Caudaregion abspielen.

Die *akuten Prozesse* in den weichen Häuten des Rückenmarks, die unter dem Begriff der *Leptomeningitis acuta* zusammengefaßt werden, zu welchen unter anderem die epidemische Meningitis gehört, erstrecken sich nur in Ausnahmefällen auf den Spinalkanal allein, sondern meist ist die gesamte Leptomeninx ergriffen. In pathogenetischer Hinsicht wirken sich diese akuten Entzündungen auf verschiedene Weise auf das Rückenmark und seine Wurzeln aus, nämlich 1. rein toxisch, 2. auf dem Umweg über den Gefäßapparat durch Erkrankung der kleinen und mittleren Gefäße im Sinne einer Endarteriitis, die nicht nur bei der tuberkulösen und luischen Meningitis, sondern ebenso bei der Meningo- und Pneumokokkenmeningitis auftritt, 3. werden das Rückenmark und seine Wurzeln direkt durch den Druck des eitrigen oder serösen Exsudats lädiert. Als Folgeerscheinungen dieser verschiedenartigen Schädlichkeiten finden wir alle Übergänge, von Reflexanomalien und Pyramidenbahnzeichen angefangen bis zu spinalen Paresen, die verbunden sein können mit Blasenmastdarmstörungen, mit segmentalen Sensibilitätsausfällen, manchmal mit einem BROWN-SEQUARDschen Symptomenkomplex. Im allgemeinen sind derartige spinale Erscheinungen bei den akuten Meningitiden selten; sind sie nachweisbar, dann wechseln sie oft. Bezüglich der epidemischen Meningitis und der

Meningitiden bei primären Infektionskrankheiten wie bei der Pneumonie, bei der Influenza, bei der Sepsis und der Gonorrhoe, bei WEILscher Krankheit usw., bei der Poliomyelitis und bei der epidemischen Encephalitis, sei auf die entsprechenden Kapitel in den übrigen Beiträgen des Handbuches verwiesen.

Wir wollen uns im folgenden nur mit der *chronischen Leptomeningitis*, d. h. mit der *Arachnitis chronica cystica adhaesiva spinalis*, wie man diese Erkrankung heute allgemein nennt, beschäftigen. Sie gehört zu dem Sammelbegriff der sog. „*Meningitis serosa*", der heute mit Recht als veraltet abgelehnt werden muß. Allerdings ist die Bezeichnung Arachnitis chronica ebenfalls kein einheitlicher ätiologischer Begriff, sondern umfaßt verschiedene Krankheitsbilder, die das gleiche anatomische Substrat zur Grundlage haben. Man findet nämlich mehr oder weniger ausgedehnte narbige Verwachsungen innerhalb der Hirn- und Rückenmarkshäute mit und ohne Cystenbildung, die nicht nur an der Konvexität und an der Basis des Gehirns, insbesondere im Bereich der hinteren Schädelgrube sich abspielen, sondern alle Rückenmarksabschnitte lokal oder diffus befallen können. In ätiologischer Hinsicht kommen zunächst alle akuten und subakuten Prozesse in Frage, die im Subarachnoidealraum oder im Epiduralraum auftreten und zum Teil abgeklungen sind, also die akuten Meningitiden, die Myelitiden oder ein epiduraler Abszeß, der mit einer sympathischen sterilen Meningitis einhergegangen ist. Allgemeine Infektionen wie Grippe, Typhus usw. können, selbst wenn sie von keiner schweren Meningitis begleitet waren, ebenfalls den Ausgangspunkt einer Arachnitis darstellen. Auf Grund der Kriegserfahrungen unterstreicht man vor allem die Rolle des Traumas und zwar sowohl von stumpfen Gewalteinwirkungen ohne Knochenverletzung wie von Frakturen und Fissuren. Besonders nach Wirbelsäulentraumen wird dieser eigenartige Prozeß beobachtet, und zwar tritt er oft erst nach einem längeren Intervall in Erscheinung. So können sich die zunächst nach einem Wirbelsäulentrauma bestehenden spinalen Erscheinungen zurückbilden, bis sich eines Tages wieder welche einstellen, weil sich inzwischen eine Arachnitis entwickelt hat. Eindeutige Beweise für derartige posttraumatisch bedingte arachnitische Veränderungen konnten sowohl durch Operationen, wie durch Sektionen geliefert werden. Relativ *leichte Traumen* werden ebenfalls als auslösende Faktoren einer Arachnitis angeschuldigt (O. FOERSTER, MAUSS, KRÜGER, v. EISELSBERG usw.) und werden auf eine Fernwirkung durch plötzliche enorme Liquordrucksteigerungen zurückgeführt. Weiterhin treten arachnitische Verwachsungen relativ häufig bei Rückenmarkstumoren auf und können so besonders bei der Myelographie zu einer falschen Höhendiagnose führen. Inwieweit bei der multiplen Sklerose arachnitische Veränderungen Fehlschlüsse dem Rückenmarkstumor gegenüber veranlassen können, wurde schon oben auseinandergesetzt (vgl. S. 1074). Arachnoideale Verwachsungen finden wir in stärkstem Maße vor allem bei der *Lues spinalis* und bei der *Tabes* und zwar sind sie dort am stärksten über den Hintersträngen entwickelt. Bei der *tuberkulösen* Caries werden sie nicht selten im Bereich des spondylitischen Prozesses nachgewiesen und sind dann häufig die letzte Ursache der spinalen Symptome. Bei einer Reihe von Fällen wird die Ätiologie immer dunkel bleiben, eben weil der eigentliche Beginn symptomlos verläuft und sich die klinischen Erscheinungen erst zeigen, wenn der Prozeß ausgesprochen chronisch geworden ist.

Pathologisch anatomisch finden wir feinere oder etwas derbere Schwielen und Narben innerhalb der Spinnwebenhaut, entweder lokal oder diffus ausgedehnt. Der Operationsbefund enttäuscht den weniger Erfahrenen: im Niveau der Veränderungen zeigt die Dura nach der Laminektomie zunächst keine Pulsation. Schneidet man sie ein, dann quillt ein sehr dünnwandiger, leicht gelblich erscheinender Cystensack hervor, der entweder platzt oder nach dessen

Incision sich eine starke eiweißhaltige Flüssigkeit entleert (PANDY-Reaktion anstellen!). Ist diese Cyste entleert, dann ist praktisch kaum mehr etwas zu sehen, höchstens noch feinere Stränge, die von der Rückenmarksoberfläche nach den Seiten ziehen; außerdem erscheint die Pia des Rückenmarks meist verdickt. In mikroskopischer Hinsicht finden sich je nach dem Prozeßstadium fibrinöse Belege und Wucherungen des arachnoidalen Endothels. Die Innenseite der Dura ist immer mit beteiligt. Ein schwieliges derbes Narbengewebe zeigt sich am häufigsten nach akuten entzündlichen Affektionen wie nach Meningitiden.

Für das *klinische Bild* ist das Kommen und Gehen der Symptome charakteristisch. Je nach dem Sitz des Prozesses wird über neuralgiforme Schmerzen in den Gliedern oder am Rumpf geklagt, die meist von wechselnder Dauer sind. Sie werden zunächst, weil sie oft von Witterungsumschlägen abhängig erscheinen, als Rheumatismus gedeutet. Bei jeder intralumbalen Drucksteigerung, wie beim Nießen, Husten oder Pressen werden sie besonders heftig. Hartnäckige Parästhesien da und dort, die ebenso plötzlich wieder verschwinden wie sie gekommen sind, bilden gleichfalls ein Frühsymptom. Sie sind wie die Neuralgien meist segmental bzw. radiculär entwickelt. Schließlich treten ein- oder doppelseitige motorische Ausfälle auf, die entweder segmental verteilt sind (Amyotrophien) oder als Paraparesen imponieren. Bei starker Ausdehnung der Verwachsungen und der Cysten kann sich eine vollständige Querschnittsunterbrechung einstellen, ein Ereignis, das infolge Ödem und Liquorstauung relativ akut eintreten kann. Vasomotorische trophische Störungen sind nichts Seltenes (livide Verfärbung der Haut, Anomalien der Haare und der Nägel). Bezeichnend ist das Auftreten von sog. *Fernsymptomen*, d. h. von radikulären Reizerscheinungen, weit ab von den früher festgestellten Reiz- und Ausfallssymptomen, die dadurch

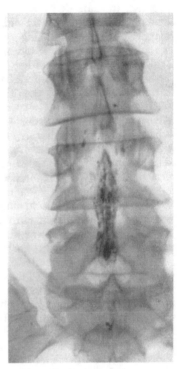

Abb. 150. Traubenförmiger Stop in Höhe des 5. Lendenwirbels bei einer Arachnitis adhaesiva circumscripta mit Caudasyndrom. (Eigene Beobachtung an der Medizinischen Univ.-Klinik Erlangen. Damaliger Leiter: Prof. L. R. MÜLLER.)

zustande kommen, daß sich in anderen Segmenten ebenfalls arachnitische Prozesse auswirken. Cerebrale Reiz- und Ausfallserscheinungen, wie Augenmuskellähmungen, Erbrechen, Stauungspapille usw. sind durch gleichzeitige cerebrale, arachnoideale Veränderungen zu erklären. Man findet diese Kombination am häufigsten nach Traumen. Der Liquorbefund wechselt, je nachdem ob die Passage durch die Verwachsungen und Cysten verlegt ist oder nicht. Im ersten Falle ist der lumbale Liquor stark eiweißhaltig und oft xantochrom. Im Gegensatz zum Sperrliquor beim Tumor besteht meist eine gewisse Pleocytose (bis zu 100/3 Zellen) und außerdem erweist sich der zisternale Liquor ebenfalls verändert, d. h. eiweiß- und zellreicher, der bekanntlich beim Rückenmarkstumor fast stets normale Zusammensetzung zeigt. Das QUECKENSTEDTsche Zeichen ist nur bei totaler Blockade — und diese ist sehr selten — positiv. Die Myelographie zeigt meist einen tropfen- bzw. perlschnurartigen Stop, doch gibt es alle möglichen Variationen.

Bei der pathologisch anatomischen Natur dieses Prozesses muß die *Differentialdiagnose* von vornherein sehr schwierig erscheinen. Sind nach der Vorgeschichte schwere Traumen oder allgemeine Infektionen vorausgegangen, dann ist die Wahrscheinlichkeitsdiagnose einer Arachnitis relativ leicht. Aber nur bei einer kleinen Anzahl von Fällen erfahren wir näheres über die spezielle Vorgeschichte. Führend für die Diagnose der Arachnitis ist der schon erwähnte außerordentliche Wechsel der Erscheinungen, sowohl bezüglich der Intensität wie der Extensität. Charakteristisch ist weiterhin das Auftreten von Fernsymptomen, die mit den zuerst festgestellten Ausfällen und Reizerscheinungen in keinen topischen Zusammenhang gebracht werden können. Die differentialdiagnostische Abgrenzung gegen den extra- und intramedullären Tumor wurde schon bei der Differentialdiagnose des Rückenmarkstumors besprochen (vgl. S. 1076). Gegenüber der spinalen Lues, insbesondere der Meningomyelitis luica ist die Abgrenzung nur auf Grund des Ausfalles der Wa.R. möglich, denn die klinischen Symptome haben bei beiden Prozessen die gleichen pathologisch-anatomischen Veränderungen zur Voraussetzung. Allerdings kommen bei der Lues Parenchymveränderungen durch Zirkulationsstörungen hinzu. Im übrigen hilft die Beachtung der Pupillenreaktion, der Nachweis von Aortenveränderungen ect. weiter. Man hat übrigens Fälle von Arachnitis beobachtet, die unter dem Bild einer kombinierten Systemerkrankung verlaufen sind. In *prognostischer* Hinsicht ist die Tatsache der Spontanrückbildung wichtig, aber mit einer solchen ist nur in Ausnahmefällen zu rechnen. Wird nicht therapeutisch eingegriffen, dann drohen Decubitus und Urosepsis ebenso wie bei anderen chronischen Rückenmarksprozessen. Zur Behandlung hat man in letzter Zeit vor allem das Jod empfohlen. Auch das Jodipin vermag manchmal Besserungen herbeizuführen. Daneben sah man Rückbildungen nach wiederholten Lumbalpunktionen und Lufteinblasungen und nach vorsichtiger Röntgenbestrahlung. Angesichts der Unsicherheit der Diagnose „Arachnitis" soll man mit der Laminektomie nicht zu lange warten. Findet man nach Eröffnung der Dura die oben beschriebenen Verwachsungen und Cysten, die sofort nach der Incision in sich zusammenfallen, dann sondiere man auf jeden Fall nach' oben und unten den Liquorraum vorsichtig, denn gar zu gerne übersieht man sonst einen noch vorhandenen extramedullären Tumor, der nur begleitet war von einer adhäsiven cystischen Arachnitis. Zur Vermeidung von Rezidiven werden postoperative Röntgenbestrahlungen empfohlen.

Literatur.

I. Die infektiös-toxischen R-M-Prozesse.

A. Der myelitische Symptomenkomplex.

Zusammenfassende Arbeiten.

CASSIRER: OPPENHEIMS Lehrbuch der Nervenkrankheiten, Bd. 1.

KÖRNYEY, ST.: Myelitis. Handbuch der Neurologie, Bd. XIII. Berlin: Julius Springer 1936.

MARBURG: Handbuch der Neurologie, Bd. XIII. Berlin: Julius Springer 1936. — MÜLLER, E.: MOHR-STAEHELINS Handbuch der inneren Medizin, 2. Aufl., Bd. 5, Teil 1. Berlin: Julius Springer 1925.

NONNE, M.: Syphilis und Nervensystem, Berlin S. Karger 1924.

PETTE, H.: Die postvaccinale Encephalitis. Handbuch der Neurologie, Bd. XIII. Berlin: Julius Springer 1936.

SPATZ: Encephalitis. Handbuch der Geisteskrankheiten, Bd. XI, Teil 7. Berlin: Julius Springer 1930.

Einzelarbeiten.

Bock, H.: Z. Neur. **115**, 173 (1928). — Bodechtel, G.: Z. Neur. **117** (1928). — Boen-
heim, C.: (1) Arg. im. Med. **28**, 604. — (2) Klin. Wschr. **1927 II**, 1552. — Boumann u. Bok:
Z. Neur. **111**, 495 (1927).
Demme, H.: Dtsch. Z. Nervenheilk. **125**, H. 1 (1932).
Foix et Alajouanine: Revue neur. **1926 II**, 1.
Gins, A.: (1) Verh. Geb. Med.verw. **34**, H. 5 (1931). — (2) Dtsch. med. Wschr. **1931 I**. —
(3) Dtsch. med. Wschr. **1933 I**, 677. — Glanzmann, E.: Schweiz. med. Wschr. **1927 I**, 135.
Hoesslin, v.: (1) Arch. f. Psychiatr. **38**. — (2) Arch. f. Psychiatr. **40**. — Hussler u.
Spatz: Z. Kinderheilk. **38**, 428 (1924).
Marburg: Jkurse ärztl. Fortbildg **10**, 13, 1 (1919).
Neubürger: Klin. Wschr. **1925 I**, 113.
Perdrau: J. of Path. **31** (1928). — Pette, H.: (1) Infektion und Nervensystem. Dtsch.
Z. Nervenheilk. **110**, 221. — (2) Dtsch. Z. Nervenheilk. **124**, 43. — Pette, H. u. Környey:
Z. Neur. **128**, 390 (1930).
Redlich: Arch. f. Psychiatr. **64**, 152 (1927).
Santha, K. v.: Arch. f. Psychiatr. **100**, 398 (1933). — Schilder: Dtsch. Z. Nerven-
heilk. **103**, 176 (1928). — Spielmeyer: (1) Mschr. Kinderheilk. **44**, 195 (1929). — (2) Z.
Neur. **123**, 161 (1930). — (3) Z. Hyg. **113**, 170 (1931).
Walthard: (1) Dtsch. Z. Nervenheilk. **111**, 117 (1929). — (2) Z. Neur. **124** (1930).

B. Rückenmarksabsceß.

Zusammenfassende Arbeiten.

Cassirer: H. Oppenheims Lehrbuch der Nervenkrankheiten, 7. Aufl. Berlin: S. Karger
1923.
Flatau, E.: Lewandowskys Handbuch der Neurologie Bd. 2. Berlin 1911.
Schmaus-Saki: Vorlesung über die anatomische Pathologie des Rückenmarks. Wiesbaden 1901.
Wartenberg, R.: Der Rückenmarksabsceß. Bumke-Foersters Handbuch der Neurologie, Bd. XIV. 1936.

Einzelarbeiten.

Cavaccani, G.: Riv. venet. Sci. med. **1899**, 30, 481.
Schlesinger: Dtsch. Z. Nervenheilk. **10**, 410 (1897).
Woltman and Adson: Brain **49**, 193 (1926).

C. Poliomyelitis.

Zusammenfassende Arbeiten.

Draper: Akute Poliomyelitis. Philadelphia: P. Blatesitons Son & Co. 1917.
Flexner: Prevention of poliomyelitis, Vol. I, p. 7. New York 1933.
Heine, J.: (1) Beobachtungen über Lähmungszustände der unteren Extremitäten
und deren Behandlung. Stuttgart: F. H. Köhler 1840. — (2) Spinale Kinderlähmung.
Stuttgart: Cotta 1860.
Landsteiner, K.: Poliomyelitis acuta. Kolle-Wassermanns Handbuch der patho-
genen Mikroorganismen, Bd. 8, S. 427. Jena: Gustav Fischer 1913.
Müller, E.: (1) Die spinale Kinderlähmung. Berlin: Julius Springer 1910. — (2) Die
epidemische Kinderlähmung. Handbuch der inneren Medizin, 2. Aufl., Bd. 1, Teil 1, S. 389.
Berlin: Julius Springer 1925.
Pette, H.: Die Poliomyelitis. Bumke u. Foersters Handbuch der Neurologie, Bd. XIII,
Teil II. Berlin: Julius Springer 1936.
Wickman, J.: (1) Studien über Poliomyelitis acuta. Berlin: S. Karger 1905. — (2) Bei-
trag zur Kenntnis der Heine-Medinschen Krankheit. Berlin: S. Karger 1907. — (3) Levan-
dowskys Handbuch der Neurologie, Bd. 2. Berlin: Julius Springer 1911.

Einzelarbeiten.

Charcot: Rev. phot. Hôp. Paris **4**, 1, 36 (1872).
Draper: (1) N. J. amer. Assoc. **68**, 1153 (1917). — (2) N. J. amer. Assoc. **97**, 1139
(1931). — (3) N. amer. J. med. Soc. **184**, 111 (1932).
Faber, H. K. and C. P. Gebhardt: (1) J. of exper. Med. **57**, 933 (1933). — (2) Proc.
Soc. exper. Biol. a. Med. **30**, 879 (1933). — Flexner and Levis: J. amer. med. Assoc. **54**,
1780 (1910).
Környey, St.: (1) Dtsch. Z. Nervenheilk. **130**, 75 (1933). — (2) Z. Neur. **146**, 724 (1933).

Landsteiner, K. u. E. Popper: (1) Wien. klin. Wschr. 1908 II, 1830. — (2) Z. Immun.-forsch., Orig. 2, 377 (1909). — Levaditi: Zit. nach Pette.
Müller, A.: Zit. nach Pette.
Netter: (1) Bull. Acad. Méd. Paris 74, 403 (1915). — (2) Bull. Acad. Méd. Paris 105, 779 (1931).
Pette, H., H. Demme u. St. Környey: Dtsch. Z. Nervenheilk. 128, 125 (1932). — Pettit, A.: (1) C. r. Soc. Biol. Paris 81, 1097 (1918). — (2) Bull. gén. Ther. 176, 389 (1925). — Pfaundler, M. v.: Münch. med. Wschr. 1928 I, 45.
Römer: (1) Münch. med. Wschr. 1910 I, 568. — (2) Münch. med. Wschr. 1910 II, 2685.
Schottmüller: (1) Dtsch. med. Wschr. 1932 II, 1614. — (2) Dtsch. med. Wschr. 1933 I, 43.
Wallgren: (1) Acta med. scand. (Stockh.) 54, 117. — (2) Acta med. scand. (Stockh.) 65, 722. — (3) Wien. Arch. inn. Med. 12, 297. — Wickmann, J.: Jber. Kinderheilk. 68, 182 (1907).

D. Tabes.

1. Pathologie.

Zusammenfassende Arbeiten.

Gagel: Die pathologische Anatomie der Tabes. Henke-Lubarsch' Handbuch der speziellen pathologischen Anatomie und Histologie, Bd. Nervensystem. Im Erscheinen.
Igersheimer: Handbuch der Hautkrankheiten, Bd. 17, S. 203.
Marie, P.: Leçons sur les Maladies de la Moelle. Paris 1892.
Nageotte: Pathogenie de Tabes dorsale. Paris: C. Naud 1903. — Nonne: Jahrbücher der Staatskrankenanstalten Hamburgs 1889.
Redlich: Die Pathologie der tabischen Hinterstrangerkrankungen. Jena: Gustav Fischer 1897. — Richter: Bumke-Foersters Handbuch der Neurologie, Bd. 12, S. 443. Berlin: Julius Springer 1936.
Stargardt: Ursache des Sehnervenschwundes bei der Tabes und proportionalen Paralyse. Berlin: August Hirschwaldt 1913.

Einzelarbeiten.

Behr, C.: Münch. med. Wschr. 1926 I, 311, 366. — Braesowsky: Arb. neur. Inst. Wien 20 (1913).
Déjérine: Arch. Psychiol. norm. et path. 15, 7, 2 (1883). — Deutsch: Arb. neur. Inst. Wien 31, 129 (1929).
Hassin: Arch. of Neur. 31, 311 (1929). — Hechst: Arch. f. Psychiatr. 95, 2, 207.
Igersheimer: Dtsch. med. Wschr. 1926 943.
Jakob: Arch. f. Psychiatr. 65, 191 (1922).
Nageotte: Bull. Soc. Anat. Paris 1894.
Meyer, O.: Beitr. Anat. u. Physiol. 21 (1924).
Redlich: Jb. Psychiatr. 11, 92. — Richter: (1) Zbl. Neur. 1914. — (2) Zbl. Neur. 67 (1921). — (3) Arch. f. Psychiatr. 67 (1921). — (4) Arch. f. Psychiatr. 70, 72.
Schaffer: Mschr. Psychiatr. 1898. — Spielmeyer: Zbl. Neur. 91, 84 (1923). — Spitzer: (1) Arb. neur. Inst. Wien. 28, 227. — (2) Arb. neur. Inst. Wien 44, 863. — Simmerling: Arch. f. Psychiatr. 18. — Singeisen: Arch. f. Psychiatr. 106, 106 (1936).

2. Ätiologie.

Zusammenfassende Arbeiten.

Bettmann: Handbuch für Unfallheilkunde Bd. 8, S. 79. 1931.
Jahnel: J. Jadassohns Allgemeine Pathologie und pathologische Anatomie der Syphilis des Nervensystems. Handbuch der Haut- und Geschlechtskrankheiten, Bd. 17, Teil 1. Berlin: Julius Springer 1929.
Stern, R.: Über körperliche Kennzeichen der Disposition zur Tabes. Leipzig u. Wien: Franz Deuticke 1912.

Einzelarbeiten.

Aebly, J.: (1) Arch. f. Psychiatr. 61, 693 (1920). Bemerkungen zur Arbeit von Pilz. — (2) Wien. med. Wschr. 1925 II. — (3) Wien. med. Wschr. 1926 I.
Brorius: Arch. f. Dermat. 1904.
Castex: Rev. argent. dermatol. Sifilol. 16, 59. Ref. Zbl. Neur. 67, 625. — Curtius, J. u. K. Schlotter: Dtsch. Z. Nervenheilk. 134, 44 (1934).
Daraszkiewicz, L.: Allg. Z. Psychiatr. 83, 53.
Ehrlich, P.: Z. Psychol. 71, 830 (1914).
Fischer, O.: Z. Neur. 16, 120 (1913).

GÄRTNER, W.: Z. Hyg. **92**, H. 3, 341. — GLÜCK: Arch. f. Dermat. **21**, 347. — GRAVES, W.:
J. amer. med. Assoc. **1913**, Nr 17, 1504.
JAHNEL: Verslg bayer. Psychiater München, Sitzg 25. u. 26. Juli 1925. Ref. Zbl. Neur.
42, 99. — JOLLY: (1) Münch. med. Wschr. **1926 II**. — (2) Arch. f. Psychiatr. **82**, 500.
KEHRER u. STRUZINA: Arch. f. Psychiatr. **70**, 256. — KIRCHNER: Ref. Zbl. Neur. **48**,
674. — KLIENEBERGER: (1) Arch. f. Psychiatr. **68**, 339. — (2) Arch. f. Psychiatr. **70**, 286. —
KOETSCHET: Psychiatr. -neur. Wschr. **1930 I**, 329. — KOLB: Z. Neur. **96**, 1, 74 (1925).
LAUTER: Dtsch. Z. Nervenheilk. **82**, 222 (1924). — LEVADITI, C. u. A. MARIE: Z. Psychol.
71, 834 (1914).
MEGGENDORFER: Erbbiologischer Teil. Verslg dtsch. Neur. u. Psychiater Dresden
1935. Ref. Zbl. Neur. **78**, 166. — MOREL-LAVALLÉE: Gaz. Hôp. Paris. **65**, 303 (1892).
Zit. nach JAHNEL. — MOTAIS: Bull. Soc. Path. exot. Paris **27**, 680 (1934). Ref. Zbl. Neur.
75, 335.
PANDYK: Z. Neur. **89**, 589 (1924). — PETTE: (1) Dtsch. Z. Nervenheilk. **67**, 151 (1920). —
(2) Dtsch. Z. Nervenheilk. **81**, 143 (1924). — PICK u. BAUDLER: Arch. f. Dermat. **101** (1910). —
PLAUT: Naturwiss. **13**, 996 (1925). — PLAUT u. JAHNEL: (1) Münch. med. Wschr. **1926 I**,
515. — (2) Münch. med. Wschr. **1926 I**, 396. — POPPI, N.: Riv. Neur. **6**, 535 (1933). Ref.
Zbl. Neur. **73**, 82.
SALOMON: Dtsch. med. Wschr. **1925 II**, 1897. — SCHERER, H. J.: Z. Neur. **141**, 212. —
SCHLOSSBERGER: Arb. Staatsinst. exper. Ther. Frankf. **21**. — SÉZARY et GALLERAND:
(1) Bull. Soc. méd. Hôp. Paris, III. s. **46**, 11, 82 (1930). Ref. Zbl. Neur. **60**, 557. — (2) Bull.
Soc. franç. Dermat. **39**, 309 (1934). — STANOJEVIC: (1) Psychiatr.-neur. Wschr. **1930 I**,
329. Ref. Zbl. Neur. **58**, 79, 90. — (2) Verslg dtsch. Naturforsch. u. Ärzte, Arb. 27. Hamburg
1928. Zbl. Neur. **51**, 619. — STERN, F.: Begutachtung organischer Nervenkrankheiten.
Ref. Zbl. Neur. **58**, 394. — STERN, R.: Mschr. Unfallheilk. **39**, 97 (1932). — STIEF, A.: Encéphale **26**, Suppl.-No 6, 142 (1921).
WILMANNS: Klin. Wschr. **1925 II**, 1097, 1145.

3. Pathogenese.

Zusammenfassende Arbeiten.

JAHNEL: Allgemeine Pathologie und Pathologie der Syphilis. JADASSOHNs Handbuch
der Hautkrankheiten, Bd. 17. 1929.

Einzelarbeiten.

GRODZSKY: Ref. Zbl. Neur. **51** (1929).
HASSIN: Arch. of Neur. **21** (1929). — HAUPTMANN: (1) Zbl. Neur. **102**. — (2) Klin. Wschr.
1927 II, 4.
IGERSHEIMER: siehe bei pathologische Anatomie.
NOGUCHI: Münch. med. Wschr. **1913** 60, 737
PANDY: Zbl. Neur. **89**, 589 (1924).
RICHTER: siehe bei pathologische Anatomie.
SPIELMEYER: siehe bei pathologische Anatomie. — STERN, R. O.: Brain **52**, 29, 51
(1929). — INGVAR, SVEN: (1) Acta med. scand. (Stockh.) **65**, 645 (1927). — (2) Bull. Hopkins
Hosp. **43**, 363 (1928).

4. Klinik.

Pupillenstörungen — Augenmuskellähmungen — Opticus — Hirnnervenerscheinungen.

Zusammenfassende Arbeiten.

BUMKE: Die Pupillenstörungen bei Geistes- und Nervenkrankheiten. Jena 1911.
GRAEFE, A. v.: Motilitätsstörungen. GRAEFE-SAEMISCH' Sammelwerk, Bd. VI, S. 51.
JAENSCH: Pupille. FOERSTER-BUMKEs Handbuch der Neurologie, Bd. 4. Berlin: Julius
Springer 1936.
MANN: FOERSTER-BUMKEs Handbuch der Neurologie, Bd. XII, Teil 1. 1935. Berlin:
Julius Springer 1936. — MÜLLER, E.: Die Tabes. MOHR-STAEHELINs Handbuch der inneren
Medizin, 2. Aufl., Bd. 5, Teil 1. Berlin: Julius Springer 1925.
UHTHOFF, W.: Augenveränderungen bei Erkrankungen des Nervensystems. GRAEFE-
SAEMISCH' Handbuch der Augenheilkunde, 2. Aufl., Bd. 11, XXII. Kap., Teil II. 1901.

Einzelarbeiten.

BEHR: Z. Augenheilk. **58**, 27 (1925). — BROOKFIELD, R. W.: Lancet **1930 I**, 1287.
FOERSTER-GAGEL-MAHONEY: Verslg. Ges. inn. Med. Wiesbaden 1936. — FUCHS, E.:
(1) Ref. Zbl. Neur. **50**, 89. — (2) Cron. méd. meic. **27**, 16 (1928).
GRAEFE, A. v.: Graefes Arch. **1**, 433.
KÝRIELEIS, W.: (1) Z. Augenheilk. **83**, 278 (1934). — (2) Münch. med. Wschr. **1935 II**,
1067.

Nonne: (1) Neur. Zbl. **1902**, Nr 21. — (2) Dtsch. Z. Nervenheilk. **51**, 155 (1914).
Oppenheim: Dtsch. Z. Nervenheilk. **24**, 235 (1903).
Pfeifer: Dtsch. Z. Nervenheilk. **33**, 246 (1907).
Rabatt: Rev. de Laryngol. etc. **46**, 746 (1925). Ref. Zbl. Neur. **43**, 553.
Santonastaso: Riv. Pat. nerv. **32**, 653 (1927). Ref. Zbl. Neur. **49**, 356 (1928). —
Saenger: Neur. Zbl. **1902**, Nr 18. — Schiphort: Psychiatr. Bl. (holl.) **1921**, 1. Ref. Zbl. Neur. **19**, 190.
Uchida, K.: Arb. neur. Inst. Univ. Wien. 51, 122 (1927). Ref. Zbl. Neur. **29**, 348 (1928).

Symptome von seiten der Hinterstränge, bzw. der linken Wurzeln (lanzinierende Schmerzen, Krisen), Verhalten der Reflexe, des Muskeltonus, Ataxie.

Zusammenfassende Arbeiten.

Decourt, J.: Paris: Gaston Doin et Cie. 1927. Ref. Zbl. Neur. **47**, 73. — Doepner: Thea: Diss. Tübingen 1932. Ref. Zbl. Neur. **68**, 399.
Hauser: Henke-Lubarsch' Handbuch der speziellen pathologischen Anatomie und Histologie, Bd. 4/I, S. 399.
Redlich, E.: Kriega Jubilenszowa Flatana 104. 1929. Ref. Zbl. Neur. **56**, 187.
Schaffer, K.: Handbuch der Neurologie, 1. Aufl., Bd. 2, S. 1039.
Wagner v. Jauregg: Fieber und Infektionstherapie. Berlin: Weidmann & Co. 1936.

Einzelarbeiten.

Bennet: Amer. J. med. Sci. **170**, 538 (1925). Ref. Zbl. Neur. **43**, 553. — Bergmark, G.: Acta med. scand. (Stockh.) **78**, 97 (1932). — Biernacki, E.: Zbl. Neur. **13**, 242 (1894). — Blatt, M.: Graefes Arch. **125**, 263 (1930). — Bock, H. C.: Zbl. inn. Med. **1934**, 901, 977. — Bogaert, L. v.: J. de Neur. **29**, 81 (1929). Ref. Zbl. Neur. **54**, 446. — Brill: Arch. f. Dermat. **158**, H. 2 393, (1929).
Cantalamesca, V.: Ref. Zbl. Neur. **54**, 269. — Cantalamesca, V., Laignel-Lavastine et Boquien: Bull. Soc. méd. Hôp. Paris **48**, 116 (1932). Ref. Zbl. Neur. **63**, 661. — Cassait, E. et A. Fontan: Ann. Méd. **27**, 512 (1930). — Conner: Zit. nach W. Lehmann: Arch. f. Psychiatr. **70**, 302 (1924).
Dujardin: Ann. des Mal. Vénér. **22**, 881 (1927). — Dujardin u. Legrand: Rev. méd. chir. Mal. Foie etc. **3**, 97 (1928).
Foerster, O.: (1) Mschr. Psychiatr. 8, 1 (1900). — (2) Mschr. Psychiatr. **11**, 259 (1902). — Frenkel, D.: (1) Neur. Zbl. **1893**, 434. — (2) Z. Nervenheilk. **17**, 277 (1900). — Frenkel u. Foerster: Arch. f. Psychiatr. **33** (1901).
Haenel: Münch. med. Wschr. **1927** I, 847. — Hauer, K.: Klin. Mbl. Augenheilk. 87, 361 (1931). — Hoff u. Schilder: Wien. klin. Wschr. **1925**, 903.
Kerppola: Mschr. Psychiatr. **61**, 93 (1926). — Krecke: Münch. med. Wschr. **1921** I, 298. — Krüskemper: Med. Klin. **1927** I, 436.
Lotheissen: Zit. nach Wagner v. Jauregg.
Oppenheim: Dtsch. Z. Nervenheilk. **24**, 325 (1903). — Orschansky, H. G.: Neur. Zbl. **1906**, 401. — Ortner: Med. Klin. **1927** I, 595.
Pal: Münch. med. Wschr. **1903** II. — Pette, H.: Münch. med. Wschr. **1921** II, 1188. — Z. Neur. **76**, 275 (1922). — Preuss, J. u. A. Jakoby: Münch. med. Wschr. **1924** II, 1273.
Regensburger: Klin. Wschr. **1922** I, 631.
Šarfmann, L.: Russk. Klin. **11**, 709, 721 (1929). — Schacherl: Wien. klin. Wschr. **1927** I, 146. — Schiff: Dtsch. Z. Chir. **226**, 66 (1930). — Schüler: Klin. Wschr. **1929** I, 1476. — Shave, R. C.: Brit. J. Surg. **9**, 450 (1918). Ref. Zbl. Neur. **24**, 343. — Sommer: Wien. klin. Wschr. **1922** II, 2078. — Stephenson, J. W.: Amer. J. Syph. **11**, 219 (1927). Ref. Zbl. Neur. **48**, 475. — Sternberg, M.: (1) 18. Jverslg Ges. dtsch. Nervenärzte. Hamburg 1928. Ref. Zbl. Neur. **50**, 788. — (2) Dtsch. Z. Nervenheilk. **107**, 97, 100 (1928).
Taterka u. Pineas: Nervenarzt **1928**, 543.
Wagner v. Jauregg: (1) Wien. klin. Wschr. **1924** II. — (2) Wien. klin. Wschr. **1926** II. — Wernicke: Zit. nach J. Loewenstein: Bemerk. z. Artikel Schacherl. Ref. Zbl. Neur. **49**, 781.

Störungen des motorischen Systems, der Trophik (Arthropathie, Mal perforant usw.), Psychose; Störungen von seiten der inneren Organe Verdauung, Kreislauf; Harn-, Geschlechtsorgane), Blut, Liquor.

Zusammenfassende Arbeiten.

Benthans: Festschrift zur Feier des 10jährigen Bestehens der Akademie für praktische Medizin. Köln. Bonn 1915.
Dattner: Moderne Therapie der Neurosyphilis. Wien: Wilhelm Maudrich 1933.
Nonne: Syphilis des Nervensystem. Berlin: S. Karger 1921.
Richter, H.: Foerster-Bumkes Handbuch der Neurologie, Bd. XII. Berlin: Julius Springer 1935.

Einzelarbeiten.

BLUM: Z. Neur. **126**, 202 (1930). — BOSTROEM: (1) Wien. med. Wschr. **1923** I, 122. — (2) Klin. Wschr. **1828** II, 1915.
DÉJÉERINE: Rev. Méd. **1889**. — DELBET et CORTIES: Bull. méd. **101**, 387 (1929). — DEMME: Dtsch. Z. Nervenheilk. **139**, 103 (1936). — DUMAS, FROMENT et MERCIER: J. Méd. Lyon **9**, 303 (1928). Ref. Zbl. Neur. **51**, 82. — (2) Presse méd. **1929**, 435. Ref. (1) Zbl. Neur. **54**, 59. — DUCHANGE, R.: Revue de Stomat. **28**, 129 (1926). Ref. Zbl. Neur. **45**, 227.
ESKUCHEN: Klin. Wschr. **1923** II, 1830.
FAURE-BEAULIEU-Bonn: Revue neur. **37**, 211 (1930). Ref. Zbl. Neur. **56**, 695. — FESSLER u. FUCHS: (1) Z. urolog. Chir. **28**, 173 (1929). — (2) Z. f. Urol. **26**, 305 (1932). — FLEISCHHACKER: Dtsch. med. Wschr. **1926** I, 708. — FRISCH: Klin. Wschr. **1923** II, 1401. — FRITZSCHE: Arch. f. Psychiatr. **86**, 74 (1928).
GUILLAIN: Alajonaninio. Am. Méd. **20**, 530 (1926).
HALLERVORDEN: Z. Neur. **33** (1923). — HESS u. FALTITSCHEK: Med. Klin. **1929** II, 1200. — HOLL, E.: Röntgenprax. **115** (1921).
JAKOB, A.: Z. Neur. **101** (1926).
KESSLER: Klin. Wschr. **1924** 47. — KIENBÖCK, R.: Fortschr. Röntgenstr. **47**, 379 (1933). — KINO u. STRAUSS: Dtsch. Z. Nervenheilk. **89**, 211 (1926).
LEMIERE-KINDBERG et DESCHAMPS: Bull. Soc. méd. Hôp. Paris **37**, 1170 (1921). Ref. Zbl. Neur. **21**, 103. — LEY: Rev. Cir. Barcelona **4**, 10 (1932). Ref. Zbl. Neur. **66**, 496.
MARCHIONI u. OTTENSTEIN: (1) Dtsch. Z. Nervenheilk. **128**, 86 (1932). — (2) Klin. Wschr. **1932** II, 1424. — MARINESCO: Ann. Méd. **18**, 327 (1925).
NONNE: Arch. f. Psychiatr. **19**.
ORTMANN: Dtsch. med. Wschr. **1926** II, 1554.
PAPE: Fortschr. Röntgenstr. **39**, 1006 (1929). — PETTE, H.: Z. Neur. **76**, 275 (1922). — PIRES: Argent.-brasil. Neur. **15**, 8 (1932). Ref. Zbl. Neur. **65**, 269.
RAVAUT: (1) Monde méd. **1911**, No 24. — (2) Monde méd. **1932**, No 812—813. — RAVAUT et BOULIN: (1) Ann. de Dermat. **6**, No 12, 8 (1927). — (2) Presse méd. **1928**, No 56. — (3) Monde méd. **1930**, No 771. — RISAC, E.: Z. Neur. **127**, 255 (1920). — ROSEN, KRASNOV and URTKIN: Arch. of Neur. **28**, 399 (1932). Ref. Zbl. Neur. **65**, 730.
SCHAFFER: Arch. f. Psychiatr. **3** (1898). — SCHERER, H.: Virchows Arch. **286**, 183 (1932). — SCHILLER u. STENGEL: Z. Neur. **113**, 613 (1928). — SCHLESINGER: (1) Dtsch. Z. Nervenheilk. **117** (1931). — (2) Dtsch. Z. Nervenheilk. **118** (1931). — (3) Dtsch. Z. Nervenheilk. **119** (1931). — SCHRÖDER: Arch. f. Psychiatr. **1918**. — SIEMENS u. COHEN: Dermat. Z. **44**, 317 (1925). — SIOLI: Z. Neur. **3** (1910). — STRISOVER: (1) Wien. med. Wschr. **1923** I, 122. — (2) Z. klin. Med. **117**, 384 (1931).
TATERKA: Z. Neur. **85**, 809 (1925). — TORELLI, G.: Radiol. med. **20**, 919 (1923). Ref. Zbl. Neur. **69**, 386.
WEIL u. BOURGEOIS: Presse méd. **33**, 583 (1925). Ref. Zbl. Neur. **41**, 106. — WITTGENSTEIN: (1) Z. ges. psych. Ther. **35**, 224. — (2) Dtsch. med. Wschr. **1935** II, 1474.

Verlaufsformen — Differentialdiagnose.

Einzelarbeiten.

BAUMGART: Z. Neur. **71**, 321 (1921).
DAUBE: Med. Klin. **1926** I, 687.
KOSTER: Nederl. Tijdschr. Geneesk **1931**, 2191. Ref. Zbl. Neur. **60**, 830.
LÉRI, ANDRÉ et LIÉVRE: Bull. Soc. méd. Hôp. Paris **44**, 1708 (1928).
NONNE: Neur. Zbl. **1912**, 6.
PIRES, W.: Rev. sud-amér. Méd. **2**, 7, 11 (1931). Ref. Zbl. Neur. **62**, 653.
REBATTU: Ref. Zbl. Neur. **41**, 300 (1925).
TUCZEK: Arch. f. Psychiatr. **13** (1882).
WEICHBRODT, R.: Ther. Gegenw. **1927/28**, 10, 442.

Therapie.
Zusammenfassende Arbeiten.

DATTNER: Moderne Therapie der Nervensyphilis. Wien: Wilhelm Maudrich 1933.
FOERSTER, O.: Die Leitungsbahn des Schmerzgefühls. Berlin 1926.
GENNERICH: Syphilis des Zentralnervensystems, ihre Ursache und Behandlung, 2. Aufl. Berlin: Julius Springer 1923.
HOROWITZ: Gastrische Krisen (therapeutisch-pathologische Studie). Paris: Gaston Doin & Cie. 1932.
LEREDDE, E.: Traitment du Tab. Paris 1918.
NONNE: Syphilis und Nervensystem, 5. Aufl. Berlin: S. Karger 1924.
SCHACHERL: Therapie der organischen Nervenkrankheiten. Berlin: Julius Springer 1927.
WAGNER v. JAUREGG: Die Fieber- und Infektionstherapie. Wien, Leipzig u. Bern: Weichmann & Co. 1936.

Einzelarbeiten.

Ahringsmann u. Illig: Nervenarzt 3, 257 (1930). — Arwinski u. Gradiuski: Ref. Zbl. Neur. 48, 206.

Baeyer: Münch. med. Wschr. 1927 I, 37. — Bering: (1) Münch. med. Wschr. 1925 II, 1455. — (2) Dtsch. med. Wschr. 1926 II, 1611. — Brinkmann: Klin. Wschr. 1927 II, 1950. — Buschke u. Boss: Dtsch. med. Wschr. 1932 II, 1796.

Carrera, J. L.: (1) Prensa méd. argent. 16, 535 (1929). Ref. Zbl. Neur. 55, 501. — (2) Rev. argent. dermato-sifilol. (span.) 18, 104 (1934).

Dreyfuss: Dtsch. Z. Nervenheilk. 84, 14 (1925). — Dreyfuss u. Hanau: Klin. Wschr. 1927 I, 590.

Faragó, G.: Psychiatr.-neur. Wschr. 1936 I, 204. — Fellows: Amer. J. Syph. a. Neur. 18, 505 (1934). — Fischer, Oskar: Wien. klin. Wschr. 1932 I, 123, 376. — Foerster, O. u. Gagel: Z. Neur. 138, 1 (1932).

Gibsen and Gordon: Brit. med. J. 1931, Nr 3675 1015. — Goldscheider: Klin. Wschr. 1911 I, 70. — Gennerich: Münch. med. Wschr. 1923 II, 1221.

Hadden and Wilson: Amer. J. Syfil. 15, 316 (1931). — Halpern u. Kogerer: Wien. med. Wschr. 1928 II, 910. — Hassin: J. amer. med. Assoc. 90, 605 (1928). — Hesse: Med. Klin. 1926 II, 920. — Heuck: Dermat. Z. 53, 756 (1928). — Hildebrandt, W.: Z. Neur. 142, 413 (1932). — Hoffmann, E. u. Memmesheimer: Nervenarzt 2, 399 (1929).

Jahnel: (1) Neuere Untersuchungen über Pathologie und Therapie der syphilitischen Erkrankungen des Gehirns usw. Fortschr. Neur. 1, 313 (1929). — (2) Fortschr. Neur. 2, 238 (1930). — (3) Fortschr. Neur. 5, 342 (1933). — (4) Fortschr. Neur. 8, 49 (1936). — Jossmann: Allg. Z. Psychiatr. 95, 321 (1931).

Kauders: Z. exper. Med. 44 (1924). — Kaufmann: Dtsch. med. Wschr. 1927 I, 612. — Kirchbaum: Münch. med. Wschr. 1928 I, 469. — Kissóczy u. Woldrich: Med. Klin. 1927 II, 1608. — Knorr: Nervenarzt 1, 533, 589 (1928). — Kogerer: Wien. med. Wschr. 1927 I, 23. — Kremser: Strahlenther. 38, 719 (1930).

Lippmann: Dtsch. med. Wschr. 1923 I, 245.

Mandl, F.: (1) Dtsch. Z. Chir. 205, 92 (1927). — (2) Erg. Med. 12, 1. Hälfte (1928). — Margarot et Jaubon: Arch. Soc. Sci. m d. et biol. Montpellier 10, 445 (1929). — Marinesko, Sager u. Facon: Ref. Zbl. Neur. 44, 494. — Mehrtens and Pouppirt: Arch. of Neur. 22, 700 (1929).

Naegeli, Th.: Schweiz. med. Wschr. 1925 I, 462. — Nonne: Malariatherapie und Opticusatrophie. Disk.bem. zu Dreyfuss u. Hanau. Verslg dtsch. Nervenärzte, Düsseldorf 1926. Ref. Zbl. Neur. 44, 794.

Piccard: Les traitem des Tabet. Monde méd. 15, V, 708 (1927). — Plehn: Dtsch. med. Wschr. 1927 I, 7. — Pope: Physic. Ther. 49, 117 (1921).

Rajka u. Radnai: Dermat. Wschr. 1932 II, 1829. — Reid: Lancet 1929 916.

Schacherl: (1) Wien. med. Wschr. 1916 II, 1407. — (2) Dtsch. Z. Nervenheilk. 77, 234 (1923). — Schönbauer: Arch. klin. Chir. 160, 175 (1930). — Schreus u. Bernstein: Münch. med. Wschr. 1932 II, 1987—1990. — Schröder, Knud: (1) Psychiatr.-neur. Wschr. 1929 II, 333. — (2) Hosp.tid. (dän.) 1932, 1387. Ref. Zbl. Neur. 76, 460. — Sperling: Wien. med. Wschr. 1926 990. — Steinfeld: Verh. dtsch. Ges. inn. Med. 1925, 236.

Vonkennel: Sitzgsber. dtsch. Forschgsinst. Psychiatr. München, 2. Juli 1926. Ref. Zbl. Neur. 46, 143 (1927).

Wagner v. Jauregg: Karlsbad. ärztl. Vortr. 10, 373 (1929). — Weichbrodt, R.: Behandlung der Tabes mit Berücksichtigung der Fiebertherapie. Ther. Gegenw. 1927, 442. — Weigeldt, R.: Dtsch. med. Wschr. 1921 I, 10. — Winkler: (1) Wien. klin. Wschr. 1928 I, 11. — (2) Med. Klin. 1929 II, 1833. — Wyrsch u. Bruns: Münch. med. Wschr. 1934 II, 1999.

Ziegelroth, L.: Fünf Jahre Pyrifertherapie. Zbl. Neur. 72, 449.

E. Funikuläre Spinalerkrankung.

Zusammenfassende Arbeiten.

Bielschowsky: Myelitis und Sehnervenentzündung. Berlin: S. Karger 1901. — Bremer: (1) Erg. inn. Med. 41, 143 (1931). — (2) Bumke-Foersters Handbuch der Neurologie, Bd. XIII, S. 941.

Henneberg: Die funikuläre Myelitis. Lewandowskys Handbuch der Neurologie, Bd. 11, S. 769. 1911.

Illing: Erg. inn. Med. 48 (1935).

Naegeli: Blutkrankheiten, Blutdiagnostik, 5. Aufl. Berlin: Julius Springer 1931.

Spielmeyer: Histopathologie des Nervensystems, Allg. Teil, Bd. 1. Berlin: Julius Springer 1922.

Wohlwill: Funikuläre Myelitis. Kraus-Brugsch' Handbuch der inneren Medizin, Bd. 10, Teil II.

Einzelarbeiten.

ALBRECHT, O.: J. Psychol. u. Neur. **37**, 12 (1929). — AUSTROGESILO: Encéphale **29**, 361 (1934).
BODECHTEL, G.: (1) Z. Neur. **137**, 104 (1931). — (2) Kongreßber. Zbl. Neur. **82**, 679 (1936). — (3) Ref. auf dem Kongreß Ges. dtsch. Neur. u. Psychiater Frankfurt 1936. Z. Neur. **158**, 48 (1937). — BOUMAN u. BIELSCHOWSKY: Z. Neur. **152**, 538 (1935). — BREMER: (1) Funikuläre Spinalerkrankung. Fortschr. Neur. **1931**, H. 1, 12. — (2) Erbarzt **1934**, H. 1. — (3) Kongreßber. Z. Neur. **138**, 36 (1937). — (4) Zbl. Neur. **82**, 678, 682.
DANA: J. nerv. Dis. **26**, 1 (1899). — DEMME: Disk.bem. Z. Neur. **82**, 682 (1936). — DEUSCH: Verh. dtsch. Ges. inn. Med. **1926**, 273. — DINKLER: Dtsch. Z. Nervenheilk. **47/48** (1913).
FLEISCHMANN: Dtsch. Z. Nervenheilk. **51**, 402 (1914). — FOERSTER, HOFHEINZ u. GUTTMANN: Z. Neur. **147**, 16 (1933).
GREENFIELD and CARMICHAEL: Brain **58**, 483 (1935). — GUIZETTI u. PRÖTT: Zbl. Neur. **82**, 680 (1936).
HAMILTON and NIXON: Arch. of Neur. **6**, 1 (1921). — HAUGARTNER u. WOLBERGS: Erbarzt **3**, H. 12 (1936). — HENNEBERG: (1) Arch. f. Psychiatr. **32**, 550 (1899). — (2) Klin. Wschr. **1924** 970.
ILLING: Münch. med. Wschr. **1934** II, 1265. Ref. Zbl. Neur. **75**, 583.
LARUELLE-MASSION et VERNIORY: Paris méd. **1935** II, 266. Ref. Zbl. Neur. **78**, 706. — LICHTHEIM: (1) Verh. dtsch. Ges. inn. Med. **1887**, 84. — (2) Z. Path. **1890**, 20.
MILLER and RHOADS: J. clin. Invest. **14**, 153 (1935). — MINNICH: (1) Z. klin. Med. **21**, 25, 264 (1892). — (2) Z. klin. Med. **22**, 60 (1893).
NONNE: (1) Arch. f. Psychiatr. **22**, H. 6. — (2) Arch. f. Psychiatr. **25**, H. 2. — (3) Dtsch. Z. Nervenheilk. **6**, 313 (1895). — Neur. Zbl. **1896**, 157. — NONNE u. FRÜND: Dtsch. Z. Nervenheilk. **35**, 107 (1908).
OTONELLO: Riv. Pat. nerv. **37**, 671 (1931).
PETRI, OHLSEN u. BOGGILD: (1) Fol. haemat. (Lpz.) **54**, 150 (1936). — (2) Fol. haemat. (Lpz.) **55**, 161 (1936).
RUSSEL, BATTON and COLLIER: Brain **1900**, 39.
SALUS: Klin. Wschr. **1932** I, 237. — SALUS u. REIMANN: Klin. Wschr. **1934** II, 986. — SCHERER, H. J.: Z. Neur. **141**, 212 (1932). — SCHILLING: (1) Verh. dtsch. Ges. inn. Med., 42. Kongreß Wiesbaden **1930**, 518. — (2) Klin. Wschr. **1931** I, 301. — (3) Zbl. Neur. **82**, 682. — (4) Kongreßber. Z. Neur. **158**, 8 (1937). — SCHOB, F.: Z. Neur. **135**, 95 (1931). — SCHRÖDER: (1) Berl. klin. Wschr. **1911** II, 2357. — (2) Dtsch. med. Wschr. **1923** I, 144. — SCHULTZE, F.: Dtsch. Z. Nervenheilk. **11**, 162 (1897). — SPIELMEYER: (1) Zbl. Neur. **1909**. — (2) Z. Neur. **25** (1914). — STÄMMLER: Über syphilitische Myelose. Münch. med. Wschr. **1936** II, 1743.
WOHLWILL: (1) Z. Neur. **8**, 293 (1911/12). — (2) Dtsch. Z. Nervenheilk. **68/69**, 438 (1921). — (3) Dtsch. Z. Nervenheilk. **117/119**, 776 (1931). — (4) J. Lisboa Medica **12**, No 4, 225 (1935). — WOLTMAN: (1) Amer. J. med. Sci. **157**, 400 (1919). — (2) Amer. J. Psychiatr. **1924**, 435.

II. Zirkulationsstörungen (Hämatomyelie, Myelomalazie) einschließlich des Rückenmarktraumas und der Caissonkrankheit.

Zusammenfassende Arbeiten.

CASSIRER: OPPENHEIMS Lehrbuch der Neurologie, 7. Aufl. Berlin: S. Karger 1923.
EICK, WALTER: Syringomyelie und Trauma. Inaug.-Diss. Bonn 1932. — EISENLOHR: Jahrbücher der Hamburger Staatskrankenanstalt 1890, Hamburg 1892.
FOERSTER, O.: (1) Die traumatischen Läsionen des Rückenmarks auf Grund der Kriegserfahrungen. Handbuch der Neurologie, Erg.-Bd., Teil 2, 4. Abschn. Berlin: Julius Springer 1929. — (2) Über einen Fall von Stichverletzung des Rückenmarks. Festschr. f. MARINESCO, S. 213. Bukarest 1933.
HELLER, MAYER u. SCHRÖTTER: Luftdruckerkrankungen Wien 1900. — HILLER: Handbuch der Neurologie, Bd. XI. Berlin: Julius Springer 1936.
JELLINEK, ST.: Elektrische Verletzungen. Leipzig: Johann Ambrosius Barth 1932.
LEWANDOWSKY: Handbuch der Neurologie, Bd. 2. — LUXENBURGER: Experimentelle Studien über Rückenmarksverletzungen. Wiesbaden: J. F. Bergmann 1903.
MARBURG, O.: Handbuch der Neurologie, Bd. XI. Berlin: Julius Springer 1936. — MINOR: Handbuch der Pathologie des Nervensystems, Bd. 2. Berlin: S. Karger 1904. — MÜLLER, E.: MOHR-STAEHELINS Handbuch der inneren Medizin, 2. Aufl. Berlin: Julius Springer 1925.
RUGE, ERNST: Erg. Chir. **26**, 549 (1932).
SCHMAUS-SAKI: Pathologie der Rückenmarkskrankheiten. Wiesbaden: J. F. Bergmann 1901. — SEURIG: Über 7 Fälle von authochtoner Aortenthrombose. Diss. München 1910. —

Strauss, Hans: Traumatische Erkrankungen des Rückenmarks, seiner Wurzeln und Häute. Handbuch der ärztlichen Begutachtung, Bd. 2, S. 253. 1931. — Ströbel: Erkrankungen der Wirbelsäule und der Rückenmarkshüllen. Handbuch der pathologischen Anatomie des Nervensystems, Bd. 2. Berlin: S. Karger 1904.

Einzelarbeiten.

Adamkiewicz: (1) Die Blutgefäße des menschlichen Rückenmarkes. Sitzgsber. Akad. Wiss. Wien, Math.-naturwiss. Kl. 84 (1881). — (2) Sitzgsber. Akad. Wiss. Wien, Math.-naturwiss. Kl. 85 (1882). — Angelescu, C. et G. Buzoianu: Rev. d'Orthop. 18, 201 (1931). — Apret et Odinet: Bull. Soc. Pédiatr. Paris 25, 381 (1927). — Auerbach, Lisbet: Zentrale Störungen nach unblutiger Nervendehnung. Dtsch. med. Wschr. 1929 I, 270. — Avellan: Zwei Fälle von Totalluxationsfraktur der Wirbelsäule mit großer Dislokation, aber ohne Verletzung des Rückenmarks. Acta chir. scand. (Stockh.) 68, 203 (1931).

Balado, Manuel, Joaquin Llambias y German Orosco: Arch. argent. Neur. 2, 16 (1928). — Ballif, E.: (1) Bull. Soc. Neur. 1922, 2. — (2) Revue neur. 1922. — (3) Revue neur. 1923. — Bauer: Zbl. Chir. 40, 1945 (1913). — Becker: Z. Neur. 5, 393 (1912). — Becker, F.: Steißbeinverletzungen. Bruns' Beitr. 153, 512 (1931). — Bell, Leo, P.: J. Bone Surg. 9, 639 (1927). — Benda, C. E.: (1) Neur. Zbl. 34, 15 (1915). — (2) Nervenarzt 2, 28 (1929). — Binet et Mosinger: Revue neur. 1928 I, 167. — Bizzatti, Ennio et E. Benati: Arch. di Antrop. crimin. 50, 1378 (1930). — Bodechtel u. Guttmann: Dtsch. gerichtl. Med. 14, 284 (1929). — Bollinger, O.: Internat. Beitr. wiss. Med. 1891. — Boorstein, Samuel: Amer. J. Surg., N. s. 12, 43 (1931). — Bornstein, A.: Berl. klin. Wschr. 1910 II, 1272. — Borchardt, A.: (1) Neur. Zbl. 1915, 324. — (2) Berl. klin. Wschr. 1915 I, 222. — (3) Zbl. Chir. 1916, Nr 29. — Boss, William: Bruns' Beitr. 146, 194 (1929). — Brack, Erich: Dtsch. Z. Chir. 221, 350 (1929). — Breig, K.: Zbl. Chir. 1932, 2880. — Brodie, Fréderic, Lhermitte et Lehmann: Revue neur. 1931, 191, 380. — Bühler, Fritz: Z. urol. Chir. 37, 406 (1933). — Burkhardt, Hans: Bruns' Beitr. 149, 171 (1930).

Carruthers, Walter: J. of Med. 43, 645 (1930). — Castex, Mariano y Armando F. Camauer: Prensa méd. argent. 14, 427 (1927). — Castex, Mariano, R. A. Camauer y G. A. Mortola: Rev. Soc. Med. int. y Soc. Tisiol. 4, 465 (1928). — Chandler, Fremont A.: Surg. etc. 53, 273 (1931). — Chartier: Revue neur. 1916 II, 431 (1917). — Chiray, M. et V. Serbanescu: Revue neur. 36 I, 188 (1929). — Christ, A.: Dtsch. Z. Chir. 243 (1934). — Christopher, Frederick: Amer. J. Surg., N. s. 9, 424 (1930). — Cohn, Else: Arch. f. Psychol. 95, 439 (1931). — Curat, Rodolfo: Semana méd. 1, 850 (1931).

Dannhorn, G.: Über Schädigung des Nervensystems durch Blitzschlag. Veröff. Volksgesdh.dienst. 48, 705 (1937). — Davison and Keschner: Arch. of Neur. 30, 326 (1933). — Demme: 20. med. Ber. Kinderspit. Bern 1882. — Dominice, Leonardo: Policlinico, sez. chir. 34, 557 (1927). — Doughty, Roger G.: Med. Clin. N. Amer. 10, 939 (1930). — Dowman, Charles Edward: South. med. J. 23, 607 (1930). — Dragescu u. Tetrescu: Bull. Soc. méd. Hôp. Bucarest 11, 243 (1929). — Drerr, C.: Dtsch. Z. Nervenheilk. 32 (1906). — Dürck, Hermann: (1) Münch. med. Wschr. 1895 I, 716. — (2) Münch. med. Wschr. 1929 II, 1406. — Dunlop, John and Caal H. Parker: Radiology, 17, 228 (1931).

Erb: Dtsch. Z. Nervenheilk. 11, 122 (1897).

Feldmann, P.: Sovrem. Psichonevr. (russ.) 9, 33 (1933). — Fenkner: Arch. klin. Chir. 161, 475 (1930). — Fickler: Dtsch. Z. Nervenheilk. 29. — Finkelnburg: Dtsch. med. Wschr. 1914 II, 2057. — Flatau: Z. Neur. 5, 77 (1912). — Fründ, H.: Dtsch. Z. Nervenheilk. 117/119, 157 (1931). — Fuchs, Alfred: Wien. klin. Wschr. 1915 I, 104, 136. — Fürstner: Arch. f. Psychiatr. 30 (1898).

Gaugele: Z. orthop. Chir. 51, 74 (1929). — Gennet: Bull. Soc. Ophtalm. Paris 3, 318 (1933). — Gerhardt: Dtsch. Z. Nervenheilk. 42, 409 (1921). — Gioia, Terencio: Semana méd. 131 II, 1700. — Goldscheider-Flatau: Z. klin. Med. 31. — Guillain et Raymond Garcin: Ann. Méd. 29, 361 (1931). — Guleke, N.: Chirurg 1, 907 (1929). — Guttmann: (1) Klin. Wschr. 1927 II, 1808. — (2) Trauma und Wirbelsäule. Hefte Unfallheilk. 1931, H. 8, 37. — (3) Fortschr. Neur. 1, 5 (1929). — (4) Fortschr. Neur. 4, 34 (1932).

Heiligenthal: Berl. klin. Wschr. 1899 I, 164. — Helbing: Dtsch. med. Wschr. 1896 I, 672. — Heller, Mayer u. Schrötter: (1) Arch. ges. Physiol. 67 (1897). — (2) Z. klin. Med. 32, Suppl. — Henneberg u. Koch: Z. Neur. 30, 126 (1922). — Herrmann, Louis G.: Ann. Surg. 86, 830 (1927). — Herse: Arch. klin. Med. 115, 812 (1912). — Hoehl u. Panse: Münch. med. Wschr. 1906 II, 1276. — Holfelder, Hans: Röntgenprax. 2, 865 (1930). — Hugel: Dtsch. Z. Chir. 215, 295 (1929).

Iselin, Hans: Schweiz. med. Wschr. 1928 I, 645.

Jellinek, St.: Wien. klin. Wschr. 1928 I, 622. — Jellinek, St. u. Eugen Pollak: Virchows Arch. 293, 165 (1934). — Jiann, St.: Rev. scient. med. 17, 963 (1928).

Kaulbersz, v.: Mitt. Grenzgeb. Med. u. Chir. 30, 248 (1918). — Kehrer, E.: Strahlenther. 37, 609 (1930). — Kienböck: (1) Jb. Psychiatr. 21, 50 (1902). — (2) Wien. med. Wschr.

1927 II, 1584. — Konjetzny: Zbl. Chir. **42**, 753 (1915). — Kowitz: Virchows Arch. **246**, 307 (1923). — Krabbel, Max: Mschr. Unfallheilk. **36**, 249 (1929). — Krüger u. Mauss: (1) Münch. med. Wschr. **1916 I**, 109. — (2) Bruns' Beitr. **108**, 143 (1917). — Kümmell sen., Hermann: Arch. f. Orthop. **26**, 471 (1928).

Lauber, Hans-Joachim u. Christian Ramm: Dtsch. Z. Chir. **214**, 329 (1929). — Leo: Gazz. internaz. med.-chir. **7**, 151 (1929). — Lestinne: Ann. d'Oto-laryng. **1933**, No 2, 200, 217. Ref. Zbl. Neur. **69** (1934). — L'Hermitte, Jean: (1) Revue neur. **36 I**, 779 (1929). — (2) Revue neur. **39 I**, 210 (1932). — Licen: Mschr. Psychiatr. **42**, 86 (1917). — Lichtenstein u. Zeitlin: Arch. of Path. **22**, 86 (1936). Ref. Zbl. inn. Med. **88** (1937).

Macka, Erwin: Dtsch. Z. Chir. **241**, 695 (1933). — Magnus, Georg: (1) Med. Wschr. **1929 I**, 527. — (2) Arch. orthop. Chir. **29**, 277 (1931). — (3) Trauma und Wirbelsäule. Hefte Unfallheilk. **1931**, H. 8, 31. — Marburg, O.: (1) Die Neurologie im Kriege. Jkurse ärztl. Fortbildg **6** (Mai 1915). — (2) Neur. Zbl. **1915**, Nr 6. — (3) Wien. med. Wschr. **1919 I**, 530. — (4) Zur Pathologie der Kriegsbeschädigungen des Rückenmarks. Arb. neur. Inst. Wien **22**, 498 (1919). — (5) Pathologische Anatomie und Klinik der traumatischen Schädigungen des Rückenmarkes. Verh. Ges. dtsch. Nervenärzte **1920/21**. — Marburg, O. u. Ranzi: (1) Wien. klin. Wschr. **1917 I**, 652. — (2) Arch. klin. Chir. **111**, 1 (1918). — Marie, Pierre et Bénisty: Revue neur. **39 II**, 1300 (1915). — McKinnon, P. Andrew: Canad. med. Assoc. J. **25**, 35 (1931). — Mellinghoff, R.: Z. klin. Med. **127** (1934). — Migliavacea, Angelo: Z. Geburtsh. **101**, 184 (1931).

Nonne: Neur. Zbl. **9**, 425, 491 (1906). — Nordmann: Virchows Arch. **268**, 484 (1928). — Obersteiner: Wien. med. Jb. **1879**, 531. — Osgood, Robert B.: J. amer med. Assoc. **89**, 1563 (1927).

Panse, Friedrich: (1) Mschr. Psychiatr. **59**, 329 (1925). — (2) Die Schädigungen des Nervensystems durch technische Elektrizität. Abh. Neur. usw. **1930**, H. 59. — (3) Zbl. Neur. **59**, 273 (1931). — Perls, Walter: Münch. med. Wschr. **1929 II**, 2168. — Pette, H.: Meningitis serosa. Zbl. Neurochir. **1**, 86 (1936). — Preissner, Felix: Isolierte Dauerschädigung des Rückenmarks durch Blitzschlag, ähnlich dem Bilde der multiplen Sklerose. Dtsch. med. Wschr. **1928 I**, 1164. — Preobraschensky: Zit. nach Vogel u. Meyer. — Pulver, W.: Helvet. med. Acta **3** (1936). Ref. Zbl. inn. Med. **86** (1936). — Puusepp, B.: Fol. neuropath. eston. **12** (1932).

Reckzeh: Ärztl. Sachverst.ztg **35**, 270 (1929). — Reitter: Arch. klin. Med. **119** (1914). — Ricker: Virchows Arch. **226**, 180 (1919). — Rissmann, Paul: Zbl. Gynäk. **1930**, 913. — Römheld: (1) Neur. Zbl. **1916**, 16. — (2) Dtsch. Z. Nervenheilk. **56** (1917). — (3) Verh. Ges. dtsch. Nervenärzte Leipzig **1920**, 50. — Rosenhagen, Hans: Zbl. Neur. **56**, 604 (1930).

Schairer, E.: Mschr. Unfallheilk. **41**, 337 (1934). — Schanz, A.: Arch. klin. Chir. **163**, 292 (1930). — Schilf, E.: Med. Welt **1933**, 588. — Schlesinger, H.: Neur. Zbl. **1915**, 450. — Schmieden: Trauma und Wirbelsäule. Hefte Unfallheilk. **1931**, H. 8, 4. — Schott: Med. Klin. **1915 I**, 1. — Sgalitzer: Arch. klin. Chir. **3**, H. 1, 1. — Sittig: Neur. Zbl. **1916**, 923. — Sorel, Emil, Raymonde Sorel et Gadrat: Paris méd. **1931 II**, 436. — Spatz, H.: Über degenerative und reparatorische Vorgänge nach experimentellen Verletzungen des Rückenmarks. Z. Neur. **58**, 327 (1920). — Stöcker: Z. Neur. **9**, 371 (1914). — Störring, G. E.: Das Bild einer spastischen Spinalparalyse nach Starkstromverletzung. Arch. f. Psychiatr. **100**, 350 (1933).

Tillmann: Arch. klin. Chir. **59**, 236 (1899).

Vogel, P. u. H. H. Meyer: Dtsch. Z. Nervenheilk. **143**, 217 (1937).

Weigel, Herbert: Mschr. Unfallheilk. **35**, 33 (1928). — Winkler u. Jochmann: Dtsch. Z. Nervenheilk. **35**.

III. Degenerative Erkrankungen des Rückenmarks von Systemcharakter.

A. Spastische Spinalparalyse.

Zusammenfassende Arbeiten.

Erb: Krankheiten des Rückenmarks. Handbuch der speziellen Pathologie und Therapie, Bd. 11, Leipzig: F. C. W. Vogel 1878.

Jendrassik: Handbuch der Neurologie, Bd. 2. 1911.

Schaffer: Handbuch der Neurologie, Bd. 16. Berlin: Julius Springer 1936. — Spielmeyer: Einleitung zum Anatomischen Band des Handbuches der Geisteskrankheiten von Bumke. Berlin: Julius Springer 1929.

Einzelarbeiten.

Babonneix, M. et A. Miget: Bull. Soc. Pédiatr. Paris **29**, 278 (1931). Ref. Zbl. Neur. **62**, 698 (1932). — Barraquer: Ann. Hôp. Cruzy Pablo Barcelona **5**, 29 (1931). Ref. Zbl. Neur. **62**, 698 (1932). — Bischoff: Jb. Psychiatr. **22** (1902). — Bogaert: J. belge Neur. **33**, 453 (1933). Ref. Zbl. Neur. **70**, 532 (1934). — Bremer, F. W.: Arch. Psychiatr. **66** (1922).

1120   G. Bodechtel: Die Krankheiten des Rückenmarks.

Curtius: Z. Neur. 126 (1930).
Davidenkow: Zbl. Neur. 68, 136 (1933).
Gordy: Arch. of Neur. 32, 245 (1934).
Hassin: Mschr. Psychiatr. 86, 255 (1933).
Jendrassik: Dtsch. Arch. klin. Med. 58 (1896).
Marinesco: Zbl. Neur. 74, 133 (1934).
Newmark: (1) Dtsch. Z. Nervenheilk. 29 (1904). — (2) Dtsch. Z. Nervenheilk. 144 (1930).
Paskind and Stone: Arch. of Neur. 30, 381 (1933).
Schaffer: (1) Dtsch. Z. Nervenheilk. 73 (1922). — (2) Arch. f. Psychiatr. 77 (1926). —
Spielmeyer: (1) Zum Problem der Systemerkrankungen. Zbl. Neur. 73, 508 (1934). —
(2) Jb. Psychiatr. 51, 256 (1934). — Strümpell, A. v.: (1) Neur. Zbl. 1901. — (2) Arch. f. Psychiatr. 1901.
Thums: Z. Konstit.lehre 16, 513 (1932).
Voss, G.: Neur. Zbl. 1909.

B. Die spinale progressive Muskelatrophie.

Zusammenfassende Arbeiten.

Charcot: De l'Atrophie musculaire progressive. Thèse de Paris 1895.
Erb: Krankheiten des Rückenmarkes. Handbuch der speziellen Pathologie und Therapie, Bd. XI. Leipzig: F. C. W. Vogel 1878.
Gowers: Handbuch der Nervenheilkunde, Bd. 1. 1892.
Marburg: Handbuch der Neurologie, Bd. 16. Berlin: Julius Springer 1936.
Schaffer: Handbuch der Neurologie, Bd. 16. Berlin: Julius Springer 1936.

Einzelarbeiten.

Aran: Recherches sur une maladie encore décrite du système musculaire. Arch. gén. Méd. 1850.
Benda u. Brandt: Med. Welt 1933, 957. — Biemond: Brain 57, 91 (1934).
Charcot et Jeoffroy: Arch. Physiol. norm. et path. Paris 2 (1869). — Clarke: Brit. med.-chir. Rev. 1863, 499. — Cooper: Arch. of Neur. 30, 696 (1933). Ref. Zbl. Neur. 70, 735 (1934). — Creutzfeldt: Zbl. Neur. 73, 251 (1934). — Cruveilhier: (1) Arch. gén. Méd. 1853. — (2) Arch. gén. Méd. 1856, 561.
Davidenkow, S.: (1) Ref. Zbl. Neur. 46, 574. — (2) Z. Neur. 107, 259. — (3) Z. Neur. 108, 344 (1927). — Déjérine: Arch. Physiol. norm. et path. Paris 12, 180 (1833). — Duchenne: Recherches électrophysiologiques, pathol. et thérap. C. r. Acad. Sci. Paris 1849.
Geyer: Dtsch. Z. Nervenheilk. 134, 15 (1934). — Giraud: Bull. Soc. Pédiatr. Paris 32, 48 (1934). Ref. Zbl. Neur. 72, 410 (1934). — Giraud et Bouyale: Bull. Soc. Pédiatr. Paris 32, 52 (1934). Ref. Zbl. Neur. 72, 409 (1934).
Hayem: Arch. Physiol. norm. et path. Paris 1869, 263, 391. — Hechst: Arch. f. Psychiatr. 97, 783 (1932). — Hoffmann: (1) Dtsch. Z. Nervenheilk. 3, 427 (1893). — (2) Dtsch. Z. Nervenheilk. 10, 292 (1897).
Krabbe: J. of Neur. 10, 289 (1930).
Lovell: Arch. of Neur. 28, 394 (1932). Ref. Zbl. Neur. 66, 71 (1933).
Rostan: Riv. Pat. nerv. 43, 326 (1934). Ref. Zbl. Neur. 73, 510 (1934). — Sack: Sovet. Nevropat. 1, 814 (1932). Ref. Zbl. Neur. 68, 772 (1933). — Slauk: Z. Neur. 71, 352 —
Starker: (1) Neur. Zbl. 32, 1200 (1913). — (2) Dtsch. Z. Nervenheilk. 46, 483 (1913). —
Stefan: Jb. Psychiatr. 49, 5 (1933). — Strümpell, v.: Dtsch. Z. Nervenheilk. 3, 470 (1893).
Tetzner: Mschr. Unfallheilk. 40, 225 (1933).
Valentiner: Prag. Vjschr. prakt. Heilk. 14, 1 (1855).
Wechsler u. Davison: Arch. of Neur. 27, 859 (1932). — Werdnig: Arch. f. Psychiatr. 22, 437 (1891). — Wohlfahrt: Acta med. scand. (Stockh.), Suppl.-Bd. 46. — Wohlfahrt, S. u. G.: Acta med. scand. (Stockh.), Suppl.-Bd. 63. — Wylie: Proc. roy. Soc. Med. 27, 665 (1934). Ref. Zbl. Neur. 73, 81 (1934).

Anhang. Bulbär-Paralyse.

Zusammenfassende Arbeiten.

Cassirer: Handbuch der pathologischen Anatomie des Nervensystems, Bd. 1. 1914.
Marina: Multiple Augenmuskellähmungen. Wien 1896. — Mauthner: Nucleär-lähmungen. Wien 1896.
Uthoff: Graefe-Saemisch' Handbuch der gesamten Augenheilkunde, 2. Aufl., Bd. 71, Teil II.
Wachsmuth: Über progressive Bulbärparalyse und Diplegia facialis. Diss. Dorpat 1864.

Einzelarbeiten.

BABONNAIX et MIGET: Bull. Soc. Pédiatr. Paris **29**, 281 (1931). Ref. Zbl. Neur. **63**, 210 (1932). — BING: Z. Neur. **13**, 662 (1917).
CASSIRER: Arch. f. Psychiatr. u. Neur. **36**. — CHARCOT: Note sur un cas de paralysis glosso-laryngée suivi d'autopsie. Revue neur. **1870**, 247. — CHRISTIE: Amer. J. Roentgenol. **27**, 217 (1932). Ref. Zbl. Neur. **65**, 553 (1933).
DUCHENNE: Paralysic musculaire progressive de la langue des voile du palais et des lèvres. Arch. gén. Méd. **180**.
FLINKER: Schweiz. med. Wschr. **1934** I, 394.
GRAEFE, A. v.: (1) Graefes Arch. **1855**, 265. — (2) Graefes Arch. **1856**, 299. — (3) Berl. klin. Wschr. **1861** I, 127.
HECHST: Arch. f. Psychiatr. **93**. — HELFAND: J. nerv. Dis. **78**, 362 (1933). Ref. Zbl. Neur. **70**, 755 (1934). — HURST: J. of exper. Med. **58**, 415 (1933). Ref. Zbl. Neur. **71**, 164 (1934).
SIEMERLING: Arch. f. Psychiatr. u. Neur. **1891**.

C. Amyotrophische Lateralsklerose.

Zusammenfassende Arbeiten.

CURTIUS: Erbkrankheiten des Nervensystems. Stuttgart: Ferdinand Enke 1935.
KRAMER: Die amyotrophische Lateralsklerose. KRAUS-BRUGSCH' Handbuch der speziellen Pathologie und Therapie, Bd. 10. Wien u. Berlin: Urban & Schwarzenberg 1924.
MARBURG: (1) Festschr. f. MARINESCO, S. 419. 1933. — (2) Handbuch der Neurologie, Bd. 16. Berlin: Julius Springer 1936.
PANSE: Schädigungen des Nervensystems durch technische Elektrizität. Berlin 1930.
SCHAFFER: Handbuch der Neurologie, Bd. 16. Berlin: Julius Springer 1936. — SCHMIDT: Amyotrophische Lateralsklerose und Trauma. Diss. Leipzig 1931.

Einzelarbeiten.

BERTOLANS: Ref. Zbl. Neur. **65**, 692 (1932). — BERTRAND, J. et L. v. BOGAERT: Revue neur. **32**, 1779 (1925). — BOGAERT, LEY u. LEYSSEN: Acta psychiatr. (Københ.) **7**, 873 (1932). Ref. Zbl. Neur. **66**, 780 (1933). — BRAUNMÜHL, v.: (1) Z. Neur. **61** (1931). — (2) Sitzgsber. Ver. bayer. Psychiater München, Juli **1931**.
CASO: Rinasc. med. **10**, 181 (1933). Ref. Zbl. Neur. **72**, 233 (1934).
DAVIDENKOW, S.: (1) Revue neur. **39** I, 348 (1923). — (2) Z. Neur. **150** (1934). — (3) Beiträge zur Genetik der amyotrophischen Lateralsklerose. Ref. Zbl. Neur. **72**, 233 (1934).
GEE: St. Barth. Hosp. Rep. **25** (1889).
HASSIN: Arch. of Neur. **25**, 125 (1933). Ref. Zbl. Neur. **63**, 550 (1933). — HOFFMANN, J.: Dtsch. Z. Nervenheilk. **3** (1893). — HOLMES: Rev. of Neur. **1905**.
KAISER: Z. Neur. **136**, 798 (1931). — KREYENBERG: Z. Neur. **123**, 400 (1929). — KROLL, F. W.: (1) Fortschr. Neur. **7**, H. 1 (1935). — (2) Fortschr. Neur. **8**, H. 5 (1936).
MAAS: Berl. klin. Wschr. **1906**. — MARBURG: Ref. Zbl. Neur. **70**, 109 (1934). — MUNCH-PETERSEN: Acta psychiatr. (Københ.) **6**, 55 (1931).
OTONELLO: Rass. Studi psychiatr. **18**, H. 3, 4, 5 (1929).
PAMPOUKIS: Dtsch. Z. Nervenheilk. **129**, 52 (1932). — PROBST: Sitzgsber. Akad. Wiss. Wien, Math.-naturwiss. Kl. **3**, 112 (1903).
REUTER: Dtsch. Z. Nervenheilk. **122**, 237 (1931). — ROGER: Gaz. Hôp. **1931** IV, 1564. Ref. Zbl. Neur. **63**, 655 (1932). — ROJAS: Archivos Neurobiol. **12**, 16, 739 (1932). Ref. Zbl. Neur. **68**, 551 (1933).
SALUS: (1) Münch. med. Wschr. **1933** I, 114. — (2) Arch. f. Psychiatr. **104** (1935). — SANO: Ref. Zbl. Neur. **67**, 456 (1933). — SÁNTHA: Arch. f. Psychiatr. **97** (1932). — SCHAFFER: Arch. f. Psychiatr. **98** (1932). — SCHRÖDER, V.: (1) Mschr. Psychiatr. **55**, 1 (1914). — (2) Z. Neur. **9**, 490 (1914). — STRÜMPELL, v.: Arch. klin. Med. **42**, 230 (1888).
WOHLFAHRT: Acta med. scand. (Stockh.) Suppl. **46** (1932).

D. Die sog. kombinierten Systemerkrankungen.

Einzelarbeiten.

KAHLER-PICK: Arch. f. Psychiatr. **8**, 251 (1878).
NONNE: Vortrag, geh. auf der Tagg d. Ges. dtsch. Neur. u. Psychiater München, 20. bis 23. Sept. 1937. Ref. Zbl. Neur. **1938**. — NONNE, M. u. FRÜND: Dtsch. Z. Nervenheilk. **35**, (1908).
STRÜMPELL, v.: (1) Arch. f. Psychiatr. **11**. — (2) Arch. f. Psychiatr. **17**. — (3) Z. Nervenheilk. **14**.
WESTPHAL, C.: (1) Arch. f. Psychiatr. **8**. — (2) Arch. f. Psychiatr. **9**.

E. Spino-cerebellare hereditäre Ataxie.

Zusammenfassende Arbeiten.

Bing: Mohr u. Staehelins Handbuch der inneren Krankheiten, 1. Aufl., Bd. 5. 1912.
Curtius: Erbkrankheiten des Nervensystems. Stuttgart: Ferdinand Enke 1935.
Hallervorden: Die hereditäre Ataxie. Handbuch der Neurologie, Bd. 16, S. 657.
Berlin: Julius Springer 1936 (ausführl. Literatur!).
Mollaret: La maladie de Friedreich. Paris: Amédée Legrand 1929.
Oppenheim: Lehrbuch der Nervenkrankheiten, 7. Aufl. Berlin: S. Karger 1923.
Schob: Kraus-Brugsch' Spezielle Pathologie und Therapie innerer Krankheiten,
Bd. 10, Teil 3. 1924.

Einzelarbeiten.

Basch: Klin. Wschr. **1930 II**, 1429. — Berblinger: Münch. med. Wschr. **1918 II**,
1169. — Bielschowsky: Z. Neur. **150**, 573 (1934). — Biemond: Dtsch. Z. Nervenheilk.
104, 113 (1928). — Bing: (1) Dtsch. Z. Nervenheilk. **26**, 163 (1904). — (2) Arch. klin. Med.
85, 109 (1905). — Borges: Ein Fall von Friedreichscher Krankheit mit Charcot-Marie-
scher Muskelatrophie. Zbl. Neur. **97**, 5 (1931). — Brouwer: Z. Neur. **148**, 321 (1934).
Clarke: Brain **25**, 318 (1902). — Clauss: Cerebellare Ataxie mit Pigmentdegeneration
der Retina usw. Z. Neur. **93**, 254 (1924). — Curschmann: Dtsch. Z. Nervenheilk. **75**,
224 (1922).
Darré, Mollaret et Landowski: Revue neur. **2** (1933). — Davidenkow: Lues congenita. Friedreichsche Krankheit. Zbl. Neur. **52**, 235 (1928). — Davidenkow u. Tolo-
towa: J. Psychol. u. Neur. **44** (1932). — Déjérine et Thomas: Revue neur. **1907**, Nr 2.
Friedreich: (1) Arch. f. Psychiatr. **7**, 235 (1847). — (2) Über degenerative Atrophie
der spinalen Nerven. Virchows Arch. **26**, 391, 433 (1863). — (3) Virchows Arch. **27**, 1
(1863). — (4) Über hereditäre Ataxie. Allg. Z. Psychiatr. **32**, 539 (1875). — (5) Virchows Arch.
68, 145 (1876). — (6) Virchows Arch. **70**, 141 (1877).
Hänel u. Bielschowsky: J. Psychol. u. Neur. **21** (1915). — Hertz u. Geyer: Z. Neur.
157, 795 (1937).
Marie, Pierre: Sur l'hérédo-ataxie cérébelleuse. Semaine méd. **1893**, 444.
Nonne: (1) Über eine eigentümliche familiäre Erkrankungsform des Zentralnervensystems. Arch. f. Psychiatr. **22**, 283 (1891). — (2) Arch. f. Psychiatr. **27**, 475 (1895). —
(3) Arch. f. Psychiatr. **39**, 1225 (1905).
Schob: (1) Z. Neur. **15**, 157 (1913). — (2) Z. Neur. **73**, 188 (1922). — (3) Mschr. Psychiatr.
65, 276 (1927). — Stein: Dtsch. Z. Nervenheilk. **91**, 77 (1926). — Strümpell, v.: Münch.
med. Wschr. **1918 II**, 1169.
Trömner: Zbl. Neur. **52**, 255 (1928).
Vorkastner: Med. Klin. **1914 I**.

F. Neurale = neurotische Muskelatrophie.

Zusammenfassende Arbeiten.

Hänel, P.: Über eine Form noch nicht beschriebener hereditärer Muskelatrophie usw.
Inaug.-Diss. Jena 1890.
Kasper, W.: Zur Klinik und Therapie der neurogenen Muskelatrophie. Diss. Erlangen
1935.
Pette: Die neurale Muskelatrophie. Handbuch der Neurologie, Bd. 16, S. 497. Berlin:
Julius Springer 1936 (ausführl. Literatur!).

Einzelarbeiten.

Bielschowsky: J. Psychol. u. Neur. **29**, 182 (1923). — Bogaert: Arch. internat. Méd.
expér. **3**, 17 (1927).
Cernacek: Rev. Neur. (tschech.) **31**, 197 (1934). Ref. Zbl. Neur. **75**, 681 (1935). —
Charcot et Pierre Marie: Rev. Méd. **1886**. — Curschmann: Dtsch. Z. Nervenheilk.
91, 163 (1926).
Davidenkow: (1) Z. Neur. **107**, 259. — (2) Z. Neur. **108**, 1527. — (3) Zbl. Neur. **52**,
238. — (4) Zbl. Neur. **53**, 320. — Déjérine: Rev. Méd. **1896**. — Déjérine et Sottas:
Semaine méd. **1893**. — Dell'Acqua, G.: Bull. Sci. méd. **3**, 231 (1935). Ref. Zbl. Neur. **79**,
109 (1936).
Hoffmann, J.: (1) Arch. f. Psychiatr. **20** (1889). — (2) Dtsch. Z. Nervenheilk. **1** (1891). —
(3) Dtsch. Z. Nervenheilk. **6** (1895). — (4) Dtsch. Z. Nervenheilk. **44** (1912).
Krause u. Schmidt: Dtsch. Z. Nervenheilk. **131**, 43 (1933).
Lagergren: Zbl. Neur. **73**, 75 (1934).
Ormerod: Brain **1884**.
Pette: Z. Neur. **92** (1924).

Literatur. 1123

SIEMERLING: Arch. f. Psychiatr. **31** (1899). — SCHULTZE, F.: (1) Berl. klin. Wschr. **1884**. — (2) Dtsch. Z. Nervenheilk. **112**, 1 (1930). — SLAUCK: (1) Z. Neur. **92** (1924). — (2) Klin. Wschr. **1928 II**, 2245.
TOOTH: Proc. roy. Soc. Med., Neur. Sect., 21. Nov. **1912**.
WEITZ: Vererbung der neurologischen Muskelatrophie. Bibliogr. genetica **6** (1930).

IV. Die praktisch wichtigen Entwicklungsstörungen des Rückenmarks und der Wirbelsäule (Spina bifida).

Zusammenfassende Arbeiten.

ERNST: E. SCHWALBES Mißbildungen der Menschen und Tiere, Teil 3, Abs. 2. Jena 1909.
GAGEL: Handbuch der Neurologie, Bd. 16. Berlin: Julius Springer 1936.

Einzelarbeiten.

ALTSCHUL: (1) Fortschr. Röntgenstr. **27**, 607 (1921). — (2) Med. Klin. **1924 II**, 1567.
BECK, O.: Münch. med. Wschr. **1920 I**, 316. — BIBERGEIL: Berl. klin. Wschr. **1913 II**, 1481. — BOURMANN: Virchows Arch. **213**, 131 (1913).
CHIARI: Z. angew. Anat. **1**, 426 (1914). — CRAMER, F.: Z. urol. Chir. **21**, 235 (1926). — CRAMER, K.: Z. orthop. Chir. **32**, 440 (1913). — CURTIUS u. LORENZ: Z. Neur. **149** (1933). — CUTLER, G. D.: Arch. of Neur. **12**, 149 (1924).
DARGOUERT: Ind. méd. et chir. **58**, 353 (1926). — DEUTSCHLÄNDER: Sitzg ärztl. Ver. Hamburg, 13. Juni 1936. — DUNCKER: Z. orthop. Chir. **33**, 131 (1913).
EBSTEIN: Dtsch. Z. Nervenheilk. **43**, 81 (1911). — ELSBERG: J. nerv. Dis. **38**, 289 (1911). EWALD, P.: Fortschr. Röntgenstr. **18**, 176 (1912).
FELLER u. STERNBERG: Virchows Arch. **272**, 613 (1929). — FERIZ: Virchows Arch. **257**, 503 (1925). — FINK: Z. orthop. Chir. **42**, 65 (1921). — FISCHER, H.: Z. ärztl. Fortbildg **24**, 411 (1927). — FRANCOIS, JULES: Wien. med. Wschr. **1910 II**, 1569. — FUCHS: Wien. med. Wschr. **1909**.
GEIPEL: (1) Fortschr. Röntgenstr. **42**, 583 (1930). — (2) Fortschr. Röntgenstr. **46**, 373 (1932). — GOZZANO: Arch. of Neur. **15**, 702 (1926).
HACKENBROCK: Münch. med. Wschr. **1922 II**, 1192. — HAGGENMILLER, TH.: Bruns' Beitr. **110**, 163 (1917/18). — HASSIN: Arch. of Neur. **14**, 813 (1925). — HENNEBERG: Mschr. Psychiatr. **47** (1920). — HENNEBERG u. WESTENHOFER: (1) Mschr. Psychiatr. **33**, 205 (1913). (2) Mschr. Psychiatr. **38** (1913). — HESS: J. amer. Med. Assoc. **79**, 552 (1922). — HINTZE: (1) Arch. klin. Chir. **119**, 409 (1922). — (2) Mitt. Grenzgeb. Med. u. Chir. **35**, 484 (1922). — HIRSCH, E.: Jb. Psychiatr. **45**, 1 (1926). — HOFMANN, W.: Fortschr. Röntgenstr. **26**, 322 (1909). — HOLMDAHL: Mschr. Kinderheilk. **23**, 1 (1922). — HOUWENINGE: Mschr. Kindergeneesk. **2**, 93 (1932).
JAKOBY: (1) Virchows Arch. **141**, 391. — (2) Virchows Arch. **147**, 158. — JANKE: (1) Dtsch. Z. Nervenheilk. **54**, 255 (1915). — (2) Dtsch. Z. Nervenheilk. **55**, 334 (1916).
KATZENSTEIN: Zit. nach GAGEL. — KELLER: Fol. med. int. Orient. **1**, 40 (1933). — KELLER, V.: Brain **45**, 31 (1922). — KINO: Z. Neur. **65**. — KLEINER, G.: Beitr. path. Anat. **36**, 407 (1931). — KLIPPEL et FEIL: Presse méd. **29**, 971 (1921).
LAGROT et FAVRE: Rev. d'Orthop. **39**, 517 (1932). — LEHMANN, E.: Z. urol. Chir. **6**, 271 (1921). — LÉRI, ANDRE: Presse méd. **33**, 1681 (1915). — LICHTENBERG: Z. urol. Chir. **6**, 271 (1931).
MARIE, P. et A. LÉRI: Bull. Soc. méd. Hôp. Paris **38**, 1138 (1922). — MARINESCO et DRAGANESCO: Ann. d'Anat. path. **6**, 353 (1929). — MATHIS: Virchows Arch. **257**, 364 (1925). — MATZDORFF: Dtsch. Z. Nervenheilk. **76**, 349 (1923).
OBSTÄNDER: (1) Zbl. Neur. **68**, 99. — (2) Z. orthop. Chir. **58**, 108 (1932). — (3) Polska Gaz. lek. **1933**, 18. — OHNSORGE: Z. Neur. **148**, 616 (1933).
PENFIELD and W. CONE: J. amer. med. Assoc. **98**, 454 (1932). — PFANNER: Wien. klin. Wschr. **1914 I**, 12. — PUUSEPP, L.: Fol. neuropath. eston **6**, 81 (1926).
RECKLINGHAUSEN: Virchows Arch. **5**, 417 (1881). — RIEDEL, J.: Z. Neur. **117**, 330 (1928). — ROSSKNECHT, E.: Frankf. Z. Path. **13**, 300 (1913).
SCHANBUROV: Dtsch. Z. Nervenheilk. **85**, 257 (1925). — SCHIEFFERDECKER u. LESCHKE: Z. Neur. **20**, 1 (1913). — STERNBERG: Virchows Arch. **272**, 325 (1929).
TOMESKU: Dtsch. Z. Chir. **209**, 74 (1928).
VIRCHOW: Virchows Arch. **27**.
WINCKLER: Dtsch. Arch. klin. Med. **166**, 303 (1930).

KLIPPEL-FEILsche Krankheit und Sakralisation usw.

AVERY and RENTFRO: Arch. of Neur. **36**, 1068 (1936).
BAUER, H.: Z. orthop. Chir. **58**, 354 (1933). — BODECHTEL u. GUIZETTI: Z. Neur. **143**, 470 (1933). — BUISSON, M.: Arch. di Radiol. **8**, 407 (1931).

Canigiani: Fortschr. Röntgenstr. 54, 296 (1936).
Feil, Leblen u. Fischer: Z. Neur. 66, 479. — Foggie: Edinburgh med. J., N. s. 42, 421 (1935). — Freund: Arch. Surg. 27, 859 (1933).
Graf, Paul: Zbl. Chir. 1933, 721. — Grünwald: Dtsch. Z. Nervenheilk. 141, 113 (1936).
Heinemann, Grüder u. Jd. Ryszkiewicz: Dtsch. med. Wschr. 1933 I, 805.
Juhlin-Dannfelt: Sv. Läk. 1933, 870. — Junghans: Arch. orthop. Chir. 32, 634 (1933).
Kon: Klippel-Festschr. Pedjatr. polska 15, 37 (1935).
Lenk, R.: Röntgenstr. 7, 250 (1935). — Levi, André: Presse méd. 33, 1681 (1925). — Lieck, E.: Münch. med. Wschr. 1928 II, 1448. — Lucea: Boll. Soc. piemont Chir. 1935, 1095.
Meisner, R.: Dtsch. Z. gerichtl. Med. 20, 348 (1933).
Scaglietti, O.: Chir. Org. Movim. 17, 333 (1932). — Schüller: Wien. med. Wschr. 1921 I. — Scriba u. Gmelin: Frankf. Z. Path. 50, 376 (1937). — Sorge, F.: Arch. orthop. Chir. 32, 72 (1932). — Stenvers: Röntgendiagnostik. Handbuch der Neurologie, Bd. 7, Teil II. Berlin: Julius Springer 1936.
Thomson: Arch. Dis. Childh. 12, 127 (1937).
Verth, M. zur: Hefte Unfallheilk., Beih. aus Mschr. Unfallheilk. 1930.
Weninger: Arch. Gynäk. 159, 725 (1935).

Spondylolisthesis.

Zusammenfassende Arbeiten.

Henle: Handbuch der praktischen Chirurgie. Bd. 4, S. 188. Stuttgart 1927.
Kilian: Schilderungen neuerer Beckenformen und ihres Verhaltens im Leben. Mannheim 1854.

Einzelarbeiten.

Albee, F.: J. Bone Surg. 9, 427 (1927). — Asbury, E.: (1) J. amer. med. Assoc. 88, 555 (1927). — (2) Radiologic. Rev. 49, 306 (1927).
Busch u. Christensen: Zbl. Neurochir. 1, Nr 2, 53 (1936).
Eichlam, K.: Zbl. Chir. 61, 555 (1934).
Guilleminet: Rev. d'Orthop. 23, 385 (1936).
Heinrich, A. u. Krupp: Nervenarzt 11, H. 2 (1938).
Mercer: Edinburgh med. J., N. s. 43, 542 (1936). — Meyerding: J. Bone Surg. 13, 39 (1931). — Michailowski: Zit. bei Schmarjewitsch: Z. orthop. Chir. 55, 378 (1931).
Perrin: Procès verb., 41. Congr. franç. Chir. 1932, 864.
Rathcke, L.: Dtsch. med. Wschr. 1937 II, 1228.
Schanz: Arch. klin. Chir. 188, 279 (1937). — Scherb, R.: Z. orthop. Chir. 50, 304 (1929). — Schmorl, G.: Dtsch. Z. Chir. 237, 422 (1932). — Sisefsky, M.: Acta orthop. scand. (København.) 4, 234 (1933).
Wegener, E.: Arch. orthop. Chir. 26, 73 (1928). — Willis: Zit. bei Kleinberg: Arch. Surg. 27, 565 (1933).

V. Syringomyelie und Gliosis spinalis (Status dysraphicus).

Zusammenfassende Arbeiten.

Bielschowsky u. Henneberg: Festschr. f. Ramony Cajal. Madrid 1922. — Bychowskaja, G.: Festschr. f. Prof. G. Rossolimo 1884—1924, S. 489.
Creutzfeld, H. G.: Kraus-Brugsch' Handbuch der speziellen Pathologie und Therapie, Bd. 10, II, S. 179. 1924. — Curtius: Erbkrankheiten. Stuttgart: Ferdinand Enke 1935.
Fargues: Thèse de Paris 1902.
Gagel: Handbuch der Neurologie. Bd. 16, S. 319. Berlin: Julius Springer 1936 (ausführliche Literatur!).
Hänel: Lewandowskys Handbuch der Neurologie, Bd. 2. Berlin: Julius Springer 1912.
Jonesco-Sisesti, N.: Syringobulbie, Beitrag zur Physiopathologie des Hirnstammes, Bd. 3, Paris: Masson & Cie. 1929; Bd. 13, S. 3918. Paris: Masson & Cie. 1932.
Müller, E.: Mohr-Staehelins Handbuch der inneren Medizin, 2. Aufl. 1925.
Nebel, Josef: Diss. Bonn 1932.
Ostertag: (1) Auszug aus Atti V. Congresso mondiale di Pollicoltura (Roma, 6.—15. Sept. 1933 — XI). — (2) Vol. 3: Communicazioni delle Sezioni 3a, 4a, 5a e 6a, Roma 1934 — XII.

SCHLESINGER: Die Syringomyelie, 2. Aufl. Wien 1902. WICHMANN: Geschwulst- und Höhlenbildung im Rückenmark. Monographie. Stuttgart 1887. — WIESE, KURT: Diss. Tübigen 1934.

Einzelarbeiten.

ALAJOUANINE, TH., G. MAURIC et L. CAMUS: Bull. méd. 41, Nr 48, 1317 (1927). — ALBERTONI, P.: Policlinico, sez. med. 28, H. 11, 457. — AMYOT, ROMA: Univ. méd. Canada 61, 936 (1932). — ANDRÉ, THOMAS: (1) Revue neur. 28, No 2, 210 (1921). — (2) Revue neur. 28, No 3, 318 (1921). — (3) Revue neur., März 1923, 245. — (4) Revue neur. 29, No 7, 886. — (5) Paris méd. 15, No 11, 241. — ANTONI, NILS: Acta oto-laryng. (Stockh.) 9, H. 1/2, 1 (1926). — ARNSTEIN, A.: Ges. inn. Med., 8. Jan. 1920. Wien. klin. Wschr. 1920 I, 248. — AUSTROGESILO, A., J. V. COLARES y O. GALLOTTI: (1) Arch. brasil. Neuriatr. 11, 61 (1929). — (2) Revue neur. 36 I, 35.

BALDWIN, W. M.: Anat. Rec. 22, Nr 5, 305 (1921). — BARRÉ, J. A. et J. C. LIEON: Rev. d'Otol. etc. 7, 535. — BARRÉ, J. A. et L. REYS: Revue neur. 1, No 5, 521. — BAUMLER, ANNA: Dtsch. Arch. klin. Med. 40. — BERGMANN, E. J.: Mschr. Kinderheilk. 37, H. 1, 1. — BEYREUTHER, HANS: Zbl. Path. 37, Nr 9, 391 (1926). — BICKEL, G.: Ann. Méd. 10, No 4, 253. — BIELSCHOWSKY, M. u. E. UNGER: J. Psychol. u. Neur. 25, 173 (1920). — BOGAERT, LUDO VAN: (1) J. de Neur. 29, 146 (1929). — (2) Z. Neur. 149, 661 (1934). — BORCHARD: (1) Dtsch. Z. Chir. 72, 513 (1904). — (2) Mschr. Unfallheilk. 1909. — BRAAK, I. G. W. TER u. F. KRAUSE: Z. Neur. 138, 238 (1932). — BREMER, F. W.: (1) Arch. f. Psychiatr. 66, H. 3/4, 477 (1922). — (2) Dtsch. Z. Nervenheilk. 95, 1 (1926). — (3) Dtsch. Z. Nervenheilk. 99, 104 (1927). — (4) Fortschr. Neur. 9, 103 (1937). — BROUWER, B.: Mschr. Psychiatr. 32, 4, 301. — BRUN, R.: Schweiz. Z. Unfallmed. 28, 145 (1934). — BRUNS, O.: Neur. Zbl. 1903, 599. —

CAMES, OSCAR J. y DEMETRIO E. GARCIA: Rev. Cir. Buenos Aires 12, 738 (1933). — CARP, E. A. D. J.: Nederl. Tijdschr. Geneesk. 66 I, Nr 23, 2239 (1922). — CASH: Jb. Psychiatr. 42. — CHRISTOPHE, LOUIS: Revue neur. 37 I, 655. — CLAESSEN, G.: Acta radiol. (Stockh.) 6, H. 1/6, 296. — COHEN, HENRY: Internat. Neur.-Kongreß Bern 1931. — CORNIL, L. et M. MOSINGER: Revue neur. 40 I, 749 (1933). — COYON, LHERMITTE et BEAUJARD: Bull. Soc. méd. Hôp. Paris 38, No 8, 387 (1922). — CRAMER: Arch. f. Orthop. 13, H. 2, 170. — CURSCHMANN: Berl. klin. Wschr. 1920 II, 1186. — CURTIUS, FRIEDRICH u. IRMGARD LORENZ: Z. Neur. 149, H. 1 (1933). — CURTIUS, F., STÖRRING u. SCHÖNBERG: Z. Neur. 153, 719 (1935).

DAVISON, CHARLES and MOSES KESCHNER: Arch. of Neur. 30, 1074 (1933). — DOEBELI, H. Arch. of Neur. 9, 75 ,227 (1921).

ELLMER, G.: Chirurg 3, 260 (1931).

FAURE-BEAULIEU, R. WAHL et M. BRUNEL: Revue neur. 40 II, 587 (1933). — FINZI: Z. angew. Anat. 3, 281 (1918). — FISCHER, E. D.: J. amer. med. Assoc. 1917 II, 888. — FISCHER, W.: Arch. f. Dermat., Orig. 113, 301. — FOERSTER, R. H.: Mschr. Psychiatr. 44 (1), 48 (1918). — FRAZIER, CHARLES: (1) J. amer. med. Assoc. 95, 1911 (1930). — (2) J. amer. med. Assoc. 101, 1928 (1933). — FREUDE, E.: Verh. Ges. Verdgskrkh. 1928, 247. — FREY, ERNST: Z. Neur., Orig. 21, H. 1/2, 77. — FRITSCH, HANS: Röntgenprax. 3, 373 (1931). FUCHS, LUDWIG: Münch. med. Wschr. 1922 I, 157. — FÜRNROHR, WILHELM: Dtsch. Z. Nervenheilk. 47, 48, 152 (Festschr. f. Prof. A. v. STRÜMPELL). — FÜRSTNER u. ZACHNER: Arch. f. Psychiatr. 14.

GAUPP: Beitr. path. Anat. 2, 510 (1888). — GEHUCHTEN, P.: Ann. Soc. sci. Brux. C 47, H. 1, 62 (1927). — GERLACH: (1) Dtsch. Z. Nervenheilk. 1894, Nr 5. — (2) Virchows Arch. 295, 449 (1935). — GIESE, R. u. V. OSINSKAJA: (1) Vestn. Rentgenol. (russ.) 3, Nr. 6, 385 (1925). — (2) Strahlenther. 43, 739 (1932). — GINSBURG, S. u. K. SCHATTENSTEIN: Med. Mysl. (russ.) 1924, Nr 5/7, 40. — GOLDBLATT: Dtsch. med. Wschr. 1910 II, 1523. — GREIL, ALFRED: Virchows Arch. 253, H. 1/2, 45 (1924). — GRÜN, RICHARD: Nervenarzt 6, 136 (1933). — GUILLAIN, I. BERTRAND et N. PÉRON: Revue neur. 35 I, No 2, 193 (1928). — GUILLAIN, G. et JEAN DUBOIS: Bull. Soc. méd. Hôp. Paris 30, 634 (1914). — GUILLAIN, G., PIERRE MATHIEU et JEAN LEREBULLET: Ann. Méd. 20, No 5, 548 (1926). — GUILLAIN, G. et L. ROUQUES: Revue neur. 41 I, 745 (1934). — GUILLAIN, G., P. SCHMITE et IVAN BERTRAND: Revue neur. 36 II, 161 (1929). — GUTTMANN, E.: Dtsch. Z. Nervenheilk. 134, 148 (1934). — GUTTMANN, J. u. JOH. LANGE: Münch. med. Wschr. 1930 II, 1353.

HAUCK, F.: Psychiatr.-neur. Wschr. 1913/14 I, 136. — HAUSER: Arb. neur. Inst. Wien 34, 101 (1932). — HJNISMANN, J. I. u. L. J. CZERNY: Fortschr. Röntgenstr. 35, H. 2, 273 (1926). — HENNEBERG: (1) Neur. Zbl. 1897. — (2) Berl. klin. Wschr. 1921 II, 1289. — (3) Besprechung der Arbeiten von TANNENBERG. Zbl. Neur. 39, 241 (1925). — (4) Berl. Ges. Psychiatr. u. Nervenkrkh., Sitzg 28. Juni 1926. — HENNEBERG u. KOCH: (1) Z. Neur. 30, 126 (1912). — (2) Berl. Ges. Psychiatr. u. Nervenkrkh., Sitzg 10. Juli 1922. — HERMANN, MANN, G.: Z. Neur. 119, H. 4/5, 713 (1927). — HOFFMANN: Dtsch. Z. Nervenheilk. 1892, Nr 3. — HOFFMANN, K. J.: Frankf. Z. Path. 42, 261 (1931).

Jacoby: (1) Virchows Arch. **141**, 391. — (2) Virchows Arch. **147**. — Janusz, W.: Polska Gaz. lek. **1929** II, 930, 954 — Jarizym, A.: Fol. neuropath. eston **2**, H. 2, 171 (1924). — Jeanselme, E. et R. Giraudeau: Ann. de Dermat. **2**, 177 (1931). — Jirasek, A.: Chir. Klin. **1**, 301 (1928). — Jordan, A. u. M. Kroll: Z. Neur. **73**, H. 4/5, 437 (1921). — Juzelevskij, A.: (1) Bruns' Beitr. **148**, 389 (1930). — (2) Dtsch. Z. Chir. **244**, 503 (1935).

Kahler u. Pick: (1) Prag. Vjschr. prakt. Heilk. **140** (1882). — (2) Arch. f. Psychiatr. **31** (1899). — Kaiser u. Küchenmeister: Arch. f. Psychiatr. **30** (1898). — Karplus: Med. Klin. **1915**. — Kienböck, Robert: Jb. Psychiatr. **21**, 50 (1902). — Kino, F.: Z. Neur. **107**, H. 1/2, 1 (1927). — Kirch, Eugen: Z. Neur. **117**, 231 (1928). — Kling, Karl A.: Z. klin. Med. **63**, 322 (1907). — Klippel, M. et A. Feil: Presse méd. **29**, 98, 971. — Knauer, A.: Arch. orthop. Chir. **35**, 34 (1934). — Koehler, J.: Ärztl. Sachverst.ztg **1914**, Nr 5, 98. — Kölpin: Arch. f. Psychiatr. **1905**, 40. — Krabbe, H. Knud: (1) Verh. neur. Ges. **1934**, 53. — (2) Hosp.tid. (dän.) **1934**. — Krabbel, Max: Mschr. Unfallheilk. **36**, 249 (1929). — Kraft, Ph.: Dermat. Wschr. **1930** I, 817. — Krause, F. and Braak J. Ter: Proc. roy. Acad. Amsterd. **34**, Nr 1 (1931). — Krause, Fr.: Dtsch. Z. Nervenheilk. **144**, 14 (1937). — Krause, Fr. u. R. Glatt: Dtsch. Z. Nervenheilk. **134**, 199 (1934). — Krayenbühl, Hugo: Mschr. Psychiatr. **84** (1932). — Kronthal: Neur. Zbl. **1889**. — Krukowsky: Z. Neur. **8**, 529 (1913).

Lafora, Gonzola R.: Med. ibera **1929** II, 640. — Lasarew, W.: Dtsch. Z. Nervenheilk. **35**, 357 (1908). — Leupold, Ernst: Beitr. path. Anat. **65** (2), 370 (1919). — Lhermitte: Paris méd. **11**, 281. — Lhermitte, J. et E. Beaujard: Revue neur. **41** I, 556 (1934). — Lhermitte, J. et Cornil: Revue neur., Dez. **1928**, 903. — Lhermitte, J. et Coyon: Assoc. franç. Étude Canc., 20. Dez. 1920, 903. — Lhermitte, J., Auguste Nemours et J. Trelles: Revue neur. **41** I, 84 (1934). — Lindeberg: Eesti Arst **11**, 171 (1932).

Mangel, Gustav: Finska Läk.sällsk. Hdl. **71**, 1012; dtsch. Zus.fassg. S. 1018 (1929). — Mankowsky, B. u. L. I. Czerny: Z. Neur. **143**, 701 (1933). — Margulis, M. S.: Dtsch. Z. Nervenheilk. **53**, 18 (1915). — Marinesco, G. si Maria Niculescu: Spital (rum.) **48**, No 2, 45 (1928). — Martin, I. P.: Proc. roy. Soc. Med. **25**, 1543 (1932). — Mendel, Kurt 2, u. Hans Eicke: Berl. klin. Wschr. **1921** II, 1216. — Messel, D.: Z. physik. Ther. **30**, H. 45 (1925). — Minor: Z. klin. Med. **34** (1898). — Miura: Virchows Arch. **117** (1889).

Nachtsheim: Z. Pelztier- u. Rauchwarenkde **3** (1931). — Naegeli: Zit. nach Curtius. — Nemlicher, L. J.: Dtsch. Z. Nervenheilk. **106** (1928). — Nonne, Max: Ärztl. Sachverst.ztg **1909**, 429.

Oppel, W. A.: Arch. klin. Chir. **155**, 416 (1929). — Oppenheim: Arch. f. Psychiatr. **25**. — Osinskaja, v.: Vestn. Rentgenol. (russ.) **7**, 327; dtsch. Zus.fassg S. 375 (1929). — Ossokin, N.: Sovet Nevropat. **2**, H. 7, 39 (1933). — Ossonello, P. e Bignami: Riv. Pat. nerv. **40**, 36 (1932). — Ostertag: (1) Arch. f. Psychiatr. **75**, 89 (1925). — (2) Verslg dtsch. Naturforsch. Hamburg, Abt. 27. Neur. u. Psychiatr., Sitzg 15.—22. Sept. 1928. — (3) 20. Jverslg Ges. dtsch. Nervenärzte Dresden, 18.—20. Sept. 1930. — (4) Zbl. Path. **48**, Erg.-H., 166, 180 (1930). —

Peiper, Herbert: Arch. klin. Chir. **167**, Kongreßber., 318 (1931). — Petrén, K.: (1) Virchows Arch. **190** (1907). — (2) Virchows Arch. **196** (1909). — Pette, H. u. St. Környey: Dtsch. Z. Nervenheilk. **117/119** (Nonne-Festschr.), 371 (1931). — Pick, A.: Arch. f. Psychiatr. **31**, H. 3, 737 (1899). — Puusepp: (1) Revue neur. **33** I, No 6, 1171 (1926). — (2) Presse méd. **1932** I, 103.

Raab, W.: Klin. Wschr. **1926** II, 1516. — Redlich, A.: Wien. med. Wschr. **1916** II, 1404. — Riedel, Otto: Dtsch. Z. Nervenheilk. **63**, 97 (1919). — Römer, Arthur: Med. Klin. **1918** II, 1041. — Rosenblatt: Dtsch. Arch. klin. Med. **51**, 21 (1893). — Rosenthal: Beitr. path. Anat. **23**, 111 (1898). — Rost, Franz: Münch. med. Wschr. **1931** II. — Russinow, A.: Jb. Psychiatr. **50**, 297 (1933).

Schaeffer: Presse méd. **1932** I, 379. — Schaffer: Revue neur. **1927** I, 222. — Schieferdecker, P. u. E. Leschke: Z. Neur. **20**, H. 1, 1 (1913). — Schlesinger: Wien. med. Wschr. **1897** II. — Schmieden, Viktor: Zbl. Chir. **1929**, 2114. — Schüler, A.: Dtsch. Z. Nervenheilk. **11**, 192 (1897). — Schule: Dtsch. Arch. klin. Med. **20**. — Schultze, Friedrich: (1) Virchows Arch. **87**, 1182. — (2) Virchows Arch. **112**, 1885. — (3) Z. klin. Med. **13**. — (4) Dtsch. med. Wschr. **1893** II. — (5) Neur. Zbl. **1895**. — (6) Berl. klin. Wschr. **1897** II. — (7) Dtsch. Z. Nervenheilk. **8**. — Schwartz, Leonard: Arb. neur. Inst. Wien **21** (3), 315. — Siemerling: Arch. f. Psychiatr. **50**. — Simarro, J.: An. Hosp. Gruz y Pablo Barcelona **3**, 265 (1929). — Simon: Arch. f. Psychiatr. **5** (1874). — Sittig, O.: Z. Neur. **27**, H. 2 (1914). — Sklarcz, Ernst: Arch. f. Dermat. **142**, H. 1 (1923). — Spatz, H.: Nissls Beitr. **1921**. — Spiegel, E. A.: Nervenarzt **2**, 146 (1929). — Spiller: (1) J. nerv. Dis. **38**, 533 (1911). — (2) Brit. med. J. 1906. — Spiller, William G.: (1) Arch. of Neur. **10**, Nr 5, 491 (1923). — (2) J. nerv. Dis. **44**, 57, 395. — Stengel, Erwin: Z. Neur. **122**, 800 (1929). — Stiefler, Georg: Klin. Wschr. **1924** I, 362. — Störmer, A. u. F. W. Bremer: Fortschr. Röntgenstr. **35**, 547 (1926). — Stursberg, H.: Dtsch. med. Wschr. **1920** II, 1214.

Tannenberg, Joseph: Z. Neur. **92**, H. 1/2, 119 (1924). — Taterka: Z. Neur. **90**, H. 3/5. Tenner, Johannes: Dtsch. Z. Nervenheilk. **106** (1928). — Thielen: Dtsch. Z. Nervenheilk.

35, 391 (1908). — Toit, Felix du: Brain **54**, 421 (1931). — Trömner: Ärztl. Ver. Hamburg, Sitzg. 16. Okt. 1928.

Virchow: Virchows Arch. **27**. — Voit: Dtsch. Z. Nervenheilk. **112**, 304 (1930). Wagner, Ingeborg: Mschr. Kinderheilk. **53**, 137 (1932). — Wagner-Jauregg: Wien. med. Wschr. **1924 II**, 1510. — Wangel, Gustav: Finska Läk.sällsk.-Hdl. **71**, 1012; dtsch. Zus.fass. S. 1018 (1929). — Weiss-Happel, Hilde: Wien. klin. Wschr. **1921 II**, 605. — Weitz, Wilhelm: Dtsch. Z. Nervenheilk. **82**, H. 1/2, 65 (1924). — Westphal, A.: Arch. f. Psychiatr. **36** (1903). — Westphal, C.: Arch. f. Psychiatr. **5**, 90 (1875). — Wexberg, Erwin: Z. Neur. **79**, H. 1/3 (1922). — Winkler, Wilhelm: Wien. klin. Wschr. **1930 II**, 1113.

Zappert: (1) Wien. klin. Wschr. **1901**. — (2) Wien. klin. Wschr. **1902 II**. — Zimmer, Emil Alfred: Fortschr. Röntgenstr. **51**, 247 (1935). — Zwirner, Eberhard: J. Psychol. u. Neur. **39**, 17 (1929).

VI. Die komprimierenden Rückenmarksprozesse einschließlich der eigentlichen Rückenmarkstumoren, der Tumoren der Wirbelsäule und der komprimierenden entzündlichen und degenerativen Prozesse an der Wirbelsäule.

A. Intradurale Rückenmarkstumoren.

Zusammenfassende Arbeiten.

Antoni: (1) Über Rückenmarkstumoren und Neurofibrome. München: J. F. Bergmann 1920. — (2) Handbuch der Neurologie, Bd. XIV, S. 1. Berlin: Julius Springer 1936.

Ballif, Monruci et Freedman: Vol. Jubilaire en l'honneure de Paron, p. 18. 1934.

Cushing u. Bailey: Gewebsverschiedenheit der Hirngliome. Jena: Gustav Fischer 1930.

Delagemiere: Chirurgie der Rückenmarkstumoren. Paris: Gaston Doin 1928. —
Elsberg: Die Rückenmarkstumoren. Newyork: Hoeber 1925.

Flatau: Die Tumoren des Rückenmarks. Lewandowskys Handbuch der Neurologie.

Grosz: Klinik und Liquordiagnostik der Rückenmarkstumoren. Wien: Julius Springer 1925. — Guttmann, L.: Bumke u. Foersters Handbuch der Neurologie, Bd. 7/2, Berlin: Julius Springer 1936.

Krause, Fedor: Chirurgie des Gehirns und Rückenmarks, Bd. 2.

Müller, L. R.: Untersuchung über die Anatomie und Pathologie des unteren Rückenmarksabschnittes. Habil.schr. Univ. Erlangen 1898.

Nonne: Festschr. f. Nocht 1937. Inst. Schiffs- u. Tropenkrkh. Hamburg.

Oppenheim: Lehrbuch der Nervenkrankheiten, 7. Aufl. Berlin: S. Karger 1923.

Schlesinger: Beiträge zur Klinik der Rückenmarks- und Wirbeltumoren. Jena: Gustav Fischer 1898.

Einzelarbeiten.

Adelstein and Patterson: Arch. Surg. **30**, 979 (1936). — Allen: J. of Neur. **11**, 111 (1930). — Allen and Starr: Med. Rec. **1909**. — Allessandri, R.: Boll. Acad. Med. Roma **61**, 281 (1935). — Andersen et Dellaert: J. belge Neur. **37**, 499 (1937). — Antoni: Acta psychiatr. (Københ.) **6**, 437 (1931). — Artwinski: Polska Gaz. lek. **1935**, 153. — Ask-Upmark: Klin. Wschr. **1935 I**, 161. — Auerbach u. Brodnitz: Mitt. Grenzgeb. Med. u. Chir. **15**, 1 (1906). — Ayer: (1) Arch. of Neur. **7**, 38 (1922). — (2) Arch. of Neur. **10**, 420 (1923). —

Babinski: (1) Bull. Soc. méd. Hop. Paris **1899**, 342. — (2) Revue neur. **1911 I**, 132. — (3) Soc. de Neur. 9. Mai 1912. — Babinski, Aurequec et Jumentie: Revue neur. **1914 I**, 169. — Babinski et Jarkowsky: Soc. de Neur. 9. Nov. 1911. — Babinski, Jarkobwski, Demartelle et Jumentié: Revue neur. **1912 I**, 640. — Bailey: (1) Arch. of Neur. **11**, 1 (1924). — (2) Arch. of Neur. **33**, 902 (1935). — Bailey and Bucy: Surg. Clin. N. Amer. **10**, 233 (1930). — Bannwarth: Arch. f. Psychiatr. **107**, 1 (1937). — Baruch: Z. Neur. **6**, 81 (1912). — Bauer: Wien. med. Wschr. **1917 II**, 2052, 2105. — Benda: Zbl. Neur. **1922**. — Bielschowsky u. Unger: J. Psychol. u. Neur. **25**, 173 (1920). — Billi: Ital. Endokr. et Neur.-Chir. **3**, 341 (1937). — Bingel, A.: Dtsch. Z. Nervenheilk. **72**, 359 (1921). — Black and Faber: J. amer. med. Assoc. **104**, 1889 (1935). — Boattini: Clin. med. ital. **67**, 291 (1936). — Bodechtel u. Schüler: Dtsch. Z. Nervenheilk. **142**, 85 (1937). — Bönninger u. Adler: Berl. klin. Wschr. **1910 II**, 2262. — Boettiger: Arch. f. Psychiatr. **38**, 380 (1901). — Bonhoeffer: Berl. klin. Wschr. **1915 II**, 1015. — Borchardt: Beitr. klin. Chir. **138**, 1 (1926). — Borst: Erg. Path. **9**, 452 (1903). — Boggi: Riv. sper. Freniatr. **61**, 441 (1937). — Brossowski, L.: Mschr. Psychiatr. **96**, 143 (1937). — Brouwer: Dtsch. Z. Nervenheilk. **117/119**, 38 (1931). — Bruns: (1) Neur. Zbl. **1894**, 281. — (2) Neur. Zbl. **1895**, 125. — (3) Arch. f. Psychiatr. **28**, 97 (1896). — (4) Zbl. Grenzgeb. Med. u. Chir. **4**, 177, 276 (1901). — (5) Dtsch. Z. Chir. **110** (1911). — Bucy: Surg. Clin. N. Amer. **12**, 1323 (1932). — Bucy and Buchanan: Surg. etc. **60**, 1137 (1935). — Bürkner: Arch. f. Psychiatr. **92**, 107 (1930). — Busch u. Scheuermann: Fortschr. Röntgenstr. **53**, 2 (1936).

CAIRNS and RIDDOCH: Brain **54**, 117 (1931). — CAIRNS and RUSSEL: Brain **54**, 377 (1931). — CAMP: Amer. J. Roentgenol. **36**, 775 (1936). — CAMP, ADSON and SHUEGRUE: Amer. J. Canc. **17**, 348 (1933). — CARDILLO, F.: Radiol. med. **22**, 563 (1935). — CASSIRER: Zbl. Path. **1891**, 963. — CASSIRER, RICH. u. FEDOR KRAUSE: Berl. klin. Wschr. **1921 I**, 224. — CAURIS, CID y PARACHU: Bol. Soc. Cir. Rosario **2**, 154 (1935). — COBB: Ann. Surg. **62**, 641 (1915). — COLLINS and MARKS: J. med. Sci. **149**, 103 (1915). — CORNIL, L.: Bull. Acad. méd. Paris, III. s. **110**, 307 (1933). — CORNIL et MORINGER: Ann. d'Anat. path. **10**, 725 (1933). — CRAIG: J. amer. med. Assoc. **107**, 184 (1936). — CUSHING: Acta path. scand. (Københ.) **7**, 1 (1930). — CUSHING and AYER: Arch. of Neur. **10**, 167 (1923).

DANDY: Arch. Surg. **1928**, 1790. — DAVIS: J. amer. med. Assoc. **1904**. — DÉJÉRINE et JUMENTIÉ: Revue neur. **1921**, 1138. — DENK: Verh. 9. Kongreß intern. Ges. f. Chir. **2**, 445 (1932). — DIVRY u. PLUMIER: Zbl. Neur. **57**, 331 (1930). — DOBROCHOTOW: Nevro.-Path. **5**, 1335 (1936). — DOUNARTIEU: Ann. Méd., Clin. Psych. **94 II**, 96 (1936). — DOWMAN and SMITH: Arch. of Neur. **21**, 531. Ref. Zbl. Neur. **58**, 189 (1931). — DYES: Fortschr. Röntgenstr. **50**, 582 (1934).

EICHHORST u. NAUNYN: Arch. f. exper. Path. **2**, 874. — EISELSBERG, v. u. MARBURG: Arch. f. Psychiatr. **59**, 453 (1919). — ELLIS: Brit. J. Chir. **23**, 25 (1935). — ELSBERG: (1) J. amer. med. Assoc. **59**, 1532 (1912). — (2) Amer. J. med. Sci. **151**, 652 (1916). — (3) Arch. of Neur. **5**, 64 (1921). — (4) Zbl. Neur. **28**, 208 (1922). — (5) Arch. of Neur. **22**, 949 (1929). — (6) Bull. neur. Inst. New York **3**, 124 (1933). — ELSBERG and BEER: Amer. J. med. Sci. **142**, 636 (1911). — ELSBERG and CONSTABLE: Arch. of Neur. **23**, 79 (1930). — ELSBERG and DYKE: Bull. neur. Inst. New York **2, 3**, 359. — ELSBERG and STRAUSS: Arch. of Neur. **21**, 261 (1929). — EWAIT u. WINCKLER: Berl. klin. Wschr. **1909 I**, 529.

FABRICIUS: Mschr. Psychiatr. **31**, 16 (1912). — FIROR and FORD: Bull. Hopkins Hosp. **35** (1924). — FISCHER: Z. Neur. **76**, 81 (1922). — FLATAU u. STERLING: Dtsch. Z. Nervenheilk. **31**, 199 (1906). — FLECK: Z. Neur. **76**, 231 (1922). — FOERSTER: Dtsch. Z. Nervenheilk. **70**, 64 (1921). — FORSTER: Z. Neur. **126**, 683 (1930). — FRÄNKEL: Dtsch. med. Wschr. **1898 I**, 442, 457, 476. — FRAZIER and SPILLER: Arch. of Neur. **8**, 455 (1922). — FREUDENBERG: Z. Neur. **1937**, 383. — FRIEDMANN u. SCHEINKER: Z. Neur. **151**, 405 (1934). — FROIN: Gaz. Hôp. **76**, 1005 (1903).

GAMPER: Jb. Psychiatr. **40**, 349 (1921). — GERSTMANN: Wien. klin. Wschr. **1915 I**, 496. — GIESE: Dtsch. Z. Nervenheilk. **1900**, 206. — GLETTENBERG: Nervenarzt **8**, 5 (1935). — GLOBUS and DORSHAY: Surg. etc. **48**, 345 (1929). — GOWERS and HORSLY: Med. Chir. Trans. **1888**. — GRAF: Z. Neur. **86**, 585 (1923). — GUILLAIN: J. de Neur. **192**, 689 (1925). — GUILLAIN, ALAJOUANINE, MATHIEU et BERTRAND: Revue neur. **1924 I**, 513. — GUILLAIN, BERTRAND et PERRON: Revue neur. **1928 I**, 193. — GUILLAIN, BERTRAND et SALLES: Ann. Med. **42**, 119 (1937). — GULEKE: Arch. klin. Chir. **119**, 833 (1922).

HADLICH: Virchows Arch. **172**, 429 (1903). — HAMBY: J. nerv. Dis. **81**, 24 (1935). — HARBITZ: Acta path. scand. (Københ.) **9**, 359 (1932). — HARDUL, GLOBUS and DOSTAY: (1) Surg. etc. **1925**, 345. — (2) Z. Neur. **1929**. — HARE, CLARENCE, C. and W. H. EVERTS: Bull. neur. Inst. New York **6**, 295 (1937). — HAERTLE: Arch. f. Psychiatr. **59**, 861 (1919). — HEILBRONNER: Dtsch. Z. Nervenheilk. **34**, 289 (1908). — HENNEBERG: (1) Arch. f. Psychiatr. **33**, 973 (1900). — (2) Berl. klin. Wschr. **1921 II**, 1289. — HENSCHEN: Mitt. Grenzgeb. Med. u. Chir. **11**, 357 (1902). — HERZOG: (1) Dtsch. med. Wschr. **1909 II**, 2311. — (2) Med. Klin. **1925 I**, 275. — HILDEBRAND: Arch. klin. Chir. **94**, 216 (1911). — HILLE, K.: Münch. med. Wschr. **1924 II**, 1241. — HOCHHAUS: Dtsch. Arch. klin. Med. **47**, 603 (1891). — HOSOI: Arch. of Path. **11**, 875 (1931).

JAKOBAEUS: Dtsch. Z. Nervenheilk. **49**, 74 (1913). — JAKOBSOHN: Dtsch. med. Wschr. **1912 I**, 157. — JAROSCHY: Bruns' Beitr. **129**, 348 (1923). — JESS: Verh. 13. internat. Kongreß Opthalm. **2**, 615 (1930). — JOHNSON: Hygiea (Stockh.) **96**, 625 (1934).

KAPSALAS: Bull. Soc. méd. Hôp. Paris. **46**, 1548 (1930). — KARGER: Mschr. Psychiatr. **39**, 167 (1916). — KAWASHIMA: Virchows Arch. **261**, 297 (1910). — KERNOHAN, WOLTMANN and ADSON: Arch. of Neur. **25**, 679 (1931). — KERPPOLA: Acta med. scand. (Stockh.) **57**, 527 (1922). — KLIENEBERGER: Mschr. Psychiatr. **28**, 346 (1910). — KNAUER: Münch. med. Wschr. **1916**, 912. — KORBSCH: Arch. f. Psychiatr. **92**, 183 (1930). — KRIEGER-LASSEN: Hosp.tid. (dän.) **41** (1931). — KÜTTNER: Berl. klin. Wschr. **1909 I**, 81.

LACHMANN: Arch. f. Psychiatr. **13**, 50 (1882). — LAGNER u. REHM: Arch. klin. Chir. **42**, 812 (1891). — LAUTERBURG: Virchows Arch. **240**, 328. — LENNEP: Dtsch. Z. Chir. **160**, 137 (1920). — LEUSDEN: Beitr. path. Anat. **23**, 69 (1898). — LEWANDOWSKY u. NENHOFF: Z. Neur. **13**, 444 (1912). — LINDAU: Acta path. scand. (Københ.) Suppl. **1** (1926). — LINDEMANN: Z. Neur. **12** (1912). — LINDGREN: Nervenarzt **1937**, 240. — LOEWENBERG: Virchows Arch. **232**, 99 (1921). — LOPEZ et VIDARTE: Ann. méd. Inst. **3**, 579 (1934). — LUCE: (1) Z. Neur. **8**, 283 (1913). — (2) Z. Neur. **29**, 433 (1922). — (3) Z. Nervenheilk. **78**, 347 (1923).

MAAS: (1) Dtsch. Z. Nervenheilk. **59**, 231 (1918). — (2) Med. Klin. **1924 I**, 213. — MABREY: Amer. J. Canc. **25**, 501 (1935). — MAHON: Revue neur. **47**, 649 (1937). — MAHONEY: Z.

Neur. **155**, 416 (1936). — MALAISÉ: Dtsch. Arch. klin. Med. **80**, 413 (1904). — MARIE, FOIX et BOUTIER: Revue neur. **1913** I, 712. — MARBURG: Mitt. Grenzgeb. Med. u. Chir. **31**, 46 (1918). — MARKOW-GORCELIKA-LIWSCHITZ: Strahlenther. **45**, 349 (1930). — MARTINOFF: Fol. neuropath. eston. **14**, 126 (1935). — MATZDORFF: Z. Neur. **81**, 263 (1923). — MCALPINE: Lancet **1935** II, 614. — MC LEAN: West. J. ourg. etc. **43**, 1 (1935). — MENDLER: Münch. med. Wschr. **1912** II, 2457. — MEYER u. KOHLER: Frankf. Z. Path. **20** (1917). — MICHELSEN: Dtsch. Z. Nervenheilk. **127**, 124 (1936). — MIURA: Beitr. path. Anat. **11**, 91 (1892). — MÜLLER, H.: Wien. med. Wschr. **1919** II, 1221.

NAFFZIGER and BROWN: Arch. of Neur. **29**, 561 (1933). — NESTMANN: Virchows Arch. **265**, 646 (1927). — NEWMARK: Berl. klin. Wschr. **1914** II, 1739. — NONNE: (1) Arch. f. Psychiatr. **33**, 393 (1900). — (2) Berl. klin. Wschr. **1903** I, 728. — (3) Neur. Zbl. **1908**, 749, 791. — (4) Neur. Zbl. **1909**, 447. — (5) Neur. Zbl. **40**, Erg.-Bd. II, 921. — (6) Dtsch. Z. Nervenheilk. **40**, 161 (1910). — (7) Ärztl. Ver. Hamburg, 22. März 1913. Z. Neur. **7**, 441 (1913). — (8) Z. Nervenheilk. **47/48**, 436 (1913). — (9) Z. Neur. **13**, 37 (1916). — (10) Z. Neur. **19**, 96 (1919). — (11) Dtsch. med. Wschr. **1926** I, 172.

OBERLING: Bull. Assoc. franç. Étude Canc. **11**, 365 (1922). — OPPENHEIM: (1) Berl. klin. Wschr. **1902** I, 21. — (2) Dtsch. Z. Nervenheilk. **24**, 325 (1903). — (3) Z. Neur. **5**, 653 (1911). — (4) Mschr. Psychiatr. **33**, 451 (1913). — (5) Mschr. Psychiatr. **36**, 391 (1914). — (6) Z. Neur. **10**, 515 (1914). — OPPENHEIM u. BORCHARDT: (1) Mitt. Grenzgeb. Med. u. Chir. **26**, 811 (1913). — (2) Dtsch. Z. Nervenheilk. **60**, 1 (1918). — OPPENHEIM u. JOLLY: Dtsch. med. Wschr. **1902** I, 206. — OPPENHEIM u. KRAUSE: Münch. med. Wschr. **1909** II, 1134. — OPPENHEIM, UNGER u. HEYMANN: Berl. klin. Wschr. **1916** II, 1309. — OPPENHEIMER: Radiology **28**, 582 (1937).

PANSKI: Neur. Zbl. **1912**, 1208. — PAWLOWSKI et FITTE: Rev. d'Orthop. **2**, 321 (1933). — PELZ: Arch. f. Psychiatr. **58**, 195 (1917). — PERTHES: Dtsch. Z. Chir. **203/204**, 93 (1927). — PERUSSIA: Radiol. e Fis. Med. I **2**, 791 (1935). — PETREN: Zbl. Neur. **35**, 402 (1924). — PETTE: (1) Zbl. Neur. **26**, 50 (1921). — (2) Dtsch. Z. Nervenheilk. **109**, 155 (1929). — PETTE u. KÖRNYEY: Dtsch. Z. Nervenheilk. **117/119**, 371 (1931). — PFEIFFER: (1) Dtsch. Z. Nervenheilk. **5**, 63 (1894). — (2) Dtsch. Z. Nervenheilk. **5**, 454 (1894). — PITOTTI: (1) Zbl. Neur. **57**, 330 (1930). — (2) Riv. Pat. nerv. **45**, 137 (1935). — PUTMAN and ELLIOT: J. nerv. Dis. **30**, 665 (1903). — PUUSEPP: (1) Presse méd. **1930** II, 1804. — (2) Z. Neur. **4**, 1110 (1912). — (3) Z. Neur. **5**, 637 (1912). — (4) Revue neur. **41**, 2 879 (1934).

QUECKENSTÄDT: Dtsch. Z. Nervenheilk. **55**, 325 (1916). — QUENSEL: Neur. Zbl. **1898**, 482. — QUINCKE: Münch. med. Wschr. **1921**, 935.

RAD, VON: Dtsch. Z. Nervenheilk. **26**, 293 (1904). — RANZI: (1) Wien. klin. Wschr. **1918** I, 183. — (2) Arch. klin. Chir. **120**, 489 (1922). — RAVEN: (1) Dtsch. Z. Nervenheilk. **44**, 380 (1912). — (2) Dtsch. Z. Nervenheilk. **49**, 36 (1913). — (3) Dtsch. Z. Nervenheilk. **68/69**, 250 (1921). — REDLICH: Wien. klin. Wschr. **1912** II, 2026. — (2) Wien. klin. Wschr. **1917** I, 861. — (3) Med. Klin. **1921** II, 1315. — (4) Med. Klin. **1921** II, 1351. — REICHMANN: Dtsch. Z. Nervenheilk. **44**, 95 (1912). — REIN: Arch. of Neur. **11**, 432 (1924). — REISINGER: Virchows Arch. **98**, 369 (1884). — RIEDEL: Dtsch. Z. Nervenheilk. **63**, 97 (1910). — RINDFLEISCH: Dtsch. Z. Nervenheilk. **26**, 135 (1910). — RITTER: Dtsch. Z. Nervenheilk. **152**, 152 (1920). — ROGERS: (1) Brit. J. Surg. **18**, 669 (1931). — (2) Lancet **1935** I, 187. — ROSENTHAL: Beitr. path. Anat. **23**, 111 (1898). — ROTHMANN: Berl. klin. Wschr. **1913** I, 528. — ROUSSY, LHERMITTE et HUGVENIN: Revue neur. **65**, 616 (1936).

SACHS and FINCHER: Arch. Surg. **17**, 829 (1918). — SACHS, ROSE and KAPLAN: Arch. of Neur. **24**, 1133 (1930). — SADELKOW: Dtsch. Z. Nervenheilk. **63**, 275 (1919). — SÄNGER: Neur. Zbl. **1909**, 161. — SAUERBRUCH u. HARTMANN: Schweiz. med. Wschr. **1935** I, 26. — SCHERER: Z. Neur. **154**, 507 (1936). — SCHLAPP: J. nerv. Dis. **38**, 129 (1911). — SCHLESINGER: Wien. med. Wschr. **1917** II, 2031. — SCHLESINGER, E.: Dtsch. med. Wschr. **1905** I, 929. — SCHMIDT: Fortschr. Röntgenstr. **57**, 299 (1938). — SCHMIEDEN u. PEIPER: Dtsch. med. Wschr. **1929** I, 513. — SCHMINCKE: Frankf. Z. Path. **16**, 357 (1915). — SCHMOLL: Amer. J. med. Sci. **131**, 133 (1906). — SCHNITZLER: Z. Neur. **8**, 210 (1911). — SCHUBERTH: Dtsch. Z. Nervenheilk. **93**, 34 (1926). — SCHÜLE: Neur. Zbl. **1897**, 620. — SCHULTZE, FR.: (1) Dtsch. med. Wschr. **1912** II, 1676. — (2) Dtsch. med. Wschr. **1932** II, 1557. — SCHUPFER: Mschr. Psychiatr. **24**, 63 (1908). — SELBERG: Beitr. klin. Chir. **43**, 197 (1904). — SELLING: Arch. of Neur. **8**, 27 (1922). — SICARD, FORESTIER et LERMOYEZ: Bull. Soc. méd. Hôp. Paris **38**, 943 (1922). — SIEGEL: Bruns' Beitr. **74**, 375 (1911). — SIMONS: Dtsch. Z. Nervenheilk. **59**, 209 (1918). — SOEDERBERG: (1) Dtsch. Z. Nervenheilk. **44**, 202 (1912). — (2) Berl. klin. Wschr. **1914** I, 242, 457. — SOEDERBERGH u. AKERBLOM: Mitt. Grenzgeb. Med. u. Chir. **25**, 92 (1912). — SOMMER: Beitr. klin. Chir. **125**, 694 (1922). — SPILLER: J. nerv. Dis. **34**, 297 (1904). — SPILLER and FRAZIER: Arch. of Neur. **10**, 29 (1932). — SPILLER-MUSSER-MARTIN: Univ. Pennsylv. Bull., März/April 1903. — STEFAN, H.: (1) Dtsch. Z. Nervenheilk. **139**. — (2) Z. Neur. **151**, 683 (1934). — STEINKE: J. nerv. Dis. **47**, 418 (1918). — STEPHAN, R.: Dtsch. Z. Nervenheilk. **57**, 87 (1917). — STERLING i JAKIMOWICZ: Neur. polska **19**, 391 (1936). — STERZ: (1) Mschr. Psychiatr. **20**, 195 (1906). — (2) Neur. Zbl. **1906**, 424. — STOO-

1130   G. Bodechtel: Die Krankheiten des Rückenmarks.

Key: Arch of Neur. 18, 16 (1926). — Stotz: Zbl. Chir. 1935, 2970. — Strassner: Dtschr. Z. Nervenheilk. 37, 305 (1909). — Stursberg: Zbl. Grenzgeb. Med. u. Chir. 11, 91, 141, 185, 225, 277 (1908).
Tarnov: Arch. of Neur. 32, 1045 (1934). — Taschenberg: Münch. med. Wschr. 1921 I 612. — Teilum: Dtsch. Z. gerichtl. Med. 28, 412 (1937). — Thiene: Dtsch. Z. Nervenheilk. 35, 391 (1908). — Tilney and Elsberg: Arch. of Neur. 15, 444 (1926). — Torburn: (1) Brit. med. J. 1922, 49. — (2) Lancet 1922, 1313. — Turner: J. orthop. Surg. 3, 698 (1921). Veraguth u. Brun: Korresp.bl. Schweiz. Ärzte 46, 385 (1916). — Vincent: Presse méd. 32, 123 (1924). — Vincent et Chavany: Revue neur. 1924 I, 522. — Vincent et Darquier: Revue neur. 1925 I, 100. — Vincent et David: Presse méd. 1929, 585. — Vivaldo y Kaplan: Rev. méd. Chile 60, 629—666 (1932). — Volhard: Dtsch. med. Wschr. 1902 I, 591.
Wagner C.: Z. Neur. 5, 432 (1912). — Walgren: Dtsch. Z. Nervenheilk. 78, 107 (1923). — Wallner: Virchows Arch. 237, 331 (1922). — Weigeldt: Dtsch. Z. Nervenheilk. 67, 333 (1921). — Wittmann: Z. Neur. 5, 432 (1912). — Wohlwill: Neur. Zbl. 1910, 655. — Wolbach: J. med. Res. 11, 495 (1907). — Woltmann: J. amer. med. Assoc. 95, 1398 (1930). — Woods: Arch. of Neur. 20, 1258 (1928). — Wyllic: Proc. roy. Soc. Méd. 24, 1050 (1931).

Myelographie.
Zusammenfassende Arbeiten.

Eskuchen: Neue deutsche Klinik, Bd. VI, S. 213.
Gross: Klinik und Liquordiagnostik. Wien: Julius Springer 1926. — Guttmann, L.: Handbuch der Neurologie, Bd. 7/2. Berlin: Julius Springer 1936 (dort ausführliche Literatur!)
Peiper: (1) Erg. med. Strahlenforsch. 2, 1 (1926). — (2) Groedel-Lossens Lehrbuch der Röntgendiagnostik. München: J. F. Lehmann 1933.
Sicard and Forestier: Diagnostic et Therap. par le Lipiodol. Paris.: Masson & Cie. 1928.

Einzelarbeiten.

Albrecht: Beih. Med. Klin. 1931 I, 128.
Bender: Zbl. Chir. 1929, 1886. — Berbusch u. Hirsch: Klin. Wschr. 1925. — Beykirch: Bruns' Beitr. 142, 201 (1928). — Borchardt: Zbl. Neur. 1927, 22. — Bregmann u. Szpilman: Dtsch. Z. Nervenheilk. 103, 302 (1928). — Brouwer: Internat. Clin. 4, 97 (1926). — Brouwer u. Oljenick: Acta psychiatr. (København) 1, 15 (1926). — Bruskin u. Propper: Z. exper. Med. 75, 34 (1931). — Büttner: Bruns' Beitr. 135, 404 (1926). Christophe: Revue neur. 34 II, 490 (1927). — Craig: Surg. etc. 49, 17. — Crouzon: Revue neur. 34 I, 2 (1927).
Denk, W.: (1) Wien. klin. Wschr. 1926 II, 1238. — (2) Arch. klin. Chir. 140 (1926). — (3) Zbl. Chir. 1928, 86, 91.
Eichhoff: Zbl. Chir. 1930, 23, 130. — Eiselsberg, v.: Dtsch. Z. Chir. 200 (1927). — Erdes: Münch. med. Wschr. 1930 I, 439. — Eskuchen: Klin. Wschr. 1925 I.
Gaugele: (1) Münch. med. Wschr. 1926 II, 1731. — (2) Z. orthop. Chir. 48, Beih., 402 (1927). — Grävinghoff: Fortschr. Röntgenstr. 42, 543. — Guizetti: Röntgenprax. 4, 878. — Guttmann, E.: Z. Neur. 133, 273 (1931).
Hampton and Robinson: Amer. J. Roentgenol. 1936, 782. — Hanse: Arch. f. Psychiatr. 82, 349 (1927). — Hartwig: Klin. Wschr. 1931 I, 963. — Heyman: (1) Z. Neur. 105, 1 (1926). — (2) Z. Neur. 109, 635 (1927). — Hiller: Mitt. Grenzgeb. Med. u. Chir. 40, 73 (1926).
Kaffler: Münch. med. Wschr. 1926 II, 1400. — Krause, Fedor: (1) Z. Neur. 99, 3 (1925). — (2) Bruns' Beitr. 136 (1926). — Krause, P.: Fortschr. Röntgenstr. 36, 727. — Kuhlenkampff: Zbl. Chir. 73, 2961 (1926).
Leopold: (1) Fortschr. Röntgenstr. 35, 343 (1926). — (2) Fortschr. Röntgenstr. 41, 811 (1930). — Ludin: Schweiz. med. Wschr. 1930 I, 29.
Mayer, E. G.: Fortschr. Röntgenstr. 38, 619 (1928). — Meyer, E.: Arch. f. Psychiatr. 89, 177 (1930). — Moser: Dtsch. med. Wschr. 1931 II, 1657. — Müller, H. R.: Z. Neur. 69, 712.
Nonne: (1) Münch. med. Wschr. 1927 I, 43. — (2) Zbl. Neur. 47, 810. — (3) Dtsch. med. Wschr. 1928 II, 1108.
Pappenheim: Klin. Wschr. 1927 I, 382. — Peiper: Arch. klin. Chir. 178, 441 (1933). — Puusepp: Presse méd. 1930 II, 1804.
Quarti, G.: Radiol. med. 20, 1568 (1933).
Reiser: Fortschr. Röntgenstr. 4, 393. — Rosenstein: Klin. Wschr. 1926 II, 1897.
Schachtschneider: Fortschr. Röntgenstr. 54 (1936). — Schäfer: Dtsch. Z. Nervenheilk. 58, 39. — Schönbauer: (1) Zbl. Chir. 55, 96 (1928). — (2) Dtsch. Z. Chir. 211, 410 (1928). — Schüller: Fortschr. Röntgenstr. 50, 149. — Schuster: Med. Welt 1, 12 (1927). — Sgalitzer: (1) Wien. klin. Wschr. 1928 I, 860. — (2) Fortschr. Röntgenstr. 37, 410 (1928). — (3) Fortschr. Röntgenstr. 48, 320 (1933). — Sicard: Revue neur. 35 I, 325 (1926). — Sicard

et Buiet: Revue neur. **1925**, 77. — Sicard, Fabre et Forestier: C. r. Soc. Biol. Paris **88**, 8 (1923). — Sicard et Forestier: (1) Presse méd. **1923**, 44. — (2) Arch. of Neur. **16**, 420 (1926). — (3) Brit. J. Radiol. **1926**, 239. — Sicard, Forestier et Haguenau: Revue neur. **34**, 461 (1927). — Stahl u. A.Müller: Med. Klin. **1925 II**. — Stölzner: Zbl. Chir. **51**, 3275 (1927).

Vincent: Revue neur. **1923 I**, 562.

Wartenberg: (1) Arch. f. Psychiatr. **77**, 507 (1926). — (2) Dtsch. med. Wschr. **1928 II**, 1325. — Wideroe: Z. Chir. **1921**, 394. — Wustmann: Z. Chir. **1933**, 84.

Morbus Recklinghausen.
Zusammenfassende Arbeiten.

Gagel: Die Neurofibromatose. Handbuch der Neurologie, Bd. XVI, S. 289. Berlin: Julius Springer 1936 (ausführliche Literatur!).

Molter: Inaug.-Diss. Jena 1920.

Orzechowsky: Jadassohns Handbuch der Haut- und Geschlechtskrankheiten, Bd. Bd. XII, 2.

Einzelarbeiten.

Chavany, David et Thiebant: Revue neur. **66**, 550 (1936).

Foerster u. Gagel: Z. Neur. **138**, 339 (1932).

Korbsch: Arch. f. Psychiatr. **92**, 183 (1930).

Michaelis: Bruns' Beitr. **150**, 574 (1931).

Stieda: Mschr. Psychiatr. **80**, 71 (1931). — Struwe u. Steuer: Z. Neur. **125**, 748 (1930).

Walthard: Dtsch. Z. Nervenheilk. **99**, 124 (1927).

Die extraduralen Rückenmarkstumoren. Von der Wirbelsäule und dem Epiduralraum ausgehende Tumoren. Carcinommetastasen.
Zusammenfassende Arbeiten.

Antoni: Handbuch der Neurologie, Bd. X. Berlin: Julius Springer 1936 (ausführliche Literatur!).

Einzelarbeiten.

Bruns: Arch. f. Psychiatr. **31**, 128 (1899).

Cornil et Paillas: Revue neur. **67**, 371 (1937).

Heyde u. Curschmann: Neur. Zbl. **1907**, 172.

Leppo: Zbl. Neur. **76**, 663.

Pawlowski et Fitte: Rev. d'Orthop. **2**, 321 (1933). — Perussia: Radiol. e Fis. Med. I **2**, 171 (1936). — Putschar: Z. Neur. **126**, 129 (1930).

Scholz: Mitt. Grenzgeb. Med. u. Chir. **42**, 178 (1930).

Sarkome, Chordome, Fibrolipome, Hämangiome.
Einzelarbeiten.

Alpers and Pancoast: Surg. Clin. N. Amer. **35**, 374 (1932).

Boudreaux: Rev. d'Orthop. **23**, 600 (1936).

Cardillo: Radiol. e Fis. Med. **1**, 17—90 (1935). — Clausniger: Dtsch. Z. Nervenheilk. **142**, 276 (1937).

Fleischer: Mitt. Ges. inn. Med. Wien **33**, 46 (1934).

Grünwald: Dtsch. Z. Nervenheilk. **138**, 243 (1935).

Ireland: Amer. J. Roentgenol. **28**, 378 (1932).

Joyce: Surg. Clin. N. Amer. **13**, 85 (1933).

Kranz: Wien. klin. Wschr. **1932 II**, 1346.

Lamy et Weismann: Rev. d'Orthop. **23**, 121 (1936). — Lenarduzzi: Atti 11. Congr. ital. Radiol. Med. **2**, 16 (1934). — Lièvre: Presse méd. **1934 II**, 1571. — Livingston: Amer. J. Roentgenol. **33**, 381 (1935). — Lupacciolu: Ann. Radiol. e Fis. Med. **9**, 238 (1935).

Machulko-Horbatewitsch u. Rochlin: Arch. f. Psychiatr. **89**, 222 (1930). — Michon et Lafout: Revue neur. **63**, 565 (1935). — Morsesian: J. de Radiol. **17**, 363 (1933). — Munoz: Rev. Cir. Barcelona **3**, 521 (1932).

Rawling: Brit. J. Surg. **20**, 348 (1932). — Roederer, C.: (1) Bull. Soc. Méd. Hôp. Paris, III. s. **49**, 450 (1933). — (2) Paris méd. **1933 I**, 544. — Ritten: Röntgenprax. **4**, 1035 (1932).

Sai u. Licen: Z. Neur. **142**, 457 (1932). — Scheid, W. u. Burchardt: Nervenarzt **11**, 19 (1938). — Scherer: Beitr. path. Anat. **90**, 521 (1933). — Smerchinich: Quad. Radiol. **5**, 349 (1934).

THIEBAUT, FR. et J. LE BEAU: Revue neur. **67**, 396 (1937).
ZAWADOWSKI i JARZYMSKI: Polski Przegl. radjol. **8/9**, 135 (1934). — ZUPPA: Arch. di Radiol. **10**, 250 (1934).

Myelome, Lymphogranulomatose, Leukämie.
Zusammenfassende Literatur.

BODECHTEL: Handbuch der Neurologie, Bd. XIII. Berlin: Julius Springer 1936 (ausführliche Literatur!).

Einzelarbeiten.

DENKER and BROCK: Brain **57**, 231 (1934).
HINRICHS: Dtsch. Z. Nervenheilk. **131**, 61 (1933).
ROSSELET et DECKER: Rev. méd. Suisse rom. **56/57** (1936).
SCHAEFFER u. HORWITZ: Zbl. Neur. **57**, 322 (1930). — SHAPIRO: Arch. of Neur. **24**, 509.

Rückenmarkskompressionen durch intra- bzw. extradurale Cysten.
Einzelarbeiten.

CELLY: Lancet **1937** II, 13. — CLOWARD: Arch. of Neur. **37**, 200 (1937).
LEHMANN: Amer. J. Surg. **28**, 307 (1935).
VOSS: Dtsch. Z. Chir. **248**, 341 (1936).

Nucleus pulposus — Hernien (SCHMORLsche Knötchen).
Zusammenfassende Arbeiten.

MAURICE: Die Zwischenwirbelsäulenscheiben, Bd. XII. Paris: Masson & Cie. 1933.

Einzelarbeiten.

ALAJOUANINE u. PETIT-DUTAILLIS: Zbl. Neur. **59**, 613 (1931).
BORRA e REVIGLIO: Riv. Clin. pediatr. **30** (1900). — BUSCH u. CHRISTENSEN: Zbl. Neurochir. **1**, 53 (1936).
CHRISTENSEN: Verh. neur. Ges. **1936**, 42.
ELLMER: Chir.urg **4**, 805 (1932).
HAWK: Brain **59**, 204 (1936). — HUNT and PAGET: Proc. roy. Soc. Méd. **28**, 1519 (1935).
OWEN-GERSBERG-GURDIAN: Amer. J. Canc. **16**, 830 (1932).
PECT and ECHOLS: Arch. of Neur. **32**, 924 (1934). — PODKAMINSKY: Arch. klin. Chir. **182**, 352 (935.
SAI: Riv. Neur. **6**, 177 (1933). — SIEGMUND: Mschr. Unfallheilk. **43**, 609 (1936). — STAUSS: Zbl. Chir. **1935**, 2986.
WERTHEMANN u. RINTELEN: Z. Neur. **142**, 200 (1932).
ZEITLIN: Sovet. Rentegenol **1**, 5 (1935). — ZLAFF: Fol. neuropath. eston. **15/16**, 429 (1936)

Rückenmarkserscheinungen bei Kyphoskoliosen.
Zusammenfassende Arbeiten.

SCHÄFER, H.: Diss. Würzburg 1935.

Einzelarbeiten.

CHAVANY: Revue neur. **41** II, 860 (1934).
MONTANARE y GONZALEZ: Semana méd. **1935** I, 1613.
OKONEK: Zbl. Neurochir. **2**, 39 (1937).
PONSOLD: Arch. f. Psychiatr. **103**, 199 (1935).
SCHÜLLER: Münch. med. Wschr. **1934** II, 1503.
TERZANI: Giorn. Clin. med. **13**, 1087 (1932).
WARNER: Arch. orthop. Chir. **33**, 279 (1933).

Rückenmarkserscheinungen bei verdicktem Ligamentum flavum.
Einzelarbeiten.

ABBOTT: J. amer. med. Assoc. **106**, 2129 (1936).
GELBARTD: Fol. neuropath. eston. **15/16**, 371 (1936).
LISA and HIRSCHHORN: Arch. of Neur. **28**, 416 (1932
PUUSEPP: Fol. neuropath. eston. **12**, 38 (1932).

Rückenmarkserscheinungen bei Aneurysmen.

Einzelarbeiten.

BRABBE: Fol. neuropath. eston. **15/16**, 249 (1936).
LOPETZ: Ann. Med. int. **4**, 603 (1935).
RAPAZINI: Arch. di Orthop. **48**, 915 (1932).
SORENSEN u. BUSCH: Verh. neur. Ges. **1936**, 12. — STERNBERG: Zbl. Neur. **58**, 866 (1931).

B. Die entzündlichen Affektionen der Wirbelsäule (Spondylitis).

Zusammenfassende Arbeiten.

LANGE: Handbuch der Neurologie, Bd. X. Berlin: Julius Springer 1936 (ausführliche Literatur!).

Einzelarbeiten.

BAPTIST, DE: Zbl. Neur. **38**, 458 (1924). — BLOCK: Arch. klin. Chir. **168**, 284 (1931).
O'DONNEL: Amer. J. Surg. **35**, 375 (1937).
FRITZLER: Münch. med. Wschr. **1924 I**, 107.
GRUCA i SARZYPECKI: Chir. Narz. Ruchu (poln.) **10**, 85 (1937). — GUTTMANN: Fortschr. Neur. **4**, 34 (1932).
HASELHORST: Bruns' Beitr. **138**, 417 (1926).
KUHN: Röntgenprax. **4**, 717 (1932).
OEHLECKER: (1) Dtsch. Z. Nervenheilk. **117/119**, 343 (1931). — (2) Chirurg **4**, 473 (1932). (3) Bruns' Beitr. **134**, 1 (1933).
PIERO: Riv. Clin. med. **37**, 1 (1936).
RASZEJA: Z. Orthop. **66**, Beih. 8, 26 u. Beih. 37.
SEHRT: Zbl. Chir. **71** (1932). — SOL: Rev. franç. Dermat. **8**, 591 (1932). — STAUDER: Fortschr. Neur. **7**, 106 (1935). — SUSSMANN: Acta radiol. (Stockh.) **14**, 43 (1933).
TROISIER, BARCETY et BROCARD: Ann. Méd. **40**, 354 (1936).

Tuberkulöse Spondylitis (Neuere Literatur).

Einzelarbeiten.

DELCHEF: Bull. Soc. nat. Chir. Paris **58**, 1270 (1932).
HIGIER: Warzaw. Czas. lek. **9**, 515, 538 (1932).
KAUFMANN: Ann. d'Anat. path. **13**, 81 (1936). — KÖNIGSWIESER: Z. orthop. Chir. **58**, 187 (1932). — KOFMANN: Z. orthop. Chir. **60**, 163 (1935).
LINDEMANN: Dtsch. Z. Chir. **237**, 234 (1932).
NEPI: (1) Ortop. e traumatol. appar. Mot. **8**, 232 (1936). — (2) Neopsichiatr. **2**, 560, 581 (1936).
SCHINZ: Dtsch. Z. Chir. **240**, 464 (1933). — SEDDON: Brit. J. Surg. **22**, 769 (1935). — SORREL et SORD-DEJERINE: Revue neur. **40 I**, 1—48.
TRASS-MEYER: Acta orthop. scand. (Københ.) **4**, 154 (1933).
WEEDEN-BUTLER: Brit. J. Surg. **22**, 738 (1935).

Die parasitären Affektionen der Wirbelsäule (Cysticercus, Echinococcus, Aktinomykose).

Zusammenfassende Arbeiten.

HENNEBERG: Handbuch der Neurologie, Bd. 3 u. 14. Berlin: Julius Springer 1936.
RUNTE, MAUR.: Diss. Hamburg 1931.

Einzelarbeiten.

AUFFINI: Arch. f. Psychiatr. **53**, 174 (1914).
BENHAMOU et POINARD: Revue neur. **36**, 657 (1929). — BÖGE: Klin. Wschr. **1922 I**, 174. — BONACCORSI: Ann. ital. Chir. **11**, 864 (1932). — BRÜTT: (1) Klin. Wschr. **1931 I**, 571. — (2) Zbl. Chir. **1931**, 2066.
DENSE: Wien. med. Wschr. **1929 I**, 513. — DEVE, LHERMITTE et FRELLES: Revue neur. **39**.
GERLACH: Zbl. Path. **47**, 113 (1919).
HENNEBERG: Z. Neur. **9** (1914).
INGHAM: Bull. Los Angeles Neur. Soc. **1**, 41 (1936).
KORBSCH: Dtsch. Z. Chir. **237** (1932).
LOPEZ and FEIJOO: Ann. Med. int. **5**, 137 (1936).
MUCROW: Sovet. Nevropat. **4**, 167 (1935).
OPALSKI: Bull. internat. Acad. polon. Sc., Cl. méd. **1931**.

Pessano: Semana méd. **1933**, 2126. — Popow, Umerow: Dtsch. Z. Nervenheilk. **137**, 187 (1935).
Rosenblath: Dtsch. Z. Nervenheilk. **46**, 113 (1913).
Saldana: Rev. españ. Chir. **16**, 109 (1934).
Woerden: Dtsch. Z. Chir. **206**, 394 (1927).
Zaizeva: Sovet. Nevropat. **2**, 51 (1933).

Bechterewsche Krankheit, Arthrosis deformans.

Zusammenfassende Arbeiten.

Lang: Henke-Lubarschs Handbuch der speziellen pathologischen Anatomie und Histologie, Bd. X. Berlin: Julius Springer 1934.

Einzelarbeiten.

Araupa: Klin. Mbl. Augenheilk. **91**, 193.
Büssem: Dtsch. Z. Chir. **259**, 229 (1933).
Chiasserini: Boll. Acad. Canc. Roma **6**, 454 (1933).
Fritz: Ärztl. Sachverst.ztg **41**, 157, 935.
Gaugele: Z. orthop. Chir. **58**, 436 (1933). — Güntz: Fortschr. Röntgenstr. **47**, 683 (1933).
Hoffmeister: Münch. med. Wschr. **1933** I, 491.
Kienböck: Bruns' Beitr. **157**, 449 (1933). — Krebs: Med. Welt **1936**, 81. — Krebs u. Voutz: Dtsch. med. Wschr. **1934** I, 100. — Kroner: Dtsch. med. Wschr. **1933** I, 732.
Lyon: Fortschr. Röntgenstr. **48**, 46 (1933).
Mitschel: Arch. Surg. **25**, 544 (1932).
Nagel, A.: Dtsch. med. Wschr. **1936** II, 1789.
Schaefer, V.: Dtsch. med. Wschr. **1935** I, 1030. — Schober, P.: Med. Welt **1933**, 460. — Sjörgel: Sv. Läkartid. **1933**, 47.
Weber u. Schülter: Proc. roy. Soc. Med. **29**, 47 (1935). — Wolf, G.: Z. orthop. Chir. **63**, 138 (1935).

VII. Die Auswirkung meningitischer Prozesse auf das Rückenmark.

1. Der Epiduralabsceß.

Zusammenfassende Arbeiten.

Pette: Handbuch der Neurologie, Bd. X, S. 268. Berlin: Julius Springer 1936.

Einzelarbeiten.

Braun: Zbl. Chir. **49**, 274 (1922). — Bunch and Madden: Amer. J. Surg. **1**, 20, 743.
Chavany et David: Paris méd. **1935** II, 521. — Chavany, David et Stuhl: Revue neur. **67**, 499 (1937). — Christophe: Revue neur. **39**, 912 (1932).
Dandy: Arch. Surg. **13**, 477 (1926).
Gaseil and Jaffe: Arch. of Psychiatr. **52**, 301 (1935). — Guttmann u. Singer: Arch. klin. Chir. **166** (1931).
Henneberg: Zbl. Neur. **25**, 95 (1921). — Hinz: Dtsch. med. Wschr. **1921** II.
Keienburg: Med. Klin. **1924** I.
Mintzman: Brit. med. J. **1934**, Nr 3847, 593.
Navach, Ersilia: Policlinico, sez. prat. **1933**, 172—174. — Nonne: Neur. Zbl. **1902**, 622.
Oehlecker: Dtsch. Z. Nervenheilk. **117/119** (1931). — Oppenheim: Berl. klin. Wschr. **1910** II, 1412.
Schick: Wien. klin. Wschr. **1909** II, 1185. — Schwab: Dtsch. med. Wschr. **1924** II, 1544. — Sicard et Paraf: Bull. Soc. méd. Hôp. Paris **41**, 50 (1925).

2. Pachymeningitis cervicalis hypertrophicans.

Zusammenfassende Arbeiten.

Cassirer: Oppenheims Lehrbuch der Nervenkrankheiten, Berlin: S. Karger 1923.
Leyden u. Goldscheider: Erkrankungen des Rückenmarks. Nothnagels Handbuch der speziellen Pathologie und Therapie, 3.. Aufl., Bd. 2, S. 78.
Pette: Handbuch der Neurologie, Bd. X, S. 268. Berlin: Julius Springer 1936.

Einzelarbeiten.

Adamkiewicz u. Wieting: Beitr. path. Anat. **13**, 19.
Bertha u. Forsel: Mschr. Psychiatr. **95**, 102 (1934).
Cassirer: Z. Neur. **58**.

DÉJÉRINE-TINEL: Revue neur. **1909.**
KMENT u. SALUS: Bruns' Beitr. **154** (1932). — KÖPPEN: Arch. f. Psychiatr. **1928.** —
KRAMER: Berl. klin. Wschr. **1911 I,** 735. — KRAUSE-MENDEL: Berl. klin. Wschr. **1909.**
MARGULIS: Sovet. Nevropat. **2,** 1 (1933). — MENDEL-SELBERG: Neur. Zbl. **1919.** —
MONIZ: Revue neur. **32,** 433 (1925).
PFÖRRINGER: Mschr. Psychiatr. **1928.** — PROBST: Arch. f. Psychiatr. **1926.**
RUNGE: Ärztl. Sachverst.ztg **26,** 71 (1920).
ÜPPUS y LEY: Rev. Cir. Barcelona **4,** 489 (1932).
WERTHEIMER et DEHAUME: Lyon chir. **30,** 129 (1933).

3. Arachnitis chronica cystica adhaesiva.

A. Zusammenfassende Arbeiten.

EISELSBERG, v.: Handbuch der ärztlichen Erfahrung im Weltkrieg.
FOERSTER, O.: Handbuch der ärztlichen Erfahrung im Weltkreig, Rückenmarks-
verletzungen. Leipzig: Johann Ambrosius Barth 1921.
KRAUSE: Chirurgie des Gehirns und Rückenmarks, Bd. II. — KRAUSE u. OPPENHEIM:
OPPENHEIMs Lehrbuch der Neurol., 4. Aufl., S. 293, 301. 1905.
METZGER: Thèse de Strassbourg **1932.**
PAULIAN u. TURNESCO: Die adhäsiven spinalen Arachnoiditiden. Paris: Masson & Cie.
1933. — PETTE: Handbuch der Neurologie, Bd. X, S. 379. Berlin: Julius Springer 1936.
STROEBE: FLATAU, JAKOBSOHN u. MINORs Handbuch der pathologischen Anatomie
des Nervensystems, S. 740. 1903.

B. Einzelarbeiten.

ALAJOUANINE, HORNET et ANDRE: Presse méd. **1936 I,** 691. — ALTMANN, v.: Nerven-
arzt **4,** 431 (1931).
BALLIF et MORUZI: Bull. Soc. roum. Neur. **17,** 8 (1936). — BARRÉ, LERICHE et GIRARD:
Revue neur. **65,** 339 (1936). — BARRÉ et METZGER: Revue neur. **65,** 545 (1936). — BOSCHI,
NASETTI e ZANETTI: Giorn Psich. **60,** 192 (1932). — BRANDAN, C. u. M. PEIROTTI: Arch.
argent. **16,** 49 (1937). — BROUWER: Dtsch. Z. Nervenheilk. **117/119,** 34 (1931). — BRUNS:
Berl. klin. Wschr. **1908.**
CAHEN, J.: J. Chir. et Ann. Soc. belg. Chir. **8/9,** 592 (1936). — CARROT: Bull. mens.
Soc. Med. mil. franç. **30,** 215 (1936). — CASSIRER: Zbl. Neur. **17** (1921). — CRUSAN et CORINO
d'ANDRADE: Revue neur. **40 I,** 1090 (1933).
DEREUX et LEDIEN: Revue neur. **40 I,** 1110 (1933).
GERHARDT: Dtsch. Z. Nervenheilk. **140,** 28 (1936). — GERSTMANN: Z. Neur. **29,** 97
(1915). — GLETTENBERG: Nervenarzt **8,** 232 (1935). — GUILLAIN, GARZIN et SIEGWALD:
Revue neur. **1933,** 939.
HERGESELL: Z. Neur. **148,** 478 (1933). — HOHLBAUM: Arch. klin. Chir. **142,** 723 (1926).
KRAUSE, FEDOR: (1) Arch. klin. Chir. **84.** — (2) Z. Neur. **36.**
LEEUW: Dtsch. Z. Nervenheilk. **137,** 72 (1935). — LONGO: Riv. otol. ecc. **12,** 495 (1935).
MARBURG: Dtsch. Z. Nervenheilk. **70** (1921). — MARGULIS: Nevropat. **6,** 53 (1937). —
MAUSS u. KRÜGER: Dtsch. Arch. klin. Med. **177,** 382 (1935). — MENDEL-ADLER: Berl. klin.
Wschr. **1908.** — MINGACCINI: Neur. Zbl. **1921.**
OPPENHEIM: Mschr. Psychiatr. **1913,** 451. — OPPENHEIM u. KRAUSE: Mitt. Grenzgeb.
Med. u. Chir. **27,** 545 (1914).
PERO: Riv. ital. Endocrinol. e Neurochir. **1,** 417 (1935). — PETTE: (1) Arch. f. Psychiatr.
74, 631 (1925). — (2) Zbl. Neurochir. **1936,** 86.
REHN: Zbl. Chir. **1935,** 5. — ROGER et ALLIOZ: Revue neur. **40 I,** 974 (1933).
SALINSKY: Arch. of Neur. **35,** 1262 (1936). — SINGEISEN, F.: Arch. f. Psychiatr. **106,**
106 (1936). — SPILLER: Amer. J. Med. a. Surg. **1909.** — STOOKEY: Arch. of Neur. **1927 I/II.**
VINCENT u. BERDET: Souaine méd. Hôp. **1932.**

Die Krankheiten der peripheren Nerven.

Von

H. SCHELLER-Berlin.

Mit 86 Abbildungen.

Allgemeiner Teil.

Vorbemerkungen.

In den nachfolgenden Kapiteln sollen die Krankheiten der peripheren Nerven von der klinischen Seite aus beschrieben werden. Es erschien dabei zweckmäßig, das Gebiet in der Weise aufzuteilen, daß zunächst in einem allgemeinen Abschnitt ein Überblick darüber gegeben wird, welche Faktoren es sind, die zu einer Schädigung peripherer Nerven führen können und was für Besonderheiten die dabei beobachteten Krankheitsbilder aufweisen. Es folgt eine Darstellung der Verlaufsarten, der allgemeinen Prognostik und schließlich der Behandlungsverfahren in ihren Grundzügen, wie sie sich heute bewährt haben und in der Klinik allgemein zur Anwendung gelangen. In einem speziellen Abschnitt werden sodann die einzelnen Nerven ihrer Reihenfolge nach abgehandelt, wobei jeweils zuerst auf ihre normalen Funktionen und die wichtigsten topographischen Daten eingegangen wird, ehe die Beschreibung der bei ihrer Schädigung auftretenden Ausfallserscheinungen sowie der verschiedenen Krankheitsbilder, in deren Rahmen diese symptomatologisch von Bedeutung sind, erfolgt. Wir glauben, auf diesem Wege eine allzu schematische Einteilung umgangen und überflüssige Wiederholungen, welche die Lesbarkeit der Darstellung nur erschweren würden, nach Möglichkeit vermieden zu haben. Auf die vollständige Aufzählung von Beobachtungen, denen mehr oder minder nur der Wert von Raritäten zukommt, wurde weniger Gewicht gelegt als auf die Beschreibung solcher Krankheitsbilder, die in der Klinik praktisch eine Rolle spielen.

A. Ursachen und Entstehungsbedingungen.

Hinsichtlich der *ursächlichen Faktoren* unterscheiden wir: *mechanische, toxische, infektiös-toxische* und *physikalische* Einwirkungen. Die mechanisch verursachten Nervenschädigungen werden im allgemeinen als Verletzungen den auf infektiöser, toxischer usw. Grundlage entstandenen Neuritiden gegenübergestellt. Es versteht sich, daß es sich bei einer solchen Einteilung nur um ein vorläufiges Schema zum Zwecke einer besseren Übersicht handeln kann; auch ist ja bekannt, daß es sehr häufig mehrere Faktoren sind, die gemeinsam erst eine Schädigung des Nerven herbeiführen.

1. Die mechanisch verursachten Nervenschädigungen (Nervenverletzungen).

Unter den mechanischen Ursachen kann man wiederum die *offenen Verletzungen* des Nerven durch Schuß, Stich, Schnitt usw. von denjenigen Nervenschädigungen trennen, welche durch *stumpfe Gewalteinwirkungen*, im wesentlichen also durch Druck, Quetschung oder Überdehnung hervorgerufen werden.

Begreiflicherweise sind die peripheren Nerven infolge ihrer oft oberflächlichen und ungeschützten Lage, insbesondere während ihres Verlaufes an den Gliedmaßen, traumatischen Einwirkungen leicht ausgesetzt. Was die dabei entstehenden Symptomenbilder anlangt, so wird auf die speziellen Abschnitte dieses Artikels verwiesen. Die Ausfallserscheinungen sind natürlich von der Schwere und von der besonderen Art der schädigenden Einwirkung abhängig. Die Lokalisation der Schädigung ergibt sich aus der genauen Analyse der Lähmung, aus der Feststellung, welche Nerven bzw. welche Äste der betreffenden Nerven befallen sind. Häufig ist sie auch aus dem Ort des Trauma ohne weiteres zu entnehmen. Von allgemeinen Gesichtspunkten bei der Untersuchung solcher Krankheitsbilder ist nur noch zu erwähnen, daß sensible Reizerscheinungen in Gestalt von Schmerzen und Mißempfindungen bei vollständiger Leitungsunterbrechung des Nerven seltener sind als bei einer bloß partiellen Läsion. Die Sensibilitätsstörungen können infolge der Überlagerung der Hautbezirke durch die benachbarten Nerven bei isolierter Ausschaltung eines einzigen Nerven überraschend gering sein. Hinsichtlich der Therapie der Nervenverletzung ist es natürlich von größter Wichtigkeit, festzustellen, ob der Nerv durch das Trauma in seiner Leitfähigkeit und in seiner Kontinuität unterbrochen ist. Einzelheiten werden in dem Kapitel über die Behandlung der Nervenverletzungen noch angeführt werden müssen. Es sei hier aber schon erwähnt, daß auch der Befund einer vollständigen Lähmung und einer kompletten Entartungsreaktion darüber nichts auszusagen vermag, ob eine Durchtrennung oder, was praktisch auf das Gleiche hinausläuft, eine irreparable Leitungsunterbrechung durch eine Narbe vorliegt, oder nur eine wieder rückbildungsfähige, wenn auch schwere Schädigung durch Quetschung, Zerrung usw. Die Feststellung einer Nervenverletzung als solcher (gegenüber einer neuritischen Schädigung) ist dagegen meistens einfach und ergibt sich ohne weiteres aus der Vorgeschichte; daß sich freilich mechanische mit toxischen Schädigungen vereinigen können, wurde oben schon erwähnt.

Verletzungen durch stumpfe Gewalteinwirkung. Gegenüber den Schußverletzungen, die im Kriege praktisch eine große Rolle spielen, sind in Friedenszeiten Nervenschädigungen durch Druck, Quetschung oder Überdehnung, die bis zur Zerreißung führen kann, ungleich häufiger. In Sonderheit sind es solche Nerven, welche dem Knochen unmittelbar aufliegen oder in bestimmten Abschnitten ihres Verlaufes der Körperoberfläche nahekommen, die durch die hier in Betracht zu ziehenden mechanischen Einwirkungen gefährdet sind. Der Mechanismus der Zerrung wird verständlich, wenn man bedenkt, daß die langen Nerven der Gliedmaßen auf dem Wege von ihren fixen Ansatzpunkten im Rückenmark bis zur Peripherie eine Reihe von Gelenken überspringen. Bei bestimmten Bewegungen der Gliedmaßen gegen den Rumpf können sich nun die Anheftungsstellen so weit voneinander entfernen, daß der Nerv übermäßig gedehnt und über Knochenvorsprünge, die als Hypomochlien wirken, gezerrt werden kann. Solche Zerrungen erfolgen vor allem im Bereiche der Plexus. Leichte Druckeinwirkungen haben an der Stelle des Druckes eine umschriebene Schädigung der Markscheiden zur Folge, die zu einer vorübergehenden Leitungsunterbrechung führen kann. Stärkere Gewalteinwirkungen verursachen Blutungen und Zerreißungen einzelner Nervenbündel und dadurch intraneural gelegene Narben. Die Erfahrung zeigt, daß Zerrungsschädigungen wegen der ausgedehnten Narbenbildungen im allgemeinen prognostisch ungünstiger sind, als umschriebene Druckschädigungen.

Zunächst sollen diejenigen traumatischen Nervenschädigungen besprochen werden, die durch eine einmalige Verletzung, durch Schlag, Stoß oder Fall, akut entstehen und die oft auch mit Luxationen oder Frakturen der Gliedmaßen verbunden sind, zuweilen auch erst sekundär auf solche zurückgehen. Im einzelnen ist oft nicht mit Sicherheit anzugeben und auch nicht immer aus der Art des Herganges des Unfalles zu erschließen, ob eine Quetschung oder eine Zerrung des Nerven stattgefunden hat. Lähmungen des *Plexus brachialis* werden nach Traumen im Bereiche der Schulter beobachtet. Am häufigsten sind heutzutage die Plexuslähmungen nach *Motorradunfällen.* Das Bild ist meist recht typisch: In schweren Fällen ist die Lähmung des Armes und der Schultergürtelmuskulatur vollständig, der Arm hängt unbeweglich, gleichsam als tote Masse, herab. Etwas seltener sind Erbsche Lähmungen, noch seltener Lähmungen vom Klumpkeschen Typus (vgl. S. 1234 f.). Der Mechanismus der Verletzung ist derart, daß der Fahrer mit der Schulter auf das Hindernis aufprallt und mit ihr hängenbleibt, während der Körper entsprechend dem Trägheitsmoment mit aller Gewalt weiter nach vorwärts geschleudert wird. Man hat früher im allgemeinen immer angenommen, daß es sich um eine Zerrung des Plexus handelt. O. Stahl ist dagegen auf Grund ausgedehnter operativer Erfahrungen zu der Überzeugung gekommen, daß die Plexusstränge, in Sonderheit die 5. und 6. Wurzel an der Stelle ihrer Vereinigung, bei Unfällen dieser Art weniger gezerrt, als vielmehr durch den Anprall auf den Querfortsätzen der Halswirbel zerquetscht werden. Zerreißungen einzelner Wurzeln sieht man übrigens dabei auch nicht ganz selten. (Hinsichtlich der Prognose und Behandlung dieser Verletzungen wird auf den speziellen Abschnitt, Neurologie, verwiesen.) Die *Geburtslähmung* der Neugeborenen (vgl. S. 1241) dagegen erfolgt wohl im wesentlichen durch eine Zerrung des Plexus, die dann eintritt, wenn bei der Entwicklung der vorderen Schulter diese sich gegen die Symphyse anstemmt und nun durch Zug am deflektierten Kopfe des Kindes eine Überdehnung der Plexusstränge eintritt. Eine Zerrung des Plexus spielt wohl auch bei jenen Unfällen eine Rolle, bei welchen die Verletzten mit dem Arm in Schwungrädern oder Treibriemen hängengeblieben sind. Auch bei Personen, die durchgehende Pferde zu bändigen versuchten, hat man solche Zerrungen beobachtet. Der gleiche Mechanismus der Plexuszerrung ist für einen Teil der sog. *Narkoselähmungen* im Bereich der oberen Gliedmaßen ursächlich verantwortlich zu machen (Einzelheiten vgl. S. 1243). Ähnlich wie die Geburtslähmungen der Neugeborenen entstehen diese Lähmungen in der Weise, daß die Schulter nach unten und hinten gedrückt und der Kopf gleichzeitig nach der anderen Seite deflektiert wird. Häufig läßt sich auch nachweisen, daß der betreffende Arm während der Operation extrem gehoben und nach hinten über den Kopf geschlagen wurde. Neben der Zerrung spielt dabei freilich nicht ganz selten eine Druckschädigung eine Rolle, insofern der Plexus bei solchen Körperstellungen zwischen Schlüsselbein und erster Rippe gequetscht werden kann. Auch kann bei solcher Haltung der Oberarmkopf im Bereiche der Achselhöhle einen Druck auf die Nervenstämme ausüben. Da bei allen Zerrungen des Plexus die 5. und 6. Cervicalwurzeln am stärksten angespannt werden, sind Plexuslähmungen von Erb-Duchenneschen Typus am häufigsten. Plexuslähmungen durch Stoß oder Schlag gegen die Schulter sind erklärlicherweise oft mit Schlüsselbeinbrüchen vergesellschaftet; in solchen Fällen kann dann noch eine unmittelbare Verletzung des Plexus durch Druck oder Aufspießung durch Knochenfragmente hinzukommen, im allgemeinen aber spielen solche Momente in diesen Fällen keine wesentliche Rolle. Plexusstränge und lange Armnerven können auch durch Sturz auf den ausgestreckten Arm gezerrt werden, und zwar sollen bei dorsalflektierter Hand vorwiegend der Radialis, bei volarflektierter Hand, mehr der Ulnaris und Medianus gefährdet sein. Verhältnismäßig häufig sind Axillarisschädigungen nach Verletzungen oder Fall auf die Schulter. Zu den Seltenheiten gehören Zerrungslähmungen des Radialis bei brüsker Streckung des Armes, wie z. B. beim Kugelstoßen oder beim Anheben einer schweren Last.

Der Plexus lumbosacralis bzw. der Ischiadicus kann bei Stürz auf das Gesäß oder auch auf das ausgestreckte Bein gezerrt werden, selten einmal auch bei kräftigem Absprung. Ebenfalls zu den Seltenheiten gehören Zerrungen des Peronaeus beim Umknicken des Fußes.

Eine besondere Besprechung wegen ihrer praktischen Wichtigkeit erfordern noch die bei und nach *Luxationen* und *Frakturen* auftretenden Lähmungen. Wir müssen hier — wenigstens theoretisch — die primäre Nervenschädigung, die durch das Trauma unmittelbar hervorgerufen wurde, von denjenigen Lähmungen trennen, die durch Druck und Zerrung durch luxierte oder frakturierte Knochen usw. entstanden sind. Diese Unterscheidung ist praktisch oft nicht möglich. So kann z. B. ein Trauma, welches das Schultergelenk trifft, neben der Luxation des Oberarmes und unabhängig von ihr eine Plexuszerrung hervorrufen, es kann aber auch erst der dislociierte Oberarmkopf auf Plexuszweige oder auf die aus dem Plexus entspringenden langen Armnerven innerhalb der Achselhöhle eine Druckeinwirkung ausüben. Bei Druck des Oberarmkopfes in der Achselhöhle sind erfahrungsgemäß vor allem Ulnaris und Medianus gefährdet. Auf die verhältnismäßig häufig zu beobachtende Axillarisschädigung wurde kurz zuvor schon hingewiesen. Seltener sind Lähmungen bei anderen Luxationen, so z. B. bei Verrenkung im Ellenbogengelenk Ulnarislähmungen, bei solchen des Handgelenks Medianus- und Ulnarisschädigungen. Als Rarität seien Facialislähmungen nach Kieferluxationen oder Recurrenslähmungen nach Schlüsselbeinluxationen aufgeführt. Nach Hüftgelenkverrenkungen können Lähmungen im Bereich des Ischiadicus und auch des Femoralis auftreten. Mitunter — und dies ist keineswegs so ganz selten — ist es erst die Einrenkung, die eine Zerrungslähmung herbeiführt. Es braucht sich dabei keineswegs immer um fehlerhaft oder allzu brüsk ausgeführte Repositonsmanöver handeln. Vor allem gilt dies für die Wiedereinrenkung des Oberschenkels bei angeborener Hüftluxation. Die extreme Abduktion des Beines bei gestrecktem Knie führt sehr leicht zu einer solchen Zerrung, von der vorzugsweise (vgl. S. 1278) der Peronaeus betroffen wird. Es kommt hinzu, daß bei der angeborenen Hüftluxation der Ischiadicus häufig kürzer als normalerweise ist und daher einer Überdehnung leichter ausgesetzt wird. Entsprechend der oben erwähnten Tatsache, daß Zerrungsschädigungen sich oft nur mangelhaft oder gar nicht restituieren, ist die Prognose der meisten Luxationslähmungen nicht sehr günstig; Lähmungen dagegen, die durch Druck verlagerter Knochen entstanden sind, bilden sich leichter zurück.

Praktisch von noch größerer Bedeutung sind die Lähmungen, die im Gefolge von Frakturen auftreten. Auch hier kann die Nervenschädigung durch die gleiche Gewalteinwirkung herbeigeführt werden, welche die Fraktur verursachte; so kann z. B. ein kräftiger Schlag gegen den Oberarm sowohl direkt den Radialis, der dort dem Knochen unmittelbar aufliegt, quetschen, als auch den Humerus frakturieren. Mechanismen dieser Art liegen in der Mehrzahl der Schußfrakturen vor. Weiterhin kann der Nerv durch Knochenfragmente gedrückt, angespießt oder sogar auch — was freilich nur selten vorkommt — zerrissen werden. Sekundär können dann auch Blutergüsse und Extravasate den Nerven schädigen. In allen diesen Fällen wird also die Lähmung gleichzeitig oder unmittelbar nach der Verletzung auftreten. Es gibt aber auch Lähmungen, die, oft unter Parästhesien und Schmerzen, allmählich sich entwickeln und erst im weiteren Verlauf zu schweren Ausfallerscheinungen führen. In solchen Fällen handelt es sich meistens um Druckschädigungen durch Callusbildung, durch Narbengewebe oder auch durch zunehmende Dislokation von Knochenfragmenten. Die Unterscheidung von Drucklähmungen durch feste Verbände, Schienen u. dgl. ist aus therapeutischen wie aus versicherungsrechtlichen Gründen sehr wichtig. Man erlebt es recht häufig, daß nach Abnahme eines solchen

Verbandes zur Überraschung des Kranken wie auch des Arztes es sich herausstellt, daß eine Lähmung vorliegt, die vorher nicht bestanden hatte bzw. nicht
beobachtet worden war. Sorgfältige Fahndung nach motorischen oder sensiblen
Ausfallserscheinungen schon vor Anlegung fixierender Verbände, dauernde
Kontrolle auch während der Zeit, in welcher die Kranken im Verbande liegen,
ist daher auch für den Chirurgen unerläßlich. Die genaue Analyse der Lähmung
und damit die lokalisatorische Bestimmung der Schädigung, die Berücksichtigung der anamnestischen Daten (Zeitpunkt des Auftretens von Parästhesien
usw.) und nicht zuletzt der Röntgenbefund und die elektrische Untersuchung
ermöglichen im allgemeinen die Beurteilung der ursächlichen Faktoren. Im
einzelnen sind von den Lähmungen peripherer Nerven nach Frakturen zunächst
diejenigen der Hirnnerven nach Schädelbasisbrüchen zu. erwähnen. Die engen
Beziehungen mancher dieser Nerven zum Knochen, ihr Verlauf durch Knochenkanäle und Foramina machen es verständlich, daß sie bei Frakturen häufig in
Mitleidenschaft gezogen werden. Da die Bruchlinien vorwiegend durch die
Siebbeinplatte oder durch das Felsenbein verlaufen, sind Schädigungen des
Olfactorius, des Facialis und Acusticus am häufigsten. Frakturen, die das
Keilbein und die Orbita betreffen, verursachen Lähmungen der Augenmuskel-
nerven, Frakturen im Bereiche des Foram. occipit. magn. schädigen die Gruppe:
Vagus, Accessorius und Hypoglossus. Bei Brüchen im Bereich des Ober- und
Unterkiefers können die entsprechenden Quintusäste verletzt werden. Frakturen
des Schlüsselbeins, des Schulterblattes und des Oberarmkopfes führen gelegentlich zu Plexusschädigungen oder zu Lähmungen einzelner aus dem Plexus entspringender Nerven (N. axillaris, N. thoracalis long. usw.). An den langen Röhrenknochen der Gliedmaßen sind es vor allem die Spiral-, aber auch die gewöhnlichen
Schaftbrüche, durch welche die Nerven verletzt werden. Am häufigsten ist
die Radialislähmung bei Oberarmfrakturen, bei welchen aber auch Musculocutaneus, Ulnaris und Medianus geschädigt werden können. Frakturen innerhalb
des distalen Abschnittes des Humerus und in der Nähe des Ellenbogengelenkes
(sog. supracondyläre Frakturen) gefährden vor allem Medianus und Ulnaris,
ebenso auch Frakturen des Vorderarms, wie z. B. die typische Radiusfraktur.
Lähmungen des Ischiadicus und — seltener — des Femoralis beobachtet man
nach Beckenbrüchen, Frakturen des Oberschenkels; Peronaeus- und Tibialis-
lähmungen nach Unterschenkelfrakturen. Am häufigsten sind Peronaeuslähmungen nach Bruch oder Abriß des Wadenbeinköpfchens, einer nicht ganz
seltenen Sportverletzung.

Die oben schon kurz erwähnten Lähmungen durch Callusdruck gehören
schon in das Kapitel der sog. *Drucklähmungen*, welche also nicht durch eine
einmalige heftige Gewalteinwirkung, welche eine Quetschung des Nerven hervorruft, herbeigeführt werden, sondern vielmehr durch langanhaltende bzw.
wiederholte Druckschädigung des Nerven. Es ist lange bekannt, daß solche
Drucklähmungen überwiegend auf der Grundlage einer besonderen Bereitschaft
zu einer parenchymatösen Schädigung des Nervengewebes auftreten, wie sie
vor allem durch solche Noxen hervorgerufen werden, die für sich allein schon
Neuritiden verursachen können, also: Infektionen, exogene Intoxikationen,
endogen-toxische Zustände auf der Grundlage von Stoffwechselstörungen,
Temperatureinwirkungen. In diesem Sinne hat man von ,,toxico-traumati-
schen" Lähmungen gesprochen, doch kann eine solche Bezeichnung keineswegs
Allgemeingültigkeit beanspruchen; im Einzelfalle sind alle ursächlich in Betracht kommenden Faktoren sorgfältig gegeneinander abzuwägen. Am Beispiel
der bekanntesten Lähmung dieser Art, der sog. *Schlafdrucklähmung* des Radialis,
wird dies deutlich. Gewiß sind es vorwiegend Säufer, die im Rausch, den Kopf
auf den Arm gelegt, auf Bänken im Freien einschlafen und am nächsten Morgen

mit einer Radialisparese aufwachen („Tiergartenlähmung"). Indessen ist hier neben der Disposition, wie sie durch den chronischen Alkoholmißbrauch gegeben ist, die in solchen Rauschzuständen bestehende besondere Schlaftiefe zu berücksichtigen; erst dadurch kann es dazu kommen, daß die normalerweise durch Auftreten von Parästhesien auch im Schlaf reflektorisch ausgelöste Veränderung der Körperhaltung hier nicht vorgenommen wird. Daß der Alkoholismus, was seine toxische Bedeutung anlangt, wenigstens in vielen Fällen, nicht das wesentliche Moment darstellt, geht auch aus der Tatsache hervor, daß man die gleichen Schlaflähmungen bei gesunden jungen Leuten, die nichts getrunken haben, im Schlaf nach schweren körperlichen Überanstrengungen auftreten sieht. So beobachteten wir kürzlich bei einem Rekruten eine Schlafdrucklähmung, die sich im Anschluß an einen anstrengenden Manövermarsch eingestellt hatte. Das Moment der Schlaftiefe ist also in manchen Fällen von größerer Wichtigkeit. Ganz das Gleiche gilt für die sog. *Narkoselähmungen* an den oberen, seltener an den unteren Gliedmaßen, die im einzelnen im speziellen Abschnitt (vgl. S. 1243) besprochen werden. Auch hier handelt es sich um mechanische Schädigungen, um Druck oder Überdehnung, deren schädigender Wirkung die Kranken infolge Bewußtlosigkeit in der Narkose nicht, wie dies sonst im Schlaf der Fall sein würde, durch reflektorische Änderung der Körperstellung begegnen können. Begünstigend auf das Eintreten solcher Lähmungen wirkt sich in manchen Fällen auch die Blutleere (allgemeiner Blutverlust, Abbindung einer Extremität durch den ESMARCH'schen Schlauch usw.) aus. Bei den Drucklähmungen, wie man sie bei Greisen und Kachektischen (Ca., Tbc., Tabes) auftreten sieht, spielen neben den toxischen Faktoren auch solche mechanischer Art — ungeschützte Lage des Nerven infolge mangelnden Fettpolsters — eine Rolle. So gibt es z. B. Beobachtungen von Schlaflähmungen des Ischiadicus bei Kachektischen, welche die Nacht im Eisenbahnabteil sitzend zugebracht hatten; für gewöhnlich war auch hierbei vorwiegend der Peronaeus geschädigt. Ob bei den *Entbindungslähmungen der Mütter* (vgl. S. 1277), d. h. den Lähmungen, die durch den Druck des Kindskopfes auf den Truncus lumbosacralis im Bereiche der Linea innominata hervorgerufen werden, neben der mechanischen Schädigung noch eine toxische Einwirkung in Betracht kommt, sei dahingestellt. Bei der in der Schwangerschaft vielfach bestehenden gesteigerten Bereitschaft zu neuritischen Prozessen dürfte eine solche Vermutung nicht ganz fehlgehen. Zu den Drucklähmungen des Plexus rechnet man auch jene Krankheitsbilder, die sich in Parästhesien, atrophischen Paresen, meist der kleinen Handmuskeln, und vasomotorischen Störungen äußern und die durch *Halsrippen* verursacht werden. Die Pathogenese dieser Lähmungen (vgl. S. 1239) ist in allen Einzelheiten immer noch nicht geklärt. Die Halsrippe als solche ist jedenfalls aus Gründen, die im speziellen Teil ausführlicher erörtert werden, nicht als der alleinige ursächliche Faktor anzusehen. Möglicherweise ist dabei noch das Moment einer besonderen mechanischen Inanspruchnahme des betroffenen Armes von Bedeutung. Allein oder vorwiegend auf Druckschädigung zurückzuführen sind dagegen die schon oben genannten Lähmungen nach *festen Verbänden* oder auch nach Fesselung; meistens handelt es sich um Lähmungen des Radialis oder Peronaeus. Auch die sog. *Krückenlähmungen* (Schädigung des Plexus bzw. der langen Armnerven, vor allem ₰des Radialis, durch Druck der Krücke in der Achselhöhle) gehören hierher. Ebenfalls hier aufzuführen sind die sog. *Spätlähmungen* des Ulnaris, auf die weiter unten noch ausführlich eingegangen werden wird (vgl. S. 1258). Es handelt sich hier um langsam zunehmende Ulnarislähmungen, die Jahre und Jahrzehnte nach Frakturen im Bereiche des Ellenbogens, vor allem aber nach Abriß des Condylus ext. auftreten. Fast immer besteht in solchen Fällen als Folge von Wachstumsstörungen — es handelt sich ja vorwiegend um Frakturen im

Kindesalter — ein Cubitus valgus. Wahrscheinlich kommt die Lähmung dadurch zustande, daß infolge der veränderten Stellung des Ellenbogengelenkes der Nerv chronisch überdehnt wird. Mitunter tastet man auch eine Abflachung des Sulcus ulnaris, der Nerv liegt weniger geschützt und ist erklärlicherweise dauernden und fortgesetzten Druckeinwirkungen, wie sie im täglichen Leben die Gegend des Ellenbogens ständig betreffen, in stärkerem Maße ausgesetzt. In denjenigen Fällen, in welchen diese Cubitus-Valgusstellung und die Deformierung des Sulcus ulnaris nicht vorhanden ist, handelt es sich oft um Calluswucherungen, die auf den Nerven drücken. Wieso dann aber erst so spät Lähmungserscheinungen sich einstellen, ist noch unklar. Man hilft sich mit der Hypothese eines Locus minoris resistentiae, an welchem dann erst hinzukommende Schädlichkeiten aller Art angreifen sollen. Mangelhafte Ausbildung des Condylus int. humeri und dadurch bedingte abnorme Flachheit des Sulcus kommen auch angeboren, als Anomalie vor und in solchen Fällen werden gelegentlich Luxationen oder Subluxationen des Ulnaris beobachtet, wobei die dauernde Verschiebung des Nerven bei Bewegungen im Ellenbogen sowie Druckschädigungen oder Zerrungen gleichfalls Lähmungen des Ulnaris hervorrufen können.

Zu den Nervenschädigungen, die durch mechanische Einwirkungen hervor gerufen werden, gehören zum großen Teil auch die *professionellen* oder *Berufslähmungen*. Auch diese Gruppe läßt sich natürlich nicht scharf abgrenzen, insofern man den Umfang des Begriffs der professionellen Lähmung verschieden weit fassen kann; die rein oder vorwiegend toxischen Nervenschädigungen, wie man sie bei Arbeitern bestimmter Gewerbe beobachtet (z. B. die Bleilähmungen der Schriftsetzer), sollen hier nicht mit einbezogen werden. Aber auch in den anderen Fällen ist oft der mechanische Faktor nicht allein wirksam; häufig läßt sich feststellen, daß toxische oder infektiös-toxische Schädigungen die Grundlage abgeben. Vielfach wird in solchen Fällen auch das Moment der „Überanstrengung" aufgeführt. Die Anschauung, daß die übermäßige Inanspruchnahme eines bestimmten Nervengebietes für sich allein — etwa im Sinne der Aufbrauchtheorie von Edinger — zu einer degenerativen Lähmung des betreffenden Nerven führen könne, hat sich bis jetzt weder experimentell, noch durch klinische Beobachtungen ausreichend bestätigen lassen. Einzig und allein hinsichtlich der Lokalisation bestimmter toxischer Schädigungen im Bereiche des peripheren Nervensystems könnte das Moment der dauernden beruflichen Belastung eine gewisse Rolle spielen, wie dies z. B. von verschiedenen Autoren (Teleky u. a.) für die Bleipolyneuritis angenommen wird. Indessen muß betont werden, daß es sich hierbei um durchaus hypothetische Aufstellungen handelt. Den meisten Lähmungen nach sog. Überanstrengung dürfte eine chronische mechanische Schädigung, also etwa fortgesetzte Zerrung oder Druckeinwirkung auf bestimmte einzelne Nerven, zu Grunde liegen. Der Mechanismus der Schädigung ist freilich nicht immer leicht zu analysieren. Aus verständlichen Gründen betreffen die Berufslähmungen ganz überwiegend die Nerven der Arme bzw. der Hände. Vor allem sind es die kleinen Handmuskeln, besonders des Daumenballens, die bei bestimmten beruflichen Beschäftigungen von einer Parese ergriffen werden können; wahrscheinlich handelt es sich um Nervenschädigungen, die durch den Druck der von der Hand fest umschlossenen Instrumente und Arbeitsgeräte verursacht werden oder die auf Zerrungen durch bestimmte anhaltende Bewegungen zurückzuführen sind. Beobachtungen, die der Kritik statthalten, sind im ganzen genommen keineswegs häufig; schon daraus geht hervor, daß die mechanischen Bedingungen der beruflichen Tätigkeit als solcher nicht den wesentlichen Faktor darstellen, da diese ja innerhalb eines Gewerbes für die einzelnen Schaffenden ungefähr die gleichen sein würden. Offenbar kommen wohl immer noch individuelle Dispositionen hinzu: eine allgemein gesteigerte Anfälligkeit gegenüber Nervenschädigungen auf toxischer usw. Grundlage, weiterhin besondere örtliche Bedingungen, wie z. B. Anomalien der Knochenbildung, des Nervenverlaufes u. dgl., durch welche mechanische Schädigungen erst ermöglicht oder wenigstens begünstigt werden. Wie schon erwähnt, ist die Häufigkeit derartiger Berufslähmungen, absolut genommen, recht gering. Die Fülle der in der Literatur niedergelegten kasuistischen Mitteilungen darf in dieser Hinsicht nicht als Maßstab dienen, da Beobachtungen solcher Art als Raritäten wohl immer veröffentlicht werden. Über die Mannigfaltigkeit der Bilder bzw. der ursächlich in Betracht gezogenen beruflichen Verrichtungen orientieren Zusammenstellungen von VERAGUTH, WERTHEIM-SALOMONSON, WEXBERG u. a. Bekannt sind die Plexuslähmungen, die durch das Tragen schwerer Lasten auf der Schulter (Kohlenträger, Wasserträger, Möbelpacker), bei Soldaten auch nach Tornisterdruck, entstehen können. Serratuslähmungen beobachtet man bei Schmieden und Zimmerleuten, Ulnarislähmungen bei Personen, die bei aufgestütztem Ellenbogen arbeiten, im Kriege z. B. bei Soldaten, die das Scherenfernrohr (SCHUSTER), oder Tage hindurch das Telephon (CASSIRER) bedienten. Ulnarislähmungen kommen auch bei Ruderern vor, OPPENHEIM sah sie mehrfach bei Cellospielern und Chirurgen; Lähmungen der kleinen Handmuskeln wurden bei Kutschern, Zigarrenwicklern, Lithographen, Zuschneidern, Arbeitern am Preßlufthammer, Glasbläsern usw. beschrieben (COESTER, BRUNS, RAYMOND-COURTELLEMONT, MENZ usw. zitiert nach OPPENHEIM). Lähmungen des Daumenballens, und zwar vorwiegend seines vom Medianus versorgten Anteils, beobachtet man bei Glätterinnen, Melkern, Zitherspielern usw. Von den Berufslähmungen im Bereiche der unteren Gliedmaßen sind am bekanntesten die Peronaeuslähmungen, die bei Kartoffelhackern, Rübenziehern, Kanalarbeitern und beim Parkettieren auftreten. Es handelt sich hier um Arbeiten, die in hockender Stellung verrichtet werden, wobei der Peronaeus zwischen Bicepssehne und Wadenbeinköpfchen gequetscht werden kann (vgl. S. 1278f.). Mitunter ist freilich auch der Tibialis mitbetroffen. Witterungseinflüsse (Arbeiten auf dem Felde, in feuchten Kanälen usw.) sind sehr häufig mitwirksam.

Verletzungen der peripheren Nerven durch Stich oder Schnitt. Schnitt- oder Stichverletzungen sind von den Druckschädigungen schon dadurch unterschieden, daß es sich sehr oft um totale Durchtrennungen handelt, welche eine vollständige Lähmung zur Folge haben, die irreparabler Natur ist, wenn nicht die operative Wiedervereinigung der Nervenenden erfolgt. Da Ursachen von Stich- und Schnittverletzungen sind begreiflicherweise recht verschieden, im wesentlichen sind es Verwundungen im Nahkampf (Säbelgefechte, Messerstechereien), Unglücksfälle (Abgleiten scharfer Instrumente, Schnittwunden bei Glasscherbenverletzungen), sowie Verletzungen, welche sich die Kranken in selbstmörderischer Absicht beibringen. Wird der Nerv getroffen, so erfolgt meistens eine vollständige Durchtrennung, sehr dicke Nervenstämme vielleicht ausgenommen. Bekommt man Nervenlähmungen nach Schnittverletzungen im späteren Stadium zu Beobachtung, so ist die Entscheidung nicht immer ganz einfach, ob der Nerv durchtrennt, oder nur durch Blutergüsse, Aneurysmen nach Gefäßverletzung, Narben oder auch durch begleitende infektiöse Prozesse geschädigt worden ist. Partielle Läsionen, ohne vollständige Lähmung und ohne komplette Entartungsreaktion, machen es wahrscheinlich, daß es sich um eine im genannten Sinne sekundäre Schädigung handelt (KRAMER). Alle vorkommenden Möglichkeiten von Schnitt- oder Stichverletzungen peripherer Nerven können hier nicht aufgeführt werden. Bei weitem am häufigsten sieht man distale Medianus- und Ulnarisschädigungen oberhalb des Handgelenkes bei Fall oder Sturz in Glasscherben. Die gleichen Verletzungen werden bei Suicidversuchen

beobachtet. Die Analyse der dabei entstehenden Ausfallserscheinungen ist insofern oft nicht einfach, als häufig oder beinahe immer ja auch die Sehnen der
langen Fingerbeuger mitverletzt sind. An den unteren Gliedmaßen sind Schnittverletzungen wesentlich seltener. Peronaeuslähmungen kommen nach Sensen-
hiebverletzungen vor. Als Curiosum sei hier eine Beobachtung erwähnt, die
wir kürzlich anstellen konnten: Es handelte sich um einen jungen Offizier, der
sich mit der Spitze seines Skistockes isoliert den Pronaeus profundus verletzt
hatte. Lähmungen von Hirnnerven sieht man nach Säbelhieben im Gesicht
oder nach Stichverletzungen im Bereiche des Halses.

Weiterhin sind hier diejenigen Schnittverletzungen peripherer Natur aufzuführen, die *im Gefolge von Operationen* auftreten. Solche operativen Durchschneidungen der Nerven können aus therapeutischen Gründen vorgenommen
werden, wie z. B. bei der Behandlung der Neuralgie des Quintus, des Glossopharyngeus, bei der Stoffelschen Operation oder schließlich auch zum Zwecke
der Nervenpfropfung (z. B. Verpflanzung des Facialis auf den Accessorius).
Häufiger aber handelt es sich dabei um unerwünschte, freilich nicht immer
vermeidbare Folgeerscheinungen operativer Eingriffe. Bei der Beurteilung solcher
Fälle im frischen Stadium ist allerdings zu berücksichtigen, daß die betreffenden
Nerven auch durch Blutergüsse, Narben, häufig auch durch Quetschung oder
Druck durch Instrumente, Ligaturen usw. geschädigt sein können. Oft ermöglicht
erst eine längere Beobachtung des Verlaufes eine sichere Entscheidung über die
Art der Schädigung. Gelegentlich hat die Lähmung wohl auch schon vor der
Operation bestanden und war durch das Grundleiden (z. B. maligne Tumoren,
Mittelohreiterung) hervorgerufen. Am häufigsten sieht man Facialislähmungen
nach Aufmeißelung des Warzenfortsatzes und nach Radikaloperationen, sowie
nach Operationen an der Parotis. Nach Exstirpation submaxillärer Lymphdrüsen, ferner auch nach der operativen Freilegung der Carotis zum Zwecke
der Unterbindung oder der Arteriographie sieht man recht häufig eine Lähmung
des den Quadratus labii inf. innervierenden Facialisastes, die sich in einem Zurückbleiben der betreffenden Unterlippe beim Zähnezeigen und in einer Verschmälerung des Lippenrots bemerkbar macht (vgl. Abb. 11). Nach Arterio-
graphien sahen wir außer dieser partiellen Facialisläsion sehr häufig noch eine
Schädigung des Hypoglossus und Recurrens. Fast immer handelt es sich dabei
um vorübergehende Störungen. Die Häufigkeit der Recurrensparase nach Strumektomie ist ja bekannt; die Schädigung ist für gewöhnlich einseitig, nur selten
doppelseitig. Die Prognose dieser Lähmung ist durchaus nicht immer günstig,
sie wird sich im Einzelfalle danach richten, ob der Nerv durchschnitten oder nur
gequetscht wurde. Flüchtige Recurrensparesen können auch durch posttrauma-
tisches Ödem oder durch Blutergüsse verursacht werden. Verletzungen des Accessorius, des Auricularis magn., des Occipitalis maj. und anderer Äste des Plexus
cervicalis, sind nach Operationen in der seitlichen Halsgegend, in der Regel nach
Entfernung cervicaler Lymphdrüsen, keine Seltenheit. Bei Laparotomien können
Zweige der Intercostalnerven verletzt werden, wodurch eine teilweise Lähmung
der Bauchmuskulatur verursacht werden kann; für die Entstehung von Hernien
ist dieses Faktum nicht ohne Bedeutung. Bei Amputationen der Mamma läßt sich
mitunter bei Ausräumung der Achselhöhle eine Verletzung des Plexus brachialis
nicht immer vermeiden, ebensowenig bei Operationen an der Lungenspitze. Druckschädigungen durch Instrumente sind hierbei allerdings häufiger. An den Gliedmaßen sind es vor allem Gelenkoperationen, bei welchen die Nerven versehentlich verletzt werden können, ebenso auch Osteomyelitisoperationen. Nicht ganz
selten sieht man Ulnarislähmungen nach Annagelung des Epicondylus internus.

Schußverletzungen. Gegenüber den bisher aufgeführten traumatischen Nervenschädigungen treten in Friedenszeiten die Schußverletzungen recht zurück. Im

Kriege kehrt sich dieses Verhältnis begreiflicherweise um. Nicht nur die Zahl der Nervenverletzungen als solcher hat im letzten Weltkrieg eine ungeahnte prozentuale Höhe erreicht (nach einer Statistik MARBURGs über 8000 Kriegsverletzte der Klinik EISELSBERG betrug diese Zahl 4%), sondern gerade die Schußverletzungen nehmen hier den breitesten Raum ein. O. FOERSTER beobachtete während des Krieges 3963 Nervenverletzungen, von welchen 3907 durch Nervenschüsse und nur 56 durch andere Gewalteinwirkungen, wie Hieb-, Stich- oder Druckschädigung verursacht waren. Zu Kriegsbeginn haben die Verletzungen durch Gewehr- und Maschinengewehrgeschosse die Zahl der Verletzungen durch Granatsplitter und Schrapnells bei weitem übertroffen, in den letzten Kriegsjahren hat sich dieser Unterschied dann völlig ausgeglichen. Die Statistik des Weltkrieges 1914—1918 hat im Vergleich zu denjenigen früherer Kriege eine auffällige Zunahme der Nervenschußverletzungen ergeben. Diese Tatsache wird einmal damit in Zusammenhang gebracht, daß die modernen Waffen den Geschossen eine erhöhte Durchschlagskraft verleihen, die ein Ausweichen des Nerven nur in ganz geringem Maße und wohl auch nur im entspannten Zustande zuläßt (FOERSTER, HEZEL, STOFFEL, THOELE u. a.). Aus dem gleichen Grunde ist die Zahl der Durchschüsse beträchtlich höher als die der Steck- und Streifschüsse. Unter 276 Nervenschüssen WEXBERGs befanden sich 233 Durchschüsse und nur 40 Steck- und 3 Streifschüsse. FOERSTER macht darauf aufmerksam, daß infolge der riesigen Durchschlagskraft der modernen Geschosse deren schädigende Wirkung sich in weitem Umfange um die eigentliche Geschoßbahn erstrecken und so auch zu Lähmungen solcher Nerven führen könne, die von dem Geschoß nicht unmittelbar getroffen würden. Außerdem ist zu berücksichtigen, daß die Fortschritte der Kriegschirurgie in immer größerem Ausmaß eine konservative Behandlung von Schußverletzungen der Gliedmaßen ermöglichten; die Zahl der Amputationen nahm ab, womit andererseits natürlich die Beobachtungsmöglichkeiten von Verletzungen peripherer Nerven an Zahl anstiegen.

Was die Häufigkeit anlangt, in welcher die einzelnen Nerven betroffen wurden, so steht nach der Statistik fast aller Autoren (FOERSTER, NONNE, LEHMANN, WEXBERG u. a.) der Radialis an erster Stelle, dann folgen Medianus, Ulnaris, Ischiadicus, Plexus brachialis usw. Unter Einbeziehung solcher Fälle, bei welchen mehrere Nerven gleichzeitig betroffen werden, erreicht die Zahl der Ulnarisverletzungen die höchsten Werte (CASSIRER). Im übrigen haben die Kriegserfahrungen ergeben, daß Schußverletzungen so gut wie aller peripherer Nerven zur Beobachtung gelangt sind. Auf die Häufigkeit kombinierter Verletzungen einzelner Nerven ist gleichfalls hinzuweisen; erklärlicherweise sind es besonders Schußverletzungen von Gliedmaßen, die zu solchen Symptomenbildern führen können. Am häufigsten wurde die Kombination von Medianus- und Ulnarisschädigung beobachtet (KRAMER), es folgen dann gemeinschaftliche Verletzungen von Medianus und Radialis, von Medianus und Musculocutaneus usw. FOERSTER sah mehrmals Lähmungen des Radialis, Medianus, Ulnaris und Musculocutaneus durch eine einzige Schußverletzung am Oberarm. An den unteren Gliedmaßen sind am häufigsten Ischiadicus und Cutaneus femoris posterior kombiniert betroffen, oder auch Peronaeus und Tibialis; gleichzeitige Verletzungen von Ischiadicus und Femoralis sollen seltener gewesen sein. Ganz selten beobachtete man doppelseitige Ischiadicuslähmung, doppelseitige Hypoglossuslähmung nach Durchschuß durch das Gesäß, durch den Hals usw. Multiple Hirnnervenverletzungen nach Schädelbasisbrüchen wurden in großer Anzahl beschrieben.

Die Schädigung des Nerven kann auf *direktem*, wie auf *indirektem* Wege erfolgen. Von einer *direkten Schädigung* sprechen wir dann, wenn das Geschoß den Nerven unmittelbar trifft und ihn vollständig oder partiell durchtrennt, ihn durchlöchert (sog. Knopflochschüsse), im Nerven oder neben ihm stecken bleibt und eine Quetschung hervorruft. Ganz selten sind P rellschüsse. FOERSTER beobachtete einen Verletzten, bei welchem eine Schrapnellkugel den Radialis an seiner Umschlagstelle am Humerus plattgequetscht hatte und wieder abgeprallt war. Auch bei den im ganzen seltenen Knopflochschüssen wird der Nerv zunächst breitgedrückt (FLEISCHHAUER). Neben Zerreißung und Quetschung sind auch Zerrungen des Nerven durch die Einwirkung des Geschosses von Bedeutung, und gerade solche Zerrungsschädigungen können, wie vor allem AUER-BACH nachgewiesen hat, sich im zentral wie peripher von der Verletzung gelegenen Abschnitt des Nerven weit hinauf bzw. tief hinab erstrecken. Dadurch werden Veränderungen an den Nervenfasern, an den Gefäßen und an den Nervenscheiden hervorgerufen, welche den Vorgang der Regeneration empfindlich beeinträchtigen und stören können (SPIELMEYER). Praktisch wichtig ist die Tatsache, daß das Erhaltenbleiben der Kontinuität noch nichts über die Leitfähigkeit besagt, da es sich oft nur um narbige Verbindungen handelt, die keinerlei leitfähige Nervenfasern aufweisen. In solchen Fällen also gibt die bloße Betrachtung und Abtastung des Nerven noch keine Auskunft darüber, ob eine Durchtrennung vorliegt, oder nicht; hier entscheidet erst das Ergebnis der elektrischen Reizung.

Zuweilen macht man auch die auffallende Beobachtung, daß nach einer Schußverletzung einer Extremität Lähmungserscheinungen sich einstellen, ohne daß bei einer späteren operativen Freilegung des Nerven makroskopisch sichtbare anatomische Veränderungen erkennbar zu sein brauchen. Der Schußkanal verläuft dann meistens in nächster Nähe des Nerven. Es handelt sich hierbei also nicht um eine direkte Kontaktschädigung des Nerven durch das Geschoß, sondern um eine „Fernschädigung" (STROHMEYER). Der Mechanismus solcher Schädigungen (deren Häufigkeit nach den Angaben von LEHMANN, NONNE, PERTHES zwischen 3 und 7% schwankt) ist noch nicht ganz geklärt, wahrscheinlich handelt es sich um eine akute Überdehnung des Nerven, welche auf die lebendige Kraft des Geschosses, die diesem eine weitreichende Seitendruckwirkung verleiht, zu beziehen ist. Manche Autoren sprechen von einer molekulären Erschütterung des Nerven, die zur Nekrose und zu schwerer Stauung der Blut- und Lymphzirkulation führen soll. In einem Präparat von PERTHES fand sich histologisch das Bild eines Markscheidenzerfalls ohne Schädigung der Achsenzylinder und ohne entzündliche Infiltrate und Narben. Diese Veränderungen finden sich nicht nur in den Abschnitten des Nerven, welche der Geschoßbahn am nächsten liegen, sondern können auch noch eine mehr oder weniger lange Strecke zentral- bzw. peripherwärts nachweisbar sein. Derartige „Fernwirkungen" sind nach FOERSTER auch bei den Schußverletzungen, die zu einer eigentlichen Kontaktschädigung des Nerven geführt haben, von Bedeutung und erklären die über die unmittelbare Verletzungsstelle hinausreichenden Veränderungen; bei der operativen Behandlung erfordern sie eine weitgehende, oftmals einen Bereich von mehreren Zentimetern umfassende Resektion. So ist auch die Tatsache zu erklären, daß zuweilen Muskeläste gelähmt sind, die eine Strecke weit oberhalb der makroskopisch erkennbaren Verletzungsstelle abgehen (FOERSTER, OPPENHEIM, THOELE). Klinisch handelt es sich bei diesen Lähmungen durch Fernwirkung des Geschosses, wie schon THOELE betont, keineswegs immer um nur flüchtige Störungen. Die Rückbildungsfähigkeit hängt auch hier natürlich von dem Ausmaß der anatomischen Veränderungen des Nerven ab. Von einigen Autoren, wie z. B. von PERTHES, wird die Fernschädigung des Nerven dem Begriff der Commotio nervi einfach gleichgesetzt. FOERSTER hingegen will — unter Berufung auf den Begriff der Commotio cerebri — diese Bezeichnung nur für graduell geringfügige Fernschädigungen gelten lassen, bei welchen die anfänglich unterbrochene Nervenleitung nach kürzester Frist (nach Stunden oder wenigen Tagen) sich wiederherstellt.

Von einer *indirekten Schädigung* sprechen wir dann, wenn die Geschoßeinwirkung nur mittelbar die Funktion des Nerven aufhebt oder beeinträchtigt. So können z. B. nach Schußverletzungen von Gefäßen sich Aneurysmen ausbilden, die dann ihrerseits durch Druckwirkung zu Lähmungen oder zu sensiblen Reizerscheinungen führen. In gleicher Weise können durch Gefäßverletzungen auch Ernährungsstörungen innerhalb des Nerven und dadurch Ausfallserscheinungen entstehen. Viel häufiger aber werden indirekte Nervenschädigungen bei Schußverletzungen dadurch hervorgerufen, daß zunächst der Knochen zertrümmert wird und erst sekundär eine Läsion des Nerven durch Einquetschung zwischen Knochensplittern, durch Aufspießung oder durch Zerreißung erfolgt. Nicht weniger selten sind Lähmungen die durch zunehmenden Druck wachsender Callusmassen, die den Nerven förmlich ummauern können, verursacht werden. FOERSTER sah verhältnismäßig zahlreiche *Callusdrucklähmungen* im Bereiche des Radialis und konnte auch beobachten, daß derartige Callusbildungen später das Auftreten von Schlafdrucklähmungen begünstigten. Ebenso wie Knochensplitter können auch Fremdkörper wirken, die bei der Schußverletzung ins Gewebe eindringen. Entzündungen des umgebenden Gewebes, wie sie nach örtlicher Infektion im Gefolge von Schußverletzungen ja nicht selten sind, können auf dem Wege der Narbenbildung zu einer Nervenschädigung führen. Solche Narbenbildungen sind natürlich auch nur durch Freilegung des Nerven zu beseitigen. Zuweilen wird auch ein unmittelbares Übergreifen des Entzündungsprozesses auf den Nerven mit nachfolgender Neuritis beobachtet.

Daß im Einzelfalle sich direkte und indirekte Mechanismen der Nervenschädigung miteinander vereinigen können, bedarf kaum der Erwähnung. Zu den motorischen Ausfallserscheinungen können sich auch rein *mechanische Bewegungsstörungen* gesellen, die durch Narbenbildung in der Muskulatur oder durch Verletzungen der Sehnen oder der Gelenke bewirkt werden. Gefäßverletzungen können zu *ischämischen Kontrakturen* führen. Allen diesen Möglichkeiten ist bei der Analyse von Nervenschußverletzungen durch sorgfältige Untersuchung, vor allem auch der elektrischen Erregbarkeit, nachzugehen. Gewisse diagnostische Schwierigkeiten können auch *psychogene Pseudolähmungen* machen. So hat man z. B. im Kriege nach Schußverletzungen wiederholt Bewegungsstörungen beobachtet, die zunächst organischen Lähmungen sehr ähnlich sahen; die normale elektrische Erregbarkeit ergab dann aber, daß eine Verletzung des Nerven nicht vorliegen konnte. Wie KRAMER berichtet, handelte es sich in den meisten Fällen dieser Art ursprünglich um Verletzungen der Muskulatur, die zu Narben geführt hatten; die Kranken, die bei Anspannung dieser Muskeln Schmerzen verspürten, vermieden Bewegungen und „verlernten" gewissermaßen dadurch die Innervation der betreffenden Muskulatur.

2. Die Schädigung der peripheren Nerven auf toxisch-infektiöser und toxischer Grundlage.

In diesem Abschnitt soll eine allgemeine Übersicht über diejenigen Nervenschädigungen gegeben werden, die für gewöhnlich unter der Bezeichnung *Neuritis* (bzw. *Neuralgie*) und *Polyneuritis* zusammengefaßt werden. Von vornherein ist darauf hinzuweisen, daß es sich hier um Krankheitsbilder handelt, die weder in pathologisch-anatomischer, noch in symptomatologischer oder ätiologischer Beziehung scharf umrissen und voneinander trennbar sind.

Was die pathologisch-anatomische Grundlage der Neuritiden in dem hier gemeinten Sinne anlangt, so ist an dieser Stelle nur zu erwähnen, daß bei weitem

nicht alle Krankheitszustände, die wir als Neuritis bezeichnen, auf echten Entzündungsprozessen im Nerven beruhen. Sehr häufig, und zwar vor allem bei
den sog. toxischen Neuritiden, treten die entzündlichen Vorgänge gegenüber degenerativen Erscheinungen im anatomischen Bilde ganz zurück. Hier ergeben
sich Beziehungen zu jenen degenerativen Veränderungen des Nervengewebes,
wie wir sie auch nach mechanisch verursachter Schädigung beobachten, also
z. B. bei den oben besprochenen, durch eine einmalige oder langanhaltende
traumatische Einwirkung (Druck, Zerrung, Zerreißung usw.) entstandenen
Lähmungen. Die für solche Krankheitsbilder oftmals noch gebrauchte Bezeichnung der „traumatischen Neuritis" sollte indessen — und nicht nur aus
terminologischen Gründen — vermieden und durch die weniger präjudizierende
Bezeichnung: *traumatische Nervenschädigung* ersetzt werden. Ebensowenig kann
es zweckmäßig sein, den Begriff der Neuritis nach Gesichtspunkten der Symptomatologie zu umgrenzen und etwa im Sinne von Remak, Flatau u. a. von einer
Neuritis immer dann zu sprechen, wenn zu den Ausfallserscheinungen sich
Reizerscheinungen in Gestalt von Schmerzen, Parästhesien usw. hinzugesellen.
Es ist heute bekannt, daß auch bei rein mechanisch bewirkten Schädigungen,
wie z. B. Schußverletzungen oder Drucklähmungen, solche Reizerscheinungen
integrierend zum Krankheitsbilde gehören können. Hier ist nur an die sog.
Schußneuralgien oder auch etwa an die Reizzustände im Plexus brachialis bei
Halsrippen zu denken. Allein dem Erscheinungsbilde nach sind also auch
ätiologisch gänzlich verschiedenartige Schädigungen der peripheren Nerven
gar nicht abzugrenzen. Aber auch nach Ausschaltung der mechanisch verursachten Nervenschädigung auf dem Bereich der Neuritis bleibt dieser Begriff
doch noch immer recht verschwommen. Selbstverständlich bedeutet es sehr
Verschiedenes, ob ein Nerv von einem benachbarten umschriebenen entzündlichen
Prozeß auf dem Wege der direkten Überleitung mit ergriffen wird, oder ob er
auf der Grundlage einer toxischen Allgemeinschädigung des Organismus erkrankt.
Aus den gleichen Erwägungen heraus kann natürlich auch die Abgrenzung der
Neuritis gegenüber der Polyneuritis nicht scharf sein. Ob ein einziger Nerv
für sich allein oder ob mehrere Nerven gleichzeitig erkrankt sind, ist nicht das
Entscheidende. Man pflegt in solchen Fällen von einer Polyneuritis zu sprechen,
bei denen das Krankheitsbild wesentliche Merkmale einer Allgemeinerkrankung
aufweist, insofern verschiedene, nicht benachbarte Nervengebiete betroffen sind
und wir Grund zu der Annahme haben, daß die Ursache des Leidens in einer
Schädigung des gesamten Organismus zu suchen ist. In der Regel weisen diese
polyneuritischen Zustandsbilder hinsichtlich ihrer mehr diffusen Ausbreitung
und ihrer Lokalisation vorwiegend in den distalen Abschnitten der Gliedmaßen
von vornherein charakteristische Besonderheiten auf; daß nur ein einziger oder
wenige Nerven betroffen werden, wird dabei jedenfalls viel seltener beobachtet.
Andererseits gibt es auch wieder mehr umschriebene Prozesse, die mehrere
benachbarte Nerven in Mitleidenschaft ziehen; solche Fälle werden zweckmäßiger als multiple Mononeuritis bezeichnet. Wir sehen also, daß die Unterscheidung zwischen Neuritis und Polyneuritis in gewissem Umfange sich mit der
Annahme einer örtlichen oder einer allgemeinen Erkrankung der peripheren
Nerven deckt (vgl. auch das Kapitel Polyneuritis). Ebensowenig scharf läßt
sich die Trennung der Neuritis von der *Neuralgie* durchführen. Herkömmlicherweise versteht man darunter solche Affektionen der peripheren Nerven, deren
Kardinalsymptom der anfallartig auftretende Schmerz im Ausbreitungsgebiet
eines Nerven ist, ohne daß sich objektive Ausfallserscheinungen oder anatomische
Veränderungen nachweisen lassen. Als Prototyp eines solchen Krankheitsbildes
mögen hier die Quintusneuralgie oder manche Formen von Ischias erwähnt
werden. Indessen hat sich die Auffassung immer mehr durchgesetzt, daß

zwischen Neuritis und Neuralgie keine grundsätzlichen, sondern nur graduelle Unterschiede bestehen (W. ALEXANDER u. a.) und daß neuralgiforme Schmerzattacken recht häufig nur die Vorläufererscheinungen oder auch Begleitsymptome solcher Prozesse sind, die mit Ausfallserscheinungen einhergehen und somit als Neuritiden zu bezeichnen sind. Ein Beispiel: Ob bei einer Ischias Nichtauslösbarkeit des Achillesreflexes, Sensibilitätsstörungen usw. festzustellen sind, oder nicht, ist praktisch von nur geringer Bedeutung. Solche Ausfallserscheinungen können von Anfang an bestehen, können erst im Verlaufe der Ischias oder brauchen auch niemals aufzutreten, ohne daß die Natur des jeweils zugrunde liegenden Prozesses eine andere wäre und ohne daß die Krankheitsbilder sich auch klinisch streng unterscheiden ließen. In allen solchen Fällen ist eine scharfe Differenzierung von Neuritis und Neuralgie wohl nicht gerechtfertigt. Über die anatomische Grundlage der Neuralgien wissen wir vorläufig noch sehr wenig, aber es ist nicht von der Hand zu weisen, daß auch bei der Neuralgie sich grundsätzlich die gleichen Vorgänge im Nervengewebe abspielen, wie wir sie bei der gewöhnlichen Neuritis feststellen können, vielleicht nur mit der Einschränkung, daß es sich nur um leichtere und morphologisch weniger faßbare Veränderungen handelt. Demgegenüber hat man, wie schon ALEXANDER betont, darauf hingewiesen, daß die anatomischen Befunde beispielsweise bei der Quintusneuralgie (z. B. COENEN) häufig recht unbefriedigend gewesen sind. Indessen ist hier daran zu erinnern, daß neuere Untersuchungen (LIGNAC und v. D. BRUGGEN) offenbar doch zu beachtlichen Ergebnissen gekommen sind und daß sowohl an den Ganglienzellen, wie an den Nervenfasern selbst morphologische Veränderungen (Kerndegeneration, Vacuolenbildung, Markscheidenschwellung usw.) festgestellt werden konnten. Speziell bei der Quintusneuralgie spricht Vieles dafür, daß vasovegetative Regulationsstörungen auf dem Wege über angiospastische Zustände (QUINCKE, KULENKAMPFF, HUGHES u. a.) ursächlich in Betracht kommen. Auch für die *Schußneuralgien und Kausalgien* werden die gleichen Faktoren verantwortlich gemacht und die häufig recht überzeugende Wirksamkeit einer Ausschaltung des Sympathicus in solchen Fällen hat jedenfalls bewiesen, daß pathogenetische Theorien dieser Art mit der klinischen Erfahrung durchaus harmonieren. Ob dies nun für alle Neuralgien gilt, mag dahingestellt bleiben. Daß vasomotorisch — labile und vegetativ stigmatisierte Personen zu Neuralgien und Neuritiden disponiert sind, dürfte wohl kaum bestreitbar sein. Vom Standpunkt der allgemeinen Ursachenlehre aus lassen sich jedenfalls Neuritis, Polyneuritis und Neuralgie nur schwer trennen und aus diesen Gründen soll die *Besprechung der ursächlichen Faktoren* nach allgemeinen Gesichtspunkten hier *gemeinschaftlich* erfolgen.

Es war oben schon erwähnt worden, daß Neuritiden recht häufig auf toxisch-infektiöser bzw. toxischer Grundlage entstehen und zwar sowohl als lokale, wie auch als ausgebreitete, mehrere Nervengebiete befallende Neuritiden. Die Schädigung kann auf dem Wege einer direkten Überleitung eines entzündlichen Prozesses auf den betreffenden Nerven erfolgen und man spricht in solchen Fällen von einer *Kontiguitätsneuritis*. Als Beispiel für Neuritiden dieser Art seien genannt: Facialislähmung nach Eiterungen im Mittelohr und Felsenbein, Lähmungen von Hirnnerven bei entzündlichen Prozessen an der Basis, Trigeminusneuritis bei Kiefereiterung, Lähmung des Vagus, Accessorius und Hypoglossus bei Drüseneiterungen oder sonstigen phlegmonösen Prozessen in der Halsgegend, Plexusneuritiden bei tuberkulösen Lungenspitzenaffektionen, Neuritidien des Ischiadicus bei entzündlichen Prozessen im Beckenbindegewebe, Neuritiden des Femoralis bei Lymphdrüsenvereiterung in der Leistengegend. Entzündungen im Mediastinum und im Bereiche der Bronchialdrüsen können zu einer Schädigung des Vagus und des Phrenicus führen. Nicht zu vergessen sind hier dann noch die Wurzelneuritiden, die im Gefolge von entzündlichen, insbesondere von cariösen Prozessen an den Wirbeln und Wirbelgelenken sowie an den Rippen sich einstellen können. In allen solchen Fällen liegt durchaus nicht immer lediglich eine Druckschädigung vor, vielmehr läßt sich häufig auch ein unmittelbares Übergreifen entzündlicher Veränderungen auf das Nervengewebe feststellen. Um grundsätzlich die gleichen Vorgänge handelt es sich bei jenen Wurzelneuritiden, die von umschriebenen oder ausgebreiteten meningitischen Prozessen ihren Ausgang nehmen.

In der älteren Literatur spielt der Begriff der *ascendierenden Neuritis* eine große Rolle (Remak u. a.). Man verstand darunter Nervenentzündungen, die dadurch entstehen sollen, daß der entzündliche Prozeß durch die Wanderung oder Ausbreitung pathogener Keime oder deren Toxine entlang den Nervenscheiden von der Peripherie aus den ganzen Nerven entlang bis zu den Wurzeln oder sogar ins Rückenmark fortgeleitet wurde. Experimentelle Untersuchungen (Kahn und Rosenbach, Homén und Laitinen, Marinescu, zitiert nach Oppenheim) haben gezeigt, daß in der Tat Streptokokken und andere Bakterien auf diesem Wege das Rückenmark erreichen können. Oppenheim indessen hält es für unwahrscheinlich, daß entzündliche Rückenmarksprozesse auf dem Wege einer aufsteigenden Neuritis entstehen können. Der gleiche Autor wie auch Brun, Claude und Lhermitte, Kramer, Sicard geben aber die Möglichkeit einer von einer infizierten Hautwunde aus aufsteigenden Neuritis desjenigen Nerven zu, in dessen Hautbereich der Infektionsherd liegt. So hat man nach Fingerverletzungen Neuritiden des Medianus und Ulnaris beobachtet, deren Entstehung in dieser Weise gedeutet werden mußte. Häufig sind solche Fälle jedoch gewiß nicht.

Bei den eben besprochenen Krankheitsbildern der Kontiguitätsneuritis und der Neuritis ascendens handelt es sich um umschriebene Prozesse, hervorgerufen durch eine örtliche Schädigung in der Umgebung des befallenen Nerven. Diesen Krankheitsbildern an die Seite zu stellen sind jene gleichfalls umschriebenen Nervenschädigungen, die dadurch entstehen, daß toxisch wirkende Substanzen an den Nerven bzw. in dessen nächste Umgebung herangebracht werden. Es handelt sich hier um die sog. *Injektionslähmungen,* wie sie als Radialisparese nach Äthereinspritzungen in den Oberarm zuerst von Arnozan und Remak beschrieben wurden. In gleicher Weise wirken Alkohol, Quecksilberpräparate, Arsenverbindungen (Neosalvarsan), Calcium, Chinin, Antipyrin usw. schädlich, wenn sie in ausreichender Konzentration und genügend nahe dem Nerven injiziert werden (Sittig, Tyczka und Snajdermann, Zutt usw.). Es handelt sich wohl immer um direkte toxische Schädigungen, zu denen sich dann später allerdings auch noch eine Druckschädigung durch Narbengewebe hinzugesellen kann. Lähmungen dieser Art haben, da es sich ja immer um Folgeerscheinungen ärztlicher Eingriffe handelt, große praktische, insbesondere versicherungsrechtliche Bedeutung. Radialislähmungen sieht man jetzt seltener, nachdem die Unsitte, Injektionen der genannten Substanzen in den Oberarm vorzunehmen, nicht mehr so verbreitet ist wie früher. Vor allem sind es Ischiadicuslähmungen nach Injektionen ins Gesäß und Schädigungen des Medianus, des Cutaneus antebrachii ulnaris sowie des Hautastes des Musculocutaneus, des Cutaneus antebrachii radialis nach intravenösen Injektionen im Bereich der Ellenbeuge. Zutts Vorschlag, nach Möglichkeit in die Vena mediana, gegebenenfalls in die Vena cephalica, keinesfalls aber in die Vena basilica proximal von der Ellenbeuge zu injizieren, ist gewiß beherzigenswert.

Bei den sog. *toxico-traumatischen Lähmungen* steht in der Regel die mechanische Druckeinwirkung ursächlich im Vordergrund. Sie sind demgemäß schon in dem betreffenden Abschnitt weiter oben besprochen worden.

Die eben aufgeführten Neuritiden waren auf eine lokale infektiöse oder toxische Schädigung zurückzuführen. Ungleich häufiger und praktisch daher bedeutsamer ist aber jene Gruppe von Nervenentzündungen, die auf eine *allgemeine Noxe (infektiöser oder toxischer Natur)* zurückzuführen ist. Entsprechend der Tatsache, daß hier der schädigende Faktor, mehr oder weniger im ganzen Organismus ausgebreitet ist, handelt es sich bei dieser Gruppe vorwiegend um Polyneuritiden; Mononeuritiden sind sehr viel seltener. Vor allem sind hier die *Polyneuritiden* im Gefolge von Infektionskrankheiten zu nennen, wie sie nach Diphtherie, Typhus, Paratyphus und Ruhr auftreten. Verhältnismäßig häufig sind Neuritiden und Polyneuritiden nach Grippe (Influenza). Bei Lues treten Mononeuritiden im Sekundärstadium auf, vor allem als Abducens- und Oculomotoriuslähmungen, gar nicht selten auch als Facialislähmungen und Acusticusschädigungen, während andere Nerven, wie z. B. die langen Nerven der Gliedmaßen, die Plexus und die übrigen Hirnnerven weniger häufig beteiligt sind. Es sind auch Polyneuritiden (NONNE, DEMANCHE und MÉNARD) beschrieben worden. Alerdings ist es hier zweifelhaft, ob es sich nicht um toxische Schädigungen handelt. Mitunter gehen die bei Lues auftretenden peripheren Lähmungen mit heftigen Schmerzen einher und weisen hinsichtlich ihrer Verteilung auf eine Affektion des Plexus hin. Ebenfalls auf Wurzelerkrankungen bzw. auf Prozesse in den Vorderhörnern sind jene in den Spätstadien der Lues auftretenden, verhältnismäßig seltenen, aber typischen Krankheitsbilder zurückzuführen, die am zweckmäßigsten wohl unter der Bezeichnung: *luische Muskelatrophien* eingeordnet werden. Es handelt sich dabei fast immer um langsam sich entwickelnde symmetrische Lähmungen der Streckmuskeln der Hände und der Finger, die allmählich auch die anderen Hand- und Armmuskeln befallen. Im Beginne ähneln diese Prozesse klinisch weitgehend den Bleilähmungen (vgl. Abb. 49). In den meisten Fällen weist der Liquorbefund auf einen spezifisch entzündlichen Prozeß an den Meningen bzw. im Mark hin, der dann also in das Gebiet der vorderen Wurzeln bzw. der Vorderhörner zu lokalisieren wäre. Liegen die gleichen Veränderungen, wie dies häufig vorkommt, auch an den hinteren Wurzeln vor, so können sich die schlaffen Lähmungen mit den Symptomen der Hinterstrangerkrankung verbinden und es kommt dann zu solchen Krankheitsbildern, die in der Literatur vielfach als „tabische Muskelatrophien" beschrieben worden sind. Es gibt auch Mononeuritiden (am häufigsten sind Augenmuskellähmungen) bei Tabes. Die Unterscheidung von Kernlähmungen ist freilich nicht immer möglich. Um Kernprozesse handelt es sich wohl auch bei den als „Neurorezidiven" auftretenden Lähmungen, die meistens die Hirnnerven befallen.

Verhältnismäßig häufig sind Mononeuritiden während und nach Malaria und zwar sind vor allem die langen Nerven an den Gliedmaßen dabei betroffen, so z. B. Ischiadicus, Peronaeus, Ulnaris, Musculocutaneus usw. (FIORENTINI, FOERSTER, SAENGER und KROEBER). Es ist bekannt, daß gelegentlich auch Trigeminusneuralgien im Anschluß an Malaria, und zwar auch nach der Impfmalaria auftreten. Seltener sind neuritische und polyneuritische Krankheitsbilder nach Gonorrhoe. Nach GLYSER (zitiert nach VERAGUTH) tritt die Polyneuritis entweder schon sehr frühzeitig, in den ersten Tagen, oder sehr spät, im 2.—7. Monat nach der Infektion auf und befällt vorzugsweise die Nerven der unteren Gliedmaßen, vor allem den Ischiadicus, an den oberen Gliedmaßen besonders den Axillaris. WEXBERG machte eine hierher gehörige Beobachtung, bei welcher neben den Beinnerven doppelseitig der Facialis ergriffen war. Ebenfalls verhältnismäßig selten sind Neuritiden und Polyneuritiden nach Sepsis, Erysipel, Gelenkrheumatismus, Fleckfieber, Variola, Varicellen, Röteln, wolhynischem Fieber, nach WEILscher Krankheit, Erythema nodiforme,

Scharlach. Nach Masern sah Veraguth eine Vagusneuritis. Corda (zitiert nach Wexberg) beobachtete häufiger Augenmuskellähmungen, polyneuritische Erscheinungen sowie Peronaeusneuritiden. Bei 21 von 195 Masernkranken konnte der genannte Autor Gaumensegellähmungen feststellen. Auch bei Encephalitis epidemica sind sowohl im akuten wie im chronischen Stadium schlaffe Lähmungen beschrieben worden, die als Polyneuritis gedeutet wurden. Nach den Mitteilungen von Scharnke und Moog sowie von Stern sind dabei anscheinend überwiegend die Muskeln des Schultergürtels und der oberen Gließmaßen betroffen. Auch wir sahen kürzlich eine solche Kranke, bei der neben einem Parkinsonismus eine symmetrische Lähmung vor allem der Handgelenk- und Fingerstrecker bestand, wie wir dies sonst nur bei der luischen Muskelatrophie oder bei der Bleipolyneuritis beobachten. Der Liquor zeigte in unserem Falle keine gröberen Veränderungen. Wie Wexberg mit Recht betont, ist bei Krankheitsbildern dieser Art aber auch immer eine spinale Lokalisation des Prozesses in Betracht zu ziehen. Bei den seltenen Beobachtungen von Neuritis oder Polyneuritis bei Tuberkulose handelt es sich wohl immer — die tuberkulösen Kontiguitätsneuritiden bleiben hier unberücksichtigt — um endogen toxische Nervenschädigungen. Die Lepra führt besonders in ihrer maculo-anästhetischen Form fast regelmäßig zu Neuritiden; man findet die Erreger in den Nervenscheiden, die Nervenstämme sind dabei oft perlschnurartig verdickt. Die distalen Abschnitte der Gliedmaßen sind am stärksten betroffen und von einzelnen Nerven sollen am häufigsten Ulnaris- und Peronaeus befallen sein.

Schließlich können Neuritiden auch auftreten, ohne daß einer der genannten infektiösen Prozesse vorangegangen und ohne daß toxische Schädigungen, wie sie anschließend gleich besprochen werden sollen, nachweisbar wären. Meistens handelt es sich dabei um Polyneuritiden. Man spricht in solchen Fällen von einer sogenannten *idiopathischen Polyneuritis,* und da hier ein zwar nicht ätiologisch, wohl aber erscheinungsmäßig relativ gut umschriebenes Krankheitsbild vorliegt, wird es im speziellen Abschnitt dieses Artikels zusammen mit den anderen Formen der Polyneuritis noch besprochen werden. In die gleiche Gruppe gehören vielleicht auch jene Mononeuritiden, wie z. B. manche Facialis- oder Augenmuskellähmungen, Peronaeuslähmungen usw., die ohne erkennbare Ursache akut auftreten. Zuweilen sind gleichzeitig Erscheinungen einer nicht näher bestimmbaren Allgemeininfektion, wie leichte Temperatursteigerungen und Unbehagen vorhanden. Auf die Frage, inwieweit thermische Einwirkungen, insbesondere das Moment der „Erkältung" in solchen Fällen ursächlich von Bedeutung sind, wird am Schluß dieses Abschnittes noch kurz einzugehen sein. Im allgemeinen steht man heute auf dem Standpunkt, solchen Faktoren nur die Rolle einer Hilfsursache bei der Mobilisation eines Infektes usw. zuzubilligen.

Gar nicht so selten gelingt es bei genauerer Untersuchung, eine *Herdinfektion* im Bereiche der Mandeln, der Zähne oder der Nasennebenhöhlen aufzudecken. Die eingehende fachärztliche Untersuchung dieser Organe, gegebenenfalls auch die Provokation eines fraglichen Herdes durch Kurzwellenbestrahlung usw. ist daher unbedingt erforderlich. Ohne die Bedeutung der Fokaltoxikose für die Entstehung sog. rheumatischer Krankheitserscheinungen von seiten des Nervensystems, der Gelenke oder der Muskulatur zu überschätzen, ist doch zuzugeben, daß in manchen Fällen der schlagartige Erfolg, den die Entfernung eines Krankheitsherdes haben kann, an der ursächlichen Beziehung keinen Zweifel läßt. Vielfach ist allerdings die Bewertung solcher Herde, namentlich der Granulome an den Zahnwurzeln außerordentlich schwierig; auch das Röntgenbild gibt oft keinen sicheren Aufschluß darüber, ob der gefundene Herd „aktiv" ist oder nicht. Wichtiger für die Beantwortung dieser Frage ist oftmals der Nachweis von Temperaturschwankungen, Drüsenschwellungen, schubartigem Krankheitsverlauf. Man muß sich darüber klar sein, daß das Granulom an sich ja einen Schutzwall darstellt, den das Gewebe gegenüber infektiös-toxischen Reizen, die von den Wurzelkanälen ausgehen, aufgerichtet hat; nicht immer also sind diese Granulome nur als gefährliche Infektionsherde anzusehen. In letzter Zeit hat sich in Deutschland besonders SLAUCK mit diesen Zusammenhängen befaßt und die diagnostische Bedeutung des von ihm studierten Phänomens des Muskelfibrillierens hervorgehoben. Es handelt sich dabei um fibrilläre Muskelzuckungen, die besonders deutlich im Bereich der kleinen Fußmuskeln, und hier besonders im Adductor hallucis, erkennbar sind. SLAUCK nimmt an, daß dieses Phänomen auf einer Schädigung der entsprechenden Vorderhornzellen beruht; infolge der Liquorstauung und der besonderen Resorptionsverhältnisse sollen die Toxine, die in den Liquor ausgeschwemmt werden, in den caudalen Abschnitten des spinalen Liquorraumes besonders angereichert sein und daraus soll es sich erklären, daß das Muskelfibrillieren in den von den am meisten caudal gelegenen Segmenten innervierten Muskeln am deutlichsten erkennbar ist. Davon, daß dieses SLAUCKsche Phänomen auch eine praktische Bedeutung hat, konnten wir uns in vielen Fällen selbst überzeugen. Vor unkritischer Überwertung, vor der Neigung, in jedem Entzündungsherd den Ausgangspunkt einer Fokaltoxikose sehnen zu wollen und diesen für alle möglichen Organerkrankungen ursächlich verantwortlich zu machen, ist indessen zu warnen. Eine „Sanierungsmonomanie", die sich in überstürzten operativem Vorgehen geltend macht, das sich an den Zähnen häufig in einer „Extraktionsraserei" auswirkt, gereicht den Kranken nicht immer zum Vorteil. Der Organismus reagiert ja auf Fokalinfekte keineswegs immer nur im Sinne einer allergischen Überempfindlichkeit; weitaus häufiger wohl führt die veränderte Reaktionslage zur Immunität (vgl. auch RÖSSLE).

Bei den eben aufgeführten Neuritiden, die auf dem Boden von Infektionskrankheiten auftreten, handelt es sich nur in den seltensten Fällen um bakteriell verursachte Entzündungsprozesse am Nerven, sondern meistens um Schädigungen des Nervengewebes durch Toxinwirkung. Nach diesen infektiöstoxischen Nervenschädigungen sind nun diejenigen zu besprechen, bei denen *Giftstoffe anderer Art*, die *von außen* in den Organismus hineingebracht werden, den ursächlichen Faktor darstellen. In der Regel entstehen dabei polyneuritische Krankheitsbilder. Auf Einzelheiten ihrer Symptomatologie wird bei der Darstellung der Polyneuritis im speziellen Abschnitt dieses Artikels eingegangen werden.

Am häufigsten wurden früher Polyneuritiden nach Blei- und Arsenvergiftungen beobachtet, denen wegen ihrer großen Verbreitung unter den Arbeiten bestimmter Gewerbe eine erhebliche soziale Bedeutung zukam. Seltener sind Polyneuritiden nach Vergiftungen durch Quecksilber, Kupfer, Gold (Sanocrysin als Tbc.-Heilmittel), Silber, Thallium, Wismut usw. Von den Giften der organischen Verbindungen kommt dem Alkohol die größte praktische Bedeutung zu. Die alkoholischen Polyneuritiden stellen ein recht charakteristisches und jetzt wieder häufiger gewordenes Krankheitsbild dar. Zu den Seltenheiten gehören Neuritiden nach Sulfanol-, Trional- und akuter Morphinvergiftung. Auch bei der CO-Vergiftung kommen sowohl polyneuritische wie neuritische Lähmungen vor, die gelegentlich erst einige Tage nach der akuten Vergiftung sich einstellen. Häufiger sind Neuritiden nach Schwefelkohlenstoffvergiftung. Von anderen Giften seien genannt: Benzin, Benzol, Nitrobenzol, Trichloräthylen, Triorthokresylphosphat (Kreosotpräparate, Ingverschnaps, Apiol). Im Kriege sind Phosgenvergiftungen von Bedeutung. Von Alkaloiden sind noch Stovain und Novocain zu nennen; nach Lumbalanästhesien wurden hin und wieder Augenmuskellähmungen beschrieben. Wir selbst beobachteten gleichfalls eine

Abducenslähmung, die nach einigen Wochen sich wieder zurückbildete; derartige Befunde sind öfters veröffentlicht worden. Verhältnismäßig reichhaltig ist die Kasuistik über Neuritiden und Polyneuritiden nach Serum- und Antitoxinbehandlung.

Auch auf der Grundlage *endogener Intoxikationen* durch Stoffwechselprodukte entstehen ähnliche Krankheitsbilder. Hier sind die sog. dyskrasischen Polyneuritiden bei Diabetes, Gicht, in der Schwangerschaft und im Wochenbett zu nennen. In die gleiche Gruppe gehören auch jene Fälle von Polyneuritis, wie sie bei Inanition und vor allem bei stärkerer Abzehrung, z. B. bei Carcinomen oder bei perniciöser Anämie auftreten. Auch im Senium und bei Arteriosklerose, sowie bei Periarteriitis sind Polyneuritiden beschrieben worden.

Die Bedeutung des *Vitamins B 1* für die Funktion des Nervengewebes steht heute wohl außer Zweifel; man pflegt in diesem Zusammenhange an die *Beri-Beri* zu erinnern, bei welcher ein Krankheitsbild auftritt, das im wesentlichen durch die Erscheinungen einer Polyneuritis gekennzeichnet ist. Pette betont freilich, es sei auf Grund der vorliegenden Befunde keineswegs ausgemacht, daß ausschließlich die peripheren Nerven befallen seien; manches spreche auch für eine Beteiligung des Markes. Immerhin ist es wohl sicher, daß bei der Beri-Beri, die symptomatologisch im großen und ganzen mit der B 1-Avitaminose übereinstimmt, der Vitaminmangel als der wesentliche, wenn auch vielleicht nicht als der allein wirksame ursächliche Faktor anzusehen ist. So hat man beispielsweise gerade auch bei der Beri-Beri eine Infektion bzw. eine Intoxikation gastro-intestinaler Natur verantwortlich gemacht.

Die klinischen Erfahrungen machen es ja überhaupt immer mehr wahrscheinlich, daß in der *Pathogenese der Neuritis* nicht so sehr dieser oder jener Faktor isoliert von Bedeutung ist, sondern daß es sich in den meisten Fällen um eine *Mehrzahl wirksamer Faktoren* handelt, die erst in ihrer Gemeinschaft in der Lage sind, diejenigen Veränderungen im peripheren Neuron hervorzurufen, die wir als die Grundlage der Neuritis ansehen müssen. Diese Auffassung ist in letzter Zeit ganz besonders von Pette in den Vordergrund der pathogenetischen Forschung gerückt worden. Oben wurde schon darauf hingewiesen, daß dies alles bis zu einem gewissen Grade schon für manche Formen der mechanischen Nervenschädigung gilt. Was die toxischen und toxisch-infektiösen Neuritiden anbetrifft, so wird von Pette am Beispiel der diabetischen und alkoholischen Neuritis und auch der Schwangerschaftsneuritis angeführt, wie Stoffwechselstörungen, Vitaminverarmung, Infekte und Erkältungseinflüsse wechselseitig sich konstellieren, wobei bald dem einen, bald dem anderen Faktor das entscheidende Übergewicht zukommt.

3. Nervenschädigungen auf der Grundlage thermischer und elektrischer Einwirkungen.

Abschließend noch einige Bemerkungen über *Nervenschädigungen*, die auf *thermische* und *elektrische Einwirkungen* zurückzuführen sind. Nach Beobachtung von C. Mayer, Scharfetter sowie Zangger kann es wohl als gesichert gelten, daß Neuritiden durch exzessive Kälteeinwirkung (bei Lawinenverschüttung, länger dauerndem Verweilen in kaltem Wasser) hervorgerufen werden können. Die Schädigung des Nervengewebes erfolgt offenbar auf dem Wege über eine Vasomotorenlähmung. Immerhin sind solche Fälle doch recht selten. Neuritiden durch lokale Überhitzung sind dagegen wohl noch niemals beobachtet worden. Die Bedeutung der Erkältung ist bekanntlich immer noch unklar. An der Tatsache aber, daß es „refrigeratorische" Lähmungen wirklich gibt, kann indessen nicht gezweifelt werden. Freilich wird man dem Faktor der Abkühlung in der Regel nur die Bedeutung einer zusätzlichen Schädigung zuzumessen haben, etwa in dem Sinne, daß eine hochgradige Kälteeinwirkung — wahrscheinlich auch wieder auf dem Wege einer Störung der Gewebedurchblutung — einen Locus minoris resistentiae schafft, der dann zum Angriffspunkte anderer Noxen werden kann. Zusammenhänge dieser oder ähnlicher Art lassen sich nicht abstreiten, dazu sind die Beobachtungen plötzlich aufgetretener Neuritiden im unmittelbaren Anschluß an solche thermischen Einwirkungen doch zu häufig.

Neuritiden nach *Starkstromschädigung* sind im Verhältnis zu der Häufigkeit der dabei auftretenden spinalen und cerebralen Schädigungen außerordentlich selten. VERRAGUTH zitiert Beobachtungen JELLINEKs (isolierte Medianusverletzung) und SCHUHMACHERs (Neuritis an den unteren Gliedmaßen); URECHIA beschrieb eine Polyneuritis nach Blitzschlag (zitiert nach WEXBERG). Flüchtige, mit Sensibilitätsstörungen einhergehende Lähmungen offenbar peripherer Natur, die unmittelbar nach Blitzschlag auftraten, beschrieb schon CHARCOT; vor einigen Jahren hat PANSE weitere ähnliche Beobachtungen dieser Art veröffentlicht.

B. Verlauf, Wiederherstellung und Heilung, Scheinheilung, allgemeine Prognostik.

Wenn man bedenkt, welcherlei Faktoren alle ursächlich für die Erkrankungen der peripheren Nerven von Bedeutung sein können, wird es verständlich, daß es beinahe unmöglich ist, allgemeine Regeln über Verlauf und Prognose aufzustellen. Es kommt hier eben in der Tat alles auf die Art der Schädigung und die Dauer ihrer Einwirkung an. Daß für die Mehrzahl der traumatischen Nervenschädigungen der plötzliche Beginn kennzeichnend ist, braucht nicht erst betont zu werden. Nur bei manchen Formen der chronischen Druckschädigung können Wochen, Monate, selbst Jahre vergehen, bis die ersten Krankheitszeichen sich bemerkbar machen und das Krankheitsbild voll entwickelt ist. Auch die Mehrzahl der neuritischen Lähmungen auf infektiöser Grundlage entsteht — oft unter den Vorboten einige Tage lang anhaltender sensibler Reizerscheinungen — mehr oder weniger akut. Anders gewisse Formen von toxischer Neuritis und Polyneuritis: hier ist die subakute bzw. chronische Entwicklung weitaus häufiger und dementsprechend ist auch der Verlauf oft langwieriger.

Was nun den *Verlauf* anbetrifft, so gibt es akut einsetzende Neuritiden und Neuralgien, wie z. B. des Plexus brachialis, die unter entsprechender Behandlung in kurzer Zeit, d. h. vielleicht in etwa 1—2 Wochen, ausheilen können. Das gleiche gilt von den sog. rheumatischen Lähmungen, z. B. des Facialis, oder auch von manchen akuten Drucklähmungen (Schlaflähmung, Narkoselähmung leichten Grades), sofern eben die schädigende Einwirkung nur von kurzer Dauer gewesen ist. Im ganzen nimmt die Rückbildung, sofern überhaupt Ausfallserscheinungen von seiten der Motilität oder Sensibilität aufgetreten sind, längere Zeit in Anspruch als in solchen Fällen, in welchen nur Reizerscheinungen, z. B. also neuritische bzw. neuralgische Schmerzen das Krankheitsbild ausmachen. Auch hier ist eben die Intensität und die Dauer der Schädigung von ausschlaggebender Bedeutung.

Liegt eine *nicht wieder rückbildungsfähige periphersche Lähmung* vor, so nimmt die Atrophie der Muskulatur immer mehr zu, und es können sich sekundäre Kontrakturen und Gelenkdeformierungen ausbilden. Bei Schädigung gemischt sensibler und motorischer Nerven treten auch die trophischen und vasomotorischen Veränderungen immer deutlicher in die Erscheinung. Die gelähmten Gliedmaßen sind beispielsweise kühl und bläulich verfärbt, das Wachstum von

Haaren und Nägeln ist gestört, die Haut ist meist trocken und spröde, oft fehlt auch die Schweißsekretion.

Im anderen Falle lassen sich die *Anzeichen einer Restitution* nachweisen. Wie schon oben gesagt wurde, läßt sich über den Zeitpunkt, zu welchem die ersten Rückbildungserscheinungen klinisch festzustellen sind, etwas allgemeines nicht aussagen. Häufig — aber keineswegs immer — gehen zunächst die Sensibilitätsstörungen zurück und werden nach Umfang und Intensität geringer. Daß aber gerade bei Nervenverletzungen gar nicht so selten die *Wiederherstellung der Sensibilität* längere Zeit in Anspruch nimmt als die der Motilität, wird von Foerster betont. Bei einer isolierten Schädigung eines Nerven kann sich zunächst die Zone der sensiblen Störungen, insbesondere die der Analgesie, dadurch einengen, daß in den Randgebieten die benachbarten Nerven funktionell eintreten; diese *Überlagerung* betrifft vorzugsweise die affektive Sensibilität, die Schmerzempfindung. Von diesen Ausgleichsvorgängen zu unterscheiden sind die echten Restitutionserscheinungen, die auf eine Regeneration des geschädigten Nerven zurückzuführen sind. Nach Head vollzieht sich bei Verletzungen sensibler Nerven die Wiederherstellung in der Weise, daß die protopathische Sensibilität, d. h. die Schmerzempfindung und die Wahrnehmung extremer Kälte- und Wärmegrade, sehr viel früher sich wieder einstellt, als die epikritische Sensibilität, d. h. die Berührungsempfindung, das Lokalisationsvermögen auf der Haut und die Wahrnehmung und Unterscheidung mittlerer Temperaturgrade.

Die *Restitution der motorischen Ausfallserscheinungen* nimmt bei schweren traumatischen Nervenschädigungen einen fast regelmäßig zu beobachtenden, recht kennzeichnenden Verlauf. Es sind hier solche Fälle gemeint, in welchen eine anatomische Unterbrechung der Leitungsbahnen erfolgt war und die Wiederherstellung nun langsam von proximal nach distal fortschreitet. Die Reihenfolge, in welcher die einzelnen Muskeln ihre Funktion wiedererlangen, entspricht der Wegestrecke, welche die von der Verletzungsstelle auswachsenden Nervenfasern bis zu den betreffenden Muskeln zurückzulegen haben. Beispielsweise restituiert sich von der vom Radialis versorgten Muskulatur der Triceps am ehesten, der Excensor carpi ulnaris am spätesten. Bei der Peronaeuslähmung stellt sich zunächst in den Peronealmuskeln die Funktion wieder her; es folgen dann Extensor digit. commun., Tibialis ant., Extensor hallucis longus und Extensor digit. brevis. Daß diesem Restitutionstypus, der zuerst 1913 von R. Kuttner beobachtet wurde, Gesetzmäßigkeit zukommt, haben die Kriegserfahrungen in reichem Maße bestätigt (O. Foerster u. a.). Von diesem *langsamen* trennt Foerster einen *schnellen Restitutionstypus*, der nur bei leichteren Läsionen beobachtet wird, bei welchen eine Kontinuitätstrennung der Achsenzylinder nicht erfolgt ist, sondern etwa nur eine Druckschädigung durch Infiltrationsherde oder Exsudate im Nerven oder in seiner Umgebung vorliegt. Die Wiederherstellung geht hier häufig in der Weise vor sich, daß die gelähmten Muskeln mehr oder weniger gleichzeitig ihre Funktion wiedererlangen; mitunter gehen die distalen Muskelgebiete, bei Plexuslähmungen also die Handmuskeln, voran. Die Restitution beruht hier nicht auf dem Auswachsen von Nervenfasern, sondern auf der Wiederherstellung der Leitfähigkeit am Orte der Verletzung.

Die Rückbildung peripherer Lähmungen geht nicht immer so weit, daß eine Restitutio ad integrum erreicht wird. Es können auch *Defektheilungen* zustande kommen, d. h. einzelne Muskeln bleiben dauernd gelähmt. Derartige Beobachtungen werden natürlich weniger bei Lähmungen eines einzelnen Nerven als vielmehr bei Plexus- oder Wurzellähmungen gemacht, bei welchen eben die einzelnen Wurzeln in verschiedenem Grade geschädigt sein können.

Mitunter bleiben Lähmungserscheinungen bestehen, obgleich die elektrische Erregbarkeit sich wieder eingestellt hat und normal geworden ist. Namentlich bei den Facialislähmungen im Kindesalter (vgl. S. 1210) sind derartige Befunde nicht ganz selten. Man spricht in solchen Fällen von *Gewohnheitslähmungen* und versucht, sich den Ausfall der willkürlichen Bewegungsfähigkeit bei normaler elektrischer Erregbarkeit durch ein „Verlernen" der Innervation zu erklären. Auch bei Erwachsenen kann man manchmal ähnliche Feststellungen machen.

So beobachteten wir kürzlich zwei Kranke, die während des Krieges Schußverletzungen des Ischiadicus erlitten hatten. Beide bezogen Rente, waren aber nicht etwa zur Begutachtung in der Klinik. In beiden Fällen bestand noch eine deutliche Atrophie der Unterschenkel- und Fußmuskulatur, der Extensor hallucis long. und der Extensor digit. brevis waren elektrisch nicht erregbar, in einem Falle auch noch ein Teil der kleinen Fußmuskeln. Beide Kranke brachten willkürlich eine Dorsalflexion des Fußes nicht zustande, obschon die elektrische Erregbarkeit der Streckmuskeln (Tibialis ant., Extensor digit. comun., Peronaeus) völlig normal waren. Bezeichnenderweise bestand kein Steppergang. Die Grenze zwischen psychogener Lähmung und hysterischer Demonstration ist in solchen Fällen oft nur schwer zu ziehen.

Andererseits kann der Eindruck einer Restitution irrtümlicherweise dadurch hervorgerufen werden, daß gar nicht so selten bestimmte Muskeln auf dem Wege von Anastomosen einer *Doppelinnervation* unterstehen oder direkte Muskeläste von solchen Nerven empfangen, von denen sie normalerweise nicht versorgt werden. Hier sei nur daran erinnert, daß der Trapezius sowohl vom N. accessorius als auch vom Plexus cervicalis innerviert wird, daß der N. musculocutaneus gelegentlich aus dem N. medianus hervorgeht oder daß Biceps und Brachialis direkte Muskeläste aus dem Medianus erhalten können. Der Brachialis wird außerdem noch recht häufig vom Radialis mitinnerviert, ebenso wie das Caput mediale des Triceps vom Ulnaris mitversorgt werden kann. Der N. ulnaris kann den Flexor prof. des Zeigefingers und — durch eine Anastomose im Bereiche der Hohlhand — auch die Muskulatur des Daumenballens versorgen, so daß trotz erwiesener Totaltrennung des Medianus eine Beugung des Mittel- und Endgliedes des Zeigefingers und eine Opposition des Daumens erfolgen kann (BERNHARDT, FOERSTER, OPPENHEIM u. a.). Ebenso kann der N. medianus sich an der Innervation sämtlicher vom Ulnaris versorgten Muskeln beteiligen, ja diesen sogar völlig ersetzen. STOOKEY beobachtete beispielsweise nach einer isolierten operativen Durchschneidung des Medianus eine vollständige Lähmung nicht nur im Medianus — sondern auch im Ulnarisgebiet, und während des Krieges sind entsprechende Beobachtungen von verschiedenen Autoren (FOERSTER, RANSCHBURG, SPIELMEYER) veröffentlicht worden. An den unteren Gliedmaßen sind solche Doppelinnervationen seltener: so wird gelegentlich der M. pectineus nicht nur vom Obturatorius, sondern auch vom Femoralis versorgt, während der Adductor magn. stets sowohl vom Obturatorius als auch vom Ischiadicus Muskelzweige empfängt. Die Kenntnis dieser Verhältnisse (Einzelheiten vgl. bei O. FOERSTER) ist praktisch insofern nicht unwichtig, als auf diese Weise sich des öfteren atypische Lähmungsbilder deuten lassen, und auch scheinbare „Schnellheilungen" nach Nervennähten u. dgl. ihre Erklärung finden können.

Weiterhin können *Muskeln aus der Nachbarschaft die Funktion* der gelähmten Muskeln in mehr oder weniger großem Umfange *übernehmen*. Auch hieraus können sich Möglichkeiten der Täuschung und des Irrtums über das Ausmaß sowohl der Ausfallserscheinungen als auch der Wiederherstellung ergeben. Die praktisch wichtigsten Einzelheiten sind im speziellen Abschnitt aufgeführt, wie z. B. die Ersetzung des Deltamuskels durch andere Muskeln des Schultergürtels (vgl. Abb. 35 und 36), der Ellenbogenbeuger durch den Pronator teres und durch den Flexor carpi radialis. Auch bei vollständiger Medianus- und Ulnarislähmung kann die Hand im Handgelenk noch gebeugt werden, und zwar durch die Anspannung des vom Radialis versorgten M. abductor pollicis long. Bei

Ulnarislähmung wird der Daumen — freilich unter gleichzeitiger Beugung des Endgliedes — durch den Flexor pollicis long. adduziert. Die Finger können — bei gleichzeitiger Streckung im Grundgelenk — durch die Anspannung des gemeinsamen Fingerstreckers noch recht gut gespreizt werden und insbesondere kann im Zeigefinger durch die alternierende Wirkung des Extensor digit. communis und des Indicis propr. eine Ad- und Abduktion ausgeführt werden. Bei Lähmung des Ileopsoas kann der Oberschenkel durch den Tensor fasciae latae und den Rectus femoris in gewissem Grade noch gebeugt werden. An der Hüftstreckung beteiligen sich bei Ausfall der Glutaei die langen, am Becken ansetzenden Beuger am Oberschenkel. Wichtig ist die Tatsache, daß alle diese Ersatzmechanismen häufig eine gewisse Zeit brauchen, bis sie sich eingespielt haben.

Die Prognose richtet sich in erster Linie natürlich nach der Art der Schädigung. Die gewöhnlichen infektiösen Neuritiden sind im allgemeinen günstiger zu beurteilen, als degenerative Nervenschädigungen auf toxischer Grundlage. Bei den Drucklähmungen ist die Dauer der schädigenden Einwirkung ausschlaggebend, ebenso wie auch bei den übrigen traumatischen Lähmungen die Art und die Schwere des Trauma, die Tatsache, ob und wie lange schon eine Kontinuitätsunterbrechung vorliegt, weiterhin auch der trophische Zustand der Muskulatur. Sehr weit zentral gelegene Verletzungen, z. B. im Bereich des Plexus, haben oft eine schlechtere Prognose.

Für die *prognostische Beurteilung* von größter Bedeutung ist das *Verhalten der elektrischen Erregbarkeit*. Nach einer nur leichten akuten Schädigung eines peripheren Nerven lassen sich nach einigen Tagen *quantitative Veränderungen* nachweisen. Die direkte und indirekte faradische und die indirekte galvanische Erregbarkeit sinken ab, ebenso auch die direkte galvanische Erregbarkeit. Bei ganz leichter Schädigung kann es bei dieser ,,einfachen quantitativen Herabsetzung der Erregbarkeit" sein Bewenden haben. Ist die Schädigung nur flüchtiger Art gewesen, so kehrt die Erregbarkeit bald wieder zur Norm zurück. Bei leichterer chronischer Schädigung, z. B. durch Druckeinwirkung, kann die Erregbarkeit im Gebiet des betroffenen Nerven dauernd herabgesetzt bleiben, ohne daß EaR. auftritt. Hingegen pflegt bei chronisch fortschreitenden Prozessen die einfache Herabsetzung nach und nach in partielle und komplette EaR. und schließlich in den Zustand der Unerregbarkeit überzugehen. Bei den akuten Drucklähmungen ist die Leitfähigkeit an der Verletzungsstelle unterbrochen, der Nerv ist proximal vom Ort der Schädigung nicht erregbar, während er distal davon auf die Reizung anspricht. Handelt es sich um eine Schädigung schweren Grades, so beginnt im Verlauf etwa der zweiten Woche die anfangs herabgesetzte galvanische Erregbarkeit wieder zu steigen und einer mehr oder weniger ausgesprochenen Erhöhung der galvanischen Erregbarkeit Platz zu machen. Zur gleichen Zeit wird die Zuckung bei der direkten galvanischen Reizung träge. Die Prävalenz des Reizpunktes geht verloren und die Zuckungsformel kann sich in der Weise umkehren, daß die An.S.Z. die K.S.Z. überwiegt. Die faradische direkte und indirekte sowie die galvanische indirekte Erregbarkeit ist stark herabgesetzt (partielle EaR.) oder — mit ertragbaren Strömen — aufgehoben (komplette EaR.).

Bei einfacher quantitativer Herabsetzung oder bei nur partieller EaR. wird man in prognostischer Hinsicht sagen können, daß eine Schädigung vorliegt, die an sich wieder herstellungsfähig ist, sofern der schädigende Faktor ausgeschaltet werden kann. Auch bei kompletter EaR. ist die Wiederherstellung an sich durchaus möglich, bleibt jedoch immer zweifelhaft. Selbst im günstigsten Falle wird man dann immer mit einer Heilungsdauer von vielen Monaten rechnen müssen. Ob bei kompletter EaR. eine solche Wiederherstellung eintritt, kann man auf Grund des elektrischen Befundes erst nach Ablauf von etwa 4 bis 6 Monaten wahrscheinlich machen. Bleibt die Restitution aus, so macht sich allmählich an Stelle der anfänglichen Erhöhung eine zunehmende Herabsetzung der galvanischen Erregbarkeit bemerkbar und gleichzeitig kann auch die Trägheit der Muskelzuckungen noch zunehmen. Kommt es dagegen zu einer Rückbildung der Lähmung, so sinkt auch dann zwar zunächst noch die galvanische Erregbarkeit, die Zuckung aber wird allmählich rascher; vom Reizpunkt oder vom Nerven aus kann unter Umständen schon wieder eine rasche Zuckung ausgelöst werden, während bei distaler Reizung die Zuckung noch träge ist. Nach der galvanischen Erregbarkeit vom Nerven aus stellt sich dann auch die faradische direkte und indirekte Erregbarkeit, die zunächst freilich noch sehr stark herabgesetzt sein kann, wieder ein. In der Regel also wird bei der Rückbildung der kompletten EaR. das Stadium der partiellen EaR. durchlaufen. Zu erwähnen ist noch die praktisch nicht unwichtige Tatsache, daß im Verlaufe der Restitution einer kompletten EaR. gar nicht so selten die Herabsetzung der Erregbarkeit so stark sein kann, daß mit erträglichen Strömen eine Reaktion überhaupt nicht zu erzielen ist. Dieses *rasche* und intensive *Absinken der elektrischen Erregbarkeit* verhältnismäßig kurze Zeit nach Einsetzen der Schädigung ist also prognostisch keineswegs ein ungünstiges Zeichen und darf nicht verwechselt werden mit dem allmählichen, erst nach 2—3 Jahren zu beobachtenden Erlöschen jeglicher Erregbarkeit, wie dies bei Prozessen festzustellen ist, die einer Rückbildung nicht zugänglich sind. Auf die verhältnismäßig seltenen Beobachtungen von atypischem Verhalten der elektrischen Erregbarkeit (keine EaR., sondern nur quantitative Herabsetzung trotz erwiesener Totaltrennung, verspätetes Auftreten der EaR. u. dgl., FOERSTER, OPPENHEIM, SPIELMEYER, THOELE) braucht hier nicht näher eingegangen zu werden. Das Verhalten der *Chronaxie* kann gleichfalls Aufschluß geben über den Grad der Schädigung und auch über den weiteren Verlauf; doch können die Ergebnisse dieser Methode, die im praktisch-klinischen Betriebe allgemeinen Eingang noch nicht gefunden hat, hier nicht berücksichtigt werden.

Die Veränderungen der elektrischen Erregbarkeit beginnen bei akuten Lähmungen im allgemeinen erst einige Tage später in Erscheinung zu treten. Anders bei chronisch fortschreitender Schädigung: hier kann man mitunter beobachten, daß funktionell noch nicht erkennbar geschädigte Muskeln bei der elektrischen Untersuchung bereits eine Herabsetzung der Erregbarkeit bzw. sogar schon träge Zuckung aufweisen. Im Stadium der Rückbildung läßt sich für gewöhnlich die funktionelle Besserung eher feststellen, als die Rückkehr der elektrischen Veränderungen zur Norm. KRAMER betont aber, daß dieser Nachweis nicht immer exakt zu führen sei, da die Erkennung der ersten Spuren der elektrischen Restitution zum Teil auch von der Stärke des angewandten Stromes abhängig sei; er zitiert dabei BOURGUIGNON, der bei seinen Untersuchungen gefunden habe, daß sowohl die funktionelle als auch die elektrische Wiederherstellung gleichzeitig erfolge.

C. Allgemeine Grundsätze der Behandlung.

Im folgenden sollen *allgemeine Richtlinien* gegeben werden, die bei der *Behandlung* zu beachten sind. Da die Möglichkeiten und die Reichweite einer ursächlichen Therapie vielfach ja recht gering sind, versteht es sich von selbst, daß in der Behandlung Maßnahmen symptomatischer Natur einen breiteren Umfang einnehmen. Um überflüssige Wiederholungen zu vermeiden, soll das Wesentliche hier kurz zusammengefaßt werden, wobei auf diejenigen Verfahren, die praktisch in der Klinik zur Anwendung gelangen, besonders eingegangen werden soll. Speziellere Methoden der Behandlung, die bei diesem oder jenem Leiden erfahrungsgemäß erfolgversprechend sind, werden bei der Darstellung der klinischen Krankheitsbilder im Einzelnen berücksichtigt werden.

Der Grundsatz, daß im Anfange jeder Behandlung *vorbeugende Maßnahmen* zu stehen haben, gilt auch für unser Gebiet. Hier sind zu erwähnen die von der Gesetzgebung erlassenen Vorschriften, welche dem Schutze der in bestimmten Gewerben Arbeitenden dienen und äußere Verletzungen oder Schädigungen, die durch den Umgang mit giftigen Stoffen entstehen können, verhüten sollen. Es ist kein Zweifel, daß hier Manches schon erreicht ist, was auch auf dem Gebiete der Krankheiten der peripheren Nerven zur Auswirkung kommt; allein schon der Rückgang der Bleilähmungen und anderer toxischer Nervenschädigungen gibt davon Zeugnis. Auf Einzelheiten hier einzugehen, erübrigt sich. Es sei aber doch auch an dieser Stelle daran erinnert, daß auch der praktisch tätige Arzt an dieser Prophylaxe teilhaben kann, wobei nur an die Verhütung mechanischer Schädigungen der Nerven bei Operationen, bei der Lagerung der Kranken während der Narkose, bei der Behandlung von Knochenbrüchen und Verrenkungen, bei der geburtshelferischen Tätigkeit, schließlich auch bei der Anwendung alltäglicher Injektionen zu denken ist. Spielen unglückliche Vorkommnisse dieser Art zahlenmäßig auch keine große Rolle, so ist ihre Bedeutung in zivil- und versicherungsrechtlicher Beziehung um so größer.

Bei der nun folgenden Besprechung der eigentlichen therapeutischen Maßnahmen soll von den einzelnen Krankheitsgruppen ausgegangen und mit der *Behandlung der Neuritiden und Neuralgien* begonnen werden. Daß zunächst der Versuch gemacht werden muß, gegen das *Grundleiden*, sofern ein solches erkennbar und faßbar ist, anzugehen, ist selbstverständlich. Das gilt von der Ausschaltung exogener toxischer Einwirkungen ebenso wie von der Behandlung der Stoffwechselleiden, der Anämien, der Arteriosklerose. Nur ist dabei zu bemerken, daß die bei diesen oder ähnlichen Prozessen auftretenden Schädigungen des Nervensystems, handele es sich um das Mark oder um die peripheren Nerven, sich häufig als recht resistent erweisen und schwerer beeinflußbar sind, als die eigentliche (oder als solche bezeichnete) Grundstörung. Am eindruckvollsten ist dies z. B. bei der Perniciosa zu beobachten; während die Sanierung des Blutbildes keine größeren Schwierigkeiten zu machen braucht, sind die Erscheinungen von Seiten des Nervensystems therapeutisch nur schwer anzugehen. Ähnliches gilt auch von der diabetischen Polyneuritis. Wirksamer ist die ätiologische Behandlung in manchen Fällen von Fokaltoxikose, die ja gar nicht selten zu Neuralgien und Neuritiden führt; hier kann die Beseitigung des Herdes sehr rasch zu einer Heilung beitragen. Daß ebenso auch bei der fortgeleiteten Neuritis die Behandlung des örtlichen Entzündungsprozesses am Anfange aller therapeutischen Maßnahmen stehen muß, braucht nicht weiter betont zu werden.

Bei *akuter Neuritis*, in jenen Fällen also, in welchen man akute entzündliche Veränderungen am Nervenstamm, bzw. an den Wurzeln vermuten kann, gelten für die Behandlung die gleichen Grundätze wie bei anderen Entzündungsvorgängen, d. h. zunächst ist eine möglichst vollkommene *Ruhigstellung* und *Schonung* erforderlich. Es ist oft erstaunlich, zu beobachten, wieviel allein schon durch diese einfache Maßnahme erreicht werden kann. Namentlich die Schmerzen lassen für gewöhnlich bald nach. Bei einer frischen Plexusneuritis wird man also beispielsweise den Arm in einer Mitella tragen lassen. Handelt es sich um ausgebreitete Neuritiden und weist die Beeinträchtigung des Allgemeinbefindens oder Fieber auf eine allgemeine Infektion hin, so ist Bettruhe angezeigt; das gleiche gilt natürlich auch von allen Polyneuritiden.

In diesen akuten Stadien sind *hydro-* und *thermotherapeutische* Behandlungsmethoden von jeher mit Erfolg angewandt worden. Die Wirkung aller dieser

Maßnahmen erstreckt sich im wesentlichen wohl auf einer Hyperämisierung, auf eine Vermehrung der Durchblutung, deren günstige Einwirkungen auf Entzündungsprozesse ja bekannt ist. Schwitzprozeduren lassen sich in der Weise ausführen, daß die Kranken in bis zu 40° heiße Vollbäder gebracht und nachher warm eingepackt werden. Durch Darreichung von 0,5 Aspirin oder 0,1—0,2 Pyramidon läßt sich die schweißtreibende Wirkung unterstützen. Vor allzu heftiger Überhitzung ist zu warnen, nicht nur wegen der Gefahren, die bei sehr geschwächten Kranken von Seiten des Kreislaufes eintreten können, sondern auch deshalb, weil es sich gezeigt hat, daß mittlere Temperaturen, längere Zeit hindurch angewandt, im allgemeinen günstiger wirken, als extreme Überhitzungen, nach welchen es leicht statt zu einer Steigerung der Blutdurchströmung zu Stauungen, die sich oft ungünstig auswirken, kommen kann. Anstelle durch warme Bäder kann man eine ausgiebige schweißtreibende Wirkung auch durch Lichtbügel, Wärmekruken, Packungen u. dgl. erzielen und durch Darreichung von heißen Getränken (Fliedertee u. a.) und von antipyretischen Mitteln, wie z. B. den Derivaten der Anilin- und Pyrazolongruppe (Phenacetin, Antipyrin, Pyramidon, Novalgin) und von Salicylsäure und ihren Verbindungen (Apirin, Salipyrin usw.) noch verstärken.

Von der Vorstellung ausgehend, daß die Ausscheidung irgendwelcher Giftstoffe angestrebt werden müsse, hat man neben der Erhöhung der Diaphorese von alters her auf eine Regelung der Darmentleerung therapeutisch großen Wert gelegt und im Sinne einer „Ableitung auf den Darm" Abführkuren aller Art empfohlen. Die theoretische Begründung solcher Maßnahmen erscheint heute eher schwieriger als früher. An ihrer praktischen Wirksamkeit in manchen Fällen von akuter Neuritis oder Neuralgie (z. B. bei Ischias, auch bei Quintusneuralgie) ist nicht zu zweifeln. Von der schweißtreibenden Wirkung der sog. Antipyretica war eben schon die Rede; wenn man diese Mittel gleichzeitig auch als Antineuralgica bezeichnet, so kommt darin ihre günstige Einwirkung auf neuritische und neuralgische Prozesse zum Ausdruck, die wahrscheinlich nicht nur auf einer zentral ansetzenden sedativen Wirkung, sondern auch auf einer Steigerung der Durchblutung in der Peripherie des Körpers, insbesondere im Bereiche der Hautgefäße beruht. Jedenfalls steht es wohl fest, daß die Wirksamkeit der Medikamente der genannten Gruppe sich nicht darin erschöpft, daß sie Schmerzen zu lindern oder zu beseitigen vermögen; vielmehr scheinen sie den infektiösen Prozeß als solchen zu beeinflussen, ohne daß man bisher über die Wege, auf welchen diese Einwirkung vor sich geht, Genaueres auszusagen vermöchte. Aus diesen Gründen ist die Anwendung antineuralgischer Mittel gerade bei akuten Prozessen durchaus angezeigt. Die schmerzstillende Wirkung kann durch Zusatz von Barbitursäure (Allional, Cibalgin, Veramon) oder von Codein (Gelonida antineuralgica) verstärkt werden. Sehr bewährt hat sich uns auch Neuramag, das man in der Menge von 2—3 Tabletten über den ganzen Tag verteilt geben kann. Von der Anwendung von Analgeticis aus der Alkaloidgruppe wird man fast immer absehen können.

Schwitzprozeduren, Vollbäder, Ganzpackungen und Bettruhe wird man in Sonderheit dann zur Anwendung bringen, wenn das vorliegende neuritische Krankheitsbild als Ausdruck einer akuten Allgemeininfektion anzusehen ist. In anderen Fällen, in welchen die Anzeichen eines Befallenseins des ganzen Organismus weniger deutlich sind und es sich mehr um eine umschriebene Affektion eines einzelnen Nerven handelt, kann man sich auch mit lokalen Überhitzungen durch Teilpackungen, Teilbäder und Duschen begnügen. Letztere vor allem in der Form der sog. schottischen Duschen, d. h. der örtlichen Erhitzung durch strömenden Dampf (bis zu 20 Sekunden) in raschem Wechsel mit dem nur einige Sekunden anhaltenden kalten Wasserstrahl, werden seit langem mit

Erfolg verwendet; die dabei erzeugte lokale Hyperämie ist oft sehr beträchtlich. Auch wir konnten uns von der Wirksamkeit dieser Methode, ganz besonders bei der Ischias und bei der Brachialneuralgie, immer wieder überzeugen. Individuelle Handhabung ist natürlich auch hier erforderlich; bei frischen Neuritiden kann die Reizempfindlichkeit zunächst noch so gesteigert sein, daß vorsichtige Dosierung notwendig ist. Da es sich im ganzen um eine anstrengende Prozedur handelt, ist eine gewisse Vorsicht auch bei alten und geschwächten Kranken angezeigt. Andere Autoren bevorzugen gegenüber der feuchten, die trockene Wärme und wenden lieber Heißluft- oder Sandbäder oder auch Bestrahlungen mit Lampen (Rot- und Blaulichtbestrahlung usw.) an, deren Wirksamkeit im wesentlichen wohl auf reiner Wärmeentwicklung beruht. Nach unserer Erfahrung ist indessen die therapeutische Einwirkung des strömenden Dampfes ungleich größer.

Zur Erzeugung einer gesteigerten Durchblutung und damit einer günstigen biologischen Einwirkung dienen ferner Hautreizmittel aller Art: Schröpfköpfe, Blutegel, Senfpflaster, kaustische Verfahren („Point de feu"); insbesondere bei der Ischias haben sich diese alten volkstümlichen Behandlungsweisen wegen ihrer oft überraschend guten Wirkung erhalten. Auch die bekannte „Italienische Kur" nach Munari, die bei Ischias vielfach mit Erfolg angewandt wird, gehört in diese Gruppe.

Die Behandlung der Neuritiden und Neuralgien mit der Einwirkung von Kälte ist heute nicht mehr so verbreitet wie früher. Von Winternitz wurde bei Neuralgien, insonderheit bei der Quintusneuralgie, ein Verfahren empfohlen, das in einer einige Minuten entlang dem Verlaufe des Nerven durchzuführenden Bestreichung mit Eis besteht. Andere Autoren vereisen die über dem Nerven liegende Hautpartie mit Kohlensäureschnee oder Chloräthyl. Vorübergehendes Nachlassen der Schmerzen kann durch solche Prozeduren, deren Wirkungsweise ebenfalls wohl durch eine Hyperämisierung zu erklären ist, gelegentlich erreicht werden.

Außer den schon oben erwähnten heißen Vollbädern, die der Schweißtreibung dienen sollen, kommen noch indifferente Wannenbäder von 35° C in Betracht, die eine beruhigende, reiz- und schmerzlindernde Wirkung haben und daher bei der Bekämpfung von Parästhesien und Mißempfindungen große Dienste leisten. Solche sensiblen Reizerscheinungen sind auch durch Kuren in Bädern, die über indifferente oder Akratothermen verfügen (Wildbad, Gastein, Oberschlema, Pfäfers und Ragaz [beide in St. Gallen]), oft günstig zu beeinflussen. Die Wirksamkeit dieser Heilquellen ist wohl nicht allein durch den Gehalt an Radiumemenation zu erklären, das Wesentliche scheint vielmehr darin zu liegen, daß diese sog. indifferenten Thermen die Fähigkeit haben, latente oder chronische Entzündungsprozesse wieder zu aktivieren, daß sie also eine Wirkungsweise haben, die derjenigen der parenteralen Eiweißzufuhr gleichkommt. Ähnlich wie bei dieser Therapie stellt sich auch nach Gebrauch der indifferenten Thermen sehr häufig eine mehr oder weniger heftige Exacerbation (die sog. „Badereaktion") ein, in der die veränderte Reaktionslage des Organismus zum Ausdruck kommt. (Ähnliche Beobachtung macht man ja auch bei der Fieberbehandlung der Wurzelneuritiden der Tabiker.) Soweit sich bis jetzt erkennen läßt, scheint aber das Auftreten einer solchen Reaktion nicht die unerläßliche Voraussetzung einer Heilwirkung zu sein. Neben den Akratothermen spielen die schwefelhaltigen Quellen in Aachen, Baden, Teplitz usw. bei der Behandlung neuritischer Erkrankungen eine Rolle. In Pistyan kommen Packungen mit heißem Schlamm, in Battaglia mit Fango, die beide neben Schwefel auch noch Radium enthalten, zur Anwendung. Ihre Heilwirkung ist wahrscheinlich gleichfalls im Sinne einer unspezifischen Reizkörpertherapie zu erklären. Bei örtlicher Anwendung ist daneben noch die hyperämisierende Wirkung von Bedeutung. Das Wesen dieser unspezifischen Reiztherapie ist nach wie vor dunkel; man denkt an eine „Umstimmung" des Organismus, an eine kolloidchemische Zustandsänderung des Zellplasmas und der Säfte, die durch Eiweißspaltprodukte, die eingeführt werden oder sekundär im Körper durch Zufuhr anderer Stoffe (Schwefel usw.) entstehen sollen, hervorgerufen wird. Ungeachtet der Schwierigkeiten, die der Erforschung der dabei sich abspielenden Vorgänge entgegenstehen, läßt sich nicht bestreiten, daß die praktischen Erfolge mit den entsprechenden Präparaten (Casein, Novoprotin, Serum, Vaccineurin) doch erzielt werden können. Uns hat sich insbesondere in Fällen von chronisch gewordener Ischias eine intensive (intravenöse) Vaccineurinbehandlung doch wiederholt bewährt. Fieberkuren mit Malaria oder fiebererzeugenden Mitteln werden von anderer Seite gerühmt.

Wir hatten gesehen, daß eine große Anzahl der oben erwähnten Behandlungsverfahren auf die Erzeugung einer möglichst intensiven örtlichen Hyperämie und Wärmeentwicklung hinausläuft. Gerade von diesen Faktoren ist zu erwarten, daß sie in akuten Stadien von Nervenentzündungen den Krankheitsprozeß beeinflussen können, wie man sich auch immer dieses biologische Geschehen im Einzelnen vorstellen mag. Unbestreitbar ist auch die oft recht günstige Wirkungsweise der *elektrischen Behandlung* mit *hochfrequenten Wechselströmen*, die wir in der Form der *Diathermie* und *Kurzwellentherapie* (beide Verfahren haben sich aus der sog. *Arsonvalisation* entwickelt) zur Anwendung bringen. Bekanntlich wandelt sich die elektrische Energie bei Stromdurchtritt durch den Körper in JOULEsche Wärme um. Diese Wärmeentwicklung ist jedoch bei Anwendung des faradischen und galvanischen Stroms von gewöhnlicher, noch ertragbarer Intensität nur so oberflächlich und gering, daß sie als therapeutischer Faktor praktisch nicht in Betracht zu ziehen ist. Erst mit Hilfe hochgespannter Wechselströme, die eben wegen ihrer hohen Frequenz trotz ihrer außerordentlich starken Spannung weder motorische und sensible Reizerscheinungen im Körper auslösen, noch Gewebezerstörungen hervorrufen, gelingt es, eine intensive, mehr oder weniger auch in die Tiefe gehende Wärmebildung zu erzielen. Auf dieser besonderen Eigenschaft des Hochfrequenzstroms beruht wohl im wesentlichen die therapeutische Einwirkung, gerade auf entzündliche Vorgänge an den peripheren Nerven, insofern als eine arterielle Hyperämie und damit eine Steigerung der Durchblutung, auch der Lymphströmung erfolgt, die durch Anregung des Stoffwechsels die Ernährung des durchströmten Gewebes bessert, die Resorption fordert und gleichzeitig auch einen schmerzstillenden Einfluß ausübt. Ob die Hochfrequenzströme außerdem noch eine spezifische elektrische Einwirkung auf die Zellfunktion besitzen (etwa im Sinne einer „molekularen Umlagerung", einer „Änderung des kolloidalen Zustandes" u. dgl.), ist vorläufig durchaus noch zweifelhaft.

Während nun diese Tiefenwirkung des Diathermiestroms noch verhältnismäßig begrenzt ist, da die oberflächlichen Gewebe den größten Teil der Wärme auffangen und auch der Strom Gewebe mit größerem Leitungswiderstand einfach umgeht, haben die Erfahrungen der letzten Jahre gezeigt, daß die *Kurzwellenströme* (deren Wellenbereich etwa zwischen 30 und 3 m liegt), entsprechend ihrer geringeren Wellenlänge eine wesentliche größere Wärmeentwicklung entfalten und Dank ihrer Eigenschaft, das durchströmte Gewebe, unabhängig von der Leitfähigkeit der verschiedenen Gewebeabschnitte, gleichmäßig zu durchwärmen, auch eine wesentlich intensivere Tiefenwirkung ermöglichen. Gemäß dieser gegenüber der Diathermie offensichtlich größeren biologischen Wirksamkeit lauten die Berichte über die therapeutischen Erfolge mit der Kurzwellenbehandlung der Neuritiden und Neuralgien bis jetzt recht günstig (LAQUEUR und REMZI, KOWARSCHIK, SCHLIPHAKE, SCHWEITZER). Ein Vorzug der Kurzwellenbehandlung soll auch darin bestehen, daß ihre (vorsichtige) Anwendung auch bei ganz akuten Prozessen, bei welchen die Diathermie im allgemeinen als kontraindiziert gilt, erfolgreich sein kann. Alle Formen der Hochfrequenztherapie dienen gewiß in erster Linie der Bekämpfung sensibler Reizerscheinungen, vorzugsweise also schmerzhafter Zustände, sie stellen aber insofern nicht nur symptomatische Behandlungsmaßnahmen dar, als sie darüber hinaus durch die dabei erzeugte Hyperämie und Stoffwechselbeschleunigung natürlich auch auf den Entzündungsprozeß als solchen einen Einfluß ausüben. Unter diesen Gesichtspunkten ist ihre Anwendung auch bei neuritischen Lähmungen angezeigt, zumal damit gleichzeitig auch die Durchblutungs- und Ernährungsbedingungen der Muskulatur günstiger gestaltet werden können (davon wird z. B. bei der Diathermiebehandlung der Facialislähmung Gebrauch gemacht). Selbstverständlich wird man sich nur in solchen Fällen einen Erfolg versprechen können, in welchen es sich noch um verhältnismäßig frische und eben entzündliche Prozesse handelt. Rein degenerative Nervenschädigungen auf toxischer Grundlage wird man wesentlich schwerer mit diesen Verfahren beeinflussen können.

Über der heute vorzugsweise geübten Behandlung neuritischer und neuralgischer Schmerzzustände mit dem modernen Verfahren der Hochfrequenztherapie hat man vielfach vergessen, daß auch die *Durchströmung mit dem konstanten Gleichstrom (galvanischen Strom)* eine oft recht wirksame Behandlungsmethode darstellt, die jetzt zu Unrecht etwas in den Hintergrund verdrängt worden ist. Ausgehend von den experimentell festgestellten elektrotonischen Wirkungen, die beim Stromdurchgange entstehen, und die sich in einer Steigerung der Erregbarkeit an der Kathode, einer Herabsetzung der Erregbarkeit an der Anode äußern, hat man sich schon lange bei der Bekämpfung sensibler Reizerscheinungen der sog. stabilen Anodengalvanisation bedient. (Anlegung der differenten Elektrode als Anode im Bereiche des erkrankten Nerven.) Die praktische Wirksamkeit dieses Verfahrens ist genügend erprobt. Seitdem es aber sich herausgestellt hat, daß bei der Behandlung beispielsweise der Neuralgien, wesentliche Wirkungsunterschiede zwischen Kathode und Anode wohl nicht bestehen (KOWARSCHIK), ist man immer mehr davon abgekommen, die therapeutischen Ergebnisse allein mit den differenten elektrotonischen Veränderungen, welche beide Pole auf den Nerven ausüben, erklären zu wollen. Außerdem ist ja zu bedenken, daß es bei der galvanischen Durchströmung eines Nerven praktisch keineswegs möglich ist, diesen in seinem ganzen Verlaufe unter die Einwirkung lediglich des einen Poles zu bringen; MANN macht z. B. mit Recht darauf aufmerksam, daß wir bei der galvanischen Behandlung des Ischiadicus beide Elektroden im Verlaufe des erkrankten Nerven anbringen, also immer große Abschnitte desselben unter die Einwirkung der Kathode setzen, ohne dabei eine unerwünschte schädigende Erregbarkeitssteigerung zu beobachten. Die Verschiedenheit der elektrotonischen Einwirkung der beiden Pole kann also wohl kaum den wesentlichen therapeutischen Faktor ausmachen. Wahrscheinlich sind es elektrochemische Umsetzungen, Verschiebungen im Ionengleichgewicht im Bereiche der Zellmembranen (EISENMENGER, KOWARSCHIK, MANN), durch welche die Erregbarkeitsverhältnisse beeinflußt werden. Neuere histochemische Untersuchungen (BETHE u. a.) haben ergeben, daß unter der Einwirkung des Stroms eine Veränderung im strukturellen Verhalten der Zellelemente des Nervengewebes (Quellung, Schrumpfung, Auflockerung, und Verdichtung der Grenzflächenmembranen) nachweisbar ist. Daß dabei die histochemischen Veränderungen an den beiden Polen verschieden und oft entgegengesetzt sind, könnte freilich die physiologischen Erscheinungen des Katelektrotonus und Anelektrotonus erklären und doch wieder die Lehre von der differenten therapeutischen Wirksamkeit der Kathode und der Anode stützen (vgl. dazu MANN).

Auf die technischen Einzelheiten der Behandlung mit dem konstanten galvanischen Strom ist hier nicht einzugehen. Einzelheiten, wie z. B. die von KOWARSCHIK bei der Ischias gerühmte *Quergalvanisation des Beines* in seiner ganzen Länge, wurde schon im speziellen Abschnitt erwähnt. Zu betonen ist hier die Wirksamkeit der *stabilen Anodengalvanisation* auch bei anderen Neuralgien, wie z. B. bei der Brachialgie, der Occipitalneuralgie und auch bei der Quintusneuralgie. Es gilt als Regel, die Größe der Elektroden nach der Tiefenlage des zu behandelnden Nerven zu wählen; bei oberflächlicher Lage, z. B. bei Behandlung der Quintusäste, der Occipitalnerven, sind kleine Elektroden (3 qcm), bei tiefliegenden Nerven (Ischiadicus, Plexus brachialis usw.) sind größere Elektroden (10—30 qcm) zweckmäßig. Die Stromstärken, die zur Anwendung gelangen sollen, lassen sich nicht in absoluten Maßen angeben, da der wirksame Faktor, die Stromdichte sich wesentlich auch nach dem Elektrodenquerschnitt richtet. Bei kleinen Elektroden kommt man mit geringen Stromintensitäten aus, bei der Behandlung des Trigeminus und der Occipitalnerven genügen als etwa 3—4 m A., bei der oben erwähnten Quergalvanisation, bei der man ja mit sehr großen Elektroden arbeitet, werden 70—80 m A verabfolgt. Langsames Einschleichen mit dem Strome ist zur Vermeidung unerwünschter Reizerscheinungen erforderlich. Bei der Behandlung der langen Nervenstämme an den Gliedmaßen wählt man im allgemeinen die *Längsdurchströmung* in absteigender Richtung, wobei man die Anode proximal, die Kathode distal im Verlaufe des Nerven anbringt. Bei Nerven, die wie z. B. die Quintusäste, einen nur kurzen Verlauf haben, kann man sich der unipolaren Methode bedienen, d. h. man bringt die kleinere, differente Elektrode als Anode über dem schmerzenden Nerven an, während man die größere, indifferente Elektrode (Kathode) nicht weit davon im Bereiche der Mittellinie des Körpers aufsetzt. Zur Längsdurchströmung einzelner Gliedmaßen bei Neuritis und Neuralgien eigenen sich auch *örtliche galvanische Bäder*, die in der Weise ausgeführt werden, daß die Kranken mit dem Arm bzw. mit dem Bein in eine mit lauwarmem Wasser gefüllte Wanne eintauchen, in welche die eine Elektrode eingeleitet wird. Die andere Elektrode wird dabei in der Nackenbzw. Kreuzgegend angebracht. Bäder dieser Art erweisen sich oft als recht wirksam und werden in der Regel als sehr angenehm empfunden. *Vierzellenbäder* und *elektrische Vollbäder* (auch in der Form der sog. *Stangerbäder*, die mit einem Zusatz von Gerberlohe versehen sind und dadurch noch eine intensive Reizung der Hautgefäße hervorrufen) können bei ausgedehnten neuritischen Prozessen gleichfalls mit Erfolg zur Anwendung gebracht werden, wenn auch ihre Indikation mehr auf dem Gebiete der Beeinflussung vasomotorischer und anderer nervöser Allgemeinstörungen liegt.

Eine Vereinigung von Arzneimittelbehandlung und Elektrotherapie stellt die Methode der *Iontophorese* dar. Bekanntlich erfolgt bei Einwirkung von Gleichstrom eine Ionenwanderung, die sich nicht nur auf das Innere des durchströmten Körpers erstreckt, sondern auch die an der Oberfläche befindlichen Ionen zu einem Eindringen in den Körper veranlaßt. Dieses Verhalten wird therapeutisch dazu ausgenützt, Heilstoffe in den Körper einzuführen. Je nach der Wanderungsrichtung der Ionen müssen diese an die Kathode oder an die Anode herangebracht werden. Alkaloide und Metalle wandern als Kationen zur Kathode, sind also an der Anode anzubringen, die negativ geladenen Anionen, wie z. B. Halogene, Jod, Säureradikale, Salicyl usw. wandern zur Anode und müssen von der Kathode aus in den Körper eingeführt werden. Ionen von niedrigerem Atomgewicht dringen leichter ein, solche mit hohem Atomgewicht (z. B. Thallium: 204, LAQUERRIÈRE) können nicht eindringen, sondern werden an der Körperoberfläche niedergeschlagen. Voraussetzung ist die Anwendung absolut reiner, in destilliertem Wasser gelöster Substanzen, da von Ionengemischen diejenigen mit leichterem Atomgewicht zuerst eindringen und die schwereren, auf die es unter Umständen therapeutisch gerade ankommt, in ihrer Einwanderung behindern. Auch die Elektroden müssen durch Auswaschen in destilliertem Wasser von Beimengungen anderer („parasitärer") Ionen freigehalten werden, ebenso auch die mit den zur Iontophorese benutzten Lösung getränkten Stofflagen; diese müssen die als Anode dienende Metallplatte in besonderer Dicke umhüllen, damit nicht metallische Ionen an Stelle des Medikamentes eindringen. Die Elektroden müssen so angebracht werden, daß die zu behandelnden Organe, in unserem Falle also die erkrankten Nerven, in der Richtung des Stromes liegen und von diesem durchflossen werden.

Das Verfahren der Iontophorese kann man an den Gliedmaßen auch in den Weise abändern, daß man an Stelle der stoffumhüllten Elektroden als wirksamer Pol ein örtliches galvanisches Bad, welches das gelöste Medikament enthält, benutzt; für gewöhnlich gelangen 1—2%ige Salzlösungen (Natrium salicyl, Jod, Calcium usw.) zur Anwendung, auch Aconitin in starker Verdünnung (0,02 : 1000). Zur Jod-Iontophorese eignet sich auch die Tölzer Jodsalzlösung. Die Menge der eingeführten Ionen ist der Elektrizitätsmenge proportional. Die einzelnen Autoren sind sich hinsichtlich der wirksamsten Stromstärken nicht einig. Wählt man geringe Stromstärken, so muß die Behandlungsdauer länger sein. La-querrière (zit. nach Mann) gibt bei einer Sitzungsdauer von 30—40 Minuten als Durchschnittswerte 0,5 m A auf den Quadratzentimeter der Elektrode an.

Über die Wirksamkeit der Iontophorese gehen die Meinungen sehr auseinander. Französische Autoren, die sich mit der Erprobung dieses Verfahrens in besonderem Maße beschäftigt haben, wie z. B. Bourguignon, berichten von ausgezeichneten Erfolgen und gerade dieser Autor behandelt mit dieser Methode nicht nur periphere Lähmungen, Neuralgien usw., sondern auch Hirn- und Rückenmarksprozesse („transcerebrale bzw. transcerebromedulläre Dielektrolyse"). Die theoretische Erklärung der Wirkungsweise der Iontophorese stößt auf recht große Schwierigkeiten. So hat man z. B. nachgewiesen, daß die unmittelbare Tiefenwirkung der eingeführten Medikamente nur sehr gering sein kann. Die von Bourguignon angegebenen Erfolge seiner Methode bei cerebralen Lähmungen und Kontrakturen wurden von anderen Autoren teils bestätigt, teils verworfen. Immerhin ist es von großem Interesse, daß L. Mann bei der transcerebralen Jod-Iontophorese in 2 Fällen von luischer Hempiplegie während der Sitzung corticale tonisch-klonische Krämpfe in den gelähmten Gliedmaßen beobachten konnte, gewiß ein Hinweis darauf, daß eine örtliche Einwirkung auf umschriebene Bereiche des Hirns stattgefunden hatte. Was nun die Wirksamkeit der Iontophorese bei neuritischen und bei neuralgischen Prozessen anlangt, so sind hierbei die therapeutischen Erfolge wohl allgemein anerkannt. Bei Neuralgien wird Salicyl, Calcium und Aconitin, bei Lähmungen, insbesondere bei der Facialislähmung, wird die Iontophorese mit Jod empfohlen. Bourguignon geht dabei in der Weise vor, daß er in den äußeren Gehörgang einen mit einer einprozentigen Jodkalilösung getränkten Wattebausch einführt, der mit der Kathode verbunden wird. Die Anode wird im Nacken angebracht. Es sollen anfangs täglich Sitzungen von 30 Minuten Dauer bei einer Stromstärke von 3—4 m A vorgenommen werden.

Günstige Einwirkungen auf neuritische und neuralgische Krankheitszustände hat man auch von der *Histamin-Iontophorese* gesehen, durch welche eine recht intensive umschriebene vasomotorische Reizung (Rötung, Erhöhung der Hauttemperatur um 2—5°, Quaddelbildung) erzielt werden kann. Das Histamin wird von der Anode aus eingeführt und man benutzt dazu mit Histaminlösung imprägnierte Katexonfolien (Schering) oder Lösungen, die aus Imadyltabletten (Hoffmann-La Roche) hergestellt werden. Wir selbst haben dieses Verfahren mehrmals bei Ischias angewandt und ganz befriedigende Ergebnisse damit erzielt.

Wenn von der Behandlung der Neuralgien und schmerzhaften Neuritiden gesprochen wird, so darf nicht vergessen werden, daß in allen solchen Fällen, in welchen entzündliche Veränderungen an den Wurzeln, Ganglien und peripheren Nerven anzunehmen sind, auch die *Behandlung mit Röntgentiefenbestrahlungen* in Betracht gezogen werden muß. Ganz frische, noch im akuten Stadium befindliche Prozesse wird man freilich wegen der Gefahr einer Reizwirkung auszunehmen haben oder nur mit größter Vorsicht angehen. Sonst sind die Erfolge bei relativ frischen Prozessen natürlich besser als bei veralteten, schon chronisch gewordenen Krankheitszuständen. Insbesondere sind die Erfahrungen bei Ischias, beim Herpes zoster, bei der Brachialneuralgie und auch bei der Quintusneuralgie (vgl. die betreffenden Kapitel im speziellen Abschnitt) im ganzen genommen doch recht günstig.

Bisher haben wir die Therapie der Neuritis und Neuralgie wesentlich nur unter dem Gesichtspunkte der Bekämpfung der Schmerzen erörtert. Es bleibt nun noch die *Behandlung der Lähmungen* in ihren Grundzügen zu beschreiben übrig. Liegen vollständige Lähmungen mit völligem Verlust der aktiven Bewegungsfähigkeit vor, so ist durch *geeignete Lagerung* der Überdehnung von Gelenken und Bändern entgegenzuwirken. Sind nur einzelne Muskelgruppen gelähmt, so muß es von Anfang an schon das Ziel sein, durch Lagerung und vor allem auch durch *passive Bewegungen* eine Kontraktur von Seiten der unversehrt gebliebenen antagonistischen Muskeln zu verhüten. Ein weiteres Ziel der Behandlung besteht sodann darin, die in der gelähmten Muskulatur bald einsetzenden regressiven Veränderungen aufzuhalten. Zunächst geschieht dies durch alle Maßnahmen, welche die Durchblutung und damit die Stoffwechselvorgänge im Muskel zu steigern geeignet sind (Wärme, Massage, Bewegungsbehandlung). Von den verschiedenen Verfahren, durch welche eine vermehrte Durchblutung hervorgerufen werden kann, war oben schon die Rede. Alle diese Maßnahmen sind also auch bei neuritischen Lähmungen angezeigt, zumal man ja annehmen kann, daß dadurch nicht nur der trophische Zustand der Muskulatur günstig beeinflußt werden kann, sondern auch der Entzündungsprozeß im Nerven. Auch der konstante galvanische Strom ist hier anwendbar und in Anlehnung an das oben erwähnte Gesetz von der elektrotonischen Wirkung des Stromes, nach welchem von der Kathode eine erregbarkeitssteigernde, „erfrischende" Wirkung ausgeht, kann man bei Lähmungen die *stabile Kathodengalvanisation des Nerven* vornehmen. Gang besonders hat sich schon vor vielen Jahrzehnten E. REMAK für die Wirksamkeit dieser Behandlungsweise, die heute praktisch nicht mehr so häufig ausgeübt wird, eingesetzt. Daß man sich die Wirkung des Gleichstromes im wesentlichen durch elektrochemische Umsetzungen zu erklären versucht, wurde oben schon erwähnt. Für die Wirksamkeit des konstanten galvanischen Stromes im Sinne einer Erregbarkeitssteigerung spricht jedenfalls der Umstand, daß es mitunter gelingt, gelähmte Muskeln, die sonst faradisch unerregbar sind, unter gleichzeitiger galvanischer Durchströmung mit dem faradischen Strom zur Kontraktion zu bringen.

Die wesentliche Aufgabe der Behandlung besteht überhaupt zweifellos darin, in der gelähmten Muskulatur Kontraktionen zu erzielen. Durch die Anspannung der Muskeln bessern sich durch Durchblutungsverhältnisse und der Ernährungszustand und die sonst rasch einsetzende Atrophie kann aufgehalten oder in ihrem Ausmaß eingeschränkt werden. Möglicherweise wird auch durch regelmäßige elektrische Reizung die Erregbarkeit des Muskels gesteigert; es wäre vorstellbar, daß unter dem Einfluß der Behandlung die Reizschwelle in dem Maße herabgesetzt wird, daß die Willensimpulse allmählich wieder durchdringen können. An der praktischen Wirksamkeit der elektrischen Behandlung peripherer Lähmungen, die bekanntlich zuerst von Duchenne und von Erb eingeführt wurde, ist jedenfalls entgegen einer vielfach vertretenen skeptischen Beurteilung nicht im geringsten zu zweifeln. Gerade auch die Kriegserfahrungen (O. Foerster, Nonne, L. Mann, Veraguth u. a.) haben eine Bestätigung dieser Anschauung erbracht. Voraussetzung ist freilich, daß die Elektrotherapie nur solchen Personen anvertraut wird, die hinsichtlich der Kenntnis der wichtigsten klinischen, anatomischen und bewegungsphysiologischen Daten dazu auch geeignet sind; anderenfalls haben alle solche Maßnahmen in der Tat nur den Wert symbolischer Handlungen. Dies brauchte nicht gesagt zu werden, wenn nicht mancherorts gegen diese Grundvoraussetzung immer noch in erheblichem Maße verstoßen würde. (Man denke nur an das recht beliebte Bestreifen faradisch unerregbarer Muskeln mit der faradischen Rolle!)

Das Ziel der elektrischen Reiztherapie besteht also, wie schon gesagt, darin, die gelähmten Muskeln zur Anspannung zu bringen. Die *Wahl der Stromart* richtet sich nach den Verhältnissen der elektrischen Erregbarkeit. Handelt es sich um Muskeln, die faradisch noch erregbar sind, so soll man den faradischen Strom anwenden, da mit diesem kurzdauernde tetanische Anspannungen erzeugt werden können, die den physiologischen, durch willkürliche Innervation hervorgerufenen Dauerkontraktionen in höheren Maße ähneln, als die kurzen Einzelzuckungen, die bei Unterbrechung des galvanischen Stroms erfolgen. Ob man, falls dies möglich ist, einzelne Muskeln oder ganze Muskelgruppen „indirekt", d. h. vom Nerven aus reizt, oder jeden Muskel „direkt", von seinem Reizpunkt aus, zur Kontraktion bringt, dürfte praktisch auf das gleiche herauskommen. Bei kompletter Entartungsreaktion ist die Erregbarkeit vom Nerven aus, sowie die direkte faradische Erregbarkeit aufgehoben und in solchen Fällen gelingt es lediglich mit der direkten galvanischen Reizung jedes einzelnen Muskels, in diesem eine (träge) Kontraktion hervorzurufen. Von Wichtigkeit ist es, nach Möglichkeit kräftige Zuckungen, die einen ausgiebigen Bewegungseffekt zur Folge haben, die erzielen. Im allgemeinen geht man in der Weise vor, daß man die größere, indifferente Elektrode in der Mittellinie des Körpers (Brust, Rücken) aufsetzt und nun mit der kleineren Reizelektrode Muskel für Muskel von seinem Reizpunkt aus der Kontraktion bringt. Zur Vermeidung von Schmerzen ist die Reizelektrode bei geöffnetem Strom und kräftig aufzudrücken, sodann schließt man einige Male kurz hintereinander den Strom und wiederholt dieses Vorgehen mehrmals. Ist die Erregbarkeit sehr stark herabgesetzt, so empfiehlt es sich, beide Elektroden zu nähern und in der Längsrichtung des zu erregenden Muskels anzubringen; mitunter gelingt es auf diese Weise, in faradisch anscheinend unerregbaren Muskeln noch eine Zuckung hervorzurufen. Das Vorgehen bei der galvanischen Reizung ist grundsätzlich das gleiche. Als indifferente Elektrode wählen wir hierbei die Anode und als Reizelektrode — von der Vorstellung der erregbarkeitssteigernden Wirkung des Katelektrotonus ausgehend — die Kathode. Die oben erwähnte Methode der Längsdurchströmung ist bei der galvanischen Reizung von besonderer Bedeutung, da wir es praktisch ja häufig mit Lähmungen zu tun haben, bei welchen auch die galvanische Erregbarkeit in sehr starkem Maße herabgesetzt ist. Es ist vielleicht nicht überflüssig, hier daran zu erinnern, daß bei kompletter Entartungsreaktion die Reizpunkte „aufgehoben" sind und daß sich die deutlichsten Zuckungen erzielen lassen, wenn die Längsdurchströmung möglichst ausgiebig ist; man setzt dann zweckmäßigerweise die indifferente Elektrode in die Gegend des proximalen Muskelansatzes und reizt distal am Übergang des Muskels in seine Sehne. Bei Reizung der kleinen Handmuskeln empfiehlt es sich, den Handrücken bzw. die Hohlhand auf die indifferente Elektrode aufzulegen. Die einzuschaltende Strom-

stärke richtet sich nach dem Ausmaß der Erregbarkeitsherabsetzung, nach der
Größe der Elektrode und nach dem Leitungswiderstande der Haut (der nach
längerem Durchgang des Stromes bei wiederholter Reizung ein und derselben
Stelle rasch sich vermindert); man soll solche Ströme wählen, die noch kräftige
Zuckungen hervorrufen, zu hohe Stromstärken verbieten sich durch die damit
verbundenen Schmerzen in den meisten Fällen von selbst. Immer soll man
den Kranken erst an den Strom gewöhnen und allmählich erst die Intensität
bis zum gewünschten Bewegungseffekt steigern; auch ist dafür Sorge zu tragen,
daß der Kranke seine Muskulatur völlig entspannt, da man dann mit geringeren
Stromstärken auskommt. Vorsicht ist auch bei der elektrischen Reizung des
Facialisstammes am Ohre angezeigt, da vom Labyrinth ausgelöste Sensationen
(Schwindel, Übelkeit) recht unangenehm sein können. Neben der eben geschilderten Methode der Stromunterbrechung bei stabiler Elektrode kann man
auch das Verfahren des „labilen Streichens" anwenden und zwar besonders in
jenen Fällen, in welchen die galvanische Erregbarkeit sehr stark herabgesetzt
ist. Man streicht dann mit der Reizelektrode kräftig in der Längsrichtung der
gelähmten Muskelgruppe und kann auf diese Weise einander sich folgende
Kontraktionen der einzelnen Muskeln erzielen und gleichzeitig auch noch eine
Art von Massage damit verbinden. Viele Kranke, die bei oft wiederholter Reizung
an einem einzigen Punkte unter starken Schmerzen zu leiden haben, empfinden
dieses „labile" Verfahren als angenehmer. Die Dauer einer Behandlungssitzung
darf nicht zu kurz bemessen sein und es muß als Regel gelten, jeden einzelnen
Muskel zu wiederholten Malen zur Kontraktion zu bringen; bei großer Schmerzhaftigkeit ist es besser, kurze Pausen einzuschalten, als auf deutliche Bewegungs-
effekte zu verzichten. Von seiten des Kranken wie auch des Arztes, erfordert
dies alles natürlich oft ein erhebliches Maß von Geduld und Ausdauer.

Weitere Verfahren, die in der Elektrotherapie der peripheren Lähmungen
zur Anwendung gelangen seien hier nur kurz erwähnt. Bei partieller Entartungsreaktion oder bei Lähmungszuständen, bei welchen die einzelnen Muskeln faradisch gar nicht mehr oder nur schwach erregbar sind, kann man sich des *gemischten galvano-faradischen* Stromes bedienen, der eine starke, in die Tiefe gehende
Reizwirkung entfaltet, freilich auch recht schmerzhaft ist. Als sehr wirksam
hat sich auch der Léducsche *zerhackte Gleichstrom* erwiesen, der in der Weise
gewonnen wird, daß ein gewöhnlicher Gleichstrom durch ein rotierendes Unter-
brecherrad (bis zu 100mal in der Sekunde) unterbrochen wird. Der Léducsche
Strom ist dem faradischen Strom überlegen, da er mehr in die Tiefe geht, bei
seiner gleichbleibenden Richtung und bei der verhältnismäßig langen Dauer
eines einzelnen Stromstoßes Ionenverschiebungen, also elektrochemische Wirkungen hervorrufen kann und weil er außerdem den Vorzug einer nur geringen
Schmerzhaftigkeit hat, ja sogar anästhesierend wirkt. *Sinusströme* wirken
ähnlich wie die gewöhnlichen faradischen Induktionsströme, werden aber heute
kaum noch verwendet, da sie bei größeren Stromstärken lebensgefährlich werden
können. In letzter Zeit hat die Behandlung mit *Schwellströmen* (Bergonié,
Laquerrière u. a.) an Bedeutung gewonnen. Mit Hilfe einer technischen
Vorrichtung, die es ermöglicht, Widerstände rhythmisch langsam aus- und
einzuschalten, lassen sich Ströme erzeugen, die eine allmähliche Zu- und Abnahme der Muskelkontraktionen hervorrufen. Während nun bei den gewöhnlichen Stromarten sowohl die plötzlichen Unterbrechungen des Gleichstromes,
als auch der faradische Tetanus zu einem momentanen, brüsken Einsetzen
und Aufhören der Muskelanspannung führen, kommt die Wirkung des Schwell-
stromes der natürlichen Willkürkontraktion sehr viel näher. Solche Ströme
sind auch subjektiv für die Kranken angenehmer. An sich können alle Stromarten als „Schwellströme" gestaltet werden, praktisch kommen am meisten

der faradische und zerhackte Gleichstrom dabei zur Anwendung. Apparate solcher Art sind der EBELsche „*Tonisator*" und der von KOWARSCHIK konstruierte „*Elektropan*" (Fa. Schulmeister, Wien und Siemens, Berlin); sie haben weiterhin den Vorteil, daß die Unterbrechungen selbsttätig erfolgen und daß an einen Apparat mehrere Kranke gleichzeitig angeschlossen werden können, was wieder eine wesentliche Ersparnis an Personal und Zeit bedeutet. Der Elektropan ist außerdem in der Weise eingerichtet, daß er bei Ausschaltung der Schwellvorrichtung auch zu elektrodiagnostischen Zwecken benutzt werden kann. Wir selbst haben mit beiden Apparaten, besonders aber mit dem Elektropan, gute Erfahrungen gemacht.

Hinsichtlich der elektrischen Behandlungsweisen auf dem Wege der *Franklinisation* und der *Kondensatorentladungen* (letztere sind für die wissenschaftliche Elektrodiagnostik von großer Bedeutung) verfügen wir nicht über eigene Erfahrungen; beide Methoden spielen heute praktisch — therapeutisch keine große Rolle mehr.

Es wurde oben schon kurz darauf verwiesen, daß die elektrische Behandlung peripherer Lähmungen im wesentlichen eine *Übungsbehandlung* darstellt. Daß bei vollständiger Lähmung auch durch *Massage* und durch *passive Bewegungen* die Atrophie der Muskulatur bekämpft werden muß, wurde gleichfalls schon erwähnt. Nach FOERSTER soll auch bei der passiven Bewegungsbehandlung durch die dabei erfolgende Dehnung und Wiederannäherung der Ansatzpunkte auf die Muskeltrophik Einfluß gewonnen werden können. Bei nicht vollständiger Lähmung, also auch in den Stadien der Regeneration, tritt die *aktive Bewegungsbehandlung* in ihr Recht ein, die vor allem in Form gymnastischer Übungen (gegebenenfalls im Bade), Bewegungen gegen Widerstand usw. angezeigt ist. Die Bedeutung dieser Maßnahmen, die freilich ebensosehr eine intensive Mitarbeit von seiten des Kranken, wie auch sachgemäße Anleitung und Beaufsichtigung durch den Arzt erfordert, kann nicht hoch genug veranschlagt werden. Man kann sich immer wieder davon überzeugen, wie sehr in vielen Fällen peripherer Lähmungen Gesundungswille und Intelligenz des Kranken diese Wiederherstellung beschleunigen können. Auch die Fähigkeit, die Funktion ausgefallener Muskeln durch Anspannung intakt gebliebener Muskelgruppen zu kompensieren, läßt sich durch systematische Übungen steigern.

Liegt eine *traumatische Nervenschädigung* vor, so ist in jedem Fall sorgfältig zu erwägen, ob *chirurgische Behandlungsmaßnahmen* angezeigt sind. Dies gilt nicht nur für die Schußverletzungen, sondern in gleichem Maße auch für die in Friedenszeiten ja häufigeren Schädigungen, wie sie im Gefolge von Frakturen, bei Schnitt- und Stichverletzungen, Quetschungen usw. auftreten. Die *Indikationsstellung zur Operation* ist nicht immer einfach und richtet sich wesentlich danach, ob eine irreparable Unterbrechung der Nervenleitung festzustellen oder anzunehmen ist, oder nicht. Wie wir noch sehen werden, stößt diese Feststellung in vielen Fällen auf große Schwierigkeiten und ist oft erst aus einer längeren Beobachtung des Verlaufes zu erschließen. Bei Totaltrennungen von Nerven kommen selbstverständlich nur operative Behandlungsmaßnahmen in Betracht, und ebenso wird auch bei einer undurchdringbaren Narbenbildung im Nerven, bei Druck oder Quetschung durch Bindegewebsnarben in der Umgebung, durch Callus, Geschoßsplitter u. dgl. nur auf dem Wege der Narbenresektion oder der äußeren oder inneren Neurolyse die Leitfähigkeit wieder hergestellt werden können. Eine nicht kleine Anzahl von traumatischen Nervenschädigungen ist aber — und dies muß man sich immer vor Augen halten — auch unter konservativer Behandlung einer *spontanen Restitution* zugänglich; dies gilt sogar, wie O. FOERSTER auf Grund seiner großen Erfahrungen hervorhebt, auch für die Schußverletzungen. Unter 2160 Nervenschußverletzungen, deren Verlauf genau verfolgt werden konnte, wurde auch ohne Operation in 60% eine Heilung, in 30% eine Besserung erzielt. Und nur in 10% der Fälle blieb eine Rückbildung aus. Solche Zahlen sind gewiß sehr aufschlußreich.

Bei frischen *offenen Verletzungen*, die von einer Nervenschädigung gefolgt sind, wird man danach trachten, bei der Wundrevision auch den Nerven freizulegen und sich durch den Augenschein von seinem Zustand zu überzeugen. Bei einer Kontinuitätstrennung ist die primäre Nervennaht auszuführen, bei Einklemmung, Druck durch Knochenfragmente u. dgl. muß der Nerv befreit und gegebenenfalls umgebettet werden (Neurolyse). Es gilt als Regel, bei erhaltener Kontinuität auch in solchen Fällen von frischen Verletzungen niemals eine Resektion vorzunehmen, in welchen der Nerv makroskopisch verändert erscheint und klinisch die Anzeichen einer vollständigen Leistungsunterbrechung gegeben sind. Weder auf Grund des Inspektions- noch auch des Tastbefundes noch mit Hilfe der direkten elektrischen Reizung des freigelegten Nerven läßt sich nämlich bei frischen Verletzungen ein sicheres Urteil über die Möglichkeit der Restitution gewinnen. Alle Rückbildungsvorgänge benötigen eine gewisse Zeit und es bleibt eben nichts anderes übrig, als abzuwarten und den weiteren Verlauf zu beobachten. Bei der Frage der Frühoperation und der sog. Wartezeit werden wir darauf noch zurückkommen.

Sehr viel schwieriger ist die Beurteilung natürlich dann, wenn es sich um *geschlossene Verletzungen* handelt, da dann aus anderen Anzeichen indirekt erschlossen werden muß, ob der Nerv in seiner Kontinuität unterbrochen ist oder nicht. Zunächst heißt es auch hier abzuwarten. Für die Operation scheiden in der Regel zunächst solche Fälle aus, bei denen nicht eine vollständige Lähmung, sondern nur eine Parese vorliegt; hier wird man annehmen dürfen, daß die Leitfähigkeit nicht völlig unterbrochen ist und wird mit einer spontanen Rückbildung rechnen können. Sichere Hinweise auf eine Kontinuitätsunterbrechung oder, was praktisch auf das Gleiche hinausläuft, auf eine irreparable Leitungsstörung des Nerven, ergibt bekanntlich allein die Beobachtung des Verlaufs. Auch bei anfänglich vollständiger Lähmung, kompletter Entartungsreaktion und einem für eine totale Leitungsunterbrechung charakteristischen Ausfall der Sensibilität ist eine spontane Rückbildung an sich durchaus möglich, wenn sie auch häufig erst nach einem längeren Zeitraum erfolgt (FOERSTER). Von großer Wichtigkeit ist die genaue Untersuchung der elektrischen Erregbarkeit. Findet sich bei auch vollständiger Lähmung nur partielle Entartungsreaktion oder gar nur eine quantitative Herabsetzung der Erregbarkeit, so wird man eine leichtere, wieder rückbildungsfähige Schädigung annehmen dürfen. Vereinzelte Ausnahmen von dieser Regel, wie sie im Kriege von FOERSTER, OPPENHEIM, SPIELMEYER beobachtet wurden (keine Entartungsreaktion trotz erwiesener Totaltrennung u. ä.), fallen praktisch nicht ins Gewicht. Daß andererseits auch der Befund einer kompletten Entartungsreaktion (die sich meistens in der zweiten Woche, seltener später einstellt) in den ersten Monaten nach der Verletzung hinsichtlich der endgültigen Prognose nichts zu besagen braucht, wurde oben schon erwähnt. Auch das Verhalten der Sensibilität ist in dieser Beziehung wenig aufschlußreich. Insbesondere hat FOERSTER immer wieder betont, daß sich das Gebiet der Ausfallserscheinungen infolge der teilweisen Überdeckung von Seiten benachbarter Nerven mehr oder weniger rasch auf die dem geschädigten Nerven zugehörige autonome Zone einengt; man darf also aus diesem Vorgange nicht etwa auf eine beginnende Rückbildung schließen. Auch die von einigen Autoren (SPIELMEYER) vertretene Auffassung, daß erhebliche sensible Reizerscheinungen oder Druckschmerzhaftigkeit des Nerven distal von der Stelle der Verletzung (CASSIRER) für ein teilweises Erhaltensein der Leitfähigkeit spräche, kann nach Foerster einen Anspruch auf Allgemeingültigkeit nicht erheben. Ebensowenig gestattet das Ausmaß und die besondere Art der vasomotorisch-trophischen Störungen eine sichere Beurteilung der Frage, ob die Schädigung spontan rückbildungsfähig ist oder nicht. Gewisse Anhaltspunkte hingegen — aber eben auch nicht mehr — lassen sich in manchen Fällen aus der Art der traumatischen Einwirkung gewinnen (Kramer). Bei scharfen Verletzungen, z. B. durch Stich oder Schnitt, ist natürlich eine Durchtrennung des Nerven, falls das klinische Bild für eine Leitungsunterbrechung spricht, wahrscheinlicher, ebenso bei Schußfrakturen (insbesondere durch Granatsplitter), die zu ausgedehnten Gewebedefekten und Knochenzertrümmerung geführt haben. Einmalige Druckschädigungen pflegen sich im allgemeinen von allein wieder auszugleichen, dagegen wird bei lange anhaltender Druckeinwirkung, etwa durch Calluswucherung an verlagerten oder in schlechter Stellung zusammengewachsenen Knochenfragmenten, eine spontane Restitution weniger wahrscheinlich sein.

Wenn also nach dem Befund und nach der Art der Verletzung die Wahrscheinlichkeit einer Durchtrennung oder einer nur operativ zu beseitigenden mechanischen Schädigung des Nerven gegeben ist, soll man mit dem Eingriff nicht lange warten. Abscesse und Fistelbildungen am Orte der Verletzung stellen freilich eine Gegenanzeige gegen die Operation dar; Foerster betont, daß auch nach vorangegangener Eiterung die Gefahr eines Aufflackerns der Infektion recht groß sei. Alle diese Momente sind zu berücksichtigen, da ein aseptischer Heilungsverlauf eine wesentliche Voraussetzung für den Erfolg der Nervennaht oder anderer chirurgischer Eingriffe bietet.

Im allgemeinen aber ist es in den geschilderten Fällen, in welchen die klinischen Anzeichen einer vollständigen Leitungsunterbrechung vorhanden sind, in der ersten Zeit nach der Verletzung einfach nicht möglich, auf Grund allein des Zustandsbildes die Entscheidung zu treffen, ob die Leitungsstörung irreparabler Natur oder gar der Nerv in seiner Kontinuität getrennt ist. Hier entscheidet über die Notwendigkeit eines operativen Eingriffes eben erst die Beobachtung des weiteren Verlaufes und die fortlaufende Kontrolle der Befunde. Nehmen die motorischen und sensiblen Ausfallserscheinungen zu, macht sich ein rasches Sinken der galvanischen Erregbarkeit und eine Zunahme der Zuckungsträgheit bemerkbar, so wird man mit der Operation nicht lange warten dürfen, ebenso wie umgekehrt bei deutlichen Anzeichen einer Restitution zunächst eine konsequente Fortsetzung der konservativen Behandlung am Platze ist. Die Feststellung von Restitutionserscheinungen erfordert allerdings oft recht große Sachkenntnis, da die verschiedensten Faktoren (Ausbildung von Ersatzmechanismen durch nichtgelähmte Muskeln, Doppelinnervation durch Anastomosen) zur Quelle einer fehlerhaften Beurteilung werden können (Foerster).

Wie lange mit der Operation gewartet werden soll, läßt sich häufig also nicht grundsätzlich, sondern nur von Fall zu Fall entscheiden. Im Kriege herrschte hinsichtlich der Beantwortung dieser Frage keineswegs eine einheitliche Auffassung und es gab Autoren, die in jedem Falle grundsätzlich die möglichst frühzeitige Operation empfahlen. Es sei aber nur an die oben wiedergegebenen Angaben Foersters über die Verhältniszahlen der Spontanheilungen von Schußverletzungen erinnert. Von den oben erwähnten Ausnahmen abgesehen, in welchen eine spontane Restitution von vornherein unwahrscheinlich und eine Frühoperation daher geboten ist, wird man sich zunächst für Abwarten und Beobachtung und konservative Behandlung zu entschließen haben. Heute wird dieser Standpunkt wohl fast allgemein geteilt und alle Erfahrungen haben gezeigt, daß man diese *Wartezeit* bei Lähmungen mit kompletter Entartungsreaktion und ohne spontane Restitutionstendenz durchschnittlich auf 4 bis

6 Monate zu bemessen hat (FOERSTER, SPIELMEYER, WEXBERG u. a.). Die
Festsetzung dieser Zeitspanne beruht auf der Erfahrung, daß — wie FOERSTER
schreibt — Nervenverletzungen, die in dieser Zeit noch keine Zeichen einer
Rückbildung aufweisen, nur zu einem verhältnismäßig kleinen Bruchteil spontan ausheilen, und daß andererseits unter denjenigen Fällen, in welchen es
überhaupt zu einer spontanen Restitution kommt, diese in der Regel in den ersten
5—6 Monaten nach der Verletzung sich einstellt. Nach Ablauf des 6. Monats
werden jedenfalls die Aussichten auf eine Spontanheilung zunehmend geringer.
Aus der Statistik, die auf dem großen Material von FOERSTER beruht, geht die
mit voller Deutlichkeit hervor. Es handelt sich aber hierbei nur um durchschnittliche Zahlenwerte. Und ebenso wie es Fälle gibt, die ein zeitiges operatives Vorgehen erfordern, gibt es natürlich auch spontane Restitutionen, die
erst nach Ablauf eines Jahres oder später beginnen. Jede Verletzung ist eben
individuell und nach Maßgabe aller Fakten, die sich aus den eben erwähnten
Gesichtspunkten ergeben, zu beurteilen; schematisches Vorgehen wäre hier
durchaus fehl am Ort. Die Wartezeit ist nach FOERSTER auch nach der Länge der
der Wegstrecke zu bemessen, welche die auswachsenden Nervenfasern bis zu
den am weitesten proximal gelegenen Erfolgsorganen zurücklegen müssen; eine
Lähmung der kleinen Fußmuskeln nach hochsitzender Ischidiacusläsion wird
sich also — sowohl spontan wie auch nach der Nervennaht — später restituieren,
als nach einer Verletzung des Tibialis, etwa am Knöchel. Für die *Frühoperation*
hat man von chirurgischer Seite aus angeführt, daß die technisch-operativen
Schwierigkeiten infolge schwieliger Schrumpfung von Narben und Verwachsungen mit zunehmendem Intervall immer größer würden. Diese Argumente
treffen in manchen Fällen, z. B. bei Plexusverletzungen, sicherlich zu. Man
hat ferner behauptet, daß die Heilungsergebnisse sowohl bei Nervennähten wie
auch bei der Neurolyse um so besser seien, je früher der Eingriff erfolge. Daß
diese letztere Annahme, wenigstens generell, nicht richtig ist, geht wiederum
aus einer Statistik FOERSTERs hervor. Erst nach Ablauf des 6. Monats nämlich
sinkt die Verhältniszahl der Heilungen rasch ab. Andererseits weisen FOERSTER
und SPIELMEYER auf die großen Schwierigkeiten hin, in frischen Fällen bei
erhaltener Kontinuität eines Nerven festzustellen, ob die Leitfähigkeit endgültig unterbrochen ist oder ob sie sich noch wiederherstellen kann; in vielen
Fällen sei ganz überflüssigerweise die Resektion einer nur scheinbar undurch-
gängigen Narbe vorgenommen worden und die histologische Untersuchung des
resezierten Stückes hätte dann entgegen den Erwartungen doch noch Anzeichen
einer Regeneration ergeben. Daß erst die direkte elektrische Reizung des freigelegten Nerven ein einigermaßen sicheres prognostisches Urteil erlaubt, wurde
oben schon gesagt; aber gerade der elektrische Befund ist, wie nicht weiter
auseinandergesetzt zu werden braucht, in dieser Hinsicht erst nach Ablauf einer
gewissen Wartezeit verwertbar. Die Unerregbarkeit durch den elektrischen
Strom besagt in den ersten Wochen und Monaten eben noch nichts Entscheidendes. Erst dann, wenn — nach durchschnittlich 6 Monaten — die elektrische
Reizung erfolglos bleibt, wird man die Prognose ohne Operation schlecht stellen
müssen und sich zur Resektion der Verletzungsstelle mit anschließender Nervennaht entschließen dürfen. Alle diese Momente, wozu in manchen Fällen noch
die Gefahr des Aufflackerns einer Infektion hinzukommt, sprechen nach FOER-
STER gegen die grundsätzliche Frühoperation und für die Einhaltung einer
Wartezeit von 4—6 Monaten. Dann freilich sollte man mit dem Eingriff nicht
mehr lange zaudern. Aber selbst dann, wenn die Verletzung mehr als 6 Monate,
ja sogar mehrere Jahre zurückliegt, ist der Erfolg einer Nervennaht und auch
einer Neurolyse nicht ganz ausgeschlossen, vorausgesetzt, daß es durch konservative Behandlung gelungen war, die Muskulatur in einem leidlichen

trophischen Zustand zu erhalten. Ganz allgemein gilt die Regel, daß die Aussichten der Nervennaht um so ungünstiger sind, je weiter zentral die Stelle der Verletzung liegt; daher ist auch die Prognose der Plexuszerreißungen im großen und ganzen recht schlecht.

Zu erwähnen ist noch, daß auch solche traumatische Nervenschädigungen, die von vornherein dissoziierter Art sind oder bei denen die Restitution zu irgendeinem Zeitpunkte zum Stillstand gekommen ist, der operativen Behandlung zugeführt werden müssen, sofern eben die Beobachtung des klinischen Verlaufes und der elektrische Befund eine spontane Wiederherstellung unwahrscheinlich machen und funktionell wichtige Muskelgruppen gelähmt geblieben sind. Foerster sah auch in solchen Fällen, bei denen ja dann die Operation meist sehr spät vorgenommen wurde, eine Rückbildung eintreten. Ein weiteres Indikationsgebiet für operative Eingriffe an peripheren Nerven sind motorische und sensible Reizerscheinungen, wie tonische Krampfzustände, Kontrakturen, Haltungsstörungen, Überempfindlichkeit der Haut und Schmerzen; namentlich letztere können so quälend sein, daß die Freilegung des Nerven gegebenenfalls auch frühzeitiger ausgeführt werden muß.

Die *Operationsmethoden*[1] können hier nur ganz kurz erläutert werden. Bei der *Neurolyse* ist es wegen der narbigen Verwachsungen zweckmäßig und oft auch unumgänglich, den noch unveränderten Nerven proximal und distal von der Stelle der Verletzung aufzusuchen und sich von hier aus bis zum Ort der Schädigung vorzuarbeiten. Häufig gelingt die stumpfe Auslösung des Nerven aus dem Bereiche der Verwachsungen. Narbenzüge, welche den Nerven einschnüren, werden durchschnitten. Bei ausgedehnten und schwieligen Narben, die unter dem Messer oft deutlich knirschen, ist das Freipräparieren oft sehr schwierig, zuweilen sogar unmöglich, ebenfalls bei Ummauerung durch Callusmassen. Knochenfragmente, die zu einer Druckschädigung geführt haben, werden beseitigt. Wichtig ist es natürlich, durch Einbettung in die Muskulatur oder in Fettgewebe, gegebenenfalls unter Verlagerung des Nerven, eine Wiederholung der Kompression nach Möglichkeit zu verhüten. Von dieser *äußeren* Neurolyse wird die *innere Neurolyse* unterschieden, bei welcher der Nerv in seine einzelnen Bündel getrennt wird und endoneurale Verwachsungen gelöst werden. Die Trennung der einzelnen Faszikel kann durch Aufschwemmung mit Kochsalz- oder Methylenblaulösung (Hofmeister, Sicard) erleichtert werden. Nach Bardenheuer wird die Nervenscheide längs gespalten, um eine intraneurale, meist durch Exsudate, Infiltrationen oder Narben hervorgerufene Drucksteigerung wieder zu beseitigen (Paraneurotonie). Durchtrennte Bündel werden genäht, faszikuläre Neurome müssen reseziert werden. Der Wert dieser inneren Neurolyse wird recht verschieden beurteilt; Foerster betont, daß der Eingriff bei sehr harten endoneuralen Narben, z. B. bei Kontinuitätsneuromen, technisch außerordentlich schwierig, oft sogar nicht durchführbar sei. Die Resektion der Narben mit anschließender Naht ist in solchen Fällen einfacher und führt zu besseren Ergebnissen.

Die Frage, ob man sich mit der Neurolyse begnügen kann oder die *Resektion* und *Nervennaht* ausführen muß, ist im Einzelfalle oft recht schwer zu beantworten, und es herrscht auch in diesem Punkte keine einheitliche Auffassung. Foerster kommt auf Grund seiner Kriegserfahrungen zu dem Ergebnis, daß die Neurolyse nur dann ausreichend ist, wenn die gelähmten Muskeln bei Reizung des freigelegten Nerven, auch zentral von der Stelle der Verletzung aus, noch erregbar seien. Anderenfalls — ausreichende Wartezeit ist natürlich Voraussetzung — ist die Resektion der Verletzungsstelle mit anschließender Naht angezeigt. Bei der *Nervennaht* ist es sehr wichtig, die Narbe möglichst voll-

---

[1] Einige statistische Bemerkungen über die Ergebnisse der Neurolyse und der Nervennaht folgen in einem Anhang am Schluß des Beitrages.

ständig zu resezieren und die Nervenendigungen dann anzufrischen und nach
Möglichkeit ohne allzugroße Spannung (die man durch Verlagerung des Nerven
und durch geeignete Gelenkstellungen verringern kann) wieder zu vereinigen.
Von STOFFEL ist die Forderung aufgestellt worden, nur kongruente Bündel des
zentralen und peripheren Stumpfes zusammenzunähen. Abgesehen davon, daß
dies in den meisten Fällen sich technisch kaum durchführen läßt, haben die
Erfahrungen aber ergeben, daß ein solches Vorgehen nicht absolut notwendig,
für den Erfolg der Naht jedenfalls nicht ausschlaggebend ist. Überhaupt hat
die STOFFELsche Lehre von der gesonderten Lage der einzelnen Muskelbahnen
innerhalb des Nervenkabels sich in dieser strengen Form nicht bestätigen lassen.
Die Untersuchungen von BORCHARDT und WJASMENSKI, HEINEMANN, MCKINLEY
u. a. haben vielmehr ergeben, daß im Verlaufe des Nervenstammes eine ständige Durchflechtung und Mischung der einzelnen Fasern stattfindet, so daß
es bei der elektrischen Untersuchung am freigelegten Nerven auch nicht möglich ist, bestimmte Muskeln isoliert zu reizen. Das gleiche beweisen die Ergebnisse KENNEDYs und ENDERLENs, die im Tierversuch am durchschnittenen
Ischiadicus die Fragmente absichtlich in einer um 180⁰ gedrehten Stellung wieder
vereinigten und funktionell die gleichen Resultate erzielten, wie dann, wenn
sie nach Möglichkeit kongruente (homologe) Bündel zusammennähten. Der
wesentliche Faktor bei der Wiederherstellung der Leitfähigkeit ist wohl darin
zu suchen, daß die auswachsenden motorischen Nervenfasern wieder auf periphere motorische Bahnen treffen. Das Zentralnervensystem hat offenbar die
Fähigkeit, sich der Veränderung der Schaltungen weitgehend anzupassen. Bei
primärer traumatischer Durchtrennung eines Nerven ist das Vorgehen bei der
Naht das gleiche, wie eben beschrieben. Auch hier werden die Endigungen
der Stümpfe mit einem glatten Schnitt angefrischt. Ist ein ausgedehnter Defekt
vorhanden, der sich durch Mobilisation und Verlagerung des Nerven oder durch
Entspannung in geeigneter Stellung der Gelenke nicht ausgleichen läßt, so muß
eine der verschiedenen *Überbrückungsmethoden* angewandt werden.

In erster Linie kommt hier die *freie Transplantation* eines *körpereigenen*
Nerven in Betracht. Aus einem sensiblen Nerven, dessen Ausschaltung praktisch
weniger ins Gewicht fällt (Cutaneus femoris lat., Saphenus usw.), wird ein
Stück reseziert und zwischengepflanzt. Mit dieser Methode können günstige
Ergebnisse erzielt werden. Das früher häufiger angewandte Verfahren mit
homoio- oder *heteroplastischen Transplantaten* dagegen ist fast ganz verlassen
worden. Es ist wichtig, zu wissen, daß alle diese Transplantate zugrunde gehen
und nur eine *Gewebebrücke* bilden, in welche die auswachsenden Nervenfasern
eindringen. Von der Art der Narbenbildung, die ihrerseits wieder von der Art
des als Brücke verwandten Materials mitbestimmt wird, ist es abhängig, ob und
in welchem Umfange die zentral aussprossenden Fasern die Narbe durchdringen
und den Anschluß erreichen können. Hierauf beruht auch das Verfahren der
Tubulisation, d. h. die Zwischenschaltung von Gefäßen (EDINGER verwandte
mit Agar gefüllte Kalbsarterien), Röhrchen, Seide- oder Wollfäden. Die Erfolge
mit diesen Methoden sind aber sehr unsicher und stellen sich wohl nur bei
Defekten von geringer Ausdehnung ein. Von weiteren operativen Maßnahmen
sei die *direkte Einpflanzung des Nerven in den Muskel* (HEINEKE, HABERLAND
und ERLACHER) erwähnt; FOERSTER und andere Autoren haben mit diesem Verfahren beachtliche Erfolge erzielt.

Wenn die Wiederherstellung der Nervenleitung auf dem Wege der Nervennaht, der Neurolyse, einer der genannten Überbrückungsmethoden oder der
direkten Einpfropfung ohne Erfolg geblieben ist, oder aus diesen oder jenen Gründen nicht zur Anwendung gelangen kann, so kann man in geeigneten Fällen
noch immer eine *Nervenpfropfung* (Nervenauswechslung) versuchen, d. h. das
zentrale Ende eines intakt gebliebenen Nerven in den peripheren Stumpf eines

gelähmten Nerven einpflanzen. Modifikationen dieses Verfahrens, die sog. In-
okulationsmethode, die Abspaltung, die Doppelpfropfung usw. seien hier nur
kurz genannt. Als sog. *Ersatzoperationen* sind dann noch die Methoden der
Muskelpfropfung (Erlacher, Gersuny) aufzuführen, bei welcher der gelähmte
sowie der gesunde Muskel in möglichst großer Ausdehnung angefrischt und miteinander vereinigt werden (Muskelanschluß). Man geht dabei von der Voraussetzung aus, daß auf diese Weise der gelähmte Muskel neurotisiert werden
kann, und in manchen Fällen wurde damit auch eine leidliche Wiederherstellung
der Funktion erzielt, so z. B. bei Anschluß des intakten Trapezius an den Delta-
muskel. Rosenthal hat bei Facialislähmungen aus dem Masseter und Temporalis Muskelbündel an den Orbitalis oculi und die Lippenmuskulatur angeschlossen und damit eine funktionelle Besserung erreichen können. Schließlich
sind dann noch die zum Bereiche der *orthopädischen Behandlungsmaßnahmen*
gehörigen Ersatzoperationen zu nennen, wie z. B. die *Verpflanzung* von Sehnen
und Muskeln, die *plastischen Operationen* an den Sehnen, Fascien und Muskeln
oder die *operative Versteifung* von Gelenken.

Was nun die *Indikationsstellung* für den letztgenannten Eingriff anlangt,
so hat die *Nervenpfropfung* selbstverständlich zur Voraussetzung, daß ein intakter Nerv in erreichbarer Nähe zur Verfügung steht; dagegen kommt es dank
der Anpassungsfähigkeit des Nervensystems weniger darauf an, ob der als
Kraftspender verwandte Nerv einen Muskel versorgt, der mit dem gelähmten
Muskel synergisch wirkt oder nicht. Foerster berichtet z. B. von erfolgreicher
Pfropfung des Facialis auf den Accessorius oder des Tibialis auf den Peronaeus.
Das Gelingen der Nervenpfropfung wie auch der *direkten Einpflanzung* setzt
weiterhin voraus, daß der gelähmte Muskel sich in einem noch leidlichen trophischen Zustand befindet. Bei ischämischer Kontraktur, bei Gelenkverstei-
fungen, in allen Fällen von sehr starker Atrophie läßt sich daher mit der Nervenpfropfung nichts mehr ausrichten. Bei solchen Zuständen sind gerade die *ortho-
pädisch-plastischen Operationen* angezeigt: eine funktionelle Wiederherstellung
des gelähmten Muskels kommt nicht mehr in Betracht und jetzt heißt es dann,
einen intakt gebliebenen benachbarten Muskel in der Weise umzulagern, daß
seine neue Zugrichtung der des gelähmten Muskels ungefähr entspricht. Es
versteht sich, daß diese Methode vor allem dann in Betracht kommt, wenn nur
einzelne Muskeln ausgefallen und benachbarte intakte Muskeln, welche die
Funktion übernehmen können, in genügender Anzahl vorhanden sind. Am
häufigsten werden solche Muskel- und Sehnenplastiken bei Restlähmungen
nach Poliomyelitis vorgenommen, bei der ja gerade isolierte Lähmungen einzelner
Muskeln gar nicht selten sind.

Die eben beschriebenen operativen Eingriffe, in Sonderheit die Nervennaht
und die Neurolyse, werden praktisch vor allem bei motorischen Ausfallserscheinungen ausgeführt. Einige Bemerkungen über die *operative Behandlung sensibler Störungen*, und zwar gerade der *sensiblen Reizzustände*, sollen deshalb
hier noch folgen. Handelt es sich um Verletzungen rein sensibler Nerven, um
narbige Einschnürungen oder um Neurome, so ist nach Foerster die gewöhnliche Neurolyse oder die Resektion des Neuroms mit anschließender Naht nur
in den seltensten Fällen erfolgreich, da sich an den Nähten recht häufig Neurome
von neuem ausbilden. Hier empfiehlt es sich dann, entweder den Nerven in
seinem ganzen Verlauf herauszunehmen (Neuroexhairese) oder durch Infiltration
mit Alkohol oder 5%igem Formalin zentral von der Verletzungsstelle eine
dauernde Leitungsunterbrechung vorzunehmen. Bei gemischt motorisch-sensiblen
Nerven, wie z. B. dem Ischiadicus, bei welchem solche Verfahren natürlich nicht
in Frage kommen, wird hingegen zunächst die äußere und vor allem die innere
Neurolyse vorzunehmen sein, bis man sich zu radikaleren Eingriffen, bei denen

immer die Gefahr einer motorischen Lähmung in Kauf zu nehmen ist, entschließt. Von der Leitungsunterbrechung auf dem Wege einer Durchfrierung, wie sie von TRENDELENBURG, PERTHES u. a. empfohlen wurde, hat FOERSTER niemals Dauererfolge gesehen.

Von großer praktischer Wichtigkeit ist die *Behandlung der Neurome.* Zur Verhütung der Neurombildung sind die verschiedensten Methoden angegeben worden: den Nerven möglichst weit zentral scharf zu durchtrennen (BILLROTH), das Ende umzubiegen und in den Hauptstamm einzupflanzen (BARDENHEUER), die Einpflanzung in die Muskulatur vorzunehmen (MOSZKOWICZ). FOERSTER und andere Autoren unterbrechen die Leitung proximal von der Schnittfläche mit 5%iger Formalinlösung. FEDOROFF verschorft das Nervenende mit Carbolsäure, LEXER durch Elektrokoagulation. Nach SAUERBRUCH jedoch sind auch diese Verschorfungsmethoden nicht immer erfolgreich und es gibt überhaupt kein Verfahren, das die Bildung eines Neuroms mit Sicherheit verhüten könnte. EISELSBERG, FOERSTER u. a. empfahlen die hohe Durchschneidung des Nervens. Ebenso schwierig ist die Bekämpfung der durch ein Neurom verursachten Schmerzen. Die Resektion ist deshalb meist erfolglos, weil hier an der gleichen Stelle sich häufig ein neues Neurom entwickelt. Wirksamer sind die oben erwähnten Methoden der Einspritzung von Carbolsäure, Formalin oder Alkohol in den Nervenstamm. Zweckmäßigerweise erfolgt aber die Leitungsunterbrechung möglichst weit zentral. Wenn diese Verfahren nicht zum Ziele führen, kommt weiterhin noch die *Durchschneidung der hinteren* und gegebenenfalls auch der *vorderen Wurzeln*, die ja gleichfalls wohl sensible Fasern führen, in Betracht, endlich auch die Durchtrennung des gegenseitigen Vorderseitenstranges im Rückenmark *(Chordotomie)* in Betracht. Aber auch von diesen Eingriffen läßt sich ein Erfolg niemals mit Sicherheit voraussagen. Dies hängt wohl damit zusammen, daß die Schmerzreize das Rückenmark auf den verschiedensten Wegen erreichen können, von denen wir aber mit unseren Methoden im jeweiligen Falle meist nur einen einzigen blockieren. Was die *Amputationsneurome* angeht, so macht FOERSTER darauf aufmerksam, daß es erforderlich ist, alle Nerven eines Gliedes freizulegen und in der oben geschilderten Weise eine Leitungsunterbrechung durch Injektion vorzunehmen. Weiterhin ist es bekannt, daß es schmerzhafte Amputationsstümpfe gibt, bei denen die Schmerzhaftigkeit offenbar nicht an die im peripheren Nerven verlaufenden cerebrospinalen Fasern gebunden ist. Fast immer finden sich dabei auch sehr erhebliche vasomotorische Störungen, und Fälle dieser Art leiten über zu jenen Zuständen von *Kausalgie*, bei welchen offenbar eine *Reizung schmerzleitender Sympathicusbahnen* (sowohl im peripheren Nerven als auch im partiellen Geflecht des Sympathicus) vorliegt. Hier versagen alle Eingriffe am peripheren Nervensystem oft vollständig, während die *periarterielle Sympathektomie* nach LERICHE, mitunter auch erst die *Ramektomie* oder die *Exstirpation des zugehörigen Ganglions*, die Beschwerden schlagartig beseitigen kann. Auch die sog. *Schußneuralgien* nach Verletzungen, besonders des Medianus und Ischiadicus, gehören in die gleiche Gruppe und sind in der gleichen Weise therapeutisch anzugehen.

Spezieller Teil.

A. Die peripheren Schädigungen der Hirnnerven.

Unter *Hirnnerven* versteht man jene Nerven, deren Kerne im Hirnstamm, in der Brücke bzw. im verlängerten Mark gelegen sind. Seit SOEMMERING ist es üblich, 12 Hirnnervenpaare zu unterscheiden und man hat diese Einteilung nach altem Herkommen noch beibehalten, obwohl sie sich nach dem heutigen Stande unserer Kenntnisse eigentlich nicht mehr aufrechterhalten läßt. Der an der Basis des Stirnhirns gelegene N. olfactorius ist kein peripherer Nerv, sondern ein Hirnlappen, der Bulbus olfactorius; erst von diesem aus ziehen die zahlreichen Nn. olfactorii zum spezifischen Sinnesepithel der Nasenschleimhaut. Auch der N. opticus ist nicht als peripherer Nerv anzusehen, sondern als Hirn- commissur (Fasciculus opticus), die einen vorgelagerten Hirnabschnitt, nämlich die Netzhaut, mit den optischen Zentren im Zwischenhirn verbindet. Zwischen Acusticus und Facialis verläßt der N. intermedius, der wahrscheinlich vorwiegend Geschmacksfasern führt, die Brücke. In der üblichen Einteilung der Hirnnerven ist er nicht enthalten. Daß der Octavus aus 2 Nerven (Cochlearis und Vestibularis) besteht, die völlig getrennt sind und funktionell nichts miteinander zu tun haben, ist bekannt.

Auch diejenigen Hirnnerven, die als echte periphere Nerven übrig bleiben, weisen gegenüber den Rückenmarksnerven einige beträchtliche Unterschiede auf (vgl. hierzu unter anderem: Villiger). Sie sind nicht, wie diese, einzelnen Körpersegmenten zugeordnet, sondern stellen entweder Zuleitungen höherer Sinnesorgane zum Gehirn dar, oder versorgen die Haut und die Muskulatur im Bereiche von Kopf und Hals oder verlaufen sogar zu den Eingeweiden der Brust- und Bauchhöhle. Sensible und motorische Nervenfasern treten innerhalb der gemischten Hirnnerven gemeinsam aus, ohne räumlich gesonderte vordere und hintere Wurzeln zu bilden, wie dies bei den Rückenmarknerven der Fall ist. Analoga zu den ventralen und dorsalen Ästen sind nicht vorhanden, zu den Meningen verlaufende rückläufige Äste gibt es bei den Hirnnerven nur ver- einzelt. In einer Anzahl von Hirnnerven (III, VII, IX, X) verlaufen Bahnen, die in ihrer Gesamtheit das cranial autonome (parasympathische) System bilden und als präganglionäre markhaltige Fasern zu ihren Ganglien ziehen, um sich von dort aus zu ihren Erfolgsorganen (Drüsen und glatte Muskulatur) zu begeben. Mit dem Sympathicus (Ganglien des Grenzstranges) gehen sämtliche Hirnnerven Verbindungen ein, welche als Analoga der Rami communicantes grisei betrachtet werden können. Rami communicantes albi sind im Bereiche der Hirnnerven nicht vorhanden. Hingegen gleichen die Hirnnerven den Rückenmarknerven insofern, als ihre afferenten Neurone ebenfalls in Ganglien enden, die außerhalb des Zentralnervensystems liegen; diese Ganglien der Hirnnerven entsprechen nach Aufbau und Funktion vollkommen den Spinal- ganglien.

Einige Besonderheiten sind noch zu erwähnen: Einige Hirnnerven liegen auf einer weiten Strecke ihres Verlaufes nahe beieinander und werden infolge- dessen auch häufig gemeinsam geschädigt, so daß typische Syndrome von Aus- fallserscheinungen entstehen können, die dann auch lokalisatorisch von großer Bedeutung sind (s. u.). Die engen räumlichen Beziehungen der Hirnnerven zum knöchernen Schädel machen es verständlich, daß unter den ursächlichen Faktoren, die zu Hirnnervenlähmungen führen können, Schädelgrundbrüche zahlenmäßig eine große Rolle spielen. Einige Hirnnerven — und dies gilt ganz besonders von den Augenmuskelnerven — legen innerhalb der Schädelhöhle weite Wege zurück, die über Knochenvorsprünge und an Gefäßen oder derben Durakanten vorbeiführen. Mancherlei Gefahren erwachsen daraus; bei raum- beschränkenden Prozessen im Schädelinneren können Verquellungen auftreten, die zu einer Verschiebung von Hirnteilen führen (Spatz), wobei die nachgiebigen und verhältnismäßig locker gebetteten Hirnnerven abgeknickt und am Knochen und an starren Gefäßen plattgequetscht werden können. In dieser Weise ist wohl auch die bei allgemeinem Hirndruck so häufig zu beobachtende Abducens- lähmung zu erklären, der dann für die lokaldiagnostische Feststellung der zum Hirndruck führenden Grundstörung eine Bedeutung natürlich nicht zukommt. Auch die Beziehungen zu den großen venösen Blutleitern im Schädelinneren, die bei infektiösen Prozessen am Ohr oder an den Nebenhöhlen häufig mitergriffen werden, stellen eine Gefahrenquelle für einige Hirnnerven dar.

Bei Betrachtung der Schädelbasis lassen die Hirnnerven sich unschwer in eine vordere, mittlere und hintere (oder caudale) Gruppe einteilen und es wird dann verständlich, daß mit dieser Gruppierung gleichzeitig auch die Möglichkeit einer gemeinschaftlichen Schädigung der Nerven einer Gruppe und damit das Auftreten charakteristischer und lokalisatorisch wichtiger Syndrome gegeben ist. Von diesen nennen wir folgende:

1. Das *Syndrom der vorderen Gruppe* (Olfactorius und Opticus) ist durch Riech- und Sehstörungen gekennzeichnet und weist auf einen Prozeß an der Basis der vorderen Schädelgrube hin; wir finden dieses Syndrom am häufigsten bei Blutungen (Schädelbasisbrüche!) oder bei Neubildungen (insbesondere bei den Meningeomen der Riechgrube).

2. Das *Syndrom der mittleren Hirnnervengruppe* (zu welcher III—VIII gehören):

a) Syndrom des „carrefour sphénoidal": Gemeinsame Schädigung des Oculomotorius, Trochlearis, Ophthalmicus und Abducens an der Stelle ihres Austritts aus der Schädelhöhle; die isolierte Lähmung des Maxillaris und des Abducens soll nach BEHR und UNDELT auf einem Prozeß in der Kuppe der Fossa pterygopalatina hinweisen.

b) *Syndrom des Trigeminus.* Die Schädigung aller Äste des Quintus, einschließlich des motorischen, weist auf einen Prozeß auf der Strecke zwischen Zentralnervensystem und Ganglion Gasseri hin.

c) *Syndrom der Pyramidenspitze.* Acusticusschädigung und Abducenslähmung (GRADENIGO), am häufigsten bei fortgeleiteten Eiterungen, die vom Mittelohr ausgehen, gelegentlich auch mit Reizerscheinungen von Seiten des Quintus verbunden.

d) *Kleinhirnbrückenwinkelsyndrom.* Taubheit und Unerregbarkeit des Labyrinths, Schädigung des Facialis, gelegentlich auch des Quintus und Abducens, gleichseitige cerebellare Erscheinungen. Dieses Syndrom ist kennzeichnend für Prozesse im Kleinhirnbrückenwinkel und wird am häufigsten bei Neubildungen (Acusticusneurinome, Meningeome) und bei umschriebener Arachnoiditis angetroffen.

3. *Syndrom der hinteren, caudalen Gruppe* (IX—XII); wenn die genannten Hirnnerven in ihrer Gesamtheit gelähmt sind, so beobachten wir eine Geschmacksstörung im hinteren Drittel der Zunge, halbseitige Lähmung und Anästhesie von Rachen, Schlund und Kehlkopf, Lähmungen des Sternocleidomastoideus und der unteren Trapeziusportion, sowie der Zunge auf der Seite der Schädigung. Je nach der Ausdehnung des Prozesses werden natürlich Varianten mit Aussparung oder geringerer Beteiligung einzelner Nerven der caudalen Gruppe festzustellen sind. Mitunter sind auch nur Vagus und Accessorius, die innerhalb des Foramen jugulare vom Glossopharyngeus durch eine Duralamelle getrennt sind, allein geschädigt.

Multiple Hirnnervenlähmungen werden beobachtet bei basalen Hirnhautentzündungen, besonders auf der Grundlage von Lues oder Tuberkulose, bei Blutungen (Aneurysmen), bei blastomatöser Meningitis bzw. bei Hirngeschwülsten, welche die Basis erreichen und an ihr entlang wachsen. Zu dieser Ausbreitung neigen im Kindesalter manche Glioblastome, die vom Wurm oder vom Hirnstamm ihren Ausgang nehmen. Bei allen diesen Prozessen sind die Lähmungen meistens mehr oder weniger regellos auf beide Seiten verteilt.

Einseitige Hirnnervenlähmungen dagegen sind recht *kennzeichnend für Neubildungen*, die vom Keilbein, vom Epipharynx oder von den oberen Nasenwegen durchbrechen, an der Basis weiterwuchern und nun einen Hirnnerven nach dem anderen ergreifen. Meistens handelt es sich um verhältnismäßig langsam wachsende Sarcome oder Carcinome, die der Röntgenbestrahlung gut zugänglich sind. Allgemeine Hirndruckerscheinungen sind bei dieser Art von Geschwülsten nicht vorhanden oder doch nur gering ausgeprägt (vgl. unter anderem R. Carcin). Genaue Untersuchung des Rachens, der Nase und ihrer Nebenhöhlen sowie die Röntgenaufnahmen der Basis, der Orbita, des Felsenbeins usw. klären das Krankheitsbild meistens rasch auf. Gelegentlich findet man im Liquor Geschwulstelemente, doch können wir auf Grund eigener Erfahrungen sagen, daß dies keineswegs so häufig der Fall ist, wie man bei der Ausbreitung der Neubildungen und ihrer engen Beziehungen zu den Liquorräumen denken sollte.

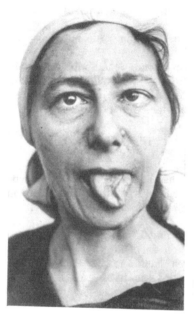

Bei der nebenstehend abgebildeten Kranken (Abb. 1), die wir seit mehreren Jahren beobachten und erfolgreich mit Röntgenbestrahlungen behandeln, liegt ein Myxosarkom vor, das vom Nasenrachenraum ausgegangen war; in diesem Falle besteht eine vollständige Lähmung des 6., 8., 9., 11. und 12. Hirnnerven. Der Facialis ist eigenartigerweise bis jetzt verschont geblieben, ebenso auch der Vagus. Der Liquorbefund weist lediglich eine ganz geringe Eiweißvermehrung auf. Auf dem Röntgenbild ist die Usurierung der Basis deutlich erkennbar.

Abb. 1. Einseitige Lähmung des Abducens, Hypoglossus und Sternocleidomastoideus bei Myxosarkom der Schädelbasis. (Univ.-Nervenklinik der Charité.)

1. Nervus opticus.

Wie oben schon erwähnt wurde, ist der *Opticus* nicht als peripherer Hirnnerv, sondern als *Hirncommissur* zu bezeichnen. Aber auch davon abgesehen, werden die Erkrankungen des Opticus herkömmlicherweise im Rahmen der Krankheiten des zentralen Nervensystems abgehandelt. Dieser Brauch hat seine Ursache darin, daß der Opticus ganz überwiegend bei solchen Prozessen, die sich im Gehirn und an seinen Häuten abspielen, mitbetroffen wird, während die Beziehungen zum Gebiet der peripheren Neurologie im ganzen doch recht locker sind. Deshalb können wir hier auf die entsprechenden Abschnitte dieses Handbuches verweisen und wollen nur ganz summarisch das Wichtigste aufführen, was mit den Krankheiten der peripheren Nerven Berührungspunkte hat.

Es gibt Veränderungen des Sehnervenkopfes, die ophthalmoskopisch durch Flüssigkeitsdurchtränkung, Hyperämie, Venenstauung und Prominenz gekennzeichnet sind. Alle diese ophthalmoskopisch wahrnehmbaren Veränderungen werden sowohl bei raumbeengenden Prozessen im Schädelinneren wie auch bei echten Entzündungen des Opticus beobachtet. Im Interesse einer nomenklatorischen Verständigung wäre es richtig, die Bezeichnung Stauungspapille grundsätzlich nur dann zu verwenden, wenn das beschriebene ophthalmoskopische Bild wirklich durch einen raumbeengenden Prozeß hervorgerufen wird, von einer Neuritis hingegen nur bei echten entzündlichen Veränderungen des Sehnerven zu sprechen. Im Zweifelsfalle werden Vorgeschichte, der klinische Allgemeinbefund, das Ergebnis der Funktionsprüfung usw. entscheidend sein. Ebenso sollten bei Bezeichnung der Endzustände die Atrophie nach Stauungspapille, nach Neuritis und die einfache Sehnervenatrophie (z. B. nach toxischen Prozessen, nach Traumen, die zu einer Kontinuitätstrennung des Opticus geführt haben) von einander getrennt werden.

Schädigungen des Sehnerven werden, häufig in Gemeinschaft mit der anderer Hirnnerven, bei basalen Blutungen und Neubildungen, nach Schußverletzungen, verhältnismäßig selten dagegen nach Schädelbasisbrüchen beobachtet. Bruns (zit.

nach Wilbrand-Saenger) fand unter 470 Basisfrakturen nur 8mal Sehnervenschädigungen. Die von einer Orbitalphlegmone fortgeleitete Opticusneuritis entspricht auch anatomisch dem Bilde der sog. Kontinuitätsneuritis anderer Nerven. Weiterhin treten Schädigungen des Opticus als sog. Intoxikationsamblyopien — gelegentlich mit polyneuritischen Erscheinungen verbunden — nach verschiedenen Vergiftungen auf. Nicht immer ist es sicher festzustellen, ob der primäre Angriffspunkt der Noxe im Opticus oder in den Ganglienzellen der Netzhaut zu suchen ist. (Vergiftungen durch Alkohol, Methylalkohol, Nikotin, Schwefelkohlenstoff, Arsen- und Bleiverbindungen usw.) Auch nach Autointoxikationen (Diabetes, Schwangerschaft, Wochenbett, ausgedehnten Hautverbrennungen) werden Sehnervenschädigungen mit Amblyopie, zentralen Farbenskotom u. dgl. beobachtet. Über die pathogenetische Grundlage solcher Prozesse und deren anatomisches Substrat (vasculär entstandene Degenerationsherde?) scheint noch wenig bekannt zu sein. Auch sei noch erwähnt, daß auch am Sehnerven Geschwulstbildungen vorkommen, wie z. B. Neurinome, von den Schwannschen Zellen ausgehende Neuroepitheliome, Meningeome. Gelegentlich wurden auch Gliome (Foerster und Gagel, Cushing) festgestellt.

2. Nervi olfactorii.

Von der Regio olfactoria der Nasenschleimhaut ausgehend, welche die mittleren Partien der oberen Muschel und des gegenüberliegenden Bereichs des Septum einnimmt, ziehen die marklosen Fila olfactoria, die in eine mediale und in eine laterale Gruppe gesondert werden können, durch die Löcher der Lamina cribrosa zum Bulbus olfactorius. Die *Gesamtheit dieser Riechfäden*, deren Anzahl auf jeder Seite etwa 18—20 beträgt, wird als *Nervus olfactorius* bezeichnet. Der *Bulbus olfactorius* dagegen ist *nicht* den Hirnnerven im eigentlichen Sinne zuzurechnen; entwicklungsgeschichtlich aus einer Ausstülpung des Vorderhirnblase hervorgegangen ist er vielmehr als *vorgelagerter Hirnteil* anzusehen. Die Fila olfactoria verbindet sich mit den Dendriten, der im Bulbus gelegenen Mitral- und Pinselzellen und bilden die Glomeruli olfactorii. Die Neuriten dieser Zellen, die also das zweite Neuron der Riechleitung darstellen, ziehen durch den Tractus olfactorius zum Riechwulst, dem Tuber olfactorium, dessen Basis als Trigonum olfactorium bezeichnet wird. Hier sind die primären Riechzentren gelegen. Die Beschreibung der zentralen Riechleitung, deren Verlauf kompliziert und in Einzelheiten noch umstritten ist, gehört in ein anderes Kapitel. Hier ist nur noch zu erwähnen, daß vom Tuber olfactorius auf dem Wege der äußeren, mittleren und inneren Riechstreifen Verbindungen zu Zentren höherer Ordnung im Gyrus hippocampi, im Ammonshorn, in der Substantia perforata anterior, im Septum pellucidum und im Gyrus dentatus bestehen.

Auf die physiologischen und psychologischen Bedingungen des Riechvorganges einzugehen, ist hier nicht der Ort; es sei auf die Untersuchungen von Achelis, Börnstein, Hofmann, von Hornbostel, Zwardemaker u. a. hingewiesen.

Was die *Untersuchungsmethodik* anlangt, so haben die von den Physiologen ausgearbeiteten Verfahren der Geruchsprüfung ihrer Kompliziertheit wegen in die Klinik keinen Eingang gefunden. In neuerer Zeit ist nun von Börnstein ein handliches Instrumentarium (Fa. Leitz) herausgebracht worden, das sich für klinische Bedürfnisse als ausreichend und zweckentsprechend erwiesen hat. Auch in unserer Klinik haben wir uns von der Brauchbarkeit der Methode überzeugen können. Die *Klassifikation der Gerüche* stößt wegen ihrer komplexen Natur auf die größten Schwierigkeiten und ist in allgemeingültiger Weise weder nach der chemischen Natur der Riechstoffe, noch nach physiologischen oder psychologischen Gesichtspunkten durchzuführen. Börnstein unterscheidet erstens: „*reine*" (d. h. nur auf den Olfactorius einwirkende) Riechstoffe, wie z. B. Wachs, Heliotrop, Bittermandelöl, Terpentin, Schwefelwasserstoff usw. Zweitens: Riechstoffe mit einer sog. „*Tastkomponente*", d. h. mit gleichzeitiger Einwirkung auf den Trigeminus; z. B. Menthol als „kühl", Ammoniak als „stechend". Drittens: Riechstoffe mit einer *Geschmackskomponente*, wie z. B. Chloroform als „süß", Pyridin als „bitter" usw. Die reinen Riechstoffe sind nach ihrer Intensität zu einer Skala oder „Geruchsleiter" angeordnet.

Die Prüfung des Geruchsvermögens hat natürlich die Möglichkeit lokaler Störungen zu berücksichtigen und deshalb soll immer eine Untersuchung des Nasenrachenraumes vorangehen. Ebenfalls ist stets eine Prüfung des Geschmacks vorzunehmen. Die Technik der Untersuchung und die Beurteilung der Ergebnisse ist keineswegs immer ganz einfach. Sorgfältig ist zu prüfen, ob die Störung neben der Riech- auch die Tast- und Geschmackskomponente erfaßt; der Ausfall aller drei Komponenten lenkt, sofern nicht sonstige Anzeichen einer Schädigung des Trigeminus oder Glossopharyngeus vorliegen, den Verdacht auf demonstrative Krankheitsdarstellung. Im Einzelnen sind vor allem folgende Gesichtspunkte zu beachten: Die Darbietung der Riechstoffe soll auf rein olfaktorischem Wege, also unter Ausschaltung aller sprachlichen und optischen Hilfen erfolgen. Man macht immer wieder die Erfahrung, daß erstaunlicherweise sehr viele Versuchspersonen (auch ohne daß amnestisch-aphasische Störungen, die natürlich auszuschließen sind, vorliegen) nicht in der Lage sind, die Bezeichnung für die dargebotenen Riechstoffe zu finden, selbst wenn es sich um ganz geläufige Gerüche, wie z. B. von Wachs, Terpentin u. dgl. handelt. Solche Befunde dürfen für sich allein natürlich noch nicht zu der Annahme einer Riechstörung Veranlassung geben, es muß vielmehr zunächst immer festgestellt werden, ob eine Geruchsempfindung überhaupt zustande gekommen ist. Zu diesem Zwecke ist es geboten, die Versuchspersonen zu einer möglichst eingehenden Schilderung ihrer Wahrnehmungserlebnisse zu bringen und durch geeignete Hilfsfragen Erinnerungs- und Bekanntheitserlebnisse zu wecken, wie sie assoziativ mit bestimmten Gerüchen ja fast immer verbunden sind.

Es ist allgemein bekannt, daß der Geruchssinn individuell sehr verschieden ausgebildet ist; dementsprechend gibt es Kranke, die vom Auftreten einer Riechstörung spontan berichten und wiederum solche, deren Selbstbeobachtung sogar ein vollständiger Ausfall des Riechvermögens entgehen kann. Einseitige Riechstörungen werden allerdings wohl nur in den seltensten Fällen von den Kranken selbst bemerkt. Ebenfalls sei noch daran erinnert, daß der Ausfall des Geruchs die Wahrnehmungen feinerer Geschmacksqualitäten (weil diese eben auf olfactorischem Wege zustande kommen) aufhebt. Intelligente und sich selbst gut beobachtende Kranke pflegen dann auch anzugeben, daß alles fade und pappig schmecke, daß sie angebrannte oder verdorbene Speisen nicht erkennen könnten. Hausfrauen können beim Kochen nicht „abschmecken" und Personen, die wie z. B. Weinprüfer, auf differenzierte Geschmacksempfindungen angewiesen sind, werden berufsunfähig.

Die *Klinik der Riechstörungen* unterscheidet symptomatologisch zunächst *quantitative* und *qualitative* Veränderungen des Geruchssinnes. *Hyperosmien* sollen bei einigen Vergiftungen (z. B. Kokain) auftreten können und werden nicht ganz selten auch während der epileptischen Aura beobachtet. *Hyp-* und *Anosmien* sind am häufigsten. *Parosmien* kommen u. a. im Rückbildungsstadium von Anosmien infektiöser Genese vor; die Geruchsempfindungen weichen qualitativ von den normalen Empfindungen ab, Gerüche werden miteinander verwechselt (vgl. die instruktive Selbstschilderung Hofmanns).

Hinsichtlich der *ursächlichen Faktoren* ist hier nur soviel zu erwähnen, daß Riechstörungen auf toxisch-infektiöser Grundlage verhältnismäßig häufig sind; vor allem ist hier die Grippe zu nennen, seltener andere Infektionskrankheiten, wie Diphtherie, Erysipel usw. Die Unterscheidung, ob es sich um eine Schädigung der Riechschleimhaut oder um eine neuritische Affektion des Olfactorius handelt, kann natürlich außerordentlich schwierig sein; wichtig ist die Tatsache, daß dabei — im Gegensatz zu der durch mechanische Verlegung der Riechspalte bewirkten Anosmie — die verschiedenen Gruppen der Riechstoffe ganz ungleichmäßig betroffen sein können.

Weiterhin werden Riechstörungen auf traumatischer Basis beobachtet, sei es nach Abriß der Fila olfactoria bei Basisbrüchen im Bereich des Siebbeins oder bei Kontusionsherden im Gebiete des Bulbus olfactorius, deren Häufigkeit bei Schädelverletzungen von SPATZ betont und anatomisch nachgewiesen worden ist. Die gleichen Veränderungen von „état vermoulu" finden sich nach SPATZ in solchen Fällen vielfach auch im Orbitalhirn und in den Schläfenlappenpolen. Derartige Schädigungen des Olfactorius sind nach Gewalteinwirkungen, welche die vordere Schädelgrube direkt betreffen, natürlich häufiger, kommen aber auch durch Contrecoup-Wirkung (basale Blutungen!) bei Sturz oder Schlag auf den Hinterkopf vor. Bei allen Schädelverletzten ist aber sorgfältig nach Riechstörungen zu fanden, da deren Nachweis für die Feststellung einer organischen Hirnschädigung von Bedeutung sein kann.

Riechstörungen infolge Druckschädigungen des Bulbus olfactorius spielen in der Diagnostik der von der Riechgrube ausgehenden Meningeome eine große Rolle (CUSHING, BOSTROEM, SPATZ), ja, sie stellen sogar nicht ganz selten ein Frühsymptom dar. In den typischen Fällen bestehen daneben Opticusveränderungen (Atrophie mit zentralem Skotom auf der Seite des Tumors, contralaterale Stauungspapille — FORSTER-KENNEDY) und psychische Störungen (Euphorie, Charakterveränderungen usw.), wie sie von DE CRINIS, KLEIST, SPATZ u. a. bei Schädigungen des Orbitalhirns beschrieben worden sind. Das zeitliche Auftreten der Riechstörungen im Verlaufe der Krankheitsentwicklung und ihre Intensität ist für die Differentialdiagnose gegenüber den Tumoren des vorderen Chiasmawinkels, den suprasellären Geschwülsten, den parasaggitalen Meningeomen und den sonstigen Stirnhirntumoren von Bedeutung. Das Vorkommen einer Olfactoriusschädigung als Folgeerscheinung einer allgemeinen Hirndrucksteigerung („Stauungsolfactorius") wird jetzt wohl ziemlich allgemein bestritten.

3. Die Augenmuskelnerven.
(N. oculomotorius, N. trochlearis, N. abducens.)

Da die Augenmuskelnerven funktionell eine Einheit bilden, insofern sie alle der Innervation ein und desselben Organes, des Bulbus oculi, dienen, da sie ferner topographisch die allerengsten Beziehungen haben und infolgedessen auch häufig gemeinsam geschädigt werden, lassen sie sich auch hier bei der Besprechung der Symptomatologie ihrer Störungen nur als Einheit betrachten. Die anatomischen Verhältnisse sind, kurz zusammengefaßt, folgende:

Der *N. oculomotorius* verläßt im Sulc. N. oculomotorii das Mittelhirn vor der Brücke zwischen dem Hirnschenkel und der Subst. perforat. intercruralis, verläuft zwischen A. cerebelli sup. und A. cerebri post., kreuzt hier den Circulus arteriosus Willisii, zieht weiter nach lateral und vorn bis zum Proc. clin. post., wo er die Dura durchbohrt. In der oberen Wand des Sinus cavernosus liegend, tritt er durch die Fiss. orbit. sup. in die Augenhöhle ein, wo er medial vom Trochlearis liegt. Der N. III teilt sich in den R. sup. für den Rectus sup. und den Levator palpebr. sup. und in den R. inf. für den Rectus inf., Rectus med. und Obliquus inf.; von dem letztgenannten Zweig geht eine kurze Verbindung zum Ganglion ciliare ab, welche die Fasern für die Innervation des M. sphincter pupill. und des M. ciliaris führt.

Der *N. trochlearis* tritt an der Dorsalseite des Hirnstammes hinter den Vierhügeln aus, schlingt sich nach vorn verlaufend um die Hirnschenkel herum und tritt gemeinsam mit dem N. III, aber lateral und caudal von ihm, seitlich vom Proc. clin. post. durch die Dura. Von hier aus verläuft er medial vom Ophthalmicus in der lateralen Wand des Sinus cavernosus und erreicht durch die Fiss. orbit. sup. die Augenhöhle, wo er sich sofort zum M. obliquus sup. begibt.

Der *N. abducens* tritt am hinteren Rande der Brücke, in der Furche zwischen dieser und der Pyramide, an die Oberfläche, verläuft gegen den Clivus zu und erreicht über die Felsenbeinpyramide ziehend medial vom Trigeminus liegend den Sinus cavernosus, in welchem er lateral von der Carotis zu liegen kommt. Unterhalb des N. III zieht er durch die Fissura orbitalis sup. in die Augenhöhle und tritt in den M. rectus lat. ein.

Es kann nicht die Aufgabe dieses Artikels sein, die Symptomatologie der Lähmungen der einzelnen Augenmuskeln in extenso hier darzustellen; es wird dabei auf die ophthalmologischen Handbücher sowie auf das von Bielschowsky bearbeitete Kapitel im Handbuch der Neurologie (herausgegeben von Bumke-Foerster, Berlin 1936) verwiesen.

Im Folgenden seien nur einige kurze Ausführungen gemacht, die für das Verständnis der klinischen Daten unbedingt notwendig sind. Über die Funktion der einzelnen Augenmuskeln unterrichtet folgende Tabelle:

Funktionen der Augenmuskeln.

Muskel	Zugwirkung
Rectus externus	Abduktion
Rectus internus	Adduktion
Rectus superior	1. Hebung des abduzierten Auges 2. Innenrollung des adduzierten Auges 3. Adduktion
Rectus inferior	1. Senkung des abduzierten Auges 2. Außenrollung des adduzierten Auges 3. Adduktion
Obliquus superior	1. Senkung des adduzierten Auges 2. Innenrollung des abduzierten Auges 3. Abduktion
Obliquus inferior	1. Hebung des adduzierten Auges 2. Außenrollung des abduzierten Auges 3. Abduktion

Aus E. A. Spiegel und I. Sommer: Ophthalmo- und Oto-Neurologie. Wien und Berlin 1931.

Der *Ausfall einzelner Augenmuskeln* prägt sich objektiv, sofern die Lähmung vollständig ist oder auch nur einen gewissen Grad erreicht hat, in einer *Stellungsanomalie* des Auges aus. Wir sprechen zum Unterschied von Strabismus concomitans (der sorgfältig auszuschließen ist) von einem Lähmungsschielen. Die Schielstellung des Auges wird — ebenfalls bei frischeren Lähmungen — dann am deutlichsten, wenn der Kranke Augenbewegungen nach derjenigen Richtung intendiert, nach welcher der jeweils gelähmte Muskel seine Zugwirkung ausübt. Subjektiv macht sich das Lähmungsschielen im Auftreten von Doppelbildern bemerkbar. Bei Lähmungen von geringerem Ausmaß kann sich das Zurückbleiben des Bulbus der Betrachtung entziehen, und wir sind dann zu ihrem Nachweis auf die Angaben und das Verhalten des Kranken bei der Prüfung auf Doppelbilder, bei der Untersuchung der Schielablenkung usw. angewiesen. Man unterscheidet gekreuzte und ungekreuzte Doppelbilder, je nach dem, ob das dem gelähmten Auge zugehörige Bild auf der gleichnamigen Seite steht oder nicht. Das dem gelähmten Auge zugehörige Bild ist zu demjenigen des nicht gelähmten Auges in der Richtung verschoben, nach welcher der gelähmte Muskel normalerweise den Bulbus zu bewegen hat. Dies gilt aber nur für solche Fälle, die nicht durch die Kombination verschiedener Augenmuskellähmungen oder durch die Ausbildung sekundärer Kontrakturen kompliziert sind.

Die *Prüfung auf Lähmungen der Augenmuskeln* kann zunächst durch die Betrachtung der Stellung der Augenachsen erfolgen: Die paretische Schielstellung hat ihre Ursache in der Erschlaffung des gelähmten Muskels und dem Übergewicht des Tonus in dem antagonistisch wirkenden nicht gelähmten Muskel. Die Größe dieser sog. *primären Abweichung* ist wechselnd und hängt unter anderem von dem Ausmaß der Lähmung, der Dauer ihres Bestehens, der Ausbildung sekundärer Kontrakturen usw. ab. Die sog. *sekundäre Abweichung* entsteht bei Übergang der Fixation auf das paretische Auge, die man dadurch erzielen kann, daß man den Kranken abwechselnd mit dem gesunden und kranken Auge fixieren läßt, während man gleichzeitig das andere Auge verdeckt. Die Ablenkung des vom Sehen ausgeschalteten Auges ist immer dann größer, wenn das kranke Auge fixiert (der sekundäre Schielwinkel ist größer als der primäre). Diese Erscheinung erklärt sich dadurch, daß beim Fixieren mit dem kranken Auge der paretische Muskel (z. B. der linke Rectus lat.) einen verstärkten Impuls erhalten muß, um das vorher leicht (um bei dem gleichen Beispiel zu bleiben) adduzierte Auge in die Mittelstellung zu bringen. Nach dem Gesetz der gleichmäßigen Innervation beider Bulbi überträgt sich dieser gesteigerte Impuls zur Linkswendung des linken Auges auf den Internus des rechten Auges, so daß das rechte Auge stärker nach links abgelenkt wird, als es der Linkswendung des linken Auges entspricht. (Auf die Tatsache, daß diese Differenz zwischen primärem und sekundärem Schielwinkel in späteren Stadien der Lähmung fehlt, daß bei ungleicher Sehschärfe beider Augen die Verhältnisse sich von Anfang an komplizieren können usw., sei hier nur hingewiesen). Die paretische Ablenkung (der primäre Schielwinkel) nimmt beim Blick nach der Zugrichtung des gelähmten Muskels zu, bei linksseitiger Abducenslähmung also beim Blick nach links. Diese Regel gilt jedenfalls für frischere Lähmungen. Zum Ausgleich des Schielwinkels wird von den Kranken instinktiv eine Kopfhaltung eingenommen, bei welcher der paretische Muskel so wenig wie möglich in Funktion zu treten braucht: Bei linksseitiger Abducenslähmung also wird der Kranke den Kopf etwas nach links gedreht, bei Lähmung des Obliquus sup. links wird er den Kopf etwas gesenkt und nach rechts geneigt halten usw. Diese Kopfhaltungen können außerordentlich kennzeichnend sein und dem geübten Untersucher schon auf den ersten Anblick hin eine Vermutungsdiagnose gestatten. Viele Kranke gleichen das Doppelsehen auch durch Zukneifen des einen Auges aus.

Wichtig ist ferner der Nachweis einer *Störung der absoluten Lokalisation* durch den GRAEFEschen Zeigeversuch, der in der Weise angestellt wird, daß man den Kranken nach Verdecken des gesunden Auges plötzlich mit dem sonst abgelenkten gelähmten Auge fixieren läßt: Es erfolgt im Beginn der Einstellungsbewegung infolge einer gesteigerten Impulsgebung in den gelähmten Muskel eine *Scheinbewegung* des ganzen Gesichtsfeldes (und damit eine Verlagerung der Raumwerte) nach der Zugrichtung des betreffenden Muskels, bei linksseitiger Abducenslähmung also nach links; das Objekt scheint dann trügerischerweise weiter links zu liegen, was zur Folge hat, daß der Kranke bei raschem Zeigen auf das Objekt links *vorbeizeigt*.

Subjektiv äußern sich Augenmuskellähmungen im Auftreten von *Doppelbildern*; ihre gegenseitige Stellung zueinander ist der Ausdruck der paretischen Ablenkung und daher abhängig von der Blickrichtung und der Fixation mit dem gelähmten oder gesunden Auge. Die systematische Prüfung auf Doppelbilder erfolgt in der Weise, daß man den Kranken eine in einem Abstand von mindestens 2 m in Augenhöhe befindliche Lampe, die in der Mitte einer Tangentenskala angebracht ist, fixieren läßt (MADDOX). Durch Vorhalten eines farbigen Glases und durch passive Kopfbewegungen gelingt es, die Blickrichtung zu finden, in welcher die Doppelbilder den größten Abstand haben: nach dieser Richtung übt der gelähmte Muskel seine Zugwirkung aus. Man analysiert dabei nicht nur die Bewegungen des Augapfels in der Horizontal- und Vertikalebene, sondern auch die Rollbewegungen des Bulbus, wenn man den Kopf auf die linke bzw. die rechte Schulter neigen läßt. Durch Berücksichtigung derartiger Verrollungsstörungen und des eventuellen Schiefstandes der Doppelbilder läßt sich die Analyse der Augenmuskelparesen noch wesentlich vervollkommnen (BIELSCHOWSKY). Diese Methode ist zuverlässiger und daher zweckmäßiger als das umgekehrte Verfahren, wie es früher vielfach geübt wurde (und auch heute noch bei einer ersten orientierenden Untersuchung am Krankenbett unentbehrlich ist): Fixieren eines bewegten Objektes bei feststehendem Kopf. R. HESS hat noch eine besondere Methode zur Bestimmung des binocularen Blickfeldes angegeben, die auf dem Prinzip der Farbenhaploskopie beruht. Auf Einzelheiten kann aber hier nicht näher eingegangen werden.

Was die *klinische Symptomatologie* der Lähmung der einzelnen Augenmuskelnerven anlangt, so sei an dieser Stelle ganz kurz Folgendes angeführt:

Bei *Ausfall des Abducens* ist der Rectus lateralis gelähmt, das betreffende Auge schielt nach innen (vgl. Abb. 1). Der Bulbus kann nicht oder in nicht genügendem Ausmaß nach lateral außen bewegt werden. Es bestehen gleichnamige Doppelbilder, deren Abstand beim Blick nach der Zugrichtung des Rectus lat. zunimmt.

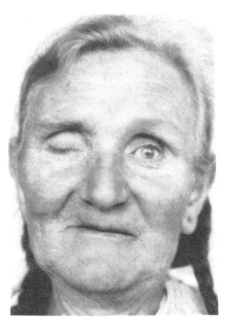

Abb. 2. Vollständige Oculomotoriuslähmung. Ptosis. (Univ.-Nervenklinik der Charité.)

Die *Lähmung des* vom *Trochlearis* versorgten M. obliquus sup. macht sich in Doppelbildern bemerkbar, die beim Blick nach unten und einwärts auftreten. Die Doppelbilder stehen übereinander, das Bild des gelähmten Auges steht tiefer, der Abstand nimmt zu, je mehr der Kranke nach unten und nasenwärts blickt. Die Doppelbilder stehen gleichzeitig zueinander schräg, und zwar um so stärker geneigt, je mehr das gelähmte Auge gleichzeitig abduziert wird. Kompensatorisch wird der Kopf nach unten gesenkt und nach der dem gelähmten Auge entgegengesetzten Seite gedreht, mitunter gleichzeitig auch auf die andere Schulter geneigt gehalten.

Bei der *kompletten Oculomotoriuslähmung* (vgl. Abb. 2 und 3) besteht infolge Lähmung des Levator palpebr. eine Ptosis, das Oberlid hängt herab und kann nur durch Anspannen der Stirnmuskulatur und Hochziehen der Augenbraue spurweise gehoben werden. Weiterhin sind gelähmt: Die Mm. rectus sup., rectus inf., rectus med., obliquus inf. Das Auge steht nach außen und etwas nach unten abgelenkt, der Bulbus kann nur in den äußeren Augenwinkel, (Abducens) und spurweise — unter gleichzeitiger Einwärtsrollung — nach unten bewegt werden (Trochlearis). Die senkende Wirkung des Obliquus sup. kommt in der Abduktionsstellung kaum zur Geltung. Gleichzeitig kann auch ein Exophthalmus wechselnden Ausmaßes bestehen, da die normalerweise von den geraden Augenmuskeln ausgeübte Retraktion ausfällt. Infolge der Lähmung der inneren Augenmuskeln, des Sphincter iridis und des Ciliarmuskels, ist die Pupille weit, absolut starr, das Akkommodationsvermögen ist aufgehoben. Die *isolierte* Lähmung der *inneren* Augenmuskeln wird als *Ophthalmoplegia interna* bezeichnet.

Bei der *partiellen Oculomotoriuslähmung* sind nur einige oder auch nur ein einziger der vom N. III versorgten Augenmuskeln gelähmt.

Bei Ausfall des *Rectus internus* besteht auf dem gelähmten Auge ein Strabismus divergens. Beim Blick nach innen (nasenwärts) bleibt der Bulbus zurück; es finden sich nebeneinanderstehende gekreuzte Doppelbilder, deren Abstand beim Blick nach der Zugrichtung des gelähmten Muskels zunimmt.

Bei Ausfall des *Rectus sup.* ist die Hebung des Bulbus, besonders in der Abduktionsstellung eingeschränkt, es finden sich übereinanderstehende Doppelbilder, deren Abstand beim Blick nach außen oben zunimmt. Der Kopf ist unter Umständen etwas nach hinten geneigt.

Der Ausfall des *Rectus inf.* macht sich darin bemerkbar, daß der Bulbus beim Blick nach unten, auch hier besonders in Abduktionsstellung, zurückbleibt (die Vertikalbewegungen des Auges in der Abduktionsstellung werden vorwiegend durch die Recti, in der Adduktionsstellung dagegen von den schrägen Augenmuskeln besorgt). Die Doppelbilder stehen untereinander, ihr Abstand wird beim Blick nach unten und außen größer. Zum Ausgleich wird der Kopf nach unten geneigt.

Bei Lähmung des *Obliquus inf.* — des Antagonisten des Obliquus sup. — bleibt der Bulbus beim Blick nach oben und nasenwärts zurück. Die Doppelbilder stehen übereinander, das Bild des gelähmten Auges steht höher. Gleichzeitig sind die Doppelbilder zueinander geneigt, die Neigung ist am stärksten in Abduktionsstellung, bei Adduktion der Bulbi werden sie annähernd parallel.

Die *Klinik der Augenmuskellähmungen* ist hier nur soweit zu berücksichtigen, als es sich um Schädigungen der Nerven in ihrem *peripheren* Verlauf nach Austritt aus dem Zentralnervensystem handelt. Die *Differentialdiagnose*, ob eine periphere oder eine zentrale Lähmung vorliegt, ist oft außerordentlich schwer und in vielen Fällen nur

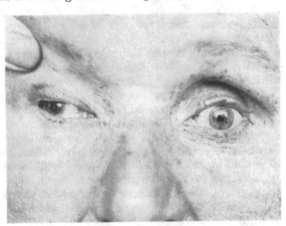

Abb. 3. Vollständige Oculomotoriuslähmung. Mydriasis. Augapfel in Abductionsstellung. (Univ.-Nervenklinik der Charité.)

aus den Begleitsymptomen sowie aus der Art der schädigenden Einwirkung zu vermuten. Für den *Oculomotorius* gilt im allgemeinen die Regel, daß eine gleichmäßige Lähmung aller Äste, sei sie vollständig oder nicht, mehr für eine periphere Schädigung spricht, während man bei zentralen Herden öfters einen isolierten Ausfall einzelner Augenmuskeln (ein- oder doppelseitig) beobachtet. Zum Verständnis dieser Tatsache sei daran erinnert (BING), daß das Kerngebiet des N. III sehr ausgedehnt ist und daß die einzelnen Augenmuskeln dort durch bestimmte Kerngruppen vertreten sind. Indessen gibt es auch peripher angreifende toxische Schädigungen, die zu einem elektiven Ausfall bestimmter Bündel im Oculomotorius führen können und auch bei langsamer Kompression des Nerven, z. B. durch basale Neubildungen, kann man nicht selten eine sukzessive Lähmung der einzelnen Muskeln — das erste Symptom ist meistens die Ptosis — feststellen.

Bei Besprechung der *ursächlichen Faktoren*, die Augenmuskellähmungen hervorrufen können, ist hier zunächst an die Auswirkung einer *Erkältung* zu denken. Es besteht wohl kein Zweifel, daß es Fälle gibt, in denen sich nach Aufenthalt in Zugluft, brüsker Abkühlung usw. eine sog. *rheumatische* Augenmuskellähmung entwickelt, die gelegentlich auch mit den Symptomen einer leichten neuritischen Affektion des 1. Trigeminusastes einhergehen kann. Auch beim *Herpes zoster ophthalmicus* kommen Neuritiden der benachbarten

Augenmuskelnerven vor. Man wird sich zur Diagnose einer rheumatischen Lähmung nur entschließen können, wenn andere ursächliche Bedingungen nicht zu
ermitteln waren. Die Prognose dieser Lähmungen ist im Allgemeinen wohl als
gut zu bezeichnen, doch muß man, wie bei der rheumatischen Facialislähmung,
immer mit *Recidiven* (als Ausdruck einer besonderen Disposition zu neuritischen
Erkrankungen) rechnen. Rezidivierende Abducenslähmungen haben wir mehrmals beobachtet. Ebenso wie andere periphere Nerven werden auch die Augenmuskelnerven gelegentlich im Verlaufe oder im Gefolge von *Infektionskrankheiten* angegriffen (Influenza, Scharlach, Typhus usw.). Am häufigsten ist die
postdiphtherische Lähmung, die in der Regel isoliert die Akkomodationsmuskeln,
seltener auch andere Äste des Oculomotorius oder den Abducens befällt. Neben
solchen infektiösen sind auch rein toxische Schädigungen bekannt: Gar nicht
so selten treten z. B. bei *Diabetes* Augenmuskellähmungen auf, und zwar wird
nach den Untersuchungen von DIEULAFOY der Abducens 3mal häufiger betroffen
als die anderen Nerven. Die *Fleischvergiftung* führt bekanntlich mit besonderer
Häufigkeit zur Lähmung vor allem der inneren (Pupillenstarre, Akkommodationslähmung), aber auch der äußeren Augenmuskeln. In allen diesen Fällen
ist es ohne autoptischen Befund indessen schwer zu entscheiden, ob es sich um
periphere oder *nucleäre Lähmungen* handelt; grundsätzlich muß man wohl annehmen, daß die schädigende Noxe sowohl den Kern als auch den peripheren
Nerven befallen kann, wie dies z. B. für die chronische *Alkoholvergiftung*, bei
der ja Augenmuskellähmungen keineswegs zu den Seltenheiten gehören, nachgewiesen worden ist, Zu erwähnen sind noch die nach *Lumbalanästhesie* auftretenden Lähmungen; meistens handelt es sich um den Abducens. Die unter der
Salvarsanbehandlung sich gelegentlich einstellenden Augenmuskellähmungen
sind wohl in der Mehrzahl der Fälle syphilitischer Natur.

Neben diesen Lähmungen auf dem Boden einer infektiös-toxischen Allgemeinschädigung gibt es weiterhin auch solche, die durch das örtliche *Übergreifen
eines entzündlichen Prozesses* auf die Nervenstämme hervorgerufen werden,
wie z. B. bei Eiterungen in der Nase, in den Nebenhöhlen, im Bereiche der Meningen oder des Schädelknochens. Die genaue Untersuchung auf Bewegungsstörungen von Seiten der Augen ist daher bei allen oto- und rhinogenen Prozessen
von größter Bedeutung, da etwaige Störungen wichtige lokaldiagnostische
Hinweise geben können. So ist z. B. von GRADENIGO ein Syndrom (Abducenslähmung mit Reizerscheinungen von Seiten des Trigeminus im Anschluß an
Otitis media) beschrieben worden, das auf einen umschriebenen entzündlichen
Prozeß der Felsbeinpyramidenspitze hindeutet.

Aus den anatomischen Verhältnissen ist es leicht abzuleiten, daß alle an der
Basis lokalisierten *Neubildungen* und *Meningitiden* außerordentlich häufig auch
die Augenmuskelnerven schädigen. Was die meningitischen Prozesse anbetrifft,
so ist es ja bekannt, daß Paresen der Augenmuskeln zu den Kardinalsymptomen
der *tuberkulösen Hirnhautentzündung* gehören, und zwar werden gerade schon
in den Anfangsstadien mit besonderer Häufigkeit Lähmungen des Rectus lateralis und des Levator palpebr. beobachtet. Pathologisch-anatomisch handelt
es sich dabei oft um entzündliche Infiltrationen der Nervenscheiden und der
intraneuralen Septen. Das gleiche gilt von der *syphilitischen Meningitis*. Die
Feststellung, ob es sich um eine Schädigung der Kernregion oder des peripheren
Nerven handelt, wird sich in vielen Fällen aus dem *Liquorbefunde* treffen lassen.
In diesem Zusammenhange kann auch erwähnt werden, daß das Symptom der
absoluten Pupillenstarre mehr für eine Affektion des Oculomotorius an der Basis
spricht. Von anderen basalen Prozessen ist noch die Thrombose des Sinus
cavernosus zu nennen, bei welcher ebenfalls Augenmuskelparesen beobachtet
wurden. Unter den *Geschwülsten* sind es die an der Basis der mittleren Schädel-

grube gelegenen Neubildungen, dann die Tumoren des Keilbeins, des Clivus usw., die zu ausgeprägten Lähmungen der Augenmuskeln durch Kompression der Nervenstämme führen können (Carcinome, Sarkome, Meningeome, Chordome usw.). Seltener sind es an der Basis entlang wachsende Gliome (Gliosarkome, Medulloblastome), wie man sie gerade im jugendlichen Alter antrifft; in solchen Fällen kann der Tumor, wie wir es mehrmals beobachteten, innerhalb der Hirnnerven, die dann beträchtlich verdickt sind, weiterwuchern. Praktisch wichtig ist die Tatsache,, daß Lähmungserscheinungen im Bereich des Oculomotorius, vor allem Sphincterlähmung (Mydriasis) und Ptosis bei Neubildungen im Schläfenlappen (Geschwülsten, Abscessen) lokaldiagnostisch große Bedeutung haben können. Bei Kleinhirnbrückenwinkeltumoren beobachtet man häufig eine gleichseitige Abducensparese. Augenmuskelparesen sind ja überhaupt bei allen *hirndrucksteigernden* Prozessen nicht selten, wobei es bekannt ist, daß der *Abducens* am *häufigsten* betroffen wird, Paresen dieser Art können sehr flüchtig und wechselnd sein, da sie weitgehend von den Schwankungen des Hirndrucks abhängig sind. Die Bewertung dieser nicht konstant nachweisbaren Augenmuskellähmungen für die Feststellung des Sitzes der Neubildung muß daher mit der größten Vorsicht erfolgen. Wahrscheinlich handelt es sich um Druckschädigungen der Nervenstämme durch die *Schwellung basaler Hirnteile*, wodurch es zu einer Verschiebung und Verdrängung gegen die widerstandsfähigeren Gefäße, gegen die Dura oder gegen den Knochen kommt. Bei der Obduktion entsprechender Gehirne kann man sich durch den Anblick der verlagerten und plattgequetschten, oft auch schon atrophischen Nervenstämme leicht davon überzeugen, daß Mechanismen dieser Art häufig wirksam sein müssen. Ähnliche Druckschädigungen der Nerven durch die starre Wand der basalen Gefäße oder durch Aneurysmen hat man auch bei den bei Hirnarteriosklersoe gelegentlich auftretenden peripherischen Augenmuskellähmungen nachgewiesen. Daß *Schädelbasisbrüche* garnicht selten zu Paresen der Augenmuskeln führen, ist leicht verständlich, wenn man die räumlichen Beziehungen zur Felsenbeinpyramide, welche von den Bruchlinien ja besonders häufig durchzogen wird, berücksichtigt. Es handelt sich dabei wohl meistens um Druckschädigungen durch basale Hämatome oder aber auch um eigentliche Blutungen in die Nervenstämme.

Der *Verlauf* der Augenmuskellähmungen hängt natürlich ganz von den ursächlichen Faktoren, insbesondere von der Art des Grundleidens ab. Die rheumatischen, die postinfektiösen und auch die toxischen Paresen haben im allgemeinen wohl eine günstige Prognose. Das gleiche gilt von der basalen luischen Meningitis.

Differentialdiagnostisch sind die Augenmuskellähmungen oft recht schwer zu beurteilen. Es ist immer genau zu beachten, ob es sich um *isolierte* Lähmungen einzelner Nerven oder Nervenzweige oder um *assoziierte (Blick-) Lähmungen* handelt. Immer ist auch an *zentrale* Prozesse zu denken, an die verschiedenen Formen der cerebralen Lues, an Tabes, Encephalitis epidemica, Polioencephalitis hämorrhagica (WERNICKE), vor allem auch an multiple Sklerose, bei welcher flüchtige Augenmuskelparesen — auch ohne retro-bulbäre Neuritis — als Frühsymptome recht häufig sind. Auch Tuberkulose und Neubildungen in der Brücke und Vierhügelgegend, besonders im jugendlichen Alter, sind zu berücksichtigen. Myasthenische Lähmungen sind für gewöhnlich an ihrer mehr regellosen Ausbreitung, an dem charakteristischen Wechsel in ihrer Intensität und an der guten Ansprechbarkeit auf Prostigmin leicht erkennbar; doch gibt es auch im Bereich der Augenmuskeln lokalisierte Myasthenien, bei denen die Paresen sehr stabil sein können. Auf die angeborenen und zum Teil erblichen Formen von Augenmuskelstörungen, die am häufigsten, und zwar oft doppelseitig, den Levator palpebr. und die Seitenwender der Bulbi betreffen und nicht ganz selten auch mit Symptomen von Seiten anderer Hirnnerven, z. B. doppelseitiger Facialisparese, verbunden sind, sei auch hier hingewiesen. In solchen Fällen hat man Muskeldefekte oder eine Aplasie der entsprechenden Kerngebiete gefunden.

Über die *Behandlung* ist nicht viel zu sagen: Bei den rheumatischen und toxischen Neuritiden hat man diätetische Maßnahmen, örtliche Wärmeanwendung in jeder Form, Schwitzprozeduren usw. empfohlen. Die elektrische Behandlung versagt, da eine wirksame Reizung der einzelnen Muskeln technisch nicht möglich ist. Rein symptomatisch wird man zur Ausschaltung der Doppelbilder Mattglasbrillen verordnen. Stationär gewordene Lähmungen kann man operativ angehen (Schieloperationen, plastische Korrektur einer Ptosis usw.).

Hier anzuschließen ist noch die Besprechung eines selteneren Krankheitsbildes, von dem freilich auch nicht sicher gesagt werden kann, ob es sich in allen Fällen um eine Affektion des peripherischen Nerven handelt: Die *periodische Oculomotoriuslähmung.* Das Leiden beginnt meist in der Jugend oder Kindheit mit anfallsweise auftretenden, halbseitigen Kopfschmerzen, die für gewöhnlich die charakteristischen Anzeichen der Migräne (Halbseitigkeit, Erbrechen und Übelkeit, Überempfindlichkeit gegen Sinnesreize aller Art) aufweisen, mitunter aber nicht nur Stunden, sondern sogar mehrere Tage anhalten können. Diese Attacken wiederholen sich nach längeren oder kürzeren Intervallen, bis sich eines Tages auf der Seite des Kopfschmerzes eine Oculomotoriuslähmung einstellt. Mit Einsetzen der Lähmung pflegt der Kopfschmerz zu verschwinden. Die Oculomotoriuslähmung kann in seltenen Fällen auch nur einige Äste (Levator palpebr., Binnenmuskeln) betreffen, für gewöhnlich aber ist sie vollständig. Ganz selten wurde dabei auch Hyperästhesie, aber auch Hypästhesie im 1. und 2. Quintusast beobachtet. Der Verlauf kann insofern verschieden sein, als sich die Augenmuskelparesen wieder völlig zurückbilden und bei den nächsten oder den nächstfolgenden Kopfschmerzattacken sich wiederholen können; in anderen Fällen kann die Lähmung für dauernd bestehen bleiben; es kommt auch vor, daß sie sich in Intervallen nur unvollständig zurückbildet, um sich bei jeder erneuten Attacke wieder für kurze Zeit zu verschlimmern (periodisch exacerbierende Oculomotoriuslähmung, Senator).

Über die *Entstehungsbedingungen* und die *Lokalisation* dieses Leidens ist nicht viel bekannt. Charcot sprach von „*ophthalmoplegischer Migräne*" und brachte mit dieser Bezeichnung zum Ausdruck, daß er an vasomotorische, der Migräne nahestehenden Störungen, dachte. Oppenheim hat die gleiche Auffassung vertreten. In der Tat erscheint die Annahme, daß Spasmen der Gefäße die Blutzufuhr zum Nerven vorübergehend abdrosseln und dadurch zu einer mehr oder weniger reversiblen Schädigung des Parenchyms führen, recht plausibel und Beobachtungen der letzten Jahre von nur Minuten langem Bestehen der Ophthalmoplegie im Anschluß an schwere Migräneanfälle sind nur geeignet, diese Auffassung von der vasomotorischen Entstehung des Leidens zu stützen (Tinel, Pakozdy, zitiert nach Bielschowsky). Von Mingazzini, von Moebius und anderen Autoren ist dieser Auffassung widersprochen worden, wobei man auf angebliche Unterschiede zwischen den bei der periodischen Oculomotoriuslähmung auftretenden Kopfschmerzen und der typischen Migräne hingewiesen hat. Differenzen dieser Art erscheinen aber nicht als wesentlich. Nicht ganz leicht mit dieser dem klinischen Bild nach recht plausiblen Theorie von der vasomotorischen Genese sind die wenigen Obduktionsbefunde in Einklang zu bringen; Weiss, Thomsen-Richter, Karplus, Shionoya stellten eine Schädigung des Oculomotoriusstammes, und zwar sowohl durch exsudative Prozesse als durch Neubildungen (Tuberkel, Fibrome, Neurome) fest. Nach Oppenheim ließe sich ein Zusammenhang in der Weise vorstellen, daß fortdauernde, sich oft wiederholende Zirkulationsstörungen exsudative Vorgänge wie auch fibröse Neubildungen im Nerven anregen könnten. Ob diese Hypothese sehr überzeugend erscheinen kann, sei dahingestellt. Indessen liegt wohl bei der Umschriebenheit des klinischen Erscheinungsbildes keine zwingende Notwendigkeit vor, etwa mit WILBRAND und SAENGER an seiner Bedeutung als eines Leidens eigener Art zu zweifeln.

4. Nervus trigeminus.

Der *Trigeminus* verläßt mit 2 Wurzeln die Brücke bzw., die ventrale Fläche des Kleinhirnschenkels, einer kleineren vorderen, die nur motorische Fasern enthält und einer größeren hinteren, die rein sensibel ist. Beide Wurzeln durchbrechen oberhalb der Spitze der Felsenbeinpyramide, seitlich vom N. abducens, die Dura; im sog. Cavum *Meckelii* bildet die hintere und größere, sensible Wurzel das Ganglion Gasseri, aus welchem die 3 Äste des Quintus entspringen. Die vordere motorische Wurzel zieht an der unteren Fläche des Ganglion, ohne nervöse Verbindungen mit ihm einzugehen, vorbei und mündet erst jenseits des Ganglions in den 3. Ast ein.

Der 1. Ast, *Nervus ophthalmicus* verläuft durch die Fissura orbit. sup. und teilt sich in drei Äste: N. nasociliaris, N. frontalis und N. lacrimalis. Mit dem 1. Ast ziehen Sympathicusfasern für den M. dilat. pup. sowie für die glatten Lidmuskeln zum Ganglion ciliare. Vom 1. Ast werden versorgt: Die Kopfhaut von der Lidspalte bis zur Scheitelhöhe, ein kleiner Bereich der Haut am Nasenrücken, ferner Bindehaut, Hornhaut, Iris, Schleimhaut der Stirnhöhle und ein Teil der Nasenscheimhaut (doch findet innerhalb des Cavum nasi eine weitgehende Überlagerung mit dem 2. Ast statt). Über die Innervation der Tränendrüse herrscht keine einheitliche Auffassung. Viele Autoren (z. B. FOERSTER) nehmen an, daß die sekretorischen Fasern für die Glandula lacrimalis in erster Linie aus dem N. intermedius stammen, von ihm aus über den N. petros. superfic. maj. zum Ganglion sphenopalatinum gelangen und erst von hier aus durch den 1. Trigeminusast erreichen. Ob sich der Trigeminus in der Weise an der Tränendrüseninnervation beteiligt, daß er die sekretorischen Fasern in seinem ganzen Verlauf und schon in den Wurzeln enthält, ist strittig. Nicht zweifelhaft dagegen ist die Mitbeteiligung des Sympathicus. Vom 1. Quintusast wird ferner das Tentorium sensibel versorgt.

Der 2. Ast, *Nervus maxillaris* verläuft in der lateralen Wand des Sinus cavernosus durch das Foramen rot. zur Flügelgaumengrube, von hier aus durch die Fissura orbit. inf. zum Boden der Augenhöhle und gelangt aus dem Canalis infraorbit. durch das gleichnamige Foramen nach außen. Seine wichtigsten Äste sind: N. meningeus, der die Dura der vorderen Schädelgrube versorgt, N. zygomaticus, N. infraorbitalis mit den Nn. alveolares superiores, und die Nn. sphenopalatini, deren Beziehungen zum gleichnamigen Ganglion erwähnt.

Vom 2. Ast werden versorgt: die Gesichtshaut von der Lidspalte bis zur Mundspalte die Schleimhaut der Nase, der Oberlippe, des Oberkiefers, der Oberkieferhöhle, des harten Gaumens, sowie die Zähne des Oberkiefers. Nach FOERSTER ist bei Läsion des Maxillaris der weiche Gaumen nicht immer betroffen, die Uvula bleibt stets verschont. Sensible Störungen im Bereich der Nasenschleimhaut werden nur bei kombinierter Lähmung des 1. und 2. Astes beobachtet (FOERSTER). Hinsichtlich des Verlaufs der Geschmacksfasern besteht keine Übereinstimmung. ERB, SCHIFF u. a. nahmen bekanntlich an, daß die aus der Chorda stammenden Fasern durch Vermittlung des N. petrosus superfic. maj. in den 2. Quintusast gelangen. Diese Auffassung wird von der Mehrzahl der Autoren geteilt. Von anderer Seite (ZIEHL und MÜLLER) wurde gelehrt, daß diese Fasern in den 3. Quintusast oder (BRÜCKE) überhaupt in den Glossopharyngeus übertreten.

Der 3. Ast, *Nervus mandibularis*, setzt sich zusammen aus einer *sensiblen*, aus dem Ganglion Gasseri stammenden Wurzel und der *motorischen* Portio minor. Es handelt sich also um einen *genmischten* Nerven. Der Mandibularis tritt durch das For. ovale durch, entsendet rückläufig durch das For. spinosum den gleichnamigen Nerven, der zusammen mit der A. mening. media sich in die Dura ausbreitet und diese in der mittleren Schädelgrube versorgt. Die Hauptäste sind: Die Nn. masticatorius, auriculotemporalis, alveolaris inf. und lingualis. Die sensible Ausbreitung des 3. Astes erstreckt sich auf die Haut der Kinngegend bis zum Mundwinkel sowie auf eine sich daran anschließende zipfelförmige nach oben bis zur Schläfe reichende Zone, weiterhin auf die Schleimhaut der Unterlippe, Wange, der vorderen zwei Drittel der Zunge, auf das Zahnfleisch und die Zähne des Unterkiefers sowie auf den Boden der Mundhöhle. Ferner versorgt der 3. Quintusast den äußeren Gehörgang und das Trommelfell, soweit diese Bereiche nicht dem Auricularis vagi angehören. FOERSTER fand allerdings bei Läsion des 3. Astes den Gehörgang immer unbeteiligt, desgleichen die Ohrmuschel. Motorisch innerviert der 3. Ast die Mm. masseter, temporalis, pterygoideus ext. und int., mylohyoideus und digastricus (vorderer Bauch), ferner die Mm. tensor veli pal. und tensor tympani.

Wie dem *Ophthalmicus* das *Ganglion ciliare*, dem *Maxillaris* das *Ganglion sphenopalatinum*, so gehören dem *Mandibularis* das *Ganglion oticum* und das *Ganglion submaxillare* an.

Der Trigeminus übernimmt die *sensible Versorgung des Gesichts*. Über die Angrenzung seines Gebietes orientieren einmal die Ergebnisse der anatomischen Untersuchung (Frohse u. a.), zum andern aber hat man an Kranken, bei denen das Ganglion Gasseri operativ entfernt war, diese Ergebnisse klinisch nachprüfen können (Cushing, F. Krause und Davies). Es hat sich dabei im Wesentlichen eine Übereinstimmung herausgestellt, wenn auch die einzelnen Äste untereinander und das ganze Quintusgebiet mit dem Versorgungsbereich der Cervicalnerven Überlagerungen aufweisen. Es bestehen auch individuelle Verschiedenheiten, z. B. in der Ausdehnung des Bezirks des N. auricularis magn., von dem die Regio parotideomasseterica versorgt wird. Nach Zander haben auch die median gelegenen Gebiete durch solches Übergreifen eine doppelseitige Versorgung. Nach hinten wird das vom Quintus innervierte Gebiet durch die sog. Scheitel-Ohrlinie abgegrenzt. Als wichtig ist noch hier hinzuzufügen, daß auch die gesamte Tiefensensibilität im Bereich der mimischen und der Kaumuskulatur sowie des Kiefergelenks durch den Quintus geleitet wird.

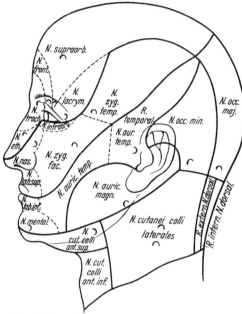

Abb. 4. Die sensiblen Versorgungsgebiete des Kopfes. (Nach Hasse.)

Bei Schädigung des ersten Astes erfolgt eine Abschwächung oder Aufhebung des *Hornhaut- und Bindehautreflexes*. Die Anästhesie der Nasenschleimhaut bei Läsion des 1. und 2. Astes führt zu einer Aufhebung der Abwehrreflexe und der Tränensekretion nach Darreichung von Reizstoffen (Ammoniak). Bei doppelseitiger Trigeminuslähmung fehlt der *Unterkieferreflex*.

Die bei Schädigung des gesamten Quintus oder seiner einzelnen Äste auftretenden sensiblen Störungen sind aus den oben gemachten Bemerkungen sowie aus den Abbildungen ersichtlich (vgl. Abb. 4—6).

Bei dem *Ausfall der motorischen Funktionen* handelt es sich im Wesentlichen um eine Störung des Kauaktes. Die Senkung des Unterkiefers beim Mundöffnen erfolgt nicht etwa als Scharnierbewegung um eine Drehachse, die durch den Gelenkkopf des Unterkiefers geht; vielmehr gleitet normaler Weise der Gelenkkopf schon zu Beginn der Bewegung (wie man sich durch Abtasten jederzeit leicht überzeugen kann) nach vorn über den Gelenkhöcker, wobei er aus der Pfanne etwas herausgezogen wird. Die Drehung erfolgt also um eine Achse, die durch einen Punkt nahe dem hinteren Rande des aufsteigenden Unterkieferastes gelegt zu denken ist (Braus). Diese Verschiebung des Unterkiefers nach vorn, die zu einer ausgiebigen Mundöffnung unerläßlich ist, wird durch die Mm. pterygoidei extt. besorgt. Der Kieferschluß erfolgt durch die Wirkung des Temporalis des Masseter und des Pterygoid. int.

Bei *einseitiger Kaumuskellähmung* sind die Funktionsstörungen praktisch nicht sehr erheblich. Der Kieferschluß ist auf der betroffenen Seite schwächer, die eben genannten Muskeln spannen sich nicht an; bei längerem Bestehen der Lähmung macht sich die Atrophie des Masseter und Temporalis in einem Eingesunkensein der entsprechenden Partien des Gesichts bemerkbar, Entartungsreaktion ist unter Umständen ohne Schwierigkeiten nachzuweisen. Beim Mundöffnen findet auf der Seite der Lähmung infolge Ausfalls des Pterygoid. ext. nur eine Scharnierbewegung im Gelenk statt, der Kiefer bleibt also auf dieser Seite zurück, während er auf der gesunden Seite in normaler Weise nach vorn gezogen wird (KRAMER). Da der Pterygoideus ext. bei einseitiger Wirkung einen medianwärts gerichteten Zug ausübt, weicht der Unterkiefer nach der Seite der Lähmung ab, und zwar um so mehr, je weiter der Mund geöffnet wird. Die seitlichen Bewegungen des Unterkiefers erfolgen durch abwechselndes Anspannen der Pterygoidei extt., es folgt daraus, daß bei einseitigem Ausfall

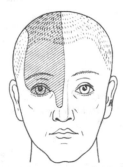 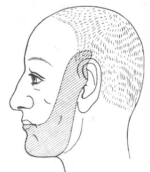

Abb. 5. Sensibilitätsstörung im 1. Ast des Trigeminus. (Nach KRAMER.) Abb. 6. Sensibilitätsstörung im 3. Ast des Trigeminus. (Nach KRAMER.)

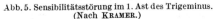

der Kaumuskulatur der Unterkiefer nur nach der Seite der Lähmung verschoben werden kann.

Bei *doppelseitiger Kaumuskellähmung* hängt der Unterkiefer herab, der Mund kann nicht geschlossen werden (KRAMER). Eine gewisse Hebung des Unterkiefers kann aber noch durch Anspannung der Lippenmuskulatur erfolgen. Die Mundöffnung verläuft als Scharnierbewegung, also ganz unausgiebig; sie geschieht passiv durch die Schwerkraft, aktiv — und zwar mit ganz beachtlicher Kraft — durch Anspannung der vom Zungenbein zum Unterkiefer ziehenden Muskeln. Das Kauen ist unmöglich, das Schlucken ist infolge des mangelhaften Mundschlusses sehr erschwert.

Die Lähmung des Mylohyoideus und des vorderen Bauches des Digastricus kann nicht selten durch eine tastbare Erschlaffung des Mundbodens sowie auch durch den Nachweis einer Veränderung der elektrischen Erregbarkeit festgestellt werden. Der Ausfall des Tensor veli palat. kann dazu führen, daß auf der Seite der Lähmung der hintere Gaumenbogen ein wenig tiefer steht; es handelt sich hier jedoch nicht um einen regelmäßigen Befund, da individuelle Differenzen hinsichtlich des Anteils des Glossopharyngeus an der motorischen Innervation des weichen Gaumens vorkommen. Auf den Ausfall des Tensor tympani wurde das in einigen Fällen von Exstirpation des Ganglion Gasseri beobachtete Ohrensausen (F. KRAUSE, CUSHING) zurückgeführt.

Zu erwähnen ist noch, daß der Ausfall der Sensibilität bei Trigeminusläsion auch die vom *Facialis* innervierten Gesichtsmuskeln in ihrer Funktion beeinträchtigen kann; die Muskulatur ist oft schlaffer, die mimischen Bewegungen sind infolge der Störung der Muskelempfindung in gewisser Weise unkoordiniert.

Von den *ursächlichen Bedingungen*, unter denen es zu einer Schädigung des peripheren Trigeminus kommen kann, sind in erster Reihe basale Prozesse aller Art zu nennen, insbesondere Hirntumoren, die von der Basis ihren Ausgang nehmen oder dort eine Druckschädigung ausüben (Geschwülste des Kleinhirn-brückenwinkels, des Schläfenlappens, der Sellagegend, vom Felsenbein aus-gehende Neubildungen, usw., häufig auch basale Carcinome, die vom Epipharynx aus nach oben durchbrechen). Tumoren, die vom Keilbein oder der Oribita ausgehen, befallen mitunter nur den ersten Ast. Seltener als Neubildungen sind es chronische entzündliche Prozesse an den Meningen, Aneurysmen oder Basisbrüche. Es ist nicht möglich, alle ursächlich wirksamen Prozesse hier im einzelnen aufzuführen. Im Verlauf der Polyneuritis wird der Quintus verhältnis-mäßig selten mitbetroffen. Erwähnenswert ist noch die Beobachtung von Plessner über eine elektive Schädigung des Quintus bei Trichloräthylver-giftung, weil diese Beobachtung später die Veranlassung zu der Chlorylen-behandlung der V-Neuralgie gegeben hat, ein Verfahren freilich, das die ur-sprünglichen Erwartungen dann doch enttäuschte.

Von allen Affektionen des Trigeminus ist praktisch am wichtigsten die **Trigeminusneuralgie**, von der wir dann sprechen, wenn ein Krankheitsbild vorliegt, das durch anfallartig auftretende Schmerzen im Versorgungsgebiet (Haut und Schleimhäute) aller oder nur einzelner Äste des Quintus gekennzeichnet ist. Was die Symptomatologie anlangt, so werden die Schmerzen meistens als reißend, bohrend oder brennend geschildert und je nach dem Befallensein der verschiedenen Äste in die Versorgungsgebiete der betreffenden Nerven lokalisiert. Bei der *Neuralgie des 1. Astes*, die nach Bernhardt die Mehrzahl der Fälle ausmacht, (während andere Autoren wie z. B. Kulenkampff oder Wexberg eine echte Neuralgie des 1. Astes als selten ansehen), wird besonders häufig der Supraorbitalis betroffen, der Schmerz sitzt dann über dem Auge und strahlt über die Stirn zur Scheitelhöhe aus. In anderen Fällen, bei denen der ganze 1. Ast in Mitleidenschaft gezogen ist, wird der Schmerz außerdem noch in oder hinter das Auge, sowie in die Lider und auf den Nasenrücken verlegt. Bei der *Neuralgie des 2. Astes*, die nach Wexberg die häufigste ist, klagen die Kranken über die heftigsten Schmerzen im Oberkiefer und vor allen Dingen in den Oberkieferzähnen, was oft dazu Veranlassung gibt, daß sie den Zahnarzt auf-suchen, von dem dann in der Regel ein Zahn nach dem anderen als vermeintlicher Ausgangspunkt des Schmerzes entfernt wird. Auch bei der *Neuralgie des 3. Astes* ist häufig der Nervus alveolaris, hier also der untere, befallen und dement-sprechend ziehen die Schmerzen meistens entlang der Zahnreihe im Unterkiefer, können aber auch, nach der Ausbreitung des N. mandibularis, in das Kinn, die Schläfe und die Ohrgegend ausstrahlen. Mitunter wird auch beobachtet, daß zunächst nur ein Ast betroffen ist, daß aber bei längerer Dauer des Leidens noch ein zweiter oder sogar alle Äste ergriffen werden; dabei kann dann der Schmerz sich in der ganzen Gesichtsseite ausbreiten.

Die *Schmerzattacken* treten für gewöhnlich mit großer Plötzlichkeit auf und pflegen einige Minuten, mitunter sogar nur kürzer anzuhalten. Seltener sind Zustände von länger anhaltendem Dauerschmerz, die von anfallsweise auftreten-den Exacerbationen begleitet sein können. Zwischen den einzelnen Schmerz-anfällen sind die Kranken oft, aber keineswegs immer, schmerzfrei, die Dauer des Intervalles schwankt natürlich in den einzelnen Fällen. Es gibt Kranke, bei denen ein Anfall dem anderen folgt, und solche, die täglich — oder auch noch seltener — einen oder einige Anfälle haben. Wenn die Schmerzen häufig auch ganz spontan auftreten, so erfährt man von den Kranken doch recht oft, daß bestimmte Faktoren als *auslösende Reize* zu wirken imstande sind. Insbesondere sind hier Kieferbewegungen beim Sprechen und beim Kauen zu nennen, die manchmal mit solcher Regelmäßigkeit Schmerzanfälle auslösen, daß die Kranken nach Möglichkeit jedes Sprechen und jede Nahrungsaufnahme, von flüssigen Speisen abgesehen, vermeiden. Auch Berührungen der Gesichtshaut und thermische Einwirkungen (Luftzug, Temperaturwechsel) können solche auslösenden Reize darstellen.

Die *objektiven Symptome* sind bei der Trigeminusneuralgie bekanntlich recht gering. Zuweilen wird eine Hyperästhesie, seltener eine Hypästhesie, im Bereich des betroffenen Astes angegeben, gelegentlich — vor allem im Anfall — findet sich auch eine Druckschmerzhaftigkeit des Nerven, je nach dem Sitz der Neuralgie am Austrittspunkt des Supraorbitalis oder des Ethnoidalis, am Foramen infraorbitale oder aber, meist weniger ausgeprägt, am Foramen mentale. Der Cornealreflex ist nicht gestört. Während des Anfalles können Tränen- und Speichelfluß, gesteigerte Sekretion der Nasenschleimhaut, Gesichtsröte und Schweißausbruch auftreten. Aller Wahrscheinlichkeit nach handelt es sich hierbei um reflektorisch auf dem Wege über die Reizung des Quintus ausgelöste Symptome; andererseits sind Fälle beschrieben worden (PETTE), bei denen solche Erscheinungen dem Anfall vorausgingen, und Beobachtungen dieser Art haben mit dazu geführt, die Trigeminusneuralgie ursächlich auf vasovegetative Störungen zurückzuführen. Reflektorischen Ursprungs sind auch die zuweilen während des Anfalles auftretenden motorischen Entladungen, die sich in einem schmerzhaften Verziehen des Gesichtes, in Zuckungen und tonischer Anspannung der Gesichtsmuskeln („Tic douloureux") äußern können.

Über die *ursächlichen Faktoren*, denen bei der Entstehung der Trigeminusneuralgie Bedeutung zukommt, wissen wir immer noch recht wenig. Wie überhaupt bei allen neuralgischen oder neuritischen Prozessen ist zweifellos wohl eine *besondere Veranlagung* anzunehmen, ohne daß sich über die Art dieser Disposition etwas Näheres aussagen ließe. Manches scheint dafür zu sprechen, daß es sich meistens um Individuen handelt, bei denen das Vasomotorium eine besondere Labilität aufweist. Die klinischen Beobachtungen legen ferner nahe, daß *Stoffwechselstörungen* (Diabetes, Gicht), Intoxikationen (Alkohol, Blei, Nikotin) und *Infektionskrankheiten* (Grippe, Lues, vor allem Malaria) ursächlich eine gewisse Rolle, wenn auch wohl nur im Sinne eines zusätzlich wirksamen Faktors, spielen können. Früher sind auch *Intoxikationen*, die vom Magendarmkanal ausgehen sollen, für ätiologisch bedeutsam gehalten worden. Oft bestritten, aber doch wohl nicht zweifelhaft ist ein Zusammenhang mit *arteriosklerotischen* Prozessen. Eine solche Annahme erscheint um so berechtigter, als man auf Grund neuerer Forschungen ja gerade vasomotorischen Faktoren einen Einfluß auf die Entstehung von Neuralgien zuerkennen muß. Klinisch belegt wird dieser Zusammenhang auch durch die Erfahrung, daß die Trigeminusneuralgie verhältnismäßig häufig erst im höheren Lebensalter auftritt und garnicht so selten durch Jodkali günstig beeinflußt werden kann.

In jedem Falle ist nach *örtlich umschriebenen infektiösen Prozessen in der Nähe des Nerven* zu fahnden. Hier kommen vor allem in Betracht: Erkrankungen der Nebenhöhlen, der Nase, des Ohres, der Mandeln und der Zähne (senile Rückbildung der Kiefer, Cysten, Exostosen, Caries, Periostitis der Alveolen, zahnlose Kiefer). Die ursächliche Bedeutung solcher Krankheitsprozesse geht in manchen Fällen — es ist aber nicht die Mehrzahl — schon daraus hervor, daß bei ihrer Beseitigung auch die Neuralgie abklingt. Möglicherweise handelt es sich dann um Affektionen des Nerven innerhalb der Knochenkanäle durch periostitische Schwellungen oder dergleichen. SPITZER hat im Tierversuch eine Pulpitis hervorgerufen und feststellen können, daß sich anschließend eine aufsteigende Neuritis des N. mandibularis mit Infiltraten und degenerativen Veränderungen im Nervenstamm, ja sogar im Ganglion Gasseri, entwickelte. Daß selbstverständlich

alle möglichen umschriebenen Prozesse im Bereich des Ganglion oder der Äste
zum Bilde der Trigeminusneuralgie führen können, bedarf kaum der Erwähnung. Zu nennen sind auch hier die basal gelegenen Geschwülste (des Keilbeins, der Sella, des Kleinhirnbrückenwinkels), Meningitiden, Aneurysmen
oder andere arteriosklerotische Veränderungen der Carotis oder der A. basilaris
(Pappenheim, Veraguth usw.). Diese sog. *symptomatischen Quintusneuralgien*
pflegen indessen von vornherein nicht das typische Gepräge der eigentlichen
echten Neuralgie aufzuweisen und verraten ihre wahre Natur bald durch den
weiteren Verlauf und das Auftreten anderer Krankheitszeichen.

Hinsichtlich der *Pathogenese* der Trigeminusneuralgie ist in letzter Zeit
immer mehr die schon von Quincke aufgestellte Hypothese in den Vordergrund
getreten, daß es sich dabei um eine Störung der *vasomotorischen* Regulation
innerhalb des Nerven bzw. des Ganglions handele (s. Kulenkampff, Wexberg
u. a.). Man hat an angiospastische Zustände der das Ganglion versorgenden
Gefäße gedacht, hat von vasomotorischen Krisen oder von einer vasomotorischen
Neurose gesprochen und hat auch entsprechende anatomische Veränderungen,
nämlich Hypertrophie der Muscularis der Arterien des Ganglions, zu finden
geglaubt (Hughes). Im übrigen lassen die anatomischen Untersuchungen bisher weitgehend im Stich, da es sich meistens um Material gehandelt hat, das von
vorher operierten oder mit Einspritzungen behandelten Kranken stammte.
So vage bis jetzt unsere theoretischen Vorstellungen über das Wesen der
Trigeminusneuralgie sind, so wenig wissen wir auch darüber, in welchem Bereich
der Nervenbahn die ursächlichen Faktoren angreifen. Die chirurgisch-thera-
peutischen Methoden haben jedenfalls gezeigt, daß wohl nicht so sehr die peripheren Nerven als das Ganglion selbst und die zentral davon gelegenen Abschnitte
des Nerven in Frage kommen. Inwieweit peripher ansetzende Reize eine notwendige Bedingung des Auftretens von Anfällen sind, ist noch durchaus strittig.

Die *Diagnose* ist, sofern es sich um typische und ausgeprägte Krankheitsbilder handelt, nicht schwierig. Immer ist mit der Möglichkeit einer sog. symptomatischen Neuralgie zu rechnen und alle die oben genannten ursächlichen
Faktoren sind deshalb in Erwägung zu ziehen. Wichtig ist die Beachtung der
Tatsache, daß bei der echten Trigeminusneuralgie die Schmerzen in ausgesprochener Weise anfallweise auftreten, während bei den Nebenhöhlenerkrankungen,
die recht häufig als Neuralgien verkannt werden, der Schmerz mehr anhaltend
ist und bekanntlich meist erst in den Vormittagsstunden auftritt, um gegen Abend
wieder zu verschwinden. Auch sind bei den Nebenhöhlenerkrankungen nicht
nur die Austrittsstellen des Trigeminus, sondern immer der ganze Bereich
der Stirn- bzw. Oberkieferhöhle druck- und klopfempfindlich. Daß sorgfältigste
Untersuchung von Hals, Nase, Nebenhöhlen, Ohren und Zähnen (unter Zuhilfenahme der Röntgendiagnostik) in allen Fällen eine Notwendigkeit darstellt,
ist selbstverständlich. Daß jeder Kranke, auch wenn scheinbar an der Diagnose
einer typischen Trigeminusneuralgie irgendwelche Zweifel nicht bestehen, auch
neurologisch eingehend untersucht werden muß, ist zu erwähnen nicht überflüssig, da in der Praxis nicht ganz selten gegen diesen Grundsatz verstoßen
wird, bis sich dann später die symptomatische Natur der Neuralgie immer klarer
herausstellt. Bei Ophthalmicusneuralgie ist unter Umständen auch auf Glaukom
zu fahnden. Verwechslungen mit atypischen Migräneanfällen sollten bei genauer
Erhebung der Vorgeschichte und exakter Befragung des Kranken nicht vorkommen.

Über den *Verlauf* läßt sich etwas Allgemeines kaum aussagen. In der Mehrzahl
der Fälle von echter Quintusneuralgie handelt es sich um ein chronisch verlau-
fendes Leiden, das meist die Tendenz zu allmählicher Verschlimmerung, was
die Häufigkeit und Intensität der Anfälle anlangt, aufweist. Es kommen aber

auch spontane Schwankungen und Remissionen vor. Neuralgien, die durch Prozesse in den Nebenhöhlen, in den Zähnen usw. ausgelöst werden, können nach Beseitigung des Grundleidens rasch zur Abheilung kommen. Im übrigen richtet sich der Verlauf natürlich weitgehend nach den therapeutischen Maßnahmen. Die bei schweren Formen auftretenden Schmerzen gehören zu den heftigsten, die es gibt. Selbstmorde waren namentlich früher, vor der Existenz wirksamer Behandlungsmethoden, nicht selten und kommen auch heute noch vor. So beobachteten wir vor Jahren eine Paralytikerin, die im Anschluß an eine Malaria-kur eine Trigeminusneuralgie bekam, welche auch nach Durchschneidung des Nerven an der Basis sich nicht besserte; die Kranke, deren paralytische Störung übrigens gut remittiert war, machte ihrem Leben durch Erhängen ein Ende.

Die *Behandlung der Trigeminusneuralgie* stellt oft eine recht schwierige Aufgabe dar. In frischen Fällen, bei akutem Auftreten des Leidens, wird man zunächst Schwitzprozeduren, Glühlichtbäder, Hautreizmittel, warme Packungen, Diathermie und Kurzwellenbestrahlungen versuchen und gleichzeitig die Wirkung dieser physikalischen Behandlungsmethoden noch durch entsprechende antineuralgische Mittel (Salicylpräparate aller Art, insbesondere Aspirin, Pyramidon, Chinin, Phenacetin usw.) unterstützen können. Im einzelnen Falle läßt sich nie voraussagen, welche Behandlung am ehesten anschlägt und es ist daher notwendig, verschiedene Verfahren zu erproben. Von medikamentösen Behandlungsweisen sei hier noch die Aconitinkur (KRAUSE) erwähnt, von der man gelegentlich Gutes sehen soll, während das Chlorylen (inhaliert oder innerlich gegeben: PLESSNER, KRAMER) die Erwartungen doch enttäuscht hat. Von anderer Seite wurde Einatmung von Amylnitrit im Anfall empfohlen. Daß in solchen Fällen, bei denen arteriosklerotische Prozesse als ursächliche Faktoren in Frage kommen, Jodkali, gegebenenfalls in Verbindung mit Pyramidon, mitunter recht wirksam sein kann und jedenfalls immer versucht werden sollte, wurde schon erwähnt. Ältere Autoren, insbesondere GUSSENBAUER, haben die Darreichung von Abführmitteln (Kalomel) empfohlen und diese Maßnahmen sollten in solchen Fällen, bei denen eine Obstipation an autotoxische Vorgänge im Darm denken läßt, zur Anwendung gelangen. Wie bei anderen Neuralgien kann man natürlich auch hier von der elektrischen Behandlung Gebrauch machen; vor allem kommt die stabile Galvanisation in Betracht. Auch von der Kataphorese anästhesierender oder antineuralgischer Mittel kann man manchmal Erfolge erwarten. Nicht dringend genug kann dagegen von der Darreichung des Morphins gewarnt werden, da angesichts des chronischen Verlaufs der Trigeminusneuralgie die Gefahr des Morphinismus immer außerordentlich hoch ist. Dank anderer schmerzstillender Mittel, wie z. B. Tachalgan, Cibalgin per inj. usw., wird man so gut wie immer ohne Morphin und seine Derivate auskommen können. Nur dann wird man sich zu einer vorübergehenden Anwendung von Morphium oder Pantopon entschließen dürfen, wenn alle anderen Mittel versagen und wenn zu erwarten ist, daß die betreffenden Kranken in kurzer Zeit durch einen chirurgischen Eingriff von ihren Schmerzen befreit werden.

Von WILMS wurde 1918 die *Röntgentiefenbestrahlung* empfohlen und seitdem hat eine Reihe von Autoren wie z. B. H. MÜLLER, F. K. WALTER, BREIT-LÄNDER, MARBURG und SGALITZER, über günstige Einwirkungen berichtet. Auch in unserer Klinik (Nervenklinik der Charité) sind zahlreiche Kranke durch ALBRECHT und RÜSKEN in dieser Weise behandelt worden. Nach unseren Erfahrungen sind die Erfolge im allgemeinen recht gut, besonders wenn es sich um frische Neuralgien handelt. Es gelingt in mehr als der Hälfte der Fälle eine Heilung zu erreichen; sind die Kranken schon lange Zeit vorbehandelt, d. h. ist die Neuralgie sehr hartnäckig und schon chronisch, so sind die Erfolge natürlich weniger gut. Die Bestrahlung des Ganglions wird von 3—4 Feldern aus (auf jedes Feld etwa $^1/_3$ HED) vorgenommen und muß gegebenenfalls einige Male — man gibt bis zu 3 Serien — wiederholt werden. Unmittelbar nach der Bestrahlung kann zunächst infolge der Reizwirkung der Strahlen eine vorübergehende Verstärkung der Schmerzen auftreten. Rezidive kommen natürlich auch bei dieser Behandlungsweise vor.

In allen Fällen frischer Erkrankungen wird man, wie gesagt, zunächst die eben aufgeführten konservativen Behandlungsmethoden versuchen. Es bleiben aber genug Fälle übrig, in denen das Leiden chronisch geworden ist und jeder Behandlung hartnäckig trotzt. Hier sind dann *chirurgische Maßnahmen* angezeigt. Je nach Lage des Falles wird man dabei individuell vorgehen müssen. Handelt es sich um eine isolierte Neuralgie eines der drei Quintusäste, so ist zunächst der Versuch mit einer *Einspritzung in den peripheren Nervenstamm* zu machen, wobei man nach SCHLOESSER, der dieses Verfahren 1903 angegeben hat, einige Kubikzentimeter 70—80%igen Alkohol — meistens nach vorheriger Anästhesierung des Nerven — in den Nerven innerhalb seines Austritts aus dem For. supraorbitale usw. einspritzt. Der Eingriff ist harmlos, hilft zunächst so gut wie immer und nicht ganz selten auch für dauernd (PATRICK, ALEXANDER usw.). Andere Autoren begnügen sich mit der Einspritzung lediglich anästhetisch wirkender Mittel wie z. B. Novocain-Adrenalin, Eucain usw. Diese Injektionen sind gegebenenfalls nach einiger Zeit zu wiederholen. Wesentlich eingreifender und technisch viel schwieriger sind die *Injektionen* in den Trigeminus an der Basis oder in das *Ganglion Gasseri*, die auf dem Wege durch das Foram. ovale erfolgen. HÄRTEL geht freihändig in der Richtung der ,,Trigeminusachse", die gegenüber dem zweiten oberen Molarzahn an der Wange die Gesichtshaut schneidet, mit der Nadel ein und injiziert, nachdem der richtige Sitz der Kanüle durch Messungen und durch Kontrolle vor dem Röntgenschirm sichergestellt ist, 0,3—0,5 ccm 70—80%igen Alkohol. Mit dieser Methode, deren technische Einzelheiten aus den Originalveröffentlichungen zu ersehen sind, haben HÄRTEL und zahlreiche Nachuntersucher, wie KULENKAMPFF, W. FELIX und andere über 50% Dauerheilungen erzielen können. Gewisse Nachteile des HÄRTELschen Verfahrens sind darin gegeben, daß diese Methode in besonderem Maße von der individuellen Übung und Geschicklichkeit des Operateurs abhängig ist. Die Verödung des Ganglions ist, wie ZENKER betont, nicht immer ganz ausreichend und bei Verwendung größerer Mengen (über 1 ccm) von Alkohol besteht die Gefahr einer Ausbreitung im Bereiche des Cavum Meckelli und darüber hinaus in die hintere Schädelgrube. Demgegenüber stellt das Verfahren von KIRSCHNER ohne Zweifel einen entscheidenden Fortschritt dar: Die Einführung der Nadel durch das Foramen ovale in das Ganglion, und zwar in bestimmte Bereiche desselben, erfolgt durch einen ingeniös erdachten Zielapparat wesentlich leichter und mit sehr viel größerer Sicherheit und die Anwendung der Elektrokoagulation erlaubt in höherem Maße eine umschriebene und dabei vollständige Zerstörung bestimmter Anteile des Ganglions als dies bei Verwendung von Alkohol im Allgemeinen möglich ist. Das Wesentliche der Apparatur besteht in einer am Kopfe des Kranken befestigten, um mehrere Achsen bewegbaren Zielvorrichtung, die es ermöglicht, daß die Nadel auch von verschiedenen Ausgangsstellungen aus mit ihrer Spitze zwangsläufig stets auf das Foramen ovale — als dem Mittelpunkt einer idealen Kugelfläche — gerichtet bleibt (Einzelheiten der Konstruktion des Apparates und der zu seiner richtigen Anlegung erforderlichen Berechnungen können hier nicht wiedergegeben werden). Die Punktion kann supra- und inframandibulär (vgl. Abb. 7 und 8) erfolgen. Zahlreiche Versuche an der Leiche haben ergeben, daß es gelingt, bei verschiedener Punktionsrichtung und Tiefeneinstellung jeweils bestimmte Abschnitte des Ganglions und seiner Äste zu erreichen. Der inframandibuläre Weg wird dann eingeschlagen, wenn es darauf ankommt, die Leitungsbahnen vornehmlich des 3. Astes zu zerstören, der ganglionäre Anteil des zweiten Astes wird dagegen besser durch die supramandibuläre

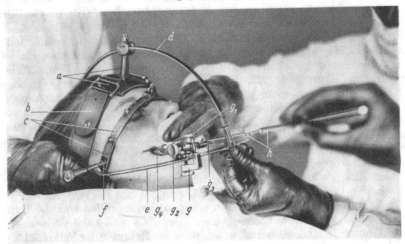

Abb. 7. Supramandibuläre Punktion. *a* Stirnplatte mit Haltezapfen. *b* Gummiband. *c* Haltebügel mit gummibelegten Metallbacken. *d* Feststellspange. *e* Zielbügel. *f* Zielbügelspitzen. *g* Führungsschlitten. 1 Schraube zur Änderung der senkrechten Richtung. 2 Schraube zur Änderung der waagerechten Richtung. 3 Zentimeterskala zur Bestimmung der Tiefe. 4 Führungsrohr. *h* Punktionsspieß mit Bremsreiter. (Nach ZENKER.)

Punktion getroffen; dringt man auf diesem Wege noch tiefer ein, so kann — was im Allgemeinen ja vermieden werden soll — eine Ausschaltung auch des

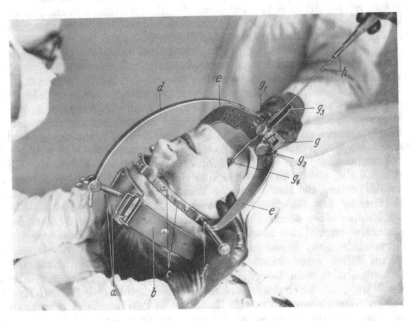

Abb. 8. Inframandibuläre Punktion. Bezeichnungen wie Abb. 7. (Nach ZENKER.)

ersten Astes erfolgen. Der Eingriff selbst kann in Evipan-Narkose ausgeführt werden, doch ist dies, wie wir aus Erfahrungen an unseren eigenen Kranken

sagen können, nicht notwendig und wohl auch nicht immer zweckmäßig. Kirschner hat früher im Anschluß an die Koagulation zusätzlich noch Alkohol injiziert,
ist aber davon wieder abgekommen, da der vorübergehende, durch die Diffusion
des Alkohols hervorgerufene Sensibilitätsausfall zu Trugschlüssen über das
Gelingen der Koagulation führen kann. Von allgemeinen Interesse sind auch
einige statitische Angaben über das Krankenmaterial Kirschners, die wir der
jüngst erschienenen Abhandlung von Zenker entnehmen. Von 1930—1937
wurden von Kirschner 362 Kranke mit Quintusneuralgie aufgenommen;
346 Kranke litten an einer genuinen und nur 16 an einer symptomatischen
Neuralgie. Beide Geschlechter waren gleichmäßig befallen; die Quintusneuralgie
war rechtsseitig doppelt so häufig wie linksseitig, doppelseitig dagegen nur ganz
selten (13 Kranke). Selten ist auch die Neuralgie im Bereiche des gesamten
ersten Astes (11 Kranke), deren Vorkommen ja von Kulenkampff überhaupt
angezweifelt wurde. Bei 21 Kranken handelte es sich um Supraorbitalneuralgien,
die nach Zenker klinisch (meistens kontinuierliche Schmerzen) wie auch anatomisch (degenerativ-entzündliche Veränderungen des Nerven) von der eigentlichen Quintusneuralgie abzutrennen sind; in diesen Fällen war die Exhairese
angezeigt und meistens auch erfolgreich. Der erste und zweite Ast waren nur
bei 29 Kranken in Mitleidenschaft gezogen. In der Mehrzahl der Fälle (253 Kranke)
lag eine Neuralgie des zweiten oder dritten Astes vor, und zwar waren bei
138 Kranken beide Äste gleichzeitig, bei 54 Kranken nur der zweite Ast und bei
61 Kranken nur der dritte Ast betroffen.

Von den 309 an genuiner Trigeminusneuralgie leidenden Kranken, die bis
1937 mit der Elektrokoagulation behandelt wurden, konnten 272 von ihren
Schmerzen vollständig befreit und 15 ganz wesentlich gebessert werden. Nicht
ganz selten und dann meistens innerhalb der ersten drei Jahre (Zenker) stellten
sich Rezidive ein, die eine Wiederholung der Koagulation notwendig machten.
Die Rezidive befielen manchmal das Gebiet des früher betroffenen, zuweilen aber
auch das eines benachbarten Astes. Im Allgemeinen trat Schmerzfreiheit nach
dem Eingriff nur dann ein, wenn die Sensibilität in dem von der Neuralgie
betroffenen Astgebiet stark herabgesetzt oder aufgehoben war und bei der Mehrzahl der Kranken, die dauernd schmerzfrei blieben, ließen sich auch nach Jahren
noch die sensiblen Störungen nachweisen, wenn sie auch freilich in ihrer Intensität
zurückgegangen sein mochten. In Übereinstimmung mit Angaben Foersters
machte auch Zenker bei seinen Nachuntersuchungen die Erfahrung, daß sich
die Schmerzempfindung rascher wiederherstellte, als die Berührungsempfindung.
Seltener beobachtete man ein Aufhören der Schmerzen, ohne daß eine sensible
Störung aufgetreten war. Zenker meint, daß in solchen Fällen der Koagu-
lationsknopf der elektrischen Sonde das Ganglion wohl nicht direkt erreicht
und zerstört hätte; die therapeutische Wirkung sei vielleicht lediglich auf eine
Durchwärmung des Ganglions zu beziehen. Andererseits berichtet Zenker
von 22 Kranken, bei denen die Elektrokoagulation nicht zur Schmerzfreiheit
geführt hatte, obwohl der Eingriff mehr oder weniger ausgesprochene sensible
Ausfallserscheinungen hervorgerufen hatte. Man muß wohl annehmen, daß
in solchen Fällen (oben wurde schon darauf hingewiesen) die irritative Noxe
weiter zentralwärts vom Ganglion angreift, oder daß die Schmerzen hier auf
anderen Bahnen als denen des sensiblen Quintus geleitet werden. Diese Kranken
werden im Allgemeinen auch nach Exstirpation des Ganglions oder nach der
retroganglionären Durchschneidung der sensiblen Quintuswurzel ihre Schmerzen
nicht los. Wir selbst beobachteten in letzter Zeit bei einigen Kranken, daß zwar
die Schmerzanfälle nach der Elektrokoagulation beseitigt worden waren; an ihrer
Stelle machten sich jedoch — trotz vollständigen Ausfalls der Sensibilität —
lästige, anhaltende Mißempfindungen (Kribbeln und Jucken) quälend bemerkbar.

Was die Mortalität anlangt, so ereigneten sich unter 309 Kranken KIRSCH-
NERs, die an genuiner Trigeminusneuralgie litten, 4 Todesfälle, davon einer an
Lungenembolie, die übrigen unter dem Zeichen der Meningitis, die ZENKER
überzeugend durch unzulängliche Aseptik, durch Verletzung der Mundschleim-
haut während des Eingriffes mit Verschleppung pathogener Keime in die Liquorräume erklärt. Jedenfalls ist es wichtig, daß bei den letzten 200 Elektrokoagu-
lationen, die in der KIRSCHNERschen Klinik ausgeführt wurden, derartige Unglücksfälle sich nicht mehr ereigneten. Von weiteren Folgeerscheinungen des
Eingriffes erwähnt ZENKER gelegentliches Auftreten von Herpes, Blutungen in
die Paukenhöhle und Verletzungen von Augenmuskelnerven, die sich indessen
wieder zurückbildeten. Bei 2 Kranken ZENKERs kam es zu flüchtigen Hemiparesen. Auch ADLER aus der SAUERBRUCHschen Klinik beobachtete einmal
eine rasch vorübergehende Halbseitenlähmung. Ursächlich ist in solchen Fällen
an Gefäßspasmen im Bereiche der Carotis interna oder der A. cerebri media,
an Thrombenbildung mit nachfolgender Embolie oder an Gas-Embolie zu denken,
die möglicherweise durch den in unmittelbarer Nachbarschaft erfolgten Koa-
gulationsreiz hervorgerufen sein konnten. Wir haben bei dem eben erwähnten
Kranken ADLERs, der aus unserer Klinik stammte, bald nach dem Eingriff
den Liquor untersucht und einen erhöhten Zellgehalt festgestellt. Dieser Befund
würde also für einen meningitischen Reizzustand sprechen. Auf Grund dieser
Beobachtungen haben wir noch in anderen Fällen, bei denen der Eingriff ohne
jegliche Komplikation vor sich gegangen war, Liquoruntersuchungen vorgenommen, haben aber ähnliche Veränderungen niemals wieder gefunden.

Die verhängnisvollste Folgeerscheinung von allen Eingriffen am Trigeminus
ist das Auftreten einer *Keratitis neuroparalytica*. Diese Hornhautschädigung,
die stets als eine sehr ernst zu nehmende Komplikation anzusehen ist, entsteht
immer nur auf dem Boden einer Anästhesie oder wenigstens doch einer sehr
hochgradigen Hypästhesie der Cornea. Es kann nach dem jetzigen Stande
der Erfahrungen als gesichert gelten, daß die sensible Störung wohl die Grundlage,
jedoch nicht die alleinige Ursache der Keratitis darstellt. Weiterhin steht fest,
daß äußere Schädigungen der Hornhaut wohl mitwirksam sein können, eine
ausschließliche ursächliche Bedeutung aber nicht besitzen, da eine Keratitis
auch in solchen Fällen auftreten kann, bei denen das Auge von Anfang an vor
der Gefahr der Austrocknung und Verletzung sorgfältig geschützt wurde. Es
ist vielmehr anzunehmen, daß das wesentliche ursächliche Moment in einer
Schädigung trophischer, wahrscheinlich dem Sympathicus zugehöriger Fasern zu
suchen ist, die sich im ersten Ast des Quintus im Bereiche der mittleren Schädelgrube zugesellen. HYRTLE (zitiert nach ZENKER) hat aus dem sympathischen
Geflecht der Carotis stammende Verbindungsfäden zum Nervus ophthalmicus
nachgewiesen, die an der unteren und inneren Fläche des Ganglion Gasseri den
Trigeminus erreichen. Die klinischen Erfahrungen über das Auftreten von Sym-
pathicuserscheinungen (Miosis, HORNERscher Symptomenkomplex, halbseitige
vasomotorische Störungen im Gesicht) nach Eingriffen am Ganglion Gasseri
(ALEXANDER, FRAZIER, HÄRTEL, F. KRAUSE) bestätigen diese Befunde von der
klinischen Seite her; gerade in solchen Fällen scheint eine Keratitis in besonderer
Häufigkeit aufzutreten. Der Physiologe GAULE hat schon vor Jahren die Beziehungen zwischen Trigeminus- und Hornhautschädigung durch Versuche an
Kaninchen zu klären versucht. Er durchtrennte bei einigen Tieren den Nervus
ophthalmicus, bei anderen zerstörte er das Ganglion, bei einer weiteren Serie
wurde die Quintuswurzel retroganglionär durchschnitten. Immer kam es zu
einer Anästhesie der Hornhaut, nach Durchtrennung des Ophthalmicus und
Zerstörung des Ganglions gleichzeitig auch zu einer Keratitis. Bei retrogan-
glionärer Durchschneidung des Trigeminus trat hingegen eine Keratitis nur

dann auf, wenn die Hornhaut gleichzeitig äußeren Schädigungen ausgesetzt
worden war.

Diese Untersuchungen Gaules wurden durch die in den letzten Jahren
bei den verschiedenen Operationsmethoden gewonnenen Erfahrungen im allgemeinen bestätigt. So läßt sich das Auftreten einer Keratitis mit einiger
Sicherheit nur bei der von Clairmont sowie von Dandy angegebenen Methode,
bei welcher die Durchschneidung der sensiblen Quintuswurzel nahe der Brücke,
von der hinteren Schädelgrube aus, erfolgt, vermeiden. Dandy sah bei 250
Kranken keinerlei Hornhautschädigungen und in Deutschland haben Tönnis
und Urban über die gleichen guten Ergebnisse berichtet. Bei denjenigen
Eingriffen dagegen, die das Ganglion selbst betreffen (Alkoholinjektion, Resektion) wurden von verschiedenen Autoren (Krause, Härtel, W. Felix)
Keratitiden in einer Häufigkeit von durchschnittlich 15—25% beobachtet.
Ungefähr die gleichen Ergebnisse wurden nach vollständiger Durchschneidung
der sensiblen Trigeminuswurzel von der mittleren Schädelgrube aus erzielt.
Frazier hat das von ihm und Spiller angegebene Verfahren der Durchschneidung der Trigeminuswurzel auf dem temporalen Wege in letzter Zeit dahin
modifiziert, daß die Durchtrennung nur teilweise erfolgt; die Fasern für den
Nervus ophthalmicus (und selbstverständlich auch die motorische Portion)
sollen dabei erhalten bleiben. Die Erfolge mit dieser Methode sollen günstiger
sein, Frazier selbst sah bei seinen letzten 398 Kranken niemals mehr Hornhautschädigungen, Petit-Dutaillis (zitiert nach Zenker) gibt allerdings an, daß
man bei der Methode von Frazier doch noch in 5—10% der Fälle mit einer
Keratitis zu rechnen habe. Nach Zenker wurde unter 325 Kranken, bei denen die
Elektrokoagulation nach Kirschner ausgeführt wurde, nur bei 17 Kranken,
d. h. in 5,2% eine Keratitis neuroparalytica festgestellt; in letzter Zeit, seitdem
man stets versucht, den ersten Ast zu schonen, sind die Ergebnisse noch etwas
günstiger (3,3%) geworden.

Ganz zu vermeiden ist die Hornhautschädigung bei dem Kirschnerschen
Verfahren also wohl nicht; Zenker empfiehlt prophylaktisch die Einträufelung
von Paraff. liqu. und Uhrglasverband, der nach dem Eingriff solange zu belassen
ist, bis Gewißheit über das Verhalten der Corneasensibilität herrscht. Besteht
keine sensible Störung im Bereich des ersten Astes, so kann der Augenschutz
unbedenklich entfernt werden.

Von weiteren *chirurgischen Methoden* seien hier noch die früher viel geübte
Resektion und *Extraktion* der *peripheren Endäste*, insbesondere des N. supraorbitalis genannt, die vielfach gutes leistet. Rezidive sind freilich häufig und
F. Krause hatte mit diesem Verfahren nur 14% Dauerheilungen. Erfolgver-
sprechender, wenn auch freilich sehr viel gefährlicher sind die oben schon erwähnten radikaleren Eingriffe. F. Krause (1893) sowie Hartley resezierten
die Trigeminusäste in ihrem intrakraniellen Verlaufe und schließlich auch das
Ganglion Gasseri selbst, wobei man allerdings noch eine beträchtliche Zahl
von Todesfällen mit in Kauf nehmen mußte. Komplikationen in Gestalt passagerer Augenmuskel- und Facialislähmungen und vor allem einer Keratitis neuroparalytica (siehe oben) waren verhältnismäßig häufig. Bei einigen Kranken
kam es trotz Entfernung des Ganglions zu Rezidiven, was darauf hinweist,
daß das Leiden gelegentlich noch weiter zentralwärts angreifen kann. Derartige
Erfahrungen führten zur Ausbildung einer neuen Methode, der *retroganglionären
Durchschneidung der sensiblen Wurzel* des Quintus zwischen Ganglion und
Brücke [Spiller, Frazier (1901)]. Sehr viel sicherer als bei der Exstirpation
des Ganglions gelingt es hierbei, nicht nur die motorische Wurzel, sondern
auch die zum Ramus ophthalmicus gehörenden Fasern zu schonen und dadurch
die Gefahr der Keratitis zu verringern. Frazier, der diese als „subtotale

Resektion der sensiblen Wurzel" bezeichnete Modifikation seiner ursprünglichen Methode seit 1925 ausführt, berichtete in den letzten Jahren aus Amerika über viele Hunderte von glücklich operierten Fällen. In einer Statistik von 1931 betrug bei 654 Kranken die Operationsmortalität nur noch 0,26 %. ADSON hatte bei 387 Operationen nur 2 Todesfälle (0,5%). Andere Autoren nennen größere Zahlen: MAGNUS (100 Kranke) 2%, BEHREND (70 Kranke) 5,7%, W. FELIX (18 Kranke) 16,6 %. Der Eingriff nach FRAZIER erfolgt von der mittleren Schädelgrube aus, während CLAIRMONT sowie DANDY (1925), in letzter Zeit auch OLIVECRONA, den Zugang von der hinteren Schädelgrube aus für technisch einfach halten.

SJÖQUIST, aus der Klinik OLIVECRONAs, ist noch einen Schritt weiter gegangen und hat 1937 eine neue Operationsmethode, nämlich die *Durchschneidung des Tractus spinalis N. trigemini*, angegeben. Angeblich sollen dabei lediglich die Schmerz- und Temperaturbahnen durchtrennt werden, so daß also die Beruhigungsempfindung erhalten bleiben soll. SJÖQUIST hat sein Verfahren bisher an 4 Kranken mit Erfolg erprobt. Weitere Erfahrungen sind bisher noch nicht veröffentlicht.

Schließlich ist noch zu erwähnen, daß KULENKAMPFF, von der Vorstellung über die vasovegetative Entstehung der Trigeminusneuralgie ausgehend, die periarterielle Sympathektomie im Bereich der A. carotis bzw. die Entfernung des oberen Halsganglions wieder in Vorschlag gebracht hat. Dauernde Erfolge von solchen Eingriffen am Sympathicus hat indessen wohl niemand gesehen (FRAZIER, BRAEUCKER).

Anhangsweise sei noch kurz auf einige **andere neuralgische Erkrankungen im Bereiche des Gesichts** hingewiesen, die, wenn sie auch praktisch keine große Rolle spielen, hier doch erwähnt werden müssen (vgl. bei WEXBERG). Die von HUNT 1909 zuerst beschriebene *Otalgie* äußert sich in Schmerzen, die in das Mittelohr und hinter das Ohr lokalisiert werden und bis zur Schulter ausstrahlen können. Es soll sich hierbei um eine Erkrankung des Ganglion geniculi, das dem Trigeminus zugehörige Fasern enthält, handeln. SLUDER stellte 1918 das Krankheitsbild der *Neuralgie des Ganglion sphenopalatinum* auf: Es sollen dabei anhaltende, in die Tiefe lokalisierte, ziehende Schmerzen im Oberkiefer auftreten, angeblich oft doppelseitig und vielfach gerade bei jüngeren Leuten. Ob hier ein umschriebenes Krankheitsbild vorliegt, ist bis jetzt durchaus noch fraglich und wird z. B. von CUSHING und FRAZIER bestritten. VAIL meint, daß es sich um eine Affektion des N. vidianus von der Keilbeinhöhle aus handele. Schließlich wurde von CHARLIN der Symptomenkomplex der *Neuralgia nasalis* beschrieben: Anfallartig auftretende Schmerzen im Ausbreitungsgebiet des N. nasalis, Entzündung der vorderen Bulbushälfte, oft mit Iritis oder Keratitis verbunden, Hydrorrhoe der gleichseitigen Nasenschleimhaut während des Anfalles. Nach Kokainisierung der Nase sollen die Schmerzen sistieren. Beobachtungen dieser Art machten ALCAINO, WIBO u. a. (zitiert nach WEXBERG).

5. Nervus facialis.

Der *Facialis* gelangt am hinteren Rande des Brückenarmes, oberhalb und lateral von der Olive, an die Oberfläche. Zwischen seiner Austrittsstelle und derjenigen des Acusticus verläßt der N. intermedius Wrisbergii, der sich dem Facialis zugesellt, das Zentralnervensystem. Alle 3 Nerven treten gemeinsam in den Meatus acust. int. ein. Der Facialis verläuft dann im Canalis facialis weiter, biegt an der Stelle, wo er das Ganglion geniculi bildet, rechtwinklig um und zieht dann nach lateral und hinten dicht am Mittelohr vorbei weiter nach unten, um im FOR. stylomatoideum den Warzenfortsatz zu verlassen. Weiterhin gelangt er lateral von der A. carotis ext. zur Parotis, innerhalb deren er sich in zwei Äste, in den oberen und unteren Gesichtsast teilt. Innerhalb des Schläfenbeins gehen vom Facialis unter anderen folgende Äste und Verbindungen ab: 1. N. petrcs. superfic. maj., der vom

Ganglion geniculi zum Ganglion sphenopalatinum zieht und wahrscheinlich die über die Chorda geleiteten Geschmacksempfindungen in den Trigeminus überführt; 2. Äste zum Plexus tympanicus; 3. N. stapedius zum gleichnamigen Muskel; 4. die Chorda tympani, die als Fortsetzung des N. intermedius durch die Paukenhöhle ziehend in einem Bogen den N. lingualis erreicht. Die Chorda führt die Geschmacksfasern für die vorderen zwei Drittel der Zunge. Das Ganglion geniculi gehört zum N. intermedius und entspricht einem Spinalganglion. Auf der Strecke zwischen For. stylomastoid. und Parotis gibt der Facialis den N. auricularis post zu den Muskeln des Ohres und Schädeldachs und den Ram. digastr. zum hinteren Bauch dieses Muskels, sowie einen von diesem abgehenden Ast zum N. glossopharyngeus ab. Die beiden Gesichtsäste, in die sich der Facialis innerhalb der Parotis aufspaltet, versorgen sämtliche mimischen Gesichtsmuskeln sowie das Platysma.

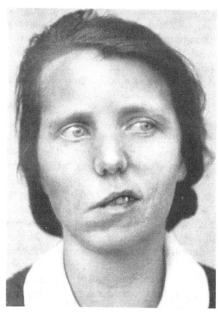

Abb. 9. Rechtsseitige periphere Facialislähmung. Die Augenbraue steht tiefer, die Lidspalte ist weiter, die Nasolabialfalte ist verstrichen, der rechte Mundwinkel hängt herab, das Lippenrot ist rechts deutlich verschmälert. (Universitäts-Nervenklinik der Charité.)

Der Facialis führt aller Wahrscheinlichkeit nach *sekretorische* Fasern zur Tränendrüse und — nach VAN GEHUCHTEN und andere Autoren — wohl auch *sensible* Fasern, wenn auch wohl nur in einem Teil seines peripheren Verlaufs. Nach HUNT ist der Facialis als *gemischter* Nerv aufzufassen, dessen sensible Wurzel der N. intermedius und dessen sensibles Ganglion das Ganglion geniculi darstellt. Die mit der Chorda in den Facialis eintretenden *Geschmacksfasern* verlassen ihn wahrscheinlich schon wieder am Ganglion geniculi, um durch den N. petros. superfic. maj. zum Trigeminus zu gelangen; sie gehören also nicht eigentlich dem Facialis an. Beobachtungen von Erhaltenbleiben der Geschmacksempfindung in den vorderen Zungenpartien auch nach Exstirpation des Ganglion Gasseri scheinen dafür zu sprechen, daß in einigen Fällen die Geschmacksfasern aus der Chorda nicht über den Trigeminus, sondern über den N. intermedius das Zentralnervensystem erreichen.

Bei *einseitiger Lähmung* fällt bei bloßer Betrachtung in Ruhe zunächst Folgendes auf: Die normalerweise bestehende Faltenbildung auf der Stirn ist auf der gelähmten Seite weniger ausgeprägt oder fehlt völlig, so daß die betreffende Stirnhälfte glatt erscheint. Die Augenbraue steht infolge Lähmung des M. frontalis tiefer, die Lidspalte ist infolge Ausfalls des Orbicularis oculi und Überwiegens des Levator palpebrae weiter, das untere Augenlid ist nach unten gesunken und steht mitunter auch etwas ab, so daß der Lidrand nach außen gekehrt ist (Lagophthalmus). Das Auge tränt, da die Fortbewegung der Tränen und der Abfluß durch den Tränenkanal infolge der Lähmung des Orbicularis gehindert ist. Die Erweiterung der Lidspalte kann durch Herabsinken der Augenbraue und des Oberlides gelegentlich etwas ausgeglichen werden. Als weitere Folge des mangelhaften oder fehlenden Lidschlusses beobachtet man oft eine Conjunctivitis. Die Nasolabialfalte ist auf der Seite der Lähmung schwächer ausgeprägt, der Mundwinkel steht, wenigstens bei völliger Lähmung, etwas tiefer, gelegentlich ist der ganze Mund nach der gesunden Seite leicht verzogen. Das Lippenrot kann auf der gelähmten Seite wegen Erschlaffung des Orbicularis oris verschmälert sein (vgl. Abb. 9).

Noch viel deutlicher werden die Erscheinungen der Lähmungen sichtbar, wenn zum Zwecke der *Funktionsprüfung* der Kranke aufgefordert wird, bestimmte Bewegungen zu machen: Beim Stirnrunzeln, Hochziehen der Augenbraue, beim Zeigen der Zähne, Mundspitzen, Vorstülpen der Lippen, beim Erweitern des Nasenlochs usw. sind die betreffenden Bewegungen bei vollständiger Lähmung entweder ganz unmöglich, sonst aber sehr viel weniger ausgeprägt, als auf der gesunden Seite. Beim Aufblasen der Backen ist der Lippenschluß unvollständig und die Luft entweicht auf der Seite der Lähmung. Beim Versuch, das Auge zu schließen, bleibt ein mehr oder weniger breiter Spalt offen; eine gewisse Verengerung der Lidspalte kommt aber auch bei völliger Lähmung des Orbicularis oculi durch Erschlaffung des Levator palpebrae noch zustande, im Schlaf ist demnach der Lidschluß ausgiebiger als im Wachen. Das Unterlid hingegen bleibt bei vollständiger Lähmung unbeweglich. Bei aktivem Lidschluß tritt eine Bewegung des Bulbus nach außen und oben ein (BELLsches Phänomen, vgl. Abb. 10). Diese an sich normale, als zweckmäßige Mitbewegung zu bezeichnende Erscheinung (die leicht verletzbare Hornhaut wird unter den Schutz des oberen Augenlides gebracht) ist bei der Facialislähmung nur deshalb so deutlich, weil das Fehlen des Lidschlusses die Bewegung des Bulbus direkt sichtbar macht, während sie sonst nur unter dem Lide zu tasten ist. Da das BELLsche Phänomen um so ausgeprägter ist, je kräftiger der Lidschluß erfolgt, ist es notwendig, die Kranken zu einem maximalen Impuls zu veranlassen. Der Cornealreflex ist auf der Seite der Lähmung infolge Unterbrechung des motorischen Teiles des Reflexbogens aufgehoben oder doch abgeschwächt. Die Corneasensibilität ist natürlich intakt, sofern nicht gleichzeitig eine sensible Störung im Quintus besteht. Die Lähmung der äußeren Ohrmuskeln macht sich nur dann

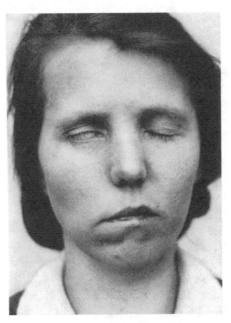

Abb. 10. Rechtsseitige periphere Facialislähmung. Lidschluß rechts unvollständig. BELLsches Phänomen. (Universitäts-Nervenklinik der Charité.)

bemerkbar, wenn der betreffende Kranke die Fähigkeit hatte, willkürlich die Ohrmuschel zu bewegen. Die Lähmung des Platysma ist in der Weise sichtbar zu machen, daß man den Kranken auffordert, den Mund breit auseinander und den Mundwinkel mit aller Kraft nach unten zu ziehen; das Platysma spannt sich dabei nur auf der gesunden Seite an. Ein Abweichen der Zunge wurde früher gelegentlich beschrieben und mit der Lähmung des Stylohyoideus oder des Diggastricus in Beziehung gebracht. Es steht aber wohl fest, daß der Ausfall dieser Muskeln erkennbare Folgen nicht nach sich zieht. Meistens handelt es sich um eine Täuschung, die durch die Asymmetrie der Mundstellung hervorgerufen wird: Man hat den Eindruck, daß die Zunge nach der Seite der Lähmung abweicht. Wird die Asymmetrie durch passives Erheben des gelähmten Mundwinkels korrigiert, so sieht man, daß die Zunge gerade herausgestreckt wird. Die Gaumensegelinnervation ist in den meisten Fällen — darin stimmen jetzt alle Autoren überein — intakt. Das Befallensein des N. stapedius kann sich in einer abnormen Feinhörigkeit (Hyperacusis), in einer Überempfindlichkeit besonders gegen tiefe Töne, aber auch überhaupt gegen Geräusche äußern (ROUX, LUCAE). Manche Kranke — nach OPPENHEIM — klagen über unangenehme Sensationen oder Ohrensausen beim Kauen und beim

Lidschluß. Die Beteiligung der Chorda tympani zeigt sich, wie dies bei der sog. rheumatischen Facialislähmung häufig der Fall zu sein pflegt, in einer *Geschmacksstörung* in den vorderen zwei Dritteln der Zunge, gelegentlich soll im gleichen Gebiet auch eine Herabsetzung der Schmerz- und Berührungsempfindung bestehen (BERNHARDT), was seiner Zeit einige Autoren (unter anderen SCHEIBER, DONATH, HUNT) veranlaßt hat, sensible Fasern in der Chorda anzunehmen. Zuweilen tritt auch eine Störung der *Speichelsekretion*, und zwar meist eine Abnahme, auf der Seite der Lähmung auf. Auch Störungen der *Schweißsekretion*, und zwar für gewöhnlich in Form einer Hypohidrosis wurden beobachtet (KÖSTER, L. GUTTMANN, LIST u. a.). Von anderen vegetativen Symptomen ist noch anzuführen, daß sich in manchen Fällen auch eine leichte ödematöse Schwellung der betreffenden Gesichtshälfte im Anfangsstadium der Lähmung finden kann.

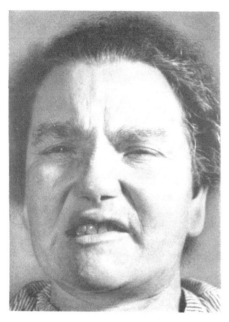

Abb. 11. Isolierte Schädigung des Ram. marginalis mandibulae des N. facialis nach Freilegung der A. carotis (Arteriographie). Parese des M. quadratus labii inf. und des M. triangularis links. (Universitäts-Nervenklinik der Charité.)

Die *elektrischen Veränderungen* entsprechen denjenigen bei anderen peripherischen Lähmungen: Bei leichter und nur flüchtiger Schädigung findet sich unter Umständen nur eine geringe quantitative Herabsetzung der Erregbarkeit. In schwereren Fällen entwickelt sich nach Ablauf von etwa 14 Tagen partielle oder komplette Entartungsreaktion.

Wiederholt sind auch *sensible Störungen* bei Facialislähmung beobachtet worden und man hat die Frage aufgeworfen, ob der Facialis sensible Fasern führe. Sicheres ist jedoch darüber nicht bekannt. Die im Beginne rheumatischer Facialislähmungen öfters auftretenden Schmerzen und Mißempfindungen lassen sich auch durch gleichzeitige Miterkrankung von Ästen des Trigeminus erklären. Der von BERNHARDT zuerst beschriebenen Empfindungsstörung im Bereiche der Geschmackstörung war oben schon gedacht worden. GOWERS beschrieb sensible Störungen vor und hinter der Ohrmuschel; nach KRAMER ist dabei an ein Befallensein des N. auricularis vagi zu denken.

Die *Diagnose der Facialislähmung* bietet für gewöhnlich keine Schwierigkeiten. In leichten Fällen oder im Stadium der Rückbildung ist es von Wichtigkeit, die Funktion der einzelnen Muskeln auch hinsichtlich ihrer Kraft zu prüfen. Man kann dann beispielsweise feststellen, daß lediglich der Lidschluß oder der Lippenschluß auf der Seite der Parese schwächer ist. Auf die für die Erkennung abgelaufener Facialislähmungen so wichtigen Mitbewegungen und Kontrakturen wird später noch eingegangen. Weiterhin ist zu bedenken, daß Asymmetrien der mimischen Innervation auch bei Gesunden angeboren vorkommen (vgl. Photographien aus früherer Zeit) oder durch gewohnheitsmäßige Anspannung oder durch Anomalien der Zahnstellung hervorgerufen werden können. Diese Tatsachen sind praktisch oft von Bedeutung. Es können auch einzelne Äste der Facialis isoliert betroffen werden; meistens handelt es sich dann um traumatische (operative) Schädigungen. Bekannt ist der isolierte Ausfall des Quadr. lab. inf. und des Triangularis nach Halsdrüsenoperationen und anderen Eingriffen in dieser Gegend (vgl. Abb. 11).

Schwieriger mitunter ist die Erkennung der (seltenen) *doppelseitigen* Facialislähmungen, da die Asymmetrie dann nicht immer in Erscheinung tritt. Infolge der Hypotonie der Gesichtsmuskulatur ist der Gesichtsausdruck in solchen Fällen eigenartig leer und ausdruckslos, das Fehlen der mimischen Bewegungen kann den Eindruck einer gewissen Maskenhaftigkeit vermitteln. Die Funktionsprüfung läßt aber auch in solchen Fällen die Diagnose immer stellen (vgl. Abb. 12 u. 13).

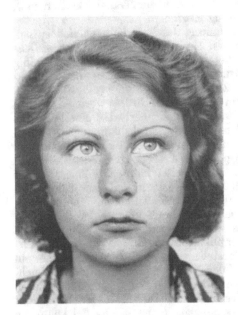 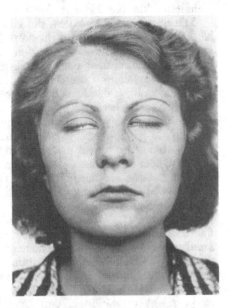

Abb. 12 und 13. Doppelseitige Facialislähmung (Poliomyelitis?). Schlaffheit der Gesichtsmuskulatur, leerer maskenartiger Gesichtsausdruck. Als einzige Bewegung kann noch ein geringer Lidschluß sowie ein leichtes Schürzen der Oberlippe zustande gebracht werden. BELLsches Phänomen beiderseits. (Universitäts-Nervenklinik der Charité.)

Von großer Wichtigkeit ist natürlich die Feststellung, *in welchen Abschnitt der Facialisbahn* die Schädigung zu lokalisieren ist. Bezüglich der supranucleären oder *zentralen* sowie der *Kernlähmung* des Facialis innerhalb der Brücke ist auf die betreffenden Kapitel zu verweisen. Hier sei nur daran erinnert, daß bei der zentralen Facialislähmung der Stirn-Augen-Ast verschont bleibt, so daß die Lähmung sich im Wesentlichen auf ein Zurückbleiben des Mundwinkels bei Innervation der Lippenmuskulatur beschränkt; auch besteht in solchen Fällen aus leicht begreiflichen Gründen meistens eine gleichseitige Lähmung der Gliedmaßen. Als Erklärung für das Verschontbleiben der Stirn- und Lidschlußmuskulatur wird im allgemeinen angenommen, daß der obere Facialisast von beiden Hemisphären aus Impulse empfängt. Daß die elektrische Erregbarkeit bei zentralen Lähmungen — im Gegensatz zu der Kern- sowie zu der peripherischen Lähmung — nicht beeinträchtigt ist, bedarf keiner weiteren Erwähnung. Die zentrale Bahn des Facialis kreuzt bekanntlich in der Brücke oberhalb der Pyramidenbahn. Aus diesem Grunde kommt es bei einer Schädigung der Facialisbahn zwischen ihrer Kreuzung und ihrem Eintritt in den Kern zu einer Hemiplegia alternans, d. h. zu einer Facialislähmung auf der Seite des Krankheitsherdes mit gegenseitiger Extremitätenlähmung. Die Schädigung des Facialis im Bereich des Kernes oder seiner intrapontinen Bahn bewirkt natürlich, von der Geschmacksstörung abgesehen, das gleiche äußere Bild der peripheren Lähmung; in solchen Fällen jedoch pflegen bei den engen nachbarschaftlichen Beziehungen Ausfallserscheinungen von Seiten anderer Brückenkerne oder -bahnen so gut wie niemals zu fehlen. Bei einer Schädigung des Facialis an der Hirnbasis wird man neben den Allgemeinerscheinungen eines cerebralen Leidens auch eine Beteiligung anderer Hirnnerven, insbesondere des Acusticus, zu erwarten haben. In solchen Fällen finden sich für gewöhnlich auch Veränderungen im Liquor. Innerhalb des Facialisstammes läßt das Vorhandensein oder Fehlen einer Geschmacksstörung, einer Hyperacusis, das Verhalten der Tränensekretion usw. Anhaltspunkte für den Ort der Schädigung gewinnen.

Die *ursächlichen Faktoren*, die eine Lähmung des Facialis nach sich ziehen, können begreiflicherweise sehr verschieden sein. Auf die sog. *rheumatische Facialislähmung* wird — weil es sich hierbei um ein zwar ätiologisch nicht völlig geklärtes, klinisch aber doch umschriebenes und zugleich sehr häufiges Krankheitsbild handelt, — weiter unten im Zusammenhange eingegangen werden. Die Schädigungen des Facialis bei *Herden innerhalb der Brücke* werden in einem anderen Kapitel berücksichtigt; hier sei nur daran erinnert, daß eine langsame Entwicklung einer VII-Parese, verbunden mit Augenmuskellähmungen, Schiefhaltung des Kopfes, Ausfallserscheinungen von Seiten noch anderer Hirnnerven, cerebellaren Symptomen usw. auf einen pontinen Prozeß, im Kindesalter meist auf ein Gliom oder einen tuberkulösen Herd, hinweisen kann. In seinem Verlauf von der Brücke bis zum Eintritt in das Felsenbein kann der Nerv bei *basalen Prozessen* aller Art betroffen werden, also z. B. bei Tumoren, Meningitiden, Gefäßprozessen (Aneurysmen, Druckschädigung durch arteriosklerotische Gefäße [Griffith]). Weiterhin bedarf es keiner längeren Erwähnung, daß die Facialislähmung eine nicht seltene Komplikation *akuter oder chronischer Erkrankungen des Mittel- oder Innenohres* darstellt, sei es, daß es sich dabei um ein direktes Übergreifen der Entzündung auf den Nervenstamm oder um ein gleichzeitiges, koordiniertes Befallensein auf dem Boden einer gemeinsamen infektiösen Noxe handelt. Bei dem Verlauf des Nerven innerhalb eines engen Kanals ist es ja leicht verständlich, daß Lymphstauungen, periostitische Schwellungen usw. außerordentlich leicht zu einer Schädigung des Nervenparenchyms führen können (Jendrassik, Ketly, Moskowitz u. a.). Die Gefahr einer *mechanischen Schädigung* bei der Aufmeißelung des Mittelohrs ist ebenfalls nicht gering. O. Körner betont, daß Verletzungen des Facialis bei Nachbehandlungen mit Ätzungen durch Höllenstein oder Chromsäure nicht selten seien. Weiterhin können Facialislähmungen wie andere Neuritiden im Gefolge aller *infektiösen* und *toxischen Allgemeinerkrankungen* auftreten; es seien hier nur Diphtherie, Angina, Erysipel, Grippe, Polyneuritis, aufsteigende Myelitis, Diabetes, Leukämie usw. genannt. Garnicht selten sind auch luische Veränderungen des Nerven an der Basis oder im Verlauf des Canal. Faloppii und es sind auch schon in den Frühstadien der *Syphilis* Facialislähmungen beobachtet worden, ebenso auch solche, die unter der Salvarsanbehandlung aufgetreten sind. Es ist deshalb unbedingt erforderlich, in allen Fällen eine eingehende serologische Untersuchung (nach Möglichkeit auch eine Liquoruntersuchung) vorzunehmen. Wir haben auf diese Weise unter dem großen Material der Nerven-Poliklinik der Charité wiederholt eine den Kranken selbst nicht bekannte Infektion aufgedeckt, was praktisch auch schon deshalb wichtig ist, als derartige *syphilitische Facialislähmungen* unter spezifischer Behandlung in der Regel rasch zurückgehen. Bei Erwähnung der infektiös-toxischen Faktoren ist noch der *Poliomyelitis* zu gedenken; abortive Fälle können gelegentlich unter dem Bilde lediglich einer Facialisneuritis verlaufen, wie wir es bei einem Mädchen sahen, bei dem fast gleichzeitig mit dem

Auftreten einer sicheren Poliomyelitis bei einer Schwester eine VII-Lähmung sich eingestellt hatte (vgl. DE LAVERGUE, ABEL und KISSEL). Auf *traumatischer Grundlage* kann eine Schädigung des Facialis bei Schädelschüssen, Basisbrüchen im Bereich des Felsenbeins oder auch (häufig dann nur einzelner Äste) bei Stich- oder Schnittverletzungen im Bereiche des Gesichts erfolgen. Auch nach zahn- ärztlichen Eingriffen, die mit langanhaltender extremer Öffnung des Mundes verbunden waren, sowie nach Kieferluxationen sind Facialislähmungen beschrie- ben worden, die man auf eine Druckschädigung des Nerven bezogen hat. Schließlich ist hier noch zu erwähnen, daß es auch *Geburtsschädigungen* des Fa- cialis gibt, die auf den Zangendruck bzw. auf die Druckeinwirkung der Symphyse gegen den Facialisstamm unterhalb der Ohrmuschel bezogen werden (DAHLMANN u. a.). Neben dieser intra partum erworbenen gibt es auch eine *angeborene Lähmung*, die nicht selten doppelseitig und mit Augenmuskelstörungen oder auch Muskeldefekten verbunden sein kann. Offenbar handelt es sich hierbei um eine Entwicklungshemmung, um einen angeborenen *Kernschwund*, wie dies durch den bekannten HEUBNERschen Obduktionsbefund wahrscheinlich gemacht wird. Wir selbst beobachteten kürzlich ein junges Mädchen, bei der eine solche doppelseitige Facialisparese neben einem optischen Nystagmus bestand. Beidseitige VII-Lähmungen wurden bei Erwachsenen auch bei Lues, Tuber- kulose und Alveolarpyorrhoe gefunden. Von GORDON-HOLMES wurden 1917 12 epidemisch auftretende Fälle beschrieben. Meistens handelt es sich hierbei um eine entzündliche Affektion des Nervensystems, die wohl auch der Polio- myelitis nahesteht.

Am häufigsten handelt es sich aber bei plötzlich einsetzender einseitiger Lähmung um eine Neuritis, die als sog. *rheumatische Facialislähmung* bezeichnet wird. Nicht selten läßt sich in solchen Fällen nachweisen, daß die Kranken kurze Zeit zuvor Situationen ausgesetzt waren, die zu einer raschen Abkühlung geführt hatten (Zugluft nach vorherigem Schwitzen, Bahn- und Autofahrten, Kopf- wäsche u. dgl.). Nach unseren heutigen Anschauungen über das Wesen der Erkältung wird man freilich annehmen, daß die Abkühlung nur ein auslösender Faktor ist, der seinerseits erst wieder einen latenten Infekt (Tonsillen, Zähne, Nebenhöhlen, Gallenblase, Harnwege usw.) mobilisiert. Im einzelnen Falle allerdings wird sich darüber etwas Sicheres oft nicht aussagen lassen. Weiterhin scheinen gewisse Beobachtungen dafür zu sprechen, daß neben diesem infektiös- toxischen Moment noch ein Anlagefaktor eine Rolle spielt; dies kommt einmal in der relativen Häufigkeit von (meist kontralateralen) *Rezidiven* zum Ausdruck. FUCHS fand unter 593 Fällen 8 gleichseitige und 20 gegenseitige Rezidive. Wir selbst beobachteten kürzlich einen Soldaten mit einem *zweiten Rezidiv*; nach- dem zweimal schon die rechte Seite betroffen gewesen war, hatte sich jetzt eine linksseitige Gesichtslähmung eingestellt. Ferner wurde von K. MENDEL, SIMONS, C. ROSENTHAL u. a. über familiäres Auftreten von Facialislähmungen berichtet, der letztgenannte Autor veröffentlichte Stammtafeln von Sippen, in welchen neben Facialislähmungen eine sog. „arthritische Diathese", die sich unter anderem in vasomotorischen Störungen, angioneurotischen Ödemen äußerte, nachweisbar war. Daß eine derartige Anlage zu Neuritiden aller Art disponiert, ist unter anderem ja auch von der Ischias her bekannt. Ein spezifisches örtliches Anlage- moment ist vielleicht in einer abnormen Engigkeit des Facialiskanals zu suchen (SARBO, WATERMANN, VERAGUTH), die als Folge einer Entwicklungsstörung des Felsenbeins anzusehen wäre, wie dies MARFAN und DELILLE in einem Falle nachgewiesen haben. Der abnorme Bau des Facialiskanals würde dann das Auftreten einer Nervenschädigung durch einen an sich auch vielleicht nur gering- fügigen exsudativen Prozeß usw. begünstigen. Außerdem wird man aber noch eine wie auch immer geartete Disposition des peripheren Nervensystems zu

neuritischen Affektionen anzunehmen haben, durch die erst die ärztlich allgemein
bekannte Tatsache verständlich wird, daß ein und dieselbe Person wiederholt
von Nervenentzündungen verschiedener Lokalisation befallen werden kann.

Über den *Verlauf* der rheumatischen VII-Lähmung ist nur soviel zu sagen,
daß sie fast immer *akut* einsetzt und innerhalb weniger Stunden ihren Höhepunkt
erreicht. Oft wachen die Kranken morgens mit der Lähmung auf. Häufig gehen
Mißempfindungen im Bereich der Wange, seltener eigentliche Schmerzen, die
in die Gegend des Ohres oder in die ganze Kopfseite lokalisiert werden, der
Lähmung voraus oder bestehen noch in den ersten Stunden und Tagen. Manche
Autoren, so z. B. Hunt, führen diese sensiblen Reizerscheinungen auf eine Beteiligung von Trigeminusfasern, die den Facialis vom Ganglion geniculi ab
begleiten sollen, zurück. Von Wertheim-Salomonson wurden in einem Teil
seiner Fälle vor Eintreten der Lähmung Zuckungen in der Gesichtsmuskulatur,
in den Augenlidern usw. beobachtet. Die Symptomatologie der Lähmung ist
oben schon geschildert worden. Je nach der Schwere der Schädigung handelt
es sich um eine vollständige Lähmung oder nur um eine Parese. Nach dem weiteren Verlauf kann man mit Oppenheim leichte Fälle, die in 2—3 Wochen zur
Rückbildung kommen, von den schweren Formen trennen, bei denen die Restitution, sofern es überhaupt zu einer vollständigen Wiederherstellung der Funktion
kommt, mindestens 6 Monate in Anspruch nimmt. Gewisse *prognostische Anhaltspunkte* gibt auch das Verhalten der elektrischen Erregbarkeit: Da sich die
Zeichen der Entartungsreaktion bekanntlich erst nach Ablauf der zweiten
Woche einzustellen pflegen, wird man also mit seinem Urteil bis zu diesem
Zeitpunkt abwarten müssen. Findet sich nur eine quantitative Herabsetzung
der Erregbarkeit, so ist auch bei vollständiger Lähmung die Prognose als gut
zu bezeichnen. Auch in Fällen mit partieller Entartungsreaktion wird man eine
Rückbildung, wenn auch erst nach längerer Dauer, erwarten dürfen. Selbst bei
kompletter Entartungsreaktion besteht durchaus die Möglichkeit der vollständigen Wiederherstellung der Funktion, nach einer von Erb aufgestellten Regel
wird man dann aber mit einer Dauer von mindestens 6 Monaten zu rechnen
haben. Indessen gibt es genug Ausnahmen von dieser Regel. Was die Art der
Rückbildung anbetrifft, so bessert sich die funktionelle Leistungsfähigkeit im
allgemeinen vor Rückgang der elektrischen Veränderungen; das umgekehrte
Verhalten ist jedenfalls weniger häufig.

Nicht ganz selten kann man gerade bei Facialislähmungen beobachten,
daß die elektrische Erregbarkeit zur Norm zurückkehrt, ohne daß die Fähigkeit
zu willkürlicher Innervation sich wieder einstellt. Man spricht in solchen Fällen —
fast ausschließlich handelt es sich um Kinder — von einer sog. *Gewohnheitsläh-
mung* (Oppenheim) und geht dabei von der Vorstellung aus, daß das Kind
während des Bestehens der Lähmung die Innervation der Gesichtsmuskulatur
sozusagen „vergessen" oder verlernt habe. Ob diese Deutung den tatsächlichen
Verhältnissen gerecht wird, erscheint indessen recht zweifelhaft, zumal auch
Übungsversuche vor dem Spiegel usw. meist ohne Erfolg bleiben.

Die Rückbildung der Facialislähmung weicht insofern mitunter von dem Verlauf sonstiger peripherischer Lähmungen ab, als recht häufig, und zwar besonders
während der Restitution schwererer Lähmungen, *Kontrakturen* in den gelähmten
Muskeln auftreten können. Das klinische Bild ist dann dadurch gekennzeichnet,
daß die anfänglich erweiterte Lidspalte durch die dauernde Anspannung des
Orbicularis oculi sich verengt, daß die Nasolabialfalte, die vordem verstrichen
war, mehr und mehr sich vertieft und daß der Mundwinkel, statt herabzuhängen,
jetzt durch die Kontraktur des Zygomaticus hochgezogen wird. Das Bild der
Lähmung hat sich also gewissermaßen umgekert, so daß man bei Betrachtung
in Ruhe mitunter geneigt sein könnte, die gesunde Seite, auf der ja nun die

Lidspalte weiter ist und der Mundwinkel tiefer steht, als die gelähmte zu bezeichnen. Läßt man jedoch die Kranken innervieren, so zeigt sich bald, auf welcher
Seite die Funktion beeinträchtigt ist. KRAMER machte darauf aufmerksam,

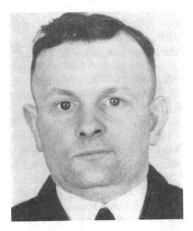

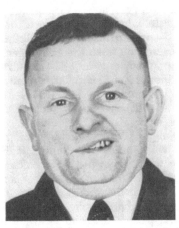

Abb. 14. Alte rechtsseitige periphere Facialislähmung.
Geringe Erweiterung der rechten Lidspalte. Der
rechte Mundwinkel steht infolge einer inzwischen
eingetretenen leichten Kontraktur nur noch wenig
tiefer als der linke, die Nasolabialfalte ist rechts
eher stärker ausgeprägt als links.

Abb. 15. Die Kontraktur hat — in Ruhe — über das
Ausmaß der Lähmung hinweggetäuscht. Bei Innervation erkennt man, daß die Lähmung doch noch
recht erheblich ist. Der rechte Mundwinkel bleibt
beim Lachen noch fast völlig zurück, gleichzeitig
erfolgt — als Mitbewegung — eine Verengerung der
rechten Lidspalte.

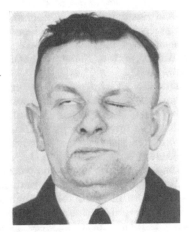

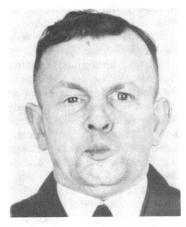

Abb. 16. Auch der Lidschluß ist noch sehr unvollständig. BELLsches Phänomen. Gleichzeitig erfolgt
eine Mitbewegung im übrigen Facialisgebiet: der
rechte Mundwinkel wird zur Seite verzogen, ebenso
auch die Nasenspitze, die rechte Nasolabialfalte
gräbt sich tiefer ein.

Abb. 17. Umkehrung der Mitbewegung: beim Vorstülpen der Lippen verengert sich die rechte
Lidspalte.

Abb. 14—17. Kontraktur und Mitbewegungen bei Facialislähmung. (Universitäts-Nervenklinik der Charité.)

daß die Motilität in vielen solchen Fällen auch noch in der Weise gestört ist,
daß isolierte Bewegungen z. B. der Stirnmuskeln, der Lidschlußmuskulatur
oder des Mundwinkels nicht möglich sind. Statt dessen kommt es zu Mitbewegungen (vgl. Abb. 13—17) der verschiedensten Art: Beim Lidschluß wird auf der
Seite der Kontraktur der Mundwinkel gehoben, oder es erfolgt umgekehrt bei
Bewegungen der Lippen eine Schließung des Lides, bei Runzelung der Stirn

spannt sich das Platysma an oder die Ohrmuschel wird bewegt usw. Weiterhin sieht man in solchen Fällen häufig auch scheinbar spontane *Zuckungen in verschiedenen Bereichen der Gesichtsmuskulatur* der von der Lähmung betroffenen Seite; bei genauerer Betrachtung kann man aber, wie Remak, Lipschitz u. a. festgestellt haben, nachweisen, daß es sich auch dabei um *Mitbewegungen* mit dem — reflektorisch oder willkürlich erfolgenden — Lidschlag handelt.

Zwischen diesen Erscheinungen besteht klinisch insofern eine enge Beziehung, als man sagen kann, daß Kontraktur und Mitbewegungen praktisch so gut wie immer vergesellschaftet sind. Ob dies mit absoluter Regelmäßigkeit der Fall ist, darüber gehen die Meinungen der Autoren auseinander. Lipschitz gibt an, Mitbewegungen auch ohne Kontraktur gesehen zu haben. Die Ausbildung einer Kontraktur erfolgt, wie schon erwähnt, nach schweren Facialislähmungen verhältnismäßig häufig (nach Kramer meist nur dann, wenn anfangs eine vollständige Lähmung mit Entartungsreaktion bestanden hat) und tritt für gewöhnlich in den ersten Monaten der Restitution auf, kann sich aber weitgehend wieder zurückbilden. Ganz leichte Zeichen der Kontraktur oder eben noch merkliche Mitbewegungen sind recht häufig das einzige Symptom, das auf eine früher durchgemachte VII-Lähmung noch hinweisen kann.

Die pathogenetische Deutung der eben beschriebenen Phänomene ist noch immer umstritten. Ältere Autoren, wie z. B. Hitzig, Gowers, Remak dachten an einen Reizzustand im Facialiskerngebiet, der reflektorisch durch sensible Reize oder durch die fortgesetzten Innervationsversuche erzeugt werden sollte. Nach Lipschitz sind die Mitbewegungen durch Abirren der sich regenerierenden Nervenfasern in andere Muskelgebiete zu erklären, wodurch es zu einer Irradation der Innervationsimpulse komme. Der Kontraktur liegt wohl eine bindegewebige Schrumpfung der Muskeln zu Grunde. Ihr Auftreten gerade bei Facialislähmungen — in anderen peripher gelähmten Muskeln werden derartige Kontrakturen niemals beobachtet — soll mit den besonderen mechanischen Verhältnissen der Gesichtsmuskeln (Mangel an fixen Ansatzpunten, Fehlen eigentlicher Antagonisten) zusammenhängen (Ziehen, Lipschitz).

Was die *Behandlung* der Facialislähmung anlangt, so wird man in der ersten Woche sich auf die Darreichung antirheumatischer Mittel und vor allem auf die Anwendung örtlicher, hyperämisierender Maßnahmen (Kataplasmen, Hautreizmittel aller Art, Diathermie, Kurzwellenbestrahlung, Iontophorese) beschränken. Gegen Ende der zweiten Woche kann man mit der elektrischen Behandlung beginnen und zwar wird im allgemeinen empfohlen, bei Erhaltensein der faradischen Erregbarkeit direkt und vom Nerven aus faradische Ströme von geringer Stärke einwirken zu lassen. Bei kompletter Entartungsreaktion reizt man mit dem galvanischen Strom (Knopfelektrode). Manche Autoren empfehlen auch die stabile Galvanisation (Anode im Nacken, Kathode auf den Facialisstamm). Es ist zweckmäßig, die elektrische Behandlung täglich oder wenigstens mehrmals in der Woche voruznehmen, doch soll man sich vor der Anwendung allzu starker, namentlich faradischer Ströme hüten und zwar besonders dann, wenn sich etwa schon Anzeichen einer Kontraktur bemerkbar machen. Von Wichtigkeit ist auch die Massage der Gesichtsmuskulatur, die man auch in der Weise ausführen lassen kann, daß man dem Kranken eine Glaskugel in den Mund gibt mit der Aufforderung, diese in der Backentasche auf der gelähmten Seite hin und herzurollen. Wir selbst lassen die Kranken, sobald sich die ersten Anzeichen einer Rückkehr der Bewegungsfähigkeit bemerkbar machen, vor dem Spiegel systematische Innervationsübungen anstellen und haben den Eindruck gewonnen, daß diese Maßnahmen die Restitution beschleunigen. Überhaupt soll man mit der Behandlung nicht voreilig aufhören; auch in schon recht veralteten und scheinbar resistenten Fällen lassen sich häufig doch wenigstens Besserungen erzielen.

Versagt indessen jede andere Behandlung, so kommt immer noch ein *chirurgischer Eingriff* in Betracht; nur sollte man mindestens 2 Jahre nach Beginn der Lähmung abwarten, da innerhalb dieser Zeit eine spontane Rückbildung nicht ausgeschlossen ist. Die chirurgische Nachbehandlung kann in einer *Pfropfung* des Facialis entweder auf den Accessorius oder auf den Hypoglossus bestehen, doch soll man sich nicht allzuviel von dieser Methode versprechen. Die nach der Operation infolge der Verknüpfung der Nerven auftretenden Mitbewegungen sind zumeist recht störend und auch durch Übung in der Regel nicht zu verhindern. Weiterhin kommen *Muskelplastiken* in Frage, in erster Linie das von LEXER und anderen Autoren angegebene Verfahren, bei welchem ein Muskelstreifen aus dem Temporalis heruntergeklappt und in die Backe und in den Orbicularis oculi eingenäht wird. Alle angegebenen plastischen Operationen hier zu nennen ist nicht möglich. Die Erfolge sind nur in den seltensten Fällen wirklich befriedigend. Technisch einfacher ist die von STEIN, BUSCH, SEIFERT u. a. ausgearbeitete Methode der Raffung des hängenden Mundwinkels durch Fascienzüge oder Fäden. Eine wenigstens kosmetische Besserung läßt sich zumeist auf diesem Wege erzielen, doch ist der Erfolg in vielen Fällen leider nicht anhaltend, da das eingenähte Material sich wieder dehnen oder resorbiert werden kann (M. HARTMANN).

Bei Lagophthalmus ist es geboten, das Auge zu schützen, und vor einer Fremdkörperentzündung oder -verletzung zu bewahren. LERICHE hat zum Ausgleich der Lidspaltenerweiterung vorgeschlagen, durch Entfernung des obersten Halsganglions künstlich einen HORNERschen Symptomenkomplex zu erzeugen. Verschiedene Autoren (DELLA TORRE, GESSE und BOGOMOLOW) haben sich dieser Methode mit Erfolg bedient.

6. Nervus octavus (stato-acusticus).

Bezüglich der Symptomatologie der Erkrankungen des *N. octavus* muß auf das otologische Schrifttum verwiesen werden. Wir nennen hier: DENKER-KAHLER[1], ALEXANDER-MARBURG[2], GRAHE[3], GÜTTICH[4].

7. Nervus glossopharyngeus.

Der *N. glossopharyngeus* verläßt das Zentralnervensystem im Sulcus lat. post. des verlängerten Markes, zieht dann zum Foram. jugulare, wo er eine besondere Durascheide erhält und wo sich dem sensiblen Bündel das Ganglion superius einlagert. Unmittelbar unterhalb des Foram. jugulare, in der Fossa petrosa, bildet er das größere Ganglion petrosum. Vom letztgenannten Ganglion aus verläuft der Nerv. zwischen A. carotis int. und der V. jugul. int. bzw. dem M. stylopharyngeus, wendet sich am hinteren Rande dieses Muskels auf dessen laterale Fläche und gelangt in einem nach hinten konvexen Bogen zwischen dem M. stylopharyngeus und dem M. styloglossus zur Zungenwurzel. Vom Ganglion petrosum geht der N. tympanicus ab, der durch die Paukenhöhle ziehend auf die obere Fläche der Schläfenbeinpyramide gelangt und als N. petros. superfic. minor sich mit dem Ganglion oticum verbindet (JAKOBSONsche Anastomose). Durch den Ram. anastomot. c. plex. tympanic und durch die Nn. caroticotympanici werden *Verbindungen* mit dem *Facialis* und auch mit dem *Sympathicus* geschaffen. Der N. tympanicus geht außerdem noch besondere Verbindungen mit dem Vagus, dem Sympathicus und mit dem Facialis ein. Die Rami pharyngei des Glossopharyngeus verbinden sich mit den Schlundästen des Vagus und Sympathicus und bilden mit diesen zusammen den an der Seitenwand des Schlundes gelegenen gemischten *Plexus pharyngeus.* Der Ram. stylopharyngeus versorgt den gleichnamigen Muskel, die Rami

---

[1] DENKER-KAHLER: Handbuch der Hals-Nasen-Ohrenkrankheiten. Berlin: Julius Springer 1926.

[2] ALEXANDER-MARBURG: Handbuch der Neurologie des Ohres. Wien: Urban & Schwarzenberg 1924.

[3] GRAHE: Hirn und Ohr. Leipzig 1932.

[4] GÜTTICH: Otologische Erfahrungen bei der Untersuchung von Hirntumoren. Z. Hals-usw. Heilk. **36**, 78 (1934).

tonsillares versorgen die Schleimhaut der Mandeln und der Gaumenbögen, die Rami linguales stellen die Endausbreitung des Nerven in die Zunge dar und versorgen deren Schleimhaut im hinteren Drittel.

Über die *klinischen Erscheinungen* bei Läsion des Glossopharyngeus wußte man früher nur wenig, da ein sicherer isolierter Ausfall dieses Nerven nicht zur Beobachtung gelangt war. Die Kriegserfahrungen haben hier Wandel geschaffen. Nach Foerster ist bei Verletzung des Glossopharyngeus die Muskulatur des Schlundes und des Rachens gelähmt, die hintere Rachenwand hängt auf der Seite der Lähmung schlaff herunter, beim Phonieren schiebt sie sich nach der gesunden Seite herüber, bei doppelseitiger Lähmung ist sie unbeweglich. Der Schluckakt ist auch bei einseitiger Lähmung beeinträchtigt, feste Speisen werden nur mit Mühe heruntergebracht und können über dem Kehlkopfeingang liegen bleiben. (Das Gaumensegel dagegen ist lediglich vom Vagus und Facialis innerviert.) Dandy und Temple-Fay sahen dagegen nach operativer Durchschneidung des Nerven wegen Neuralgie keine motorischen Ausfallserscheinungen.

Was die sensiblen Störungen bei Glossopharyngeusläsion anlangt, so sind — nach O. Foerster — die hintersten Partien der Zunge, Plica palatopharyngea und hintere Rachenwand anästhetisch, der weiche Gaumen und das Zäpfchen dagegen frei von Störungen. Der Rachenreflex ist — bei einseitiger Schädigung nur auf der Seite der Verletzung — für gewöhnlich aufgehoben.

Der Glossopharyngeus ist bekanntlich seiner Hauptfunktion nach ein *Geschmacksnerv*. Es ist anzunehmen, daß die vom hinteren Drittel der Zunge und von Teilen des weichen Gaumens stammenden Geschmacksempfindungen durch den Glossopharyngeus geleitet werden. Die klinischen Beobachtungen, insbesondere die schon oben erwähnten Erfahrungen Foersters an Kriegsverletzten, haben diese Anschauungen bestätigt. Hinsichtlich der Begrenzung der Zonen scheinen jedoch individuelle Verschiedenheiten vorzukommen; Cassirer beschrieb einen Fall, der zu beweisen schien, daß sämtliche Geschmacksfasern hier im Glossopharyngeus verliefen, während Mönch bei einer Schußverletzung, die jedoch den Glossopharyngeus intakt gelassen hatte, eine Ageusie der gesamten gleichnamigen Zungenhälfte beobachtete (zitiert nach Oppenheim).

Hinsichtlich der *ursächlichen Faktoren*, die zu einer peripheren Schädigung des Glossopharyngeus führen können, gilt das gleiche, was in dem Abschnitt über den Vagus gesagt wird.

An dieser Stelle ist noch der zuerst von Weisenburg, später von Sicard und Robineau, Dandy u. a. beschriebenen *Glossopharyngeusneuralgie* zu gedenken, die ein seltenes, aber wohl umschriebenes Krankheitsbild darstellt: Anfallartig auftretende Schmerzen, die vom Schlund oder von der Zungenwurzel ausgehen und nach dem Kehlkopf, nach den Ohren und Mandeln ausstrahlen. Die Schmerzen können außerordentlich heftig und quälend sein und werden häufig durch Schlucken, Sprechen, Husten, Mundöffnen und Drücken auf die Zungengegend oder auf die Pharynxwand ausgelöst. Therapeutisch ist — wie oben erwähnt — die Durchschneidung des Nerven ausgeführt worden (Dandy, Foerster, Chavany und Welti, Reichert, Keith).

8. Nervus vagus.

Der *Nervus vagus* tritt hinter dem Glossopharyngeus aus der hinteren Seitenfurche des verlängerten Markes aus, zieht zur vorderen Abteilung des Foram. jugulare, wo er das gleichnamige Ganglion, das einem Spinalganglion entspricht und einem großen Teil der sensiblen Vagusfasern als Ursprungskern dient, bildet. Unterhalb des For. jugulare nimmt der Nerv den Ram. int. N. accessorii auf, bildet das Ganglion nodosum und verläuft dann zwischen der A. carotis int. bzw. comm. und V. jugul. int. zur oberen Thoraxöffnung und gelangt rechts vor der A. subclavia, links vor dem Aortenbogen in die Brusthöhle. Hier zieht der Vagus jeder Seite zu der hinteren Wand des gleichseitigen Bronchus und verläuft von da ab längs der Speiseröhre, der linke auf deren vorderer, der rechte auf deren hinterer Wand, zum Magen und zu den übrigen Eingeweiden. Von den Ästen, die der Vagus auf der Strecke von seinem Austritt aus dem verlängerten Mark bis zum Ganglion nodosum abgibt, sind zu nennen: der Ramus meningeus zur Dura der hinteren Schädelgrube; der Ramus auricularis, der, Verbindungen mit dem Glossopharyngeus und Facialis eingehend zum Gehörgang zieht und dessen hintere Wand sowie die hinteren Partien des Trommelfells versorgt. (Allerdings fand FOERSTER bei isoliertem Vagusausfall, offenbar auf Grund einer Überlagerung von Versorgungsgebieten benachbarter Nerven, niemals eine sensible Störung in diesem Bereiche.) Unterhalb des Ganglion nodosum gehen die Äste zum Plexus pharyngeus ab, der gemeinsam mit Ästen aus dem Glossopharyngeus und Sympathicus die Muskulatur des Schlundes und des weichen Gaumens innerviert. Der N. laryngeus sup. innerviert die Mm. constrictor pharyng. inf. und cricothyreoideus, vielleicht auch die Mm. thyreo- und aryepigloticus und versorgt gleichzeitig die Schleimhaut des Kehlkopfes und des Kehldeckels. Aus dem Laryngeus sup. und dem Stamm des Vagus gemeinsam entspringt der N. depressor, der sich mit den aus dem N. laryngeus inf. stammenden Ramis cardiacis in die Innervation des Herzmuskels teilt. Der N. recurrens entspringt aus dem Vagus rechts am Anfangsteil der A. subclavia, links vor dem Ende des Aortenbogens. Der rechte Recurrens schlingt sich nach hinten zu um die A. subclavia, der linke um den Arcus aortae, beide verlaufen zwischen Luft- und Speiseröhre cranialwärts und geben unter anderem Äste zum Ösophagus, zur Trachea und zum Plexus cardiacus ab. Der Endast des Recurrens, der N. laryngeus inf. versorgt — mit Ausnahme der vom Laryngeus sup. innervierten Muskeln — die gesamte innere Kehlkopfmuskulatur und den Teil der Kehlkopfschleimhaut, der unterhalb der Stimmritze liegt. Im weiteren Verlauf werden vom Vagus Äste für die Bronchien die Speiseröhre, für den Herzbeutel und für den Magen- und Darmkanal abgegeben.

Über die funktionelle Bedeutung des Ganglion nodosum und des Ganglion jugulare besteht noch keine einheitliche Auffassung (vgl. L. R. MÜLLER), ebenso wenig über die genaue Abgrenzung und Einteilung des Vagus- (und auch Accessorius-) Kerngebietes (vgl. die entsprechenden Kapitel im Lehrbuch von OPPENHEIM und in diesem Handbuch).

Bei der engen nachbarschaftlichen Beziehung des Vagus zu den anderen Hirnnerven der caudalen Gruppe sind isolierte Ausfallserscheinungen klinisch nur in den seltensten Fällen zu beobachten. Es wurde schon erwähnt, daß sich der Vagus mit dem Facialis in die Innervation des weichen Gaumens teilt. Über den Anteil des Facialis an der Gaumensegelinnervation hat lange Zeit Streit geherrscht; nach Kriegsbeobachtungen FOERSTERs darf es als gesichert gelten, daß bei ganz zentral (vom Ganglion geniculi) gelegener Unterbrechung des Facialis eine Gaumensegellähmung auftreten kann. Bei der gewöhnlichen rheumatischen Gesichtslähmung wird sie indessen fast immer vermißt. Inwieweit individuelle Differenzen in dem Anteil der genannten Muskeln an der Versorgung bestehen, mag dahingestellt bleiben. Bei *Ausschaltung des Vagus* ist jedenfalls in allen Fällen eine einseitige Gaumensegelparese festzustellen: es hängt herab, hebt sich nicht bei der Phonation, die Uvula ist oft etwas nach der gesunden Seite verzogen; Entartungsreaktion ist unter Umständen unschwer nachzuweisen. Bei *doppelseitiger Vagusläsion* hängt das Gaumensegel unbeweglich herunter, die Sprache ist näselnd, da im Nasenraum infolge mangelhaften Abschlusses von der Mundhöhle usw. eine Resonanz auftritt. Der unzulängliche Abschluß gegen die Nase macht sich auch beim Schlucken namentlich flüssiger Speisen unangenehm bemerkbar: Die Flüssigkeiten gelangen beim Schlucken leicht in die Nase und kommen aus ihr wieder heraus. Die Schlingbeschwerden sind bei einseitiger Lähmung nicht sehr erheblich, sind aber stärker und betreffen vor allem das Schlucken fester Speisen, wenn der Glossopharyngeus, wie dies praktisch oft der Fall ist, gleichermaßen gelähmt ist.

Bei Schädigung des Vagus oberhalb des Abganges des oberen und unteren Kehlkopfnerven sind selbstverständlich alle Kehlkopfmuskeln gelähmt. Der Ausfall lediglich der vom Laryngeus sup. versorgten Muskeln soll sich praktisch nicht sehr bemerkbar machen. Der Kehldeckel wird nicht ganz ausreichend gehoben, das Stimmband ist in geringem Maße erschlafft, (da der Cricothyreoideus, der es sonst anspannt, gelähmt ist) und wird bei kräftiger Intonation nach oben bei Inspiration nach unten gezogen. Der hintere Abschnitt der

Stimmlippe soll auf der gelähmten Seite höher stehen (Moeser, Dorendorf und Hofmann). Die Stimme ist rauh und tief, ermüdet rasch beim Intonieren und schlägt dann leicht um. Dazu kommen sensible Störungen in den oberen Partien des Kehlkopfes. Nach einigen Autoren ist der Laryngeus sup. sogar der alleinige sensible Nerv des Kehlkopfes.

Klinisch bedeutsam dagegen sind die *Ausfallserscheinungen bei Lähmung des Recurrens*, als deren Folge eine Stimmbandlähmung auftritt: Das Stimmband steht, wie man sagt, in Kadaverstellung, das ist eine Mittelstellung zwischen Ab- und Adduktion, und bleibt bei Atmung und Phonation unbeweglich. Die Stimme ist heiser, bei tiefer Inspiration ist oft ein stridorartiges Geräusch zu hören, während Hustenstöße tonlos sind und ohne Kraft vollzogen werden. Einige Zeit nach Bestehen der Lähmung können diese Symptome etwas zurückgehen, was wohl darauf beruht, daß das Stimmband der gesunden Seite kompensatorisch über die Mittellinie tritt. Auf diese Weise kommt manchmal noch ein leidlicher Glottisschluß zustande.

Bei doppelseitiger Recurrenslähmung steht dementsprechend die Stimmritze dauernd offen, was zu hochgradiger Heiserkeit bzw. Aphonie und inspiratorischem Stridor (durch den Luftstrom werden die erschlafften Stimmbänder passiv einander genähert) führt. Bei toxischer Schädigung des Recurrens im Gefolge einiger Infektionskrankheiten (vor allem Diphtherie, dann auch bei Typhus) beobachtet man häufig nur eine Lähmung einzelner Äste. Nach der von Semon und Rosenbach aufgestellten Regel werden zunächst die Erweiterer der Stimmritze betroffen, also der M. cricoarytaenoideus post., der normalerweise das Stimmband abduziert. Das Bild dieser sog. *Posticuslähmung* ist dadurch gekennzeichnet, daß das Stimmband der Mittellinie genähert ist und diese Stellung bei Atmung und Phonation beibehält. Die funktionellen Ausfallserscheinungen sind bei einseitiger Posticuslähmung für gewöhnlich sehr gering, die Stimme ist dadurch wohl kaum jemals beeinträchtigt, die Atmung leidet nur selten. Dagegen ist bei doppelseitiger Posticuslähmung die Einatmung in der Regel schwer, mitunter sogar in bedrohlichem Ausmaße gestört. Es kommt hinzu, daß bei Lähmung der Abduktoren des Stimmbandes nicht selten ein Krampf in den als Adduktoren wirkenden Antagonisten eintritt, der zu einer weiteren Verengerung der Stimmritze und damit zu einer Verstärkung der Dyspnoe führt. Bei der sog. Internusparese bleibt die Stimmritze bei Phonation etwas geöffnet. Die klinischen Erscheinungen einer peripheren Vagusschädigung sind, was die anderen von diesem Nerven versorgten Organe anlangt, in der Pathologie des Menschen aus begreiflichen Gründen nur schwer festzustellen, da es Krankheitsfälle, bei denen der Vagus isoliert, wie im Tierexperiment, betroffen ist, kaum geben wird. Bei einseitiger Vagusläsion können Störungen der Herz- und der Atmungstätigkeit beobachtet werden, sind aber jedenfalls wohl nicht konstant. Auch Brechreiz, Schmerzen in der Magengegend wurden früher beschrieben, lassen sich aber wohl als Symptome eines peripheren Vagusausfalls nicht aufrechterhalten. L. R. Müller lehnt (zit. nach Oppenheim) eine Vermittlung des Hunger- und Durstgefühls durch den Vagus ab. Atonie und Erweiterung der Speiseröhre wurde ebenfalls in einigen Fällen beobachtet. Doppelseitiger Vagusausfall soll den sofortigen Tod zur Folge haben.

Was die *ursächlichen Faktoren* anbetrifft, die zu einer Schädigung des peripheren Vagus führen können, so sind diese zahlreich. Wie alle anderen Hirnnerven kann auch der Vagus innerhalb seines intrakraniellen Verlaufes durch alle mög·lichen basalen Prozesse, durch meningitische Exsudate der verschiedensten Ätiologie, durch Neubildungen, Blutungen, Aneurysmen, Knochenprozesse in Mitleidenschaft gezogen werden. Bei solcher Lokalisation der Schädigung werden erklärlicherweise meistens auch andere basale Hirnnerven beteiligt sein. In seinem weiteren Verlauf am Hals wird der Nerv häufig durch Schußverletzungen und durch operative Eingriffe (Exstirpation von Geschwülsten, Carotisunterbindung!) betroffen. Im Bereiche der oberen Thoraxapertur und des Mediastinum führen Strumen, Aneurysmen der Aorta und der Subclavia, Mediastinaltumoren, tuberkulöse Drüsen, Speiseröhrengeschwülste usw. zu ein- oder doppelseitiger Schädigung des Vagus bzw. des Recurrens. Praktisch wichtig, weil nicht selten, ist die im Gefolge der Strumektomie auftretende, nicht immer vermeidbare Recurrenslähmung. Auch bei Mitralstenose wurde Lähmung des Recurrens beobachtet und mit einer Druckschädigung durch das gespannte Lig. Botalli erklärt.

Daß bei Diphtherie und Typhus nicht selten im späteren Verlauf der Krankheit Vaguslähmungen (insbesondere das Bild der Posticuslähmung) auftreten, wurde oben schon erwähnt. Toxische Schädigungen des Vagus wurden bei einer Reihe anderer Infektionskrankheiten ebenfalls beschrieben (Pneumonie, Influenza, Cholera, Gonorrhoe usw.). Auch bei Polyneuritis alcoholica findet man eine Beteiligung des Vagus. Von exogenen Giften sind zu nennen: Blei, Arsen und Phosphor (zitiert nach OPPENHEIM).

Noch einige Worte zur *Behandlung*. Die Möglichkeit einer kausalen Therapie bei einer Schädigung des Vagus richtet sich natürlich ganz nach der Art des Grundleidens. Bei toxisch-neuritischer Recurrenslähmung wird von einigen Autoren die elektrische Reizung des Laryngeus inf. außen am Halse zwischen Sternocleido und Kehlkopf (Vorsicht vor zu starken Strömen!) empfohlen. Handelt es sich um eine einseitige Recurrenslähmung infolge einer Durchtrennung des Nerven, wie dies bei Operationen im Bereiche des Halses nicht selten beobachtet wird, so ist an Kehlkopfgymnastik und systematische Stimmübungen zu denken. Die Nervennaht bzw. die Aufpfropfung auf benachbarte Nerven ist im Tierexperiment erfolgreich ausgeführt worden, am Menschen dagegen bisher wohl kaum zur Anwendung gekommen.

Bei starker Respirationsstörung infolge von doppelseitiger Posticuslähmung bleibt zuweilen nichts anderes als die Tracheotomie übrig.

9. Nervus accessorius.

Der 11. Hirnnerv zieht zusammen mit dem Vagus durch das Foram. jugulare. Zwischen Ganglion jugulare und nodosum des N. vagus geht ein Teil der Nerven, der Ramus int. N. accessorii in die Vagusbahn über, der Ram. ext. oder Accessorius spinalis dagegen zieht zum M. sternocleidomastoideus, gibt an ihn einen Ast ab und endigt im M. trapezius. Beide Muskeln erhalten außerdem Zweige vom Cervicalplexus; der Sternocleidomastoideus aus dem 2. und 3., der Trapezius aus dem 3. und 4. Cervicalnerven. Die cervicale Innervation ist für den Sternocleido praktisch-klinisch ohne Bedeutung. Was die Innervation des Trapezius anlangt, so sprechen die klinischen Beobachtungen dafür, daß seine obere Portion mehr oder weniger ausschließlich vom Cervicalplexus versorgt wird. Bei Verletzung des Accessorius bleibt jedenfalls die obere Portion völlig intakt oder ist doch nur gering betroffen, mitunter ist die acromiale Portion besser erhalten als die claviculare. Hingegen werden mittlere und untere Trapeziusportion vom Accessorius mit versorgt und sind dementsprechend bei Läsion dieses Nerven funktionell geschädigt.

Die *Lähmung des Sternocleidomastoideus* macht sich äußerlich in dem mangelhaften Hervortreten seiner Konturen am Halse (die ja individuell verschieden stark ausgebildet sind) geltend, besonders dann, wenn man den Kopf nach der gesunden Seite drehen oder das Kinn gegen Widerstand forciert nach unten beugen läßt (vgl. Abb. 18 und 19). Der funktionelle Ausfall ist verhältnismäßig geringfügig. Der Muskel neigt den Kopf nach seiner und dreht das Kinn nach der entgegengesetzten Seite. Bei einseitigem Ausfall kann durch Überwiegen des Muskels der gesunden Seite die entgegengesetzte Kopfhaltung bestehen, doch ist dies keineswegs immer deutlich. Der Sternocleido wirkt ferner bei angestrengter Atmung mit, indem er Brust- und Schlüsselbein hochzieht. Bei doppelseitiger Innervation beugt er den Kopf nach vorn, den schon etwas nach hinten geneigten Kopf beugt er dagegen noch weiter rückwärts. Praktisch wichtig ist die Tatsache, daß die Dreh- und Beugebewegungen des Kopfes auch bei Ausfall des Sternocleido von den tiefen Halsmuskeln usw. in ausreichendem Umfange ausgeführt werden.

Bei dem *Ausfall des Trapezius* (der nur dann vollkommen ist, wenn die entsprechenden Cervicalnerven mitverletzt sind) ist die Schulter nach vorn abgesunken und steht tiefer, so daß das Schlüsselbein mehr horizontal verläuft.

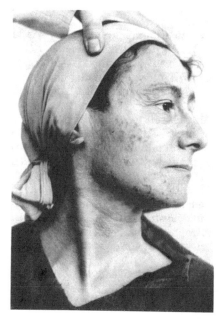 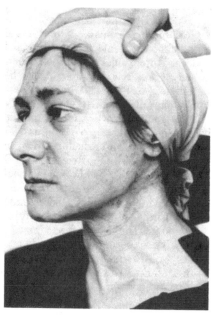

Abb. 18. Abb. 19.

Abb. 18 und 19. Lähmung des Sternocleidomastoideus links (es handelt sich um die gleiche Kranke, die in Abb. 1 dargestellt wurde). (Universitäts-Nervenklinik der Charité.)

Bei der Betrachtung von vorn (vgl. Abb. 20) fällt auf, daß die Nacken-Schulterlinie nicht, wie es normalerweise der Fall ist, eine geschwungene, bogenförmige Linie darstellt, sondern mehr nach Art eines rechten Winkels eine senkrecht und eine horizontal verlaufende Begrenzung hat. Bei der Betrachtung von hinten sieht man, wie das Schulterblatt von der Mittellinie abgerückt und derart gedreht ist, daß der untere Winkel nach innen oben, der äußere nach lateral und unten verschoben ist. Gleichzeitig ist der untere Schulterblattwinkel etwas vom Brustkorb abgehoben (Schaukelstellung, Duchenne), der innere Schulterblattrand verläuft von unten innen nach oben außen (vgl. Abb. 21 und 22). Bei nicht zu fettreichen Personen sieht man an Stelle des Trapeziusreliefs die normalerweise verdeckten Rhomboidei. Läßt man den Kranken unter gleichzeitiger Außenrotation der Arme die Schulterblätter nach hinten zusammennehmen, so macht sich das Fehlen der Anspannung der mittleren und unteren Trapeziusportion sehr deutlich bemerkbar. Auf der Seite der Lähmung rückt das Schulterblatt nicht ausreichend zur Mittellinie heran und wird gleichzeitig durch die Rhomboidei etwas gehoben. Neben dem Rückgrat tastet man an Stelle des Muskelbauches des Trapezius ein tiefes Loch.

Der Funktionsausfall äußert sich darin, daß die Hebung der Schulter nur durch den Levator scapulae und daher mit nur geringer Kraft erfolgt. Da der genannte Muskel an der Scapula ansetzt, wird dabei gleichzeitig der innere Schulterblattwinkel gehoben und das Schulterblatt so gedreht, daß das Akromion etwas absinkt. Bei Erhaltensein der oberen Portion erfolgt die Schulterhebung in normaler Weise, aber mit verminderter Kraft. Die anderen oben geschilderten Symptome (Schaukelstellung usw.) sind vorhanden, jedoch meist in geringerem Ausmaße. Die mangelhafte Adduktion der Scapula beim Zurücknehmen der Schulter ist dagegen auch hier deutlich ausgeprägt.

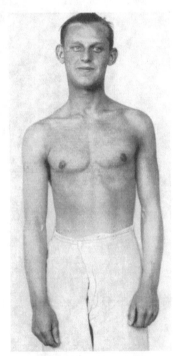

Abb. 20. Rechtsseitige Trapeziusparese. Die rechte Schulter ist abgesunken, das Schlüsselbein verläuft horizontal. (Universitäts-Nervenklinik der Charité.)

Da der Trapezius ein Muskel ist, der unter anderem die Aufgabe hat, das Schulterblatt in einer Stellung zu fixieren, die für die Wirkung der am Oberarm ansetzenden Muskeln am günstigsten ist, versteht es sich von selbst, daß bei einer Lähmung der Trapezius indirekt auch die Funktion anderer Muskeln des Schultergürtels leidet, so vor allem die Außenrotation und die Hebung des Arms nach der Seite (bei der die drehende Wirkung der akromialen Trapeziusportion eine Rolle spielt; vgl. Abb. 22). KRAMER macht darauf aufmerksam, daß bei älteren Fällen von vollständiger Trapeziuslähmung die seitliche Erhebung des Armes über die Horizontale nicht gelingt und daß auch bei passiver Hebung die Bewegung an einem Widerstande stecken bleibt. Es liegt dies an einer Subluxation des Schlüsselbeins im Sterno-Claviculargelenk, die dadurch entsteht, daß bei Ausfall der Trapezius der Bandapparat dieses Gelenks, der fast ausschließlich das ganze Gewicht des Armes zu tragen hat, gedehnt wird. Auf diese Weise kommt es zu der erwähnten Subluxationsstellung, in welcher die bei seitlicher Erhebung des Armes erforderliche Hebung des akromialen Abschnitts des Schlüsselbeins durch knöchernen Widerstand im Sterno-Claviculargelenk gehemmt wird. Die Kranken gleichen das Hindernis instinktiv dadurch aus, daß sie den Arm nicht rein seitlich, sondern etwas nach vorn gerichtet erheben, bei welcher Stellung das Schlüsselbein um seine horizontale Achse etwas gedreht und der knöcherne Widerstand umgangen wird. Die stärkere Beanspruchung des Bandapparates ist wohl auch die Ursache der Beschwerden, über welche die Kranken mit Trapeziuslähmung beim Tragen schwerer Lasten oft klagen.

Peripherische Lähmungen des Accessorius sind meist traumatischen Ursprungs, insbesondere kommt es bei Operationen am Halse, z. B. bei Unterbindung der V. jugularis, bei der Entfernung von tuberkulösen Drüsen oder von Geschwülsten zuweilen zu einer Läsion des Nerven. Accessoriusschädigungen sieht man ferner bei allen Prozessen in der Gegend des Foram. occipit. magn. oder des Foram. jugulare, sei es, daß es sich um tuberkulöse Caries, um maligne Neubildungen oder um eine Pachymeningitis cervicalis tuberkulöser oder syphilitischer Genese handelt. Eine arteficielle Ausschaltung des Nerven erfolgt aus therapeutischen Gründen bei der operativen Behandlung des Halsmuskelkrampfes und bei der Pfropfung des Accessorius auf den gelähmten Facialis. Nach Oppenheim soll es auch eine Neuritis des Accessorius geben.

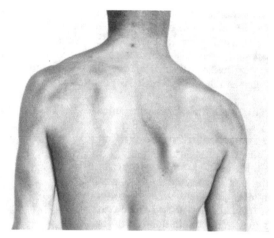

Abb. 21. Trapeziuslähmung rechts. Die rechte Schulter ist nach vorn abgesunken; deutliche Schaukelstellung des rechten Schulterblatts, dessen innerer Rand von oben außen nach unten innen verläuft. Rechts sind jetzt infolge der Atrophie des Trapezius die Konturen der Mm. rhomboidei deutlich erkennbar. (Universitäts-Nervenklinik der Charité.)

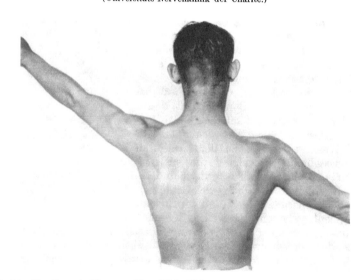

Abb. 22. Rechtsseitige Trapeziuslähmung. Die seitliche Hebung des Armes ist infolge mangelnder Fixierung des Schulterblatts und Ausfalls der drehenden Wirkung der akromialen Trapeziusportion eingeschränkt. (Universitäts-Nervenklinik der Charité.)

10. Nervus hypoglossus.

Der *N. hypoglossus* verläßt — für gewöhnlich in zwei Bündel geteilt — im Sulcus lat. ant. das verlängerte Mark, gelangt durch den Canalis hypoglossus aus dem Schädelinneren heraus, verläuft erst medial und hinten, sodann aber lateral vom Vagus und zieht dann abwärts entlang der medialen Fläche des M. stylohyoideus und des hinteren Digasticusbauches. In einem nach unten konvexen Bogen erreicht er, vom M. mylohyoideus bedeckt, die Außenseite des M. hypoglossus und strahlt in die Zungenmuskulatur ein. Der Hypoglossus geht unter anderem Verbindungen mit dem oberen Halsganglion, mit dem Ganglion nodosum, des Vagus und vor allem aber mit den 3 ersten Cervicalnerven ein. Die Verbindung mit Fasern aus dem 2. und 3. Cervicalnerven stellt die sog. *Ansa hypoglossi* (vgl. Abb. 25) dar, aus welcher die Mm. sternohyoideus, sternothyreoideus und der untere Bauch des Omohyoideus innerviert werden. Die Rami linguales bilden die Fortsetzung des Hypoglossusstammes und innervieren die Zungenmuskeln.

Da diejenigen Nervenfasern, welche die Zungenbeinmuskeln versorgen, aus dem cervicalen Anteil stammen, bleiben die genannten Muskeln bei Läsionen des Hypoglossus innerhalb der Schädelhöhle verschont. Über die Funktion der einzelnen Zungen- und Zungenbeinmuskeln sei hier im Anschluß an Untersuchungen von FLESCH, KRAMER, VERAGUTH u. a. Folgendes berichtet: Das Vorstrecken der Zunge wird, unterstützt durch den Geniohyoideus, durch die Wirkung beider Genioglossi bewirkt. Bei einseitigem Ausfall überwiegt der gegenseitige Genioglossus und schiebt die Zunge beim Vorstrecken nach der Seite der Lähmung ab. Die Mm. styloglossus und hyoglossus ziehen die Zunge nach hinten und oben. Bei einseitigem Ausfall wird die im Munde liegende Zunge von den Muskeln der Gegenseite herübergezogen. So kommt es, daß bei Hypoglossuslähmung die nicht herausgestreckte Zunge nach der gesunden Seite verschoben ist. Die seitliche Bewegung der Zunge, mittels derer man die Zahnreihe und Backentasche abtastet, erfolgt durch Zusammenwirken des gegenseitigen Genio- und Styloglossus. Die Senkung der Zunge wird bewirkt durch den Genio- und Hyoglossus, die Hebung durch den Stylo- und Palatoglossus. Die Mm. longitudinales verkürzen die Zunge in der Längsrichtung und heben und senken die Zungenspitze. Die Mm. transversi verschmälern, die Mm. verticales verkürzen die Zunge in dem Höhendurchmesser. Der M. geniohyoideus hebt bei fixiertem Unterkiefer das Zungenbein, bei fixiertem Zungenbein zieht er den Unterkiefer herab. Durch den Sternohyoideus und den Omohyoideus wird das Zungenbein, durch den Sternothyreoideus der Kehlkopf herabgezogen. Der Thyreohyoideus zieht, je nachdem welcher Ansatzpunkt fixiert ist, das Zungenbein herab oder den Kehlkopf herauf. Eine Lähmung dieser äußeren Kehlkopfmuskeln ist nicht immer ganz einfach nachzuweisen; nach BERNHARDT soll der Kehlkopf infolge der Atrophie der Muskulatur dabei deutlich hervortreten und beim Schlucken abweichen.

Das klinische Bild der *einseitigen Hypoglossuslähmung* (vgl. Abb. 23 und 24) äußert sich in folgenden Erscheinungen: Die gelähmte Zungenhälfte ist gerunzelt, bei längerdauernder Lähmung auch atrophisch verdünnt und zeigt fibrilläre Zuckungen (die nicht mit dem häufig auch bei Gesunden anzutreffenden leichten Tremor der Zunge verwechselt werden dürfen). Oben wurde schon erwähnt, daß sie im Munde liegend nach der gesunden, beim Hervorstrecken aber nach der kranken Seite abweicht. Auch die Raphe ist nach der Seite der Lähmung zu konkav gekrümmt, dabei kann — nach DINKLER — in den Anfangsstadien die Spitze der Zunge nach der gesunden Seite abgeknickt sein (Überwiegen des nicht gelähmten Longitudinalis). Die Funktionsstörungen bei einseitiger Lähmung sind praktisch nicht sehr erheblich, doch ist das Auswischen und die Entfernung von Speiseresten aus der Backentasche auf der gelähmten Seite erschwert. Schluckakt und Sprache sind praktisch nicht gestört. Bei doppelseitiger XII-Lähmung dagegen liegt die Zunge unbeweglich im Munde und beim Schlucken ist vor allem der erste Akt, die Fortbewegung der Bissen nach hinten, beeinträchtigt. Daß dabei auch die Sprache, vor allem, was die Bildung der Zungenlaute anbetrifft, erheblich leidet, bedarf keiner näheren Ausführung.

Die *Diagnose* der Hypoglossuslähmung macht keine Schwierigkeiten. Atrophie, fibrilläre Zuckungen und die Veränderungen der elektrischen Erregbarkeit zeigen an, daß es sich um eine periphere Lähmung handelt. Supranucleäre Lähmungen, bei denen diese Erscheinungen also nicht vorhanden sind,

sind so gut wie immer mit anderen Symptomen einer Pyramidenbahnläsion verbunden. Nucleäre Lähmungen sind bei Syringobulbie nicht selten. Periphere Hypoglossuslähmungen werden bei basalen Prozessen in der hinteren Schädelgrube (Neubildungen, Blutungen, Meningitiden) beobachtet, meistens zusammen mit Lähmungserscheinungen von Seiten des benachbarten Vagus und Accessorius; auch Aneurysmen der A. vertebralis, cariöse Prozesse an der Basis,

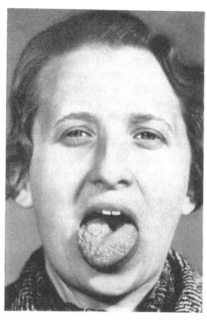 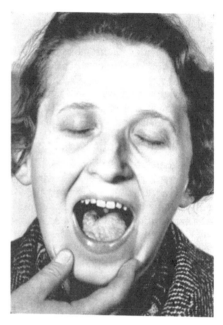

Abb. 23.   Abb. 24.

Abb. 23 und 24. Rechtsseitige periphere Hypoglossuslähmung (nach Unterbindung der A. carotis). Die rechte Zungenhälfte ist atrophisch und faltig. Die Zunge weicht beim Hervorstrecken nach der Seite der Lähmung, im Mund liegend aber nach der entgegengesetzten Seite ab. Auch die Krümmung der Raphe ist deutlich erkennbar. (Universitäts-Nervenklinik der Charité.)

Frakturen usw. sind als Ursache der Hypoglossuslähmung beschrieben worden. In seinem extrakraniellen Verlauf kann der Nerv traumatisch oder durch Neubildungen unterhalb des Unterkiefers geschädigt werden. Verhältnismäßig häufig ist die Verletzung des Nerven bei der operativen Entfernung von Geschwülsten dieser Gegend oder bei der Unterbindung der Carotis. Neuritiden hat man in seltenen Fällen auch beobachtet (Oppenheim). Meistens soll es sich dabei um Infektionskrankheiten mit Beteiligung der Halsdrüsen gehandelt haben, so daß eine örtliche Schädigung nicht auszuschließen war.

B. Die Cervicalnerven und der Plexus cervicalis.

Sämtliche Rückenmarknerven teilen sich bald nach ihrem Austritt aus der Wirbelsäule in einen vorderen und einen hinteren Ast. Die vorderen (ventralen) Äste der oberen vier Cervicalnerven sind durch Schlingen (Ansae) miteinander verbunden und bilden den Plexus cervicalis (vgl. Abb. 25); es bestehen von hier aus Verbindungen zum N. hypoglossus, zum Grenzstrang des Sympathicus und zum Plexus brachialis. Der oberste Cervicalnerv tritt zwischen Hinterhauptschuppe und Atlas aus, der unterste zwischen 7. Hals- und 1. Brustwirbel. Die hinteren (dorsalen) Äste sind mit Ausnahme der 2—3 ersten Paare schwächer als die vorderen (ventralen) Äste; sie sind gemischte Nerven und versorgen die Muskulatur und die Haut des Nackens. Lediglich der Ram. dorsalis N. cervic. I ist rein motorisch und versorgt einen Teil der tiefen Halsmuskeln. Der Ram. dors. N. cerv. II ist unter dem

Namen *N. occipitalis major* bekannt, er durchbohrt den M. semispinalis capitis, gelangt in der Gegend der Linea nuchae sup., 2—3 cm von der Medianlinie entfernt, unter die Haut und versorgt die Haut des Hinterhaupts bis zur Scheitelhöhe, seitlich bis zum Bezirk des N. occipitalis min. Der *N. occipitalis minor* dagegen stammt aus den vorderen Ästen der Cervicalnerven (er gehört also zum Plexus cervicalis im engeren Sinne) und zwar aus dem R. ant. N. cerv. II; er kommt am hinteren Rande des Sternocleidomastoideus etwas oberhalb der Mitte dieses Muskels aus der Tiefe. Zwischen Sternocleido und Splenius capitis zieht er nach aufwärts und versorgt die Haut der lateralen Hinterhauptregion zwischen dem Bezirk des N. occipitalis maj. und des N. auricularis magnus. Letzterer stammt aus dem

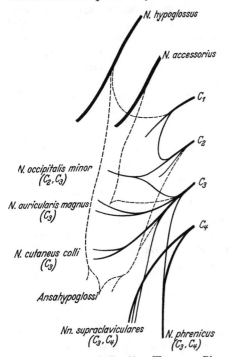

vorderen Ast von C III, kommt gleichfalls am hinteren Rande des Sternocleido unterhalb des Occipitalis min. an die Oberfläche und verläuft auf dem Sternocleido und ihn kreuzend hinter der V. jugul. ext. in der Richtung auf das Ohrläppchen zu; er versorgt die hinter dem Ohr gelegenen Hautpartien und die Regio parotideomasseterica (vgl. Abb. 25 und 26).

Von den *neuralgischen Affektionen im Bereich der Cervicalnerven* ist als praktisch wichtig hervorzuheben die **Occipitalneuralgie**, die nicht nur den Occipitalis major, sondern auch den Occipitalis minor sowie den Auricularis magnus mitbetreffen kann; gelegentlich sind sogar noch andere Hautnerven des

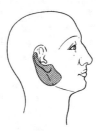

Abb. 25. Plexus cervicalis. (Aus WILLIGER: Die periphere Innervation. Leipzig 1938.)

Abb. 26. Sensibilitätsstörung im Gebiet des N. auricul. magnus [1].

Plexus cervicalis, der N. cutaneus colli und die Nn. supraclaviculares (vgl. Abb. 27), befallen. Weniger häufig als die Trigeminusneuralgie oder die Ischias, spielt die Occipitalneuralgie doch insofern eine Rolle, als sie nicht ganz selten diagnostisch verkannt und als „Kopfschmerz" behandelt wird. Bei genauerem Befragen erfährt man aber von den Kranken, daß die Beschwerden mit denjenigen bei gewöhnlichen Kopfschmerzen nichts gemein haben. Die Schmerzen werden nicht in das Innere des Schädels, sondern an die Oberfläche und in den Knochen, in die Haut lokalisiert, sie werden — wie auch sonst neuralgische Schmerzen — als bohrend, brennend, reißend geschildert und strahlen vom Nacken über den Hinterkopf bis zum Scheitel, gelegentlich auch bis zum Hals oder bis zum Ohr aus. Der anfallartige Charakter des Schmerzes ist dagegen oft nicht so ausgeprägt wie bei der Quintusneuralgie. Heftigere Kopfbewegungen, Erhöhung des intrakraniellen Druckes durch Husten, auch die Druckeinwirkung auf die austretenden Nerven durch Liegen auf harten Kissen usw. kann die Schmerzanfälle auslösen, bzw. die Schmerzen steigern. Mitunter wird

---

[1] Die schematischen Abbildungen der Sensibilitätsstörungen sind den von F. KRAMER bearbeiteten Kapiteln aus dem Handbuch der Neurologie (herausgegeben von O. BUMKE und O. FOERSTER, Berlin 1937) entnommen. Siehe auch die Schemata S. 394.

der Kopf etwas steif gehalten. Die von den betroffenen Nerven versorgten Hautbezirke sind hyper- oder auch hypästhetisch (vgl. Abb. 28), häufiger freilich lassen sich objektive Sensibilitätsstörungen überhaupt nicht nachweisen. Rötung der betroffenen Hautpartien, Haarausfall, Augentränen, Ohrensausen, Pupillenerweiterung auf der Seite der Neuralgie (SEELIGMÜLLER) sind beschrieben worden; wir selbst haben derartige Erscheinungen, die mit Anastomosen zum Halssympathicus, zum Trigeminus usw. erklärt werden, niemals gesehen. Die Neuralgie ist oft doppelseitig, die Austrittspunkte des Occipitalis major und minor zwischen den obersten Halswirbeln und dem Proc. mast. bzw. am hinteren Rande des Sternocleidomastoideus sind ganz umschrieben druckempfindlich; diagnostisch ist dies neben den charakteristischen Angaben über die Art und die Ausbreitung des Schmerzes das wichtigste Symptom.

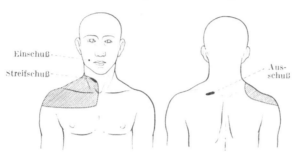

Abb. 27. Sensibilitätsstörung im Gebiet der Nn. supraclaviculares bei oberer Plexuslähmung.

Bei Besprechung der *ursächlichen Faktoren* ist zunächst zu betonen, daß die Occipitalneuralgie verhältnismäßig häufig in vorgerücktem Alter beobachtet wird, was dazu geführt hat, Zusammenhänge mit Arteriosklerose anzunehmen, In manchen Fällen läßt sich durch eine Einschränkung der passiven Beweglichkeit der Halswirbelsäule, durch die Druckschmerzhaftigkeit der Querfortsätze und durch röntgenologisch sichtbare Veränderungen eine Spondylosis deformans im Bereich der kleinen Halswirbelgelenke wahrscheinlich machen. Zuweilen tritt die Neuralgie auch im Anschluß an Erkältungen, Angina, nach Malaria, Influenza oder Typhus auf. Auch traumatische Einwirkungen auf die Halswirbelsäule sind hier zu nennen. Die Differentialdiagnose gegen myalgischrheumatische Beschwerden ist nicht immer ganz einfach; die Art der Ausbreitung der Schmerzen und das Fehlen umschriebener Druckpunkte sind hier richtungweisend. An Caries der Halswirbelsäule oder an Carcinommetastasen ist immer zu denken.

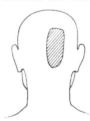

Abb. 28. Sensibilitätsstörung im Bereich des Occipitalis major.

Therapeutisch kommen die üblichen antineuralgischen Maßnahmen in Betracht. Örtliche Wärmeanwendung (Diathermie), stabile Galvanisation und die Darreichung von B-Vitamin-Präparaten (die auch bei arthritischen Prozessen sich als wirksam erweisen) haben sich uns bewährt. In ganz hartnäckigen Fällen hat man die entsprechenden Nerven durchschnitten. Von OEHLECKER wurde mit Erfolg die Exstirpation des 2. Cervicalganglions ausgeführt.

Von den *Lähmungen* der aus dem Cervicalplexus stammenden motorischen Nerven ist die **Phrenicuslähmung** praktisch am wichtigsten.

Der *N. phrenicus* stammt aus C III und C IV, verläuft auf der Vorderfläche des Scalenus zwischen A. und V. subclavia hinter dem Sternoclaviculargelenk zusammen mit der A. mammaria int. in das Mediastinum und gelangt zwischen Pleura und Perikard zum Zwerchfell, auf dessen Unterfläche er sich verästelt.

Der *N. phrenicus* versorgt das Zwerchfell und ist daher für das normale Funktionieren der Atmung von großer Bedeutung. Der Anteil der Intercostalnerven an der Innervation des Zwerchfells fällt praktisch nicht ins Gewicht. FOERSTER hat darauf hingewiesen, daß gelegentlich im Bereich der oberen

Thoraxapertur eine Anastomose vom N. subclavius in den Phrenicus einmündet, so daß bei Läsion oberhalb dieser Verbindungstelle die Lähmung des Zwerchfelles ausbleiben kann. Bei Kontraktion des Zwerchfelles werden die unteren Rippen gehoben, der Brustkorbraum wird dadurch erweitert, gleichzeitig werden durch das Tiefersteigen der Zwerchfellkuppel die Baucheingeweide herabgedrängt. Die gleichzeitige Innervation des Zwerchfelles und der Bauchmuskeln erhöht den Druck in der Bauchhöhle: sog. Bauchpresse. Als Hilfsmuskeln der Atmung kommen alle Muskeln in Betracht, die den Brustkorb erweitern (Scaleni, Sternocleidomastoideus) oder von der Last der oberen Gliedmaßen befreien (Trapezius Rhomboidei, Levator scapulae). Bei fixiertem Schultergürtel kann der Pectoralis und der Seratus ant. den Brustkorb etwas dilatieren (KRAMER).

Bei der *Lähmung des Zwerchfells* bleibt die Kontraktion dieses Muskels bei der Einatmung aus. Normalerweise wölbt sich das Epigastrium beim Einatmen durch das Herabtreten des Zwerchfelles und die dadurch erfolgende Verdrängung der Baucheingeweide vor, bei der Ausatmung sinkt es wieder ein. Bei der Phrenicuslähmung dagegen sinkt die Oberbauchgegend bei der Inspiration eher etwas ein, da das schlaffe Zwerchfell passiv hochgehoben wird und dabei die Baucheingeweide mit angesaugt werden; bei der Ausatmung dagegen steigt die Leber herab und das Epigastrium wölbt sich vor. Die Leber steht infolge der Erschlaffung des Zwerchfells konstant höher und läßt sich leicht nach oben hochschieben. Die beim Ein- und Ausatmen sichtbare Zwerchfellverschiebung (GERHARDT-LITTENsches Phänomen) bleibt bei der Phrenicuslähmung aus. Einseitige Ausschaltung des Phrenicus macht klinisch nur geringfügige Erscheinungen, subjektiv sogar mitunter keinerlei Beschwerden. Die diagnostische Feststellung ist nicht immer ganz einfach, da das GERHARDT-LITTENsche Phänomen bei fetten Personen schwer nachweisbar sein kann; erst die Röntgendurchleuchtung bringt hier Aufklärung. Doppelseitige Phrenicuslähmung dagegen führt natürlich zu einer erheblichen Beeinträchtigung der Atmung, besonders dann, wenn die Anforderungen an die Atmung erhöht sind, also z. B. bei ausgiebigerer Körperbewegung, bei Bronchitis, Pneumonie usw.; hierbei kann die Atemnot bedrohlichen Charakter annehmen. Selbstverständlich ist auch die Bauchpresse beträchtlich gestört; die Baucheingeweide können nach oben ausweichen, da das erschlaffte Zwerchfell keinen Widerstand mehr leistet. Hustenstöße sind daher kraftlos und die Expektoration ist ungenügend; beim Pressen fehlt die Vorwölbung des Abdomens.

Unter den *ursächlichen Bedingungen*, die zu einer Lähmung des Phrenicus führen können, sind zu nennen: Prozesse an den Wirbeln oder an den Meningen im Bereich der 3. und 4. Cervicalwurzel, in seinem weiteren Verlauf am Hals und im Mediastinum; traumatische Schädigungen, Neubildungen. Weiterhin gibt es Phrenicuslähmungen auf toxisch-infektiöser Grundlage nach Diphtherie, Gelenkrheumatismus und bei chronischer Alkohol- und Bleivergiftung. Neuerdings wird die operative *Ausschaltung* des Phrenicus (durch Quetschung oder Ausschneidung) bei tuberkulösen Prozessen zur Stillegung einer Lunge recht häufig ausgeführt.

FALOT, PETER u. a. beschrieben eine *Neuralgie des Phrenicus*, die mit Schmerzen im Verlauf des Nerven — also vom Zwerchfell innerhalb des Brustraums zum Halse aufsteigend — und mit Beklemmungsgefühl einhergehen soll. Diese Neuralgie soll bei Tuberkulösen und bei Erkrankungen des Herzens bzw. des Herzbeutels vorkommen. Die echte *Phrenalgie* soll meist linksseitig auftreten. Die Existenz dieses Krankheitsbildes ist strittig; wenn es sich überhaupt um eine echte Neuralgie und nicht um ausstrahlende Schmerzen von Seiten anderer Organe bei Erkrankungen der Leber, des Herzens, der Lunge oder des Magen-Darmtracts handelt, so ist sie jedenfalls sehr selten. In letzter Zeit hat

Kalischer entsprechende Beobachtungen mitgeteilt. Die Schmerzen sollen links vom Brustbein an die Ansatzstellen des 5.—10. Rippenknorpels, sowie an die Ansatzstellen des Zwerchfelles verlegt werden, sollen gelegentlich bis in die Schultern und die Arme ausstrahlen und beim tiefen Atmen, Husten, Niesen usw. zunehmen. Als besonders druckschmerzhaft soll gelegentlich außer den schon genannten Stellen auch noch ein Punkt am Halse, außen am M. scalenus ant., angegeben werden.

C. Plexus brachialis.

Der klinischen Symptomatologie seien einige ganz kurze, schematisch gehaltene anatomische Bemerkungen vorangestellt: (vgl. Abb. 29) Zusammen mit einem Teil des ventralen

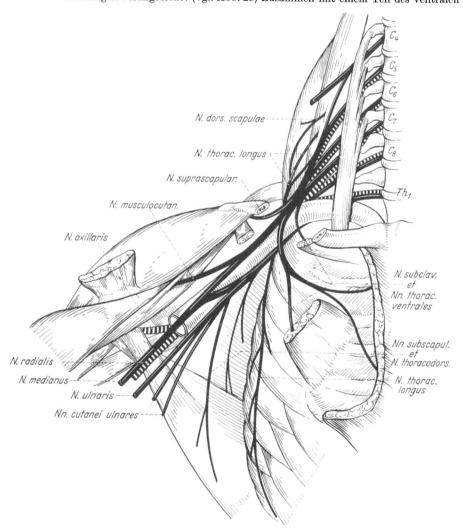

Abb. 29. Schematische Darstellung des Plexus brachialis, unter Benutzung einer Figur aus dem Lehrbuche der topographischen Anatomie von H. K. Corning. (Nach Villiger-Ludwig.)

Astes des 4. Cervical- und des 1. Thoracalnerven wird der Plexus brachialis aus den ventralen Ästen von C 5 bis C 8 gebildet. Die betreffenden Nerven treten in der Spalte zwischen dem Scalenus ant. und dem Scalenus med. aus, verlaufen im seitlichen Halsdreieck nach unten und lateral konvergierend hinter dem Schlüsselbein und weiterhin zwischen dem M. subclavius und der ersten Rippe zur Achselhöhle. Bald nach ihrem Ursprung aus den genannten Wurzeln verzweigen sich die einzelnen Nervenstämme geflechtartig untereinander und bilden dadurch den Plexus brachialis, aus dem die langen Armnerven hervorgehen. Die Länge des Plexus zwischen Scalenus und Achselhöhle (Humeruskopf) beträgt etwa 15—20 cm; der Plexus wird vom Schlüsselbein gekreuzt, woraus sich topographisch die Einteilung in eine Pars supra- und infraclavicularis ergibt.

Die Art der Verzweigung ist folgende (vgl. Abb. 30): Die Wurzeln C V und C VI bilden den oberen, C VII den mittleren, C VIII und Th 1 bilden den unteren *Primärstrang*, von denen sich jeder für sich in einen vorderen und hinteren Ast teilt. Die *sekundären Plexusstränge* werden in der Weise gebildet, daß die hinteren Äste sämtlicher drei Primärstränge zu einem einzigen Sekundärstrang, den hinter der A. axillaris verlaufenden *Fasciculus post. oder dors.* zusammentreten, aus welchem die *Nn. axillaris und radialis* hervorgehen.

Die vorderen Äste des oberen und mittleren Primärstranges (C V, C VI, und C VII) bilden den lateral von der A. axillaris gelegenne (sekundären) *Fasciculus lat. oder superior*, aus welchem der *N. musculocutaneus* entspringt. Der untere Primärstrang (aus C VIII und Th I) geht in den medial von der Arterie gelegenen (sekundären) *Fasciculus medial. oder inferior* über, aus welchem die *Nn. ulnaris, cutan. brachii medial. und cutan. antebrachii medial.* hervorgehen. Ein Teil des lateralen und ein Teil des medialen Sekundärstranges vereinigt sich spitzwinklig vor der A. axillaris zum *N. medianus.*

Nach VILLIGER ergibt sich also folgende Zusammenstellung (vgl. Abb. 31):
Fasciculus dorsalis aus C_5 bis Th_1.
    N. axillaris.
    N. radialis.
Fasciculus lateralis aus C bis C_7.
    N. musculocutaneus.
    N. medianus — obere Wurzel, Radix lateralis.
Fasciculus medialis aus C_8 und Th_1.
    N. ulnaris.
    N. cutaneus brachii ulnaris.
    N. cutaneus antebrachii ulnaris.
    N. medianus — untere Wurzel, Radix medialis.

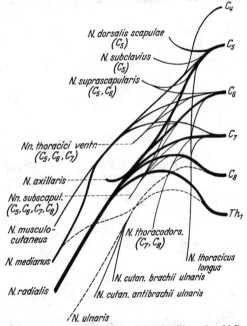

Abb. 30. Schematische Darstellung des Plexus brachialis. (Nach VILLIGER-LUDWIG.)

Die oben gegebene Darstellung bezieht sich auf die typische Art der Verzweigung. Daß nicht selten *Variationen* vorkommen, sei hier nur erwähnt. Ebenso sei daran erinnert, daß von den Plexuswurzeln zahlreiche Verbindungen zum Sympathicus abgehen. Die einzigen rein sensiblen Nerven aus dem Plexus brachialis sind die Nn. cutanei brachii und antebrachii mediales. Die zur Muskulatur des Schultergürtels ziehenden Nerven sind mit Ausnahme des N. axillaris rein motorisch, die übrigen aus dem Plexus stammenden Nerven sind gemischter Natur.

Bei der Einteilung der Äste des Plexus brachialis kann man unterscheiden zwischen Ästen a) für den Stamm (Scaleni, M. longus colli), b) für den Schultergürtel (N. dorsalis scapulae, N. thoracicus long., Nn. thoracales antt., N. subclavius, N. suprascapularis. Nn. subscapulares, N. thoracodorsalis und N. axillaris) und c) für den Arm.

Der *N. dorsalis scapulae* (aus C V) verläuft zwischen *M. levator scapulae*, zu welchem er einen Zweig entsendet, und den tiefen Halsmuskeln und gelangt in die *Mm. rhomboidei.* Isolierte Lähmungen sind selten und die Kenntnis der Ausfallserscheinungen ist erst durch die Kriegserfahrungen (FOERSTER) bereichert worden. Die *Lähmung der Rhomboidei* gibt sich dadurch zu erkennen, daß der vertebrale Rand des Schulterblattes und besonders dessen unterer Winkel vom Brustkorb etwas absteht und unter der Haut vorspringen kann. Beim Erheben und beim Vorführen der Schulter wird das Schulterblatt in der Weise gedreht, daß der untere Winkel nach vorn und außen rückt; diese Drehung kommt dadurch zu Stande, daß die gelähmten Rhomboidei und der Levator scapulae der drehenden Wirkung des Serratus keinen Widerstand mehr leisten können. (Foerster). Das in Ruhe vorhandene Abstehen des vertebralen Randes des Schulterblattes gleicht sich aber — im Gegensatz zu der Serratus- und Trapeziuslähmung — beim Erheben des Armes nach oben völlig wieder aus. Wird dagegen der Arm gesenkt, d. h. gegen Widerstand an den Thorax adduziert, so bewirkt der Ausfall der Rhomboidei, daß das Schulterblatt unter der Wirkung des Deltoideus, des Teres maj. und das Latissimus dorsi vom Thorax abgehebelt und zugleich mit seinem unteren Winkel nach vorn und außen gedreht wird. Die *Lähmung*

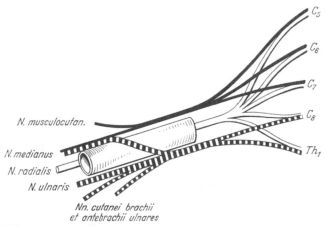

Abb. 31. Faszikel und lange Äste des Plexus brachialis. Anordnung um die Arteria axillaris.
(Nach VilligerLudwig.)

des Levator scapulae macht praktisch, sofern der Trapezius, der ja im wesentlichen die Hebung der Schulter besorgt, intakt ist, keine wesentlichen Ausfallserscheinungen.

Der *N. suprascapularis* (aus C V und C VI) verläuft zunächst am lateralen Rande des Plexus und zieht über den Ursprung des Omohyoideus hinweg durch die Incisura scapulae in die Fossa supra- und infraspinata; er innerviert die *Mm. supra- und infraspinatus.* Der M. supraspinatus wirkt mit bei der Hebung und Außenrotation des Armes und dient der Fixierung des Humeruskopfes im Schultergelenk. Bei gleichzeitigem Ausfall des Delta kann es zu einer Diastase in diesem Gelenk kommen (Duchenne, Steinhausen), wodurch gleichfalls die Hebung des Oberarmes nach der Seite behindert und erst nach ruckartiger Überwindung eines Widerstandes möglich wird (Bernhardt). Zusammen mit dem Infraspinatus bewirkt er die Außenrotation des Oberarmes. Diese Bewegung ist bei Lähmung des N. suprascapularis zwar nicht aufgehoben, da auch die hintere Deltaportion sowie der Teres minor eine Wirkung im Sinne der Außenrotation entfalten, jedoch nur kraftlos. In Ruhe steht der Arm in einer abnormen Innenrotationsstellung. Die Außenrotation läßt man am besten bei gebeugtem Ellenbogen ausführen. Der Ausfall dieser Bewegung macht sich praktisch bei allen Verrichtungen bemerkbar, die eine Außenrotation des gebeugten oder hochgehobenen Armes erfordern: z. B. also beim Schreiben (Duchenne), bei welchem die Kranken, um bis zum Ende der Zeile zu gelangen, das Papier nach links wegziehen, beim Nähen, beim Weiterreichen einer Schüssel beim Essen an langer Tafel, beim Hochlangen mit dem Arm an den Hinterkopf, z. B. beim Frisieren usw. Die Feststellung einer Atrophie und einer Veränderung der elektrischen Erregbarkeit des Supraspinatus ist bei Intaktheit des ihn überdeckenden Trapezius sehr erschwert, während die Abmagerung des Infraspinatus deutlich sichtbar und tastbar ist und seine elektrische Reizung nicht auf Schwierigkeiten stößt. Isolierte Schädigungen des N. suprascapularis sind vorwiegend auf traumatischer Grundlage (EWALD) beobachtet worden. Der Mechanismus der Schädigung ist nicht ganz geklärt; man hat daran gedacht, daß bei einer Gewalteinwirkung in Richtung auf den wagrecht erhobenen Arm eine Quetschung des Nerven zwischen Schlüsselbein und erster Rippe erfolgen kann; andere Autoren vermuten eine Zerrung bei nach hinten oben abduziertem oder auch bei nach vorn gestrecktem Arm. Im Kriege sind isolierte Schußverletzungen des Nerven einige Male beschrieben worden.

Der *N. thoracicus longus* (aus C V bis C VII) tritt im Bereich des M. scalenus med. an die Oberfläche, verläuft hinter dem Plexus brachialis absteigend zum *M. serratus ant.* FOERSTER weist darauf hin, daß die obere Portion des Serratus ant. zuweilen vom N. dorsalis scapulae mitversorgt werde, daß ferner diejenigen Äste des N. thoracicus long., welche die obere Portion innervieren, den Stamm unmittelbar nach seinem Durchtritt durch den Scalenus med. verließen, bei einer etwas mehr distal gelegenen Verletzung des Nerven also verschont bleiben könnten. Auf diese Weise kommt es dazu, daß trotz vollkommener Unterbrechung des Nerven die obere Portion funktionell erhalten bleiben kann. Die Stellungsanomalie des Schulterblattes ist dann in solchen Fällen weniger ausgeprägt als bei vollständigem Ausfall.

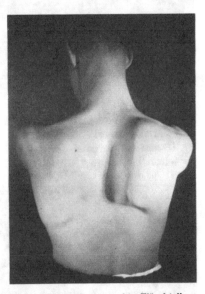

Abb. 32. Serratuslähmung rechts. Flügelstellung des Schulterblattes. (Univ.-Nervenklinik der Charité.)

Der Serratus hat die Aufgabe (DUCHENNE), das Schulterblatt nach außen zu ziehen und es von der Wirbelsäule zu entfernen, wobei es zu einer Drehung um die sagittale (Hebung des Acromions, Bewegung des unteren Schulterblattwinkels nach vorn und außen) und um die vertikale Achse (Annäherung des margo vertebralis an den Brustkorb) kommt. Die Mitwirkung des Muskels ist vor allem bei der Hebung des Armes notwendig. Die *Serratuslähmung* äußert sich in Ruhe in einer Stellungsanomalie des Schulterblattes. Dieses steht, da die Trapezius- und Rhomboideuswirkung überwiegt, mit seinem vertebralen Rande der Wirbelsäule näher als normaler Weise; der Zug des Pectoralis und der anderen am Rabenschnabelfortsatz ansetzenden Muskeln bewirkt, daß der untere Winkel vom Brustkorb etwas abgehoben ist. Bei der Hebung des Armes nach vorn tritt dieser Mechanismus besonders deutlich in Erscheinung: Das Schulterblatt steht dann flügelförmig ab, und zwar besonders dann, wenn der Kranke — wie man dies zur Prüfung der Serratusfunktion ausführen läßt — den nach vorn erhobenen Arm gegen einen Widerstand, z. B. gegen eine Wand, stemmt (vgl. Abb. 32). Nach dem, was oben über den Mechanismus der Armbewegung in der Schulter gesagt wurde, ist es verständlich, daß die Erhebung des Armes beträchtlich behindert ist. Man sollte erwarten, daß der Arm bei völliger Serratuslähmung seitlich nur bis zur Horizontalen gehoben werden kann, da die Schulterblattdrehung um die sagittale Achse ja ausbleibt und die Anspannung des Deltoideus schon aus mechanischen Gründen eine Abduktion des Armes nur bis zum rechten Winkel erlaubt. Praktisch ist indessen in den

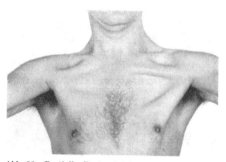

meisten Fällen die Armhebung sehr viel weniger gestört, da die obere, insbesondere die acromiale Portion des Trapezius (und vielleicht auch Teile des Pectoralis) eine der Serratuswirkung entsprechende Drehung des Schulterblattes um die sagittale Achse bewirken und auf diese Weise als Ersatzmuskeln auftreten können. Es ist im einzelnen Falle auch nicht immer festzustellen, ob und inwieweit die obere Serratusportion (siehe oben),

Abb. 33. Partielle Pectoralislähmung links; mittlere Portion des Pectoralis atrophisch. (Univ.-Nervenklinik der Charité.)

die der elektrischen Untersuchung nur schwer zugänglich ist, funktionell erhalten geblieben ist. Erb hat die Beobachtung gemacht, daß die Kranken manchmal schleudernd den Arm bis zur Vertikalen erheben können.

Ursächlich kommen für das Auftreten einer Serratuslähmung, die ja gar nicht so selten beobachtet wird, vor allem traumatische Einwirkungen in Betracht:

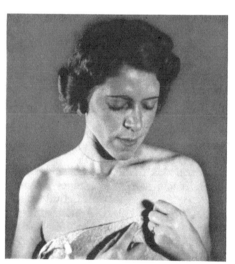

Das Tragen schwerer Lasten, Schlag und Stoß auf die Schulter usw. So erklärt es sich, daß man die Serratuslähmung bei Männern häufiger beobachtet als bei Frauen und daß die rechte Seite häufiger betroffen ist als die linke. Isolierte Neuritiden des N. thoracicus longus nach verschiedenen Infektionskrankheiten (Typhus, Diphtherie, Influenza, Fleckfieber) sind gleichfalls beschrieben worden. In solchen Fällen wird man natürlich eher mit einer Rückbildung zu rechnen haben, als bei schwerer traumatischer Schädigung. Cassirer hat im Kriege — freilich selten — auch isolierte Schußverletzungen des Nerven gesehen.

Die Lähmung des *N. thoracodorsalis* (aus C VII und C VIII), der den *Latissimus dorsi* versorgt, hat nach Foerster nur auffallend geringe

Abb. 34. Deltalähmung rechts. Vollständige Atrophie des Deltamuskels. (Univ.-Nervenklinik der Charité.)

Ausfallserscheinungen zur Folge. Zur kräftigen Adduktion des Armes in der Frontalebene reichen Pectoralis maj., Teres maj. offenbar aus. Nur wenn es sich darum handelt, den nach hinten geführten Arm kräftig zu adduzieren (Duchenne macht darauf aufmerksam, daß er unter anderem auch bei der militärischen „Stillgestanden"-Stellung in Funktion tritt), macht sich der Ausfall des Latissimus dorsi bemerkbar, weil der Teres maj. zu einer Adduktion in dieser Stellung doch nicht genügt.

Die *Nn. subscapulares* (aus C V und C VII) versorgen die Mm. subscapularis und teres maj. Da der Subscapularis den Oberarm nach innen rotiert, so ist diese

Bewegung deutlich abgeschwächt, durch den Pectoralis allein kann sie jedenfalls nicht mit ausreichender Kraft zustande gebracht werden. In Ruhe steht der Arm in Außenrotationsstellung. FOERSTER schreibt, daß die Kranken nicht in der Lage sind, sich an den unteren Partien des Rückens zu kratzen oder die Tersio ani auszuführen. Der Ausfall des Teres major macht sich praktisch kaum bemerkbar.

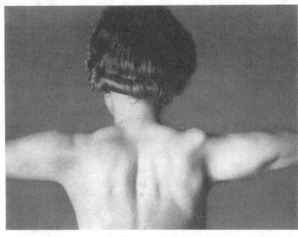

Abb. 35.

Die *Nn. thoracales anteriores* entspringen in variabler Weise aus verschiedenen Plexuswurzeln (C V bis Th I), ziehen vor oder hinter der A. subclavia nach abwärts und breiten sich in mehreren Ästen in dem großen und kleinen Brustmuskel aus. Der Ausfall des *Pectoralis minor* und der unteren Portion des *Pectoralis maj.* bewirkt, daß die Senkung der Schulter mit herabgesetzter Kraft erfolgt. Die Ausschaltung des Pectoralis maj. beeinträchtigt die Adduktion des Armes an den Thorax (vgl. Abb. 33). Man prüft die Anspannung des Muskels am besten in der Weise, daß man die nach vorn gehobenen Arme adduzieren läßt; auf der Seite der Lähmung läßt sich dann der Arm ohne stärkeren Widerstand nach außen abdrängen. Die obere Portion des Pectoralis maj. zieht bei gesenktem Arme die Schulter

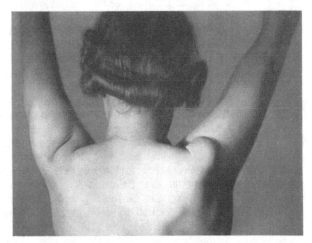

Abb. 36.

Abb. 35 und 36. Deltalähmung rechts. Das Acromion ist infolge des Muskelschwundes deutlich sichtbar. Ersatzmechanismen bei Hebung des Armes. (Univ.-Nervenklinik der Charité.)

nach vorne und oben; diese Wirkung ist für das Tragen von Lasten auf der Schulter von Bedeutung.

Der *N. axillaris* (aus C V bis C VII) stammt aus dem hinteren dorsalen sekundären Plexusstrang und verläuft mit der A. circumflexa humeri dors. durch die laterale Achsellücke um das Collum chirurgicum herum zum *M. deltoideus* und zum *M. teres minor.* Sein Endast zieht als *N. cutan. brachii radialis (lateral.),* zwischen Delta und Caput long. M. tricipitis zur Haut über den Deltamuskel und im Bereich der hinteren und lateralen Partie des Oberarms.

Der Funktionsausfall bei *Axillarislähmung* betrifft praktisch nur den Delta-muskel, da der Ausfall des Teres minor, der bei der Außenrotation des Oberarmes mitwirkt, keine wesentlichen Störungen macht. Bei längerdauernder Lähmung ist die Atrophie des Deltamuskels deutlich erkennbar: Die normalerweise vor-handene Schulterwölbung fehlt, die Schulter fällt fast senkrecht ab, Akromion und Oberarmkopf springen hervor (vgl. Abb. 34). Es kann zu einer Diastase des Schultergelenks kommen, vor allem dann, wenn auch andere Muskeln (Supraspinatus, Coracobrachialis, langer Biceps- und Tricepskopf), die zur

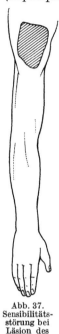

Fixierung des Kopfes in der Pfanne beitragen, gelähmt sind (vgl. Abb. 38 und 39). In solchen Fällen ist eine Hebung des Armes ganz unmöglich; die Kranken versuchen dann durch eine kräftige Bewegung des ganzen Rumpfes den Arm in die Höhe zu schleudern. Bei isolierter Deltalähmung dagegen ist die Funktionsstörung, worauf schon Duchenne aufmerksam gemacht hat, oft erstaunlich gering. Es können sich nämlich Ersatzmechanismen ausbilden: Einmal kann der Supraspinatus ausgleichend wirksam werden (Duchenne, Foerster), wobei es dann bei der Armhebung zu einer gleich-zeitigen Außenrotation kommt; nach einigen älteren Autoren, z. B. Thöle (denen sich auch Kramer) anschließt, soll auch die obere Portion des Pectoralis als Ersatzmuskel bei der Armhebung in Be-tracht kommen, namentlich bei gleichzeitiger Außenrotation des Armes; von Foerster freilich wird diese Annahme bestritten. Weiterhin ist eine Ersatzleistung durch diejenigen Muskeln mög-lich, die schon normalerweise bei der Armhebung durch Drehung des Schulterblattes mitwirken, nämlich durch den Serratus ant., sowie durch die obere und mittlere Portion des Trapezius. Die Drehung des Schulterblattes bewirkt aber nur dann eine Hebung des Armes, wenn gleichzeitig eine Fixierung des Oberarmkopfes im Schultergelenk durch die oben genannten Muskeln erfolgt.

Abb. 37. Sensibilitäts-störung bei Läsion des N. axillaris.

Ist dieser Mechanismus ausgebildet, so kann man beobachten, wie die Schulterblattdrehung schon im Beginne der Armhebung auf der Seite der Lähmung ausgiebiger als auf der anderen Seite ist. Gelegentlich wurde auch in den zum Ersatz gebrauchten Muskeln eine Hypertrophie festgestellt. Die geschilderten Ersatzmechanismen ermög-lichen jedenfalls geweckten und energisch übenden Kranken häufig einen beträchtlichen Ausgleich der Störung. Die Abb. 35 und 36 veranschaulichen eine solche Beobachtung aus unserer Klinik. Längeres Halten des Armes in Abduktionsstellung ist freilich auch in solchen Fällen erschwert.

Der sensible Ausfall bei Axillarislähmung ist seinem Umfange nach geringer, als es der anatomischen Ausbreitung entspricht. Die Störung beschränkt sich auf eine meist hand- oder handtellergroße Zone an der Außenseite des Oberarmes über dem Ansatz des Deltamuskels (vgl. Abb. 37). Nicht immer aber sind bei einer Schädigung des Axillaris alle Deltaportionen gleichmäßig und nicht immer ist auch der sensible Ast betroffen.

Ursächlich kommen wieder traumatische Schädigungen nach Schulterver-letzungen, Luxation des Oberarmes usw., wie auch toxische oder infektiös-toxische Neuritiden (Diabetes, Bleivergiftung, sog. rheumatische Lähmung) in Betracht. Auch Schußverletzungen wurden beschrieben (Cassirer, Kramer). Schlaflähmungen wurden von Raymond, Oppenheim, Seeligmüller u. a. mit-geteilt; Oppenheim erwähnt eine Geburtslähmung, die nur den Delta betroffen hatte.

Differentialdiagnostisch ist an die gewöhnliche arthropathische Muskel-atrophie zu denken, wie sie sich im Gefolge von Gelenkaffektionen (und gerade im Bereiche der Schulter) recht häufig in der das betreffende Gelenk umgebenden Muskulatur einstellt; sensible Störungen und Entartungsreaktion finden sich in solchen Fällen natürlich niemals. Hinsichtlich der Therapie ist zu erwähnen, daß in denjenigen Fällen, bei denen eine Rückbildung der Lähmung ausblieb, durch Verpflanzung von Muskeln, z. B. der oberen Portion des Trapezius oder — nach HILDEBRAND — des Pectoralis funktionelle Besserungen angestrebt wurden; die Erfolge sind jedoch, wie auch FOERSTER betont, nicht sehr ermutigend.

1. Die Syndrome der Plexusschädigung.

Die anatomischen Verhältnisse, deren Kenntnis für die Analyse der Plexusschädigungen von besonderer Wichtigkeit ist, sind bereits oben schematisch kurz dargestellt worden. Die Lage des Plexus brachialis im Bereich einer Körperregion, die wie die Schultergegend traumatischen Einwirkungen aller Art in besonderem Maße ausgesetzt ist, bringt es mit sich, daß, was die ursächlichen Bedingungen anlangt, Verletzungen des Plexus zahlenmäßig an erster Stelle stehen. Da solche traumatischen Läsionen ein nicht ganz undankbares Objekt chirurgischer Behandlung darstellen, ist die praktische Bedeutung einer genauen topischen Diagnostik ja ohne Weiteres einleuchtend. Die Mannigfaltigkeit der Ausfallserscheinungen ist freilich recht erheblich; angesichts der Tatsache, daß bei der Reichhaltigkeit der Verzweigungen, die überdies ja individuelle Verschiedenheiten aufweisen können, schon geringe Differenzen in der Lokalisation der Schädigung sehr verschiedene Symptomenkomplexe hervorrufen können, ist dies ja leicht verständlich. Dies gilt ganz besonders von den im Kriege häufig beobachteten Schußverletzungen des Plexus. Unsere Kenntnisse hinsichtlich der Symptomatologie der Plexusschädigungen, der Segmentbezüge der einzelnen Muskeln und des Verlaufes der Leitungsbahnen innerhalb des Plexus sind gerade durch die Kriegserfahrungen (O. FOERSTER, F. KRAMER) wesentlich bereichert worden; auch der elektrischen Reizversuche am freigelegten Plexus und des Studiums der Ausfallserscheinungen bei operativer Durchschneidung einzelner Wurzeln oder Plexusstränge (FOERSTER) ist hier zu gedenken. Bezüglich der Einzelheiten dieser theoretisch wie praktisch gleich wichtigen Untersuchungen, auf die hier nicht näher eingegangen werden kann, wird auf die Arbeiten der genannten Autoren verwiesen.

Ganz allgemein sei hier nur soviel vermerkt, daß bei Sitz der Schädigung im Bereiche der Wurzeln die Ausfallserscheinungen natürlich anders zusammengesetzt sind und ihrer Verteilung nach mehr den Charakter einer spinalen Schädigung tragen, als es bei Läsionen im Bereich weiter distal gelegener Plexusabschnitte der Fall sein wird; hier werden die Symptombilder mehr den Lähmungstypen bei Schädigung der einzelnen Armnerven ähneln. Diese Regel hat indessen keineswegs Allgemeingültigkeit und gerade FOERSTER hat Beobachtungen gesammelt, wobei Schädigung auch proximaler Plexusabschnitte, besonders des sog. Übergangsgebiets (also der primären Plexusstränge), isolierte Lähmungen einzelner peripherer Nerven aufgetreten waren; FOERSTER konnte bei der Operation solcher Fälle feststellen, daß es sich um partielle Läsionen innerhalb der Plexusstränge handelte, z. B. um Narben, die nur einen Teil des Querdurchmessers des betreffenden Stranges einnahmen, durch welche nur bestimmte Bahnen geschädigt waren. Es ist eine Erfahrungstatsache, daß solche Lähmungen einzelner Nerven häufig dissoziiert sein können, d. h. nicht sämtliche von dem betreffenden Nerven versorgten Muskeln befallen. Dies erklärt sich einmal daraus, daß die zu den einzelnen Muskeln ziehenden Bahnen aus verschiedenen Wurzeln hervorgehen und in verschiedenen Strängen und Verbindungszweigen verlaufen können. Je größer also, was die Anzahl der Segmentbezüge anlangt, das Ursprungsgebiet eines Plexusnerven ist, um so eher ist die Aussicht

auf eine nur partielle, dissoziierte Lähmung vorhanden. Abgesehen davon
gibt es aber wohl auch eine elektive Vulnerabilität bzw. Resistenz einzelner,
zu bestimmten Muskeln verlaufender Bahnen. Die topische Diagnostik innerhalb des Plexus erfordert also neben einer sehr gründlichen Untersuchungs-
technik auch große klinische Erfahrungen. Für die Ortsbestimmung der Schädigung ist in vielen Fällen auch die Feststellung wichtig, ob und in welchem
Umfange die sog. direkten Plexusäste, die zur Muskulatur des Schultergürtels

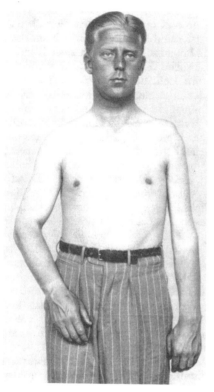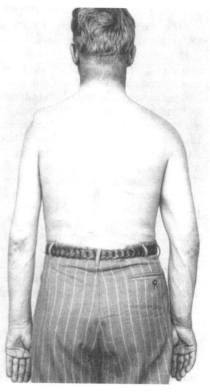

Abb. 38.   Abb. 39.
Abb. 38 und 39. Obere Plexus (ERBsche) Lähmung links. Plexuszerrung nach Skiverletzung. Deutliche Atrophie
des Delta und der Oberarmmuskulatur: Innenrelationsstellung des Armes, Diastase des Schultergelenks,
kompensatorischer Hochstand der linken Schulter. (Univ.-Nervenklinik der Charité.)

ziehen und deren Symptomatologie im vorangegangenen Abschnitt geschildert
wurde, verschont oder mitbetroffen sind.

Aus der Mannigfaltigkeit der klinisch festzustellenden Ausfallserscheinungen
bei Plexusschädigung lassen sich drei typische Syndrome herausschälen, die
ihre Entstehung der Tatsache verdanken, daß es immer wieder bestimmte
Schädigungsmechanismen sind, die je nach ihrer Art den Plexus an bestimmten
Prädilektionsstellen befallen und so zu klinisch wohlumschriebenen Ausfallserscheinungen führen.

Als häufigstes und praktisch wichtigstes Syndrom ist die **obere Plexuslähmung**
(DUCHENNE-ERB) oder kombinierte Schulter-Armlähmung zu nennen, die auf
eine Läsion der 5. und 6. Cervicalwurzel oder des aus deren Vereinigung hervorgehenden oberen Primärstranges zurückzuführen ist. ERB hat festgestellt,
daß diese Vereinigungsstelle im Bereiche der Oberschlüsselbeingrube (sog. ERB-

scher Punkt) elektrisch zu reizen ist; man beobachtet dann eine Anspannung des Deltoideus, des Biceps und Brachioradialis sowie der anderen gleich aufzuführenden Muskeln. Bei der ERBschen *Lähmung* sind gelähmt: die Mm. deltoideus, coracobrachialis, biceps, brachialis int., brachioradialis und supinator. Die Beteiligung der Rhomboidei, des Supra- und Infraspinatus sowie des Teres minor hängt nach FOERSTER davon ab, ob die Läsion zentralwärts oder peripher von der von C 4 nach C 5 ziehenden Anastomose stattgefunden hat. Eine Lähmung des Serratus ant. bleibt für gewöhnlich aus, weil der N. toracicus long. in noch ausreichendem Maße Fasern aus C 7 erhält. Es kommt dabei noch hinzu, daß die aus C V und C VI entstammenden Fasern des Nervus toracicus long. meist schon sehr weit zentral die Wurzeln verlassen und in den typischen Fällen von der Läsion daher nicht mitbetroffen werden (FOERSTER). Das *klinische*

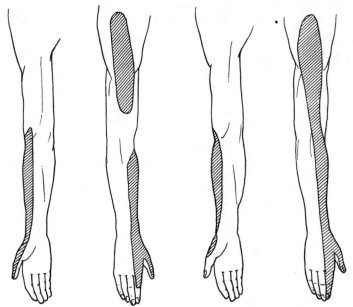

Abb. 40. Sensibilitätsstörung bei oberer Plexuslähmung.

Bild der Lähmung (vgl. Abb. 38 und 39) ergibt sich aus dem Ausfall der genannten Muskeln: Der Arm kann in der Schulter nicht seitlich abduziert werden (Deltamuskel), nicht im Ellenbogen gebeugt werden (Brachialis, Biceps, Brachioradialis), Vorderarm und Hand stehen in Pronationsstellung (Supinator). Sind die Außenrotatoren mitbetroffen, so steht der ganze Arm einwärts rotiert, so daß die Handrückenfläche gegen den Körper gerichtet ist. Eine gewisse Beugung im Ellenbogen ist gelegentlich infolge der Anspannung der am Condylus int. entspringenden Handgelenkbeuger noch möglich. Der Tricepssehnenreflex bleibt erhalten, der Radiusperiostreflex ist bei Beteiligung des Brachioradialis selbstverständlich nicht auszulösen. Sensibilitätsstörungen können bei der oberen Plexuslähmung vollkommen fehlen; sind sie vorhanden, so betreffen sie meist das Gebiet des Axillaris und Musculocutaneus. Mitunter werden aber auch Ausfallserscheinungen in einer — manchmal unterbrochenen — streifenförmigen Zone beobachtet, welche die Außenseite des Oberarms und des Vorderarms (Radialseite) einschließlich des Daumens einnimmt (vgl. Abb. 40). Daß im Einzelfalle der ERBsche Lähmungstypus sich nicht immer in voller Reinheit darstellt, weil die Mitbeteiligung der proximal abgehenden direkten Plexusäste

das Bild komplizieren und variieren und weil bei nicht vollständiger Leitungsunterbrechung der eine oder der andere Muskel der Erbschen Gruppe ausgespart oder nur wenig geschädigt sein kann, soll hier noch einmal ausdrücklich
hervorgehoben werden.

Die **untere Plexuslähmung** (Klumpke), die auf einer Läsion im Bereich der
8. Cervical- und der ersten Thoracalwurzel beruht, ist seltener als die Lähmung
vom Erbschen Typus, was wohl auf die tiefere und gegenüber traumatischen
Einwirkungen geschütztere Lage dieser Wurzeln (Foerster) zurückzuführen

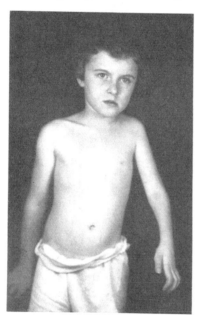

ist. Gelähmt sind dabei sämtliche kleine
Handmuskeln, ferner die Mm. flexor pollic.
long., palmaris long., flexor dig. prof. und
sublimis. Foerster fand bei Durchschneidung der genannten Wurzeln noch Ausfall
des M. extens. poll. brev., sowie eine Parese
des Extensor und Abductor poll. long., des
Extensor carpi uln., sowie des Triceps und
der sternocostalen Portion des Pectoralis
maj. Der Flexor carpi ulnaris war in diesen
Fällen allerdings oft nur wenig paretisch,
der Flexor carpi radialis völlig ungeschädigt.
Die Mm. latissimus dorsi und subscapularis,
die außer von C VIII und Th I noch von
C VI und C VII innerviert werden, blieben
intakt. Im Einzelfalle können die Ausfallserscheinungen, namentlich was die Beteiligung der Hand- und Fingerbeuger anlangt,
erheblich variieren. Von Wichtigkeit in
diagnostischer Hinsicht sind die *oculopupil-
lären Symptome* (Hornerscher Symptomenkomplex: Enophthalmus, paralytische Miosis
infolge Lähmung des Dilatator pupillae,

Abb. 41. Plexuslähmung links nach Geburtstrauma (vorwiegend untere, Klumpkesche
Plexuslähmung). Der linke Arm ist im Wachstum zurückgeblieben, die kleinen Handmuskeln
sind völlig gelähmt. (Univ.-Nervenklinik der
Charité.)

Verengerung der Lidspalte — sog. sympathische Ptosis). Man beobachtet dieses
Syndrom in solchen Fällen, in welchen die
beiden untersten Cervical- und die erste
Thoracalwurzel vor Abgang der Rami comu-
nicantes zum Halssympathicus geschädigt sind. Das Bild der typischen
Klumpkeschen Lähmung (vgl. Abb. 41) ist also durch den Ausfall der kleinen
Handmuskeln, sowie eines Teiles der langen Beugemuskeln am Vorderarm
und durch das Hornersche Syndrom gekennzeichnet. Die *sensiblen Störungen*
bei der unteren Plexuslähmung können sich auf das Gebiet des N. cutan. antebrachii med. und des Ulnaris erstrecken, also auf eine schmale Zone an der
Innenseite des Vorderarms und an der ulnaren Seite der Hand. Zuweilen kann
auch das Medianusgebiet an der Hand eine Störung aufweisen (vgl. Abb. 42).

Bei der **totalen Plexuslähmung** ist der ganze Arm gelähmt und hängt schlaff
herunter. Derartige Lähmungen sind im ganzen genommen seltener als die vorher beschriebenen Typen. So gut wie immer handelt es sich um Folgezustände
nach schweren traumatischen Einwirkungen auf die Schulter- und Halsgegend.
Häufig sind nicht sämtliche von C V bis Th I innervierten Muskeln gelähmt,
sondern es bleiben solche verschont, die entweder aus den am weitesten oral
(Schultergürtelmuskulatur) oder caudal gelegenen Wurzeln (kleine Handmuskeln)
versorgt werden. Die *sensiblen Störungen* betreffen den ganzen Arm, doch kann
auch hier sowohl das Axillarisgebiet, wie das Gebiet des Cutaneus brachii medial.

(das zum Teil wohl durch den N. intercostohumeralis aus Th II versorgt wird) freibleiben (vgl. Abb. 43). Aussparungen einzelner Muskeln aus der Mitte des Plexus sind sehr viel seltener und werden am häufigsten noch bei Schußverletzungen (KRAMER) beobachtet.

Auf die Symptomatologie der Schädigung der sekundären Plexusstränge kann hier nicht näher eingegangen werden (vgl. dazu die von O. FOERSTER gegebene Darstellung im Handbuch der Neurologie, Berlin 1929). In großen Zügen lassen sich die dabei zu erwartenden Ausfallserscheinungen aus der schematischen Abbildung des Aufbaues des Plexus (vgl. Abb. 31) ablesen.

Unter den *ursächlichen Faktoren, di*e zu einer Schädigung des Plexus brachialis oder einzelner Abschnitte desselben führen, stehen mechanische Einwirkungen

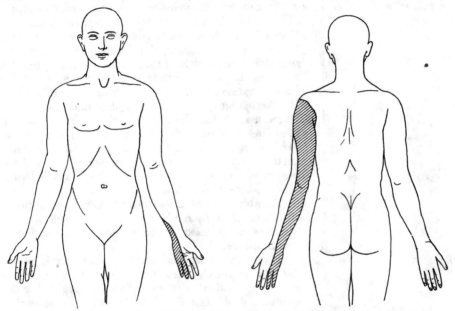

Abb. 42. Sensibilitätsstörung bei unterer Plexuslähmung.

in erster Linie. Vor allem sind es stumpfe Gewalteinwirkungen, welche die Schulter betreffen und dadurch zu einer Quetschung und Zerrung der Wurzeln führen. Herunterfallen einer schweren Last auf die Schulter, Hängenbleiben der Schulter beim Anprallen gegen einen Widerstand, wie dies neuerdings ganz besonders häufig bei den Verkehrsunfällen der Motorradfahrer beobachtet wird; in solchen Fällen ist eine totale Plexuslähmung die Regel. Auch nach langanhaltender Druckeinwirkung durch das Tragen schwerer Lasten auf der Schulter sind Plexusschädigungen beobachtet worden (Steinträger - Tornisterdrucklähmung), desgleichen auch beim „passiven Langhang" am Reck (Klimmzuglähmung: SEHRWALD) und beim Knickstütz am Barren (STEINHAUSEN). Der gleiche Mechanismus der Zerrung tritt ein, wenn der Arm extrem oder auch nur brüsk gehoben und gleichzeitig nach hinten bewegt wird (Reposition nach Schulterverrenkung, Narkose- und Geburtslähmungen s. unten). Das häufige Vorkommen von Lähmungen gerade vom ERBschen Typus wird durch die anatomischen Verhältnisse erklärt: Die 5. und 6. Cervicalwurzel müssen den weitesten Weg zurücklegen, spannen sich zuerst an und werden dadurch am heftigsten gezerrt. Nach neueren Untersuchungen ist es nicht so sehr die Quetschung der Plexusstränge zwischen Schlüsselbein und erster Rippe, als eben die

Zerrung und Überdehnung, welche zu Blutungen in die Nervenstämme, gelegentlich auch zu einem Abriß der Wurzeln samt Spinalganglien vom Rückenmark
führen kann (BRUNS, GUILLAIN-DUVAL, DEJERINE-KLUMPKE). Für die oben
erwähnten Plexuslähmungen, die nach einer heftigen Gewalteinwirkung auf die
Schulter (Motorradunfälle!) entstehen, hat neuerdings O. STAHL auf Grund
ausgedehnter operativer Erfahrungen nachgewiesen, daß die Schädigung des
Plexus durch eine Quetschung auf den Querfortsätzen der Halswirbel erfolgt.
Es ist leicht verständlich, daß die Zerrung noch ausgiebiger sein muß, wenn
gleichzeitig mit der Abduktion und Elevation des Armes nach oben und hinten
eine Neigung und Drehung des Kopfes nach der anderen Seite erfolgt; dieser
Mechanismus der Schädigung gilt ganz besonders für die Geburtslähmungen.
Schlüsselbeinbrüche, Frakturen des Schultergelenks und des Humeruskopfes

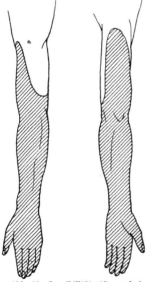

Abb. 43. Sensibilitätsstörung bei
totaler Plexuslähmung.

können gleichfalls zu einer Schädigung des Plexus oder
einzelner aus dem Plexus entspringender Nerven (am
häufigsten des Axillaris, der die engsten Beziehungen
zum Schultergelenk hat) führen, sei es, daß durch das
Trauma, das die Fraktur zur Folge hatte, auch der
Plexus gezerrt wurde, sei es durch unmittelbare
Druckschädigung des Plexus durch den dislozierten
Humeruskopf innerhalb der Achselhöhle. Hierbei,
wie auch bei der Schulterluxation (besonders bei
der Luxatio subcoracoidea und axillaris) können
auch die aus dem Plexus stammenden langen Armnerven einzeln oder in ihrer Gesamtheit durch Druck
oder Dehnung geschädigt werden.

Kombinierte Lähmungen sämtlicher Nervenstämme
am Arm sieht man nicht ganz selten nach der Anwendung des ESMARCHschen Schlauches zur Erzielung
der Blutleere.

Unter den Kriegsverletzungen treten die Läsionen
des Plexus durch Stich oder Hieb im Bereich der
Schultergegend an Bedeutung zurück gegenüber der
großen Anzahl von *Schußverletzungen*, die besonders
von F. KRAMER und O. FOERSTER ausführlicher beschrieben worden sind. Beide Autoren betonen,
daß die dabei beobachteten Zustandsbilder außerordentlich variabel sind und
von den gewöhnlichen Verletzungen der Friedenszeit recht oft abweichen. Die
Ausfallserscheinungen richten sich hier eben nach der Lage des Schußkanals.
Im Material von KRAMER bildeten Lähmungen, die dem ERBschen Typus entsprachen oder nahekommen, sowie vollständige oder partielle Schädigungen des
ganzen Plexus die Mehrzahl; untere Plexuslähmungen vom KLUMPKEschen
Typus waren viel seltener. Was den Verlauf des Schußkanals anlangt, so liegt
der Einschuß oder Ausschuß bei der ERBschen Lähmung naturgemäß höher,
in der oberen Schlüsselbeingrube, bei der unteren Plexuslähmung dagegen meist
unterhalb der Clavicula. Die Lage der anderen Schußöffnung kann sehr verschieden sein und je nach der Schußrichtung sich im Rücken, in der Achselhöhle,
ja sogar im Gesicht oder — bei Halsquerschüssen — in der Oberschlüsselbeingrube der anderen Seite befinden. Gleichzeitige Verletzungen der A. brachialis
bildeten nicht selten eine Komplikation. Gelegentlich beobachtete man auch
isolierte Verletzungen der sekundären Plexusstränge, die zu einer Kombination
von Ausfallserscheinungen führt, wie man sie bei Plexusschädigungen anderer
Verursachung praktisch kaum zu Gesicht bekommt.

Weiterhin ist zu erwähnen, daß sich selten auch **Halsrippen** durch Druck auf den Plexus Parästhesien, Schmerzen oder auch sensible und motorische Ausfallserscheinungen hervorrufen können. Gelegentlich treten auch (durch Druck auf die A. subclavia) Gefäßstörungen, wie z. B. Pulsation in der Fossa supraclavicularis, Aneurysmenbildung der A. subclavia, Veränderungen des Radialpulses bei Kopfbewegungen, Hochheben des Armes, bei tiefer Respiration usw. auf. Vielfach werden auch im Bereiche der Hände vasomotorische Störungen beobachtet, die zu einem ganz ähnlichen Syndrom, wie es bei der RAYNAUD-schen Krankheit besteht, führen können. Die Größe der Halsrippen kann bekanntlich sehr verschieden sein, manchmal handelt es sich nur um einen besonders großen und langen Querfortsatz des 7. Halswirbels, zuweilen aber um eine voll ausgebildete Rippe, die einen eigenen Knorpel besitzen und mit dem Brust bein verbunden sein kann. Ist die Halsrippe kleiner, so endet sie entweder frei in der Muskulatur oder ist mit der ersten Rippe oder dem Sternum durch einen fibrösen Strang verbunden. Auf welche Weise Halsrippen zu einer Schädigung des Plexus oder der Gefäße führen, darüber herrscht im Einzelnen noch immer keine einheitliche Auffassung. Manche Autoren nehmen eine Druckschädigung durch die erste Rippe als Folge der veränderten Lagebeziehungen an, ADSON und COFFEY sind der Ansicht, daß die auslösende Ursache in Spasmen der Scalenusmuskeln zu suchen ist, durch welche die 1. Rippe hochgezogen und gegen den Plexus gedrückt werden soll. Nach den Untersuchungen von STREISSLER sind Frauen häufiger betroffen als Männer, und zwar unter Bevorzugung der linken Seite. Die bekannte Tatsache, daß auch bei doppelseitiger Halsrippe die Erscheinungen nicht selten nur einseitig sind, daß Beschwerden und objektive Symptome in vielen Fällen von Halsrippen dauernd fehlen, in anderen dagegen sich erst im Verlauf des 2. oder 3. Lebensjahrzehnts oder noch später entwickeln, spricht dafür, daß das Vorhandensein einer Halsrippe, wenigstens häufig, nicht die alleinige Ursache der klinischen Störungen darstellt. Vielleicht liegen die Zusammenhänge so, daß die lange Zeit hindurch durch Druck leicht geschädigten Nerven gegenüber infektiösen Noxen eine gesteigerte Empfindlichkeit besitzen (KRAMER). Möglicherweise auch begünstigt das Vorliegen einer Halsrippe die Kompression und Zerrung der Nervenstämme auch schon bei leichteren Gewalteinwirkungen oder forcierten Bewegungen im Schultergelenk. In allen solchen Fällen, die durch langsame Entwicklung von Symptomen von Seiten des Plexus oder von vasomotorischen Störungen an den Händen verdächtig sind, soll man sich also durch Betastung der Oberschlüsselbeingrube davon überzeugen, ob eine Halsrippe vorliegt; freilich gelingt es nicht immer, bei der Betastung den charakteristischen Befund eines knochenharten, oft auch schmerzhaften Widerstandes in der Oberschlüsselbeingrube zu erheben. Oft bringt erst das Röntgenbild (vgl. Abb. 44) die endgültige Entscheidung. Amerikanische Autoren legen großen Wert auf die umschriebene Druckschmerhaftigkeit des Scalenus.

Therapeutisch wurde früher vielfach die Resektion der Halsrippe (von der Oberschlüsselbeingrube oder vom Rücken aus: KOCHER, STREISSLER u. a.) empfohlen und in manchen Fällen besserten sich daraufhin die Erscheinungen oder schwanden sogar vollständig. Immerhin ist der Eingriff nicht ganz einfach und auch nicht ohne Gefahren (Einriß der Pleurakuppel usw.). ADSON und COFFEY machten die Beobachtung, daß die Plexusschädigung sehr häufig durch Einklemmung zwischen der Halsrippe bzw. einem ligamentösen Strange und dem M. scalenus ant. hervorgerufen wird. Von solchen Beobachtungen ausgehend beschränkten sie sich auf die Abtrennung des Scalenus von der Halsrippe bzw. auf die Resektion des ganzen Ansatzstückes des Scalenus in der Länge von einigen Zentimetern. Beide Autoren haben mit dieser Methode — die auch von anderen

Chirurgen empfohlen wird und wegen ihrer Ungefährlichkeit vor anderen ein-
greifenderen — Operationen zunächst immer zur Anwendung gelangen sollte —
gute Erfolge erzielt. Wir selbst können diese Erfahrungen bestätigen: unsere
nach dieser Methode durch v. Danckelman und O. Stahl operierten Kranken
wurden fast durchweg geheilt. Zu erwähnen ist noch, daß im amerikanischen
Schrifttum die nach Halsrippen auftretenden Störungen auf Grund der oben
erwähnten pathogenetischen als *Scalenussyndrom* (Naffziger) bezeichnet werden.
    Unter den ursächlichen Faktoren der Plexusschädigung sind ferner Tumoren
der Oberschlüsselbeingrube, insbesondere Drüsenmetastasen bösartiger Geschwülste zu nennen. Wir beob-
achteten vor kurzem eine ältere
Frau, bei welcher ein Aneurysma
der A. subclavia eine leichte
Plexuslähmung hervorgerufen
hatte.

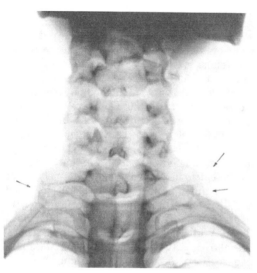

Abb. 44. Halsrippe beiderseits, links stärker ausgesprochen.
(Univ.-Nervenklinik der Charité.)

Neuritiden des Plexus brachialis werden primär oder im
Gefolge von infektiös-toxischem
Allgemeinleiden (Blei-, Co-, Alkoholvergiftung, Diabetes, Malaria, Influenza) nicht selten
beobachtet. Bei diesen neuritischen Prozessen stehen im allgemeinen die subjektiven Beschwerden, die starken Schmerzen, die von der Oberschlüsselbeingrube aus über die Schulter
den Arm entlang bis in die Finger
ausstrahlen, sowie Parästhesien,
besonders im Bereiche der Hand,
im Vordergrund; Lähmungserscheinungen sind dabei oft zwar
gleichfalls vorhanden, in der Regel jedoch nur leichterer Art und auf einzelne
Muskelgebiete, z. B. die kleinen Handmuskeln, begrenzt. Massive Lähmungen
sind jedenfalls bei den gewöhnlichen Plexusneuritiden selten. Die von den
Kranken angegebenen Motilitätsstörungen sind oft nur Ausdruck einer Verstärkung der Schmerzhaftigkeit bei Bewegungen. Die Nervenstämme am Arm
und die Plexusdruckpunkte sind meist in ausgesprochener Weise empfindlich,
die Sehnenphänomene können, wenn es sich um echte Neuritiden handelt,
herabgesetzt oder erloschen sein. Fehlen objektive Ausfallserscheinungen, so
spricht man herkömmlicherweise von einer *Plexusneuralgie*.
    Bei der Diagnose *der Plexusschädigung*, namentlich solcher leichterer Art,
sind zunächst einmal die Affektionen des Schultergelenks und seiner Kapsel zu
berücksichtigen. Auch hierbei kann es zu Schmerzen in der Schultergegend
kommen, die in den Arm (wenn auch für gewöhnlich nicht bis in die Finger)
ausstrahlen. Besonders die Periarthritis humeroscapularis und die Entzündungen
der Schleimbeutel in der Umgebung des Schultergelenks (z. B. die Bursitis
subacromialis und subdeltoidea) machen Beschwerden, die auf den ersten
Blick an eine Plexusneuralgie erinnern können. Indessen ist bei der Bursitis
der Druckschmerz ganz umschrieben auf die Gegend der Schleimbeutel beschränkt und betrifft nicht den Plexus oder die Nervenstämme; besonders die
Rotationsbewegungen des Oberarmes sind schmerzhaft und bei eingetretener
entzündlicher Schultersteife unmöglich (Zuknöpfen der Schürze am Rücken,

Aufstecken des Haarknotens am Hinterkopf usw.). Frauen sind häufiger betroffen als Männer. Auf die Tatsache, daß bei allen Gelenkleiden und insbesondere gerade im Bereich des Schultergelenkes nicht selten eine beträchtliche Atrophie der umgebenden Muskulatur beobachtet wird, wurde oben schon hingewiesen. Bei oberflächlicher Untersuchung können dadurch Verwechslungen mit Plexusschädigungen unterlaufen, zumal bei längerdauernder Schulterlähmung andererseits sekundäre Versteifungen im Schultergelenk sich ausbilden können. Sensible Störungen und Entartungsreaktion sind natürlich in Fällen von arthropathischer Muskelatrophie niemals vorhanden. Andererseits sind solche Gelenkprozesse nicht ganz selten einmal auch mit echten Neuralgien verbunden.

Liegen bei längerem Bestehen einer Plexuslähmung sehr ausgesprochene trophische Störungen vor, so kann die Unterscheidung gegenüber der Syringomyelie gewisse Schwierigkeiten machen. Die Syringomyelie ist vor allem durch die charakteristischen, segmental angeordneten dissoziierten Sensibilitätsstörungen gekennzeichnet, abgesehen davon, daß in der Regel auch Symptome einer Schädigung der langen Bahnen des Rückenmarks, wie z. B. Pyramidenbahnzeichen, nachweisbar sind. Hysterische Armlähmungen werden, wie die Erfahrung an Begutachtungsfällen zeigt, in der Praxis nicht ganz selten als Plexuslähmungen verkannt; sie verraten sich durch den elektrischen Befund, durch die im Verhältnis zu dem demonstrierten Funktionsausfall meistens nur geringe (Inaktivitäts-) Atrophie der Muskulatur, gegebenenfalls auch durch mit dem Ausbreitungsgebiet der Hautnerven oder der Wurzeln nicht übereinstimmende sensible Störungen, wie sie für hysterische Empfindungsstörungen charakteristisch sind. Das kennzeichnende Verhalten solcher Leute bei der Untersuchung und ihre ganze Einstellung dem Arzt gegenüber läßt bei sorgfältiger Prüfung aller Funktionen die diagnostische Beurteilung nicht schwer werden.

Hinsichtlich der *Behandlung* ist nicht viel zu sagen, was über die oben gegebenen allgemeinen Richtlinien hinausginge. Bei allen Plexuslähmungen ist sorgfältig darauf zu achten, daß sekundäre Versteifungen im Gelenk nach Möglichkeit vermieden werden; ausgiebige passive Bewegungen sind dazu erforderlich. Bei neuritischen und neuralgischen Beschwerden haben wir in letzter Zeit von der Darreichung von B-Vitamin den Eindruck einer günstigen Einwirkung gehabt, desgleichen auch bei periarthritischen Prozessen, bei welchen nach örtlicher Wärmeanwendung, Bewegungsübungen und großen Dosen von B-Vitamin die Beschwerden meistens sehr rasch verschwanden.

Wegen ihrer praktischen Wichtigkeit sollen noch zwei Formen von Plexusschädigung besonders besprochen werden; Die Lähmung des Plexus brachialis, die beim Kinde während des Geburtsaktes auftreten kann, sowie die sog. Narkoselähmung.

a) Die Geburtslähmungen.

Aus sprachlichen und terminologischen Gründen ist es zweckmäßig, die *beim Kinde* unter der Geburt auftretenden Lähmungen des Plexus brachialis als *Geburtslähmungen*, die *bei der Mutter* während der Entbindung auftretenden Schädigungen des Plexus lumbosacralis aber als *Entbindungslähmungen* zu bezeichnen.

Schon oben wurde darauf hingewiesen, daß der schon öfters erwähnte Mechanismus der Zerrung der Plexuswurzeln auch für die meisten Fälle von Geburtslähmungen verantwortlich gemacht werden muß. Solche Lähmungen kommen sowohl bei Beckenendlagen, als auch, wenn auch seltener, bei Kopflagen vor; in der Regel handelt es sich um Geburten, bei denen Kunsthilfe notwendig war. Dabei spielen wohl in den seltensten Fällen direkte Druckschädigungen im Bereiche der Oberschlüsselbeingrube durch die Zange oder durch den Finger des

Geburtshelfers eine Rolle. Bei Kopflagen ist die Möglichkeit einer Plexuszerrung dann gegeben, wenn die Entwicklung der vorderen Schulter, wie dies
namentlich bei sehr großen und schweren Kindern der Fall sein kann, Schwierigkeiten macht. Anamnestisch läßt sich feststellen, daß es sich so gut wie immer
um Kinder handelt, deren Geburtsgewicht mehr als 8 Pfund betragen hat.
Wird bei solchen Entbindungen der Kopf des Kindes kräftig nach unten gezogen
oder stemmt sich die Schulter gegen die Symphyse an, so erfolgt erklärlicherweise sehr leicht eine Zerrung des Plexus, zumal ja dann der Kopf nach der
anderen Seite deflektiert ist. Bei den
Beckenendlagen wird der gleiche Mechanismus dann wirksam, wenn zur Entwicklung
des Kopfes der schon geborene Rumpf des
Kindes angehoben und nach oben gezogen
oder auch gesenkt wird, der Kopf aber
nicht nachfolgen kann. Zur Vermeidung
solcher bei den bisher üblichen Entbin-
dungsmethoden (Veit-Smelliescher bzw.
Prager Handgriff) leicht auftretenden
Plexusschädigungen hat E. Bracht vor
kürzerer Zeit ein neues, bereits erprobtes
Verfahren angegeben, bei welchem innere
Handgriffe nicht mehr notwendig sind.
Auch die Lösung des emporgeschlagenen
Armes und kräftiges Ziehen an demselben
kann den Plexus schädigen.

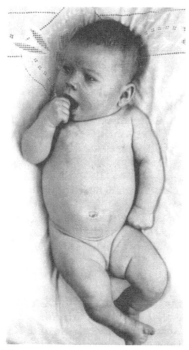

Abb. 45. Geburtslähmung (Erbsche Lähmung)
links. Der linke Arm wird nicht bewegt und
steht in Pronationskontraktur.
(Univ.-Nervenklinik der Charité.)

Das *klinische Bild der Geburtslähmung*
entspricht in der Mehrzahl der Fälle der
oberen Plexuslähmung, wie sie bei dieser
Gelegenheit von Duchenne erstmalig beschrieben wurde (Abb. 45). Seltener sind totale
oder untere Plexuslähmungen (vgl. Abb. 41).
Daß nur einzelne Nerven befallen sind, wie z. B.
der Nervus axillaris (Oppenheim) oder die
Nn. thoracales antt. (Meyer) dürfte zu den
größten Seltenheiten gehören. Die Prognose
ist mit großer Vorsicht zu stellen und richtet
sich zunächst nach dem Ausmaß der anfangs
bestehenden Ausfallserscheinungen, nach dem Verhalten der elektrischen Erregbarkeit usw. Die Untersuchung solcher Neugeborenen ist natürlich nicht immer
ganz einfach. Komplikationen sind durch Schlüsselbeinbrüche, Oberarmbrüche,
Epiphysenlösungen oder Schulterverrenkungen gegeben. Auch in diagnostischer
Hinsicht entstehen zuweilen dadurch Schwierigkeiten, da dabei Bewegungsstörungen auftreten können, die einer Plexusschädigung zunächst ähnlich sehen
können. Die Röntgenuntersuchung und die Feststellung des genauen elektrischen
Befundes wird aber Irrtümer vermeiden lassen. Alle Autoren heben übereinstimmend hervor, daß die Aussichten auf völlige Wiederherstellung der Funktion durch
das Auftreten sekundärer Veränderungen am Knochen, am Gelenk und an der
Gelenkkapsel oft zunichte gemacht werden. Sehr leicht bilden sich Kontrakturen der Antagonisten aus (bei der Erbschen Lähmung also im Sinne der Adduktion und Innenrotation des Oberarmes), die auch nach Rückbildung der
ursprünglich vorhandenen Lähmung bestehen bleiben und den Gebrauch des
Armes in hohem Maße einschränken (Oppenheim, Huet u. a.). Recht häufig
ist auch ein Zurückbleiben des Armes im Wachstum. Wahrscheinlich handelt

es sich hierbei wie bei den narbigen Schrumpfungen in der Gelenkkapsel um den Ausdruck trophischer Störungen.

Hinsichtlich der *Behandlung* ist es daher unbedingt erforderlich, schon frühzeitig neben der Elektrotherapie orthopädische Maßnahmen zu veranlassen, damit durch geeignete Lagerung und Fixierung durch Schienenverbände dem Auftreten der Kontrakturen entgegengearbeitet wird. Weiterhin sind Massagen der gelähmten Muskeln und passive Bewegungen notwendig. Ist eine Kontraktur eingetreten, so kann ihre Beseitigung später auf dem Wege der Tenotomie, Osteotomie oder durch Muskel- oder Sehnenverpflanzung versucht werden.

b) Narkoselähmungen.

Während einer Operation können gleichfalls infolge von Druckschädigung oder Zerrung peripherer Nerven oder des Plexus Lähmungen auftreten. Hier sollen die dabei nicht ganz seltenen Schädigungen im Bereich des Plexus brachialis kurz besprochen werden. Es handelt sich fast immer um Operationen in Beckenhochlagerung, daher Frauen ungleich häufiger betroffen werden als Männer. Bei Lagerung der Kranken in dieser Stellung kann es einmal dadurch zu einer Lähmung kommen, daß bei ungenügender Polsterung oder unzweckmäßiger Anordnung der Schulterstützen durch das Gewicht des Körpers unmittelbar ein Druck auf den Plexus ausgeübt wird. In der Regel ist der Mechanismus aber solcher Art, daß der Arm — zuweilen infolge Lockerung der Armstützen oder der Handgelenkfesseln — nach hinten über den Kopf herabsinkt wobei die Plexusstränge dann gezerrt oder auch in der Achselhöhle durch den Oberarmkopf gequetscht werden können. Infolge der Narkose werden die durch die Nervenschädigung auftretenden Mißempfindungen, die sonst ein Warnungszeichen darstellen und eine Lageänderung veranlassen, nicht bemerkt. Es wird daher nichts zur Beseitigung des schädigenden Faktors unternommen und dieser Umstand begünstigt natürlich, ähnlich, wie bei der sog. Schlafdrucklähmung, die Entstehung einer schwereren Schädigung. Es kommt hinzu, daß bei der durch die Narkose hervorgerufenen Erschlaffung der Muskulatur eine Überdehnung in den Gelenken und dadurch eine Zerrung oder Druckeinwirkung auf die Nerven leichter stattfinden kann. Eine direkte toxische Wirkung des Narkosemittels ist wohl abzulehnen; Kranke, bei denen eine gesteigerte Vulnerabilität der peripheren Nerven infolge von Kachexie, insbesondere bei Carcinom, Diabetes, chronischem Alkoholismus usw. vorliegt, sind natürlich besonders gefährdet. Meistens handelt es sich um obere Plexuslähmungen und in der Regel ist die Rückbildung gut, mitunter freilich — in Abhängigkeit von der Einwirkungsdauer der Schädigung und der Schwere der Lähmung — langwierig. Bei sorgfältiger Beachtung der Lagerung von Seiten des assistierenden Personals sollten sich solche unliebsamen Begleiterscheinungen eines ärztlichen Eingriffes, die für den Operateur häufig genug ein Entschädigungsverfahren zur Folge haben, wohl fast immer vermeiden lassen.

2. Die Nerven des Armes.

Die aus dem Plexus brachialis stammenden Nerven des Armes können in eine *vordere (ventrale)* und in eine *hintere (dorsale) Gruppe* eingeteilt werden. Die *vordere Gruppe* umfaßt im Wesentlichen die Beugemuskeln versorgenden Nerven: Nn. musculocutaneus, medianus und ulnaris, sowie zwei rein sensible Nerven, die Nn. cutanei brachii uln. (med.) und antebrachii uln. (med.). Die *hintere* oder *dorsale* Gruppe, die im Gegensatz zu der ventralen Gruppe in den hinteren Ästen der Rami ventrales der Plexuswurzeln ihren Ursprung hat, wird am Arm nur durch einen einzigen Nerven repräsentiert, nämlich durch den die *Streckmuskeln* und die Hautbezirke an der Streckseite versorgenden N. radialis.

a) N. radialis.

Der *N. radialis* (aus C V bis Th I) verläuft als Fortsetzung des hinteren Sekundärstranges des Plexus zunächst hinter der A. axillaris zur Streckseite des Oberarmes und gelangt, vom Caput long. und laterale des M. triceps bedeckt, im Canalis spiralis an dessen laterale Fläche. Nach Durchbohrung des Ursprungs des M. brachioradialis verläuft er in der Spalte zwischen diesem Muskel und dem M. brachialis. Oberhalb des Ellenbogens teilt er sich in seine Endäste: Der *R. profundus* durchbohrt den M. supinator und gelangt auf die Dorsalseite des Vorderarmes, wo er sich in eine größere Anzahl von Ästen aufspaltet, die sämtliche Streckmuskeln der Hand uud der Finger versorgen. Der andere Endast, der *R. superficialis*, bleibt anfangs auf der Beugeseite und verläuft zunächst längs des M. brachioradialis, unterkreuzt dann im distalen Drittel des Vorderarms die Sehne dieses Muskels und gelangt so auf den Handrücken, dessen radiale Hälfte er sensibel versorgt.

Vor Eintritt des Radialis in den Canalis spiralis am Oberarm gehen folgende *Zweige* ab: N. cutaneus brachii dorsalis zur sensiblen Versorgung der Streckseite des Oberarms und Rami musculares zu den Tricepsköpfen und zum M. anconaeus. Innerhalb des Canalis spiralis geht der *N. cutaneus antebrachii dorsalis* (sensible Versorgung der Streckseite des Vorderarms) ab. Während des Verlaufs in der Rinne zwischen Brachialis und Brachioradialis werden Zweige zu diesem letztgenannten Muskel abgegeben. Zu erwähnen ist noch, daß auch der M. brachialis einen Zweig vom N. radialis erhalten kann und daß der oberflächliche sensible Endast im Bereich des Handrückens eine Anastomose mit dem Hautast des N. ulnaris eingeht (vgl. Abb. 46).

Der *Radialis* versorgt also den *Triceps, Brachioradialis*, den *Supinator*, die *Strecker der Hand, der Fingergrundglieder, des Daumens* und den *Abduktor pollic. long.*

Die Erscheinungen der *Radialislähmung* sind naturgemäß je nach dem Ort der Läsion verschieden. Da die Äste für den Triceps sehr hoch abgehen, die den Nerven treffenden Schädigungen für gewöhnlich aber erst in seinem Verlaufe am Oberarm ansetzen, bleibt die Streckung des Vorderarmes im Ellenbogengelenk meist erhalten. (Bei Prüfung der Tricepsfunktion ist darauf zu achten, daß eine Streckung des Vorderarmes nicht durch das Gewicht der eigenen Schwere vorgetäuscht wird). Bei Läsionen dicht unterhalb des Astes für den langen Tricepskopf ist die Streckung des Vorderarmes bei herabhängendem Oberarm unvollkommen und kraftlos, bei erhobenem Oberarm dagegen noch kräftig. Schußverletzungen dieser Lokalisation sind im Kriege wiederholt beobachtet worden (Foerster, Kramer). Bei Verletzung des Radialis im distalen Drittel des Oberarmes bleibt der Triceps in seiner Gesamtheit völlig verschont. Der Ausfall des Brachioradialis macht sich darin bemerkbar, daß bei Beugung im Ellenbogengelenk in Mittelstellung zwischen Pro- und Supination die sonst deutliche Anspannung dieses Muskels ausbleibt; die Beugung des Vorderarmes ist in dieser Stellung auch abgeschwächt. Infolge des Ausfalles des Supinators kann der gestreckte Vorderarm nicht supiniert werden; zum Ausgleich führen die Kranken eine Außenrotation des Oberarmes aus. Bei gebeugtem Vorderarm dagegen bewirkt die Anspannung des Biceps gleichzeitig eine gewisse Supination. Die Lähmung der Streckmuskeln der Hand und der Finger führt zu der bekannten „Fallhandstellung", die dann am deutlichsten zur Darstellung kommt, wenn man die Kranken den rechtwinklig gebeugten Vorderarm mit der Streckseite nach oben nach vorn ausstrecken läßt (vgl. Abb. 49). Die Hand kann nicht aktiv gestreckt werden, hängt im Handgelenk gebeugt herunter und fällt auch bei passiver Erhebung sofort wieder in diese Stellung zurück; die Finger sind im Grundgelenk ebenfalls leicht gebeugt. Die Streckung der Finger im Grundgelenk ist aufgehoben. Die Streckung der Finger in den Mittel- und Endgelenken ist ebenfalls unvollkommen, da die Interossei nur dann eine kräftige Wirkung entfalten können, wenn die Grundgelenke fixiert sind (Duchenne). Wird dagegen dieser Ausfall in der Weise ausgeglichen, daß die Finger des Kranken durch den Untersucher im Grundgelenk passiv gestreckt und fixiert werden, so erfolgt jetzt durch die Interossei und Lumbricales eine ziemlich kräftige Streckung der Mittel- und

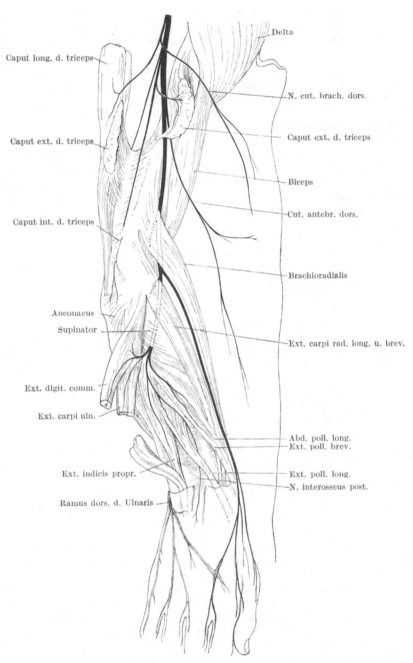

Abb. 46. Nervus radialis. (Nach HENLE).

Endglieder. Die Adduktion und Spreizung der Finger durch die Interossei kann bei Beugestellung auch schon normalerweise nur in geringem Umfange erfolgen. Wird die durch die Radialislähmung hervorgerufene Beugestellung der Finger im Grundgelenk dadurch ausgeglichen, daß man die Hand auf eine ebene Unterlage auflegt, so können jetzt die Interossei eine kräftige Spreizung und Adduktion der Finger ausführen (Duchenne). Der Daumen hängt gleichfalls herab und kann nicht abduziert und nicht dorsalwärts angehoben werden. Eine Streckung des Endgliedes kann aber durch die Daumenballenmuskulatur (die Mm. Adductor pollic., Abduct. pollic., Flexor pollic. brev. haben Verbindungen zur Sehne des Extensor pollic. longus: Duchenne) unter gleichzeitiger Beugung im Grundgelenk noch erfolgen, sie ist jedoch unmöglich, wenn diese Wirkung der Daumnballenmuskulatur durch passive Streckung des Daumengrundgliedes ausgeschaltet wird.

Die Beugung der Hand nach der Radial- und nach der Ulnarseite ist unmöglich geworden, da zu diesen Bewegungen die betreffenden Extensoren notwendig sind. Der Händedruck ist bei der Radialislähmung beträchtlich abgeschwächt: Die Hand- und Fingerbeuger können ihre volle Kraft nämlich nur bei ausreichender Entfernung ihrer Ansatzpunkte, also bei gleichzeitiger Dorsalflektion der Hand und der Fingergrundglieder entfalten. Daher erfolgt, wie man sich leicht überzeugen kann, bei kräftigem Faustschluß normalerweise stets eine synergische Überstreckung der Hand. Auch schon bei leichteren Radialislähmungen kippt die Hand des Kranken beim Versuch, einen kräftigen Händedruck auszuüben, in Beugestellung um, da die Kraft der Beuger die gelähmten Strecker rasch überwindet. Der Händedruck verliert also bei der Radialislähmung infolge des Ausfalles der Handstrecker wesentlich an Kraft, gewinnt sie aber sofort wieder, wenn die Hand passiv überstreckt wird.

Es wurde oben schon erwähnt, daß die Ausfallserscheinungen natürlich je nach der Höhe der Leitungsunterbrechung verschieden sind. Erfolgt z. B. die Schädigung dicht oberhalb des Eintritts des Radialis in den Supinator, so bleiben außer dem Triceps auch Brachioradialis und Extensor carpi radialis long. verschont; die Hand weicht dann bei der Streckung im Handgelenk etwas nach der Radialseite ab. Bei Läsionen in der Gegend des Austritts des Radialis aus dem Supinator bleibt auch dieser Muskel erhalten und es sind nur die Finger- und Daumenstrecker und der Extensor carpi ulnaris gelähmt.

Was die *sensiblen Störungen* (Abb. 47 und 48) anlangt, so sind diese oft auffallend geringfügig; Casssirer hat bei Kriegsverletzten trotz völliger Durchtrennung des Radialis einige Male sogar keinerlei Sensibilitätsstörungen nachweisen können. Der N. cutaneus brachii dorsalis ist praktisch nur selten betroffen, da er sehr weit proximal abgeht. Bei Läsionen im Bereich des Oberarmes ist dagegen zuweilen der Cutaneus antebrachii dorsalis mitgeschädigt, man findet dann eine streifenförmige sensible Störung im radialen Bereiche der Streckseite des Vorderarmes. Schädigungen des Nerven oberhalb des Abganges des Ramus superficialis führen zu einer Sensibilitätsstörung am Handrücken, an der Streckseite des Daumens und an der Radialkante des Daumenballens. Der Umfang der sensiblen Störungen pflegt aber sehr zu variieren und ist immer kleiner, als es dem anatomischen Ausbreitungsbezirk entsprechen würde, auch sind die sensiblen Ausfallserscheinungen häufig nicht sehr intensiv. Zu Erklärung dieser Tatsache hat man wohl eine Mitversorgung durch den Cutaneus antebrachii dorsalis, durch den Hautast des Musculocutaneus (Cutaneus antebrachii radialis seu lat.), sowie durch den Ramus dors. N. ulnaris auf dem Wege von Anastomosen anzunehmen.

Bei Besprechung der *ursächlichen Bedingungen*, die zu einer Radialislähmung führen können, muß, worauf alle Autoren hinweisen, hervorgehoben werden, daß von allen Nerven des Armes der Radialis am häufigsten Schädigungen erleidet (Remak). Die Kriegserfahrungen haben das gleiche Ergebnis gezeitigt. Von jeher ist diese Tatsache mit den anatomischen Verhältnissen in Beziehung gebracht worden, insbesondere mit dem Umstande, daß der Radialis eine beträchtliche Strecke seines Weges an der Außenseite des Oberarmes zurücklegt und hier natürlich allen mechanischen Gewalteinwirkungen in besonderem Maße ausgesetzt ist. Dazu kommt, daß er nicht, wie die anderen Nerven des Armes in Muskulatur eingebettet ist, sondern während seines Umlaufes um den Oberarm in einer Knochenrinne liegt, die ihm bei Druckeinwirkungen ein Ausweichen nicht erlaubt.

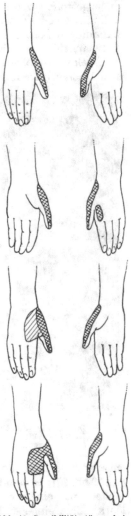

Diese engen Beziehungen zum Oberarmknochen machen es auch verständlich, daß bei *Humerusfrakturen* der Radialis häufiger als die anderen Nerven durch Knochensplitter oder Callusmassen in Mitleidenschaft gezogen wird. Der tiefe Ast kann bei Fraktur oder bei der Luxation des Radiusköpfchens nach vorn bzw. beim Versuch der Einrenkung geschädigt werden (CASSIRER, SCHÜLLER, STETTEN u. a.). Bekannt ist die sog. *Krückenlähmung*, bei welcher der Radialis zwar keineswegs immer allein, jedoch unter allen Armnerven am häufigsten eine Druckschädigung in der Achselhöhle erleidet. CASSIRER hat, wie er schreibt, im Kriege solche Beobachtungen in auffälliger Häufung gemacht. Bei der *Schlafdrucklähmung* wird fast immer der Radialis betroffen, weil auch hier wieder die topographischen Besonderheiten seines Verlaufes günstige Bedingungen zu seiner Schädigung abgeben (Druck durch den dem Arm aufliegenden Kopf, Druck gegen eine harte Kante, wenn der Arm über eine Stuhllehne oder seitlich zum Bett heraus hängt). Auch die Erschlaffung der Muskulatur im tiefen Schlafe und die dadurch bewirkte Verminderung des schützenden Muskelpolsters spielt dabei — ähnlich wie bei der Narkoselähmung — eine Rolle. In der Regel werden Säufer von dieser Lähmung befallen, wobei nicht nur die abnorme Schlaftiefe im Rausch als vielmehr die durch die chronische Alkoholvergiftung herabgesetzte Widerstandskraft der peripheren Nerven gegenüber Schädigungen aller Art von Bedeutung ist. Das gleiche gilt von der Bleivergiftung, von chronischen Infektionskrankheiten und von allen Prozessen, die zu einer Kachexie erheblicheren Ausmaßes geführt haben. Diagnostisch von Wichtigkeit ist für solche Drucklähmungen der charakteristische elektrische Befund: Die Leitfähigkeit des Nerven ist an der Stelle der Druckeinwirkung unter-

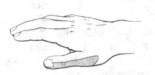

Abb. 47. Sensibilitätsstörung bei Läsion des Ramus superficialis des Radialis (lateraler Endast).

Abb. 48. Sensibilitätsstörung bei Radialisläsion.

brochen, so daß distal von dieser und bei direkter Reizung die elektrische Erregbarkeit erhalten und auch qualitativ normal sein kann. während bei einer Reizung proximal von der Stelle der Druckschädigung die gelähmten Muskeln nicht erregbar sind. In Fällen von schwerer Schädigung kommt jedoch auch Entartungsreaktion vor. Die Prognose solcher Drucklähmungen ist wohl immer gut. Drucklähmungen des Radialis werden auch bei zu fest sitzenden Verbänden oder nach Anlegung des ESMARCHschen Schlauches (Schlauchlähmung) oder von Fesseln (Arrestanten-lähmung) beobachtet. Bei *Operationen* kann nicht nur der Plexus, sondern auch — freilich seltener — der Radialisstamm geschädigt werden; meistens handelt es sich um eine direkte Druckeinwirkung, die durch eine ungenügend gepolsterte Unterlage hervorgerufen wird. Bei *Injektionen* in den Oberarm (Äther, Campher usw.), wie sie in einigen Fällen bei halb entkleideten Kranken vom Pflegepersonal nicht selten ausgeführt werden, kann gelegentlich der Radialis getroffen werden. Auch nach Injektionen von Solvochin und von Altuberkulin in den Oberarm sind Radialislähmungen beschrieben worden. Professionelle Lähmungen bei Anglern oder bei Webern, wie sie unter anderem von Oppenheim angeführt werden, gehören zu den größten Seltenheiten.

Auch im Gefolge von Infektionskrankheiten auf *toxisch-infektiöser* Grundlage sind Radialislähmungen wohl beschrieben worden, werden aber im ganzen doch nur selten beobachtet. Meistens läßt sich dann nachweisen, daß neben der toxischen noch irgendwelche traumatischen Schädigungen vorgelegen haben. Von den rein toxischen Lähmungen ist in erster Linie die *Bleineuritis* zu nennen; daß dabei, wenigstens zu Beginn, der Radialis in elektiver Weise befallen wird, ist ja bekannt; seltener sind Radialislähmungen auf der Grundlage einer Arsenvergiftung.

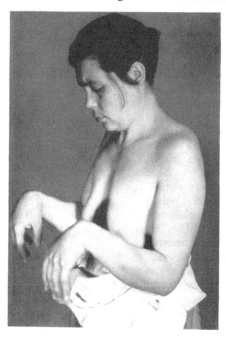

Abb. 49. Doppelseitige Radialislähmung bei luischer Muskelatrophie. Fallhandstellung. (Univ.-Nervenklinik der Charité.)

Differentialdiagnostisch ist die Radialislähmung, deren Erkennung an sich ja keine Schwierigkeiten macht, von Prozessen an den Wurzeln oder innerhalb des Vorderhornes abzugrenzen. Die progressive spinale Muskelatrophie, auch die amyotrophische Lateralsklerose kann im Radialisgebiet beginnen. Die Verteilung der Ausfallserscheinungen wird hier freilich in den meisten Fällen auf den richtigen Weg weisen; das gleiche gilt von der sog. luischen Muskelatrophie, bei welcher mit besonderer Häufigkeit im Beginn des Leidens eine langsam sich entwickelnde symmetrische Lähmung der Hand- und Fingerstrecker auftritt (vgl. Abb. 49); es handelt sich hierbei nicht um eine toxische periphere Neuritis, sondern um einen spezifisch entzündlichen Prozeß an den Wurzeln bzw. im Mark. Eine eingehende serologische und Liquoruntersuchung soll deshalb nie unterlassen werden.

In *therapeutischer* Hinsicht ist Besonderes kaum zu sagen. Daß die Prognose der Drucklähmung nicht ungünstig ist, wurde oben schon berichtet, innerhalb von Wochen oder längstens Monaten wird man so gut wie immer mit einer Rückbildung rechnen können. Die Restitution erfolgt auch hier in der Reihenfolge des Abganges der Äste von proximal nach distal. Besteht Grund zu der Annahme einer Kontinuitätstrennung nach Schußverletzungen usw., wird man an die Freilegung des Nerven und seine Wiedervereinigung denken müssen, die gerade beim Radialis, soweit es sich um eine Schädigung im Bereich des Oberarms handelt, günstige Ergebnisse gezeitigt hat. Bei irreparabler Lähmung treten orthopädische Maßnahmen (Schienen, welche die Hand und die Finger in Streckstellung halten, gegebenenfalls Muskelverpflanzungen) in ihr Recht.

b) N. musculocutaneus.

Der *N. musculocutaneus* (aus C V bis C VII) stammt aus dem oberen, lateralen Sekundärstrange des Plexus brachialis, verläuft entlang dem *M. coracobrachialis,* durchbohrt ihn und zieht zwischen dem *Biceps* und *Brachialis int.* — die er beide versorgt — distalwärts; oberhalb der Ellenbeuge, am unteren Ende des Sulcus bicipit. lateralis, medial von der V. cephalica und lateral vom Biceps durchbricht er die Fascie und versorgt als *N. cutaneus antebrachii radialis (lateralis)* die Haut am radialen Rande und an der radialen Hälfte der Beugefläche des Vorderarmes bis zum Daumenballen. Fast immer besteht eine Anastomose mit dem Ramus superfic. N. radialis.

Die *motorischen Ausfallserscheinungen* bei Lähmung dieses Nerven sind folgende: Die Beugung im Ellenbogengelenk erfolgt nur mit herabgesetzter Kraft, da dazu nur noch der in Mittelstellung zwischen Pro- und Supination wirkende Brachioradialis zur Verfügung steht. Der Biceps ist ausgefallen, der Brachialis int. in der Regel auch; ist seine äußere Portion erhalten, so ist dies auf eine Mitinnervation durch den Radialis (s. o.) zu beziehen. Eine schwache Beugung im Ellenbogengelenk kann auch noch durch Anspannung der vom Medianus versorgten langen Fingerbeuger sowie des Pronator teres erfolgen. Die Lähmung des Coracobrachialis, die nur schwer nachweisbar ist, macht praktisch wohl keine erkennbaren Störungen; die Aufgabe dieses Muskels besteht vor allem in einer Mitwirkung bei der Fixierung des Oberarmkopfes im Schultergelenk.

Die *sensible Störung* ist bei isoliertem Ausfall des Musculocutaneus individuell recht verschieden, was auf Überlagerungen mit dem Gebiet des (aus dem Radialis stammenden)

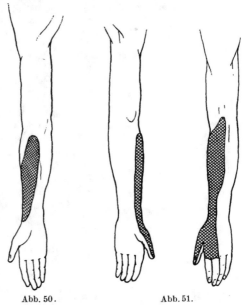

Abb. 50. Abb. 51.

Abb. 50. Sensibilitätsstörung bei Läsion des N. musculocutaneus.

Abb. 51. Sensibilitätsstörung bei kombinierter Läsion des Radialis und Musculocutaneus.

Cutaneus antebrachii dorsalis zurückzuführen ist (FOERSTER). Für gewöhnlich greift deshalb die Störung auf die Streckseite des Vorderarmes nicht über (vgl. Abb. 50). Nur bei gleichzeitiger Schädigung von Radialis und Musculocutaneus entspricht das Gebiet der Störung der anatomischen Ausbreitung beider Nerven (vgl. Abb. 51). FOERSTER vermißte in zwei Fällen von erwiesener Totaltrennung des Musculocutaneus jegliche sensible Störung, was er auf Anastomosen mit dem Medianusgebiet, die er in einem Falle bei der Operation auch verfizieren konnte, bezieht.

Neuritiden sind sehr selten. OPPENHEIM zitiert Beobachtungen von BERNHARDT und von FORSTER, die Lähmungen des Musculocutaneus im Anschluß an Gonorrhoe bzw. Malaria gesehen haben. Traumatische Schädigungen (nach Schulterluxation, Schußverletzungen: KRAMER) sind häufiger. VERAGUTH sah bei einer Gebärenden eine Lähmung des Nerven auftreten, die während der Entbindung durch Fingerdruck beim Festhalten des Armes entstanden war. Schädigungen des Hautastes, des Cutaneus antebrachii radialis, sieht man gelegentlich als Folgeerscheinung paravenöser Injektionen toxisch wirkender (Calcium, Salvarsan usw.) Substanzen (ZUTT).

c) Nervus medianus.

Der *N. medianus* (aus C V bis Th I geht aus je einem Zweig des oberen lateralen und des unteren medialen sekundären Plexusstranges, die sich vor der A. axillaris zur *Medianus-schlinge* vereinigen, hervor. Der Nervenstamm verläuft dann im Sulcus bicipit. med. zuerst

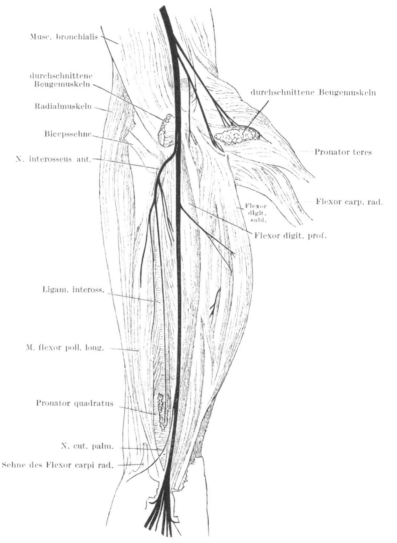

Abb. 52. Nervus medianus. (Nach HENLE.)

vor, dann ulnar von der A. brachialis zur Ellenbeuge; zuvor gibt er Muskeläste zu den *Mm. pronator teres, palmaris long., flexor carpi radialis* und *flexor digit. superfic.* ab. In der Ellenbeuge liegt er medial von der A. brachialis unter dem Lacertus fibrosus, durchdringt den Pronator teres und zieht zwischen dem Flexor digit. prof. und dem Flexor digit. superfic. zum Handgelenk, nachdem er kurz zuvor wieder oberflächlich geworden ist und für gewöhnlich zwischen den Sehnen des Flexor carpi rad. und des Palmaris long. liegt. Mit den Sehnen der Fingerbeuger gelangt er unter dem Lig. carpi transvers. zur Hohlhand. Bis dahin gehen folgende Äste ab; distal vom Pronator teres der *N. interosseus antebrachii volaris*, der auf der Membrana interossea bis zum *Pronator quadratus* zieht und außer diesem Muskel den *Flexor pollic. long.* und die *Zeige- und Mittelfingerportion des Flexor digit. prof.* innerviert. Dicht oberhalb des Handgelenks geht aus dem Medianusstamme der *Ramus palmaris* ab, welcher die sensible Versorgung der Haut an der Beugefläche des Handgelenks (radiale Seite) übernimmt. Der unter dem Ligament zur Hohlhand gelangende Stamm des Medianus teilt sich in einen radialen und in einen ulnar gelegenen Endast, von welchen motorisch die *Mm. abductor pollic. brev., Opponens pollic., flexor pollic. brev.* (oberflächlicher Kopf), sowie die *Mm. lumbricales I und II*, sensibel das Medianusgebiet im Bereich der Hohlhand und der ersten 3—4 Finger versorgt werden (vgl. Abb. 52).

Bei *Ausschaltung des Medianus am Oberarm*, vor Abgang seiner Muskeläste, werden *folgende Symptome* beobachtet: Der Ausfall der Pronatoren bewirkt eine Unausgiebigkeit und Schwäche der Pronationsbewegung; eine geringe Pronation wird jedoch noch durch den Brachioradialis (freilich nur bei gebeugtem Vorderarm und nicht über die Mittelstellung hinausgehend) erreicht. Der Ausfall des Flexor carpi radialis und des Palmaris longus schwächt die Beugung der Hand, macht sie jedoch nicht unmöglich, da der Flexor carpi ulnaris ja nicht betroffen ist. KRAMER macht darauf aufmerksam, daß die zu erwartende Ulnarablenkung der Hand bei Beugung des Handgelenkes infolge der Anspannung des vom Radialis innervierten Abductor pollic. long. ausbleibt oder nur gering ist. (Diese beugende Wirkung des Abductor pollic. longus auf das Handgelenk führt dazu, daß auch bei gleichzeitiger Ausschaltung von Medianus und Ulnaris eine Beugung der Hand, wenigstens in beschränktem Umfange, noch möglich ist).

Was die Beugung der Finger anlangt, so ist daran zu erinnern, daß die Beu-

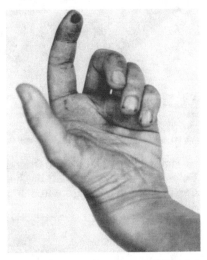

Abb. 53. Medianuslähmung. Mittel- und Endglied des Zeigefingers sowie der Daumen können nicht gebeugt werden. Trophisches Ulcus am Zeigefinger. (Univ.-Nervenklinik der Charité).

gung im Grundgelenk durch die vom Ulnaris versorgten Interossei (die Lumbricales können praktisch hier unberücksichtigt bleiben) erfolgt, bei Medianuslähmung also nicht beeinträchtigt wird. Am 5. und 4., mitunter auch am 3. Finger erfolgt die Beugung des Endgliedes durch die von Ulnaris versorgte Portion des Flexor digit. prof., bleibt also erhalten. Da diese Muskeln gleichzeitig indirekt, auf rein mechanischem Wege, auch auf die Beugung des Mittelgliedes einwirken, bleibt auch diese Bewegung erhalten, wenn sie auch mit herabgesetzter Kraft erfolgt. Nur am Zeigefinger ist sowohl die Beugung des Endgliedes, wie auch des Mittelgliedes unmöglich, da für diesen Finger sowohl der Flexor profundus als auch der Flexor superficialis vom Medianus versorgt werden. Ausnahmen dieser Regel hat FOERSTER beschrieben. Man beobachtet dementsprechend bei isoliertem Ausfall des Medianus bei Beugung der Finger im Mittel- und Endgelenk ein sehr charakteristisches Bild: Nur der Zeigefinger bleibt völlig zurück (vgl. Abb. 53). Das Verhalten des 3. Fingers richtet sich nach der individuell verschiedenen Versorgung des Flexor profundus durch den Medianus oder durch den Ulnaris; für gewöhnlich kommt eine wenn auch ihrem Umfange nach eingeschränkte und kraftlose Beugung des Mittel- und Endgliedes des dritten Fingers noch zu Stande. Die Beugung des Daumenendgliedes ist infolge der Lähmung des Flexor pollic. long. gleichfalls unmöglich geworden.

Praktisch von größter Wichtigkeit ist der *Ausfall der vom Medianus versorgten Daumenballenmuskeln*, also der Mm. Abductor pollic. brev., Opponens, Flexor pollic. brev. (oberflächlicher Kopf). Bei längerdauernder Lähmung ist die Atrophie der Muskulatur sehr deutlich (vgl. Abb. 54), der Daumenballen ist abge-

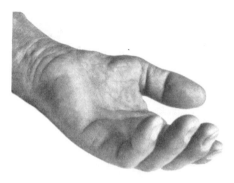

flacht und infolge der Erschlaffung der vom Medianus versorgten Muskeln, die normalerweise den Daumen in einer leichten Abduktions- und Rotationsstellung halten, sowie infolge des Überwiegens des Extensor pollic. und Abductor pollic. long. ist der Metacarpus des Daumens in die Ebene der übrigen Mittelhandknochen zurückgesunken. Die Pulpa der Daumenkuppe sieht infolge des Ausfalles der normalerweise vorhandenen Rotationsstellung in die gleiche Richtung, wie

Abb. 54. Deutliche Atrophie der Muskulatur des Daumenballens bei distaler Medianuslähmung. (Seltener Fall einer Spätlähmung des Medianus, welche 16 Jahre nach einer bei einem Sturz auf das Handgelenk erlittenen Fraktur und Luxation des Kahnbeins aufgetreten war.) (Univ.-Nervenklinik der Charité.)

die übrigen Finger. Der Daumen hat also seine dominierende Stellung gegenüber den anderen Fingern verloren, die Hand der Kranken gleicht der eines Affen (sog. *Affenhand*: vgl. hier-

zu Duchenne). Die für die Opposition wesentliche Abduktion und Rotation des Daumens, die bewirkt, daß die Kuppe des Daumenendgliedes die entsprechende Partie des gegenübergestellten Fingers berühren kann, bleibt aus (vgl. Abb. 55).

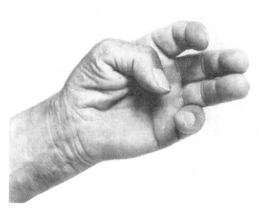

Nach Duchenne ist der bei der Oppositionsbewegung wichtigste Muskel der Abductor pollic. brev., während dem Opponens eine viel geringere Einwirkung auf die Opposition zukommt. Beim Versuch der Gegenüberstellung erfolgt dann lediglich (mit Hilfe der vom Ulnaris versorgten Daumenballenmuskeln) eine Adduktion und Beugung des Daumengrundgliedes bei gleichzeitiger Streckung des Endgliedes. Sind die Fingerbeuger erhalten, so kommt zwar auf diesem Wege eine Annäherung und Berührung des Daumens mit dem gegenübergestellten Finger noch zu-

Abb. 55. Distale Medianuslähmung. Zeigefinger und Endglied des Daumens kann gebeugt werden. Opposition des Daumens dagegen nicht möglich. (Univ.-Nervenklinik der Charité.)

stande, jedoch, wie man sich im Einzelfalle leicht überzeugen kann, nur in der Weise, daß die Kuppe des Daumenendgliedes nur mit der nach dem Zeigefinger gerichteten Kante die Pulpa der Endglieder der anderen Finger erreicht. Die Ursache dieser mangelhaften, unvollständigen Opposition ist vor allem in dem Ausbleiben der Rotationsbewegung des Daumens zu suchen. Schon Duchenne weist darauf hin, daß diese scheinbar geringfügige Störung der normalen Oppositionsbewegung praktisch die allergrößte Beeinträchtigung darstellt, da für das Ergreifen und Festhalten von Gegenständen zwischen Daumen und Zeigefinger oder Mittelfinger die gegenseitige Berührung der Fingerkuppen mit ihrer Pulpa Voraussetzung ist. Läßt man die Kranken eine Nadel oder ein Zündholz aufheben, kann man sich jederzeit von dem Ausmaß der dadurch bewirkten Störung überzeugen. KRAMER beobachtete einen Schlächtermeister, der infolge einer solchen Störung der Opposition nicht mehr in der Lage war, bei der Herstellung von Würsten den Darm zwischen den Fingern gleiten zu lassen. In seltenen Fällen, in welchen die Oppositionsbewegung trotz Medianuslähmung verhältnismäßig gut geschieht, ist dies darauf zurückzuführen, daß auch der oberflächliche Kopf des Flexor pollic. brev. vom Ulnaris mitversorgt wird (BERNHARDT, OPPENHEIM). Der Ausfall der beiden vom Medianus versorgten Lumbricales macht sich praktisch nicht bemerkbar.

Die *sensiblen Störungen* bei Unterbrechung des Medianus erstrecken sich auf den redialen Bezirk der Hohlhand bis zum Handgelenk, auf die Beugeflächen der ersten 3 Finger und des 4. Fingers (radiale Hälfte), sowie auf die Streckseite des Mittel- und Endgliedes des 2.—4. Fingers. Die Beteiligung des 4. Fingers ist individuell verschieden, was sich aus der Überlagerung mit dem Ulnarisgebiet erklärt (vgl. Abb. 56). Die Streckseite des Daumens bleibt, entgegen den Angaben in den anatomischen Atlanten, so gut wie immer frei. *Vasomotorisch-trophische Störungen* (Hyperhidrosis, Cyanose, Nagelwachstumsstörungen) sind gerade bei Medianusschädigungen recht häufig, desgleichen quälende Parästhesien, die sich bis zum Bilde der sog. *Kausalgie* steigern können. Dieses Verhalten wird mit dem Reichtum des Medianus an sympathischen Nervenfasern erklärt.

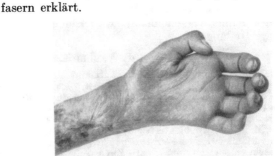

Abb. 56. Sensibilitätsstörungen bei Medianusläsion. Verschiedene Typen. Bei a Ausdehnung der Störung auf das Gebiet des Ramus palmaris.

Abb. 57. Atrophie der kleinen Handmuskeln und Versteifung der Finger in Beugestellung nach Medianus und Ulnarislähmung links. Ischämische Kontraktur. (Verletzung am Unterarm.) (Univ.-Nervenklinik) der Charité.)

Ursächlich kommen zunächst *traumatische Schädigungen* in Betracht: Schnitt- und Stich-, sowie Schußverletzungen. Im Bereich des Vorderarmes, über dem Handgelenk, sind Verletzungen durch Glasscherben und Läsionen als Folge unzulänglicher Versuche, durch Aufschneiden der Pulsadern Suicid zu begehen, recht häufig. Auf die kombinierte Armlähmung bei Luxation im Schultergelenk, nach Anwendung des ESMARCHschen Schlauches usw. wurde oben schon hingewiesen. Der Radialis wird dabei freilich häufiger betroffen, als der verhältnismäßig geschützt liegende, auf weite Strecken in die Muskulatur eingebettete Medianus. Von Frakturen sind es vornehmlich solche des Vorderarmes, die den Nerven durch direkte Quetschung oder aber später durch Gallusdruck schädigen;

Lähmungen nach Oberarmbrüchen sind selten, auch hier ist der Radialis mehr gefährdet. Sog. Spätlähmungen nach suprakondylären und kondylären Frakturen, wie sie im Ulnarisgebiet nicht selten beobachtet werden, kommen im Bereich des Medianus nur vereinzelt vor; auch wir verfügen über einige Beobachtungen dieser Art. In seinem distalen Abschnitt kann der Medianus auch bei Luxationen des Handgelenks in Mitleidenschaft gezogen werden. Isolierte *Neuritiden* des Medianus auf infektiös-toxischer Grundlage scheinen verhältnismäßig selten zu sein, im Rahmen polyneuritischer Erkrankungen wird der Medianus natürlich öfters betroffen. Entsprechend der Tatsache, daß vom Medianus eine Reihe solcher Muskeln innerviert werden, die bei jeder manuellen Tätigkeit dauernd in Anspruch genommen werden, sind sog. *professionelle Lähmungen* gerade im Medianusgebiet verhältnismäßig häufig; so hat man z. B. Lähmungen bei Melkerinnen, Büglerinnen, Zigarrenwicklern und Tischlern, auch bei Zahnärzten usw. (zitiert nach Oppenheim) beobachtet. Bei der sog. Trommlerlähmung handelt es sich wohl immer nicht um eine eigentliche Lähmung, sondern um einen Abriß der Sehne des M. extensor pollic. long.

Differentialdiagnostisch kann die *ischämische Muskelkontraktur*, welche ja gerade die langen Beugemuskeln am Vorderarm besonders bevorzugt, Schwierigkeiten bereiten, zumal in den meisten Fällen neben der Kontraktur auch noch Lähmungen im Medianus- und Ulnarisgebiet bestehen (vgl. Abb. 57).

Über die *Behandlungsmaßnahmen* ist in spezieller Hinsicht Besonderes kaum zu erwähnen. Bei der *Kausalgie* nach Medianusverletzungen (s. o.) sollte man die Entfernung des Ganglion stellatum nicht unterlassen. Erst kürzlich beobachteten wir ein Mädchen, bei welchem sich infolge einer Verletzung durch einen explodierenden Feuerwerkskörper eine Medianuslähmung mit schweren kausalgischen Störungen eingestellt hatte. Nachdem die Sympathektomie eine wesentliche Änderung nicht bewirkt hatte, brachte die von Middeldorpf an der Sauerbruchschen Klinik vorgenommene Entfernung des genannten Ganglions eine schlagartige Heilung.

d) N. ulnaris.

Der *N. ulnaris* (aus C VIII und Th I) stammt aus dem medialen, unteren Sekundärstrang des Plexus brachialis, verläuft zunächst, ohne im Bereich des Oberarmes Zweige abzugeben längs der A. brachialis, gelangt durch das Septum intermusculare ulnare auf die Streckseite desselben und zieht von da aus auf der vorderen Fläche des Caput med. M. tricipitis zum Sulcus ulnaris humeri, dorsal vom Epicondylus ulnaris. Zwischen den beiden Köpfen des M. flexor carpi ulnaris begibt sich der Nerv dann auf die Beugeseite des Vorderarmes und verläuft zwischen *Flexor carpi ulnaris* und *Flexor digit. prof.* zum Handgelenk. Beide Muskeln empfangen vom Ulnaris Zweige, die in Höhe seines Durchtritts durch den Flexor carpi ulnaris abgegeben werden. Etwa in der Mitte des Vorderarmes geht der *Ramus cutaneus palmaris* ab, der die Fascie durchbohrt und in der Haut des Handtellers (ulnare Seite) und des Kleinfingerballens endet. Etwas weiter distal geht der *Ramus dorsalis manus* ab, der zwischen Ulna und Flexor carpi ulnaris zur Streckseite des Vorderarmes zieht und in der Haut des Handrückens endet. Er dient der sensiblen Versorgung des ulnaren Bereiches des Handrückens und der Streckseite der Grundglieder des 5. und 4. Fingers (an letzterem für gewöhnlich nur im Bereich der ulnaren Hälfte). Auf seine Anastomose mit dem Ramus superfic. des N. radialis wurde schon hingewiesen. Der Stamm der Ulnaris teilt sich am Handgelenk außerhalb des Canalis carpalis und radialwärts vom Erbsenbein liegend in *zwei Endäste*: Der *Ramus profundus* senkt sich zwischen Flexor digiti V. brevis und Abductor digiti V. in die Tiefe, verläuft auf dem Metacarpus im Bogen radialwärts und versorgt folgende Muskeln: *Flexor brev., Abductor und Opponens digiti V, Lumbricales III und IV, sämtliche Interossei volares* und *dorsales, Adductor pollic.* und den *tiefen Kopf* des *Flexor pollic. brev.* Der andere Endast, der *Ramus superficialis* versorgt den *M. palmaris* brev., weiterhin die Haut des Handtellers in dessen ulnaren Bereiche, die Volarseite des 5. und (in dessen ulnarer Hälfte) des 4. Fingers, ferner an der Dorsalseite dieser Finger die Haut des Mittel- und Endgliedes. Der dorsale Hautast versorgt also von der Streckseite aus das Grundglied, während Mittel- und Endglied von dem volaren Hautast versorgt werden. Die gleiche Beziehung besteht am 2. und 3. Finger zwischen Radialis und Medianus (vgl. Abb. 58).

Die vollständige Ausschaltung des N. ulnaris, wie sie bei Läsionen am Oberarm oder noch weiter proximal erfolgt, führt zu folgenden Erscheinungen: Gelähmt sind Flexor carpi ulnaris, Flexor digitorum profundus für die letzten 2—3 Finger, sämtliche Interossei, die beiden letzten Lumbricales, die Muskeln des Kleinfingerballens und am Daumenballen der Adductor pollic. und der tiefe Kopf des Flexor pollic. brev.

Der Ausfall des Flexor carpi ulnaris, der nach OPPENHEIM, KRAMER u. a. bei der Beugung der Hand zu einem Abweichen der Hand nach der Radialseite führen soll, äußert sich nach FOERSTER nur darin, daß die maximale Beugung der Hand, welche schon normalerweise mit einer deutlichen Ulnarabweichung einhergeht, nicht mehr möglich ist, da Flexor carpi radialis und Palmaris longus, welche die Hand in Mittelstellung beugen, ihrer Zugrichtung nach nicht im Stande sind, die größtmögliche Beugung im Handgelenk auszuführen. Die Beugung des Endgliedes des 4. und 5. Fingers ist aufgehoben, die Beugung des Endgliedes des 3. Fingers ist meist in geringem Umfange noch möglich, je nach dem Anteil des Medianus an der Innervation des Flexor profundus für diesen Finger. Am Zeigefinger dagegen, dessen Flexor profundus vom Medianus allein versorgt wird, gelingt diese Beugung in normaler Weise. Da die Mehrzahl der kleinen Handmuskeln vom Ulnaris innerviert wird, sind im Bereich der Hand die Funktionsstörungen natürlich recht beträchtlich. Sämtliche Interossei (welche das Grundglied beugen, Mittel- und Endglied aber strecken), sind ausgefallen. Der Ausfall der Beugung im Grundgelenk führt zu einem Überwiegen des Antagonisten, hier also des langen Fingerstreckers, es kommt somit zu einer Überstreckung des Grundgliedes. Der Ausfall der Streckung des Mittel- und Endgliedes führt gleichfalls zu einem Überwiegen der Antagonisten, in diesem Falle des Flexor superficialis, was also eine Beugung im Mittelgelenk

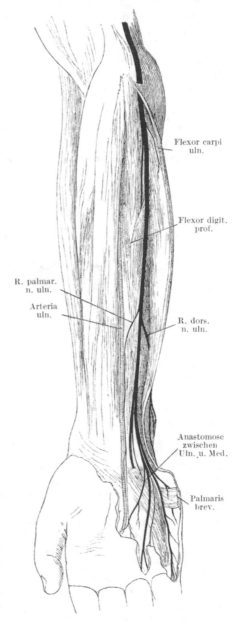

Flexor carpi uln.

Flexor digit. prof.

R. palmar. n. uln.

Arteria uln.

R. dors. n. uln.

Anastomose zwischen Uln. u. Med.

Palmaris brev.

Abb. 58. Nervus ulnaris. (Nach HENLE.)

zur Folge hat. Beides — Überstreckung des Grundgliedes, Beugung des Mittelgliedes — führen zu einer Stellungsanomalie (vgl. Abb. 59), die an eine Vogelklaue oder Kralle erinnert (*Krallenhand:* DUCHENNE). Im einzelnen sind noch gewisse Modifikationen dieser Krallenstellung zu beachten, die sofort einen Hinweis auf den Ort der Unterbrechung des Ulnaris erlauben: Liegt die Schädigung unterhalb des Abganges der Zweige für den tiefen Fingerbeuger, so steht das Endglied des 4. und 5. Fingers ebenfalls gebeugt und eingeschlagen, da der verschont gebliebene Flexor digitorum profundus gleichfalls noch als Antagonist wirken kann. Der physiognomische Eindruck der Klaue kommt dadurch noch stärker heraus. Die Krallenstellung tritt beim Versuch, die Finger zu strecken, noch stärker in Erscheinung, da dann die Anspannung des Extensor digit. comm. eine noch stärkere Überstreckung der Grundglieder und die gleichzeitige passive Anspannung der langen Fingerbeuger eine noch stärkere Beugung des Mittel- und Endgliedes bewirkt. Die eben beschriebene Stellungsanomalie ist im 4. und 5. Finger am stärksten, am 3. Finger oft geringer und am Zeigefinger am wenigsten oder garnicht ausgeprägt; dies ist so zu erklären, daß die vom Medianus versorgten beiden ersten Lumbricales die ausgefallenen Interossei I und II bis zu einem gewissen Grade

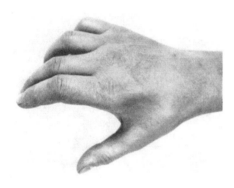

Abb. 59. Ulnarislähmung rechts. Spatia interossea eingesunken, Andeutung von Krallenstellung im 4. und 5. Finger. (Univ.-Nervenklinik der Charité.)

ersetzen können. FOERSTER schreibt, daß die Lämung der Interossei auch am 3. und 2. Finger sofort deutlich werde, wenn man die Kranken auffordere, die Spitze des Daumens mit derjenigen der anderen Finger in Berührung zu bringen. Die Entwicklung der Klauenstellung hat, wie schon erwähnt, die normale Funktion der Antagonisten zur Voraussetzung. Bei gleichzeitiger Radialislähmung fehlt selbstverständlich die Überstreckung der Grundglieder, bei gleichzeitiger Medianuslähmung die Beugestellung des Mittel- und Endgliedes. Bei Lähmung sämtlicher langer Armnerven, wie z. B. bei totaler Plexuslähmung, wird die Krallenstellung der Finger gleichfalls vermißt. Die Beugung des 4. und 5. Fingers im Grundgelenk erfolgt bei Ulnarislähmung nur passiv, da bei Anspannung des Flexor superficialis, welcher die Grundgelenke überspringt, die Grundglieder nur indirekt mitgenommen werden. Die Streckung des Mittel- und Endgliedes des 4. und 5. Fingers ist in gewissem Maße noch durch die Anspannung des Extensor digitorum comm. (der ja infolge der Verbindung seiner Sehnen mit der Aponeurose auf der Streckseite der Finger auch auf das Mittel- und Endglied eine gewisse Wirkung ausübt) möglich, jedoch nur bei passiv gebeugtem Grundglied; wird der Extensor digitorum communis durch Annäherung seiner Ansatzpunkte mittels passiver Dorsalflektion der Hand und der Fingergrundglieder ausgeschaltet, so tritt der Ausfall der Interossei in dem Unvermögen, Mittel- und Endglied zu strecken, sehr deutlich in Erscheinung.

Die Spreizung und Adduktion der Finger ist natürlich durch den Ausfall der Interossei schwer beeinträchtigt, doch kommt eine gewisse Spreizung durch die Anspannung des Extensor digit. comm. noch zu Stande, insbesondere gilt dies auch für den 5. Finger. In jedem Falle von Ulnarislähmung kann man sich auch leicht davon überzeugen, daß der Zeigefinger noch ganz leidlich dem Mittelfinger genähert oder von ihm entfernt werden kann. DUCHENNE hat darauf hingewiesen, daß dem Extensor indicis proprius auch eine adduzierende Wirkung zukommt, während die Abduktion oder Spreizung durch die Sehne des Extensor digit. comm. hervorgerufen wird. Für den 4. und 5. Finger dagegen sind solche Hilfsmuskeln, die noch eine Adduktion dieser Finger an den Mittelfinger ermöglichen könnten, nicht vorhanden, daher bei Ulnarislähmung — infolge des Überwiegens des vom Radialis versorgten Extens. dig. commun., der ja eine geringe Spreizung bewirkt — der kleine Finger und der Ringfinger dauernd in leichter Abduktionsstellung stehen. Die Adduktion des Daumens ist infolge Ausfalls des Adductor pollic. ebenfalls erheblich beeinträchtigt; völlig ausgefallen freilich ist diese Bewegung nicht, da die Anspannung des Extensor und vor allem des Flexor pollic. long. eine Adduktion des Daumens noch bewirken kann. Diese pathologische Abwandlung der Daumenadduktion verrät sich aber sofort dadurch, daß die Kranken den Daumen nur dann kräftig an den Zeigefinger anlegen können, wenn sie gleichzeitig das Daumenendglied (Wirkung des Flexor pollic. longus!) beugen. Die Nichtbeachtung dieses Ersatzmechanismus kann zu Irrtümern über die Leistungsfähigkeit des Adductor pollic. Veranlassung geben. Der Ausfall des tiefen Kopfes des Flexor pollic. brev., der funktionell ja mit dem Adductor pollic. eine Einheit bildet, trägt weiterhin zu einer Abschwächung der Adduktion des Daumens bei. Zu erwähnen ist noch, daß nach den Feststellungen von DUCHENNE bei einer Parese der Interossei am ehesten die seitlichen Fingerbewegungen leiden und dann erst die Bewegungen der Finger im Sinne einer Beugung des Grundgliedes und einer Streckung des Mittel- und Endgliedes ausfallen.

Die durch eine Ulnarislähmung bewirkten motorischen Ausfallserscheinungen machen sich erklärlicherweise beim praktischen Gebrauch der Hand sehr störend bemerkbar, da allein schon die Intaktheit der Interossei für alle feineren Fingerbewegungen (wie z. B. beim Schreiben, Zeichnen, Nähen usw.) von größter Bedeutung ist. DUCHENNE gibt dafür anschauliche Beispiele. Der gleiche Autor beschreibt auch eine Kranke, die als Pianistin infolge einer Lähmung des Flexor profundus nicht mehr die Fähigkeit besaß, die Tasten des Instrumentes mit den Fingerkuppen herunterzudrücken.

Die Grenze der *Sensibilitätsstörung* (vgl. Abb. 60) bei Leitungsunterbrechung des Ulnaris geht, was die Aufhebung der Berührungsempfindung anlangt, für gewöhnlich sowohl auf der Beuge-, wie auf der Streckseite durch die Mitte des 4. Fingers und durch eine entsprechende Verlängerung dieser Linie auf dem Handrücken und in der Hohlhand bis etwas über das Handgelenk hinaus. Doch wird auch beobachtet, daß auf der Streckseite der 4. Finger auch auf der Radialseite von der Störung beroffen wird. Eine völlige Aufhebung sowohl der protopathischen, wie der epikritischen Sensibilität findet sich dagegen nach FOERSTER nur in einem verhältnismäßig kleinen Bezirk, der den 5. Finger und den Kleinfingerballen umfaßt; in den Randgebieten kommt es zu Überlagerungen durch die benachbarten Hautnerven (Anastomosen mit dem Radialis, Medianus, Cutaneus antebrachii ulnaris s. medialis). Bei Läsionen im unteren Bereich des Vorderarmes bleibt der Ramus dorsalis, der oft verhältnismäßig hoch abgeht, verschont: Der ulnare Bezirk des Handrückens sowie die Grundglieder des 5. und 4. Fingers bleiben dann frei, an der Streckseite des Mittel- und Endgliedes des Kleinfingers und des Ringfingers (ulnare Hälfte) sind jedoch Berührungs- und Schmerzempfindung aufgehoben; an der Beugeseite sind die Störungen natürlich die gleichen, wie bei vollständigem Ausfall des Ulnaris (vgl. Abb. 61). Bei isolierter Verletzung des Ramus dorsalis umfaßt die Störung in entsprechender Weise den Handrücken und die Grundglieder des 4. und 5. Fingers. Ist der Ramus palmaris verschont, so schneidet die sensible Störung an der Beugefläche der Hand proximalwärts mit der Handgelenklinie ab, während die Grenze bei Beteiligung dieses Astes noch einige Zentimeter auf die Beugeseite des Vorderarmes übergeht (Einzelheiten s. bei FOERSTER). Bei Verletzung des Ulnaris im Bereich des Oberarms ist eine gleichzeitige Schädigung des Cutaneus antebrachii ulnaris (medialis) nicht selten (vgl. Abb. 62).

Was die *Entstehungsbedingungen* der Ulnarislähmung anbetrifft, so ist zunächst zu sagen, daß bei dem ungeschützten Verlauf des Nerven, namentlich im Bereich der Ellenbogengegend *,traumatische* Schädigungen häufiger beobachtet werden, als solche des Medianus. Schußverletzungen während des Krieges wurden von Foerster, Kramer, Oppenheim ausführlich beschrieben. Bei Oberarmschüssen ist der Cutaneus antebrachii ulnaris häufig mit betroffen. Bei Verletzungen

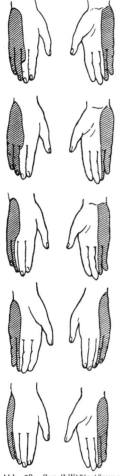

oberhalb des Epicondylus ulnaris erfolgt eine Lähmung sämtlicher vom Ulnaris versorgten Muskeln. Dicht unter dem Epicondylus gehen die Zweige für den Flexor carpi ulnaris und den Flexor digit. prof. ab. Der Abgang des sensiblen Ramus dorsalis kann in verschiedener Höhe erfolgen, so daß bei Verletzungen am Vorderarm das Gebiet dieses Nerven frei bleiben kann. Bei Schußverletzungen im Bereich der Mittelhand wurden isolierte Schädigungen des Ramus profundus beobachtet. Daß der Ulnaris in Gemeinschaft mit den anderen langen Nerven des Armes bei Luxation des Oberarmkopfes, bei Oberarmbrüchen oder nach Druckeinwirkungen am Oberarm geschädigt werden kann, wurde oben schon erwähnt. Vor allem aber sind es *Frakturen* im unteren Abschnitte des Humerus und zwar überwiegend des Condylus ext., seltener des Condylus int., wie sie in der Kindheit häufig auftreten. Fast immer, besonders häufig nach *Frakturen des Condylus ext.* entwickelt sich ein *Cubitus valgus* (vgl. Abb. 63 bis 65). Es ist eine bekannte Tatsache daß Jahre, meistens sogar Jahrzehnte nach solchen Frakturen sich sog. *Spätlähmungen des Ulnaris*, die zu einer fortschreitenden Schädigung des Nerven führen, einstellen können (Panas 1878, Seligmüller, Vacquerie, Remak, Singer, Mouchet u. a.). Die Entstehung des Cubitus valgus ist nicht ganz geklärt. Massart und Cabouat nahmen an, daß im Bereiche des Abrisses des Condylus ext. eine Wachstumsstörung auftrete, während das unbehinderte Wachstum des Condylus int. allmählich zu einer Schrägstellung führe. Bei den anderen Arten von Frakturen ist die Entstehung des Cubitus valgus noch recht dunkel. Daß dem

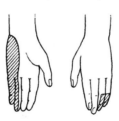

Abb. 60. Sensibilitätsstörung bei Ulnarisläsion. Verschiedene Typen.

Abb. 61. Sensibilitätsstörung bei Läsion des Ulnaris unterhalb des Abganges des Ramus dorsalis.

Cubitus valgus eine wesentliche Bedeutung für das Auftreten der Spätlähmung zukommt, ergibt sich schon aus der Tatsache, daß Bock unter 79 Fällen, die er aus der Literatur zusammenstellte, 45mal eine solche Stellungsveränderung verzeichnet fand. Zur Erklärung der Lähmung hat man die Auffassung vertreten, daß der Nerv infolge der Valgusstellung gedehnt und dadurch geschädigt werde (Eden und Niden, Shelen, Sorel), wobei aber keine Übereinstimmung hinsichtlich der Frage herrscht, ob die Dehnung mehr in der Streckstellung oder mehr bei gebeugtem Ellenbogen erfolgt. Andere Autoren machen die Schiefstellung der Gelenkflächen beim Cubitus valgus und das dadurch hervorgerufene Heranrücken des Olecranon an den Epicondylus int.

mit nachfolgender Verengerung des Sulcus ulnaris ursächlich für die Lähmung verantwortlich. Immerhin gibt es aber auch Spätlähmungen bei (der seltener beobachteten) Varusstellung und bei normaler Stellung des Ellenbogengelenks. Soweit aus den Mitteilungen der verschiedenen Autoren ersichtlich ist, sind es in solchen Fällen meistens arthritische Veränderungen oder Calluswucherungen gewesen, die zu einer Deformierung des Sulcus ulnaris geführt haben. Bei einem von Bock nachuntersuchten Kranken aus unserer Klinik hatte die Varusstellung bewirkt, daß der Nerv aus seinem Bett im Sulcus luxiert und herausgehoben und nun völlig ungeschützt war. In vielen Fällen — mit und ohne Ausbildung eine Cubitus valgus — kann man sich durch die Betastung leicht von der abnormen Gestaltung des Sulcus und der mangelhaft geschützten Lage des Nerven, der dann häufig auch etwas verdickt und druckempfindlich ist, überzeugen. So kommt es, daß der Nerv traumatischen Einwirkungen aller Art, Zerrungen, Quetschungen, Druckschädigungen usw. in besonders starkem Maße ausgesetzt wird und auf solche chronischen Reize schließlich mit Schwellung, Verdickung und Verwachsungen, die bei der Operation häufig gut zu erkennen sind, reagiert. In solchen Faktoren ist wahrscheinlich die wesentliche Ursache der spätereintretenden Lähmung zu suchen. Derartige Krankheitsbilder sind garnicht so elten; Bock hat aus unserer Klinik 1935 aus den letzten 2 Jahrzehnten 18 Beobachtungen dieser Art zusammengestellt. Versicherungsrechtlich wichtig ist die Tatsache, daß solche Spätlähmungen sich zeitlich vielfach an ganz unbedeutende Traumen anschließen oder aber auch durch mechanische Überanstrengungen (Kornmäher, Holzhauer: Remak, Baumwollspinner: Platt, Militärdienst: Schönhals, Schuhmacher: Lusena) ausgelöst werden können.

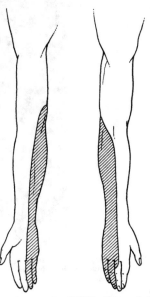

Abb. 62. Sensibilitätsstörung bei Läsion des Ulnaris und Cutaneus antebrachii ulnaris.

Weiterhin sieht man Ulnarislähmungen als Folgeerscheinungen einer Quetschung durch Knochenfragmente, Callusmassen und Narben natürlich auch unmittelbar oder bald nach einem Trauma sich entwickeln, ebenfalls auch nach arthritischen Prozessen im Ellenbogengelenk. Auch durch zu fest angelegte Gipsverbände und durch direkte Verletzung des Nerven bei Annagelung des abgesprengten Condylus ulnaris treten nicht selten Lähmungen auf. Lähmungen durch *Druckschädigung* im Bereiche des Ellenbogens wurden gleichfalls öfters beschrieben so z. B. bei Telephonistinnen (Cassirer), bei Soldaten, die das Scheerenfernrohr bedienten (Schuster). Wie bei den Drucklähmungen anderer Nerven sind aber auch in solchen Fällen in der Regel noch andere schädigende Faktoren, die ursächlich als mitwirksam anzusehen sind (Kachexie, Diabetes, Alkoholismus usw.) festzustellen. *Schlaflähmungen* (Einschlafen mit aufgestütztem Ellenbogen), *Narkoselähmungen* (Druckschädigung im Bereich des Sulcus bicipit. med. bei Überhängen des Armes über eine Kante) sind seltener. *Neuritische* Lähmungen nach Infektionen (besonders Typhus) sind gleichfalls nicht häufig.

Hinsichtlich der *Behandlungsfragen* wird auf den allgemeinen Abschnitt über die Therapie verwiesen. Bei Spätlähmungen des Ulnaris haben wir nach Freilegung und Umbettung des Nerven wiederholt eine Rückbildung gesehen, und zwar auch in solchen Fällen, in welchen die Lähmung schon jahrelang bestanden hatte.

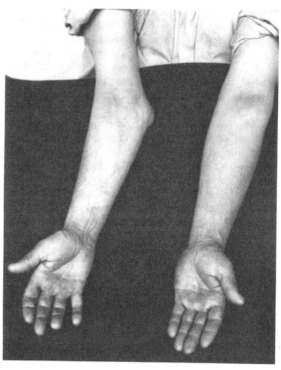

Abb. 63. Valgus-Stellung Cubitus, rechts nach in der Kindheit erlittenen Fraktur. (Abriß des Condylus lateralis.) Spätlähmung des Ulnaris (vgl. Abb. 64 und 65). (Univ.-Nervenklinik der Charité.)

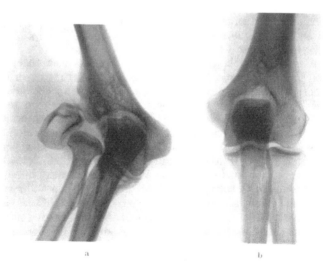

Abb. 64a und b. Röntgenbild des Ellenbogengelenkes. a) Rechts Abriß des Condylus ateralis. b) Links normal. (Das Bild stammt von dem in Abb. 63 und 65 dargestellten Kranken.) (Univ.-Nervenklinik der Charité.)

Als letzte der langen Armnerven sind noch die beiden direkt aus dem Plexus entspringenden, rein sensiblen *Nn. cutaneus brachii* und *antebrachii ulnaris* zu besprechen.

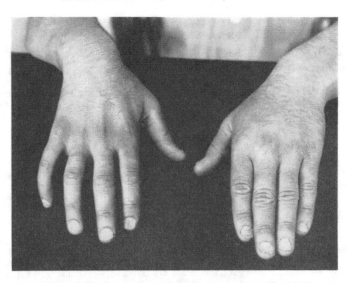

Abb. 65. Ulnarislähmung rechts. Zwischenknochenräume eingesunken, die Finger können nicht adduziert werden, Andeutung von Krallenstellung im kleinen Finger. (Spätlähmung des Ulnaris; das Bild stammt von dem gleichen Kranken aus Abb. 63 und 64.) (Univ.-Nervenklinik der Charité.)

e) N. cutaneus antebrachii ulnaris (medialis).

Der *N. cutaneus antebrachii ulnaris* (aus C VIII und Th I) stammt aus dem medialen (unteren) Sekundärstrang des Plexus brachialis, begleitet die V. axillaris und brachialis sowie den Medianus und durchbohrt in der Mitte des Oberarmes die Fascie an der Stelle, an welcher die V. basilica eintritt. Der *Ramus volaris* verläuft neben der V. basilica distalwärts und breitet sich an der Beugefläche des Vorderarms bis zum Handgelenk aus. Der *Ramus ulnaris* begibt sich noch oberhalb der Ellenbeuge, medial von der V. basilica liegend, an die Ulnarkante des Vorderarmes, wo er sich aufzweigt.

Der N. cutaneus antebrachii ulnaris versorgt sensibel die ulnare Hälfte des Vorderarms, sowohl auf der Beugeseite (R. volaris) wie auf der Streckseite (R. ulnaris). Gelegentlich bestehen Anastomosen mit dem R. palmaris aus dem R. dorsalis N. ulnaris. Das *Versorgungsgebiet* reicht proximalwärts etwas über den Epicondylus ulnaris hinaus, distalwärts endet es einige Zentimeter über dem Handgelenk. Auf der Streckseite des Vorderarms bleibt die Zone der sensiblen Störung oft hinter dem anatomischen Ausbreitungsgebiet zurück, ihre Begrenzung ist hier recht variabel, mitunter kann sogar das Gebiet auf der Streckseite gänzlich frei bleiben. Bei den engen räumlichen Beziehungen des Cutaneus antebrachii ulnaris während seines Verlaufes am Vorderarm zum Medianus und auch zum Ulnaris ist es verständlich, daß isolierte Schädigungen selten sind, gleichzeitige Schädigungen aber des Medianus und Ulnaris die Regel bilden; im letzteren Falle vereinigen sich die Zonen der sensiblen Störung zu einem einzigen zusammenhängenden Streifen, der den ganzen ulnaren Bereich am Vorderarm und an der Hand einnimmt (vgl. Abb. 62). Traumatische Schädigungen durch Schußverletzungen sind im Kriege in großer Zahl beobachtet worden; auch bei Plexusverletzungen ist der Cutaneus antebrachii ulnaris häufig mitbetroffen.

f) N. cutaneus brachii ulnaris (medialis).

Der *N. cutaneus brachii ulnaris* (aus C VIII und Th I) stammt gleichfalls aus dem medialen unteren, sekundären Plexusstrang; er begleitet in der Fossa axillaris die V. axillaris, gelangt durch die Fascie der Achselhöhle oder des Oberarmes an die Oberfläche und verzweigt sich in der Haut der Achselhöhle und der ulnaren Fläche des Oberarms bis zum Epicondylus ulnaris. Regelmäßig besteht eine Verbindung mit dem aus Th II stammenden N. intercostobrachialis, aus welchem überhaupt wohl (FOERSTER) der größere Anteil der für die Versorgung der ulnaren Fläche des Oberarmes bestimmten Nervenfasern stammt. FOERSTER jedenfalls sah bei Verletzung des Cutaneus brachii ulnaris proximal von der eben erwähnten Anastomose niemals sensible Ausfallserscheinungen. Es sind sogar Fälle beschrieben worden, in welchen der Cutaneus brachii ulnaris gänzlich fehlte, der Intercostobrachialis dagegen besonders stark entwickelt war. Das *Versorgungsgebiet* des Nerven umfaßt die Achselhöhle und die Innenseite (ulnare Fläche) des Oberarmes bis herab zur Ellenbogengegend, mitunter greift die Zone (nach FOERSTER) auch etwas auf die Beuge- und Streckseite des Oberarmes bis zur Mitte über. Verletzungen des Nerven werden in der Regel nur in Gemeinschaft mit Läsionen anderer Plexusäste beobachtet.

D. Die Intercostalnerven.

Die *vorderen, ventralen* Äste der aus den Wurzeln des Brustmarks stammenden spinalen Nerven verlaufen, bis auf den letzten, zwischen den Rippen um den Rumpf herum und heißen daher *Intercostalnerven.* Sie liegen dabei unterhalb der oberen Rippe des betreffenden Intercostalraumes, der von ihnen versorgt wird und liegen zwischen den äußeren und inneren Zwischenrippenmuskeln, an der Bauchwand zwischen dem M. transversus und dem M. obliquus abdominis. Der 12. Intercostalnerv liegt unterhalb der 12. Rippe und heißt *N. subcostalis.*

Die Intercostalnerven innervieren die *Muskeln der Brust- und der Bauchwand.* Während ihres Verlaufes um den Brustkorb geben sie dem *R. cutaneus lat.,* der mit einem R. ventralis und einem R. dorsalis in Gemeinschaft mit den Endästen der Intercostales, den *Rr. cutanei. ventrales,* der sensiblen Versorgung der Haut des Bauches, der Brust und des Rückens (mit Ausnahme der von den dorsalen Ästen der Spinalnerven versorgten Region zu beiden Seiten der Mittellinie) dient.

Die Rami dorsales der Thoracalnerven versorgen die eigentliche Rückenmuskulatur (M. spinalis und semispinalis) sowie die Rückenhaut.

Die *Rückenmuskeln* dienen der Aufrechterhaltung der Wirbelsäule und ihren Bewegungen. Bei einseitiger Lähmung erfolgt eine Verbiegung der Wirbelsäule nach der entgegengesetzten Seite. Bei doppelseitiger Lähmung ist es den Kranken nicht möglich, ohne Hilfe der Arme aus gebeugter Stellung sich aufzurichten; sie müssen dann mit den Händen sich am Oberschenkel abstützen und auf diese Weise hochklettern. Bei aufrechter Körperhaltung liegt bei Lähmung der Rückenmuskulatur die Gefahr vor, daß der Rumpf durch das Gewicht der Brust- und Baucheingeweide und durch den Zug der Bauchmuskulatur nach vorn übersinkt. Die Kranken nehmen daher den Rumpf zurück, um sein Gewicht von den Bauchmuskeln tragen zu lassen, das Becken wird gestreckt. Durch diese Haltung entsteht im Bereich der Lenden- und unteren Brustwirbelsäule eine Abbiegung im Sinne einer Lordose. Die Schwerlinie des Körpers ist also nach hinten verlagert und ein von dem am weitesten vorspringenden Brustwirbeldorn gefälltes Lot verläuft *hinter* dem Kreuzbein (DUCHENNE). Man prüft die Anspannung der Rückenmuskeln am besten in der Weise, daß man die Kranken quer über ein Sofa legt und sie auffordert, Becken- und Schultergürtel dorsalwärts durchzubiegen, also eine Haltung ähnlich wie beim Brustschwimmen einzunehmen; normalerweise tritt dann die Rückenmuskulatur zu beiden Seiten der Wirbelsäule als ein derber Wulst hervor.

Die *Obliqui* und der *Transversus* ziehen die Bauchwand schräg nach oben bzw. unten oder wagerecht zur Seite. Zusammen mit dem *Rectus abdominis* ziehen diese Muskeln die Bauchwand ein; wenn diese Bewegung doppelseitig und gleichzeitig mit der Anspannung des Zwerchfelles erfolgt, spricht man von *Bauchpresse.* Der Rectus abdominis zieht die vordere Beckenwand nach oben, den Brustkorb nach unten, er ist also für die aufrechte Körperhaltung von größter Wichtigkeit. Bei festgestelltem Becken beugt er die Wirbelsäule nach vorn über, eine Bewegung, die bei dem Sich-Aufrichten aus der Rückenlage (ohne Hilfe der Arme) von besonderer Bedeutung ist. Daß die Bauch- und Brustmuskeln eine große Rolle bei der Atmung spielen, bedarf hier keiner besonderen Erwähnung.

Bei einseitiger Bauchmuskellähmung ist der Nabel nach der gesunden Seite verzogen und auf der Seite der Lähmung wölbt sich die Bauchwand vor. Bei doppelseitiger Bauchmuskellähmung wird die vordere Beckenwand nicht mehr nach oben gezogen, das Becken kippt daher nach vorn über, da der Glutaeus maximus, der die hintere Beckenwand nach unten zieht und somit im gleichen Sinne wie der Rectus abdominis wirkt, für sich allein zu schwach ist, um das Becken zu halten. Infolge des Übersinkens des Beckens nach vorne wird der Rumpf zum Ausgleich nach hinten genommen und es entsteht daher eine Lordose im Lendenteil der Wirbelsäule. Zum Unterschied von der oben besprochenen, durch Lähmung der Rückenmuskulatur bewirkten Lordose verschwindet diese durch Bauchmuskellähmung hervorgerufene Lordose im Sitzen, da in dieser Stellung, in welcher das Becken nicht mehr nach vorn absinken kann, ein Ausgleich durch eine lordotische Ausbiegung des Rückens nicht mehr notwendig ist. Diese als Folge einer Bauchmuskellähmung auftretende Lordose unterscheidet sich von der Lordose, die durch eine Lähmung der langen Rückenstrecker bewirkt wird, weiterhin dadurch, daß der Bauch vorgewölbt ist und die Hinterbacken stark hervorspringen. Die Schwerlinie des Körpers liegt bei dieser Haltung *vor* dem Promontorium (DUCHENNE).

Periphere *Lähmungen der Intercostalnerven* sind selten beschrieben worden, die ersten Beobachtungen stammen von BERNHARDT und von OPPENHEIM. Meistens handelt es sich um toxische Neuritiden (Malaria, Typhus, Alkoholismus, Diabetes). Die klinischen Erscheinungen äußern sich in Schmerzen, die in Form eines halbseitigen Gürtels um den Rumpf herumziehen, verbunden mit einer Druckschmerzhaftigkeit des Nerven neben der Wirbelsäule und innerhalb des betreffenden Zwischenrippenraumes; handelt es sich um eine Lähmung der unteren Intercostalnerven, so ist der zugehörige Bauchdeckenreflex aufgehoben, infolge der Bauchmuskelparese — die Lähmung braucht sich nur auf einzelne oder auch nur auf bestimmte Anteile eines einzigen Bauchmuskels zu erstrecken — ist der Nabel häufig nach der anderen Seite verzogen; auf der Seite der Lähmung kann man beim Pressen mitunter eine umschriebene Vorwölbung der Bauchwand beobachten. Die sensiblen Ausfallserscheinungen betreffen streifenförmige Zonen entsprechend dem Versorgungsgebiet des befallenen Nerven. Allfällige Entartungsreaktion in den gelähmten Muskeln läßt sich ohne Schwierigkeiten nachweisen. Im Kriege wurden Schußverletzungen der Intercostalnerven (ohne gleichzeitige Verletzung des Rückenmarks) von KRAMER, OPPENHEIM, SPIELMEYER u. a. beschrieben. Bei der Differentialdiagnose, ob es sich um einen neuritischen Prozeß im peripheren Nerven- oder im Bereich der Wurzeln handelt, kann der Liquorbefund von Bedeutung sein.

Wir beobachteten vor kurzem bei einem Diabetiker, der sonst keine weiteren Zeichen einer Polyneuritis darbot, eine unter neuralgischen Schmerzattacken im Verlaufe von Wochen entstandene Lähmung im Bereich der linksseitigen Bauchmuskulatur. Die linke Bauchwand war schlaff und wölbte sich, was auch dem Kranken selbst aufgefallen war, beim Husten vor, spannte sich beim Aufrichten aus der Rückenlage nicht an. Die Bauchdeckenreflexe waren links aufgehoben. Es fand sich eine sensible Störung im Sinne einer Hypalgesie im Gebiet von Th IX bis Th XI; im Obliquus externus bestand partielle Entartungsreaktion. Die Untersuchung des Liquors, die eine Eiweiß-, insbesondere Albuminvermehrung auf 5/12 pro mille ergab, wies darauf hin, daß es sich offenbar um eine Wurzelneuritis handelte.

Die Intercostalneuralgie.

Das Krankheitsbild der *Intercostalneuralgie* ist gekennzeichnet durch anhaltende, aber auch anfallartig sich verstärkende Schmerzen, die von der Wirbelsäule aus um den Rumpf herum entlang dem Verlaufe der Intercostalnerven bis nach vorne zur Mittellinie ausstrahlen. Nicht selten sind die Schmerzen nur in den seitlichen und vorderen Partien der Zwischenrippenräume lokalisiert und häufig sind mehrere benachbarte Intercostalnerven gleichzeitig betroffen. Druckpunkte werden in typischen Fällen neben der Wirbelsäule, in der

Axillarlinie, d. h. am Austrittspunkt des R. cutaneus lat., und ganz vorn neben dem Sternum bzw. dem Rectus abdominis an der Durchtrittsstelle des R. cutaneus ventralis angegeben. Meistens besteht im Versorgungsbereich des befallenen Nerven eine Hyperalgesie, seltener eine Herabsetzung der Schmerz- und Berührungsempfindung.

Nach den Angaben in der Literatur findet sich das Syndrom der Intercostalneuralgie bei Frauen häufiger als bei Männern und die linke Seite ist häufiger betroffen als die rechte. Die Ursache hierfür ist nicht geklärt. Lapinsky, der die Auffassung vertritt, daß es sich um eine Schmerzirradiation, ausgehend von Erkrankungen visceraler Organe handelt, meint, daß die centripetalen Bahnen im linken Grenzstrang stärker vertreten seien, als im rechten. Wie alle neuralgischen Beschwerden beobachtet man auch Schmerzen nach der Art der Intercostalneuralgie vorwiegend bei Kranken, bei denen auf dem Boden infektiöstoxischer Allgemeinleiden oder einer stärkeren Abzehrung eine besonders Disposition vorliegt. Verhältnismäßig häufig entwickelt sich das Bild der Intercostalneuralgie als Ausdruck und Begleiterscheinung eines *Herpes zoster*. Sonst ist es geboten, in diagnostischer Hinsicht recht vorsichtig zu sein. Echte Neuralgien der Intercostalnerven sind sicher recht selten und es unterliegt wohl keinem Zweifel, daß die Diagnose Intercostalneuralgie häufig zu Unrecht gestellt wird. *Differentialdiagnostisch* ist zu berücksichtigen, daß alle Prozesse an den hinteren Wurzeln, wie sie sich bei der luischen Meningitis, bei der Tabes, bei den Geschwülsten des Rückenmarks und seiner Häute vorfinden, zu ausstrahlenden Schmerzen im Bereiche der Intercostalnerven führen können und daß das Gleiche auch von Wirbelerkrankungen (Caries, Tumoren und Metastasen der Wirbel, Spondylosis deformans) gilt. Doppelseitige „Neuralgien" sind in dieser Hinsicht besonders verdächtig und sollten immer zu einer erschöpfenden Untersuchung des Knochensystems und der Rückenmarkflüssigkeit Veranlassung geben. Daß auch Rippenfrakturen durch Schädigung der Intercostalnerven neuralgiforme Schmerzen hervorrufen können, bedarf keiner ausführlicheren Erwähnung. Nicht weniger wichtig ist eine genaue Untersuchung der inneren Organe: Pleuritische Prozesse, besonders im Bereiche des Zwerchfelles, Mediastinaltumoren, Aortenaneurysmen, Lebererkrankungen, Magengeschwüre usw. können zu ganz ähnlichen Beschwerden führen, sei es, daß es sich auch hierbei um Druckschädigungen des Nerven, um toxische Neuritiden oder aber um Headsche Zonen handelt.

Die *Behandlung* wird sich also in allen solchen Fällen nach dem Grundleiden richten. Bei echten Neuralgien kommen nach Versagen der üblichen medikamentösen und physikalischen Therapie endoneurale Injektionen von Kochsalzlösungen mit Zusatz von Eucain (Lange), schließlich auch chirurgische Eingriffe in Betracht.

E. Plexus lumbo-sacralis.

Die vorderen, ventralen Äste der Lenden-, Kreuzbein- und Steißnerven bilden zusammen mit einem Zweige aus dem N. subcostalis (Th 12) ein durch Schlingen untereinander verbundenes Geflecht, den *Plexus lumbo-sacralis*, der sich neben der Wirbelsäule vom unteren Ende des Brustkorbes bis zum Steißbein hin erstreckt.

Der *Plexus lumbo-sacralis wird* folgendermaßen eingeteilt (vgl. Abb. 66 und 67):

1. *Plexus lumbalis*, der aus den ersten 4 Ansae lumbales (Th 12 bis L 4) gebildet wird.
2. *Plexus sacralis*, gebildet aus der 5. Ansa lumbalis und aus den 5 Ansae sacrales (L 4 bis S 5), unterteilt in
   a) Plexus ischiadicus, der aus einem Teil von L 4, aus L 5 bis S 2 und aus einem Teil von S 3 gebildet wird.
   b) Plexus pudendalis (S 1 bis S 5).
   c) Plexus coccygicus (S 5 und Co).

Der *Plexus lumbalis* liegt zwischen den Bündeln des M. psoas maj. vor den Processus costotransversarii der Lendenwirbel; er hat Verbindungen mit Th 12, mit dem Plexus sacralis, sowie mit dem Grenzstrang des Sympathicus.

Aus dem Plexus lumbalis entspringen 1. *kurze Muskeläste* für den Quadratus lumborum und für die Mm. psoas maj. und min. 2. *N. iliohypogastricus* (aus Th 12 und L 1), der motorisch die breiten Bauchmuskeln und sensibel (R. cutaneus lat. und ventralis) die Haut der Hüftgegend und der Bauchwand oberhalb des Leistenbandes sowie der Regio pubica versorgt.

3. *N. ilioinguinalis* (aus L 1), der annähernd parallel dem N. iliohypogastricus verläuft, mit diesem durch eine Anastomose verbunden ist und vor dem Quadratus lumborum und zwischen den breiten Bauchmuskeln verläuft und sich dicht oberhalb der Crista iliaca durch

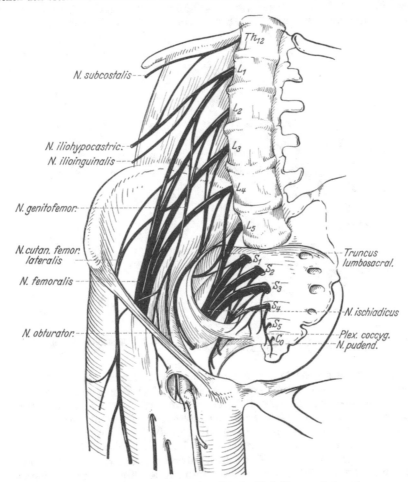

Abb. 66. Plexus lumbalis, etwas schematisiert. (Nach VILLIGER-LUDWIG.)

den äußeren Leistenring zum Samenstrang begibt. Er entsendet Äste zu den Bauchmuskeln und versorgt sensibel die Haut der Leistengegend, die oberste mediale Region des Oberschenkels, die Schambeingegend und das Scrotum bzw. die großen Schamlippen.

4. Der *N. genitofemoralis* (aus L 1 und L 2) teilt sich noch innerhalb des Psoas in seine beiden Endäste, nämlich den *N. spermaticus ext.*, der längs des Psoas unter Kreuzung der Vasa iliaca externa durch den Leistenkanal zum Scrotum zieht, den M. cremaster innerviert und hier Verbindungen mit dem Ilioinguinalis eingeht und ferner in den anderen Endast, den *N. lumboinguinalis*, der lateral von dem Spermaticus ext. auf dem Psoas herabzieht und unterhalb des Leistenbandes, durch die Lacuna vasorum hindurch, zur Haut der vorderen Fläche des Oberschenkels gelangt; auch er besitzt Anastomosen mit dem Ilioinguinalis.

Von größerer klinischer Bedeutung als die vorgenannten Nerven ist der *N. cutaneus femoris lateralis*.

a) N. cutaneus femoris lateralis.

Der *N. cutaneus femoris lateralis* (aus L 2 und L 3) verläuft über den untersten Teil des Quadratus lumborum und des M. iliacus, von der Fascia iliaca bedeckt, in die Fossa iliaca und von dort aufwärts gegen die Spina iliaca anterior. Medial von dieser gelangt er unter dem Leistenband hindurch unter die Fascia lata des Oberschenkels. Die Endzweige durchbrechen die Fascie und versorgen die Haut der lateralen Seite des Oberschenkels (vgl. Abb. 68).

Die *Neuritis des N. cutaneus femoris* lateralis wurde 1895 zum ersten Male von BERNHARDT und von ROTH beschrieben; letzterer gab ihr den Namen *Meralgia paraesthetica* (BERNHARDTsche Lähmung). Das Krankheitsbild äußert sich in Mißempfindungen (Kriebeln, Ameisenlaufen, Taubheitsempfindung) im Versorgungsbereiche des Nerven. Eigentliche Schmerzen sind

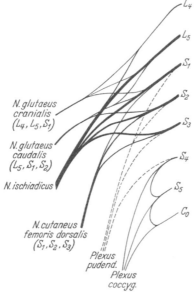

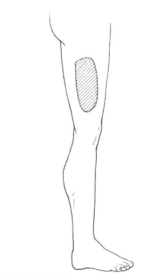

Abb. 67. Schematische Darstellung des Plexus ischiadicus, pudendalis, coccygicus. (Nach VILLIGER-LUDWIG.)   Abb. 68. Sensibilitätsstörung bei Läsion des Cut. fem. lat.

seltener; die Beschwerden können sich bei längerem Stehen und Gehen steigern. Die Untersuchung ergibt in diesem Bezirk fast immer eine Herabsetzung der Berührungs- und Schmerzempfindung, vor allem aber der Temperaturempfindung; Hyperästhesie ist seltener. Gelegentlich wurden auch trophische Störungen (Hyperhidrosis, Haarausfall) beschrieben.

Als *Ursache* des Leidens kommen verschiedene Faktoren in Betracht: Einmal spielen, wie bei anderen Neuritiden, infektiös-toxische Momente eine Rolle; schon OPPENHEIM machte auf die Beziehungen der Meralgia paraesthetica zum Alkoholismus aufmerksam, andere Autoren beobachteten das Leiden bei Lues, Diabetes, Gicht und im Gefolge akuter Infektionskrankheiten, wie z. B. Typhus. Von größerer Bedeutung sind vielleicht mechanische Schädigungen und zwar vor allem dort, wo der Nerv unter dem Leistenbande über die Crista iliaca hinweg unter die Fascia lata gelangt (NEISSER und POLLACK); der Nerv kann hier durch fest ansitzen deKleidungsstücke *(,,Korsettneuralgie")* oder durch einen überhängenden Fettbauch, auch durch den schwangeren Uterus gedrückt werden, ebenso wie im Bereich des Beckens auch Geschwülste oder Exsudate ihn in Mitleidenschaft ziehen können. ROSENHECK fand in seinen Fällen osteochondritische Prozesse an den Lendenwirbeln; im Hinblick auf die Häufigkeit solcher Veränderungen überhaupt geht er aber wohl zu weit, ausschließlich hierin die Ursache der Meralgie sehen zu wollen. In vielen Fällen freilich bleiben die ursächlichen Faktoren ungeklärt. Männer sind wohl etwas häufiger betroffen als Frauen. VERAGUTH machte in einem seiner Fälle die Überanstrengung des gleichseitigen Beines infolge von Funktionsbehinderung des anderen verantwortlich. Statische Momente, Belastungsfehler bei Plattfuß usw. wurden von PAL, EHRMANN, GLORIEUX u. a. angeschuldigt. Anatomische Befunde sind zuerst von NAVRATZKI, später noch von anderen Autoren erhoben worden; es fanden sich die Zeichen einer parenchymatösen und infektiösen Neuritis mit Atrophie der Nervenfasern.

Im Kriege wurden Schußverletzungen, zum Teil in Gemeinschaft mit benachbarten Hautnerven beschrieben; OPPENHEIM berichtete über Fälle, die klinisch dem Bilde der Meralgie entsprachen.

Das Leiden ist an sich natürlich harmlos, kann aber recht hartnäckig und kann bei stärkerer Ausprägung subjektiv recht störend sein. Die *Behandlung* ist die gleiche, wie die anderer Neuritiden und in der Regel gehen die Beschwerden auch daraufhin zurück; sensible Ausfallserscheinungen können allerdings dauernd bestehen bleiben. In einzelnen Fällen sind Einspritzungen von Alkohol und dergleichen oder Resektionen des Nerven mit Erfolg vorgenommen worden.

b) N. femoralis.

Der *N. femoralis* (aus L 2 bis L 4, gelegentlich auch noch aus L 1) verläuft zwischen dem M. psoas und M. iliacus und verläßt das Becken durch die Lacuna musculorum, lateral von den Schenkelgefäßen; unterhalb des Leistenbandes teilt er sich fächerförmig in seine Endäste auf. Innerhalb des Beckens gehen Zweige zum *Psoas* und *Iliacus* sowie zum *Pectineus* ab. Unter den Endästen wird ein vorderes, oberflächlich gelegenes, sensibles und ein tiefer liegendes, vorwiegend motorisches Bündel unterschieden. Die *Rami cutanei anteriores* versorgen die Haut an der Streckseite des Oberschenkels. Von den Muskeln am Oberschenkel werden der *Sartorius* und der *Quadriceps femoris* vom N. femoralis versorgt. Der längste Endast des Femoralis ist der *N. saphenus*, der entlang der A. femoralis nach abwärts zieht, dann durch den Adductorenkanal am hinteren Rande des Sartorius hinter dem Epicondylus tibialis an die mediale Seite des Unterschenkels gelangt und längs der V. saphena den Malleolus int. erreicht, wo er sich in der Haut des tibialen Fußrandes ausbreitet.

Die *klinischen Erscheinungen* bei *Ausschaltung des Femoralis* sind folgende: Die Lähmung des Iliopsoas (der nach FOERSTER allerdings auch durch direkte Plexusäste mitversorgt wird, also bei Läsion des Femoralis nicht völlig ausfällt) bewirkt, daß der Kranke den Oberschenkel in der Hüfte nicht beugen bzw. bei fixiertem Bein den Rumpf nicht vornüberbeugen kann. Bei doppelseitiger Psoaslähmung ist also das Aufrichten aus der Rückenlage nicht möglich, da die Kraft der Bauchmuskeln und des Tensor fasciae latae allein dazu nicht ausreicht. Das Gehen ist bei einseitiger Psoaslähmung insofern beeinträchtigt, als das Bein ja nicht nur passiv nach vorn pendelt, sondern aktiv nach vorn geschwungen wird; beim Gehen auf ebener Erde, bei welchem die Anspannung des Tensor fasciae latae (der bei der Beugung des Oberschenkels mitwirkt und die außenrotierende Wirkung des Psoas zu kompensieren hat) noch einen gewissen Ausgleich schaffen kann, macht sich der Ausfall des Iliopsoas natürlich weniger bemerkbar als beim Steigen, wobei ja eben eine stärkere Hebung des Oberschenkels, d. h. eine Beugung in der Hüfte, notwendig ist.

Liegt die Schädigung, wie dies bei peripherer Femoralislähmung häufiger zu sein pflegt, distal vom Abgang der Zweige für den Iliopsoas, so beschränken sich die Ausfallserscheinungen auf den Quadriceps, Sartorius und Pectineus. Der M. quadriceps femoris streckt den Unterschenkel gegen den Oberschenkel im Knie. (Daß der Rectus femoris infolge seiner Anheftung an die Spina iliaca ant. inf. gleichzeitig auch den Oberschenkel gegen das Becken beugt und daß — wie DUCHENNE feststellte — seine Kraft als Unterschenkelstrecker proportional zum Ausmaße dieser Beugung abnimmt, kann hier unberücksichtigt bleiben.) Im Sitzen kann also der Unterschenkel nicht angehoben werden und beim Erheben des Beines in Rückenlage erfolgt, falls der Iliopsoas unversehrt ist, lediglich eine Beugung des Oberschenkels in der Hüfte, wobei der Unterschenkel angezogen, aber nicht hochgehoben werden kann. Das Stehen auf dem

Bein, welches von der Quadricepslähmung betroffen wurde, ist dagegen noch möglich, sofern nur das Knie ausreichend nach hinten durchgedrückt wird. Daß der Rectus femoris beim gewöhnlichen Stehen nicht stärker angespannt wird, geht auch daraus hervor, daß die Kniescheibe bei dieser Stellung ohne Schwierigkeiten sich passiv verschieben läßt. Stehen bei leicht gebeugtem Knie ist natürlich unmöglich. Auch das Gehen auf ebener Erde ist verhältnismäßig wenig beeinträchtigt. Die Hebung des Oberschenkels und das Vorschwingen des ganzen Beines kann in normaler Weise erfolgen, da der Rectus femoris beim

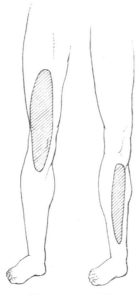

Gehen nicht beteiligt ist. Indessen sind die Kranken nicht in der Lage, das nach vorn geschwungene Bein mit leicht gebeugtem Knie aufzusetzen, da sie ja nicht die dazu notwendige Anspannung der Oberschenkelstrecker gegen den Unterschenkel ausführen können und deshalb der Gefahr des Hinstürzens ausgesetzt wären. Namentlich bei doppelseitiger Quadricepslähmung vermeiden die Kranken es daher, den Oberschenkel so weit vorzuschwingen, bis der Unterschenkel durch seine eigene Schwere gegen denselben gebeugt wird; sie gehen deshalb vorsichtig, mit kleinen Schritten und bewegen die unteren Gliedmaßen in der Weise, daß Ober- und Unterschenkel gegeneinander gestreckt bleiben und eine Art von starrer Stütze bilden (DUCHENNE). Das Aufstehen aus dem Sitzen und das Treppensteigen, bei welchem das Aufrichten des Körpers durch die Hüftstrecker, Kniestrecker und Plantarflexoren des Fußes erfolgt, ist natürlich erheblich behindert und bei doppelseitigem Quadricepsausfall unmöglich. Daß die Kniescheibensehnenreflexe bei Quadricepslähmung abgeschwächt sind bzw. fehlen, bedarf

Abb. 69.   Abb. 70.
Abb. 69. Sensibilitätsstörung bei Läsion des Femoralis.
Abb. 70. Sensibilitätsstörung bei Läsion des N. saphenus.

keiner besonderen Hervorhebung. Weder der Ausfall des Sartorius, der bei der Beugung des Oberschenkels in der Hüfte und bei der Beugung des Kniegelenks mitwirkt, noch auch der Ausfall des Pectineus, der gleichfalls den Oberschenkel in der Hüfte unter leichter Innenrollung beugt, rufen klinisch nennenswerte Störungen hervor.

Die *sensiblen Störungen* bei Femoralisschädigung betreffen ein größeres Gebiet auf der Streckseite des Oberschenkels. Die Zone der sensiblen Störung bei Unterbrechung des Saphenus nimmt die Innenseite des Unterschenkels ein (vgl. Abb. 69 und 70).

Neuritiden des N. femoralis sind verhältnismäßig selten und wurden nach Erkältungen, bei Gicht, vor allem bei Alkoholismus und Diabetes, aber auch ohne erkennbare Ursache beobachtet (OPPENHEIM, BRUNS, WEXBERG u. a.). Innerhalb seines Verlaufes auf dem Iliopsoas kann eine Schädigung durch retroperitoneale Lymphdrüsen, Psoasabscesse, appendicitische Exsudate (RAYMOND, GUILLAIN u. a.) erfolgen. Narkoselähmungen sahen GUMPERTZ und MENDELWOLFF, Schädigungen durch Druck eines Aneurysma der A. femoralis beobachteten OPPENHEIM und CASSIRER. Schußverletzungen wurden während des Krieges mehrfach beschrieben; traumatische Schädigungen treten gelegentlich auch bei Becken- und Oberschenkelbrüchen auf.

c) N. obturatorius.

Der *N. obturatorius* (aus L 2 bis L 4) verläuft am medialen Psoasrande nach abwärts und erreicht, hinter den Vasa iliaca entlang ziehend, den Canalis obturatorius; er versorgt motorisch die *Adductorengruppe* (Mm. obturator ext., pectineus, adductor magn., brev.

und long., gracilis), sensibel einen distal an der Innenseite des Oberschenkels gelegenen Bezirk (vgl. Abb. 71).

Nach OPPENHEIM wurden Obturatoriuslähmungen nach Beckenbrüchen, nach schweren Entbindungen (Drucklähmung durch den Kopf des Kindes), bei Beckentumoren und bei Hernia obturatoria beobachtet; die klinischen Erscheinungen äußern sich — von den sensiblen Störungen abgesehen — in einer Abschwächung der Adduktion des Oberschenkels und seiner Rollbewegungen.

Bei der LITTLEschen Krankheit werden gelegentlich zur Beseitigung der Adductorenspasmen operative Durchschneidungen des Nerven durchgeführt. Schußverletzungen kamen während des Krieges nur in vereinzelten Fällen zur Beobachtung.

Plexus ischiadicus.

Der *Plexus ischiadicus* geht zu einem Teile aus L 4, weiterhin aus L 5, S 1 und S 2, sowie aus einem Teile aus S 3 hervor. Diese Wurzeln bzw. Wurzelzweige vereinigen sich zu einem Geflecht, das von den Austrittsstellen der Wurzeln nach unten zu gegen das Foramen ischiadicum konvergiert. Der aus der 5. Ansa lumbalis (also der Verbindung von L 4 und L 5) entspringende Strang heißt *Truncus lumbosacralis*. Da dieser Strang, aus welchem vornehmlich die Fasern für den Peronaeus stammen, auf seinem Wege in das kleine Becken im Bereiche der Linea innominata dem Knochen unmittelbar aufliegt (während die übrigen Plexusstränge im M. pyriformis eine Unterlage haben), ist er natürlich Druckschädigungen in besonderem Maße ausgesetzt. Bei der Entbindungslähmung der Mütter (s. u.) ist dies von Bedeutung. Direkte Äste gehen aus dem Plexus ischiadicus zum M. pyriformis, sowie zu den Mm. gemelli und quadratus femoris ab.

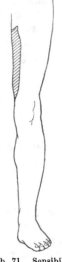

Abb. 71. Sensibilitätsstörung bei Läsion des N. obturatorius.

a) N. glutaeus cranialis (superior).

Der *N. glutaeus cranialis (superior)* geht aus L 5 bis S 2 hervor, verläuft oberhalb des *M. pyriformis* durch die obere Abteilung des Foramen ischiadicum zum *M. glutaeus medius, minimus* und zum *M. tensor fasciae latae* (vgl. Abb. 67 und 72).

Glutaeus medius und *minimus* dienen der Abduktion des Oberschenkels; die vordere Portion des Glutaeus medius führt gleichzeitig eine kräftige Innenrotation des Oberschenkels aus, während der hinteren Portion eine — praktisch zu vernachlässigende — schwache außenrotatorische Wirkung zukommt. Die innenrotierende Wirkung des Glutaeus medius wird durch den Tensor fasciae latae unterstützt. Beim Gehen ist der Glutaeus medius insofern von großer Bedeutung, als er die Aufgabe hat, das Becken auf der Seite des Stützbeines aufrecht zu erhalten. Bei Lähmung des Glutaeus medius sinkt daher das Becken nach der Seite des Schwungbeines hinunter, was die Kranken durch eine Ausbiegung der Lendenwirbelsäule nach der Seite des Stützbeines (zum Zwecke der Verlagerung des Körperschwerpunktes über die Unterstützungsfläche) auszugleichen sich bemühen. Bei doppelseitiger Lähmung des Glutaeus medius kommt es daher zu einem charakteristischen Hin- und Herschwanken des Beckens und der Lendenwirbelsäule; diese Art der Gangstörung, wie man sie besonders bei der Muskeldystrophie beobachtet, wird als Watscheln oder „Entengang" bezeichnet. Man erkennt die einseitige Lähmung des Glutaeus medius sofort, wenn man den Kranken auffordert, auf einem Bein zu stehen; während normalerweise durch die Anspannung des Glutaeus medius das Becken fixiert bzw. kompensatorisch nach der Seite des Stützbeines aufgerichtet wird, kann es bei Lähmung des Glutaeus medius nicht gehalten werden, sondern sinkt nach der anderen Seite ab. Man kann sich bei diesem Versuch jederzeit leicht auch durch die Betastung des Muskels ein Urteil darüber verschaffen, ob eine Anspannung erfolgt oder nicht. Auch der Verlauf der Analspalte gibt darüber Aufschluß; während diese z. B. beim Stehen auf dem rechten Bein normalerweise infolge der

Aufrichtung des Beckens von rechts oben nach links unten verläuft, ändert sich ihre Richtung bei Lähmung des rechten Glutaeus medius in der Weise, daß sie jetzt infolge des Absinkens des Beckens von links oben nach rechts unten verläuft, zum mindesten aber gerade nach unten laufend bleibt.

Der *Tensor fasciae latae* hat als Einwärtsroller vor allem die Aufgabe, beim Vorschwingen des Beines die außenrotierende Wirkung des Iliopsoas auszugleichen; bei seiner Lähmung gerät das Bein daher infolge Überwiegens des Iliopsoas beim Vorschwingen in eine Außenrotation, was beim Gehen sehr deutlich in Erscheinung treten kann. Duchenne, der diese Verhältnisse wohl als erster genauer analysiert hat, konnte feststellen, daß seine Kranke, bei welcher als Resterscheinung einer Poliomyelitis eine isolierte Lähmung des Tensor fasciae latae bestand, in der Lage war, den Ausfall dieser innenrotierenden Wirkung des Tensor durch willkürliche Anspannung der vorderen Portion des Glutaeus medius auszugleichen. Dieser Mechanismus wurde aber nur bei eigens darauf gerichteter Aufmerksamkeit wirksam, eine Automatisierung dieser Bewegung beim Gehen war jedoch nicht erfolgt.

b) N. glutaeus caudalis (inferior).

Der *N. glutaeus inferior* (aus L 5 bis S 2) verläßt dorsal vom N. ischiadicus und lateral vom N. cutaneus femoris dorsalis (posterior) liegend durch die untere Abteilung des Foramen ischiadicum maj. die Beckenhöhle und verzweigt sich alsbald innerhalb des *M. glutaeus maximus* (vgl. Abb. 67 und 72).

Der *Glutaeus maximus* hat die Aufgabe, den Oberschenkel gegen das Becken bzw. bei fixiertem Beine das Becken gegen den Oberschenkel zu strecken. Die Lähmung des Glutaeus maximus läßt sich daran erkennen, daß beim Zusammenkneifen der Hinterbacken die Anspannung der betreffenden Gesäßhälfte ausbleibt oder jedenfalls deutlich schwächer ist, und daß der in Rückenlage befindliche Kranke nicht im Stande ist, das gestreckte Bein kräftig nach unten zu drücken. Alle Bewegungen, die zur Aufrichtung des Körpers eine kräftige Streckung des Beckens erfordern, also das Gehen auf einem ansteigenden Wege, das Treppensteigen, das Aufstehen aus dem Sitzen oder aus der Hockstellung usw. leiden bei Ausfall des Glutaeus maximus, namentlich wenn er doppelseitig gelähmt ist, in sehr erheblichem Maße, und die Kranken sind gezwungen, zum Ausgleich der Glutaeuslähmung ihre Arme zur Hilfe zu nehmen: beim Treppensteigen ziehen sie sich am Geländer hoch, beim Sich-Aufrichten aus dem Sitzen oder aus gebückter Stellung stützen sie sich mit den Armen auf den Oberschenkeln ab und „klettern" an ihnen hoch. Am häufigsten beobachtet man diese sehr charakteristischen Ausgleichsmechanismen bei der Muskeldystrophie, da bei diesem Leiden ja recht oft eine doppelseitige Parese des Glutaeus maximus vorliegt.

Das Becken ist infolge des Ausfalles der Streckwirkung des Glutaeus maximus mit seinem vorderen Rande nach unten abgesunken, was eine kompensatorische *Lordose der Lendenwirbelsäule* zur Folge hat, die nach ihren Entstehungsbedingungen und nach ihrer Erscheinungsform der durch Bauchmuskellähmung hervorgerufenen Lordose gleicht. Beim Stehen und beim Gehen auf ebener Erde macht sich der Ausfall des Glutaeus maximus dagegen kaum bemerkbar dies berichtet auch Foerster, der einen Kranken beobachtete, welcher bei isolierter doppelseitiger Ausschaltung des N. glutaeus inferior, obwohl Biceps, Semimembranosus und Semitendinosus unversehrt waren, nicht in der Lage war, ohne fremde Hilfe aus dem Sitzen aufzustehen oder eine Treppe zu steigen, während beim Gehen auf ebener Erde so gut wie keine Behinderung zu erkennen war.

Isolierte Lähmungen der Glutaealnerven kommen praktisch kaum vor; nur bei Schußverletzungen wurden sie beobachtet (Cassirer, Foerster, Schuster u. a.). Zusammen mit anderen Ästen aus dem Plexus lumbosacralis werden die Nn. glutaei sup. und inf. natürlich bei den verschiedensten Prozessen im Becken (Tumoren, tuberkulöse Caries usw.) geschädigt, mitunter auch bei der sog. Entbindungslähmung.

Der *N. cutaneus femoris dorsalis s. post.* (aus S 1 bis S 3) verläßt mit dem Ischiadicus und mit dem N. glut. inf. durch die untere Abteilung des Foramen

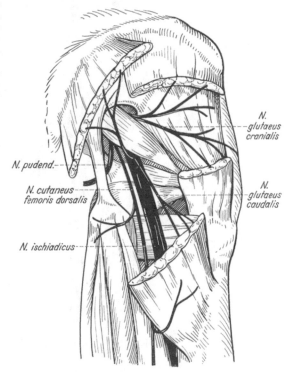

ischiadicum das Becken, verläuft unter dem Glutaeus maximus und weiterhin unter der Fascie des Oberschenkels bis zur Kniekehle; die Rami clunium inff. ziehen um den unteren Rand des Glutaeus maximus aufwärts und verzweigen sich in der Haut der unteren Gesäßgegend; die Rami perineales ziehen zur Haut des Dammes, des Scrotum und der großen Schamlippen, die Rami cutanei femoris dorsales durchbohren als Endäste die Fascie und versorgen die Haut an der Beugeseite des Oberschenkels. Das Gebiet des Sensibilitätsausfalles bei Ausschaltung des Cutaneus femoris dorsalis bleibt, wie O. FOERSTER betont, hinter dem anatomischen Ausbreitungsgebiet beträchtlich zurück. Die Ausschaltung der Rami clunium inff. und der Rami perineales macht sich praktisch in den meisten Fällen nicht bemerkbar; in diesem Gebiete ist die Überlagerung von Seiten der benachbarten Hautnerven offenbar sehr ausgedehnt. Die sensible Störung erstreckt sich also im wesentlichen auf die Beugeseite des Oberschenkels bis hinunter zur Kniekehle (vgl. Abb. 82).

Angesichts der engen nachbarschaftlichen Beziehungen, die der Cutaneus femoris dorsalis während seines ganzen Ver-

Abb. 72. Die tiefen Nerven der Gesäßgegend. Mit Benutzung einer Figur aus dem Lehrbuche der topographischen Anatomie von H. K. CORNING. (Nach VILLIGER-LUDWIG.)

laufes mit dem Ischiadicus eingeht, ist es verständlich, daß er meist gemeinschaftlich mit diesem Nerven geschädigt wird.

c) Nervus ischiadicus.

Der *N. ischiadicus,* der an Umfang stärkste Nervenstamm des Körpers, geht aus allen Wurzeln, die an der Bildung des Plexus ischiadicus beteiligt sind (L 4 bis S 3) hervor. Die Vereinigung der Wurzeln zum gemeinsamen Nervenstamm erfolgt in Höhe etwa des unteren Randes des M. pyriformis. Der Nerv verläßt dann durch die untere Abteilung des Foram. ischiad. maj. die Beckenhöhle, zieht dorsal vom M. obturatorius int. und den Mm. gemelli, zunächst noch vom Glutaeus maximus bedeckt, nach abwärts. Auf der hinteren Fläche des Adductor magnus liegend und von den am Tuber ischiadicum ansetzenden Beugemuskeln bedeckt, gelangt er in die Kniekehle, wo er etwas lateral von den großen Gefäßen liegt. Die *Teilung des Stammes* in den *N. peronaeus comm.* und in den *N. tibialis* erfolgt für gewöhnlich im oberen Winkel der Kniekehle, seltener schon in der Mitte des Oberschenkels oder gar im Bereich des Plexus. Es ist aber zu bemerken, daß die den Tibialis bzw. Peronaeus bildenden Nervenfasern schon im gemeinsamen Stamme voneinander getrennt verlaufen.

Während seines Verlaufes am Oberschenkel gibt die dem *Tibialis* zugehörige Portion des Ischiadicus Zweige für die motorische Innervation des *langen Bicepskopfes,* der *Mm. semitendinosus* und *semimembranosus,* sowie des *Adductor magnus* ab, der *Peronaeus*anteil einen Ast zum *kurzen Kopf des Biceps.* Von den beiden Endästen des Ischiadicus, dem N. peronaeus und N. tibialis ist der letztgenannte der stärkere (vgl. Abb. 73).

Der *N. peronaeus (fibularis) comm.* (vgl. Abb. 75), zieht am medialen Rande des Biceps femoris hinter das Capitulum fibulae, verläuft um das Collum fibulae herum, tritt in den M. peronaeus longus ein; kurz zuvor teilt er sich in den N. peronaeus superficialis und in den

N. peronaeus profundus. Innerhalb der Kniekehle geht aus dem Peronaeus comm. der N. cutaneus surae fibularis ab, der die Fascie durchbricht und sich in der Haut der lateralen

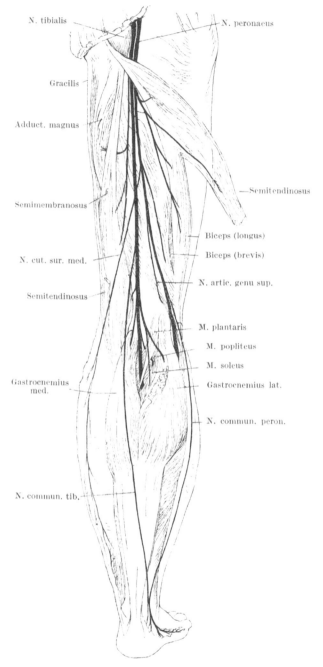

Abb. 73. Nervus ischiadicus. (Nach HENLE.)

Fläche des Unterschenkels bis zum äußeren Knöchel verzweigt; einer seiner Äste, der Ramus communicans fibularis vereinigt sich mit dem N. cutaneus surae tibialis zum N. suralis.

Der *N. peronaeus superficialis* zieht durch den M. peronaeus longus hindurch an die vordere, seitliche Fläche des M. extens. digit. long., von hier nach abwärts und durchbricht im distalen Drittel des Unterschenkels die Fascie als Hautnerv *(Cutaneus dorsi pedis tibialis und medius)*. Der N. peronaeus superficialis versorgt motorisch die *Mm. peronaeus longus* und *brevis*, sensibel die Haut des Fußrückens und an der Streckseite des Unterschenkels die Haut im untersten Drittel.

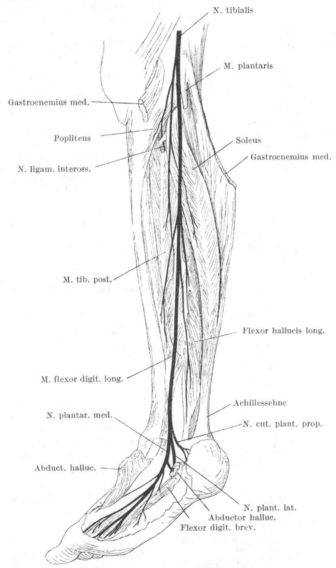

Abb. 74. Nervus tibialis. (Nach HENLE.)

Der *N. peronaeus profundus* durchbricht gleichfalls den M. peronaeus longus und zieht zwischen dem M. tibialis ant. und dem M. extens. digit. long. bzw. extens. halluc. long. auf der Membrana interossea nach abwärts zum ersten Zwischenknochenraum; in seinem Verlaufe werden Äste zu sämtlichen übrigen Streckmuskeln abgegeben, also zum *Tibialis anterior, Extensor digit. long.* und *brev., Extensor hallucis long.* und *brev.* Der *sensible Endast* versorgt die Haut an der Streckseite der einander zugekehrten Hälften der 1. und 2. Zehe.

Der *N. tibialis* (vgl. Abb. 74) verläuft von der Mitte der Kniekehle aus zwischen dem Soleus und den tiefen Wadenmuskeln distalwärts, gelangt zwischen M. flexor digit. long. und M. flexor halluc. long., fibular von den Gefäßen liegend, zur medialen Seite des Fußgelenkes, wo er sich dicht hinter dem inneren Knöchel in seine beiden Endzweige, die *Nn.*

plantaris tibialis und *plantaris fibularis* teilt.   Innerhalb seines Verlaufes in der Kniekehle gibt der Tibialis einen Hautast, den *N. cutaneus surae tibialis* ab, der sich (s. o.)
mit dem Ramus communicans des N. peronaeus communis zum *N. suralis* vereinigt
und die Haut an der fibularen Fläche des Calcaneus, am fibularen Fußrande und am

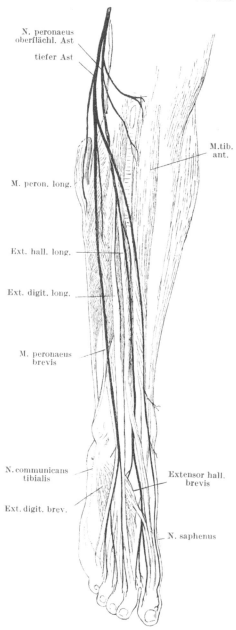

äußeren Rande der 5. Zehe versorgt *(N.
cutaneus dorsi pedis fibularis)*. In der
Kniekehle werden weiterhin motorische
Äste zur Versorgung des *Gastrocnemius*, des
Soleus, des *Popliteus* und des *Plantaris*
abgegeben, nach dem Durchtritt des Nerven durch den Sehnenbogen des Soleus
gehen Äste zu den tiefen Wadenmuskeln,
den *Mm. tibialis posterior, Flexor digit.
long.* und *Flexor halluc. longus* ab. Der
eine der beiden Endäste, der *N. plantaris
tibialis* entspricht dem Medianus an der
Hand und versorgt motorisch den Flexor
digitorum brevis und (mit Ausnahme des
Adductor hallucis) die Muskulatur des
Großzehenballens, sowie die beiden ersten
Mm. lumbricales; sein sensibles Gebiet
erstreckt sich auf den tibialen Fußrand,
auf die tibiale Hälfte der Planta und auf
die Beugefläche der Zehen bis zur Mitte
der 4. Zehe. Der andere Endast, der *N.
plantaris fibularis*, der dem Ulnaris an der
Hand entspricht, versorgt motorisch den
Adductor hallucis, sämtliche Interossei,
die 4. und 5. Lumbricales und die Muskeln
des Kleinzehenballens, sensibel den fibularen Bereich der Fußsohle und die Beugefläche der 4. und 5. Zehe. Wie an den
Fingern werden auch an den Zehen die
Streckseite des End- und Mittelgliedes
von den Nn. plantares tibial. und fibular.
versorgt.

Bei *Ausschaltung des Ischiadicus*
vor Abgang der Zweige für die
Beuger am Oberschenkel sind sämtliche Bewegungen in den Fuß- und
Zehengelenken aufgehoben, auch die
Unterschenkelbeugung ist so gut wie
unmöglich, da die vom N. obturatorius versorgten Kniebeuger (Gracilis, sowie ein Teil des Adductor
magnus) zu schwach sind, um eine
praktisch nennenswerte Beugekraft
zu entfalten.

Der Fuß hängt schlaff herunter
und schlottert im Fußgelenk, so daß
das Bein seiner Funktion als Stütze
verlustig geht. Sitzt die Läsion noch
proximal von dem Abgang der Zweige
für die Auswärtsroller des Oberschenkels (die indessen auch oft durch
direkte Plexusäste (s. o.) oder auch
durch den N. glutaeus caudalis ver-

Abb. 75. Nervus peronaeus. (Nach Henle.)

sorgt werden), so sind diese Muskeln gelähmt; ihr Ausfall fällt praktisch
nicht ins Gewicht, da die anderen Außenrotatoren ausreichen.

Bei Ausschaltung des Ischiadicus in den distaleren Abschnitten seines Verlaufes am Oberschenkel sind die Kniebeuger erhalten und die Lähmung beschränkt

sich auf den Ausfall des Tibialis und Peronaeus. Infolge der scharfen Trennung, welche hinsichtlich des Tibialis- und des Peronaeusanteiles schon im Ischiadicusstamme vorhanden ist, kann auch eine Läsion in Höhe des Oberschenkels isolierte Lähmungen des einen oder anderen dieser beiden Nerven zur Folge haben.

Die Ausfallserscheinungen bei **Peronaeuslähmung** sind folgende: Die Strecker des Fußes und der Zehen sind gelähmt und der Fuß hängt — vergleichbar der Stellung der Hand bei Radialislähmung — schlaff herunter. Der Ausfall der abduzierenden Wirkung des Peronaeus brevis und longus bewirkt, daß zu der durch die Streckerlähmung hervorgerufenen Equinusstellung noch eine Varusstellung hinzukommt *(Pes equinovarus)*.

Der Ausfall des Peronaeus longus, der den inneren Fußrand senkt, wird in der Weise geprüft, daß man den Fuß gegen Widerstand (wobei der Untersucher mit jeweils einer Hand gegen den äußeren und inneren Fußrand stemmt) beugen läßt. Dadurch, daß (durch die Wadenmuskulatur) vorwiegend der äußere Fußrand gebeugt wird, kippt der Fuß bei der Beugung gegen Widerstand in charakteristischer Weise nach innen (in Adduktions- und Supinationsstellung) um.

Auch beim Gehen macht sich die Peronaeuslähmung durch das Hängen der Fußspitze störend bemerkbar; die während der Schwungsphase notwendigerweise erfolgende Verkürzung des Beines ist durch den Ausfall der Dorsalflektoren des Fußes erheblich beeinträchtigt. Die Kranken schleifen mit der Fußspitze und dem äußeren Fußrande und reiben sich hier auch die Schuhsohlen durch. Zum Ausgleich erfolgt auf der Seite der Lähmung automatisch eine stärkere Beugung im Hüft- und im Kniegelenk, und beim Aufsetzen des

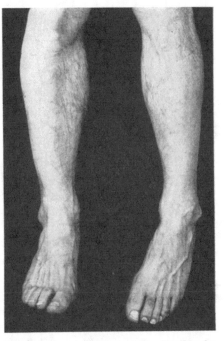

Abb. 76. Peronaeuslähmung links. Atrophie der Dorsalflektoren des Fußes. Equinovarusstellung. (Universitäts-Nervenklinik der Charité.)

Beines berührt zuerst die herabhängende Fußspitze und der äußere Fußrand, dann erst die Ferse den Boden. Diese charakteristische Gangstörung wird als sog. *Steppergang* oder *Hahnentritt* bezeichnet. Besteht die Lähmung des Peronaeus längere Zeit hindurch, so tritt infolge einer Kontraktur der Wadenmuskeln meistens eine Spitz-Klumpfußstellung ein. Die Zehen stehen dabei gebeugt. Die Atrophie der Streckmuskeln ist an dem Eingesunkensein der betreffenden Region und dem Vorspringen der Tibiakante leicht erkennbar.

Bei *isoliertem Ausfall des Peronaeus profundus* bleiben die vom Peronaeus superficialis versorgten Mm. peronaeus longus und brevis erhalten, die Abduktion des Fußes ist also noch möglich, ebenso erfolgt bei Beugung des Fußes die Senkung auch des inneren Fußrandes mit genügender Kraft. Gelähmt sind dann lediglich die Extensoren des Fußes und der Zehen. Die bei *isoliertem Ausfall des Peronaeus superficialis* entstehenden Bewegungsstörungen machen sich vor allem in der Unfähigkeit, den Fuß zu abduzieren, geltend; da ferner der Peronaeus longus infolge seiner Wirkung auf das Metatarsale I die Wölbung des Fußes verstärkt, entwickelt sich bei seiner Ausschaltung leicht ein schmerzhafter Plattfuß (Pes plano-valgus. DUCHENNE). Erwähnt sei noch, daß bei Läsion des Peronaeus am Oberschenkel, bei entsprechender Lokalisation, der kurze Bicepskopf gelähmt sein kann; der Ausfall dieses Muskelkopfes macht sich praktisch nicht bemerkbar, ist aber gegebenenfalls durch die elektrische Untersuchung nachzuweisen.

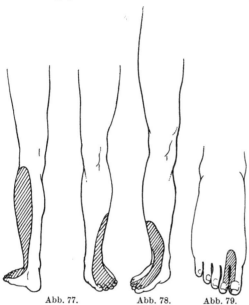

Die Ausfallserscheinungen bei **Tibialislähmung** betreffen bei Läsion im Bereich der Kniekehle zunächst einmal sämtliche Wadenmuskeln: Die Plantarflexion des Fußes ist dadurch aufgehoben (der Peronaeus longus kann für sich allein eine nennenswerte Beugewirkung nicht entfalten). Weiterhin ist die Beugung der Zehen in allen Gelenken und ihre Streckung im Mittel- und Endgelenk ausgefallen. Wie bei der Ulnarislähmung an der Hand kann sich auch bei der Tibialislähmung — sofern die Extensoren erhalten sind — infolge des Ausfalles der Interossei eine Krallenstellung der Zehen (sog. Hohlfußklaue) ausbilden. Die Ausschaltung der Wirkung des Tibialis posterior hat zur Folge, daß die Adduktion und die Suppination des Fußes eingeschränkt ist. Die Kontraktur der Extensoren führt zur Pes-Calcaneus-Stellung, die Zugwirkung

Abb. 77.   Abb. 78.   Abb. 79.
Abb. 77.   Sensibilitätsstörung bei Läsion des N. peronaeus (proximal).
Abb. 78.   Sensibilitätsstörung bei Läsion des N. peronaeus (distal).
Abb. 79.   Sensibilitätsstörung bei Läsion des Peronaeus profundus.

des Peronaeus longus verleiht dem Fuße gleichzeitig eine gewisse Valgusstellung, verbunden mit leichter Hohlfußbildung. Infolge der Lähmung der Plantarflektoren ist das Stehen auf den Fußspitzen nicht möglich und beim Gehen

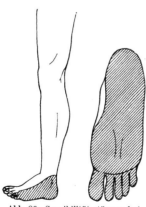

fehlt die normale Abwicklung des Fußes. Bei distaler Tibialisschädigung unterhalb des Abganges der entsprechenden Muskeläste sind die Wadenmuskeln und die langen Zehenbeuger verschont und die Lähmung beschränkt sich also nur auf die kleinen Fußmuskeln. Derartige distale Läsionen sind während des Krieges nach Schußverletzungen öfters zur Beobachtung gekommen, und es ist wichtig, zu wissen, daß in solchen Fällen als Folge der durch die Lähmung der Sohlenmuskulatur gestörten Statik erhebliche Belastungsbeschwerden (s. unten) auftreten können. Während des Krieges sind natürlich auch dissoziierte Schußlähmungen noch anderer Verteilung beschrieben worden, so z. B.

Abb. 80. Sensibilitätsstörung bei Läsion des N. tibialis.

Lähmungen der Nn. plantares tibial. und fibular. oder sogar einzelner Äste derselben (Bostroem, Foerster, Kramer, Nonne u. a.).

Liegt der Ort der Läsion im Verlaufe des Tibialis am Oberschenkel, so sind gegebenenfalls die Kniebeuger mitbetroffen; es besteht dann also das Bild der Ischiadicuslähmung mit Aussparung des Peronaeus.

Bei längerdauernder Tibialislähmung atrophiert die Wadenmuskulatur, sowie die Muskulatur des Fußes, die Zwischenknochenräume sind eingesunken. Der Achillesreflex ist bei Schädigung des Tibialis aufgehoben oder abgeschwächt.

Was die *Sensibilitätsstörungen* (vgl. Abb. 77—79) anlangt, so betreffen diese bei Läsion des Peronaeus profundus die Streckseite der einander zugewandten Hälften der ersten und zweiten Zehe, bei Ausschaltung des Peronaeus superficialis den Fußrücken und die Streckseite des Unterschenkels in seinem untersten Drittel; ist der N. cutaneus surae fibularis mitbetroffen, so ist die laterale Seite des Unterschenkels bis herauf zum Kniegelenk in das Gebiet der Störung einbezogen.

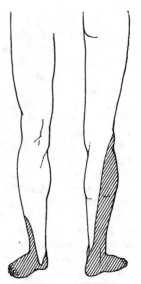

Bei Läsion des Tibialis umfaßt die Sensibilitätsstörung das Gebiet des Plantaris tibialis und fibularis [Fußsohle, Beugefläche der Zehen (vgl. Abb. 80)]. Der Hautbezirk des N. suralis (fibularer Fußrand und Knöchel), zeigt nur dann eine Störung, wenn sowohl der Cutaneus surae tibialis als der Cutaneus surae fibularis oder der N. suralis im Bereiche seines Stammes verletzt sind (vgl. Abb. 82). Peronaeus und Tibialis überlagern sich hier also weitgehend.

Abb. 81. Sensibilitätsstörung bei Läsion des Ischiadicus.

Entgegen den anatomischen Ausbreitungsverhältnissen und im Gegensatz zu den Ausfallserscheinungen bei Läsion des Medianus an der Hand sah FOERSTER bei isolierter Tibialisläsion niemals ein Übergreifen der Störung auf die Streckseiten der Mittel- und Endglieder der Zehen. Der Ausfall der Cutaneus surae tibialis macht sich nach FOERSTER auch bei Läsion oberhalb des Abganges seines Astes so gut wie niemals bemerkbar, da sein Gebiet vom Cutaneus femoris posterior, vom Saphenus und vom Cutaneus surae fibularis mitversorgt wird.

Bei Ausschaltung des Ischiadicus sind die genannten sensiblen Versorgungsbezirke in ihrer Gesamtheit betroffen (vgl. Abb. 81); am Unterschenkel ist also nur das Gebiet des Saphenus (tibiale Fläche des Unterschenkels, tibiale Hälfte der Wade) frei.

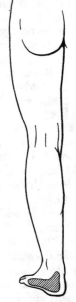

Erwähnenswert ist ferner, daß Verletzungen des Ischiadicus sehr häufig zu *vasomotorisch-trophischen Störungen* und nicht selten auch zum Bilde der sog. *Kausalgie* führen.

Ursächliche Faktoren. Während seines Verlaufes innerhalb des Beckens kann der Ischiadicus durch Geschwülste, Blutungen, parametritische Exsudate geschädigt werden, ebenso auch durch Frakturen des Kreuzbeines und des Beckens, sowie im Gefolge chirurgischer Eingriffe, z. B. bei Anwendung der hohen Zange.

Bei der sog. **Entbindungslähmung der Mütter** handelt es sich um eine Druckschädigung, insbesondere des Truncus lumbosacralis (Abb. 66), der, wie oben schon erwähnt, im Bereiche der Linea innominata dem Knochen unmittelbar aufliegt, und daher bei der Einstellung des kindlichen Schädels am ehesten unter der Druckeinwirkung leidet. In der Regel handelt es sich um Schädellagen, fast immer um besonders schwere Kinder (Geburtsgewicht über 8 Pfund) oder

Abb. 82. Sensibilitätsstörung bei Läsion des N. suralis.

um eine abnorme Engigkeit des mütterlichen Beckens. Beide Faktoren führen dazu, daß der Kopf des Kindes lange Zeit im Beckeneingang steht; während der Wehen klagen die Frauen fast immer schon über heftige ausstrahlende Schmerzen und Parästhesien längs des Verlaufes des Ischiadicus sowie im Fuß und Unterschenkel. Daß die Schmerzen in das Gebiet des Femoralis oder des Obturatorius ausstrahlen, ist nicht so häufig. Die Lähmungen treten unter der Geburt oder unmittelbar danach auf und betreffen in der Mehrzahl der Fälle das Peronaeusgebiet, was wohl dadurch zu erklären ist, daß diejenigen Fasern, die später den Peronaeus bilden, gerade den Truncus lumbosacralis einnehmen. Eine Mitbeteiligung des Tibialis ist selten, noch seltener der Glutäalnerven, des Obturatorius oder gar des Femoralis. Meistens ist die Schädigung nur einseitig; ihre Schwere ist verschieden und hängt von der Dauer der Druckeinwirkung, wie auch von dem Allgemeinzustand des betreffenden Individuum ab. Die Prognose ist im allgemeinen wohl günstig und die Lähmungen bilden sich durchschnittlich — unter entsprechender Behandlung — in einigen Wochen zurück; es sind jedoch auch Beobachtungen mitgeteilt worden, bei welchen einzelne Muskeln dauernd gelähmt blieben.

Zerrungslähmungen des Ischiadicus werden bei Hüftluxation und — häufiger — bei der Einrenkung angeborener Luxationen beobachtet, was zum Teil damit zusammenhängen mag, daß der Ischiadicus bei diesen angeborenen Verrenkungen für gewöhnlich kürzer als normal ist und nun bei dem Repositionsmanöver — Zug an dem abduzierten und im Kniegelenk gestreckten Bein — übermäßig gedehnt wird. Einige Male hat man sogar Zerreißungen des Ischiadicus bzw. einzelner Wurzeln beobachtet, wobei die Gewalteinwirkung auf den Conus übergriff, was Blasen- und Mastdarmstörungen zur Folge hatte. In der Regel ist auch hier der Peronaeus ausschließlich oder stärker betroffen als der Tibialis. Ob die Fixierung des Peronaeus am Wadenbeinköpfchen und die dadurch bewirkte geringere Nachgiebigkeit gegenüber einer Dehnung die einzige Ursache für diese Bevorzugung darstellt, ist zu bezweifeln. Auch gegenüber Schädigungen anderer, z. B. toxischer Art, erweist sich der Peronaeusanteil des Ischiadicus als weniger widerstandsfähig. Man will auch festgestellt haben (M. HOFMANN), daß die arterielle Blutzufuhr des Peronaeus weniger ausgiebig ist, als diejenige des Tibialis.

Im Verlaufe des Nerven am Oberschenkel können traumatische Schädigungen verschiedener Art einwirken: Verletzungen durch Knochensplitter oder Callusbildung nach Oberschenkelfrakturen, Quetschungen oder Zerrungen bei der Dehnung des Nerven, wie sie gelegentlich zur Behandlung der Ischias ausgeübt wird, toxisch-traumatische Schädigungen nach Injektion von Quecksilber, Wismut, Chinin usw. an falscher Stelle oder nach endo- oder perineuraler Injektion von Alkohol, Antipyrin usw.

Am Unterschenkel wird der Peronaeus häufig bei Wadenbeinbrüchen, vor allem bei Abriß des Fibulaköpfchens, der Tibialis bei Frakturen der Tibia betroffen. Drucklähmungen des Peronaeus sind bei unzweckmäßiger Lagerung während der Narkose, unter zu fest sitzenden Gipsverbänden, nach Anlegung des ESMARCHschen Schlauches, sowie nach tiefem Schlaf mit übergeschlagenen Beinen beschrieben worden. Überhaupt ist der Peronaeus infolge seines Verlaufes um den Wadenbeinhals herum und seiner hier ungeschützten Lage nicht nur allen Druckschädigungen in besonderem Maße ausgesetzt, sondern auch Zerrungen und Überdehnungen; so hat man Peronaeuslähmungen nach kräftigem Abspringen, nach Fehltreten, bei welchem eine plötzliche und gewaltsame Supination des Fußes erfolgte, beobachtet. Verhältnismäßig häufig sind solche Zerrungs- bzw. Drucklähmungen (der Nerv kann zwischen dem Wadenbeinköpfchen und der Ansatzsehne des Biceps femoris eingeklemmt werden) bei Personen, die eine Arbeit durch längere Zeit hindurch in hockender Stellung verrichten: beim Kartoffelhacken, beim Versetzen von Rüben, Asphaltieren usw. Die Beteiligung des Tibialis bei dieser Art von Lähmungen ist seltener. Ursächlich kommen neben der mechanischen Schädigung meist noch andere Faktoren in Betracht, wie z. B. Witterungseinflüsse (Erkältungsneuritis), verminderte Widerstandskraft durch Unterernährung, Kachexie.

Schädigungen des Ischiadicus oder seiner Hauptzweige, des Peronaeus oder Tibialis, auf *toxischer* oder *toxisch-infektiöser* Grundlage, sind keineswegs selten; nach fast allen Infektionskrankheiten wurden Neuritiden, und zwar besonders im Bereiche des Peronaeus, schon beschrieben. Erwähnt sei hier auch die Neuritis des Ischiadicus im Puerperium und in der Schwangerschaft; offenbar handelt es sich hier um eine Gestose. Von exogenen Giften sind die Beziehungen des Alkohols zum Ischiadicus bekannt; seltener sind Arsenneuritiden. Bei Diabetes, perniciöser Anämie usw. werden Ischiadicusneuritiden meistens im Rahmen ausgedehnterer polyneuritischer Prozesse beobachtet.

Schußverletzungen des Ischiadicus und seiner Endäste waren während des Krieges außerordentlich häufig (CASSIRER, FOERSTER, KRAMER). Die Unterscheidung einer Läsion des Ischiadicusstammes von einer Verletzung seiner beiden Hauptäste ist oft unmöglich, da diese — deren Teilung ja bekanntlich individuell in sehr verschiedener Höhe erfolgt — während ihres Verlaufes am Oberschenkel ja noch sehr nahe beieinanderliegen und dadurch häufig gemeinsam geschädigt werden können. Im Hinblick auf diese topographisch-anatomischen Verhältnisse ist es natürlich auch verständlich, daß *dissoziierte* Lähmungen im Ischiadicusgebiet (bei welchen z. B. der Tibialis vollständig, der Peronaeus aber nur partiell geschädigt waren) recht häufig beobachtet wurden. KRAMER betont, daß in nicht mehr ganz frischen Fällen die Entscheidung der Frage, ob es sich um eine von Anfang an partielle Schädigung oder schon um Restitutionserscheinungen handele, große Schwierigkeiten bereiten könne. Ist die Schädigung der distalen Gebiete ausgesprochener als die der proximalen, so läßt sich mit großer Wahrscheinlichkeit annehmen, daß schon eine beginnende Restitution vorliegt, da diese ja im allgemeinen von proximal nach distal fortschreitet. Bei denjenigen Verletzungen, die auch noch die Zweige für die Kniebeuger mitbetreffen, ist darauf zu achten, daß man über der Anspannung des vom Obturatorius versorgten Gracilis, dessen Beugewirkung auf den Unterschenkel freilich nur recht gering ist, den Ausfall der Muskulatur der Semi-Gruppe nicht übersieht.

Auf die Symptomatologie der einzelnen Lähmungstypen hier einzugehen, erübrigt sich; die klinischen Ausfallserscheinungen richten sich nach dem Sitz der Verletzung und nach deren Schwere, und es ist daher nur verständlich, daß alle denkbaren Varianten zur Beobachtung gekommen sind. Im Einzelfalle ist es nicht immer leicht, die Auswirkungen einer direkten Muskelschädigung durch Narben, Verwachsungen usw. von den eigentlichen Lähmungserscheinungen zu trennen. Reine Peronaeuslähmungen sieht man natürlich bei Verletzungen in der Kniekehle oder am Unterschenkel, seltener aber auch bei ganz hochsitzenden Ischiadicusverletzungen in der Gesäßgegend oder in seinem Verlaufe am Oberschenkel. Isolierte Lähmungen des Peronaeus profundus wurden gelegentlich auch bei Verletzungen am Unterschenkel beobachtet. So behandelten wir kürzlich einen Kranken, der beim Schneeschuhlaufen gestürzt war und sich dabei mit der Spitze seines Ski-Stockes dicht unterhalb des Knies zwischen Tibia und Fibula eine tiefe Verletzung beigebracht hatte; als Folge eines Blutergusses war eine Lähmung des Peronaeus prof. entstanden, die sich jetzt erst — nach Ablauf eines halben Jahres — zurückzubilden beginnt. KRAMER sah in einigen Fällen dieser Art jegliche sensible Störung fehlen. Das Gleiche gilt von den Läsionen des Tibialis in der Kniegelenkgegend oder am Unterschenkel. Aber auch bei hochsitzenden Verletzungen am Gesäß kann der

Tibialis, genau so wie der Peronaeus, isoliert betroffen werden. Bei ganz distalen Tibialisverletzungen in der unteren Hälfte des Unterschenkels oder in der Knöchelgegend, also unterhalb des Abganges der Zweige für den Tibialis post. und für die langen Zehenbeuger, findet sich lediglich eine Lähmung der vom Tibialis versorgten Sohlenmuskulatur. Kramer macht darauf aufmerksam, daß solche Fälle diagnostisch schwierig und nur bei genauer elektrischer und funktioneller Untersuchung analysiert werden können, da das Erhaltensein der langen Zehenbeuger leicht über den Ausfall der kleinen Fußmuskeln hinwegtäuschen kann. Bei gründlicher Untersuchung sind jedoch die Krallenstellung der Zehen und der Ausfall einer aktiven Beugung der Zehengrundglieder immer nachzuweisen, ebenso auch die allfällig vorhandene Ea.R. in den Interossei und den übrigen kleinen Fußmuskeln. Daß der Ausfall dieser Muskeln die Abwicklung des Fußes beim Gehen erheblich stört, zu Belastungsanomalien und dadurch zu Schmerzen führen kann, wurde oben schon erwähnt.

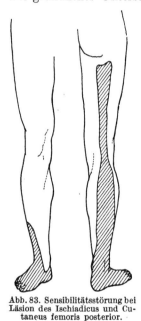

Abb. 83. Sensibilitätsstörung bei Läsion des Ischiadicus und Cutaneus femoris posterior.

Hinsichtlich der sensiblen Störungen haben die Erfahrungen an Schußverletzungen ergeben, daß bei Verletzungen des Ischiadicus im Bereiche des Gesäßes der räumlich benachbart verlaufende Cutaneus femoris dorsalis meistens mitgeschädigt war (vgl. Abb. 83). Im Gebiete des Cutaneus surae fibularis blieb die Sensibilitätsstörung fast immer hinter dem anatomischen Ausbreitungsgebiet zurück; nach medial erreichte die Zone der Störung die Schienbeinkante erst in den unteren Abschnitten des Unterschenkels, vom Gebiet des Peronaeus superficialis an. Das freie Gebiet des Saphenus reichte öfters über den inneren Knöchel hinaus bis zum inneren Fußrande, gelegentlich auch noch bis zur Fußsohle. Die Kriegserfahrungen haben weiterhin ergeben, daß der Anteil des Peronaeus an der Versorgung des Suralisgebietes eine nennenswerte Rolle sicherlich nicht spielt. Die Grenzen der Sensibilitätsstörung bei Tibialisverletzungen entsprachen im Wesentlichen den anatomischen Ausbreitungsgebieten.

Daß vasomotorisch-trophische Störungen und sensible Reizerscheinungen („*Schußneuralgie*") bei Verletzungen des Ischiadicus recht häufig vorkommen (was damit zusammenhängen dürfte, daß dieser Nerv besonders reich an sympatischen Fasern ist) und zu schwer bekämpfbaren Komplikationen führen können, sei ausdrücklich betont.

Was die *Behandlung der* Ischiadicusneuritis anlangt, so wird diese im folgenden Abschnitte über die Ischias ausführlicher besprochen werden. Die Therapie der neuritischen Affektionen des Peronaeus und Tibialis richtet sich nach den allgemeinen Behandlungsprinzipien. Bei Verletzungen wird man sich, wenn die Art des Trauma und der Untersuchungsbefund für eine vollständige Unterbrechung der Leitungsbahn sprechen, zu einer Freilegung des geschädigten Nerven entschließen müssen. Die Feststellung der genauen Lokalisation des Ortes der Schädigung hat selbstverständlich eine exakte Untersuchung zur Voraussetzung; es versteht sich dabei, daß die Analyse einer peripheren Nervenschädigung eine gründliche Beherrschung der wichtigsten bewegungsphysiologischen Daten erfordert, da der Ausgleich und Ersatz ausgefallener Bewegungen durch solche Muskeln, die weniger geschädigt oder intakt geblieben sind, sehr leicht zu Irrtümern hinsichtlich des Ausmaßes und der Schwere der Lähmungen, sowie auch zu Täuschungen über angebliche Restitutionsvorgänge führen kann. Spricht der Befund für eine Kontinuitätsunterbrechung und machen sich auch nach einigen Monaten Anzeichen einer Rückbildung noch immer nicht bemerkbar, so soll man mit operativen Maßnahmen nicht mehr lange zögern. Nicht am Tibialis und Peronaeus, sondern auch am Ischiadicus sind Neurolysen und Nervennähte wiederholt mit Erfolg ausgeführt worden. Beim Ischiadicus muß man freilich — entsprechend der Länge dieses Nerven — mit sehr langen Zeiträumen rechnen, bis sich die Funktion auch der distalen Muskulatur wieder einstellt. Bis dahin muß durch elektrische Behandlung, Massage, Bewegungsübungen, Schienen usw. der Ausbildung von Kontrakturen entgegen gewirkt werden. Bei irreparabler Peronaeuslähmung hat man mancherlei Schienen konstruiert, welche den Spitzfuß ausgleichen. In anderen Fällen dieser Art hat man von einer Versteifung des Fußgelenkes mit Erfolg Gebrauch gemacht.

Die Restitution erfolgt nach Durchtrennung des Ischiadicusstammes und Wiedervereinigung durch Nervennaht ganz gesetzmäßig in der Reihenfolge: Kniebeuger, Gastrocnemius und Soleus, Peronaeus longus und brevis, Tibialis posterior, Extensor digitorum longus, Tibialis anterior, Flexor digitorum longus, Extensor hallucis longus, Extensor digitorum brevis (Pediacus), Sohlenmuskulatur. Bei Verletzungen des Ischiadicus ohne vollständige Durchtrennung geht die Wiederherstellung in demjenigen Nervengebiet, das weniger stark betroffen war, der des stärker geschädigten voran; sie ist also lediglich davon abhängig, ob die Läsion des peronealen oder tibialen Abschnittes schwerer gewesen war. Es entspricht aber der gewöhnlichen Erfahrung, daß auch traumatischen Schädigungen gegenüber der Peronaeus im allgemeinen empfindlicher ist als der Tibialis.

Die Restitution im Peronaeusgebiet beginnt fast immer im Peronaeus longus und brevis, dann folgen Extensor digitorum longus und Tibialis anterior, nach längerem Intervall schließlich der Extensor hallucis longus und zuletzt der Extensor digitorum brevis.

Im Tibialisgebiet stellt sich zuerst die Funktion der Wadenmuskulatur, dann des Tibialis posterior, wieder her, später folgen die langen Zehenbeuger und endlich die Sohlenmuskeln; letztere können aber auch öfters dauernd gelähmt bleiben.

Ischias (Malum Cotunnii).

Als *Ischias* (1746 erstmals von COTUGNO, später von VALLEIX beschrieben) werden im allgemeinen Krankheitszustände bezeichnet, die durch Schmerzen im Ausbreitungsgebiet des Plexus lumbosacralis und insbesondere des N. ischiadicus gekennzeichnet sind. Es ist aber von vornherein zu betonen, daß es sich dabei — jedenfalls nach dem ärztlichen Sprachgebrauch — nur um ein *Syndrom*, eben um eine schmerzhafte Affektion im Bereich des Ischiadicus, nicht aber um ein nach Verursachung und Symptomatologie einheitliches Krankheitsbild handelt. Dies kommt schon darin zum Ausdruck, daß in den Lehrbüchern der Neurologie die Ischias bald als Neuritis, bald als Neuralgie des Ischiadicus definiert wird und daß in der Praxis — bei Ärzten und Kranken — die Bezeichnung Ischias noch immer oft als Sammelbegriff für alle möglichen schmerzhaften Erkrankungen der Hüft- und Gesäßgegend mißbraucht wird. Dadurch wird es auch erklärlich, daß nach den Angaben mancher Autoren die Ischias die häufigste aller Nervenkrankheiten sein soll; nicht minder verständlich aber ist es, wenn erfahrene Kenner die Behauptung wagen, daß von allen Ischiasdiagnosen nur ein geringer Bruchteil zu Recht gestellt werde.

Früher wurde die Ischias also, wie schon erwähnt, als Neuralgie im Ischiadicusgebiet bezeichnet, wobei man etwa unter Neuralgie anfallartig auftretende Schmerzen im Gebiet eines Nerven ohne anatomische Veränderungen desselben und ohne objektive Ausfallserscheinungen verstand. Heute wissen wir, daß eine scharfe Trennung der Neuralgie von der Neuritis schon aus theoretischen Gründen sich nicht vornehmen läßt. Auch praktisch läßt sich eine solche Scheidung nicht immer durchführen, am wenigsten gerade bei der Ischias, für die z. B. der typische neuralgische Schmerzanfall keineswegs als kennzeichnend angesehen werden kann; auch finden sich bei der gewöhnlichen Ischias, jedenfall nach längerem Bestehen recht häufig objektive Ausfallserscheinungen, wie z. B. die Nichtauslösbarkeit des Achillesreflexes. Deswegen ist es wohl zwar angebracht, im Einzelfalle darauf zu achten, ob es sich um eine *neuralgische*, oder schon um eine *neuritische Form der Ischias* handelt, grundsätzlich ist aber solchen Unterscheidungen keine allzu große Bedeutung beizumessen. Man muß sich in der Praxis eben nur darüber klar sein, daß mit der Feststellung einer Ischias noch nichts gesagt ist und daß die eigentliche diagnostische Arbeit dann erst mit der Klärung der ursächlichen Faktoren zu beginnen hat. Was diese nun anbetrifft, so ist es seit langem bekannt, daß das Syndrom der Ischias nicht selten auf der Grundlage anderer Krankheitsprozesse auftritt. Neubildungen im Becken oder etwa entzündliche Infiltrate, Veränderungen an den Wirbeln oder auch toxische Allgemeinveränderungen usw. können zu einer Schädigung des Nerven führen, bzw. werden als ursächlich wirksam betrachtet. Man spricht in solchen Fällen von *symptomatischer Ischias* und dies besonders dann, wenn der Symptomenkomplex der Ischias nur einen Ausschnitt aus dem ganzen Erscheinungsbild der zu Grunde liegenden Krankheit darstellt. Im Gegensatz dazu könnte man als *essentielle Ischias* die gewissermaßen primären neuralgischen-neuritischen Affektionen des Nerven bezeichnen. Die Situation ist hier ähnlich wie bei der Aufteilung der Epilepsie in genuine und symptomatische Formen: Eine scharfe Grenze läßt sich nicht immer ziehen. Auch gehen die Meinungen der Autoren über die tatsächliche Bedeutung solcher jeweils als Ursache angenommenen exogenen Faktoren sehr auseinander. Wenn nun auch die Trennung in essentielle und symptomatische Ischias weder theoretisch noch praktisch sich strikte durchführen läßt, so ist eine solche Unterscheidung andererseits doch aus dem Grunde zweckmäßig, weil in ihr gleichzeitig eine Anregung liegt, sich auch in therapeutischer Hinsicht nicht auf die symptomatische Behandlung des Ischiassyndroms zu beschränken, sondern eine kausale Therapie anzustreben.

Bei der Besprechung der *ursächlich wirksamen Faktoren* ist zunächst zu betonen, daß für die Ischias das Gleiche wie für alle anderen neuralgischen und neuritischen Prozesse gilt. Die klinische Erfahrung zeigt, daß die sog. essentielle Ischias in besonderer Häufigkeit bei Kranken beobachtet wird, die auch sonst zu „rheumatischen" Leiden im weitesten Sinne, zu Myalgien (z. B. Lumbago) oder zu arthritischen Prozessen neigen; häufig geht damit auch eine vasomotorische Übererregbarkeit und eine Anfälligkeit gegenüber Infekten (Angina) einher. Auch zur Fettsucht scheinen konstitutionelle Beziehungen zu bestehen, wobei aber zu berücksichtigen ist, daß Fettleibigkeit auch auf dem Wege über Belastungsstörungen der Wirbelsäule vielleicht eine gewisse Disposition zur Ischias abgeben kann. Neben solchen *konstitutionellen Bedingungen* läßt sich aber in den meisten Fällen noch das Hinzukommen anderer schädigender Einwirkungen nachweisen, wobei die Bedeutung des Anlagefaktors gegenüber der exogenen Noxe im Einzelnen natürlich oft schwer abzuschätzen ist. Eine wesentliche Rolle spielt ohne jeden Zweifel das Moment der *Erkältung*; jedenfalls gilt dies für die sog. idiopathische Ischias. Wie bei anderen Neuritiden, so erfährt man auch hier aus der Vorgeschichte garnicht selten, daß die Krankheitserscheinungen im Anschluß an Durchnässungen, intensive Abkühlungen usw. aufgetreten sind. Solche Beobachtungen werden besonders dann gemacht, wenn sich die Kälteschädigung mit einer mechanischen Irritation des Nerven durch Zerrung und Überdehnung vereinigt, wie dies bei Personen der Fall sein kann, die ihre Arbeit in gebückter oder hockender Stellung unter ungünstigen Witterungseinflüssen (Landarbeiter) oder unter dauernder Einwirkung von Feuchtigkeit und Kälte (wie z. B. Kanal- und Bergarbeiter) zu verrichten haben.

Zweifellos gibt es Fälle von idiopathischer Ischias, in welchen Herdinfektionen im Bereich der Zähne, Gaumenmandeln oder Nebenhöhlen ursächlich von Bedeutung sind (vgl. S. 1152). Wie bei anderen „rheumatischen" Nervenschädigungen mögen auch hier allergische Vorgänge wirksam sein. Die alte Erfahrung, daß Ischiaskranke häufig auch sonst zu rheumatischen Leiden neigen, wurde oben schon erwähnt. Wahrscheinlich sind es verschiedene Faktoren, die gegeben sein müssen, damit die Krankheit in Erscheinung tritt. Was dabei die anlagemäßige Bereitschaft anbetrifft, so ist vielleicht am ehesten an eine konstitutionelle Unzulänglichkeit vasomotorischer Regulationen zu denken. Die Wirksamkeit von Erkältungseinflüssen, an welcher klinisch ja nicht zu zweifeln ist, würde auf diese Weise dem Verständnis näher gebracht.

Daß in allerletzter Zeit PETTE die Auffassung vertritt, daß es sich bei der Ischias um eine Infektion mit einem spezifischen neurotropen Virus handelt, darf hier nicht unerwähnt bleiben.

Weiterhin beobachtet man Ischias im *Gefolge von Infektionskrankheiten*, wie z. B. von Grippe, Typhus, Malaria, seltener nach Gonorrhoe (bei welcher freilich — sofern es sich um Frauen handelt — zunächst immer an eine direkte Schädigung des Nerven durch parametritische Exsudate zu denken ist). Von *toxischen Schädigungen* sind die Vergiftungen durch Alkohol, Blei, Arsen, Wismut, Kohlenoxyd zu nennen; die Affinität dieser Stoffe zum Nervensystem wurde ja schon öfters hier betont. Häufiger sind es *autotoxische* Schädigungen, wie vor allem bei Diabetes, perniciöser Anämie oder schwerer Kachexie, welche ebenso wie andere periphere Nerven auch den Ischiadicus betreffen können. Von dem gewöhnlichen Bilde der neuralgischen Ischias bis zur ausgeprägten Neuritis, die ein- oder doppelseitig auftreten und selbstverständlich auch über das Gebiet des Ischiadicus hinausgehen können, gibt es hier alle Übergänge. Solche Fälle werden dementsprechend auch besser als Neuritis auf der Grundlage eines Diabetes usw. bezeichnet. Unter den Stoffwechselstörungen, bei welchen Ischias beobachtet wird, wurde in der Literatur früher stets auch die Gicht (HILLER u. a.) genannt; heute ist dieses Leiden seltener geworden. Nicht ganz geklärt sind die Beziehungen zur Arteriosklerose: In gleicher Weise, wie dies für die Trigeminusneuralgie oben ausgeführt wurde, wird man auch hier an Ernährungsstörungen im Ischiadicus durch Erkrankung der den Nerven versorgenden Gefäße zu denken haben. In manchen Fällen sollen die Symptome der Neuralgie nach Art der Dysbasia angiospastica anfallartig nach längerem Gehen auftreten, um in der Ruhe wieder zu verschwinden (WEXBERG). Nicht immer ist es dann leicht, die Erscheinungen der Ischias von denjenigen des intermittierenden Hinkens zu trennen. Auf vasomotorische Störungen, auf die Beschaffenheit des Fußpulses usw. ist stets zu achten. Aber nicht nur Durchblutungsstörungen von Seiten der Arterien, auch Stauungen in den venösen Gefäßen des Nerven können zu Venektasien, periphlebitischen Prozessen und dadurch zu interstitiellen Schädigungen führen. Beobachtungen dieser Art sind von EDINGER, QUENU u. a. gemacht und als „Phlebalgia ischiadica" oder als „Ischias varicosa" beschrieben worden. Bei Vorliegen einer auch sonst sichtbaren und ausgesprochenen Krampfaderbildung an den Beinen ist daher die Möglichkeit eines ursächlichen Zusammenhanges dieser Art in Betracht zu ziehen. Es ist ferner nicht ausgeschlossen, daß auf dem Wege solcher phlebitischer Prozesse auch das Auftreten von Ischias bei chronischer Verstopfung, bei Schwangerschaft usw. zu erklären ist, doch ist dabei das Moment einer mechanischen oder autotoxischen Schädigung gleichfalls zu berücksichtigen.

Traumatische Einwirkungen wurden früher wohl überschätzt; indessen steht es fest, daß eine Ischias gelegentlich nach übermäßigem Bücken, Heben einer schweren Last, Sturz auf das Gesäß bei gebeugtem Oberschenkel u. dgl. auftreten kann. Sofern nicht schon die Art des Trauma eine ganz ungewöhnliche mechanische Einwirkung auf den Nerven vermuten läßt, wird man aber in solchen Fällen dem Trauma nur die Bedeutung eines zusätzlich wirksamen Faktors zumessen dürfen und eine sorgfältige Erhebung der Vorgeschichte wird dann oft noch dispositionelle Momente anderer Art aufdecken. Direkte traumatische Schädigungen des Ischiadicus durch Frakturen des Kreuzbeines, Becken usw. durch Schußverletzungen usw. sind hierbei natürlich nicht gemeint. Druckschädigungen infolge von Sitzen auf harter Unterlage können bei mageren Personen gleichfalls das Auftreten einer Ischias begünstigen.

Die Besprechung dieser Faktoren führt schon weit in das Gebiet der *symptomatischen Ischias* hinein und es ist hier noch zu erwähnen, daß erklärlicherweise auch Verlagerungen des Uterus (fixierte Retroflexio), Neubildungen im Bereich der weiblichen Geschlechtsorgane und entzündliche Prozesse im Beckenbindegewebe durch Druck oder durch direktes Übergreifen des Entzündungsvorganges auf das Nervengewebe das Krankheitsbild der Ischias hervorrufen können. Man hat ferner Anomalien und gewissen pathologischen Veränderungen im Bereiche der unteren Wirbelsäule eine dispositionelle oder sogar ursächliche Bedeutung für die Entstehung einer Ischias zuerkennen wollen; hier sind die Sacralisation des 5. Lendenwirbels, die Lumbalisation des obersten Sacralwirbels, die Spondylosis deformans, die von einer Degeneration der Bandscheiben ausgehende Osteochondrose, die Synchondritis sacroiliaca und schließlich auch die Spina bifida zu nennen. Ebenso wie die statistischen Angaben über die Häufigkeit dieser Veränderungen recht wechselnd sind, so gehen auch die Meinungen der Autoren über die Frage, ob solche Prozesse symptomatische Neuralgien oder Neuritiden des Ischiadicus verursachen können, weit auseinander. Putti, zur Verth u. a. vertreten die Ansicht, daß Anomalien in der Stellung der Gelenkflächen der Zwischenwirbelgelenke, daß die Sacralisation des 5. Lendenwirbels usw. zu einer Verengerung der Zwischenwirbellöcher und damit zu einer Schädigung der austretenden Wurzeln führen könne; Strasser meint, daß Beschwerden nur bei der einseitig gelenkigen Sacralisation und Lumbalisation aufträten.

Gegenüber solchen Anschauungen ist aber zu betonen, daß die erwähnten Wirbelveränderungen im Ganzen doch recht häufig sind und daß sie nicht weniger häufig auch ohne entsprechende Beschwerden zur Beobachtung kommen. Es ist also nicht anzunehmen, daß sie eine notwendige Bedingung zum Auftreten einer Ischias darstellen. Meistens handelt es sich in solchen Fällen um Schmerzen anderer Art, wie sie vielleicht durch periostitische Reizungen, Pseudarthrosen u. dgl. (Strasser) hervorgerufen werden; echte neuralgische und neuritische Erscheinungen sind offensichtlich sehr viel seltener und auch dann beobachtet man in der Regel doppelseitige Symptome: Reflexdifferenzen (auch der Patellarreflex!), Nichtauslösbarkeit der Reflexe, Blasenstörungen, vom Kreuzbein aus ein- oder doppelseitig ausstrahlende Schmerzen, die aber keineswegs immer dem Ischiadicusverlauf folgen, sondern auch die Gebiete anderer Plexusäste betreffen. Jedenfalls unterscheiden sich solche Erscheinungen im Allgemeinen recht deutlich von demjenigen Krankheitsbilde, das man gemeiniglich als Ischias zu bezeichnen pflegt. Ganz das gleiche gilt von der Spina bifida: Hier sind — als Anzeichen einer Schädigung des Rückenmarks und seiner Wurzeln — Blasenschwäche, Verlust der Achillesreflexe, weiterhin auch (meist doppelseitige) motorische Ausfallserscheinungen von Seiten des Tibialis und Peronaeus nicht selten, wozu natürlich auch Wurzelschmerzen hinzutreten können. Das Bild der gewöhnlichen echten Ischias ist dabei aber die Ausnahme. Allein schon die Tatsache, daß nach neueren statistischen Angaben die Spina bifida in einer Häufigkeit von etwa 17% vorkommt, läßt ihre ursächliche Bedeutung für die Entstehung einer echten Ischias recht fraglich erscheinen. Auch die Spondylolisthesis führt für gewöhnlich, sofern überhaupt Erscheinungen von Seiten der austretenden Wurzeln vorhanden sind, zu Krankheitsbildern, die sich von der Ischias in mancher Hinsicht unterscheiden.

So beobachteten wir eben einen Kranken mit einer sehr ausgesprochenen Spondylolisthesis des 5. Lendenwirbels, der seit dem Jugendalter nach längeren Märschen, langem Stehen an neuralgischen Schmerzen im rechten Bein, die sich vom Gefäß auf die Beugefläche des Oberschenkels erstrecken, leidet; hier waren nicht nur die Achillesreflexe, sondern auch die Patellarreflexe, und zwar auf beiden Seiten, schwer auslösbar und different, das LASÈGUEsche Phänomen war beiderseits deutlich vorhanden.

Auch bei sehr ausgeprägter Skoliose der Lendenwirbelsäule kommen ischiasähnliche Beschwerden vor. Solche Fälle von „*Ischias scoliotica*" sind von der Skoliose, die im Gefolge der echten Ischias auftreten kann („*Scoliosis ischiadica*") zu trennen.

Daß die hier aufgezählten Veränderungen in der Lendenwirbelsäule und im Kreuzbein zu einer Alteration der austretenden Nervenwurzeln führen können, ist selbstversändlich nicht zu bestreiten. Es soll aber hier nur noch einmal hervorgehoben werden, daß in den seltensten Fällen dann Krankheitsbilder entstehen, die im strengen Sinne des Wortes als Ischias zu bezeichnen sind.

In neuerer Zeit hat LINDSTEDT den Versuch unternommen, das Syndrom der Ischias, das nach seiner Meinung immer eine „sekundäre Erscheinung" ist, und die dabei auftretenden Schmerzzustände als Irradationsphänomene pathologischer Funktionszustände aller Art im Bereiche des Gehapparates zu deuten und sie damit pathogenetisch prinzipiell etwa den bei muskulären Plattfußbeschwerden häufig vorhandenen Schmerzen gleichzusetzen. Außer Reizen, die direkt auf den Nerven einwirken, könnten, ursächlich oder auslösend, alle Veränderungen wirksam sein, die — reflektorisch — zu pathologischen Funktionszuständen in den beim Gehen beteiligten Muskelgruppen der Lumbal-, Glutaeal- und Beinregion führen: Also etwa Spondylitiden, Affektionen des Hüft- oder Kniegelenks, Genu valgum oder recurvatum, konstitutionelle statische Schwäche usw. Die dabei auftretenden myalgischen Reizzustände führten dann auf dem Wege der Reizsummation zum Bilde der Ischiasneuralgie. Auch das LASÈGUEsche Phänomen beruht nach LINDSTEDT nicht auf einer Zerrung des Nerven und seiner Wurzeln, sondern der Muskeln bzw. auf der durch reflektorische Muskelkontrakturen herbeigeführten Reizung von Muskeln und Weichteilen, die bei Ischiaskranken myalgisch verändert seien. Zu dieser Theorie ist nur zu sagen, daß sie nicht nur manchen gesicherten Befunden widerspricht, sondern auch gegenüber allen Bestrebungen, den Begriff der Ischias aus der großen Gruppe myalgischer, rheumatischer oder anderer Affektionen herauszulösen, offensichtlich einen Rückschritt bedeutet. Darauf hat auch WEXBERG hingewiesen. Kein Zweifel, daß es solche muskulären Schmerzzustände häufig gibt, daß sie auch mit einer echten Ischias vereinigt sein können; Aufgabe der neurologischen Untersuchung ist es aber eben, ischiasähnliche Beschwerden von den echten Neuralgien oder Neuritiden des Ischiadicus nach Möglichkeit zu trennen.

Symptomatologie. Das Krankheitsbild der Ischias ist gekennzeichnet durch Schmerzen, welche dem Verlaufe des Ischiadicus folgen, in der Regel also im Bereich des Gesäßes beginnen, auf der Beugefläche des Oberschenkels entlang ziehen und in die Wade, in die Ferse und in die Fußsohle ausstrahlen. Mitunter beschränkt sich der Schmerz auf Gesäß und Oberschenkel, in anderen Fällen wird er hauptsächlich in die Wade lokalisiert. Es wird auch beobachtet, daß die Schmerzen weiter nach oben die Gesäßgegend (Nn. clunium), oder vorwiegend das Gebiet des Cutaneus femoris dorsalis betreffen; seltener strahlen sie auf die Gegenseite, in die Gegend des Dammes und der Genitalien aus. Wie bei anderen Neuralgien wird auch bei der Ischias der Charakter der Schmerzen als ziehend, bohrend, reißend und stechend angegeben; meistens, wenigstens in frischeren Fällen, besteht ein Dauerschmerz, dessen Heftigkeit attackenweise sich ganz unerträglich steigern kann. Vor allem sind es Dehnungen des Nerven durch Bewegungen, die solche Schmerzanfälle hervorrufen. Völlig schmerzfreie Intervalle, wie sie bei der Quintusneuralgie ja doch häufig sind, werden bei frischer Ischias viel seltener beobachtet. Mitunter geben die Kranken auch an, daß die Schmerzen während der nächtlichen Bettruhe besonders stark auftreten. In der Mehrzahl der Fälle wird der Schmerz in die Tiefe verlegt, doch können auch schmerzhafte Mißempfindungen, Stechen und Kneifen, in die Haut lokalisiert werden.

Zur Vermeidung von Schmerzanfällen nehmen die Kranken ganz instinktiv eine Körperhaltung ein, in welcher der Ischiadicus nach Möglichkeit entspannt wird: Das Bein wird im Hüft- und im Kniegelenk leicht gebeugt, der Oberschenkel gleichzeitig leicht abduziert und etwas nach außen rotiert gehalten. Die Kranken meiden es um jeden Preis, diese Schonhaltung aufzugeben. Zur Entlastung des Nerven liegen sie im Bett auf der gesunden Seite, halten dabei das erkrankte Bein leicht gebeugt, auf dem Stuhl sitzen sie ganz vorn am Rand, den Rücken nach hinten geneigt, den Unterschenkel stumpfwinklig gegen den Oberschenkel gebeugt, wobei nur die Gesäßhälfte und das Tuber ischii der gesunden Seite belastet wird; beim Aufstehen rücken sie auf der Sitzfläche des Stuhles ganz nach vorn und stemmen sich dann an der Lehne hoch, ohne den Rumpf nach vorn zu beugen (Ehret). Nach Erben ist auch die (freilich auch bei Lumbago vorhandene) Steifhaltung der Wirbelsäule, der mangelnde Ausgleich der physiologischen Lordose der Lendenwirbelsäule bei Rumpfbeugung (mit gestrecktem Knie) nach vorn für Ischias charakteristisch; dabei kommt es dann nicht nur zu Schmerzen längs des N. ischiadicus, sondern auch in der Muskulatur neben den Lenden- und Kreuzbeinwirbeln. Die Rumpfbeugung erfolgt dann im Wesentlichen in den Hüftgelenken, bzw. im Brustteil der Wirbelsäule. Beim Gehen scheuen sich die Kranken vor jeder Belastung des kranken Beines, sie verlegen den Schwerpunkt über das gesunde Bein und berühren mit dem kranken, sich rasch abstoßend, nur ganz kurz den Boden, so daß das Bild einer Gangstörung entsteht, die man als Schmerzhumpeln bezeichnen kann.

Alle diese Mechanismen dienen der Ruhigstellung im Hüftgelenk, der Entlastung des Nerven und der Vermeidung einer Zerrung. Bei länger anhaltender Ischias kommt es nicht selten zur Ausbildung einer Skoliose der Lendenwirbelsäule (*Scoliosis ischiadica*). Für gewöhnlich handelt es sich um eine kontralaterale, nach der Seite der Ischias konvexe Skoliose, durch welche eine Entlastung des kranken Beines und gleichzeitig auch eine Erweiterung der Zwischenwirbellöcher bewirkt werden soll (Nicoladoni). Andere Autoren führen diese Form der Skoliose auf eine Parese des Erector trunci auf der Seite der Ischias zurück (Mann) oder vertreten die Auffassung, daß durch diese Haltung der M. pyriformis entspannt und dadurch der Druck auf den Ischiadicus verringert werde (Seiffer, Krecke). Seltener ist die entgegengesetzte Skoliose mit der Konvexität nach der gesunden Seite, die im allgemeinen in einer reflektorischen Anspannung (Défense musculaire) das Erector trunci oder des Quadratus lumborum erklärt wird. Gelegentlich sieht man auch sog. alternierende Skoliosen: Die Kranken — meist handelt es sich um solche, bei denen die Ischias aus dem akuten in ein mehr oder weniger chronisches Stadium getreten ist — verschaffen sich in der Weise eine Entlastung, daß sie ihre Lendenwirbelsäule bald nach der einen, bald nach der anderen Seite durchbiegen. Meistens erfolgt der Wechsel in der Richtung der Skoliose den Kranken mehr oder weniger unbewußt, instinktiv, mitunter kann er aber auch willkürlich vorgenommen werden. Die Entstehungsbedingungen dieser alternierenden Skoliose, die wohl zuerst von REMAK beobachtet wurde, sind noch recht ungeklärt.

Mit dem Einfluß der Wirbelsäulenskoliose auf die Spannungsverhältnisse der Wurzeln hat sich F. DEUTSCH eingehender beschäftigt. Nach diesem Autor soll die Skoliose mit der Konvexität nach der gesunden Seite (homologe Skoliose nach BRISSAUD) eine Erschlaffung der oberen Wurzeln bewirken, während die nach der Seite der Ischias konvexe Skoliose die oberen Wurzeln anspannt, dabei aber die zwei letzten Zwischenwirbellöcher der kranken Seite erweitern und dadurch den Druck auf die dort austretenden Sacralwurzeln verringern soll. ANDRÉ-THOMAS und andere französische Autoren meinen, daß man bei frischer Ischias vorwiegend homologe, in chronischen Fällen dagegen häufiger heterologe Skoliosen beobachtet. Die Skoliosen bei Ischias sind anfangs natürlich immer nur durch Muskelspannungen bewirkt und pflegen mit dem Aufhören der Schmerzen zu verschwinden; bei längerem Bestehen und bei älteren Personen können sich freilich auch Versteifungen der Gelenke ausbilden. Nicht unerwähnt darf hier bleiben, daß man bei Psychopathen, die eine Ischias durchgemacht haben, gelegentlich auch hysterisch fixierte Skoliosen beobachten kann.

In ausgeprägten Fällen von länger bestehender Ischias ist die Muskulatur, soweit sie vom Plexus ischiadicus versorgt wird, schlaff und hypotonisch. Sind auch die Wurzeln L 5 und S 1 betroffen, so kann sich dies in einer Schlaffheit der Gesäßmuskulatur äußern, die Glutealfalte steht auf der Seite der Ischias tiefer. In späteren Stadien kann es auch zu mitunter recht deutlicher Muskelabmagerung (Inaktivitätsatrophie) kommen, und zwar auch dann, wenn es sich um eine rein neuralgische Ischias handelt. Es können sich Umfangsdifferenzen von mehreren Zentimetern finden. Bei Ischiadicusneuritiden mit Lähmungserscheinungen kann die Atrophie der Muskulatur, die dann vielfach mit Entartungsreaktion einhergeht, natürlich noch stärker sein. Seltener sind ausgesprochene vasomotorische Störungen, abnorme Kühle oder leichte cyanotische Verfärbung (ERBEN), noch seltener Störungen der Schweißsekretion oder des Haar- und Nagelwachstums. Solche Symptome kommen wohl nur bei schwereren symptomatischen Neuritiden vor. Wie bei anderen Neuritiden sieht man auch hier zuweilen fibrilläre Muskelunruhe (SICARD). OPPENHEIM ist die Erschlaffung und abnorm leichte Verschieblichkeit der Achillessehne bei Ischias aufgefallen.

Die starke Schmerzhaftigkeit und die dadurch hervorgerufene Abwehrspannung bringen es mit sich, daß die Kraftleistungen in dem betroffenen Bein oft ganz allgemein herabgesetzt erscheinen können, und in solchen Fällen ist die Entscheidung oft schwierig, ob und in welchen Muskelgebieten echte Paresen vorliegen. Nach Abklingen der akuten Symptome und Nachlassen der stärksten Beschwerden läßt sich eine genaue funktionelle Prüfung der einzelnen Muskeln unter Zuhilfenahme der elektrischen Untersuchung ohne Schwierigkeit durchführen. Sind umschriebene Lähmungen — meist im Tibialis- und Peronaeusgebiet — vorhanden, so finden sich dann auch bald die typischen Veränderungen der elektrischen Erregbarkeit: einfache quantitative Herabsetzung, bei schwererer Schädigung partielle oder komplette Entartungsreaktion. Hier liegt dann also — was kaum erwähnt zu werden braucht — eine Neuritis ischiadica vor und in solchen Fällen, in welchen es sich in der Regel um eine symptomatische Ischias handelt, ist eine besonders sorgfältige Untersuchung auf alle in Frage kommenden Grundkrankheiten angezeigt.

Eine Neuritis ist auch dann zu diagnostizieren, wenn sich Sensibilitätsstörungen (Hyper- und Hypästhesie usw.) umschriebener Art in den Bereichen von Wurzelsegmenten oder peripherer Versorgungsgebiete nachweisen lassen. Bei den gewöhnlichen Neuralgien des Ischiadicus finden sich solche Störungen nicht;

Parästhesien, besonders an der Fußsohle und an der Wade, sind jedoch nicht selten.

Was die Reflexe anbetrifft, so ist die Abschwächung oder die Nichtauslösbarkeit des Achillesreflexes (ein Phänomen, das gleichfalls die neuritische Natur des Leidens beweist) auch bei der echten Ischias recht häufig; diese Reflexstörungen bleiben oft auch nach der Ausheilung der Ischias bestehen. (Deshalb gilt es als Regel, daß man dann, wenn man bei der Untersuchung eines Kranken, der sonst keine Zeichen eines organischen Nervenleidens aufweist, als „Zufallsbefund" Nichtauslösbarkeit oder Abschwächung eines Achillesreflexes feststellt, stets danach fragen soll, ob früher einmal eine Ischias bestanden hat.) Manche Autoren, z. B. Oppenheim, beschreiben einer Steigerung des Patellarreflexes auf der Seite der Ischias. Man hat dies mit der Hypotonie der Kniebeuger erklärt; in anderen Fällen mag aber auch die oben erwähnte, durch die Schmerzen hervorgerufene Abwehrspannung der gesamten Muskulatur dazu beitragen, daß der Kniesehnenreflex an dem von der Ischias betroffenen Bein lebhafter erscheint. Eine Abschwächung oder die Nichtauslösbarkeit des Patellarreflexes zeigt natürlich eine Schädigung im Bereich der oberen Lumbalwurzeln an und beweist, daß der Prozeß über eine Ischias hinausgeht. Es sind noch andere Reflexstörungen, deren praktische Bedeutung freilich nur gering sein dürfte, bei Ischias beschrieben worden: So soll der Glutealreflex auf der Seite der Ischias erhöht sein (Rosé, Lhermitte), der Cremasterreflex soll von der Fußsohle aus (Rosella, Gibson) auslösbar sein, während Liebesny ihn durch passive Streckung des Unterschenkels im Knie bei abduziertem Bein hervorrufen konnte.

Diagnostisch von großer Bedeutung ist die *Druckempfindlichkeit des Nervenstammes* (Valleix). Daß die Ausstrahlung der Schmerzen in typischen Fällen dem Verlaufe des Nerven entlang erfolgt, wurde oben schon betont; wahrscheinlich hängt dies damit zusammen, daß der Nerv selbst infolge der Reizung der Nn. nervorum durch den perineuritischen Prozeß schmerzt. Die Druckempfindlichkeit tritt am deutlichsten dort in Erscheinung, wo der Nerv von der Oberfläche aus am leichtesten zugänglich ist. Praktisch kommen vor allem folgende Punkte in Betracht: Am Gesäß über der Ausstrittsstelle des Ischiadicus, am unteren Rande des Glutaeus maximus, in der Mitte der Beugeseite des Oberschenkels, in der Kniekehle, am und hinter dem Wadenbeinköpfchen, sowie am inneren Knöchel. Weiterhin sind von anderen Autoren noch folgende Druckpunkte angegeben: Der Iliosacralpunkt an der Spina iliac. post. sup., ferner zwischen dieser Spina und dem Iliosacralgelenk (Schüdel), über und neben dem Dornfortsatz des 5. Lendenwirbels (Gara), der „medioplantare Punkt" von Sicard, die Druckempfindlichkeit der Wade, der Adduktoren (Barré) und der Achillessehne. Bei der Untersuchung ist streng darauf zu achten, daß die Druckempfindlichkeit in umschriebener Weise den Nerven betrifft. Eine allgemeine Schmerzhaftigkeit der Muskulatur auf Druck wird auch bei myalgischen Prozessen, bei welchen dann zuweilen Muskelhärten (Myogelosen) zu tasten sind, beobachtet. Andrerseits wird auch von Psychopathen, die etwa auf hysterischer Grundlage über Schmerzen im Bein klagen, meistens eine diffuse Druckempfindlichkeit angegeben. Dies kann differentialdiagnostisch von Wichtigkeit werden. Dabei ist freilich nicht zu vergessen, daß auch bei echter Ischias die Muskulatur selbst auf Druck schmerzhaft sein kann; indessen wird man in solchen Fällen daneben zumeist noch die vorher genannten Nervendruckpunkte als besonders empfindlich nachweisen können. Der Druckschmerz ist bei frischer Ischias wohl immer vorhanden, da er aber einmal auch fehlen oder nur gering sein kann, kommt ihm eine absolute diagnostische Wertigkeit nicht zu.

Der entzündliche Vorgang im Nerven führt dazu, daß dieser nicht nur auf Druck sondern in ausgeprägtem Maße auch auf *Dehnung* mit Schmerzen reagiert.

Es wurde oben schon erwähnt, daß die Kranken selbst ganz instinktiv zur Vermeidung aller Bewegungen, die zu einer Zerrung des Nerven führen könnten, bestimmte Schutzhaltungen einnehmen. Umgekehrt ist der *Nachweis des Dehnungsschmerzes* für die Feststellung einer Ischias diagnostisch von größter Wichtigkeit und hierbei kommt dem vom LASÈGUE 1864 angegebenen „*Ischiasphänomen*" immer noch eine überragende Bedeutung zu. Liegt der Kranke in Rückenlage und wird das im Kniegelenk gestreckte Bein erhoben, so wird bei mehr oder weniger ausgiebigem Anheben des gestreckten Beines ein intensiver ziehender Schmerz ausgelöst, der als ins Kreuz und in die Gesäßgegend und längs des Nerven an der Beugeseite des Oberschenkels bis zur Wade ausstrahlend angegeben wird, und sich bei weiterem Anheben immer mehr verstärkt. Wesentlich an diesem Versuch und allein beweisend ist er aber nur dann, wenn bei nunmehriger Beugung im Kniegelenk infolge der dabei bewirkten Entspannung des Nerven der Schmerz aufhört, wenn die Hüftbeugung bei gleichzeitig gebeugtem Knie also nicht schmerzhaft ist. Das Aufhören des Schmerzes bei Kniebeugung ist aus dem Grunde für den Nachweis eines echten LASÈGUEschen Phänomens so wichtig, weil bei Hüftgelenkprozessen die Beugung des Oberschenkels in der Hüfte ebenfalls schmerzhaft sein kann, die Schmerzen hierbei aber von der Beugung oder Streckung im Kniegelenk unbeeinflußt bleiben.

Der LASÈGUEsche Versuch ist von zahlreichen Autoren modifiziert worden. Das Prinzip aller dieser Methoden — von denen hier nur einige angeführt seien — ist immer das Gleiche: Der Nachweis der Schmerzhaftigkeit des Nerven bei Überdehnung. Nach GOWERS, BRAGARD, ROCH und DENZIER löst eine kräftige Dorsalflektion des Fußes bei gestrecktem Bein Schmerzen im Verlauf des ganzen Ischiadicus aus. GOLDFLAM führt bei den auf dem Rücken liegenden Kranken eine Dorsalflektion des Fußes aus und läßt die Kranken dann sich aufrichten. WARTENBERG stellte fest, daß das LASÈGUEsche Zeichen noch eher und deutlicher in Erscheinung tritt, wenn dabei gleichzeitig eine Innenrotation des erhobenen Beines erfolgt. BONNET machte die Beobachtung, daß die Adduktion des Oberschenkels den Schmerz bei Ausführung des LASÈGUEschen Versuches noch steigert, gelegentlich sogar selbst dann, wenn das in der Hüfte gebeugte Bein auch im Kniegelenk gebeugt bleibt.

Nach den Untersuchungen, die F. DEUTSCH an Leichen, bei denen die Ischiadicuswurzeln freigelegt waren, vorgenommen hat, bewirkt die Adduktion des im Hüft- und Kniegelenk gestreckten Beines eine Zerrung der unteren, sacralen Wurzeln, weniger der lumbalen Wurzeln, während die Abduktion des Beines die untersten Wurzeln am stärksten, die oberen nur mäßig erschlafft. Noch mehr als Ab- und Adduktion haben Rotationsbewegungen einen Einfluß auf die Spannung der Wurzeln, und zwar in dem Sinne, daß die Innenrotation zu einer Zerrung, die Außenrotation zu einer Erschlaffung der Wurzeln führt. Gleichzeitige Adduktion und Innenrotation summieren sich daher in ihrer zerrenden, gleichzeitige Abduktion und Außenrotation in ihrer erschlaffenden Wirkung. Mit diesen Versuchen steht die klinische Erfahrung, daß Ischiaskranke das betreffende Bein meist in leichter Abduktions- und Außenrotationsstellung halten, in guter Übereinstimmung. Die genannten Untersuchungen haben weiter ergeben, daß alle Bewegungen im Hüftgelenk vom gesamten Plexus ischiadicus auf die unteren Sacralwurzeln am stärksten einwirken; eine schon geringe Kniebeugung führt zu einer nachweisbaren Erschlaffung der Wurzeln und bei maximaler Kniebeugung ist es selbst durch extreme Bewegungen im Hüftgelenk nicht möglich, eine Zerrung der Ischiadicuswurzeln zu erzielen. Nach DEUTSCH ist das LASÈGUEsche Phänomen erst dann als negativ anzusehen, wenn bei maximaler Hüftbeugung und gestrecktem Knie auch bei gleichzeitiger Adduktion und Innenrotaion Schmerzen nicht auftreten. Aus seinen oben erwähnten

Versuchen leitet der gleiche Autor weiterhin Folgendes ab: Negativer Ausfall des Lasègueschen Phänomens in Abduktionsstellung, Auftreten von Schmerzen aber bei Adduktion und Innenrotation soll für Erkrankung vorwiegend der unteren Sacralwurzeln sprechen; ist dagegen der „klassische" Lasèguesche Versuch deutlich positiv, löst aber Adduktion und Innenrotation des in der Hüfte gestreckten Beines keine wesentlichen Beschwerden aus, so ist eine Lokalisation der Erkrankung im Bereiche der Lumbalwurzeln wahrscheinlich. Zur Entlarvung von Simulanten wird von Deutsch folgender Versuch empfohlen: Maximale Beugung im Hüftgelenk, dann langsame Streckung im Knie unter genauer Beachtung, bei welchem Kniewinkel Schmerzen auftreten; handelt es sich um eine organische Schädigung des Ischiadicus oder seiner Wurzeln, so muß der Kniewinkel, bei welchem die ersten Schmerzen auftreten, in Adduktions- und Innenrotationsstellung kleiner sein, als in Abduktionsstellung.

Von Interesse ist die Tatsache, daß bei Ausführung des Lasègueschen Versuches oder seiner Modifikationen auch auf der gesunden Seite Schmerzen im kranken Bein auftreten können. Fajersztajn hat Folgendes gefunden: Steht der Kranke auf dem kranken Bein und schwingt das gesunde kräftig nach vorn bis zur Horizontalen, so treten im kranken Bein Schmerzen auf. Nach Deutsch, Strasser u. a. ist dies so zu erklären, daß beim Vorschwingen die gleichseitige Beckenhälfte nach vorne mitgerissen wird, wodurch eine Innenrotation im Hüftgelenk der kranken Seite und dadurch eine Zerrung der Wurzeln hervorgerufen wird. Montard-Martin führten den Lasègueschen Versuch in seiner gewöhnlichen Art am gesunden Bein aus und stellten dabei in einigen Fällen die typischen Schmerzen im kranken Bein fest. Dem Wesen nach ähnlich ist der Versuch von Bechterew: Der liegende Kranke kann sich nicht aufrichten, ohne das Knie des kranken Beines zu beugen; wird dieses passiv gestreckt, so beugt er stattdessen beim Sich-Aufrichten das Knie des gesunden Beines. Strasser schreibt, daß dieses kontralaterale, „gekreuzte" Lasèguesche Phänomen auf die besondere Schwere hinweise und gleichzeitig für die Lokalisation des Prozesses weit oberhalb. im Bereiche der Wurzeln, an den Rückenmarkhäuten oder innerhalb des Wirbelkanals spreche.

Es ist ohne weiteres verständlich, daß die den Ischiadicus angreifende Noxe den Nerven in seinem peripheren Verlauf, wie auch im Bereich seiner Wurzeln befallen kann. In diesem Sinne spricht Martin von einer *Sciatique haute, moyenne* und *basse*, Sicard unterscheidet zwischen *radikulärer* (intraduraler) und *funikulärer* (extraduraler) *Ischias*, Bing trennt die *intra-* und *paravertebralen* von den *intrapelvischen* und *peripheren* Formen. Die Feststellung, ob es sich um eine periphere Neuritis oder um eine sog. „*Wurzelischias*" handelt, ist nicht immer ganz einfach, für die Beurteilung des Zustandsbildes, wie auch der zu ergreifenden therapeutischen Maßnahmen jedoch von besonderer Wichtigkeit. An eine Lokalisation des Prozesses im Gebiete der Wurzeln wird man dann zu denken haben, wenn die oben erwähnten Zerrungsphänomene besonders stark die Druckempfindlichkeit des Nervenstammes hingegen nicht so ausgesprochen hervortritt. Auch das Auftreten von Schmerzen bei extremen Kopfbewegungen, bei Bewegungen in der Wirbelsäule und die Druckempfindlichkeit über oder neben den Dornfortsätzen der unteren Lendenwirbel und im Bereiche des Kreuzbeins spricht für eine Lokalisation im Wurzelgebiet, ebenso natürlich auch die Mitbeteiligung anderer Äste des Plexus lumbosacralis. Weiterhin ist es für Prozesse an den Wurzeln kennzeichnend, wenn die Druckerhöhung im Liquorraum des Wirbelkanals, wie sie beim Husten, Nießen, Pressen erfolgt, ausstrahlende Schmerzen auslöst oder sie verstärkt; von den extramedullären und extraduralen Neubildungen ist dieses Symptom ja gut bekannt.

In diesem Zusammenhange sind auch die *Liquorbefunde* bei Ischias zu besprechen. Seitdem sich die Untersuchung des Liquors als eine bei allen organischen Erkrankungen des Nervensystems unerläßliche diagnostische Methode durchgesetzt hat, wurde über pathologische Befunde häufiger berichtet (ESKUCHEN, DEMME, GREENFIELD und CARMICHAEL, LÉRI und SCHAEFFER, QUECKENSTEDT, WILDER u. a.). Es versteht sich, daß Liquorveränderungen in solchen Fällen stets einen Hinweis auf einen Prozeß an den Rückenmarkhäuten bzw. an den Wurzeln innerhalb des Liquorraumes bieten. Es findet sich bei der sog. idiopathischen Wurzelischias eine Vermehrung des Eiweißgehaltes mäßigen Grades und nicht selten auch eine leichte Vermehrung der Rundzellen. Da an der Eiweißvermehrung in der Regel vorwiegend die Albumine beteiligt sind, bleibt der Eiweißquotient niedrig. Aus eigener Erfahrung an dem großen Material unserer Klinik vermögen wir zu sagen, daß solche Veränderungen doch recht häufig sind, und zwar besonders in solchen Fällen, bei denen wir auch sonst Grund zu der Annahme haben, daß eine infektiöse Noxe ursächlich wirksam gewesen ist. Bei rein toxischen Formen der Ischias (wie z. B. beim Alkoholismus) sind solche Veränderungen seltener, was vielleicht darauf zurückzuführen ist, daß in diesen Fällen die Schädigung den Nerven mehr in seinem peripheren Verlauf angreift. Es bestehen hier die gleichen Verhältnisse wie bei anderen Neuritiden, z. B. des Plexus brachialis, bei der Facialisneuritis und bei den verschiedenen Formen der Polyneuritis.

Im großen und ganzen wird man wohl auch sagen können, daß die Liquorveränderungen ungefähr der Schwere des klinsichen Bildes entsprechen, d. h. in denjenigen Fällen, in welchen Reflexstörungen, Paresen und sensible Ausfallserscheinungen auf eine schwerere Neuritis hinweisen, am stärksten sind. WILDER hat angenommen, daß das Bild der Wurzelischias nicht selten durch eine umschriebene *Arachnoiditis adhaesiva* hervorgerufen wird, als kennzeichnenden Befund gibt er an, daß der QUECKENSTEDTsche Versuch (Ausbleiben eines Druckanstieges nach Jugulariskompression), sowie das rasche Absinken des Liquordruckes bei der Entnahme in solchen Fällen auf ein Passagehindernis hinweisen könne. Punktiert man sehr tief, d. h. unterhalb des 4. Lendenwirbels, so kann man gelegentlich ein ausgeprägtes Verschlußsyndrom feststellen, d. h. zu dem raschen Versiegen des Liquorabflusses kommt noch eine starke Eiweißvermehrung, die oft mit Gelbfärbung verbunden ist. Eine Zellvermehrung kann vorhanden sein, kann aber auch fehlen. In allen solchen Fällen stärkerer Liquorveränderungen ist es aber durchaus geboten, eine *Myolographie* vorzunehmen, um eine Neubildung im Bereiche der Cauda nach Möglichkeit auszuschließen, bzw. frühzeitig zu diagnostizieren. Die Deutung der Bilder kann freilich, wenn nicht ein charakteristischer Stop vorliegt, schwierig sein. Jedenfalls schadet die Myolographie (mit 20%igem Jodipin. descend. Merck) niemals, oft wirkt sie sogar therapeutisch — vielleicht auf Grund des Jodgehaltes — recht günstig. Wir sahen kürzlich in einem Falle von doppelseitiger Wurzelischias im Anschluß an die Myolographie, die einen sicheren Tumorstop innerhalb der Cauda ergeben hatte, schlagartiges Verschwinden der vorher sehr heftigen Schmerzen. Von anderer Seite wurde Ähnliches schon nach der gewöhnlichen Lumbalpunktion beobachtet.

Differentialdiagnose. Alle Autoren heben übereinstimmend hervor, daß die Diagnose Ischias (oben wurde darauf schon hingewiesen) in der Praxis wohl zu häufig gestellt wird. Nicht jeder Schmerz in der Gesäßgegend, mag er auch in das Bein ausstrahlen, ist als Ischias aufzufassen. Die Abgrenzung gegen Erkrankungen des Hüftgelenkes sollte in den meisten Fällen nicht auf allzugroße Schwierigkeiten stoßen. Die meist dabei vorhandene Druckempfindlichkeit unmittelbar der Gelenkgegend, die Schmerzhaftigkeit bei allen Bewegungen im Hüftgelenk, bei Stauchung, vor allem aber bei Außenrotation und Abduktion (die bei Ischias eher Erleichterung bringt) — alle diese -Symptome werden, zumal mit Unterstützung durch das Röntgenbild, die richtige Diagnose ermöglichen. Die Bedeutung des LASÈGUEschen Versuches, sofern er korrekt durchgeführt wird, wurde oben schon hervorgehoben. Differentialdiagnostisch noch wichtig sind weiterhin die myalgischen und myositischen Prozesse, zumal hier die Druckschmerzhaftigkeit der Muskulatur leicht VALLEIXsche Druck punkte vortäuschen und auch der LASÈGUEsche Versuch infolge der Anspannung der Muskulatur verstärkte Schmerzen hervorrufen kann. Die Bedeutung einer genauen Anamnese und einer exakten Schilderung der Schmerzen, der Bedingungen, unter welchen sie auftreten, der Art ihrer Ausstrahlung usw., ist hier besonders eklatant. Schließlich ist hier auch der Plattfuß zu erwähnen, der Beschwerden machen kann, die der Ischias wohl ähneln, indessen nicht gleichen.

Daß auch dann, wenn alle Symptome auf eine Ischias hinweisen, die genaueste Untersuchung nach der Ursache des Leidens unbedingt notwendig ist, wurde hier schon wiederholt betont. Die eigentliche diagnostische Bemühung hat dann erst zu beginnen. In allen Fällen ist nach Feststellung des neurologischen und internen (Diabetes usw.) Befundes zunächst eine Untersuchung der Wirbelsäule und des Beckens (gynäkologischer und rectaler Befund!) weiterhin auch — was keineswegs versäumt werden sollte — des Liquors vorzunehmen. Immer ist daran zu denken, daß Neubildungen im Bereich des unteren Rückenmarks, der Cauda, daß Prozesse an der Wirbelsäule (Caries, Metastasen) und im Becken (Proas-Abscesse, Adnextumoren, Appendicitis usw.) eine Zeit lang das Bild der Ischias hervorrufen können. Insbesondere macht eine doppelseitige Ischias von vornherein die symptomatische Natur der Erkrankung fast zur Gewißheit. Es bedeutet für den behandelnden Arzt eine peinliche Überraschung, wenn eine durch Wochen und Monate hindurch mehr oder weniger vergeblich behandelte „Ischias" sich schließlich als eines der genannten Leiden enthüllt und kostbare Zeit nutzlos verstrichen ist.

Verlauf. In der Regel setzt die gewöhnliche, „rheumatische" Ischias mehr oder weniger plötzlich ein und im Verlauf von Tagen steigern sich die Schmerzanfälle zur höchsten Intensität. Mitunter ist ein Zusammenhang mit einer vorangegangenen „Erkältung", starker Abkühlung und Durchnässung u. dgl. evident, ebenso beobachtet man das Auftreten des ersten Anfalles im Anschluß an körperliche Überanstrengungen, welche geeignet waren, eine Zerrung oder übermäßige Dehnung des Nervs (z. B. langes Verweilen in Hockestellung usw.) hervorzurufen. Eine langsame Entwicklung der Ischias über Tage und Wochen mit hexenschußartigen Schmerzen in der Kreuz- und Lendengegend, die dann allmählich in das Bein ausstrahlen, ist seltener. Der akute Ischiasanfall geht im Allgemeinen nach einigen Wochen, manchmal auch schon nach kürzerer Zeit vorüber, die Schmerzen lassen nach und treten etwa nur noch bei brüsken Bewegungen oder in bestimmten Körperhaltungen auf, dabei ist aber die Druckschmerzhaftigkeit des Nervenstammes und der Schmerz bei Ausführung des LASÈGUEschen Versuches auch in solchen Stadien meistens immer noch nachweisbar. Auch diese Erscheinungen können allmählich abklingen. Nicht selten ist dann, falls es sich um eine Neuritis ischiadica gehandelt hat, lediglich eine Abschwächung oder die Nichtauslösbarkeit des Achillesreflexes festzustellen. Häufiger vielleicht als völlige Ausheilung der Ischias, werden Rezidive beobachtet, die sich auch mehrmals wiederholen können. Das Auftreten solcher wiederholter Ischiasattacken ist natürlich ebenfalls in hohem Maße von äußeren Faktoren abhängig, so daß Personen, die berufsmäßig (wie z. B. Landbriefträger, Förster usw.) den Unbilden der Witterung besonders ausgesetzt sind, eher zu Rezidiven neigen, als andere Kranke. Vielfach ist der Verlauf auch von der Art, daß heftige Attacken nur selten einsetzen oder auch ganz ausbleiben, daß aber eine gesteigerte Empfindlichkeit des Nerven und gelegentliche leichte Schmerzen bei bestimmten Bewegungen oder bei Witterungsumschlag mehr oder weniger dauernd bestehen bleiben können.

Die *Behandlung* der Ischias hat verschiedene Gesichtspunkte zu berücksichtigen und muß zunächst einmal auf die Beseitigung des mehr oder weniger ausgesprochenen Schmerzzustandes im Bereich des Nerven, dann aber — vor allem bei den symptomatischen Formen der Ischias — auf die Therapie des Grundleidens abzielen, also die etwa vorhandenen Stoffwechselstörungen endogenen oder exogenen Ursprunges (Diabetes, Gicht, Alkoholismus usw.) oder die mechanischen Ursachen, die Neubildungen, entzündlichen Prozesse usw. zu beheben oder zu beseitigen suchen. Bei der sog. idiopathischen Ischias sind neben der Behandlung des akuten Ischiasanfalles vorbeugende Maßnahmen nicht zu vergessen, wie die Ansschaltung von Möglichkeit äußerer Schädigung durch Lebensgewohnheiten und Beruf; auch sollte die Untersuchung auf Herdinfekte nicht unterlassen werden.

In allen Zuständen akuter, frischer Ischias ist zunächst *absolute Ruhigstellung*, am besten durch Bettlagerung, anzuordnen. Häufig werden in diesem Stadium die Kranken ja auch selbst garnicht in der Lage sein, oder doch kaum das Verlangen haben, das Bett zu verlassen. Die medikamentöse Behandlung bezweckt durch Darreichung der üblichen Antineuralgica nicht nur die Bekämpfung des Schmerzes, sondern nach Möglichkeit auch eine therapeutische Beeinflussung des im Nerven sich abspielenden Reizvorganges. BING gibt im akuten Stadium Natr. salicyl. 4,0 pro die; auch Salipyrin, Antipyrin, Phenacetin, Aspirin usw. haben sich bewährt. Zur Schmerzlinderung ist der Zusatz eines narkotisch wirkenden Mittels empfehlenswert; an unserer Klinik gelangen von jeher die sog. BIACHschen Pulver (Codein. phosp. 0,03, Veronal 0,3, Aspirin 0,5) mit Erfolg zur Anwendung. Über die Wirkung des Atophans gehen die Meinungen auseinander, von STRASSER wird es gerühmt, während z. B. WEXBERG u. a. Bedenken wegen der Gefahr einer Leberschädigung äußern. Dem Internisten sei gesagt, daß die Anwendung von Morphin und Pantopon grundsätzlich unterlassen werden sollte, da bei einem Leiden, das, wie die Ischias, sich lange Zeit hinziehen oder gar chronisch werden kann, die Gefahr einer Gewöhnung immer gegeben ist. Intravenöse Injektionen von Novalgin oder Tachalgan haben sich uns bei der Bekämpfung auch sehr heftiger Schmerzen bewährt.

Bestehen Anhaltspunkte für die Annahme, daß der entzündliche Prozeß im peripheren Verlauf des Nerven sich abspielt, so kann man den Versuch machen, eine örtliche Einwirkung auf den Nerven durch solche Maßnahmen zu erzielen, die durch intensive Reizung der Haut eine auch *in die Tiefe gehende Hyperämie* hervorrufen. Von alters her ist die Behandlung mit Schröpfköpfen, Blutegeln, Senf- und Cantharidenpflastern bekannt. In neuerer Zeit haben sich Einreibungen mit Bienengiftsalbe (Forapin) bewährt. In diese Gruppe therapeutischer Methoden gehören auch die von MUNARI in Treviso und Florenz in Spezialinstituten durchgeführten Kurven, bei denen Einreibungen mit einer stark hautreizenden Salbe, deren genaue Zusammensetzung geheim gehalten wird, zur Anwendung gelangen. Bei peripherer Ischias sollen die Erfolge in vielen Fällen recht befriedigend sein. Die 1931 angegebene Methode der Histamin-Ionthophorese (bei welcher das Histamin mittels einer mit dem Präparat getränkten Löschpapierfolie, die an der Anode befestigt wird, in die Haut eindringen soll) wirkt im Wesentlichen wohl ebenfalls durch die dabei erzeugte Hyperämisierung. Die Erfolge werden recht verschieden beurteilt. STRASSER meint, daß die Iontophorese bei Myalgien wirksamer als bei Neuralgien oder Neuritiden sei. Bei leichterer Ischias haben wir zuweilen ein Nachlassen der Beschwerden gesehen, in schwereren Fällen wird man sich jedoch zu drastischeren Methoden entschließen müssen.

Wesentliche Bedeutung bei der Behandlung der Ischias vor allem frischer Prozesse, kommt mit Recht der *Anwendung von Wärme* in jeglicher Form zu. Im akuten Stadium sind Schwitzkuren mit großen Dosen von Aspirin oder Salipyrin und heißem Kamillen- oder Lindenblütentee oft erfolgreich, ebenso sind Überhitzungen in warmen Bädern (bis zu 40° C), in Dampf- und Glühlichtkästen (15—20 Minuten bis zu 50°), heiße Fangopackungen usw. sehr zu empfehlen. Die Schmerzen werden dadurch fast immer günstig beeinflußt, zumal wenn die Wirkung zunächst noch durch medikamentöse Behandlung unterstützt wird. Nur gilt es als Regel, daß allzu hohe, kaum noch erträgliche Temperaturen zu vermeiden sind, da die Zirkulation dadurch leicht stagnieren kann. Länger dauernde, gleichmäßige Durchwärmung bei etwas niedrigeren Temperaturen (Wärmekruken, feucht-warme Umschläge, Dampfkompressen) erweist sich im allgemeinen nicht nur als subjektiv wohltuender, sondern auch als heilsamer. Als ganz besonders wirksam, auch in Fällen von veralteter Ischias, ist die Anwendung der Dampfdusche zu rühmen, die auch in der Weise erfolgen kann, daß in raschem Wechsel der strömende Dampf durch einen kurzdauernden kalten Wasserstrahl unterbrochen wird. Durch diese sog. „*schottische Dusche*" wird eine noch ausgiebigere hyperämische Reaktion erzielt. Die meisten dieser Wärmeprozeduren kann man — wie dies in der Balneotherapie allgemein üblich ist — noch mit der Anwendung gewisser Stoffe kombinieren, denen von mancher Seite eine eigene Heilkraft zugeschrieben wird: Moor, Schlamm, Heilerde, Kräuterextrakte, Schwefel usw. sind in Form von Bädern und Packungen vielfach im Gebrauch. Die Ansichten über die Wirkung von Radiumbäderkuren sind geteilt.

Nach Abklingen des akuten Stadiums kann auch die *elektrische Behandlung*, vor allem die stabile Anodengalvanisation, erfolgreich sein. Die Erfahrungen haben gezeigt, daß die besten Resultate mit langdauernder Quergalvanisation bei Anwendung möglichst großer Elektroden, die höhere Stromstärken (80 bis 100 M.A.) erlauben, erzielt werden (Kowarschik). Um Verbrennungen zu vermeiden, sind die Elektroden mit mehreren Lagen durchfeuchteten Frottiertuches zu unterlegen und fest anzuwickeln. Je nach dem mutmaßlichen Sitz der Ischias werden die Elektroden in der Lumbo-Sacralgegend und in der Leistenbeuge bis zur Unterbauchgegend reichend, oder an der Beuge- und Streckseite des Oberschenkels oder Unterschenkels angelegt. Kowarschik empfiehlt Elektroden von einer Breite von 10 cm und einer Länge von etwa 1 m, die in der beschriebenen Weise an der Beuge- und Streckseite des Beines in seiner ganzen Länge angebracht werden. Die Dauer der Behandlung soll allmählich gesteigert und bis auf 1 Stunde ausgedehnt werden. Der gleiche Autor hat früher auch die Längsgalvanisation empfohlen, die in der Weise ausgeführt werden kann, daß die eine Elektrode in der Lenden-Kreuzgegend angebracht wird, während als zweite Elektrode ein Kübel Wasser dient, in welchen der Kranke den Fuß einzutauchen hat. Für die galvanische Behandlung der Ischias haben sich auch *Stangerbäder*, denen unter Umständen hautreizende Mittel noch zugesetzt werden können, als oft recht wirksam erwiesen.

Auch hinsichtlich der *Diathermie*behandlung haben die Erfahrungen wohl gezeigt, daß diese Art der Behandlung weniger bei frischer, als bei chronisch gewordenen Ischias angezeigt ist: im ganzen haben wir aber den Eindruck gewonnen, daß die Dampfduschenbehandlung wirksamer ist und im allgemeinen schneller zum Ziel führt. Über die Erfahrungen mit der *Kurzwellentherapie,* die schon im subakuten Stadium der Ischias angewandt werden kann, wurde in letzter Zeit von verschiedenen Seiten in günstigem Sinne berichtet. Wir selbst verfügen noch nicht über eine ausreichende Anzahl von Beobachtungen, die eine eingehende Beurteilung möglich machte.

Etwas eingehender ist die Behandlung mit *Röntgenstrahlen* zu erwähnen. An unserer Klinik (ALBRECHT, RÜSKEN) sind zahlreiche Fälle von Ischias in dieser Weise behandelt worden und in Übereinstimmung mit den Erfahrungen mancher anderer Autoren (CURSCHMANN, ZIMMERN und COTTENOT) sind wir, ebenso wie bei der Trigeminusneuralgie, so auch bei der Ischias mit den Erfolgen recht zufrieden. Es hat sich freilich gezeigt, daß eine um so günstigere Wirkung erzielt wird, je frischer der Prozeß ist, während Fälle von veralteter Ischias im chronischen Stadium häufig gänzlich unbeeinflußt bleiben. Vorübergehende akute Steigerungen der Schmerzen klingen für gewöhnlich bald wieder ab; sie geben jedenfalls keinen Anlaß, von einer Fortsetzung dieser Behandlungsweise abzusehen, gerade solche Fälle scheinen vielmehr gut auf die Bestrahlung zu reagieren. Wir bestrahlen von 3 Feldern aus (Wurzelgebiet, Verlauf des Nerven am Oberschenkel) mit je $\dfrac{300\ r}{\text{Fi } 0{,}5\ \text{Cu} + 1{,}0\ \text{Al}}$ und wiederholen diese Serie von 3 Bestrahlungen in Abständen von etwa 4 Wochen 1—2mal. Bei Frauen, die das Klimakterium noch nicht erreicht haben, ist natürlich wegen der Gefahr einer Schädigung der Ovarien besondere Vorsicht geboten und die Richtung der Felder danach anzuordnen. Nach unseren Erfahrungen, die von RÜSKEN demnächst veröffentlicht werden, sollte man wohl in geeigneten Fällen, bevor man sich zu chirurgischen Eingriffen entschließt, zunächst immer einen Versuch mit einer Röntgentiefenbestrahlung unternehmen.

Die früher vielfach übliche *Massage* wird jetzt für das akute Stadium der Ischias von den meisten Autoren abgelehnt, ganz abgesehen davon, daß auch die Kranken selbst wegen der starken Schmerzhaftigkeit sich gegen eine solche Behandlung sträuben. Haben dagegen die stärksten Schmerzen nachgelassen, so sind — zunächst nur vorsichtig ausgeführte — Bewegungsübungen mit leichter Streichmassage durchaus angezeigt, zumal dadurch dem Auftreten von Muskelatrophien, von Kontrakturen, wie sie namentlich bei älteren Kranken infolge fixierter Schonhaltungen sich rasch einstellen, wirksam entgegengearbeitet werden kann. Als zusätzliche Behandlungsmethode hat sich uns daher die Massage in solchen Fällen stets bewährt; es mag auch sein, daß dadurch gerade myalgische Prozesse, die ja auch bei echter Ischias häufig gleichzeitig vorhanden sind, therapeutisch sich günstig beeinflussen lassen. Über die Nervenpunktmassage nach CORNELIUS, die von mancher Seite gerühmt wird, besitzen wir eigene Erfahrungen nicht. STRASSER empfiehlt auch die von FORESTIER in Aix-les-Bains eingeführte, später von ZUELZER bei Ischias angewandte Dusche-Massage, die in einer Kombination von Streichmassage mit Berieselung durch Wasser von 45—50° Wärme besteht.

Weit verbreitet ist auch bei Ischias die Anwendung der *parenteralen Eiweißtherapie,* die vor allem in solchen Fällen am Platz sein wird, in welchen infektiöse Noxen als ursächliche Faktoren anzunehmen sind. Die theoretischen Grundlagen einer solchen Reizkörperbehandlung („Umstimmung", „Steigerung der Abwehrkräfte" usw.) sind gewiß noch recht umstritten; daß jedoch die therapeutisch günstige Einwirkung in vielen Fällen nicht zu übersehen ist, erscheint wohl als nicht zweifelhaft. Es gilt dabei freilich als Regel, daß man bei frischer Ischias mit der Anwendung der entsprechenden Präparate (am gebräuchlichsten ist eine Injektionskur mit Vaccineurin, Caseinpräparaten, sterilisierter Milch usw.) vorsichtig sein muß, da gelegentlich recht heftige allgemeine und örtliche Reaktionen auftreten, die zu einer Verschlimmerung der Ischias führen können. Bei schon länger bestehender, chronisch gewordener Ischias dagegen scheint ein solches Aufflackern des Entzündungsprozesses die Bedingungen zu einer therapeutischen Einwirkung auf auch anderen Wegen, etwa mit Hilfe hydrotherapeutischer Maßnahmen, günstiger zu gestalten. Über die in letzter Zeit wieder modern gewordene Behandlung mit Bienengift, die von verschiedenen Autoren gerühmt wird, besitzen wir keine eigenen Erfahrungen, ebenso wenig über die Wirksamkeit von Fieberkuren, die in hartnäckigen Fällen hier und dort angewandt worden sind. Von der Darreichung von B-Vitamin hat man sich anfänglich viel versprochen. Die Erwartungen sind nicht in Erfüllung gegangen. Ungeachtet aller berechtigten Skepsis sollte man jedoch die Verordnung großer Dosen — nur solche sind wirksam — vorläufig noch nicht aufgeben. Wir selbst haben sichere Erfolge jedoch nur bei Nervenschädigungen auf toxischer Grundlage (Alkoholismus, Diabetes) gesehen.

Bei schwerer und hartnäckiger Ischias wird nach Abklingen des akuten Stadiums vielfach auch von der *Injektionsbehandlung* mit recht günstigem Erfolge Gebrauch gemacht. In erster Linie kommt hier die von Lange 1901 angegebene Methode der *perineuralen Injektion* in Betracht: In der Mitte der Verbindungslinie zwischen Trochanter und Tuber ischii wird mit einer etwa 10 cm langen Kanüle in Richtung auf den Ischiadicus eingegangen; ist der Nerv getroffen, was sich in plötzlichen, heftigen Schmerzen äußert, so geht man mit der Nadel wieder etwas zurück und spritzt in die Umgebung 70—80 ccm physiologische Kochsalzlösung, der man auch geringe Mengen von Novocain (0,5%ig) zusetzen kann. Diese Injektionen sind im Allgemeinen in Abständen von mehreren Tagen zu wiederholen, zuweilen wird man nach einer einzigen Einspritzung schon Schmerzfreiheit erzielen können. In anderen Fällen jedoch erweist sich diese Art der Behandlung als wirkungslos, und wenn man berücksichtigt, daß die Injektionen nach Lange den Nerven ja nur in seinem peripheren Verlaufe erreichen, wird man verstehen, daß man eine Wurzelischias mit dieser Methode kaum wird beeinflussen können.

Gerade zur Behandlung solcher Fälle dienen andere Injektionsmethoden, die in Folgendem noch kurz erwähnt werden sollen. Cathelin und Sicard gaben die Methode der *epiduralen Injektion* an, bei welcher mit einer 6—8 cm langen Nadel durch den Hiatus in den Canalis sacralis eingegangen wird. Der Kranke befindet sich dabei zweckmäßigerweise in Knie-Ellenbogenlage. Die Technik dieser Injektion ist verhältnismäßig einfach, doch ist ein Anstechen des Duralsackes und von Gefäßen unbedingt zu vermeiden. Es werden 10 bis 12 ccm physiologische Kochsalzlösung mit Zusatz von Novocain (0,5%ige Lösung bei Verwendung der angegebenen Gesamtmenge der Injektionsflüssigkeit) eingespritzt. Nach 10—15 ccm geben die Kranken im Allgemeinen ein Druckgefühl im Bereich des Kreuzbeines an. Die Injektion größerer Mengen stößt häufig auf Schwierigkeiten und sollte für gewöhnlich unterlassen werden; Strasser hat an der Leiche festgestellt, daß gelegentlich auch bis zu 100 ccm mühelos eingespritzt werden können und daß in solchen Fällen die Flüssigkeit durch die Foramina sacralia in den präsacralen Raum abfließt. Statt der angegebenen Lösung von Novocain kann man auch Jodipin oder Lipiodol injizieren, wobei es sich gezeigt hat, daß das Jod den neuritischen Prozeß und die Schmerzen offenbar recht günstig beeinflußt — eine Erfahrung, die wir gelegentlich auch bei Wurzelneuritiden nach Myelographien gemacht haben. Von Seiten französischer Autoren wurde vor kurzer Zeit das Thiodacaine (Fa. Midi, Paris) herausgebracht; es handelt sich um ein Gemisch, das aus organischen Jod- und Schwefelverbindungen und einem Anaestheticum, dem Dunacaine, besteht, das gegenüber dem ihm chemisch verwandten Novocain den Vorzug absoluter Ungiftigkeit haben soll. Das Mittel kann epidural, wie auch paravertebral und präsacral gegeben werden und soll — wie auch Strasser bei der Nachprüfung bestätigen konnte — eine recht günstige Einwirkung ausüben. Wir selbst verfügen noch über keine eigenen Erfahrungen mit diesem Medikament.

Liegt eine Ischias vor, die vorwiegend die Lumbalwurzeln betrifft, so kann man sich auch der von Heile 1912 angegebenen Methode der *paravertebralen*

Injektion bedienen, bei welcher man zwischen dem Proc. costarius des 5. Lendenwirbels und dem Darmbeinkamm eingeht und mit der etwas nach medial und
unten gerichteten Nadel in einer Tiefe von 7—8 cm den Truncus lumbosacralis
erreicht (Vorsicht vor Anstechen der V. iliaca commun.!). Im Gegensatz dazu
zielt das von PENDL 1935 veröffentlichte Verfahren der *präsacralen Injektion*
darauf ab, eine Einwirkung ausschließlich auf die Sacralwurzeln auszuüben.
Diese Injektion wird mit einer mehr als 10 cm langen Nadel in der Weise ausgeführt, daß man seitlich von der Steißbeinspitze eingeht und die Nadel — unter
Kontrolle des in das Rectum eingeführten Fingers — an der vorderen Fläche
des Kreuzbeins entlang möglichst weit nach oben führt und hier 150—200 ccm
einer 0,25%igen Novocain-Kochsalzlösung einspritzt. (Bei Verwendung größerer
Mengen — über 50 ccm — empfiehlt es sich, stets 0,25%ige Novocainlösung
zu benutzen, während man bei kleineren Mengen gefahrlos von einer 0,5%igen
Lösung Gebrauch machen kann). Die Ergebnisse dieser von PENDL angegebenen
präsacralen Methode werden von dem Autor selbst, sowie von STRASSER sehr
gerühmt.

Die therapeutischen Erfolge der eben aufgeführten Injektionsverfahren sind
durch zahlreiche Beobachtungen sicher erwiesen, ihre Wirkungsweisen indessen
sind theoretisch noch keineswegs hinreichend geklärt. Im Hinblick darauf,
daß auch perineurale Umspritzungen mit reiner physiologischer Kochsalzlösung
eine Ischias günstig beeinflussen können, hat man an eine Wirkung mehr physi-
kalischer Art gedacht und hat etwa angenommen, daß die Infiltrierung und Aufschwemmung des den Nerven umgebenden Gewebes eine Art von Blockade,
insbesondere gerade schmerzleitender sympathischer Fasern hervorrufe. Eine
ähnliche Wirkungsart schreibt man auch der zuletzt erwähnten paravertebralen
und präsacralen Methode zu, bei der ja auch sympathische Geflechte im kleinen
Becken bzw. der Grenzstrang in dem Bereich der Infiltrationsanästhesie einbezogen werden. Die Wirkung von Jod und Schwefel wird man sich im Sinne
einer örtlichen Reiztherapie zu denken haben. Ähnliches bezweckten wohl noch
die von HAGUENAU oder von HÖGLER empfohlenen perineuralen Injektionen
von hoch konzentriertem Alkohol oder von Antipyrin. Daß auch diese Behandlungsweisen gelegentlich einmal auf eine Ischias günstig einwirken können, soll
nicht bestritten werden; *grundsätzlich aber ist die Anwendung derartig konzen-
trierter, gewebeschädigender Stoffe strikte abzulehnen*, da die Gefahr einer degenerativer Lähmung immer gegeben und bei einem gemischt motorisch-sensiblen
Nerven besonders verhängnisvoll ist. So kam vor einiger Zeit eine Kranke in
unsere Beobachtung, bei der im Anschluß an eine solche „perineurale" Anti-
pyrininjektion eine schwere Lähmung im Ischiadicusgebiet aufgetreten war,
deren Rückbildung sich über mehr als $1\frac{1}{2}$ Jahre hinzog.

Ausgehend von der Beobachtung, daß nach brüsker Ausführung des LASÈGUE-
schen Versuches die Schmerzen nach anfänglicher Steigerung mitunter nachlassen
können, hat man auch versucht, durch die Dehnung des Nerven den Krankheitsprozeß zu beeinflussen; man geht dabei in der Weise vor, daß man das in der Hüfte
gebeugte Bein im Kniegelenk von Mal zu Mal immer mehr streckt und in dieser
Stellung jeweils längere Zeit fixiert. Die früher geübte Methode der „blutigen Nervendehnung", bei welcher am freigelegten Ischiadicus eine kräftige Zerrung ausgeführt wurde, hat heute wohl nur noch historisches Interesse. In solchen Fällen,
in welchen der Untersuchungsbefund und die Vorgeschichte die Annahme wahrscheinlich machen, daß die Ischias durch entzündliche Vorgänge in der Umgebung
des Nerven, durch Narben- oder Schwartenbildungen, die zu einer Kompression des
Ischiadicus geführt haben, hervorgerufen wurde, ist sofern, andere Mittel versagen,
deren operative Beseitigung auf dem Wege der Neurolyse in Erwägung zu
ziehen.

Die Methoden der Ischiasbehandlung sind also an Zahl recht groß und die Wege, die dabei eingeschlagen werden, recht verschieden. Im Einzelfalle wird man das therapeutische Handeln auch davon abhängig machen müssen, ob eine frische oder eine schon chronisch gewordene Ischias vorliegt. Ohne wahllos herumzutasten wird man vielmehr nach einem wohlüberlegten Behandlungsplan die einzelnen Verfahren zur Erreichung des schnellsten und gründlichsten Erfolges in geeigneter Weise kombinieren.

Anhang.

Von den Neuralgien im Bereiche des Plexus pudendralis sei die sog. **Neuralgia spermatica** hier wenigstens kurz erwähnt; es bestehen dabei Schmerzen, die in die Gegend des Samenstranges und des Hodens lokalisiert werden und gelegentlich sollen dabei auch krampfartige Zustände im M. cremaster sowie sexuelle Reizerscheinungen vorkommen. Ob es sich hier um ein einheitliches Krankheits-bild handelt, ist durchaus noch zweifelhaft. Manche Autoren haben echte Neuralgien im Ausbreitungsgebiet des N. spermaticus ext. beschrieben, die auf der Basis organischer Krankheitsprozesse, wie z. B. von Hoden- oder Nebenhoden-entzündungen, Varicocelen, eines unvollständigen Descensus des Hodens entstanden sein sollen. In der Mehrzahl der Fälle handelt es sich jedoch wohl um funktionelle Störungen als Ausdruck von Sexualneurosen. Charany, Welti und Chaigiot beschrieben eine Neuralgie des N. pudend. int. mit den Erscheinungen einer sexuellen Übererregbarkeit, anfallartigen Schmerzen in der Genitalgegend, angeblich auch Blasen- und Mastdarmstörungen. Ob es sich hier um ein organisches Krankheitsbild handelt, ist gleichfalls zweifelhaft.

Bei der **Coccygodynie,** einem nicht ganz seltenen Leiden, klagen die Kranken — fast immer sind es Frauen — über umschriebene Schmerzen in der Steißbeingegend, die auch auf Druck ausgesprochen empfindlich zu sein pflegt. Die Schmerzen treten spontan auf, verstärken sich aber bei ausgiebigem Bücken und beim Sitzen gelegentlich auch bei der Darmentleerung, wenn Verstopfungen und harter Stuhl bestehen. Auch hier ist es zweifelhaft, ob eine eigentliche Neuralgie im Bereiche der Nn. anococcygici vorliegt. Meistens handelt es sich wohl um einen entzündlichen Prozeß in den Steißwirneln oder in den Weichteilen der Umgebung. Das Leiden tritt gar nicht selten auf traumatischer Grundlage, im Anschluß an schwere Entbindungen oder Sturz auf das Gesäß auf. Therapeutisch sind epidurale Injektionen von Novocain-Kochsalzlösung zu empfehlen, in hartnäckigen Fällen hat man auch die Resektion des Steißbeines vorgenommen.

Als **Metatarsalgie** beschrieb Morton Schmerzzustände im Bereich des 4. Metatarso-Phalangealgelenkse, die er auf eine Subluxation des Köpfchens des Metatarsale V unter das Metatarsale IV zurückführt. Ursächlich angeschuldigt werden Überanstrengung durch langes Stehen, Veränderungen des Fußgewölbes durch das Tragen zu engen Schuhwerkes, besonders bei übermäßiger Belastung des Vorderfußes durch Schuhe mit zu hohen Absätzen. Pantolini fand in einem Falle einen Knochenprozeß am Köpfchen des 4. Metatarsale, Tubby, Fuchs u. a. nahmen eine Neuralgie des N. plantaris durch Druckschädigung an. In allen solchen Fällen ist gründliche orthopädische Untersuchung und Behandlung geboten.

Die sog. **Achillodynie** (Albert, Schüller u. a.) ist durch Schmerzen an der Ansatzstelle und am unteren Abschnitt der Achillessehne, die besonders beim Stehen und Gehen auftreten, gekennzeichnet. Nach König handelt es sich meistens um eine Bursitis, die sich im Anschluß an Traumen und auch an Infektionskrankheiten einstellen kann. Die Therapie besteht in der Exstirpation des entzündeten Schleimbeutels.

Der sog. **Tarsalgie,** bei welcher über Schmerzen in der Hackengegend geklagt wird, liegt häufig eine Exostose am Calcaneus zu Grunde.

F. Herpes zoster (die Gürtelrose).

Das kennzeichnende Merkmal des als *Herpes zoster* bezeichneten Krankheitsbildes ist der *Bläschenausschlag:* auf einer umschrieben geröteten Hautpartie bilden sich zunächst wasserhelle Bläschen aus, die zu Gruppen angeordnet sind. Die Eruption solcher Gruppen kann in Schüben erfolgen. Nach einigen Tagen trübt sich der Inhalt der Bläschen, nimmt oft eine eitrige Beschaffenheit an, seltener wird er hämorrhagisch (Zoster haemorrhagicus). Die Bläschen können auch zu größeren Blasen zusammenfließen (Zoster bullosus). Nach Ablauf etwa einer Woche beginnen die Bläschen einzutrocknen, es bilden

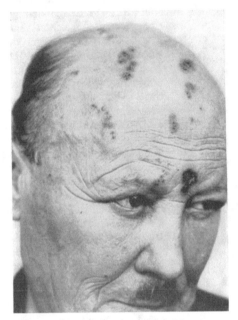
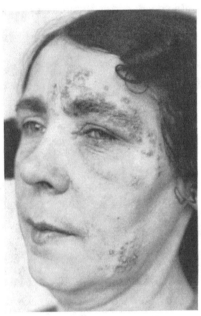

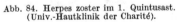

Abb. 84. Herpes zoster im 1. Quintusast. (Univ.-Hautklinik der Charité).	Abb. 85. Herpes zoster im Quintusgebiet links. (Univ.-Hautklinik der Charité).

sich Schorfe und Krusten, die abgestoßen werden und für gewöhnlich nur eine vermehrte Hautpigmentation hinterlassen. Bis zur völligen Rückbildung der Bläschen können Wochen vergehen. Geht die Blasenbildung tiefer oder bilden sich nach Abstoßung der Schorfe Geschwüre aus (Zoster gangraenosus), so können Hautnarben zurückbleiben.

Aber nicht so sehr der Bläschenausschlag als solcher (der ja mit dem Herpes febrilis gewisse Ähnlichkeiten aufweisen kann), als vielmehr seine *Anordnung* muß als das wesentliche Merkmal des Herpes zoster gelten. Dies ist schon den Beobachtern aus der Mitte des vorigen Jahrhunderts aufgefallen. Schon frühzeitig (MEHLIS 1818, BASSEREAU 1849) hat man aus der Anordnung des Ausschlages auf eine Beziehung zum Nervensystem geschlossen und später hat man auch erkannt, daß das Ausbreitungsgebiet des Ausschlags nichts mit der Verzweigung etwa der peripheren Nerven zu tun hat, sondern dem Versorgungsbereich der hinteren Wurzeln bzw. der Rückenmarksegmente entspricht (HEAD und CAMPBELL, FOERSTER, SHERRINGTON u. a.). Die vollständige Übereinstimmung der Ausbreitung des Zoster mit den Wurzelzonen ist, was auch WOHLWILL betont, oft nur schwer nachzuweisen, da einerseits die Grenzen des Ausschlags („aberrierende Bläschen" usw.) nicht immer genau zu bestimmen sind

und andererseits individuelle Verschiedenheiten in der Begrenzung der Wurzelzonen sowie Überschneidungen benachbarter Areale vorkommen. Doch hat
diese Tatsache im wesentlichen nur theoretische Bedeutung. In der Regel ist
nur ein Segment, zuweilen sind aber auch mehrere benachbarte Segmente befallen. Bilaterales und vor allem bilateral-symmetrisches Auftreten des Ausschlags ist noch seltener. Herpes zoster wird nicht nur am Stamm und an den
Gliedmaßen, sondern auch im Gesicht beobachtet; hier entspricht dann die
Lokalisation des Ausschlags dem Versorgungsgebiet der einzelnen Quintusäste
(vgl. Abb. 85).

Über die *Ausbreitung* und *Verteilung* des Herpes zoster unterrichtet eine
Untersuchung von Berggreen und Schüler, die sich auf 2014 Beobachtungen

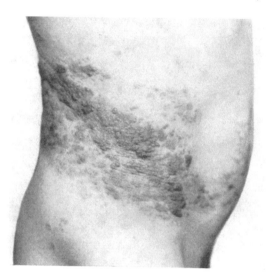

der dermatologischen Poliklinik der Charité aus den
Jahren 1920—1935 stützt.
Nach einzelnen Segmenten
berechnet waren der erste Ast
des Trigeminus und das 3. Cervicalsegment (also Stirn- und
Halsregion) am häufigsten (je
rund 10%) befallen. Auf
Körperabschnitte bezogen war
der Herpes zoster im Bereich
des Kopfes (Quintus, C 1 bis
C 2) bei Männern in 20,9%,
bei Frauen in 16,7%, im
Bereich der Schulter und des
Halses (C 3 bis C 4) bei
Männern in 16,1%, bei Frauen
in 14,5% aller Fälle lokalisiert.
Häufig, und bei beiden Geschlechtern gleichmäßig, war
die Lokalisation im Bereich
der Arme (rund 18%). Weiter-

Abb. 86. Herpes zoster in D_{10}—D_{12}.
(Univ.-Hautklinik der Charité).

hin häufig betroffen sind die Rumpfsegmente (rund 44 bzw. 49%), und zwar bei
Männern mehr die unteren, bei Frauen mehr die oberen und mittleren Bezirke
des Rumpfes. Der Häufigkeit dieser Lokalisation verdankt ja das Krankheitsbild seine Bezeichnung als Gürtelrose (vgl. Abb. 86). In den Lumbal- und
Sacralsegmenten wird der Herpes zunehmend seltener. Die Verteilung auf die
rechte und linke Körperhälfte war gleichmäßig.

Zu erwähnen ist noch der von Haslund beschriebene seltene *Herpes zoster
generalisatus*, der dadurch gekennzeichnet ist, daß, meist im Anschluß an einen
segmentalen Zosterausschlag, eine allgemeine, dem ganzen Körper befallende
Eruption von Bläschen auftritt. Es handelt sich hierbei um sehr schwere
Krankheitsbilder, die tödlich enden können (v. Zumbusch u. a.). Die Entwicklung eines generalisierten Bläschenausschlages hat man mit dem Ausbleiben der
sonst nach dem ersten Schub auftretenden Immunität zu erklären versucht.
Der Zoster generalisatus tritt überhaupt vorwiegend bei alten oder geschwächten
Personen auf, verhältnismäßig nicht so selten auf dem Boden einer Leukämie,
was wohl mit der Häufigkeit leukämischer Infiltrate in den Rückenmarkhäuten
und -wurzeln (Trömmner, Wohlwill) zusammenhängt.

Vor Ausbruch des Herpes zoster können *Allgemeinstörungen* in Gestalt von
Unbehagen, Fieber, Schmerzen und Mißempfindungen im Bereiche des befallenen Segmentes auftreten; auch wurden regionäre Lymphknotenschwellungen

beobachtet. Nach HEAD und CAMPBELL sind bei Herpes zoster oberhalb von D 7 die axillären bzw. submandibulären Knoten geschwollen, bei Herpes in Segmenten unterhalb von D 7 die Leistendrüsen. Alle diese Erfahrungen sprechen schon für sich allein für die infektiöse Natur des Herpes zoster; wir werden weiter unten noch sehen, daß auch noch andere Befunde uns zu dieser Auffassung zwingen.

Liquorveränderungen sind häufig nachweisbar; in Übereinstimmung mit anderen Autoren (ANDERSON und WULF, DEMME, GREENFIELD und CAR-MICHAEL, ESKUCHEN usw.) fanden wir meistens eine beträchtliche Vermehrung der Rundzellen (häufig mehr als 100—200:3), die oft, aber nicht immer, mit einer Eiweißvermehrung und entsprechenden Ausflockungen im Anfangs- und Mittel-teil der Kolloidreihen (Goldsol-, Normomastixreaktion usw.) verbunden ist. In einem Falle von Zoster oticus sahen wir gleichzeitig eine erhebliche Verminderung des Zuckergehaltes. Es ist ferner bekannt, daß sich Liquorveränderungen schon vor Ausbruch des Bläschenausschlages, wie auch noch Wochen und Monate nachher nachweisen lassen.

Eine regelmäßige Begleiterscheinung des Herpes zoster stellen *neuralgische Schmerzen* im Bereiche der befallenen Segmente dar. Oben wurde bereits er-wähnt, daß sie gelegentlich schon vor Eruption der Bläschen auftreten können, häufiger stellen sie sich aber gleichzeitig mit dem Ausschlag ein, um allmählich wieder abzuklingen. Seltener überdauern sie die akuten Erkrankungen um Monate und Jahre. Die Schmerzen tragen neuralgischen Charakter, sind brennend, beißend und bohrend und können außerordentlich heftig und peinigend sein.

Objektive Störungen der Sensibilität sind nicht regelmäßig, aber doch häufig anzutreffen: Hyperästhesie oder auch Hypästhesie für Schmerzreize. Einige Autoren, wie z. B. RAYMOND, wollen gefunden haben, daß in Sonderheit die Temperaturempfindung betroffen ist. Störungen der Berührungsempfindung sollen nach PETRÉN und BERGMARK nur bei gleichzeitigem Befallensein mehrerer benachbarter Segmente vorkommen, was wohl mit der, was die Berührungs-empfindung anlangt, ausgedehnten Überschneidung der Metameren zu erklären ist. Anaesthesia dolorosa wurde ebenfalls beschrieben. Von *vegetativen Störungen,* die für gewöhnlich auf die betroffenen Segmente lokalisiert bleiben, sind zu nennen: Fehlen des pilomotorischen Reflexes (ANDRÉ-THOMAS), Haarausfall, Hypo- und Hyperhidrosis (HIGIER), Durchblutungsstörungen der Haut, Speichel-fluß. Beim Zoster ophthalmicus wurden *Pupillenstörungen* beobachtet: Mydriasis, einseitige reflektorische Starre (BÄR, FRANÇOIS, MILIAN und CHAPIREAU, ZUTT), Pupillotonie (H. K. MÜLLER), HORNERsches Syndrom.

Motorische Störungen sind im ganzen seltener nachzuweisen; betroffen sind diejenigen Muskeln, die ihre Nervenfasern aus dem gleichen Segment beziehen, in dessen Projektionsbereich der Ausschlag sich findet. Bei Herpes im Bereich des Schultergürtels und der Arme sieht man also Lähmungen der Hals- oder Schultermuskeln oder Plexusparesen. Lähmungen im Bereiche der unteren Gliedmaßen sind noch seltener, ebenso auch solche im Bereich des Rumpfes; es sind aber partielle Bauchmuskellähmungen (ANDRÉ-THOMAS u. a.) beschrieben worden, ebenso wie auch Blasen- und Mastdarmlähmungen bei Herpes sacralis beobachtet wurden. Von den Hirnnerven wird der Facialis verhältnismäßig oft betroffen, in Sonderheit bei Herpes zoster oticus (s. unten). Oculomotorius-lähmungen werden bei Zoster ophthalmicus beobachtet; Kaumuskellähmungen bei Zoster im Gebiet des Quintus wurden von ACHARD (zitiert nach WOHLWILL) beschrieben.

Als *Herpes zoster ophthalmicus* (HUTCHINSON) werden jene Krankheitsbilder bezeichnet, bei denen der erste Quintusast befallen ist (vgl. Abb. 84). Praktisch von besonderer Bedeutung ist diese Form des Zoster aus dem Grunde, weil dabei recht häufig die Hornhaut mit erkrankt. Hier führt der Bläschenausschlag zu verschiedenen Formen von Keratitis, mitunter zu tiefgreifenden Geschwüren, die ausgedehnte Substanzverluste, Narben, und dadurch Erblindung nach sich ziehen können. Seltener sind die Regenbogenhaut oder gar die Sehnerven (Opticusneuritis mit Ausgang in Atrophie) mitergriffen. Nach Zoster der Iris kann sich sekundär ein Glaukom entwickeln. Häufiger sind Lähmungen der Augenmuskelnerven, vor allem des Oculomotorius, wobei sowohl komplette Lähmungen mit Ptosis, wie auch isolierte Pupillenstörungen (s. oben) beobachtet werden. Nach WILBRAND und SAENGER ist der Zoster ophthalmicus auch dadurch ausgezeichnet, daß die Bläschen auf der Haut sich in besonderer Häufigkeit zu nekrotisierenden Geschwüren umwandeln; verhältnismäßig häufig sollen Neuralgien des ersten Quintusastes zurückbleiben.

Ebenso wie im Bereich des Quintus kann sich der Herpes zoster natürlich auch im Bereiche anderer sensibler Hirnnerven lokalisieren. Von *Herpes zoster oticus* (O. KÖRNER) spricht man in solchen Fällen, in welchen der Herpesausschlag im Bereich des äußeren Ohres auftritt. Es handelt sich um ein Gebiet, welches die Concha, den äußeren Gehörgang, seltener den Warzenfortsatz, die Umschlagsfalte der Ohrmuschel, das Trommelfell und das Ohrläppchen umfaßt (HAYMANN). Durch die Untersuchungen HUNTs, der sich besonders eingehend mit diesem Krankheitsbild beschäftigt hat, wissen wir, daß an der sensiblen Versorgung dieses eben genannten, zwischen den Innervationsbezirken des Quintus und der oberen Cervicalnerven liegenden Gebiets sich sowohl der Quintus durch den N. auriculotemporalis, als auch der Intermedius, Vagus und Auricularis magnus (aus C 3), die sämtlich durch zahlreiche Anastomosen untereinander verbunden sind, beteiligen. Diese sog. HUNTsche Zone ist im wesentlichen wohl dem Ganglion geniculi, zum Teil wohl auch den Ganglien des Glossopharyngeus, Vagus, vielleicht auch den oberen Cervicalganglien (HUNT) zuzuordnen.

Der Herpes oticus kann sich auf die Entwicklung eines Bläschenausschlages in dieser Zone — oft verbunden mit heftigen Schmerzen — beschränken. Fälle dieser Art sind aber im ganzen selten und oft schwer als Herpes zoster zu diagnostizieren, da — wie besonders HAYMANN hervorhebt — Bläschenausschlag z. B. am Trommelfell auch auf anderer Grundlage entstehen kann. Das, was den Zoster oticus in besonderer Weise kennzeichnet, ist die *Mitbeteiligung benachbarter Hirnnerven* bzw. deren Ganglien. Die engen nachbarschaftlichen Beziehungen des Ganglion geniculi zum motorischen Facialis und zum N. statoacusticus machen solche Beobachtungen ja leicht verständlich. Außerdem handelt es sich, wie wir noch sehen werden, wohl immer um einen Prozeß, der sich nicht etwa nur in den Ganglien, sondern im Bereich der basalen Abschnitte der Hirnnerven abspielt. Jedenfalls sprechen die Liquorbefunde durchaus in diesem Sinne. Die Mitbeteiligung des Facialis äußert sich in einer Gesichtslähmung, die selbstverständlich den Charakter einer peripheren Lähmung hat, mit Entartungsreaktion einhergehen kann und oft alle Äste betrifft. Wie bei anderen peripheren Facialislähmungen sind Geschmacksstörungen (Chorda tympani!) und leichte sensible Störungen im Bereich der Wange häufig vorhanden. Die Beteiligung des Octavus äußert sich von seiten des Cochlearis in Ohrensausen, Hyperacusis (die aber auch eine Stapediuslähmung als Ursache haben kann!) oder auch in Hypacusis oder sogar Taubheit. Es ist aber zu beachten, daß Schwerhörigkeit nicht nur durch eine Schädigung des Nerven oder des Sinnesapparates, sondern auch des Mittelohrs (Otitis media, Trommelfellentzündung) bewirkt werden kann. Drehschwindel, Gleichgewichtsstörungen, Abweichen beim Zeigeversuch, Nystagmus und Erbrechen weisen auf den Vestibularis hin. Häufig ist das bekannte MENIÈREsche Syndrom voll ausgebildet. Die calorische Erregbarkeit ist bei Vestibularisbeteiligung meistens erloschen oder doch herabgesetzt, nur selten erhöht (HAYMANN). Lähmungserscheinungen von Seiten des Abducens sind selten. Pulsverlangsamung, Singultus, Übelkeit und Erbrechen wurden von HUNT auf eine Reizung des Vagus bezogen. Selbstverständlich kann das Syndrom der Kerngruppe des Zoster oticus auch mit einem Zoster des Ganglion Gasseri oder der oberen Cervicalganglien vergesellschaftet sein.

Bei der Mannigfaltigkeit möglicher Symptomenverbindungen sind somit die klinischen Bilder oft recht vielgestaltig. Das gleiche gilt auch hinsichtlich der Reihenfolge, in welcher die einzelnen Störungen auftreten. Im allgemeinen tritt die Facialislähmung durchschnittlich eine Woche nachher oder wenigstens gleichzeitig mit dem Ausschlag auf, nur selten geht sie diesem voran. In fast allen Fällen handelt es sich um einen schweren Krankheitszustand, der mit einer erheblichen Beeinträchtigung des Allgemeinbefindens, mit Fieber, zuweilen auch mit Lymphdrüsenschwellungen am Halse einhergeht und gerade durch die vestibulären Reizerscheinungen und durch die neuralgischen Schmerzen außerordentlich quälend sein kann. Quoad vitam ist die Prognose wohl immer gut, was die Rückbildung der Ausfallserscheinungen anlangt, aber durchaus mit Vorsicht zu stellen. War Taubheit eingetreten, so bleibt diese oftmals bestehen, ebenso Ohrensausen; auch die Gesichtslähmung bildet sich häufig nur unvollkommen zurück.

Zur Veranschaulichung des Krankheitsbildes seien zwei aus den letzten Jahren stammende Beobachtungen aus unserer Klinik kurz aufgeführt:

1. A. W., 23 Jahre. 11 Tage vor der Aufnahme ziehende Schmerzen im und hinter dem linken Ohr, die zunächst an Otitis media denken ließen. Dann Bläschenausschlag an der Zunge und am Gaumen links, verbunden mit Taubheitsgefühl in dieser Gegend. Einige Tage später Bläschenausschlag im unteren Bereiche der linken Ohrmuschel und im äußeren Gehörgang, gleichzeitig linksseitige Facialislähmung mit Geschmacksstörung, Ohrensausen und Schwerhörigkeit links, heftiger Drehschwindel und Erbrechen. *Befund:* leichte Nackensteifigkeit, Hypästhesie und Hypalgesie im gesamten Quintusgebiet (einschließlich der Schleimhäute) links, Druckschmerzhaftigkeit der Nervenaustrittspunkte. Linksseitige periphere Facialislähmung mit quantitativer Herabsetzung der elektrischen Erregbarkeit und Geschmacksstörung in den vorderen zwei Dritteln der Zunge links. Hypalgesie an der hinteren Rachenwand links. Typische Herpesbläschen links an der Grenze zwischen hartem und weichem Gaumen, am linken Trommelfell und an der Ohrmuschel. Innenohrschwerhörigkeit links, calorische Unerregbarkeit des linken Labyrinthes. Nystagmus nach rechts. Taumeliger Gang. Hypalgesie in C1 bis C3. XI und XII o. B. Subfebrile Temperaturen. Liquor: Globulinreaktion: Opalescenz. Gesamteiweiß: $^1/_5$ pro mille; Goldsolund Normomastixreaktion o. B. Liquorzucker erheblich vermindert: 37 mg-%. Zellzahl: 242:3. Sediment: Sehr starke Vermehrung der Rundzellen, Doppelkerne, zahlreiche Endothelien.

Das schwere Krankheitsbild besserte sich rasch; bei der Entlassung nach 2 Monaten bestanden noch geringe Resterscheinungen der Facialislähmung, calorische Unerregbarkeit, Nystagmus nach rechts, Hypalgesie im Quintusgebiet.

2. W. St., 35 Jahre. 8 Tage vor der Aufnahme plötzlich Kopfschmerzen, lebhaftes Krankheitsgefühl. Am folgenden Tage linksseitige Facialislähmung, Anschwellung und schmerzhafter Bläschenausschlag in und hinter der Ohrmuschel, wenige Tage später Ohrensausen, Übelkeit und Drehschwindel, so daß Aufstehen nicht möglich war. *Befund:* Typische Herpesbläschen im genannten Bezirk, Hypalgesie im zweiten Quintusast links. Linksseitige vollständige Facialislähmung mit Geschmacksstörung in den vorderen zwei Dritteln der Zunge und partieller Entartungsreaktion. Leichte Abducensparese rechts, Hörvermögen beiderseits normal. Linkes Labyrinth herabgesetzt erregbar. Vorbeizeigen nach links. Nystagmus nach rechts. Liquorbefund: Globulinreaktion: leichte Trübung. Gesamteiweiß: $^5/_{12}$ pro mille. Goldsolreaktion: 112332100. Normomastixreaktion: 8799865321. Zellzahl: 213:3. Sediment: sehr starke Rundzellenvermehrung, Endothelien, plasmareiche Elemente.

Beide Beobachtungen veranschaulichen deutlich, wie sich um das Kernsyndrom (Herpes in der HUNTschen Zone, VII- und VIII-Lähmung) in variabler Weise die Störungen von Seiten benachbarter Hirnnerven in mehr oder weniger großer Ausdehnung gruppieren. Wie schon oben erwähnt wurde, ist die zeitliche Aufeinanderfolge, in der die einzelnen Nerven befallen werden, jeweils recht verschieden. Bei unserer zweiten Beobachtung ist besonders hervorzuheben, daß der Cochlearis verschont geblieben und daß der Prozeß, wie dies nicht ganz selten beschrieben wurde, doppelseitig aufgetreten war, insofern als auch auf der Gegenseite eine Abducenslähmung, die an sich dabei auch selten ist, sich eingestellt hatte. Die sehr ausgeprägten Liquorveränderungen in beiden Fällen beweisen, was in pathogenetischer Hinsicht von Bedeutung ist, daß die Hirnnerven an der Basis im Bereich der Meningen betroffen waren.

Klinisch sehr ähnliche Krankheitsbilder kommen auch *ohne* Herpesausschlag selten einmal zur Beobachtung. Frankl-Hochwart beschrieb entzündliche Erkrankungen des 7. und 8. Hirnnerven, die mit Ohrensausen, Schwerhörigkeit und Facialislähmung einhergingen, unter der Bezeichnung: *Polyneuritis cerebralis menièriformis.* Auch wir konnten vor einigen Jahren eine entsprechende Beobachtung machen:

E. B., 52 Jahre alt, erkrankte vor 5 Wochen plötzlich mit Fieber über 39⁰, das 3 Tage anhielt, Schluckbeschwerden, rechtsseitigem Ohrensausen, Schwindel, Schmerzen hinter dem rechten Ohr. 2 Tage später trat eine rechtsseitige Gesichtslähmung mit einer Geschmacksstörung auf. *Befund:* Nystagmus nach links, Innenohrschwerhörigkeit rechts, Austrittspunkte der V rechts druckschmerzhaft, periphere rechtsseitige VII-Lähmung mit kompletter Ea.R.; Geschmacksstörung in den vorderen zwei Dritteln der Zunge. Kein Herbesausschlag, auch keine Resterscheinungen von Bläschen. Di-Abstrich negativ. Liquor: Mittelstarke Vermehrung der Rundzellen, sonst o. B. Im Verlaufe weiterer 4 Wochen weitgehende Rückbildung der Erscheinungen.

Die Beziehungen solcher Krankheitsbilder zum Herpes zoster sind noch nicht geklärt. Frankl-Hochwart scheint an eine grundsätzliche Trennung nicht gedacht zu haben, denn er führt analoge Beobachtungen (Berger, Hammerschlag, Rosenbach) an, die einen Zosterausschlag im Bereiche der Ohrmuschel aufwiesen und sich also in nichts von dem oben beschriebenen Zoster oticus unterschieden. Man hat auch geltend gemacht, daß in den Fällen ohne Herpes der Ausschlag der Beobachtung entgegen sein könnte; auch für die von uns beobachtete eben beschriebene Kranke möchten wir eine solche Möglichkeit jedenfalls nicht völlig ausschließen, da wir die Kranke immerhin erst 5 Wochen nach Ausbruch des Leidens gesehen haben. Von der Annahme eines ,,Zoster ohne Ausschlag'' ausgehend, wollen einige Autoren, wie z. B. Aitken und Brain auf Grund der Seroreaktion von Bedson und Bland von 22 gewöhnlichen Facialislähmungen 4 Fälle als Zoster entlarvt haben (zitiert nach Wohlwill). Eine Nachprüfung dieser sehr interessanten Frage scheint bisher noch nicht erfolgt zu sein.

Die ersten *pathologisch-anatomischen Befunde* finden sich in den Arbeiten v. Bärensprungs (1861). Dieser Autor, der schon vorher, lediglich auf Grund klinischer Überlegungen, einen Prozeß in den Spinalganglien gefordert hatte, konnte später die Richtigkeit seiner Anschauungen durch einen Obduktionsbefund bestätigen: Das dem Zoster zugehörige Spinalganglion war schon makroskopisch sichtbar gerötet und geschwollen und wies bei der histologischen Untersuchung die Resterscheinungen eines mit Blutungen einhergehenden Entzündungsprozesses auf. Durch die Untersuchungen vor allem von Head und Campbell haben diese Befunde v. Bärensprungs eine Bestätigung an einem sehr reichhaltigen Material erfahren. Andererseits haben Curschmann und Eisenlohr, Pitres und Vaillard, Wohlwill u. a. Beobachtungen mitgeteilt, bei welchen anatomische Veränderungen nur im Bereiche des peripheren Nerven gefunden wurden, das Spinalganglion aber intakt war. Seitdem in der Folgezeit die Obduktionsbefunde sich mehrten, hat es sich herausgestellt, daß vorzugsweise zwar das Spinalganglion von dem Krankheitsprozeß betroffen wird, daß aber in den meisten Fällen auch an den hinteren (gelegentlich auch den vorderen) Wurzeln, an den peripheren Nerven und auch am peripheren Sympathicus

Veränderungen zu erkennen sind (EDINGER, ANDRÉ-THOMAS, WOHLWILL u. a.).
WOHLWILL, der wohl über die größten Erfahrungen aus neuester Zeit verfügt,
spricht von einer „Neuro-Ganglio-Radiculo-Myelitis". Nach diesem Autor,
dem wir hier bei der Beschreibung der anatomischen Befunde folgen, handelt
es sich bei dem Prozeß im Ganglion um eine — oft hämorrhagische — Entzündung,
die zu interstitiellen, oft perivasculären Rundzelleninfiltraten und zum Untergang von Ganglienzellen und Nervenfasern (mit nachfolgender sekundärer
Degeneration) führt. Nach den Untersuchungen WOHLWILLs ist es kennzeichnend, daß die Alteration des Nervengewebes häufig verhältnismäßig nur
gering ist; mitten in den entzündlichen Infiltraten können die Ganglienzellen
ihre Struktur vollkommen gewahrt haben. An den Wurzeln sind in Sonderheit
die arachnoidealen Scheiden von den Infiltraten eingenommen. Die entzündlichen Veränderungen im peripheren Nerven beschränken sich im allgemeinen
auf die nächste Umgebung des Ganglions und sind meist nur geringfügig; nur
ausnahmsweise werden schwerere hämorrhagische Entzündungen beobachtet.
Auf das Rückenmark greift der Prozeß von den weichen Häuten an der Eintritts-
stelle der erkrankten hinteren Wurzeln aus über und kann dann auch benachbarte (namentlich die kranial gelegenen) Segmente in mehr oder weniger großer
Ausdehnung befallen (*Zoster-Myelitis*: LHERMITTE und NICOLAS). Die Ganglienzellen selbst sind dabei oft verhältnismäßig wenig geschädigt. Ähnliche Veränderungen finden sich auch in den sympathischen Ganglien. WOHLWILL macht
darauf aufmerksam, daß nicht nur im Rückenmark der pathologische Prozeß
über die den betroffenen Hautpartien betreffenden Segmente hinausreichen kann,
sondern daß dies häufig auch für die dem „Zosterganglion" benachbarten
Ganglien und Wurzeln gilt (VAN DER SCHEER und STURMAN u. a.). In solchen
Fällen handelt es sich also um sehr ausgebreitete Prozesse, die das Rückenmark
in großer Ausdehnung, sowie zahlreiche Ganglien und Wurzeln umfaßt. Es sind
auch Kombinationen von Zoster und aufsteigender LANDRYscher Lähmung
beschrieben worden. Beim Zoster im Bereiche des Gesichtes ist das den Spinal
ganglien gleichzusetzende Ganglien Gasseri betroffen; auch in den zugehörig
sympathischen Ganglien finden sich entzündliche Veränderungen. Daß beim
Zoster ophthalmicus neben dem Ganglion ciliare und den Ciliarnerven auch die
Hornhaut, Uvea und Aderhaut (Infiltrate, Nekrosen und Blutungen) von dem
Prozeß ergriffen werden können, wurde oben schon erwähnt. Die anatomischen
Befunde bei Zoster oticus sind bis jetzt sehr spärlich (HUNT, MAYBAUM und DRUSS,
letztere zitiert nach WOHLWILL); es wurden degenerative Veränderungen im
Ganglion geniculi und im N. intermedius gefunden.

Alle diese genannten entzündlichen Vorgänge bilden sich für gewöhnlich
wohl wieder zurück, in schweren Fällen hingegen bleiben narbige Veränderungen
und Sklerosen noch für lange Zeit — oder auch für immer — erkennbar (HEAD
und CAMPBELL).

Zur Ätiologie und Pathogenese. Idiopathischer und symptomatischer Zoster:
Aus dem Ablauf des Zoster, der in typischen Fällen mit Fieber beginnt, oft mit
regionären Lymphknotenschwellungen einhergeht und in der Regel Immunität
hinterläßt, hat man schon seit langem auf die infektiöse Natur dieser Krankheit
geschlossen, wenn auch über die Art des Erregers bis vor kurzer Zeit völlige
Ungewißheit herrschte. Von PFEIFFER wurden Coccidien als die Erreger angesehen, von LIPSCHÜTZ wurden Zelleinschlüsse in den Bläschen gefunden, die
von diesem Autor zur Gruppe der Chlamydocooen gerechnet wurden. In jüngster
Zeit (1933) hat PASCHEN im Inhalt der Zosterbläschen „Elementarkörperchen"
nachweisen können, die große Ähnlichkeit mit den von dem gleichen Autor bei Windpocken gefundenen Gebilden aufweisen. Nach PASCHEN werden sowohl die Elementarkörperchen der Varicellen, wie die des Zoster durch Rekonvalescentenserum

von Zoster- wie von Varicellenkranken agglutiniert. Im Gegensatz freilich zu den positiven Impfergebnissen bei Herpes simplex ist es bisher wohl noch nicht einwandfrei gelungen, das Virus des Zoster auf Tiere zu übertragen. Auf die Beziehungen des Herpes zoster zu den Varicellen ist zuerst durch Pfeiffer, später insbesondere durch v. Bokay hingewiesen worden. Die Ergebnisse der Agglutinationsversuche sprechen ja im gleichen Sinne. Auch die Tatsache, daß während Epidemien von Windpocken Erkrankungen an Zoster gehäuft beobachtet werden, daß von Zosterkranken Varicellen ausgehen können, und die nicht ganz selten beobachtete Immunität an Zoster erkrankter Kinder gegenüber Varicellen machen eine nahe Verwandtschaft beider Erreger wahrscheinlich, ohne daß jetzt schon mit Sicherheit von einer Identität des Virus (wie dies z. B. Netter und Urbain annehmen) gesprochen werden könnte.

Bei aller Ungewißheit, die auch heute noch über die Art des *Zostervirus* vorhanden ist, kann doch, wie schon gesagt, kein Zweifel mehr daran bestehen, daß dem Herpes zoster ein spezifischer, durch ein Virus hervorgerufener infektiöser Prozeß zugrunde liegt. Dies gilt nicht nur für die sog. ,,*idiopathischen*" Fälle, sondern gewiß auch für jene ,,*symptomatischen*" Zostererkrankungen, die im Gefolge von Vergiftungen, Infektionskrankheiten und auf der Grundlage von organischen Prozessen in bestimmten Abschschnitten des Nervensystems auftreten. Solche Beziehungen sind seit langem bekannt. Man wird sie sich in der Weise zu erklären haben, daß man den genannten Faktoren eine dispositionelle Bedeutung im Sinne der Wegbereitung, der Schaffung eines Locus minoris resistentiae zuerkennt, der sowohl für die Infektion als solche, als auch für die Lokalisation des Prozesses von Wichtigkeit ist.

Von *Intoxikationen*, bei welchen Herpes zoster in besonderer Häufigkeit beobachtet wird, sind vor allem diejenigen mit Arsen (auch Salvarsan), Quecksilber, Wismut, Kohlenoxyd, Ergotin usw. zu nennen, ferner Autointoxikationen bei Diabetes, Gicht und Urämie. Von *Infektionskrankheiten* ist es vor allem allem die Malaria, an die sich — oft nach Jahre langer Latenz — ein Zoster anschließen kann. Schwieriger zu beurteilen sind die Beziehungen zur Tuberkulose und zur Lues; bei beiden Krankheiten kann es sich um spezifische Prozesse an den Ganglien und Wurzeln oder aber auch um toxische Allgemeinschädigungen handeln, durch welche die Ansiedlung des Zostervirus im Zentralnervensystem begünstigt werden soll. Von *traumatischen Einwirkungen* wären an sich nur Verletzungen der Ganglien bzw. Wurzeln als ursächlich beteiligte Faktoren vorstellbar; einige Fälle dieser Art sind beschrieben worden, doch gehören sie sicher zu den größten Seltenheiten. Auch nach operativen Eingriffen am Ganglion Gasseri und an den Quintuswurzeln hat man einen Herpes in dem entsprechenden Hautbereich beobachtet, es ist indessen nicht mit hinreichender Sicherheit bewiesen, daß es sich um einen echten Zoster gehandelt hat (zitiert nach Wohlwill). Von *organischen Prozessen*, die zu einem ,,symptomatischen" Zoster führen können, sind es erklärlicherweise solche, die im Wurzel- und Gangliengebiet lokalisiert sind, vor allem also die Tabes, Geschwülste im Bereich des Marks und der weichen Häute (Rückenmarktumoren, Metastasen), Leukämien und Lymphgranumatosen (bei der bekanntlich nicht ganz selten ausgedehnte Infiltrate in den Wurzeln usw. beobachtet werden), gelegentlich auch die Encephalitis epidemica, sofern hierbei die Wurzeln betroffen sind.

Interessant sind auch jene (früher unter der Bezeichnung: ,,Reflcktorischer Zoster" gehende) Beobachtungen, bei welchen sich ein Herpes zoster bei Erkrankungen des Herzens, wie z. B. Angina pectoris (C 8 bis D 4), der Gallenblase (D 9), der Niere (D 10 bis 12) (Bittorf, Severin u. a.) einstellt, also in jenen Segmenten, die der sympathischen Innervation des erkrankten Organs entsprechen. Umgekehrt fanden Hess und Faltischek bei Zoster im Bereich von D 6 bis D 10 Hyperacidität und beschleunigte Entleerung des Magens. Im großen und ganzen sind aber doch solche Fälle von symptomatischem Zoster gegenüber der gewöhnlichen idiopathischen Form recht selten.

Was nun die *Entstehungsbedingungen* des Zoster anlangt, so hat man — und dies gerade im Hinblick auf das Vorkommen eines „symptomatischen" Zoster — noch vor nicht allzulanger Zeit eine Vielheit ursächlich wirksamer Faktoren angenommen (z. B. JADASSOHN). Die Ähnlichkeit der anatomischen Befunde bei der idiopathischen und symptomatischen Form hatte zu der Auffassung geführt, daß die Entstehung eines Zosterausschlages wesentlich von der bestimmten Lokalisation eines Prozesses im Nervensystem (z. B. in den Spinalganglien) abhängig ist. Alle Versuche aber, experimentell durch Eingriffe an den Wurzeln und Ganglien einen Zoster hervorzurufen, müssen als mißlungen angesehen werden. Auch die Tatsache, daß bei den verschiedensten Nervenleiden (Tumoren, Poliomyelitis usw.) entzündliche oder andersartige Veränderungen dieser Abschnitte des Nervensystems vorhanden sind, ohne daß gleichzeitig ein Zoster auftritt, spricht gegen die ausschließliche Bedeutung des lokalisorischen Faktors (WOHLWILL). Nach den Darlegungen dieses Autors sind es vielmehr zwei Faktoren, die pathogenetisch eine Rolle spielen: einmal ein die Lokalisation des Herpes bestimmender Prozeß im Bereiche des Systems: Rückenmarksegment — Wurzel — Ganglion — peripherer Nerv —, zum anderen eine Infektion mit einem Virus, die für die besondere Art des Prozesses sowohl im Nervensystem wie an der Haut verantwortlich zu machen ist.

Über den Weg, auf dem das Virus in den Körper gelangt, ist nichts Sicheres bekannt. Einige Autoren sind der Ansicht, daß dieser Weg dem Verlaufe der Blut- und Lymphbahnen folge, andere denken an ein Aufsteigen längs der Nerven, in den Lymphbahnen der Nerven oder in den Achsenzylindern. Ebensowenig sicher läßt sich die Frage beantworten, in welchen Abschnitt des obengenannten, „viscero-sensiblen Reflexbogens", die beim Zoster als gegeben anzunehmenden Reizvorgänge zu lokalisieren sind und welcher efferenter Bahnen diese sich auf die Einwirkung der Haut bedienen. Was die Frage nach dem Ort der Reizwirkung betrifft, so hat die früher viel erörterte Streitfrage, ob die Verteilung des Ausschlags Myelomeren (BRISSAUD, LHERMITTE) oder Rhizomeren entspricht, insofern an Bedeutung verloren, als man annehmen kann, daß hinsichtlich der Hautprojektion der Rückenmark- und Wurzelmetameren wesentliche Unterschiede wohl nicht bestehen (vgl. bei WOHLWILL). Daß eine Affektion des Spinalganglions ebenfalls nicht eine unbedingte Voraussetzung für die Entstehung eines Zosters darstellt, wurde oben schon erwähnt. Für die Wege der Reizwirkung hat man „antidrome" Bahnen in den sensiblen Fasern, besondere trophische Nervenfasern und schließlich auch die zum System des Sympathicus und Parasympathicus gehörigen, anatomisch gesicherten Bahnen, die das Rückenmark durch die Wurzeln verlassen, in Anspruch genommen. Im Hinblick darauf, daß der Zoster mit einer Gefäßerweiterung einhergeht, denkt WOHLWILL in Sonderheit an die in den hinteren Wurzeln verlaufenden parasympathischen Fasern, die zum Teil auch trophischer Natur sein und im Spinalganglion eine Unterbrechung durch Zwischenschaltung erfahren sollen (KEN KURÉ). Es wäre indessen nun wohl verfehlt, über dem Moment der Schädigung bestimmter trophischer oder anders gearteter Bahnen den infektiösen Faktor zu vernachlässigen und nun etwa die Bläschenbildung auf der Haut lediglich trophischen Störungen zuzuschreiben. Daß dies nicht zutrifft, wurde oben schon erwähnt. Wie WOHLWILL betont, spricht gegen eine solche Annahme auch der Umstand, daß die Befunde an den Zosterbläschen mit denjenigen beim Varicellenausschlag identisch sind, wiewohl mit dem Zoster vergleichbare Veränderungen am Nervensystem bei Varicellen niemals festgestellt werden konnten. Man muß also wohl

— wie Wohlwill zusammenfassend ausführt — annehmen, daß der Zoster-ausschlag durch die Wirkung eines spezifischen neurotropen Virus auf die Haut entsteht, und zwar in einem Wurzel- bzw. Segmentareal, dessen vasomotorische und trophische Innervation durch einen Prozeß im Bereiche des zugehörigen viscero-sensiblen Reflexbogens gestört ist$_1$ Der Prozeß im Nervensystem wird in den meisten Fällen (beim sog. „idiopathischen" Zoster) ebenfalls durch das auf bisher noch nicht genau bekanntem Wege eingedrungene Virus hervorgerufen, kann aber auch durch eine andersartige Schädigung (Intoxikation, blastomatöse Infiltration usw.) bewirkt werden. Im letztgenannten Falle läge dann das Krank-heitsbild vor, das man bisher als „symptomatischen" Zoster bezeichnet hat. Wie ersichtlich ist, bestehen zwischen beiden Formen also gewiß keine grund-sätzlichen Unterschiede; die Mitwirkung eines Virus muß immer vorausgesetzt werden.

Die oben näher gekennzeichnete Art und Ausdehnung des anatomischen Prozesses erklärt auch eine Reihe von Krankheitserscheinungen, die beim Zoster neben dem Ausschlag zu beobachten sind. Die neuralgischen Schmerzen sind als Reizerscheinungen von seiten der entzündlich veränderten Spinal-ganglien und Wurzeln bzw. der Nervenstämme aufzufassen, wobei in Sonderheit an eine Alteration sympathischer Bahnen und Elemente zu denken ist. Die besondere Bedeutung sympathischer Fasern für die Entstehung und Leitung des Schmerzes bei Nervenentzündungen haben O. Foerster und in letzter Zeit Pette eindringlich hervorgehoben.

Auf die Mitbeteiligung sympathischer und parasympathischer Bahnen sind die den Zoster begleitenden vegetativen Störungen zu beziehen; auf ihre, im Vergleich zu den oft ausgesprochenen histologischen Veränderungen im Sym-pathicus auffallende Seltenheit im klinischen Bilde macht Wohlwill aufmerk-sam. Die häufig nachweisbaren objektiven sensiblen Störungen sind auf eine Schädigung der cerebrospinalen sensiblen Fasern im Bereiche der Wurzeln und Spinalganglien, in manchen Fällen wohl auch des Rückenmarks (wie dies vor allem Brissaud und Lhermitte annehmen möchten), zurückzuführen. Auch dann, wenn sich die Abgrenzung des Bläschenausschlags nicht streng an die Wurzelareale hält, wird man an einen mehr diffusen Rückenmarkprozeß denken müssen. Die gar nicht so selten auftretenden Lähmungen bei Zoster lassen sich durch das wiederholt nachgewiesene Übergreifen des Prozesses auch auf die vorderen Wurzeln erklären. Für die Entstehung der Lähmung multipler Hirn-nerven beim Zoster oticus hat man früher eine Ausbreitung der Infektion auf dem Wege peripherer Anastomosen verantwortlich machen wollen. Die oben erwähnten Liquorbefunde sprechen aber unseres Erachtens mehr für die An-nahme, daß das Weiterschreiten des Prozesses hier auf dem Wege über die Meningen erfolgt; das Verschontbleiben einzelner Nerven (z. B. des Cochlearis in unserer zweiten Beobachtung von Zoster oticus) ist freilich schwer verständlich.

Die *Diagnose des Zoster* ist für gewöhnlich ohne Schwierigkeiten zu stellen. Bei der Abgrenzung gegenüber den Herpes febrilis ist die segmentale Anordnung, vor allem das Vorhandensein neuralgischer Schmerzen und auch objektiver Sensibilitätsstörungen zu beachten. Beim Zoster ophthalmicus besteht sehr häufig eine Anästhesie der Hornhaut, was gegenüber dem Herpes simplex im Bereiche der Stirn und der Cornea differentialdiagnostisch wichtig sein kann. Anderer-seits sind bei Herpes simplex die Neigung zu wiederholtem Auftreten, die Be-ziehungen zu bestimmten Infektionskrankheiten (Pneumonie, Genickstarre) und zu allergischen Vorgängen ja bekannt. Schwieriger dagegen kann die Abgrenzung eines beginnenden Zoster oticus am Trommelfell von einer Otitis media sein.

Was die *Prognose* anlangt, so gibt es neben einer großen Mehrzahl leichter Fälle, in welchen der Herpes ohne Komplikationen abheilt, auch solche, die zu einem recht schweren Krankheitsbilde mit heftigsten, lang anhaltenden neuralgischen Schmerzen führen. Es können Neuralgien zurückbleiben, beim Zoster des Gesichts bzw. beim Zoster oticus auch irreparable Hirnnervenlähmungen; immerhin sind solche Beobachtungen doch verhältnismäßig selten. Beim Zoster ophthalmicus stellt natürlich die Beteiligung des Auges oftmals eine sehr ernste Gefahr für das Sehvermögen dar.

Therapeutisch wird man zunächst gegen den Bläschenausschlag mit der Anwendung von nichtreizenden Pudern, etwa von Zinc. oxydat., vorgehen, auch empfiehlt es sich, luftdurchlässige Schutzverbände anzulegen. Auf diese Weise kommt es am ehesten zu einer Eintrocknung. Jedenfalls soll eine Öffnung der Bläschen wegen der Gefahr einer Sekundärinfektion mit nachfolgender Bildung von Geschwüren und später von Narben unbedingt vermieden werden. Einige Autoren verordnen zur Linderung der Schmerzen Cocain- oder Anästhesinsalbe. In letzter Zeit hat man auch Röntgenbestrahlungen des Spinalganglien vorgenommen. Wir selbst haben in einigen Fällen gute Erfolge gesehen. Vor allem scheinen die Schmerzen dadurch rasch beeinflußt zu werden. Unsere Erfahrungen reichen aber noch nicht aus, uns ein abschließendes Urteil zu ermöglichen. Innerlich wird man Antipyrin, Salicyl oder auch Urotropin geben.

G. Polyneuritische Krankheitsbilder.
Allgemeine Vorbemerkungen.

Unter Polyneuritis verstehen wir Krankheitsprozesse, die in mehr oder weniger großer Ausdehnung das periphere Nervensystem befallen. Die Art der Ausbreitung kann dabei ein sehr kennzeichnendes Merkmal darstellen. Die krankhaften Veränderungen brauchen sich nun nicht auf die peripheren Abschnitte der Hirn- und Rückenmarknerven zu beschränken, sondern spielen sich häufig auch, vielleicht sogar überwiegend, im Bereiche der Wurzeln und der spinalen Ganglien ab. Schon frühzeitig hat man bei verschiedenen Formen der Polyneuritis nachweisen können, daß auch im Rückenmark entzündliche oder degenerative Veränderungen im Gebiet der Vorderhornzellen wie auch der Hinterstränge vorhanden sind. Gerade der Umstand, daß der Prozeß so verschiedene Anteile des Nervensystems befallen kann, macht das Krankheitsbild der Polyneuritis so vielgestaltig. Es kommt hinzu, daß je nach der Art des schädigenden Faktors bald diese bald jene Bahnen innerhalb der peripheren Neurons vorzugsweise ergriffen sein können, was sich klinisch dann in der Weise äußert, daß im einen Falle Lähmungen, im anderen aber sensible Störungen im Vordergrund stehen. Die Krankheitserscheinungen können mehr oder weniger stürmisch unter dem Bilde eines akut sich entwickelnden Prozesses auftreten, in anderen Fällen ist der Verlauf außerordentlich langsam und schleichend, so daß Monate vergehen können, bis die Beschwerden eine solche Intensität erreichen, daß die Kranken ihnen Beachtung schenken und den Arzt aufsuchen. Wenn man bedenkt, daß etwa eine akut aufsteigende LANDRYsche Lähmung einerseits und andererseits eine leichte diabetische Polyneuritis, die sich vielleicht nur in einem Reflexverlust an den Beinen und geringe Ataxie zu äußern braucht, dem klinischen Sprachgebrauch nach in gleicher Weise als Polyneuritis bezeichnet werden, so versteht man, daß diese Begriffsbezeichnung eben recht heterogene Krankheitsbilder umfaßt. Der gleichen Problematik sind wir ja auch bei der Auflösung des Begriffs der Neuritis begegnet. Das gemeinsame und kennzeichnende Merkmal aller dieser Krankheitszustände liegt eben darin, daß es sich um eine *Allgemeinschädigung des Organismus* handelt, die das Nervensystem, und zwar ganz überwiegend dessen peripheren Anteil, angreift und sich hier mehr oder weniger ausgedehnt — häufig in symmetrischer Verteilung —

auswirkt. Die Ausdehnung der Krankheitserscheinungen hängt nicht nur von der Intensität der schädigenden Einwirkungen, sondern auch von deren besonderer Art ab. Beispielsweise ist es ja bekannt, daß bestimmte Gifte, die zu einer Polyneuritis führen können, Krankheitsbilder hervorrufen, die dadurch charakteristisch sind, daß bestimmte Nervengebiete vorzugsweise betroffen sind (Radialislähmung nach Bleivergiftung, Vaguslähmung nach Diphtherie). Überhaupt macht wohl weniger die Ausdehnung über sehr große Abschnitte des peripheren Nervensystems das Wesen der Polyneuritis aus, als vielmehr das Wirksamsein eben einer allgemeinen und nicht nur lokalen Noxe. Unter diesen Gesichtspunkten ist es für die Auffassung des Krankheitsbildes belanglos, ob beim Diabetes eine Lähmung lediglich des Abducens auftritt oder beider Beine; im ersten Falle handelt es sich dann eben um eine abortive Form der Polyneuritis. Das gleiche gilt auch für viele Facialislähmungen.

Remak und Flatau unterschieden seiner Zeit noch zwischen einer Mononeuritis multiplex und einer Polyneuritis, wobei sie unter der letzteren Bezeichnung nur die symmetrisch auftretenden Krankheitsbilder verstanden, während sie von einer Mononeuritis multiplex in solchen Fällen sprachen, in welchen die verschiedenen Körperbereiche des peripheren Nervensystems mehr oder weniger regellos betroffen waren. Einer solchen Unterscheidung kommt aber unter Berücksichtigung der praktischen Erfordernisse der Klinik keine ausschlaggebende Bedeutung zu; es gibt sicherlich polyneuritische Krankheitsbilder bestimmter Verursachung, die vorzugsweise symmetrisch auftreten, die Erfahrung zeigt aber immer wieder, daß hier keine bestimmte Gesetzmäßigkeit waltet und daß neben diesen typischen Bildern doch auch immer wieder asymmetrisch lokalisierte Prozesse zu beobachten sind.

Im Hinblick auf diese Vielgestaltigkeit ist es natürlich schwierig, eine Darstellung der allgemeinen **Symptomatologie der Polyneuritis** als solcher zu geben. Was die Erscheinungen von Seiten der *Motilität* anlangt, so gibt es Polyneuritiden, die ganz überwiegend oder sogar ausschließlich die motorischen Bahnen befallen; die Unterscheidung von Vorderhornprozessen kann dann unter Umständen recht schwer sein. Die Lähmungen weisen selbstverständlich alle Anzeichen einer Unterbrechung des peripheren Neurons auf, d. h. sie gehen mit einer Abschwächung oder Verlust der Sehnenreflexe, trophischen Störungen und Veränderungen der elektrischen Erregbarkeit einher. Reizerscheinungen in Gestalt von fibrillären Zuckungen, tonischen Muskelkrämpfen nach Art der Crampi und schon frühzeitig sich ausbildender Kontrakturen werden gleichfalls, namentlich im Beginne der Erkrankung, beobachtet. In den späteren Stadien schwerer Lähmungen sind Kontrakturen sogar recht häufig. Von leichten Paresen bis zu vollständigen Lähmungen finden sich alle Übergänge. Von großer diagnostischer Bedeutung ist die Verteilung der Lähmungen: Es gilt hier — wie auch für die Ausbreitung der sensiblen Störungen — die Regel, daß die distalen Abschnitte der Gliedmaßen vorzugsweise befallen sind, sei es daß die Lähmungen sich auf diese Gebiete beschränken, oder doch wenigstens stärker ausgesprochen sind. Zuweilen gibt sich diese Prädilektion in dem zeitlichen Moment zu erkennen, insofern die Lähmungen distal beginnen und dann proximalwärts aufsteigen. Auch diese Regel hat jedoch ihre Ausnahmen und Lähmungen der Muskulatur des Stammes (insbesondere der Bauchmuskeln, des Zwerchfelles usw.) sind schon wiederholt beobachtet worden, im ganzen genommen aber doch seltener. Von der Beteiligung der Hirnnerven, die für bestimmte Formen (postdiphtherische Lähmungen) recht kennzeichnend ist, wird noch weiter unten, bei Besprechung der einzelnen Krankheitsbilder, die Rede sein.

Schließlich ist noch zu erwähnen, daß man von jeher die Beobachtung gemacht hat, daß die unteren Gliedmaßen im allgemeinen frühzeitiger und stärker betroffen werden, als die oberen, und daß weiterhin gerade der Peronaeus im besonderen Maße anfällig ist. An den oberen Gliedmaßen gilt das gleiche für die langen Fingerstrecker (Radialis) und für die Interossei (Ulnaris). AUERBACH hat bekanntlich diese prädilektive Anfälligkeit einzelner Muskelgebiete gegenüber Schädigungen verschiedenster Art durch die besonderen ungünstigen mechanischen Arbeitsbedingungen der betreffenden Muskeln zu erklären versucht; von SCHWAB wurde jedoch auf der Grundlage des großen Materials von FOERSTER die Gültigkeit dieser sog. AUERBACHschen Regel in Zweifel gezogen.

Zu den motorischen Reiz- und Ausfallserscheinungen gesellen sich in der überwiegenden Mehrzahl der Fälle solche *sensibler* Natur. Parästhesien und Schmerzen sind oft sehr ausgesprochen, sie pflegen weniger anfallartig als vielmehr kontinuierlich aufzutreten und können des Nachts in sehr quälender Weise sich verstärken. Bei Prozessen im Bereiche der Wurzeln sind die Schmerzen bei Dehnung besonders deutlich, bei Lokalisation des Prozesses im Bereiche der peripheren Nervenstämme weisen diese selbst sehr häufig eine umschriebene Druckempfindlichkeit auf. Die objektiv nachweisbaren sensiblen Ausfallserscheinungen sind in gleicher Weise wie die motorischen ganz vorzugsweise distal (Fingerspitzen, Hände, Fußrücken usw.) lokalisiert, zum mindesten hier intensiver ausgeprägt als in den weiter proximal gelegenen Gebieten. Die einzelnen Empfindungsqualitäten können in verschiedenem Ausmaß betroffen sein, so daß Bilder entstehen, die an dissoziierte Störungen erinnern können. Überempfindlichkeit gegenüber Schmerzreizen ist recht häufig. Zuweilen ist ausschließlich oder überwiegend das System der Tiefensensibilität befallen und man beobachtet dann Krankheitsbilder, bei denen *ataktische Störungen* ganz im Vordergrunde stehen. Solche Formen von ataktischer, oft mit groben Störungen der Koordination einhergehender Polyneuritis treten vorzugsweise nach Diphtherie auf. Gelegentlich macht sich dann beim Vorstrecken der gespreizten Finger eine an Athetose erinnernde *Bewegungsunruhe* bemerkbar. Da ähnliche Erscheinungen auch in manchen Fällen von Tabes oder anderen Prozessen, die sich im Bereiche des sensiblen Wurzelsystems abspielen, zu beobachten sind, ist es wohl am wahrscheinlichsten, daß es sich auch hierbei um Koordinationsstörungen handelt, die auf die Schädigung bestimmter sensibler Bahnen zu beziehen sind. Von einigen Autoren ist freilich darauf aufmerksam gemacht worden, daß sowohl die erwähnten pseudoathetotischen Bewegungen als auch die Ataxie nicht in allen Fällen mit objektiv sonst nachweisbaren Störungen der Tiefensensibilität Hand in Hand zu gehen brauchen.

Ebenso wie es Polyneuritiden gibt, bei denen sensible Störungen fehlen oder jedenfalls hinter den Lähmungen ganz zurücktreten, gibt es auch solche, bei welchen das Krankheitsbild sich lediglich in sensiblen Störungen äußert. Im allgemeinen aber läßt sich sagen, daß die sensiblen Störungen nur selten zu vollständiger Anästhesie, Analgesie usw. führen, sondern sich meistens auf ein geringes Ausmaß beschränken.

Die *Reflexe* sind bei der Polyneuritis in der Regel abgeschwächt oder aufgehoben, und zwar auch bei den leichteren Formen. Auch dann, wenn die Rückbildung der motorischen oder sensiblen Ausfallserscheinungen schon lange erfolgt ist, können die Sehnenreflexe immer noch fehlen. In vielen Fällen bleiben die Reflexe wohl für dauernd nicht auslösbar. Nach schwerer Ischiadikusneuritis macht man ja die gleiche Beobachtung hinsichtlich des Achillesreflexes. Einige Autoren haben als Ausdruck von Reizerscheinungen eine Steigerung der Reflexe bei der Polyneuritis beschrieben; wir selbst haben derartige Befunde niemals erhoben.

Von *trophisch-vegetativen Störungen* wurde die Atrophie der Muskulatur nach länger bestehender Lähmung schon erwähnt. Trophische Störungen der

Haut (Abschilderung, Blasenbildung, Hyperkeratose) sind bei Polyneuritis
gelegentlich zu beobachten, am häufigsten bekanntermaßen bei der Arsen-
polyneuritis; für die letztere charakteristisch sind Störungen des Nagelwachstums
(Querfurchung, abnorme Riffelung, bräunliche, auch weißliche Verfärbungen).
Hyper- oder Hypotrichose sind seltener. Ödeme werden am häufigsten bei der
Beri-Beri-Polyneuritis beschrieben, gelegentlich sieht man eine leichte Ödembildung auch bei Polyneuritiden nach solchen Prozessen, die zu einer allgemeinen Kachexie geführt haben; im großen und ganzen sind sie aber doch
selten.

Bei Besprechung der motorischen Ausfallserscheinungen wurde schon hervorgehoben, daß die gelähmte Muskulatur, wie dies bei einer Schädigung des peripheren Neurons ja auch nicht anders zu erwarten ist, alle Arten der *Veränderung*
der *elektrischen Erregbarkeit*, von der einfachen quantitativen Herabsetzung
bis zur kompletten EaR., aufweisen kann. Hier ist noch nachzutragen, daß
bei der postdiphtherischen Lähmung der Befund einer myasthenischen Reaktion
keineswegs zu den Seltenheiten gehört und sogar auch in solchen Fällen erhoben
werden kann, in welchen ausgesprochene motorische Lähmungen nicht bestehen.
Eine sichere Erklärung für solche Befunde haben wir noch nicht. Nachdem
aber neuere Untersuchungen (in Deutschland hat sich besonders ADLER aus
der SAUERBRUCHschen Klinik mit dieser Frage beschäftigt) eine Beziehung des
myasthenischen Syndroms zu bestimmten endokrinen Drüsen (Thymus) wahrscheinlich gemacht haben, liegt es vielleicht nahe, in solchen Fällen an eine
toxische Einwirkung auf das endokrine System zu denken.

Sehr häufig finden sich bei der Polyneuritis *Liquorveränderungen*. Wir
werden pathologische Befunde natürlich nur in solchen Fällen zu erwarten haben,
in welchen sich der Prozeß an den Wurzeln, innerhalb des Liquorraumes, abspielt.
Für gewöhnlich findet sich eine Eiweißvermehrung mittleren Ausmaßes, an
welcher besonders die Albumine beteiligt sind; der Eiweißquotient pflegt daher
im allgemeinen niedrig zu sein. Die Kolloidreaktionen ergeben Ausflockungen
im Mittel-, aber auch im Anfangsteil der Kurven. Der Zellgehalt ist im allgemeinen normal oder nur geringfügig vermehrt. Ausgesprochene Zellvermeh-
rungen sind jedenfalls ungewöhnlich. Nach DEMME soll jedoch eine Rundzellenvermehrung, sofern man nur frühzeitig genug, d. h. in den allerersten Tagen
der Krankheit, punktiert, niemals fehlen. Fast alle Autoren, die sich mit diesen
Fragen beschäftigt haben, führen die geschilderten Liquorveränderungen auf
Stauungsvorgänge und Ödembildung im Bereiche der erkrankten Wurzeln und
der angrenzenden Rückenmarkhäute zurück. Über diesen typischen Befunden
darf aber nicht übersehen werden, daß nicht wenige Fälle von Polyneuritis
keine Liquorveränderungen aufweisen. Unter unserem großen Material finden
sich jedenfalls solche Beobachtungen in einer gar nicht so geringen Anzahl.
Möglicherweise handelt es sich dabei um mehr peripher lokalisierte Polyneuritiden, bei welchen Veränderungen weniger die Wurzeln als vielmehr die Nervenstämme betreffen.

Differentialdiagnostische Erwägungen allgemeiner Art lassen sich nur schwer
aufstellen; die klinisch wesentlichen Gesichtspunkte werden bei den einzelnen
Krankheitsbildern Erwähnung finden.

Die einzelnen Formen der Polyneuritis.

Im allgemeinen Teil unseres Abschnittes war im Kapitel über die Ursachen
und die Entstehungsbedingungen der Neuritiden schon berichtet worden.
Grundsätzlich das gleiche gilt selbstverständlich auch für die Polyneuritis.
Auch hier unterscheiden wir die auf infektiöser bzw. infektiös-toxischer Grund-

lage entstandenen Krankheitsbilder von denen, die auf der Basis endogener oder exogener Intoxikationen sich entwickeln.

a) Die infektiös-toxischen Polyneuritiden.

Wie schon erwähnt wurde, gibt es gewisse Formen polyneuritischer Krankheitsbilder, die im Verlaufe oder im Gefolge bestimmter Infektionskrankheiten, wie z. B. der Diphtherie oder des Typhus, auftreten und daher auf diese bezogen werden müssen. Daneben gibt es aber nun Polyneuritiden — und sie bilden im gewöhnlichen klinischen Material wohl sicher die Mehrzahl — die, ungeachtet gewisser Varianten hinsichtlich der Schwere und der Dauer des Prozesses, als Krankheitsbilder *sui generis* erscheinen. Es handelt sich dabei meistens um mehr oder weniger akut einsetzende, in der Regel symmetrisch ausgebildete Polyneuritiden. Ob alle diese Fälle, die vielfach auch unter der Bezeichnung der spontanen, **idiopathischen Polyneuritis** zusammengefaßt werden, einer ätiologisch einheitlichen Gruppe zuzurechnen sind, ist mehr als zweifelhaft. Sehr häufig hat man in diesen Fällen den Eindruck, daß es sich um infektiöse Prozesse handelt (CASSIRER), besonders dann, wenn die Krankheit nach Art anderer Infektionen mit allgemeiner Abgeschlagenheit und Temperaturanstiegen, gelegentlich sogar mit Schüttelfrösten, einsetzt. Mitunter sind sogar auch Milzschwellung und Albuminurie nachweisbar. Über den Erreger freilich läßt sich etwas Sicheres nicht aussagen. Man hat an Beziehungen zum Virus der Encephalitis und Polyomyelitis gedacht (EISENLOHR, WICKMANN), doch liegen beweisende Ergebnisse der zur Klärung dieser Frage vorgenommenen experimentellen Untersuchungen noch nicht vor.

Gar nicht selten spielen in der Vorgeschichte Erkältungseinwirkungen eine Rolle und man beobachtet dann das Auftreten der ersten Krankheitserscheinungen in zeitlichem Anschluß an sehr starke Abkühlungen oder Durchnässungen. Gerade die Erfahrungen des letzten Krieges haben dies wieder gezeigt. Die Bedeutung dieses Faktors der Erkältung geht auch schon aus der Tatsache hervor, daß diese Formen der Polyneuritis vorzugsweise in der Übergangszeit, vor allem im Herbst, sich häufen.

Nicht immer treten die polyneuritischen Erscheinungen gleichzeitig mit dem Symptom der Allgemeininfektion auf. Die Durchsicht unseres eigenen Materials hat ergeben, daß verhältnismäßig häufig die als das ursächliche Moment anzusehende Infektion auch schon einige Wochen zurückliegen kann, ehe die ersten Anzeichen einer Erkrankung des Nervensystems sich einstellen. Der Verlauf ist dann der Art, daß die Kranken beispielsweise eine schwere Erkältung, eine Angina oder einen als „Grippe" bezeichneten Infekt durchmachten, von dem sie sich nicht recht erholen konnten; sie klagen dann über Abgeschlagenheit, ziehende Schmerzen, gelegentlich auch über Fortbestehen leichter Temperatursteigerungen, bis nach einiger Zeit dann polyneuritische Krankheitserscheinungen mehr oder minder akut und rasch sich entwickeln. Solche Fälle weisen also nach dem klinischen Verlauf die größte Ähnlichkeit mit den nach den bekannten Infektionskrankheiten auftretenden Polyneuritiden auf, was wieder dafür spricht, daß eine scharfe Trennung von den gewöhnlichen infektiöstoxischen Formen eben oft nicht möglich ist.

In anderen Fällen wiederum stehen von Anfang an Störungen der Magen-Darmfunktionen im Vordergrunde, und hier wird man ursächlich mehr an eine gastro-intestinale endogene Intoxikation zu denken haben.

Wenn auch das Bestreben besteht, den Bereich der sogenannten idiopathischen Polyneuritis durch Herausnahme wohl charakterisierter Untergruppen

nach Möglichkeit einzuschränken, so bleiben freilich doch immer noch genug
Fälle übrig, die ganz spontan und ohne erkennbare Ursache auftreten.

Über den *Verlauf* ist zunächst zu sagen, daß das Fieber, sofern solches überhaupt vorhanden war, im allgemeinen nur einige Tage, selten längere Zeit —
etwa 2—3 Wochen — anhält. Auch die polyneuritischen Krankheitserscheinungen entwickeln sich bei den von vornherein als infektiös verursacht anzu-
sehenden Fällen im allgemeinen recht akut und erreichen innerhalb der ersten
Woche, oft auch schon früher, ihren Höhepunkt. Die Angabe WEXBERGs, daß
in denjenigen Fällen, in welchen der Charakter einer allgemeinen Infektion
weniger ausgeprägt ist, die Entwicklung einen mehr subakuten Verlauf nehme,
können wir auf Grund unserer eigenen Beobachtungen nur bestätigen.

Häufig finden sich zu Beginn neuralgiforme, ziehende Schmerzen in den
Gliedmaßen, Parästhesien (Kribbeln, lästige Kälteempfindung usw.), vorwiegend
in den distalen Abschnitten der Extremitäten, also in den Fingerspitzen, Zehen,
in den Händen und Füßen. Die Nervenstämme sind oft auf Druck schmerzhaft
und gegenüber Dehnung sehr empfindlich. Objektiv nachweisbare sensible
Störungen sind zwar nicht regelmäßig vorhanden, aber doch in der Mehrzahl
der Fälle festzustellen; auch sie sind — was ja für alle Polyneuritiden gilt —
distal am stärksten ausgesprochen. Es gelingt meistens nicht, die Störungen
auf das Gebiet einzelner peripherer Nerven oder Wurzeln abzugrenzen. Neben
einer Herabsetzung oder Aufhebung der Berührungs-, Schmerz- usw. Empfindung,
beispielsweise im Bereiche der Finger, finden sich nicht selten auch hyperästhetische und hyperalgetische Gebiete oder solche, in welchen neben einer
Herabsetzung der Berührungsempfindung Nadelstiche von ausgesprochenen
Parästhesien begleitet sind. Zuweilen ist objektiv lediglich eine Störung der
Bewegungsempfindung festzustellen.

Bei allen schwereren Krankheitsbildern entwickeln sich gleichzeitig — oft
aus einer diffusen Schwäche heraus — auch schlaffe Lähmungen, die in den
typischen Fällen gleichfalls distal am frühesten und am meisten ausgeprägt
und sehr häufig mehr oder weniger symmetrisch sind. Die unteren Gliedmaßen
sind vorzugsweise befallen. Daß diese Lähmungen mit einer Abschwächung,
in der Regel sogar mit einem Verlust der Sehnenreflexe, mit Veränderungen
der elektrischen Erregbarkeit und — bei längerem Bestehen — mit einer Atrophie
der Muskulatur einhergehen, wurde in der allgemeinen Einleitung dieses Kapitels
ja schon hervorgehoben.

Eine Beteiligung der Hirnnerven wird im ganzen seltener gesehen, ist aber
an sich nicht ungewöhnlich. Verhältnismäßig am häufigsten ist der Facialis
betroffen, dann folgen die Augenmuskelnerven, der Trigeminus, Vagus und
Hypoglossus. Mitunter sind die Facialislähmungen doppelseitig. Bei der von
uns abgebildeten Kranken (vgl. Abb. 12 und 12) waren weitere Erscheinungen
einer Polyneuritis klinisch nicht vorhanden.

Von GORDON-HOLMES, PATRICK, BRADFORD, BASHFORD und WILSON u. a. wurde
über Beobachtungen von teilweise epidemisch auftretenden doppelseitigen Facialislähmungen
in der Regel mit Beteiligung der Gliedmaßen, gelegentlich auch der Sphinctermuskulatur,
berichtet. Die Lähmungen sollen hierbei vorwiegend proximal angeordnet sein und sensible
Störungen sollen in den Hintergrund treten.

Beiderseitige Paresen des Vagus stellen natürlich eine sehr ernste Komplikation dar und haben im allgemeinen den Tod im Gefolge. Bei einer Kranken,
die wir im vorigen Jahre beobachteten, begann das Leiden 2 Wochen nach
einem grippalen Infekt mit einer doppelseitigen Neuritis optica; etwa 4 Wochen
später stellte sich dann das typische Bild einer symmetrischen Polyneuritis
mit distalen Lähmungen und Sensibilitätsstörungen ein, das nach mehreren
Monaten — die Opticusneuritis war inzwischen schon lange abgeklungen — sich

schließlich zurückbildete. Auffällig war in diesem Falle, daß ein Dehnungsschmerz oder eine Druckempfindlichkeit der Nervenstämme niemals festzustellen gewesen waren; weiterhin war bemerkenswert, daß auch der Liquor keine sicheren Veränderungen aufwies. Solche Krankheitsbilder haben mit großer Wahrscheinlichkeit Beziehungen zu jenen Prozessen, die in letzter Zeit unter der Bezeichnung Neuromyelitis optica namentlich von französischen Autoren beschrieben wurden.

Von den Liquorbefunden war schon in der Einleitung des Kapitels gesprochen worden. Auch aus unserem Material geht hervor, daß Liquorveränderungen insonderheit in jenen Fällen anzutreffen sind, in welchen die infektiöse Verursachung schon auf Grund der Vorgeschichte klar erweislich war. Einige Male beobachteten wir Eiweißvermehrungen recht beträchtlichen Grades (3 pro mille und darüber), sowie eine Gelbfärbung des Liquors, während sonst die Erhöhung des Eiweißgehaltes sich in mittleren Grenzen zu halten pflegt. Die Zellzahl ist in der Regel normal, nur selten leicht erhöht. Werte über 50 : 3 haben wir unter dem Material der letzten Jahre nicht beobachtet. Die Liquorzuckerwerte können gelegentlich — ebenso auch wie bei frischer Poliomyelitis — leicht erhöht sein, was sich oft jedoch nicht so sehr in den absoluten Zuckerwerten, als vielmehr in einem Ansteigen des Zuckerquotienten (Liquorzucker : Blutzucker) bemerkbar macht. Das Maximum der Ausflockung bei der Goldsolreaktion liegt für gewöhnlich in der Mitte der Kurve. Ausgesprochene Linkskurven kommen aber auch vor. Eine Rechtskurve sahen wir nur in einem einzigen Falle. Daß bei der infektiösen Polyneuritis die Blutsenkungsgeschwindigkeit erhöht sein kann (aber nicht erhöht zu sein braucht), ist verständlich.

Die *Prognose* der zu dieser Gruppe gehörigen Polyneuritiden ist im allgemeinen als günstig zu bezeichnen. Für gewöhnlich kommt die Entwicklung der Krankheitserscheinungen nach einigen Tagen, höchstens Wochen, zum Stillstand. Die Rückbildung erfolgt manchmal recht rasch, zuweilen läßt sie aber auch Wochen, ja Monate auf sich warten. Sehr selten sind Beobachtungen von rezidivierender Polyneuritis (ANDRÉ-THOMAS, K. ALBRECHT, BINGEL, HIGIER). Die sensiblen Störungen pflegen zuerst zu verschwinden, die Restitution der Lähmungen nimmt meistens längere Zeit in Anspruch. Die Veränderungen der elektrischen Erregbarkeit können noch lange nachweisbar sein, auch noch zu einem Zeitpunkt, in welchem die Lähmungen schon wieder geschwunden sind. Wie schon oben erwähnt wurde, kehrt die Reflexerregbarkeit am spätesten, mitunter sogar überhaupt nicht mehr, wieder.

Französische Autoren (ALAJOUANINE, DECOURT u. a.) beschrieben eine *„pseudomyopathische"* Form der Polyneuritis, bei welcher nicht die distalen, sondern die proximalen Muskelgruppen, sowie die des Stammes (Beckengürtel, Rücken- und Bauchmuskulatur) betroffen sind, so daß Bilder entstehen, die durchaus der Dystrophie gleichen können. Auch wir konnten in letzter Zeit eine hierher gehörige Beobachtung machen; nur die Tatsache, daß die Lähmungen unter Parästhesien und Schmerzen vor allem auch innerhalb kurzer Zeit sich entwickelt hatten, verriet die wahre Natur des Leidens, die später dann auch durch den weiteren Verlauf mit völliger Rückbildung bestätigt wurde. Die gleiche Bevorzugung der proximalen Muskelgruppen fand sich auch in den oben erwähnten, mit doppelseitiger Facialislähmung einhergehenden Fällen von GORDON-HOLMES, BRADFORD usw. Von DECHAUME wurde versucht, eine weitere Sondergruppe abzutrennen, bei welcher der Verlauf relativ chronisch und die proximalen wie die distalen Abschnitte der Gliedmaßen ziemlich gleichmäßig von der Lähmung betroffen sein sollen. Gelegentlich wurden auch Hirnnervenlähmungen beobachtet. Anatomisch fand sich im Bereiche der Nervenstämme eine interstitielle Neuritis mit Rundzelleninfiltraten und knötchenförmigen

Anhäufungen von Granulationsgewebe zwischen den Nervenfasern. Kennzeichnend ist die starke Wucherung der Schwannschen Zellen. Die Markscheiden wiesen Zerfallserscheinungen auf, während die Achsenzylinder so gut wie immer intakt geblieben waren. Der Prozeß befällt die Nervenstämme nicht in ihrer Gesamtheit, sondern nur fleckweise, und erstreckt sich gelegentlich bis zu den Wurzeln. Auch in den Spinalganglien und im Rückenmark finden sich häufig entzündliche Veränderungen. Dechaume hat seine Beobachtungen unter der Bezeichnung: *Septineuritis* beschrieben und vermutet, daß die Krankheit durch ein neurotropes Ultravirus, das eine besondere Affinität zu den Schwannschen Zellen aufweise, verursacht werde. Ob die Aufstellung dieser Sondergruppe zu Recht besteht, muß freilich dahingestellt bleiben. Es wurde oben schon erwähnt, daß in vielen anatomisch untersuchten Fällen von Polyneuritis nicht nur die spinalen Ganglien und die Wurzeln, sondern auch das Rückenmark selbst Veränderungen aufweisen. Manche klinischen Symptome finden dadurch ihre Erklärung. Es handelt sich also in solchen Fällen um eine Erkrankung des ganzen peripheren Neurons. Wilson trug diesem Sachverhalt Rechnung, indem er die Bezeichnung: Neuronitis prägte. Die Berechtigung, die polyneuritischen Krankheitsbilder von den spinalen klinisch abzutrennen, bleibt davon unberührt.

Differentialdiagnostisch ist zu sagen, daß die Unterscheidung von der *Poliomyelitis* im akuten Stadium Schwierigkeiten machen kann. Einmal können bei der Polyneuritis objektive Sensibilitätsstörungen fehlen und andererseits ist es ja bekannt, daß gerade im Anfangsstadium der Poliomyelitis Schmerzen, Parästhesien, Druckempfindlichkeit der Nervenstämme gar nicht selten sind. Blasenstörungen sprechen für Poliomyelitis. Zunächst sind natürlich immer die *anderen Formen symptomatischer Polyneuritis* nach bestimmten Infektionskrankheiten und Intoxikationen auszuschließen. Der Liquorbefund braucht — entgegen der Angabe mancher Autoren — keine sicheren Unterscheidungsmerkmale von den Befunden bei der Poliomyelitis zu geben.

Die Prognose ist im allgemeinen, wie schon gesagt, günstig, wenn auch der Heilungsvorgang verschieden lange Zeit in Anspruch nehmen kann. Zu Beginn der Krankheit soll man mit der Stellung der Prognose immer recht vorsichtig sein, da es sich nie voraussehen läßt, ob sich nicht durch ein Aufsteigen der Lähmung noch ernste Komplikationen einstellen können.

Im Anschluß an die idiopathische Polyneuritis muß noch ein anderes Krankheitsbild Erwähnung finden, das, wenigstens in seiner polyneuritischen Form, in den Rahmen der hier besprochenen Prozesse hineingehört. Im Jahre 1859 beschrieb Landry das Bild der akuten aufsteigenden Lähmung (**Landrysche Paralyse**).

Verlauf und klinische *Symptomatologie* sind folgendermaßen zu kennzeichnen: Nach einem kurzen Vorstadium von Parästhesien an den Beinen, allgemeinem Unbehagen, gelegentlich auch Temperatursteigerungen entwickelt sich im Verlaufe eines einzigen oder weniger Tage eine mehr oder weniger vollständige schlaffe, mit Erlöschen der Sehnenphänomene verbundene Lähmung beider Beine, die innerhalb ganz kurzer Zeit, meist weniger Tage, aufsteigt, die Muskulatur des Beckengürtels, des Stammes, der oberen Gliedmaßen ergreift und schließlich auch die Hirnnerven, insbesondere die Muskulatur des Kehlkopfes, des Schlundes, der Zunge und des Gesichtes befällt. Für gewöhnlich tritt dann nach Ablauf einer Woche, mitunter schon früher, zuweilen auch erst nach vorübergehendem Stillstand und späterem weiteren Aufsteigen der Lähmung, der Tod ein und zwar entweder unter den Zeichen der äußeren Erstickung infolge Lähmung der Atmungsmuskulatur und Verstopfung und Verschleimung der oberen Luftwege, oder ganz plötzlich unter dem Bilde der akuten Atemlähmung. Der Verlauf kann insofern variabel sein, als gelegentlich die Arme verschont bleiben oder nur in geringem Ausmaß paretisch sind, während die von den unteren Gliedmaßen aufsteigende Lähmung schon die Hirnnerven ergriffen hat. Nur ganz ausnahmsweise beginnt die Lähmung in den Armen. Sensible Störungen können in Gestalt einer leichten Hypästhesie, Hypalgesie usw. vorhanden sein, können aber auch gänzlich fehlen. In vielen Fällen sind die Nervenstämme auf Dehnung schmerzempfindlich. Für gewöhnlich bleibt die Funktion der Blase und des Mastdarmes erhalten, die Stuhlentleerung kann allerdings durch die Lähmung der Bauchpresse sehr erschwert sein. Was die Funktion der Hirnnerven anlangt, so besteht fast immer eine schwere Schluckstörung, sehr häufig ist die Sprache heiser oder ganz aphonisch. Die Lähmung der Zunge macht jegliches Sprechen oft unmöglich. Der Facialis ist in den meisten Fällen beteiligt, des öfteren sahen wir doppelseitige Gesichtslähmungen. Die Liquoruntersuchung ergibt zumeist eine mehr oder weniger ausgesprochene Eiweißvermehrung ohne wesentliche Erhöhung des Zellgehaltes, wir haben aber auch schon in manchen Fällen jegliche Veränderungen gröberer Art vermißt.

Mit der vollständigen Lähmung der Gliedmaßen und der absoluten mimischen Bewegungsunfähigkeit kontrastiert dann der lebhafte Blick solcher Kranken — die Augenmuskeln bleiben meistens verschont — in sehr eindrucksvoller Weise. Das Bewußtsein bleibt immer frei, oft bis zum Augenblick des Todes, gelegentlich sahen wir im Anschluß an passagere Atemstörungen ganz kurzdauernde delirante Erregungen, bei welchen die Kranken offenbar die Situation verkannten und Widerstand gegen die ärztlichen Maßnahmen leisteten. Jeder, der einmal gesehen hat, wie diese bei klarem Bewußtsein befindlichen, völlig gelähmten, sprechunfähigen und nach Luft ringenden Kranken allein noch mit ihren Blicken hilfesuchend an die Umgebung sich anklammern, wird dieses Bild nicht vergessen.

Wie schon gesagt, endet das Leiden in der Mehrzahl der Fälle nach Tagen oder spätestens einigen Wochen mit dem Tode; nur selten beobachtet man einen Stillstand des Prozesses und im Anschluß daran einen allmählichen Rückgang der Krankheitserscheinungen bis zur vollständigen Heilung.

LANDRY hatte bei der ersten Beschreibung des später nach ihm genannten Krankheitsbildes an einen toxischen Prozeß gedacht und hatte darauf hingewiesen, daß der Obduktionsbefund in solchen Fällen greifbare Veränderungen nicht ergäbe. Seither sind zahlreiche Beobachtungen mitgeteilt worden, die mehr oder weniger mit den Aufstellungen LANDRYs übereinstimmten. Es stellte sich dabei heraus, daß solche progredient verlaufenden aufsteigenden Lähmungen nach Infektionen aller Art, nach Typhus, Sepsis, Angina, Malaria usw. auftreten können (zit. nach OPPENHEIM) und auf der Suche nach den Krankheitserregern wurden dann auch die verschiedensten Keime innerhalb des Zentralnervensystems aufgefunden, die als Erreger des Leidens angesprochen wurden. Mit der Verfeinerung der histologischen Untersuchungsmethoden ließ sich dann weiterhin nachweisen, daß durchaus nicht ganz selten Veränderungen im Rückenmark und auch in den peripheren Nerven bei diesen Prozessen festzustellen waren. WICKMANN u. a. beschrieben bei der akuten *Poliomyelitis* Verlaufsformen, die klinisch in jeder Hinsicht dem LANDRYschen Typs glichen und weitere klinische Erfahrungen zeigten, daß auch bei der *infektiös-toxischen Myelitis* ein rasches Aufsteigen der Lähmung verhältnismäßig häufig ist. Das gleiche gilt für die Rückenmarksprozesse, die nach Infektion mit *Lyssa* auftreten können.

Alle diese Erfahrungen führten zu einer Erweiterung des Begriffes der LANDRYschen Lähmung, als deren kennzeichnendes Merkmal schließlich nur noch das

Moment des raschen aufsteigenden (seltener absteigenden) Verlaufes übrig blieb. Heute herrscht wohl allgemeine Übereinstimmung darüber, daß das herkömmlicherweise als Landrysche Lähmung bezeichnete Krankheitsbild in ätiologischer Hinsicht recht komplexer Natur ist und auch in nosologischer Beziehung keineswegs eine Einheit darstellt. Es könnte daher als am zweckmäßigsten erscheinen, diese Bezeichnung gänzlich fallen zu lassen und danach zu streben, das Landrysche Syndrom immer weiter aufzulösen und auf die ihm zugrunde liegenden Prozesse zurückzuführen. Lediglich die Tatsache, daß die Trennung dieser einander ja sehr ähnlichen Krankheitsbilder und Verläufe klinisch sehr schwierig ist und oftmals erst auf der Basis eingehender anatomischer Untersuchungen vorgenommen werden kann, rechtfertigt die gemeinsame Besprechung.

Unter den Prozessen, die unter dem Bilde der Landryschen Lähmung auftreten können, ist zunächst die *Poliomyelitis* zu erwähnen. Daß dieses Leiden recht häufig — und zwar gerade in den tödlichen Fällen — als rasch aufsteigende Lähmung verläuft, wurde oben schon erwähnt. Die Berücksichtigung der epidemiologischen Verhältnisse, der klinische Befund (Fehlen von objektiven Sensibilitätsstörungen) und das Ergebnis der Liquoruntersuchung (Zellvermehrung im akuten Stadium der Poliomyelitis) können hier wegweisend sein. Nicht selten bringt aber erst die anatomische Untersuchung mit dem für Poliomyelitis kennzeichnenden Befunde Aufklärung. Es zeigt sich dann, daß in solchen Fällen der Untergang der Ganglienzellen (Neuronophagie) sich gleichmäßig durch die ganze Vorderhornsäule hindurch erstreckt (vgl. die Ergebnisse der neueren experimentellen Untersuchungen von Pette, Demme, Környey über die Poliomyelitis beim Affen). Nicht selten verläuft auch die *akute diffuse Myelitis* als Landrysche Lähmung: Das Vorhandensein spastischer Zeichen als Ausdruck einer Schädigung auch der zentralen motorischen Bahnen, schwere Blasenlähmungen, sensible Störungen, die nach ihrer Begrenzung auf eine Querschnittsläsion des Rückenmarks zu beziehen sind, können schon klinisch den Verdacht auf eine Myelitis rechtfertigen. Der Liquorbefund läßt differentialdiagnostische Schlußfolgerungen gegenüber der Poliomyelitis nicht zu; auch bei der Myelitis sahen wir in den Anfangsstadien neben einer Erhöhung des Eiweißgehalts recht erheblich Rundzellenvermehrung.

Nach F. Stern sollen auch bei Epidemien von *Encephalitis* spinale Erkrankungen, die nach Art der Landryschen Paralyse verlaufen, beobachtet worden sein. Auf ähnliche Krankheitsbilder bei *Lyssa* (M. Kroll) wurde schon hingewiesen.

Die Tatsache, daß wir als *Landrysche Lähmung* eben *nur ein klinisches Syndrom* bezeichnen, dem anatomisch verschiedenartige und auch verschieden lokalisierte Prozesse zugrunde liegen könne, bringt es mit sich, daß hier auch auf einige spinale Erkrankungen (die in einem anderen Abschnitte dieses Handbuches ja ausführlich abgehandelt werden) kurz eingegangen werden mußte. Man wird allerdings, wie Környey in letzter Zeit betont hat, daran festhalten müssen, mit dieser Bezeichnung (sofern man überhaupt an ihr festhalten will) nur solche Prozesse zu versehen, die auf einer Schädigung ausschließlich des peripheren Neurons beruhen. Untersuchungen der letzten Jahre (Margulis, Marinesco und Draganescu, Pette und Környey, Gärtner, Demme) haben nun die Aufmerksamkeit auf ein eigenartiges Krankheitsbild vom Landryschen Typus gelenkt, bei welchem sich anatomisch degenerative und entzündliche Veränderungen an den Spinalganglien und Wurzelnerven finden: die *gangliitisch-wurzelneuritische Form* der *Landryschen Lähmung* oder die *Poly-Neuro-Radiculitis ascendens*. Die klinischen Erscheinungen entsprechen der obenstehenden Beschreibung: rasche, aufsteigende, schlaffe Lähmung, Parästhesien und distal angeordnete sensible Störungen, namentlich solche der Lage- und Bewegungsempfindung. In allen Fällen war der Verlauf tödlich und das Ende trat nach einer, spätestens nach einigen Wochen ein. Der Prozeß spielt sich vornehmlich in den Spinalganglien und den angrenzenden Abschnitten der Wurzeln ab, gelegentlich auch in den sympathischen Ganglien. Das histologische Bild (vgl. PETTE und KÖRNYEY) zeigt vor allem einen Markscheidenzerfall und Untergang der Achsenzylinder. Die Ganglienzellen bleiben zum großen Teil unversehrt, in anderen finden sich lipoide Pigmente. Daneben kann man Rundzelleninfiltrate und Wucherung der Kapselendothelien im Bereich der Spinalganglien beobachten. Bei denjenigen Fällen, bei denen der tödliche Ausgang erst nach einigen Wochen erfolgte, waren degenerative und entzündliche Veränderungen auch an den peripheren Nerven festzustellen. Im Sinne von PETTE und KÖRNYEY sind solche Prozesse der Gruppe der durch ein *neutropes Virus* verursachten Krankheiten zuzurechnen.

Weiterhin gibt es bei *Herpes zoster* ausgedehnte Lähmungen von aufsteigendem oder auch absteigendem Typus (HARDY, WOHLWILL, SCHUBACK, RISER und SOL, zit. nach WOHLWILL), die hinsichtlich Lokalisation und histologischem Befunde der gangliitisch-wurzelneuritischen Form der LANDRYschen Lähmung sehr ähnlich sind. Ob ätiologische und pathogenetische Beziehungen zwischen beiden Krankheiten bestehen, ist noch nicht ausgemacht (KÖRNYEY), ebensowenig wie es sicher ist, ob in denjenigen Fällen, in denen ein Herpes zoster vorliegt, die Lähmungserscheinungen durch die gleiche Noxe wie der Zoster verursacht werden oder ob der Zoster lediglich „symptomatisch" sich auf der Grundlage einer Spinalganglienerkrankung eingestellt hat (vgl. hierzu WOHLWILL, STIEFLER und TROYER).

Ein von v. SÁNTHA beschriebenes Krankheitsbild (*Polyganglionitis* oder *Poliomyelitis posterior*) soll hier wenigstens kurz erwähnt werden. Klinisch finden sich bei dieser Erkrankung eine Hinterstrangsataxie mit Reflexverlust und Sensibilitätsstörungen (*subakute Pseudotabes"*) und Muskelatrophien. Histologisch handelt es sich um einen ähnlichen Prozeß wie bei dem zuletzt geschilderten Krankheitsbilde, nur daß sich hier die Veränderungen elektiv auch auf die sensiblen Wurzeln und Spinalganglien erstrecken. Die Hinterstränge sind nur auf dem Wege der sekundären Degeneration befallen. v. SÁNTHA führt das Leiden ebenfalls auf eine Infektion mit einem spezifisch neurotropen Virus zurück.

Während die vorstehend geschilderten Krankheitsprozesse vom LANDRYschen Typus sämtlich die Zeichen der Entzündung aufwiesen, gibt es nun auch solche, die ausschließlich durch degenerative Veränderungen vorzugsweise im Bereich der peripheren Nerven gekennzeichnet sind. Krankheitsbilder dieser Art gehören wohl in die Gruppe der *toxischen Polyneuritiden*. Zum Teil handelt es sich hierbei um jene eingangs erwähnten LANDRYschen Lähmungen, die nach verschiedenen Infektionskrankheiten, nicht selten aber auch scheinbar spontan auftreten, ohne daß man sagen könnte, ob die toxische Schädigung überhaupt auf infektiöser Basis eingetreten bzw. welcher Art die Infektion gewesen ist. Die anatomischen Befunde ergeben parenchymatöse Schädigungen: segmentären Zerfall des Myelins der Markscheiden mit rosenkranzartigen Einschnürungen (GRÜNWALD), Degeneration der Achsenzylinder, Proliferation der SCHWANNschen Zellen (zit. nach DE VILLAVERDE).

Die *therapeutischen Maßnahmen* in allen solchen Fällen von LANDRYscher Lähmung können natürlich nur symptomatischer Art sein. Neben der Darreichung entgiftender Mittel, wie z. B. von Urotropin, Argotropin usw. wird man rechtzeitig durch Sauerstoffatmung und Lobelin die Gefahr der Atemlähmung bekämpfen müssen. Als zweckmäßig hat sich uns erwiesen, den sich in der Luftröhre und in den Bronchien ansammelnden Schleim, der oft ein beträchtliches Hindernis für die Atmung darstellt, mit einem Saugapparat fortzuschaffen. In einigen Fällen haben wir auch die Intubation und die Tracheotomie ausführen lassen. Periphere Atmungsstörungen durch Lähmung des

Zwerchfelles und der Intercostalmuskeln lassen sich auf diesem Wege wohl sicherlich beeinflussen. Daneben sind natürlich rechtzeitige Maßnahmen zur Stützung von Herz und Kreislauf nicht zu vergessen. Zur Behandlung der Lähmung hat man Strychnin empfohlen.

Die LANDRYsche Paralyse stellt also ein klinisch wohlumschriebenes Syndrom, aber kein ätiologisch und anatomisch einheitliches Krankheitsbild dar. Wahrscheinlich handelt es sich um einen toxischen Prozeß, ohne daß es bis jetzt sicher feststände, ob die Toxine immer bakteriellen Ursprungs sind. Daß manche Autoren, die dem Leiden gastro-intestinale Erscheinungen vorausgehen sahen, auf eine Autointoxikation, die vom Darm ihren Ausgang nehmen sollte, schlossen, mag hier noch erwähnt werden.

Von den im Gefolge von Infektionskrankheiten auftretenden Polyneuritiden ist die **postdiphtherische** Lähmung wohl die häufigste.

OPPENHEIM zitiert eine Statistik von WOODHEAD, der unter 7832 Fällen von Diphtherie 1362mal, d. h. in rund 17% polyneuritische Erscheinungen feststellte. ROLLESTON errechnete an einem Material von 1500 Fällen 22,3%, ROTHE an 774 Fällen nur 8,7% (zitiert nach WEXBERG). Von historischem Interesse ist die Tatsache, daß die postdiphtherische Gaumensegellähmung das am meisten kennzeichnende Symptom des Leidens, zum erstenmal wohl von MAINGAULT in der Mitte des vorigen Jahrhunderts (1854) beschrieben wurde; in der aus dem Jahre 1826 stammenden berühmten Monographie von BRETONNAU sind postdiphtherische Lähmungen noch nicht erwähnt.

Nach dem Zeitpunkt des Auftretens unterscheidet man Früh- und Spätlähmungen. Die ersteren treten für gewöhnlich noch im Stadium der Rekonvaleszenz, d. h. in der ersten und auch in der zweiten Woche nach Abklingen des Fiebers auf und sind so gut wie immer lokalisiert. Die Spätlähmungen setzen durchschnittlich 2—3—5 Wochen nach der Entfieberung ein und sind für gewöhnlich mehr generalisierter Art. Es gibt aber hier keine scharfen Grenzen. Weitaus in den meisten Fällen ist die Gaumensegellähmung die erste Erscheinung, die auf eine Erkrankung des Nervensystems hinweist. Infolge der mangelhaften Hebung des Gaumensegels beim Phonieren bekommt die Sprache einen näselnden Beiklang. Der Abschluß des Nasenrachenraums beim Schlucken ist unvollständig und dies macht sich in der Weise bemerkbar, daß beim Schlucken flüssige Speisen in die Nase geraten und dort wieder herauslaufen. Würgreflex und Rachenreflex sind meistens aufgehoben, die Rachenschleimhaut ist oft anästhetisch. Seltener greift die Lähmung auf die Kehlkopfmuskulatur (Heiserkeit, Aphonie) über. Neben der Gaumensegellähmung ist das am meisten charakteristische Symptom die Akkommodationslähmung, die auf eine elektive Erkrankung der im Oculomotorius verlaufenden autonomen Bahnen zu beziehen ist und klinisch eine mehr oder weniger erhebliche Beeinträchtigung des Nahesehens zur Folge hat. Die Pupillenreaktionen auf Licht sind dabei fast immer erhalten, häufig auch das Konvergenz- und Akkommodationsphänomen der Pupille. Lähmungen der äußeren Augenmuskeln nach Diphtherie sind verhältnismäßig seltener. Ebenfalls selten sind Lähmungen des Recurrens, des Facialis und des Hypoglossus. Wir selbst beobachteten kürzlich bei einem Knaben eine Accessoriuslähmung.

Von größter praktischer Bedeutung ist die Schädigung des Vagus. Die besondere Affinität des Diphtherietoxins zum Vagussystem zeigte sich ja schon in der Häufigkeit der Akkommodationslähmung. Auch die den Ciliarmuskel versorgenden autonomen Fasern gehören ja bekanntlich zum System des Vagus. Vor allem ist es der Herzvagus, der bei der Diphtherie ergriffen werden kann. Man beobachtet dann zunächst eine auffällige Pulsverlangsamung, später Unregelmäßigkeit der Herzschlagfolge und Tachykardie. Nach ROLLESTON liegt der kritische Zeitpunkt zu Beginn der zweiten Woche etwa zwischen dem 7. und 9. Krankheitstag. Es ist freilich im einzelnen Falle niemals sicher fest-

zustellen, inwieweit nicht unmittelbare myodegenerative Veränderungen in
der Herzmuskulatur, die im Anschluß an Diphtherie wiederholt beschrieben
und anatomisch nachgewiesen worden sind, die Ursache kardialer Störungen
abgeben. Plötzliche Todesfälle, auch in den Stadien der Rekonvaleszenz, gehören
nicht zu den Seltenheiten. Weitere lebensbedrohende Komplikationen können
sich aus einer Beteiligung des Phrenicus und der daraus hervorgehenden Zwerchfellähmung ergeben.

Die polyneuritische Natur der Schädigung kann auch in diesen Fällen einer
mehr umschriebenen, auf das Vagussystem beschränkten postdiphtherischen
Lähmung sich dahin zu erkennen geben, daß die Sehnenphänomene an den
Beinen erlöschen. Solche Fälle bilden einen Übergang zur generalisierten Form,
die, wie oben schon erwähnt, für gewöhnlich als Spätlähmungen auftreten.
Auch sie beginnen recht häufig mit Gaumensegel- und Akkommodationslähmungen. Das klassische Bild dieser generalisierten postdyphtherischen Polyneuritis ähnelt der Tabes. Die Muskulatur ist hypotonisch, die Sehnenreflexe
sind aufgehoben, es finden sich Störungen der Tiefensensibilität und eine oft
recht hochgradige Ataxie. Schmerzen fehlen häufig, ebenso wie auch die Nervenstämme in der Regel nicht sonderlich druckempfindlich sind. Sind Störungen
der Oberflächensensibilität vorhanden, so beschränken sie sich für gewöhnlich
auf die distalen Abschnitte der Gliedmaßen. Diese Formen der ataktischen
Polyneuritis sind nach Diphtherie am häufigsten. Es kommen jedoch auch
andere Formen mit degenerativen Lähmungen der Gliedmaßen, wie auch der
Muskulatur des Stammes (Rücken- und Intercostalmuskeln) vor. Wir selbst
behandelten kürzlich einen Knaben, bei dem eine schlaffe Lähmung der Sternocleidomastoidei, der Nackenmuskeln, der Schultergürtelmuskulatur (Trapezius,
Serratus, Infraspinatus) und der Streckmuskeln an den Unterschenkeln vorhanden war. Außerdem bestand in diesem Falle eine Abducenslähmung; gelegentliche Beobachtung einer Beteiligung der Hirnnerven wurden oben ja schon
erwähnt. Echte Lähmungen sind von einer nur durch die Koordinationsstörungen hervorgerufenen Adynamie wohl zu unterscheiden. Oft findet sich auch
eine Entartungsreaktion. Recht kennzeichnend für die postdiphtherischen
Polyneuritis ist das Auftreten einer myasthenischen Reaktion, und zwar auch
in solchen Fällen, in welchen eine funktionelle Schädigung der Muskulatur
in Gestalt einer Lähmung sich sonst nicht nachweisen läßt. Wenn es nicht ganz
sicher ist, ob eine Diphtherie vorangegangen war, so kann der elektrische Befund
mitunter also diagnostische Rückschlüsse erlauben. Encephalitische Erscheinungen sind sehr selten, ebenso auch Hemiplegien auf embolischer Grundlage.

Seitem ROEMHELD, FEER, MORO, QUECKENSTEDT, WALTER Liquorveränderungen bei der postdiphtherischen Polyneuritis festgestellt haben, konnten
diese Befunde auch von anderer Seite bestätigt werden. Wie bei anderen Polyneuritiden findet sich recht häufig eine mehr oder weniger ausgesprochene Vermehrung des Eiweißes, insbesondere der Albumine. Pleocytosen sind seltener
und meist nur in den allerersten Tagen nachweisbar. Die anatomischen Befunde an den Meningen (s. unten) machen solche Liquorveränderungen ja auch
erklärlich.

Es besteht wohl heute kein Zweifel mehr darüber, daß die polyneuritischen
Erscheinungen nicht auf den Erreger selbst, sondern auf die von ihm erzeugten
Toxine zu beziehen sind. Für das Auftreten einer Polyneuritis ist die Schwere
des örtlichen infektiösen Prozesses keineswegs allein von Bedeutung; gar nicht
selten ergibt sich erst aus dem charakteristischen Bild der postdiphtherischen
Lähmung rückschließend die diphtherische Natur einer vorangegangenen Hals-
entzündung. Ebenso kann die Polyneuritis nicht nur nach Diphtherie des

Rachens, sondern auch der Nase, des Nabels, der Vulva oder nach Wunddiphtherie entstehen. Wichtig ist die Tatsache, daß auch solche Personen, die lediglich Bacillenträger sind, befallen werden können.

Für die *Lokalisation der Lähmungen* scheint die Ansiedlung des infektiösen Prozesses mitunter von gewisser Bedeutung zu sein, Gaumensegellähmungen sind jedenfalls nach Rachen- und Nasendiphtherie am häufigsten und von KUSSMAUL stammt die bekannte Beobachtung einer Bauchmuskellähmung im Anschluß an eine diphtherische Infektion des Nabels.

Die *anatomischen Befunde* ergeben Veränderungen im Bereiche der peripheren Nerven (Infiltrationen, Hyperämie, Blutungen), die im wesentlichen dem Typus der interstitiellen Neuritis entsprechen; parenchymatöse Schädigungen (fettige Degeneration der Markscheiden, Quellung und Schwund der Achsenzylinder) sind oft genug gleichfalls erkennbar, treten aber doch in den Hintergrund. Schon im Jahre 1878 hat DEJERINE degenerative Veränderungen in den Vorderhornzellen des Rückenmarkes feststellen können, die seitdem auch durch andere Autoren (VON LEYDEN u. a.) bestätigt wurden. Aber auch die mesodermalen Anteile werden ergriffen. Die Meningen können Infiltrationsherde von Leukocyten und Rundzellen aufweisen. MARGULIS u. a. fanden entzündliche Veränderungen an den Wurzeln und sehen hierin die primäre Lokalisation des Prozesses. Auch in der Muskulatur (quergestreifte Fasern, Nervenendplatten) hat man Veränderungen gefunden. Von der Myokardschädigung war oben schon die Rede.

Die Frage, warum die Erscheinungen von Seiten des Nervensystems mitunter erst nach Wochen auftreten, ist noch nicht entscheidend. Auf die von U. FRIEDEMANN, GLANZMANN u. a. aufgestellten Hypothesen wird gleich noch einzugehen sein. Ebenso wenig ist es geklärt, auf welchem Wege die Toxine an den Ort der Schädigung gelangen. Einige Autoren (MARGULIS, KRÖNIG) dachten an ein Aufsteigen entlang der Nervenscheiden. Die obenerwähnten klinischen Beobachtungen über den Zusammenhang zwischen Lokalisation der Diphtherie und der Ausbreitung der Lähmungen könnten in diesem Sinne sprechen. Man hat auch angenommen, daß die Toxine in den perineuralen Lymphbahnen zentralwärts bis zu den Wurzeln vordringen und hier eine Polyradikulitis hervorrufen. Von anderer Seite wird es für wahrscheinlicher gehalten, daß die Giftstoffe auf dem Wege über den Kreislauf sich ausbreiten.

Verlauf und Prognose. Die Prognose der postdiphtherischen Polyneuritis ist im allgemeinen als günstig zu bezeichnen. Sofern das Leben erhalten bleibt, kommen die Krankheitserscheinungen von seiten des Nervensystems immer zur Ausheilung. Isolierte Gaumensegel- und Akkommodationslähmungen pflegen sich rasch zurückzubilden. Immerhin kann die Restitution bei ausgedehnter Polyneuritis auch Wochen und Monate dauern.

Eine ernste Gefahr für das Leben können dagegen Lähmungen des Vagus, Phrenicus, sowie der übrigen Atemmuskeln darstellen, selbstverständlich auch Myokardschädigungen. In solchen Fällen kann der Tod ganz unerwartet rasch eintreten. Es sollen übrigens auch zentrale Atemlähmungen vorkommen. Die Todesfälle treten in der Mehrzahl in den ersten 3 Wochen auf. MÉZARD, GLANZMANN sowie HOTTINGER haben auf das Syndrom „du cinquantiéme jour" aufmerksam gemacht: Es gibt Formen von maligner Diphtherie, bei welchen um den 50. Krankheitstag herum von neuem — wie beim ersten Ausbruch der Krankheit — Intoxikationserscheinungen in Gestalt von Erbrechen, Fieber, Kollaps mit plötzlichem Tod an Kreislaufschwäche und Atemlähmung auftreten können. In solchen Fällen läßt sich mitunter dann beobachten, daß mit dieser erneuten Intoxikation, die man auch als „zweites Kranksein" bezeichnet, Lähmungen des Gaumensegels und des Schlundes, die inzwischen schon behoben waren, wiederkehren und daß die Generalisierung des Prozesses in dem Auftreten diffuser Paresen, die gelegentlich auch nach Art der LANDRYschen Lähmung aufsteigen können, zum Ausdruck kommen. GLANZMANN sah in einem entsprechenden Falle eine Embolie mit nachfolgender cerebraler Hemiplegie.

Was die Entstehung dieses zweiten Intoxikationsstadiums und der oft fast gleichzeitig damit auftretenden postdiphtherischen Spätlähmung anlangt, so hat U. FRIEDEMANN angenommen, daß es sich um eine erneute Überschwemmung des Organismus mit Toxinen, die von okkulten Bacillenherden ausgeschwemmt werden sollen, handelt; der Körper sei dagegen machtlos, da die Schutzwirkung des Serums nur 30—35 Tage hindurch anhalte. GLANZMANN ist der Auffassung, daß es während der ersten Krankheitsphase zu einer Sensibilisierung gegenüber den Toxinen komme, so daß später schon geringe Toxinmengen genügten, um schwere Vergiftungserscheinungen auszulösen.

Was die *Behandlung* anlangt, so steht man jetzt allgemein auf dem Standpunkt, daß die Verabfolgung des BEHRINGschen Heilserums den Ausbruch der Polyneuritis nicht verhüten kann. Wenn aber in den ersten Zeiten der Serumbehandlung einige Autoren die Auffassung vertraten, daß unter der Serotherapie die Häufigkeit der Lähmungen eher zugenommen habe, so ist dies sicher eine Täuschung, die darauf beruht, daß infolge der Abnahme der Mortalität der Diphtherie die Beobachtungsmöglichkeiten polyneuritischer Folgeerscheinungen günstiger geworden sind (OPPENHEIM). Es scheinen auch hinsichtlich der Neigung, das Nervensystem zu befallen, örtliche Verschiedenheiten zwischen den einzelnen Diphtherieepidemien zu bestehen. Alle diese Erwägungen besagen natürlich nichts gegen die unbedingte Notwendigkeit, prophylaktisch und bei ausgebrochener Diphtherie sofort große Dosen von Serum (10—20—40000 AE) zu verabfolgen. Sind polyneuritische Erscheinungen erst einmal zur Entwicklung gekommen, so kann die Serumbehandlung auf den weiteren Verlauf im allgemeinen wohl keine Einwirkung mehr ausüben. Immerhin geben die meisten Autoren auch in solchen Fällen große Serumdosen, die unter Umständen täglich wiederholt werden können, nachdem man sich durch eine 12 Stunden vorher vorgenommene subcutane Injektion von 0,25 ccm Serum überzeugt hat, daß eine Überempfindlichkeit nicht besteht (FEER). Zur Behandlung der Lähmungen wurde schon früher (HENOCH) die Medikation von Strychnin ($^1/_2$—2 mg und mehr, je nach Alter und Gewicht) empfohlen. In letzter Zeit hat sich insonderheit PAISSEAU für große Dosen von Strychnin eingesetzt. Nach seinen Tierversuchen erhöht das Diphtherietoxin die Verträglichkeit des Strychnins. BARTELHEIM und HUSLER geben Tetrophan (RIEDEL) intralumbal. Die Behandlung mit Vitamin C hat enttäuscht; einige Autoren wollen vom Vitamin B$_1$ Erfolge gesehen haben. BITTNER berichtet über günstige Erfahrungen mit Campolon.

Die nach *Typhus* (nach WERTHEIM-SALOMONSON in 0,5%) auftretenden Lähmungen betreffen in der Regel nur einzelne Nerven, während polyneuritische Krankheitsbilder selten sind. Die ersten klinischen Beobachtungen stammen von NOTHNAGEL (1877), BAEUMLER (1880) und LEYDEN, sowie von PITRES und VAILLARD (1885). Im allgemeinen wird angegeben, daß der Ulnaris am häufigsten betroffen ist; es folgen dann Peronaeuslähmungen, sowie Lähmungen einzelner Äste des Plexus brachialis. Die Lähmungen sind nicht ganz selten doppelseitig und symmetrisch, und zwar gilt dies nach STERTZ ganz besonders für die Peronaeuslähmungen. Nach dem gleichen Autor, der 1917 die verhältnismäßig große Zahl von 39 eigenen Beobachtungen zusammengestellt hat, kommen isolierte Lähmungen des Radialis, Medianus und Tibealis nicht vor. Die polyneuritischen Lähmungen sind gleichfalls oft symmetrisch ausgebildet und in leichteren Fällen sollen auch hier beinahe ausschließlich die Peronaeii befallen sein. Wie bei der Diphtherie sind die Störungen der Oberflächensensibilität meist nur geringfügig, häufiger sind Störungen der Bewegungsempfindung mit entsprechender Ataxie. Die Lähmungen treten zumeist während der akuten Krankheitsphase auf, seltener erst einige Zeit danach. Prognostisch sind sie wohl immer als günstig zu bezeichnen. Aller Wahrscheinlichkeit nach handelt es sich um eine toxische Schädigung der peripheren Nerven. Eine zureichende Erklärung für das Überwiegen der Ulnaris- und Peronaeusschädigungen beim Typhus gibt es nicht; manche Autoren (Lloyd, Singer, Wexberg u. a.) denken an eine toxikotraumatische Verursachung und glauben, daß Druckschädigungen der genannten Nerven durch ungünstige Lagerung der benommenen und oft auch abgemagerten Kranken mitverantwortlich zu machen ist. Die gleiche Auffassung von der Ulnarisneuritis nach Typhus hat übrigens schon Gowers vor vielen Jahren (1886) vertreten. Die seltene Beteiligung des Ulnaris bei allgemeiner posttyphöser Polyneuritis spricht nach Wexberg jedenfalls gegen eine besondere Affinität des Typhustoxins zu diesem Nerven.

Neuritiden bei *Paratyphus A* sollen sehr selten sein. In der Literatur erwähnt Veraguth das Vorkommen von Augenmuskellähmungen, Aubriot eine Recurrenslähmung. Wexberg sah wie beim Typhus Ulnarisneuritiden bei einer Epidemie von Paratyphus B sahen wir selbst unter mehreren hundert Erkrankten einige Male Neuritiden im Bereiche des Plexus lumbosacralis. Nach Fleckfieber und Ruhr wurden sowohl Neuritiden, als auch ausgebreitete Polyneuritiden beobachtet. Die ersten Fälle dieser Art beschrieb schon v. Leyden aus dem Kriege 1870/71. Als charakteristisch für die Ruhr-Polyneuritis wird im allgemeinen das Vorherrschen von sensiblen Störungen und von Ataxie angegeben (Bittorf u. a.).

Als Raritäten seien hier noch Neuritiden nach Gelenkrheumatismus, nach *Wolhynischen Fieber*, Weilscher *Krankheit und Schweißfriesel* angegeben. Auch nach *Pneumonie* sind Neuritiden im ganzen recht selten. Einige Autoren beschrieben Plexusneuritiden, isolierte Lähmungen einzelner Nerven (Vagus, Thoracicus longus usw.). Wexberg beobachtete in einem eigenen Falle polyneuritische Erscheinungen an beiden unteren Gliedmaßen. Leichte neuritische Erscheinungen sollen nach einigen Autoren bei systematischer Untersuchung gelegentlich auch daran erkennbar sein, daß die Patellarreflexe einige Zeitlang erlöschen. Crouzon beschrieb ähnliche Beobachtungen nach tuberkulöser Pleuritis. Veröffentlichungen über nach Mumps auftretende Polyneuritiden sind recht spärlich (vgl. Pitres und Vaillard. Sulzer beschrieb zwei tödlich verlaufende Fälle von aufsteigender Lähmung vom Typus der Landryschen Paralyse.

Nach *Masern* sind encephalitische Prozesse ungleich häufiger als Affektionen des peripheren Nervensystems. Veraguth beobachtete einen Fall von Vagusneuritis. Corda sah Gaumensegellähmungen in einer nicht geringen Anzahl; freilich wurden schon ganz geringfügige Abweichungen der Gaumensegelinnervation berücksichtigt, was vielleicht die von ihm errechnete hohe Prozentzahl (21 Fälle auf 195 Masernkranke) erklärt. Der gleiche Autor beschreibt auch Augenmuskellähmungen und ausgebreitetere Polyneuritiden. Nach *Keuchhusten*, *Scharlach* und *Röteln* sind echte Polyneuritiden offenbar noch nicht beobachtet worden, dagegen wurden in vereinzelten Fällen Hirnnervenlähmungen und auch andere isolierte Neuritiden beobachtet. Neuritiden als seltene Folgeerscheinungen nach Variola und Varicellen erwähnt Wertheim-Salomonson.

Auch nach *Sepsis* und chronisch eiternden Prozessen sind neuritische Störungen oder auch polyneuritische Krankheitsbilder vereinzelt beschrieben worden. Wir selbst hatten Gelegenheit, bei Kranken, die an eitrigen Lungenaffektionen (Bronchiektasen, Resthöhlen, Empyemen) litten, einige Male Plexusneuritiden zu beobachten.

Sehr viel häufiger wiederum sind neuritische Folgeerscheinungen nach *Grippe*, und zwar sind Lähmungen einzelner Nerven (die Hirnnerven inbegriffen) und vor allem Neuralgien im ganzen genommen häufiger, als ausgesprochene Polyneuritiden (SETT, O. KLEIN, C. WEISS u. a. — ausführliche Literaturangaben bei WEXBERG). Wir selbst hatten allerdings bei Durchsicht unseres Materials den Eindruck, daß doch eine ganze Anzahl sogenannter idiopathischer Polyneuritiden im Anschluß an grippale Infekte aufgetreten waren.

Von einigen Autoren wurden Neuritiden und Polyneuritiden auch bei *Encephalitis epidemica* beschrieben, die natürlich — was nicht immer geschehen ist — von den eben erwähnten Neuritiden nach gewöhnlicher Grippe oder Influenza wohl zu unterscheiden wären. Manche Veröffentlichungen halten einer Kritik nicht stand, sei es, daß es sich nicht um periphere, sondern um spinale Schädigungen gehandelt hat, sei es, daß die Identität der Erkrankung mit der epidemischen Encephalitis nicht genügend sichergestellt werden konnte. In den Mitteilungen der Autoren wird immer wieder die Bevorzugung der oberen Gliedmaßen hervorgehoben. SCHARNKE und MOOG sahen Lähmungen des Plexus brachialis, STERN beschrieb eine Lähmung des Schultergürtels, vor allem des Serratus. *Wir* selbst beobachteten kürzlich bei einer Kranken, bei der ein wohl sicher postencephalitischer Parkinsonismus bestand, eine symmetrische Atrophie der Streckmuskulatur der Vorderarme, der Oberarme und des Schultergürtels mit fibrillären Zuckungen und Entartungsreaktion, ohne sensible Störungen. Dieses Krankheitsbild, das zunächst an eine Bleilähmung oder an eine luische Muskelatrophie denken ließ, war einige Zeit nach dem Parkinsonismus aufgetreten. Wir haben in diesem Falle eine Mitbeteiligung des Rückenmarks an dem encephalitischen Prozesse angenommen.

Auch die verhältnismäßig seltene *Periarteriitis nodosa* (KUSSMAUL), die ja mit großer Wahrscheinlichkeit eine Infektionskrankheit darstellt, führt gelegentlich zu einer Polyneuritis, die meistens einen langsam fortschreitenden Charakter hat und mit Verlust der Sehnenreflexe, ausgedehnten Lähmungen und sensiblen Störungen einhergeht. Meistens sind dabei ausgeprägte Allgemeinerscheinungen, wie schwere Magen-Darmstörungen, Fieber und Kachexie vorhanden, oft auch neuralgische Schmerzen. Ursächlich für die Schädigungen der peripheren Nerven ist wohl die Erkrankung der Vasa nervorum verantwortlich zu machen. Andere Autoren (BALÒ) denken an eine endotoxische Entstehung, da sie gefunden haben, daß Polyneuritiden nur in denjenigen Fällen auftreten, in welchen das Pankreas durch Infarkte geschädigt ist. Der Befund vom Arterienknötchen und die histologische Untersuchung nach der Probeexcision kann die Diagnose noch bei Lebzeiten sichern.

Nach *Gonorrhöe* wurden gleichfalls in vereinzelten Fällen Neuritiden und auch ausgedehnte Polyneuritiden beschrieben. Die unteren Gliedmaßen, d. h. die aus dem Plexus lumbosacralis hervorgehenden Nerven (Ischiadicus, Peronaeus) sind vorzugsweise betroffen, während an den oberen Gliedmaßen Lähmungen für gewöhnlich nur im Rahmen einer allgemeinen Polyneuritis auftreten. Lähmungen einzelner Hirnnerven (WEXBERG beobachtete eine doppelseitige Facialislähmung), Intercostalneuralgien sind offenbar sehr selten. VERAGUTH schreibt, daß die Polyneuritis entweder schon im akuten Stadium (nach GLYSER um den 9. Tag herum) auftrete oder aber erst nach Ablauf einiger Monate. Mitunter entstehen auch umschriebene Neuritiden durch örtliches Übergreifen eines entzündlichen Gelenkprozesses auf benachbarte Nerven.

Die *syphilitische* Polyneuritis stellt ein recht seltenes Krankheitsbild dar, so daß man lange an seiner Existenz überhaupt gezweifelt hat. OPPENHEIM, STEINERT, DEMANCHE und MÉNARD, VERAGUTH u. a. haben derartige Beobachtungen beschrieben. Kennzeichnend sollen ataktische Störungen sein und die oberen Gliedmaßen (auch die Hirnnerven) sollen in stärkerem Ausmaß befallen werden als die unteren. Es handelt sich hierbei um schon frühzeitig, spätestens im Sekundärstadium auftretende Prozesse syphilotoxischer

Entstehung. In die gleiche Gruppe gehören auch Mononeuritiden, vor allem Facialislähmungen, Schädigungen des Acusticus, seltener anderer peripherer Nerven
(WERTHEIM-SALOMONSON). Die Unterscheidung von spezifischen Affektionen
der Wurzeln oder der Kerngebiete ist natürlich in vielen Fällen außerordentlich
schwierig, oft unmöglich. Anatomische Befunde sind in einer verhältnismäßig
nur geringen Anzahl veröffentlicht worden. In letzter Zeit hat MARGULIS
gummöse Infiltrationen des peri- und endoneuralen Bindegewebes, sowie arteri-
itische Veränderungen der Vasa nervorum, die zu einem Zerfall der Markscheiden
und Achsenzylinder geführt hatten, beschrieben. Nur kurz erwähnt seien hier
die sog. Neurorezidive, die wohl unstreitig als Ausdruck einer durch die Salvarsanbehandlung hervorgerufenen Provokation des syphilitischen Prozesses
anzusehen sind (NONNE, JAHNEL u. a.). Vorzugsweise sind die Hirnnerven
befallen, nach einer Statistik von BENARIO überwiegen Acusticus und Opticus.

Auf die Neigung der *Malaria*, Neuralgien zu hinterlassen, war schon oben
hingewiesen worden. Auch Mononeuritiden sind nicht allzu selten und es sind
Lähmungen des Vagus (VERAGUTH), des Plexus brachialis, des M. cutanaeus,
des Serratus und vieler anderer Nerven beschrieben worden. Nach FIORENTINI
sollen neuritische Affektionen des Peronaeus am häufigsten sein. Polyneuritiden
sind seltener und zuerst wohl von BUZZARD, sowie von GOWERS (1886) beobachtet worden. PITRES und VAILLARD zitieren eine Reihe derartiger Beobachtungen, die von LAURENT-MOREAU im letzten Kriege bei den französischen
Truppen auf dem Balkan angestellt wurden. Vasomotorisch-trophische Störungen sollen dabei auffallend häufig sein. Für gewöhnlich treten die ersten
Erscheinungen der Polyneuritis erst nach einer Anzahl von Fieberanstiegen auf.
Die bei der therapeutischen Impfmalaria auftretende Verstärkung der neuralgischen Schmerzen bei Tabes gehört offenbar nicht hierher, sondern ist auf eine
Aktivierung des spezifischen Prozesses an den Wurzeln zu beziehen.

Neuritiden bei *Tuberkulose* sind im ganzen genommen recht selten, wenn
man von jenen Fällen absieht, in welchen eine unmittelbare Überleitung des
tuberkulösen Prozesses auf benachbarte Wurzeln und Nerven, wie dies bei
Caries der Wirbelsäule, Lymphknotentuberkulose vorkommen kann, absieht.
Hier sind natürlich nur die infektiös-toxischen Neuritiden gemeint. PITRES
und VAILLARD haben in 6 Fällen von schwerer Tuberkulose anatomisch degenerative Veränderungen an den peripheren Nerven feststellen können, wobei noch zu
betonen ist, daß die betreffenden Kranken zu Lebzeiten keine erkennbaren
neuritischen Erscheinungen dargeboten hatten. Noch seltener sind ausgebreitete
Polyneuritiden auf tuberkulöser Grundlage. REMAK hatte ursprünglich die Auffassung vertreten, daß nur bei gleichzeitigem Alkoholismus polyneuritische
Krankheitsbilder entstünden; in letzter Zeit hat LEMIERRE ähnliche Ansichten
geäußert, wobei er allerdings neben dem Alkohol auch anderen, medikamentös
dargebotenen toxischen Substanzen, wie z. B. dem Arsen oder dem Kreosot,
eine ursächliche Mitwirkung bei der Entstehung der Polyneuritis zumißt.

Neuritis und Polyneuritis bei *Lepra*. Bei den oben beschriebenen Nervenentzündungen auf infektiöser Basis handelte es sich, wie schon öfter betont, um
infektiös-toxische Schädigungen. Im Gegensatz hierzu stellen die Neuritiden
bei Lepra Prozesse dar, bei denen die Erreger selbst mit großer Regelmäßigkeit
innerhalb der betroffenen Nervenstämme aufzufinden sind. Die anatomische
Untersuchung ergibt eine interstitielle Neuritis mit Rundzelleninfiltraten im
Epi- und Endoneurium, die dem Verlaufe der Blutgefäße folgen. In späteren
Stadien gehen auch die Markscheiden und die Achsenzylinder zugrunde. Der-
artige Veränderungen finden sich bei allen Arten des Leidens, bei der nervösen
Form der Lepra jedoch am stärksten ausgeprägt. Klinisch ist die sog. tuberöse
Form der Lepra durch knotige, perlschnurartig angeordnete Verdickung der

Nerven ausgezeichnet, während bei der nervösen Lepra die Nervenstämme mehr gleichmäßig verhärtet und verdickt sind oder tastbare Veränderungen überhaupt fehlen. Nichtsdestoweniger sind die Ausfallserscheinungen, wie ja schon die Namengebung verrät, bei der nervösen Form der Lepra schwerer als bei der Lepra tuberosa. Von einzelnen Nerven sind der Ulnaris, Peronaeus und der Auricularis magnus am häufigsten befallen, von den Hirnnerven der Quintus und Facialis (MONRAD-KROHN). Auch polyneuritische Bilder mit anfänglichen neuralgischen Schmerzen, distal beginnenden (oft dissoziierten) Sensibilitätsstörungen und Lähmungen sind nicht selten. Kennzeichnend für die Lepra sind die schweren trophischen Veränderungen an der Haut, besonders im Bereiche der distalen Abschnitte der Gliedmaßen. Differentialdiagnostisch gegenüber der Syringomyelie ist außer dem Tastbefund an den Nerven vor allem der distale Beginn der Lähmung von Bedeutung, ebenso auch der Umstand, daß die sensiblen Störungen hier zumeist dem Ausbreitungsgebiet der peripheren Nerven entsprechen, während die Lähmungen bei der Syringomyelie in der Regel ja zunächst die proximal gelegenen Muskelgruppen (Schultergürtel usw.) betreffen und die sensiblen Ausfallserscheinungen segmental abgegrenzt sind. In pathogenetischer Hinsicht wird allgemein angenommen, daß die Leprabacillen von der Peripherie aus in die Nerven eindringen. Der Prozeß kann in zentraler Richtung immer weiter vorschreiten und auch die Spinalganglien und das Rückenmark befallen; auch hier hat man die Leprabacillen nachweisen können (BABES).

b) Die toxischen Polyneuritiden [1].

Schon unter den Polyneuritiden mit infektiöser Ätiologie sind solche besprochen, bei denen die den Nerven treffende Noxe wohl sicher das toxische Moment der Erkrankung ist und nicht der eigentlich infektiöse Krankheitsprozeß: Am deutlichsten ist dies bei den Neuritiden der Di-Bacillenträger, wobei sich die Symptomatologie nicht von den Fällen zu unterscheiden braucht, in denen eine ausgebildete Rachendiphtherie z. B. bestanden hat.

Unter den *endogen-toxischen* Erkrankungen steht wohl die diabetische Polyneuritis in erster Linie. Bei jeder ätiologisch unklaren Polyneuritis wird man an *Diabetes* zu denken haben, zumal eine gleichmäßige Beziehung zwischen der Höhe des Zuckergehaltes in Urin oder Blut und der Neuritis nicht zu bestehen scheint. Häufig kommt es zu „rudimentären" Formen, die, wenn sie neuralgisch auftreten oder eingeleitet werden, leicht als Ischias oder als andere Neuralgie verkannt werden können. Eine genauere Untersuchung aus dem Jahre 1920 liegt von W. M. KRAUS vor. Ausgebildete Polyneuritiden fand dieser Autor in seinem Material von 450 Fällen selten. Als Ort der Schädigung findet er die vorderen und hinteren Wurzeln, auch die Vorderhörner, woraus das Vorkommen rein motorischer und sensibler Fälle zu erklären sei.

Etwas Genaueres über die Pathogenese wissen wir nicht.

Auch bei *Gicht* sind vereinzelt Neuritiden beschrieben worden (WERTHEIM, SALOMONSON, GOWERS).

Im Verlauf der Gravidität und im Puerperium kommen nicht selten Polyneuritiden zur Beobachtung, insbesondere dann, wenn eine schwere Hyperemesis bestanden hat. Da aber ein regelmäßiger zeitlicher Zusammenhang zwischen Hyperemesis und Polyneuritis nicht zu finden ist, wurde in neuerer Zeit an eine Avitaminose gedacht. Ein entsprechender therapeutischer Erfolg mit Vitamin B wurde nicht erzielt. Durch diese Auffassung rücken diese Formen in die Nähe anderer, die mit großer Wahrscheinlichkeit als Avitaminosen anzusehen sind: Beri-Beri und Pellagra.

---

[1] Infolge Behinderung von H. SCHELLER wurde dieser Abschnitt von J. ZUTT übernommen.

Die *Beri-Beri*-Krankheit, die ausschließlich in den Tropen vorkommt, tritt beim Genuß von geschältem Reis auf. Das Symptombild zeigt nichts besonderes. Beteiligung der Hirnnerven ist nicht selten. Vaguslähmung wurde beobachtet. Eine perniziöse Form führt in wenigen Tagen aufsteigend zum Tode. Hierbei spielt die überhaupt bei Beri-Beri häufige Beteiligung des Herzens eine entscheidende Rolle. Daneben ist für Beri-Beri ein ausgebreitetes Hautödem charakteristisch. B-Vitamin führt zu guten therapeutischen Erfolgen.

Die *Pellagra* ist außerhalb der Länder mit Maisernährung ganz selten. Sie tritt auch dort vorwiegend bei Individuen in schlechtem Ernährungszustand auf. Schon 1913 wurde in Deutschland eine Pellagraepidemie in der Heil- und Pflegeanstalt Neustadt beobachtet (Meiningen). Dann häuften sich die Beobachtungen (Bonhoeffer, Buschke und Langer, Grunenberg, Chotzen, Oppler, Georgi und Beyer, Roggenbau, Seelert) in der Zeit dürftigster Ernährung während des Krieges und in den Jahren danach. Neben den charakteristischen Hauterscheinungen und Magen-Darmstörungen kommt es zur Beteiligung des Nervensystems. In einzelnen Fällen entwickeln sich ausgesprochene Polyneuritiden (Georgi und Beyer), zumeist fehlen aber nicht die Zeichen einer Beteiligung des Rückenmarkes: Gesteigerte Reflexe, erhöhter Tonus und Pyramidenzeichen. Auch cerebrale Symptome (vor allem der vegetativen Zentren) und symptomatische Psychosen können auftreten.

Zu den endotoxischen Polyneuritiden sind wohl auch die Fälle zu rechnen, die im Verlauf schwerer, zur *Kachexie* führender Leiden zur Beobachtung kommen. Eigene Erfahrungen machen es wahrscheinlich, daß in schweren, letal endenden Fällen solche neuritischen Komplikationen leicht übersehen werden. Die Mitteilung einer Polyneuritis bei Hungerödem stammt von Schlesinger, bei Anämie von Bogaert, bei Carcinomkranken von Wertheim, Salomonson, Pryce. Stets wird das Zusammenwirken mehrerer Noxen in Betracht gezogen werden müssen.

Unter den *organischen Giften*, die Polyneuritiden hervorrufen, steht in erster Reihe der *Alkohol*. Sie wurden schon 1822 als Alkohollähmung von James Jackson beschrieben. In leichter Form begegnet man ihr bei vielen chronischen Trinkern: Es finden sich abgeschwächte Reflexe, Druckschmerzhaftigkeit der Nervenstämme, besonders an den Unterschenkeln, und eine Neigung zu lokalen Muskelkrämpfen. In diesem Stadium spielt der Alkohol häufig die Rolle eines disponierenden Faktors für die Entstehung von Drucklähmungen, insbesondere Schlaflähmungen. Die schweren Formen zeichnen sich durch große Schmerzhaftigkeit der ganzen Extremitäten — Muskulatur — insbesondere der distalen Teile aus. Die Erkrankung entwickelt sich gewöhnlich subakut im Verlauf weniger Tage bis Wochen. Beim ausgebildeten Krankheitsbild fehlen selten die Zeichen der atrophischen Lähmung und sensiblen Störung für alle Qualitäten beides, distal an den Extremitäten zunehmend. Die Dauer der ausgebildeten Erkrankung erstreckt sich gewöhnlich über Monate. Heilungen sind auch noch nach 2 Jahren (völlige sofortige Abstinenz vorausgesetzt) zu erwarten. Die Sehnenreflexe bleiben dann aber zumeist erloschen. Hirnnervenerscheinungen kommen vor. Augenmuskelstörungen sind aber wohl immer Zeichen einer Kernlähmung, als Symptom einer Polioencephalitis superior (Wernicke). Das Auftreten der Korsakoffschen Psychose hängt keineswegs von der Schwere der Polyneuritis ab, hier scheinen vielmehr konstitutionelle Momente das Entscheidende zu sein.

Im allgemeinen wird nur schwere Trunksucht, zumeist mit hochkonzentriertem Alkohol zur Polyneuritis führen. Den als Genußmittel einzig in Frage kommenden Äthylalkohol übertreffen an Schädlichkeit die sog. Fuselöle, die als Nebenprodukte im Gärungsalkohol enthalten sind. Der Methylalkohol z. B. führt häufig zu schweren Opticusneuritiden mit nachfolgender Atrophie.

Ganz vereinzelt wird von Polyneuritiden berichtet, die nach *Morphinabusus* (OPPENHEIM) auftreten, gleichfalls selten nach Barbitursäure. Jedenfalls stehen polyneuritische Erscheinungen bei den toxischen Wirkungen dieser Substanzen nicht in erster Linie. Das gleiche gilt von den anderen Narkoticis der Alkoholgruppe.

Bei der *Kohlenoxydvergiftung* kommt es nicht zu eigentlichen Polyneuritiden. Hingegen so häufig zu Drucklähmungen, daß eine erhöhte Vulnerabilität der Nerven durch das Kohlenoxyd anzunehmen ist. Nach CLAUDE soll es sich dabei um eine primäre Gefäßschädigung und nachfolgende perineuritische Infiltrationen handeln.

Daß es eine *Nicotinpolyneuritis* gibt, kann bei der weiten Verbreitung der Sucht und bei dem häufigen Gebrauch sehr hoher Dosen nicht angenommen werden.

Vereinzelte Beobachtungen liegen vor über Polyneuritiden bei Leuten, die mit *Benzin* zu tun hatten, auch bei Nitrobenzol und Dinitrobenzolvergiftungen (KOLIK, WERTHEIM, SALOMONSON).

Der *Schwefelkohlenstoff* ergreift das Nervensystem mit in erster Linie. Daher fehlt es auch nicht an einschlägigen Mitteilungen. Die akute Intoxikation führt im wesentlichen zu Störungen des Zentralnervensystems, zu einem „maniformen Symptomenkomplex, verbunden mit Benommenheit, Taumeln, Müdigkeit und Schlafstörung" (BONHOEFFER). Häufig wird dabei eine Druckschmerzhaftigkeit der Nerven und Muskeln gesehen. Die chronische Vergiftung führt aber zu ausgesprochener Beteiligung des peripheren Nervensystems, gelegentlich zu ausgesprochener Polyneuritis (MENDEL, ROSS, LAUDENHEIMER, RIEGLER u. a.). Heftige Parästhesien und Schmerzen stehen zumeist im Vordergrund des Bildes.

Die *Kresolphosphorsäureester* wirken in ganz elektiver Weise auf die peripheren Nerven. Gelegentliche Befunde an den Vorderhornzellen treten hinter der schweren periaxialen Neuritis weit zurück. Zuerst wurden Vergiftungen mit Kresolphosphorsäureester bei Tuberkulosekranken zu Beginn des Jahrhunderts beschrieben, die mit Creosotum phosphoricum behandelt waren. Später — 1930/31 — zur Zeit der amerikanischen Prohibition, kam es zu Massenvergiftungen mit Ingwerschnaps. Nach BURLEY sollen in den Vereinigten Staaten insgesamt 15000 Fälle zur Beobachtung gekommen sein. Neuerdings fand in verschiedenen europäischen Ländern ein aus Petersilie hergestelltes Abortivum „Apiol" — ein ursprünglich französisches Präparat — Eingang. Der wesentliche Bestandteil der Droge ist Triorthokresylphosphat. Inzwischen wurde das Mittel in den meisten Ländern wegen seiner großen Gefährlichkeit verboten.

Die ersten Folgen der *Apiolvergiftung* bestehen in flüchtigen Magen-Darmerscheinungen. Nach einer Latenz von 10—20 Tagen kommt es zunächst zu Schmerzen und Parästhesien, dann zur raschen Ausbildung atrophischer Lähmungen an den distalen Extremitätenenden. Die Lähmungen bleiben lange bestehen und bilden sich nur sehr langsam, gelegentlich auch nur unvollkommen zurück (TER BRAAK und CORILLO, KRANN).

Dem *Trichloräthylen* (kurz „Tri" genannt) schrieb man neben seiner toxischen Wirkung auf das Zentralnervensystem (STÜBER) eine elektive Wirkung auf den sensiblen Trigeminus zu (PLESSNER). Die daraus abgeleiteten Versuche einer Behandlung der Trigeminusneuralgie waren erfolglos. Spätere Untersucher (GERBIS, KALINOWSKY) führen die Trigeminusschädigung auf eine Verunreinigung des technisch verwendeten Trichloräthylen zurück. Wenn das „Tri" mit offenem Feuer in Berührung kommt, kann es zu Phosgenabspaltung kommen.

Über eine Polyneuritis bei Phosgenvergiftung liegt eine Beobachtung von TRÖMMER vor.

Nach *Lumbalanästhesie* kommt es selten zu Abducenslähmungen, wobei die Rolle, die das Novocain spielt, schon deshalb unsicher ist, weil ganz vereinzelt auch nach einfacher Lumbalpunktion Abducenslähmungen zur Beobachtung kommen.

In den letzten Jahren kamen verschiedentlich Polyneuritiden zur Beobachtung, die als Folge des sulfonamidhaltigen Präparates ,,Uliron'' aufgetreten sind. Es handelt sich um ein Antigonorrhoicum. Die verabfolgten Dosen waren zwischen 15 und 60 g. Die Polyneuritiden treten etwa nach 20tägiger Inhalation auf, verliefen typisch und hatten eine gute Prognose. Eine neue Form der Darreichung — indem zwischen einzelnen ,,Stößen'' Pausen eingelegt werden — scheint die Gefahr der Polyneuritis zu vermindern. Rost denkt an die Entstehung eines Hämatoprophyrin.

Unter den *anorganischen Giften,* die zu Polyneuritiden führen können, spielt das *Blei* die größte Rolle. Gewiß ist es einer sorgfältigen Prophylaxe gelungen, die Zahl der Erkrankungen ganz erheblich zu mindern, aber die große Häufigkeit der gewerblichen und privaten Gelegenheiten, bei denen Menschen mit Blei in Berührung kommen können, bringt es mit sich, daß die Bleineuritis immer noch keine seltene Erkrankung ist.

Die Symptomatologie ist charakteristisch durch ein fast regelmäßig alleiniges Befallensein der Oberextremität, und zwar der Hand- und Fingerstreckmuskulatur, häufig mit Ausspannung des Abductor pollicis longus. Es kommt hier zu einer atrophischen Lähmung ohne sensible Störung und ohne Schmerzen in den befallenen Gebieten. In manchen Fällen kommt es auch zur Beteiligung der kleinen Handmuskeln, ausnahmsweise können diese allein befallen sein. Selten kann die Erkrankung die Unterextremitäten ergreifen, hier vorzugsweise die Peronealmuskulatur. Immer wird sich die Diagnose auf die vorausgehenden und begleitenden, anderen als neuritischen Erscheinungen der Bleivergiftung zu stützen haben. Hierhin gehören schon als Frühsymptome der Bleisaum (Bleisulfitimprägnation des Zahnfleischrandes), die Abmagerung, die besondere, als ,,Bleicolorit'' bezeichnete Blässe, die Porphinurie, die Anämie und die Granulierung der Erythrocyten. Im weiteren Verlauf kommt es zu den bekannten Erscheinungen von seiten des Darmes (,,Bleikolik'') und der Gelenke (,,Bleigicht'').

Die besondere Symptomatologie — besonders das fast regelmäßige Freibleiben der Sensibilität — legt den Gedanken nahe, daß es sich um eine in den Wurzeln oder in den Vorderhörnern lokalisierte Erkrankung handelt. Panse hat darauf hingewiesen, daß sich sichere Untersuchungen zur Entscheidung dieser Frage in der Literatur nicht finden. Bemerkenswert ist in diesem Zusammenhang die auffallende symptomatologische Ähnlichkeit der Bleilähmung mit der luischen Muskelatrophie, die gleichfalls vorzugsweise die Hand- und Fingerstreckmuskulatur befällt. Zu Beginn beider Krankheitsbilder kommt es sogar in gleicher Weise häufig zu einer Schwäche in der Streckung des 3. und 4. Fingers. Bei der luischen Muskelatrophie handelt es sich aber sicher um eine Erkrankung der motorischen Wurzeln oder der Vorderhörner. Man darf wohl annehmen, daß in der Zeit vor der Liquordiagnostik die luische Muskelatrophie leicht für eine Bleineuritis gehalten wurde. Heute können wir durch den Liquorbefund zu einer diagnostischen Klarheit kommen. Hirnnervenstörungen sind selten; unter diesen am häufigsten Lähmungen im Bereich der Augenmuskeln; es muß dabei aber auch an encephalitische Herde gedacht werden. Die Prognose ist nicht ungünstig. Im allgemeinen erfolgt die Rückbildung im Verlauf von Monaten.

Die *Arsen*polyneuritis ist gleichfalls infolge prophylaktischer Maßnahmen in ihrer Häufigkeit zurückgegangen. Neben der gewerblichen Verwendung des Metalls spielt natürlich die medikamentöse Darreichung eine Rolle. Als Rattengift kann es leicht wegen seiner Geruch- und Geschmacklosigkeit versehentlich in Speisen kommen. Aus dem gleichen Grunde dient es verbrecherischen Absichten.

Im Beginn der Vergiftung stehen Magen-Darmerscheinungen im Vordergrund, Erbrechen und Durchfälle. Im Anschluß an akute Vergiftungen kann es aber auch zu polyneuritischen Erscheinungen kommen (HENSCHEN, HÖRMANN, SCHUSTER u. a.). Gelegentlich wurde ein Herpes zoster beobachtet (JACOB). Häufiger wurden aber die polyneuritischen Erscheinungen bei chronischer Vergiftung gesehen. Die Krankheit entwickelt sich dann unter erheblichen Schmerzen in typischer Weise mit Beginn in den distalen Extremitätenenden. Sensible und motorische Ausfälle treten fast immer in gleicher Weise auf, in seltenen Fällen kommt es zu überwiegend sensiblen Störungen (Pseudotabes arsenicalis) (OPPENHEIM, SCHARFETTER). Die Rückbildung erfolgt langsam und ist nicht immer vollkommen. Das Krankheitsbild wird auch in den chronischen Fällen durch Magen-Darmerscheinungen eingeleitet. Im weiteren Verlauf sind aber vasomotorisch-trophische Störungen (Erythromelalgie) und Haut- und Schleimhauterscheinungen besonders charakteristisch: Konjunktivitiden, Stomatitiden, ferner eine fleckweise auftretende bronzeartige Verfärbung der Haut (Arsenmelanose). Trophische Störungen an den Nägeln sind häufig. Der Arsennachweis gelingt im Harn und in den Haaren. Das Gift wird außergewöhnlich langsam ausgeschieden.

Daß *Salvarsan* Polyneuritiden hervorrufen kann, erscheint zweifelhaft, zumal die ätiologische Bedeutung der gleichzeitigen Lues schwer abzuschätzen ist.

Das *Thallium*, das eine besondere Affinität zum peripheren Nervensystem hat, findet als Rattengift und als Enthaarungsmittel Verwendung. Vergiftungen sind aus versehentlichem Gebrauch und nach Selbstmordversuchen gesehen worden. Chronische Vergiftungen — die seltener sind — kommen nach chronischem Gebrauch von Enthaarungssalben und in gewerblichen Betrieben vor.

Bei der *Thallium*vergiftung stehen die neuritischen Erscheinungen im Vordergrunde des Krankheitsbildes. Unter oft unerträglich heftigen Schmerzen entwickelt sich das typische Bild einer polyneuritischen atrophischen Lähmung mit sensiblen Störungen. Die Nervenstämme und die Extremitätenmuskulatur sind überaus druckempfindlich. Wenige Tage nach der Vergiftung beginnt den Kranken das Haar (besonders das Haupthaar) rasch und vollkommen auszugehen, so daß man es ihnen büschelweise ausziehen kann. Im Verlauf von Monaten kommt es zur Rückbildung. Auch der Haarwuchs stellt sich wieder ein.

Das *Barium*, das zu heftigen, prognostisch ungünstigen, aufsteigenden Polyneuritiden führen kann, findet als Rattengift und als bengalisches Grünfeuer Verwendung. Es kann aber auch versehentlich zur Verwendung oder Mitverwendung giftiger (d. h. löslicher) Bariumsalze als Kontrastbrei kommen. Nur selten kommt es zu einem günstigen, dann gleichfalls recht raschem Verlauf.

BEYERHOLM teilt 3 Fälle von Polyneuritis bei *Goldbehandlung* (Sanocrysin) mit.

H. Die Geschwülste der peripheren Nerven.

Nur anhangsweise und in aller Kürze kann hier auf die Geschwülste der peripheren Nerven hingewiesen werden und dies um so mehr, als das praktisch wichtigste Krankheitsbild, die RECKLINGHAUSENsche Krankheit, bereits in einem anderen Abschnitt dieses Handbuches abgehandelt worden ist. Wir folgen hier der von O. GAGEL im Handbuch der Neurologie (Berlin 1935) gegebenen Einteilung. Im allgemeinen gehen die Geschwülste der peripheren Nerven von den Nervenscheiden aus, während die Nervenfasern selbst sich nur selten am Aufbau der Geschwülste beteiligen. Von den Elementen, aus welchen sich die Nervenscheiden zusammensetzen, gehören das Peri- und Endoneurium dem Bindegewebe an, sind also mesenchymalen Ursprungs, während die Schwannschen Zellen nach neueren Untersuchungen (Harrison) ektodermaler Natur sind.

Die Geschwülste der peripheren Nerven lassen sich nach dem Gewebe, von welchem sie ihren Ausgang nehmen, in zwei Hauptgruppen einteilen: a) in solche, die aus dem bindegewebigen Anteil der Nervenscheide entstehen, und b) in solche, an deren Aufbau auch ektodermale Elemente beteiligt sind.

Zu der ersten Gruppe gehören die *perineuralen Fibrome* (auch falsche Neurome genannt), die vereinzelt oder multipel auftreten können und zu knolligen, meist sich hart anfühlenden Auftreibungen der Nerven führen. Der Druck des gewucherten Bindegewebes auf die Nervenfasern kann Parästhesien, selten einmal auch eine degenerative Lähmung hervorrufen. Mitunter ist das Wachstum dieser Geschwülste geflecht- oder rankenartig, und man spricht dann von *Rankenneurofibromen.* Die Gegend des Rückens, Nackens, der Brust und der Schläfe ist vorzugsweise Sitz dieser Geschwülste. Gagel beschreibt ein Geschwisterpaar, bei welchem sich im 14. Lebensjahre ein Rankenneurofibrom in der Nackengegend entwickelte. Es handelt sich bei dieser Geschwulstart, die oft schon in der Kindheit sich bemerkbar macht und — wie in dem erwähnten Falle — familiär auftreten kann, um die Auswirkung einer fehlerhaften Anlage.

Sehr viel seltener als die gewöhnlichen Fibrome sind *Sarkome*, die von den Nervenscheiden ausgehen; je nach ihrer histologischen Struktur stellen sie sich als *Fibro-* oder *Myxosarkome* dar.

Zur zweiten Gruppe gehören die sog. *Neurinome.* Hinsichtlich ihrer histogenetischen Einordnung besteht noch keine völlige Übereinstimmung, wenn es auch als gesichert gelten kann, daß sich an ihrem Aufbau die Schwannschen Scheidenzellen, also ektodermale Elemente, beteiligen. Im Gegensatz zu den obenerwähnten Neurofibromen bevorzugen sie die zentralen Abschnitte der Nerven, in Sonderheit das Gebiet der Wurzeln. Innerhalb des Wirbelkanals sitzen sie häufig in der Cauda; symptomatologisch können sie das Bild einer das Rückenmark komprimierenden Geschwulst hervorrufen. Von den Hirnnerven ist weitaus am häufigsten der Acusticus betroffen, nicht ganz selten doppelseitig. Solche Neurinome können solitär oder im Rahmen einer allgemeinen Neurofibromatose auftreten. Ebenso wie die Acusticusneurinome in den inneren Gehörgang hineinwuchern und hier den Knochen arrodieren, führen die innerhalb des Wirbelkanals gelegenen Neurinome recht häufig zu einer Druckusurierung der Bogenwurzeln und geben dadurch diagnostisch aufschlußreiche, charakteristische Röntgenbilder. Nicht ganz selten wird auch beobachtet, daß die Geschwulst durch die Zwischenwirbellöcher nach außen hindurchwächst. Die Neurinome sind selten größer als eine Pflaume; sie sind meist von gelblicher Farbe, haben eine höckrige Oberfläche, weisen in ihrem Inneren oft Cysten auf und besitzen eine Kapsel.

Zur gleichen Gruppe gehört die *allgemeine Neurofibromatose* (Recklinghausensche Krankheit), ein erbliches Leiden, für welches das Vorhandensein multipler Neurinome im Verein mit Hautpigmentstörungen (Braunfärbung, Naevi usw.), Hauttumoren (perineurale Fibrome) und herdförmigen Veränderungen im Zentralnervensystem (Gliawucherungen, Gefäßveränderungen, zentrale Neurinome) charakteristisch ist. Andere Mißbildungen und Degenerationszeichen, vor allem am Sklelet und im Bereiche des endokrinen Systems, sind dabei häufig.

Auf die *Geschwülste des peripheren vegetativen Systems*, die unreifen, im frühesten Lebensalter auftretenden *Sympathogoniome* und *Sympathicoblastome*, sowie auf die ausgereifteren Formen, die *Ganglioneurome* kann hier nicht näher

eingegangen werden. Die Sympathicustumoren haben vorzugsweise im Grenzstrang und im Nebennierenmark ihren Sitz. Die Ganglioneurome treten im
Gegensatz zu den beiden erstgenannten Geschwulstarten meist im Erwachsenen-
alter auf und sind an sich für gewöhnlich gutartig; sie gehen in der Regel vom
Grenzstrang aus, erreichen oft die Größe einer Faust oder eines Kinderkopfes
und können durch Druck auf die Organe des Thorax oder der Bauchhöhle so
schwere Störungen hervorrufen, daß die operative Entfernung erforderlich
wird.

Anhang.
Die hypertrophische Neuritis.

An dieser Stelle ist noch kurz auf ein seltenes und interessantes Krankheitsbild einzugehen, das nach neueren Untersuchungen (BIELSCHOWSKY) wohl
ebenfalls in die Gruppe der Neubildungen der peripheren Nerven einzuordnen
ist. Von DEJERINE und SOTTAS (1893), sowie von GOMBAULT und MALLET
wurde unter der Bezeichnung: chronische progressive interstitielle Neuritis ein
Krankheitsbild beschrieben, das durch folgende Merkmale gekennzeichnet
war: Beginn in der Kindheit mit von distal nach proximal fortschreitender
Muskelabmagerung an den Gliedmaßen, Lähmungen, groben sensiblen Störungen, blitzartigen Schmerzen, Ataxie, Nystagmus, Pupillenstörungen und vor
allem durch eine deutlich tastbare Hypertrophie und Verhärtung der Nervenstämme. Die elektrische Untersuchung ergab eine erhebliche quantitative
Herabsetzung der Erregbarkeit ohne Ea.R. Anatomisch fand sich eine chronische
interstitielle Neuritis, besonders in den peripheren Abschnitten der Nerven, aber
auch in den Wurzeln, sowie eine Sklerose der Hinterstränge und Atrophie der
Vorderhornzellen und vorderen Wurzeln des Rückenmarks. Das familiäre Auftreten des Leidens, der distale Beginn des Muskelschwundes und die Kombination
anatomischer Veränderungen an den peripheren Nerven mit solchen im Rückenmark ließ einige Autoren (MARINESCO, RAYMOND) zunächst an eine Beziehung
zur neuralen Muskelatrophie vom Typus HOFFMANN-CHARCOT-MARIE denken,
während OPPENHEIM die Frage aufwarf, ob das Krankheitsbild im Zusammenhang mit der allgemeinen Neurofibromatose (RECKLINGHAUSEN) stehen könne.

Nicht in allen Fällen ist die Symptomatologie genau die gleiche, auch braucht
die Krankheit nicht immer schon in der Kindheit zu beginnen. Bei unserem
zuletzt beobachteten Kranken beispielsweise hatte das Leiden erst nach dem
40. Lebensjahre angefangen und zunächst mit Parästhesien an den Händen
und Füßen unter gleichzeitiger Abnahme der Kraftleistungen begonnen. Kontinuierliche Schmerzen bestanden nicht, dagegen war dem Kranken aufgefallen,
daß er beim Aufstützen der Arme und ebenso auch beim Sitzen auf einem harten
Stuhl blitzartige Schmerzen in den betreffenden Gliedmaßen bekam. Mit dem
Beginne der Erkrankung waren auch eine Verschlechterung der Sprache, sowie
Potenz- und Blasenstörungen aufgetreten. Die Untersuchung ergab:

Abnorme Kälte und Cyanose der Gliedmaßen. Am ganzen Körper unter der Haut
fanden sich strangförmige, z. T. knotige Verdickungen, die dem Verlaufe der Nerven entsprachen und in ausgesprochenem Maße druckschmerzhaft waren. Naevi und sonstige Pigmentanomalien bestanden nicht, ebensowenig Fibrome an der Haut. Auffällig war ein
leichter Exophthalmus. Im Facialisgebiet bestand eine fibrilläre Muskelunruhe, die Sprache
war etwas undeutlich und verwaschen. Sonstige Störungen von Seiten der Hirnnerven lagen
nicht vor. An den Gliedmaßen bestand eine distal zunehmende, mit grober Atrophie der
Muskulatur einhergehende Lähmung, die Sehnenreflexe waren aufgehoben, pathologische
Reflexe waren nicht festzustellen. An den Armen fanden sich distal zunehmende Störungen
der Oberflächensensibilität, sowie eine grobe Störung der Bewegungsempfindung mit Ataxie.
Am Rumpf und an den unteren Gliedmaßen war von D 10 abwärts die Sensibilität für alle

Qualitäten deutlich herabgesetzt. Sämtliche tastbaren peripheren Nerven waren hochgradig verdickt und druckempfindlich. Elektrisch fand sich eine erhebliche Herabsetzung
der faradischen Erregbarkeit, bei galvanischer Reizung überall träge Zuckung. Auffallend
war die geringe Schmerzempfindlichkeit gegenüber dem elektrischen Strom. Das Röntgenbild des Schädels ergab eine Erweiterung der Foramina an der Basis, offenbar als Folge der
Verdickung der Hirnnerven. Röntgenbild der Wirbelsäule o. B. Im Liquor charakteristisches Absperrungssyndrom: Gelbfärbung und sehr starke Eiweißvermehrung bei rechts-
verschobener Normomastixkurve und normalem Zellgehalt. Dieser Befund im Zusammenhang mit der Sensibilitätsstörung am Rumpf sprach für eine Kompression des Rückenmarks
durch die offenbar gleichfalls verdickten Wurzeln. Über die Familienanamnese war etwas
Näheres nicht in Erfahrung zu bringen. Das Krankheitsbild wurde von Bonhoeffer als
hypertrophische Neuritis diagnostiziert.

Die vorstehende Beobachtung gibt ein charakteristisches Bild des Leidens
wieder. Auch die Beteiligung der Wurzeln stellt klinisch keinen ungewöhnlichen
Befund dar. Alle diese Prozesse führen allmählich zu einem dauernden Siechtum.

Während man früher den proliferativen Veränderungen im Bereiche des inter-
stitiellen Gewebes eine wesentliche Bedeutung beimaß, ist jetzt, vor allem auf
Grund Untersuchungen Bielschowskys, die Wucherungen der Schwannschen
Zellen in den Vordergrund der Betrachtungen gerückt. Bei der anatomischen
Untersuchung finden sich diese Zellen in vermehrter Anzahl vor, das Proto-
plasma ist gewuchert und ordnet sich in Zwiebelschalenform um die Achsenzylinder an. Die Markscheiden sind teilweise von Myelin völlig entblößt, die
Achsenzylinder eingeschnürt, zum Teil überhaupt verschwunden und durch
neugebildete, ungeordnet auswachsende Fasersprossen ersetzt. Bielschowsky
denkt auf Grund solcher Befunde an eine Beziehung des Leidens zur Recklinghausenschen Krankheit und spricht von einer ,,polyzentrischen Neurinomatose''.

Nachtrag: Die operative Behandlung der Nervenverletzungen.

Im Hinblick darauf, daß gerade in Kriegszeiten der *operativen Behandlung*
der Nervenverletzungen eine erhöhte Bedeutung zukommt, sei hier anhang-
weise noch kurz auf die Ergebnisse der S. 1174 ff. näher beschriebenen Methoden
der *Neurolyse* und der *Nervennaht*, wie sie bisher auf Grund der vorliegenden
Statistik sich darstellen, eingegangen. Bei der Beurteilung der Erfolge eines operativen Verfahrens kommt es ja immer ganz wesentlich darauf an, ob der zur Ausführung gelangte Eingriff nach Lage des Falles angezeigt war oder nicht. In
Hinsicht auf die Indikation der Neurolyse und Nervennaht gehen freilich die
Meinungen noch beträchtlich auseinander. Schon in Friedenszeiten gab es
Sammelstatistiken größeren Umfanges, die indessen den Nachteil hatten, daß
die Resultate der einzelnen Autoren wegen der Verschiedenheit der Indikationsstellung nur schwer vergleichbar waren.

Die Ergebnisse der *äußeren Neurolyse* sind im großen und ganzen doch recht
befriedigend, die Zahl der Erfolge schwankt in den verschiedenen Statistiken
zwischen 50 und 90%. Foerster hatte unter 188 Fällen in 77,2% Heilung,
in 20,7% eine Besserung erreichen können. Am besten waren die Resultate
bei Eingriffen am Axillaris und Musculocutaneus, am schlechtesten beim Ischiadicus. Sehr viel ungünstiger und sogar schlechter als die der Nervennaht
sind die Resultate, die mit der *inneren Neurolyse* erzielt werden. Es gelingt fast
niemals, derbe endoneurale Verwachsungen auf diesem Wege zu lösen; die
Resektion durch anschließende Nervennaht ist auch hier überlegen. Foerster
hatte unter 52 nur inneren Neurolysen lediglich 35% Heilungen. Bei der Beseitigung sensibler Reizzustände dagegen kann die innere Neurolyse oft recht
wirksam sein.

Daß die Erfolge der operativen Eingriffe nach Ablauf des sechsten Monats
nach der Verletzung zunehmend geringer werden, geht aus der Statistik
Foersters eindeutig hervor. Der Restitutionsbeginn ist von der Schwere der

Nervenschädigung, abhängig und zuweilen lassen die ersten Anzeichen der Besserung viele Monate, ja bis zu 2—3 Jahre auf sich warten. Für die Nervennaht — es handelte sich also immer um schwerere Störungen —, bei denen eine vollständige Leitungsunterbrechung vorlag — gibt FOERSTER auf Grund seiner Erfahrungen an 370 derartigen Operationen folgende Zahlenwerte an: Heilung (Wiederherstellung der Funktion in sämtlichen von den betreffenden Nerven versorgten Muskeln) in 55%, Besserung in 42%, Ausbleiben jeglicher Besserung nur in 3%. Der *Beginn der Restitution* lag durchschnittlich in einer Zeit von 5,5 Monaten, der späteste Termin betrug — am Ischiadicus — 16 Monate. Die Dauer der Zeit, innerhalb welcher die Heilung abgeschlossen war, ist in den einzelnen Fällen und für die einzelnen Nerven jeweils sehr verschieden, so daß es sich erübrigt, die von FOERSTER gefundenen Werte, die zwischen 4 und 40 Monaten liegen, wiederzugeben. Die Aussichten auf einen Erfolg der Naht sind um so größer, je eher die Restitution einsetzt; macht sie sich erst nach Ablauf eines halben Jahres nach der Operation bemerkbar, so wird die Prognose schlechter. Hingegen konnte FOERSTER sich nicht davon überzeugen, daß der Zeitpunkt der beginnenden Restitution von der Zeitspanne, die zwischen Verletzung und Operation liegt, abhängig ist.

Die Ergebnisse der *Plexusnaht* werden von den meisten Autoren als schlecht bezeichnet, was der Erfahrungstatsache entspricht, daß die Heilungsaussichten bei mehr zentralwärts gelegenen Verletzungen ungünstiger werden. FOERSTER erzielte jedoch bei einer großen Anzahl von Plexusnähten ganz befriedigende Resultate. In den letzten Jahren hat auch O. STAHL über zum Teil recht günstige Ergebnisse bei Operationen von Plexusverletzungen (die größtenteils aus unserer Klinik stammten und hier auch nachuntersucht wurden) berichtet. Es ist bemerkenswert, daß die Restitution sich in einigen Fällen erst nach mehr als 2 Jahren einstellte.

Für das *Tempo der Restitution* ist die Länge der Wegestrecke nicht der allein maßgebende Faktor. Auch die Beschaffenheit der bei der Nervennaht gesetzten Narbe, das Ausmaß der traumatischen Degeneration des zentralen Nervenabschnittes, schließlich auch der trophische Zustand der Muskulatur, sind hierbei von Bedeutung. FOERSTER hatte schon während des Krieges die Beobachtung gemacht, daß bei distalen Verletzungen des Ulnaris, Medianus, Tibialis usw. die Restitution nach der Nervennaht auffällig lange Zeit in Anspruch nimmt, obschon doch die dabei zu durchlaufende Wegstrecke verhältnismäßig nur kurz ist. STRACKER und LEHMANN haben solche Beobachtungen bestätigt. FOERSTER kommt auf Grund dieser Befunde zu der Annahme, daß die Wachstumsenergie der von der Verletzungsstelle aussprossenden Nervenfasern mit zunehmender Entfernung von den trophischen Rückenmarkszentren abnimmt.

Die *Ursachen der Mißerfolge* sind recht komplexer Natur: falsche Indikationsstellung, Eiterungen, Nahtsprünge, Spätblutungen. Ob das Lebensalter von Einfluß ist, scheint nicht bewiesen zu sein. Von wesentlicher Bedeutung ist aber sicherlich die Zeitspanne, die zwischen Verletzung und Operation liegt.

Literatur.

An zusammenfassenden Abhandlungen aus früheren Jahren, in welchen sich ausführliche Literaturangaben finden, seien folgende genannt:

ALEXANDER, W.: Neuralgie und Neuritis in Spezielle Pathologie und Therapie innerer Krankheiten, herausgeg. von KRAUS u. BRUGSCH, Bd. 10. 1924.

BERNHARDT: Die Erkrankungen der peripheren Nerven. Wien 1902. — Die Lähmungen der peripherischen Nerven. Berlin u. Wien 1906.

Kramer, F.: Periphere Motilitäts- und Sensibilitätsstörungen, sowie Nervenverletzungen in Handbuch der Neurologie, Bd. 1 und 2, herausgeg. von Lewandowsky. Berlin: Julius Springer 1910.

Veraguth: Die Erkrankungen der peripheren Nerven in Handbuch der inneren Medizin, herausgeg. von v. Bergmann u. Staehelin, Bd. 5, Teil 1. 1925.

Vor allem wird auf folgende Abschnitte des Handbuches der Neurologie, herausgeg. von Bumke und Foerster, Berlin 1935—1937, verwiesen:

Foerster, O.: Spezielle Physiologie und spezielle funktionelle Pathologie der quergestreiften Muskeln (Bd. 3).

Gagel, O.: Tumoren der peripheren Nerven (Bd. 9).

Kramer, F.: (1) Allgemeine Symptomatologie der Rückenmarksnerven und der Plexus, Bd. 3. — (2) Symptomatologie der Erkrankung des V., VII., IX., XI. und XII. Hirnnerven, Bd. 4.

Lehmann, W.: Chirurgische Therapie bei Erkrankungen und Verletzungen des Nervensystems (Bd. 8).

Mann, L.: Elektrotherapie (Bd. 8).

Strasser, A.: Hydrotherapie (Bd. 8).

Villaverde, J. M. de: Histopathologie der Neuritis und Polyneuritis (Bd. 9).

Wexberg, E.: Klinik der Neuritis und Polyneuritis. Neuralgien. Traumatische Erkrankungen der peripheren Nerven und des Plexus (Bd. 9). — Wohlwill, F.: Herpes zoster (Bd. 5).

Die Kriegserfahrungen hinsichtlich der Verletzungen der peripheren Nerven und der dabei anzuwendenden Behandlungsmethoden sind — von den später zitierten Referaten und Einzelarbeiten von Spielmeyer, Wexberg u. a. abgesehen — zusammenfassend dargestellt von:

Foerster, O.: Handbuch der Neurologie, herausgeg. von Bumke u. Foerster, Erg.-Bd. 2. Berlin 1928 u. 1929.

Zahlreiche Literaturangaben finden sich auch in dem Lehrbuch der Nervenkrankheiten von H. Oppenheim, 7. Aufl. Berlin 1924.

Die einschlägigen Einzelarbeiten aus den letzten Jahren werden in den Referaten von O. Fleck (Fortschr. Neur., herausgeg. von Bostroem u. Lange, Leipzig) besprochen.

Für das Verständnis der Muskelfunktionen immer noch grundlegend ist das klassische Werk von

Duchenne, G. B.: Physiologie der Bewegung nach elektrischen Versuchen und klinischen Beobachtungen mit Anwendungen auf das Studium der Lähmungen und Entstellungen. Aus dem Französischen übersetzt von C. Wernicke. Leipzig 1885, auf welches auch in den vorstehenden Kapiteln wiederholt Bezug genommen wurde.

Allgemeiner Teil.

Ursache und Entstehungsbedingungen.

Arnozan: Zit. nach Wexberg.

Brun: Schweiz. med. Wschr. 1931 II, 863.

Cassirer: Lehrbuch der Nervenkrankheiten von Oppenheim, 7. Aufl. Berlin 1924. — Claude et Lhermitte: Bull. Soc. méd. Hôp. Paris, III. s. 40, 1172 (1916). — Coenen: Arch. klin. Chir. 67. — Corda: Riv. Clin. pediatr. 29, 506 (1931).

Fiorentini: Policlinico, sez. med. 36, 520. — Fleischhauer: Berl. klin. Wschr. 1915 I, 9. — Foerster, O.: (1) Die Symptomatologie und Therapie der Kriegsverletzungen der peripheren Nerven. Dtsch. Z. Nervenheilk. 59, 32 (1918). — (2) Die Leitungsbahnen des Schmerzgefühles und die chirurgische Behandlung der Schmerzzustände. Berlin und Wien 1927. — (3) Die Symptomatologie der Schußverletzungen der peripheren Nerven. Handbuch der Neurologie, herausgeg. von Bumke u. Foerster, Teil 2, Abschn. 2. Berlin 1929. — (4) Die Therapie der Schußverletzungen der peripheren Nerven. Handbuch der Neurologie, herausgeg. von Bumke u. Foerster, Teil 2, Abschn. 3. Berlin 1929.

Hezel: Die Schußverletzungen der peripheren Nerven. Wiesbaden 1917. — Hughes: Brit. med. J. 1926 I, 823.

Kramer, F.: (1) Schußverletzungen der peripheren Nerven. Berlin: S. Karger 1922. — (2) Mschr. Psychiatr. 37, 11 (1915). — (3) Mschr. Psychiatr. 39, 1, 193 (1916). — (4) Mschr. Psychiatr. 41, 193 (1917). — Kulenkampff: (1) Zbl. Chir. 50, 50 (1923). — (2) Zbl. inn. Med. 45, 665, 809 (1924). — (3) Münch. med. Wschr. 1925 I, 224.

Lehmann, W.: (1) Die Chirurgie der peripheren Nervenverletzungen. Berlin 1931. — (2) Chirurgische Therapie bei Erkrankungen und Verletzungen des Nervensystems. Handbuch der Neurologie, herausgeg. von Bumke u. Foerster, Bd. 8. Berlin 1936. — Lignac u. v. d. Bruggen: Nederl. Tijdschr. Geneesk. 71 II, 912 (1927).

Marinesco: Presse méd. 98. — Mayer, C.: Wien. klin. Wschr. 1918 I, 373.

NONNE: Med. Klin. 1915 I, 501.

PANSE: (1) Mschr. Psychiatr. 59, 323 (1925). — (2) Med. Welt 5, 801 (1931). — (3) Die Schädigungen des Nervensystems durch technische Elektrizität. Berlin: S. Karger 1930. — PERTHES: (1) Dtsch. med. Wschr. 1916 I, 842. — (2) Z. Neur. 36, 400 (1917). — (3) Dtsch. Z. Chir. 132.

SCHARFETTER: Dtsch. Z. Nervenheilk. 83, 134 (1925). — SCHARNKE u. MOOG: Z. Neur. 90, 89 (1924). — SITTIG: Klin. Wschr. 1928 I, 355. — SPIELMEYER: (1) Z. Neur. 29 (1915). — (2) Münch. med. Wschr. 1915 I. — (3) Jber. Neur. 19, 30 (1916). — (4) Z. Neur. 36 (1917). — STERN, F.: Encephalitis. Handbuch der Neurologie, herausgeg. von BUMKE u. FOERSTER. Berlin 1936. — STOFFEL: (1) Dtsch. med. Wschr. 1915 I. — (2) Münch. med. Wschr. 1915 I. — (3) Münch. med. Wschr. 1917 II, 1515. — (4) Z. orthop. Chir. 38, 93 (1918). — (5) Münch. med. Wschr. 1919 I, 257. — STROHMEYER: Dtsch. Z. Chir. 142, 279 (1917).

TELEKY: (1) Dtsch. Z. Nervenheilk. 37, 234 (1909). — (2) Klin. Wschr. 1922, 1507. — (3) Münch. med. Wschr. 1924 I, 266. — (4) Med. Klin. 1926. — (5) Zbl. Gewerbehyg. 15, 8 (1928). — THOELE: Beitr. klin. Chir. 98, 131 (1915). — TYCZKA u. SNAJDERMAN: Zbl. Neur. 51, 90 (1928).

URECHIA: Paris méd. 1930 I, 333.

WEXBERG: (1) Z. Neur. (Referatenteil) 13, 73, 281 (1916). — (2) Z. Neur. 36, 345 (1917). — (3) Z. Neur. (Referatenteil) 18, 257 (1919). — (4) Traumatische Erkrankungen der peripheren Nerven und des Plexus. Handbuch der Neurologie, herausgeg. von BUMKE u. FOERSTER, Bd. 9. Berlin 1935.

ZANGGER: Vergiftungen. Handbuch der inneren Medizin, herausgeg. von VON BERGMANN u. STAEHELIN. Berlin 1924. — ZUTT: Dtsch. med. Wschr. 1932 II, 1321.

Verlauf, Wiederherstellung und Heilung. Scheinheilung, allgemeine Prognostik.

BERNHARDT: (1) Die Erkrankungen der peripheren Nerven. Wien 1902. — (2) Die Lähmungen der peripherischen Nerven. Berlin u. Wien 1906.

FOERSTER, O.: (1) Die Symptomatologie und Therapie der Kriegsverletzungen der peripheren Nerven. Dtsch. Z. Nervenheilk. 59, 32 (1918). — (2) Die Symptomatologie der Schußverletzungen der peripheren Nerven. Handbuch der Neurologie, herausgeg. von BUMKE u. FOERSTER, Teil 2, Abschn. 2. Berlin 1929. — (3) Die Therapie der Schußverletzungen der peripheren Nerven. Handbuch der Neurologie, herausgeg. von BUMKE u. FOERSTER, Teil 2, Abschn. 3. Berlin 1929.

HEAD and RIVERS: Brain 1908. — HEAD and SHERREN: Brain 1905.

KRAMER, F.: (1) Schußverletzungen der peripheren Nerven. Berlin: S. Karger 1922. — (2) Mschr. Psychiatr. 37, 11 (1915). — (3) Mschr. Psychiatr. 39, 1, 193 (1916). — (4) Mschr. Psychiatr. 41, 193 (1917).

OPPENHEIM: (1) Siehe S. 1336 und Beiträge zur Kenntnis der Kriegsverletzungen der peripheren Nerven. Berlin 1917. — (2) Neur. Zbl. 1915, Nr 14.

RAUSCHBURG: (1) Neur. Zbl. 1917, Nr 13. — (2) Heilerfolge der Nervennaht. Berlin: S. Karger 1918.

SPIELMEYER: (1) Z. Neur. 29 (1915). — (2) Münch. med. Wschr. 1915 I. — (3) Klinik und Anatomie der Nervenschußverletzungen. Berlin: Julius Springer 1915. — (4) Jber. Neur. 19, 30 (1916). — (5) Z. Neur. 36 (1917). — STOOKEY: Surgical and mechanical treatment of peripheral nerves. Philadelphia and London 1922.

THOELE: Beitr. klin. Chir. 98, 131 (1915).

Allgemeine Grundsätze der Behandlung.

BETHE: Pflügers Arch. 183, 289 (1920). — BORCHARDT u. WJASMENSKI: Bruns' Beitr. 1917, 553. — BOURGUIGNON: (1) Paris méd. 13, 184 (1923) [Ref. Z. physik. Ther. 28, 355 (1924)]. — (2) Rev. d'Actinol. [Ref. Z. physik. Ther. 43, 111 (1932)]. — (3) Arch. Electr. méd. 1932.

CASSIRER: (1) Dtsch. med. Wschr. 1915 I. — (2) Berl. klin. Wschr. 1916 I. — (3) Z. Neur. 1917. — (4) Neur. Zbl. 1917, 275.

EISENMENGER: Wien. klin. Wschr. 1927 II, 1607. — ENDERLEN: (1) Bruns' Beitr. 101, 118. — (2) Dtsch. med. Wschr. 43. — (3) Dtsch. Z. Chir. 101, 516. — ERLACHER: (1) Arch. klin. Chir. 106, H. 1 u. 2. — (2) Z. orthop. Chir. 34, H. 3 u. 4. — (3) Z. orthop. Chir. 36, 399. — (4) Dtsch. med. Wschr. 1916 I. — (5) Med. Klin. 1916 I. — (6) Münch. med. Wschr. 1916 I. — (7) Zbl. Chir. 1916, H. 2.

GERSUNY: (1) Wien. med. Wschr. 1906. — (2) Münch. med. Wschr. 1916 I. — (3) Münch. med. Wschr. 1916 II.

HABERLAND: Zbl. Chir. 1916, H. 4. — HEINECKE: Arch. klin. Chir. 105, 517. — HEINEMANN: (1) Arch. klin. Chir. 108, 107. — (2) Arch. klin. Chir. 109, 121. — HOFMEISTER: (1) Bruns' Beitr. 96, 329. — (2) Bruns' Beitr. 103, 312.

Kennedy: Lancet 1900 I. — Kowarschik: (1) Z. physik. Ther. 16, 730 (1912). — (2) Z. physik. Ther. 38, 111 (1930). — (3) Z. physik. Ther. 42, 182 (1932). — (4) Z. physik. Ther. 43, 4 (1932). — (5) Wien. klin. Wschr. 1928 I, 523. — (6) Wien. klin. Wschr. 1931 I. — (7) Wien. klin. Wschr. 1931 II. — (8) Klin. Wschr. 1933 II, 1757.
Laqueur: Fortschr. Ther. 7, 272 (1931). — Laqueur u. Remzi: Med. Welt 1933 I, 767.
McKinley: Zit. nach Foerster. — Moszkowicz: (1) Münch. med. Wschr. 64 u. 65. — (2) Wien. klin. Wschr. 31, 454, 1359.
Schliephake: Med. Welt 1933 I, 609. — Schweitzer: Med. Welt 1934 I, 117. — Sicard: (1) Revue neur. 1915. — (2) Revue neur. 1916. — Stoffel: (1) Dtsch. med. Wschr. 1915 II. — (2) Z. orthop. Chir. 38 (1918). — (3) Münch. med. Wschr. 1919 I, 257.
Wexberg: (1) Kriegsverletzungen der peripheren Nerven. Ergebnisreferat. Z. Neur. (Referatenteil) 13, 73, 281 (1916). — (2) Wien. med. Wschr. 1916. — (3) Z. Neur. 36, 345 (1917). — (4) Z. Neur. 18, 257 (1919). — Winternitz: Hydrotherapie, 1890.

Spezieller Teil.

Die peripheren Schädigungen der Hirnnerven.

Behr, C.: Zbl. Neur. 41, 893 (1925).
Garcin, R.: Zbl. Neur. 48, 65 (1927).
Spatz u. Stroescu: Über Zisternenverquellung: Nervenarzt 7 (1934).
Undelt, D.: Zbl. Neur. 43, 863 (1926).
Villiger u. Ludwig: Die periphere Innervation, 7. Aufl. Leipzig 1938.

Nervus opticus.

Bruns: Zit. nach Wilbrand-Saenger.
Wilbrand-Saenger: Die Neurologie des Auges. Wiesbaden 1900.

Nervi olfactorii.

Achelis, Johann Daniel: Arch. f. Psychol. 71, 273 (1929).
Börnstein: Dtsch. Z. Nervenheilk. 104, 55, 173 (1928). — Bostroem u. Spatz: Nervenarzt 2 (1929).
Crinis, de: Z. Neur. 160, 426 (1937).
Foster-Kennedy: Trans. amer. Acad. Ophthalm. a. Otol. 1925, 8.
Hofmann: (1) Z. Biol. 73 (1921). — (2) Z. Biol. 78 (1923). — (3) Handbuch der normalen und pathologischen Physiologie, Bd. 1. Berlin 1926. — Hornbostel, v.: Pflügers Arch. 227 (1931).
Kleist, K.: Gehirnpathologie. Leipzig 1934.
Spatz, H.: Arch. f. Psychiatr. 90, 885 (1930).
Zwaardemaker: (1) Handbuch der physiologischen Methodik, herausgeg. von Tigerstedt, Bd. 3. Leipzig 1914. — (2) Handbuch der biologischen Arbeitsmethoden, herausgeg. von Abderhalden, Abt. V. Berlin u. Wien 1923. — (3) Handbuch der Hals-, Nasen- und Ohrenheilkunde, herausgeg. von Denker u. Kahler, Bd. 1. Berlin u. München 1925.

Augenmuskelnerven.

Bielschowsky: Symptomatologie der Störungen im Augenbewegungsapparat. Handbuch der Neurologie, herausgeg. von Bumke u. Foerster, Bd. 4. Berlin: Julius Springer 1936. — Bing, Robert: Topische Gehirn- und Rückenmarksdiagnostik, 8. Aufl. Berlin u. Wien 1930.
Charcot: Maladies du Système nerveuse. Paris 1883.
Dieulafoy: Presse méd. 1905.
Hess, R. W.: Z. Augenheilk. 35, 20 (1916).
Karplus: (1) Wien. klin. Wschr. 1895 II. — (2) Jb. Psychiatr. 22, 158 (1922).
Mingazzini: La paralisi recidivante del nervo occulom., p. 79. Roma 1897. — Moebius: Dtsch. Z. Nervenheilk. 17, Heft 3 u. 4.
Pakozdy: Klin. Wschr. 1929 I, 216.
Richter: Arch. f. Psychiatr. 18, 259 (1886).
Senator: Zit. nach Oppenheim. Lehrbuch der Nervenkrankheiten, 7. Aufl. Berlin 1924. — Shionoya: Zit. nach Wilbrand-Saenger.
Thomsen: Neur. Zbl. 3, 548 (1884). — Tinel: Ref. Zbl. Ophthalm. 17, 385 (1926).

Nervus trigeminus.

Adler: Dtsch. Z. Chir. 249, 95 (1937). — Adson: Surg. Clin. N. Amer. 15, 1359 (1935). Ref. Z.org. Chir. 78, 175 (1935). — Alcaino: Rev. méd. lat.-amer. 17, 165 (1931). — Alexander: Neuralgie und Neuritis. Handbuch der Neurologie, herausgeg. von Lewandowsky. Berlin 1911.

BEHREND: Med. Welt **1936 I**, 5. — BERNHARDT: (1) Die Erkrankungen der peripheren Nerven. Wien 1902. — (2) Die Lähmungen der peripherischen Nerven. Wien 1906. — BRAEUCKER, W.: Dtsch. Z. Chir. **238**, 185 (1933). — BRAUS: Lehrbuch der Anatomie des Menschen, Bd. 3. 1932. — BREITLÄNDER: Zbl. Chir. **53**, 3154 (1926). — BRÜCKE: Zit. nach OPPENHEIM.

CHARLIN: (1) Arch. Oftalm. hisp.-amer. **31**, 369 (1931). — (2) Rev. méd. Chile **59**, 489 (1931). — CLAIRMONT: (1) Dtsch. med. Wschr. **1926 I**, 609. — (2) Zbl. Neur. **44**, 350 (1926).

DANDY, W. E.: (1) Bull. Hopkins Hosp. **36**, 105 (1925). — (2) Zbl. Neur. **41**, 411 (1925). — (3) Arch. Surg. 18, 687 (1929). — (4) Ann. Surg. **96**, 787 (1932). — DAVIES, M.: Brain 30, 219.

ERB: Zit. nach OPPENHEIM.

FELIX, W.: Zbl. Chir. **1936**, 2688. — FRAZIER and RUSSEL: Arch. of Neur. **11**, 575 (1924). — FRAZIER and SPILLER: J. amer. med. Assoc. 48, 943 (1904). — FRAZIER, CHARLES H.: (1) J. amer. med. Assoc. 70, 1345 (1918). — J. amer. med. Assoc. **76**, 107. — (3) J. amer. med. Assoc. 77, 1387 (1921). — (4) J. amer. med. Assoc. **82**, 302 (1924). — (5) Arch. of Neur. **13**, 378 (1925). — (6) Zbl. Neur. **41**, 410 (1925). — (7) J. amer. med. Assoc. **87**, 1730 (1926). — (8) J. amer. med. Assoc. **89**, 1742 (1927). — (9) Ann. Surg. 88, 534 (1928). — (10) J. amer. med. Assoc. **19**, 650 (1928). — (11) J. amer. med. Assoc. **96**, 913 (1931). — FROHSE: Die oberflächlichen Nerven des Kopfes. Berlin-Prag 1895.

GAULE: Zbl. Physiol. **5**, 409 (1891). — GUSSENBAUER: Prag. med. Wschr. **1886**.

HÄRTEL, F.: (1) Dtsch. med. Wschr. **1920 I**, 517. — (2) Münch. med. Wschr. **1924 II**, 1089. — (3) Arch. klin. Chir. **156**, 374 (1930). — HARTHLEY: N. Y. State J. Med. 55, 317 (1892). — HUGHES: Brit. med. J. **1926 I**, 823. — HUNT, R.: J. nerv. Dis. **36**, Nr 6 (1909). — HYRTLE: Zit. nach ZENKER.

KIRSCHNER, M.: (1) Arch. klin. Chir. **167**, 761 (1931). — (2) Zbl. Chir. **1932**, 2841. — (3) Arch. klin. Chir. **176**, 581 (1933). — (4) Arch. klin. Chir. **186**, 325 (1936). — (5) Nervenarzt **1937**, 57. — KRAMER: Zbl. Neur. **50**, H. 10/11 (1928). — KRAMER, F.: Berl. klin. Wschr. **1921 I**, 149. — KRAUSE, F.: (1) Münch. med. Wschr. **1895 I**, 577. — (2) Die Neurologie des Trigeminus. Leipzig 1896. — (3) Münch. med. Wschr. **1901 I**, 1043. — (4) Neur. Zbl. **1901**, 1131. — (5) Med. Klin. **1923 II**, 1595. — KULENKAMPFF: (1) Zbl. Chir. **50**, 50 (1923). — (2) Zbl. inn. Med. **45**, 665, 809 (1924). — (3) Münch. med. Wschr. **1925 I**, 224. — (4) Zbl. Neur. **39**, 51 (1925). — (5) Hippokrates **1**, H. 2, 131 (1927). — (6) Münch. med. Wschr. **1927 I**, 891.

MARBURG u. SGALITZER: Handbuch der Neurologie, herausgeg. von BUMKE u. FOERSTER, Bd. 8. Berlin 1936. — MÜLLER: Zit. nach OPPENHEIM. — MÜLLER, H.: Münch. med. Wschr. **1926 II**, 1915.

OLIVECRONA: Arch. klin. Chir. **164**, 196 (1931).

PAPPENHEIM: Wien. med. Wschr. **1926 I**, 104. — PATRICK: J. amer. med. Assoc. 58, 155 (1912). — PETIT-DUTAILLIS: (1) Bull. Soc. nat. Chir. Paris 60, 766 (1934). — (2) J. de Chir. **44**, 321 (1934). — PETTE: Münch. med. Wschr. **71**, 1092. — PLESSNER: Mschr. Psychiatr. **39**, 129 (1916).

SCHIFF: Zit. nach OPPENHEIM. — SCHLOESSER: Verh. 24. Kongr. inn. Med. **1907**, 149. — SJÖQUIST, O.: Zbl. Neurochir. **1937**, 274. — SLUDER: Zit. nach WEXBERG.

TÖNNIS, W.: Dtsch. Z. Nervenheilk. **1935**, 356.

URBAN, H.: (1) Wien. klin. Wschr. **1935 I**, 745. — (2) Arch. klin. Chir. **186**, 320 (1936).

VAIL: (1) Arch. Surg. 18, 1247. — (2) Ann. of Otol. **41**, 837 (1932). — VERAGUTH: Die Erkrankungen der peripheren Nerven. Handbuch der inneren Medizin von v. BERGMANN u. STAEHELIN, Bd. 5, Teil 1. 1925.

WALTER, F. K.: (1) Dtsch. Z. Nervenheilk. **97**, 22 (1927). — (2) Zbl. Neur. **45**, 772 (1927). — WALTER, F. K. u. LAX: Münch. med. Wschr. **1926 I**, 645. — WEXBERG: Traumatische Erkrankungen der peripheren Nerven und des Plexus. Handbuch der Neurologie, herausgeg. von BUMKE u. FOERSTER, Bd. 9. 1935. — WIBO: Bull. Soc. belge Ophtalm. **1931**, No 62, 12. — WILMS: Münch. med. Wschr. **1918 I**, 7.

ZANDER: Beiträge zur Kenntnis der Hautnerven des Kopfes. Anat. H. **9** (1897). — ZENKER, R.: (1) Med. Welt **1934 I**. — (2) Z. ärztl. Fortbildg **1934**. — (3) Erg. Chir. **31** (1938). — ZIEHL: Zit. nach OPPENHEIM.

Nervus facialis.

BUSCH: (1) Z. Ohrenheilk. **58**, 193. — (2) Z. Hals- usw. Heilk. **68**, 175 (1913).

DAHLMANN: Charité-Ann. **37** (1913). — DELLA TORRE: Cervello **9**, 299 (1930). Ref. Zbl. Neur. **59**, 824 (1931).

FUCHS: Wien. med. Wschr. **1927 I**, 211.

GESSE, E. u. L. BOGOMOLOW: Vestn. Chir. (russ.) 58/60, 25—30 (1930). Ref. Zbl. Neur. **59**, 647 (1931). — GORDON-HOLMES: Zit. nach WEXBERG. — GOWERS: Handbuch der

Nervenkrankheiten, Deutsch von GRUBER, Bd. 2, S. 23. — GRIFFITH, J. CH.: Arch. of Psychol. **29**, 1195 (1933). — GUTTMANN, L.: Z. Neur. **135** (1931). — GUTTMANN, L. u. LIST: Z. Neur. **116**, 504 (1928).

HEUBNER: Über angeborenen Kernmangel. Berlin 1901. — HITZIG: Arch. f. Psychiatr. **3** (1872). — HUNT, R.: (1) J. of Neur. **1909**. — (2) Brain **38** (1915).

JENDRASSIK: Zit. nach WEXBERG.

KETHLY: Zit. nach WEXBERG. — KÖRNER, O.: Z. Ohrenheilk. **72** (1915).

LAVERGNE, O. DE, E. ABEL et P. KISSEL: Paris méd. **1932**, 488. — LEXER: Zbl. Chir. **1927**, 2467. — LIPSCHITZ: Mschr. Psychiatr. **1906**. — LUCAE: Berl. klin. Wschr. **1874**.

MARFAN et DELILLE: Zit. nach VERAGUTH. — MENDEL, K.: Neur. Zbl. **1920**, Nr 2. — MOSKOWITZ: Zit. nach WEXBERG.

REMAK: (1) Berl. klin. Wschr. **1888**. — (2) Neuritis und Polyneuritis. Wien 1900. — ROSENTHAL, C.: Z. Neur. **131**, 475 (1931). — ROUX: Zit. nach OPPENHEIM.

SARBÓ: Zit. nach E. WEXBERG. — SCHEIBER: Dtsch. Z. Nervenheilk. **27**. — SEIFERT: Arch. Ohrenheilk. **1916**. — SIMONS: Münch. med. Wschr. **1920** I. — STEIN: (1) Münch. med. Wschr. **1913**. — (2) Verh. dtsch. Ges. Chir. **1913** I, 106.

WATERMANN: Zit. nach E. WEXBERG. — WERTHEIM-SALOMONSON: Neuritis und Polyneuritis. Handbuch der Neurologie, herausgeg. von LEWANDOWSKY. Berlin 1911.

ZIEHEN: Zit. nach KRAMER.

Nervus glossopharyngeus.

CASSIRER: Arch. f. Anat. **1899**, Suppl. — CHAVANY, J. A. et H. WELTI: Presse méd. **1932** I, 999. Ref. Z.org. Chir. **60**, 167 (1933).

DANDY, W. E.: Arch. Surg. **15**, 198 (1927).

FAY, TEMPLE: J. amer. med. Assoc. **91**, 375 (1928).

KEITH, W. S.: Ref. Zbl. Neur. **66**, 325 (1933).

MÖNCH: Inaug.-Diss. Leipzig 1916.

REICHERT, FR. L.: Surg. Clin. N. Amer. **13**, 193. Ref. Z.org. Chir. **62**, 753 (1934).

SICARD et ROBINEAU: Revue neur. **26**, 256 (1920).

WEISENBURG, T. H.: J. amer. med. Assoc. **54**, 1600 (1910).

Nervus vagus.

MÜLLER, L. R.: Arch. klin. Med. **101**.

Nervus accessorius.

DUCHENNE, G. B.: Physiologie der Bewegung nach elektrischen Versuchen und klinischen Beobachtungen mit Anwendungen auf das Studium der Lähmungen und Entstellungen. Aus dem Französischen übersetzt von C. WERNICKE. Leipzig 1885.

Nervus hypoglossus.

DINKLER: Z. Neur. **13**.

FLESCH, J.: Münch. med. Wschr. **1908**.

VERAGUTH: Die Erkrankungen der peripheren Nerven im Handbuch der inneren Medizin, herausgeg. von v. BERGMANN u. STAEHELIN, 2. Aufl., Bd. 5, Teil 1. 1925.

Cervicalnerven und Plexus cervicalis.

FALOT: Zit. nach OPPENHEIM.

KALISCHER, S.: Klin. Wschr. **1928** I, 314.

OEHLECKER, F.: (1) Arch. klin. Chir. **105**, 752 (1914). — (2) Dtsch. med. Wschr. **1917** I, 329. — (3) Dtsch. Z. Nervenheilk. **68/69**, 296 (1921).

PETER: Arch. gén. Méd. **1871** (zit. nach OPPENHEIM).

SEELIGMÜLLER: Zit. nach WEXBERG: Traumatische Erkrankungen der peripheren Nerven und des Plexus. Handbuch der Neurologie, Bd. 9. 1935.

Plexus brachialis.

ADSON, A. W. and J. R. COFFEY: Ann. Surg. **85**, 839 (1927).

BOCK: Über die Spätlähmung des N. ulnaris. Diss. Berlin 1935. — BRUNS: Neur. Zbl. **1904**.

DEJERINE-KLUMPKE: Revue neur. **1908**. — DUVAL et GUILLAIN: Arch. gén. Méd. **1898**.

EDEN, R. u. H. AICKEN: Handbuch der praktischen Chirurgie, 6. Aufl., S. 344. 1927. — EWALD: Med. Klin. **1909**.

FOERSTER, O.: Spezielle Physiologie und spezielle funktionelle Pathologie der quergestreiften Muskeln. Handbuch der Neurologie, herausgeg. von BUMKE u. FOERSTER, Bd. 3. 1937.

HILDEBRAND, O.: Zbl. Chir. 1895. — HUET: Zit. nach OPPENHEIM.

KLUMPKE: Rev. de Méd. 1885. — KRAMER, F.: Allgemeine Symptomatologie der Rückenmarksnerven und des Plexus. Handbuch der Neurologie, herausgeg. von BUMKE u. FOERSTER, Bd. 3. 1937.

MASSART, R. u. CABRUAL: Rev. d'Orthop. 1928, 475—496. — MEYER: Mschr. Psychiatr. 41. — MOUCHET, A.: Thèse de Paris 1898.

LUSENA, GUST.: Chir. Org. Movim. 6, H. 2, 119—164 (1922). Ref. Z. org. Chir. 18, 390.

OPPENHEIM: Lehrbuch der Nervenkrankheiten, 7. Aufl. Berlin 1924.

PANAS: Zit. nach A. VACQUERIE: Thèse de Paris 1902. — PLATZ: Brit. J. Surg. 13, 1351 (1926).

RAYMOND: Leçons sur les Maladies du Système nerveuse, Tome 1. 1896. — REMAK, E.: Neuritis und Polyneuritis, S. 251. Wien 1900.

SCHÖNHALS: Dtsch. med. Wschr. 1914 II, 1593. — SCHÜLLER: Zit. nach OPPENHEIM. — SEELIGMÜLLER: AD.: Lehrbuch der Krankheiten der peripheren Nerven und des Sympathicus, S. 276. 1882. — SEHRWALD: Zit. nach OPPENHEIM. — SHELDEN, W.: Med. Clin. N. Amer. 5, No 2 (1921). — SINGER, KURT: Die Ulnarislähmung. Mschr. Psychiatr. 30, 237 (1911). — SOREL: Bull. Soc. nat. Chir. Paris 59, 193—196 (1933). — STAHL: (1) Zbl. Chir. 1936, 1541. — (2) Zbl. Chir. 1939, 2247. — STEINHAUSEN: (1) Dtsch. med. Wschr. 1899. — (2) Arch. f. Physiol. 1899. — STETTEN: Zit. nach OPPENHEIM. — STREISSLER: Erg. Chir. 5, 281 (1913).

THÖLE: Arch. f. Psychiatr. 33 (1900).

VACQUERIE: Thèse de Paris 1902.

ZUTT, J.: Dtsch. med. Wschr. 1932 II, 1321.

Intercostalnerven.

CASSIRER, R.: Lehrbuch der Nervenkrankheiten von OPPENHEIM, 7. Aufl. Berlin 1924.

SCHUSTER, P.: Neur. Zbl. 1917.

Plexus lumbo-sacralis.

ANDRÉ, THOMAS: Zit. nach WEXBERG.

BERNHARDT: Neur. Zbl. 1895. — BOSTROEM, A.: Neur. Zbl. 18. — BRAGARD: Münch. med. Wschr. 1928 I, 387.

CHAVANY, WELTI et CHAIGNOT: Presse méd. 1933 II, 1498.

DEMME: Dtsch. Z. Nervenheilk. 111, 21 (1929). — DEUTSCH, F.: Wien. klin. Wschr. 1921 I, 293.

EDINGER: Zit. nach WEXBERG. — EHRET: (1) Mitt. Grenzgeb. Med. u. Chir. 4 u. 13. — (2) „Ischias scoliotica", eine kritische Studie. Wien u. Leipzig 1897. — EHRMANN: Zit. nach OPPENHEIM. — ERBEN: Zit. nach WEXBERG. — ESKUCHEN: Die Lumbalpunktion. Berlin 1919.

FUCHS: Zit. nach WEXBERG.

GARA: (1) Wien. med. Wschr. 1907 I. — (2) Dtsch. med. Wschr. 1911 I. — GLORIEUX: Zit. nach WEXBERG. — GOWERS, W. R.: Manual of dis. of the nervous system. London 1886. — GREENFIELD and CARMICHAEL: The cerebrospinal fluid. London 1925.

HEILE: (1) Zbl. Chir. 48, 1869 (1921). — (2) Dtsch. Z. Chir. 174, 10 (1922). — HILLER: Wien. med. Wschr. 1929 II, 1255. — HOFMANN, M.: Arch. klin. Chir. 69.

KRAMER, F.: Mschr. Psychiatr. 37. — KRECKE: Münch. med. Wschr. 1900.

LASÈGNE: Arch. gén. Méd. 1864. — LÉRI et SCHAEFFER: Bull. Soc. méd. Hôp. Paris 40, 680 (1916). — (1) LINDSTEDT: Dtsch. med. Wschr. 1920 I, 688. — (2) Z. klin. Med. 93, 579 (1922). — (3) Klin. Wschr. 1926 II, 2254.

MANN: Arch. klin. Med. 51. — MONTARD, MARTIN: Zit. nach WEXBERG.

NAVRATZKI: Z. Neur. 17. — NEISSER u. POLLACK: Mitt. Grenzgeb. Med. u. Chir. 10. — NICOLADONI: Wien. med. Presse 1886.

PAL: Wien. med. Wschr. 1910 I. — PANTOLINI: Zit. nach WEXBERG. — PUTTI: Zit. nach WEXBERG.

QUECKENSTEDT: Dtsch. Z. Nervenheilk. 75, 317 (1927). — QUENU: (1) Arch. de Neur. 33. — (2) Gaz. Hôp. 1892, zit. nach OPPENHEIM.

ROCH et DENZIER: Rev. méd. Suisse rom. 41, 570 (1921). — ROSENHECK: J. amer. med. Assoc. 85, 416 (1925). — ROTH: Meralgia paraesthetica. Berlin: S. Karger 1895.

SEIFFER: Charité-Ann. 1900. — SICARD: Les scialgies. Ksiega Jubilenszowa. Edwarda Flataua, p. 301. 1929. — STRASSER, A.: Die Ischias. Berlin u. Wien 1938. TUBBY: Zit. nach WEXBERG. ZIMMERN u. CHAVANY: Diagnostic et thérapeutique elektro-radiologiques des maladies du système nerveux. Paris: Masson & Cie. 1930. — ZIMMERN et COTTENOT: Arch. Électr. méd. 1927, 20.

Herpes zoster.

ACHARD: Zona e Herpès. Paris: Baillière & Fils 1925. — AITKEN, R. S. and R. T. BRAIN: Lancet 1933 I, 19. — ANDERSEN, S. u. F. WULFF: Rep. 6. Congr. Scand. Neur. in Kopenhagen, p. 213. Kopenhagen: Lewin u. Munksgaard 1933. — ANDRÉ-THOMAS: Der Herpes zoster. Zbl. Neur. 61, 480.
BÄR, A.: Z. Augenheilk. 55, 393 (1925). — BÄRENSPRUNG, F. v.: Die Gürtelkrankheit. Charité-Ann. 9, 40 (1861). — BASSEROW: Thèse de Paris 1849. Zit. nach ACHARD. — BERGER: Neur. Zbl. 1905. — BERGGREEN u. SCHÜLER: Dermat. Wschr. 1938 I. — BITTORF, A.: Dtsch. med. Wschr. 1911 I, 291. — BOKAY, v.: (1) Wien. klin. Wschr. 1909 II, 1923. — (2) Jb. Kinderheilk. 105, 8 (1924). — (3) Jb. Kinderheilk. 119, 127 (1928). — BRISSAUD: Bull. méd. 1896, 87, zit. nach ACHARD.
CURSCHMANN, H. u. C. EISENLOHR: Dtsch. Arch. klin. Med. 34, 409.
DEMME: Liquordiagnostik. München 1935.
EDINGER: Dtsch. Z. Nervenheilk. 24, 305 (1903). — ESKUCHEN: Die Lumbalpunktion. Berlin 1919.
FRANKL-HOCHWART: Jb. Psychiatr. 25.
GREENFIELD and CARMICHAEL: The cerebrospinal fluid. London 1925.
HAMMERSCHLAG: (1) Arch. Ohrenheilk. 45. — (2) Arch. Ohrenheilk. 52. — HASSLUND: Arch. f. Dermat., KAPOSI-Festschr. 1900, 169. — HAYMANN, L.: (1) Z. Hals- usw. Heilk. 1, 396 (1922). — (2) Münch. med. Wschr. 1934 I, 137, 164. — HEAD u. A. W. CAMPBELL: Brain 23 III, 353 (1900). — HESS u. J. FALTISCHEK: (1) Med. Klin. 1925 II, 1683. — (2) Klin. Wschr. 1931 I, 883. — HIGIER: Dtsch. Z. Nervenheilk. 20, 426 (1901). — HUNT, J. R.: (1) J. nerv. Dis. 34, 73 (1907). — (2) Amer. J. med. Sci. 136, 226 (1908). — (3) J. amer. med. Assoc. 53, 1456 (1909). — HUTCHINSON: (1) Ophthalm. Hosp. Rep. 5, 2, 3. — (2) Ophthalm. Hosp. Rep. 6, 1, 3, 4.
KÖRNER, O.: Med. Wschr. 1904 I, 6. — KURÉ, KEN: Über den Spinal-Parasympathicus. Basel 1931.
LHERMITTE et NICOLAS: Revue neur. 1924, 361. — Encéphale 22, 245, 313 (1927). — LIPSCHÜTZ: (1) Zbl. Bakter. Orig. 93, 361. — (2) Arch. f. Dermat. 136, 428 (1921). — (3) Wien. klin. Wschr. 1925 I, 89, 499. — (4) Med. Klin. 1926 II, 1456. — (5) Wien. klin. Wschr. 1928 I, 806. — (6) Wien. med. Wschr. 1930 II.
MEHLIS: Commentarius de Morbis hominis dextri et sinistri. Inaug.-Diss. Göttingen 1818. Zit. nach SCHÖNFELD. — MILIAN et CHAPIREAU: Bull. Soc. méd. Hóp. Paris 1935. — MÜLLER, H. K.: Z. Augenheilk. 87, 20 (1935).
NETTER, A. et URBAIN: C. r. Soc. Biol. Paris 90, 189 (1924).
PASCHEN, E.: (1) Arch. Schiffs- u. Tropenhyg. 25, 150 (1921). — (2) Zbl. Bakter. Orig. 130, 190 (1933). — PETREN u. BERGMARK: Z. klin. Med. 63, 91 (1907). — PFEIFFER, L.: Arch. f. Dermat. 6, 589 (1887). — PIRES, A. et VAILLARD: Arch. de Neur. 5, 191 (1883).
RAYMOND: Gaz. Hôp. 1910, 1951.
SCHEER, VAN DER u. STURMAN: Z. Neur. 34, 119 (1916). — SEVERIN, J.: Dtsch. med. Wschr. 1926 I, 906.
TRÖMNER u. WOHLWILL: Dtsch. Z. Nervenheilk. 100, 233 (1927).
WOHLWILL, FR.: (1) Dermat. Wschr. 1917 I, 569. — (2) Dermat. Wschr. 1923 I, 249. — (3) Z. Neur. 89, 171 (1924). — (4) MARINESCO-Festschr., S. 683. 1933. — (5) Handbuch der Neurologie, herausgeg. von BUMKE u. FOERSTER, Bd. 13. 1936.
ZUMBUSCH, v.: Arch. f. Dermat. 118, 823 (1913). — ZUTT, J.: Mschr. Psychiatr. 93, 305 (1936).

Polyneuritische Krankheitsbilder.

ALAJOAANINE, TH. et J. DELAY: Revue neur. 38 I, 199 (1931). — ALBRECHT, K.: Zbl. Neur. 53, 427 (1929). — AUERBACH: Dtsch. Z. Nervenheilk. 49, 94.
BALÓ: (1) Virchows Arch. 259, 773 (1926). — (2) Z. Neur. 134, 71 (1931). — BENARIO: Über Neurorezidive nach Salvarsan und Quecksilberbehandlung. München 1911. — BEYERHOLM: Hosp.tid. (dän.) 1926, 881. — BINGEL: Dtsch. Z. Nervenheilk. 121, 47 (1931). — BITTORF: Dtsch. med. Wschr. 1918 I, 565. — BOGAERT: Ann. Méd. 22, 321

(1927). — BONHOEFFER: Dtsch. med. Wschr. **1923** I, 741. — BRAAK, TER.: Nederl. Tijdschr. Geneesk. **1931**, 2329. — BRAAK, TER u. CARRILLO: Dtsch. Z. Nervenheilk. **125**, 86 (1932). — BRADFORD, BASHFORD and WILSON: Brit. Quart. J. **11**, 1288 (1918). — BÜRGER, LEOPOLD: Polyneuromyositis nach Ulironbehandlung schwerer Gonorrhöe. (Institut für versicherungsrechtliche Medizin, Berlin). Dtsch. med. Wschr. **1938** I, 709. — BURLEY: J. amer. med. Assoc. **98**, 298 (1932). — BUSCHKE u. LANGER: Klin. Wschr. **1923** II, 1921.

CHOTZEN: Allg. Z. Psychiatr. **88**, 375 (1928). — CLAUDE et LHERMITTE: Bull. Soc. méd. Hôp. Paris, III. s. **40**, 1172 (1916). — CORDA: Riv. Clin. pediatr. **29**, 506 (1931). — (1) CROUZON: Bull. Soc. méd. Hôp. Paris **40**, 464 (1924). — (2) Bull. Soc. méd. Hôp. Paris **42**, 1049 (1926).

DECHAUME: Revue neur. **39**, 403 (1932). — DECOURT, J. et S. DE SÈZE: Zbl. Neur. **60**, 844 (1931). — DEMME: (1) Dtsch. Z. Nervenheilk. **125**, 1 (1932). — (2) Die Liquordiagnostik in Klinik und Praxis. München 1935.

EISENLOHR: Berl. klin. Wschr. **1887** II.

FIORENTINI: Policlinico, sez. med. **36**, 520.

GÄRTNER, W.: Dtsch. Z. Nervenheilk. **123**, 18 (1932). — GEORGI u. BEYER: Mschr. Psychiatr. **76**, 296 (1930). — GERBIS: Zbl. Gewerbehyg. **15**, 68, 97 (1928). — GORDON-HOLMES: Zit. nach WEXBERG. — GRÜNEWALD: J. Psychol. **29** (1922). — GRUNENBERG: Med. Klin. **1923** II, 1365

HARDY, M.: Gaz. Hôp. **1876**, 819, 827. — HENSCHEN u. HILDEBRAND: Zbl. Nervenheilk. **5**, 377 (1894). — HIGIER: Z. Neur. **104**, 453 (1926). — HÖRMANN: Zbl. Neur. **28**, 242 (1922). — HÜLLSTRUNG, H. u. FR. KRAUSE: Polyneuritis nach sulfonamidhaltigen Verbindungen bei Menschen und Tauben. II. Mitt. Dtsch. med. Wschr. **1938** II, 1213 bis 1217.

JACKSON, JAMES: New engl. Journ. Med. a. Surg. **II**, 351, Boston 1822. — JACOB: Arch. of Dermat. **24**, 280 (1931).

KALINOWSKY: (1) Z. Neur. **110**, 245 (1927). — (2) Z. Augenheilk. **63**, 367 (1927). — KLEIN, VAN: Wien. Arch. klin. Med. **2**, 329 (1921). — KÖRNYEY: Myelitis. Handbuch der Neurologie, herausgeg. von BUMKE u. FOERSTER, Bd. 13. Berlin 1936. — KOLIK: Vrač. Delo (russ.) **14**, 948 (1931). — KRANZ, H.: Ulironschäden des Nervensystems. Gemeinsame Sitzung der Neurologischen und Psychiatrischen Abteilung Düsseldorf. — KRAUS, W. M.: J. nerv. Dis. **52**, 331 (1920). — KROLL, M.: Lyssa. Handbuch der Neurologie, herausgeg. von BUMKE u. FOERSTER, Bd. 13. Berlin 1936.

LAUDENHEIMER: Schwefelkohlenstoffvergiftung der Gummiarbeiter. Leipzig 1899. — LAURENT u. MOREAU: Zit. nach PITRÈS et VAILLARD. — LEMIERRE: Z. Neur. **60**, 844 (1931). — LEYDEN, E.: Die Entzündung der peripheren Nerven. Berlin 1888. — LLOYD: Zit. nach WEXBERG.

MARGULIS: Dtsch. Z. Nervenheilk. **99**, 165 (1927). — MARINESCO u. DRAGANESCU: Dtsch. Z. Nervenheilk. **112**, 44 (1930). — MÉNARD: Zit. nach WEXBERG. — MENDEL: Berl. klin. Wschr. **1901** I, 783. — MONRAD-KROHN: Ref. Z. Neur. **49**, 453 (1928).

OPPENHEIM: (1) Z. Neur. **3**, 345 (1910). — (2) Neur. Zbl. **1916**. — (3) Berl. klin. Wschr. **1918** I, 732. — (4) Dtsch. Z. Nervenheilk. **62**, 117 (1919). — (5) Lehrbuch der Nervenkrankheiten, 7. Aufl. Berlin 1923. — OPPLER: Z. Neur. **123**, 27 (1929).

PANSE: (1) Nervenarzt **1**, 675 (1928). — (2) Veröff. Med. verw. **29**, 615 (1929). — PATRICK: J. nerv. Dis. **44**, 322 (1916). — PETTE, DEMME u. KÖRNYEY: Dtsch. Z. Nervenheilk. **128** (1932). — PETTE, H. u. Sz. KÖRNYEY: Z. Neur. **128**, 390 (1930). — PITRES et VAILLARD: Nerfs périphérigue et sympatigues. Traité de médicine et thérapeutique. Paris 1924. — PRYCE: Lancet **1919** II, 1078.

QUECKENSTEDT: Dtsch. Z. Nervenheilk. **75**, 317 (1927).

REMAK, E.: Neuritis und Polyneuritis. Wien 1900. — RIGLER: Dtsch. Z. Nervenheilk. **33**, 477 (1907). — RISER et SOL: Encéphale **28**, 380 (1933). — ROEMHELD: Dtsch. Z. Nervenheilk. **36**, 94 (1909). — ROGGENBAU: Zbl. Neur. **57**, 849 (1930). — ROLESTON: Brain **1905**. — ROSS: Lancet **1887** I, 85. — ROST, JOACHIM: Mschr. Psychiatr. **100**.

SÁNTHA, V.: Arch. f. Psychiatr. **100**, 398 (1933). — SCHARFETTER: Med. Klin. **1923** I, 863. — SCHARNKE u. MOOG: Z. Neur. **90**, 89 (1924). — SCHLESINGER: Wien. med. Wschr, **1919** II, 1626. — SCHUBACK, H.: Z. Neur. **123**, 424 (1930). — SCHUSTER: Zbl. Neur. **28**, 242 (1922). — SEELERT: Mschr. Psychiatr. **82**, 337 (1932). — SETT: Arch. f. Psychiatr. **61**, 563 (1919). — STEINERT: Münch. med. Wschr. **1909** II. STIEFLER u. TROYER: Klin. Wschr. **1931** II, 1302. — SULZER: Nervenarzt **1**, 547 (1928).

Tietze, Albrecht: Periphere Lähmungen nach Ulironbehandlung. Münch. med. Wschr. **1938 I**, 332—333.

Walter: Z. Neur. **44**, 150 (1929). — Weiss, C.: Med. Welt **1929 I**, 122. — Wertheim Salomonson: Neuritis und Polyneuritis. Handbuch der Neurologie, herausgeg. von Lewandowsky. Berlin 1911. — Wickmann: Die akute Poliomyelitis. Handbuch der Neurologie, herausgeg. von Lewandowski, Bd. 2. Berlin 1911. — Wohlwill: Herpes zoster. Handbuch der Neurologie, herausgeg. von Bumke u. Foerster, Bd. 13. 1936.

Geschwülste.

Babes: Untersuchungen über den Leprabacillus und die Histologie der Lepra. — Bielschowsky: J. Psychol. u. Neur. **29**, 182 (1923).

Déjerine et Sittas: (1) Mem. Soc. de biol. **1893**. — (2) Rev. Méd. **1896**.

Gagel, O.: Tumoren der peripheren Nerven. Handbuch der Neurologie, herausgeg. von Bumke u. Foerster, Bd. 9. Berlin 1935. — Gombault u. Mallet: Arch. Méd. expér. et Anat. path. Paris **1** (1899).

Multiple Sklerose.

Von

Friedrich Curtius-Berlin.

Mit 25 Abbildungen.

1. Häufigkeit und Verbreitung.

Während noch Leyden die multiple Sklerose für eine Rarität erklärte, der keine praktische Bedeutung zukomme, hat sich mit der Erweiterung unserer diagnostischen Kenntnisse herausgestellt, daß es sich tatsächlich um eine der häufigsten organischen Nervenkrankheiten handelt. Die Angaben der Autoren sind sehr schwankend und können keinen Anspruch auf absolute Geltung beanspruchen. Es ist vielmehr mit Bing darauf hinzuweisen, daß Krankenhauszählungen den Forderungen einer exakten Morbiditätsstatistik nicht genügen (Doppelzählungen, einseitige Auslese usw.). Um eine grobe Orientierung zu geben, nennen wir trotz dieser Bedenken folgende Zahlen:

Tabelle 1. Häufigkeit der multiplen Sklerose bezogen auf sämtliche behandelten organischen Nervenkrankheiten.

nach Bramwell (Edinburg)	5,5%
„ Redlich (Wien)	etwa 7%
„ Bayley (Heer der U.S.A.)	7,4%
„ Bychowski (Polen)	7—8%
„ Marburg (Wien)	fast 10%
„ Russel-Brain (England)	11,4%

In Deutschland wird die Krankheit als die häufigste bzw. (nach der Neurosyphilis) zweithäufigste organische Nervenkrankheit bezeichnet (Cassirer, Ed. Müller, Oppenheim u. a.), ebenso in Frankreich (Guillain).

Einen tatsächlichen Einblick in die Häufigkeit einer Krankheit geben nur planmäßige Erhebungen über die Gesamtbevölkerung. Für die multiple Sklerose liegen solche vor in der Schweiz (Bing, Reese und Ackermann) und N-Wales (Allison). Besonders die erstgenannten Untersuchungen sind von grundlegender Bedeutung und verdienten nachgeahmt zu werden. Durch Fragebogen an sämtliche Ärzte und Krankenhäuser und Nachuntersuchungen in zweifelhaften Fällen wurden in der Schweiz 891 Fälle von multipler Sklerose ermittelt (nach den neuesten Angaben Bings 1932). Bing, der Leiter der Enquéte, vermutet mit Recht, daß nicht alle Fälle erfaßt wurden — und erhöht die Zahl deshalb auf 1000 bzw. 1500. Bei einer Einwohnerzahl von rund 4 Millionen könne deshalb mit einer Häufigkeit der Krankheit von 1:4000 bzw. 1:3000 gerechnet werden.

Allison fand in N-Wales 65 sichere Fälle von multipler Sklerose auf 492 049 Einwohner, d. h. also 1:8600.

Die multiple Sklerose ist also bezüglich anderer Nervenkrankheiten (z. B. Hirntumoren, Heredodegenerationen) eine relativ häufige, bezüglich aller Krankheiten überhaupt aber doch eine seltene Erkrankung. Das wird häufig übersehen.

Z. B. bei der Besprechung der Häufigkeit von Verwandtenfällen oder ätiologischen Erörterungen, so von einem neueren Autor, der multiple Sklerose und Tuberkulose als „häufige" Krankheiten bezeichnet: die tuberkulöse Durchseuchung ist tatsächlich unvergleichlich größer als die multiple Sklerose-Häufigkeit!

Immer wieder wird auf *Rassenunterschiede* hingewiesen. Allerdings fehlt es an exakten Untersuchungen. Sicher scheint nur das eine, daß die multiple Sklerose in Japan außerordentlich selten beobachtet wird (AUERBACH und BRANDT, STENDER). Der bekannte japanische Kliniker MIURA teilte mit, daß er in seiner Heimat keinen ganz sicheren Fall von multipler Sklerose gesehen habe. Ähnliches wurde SIEMERLING von SATO und KURODA berichtet. Diese Feststellungen wurden auch neuerdings von STENDER und GRAEFF wieder bestätigt. Auch in China soll die multiple Sklerose relativ selten sein (PFISTER, WOODS), ebenso in Südafrika (RUSSEL-BRAIN), in Südamerika (STENDER) und in Indien (SPRAWSON, VERHAART). Gegenüber Deutschland und England sind die Mittelmeerländer relativ weniger betroffen (GUILLAIN, ZAMORANI). Sowohl in Europa wie in Nordamerika wird das vorwiegende Befallensein von Angehörigen der nordischen Rasse betont. Besonders disponiert erscheinen die Skandinavier (JENSEN und SCHRÖDER für Dänemark, MONRAD-KROHN für Norwegen), auch in Island ist das Leiden häufig (STENDER). Daß es sich hier nicht um Besonderheiten in der Biologie des „Erregers" bzw. „Überträgers" (STEINER) handeln kann, geht aus interessanten Feststellungen über die Häufigkeit der multiplen Sklerose in Nordamerika hervor. DAVENPORT zeigte für verschiedene Krankenhäuser, BAILEY für das U.S.-Heer, daß die Erkrankungsziffer an multipler Sklerose bei Angehörigen des skandinavischen Stammes am höchsten ist. Innerhalb der deutschstämmigen Länder scheint der alemannische Stamm bevorzugt: mir fiel die wesentlich größere Häufigkeit des Leidens in Baden als im Rheinland auf. MORAWITZ hält die multiple Sklerose für die häufigste organische Nervenkrankheit Württembergs, GUILLAIN weist (im Vergleich mit seinen großen Pariser Erfahrungen) auf die Häufigkeit im Elsaß hin und BING betont die auffallende Häufigkeit des Leidens in der Schweiz, wobei die Morbidität von Süden nach Norden (d. h. dem Kern des alemannischen Gebietes zu) zunimmt. Diese eindrucksmäßigen Feststellungen erhalten ihre zahlenmäßige Bestätigung durch die folgende Zusammenstellung WEILERs:

Tabelle 2. Verteilung der Kriegsrentenempfänger mit multipler Sklerose auf die Hauptversorgungsamtsbereiche Deutschlands.

Landesteil (Hauptversorgungsamt)	Anzahl	º/₀₀₀
Südwestdeutschland . . .	222	1,35
Bayern	274	1,14
Sachsen	145	0,86
Mitteldeutschland	102	0,86
Niedersachsen-Nordmark .	203	0,81
Hessen	124	0,69
Rheinland	144	0,60
Westfalen	94	0,58
Brandenburg-Pommern .	181	0,56
Schlesien	78	0,56
Ostpreußen	26	0,39

Es ist deutlich zu sehen, daß Südwestdeutschland am stärksten vertreten ist. Diese Tatsachen sind bemerkenswert, da in Württemberg — einem vorwiegend allemannischen Lande — Gliome (SCHMINKKE) und Syringomyelie (NAEGELI) besonders häufig sein sollen, d. h. zwei Krankheiten, bei denen eine Wucherungstendenz der Glia eine große Rolle spielt.

Unter den europäischen und nordamerikanischen Juden kommt die multiple Sklerose nach MARBURG bzw. FRAENKEL häufiger vor als unter dem Gros der Bevölkerung. Hierbei könnte es sich aber um eine Ausleseerscheinung handeln. Von anderer Seite (BING) wird das Gegenteil angegeben; die Wahrheit dürfte etwa in der Mitte liegen. Dem entsprechen meine Feststellungen von 1929 mit 2 Juden (1 ♂ und 1 ♀) auf eine Serie von 106 nicht ausgelesenen multiple Sklerose-Kranken.

Faßt man die bisherigen Angaben über die geographische Verteilung der multiplen Sklerose zusammen, so läßt sich sagen: Am stärksten befallen sind offenbar Europäer bzw. aus Europa stammende Amerikaner. Unter diesen wieder scheinen die Skandinavier bevorzugt. Auffallend selten ist die multiple Sklerose in Japan. Es liegt am nächsten, für diese Tatsachen die rassische Veranlagung verantwortlich zu machen. STEINER lehnt eine derartige Auffassung ohne stichhaltige Gründe ab, und will alles durch hypothetische Verschiedenheit in Vorkommen und Lebensweise der ebenfalls hypothetischen Erreger bzw. Überträger erklären. Da wir wissen, daß rassische Unterschiede in der Pathologie der organischen Nervenkrankheiten eine Rolle spielen (z. B. daß sich die LEBERsche Opticusatrophie in Japan viel häufiger als in Europa in heterozygotem Zustande bei Frauen manifestiert), liegt es vorderhand am nächsten, an rassische Faktoren als Ursache der wechselnden multiple Sklerose-Morbidität zu denken.

Der *Anteil der Geschlechter* ist immer wieder verschieden angegeben worden. Ich habe nachfolgend ohne irgendwelche Auslese die Zahlen von 12 Autoren aus den letzten 13 Jahren zusammengestellt. (Ältere Angaben sind aus diagnostischen Gründen von fraglichem Wert.)

Tabelle 3.

		♂	♀
17 europäische Autoren[1] } nach WECHSLER		635	462
7 nordamerik. „ } (1922)		216	147
DREYFUS	1921	672	479
BÖHMIG	1925	186	132
JOACHIMOVITS und WILDER	1925	96	155
WALTHARD	1925	51	67
ZELLMANN	1930	16	34
Schweizer Enquéte (nach BING)	1932	358	533
MARBURG	1932	50	102
CURTIUS	1933	59	50
PICHT	1934	29	40
		1517	1592

Es ergibt sich also, daß beide Geschlechter von der Erkrankung etwa gleich-stark betroffen werden.

2. Pathologische Anatomie.

Pathologisch-anatomisch ist die multiple Sklerose charakterisiert durch scharf umschriebene Entmarkungsherde in Gehirn und Rückenmark mit relativ gut erhaltenen Achsenzylindern und Bildung einer Gliafasernarbe („Sklerose"); fast regelmäßig finden sich auch Rundzelleninfiltrate.

Schon makroskopisch treten die älteren Herde als glasig durchscheinende, graugelbliche Flecke von derber Konsistenz auf der Schnittfläche hervor, während die frischen weich und rötlichgelb sind. Ihre Größe schwankt von mikroskopisch kleinen Flecken bis zu solchen von beträchtlichem Umfange, welche im Markweiß der Hemisphären fast das Bild der diffusen Sklerose nachahmen können. Prinzipiell ist kein Teil des Zentralnervensystems verschont. Wenn auch die weiße Substanz vorwiegend betroffen wird, so gibt es doch stets auch Herde in der Rinde, den Stammganglien, im Kleinhirn usw. Die Herde breiten sich in ganz unregelmäßiger Form ohne Rücksicht auf die Struktur des Gewebes aus, „wie

---

[1] Um Doppelzählungen zu vermeiden wurden einige Fälle abgezogen, da sie unter den weiter unten stehenden Fällen erscheinen könnten, die sich zum Teil auf weiter zurückliegende Jahrgänge beziehen.

ein Tintenklex auf Löschpapier" (Redlich). Sie sind meist haarscharf begrenzt, doch kommen gelegentlich auch diffus verschwommene Flecke vor (Abb. 1).

Die meisten Autoren haben festgestellt, daß die Mehrzahl der Herde perivasculär angeordnet ist (Bielschowsky, Borst, Goldscheider, Jakob, Pette, Siemerling und Räcke, Spatz und Hallervorden, Wohlwill u. a.). Die Gefäßwände sind häufig verdickt und mit Rundzellen infiltriert (Borst, Leyden, Marburg, Räcke, Rindfleisch u. a.).

Trotz der weitgehenden Verstreutheit der Herde gibt es doch gewisse *Prädilektionsstellen*, die gewöhnlich zuerst befallen werden: die äußeren Ecken der Seitenventrikel („Wetterwinkel", Steiner), im Rückenmark die hintere Gegend um das Septum und um den Zentralkanal, die Brücke, die Umgebung des 4. Ventrikels. Bekannt ist die frühe Erkrankung des Opticus und anderer Hirnnerven, auch die Rückenmarkswurzeln und peripheren Nerven können in gleicher Weise erkranken.

Sehr häufig finden sich teils diffuse, teils umschriebene Veränderungen der *Meningen*. Makroskopisch erscheinen sie verdickt und milchig getrübt; mikroskopisch finden sich Bindegewebswucherung (Pfeilschmidt, Philippe und Jones) oder zellige Infiltration (Bing, Marburg, Spiller und Camp u. a.). Diese entzündlichen Veränderungen führen gelegentlich zu meningealen Verwachsungen; „in derartigen Fällen läßt sich dann hier und dort, längs großer Abschnitte des Rückenmarks, ein tropfenförmiger ‚Partialstop‘ des Lipoidols sehr deutlich im Röntgenbild nachweisen" (Bing). Bei älteren Fällen kommt es zu leichten Atrophien des Zentralorgans mit Hydrocephalus internus.

Der *Parallelismus zwischen anatomischem und klinischem Befund* ist bei Nervenkrankheiten bekanntlich häufig gering. Für die multiple Sklerose gilt dies aber in ganz besonderem Maße. Man erklärt die Tatsache mit dem relativen Erhaltenbleiben der Achsenzylinder, wodurch noch für lange Zeit eine funktionelle Integrität erkrankten Nervengewebes gewährleistet ist. Bei rudimentären Fällen kann das ganze Zentralnervensystem von Herden durchsetzt sein, und umgekehrt finden sich schwere, voll entwickelte Fälle mit geringem anatomischen Befund. Bing macht auf die relative Seltenheit klinischer gegenüber der Häufigkeit anatomischer Oblongatabefunde aufmerksam. In klinisch rein spinalen Fällen finden sich häufig (vielleicht immer?) cerebrale bzw. cerebellare Herde. Andererseits muß betont werden, daß es nicht selten gelingt, besondere klinische Erscheinungen durch den anatomischen Befund aufzuklären (Muskelatrophie durch Vorderhornprozesse, Parkinsonsyndrom durch Herde in den Stammganglien usw.).

Das *histologische*[1] *Bild* der einzelnen Herde ist abhängig von dem Entwicklungsstadium, in welchem sie zur Untersuchung kommen. Bei dem chronischen und schubweisen Verlauf der Erkrankung kann man meist alle Altersstufen nebeneinander studieren. Das hervorstehendste Merkmal ist stets der Zerfall des Myelins in den Markscheiden, wobei die einzelne Nervenfaser nur im Bereiche des Herdes ihre Markscheide einbüßt, außerhalb desselben aber intakt bleibt. Dieser *„diskontinuierliche Zerfall" der Markscheiden* (Marburg) zeigt sich in Quellung, perlschnurartigen Auftreibungen der Fasern und Auflösung in Myelinschollen, oder auch nur in einer Verschmälerung. Hand in Hand damit setzt eine starke *Wucherung aller Gliaelemente* ein, welche die Myelinschollen aufnehmen und rasch zu fettigen Produkten abbauen, sie wandeln sich dabei größtenteils zu Körnchenzellen um. Gleichzeitig beginnt aber auch schon die Reparation durch reiche Faserbildung der Astrocyten. In späteren Stadien sind die Körnchenzellen verschwunden, die protoplasmatische Glia hat sich zurückgebildet und es bleibt lediglich eine Gliafasernarbe übrig; dem Herde entspricht dann im Negativ des Markscheidenbildes das Positiv der Narbe im Gliapräparat. Außer diesen typischen, völlig entmarkten Herden gibt es auch solche, in welchen der Markverlust nicht vollständig ist, sondern der Herd ganz oder teilweise noch eine rauchgraue Tönung zeigt („Markschattenherde" Schlesinger). In seltenen Fällen kommen „landkartenähnliche" (Marburg) oder „konzentrische" (Hallervorden-Spatz) Herde vor, in welchen markhaltige und entmarkte Streifen miteinander abwechseln, wie bei der sog. konzentrischen Sklerose.

Die Achsenzylinder bleiben gewöhnlich erhalten, man sieht dann im Silberpräparat nichts von den Herden. Bei stärkerer Intensität des Prozesses gehen aber auch Achsenzylinder zugrunde. — Mit dem relativ guten Erhaltungs-

---

[1] Für freundliche Ratschläge bin ich Herrn Prof. Hallervorden zu Dank verpflichtet.

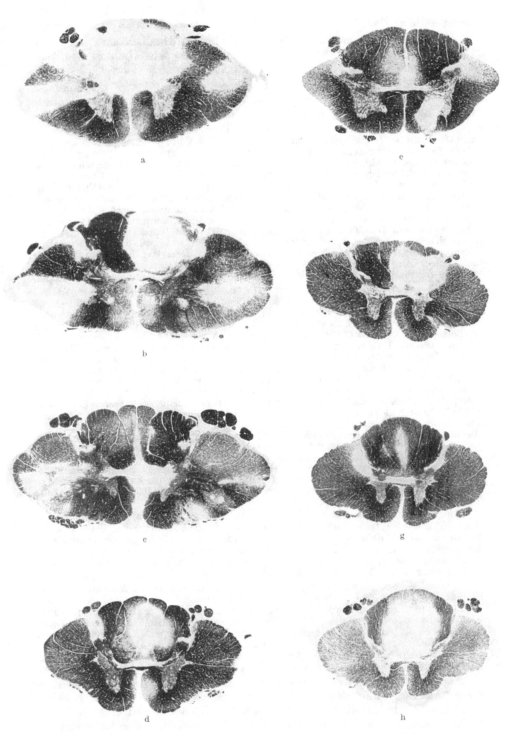

Abb. 1. Multiple Sklerose. Schnittserie durch die verschiedenen Rückenmarkshöhen.
Nach EDUARD MÜLLER.

zustande der Achsenzylinder dürfte es wohl zusammenhängen, daß sekundäre Degenerationen bei der multiplen Sklerose so gut wie immer vermißt werden.

Auch die *Ganglienzellen* bleiben innerhalb des Herdbereiches verschont. Gelegentlich kommt es vor, daß die Ganglienzellen sklerotisch werden, oder sogar zugrunde gehen, aber die Architektonik bleibt unversehrt.

Zum Bilde der multiplen Sklerose gehören auch *infiltrative Erscheinungen an den Gefäßen* in Gestalt von Lymphocyten und Plasmazellen. Infiltrate werden nie ganz vermißt, wechseln aber in ihrer Menge außerordentlich.

Eine Reihe von Autoren (z. B. SIEMERLING) haben sich dahin ausgesprochen, daß aus dem Charakter der Infiltratbildung mit Sicherheit auf das Vorliegen einer infektiös-entzündlichen Erkrankung zu schließen sei. Vor allem das Vorhandensein von Plasmazellen galt bis vor kurzem als sicherer Indicator einer Infektion. Nach neueren Untersuchungen ist dies nicht mehr berechtigt (HILPERT, PETTE, SPIELMEYER, STEINER u. a.). Überhaupt hat sich in der letzten Zeit eine merkliche Zurückhaltung in der exogen-entzündlichen Beurteilung der multiplen Sklerose auf Grund histologischer Kriterien bemerkbar gemacht. So sagt SPIELMEYER, daß aus den histopathologischen Befunden durchaus nicht mit Sicherheit auf eine infektiöse Genese der multiplen Sklerose geschlossen werden könne. Im gleichen Sinne haben sich BIELSCHOWSKY und MAAS, GUILLAIN und BERTRAND, VERAGUTH und selbst STEINER, einer der konsequentesten Vertreter der Infektionstheorie, ausgesprochen. Einzelne Autoren lehnen auf Grund ihrer histologischen Befunde den infektiösen Charakter des Leidens ab; vor allem der bekannte amerikanische Neuropathologe HASSIN ist hier zu nennen, der sich auf die eingehende Analyse von 30 multiple Sklerose-Fällen stützen kann.

Auf die *anatomischen Beziehungen der multiplen Sklerose zu anderen Nervenkrankheiten* kann hier nicht näher eingegangen werden. Wenige Worte sind aber erforderlich zur viel erörterten Frage nach den Beziehungen von „akuter" und „chronischer" multipler Sklerose. Man kann die Ansicht der meisten neueren Autoren dahin zusammenfassen, daß es sich in Bestätigung von MARBURGs Anschauungen um keine qualitativen, sondern lediglich um quantitative Unterschiede handelt (HALLERVORDEN und SPATZ, HILPERT, MAEDER, PETTE, TOYAMA u. a.). Entscheidend ist vor allem die Tatsache, daß bei dem gleichen Kranken frischeste Herde neben ganz alten Glianarben zur Beobachtung kommen und, daß der histologische Charakter der Infiltrate bei akuten Fällen demjenigen frischer Herde bei alten Fällen durchaus entspricht (MAEDER in MARBURGs Institut), ferner, daß sich alle Übergänge zwischen „akuten" und „chronischen" Fällen histologisch nachweisen lassen (TOYAMA in dem gleichen Institut). „Die Krankheit an sich ist wohl chronisch, der Herd aber immer akut" (MARBURG). Mit dieser Frage hängt das Problem der Encephalomyelitis disseminata acuta und ihrer Beziehungen zur multiplen Sklerose eng zusammen. Wenn auch noch keine volle Einigung der Autoren erzielt ist, so sprechen sich doch immer mehr Stimmen für eine nahe Verwandtschaft aus: Es ist „lediglich eine Frage der Zeit, von welchem Stadium an wir den Prozeß als Sklerose bezeichnen wollen (PETTE)". Für den Zusammenhang beider Erkrankungen haben sich auch ANTON und WOHLWILL, FRÄNKEL und JAKOB, FINKELNBURG, HALLERVORDEN und SPATZ, MARBURG, RAECKE; RICHTER, SIEMERLING, VÖLSCH, WEGELIN u. a. ausgesprochen.

Von neueren Autoren haben sich andererseits REUTER und GAUPP im gegenteiligen Sinne geäußert: Sie beobachteten eine ganz akut verlaufende Erkrankung, die sich histologisch als multiple Sklerose erwies (auch alte Herde), aber nur ganz geringe entzündliche Erscheinungen bot, was nach Ansicht der Autoren gegen die Annahme einer disseminierten Encephalomyelitis acuta auszuwerten ist; auch BING, REDLICH, von älteren Autoren OPPENHEIM, haben sich gegen eine Zusammenfassung beider Krankheiten ausgesprochen.

Erhebliches pathogenetisches Interesse hat die neuerlich mehrfach festgestellte *Kombination von diffuser und multipler Sklerose* (BIELSCHOWSKY und MAAS, GOZZANO und VIZIOLI, KUFS u. a.). Von einem „Übergang zur diffusen Sklerose" hatte WOHLWILL schon in seinem Sammelreferat von 1914 gesprochen, ebenso OPPENHEIM 1913. Es hat den Anschein, als ob auch hier nur Unterschiede der Prozeßausdehnung, nicht der Prozeßart vorlägen. Histologisch besteht zwischen beiden Erkrankungen größte Ähnlichkeit. Die von STEINER vertretene Abtrennung ist nicht genügend gestützt. HALLERVORDEN und SPATZ weisen überzeugend nach, daß auch noch die sog. konzentrische Sklerose hinzuzurechnen ist.

Multiple, diffuse und konzentrische Sklerose sind also eng verwandte Formen der Entmarkung. Ihre Kennzeichen können sich wechselseitig kombinieren. Höchstwahrscheinlich beruht es auf konstitutionellen Tatsachen (Alter, individuelle Reaktionsart), ob die eine oder andere Form oder schließlich eine Kombination zur Entwicklung kommt.

3. Ätiologie.

a) Infektionstheorien.

STRÜMPELLs Gliosehypothese wurde abgelöst durch die jetzt am weitesten verbreitete Anschauung, daß es sich bei der multiplen Sklerose um eine Infektionskrankheit handele.

Die Relativität der *anatomischen Begründung* wurde bereits besprochen (S. 1350). Man verwies ferner auf die häufigen *Schübe und Remissionen*, die nur durch die Annahme eines belebten Virus erklärbar seien. REDLICH zeigte, daß diese Anschauung unrichtig sei: er erinnerte an die anämische Myelose und die Ergotinvergiftung, zwei sicher nicht infektiöse Erkrankungen mit deutlichen Remissionen des nervösen Syndroms. Ergänzend sei hier erwähnt, daß Schübe und Remissionen auch bei zahlreichen Erbkrankheiten des Nervensystems zur Beobachtung kommen: bei amaurotischer Idiotie (KUFS), erblicher Opticusatrophie (GUZMANN, WAARDENBURG, WILBRAND und SAENGER), erblicher Ataxie (nach MOLLARET dabei Remissionen von 5—10 Jahren, ferner DAWIDENKOW und ZOLOTOWA), spinaler Muskelatrophie (OPPENHEIM), hypertrophischer Neuritis (ROSSOLIMO, bemerkenswerterweise hier 2 mal Schübe nach Geburten), neuraler Muskelatrophie (DAWIDENKOW, MARINESCO), WILSON-Pseudosklerose (SPIELMEYER, der bemerkt, daß derartige Stillstände und Besserungen bei toxischen Allgemeinleiden häufig seien, ferner VERAGUTH), HUNTINGTON-Chorea (F. H. LEWY), spastischer Pseudosklerose (JAKOB), Myasthenie (OPPENHEIM); selbst bei RECKLINGHAUSENscher Krankheit fand MAAS „erhebliche Remissionen". Sie wurden schließlich auch von NACHTSHEIM und OSTERTAG bei der erblichen Syringomyelie der Kaninchen beobachtet[1].

Davon, daß Schübe und Remissionen bei Nervenkrankheiten stets auf eine infektiöse Ursache hinwiesen, kann also keine Rede sein.

Weiterhin werden die häufigen *Liquorveränderungen* für die infektiöse Theorie ins Feld geführt. Hier erhebt sich wieder die Frage, ob „entzündliche" Erscheinungen des Liquors lediglich bei infektiösen Erkrankungen in Erscheinung treten; sie ist zu verneinen. Pleocytose wurde gelegentlich beobachtet bei FRIEDREICHscher Ataxie (CROUZON), WILSONscher Krankheit (BOUMAN und BROUWER), genuiner Epilepsie (DEMME), funikulärer Myelose (DEMME), Status dysraphicus mit Myelodysplasie (eigene Beobachtung). Ferner wurden beschrieben: bei Muskelatrophie Globulinvermehrung und pathologische Benzoekurve im Sinne einer „Paralysekurve", bei negativem Ausfall der spezifischen Reaktionen (SOMOGYI und FENYES), „entzündlicher" Liquorbefund bei erblicher Ataxie (MONJUZZINI), pathologische Goldsolkurven bei mongoloider Idiotie (RIDDEL und STEWART). DEMME fand bei amyotrophischer Lateralsklerose in 5 untersuchten Fällen durchweg eine Eiweißvermehrung, in 1 Fall auch eine pathologische Mastixkurve, bei FRIEDREICHscher Ataxie leichte Globulinbzw. (in einem zweiten Falle) leichte Albuminvermehrung, bei genuiner Epilepsie Eiweißbzw. Albumin- bzw. Globulinvermehrung, ferner pathologische Mastixkurven. Unter 25 Fällen funikulärer Myelose bei Perniciosa konnte DEMME „nur 10 mal einen ganz normalen Befund erheben". Es fanden sich Eiweißvermehrung, relative Globulinvermehrung, pathologische Normomastixkurven. Auch SCHELLER gibt an, am Material der Charité-Nervenklinik bei erblichen Nervenkrankheiten wiederholt Eiweißvermehrungen gesehen zu haben.

Worauf die Liquorveränderungen bei den degenerativen spinalen Systemerkrankungen zu beziehen sind, läßt sich nach DEMME nicht sicher sagen; er denkt an „eine örtliche Störung der Blutliquorschranke". HILPERT weist — in Übereinstimmung mit anderen Autoren — auf die meningealen Veränderungen der multiplen Sklerose hin, die ihrerseits wieder als „sekundäre piale Reaktion auf den parenchymatösen Prozeß" aufzufassen seien. Die Liquorveränderungen der multiplen Sklerose würden damit völlig erklärt. Hier sei auch erinnert an die adhäsiven Veränderungen der Meningen bei multipler Sklerose, die bis zu objektiv nachweisbaren Störungen der Liquorpassage führen können (vgl. S. 1348).

„Die Behauptung, daß ,entzündliche' Liquorbefunde mit Sicherheit auf eine Infektionskrankheit hinweisen, ist gänzlich unbegründet. Jeder Reiz der Meningen kann gleiche Erscheinungen hervorrufen, wie wir das z. B. bei Tumoren finden, die den Subarachnoidalraum erreichen" (HILPERT).

Andererseits muß betont werden, daß die Möglichkeit einer zugrunde liegenden Infektion nach Lage der genannten Befunde gegeben ist. Die multiple Sklerose läßt sich histopathologisch ohne Schwierigkeiten in den Rahmen der

---

[1] Bezüglich des einschlägigen Schrifttums verweise ich auf mein Buch über „die organischen und funktionellen Erbkrankheiten des Nervensystems". Stuttgart: Ferdinand Enke 1935.

nichteitrigen Encephalitiden einreihen, zu denen auch die Encephalitis lethargica und die Masern- und Vaccine-Encephalitis gehören.   Allerdings zeigt gerade auch die letztgenannte Krankheit, daß diese Gruppe infektiöse *und* toxische Erkrankungen beherbergt.

Auch die *klinischen Befunde* ließen sich mit einer ganz schleichenden Infektion vereinbaren und das Liquorsyndrom ist bei sicheren Infektionen wie der Encephalitis epidemica im ganzen genommen nicht „entzündlicher" als bei der multiplen Sklerose.

Sind also die indirekten Anzeichen für die infektiöse Natur des Leidens weder im positiven noch im negativen Sinne verwertbar, so galt das Hauptinteresse naturgemäß der Suche nach *direkten Kennzeichen für die infektiöse Natur der multiplen Sklerose*, d. h. dem Nachweis einer zeitlichen Abhängigkeit des Leidens von Infektionskrankheiten bzw. der Suche nach Erregern. Nachdem sich erstmals KAHLER und PICK 1879 für die infektiöse Natur der multiplen Sklerose ausgesprochen hatten, wollte PIERRE MARIE die multiple Sklerose auf vorausgegangene verschiedenartige Infekte zurückführen: Masern, Scharlach, Diphtherie, Typhus usw. wurden in diesem Sinne beschuldigt. Demgegenüber wies man darauf hin, daß kaum ein Mensch zu finden sei, der von einer der genannten Infektionskrankheiten verschont bliebe, daß aber die multiple Sklerose demgegenüber doch relativ selten beobachtet werde.

Unter 594 multiple Sklerose-Kranken von BARKER, BERGER, ELTER, ESCHWEILER, FLATAU und KÖLICHEN, KLAUSNER, KLEEMANN, LOUNDINE-UTERSCHOFF hatten nur 53 verwertbare Angaben über vorausgegangene Infekte gemacht. J. HOFFMANN, der nur solche Infekte als ursächlich bzw. auslösend anerkennen will, die dem Ausbruch der multiplen Sklerose-Symptome 2—3 Monate vorausgingen, fand nur 5 einschlägige Fälle auf 100 multiple Sklerose-Kranke. Auf Grund derartiger Beobachtungen wird die PIERRE MARIEsche Hypothese von den meisten Autoren abgelehnt (GUILLAIN, MARBURG, FR. SCHULTZE, STEINER, STRÜMPELL u. a.).

Neuerdings hat sich wieder PETTE im Sinne einer Modifikation der PIERRE MARIEschen Anschauungen ausgesprochen; durch vorausgegangene Infektionen komme es vielleicht zu einer „Aktivierung" anderweitiger pathogener Keime, es handele sich also bei der Pathogenese der multiplen Sklerose um einen recht komplexen Vorgang. Diese Ansicht blieb nicht unwidersprochen (JAHNEL, SPIELMEYER). Von neueren Autoren wollen ferner HILPERT, sowie WALTHARD die Rolle unspezifischer Infekte nicht sicher ausgeschlossen wissen. Daß tatsächlich unspezifische Infekte an der Manifestation einer multiplen Sklerose beteiligt sein können, scheint auch mir durchaus wahrscheinlich. Es muß allerdings daran erinnert werden, daß entsprechende Beobachtungen auch bei zahlreichen Erbkrankheiten des Nervensystems häufig sind, z. B. bei neuraler Muskelatrophie, spastischer Spinalparalyse, Muskeldystrophie, Myatonia congenita, erblicher Ataxie, diffuser Sklerose, PELIZAEUS-MERZBACHERscher, THOMSENscher und HUNTINGTONscher Krankheit. Die gutachtlichen Konsequenzen dieser Fragen werden weiter unten besprochen (S. 1403—1404).

Die Mehrzahl der Autoren sprach sich für die Annahme aus, daß die multiple Sklerose die Reaktion des menschlichen Zentralnervensystems auf einen *spezifischen Erreger* darstelle.

Es würde zu weit führen, alle diesbezüglichen Bemühungen genau wiederzugeben, zumal — wie wir sehen werden — von einer auch nur vorläufigen Beantwortung dieser Fragen noch keine Rede sein kann. Die bisherigen Forschungen sind von verschiedenen Autoren zusammenfassend besprochen worden, ich nenne das Referat von GUILLAIN auf dem Pariser Neurologenkongreß [1], die Arbeiten O. KAUFFMANNS [2] und W. RUSSEL-BRAINS [3].

Hier soll nur in großen Zügen das Wesentlichste wiedergegeben werden.

Daß wir von einer Lösung der Erregerfrage bei der multiplen Sklerose noch weit entfernt sind, geht schon daraus hervor, daß in den letzten Jahren 6 grund-

---

[1] GUILLAIN: Revue. neur. **1** (1924)
[2] KAUFFMANN, O.: Arch. Psychiatr. **82** (1928).
[3] RUSSEL-BRAIN, W.: Quart. J. Med. **23** (1930).

verschiedene Erregerhypothesen geäußert wurden; folgende Mikroorganismen hat man als Ursachen der multiplen Sklerose angesprochen: Spirochäten (KUHN und STEINER u. a.), ein ultravisibles Virus (PETTE), „Sphaerula insularis" (CHEVASSUT), Tuberkelbazillen (LÖWENSTEIN), Protozoen (F. H. LEWY, CAPELLER). Dazu kommen: die Theorie der fokalen Infektion (GERSON, PÄSSLER u. a.), die Metatuberkulosetheorie (AHRINGSMANN, GERHARTZ).

Die meiste Verbreitung fand die *Spirochätentheorie*, weil von verschiedenen Autoren Spirochäten bzw. spirochätenähnliche Gebilde in den Organen von Tieren gefunden wurden, die mit Blut, Liquor oder Gehirnemulsion multiple Sklerose-Kranker geimpft worden waren. Wesentlich seltener ist über entsprechende Gebilde im Zentralnervensystem der Kranken selbst berichtet worden. Die Angaben stammen von ADAMS, BLACKLOCK, BÜSCHER, DUNLOP und SCOTT, JENSEN und SCHROEDER, KALBERLAH, KUHN und STEINER, MARINESCO, PETTIT, SCHLOSSMANN, J. SCHUSTER, SICARD, SIEMERLING, SPEER, STEPHANOPOULOU.

Gegen diese Versuche sind gewichtige Einwände erhoben worden. In einem der Fälle SCHUSTERs handelt es sich nach Ansicht des bekannten Hirnanatomen H. KUFS gar nicht um eine multiple Sklerose, sondern um eine juvenile Paralyse; auch HAUPTMANN vermutete das gleiche. Von anderen Befunden SCHUSTERS betonte JAKOB, er könne sie nicht als Spirochäten anerkennen. Ferner: die von den verschiedenen Autoren geschilderten Mikroorganismen weisen sehr erhebliche morphologische Unterschiede auf (HILPERT, O. KAUFFMANN, ROTHFELD u. a.), so daß von der Entdeckung eines einheitlichen Erregers nicht gesprochen werden kann. „Positive" Impfversuche sind nicht verwertbar, da der Tod der Tiere oft durch andere Erkrankungen, wie Tuberkulose, Coccidiose usw. verursacht ist (ROTHFELD)[1]. Der Wert mancher Feststellungen wird durch die Diskrepanz zwischen biologischem und Gewebsbefund illusorisch: BÜSCHER sah z. B. in multiple Sklerose-Gewebe bei Dunkelfeldbeleuchtung vereinzelte Spirochäten, konnte aber trotz der Anfertigung mehrerer Hundert Schnitte bei Silberfärbung keine Spirochäten nachweisen. BÜSCHER selbst denkt deshalb an das Vorliegen eines harmlosen Schmarotzers, wie sie im Verdauungskanal der Menschen häufiger gefunden werden. Ähnliche Vermutungen bezüglich der Spirochätenbefunde haben auch der bekannte Syphilidologe E. HOFFMANN, E. MÜLLER u. a. ausgesprochen.

Ähnlich liegt ein akuter Fall CLAUDEs: PETTIT hatte im Liquor ein spirochätenähnliches Gebilde gefunden. Im Gewebe konnten dagegen keinerlei Erreger nachgewiesen werden. Besonders problematisch sind die *Übertragungsversuche*. CARTNEY fand z. B. bei 372 nicht speziell behandelten Kaninchen in 55% der Fälle encephalitische Veränderungen! CESTAN und GERAND beobachteten die gleichen entzündlichen Veränderungen wie bei mit multiple Sklerose-Material geimpften Tieren auch bei unbehandelten Kontrollen. SCHOB warnt vor der Bewertung positiver Impfversuche bei Affen, da er bei 2 Orangs eine der menschlichen multiplen Sklerose sehr ähnliche Spontankrankheit feststellen konnte. Auf die Spontanspirochätosen der Versuchstiere (Meerschweinchen und Kaninchen) weisen MCALPINE, FEJÉR, SEIFRIED u. v. a. hin. In der Deutung rein klinischer Versuchserfolge ist große Zurückhaltung am Platze: GYE, ROTHFELD-HORNOWSKI u. a. sahen Lähmungen auch bei unbehandelten Tieren („Kaninchenlähme"!). So kommt STEINER selbst 1927 zu dem Ergebnis, „daß allerhand Symbionten und pathogene Keime schon vorher im Tiere vorhanden sind, die die Sicherheit der Deutung der tierexperimentellen Ergebnisse sehr beeinträchtigen". STEINER selbst hat auch meines Wissens seit seinen anfänglichen Untersuchungen mit KUHN keine Tierversuche mehr veröffentlicht. Er scheint vielmehr von diesen ersten Untersuchungen (1917—1922) selbst ganz abzurücken, wenn er in seiner Polemik mit KUHN (1934) schreibt, eine morphologische Ähnlichkeit zwischen der gemeinsam mit KUHN in den Lebern mit multiple Sklerose-Liquor geimpfter Kaninchen gefundenen „Spirochaeta argentinensis" und den neuerdings im Sklerotikergewebe von STEINER gefundenen spirochätenähnlichen Gebilden („Spirochaeta myelophtora") lasse sich „in keiner Weise sichern", diese Formen seien vielmehr „auffällig verschieden". Die (früher auch von STEINER als multiple Sklerose-Erreger angeschuldigte) „Spirochaeta argentinensis" sei von (anderen?) saprophytisch auch bei Kontrolltieren vorhandenen Spirochätenformen morphologisch nicht zu unterscheiden. Auf diese Unstimmigkeiten zwischen den Befunden des gleichen Autors von 1917 und 1928 hatte auch schon PETTE hingewiesen.

Die Kontroverse KUHN-STEINER ist nicht dazu angetan, das Vertrauen in die Spirochätenätiologie der multiplen Sklerose zu stützen, ganz abgesehen von einer Reihe weiterer Bedenken, so der von REDLICH hervorgehobenen Tatsache, daß die multiple Sklerose anatomisch andere Bilder zeige wie sichere Spirochätosen, vor allem die Lues.

Mit einem neuen Gefrierschnittversilberungsverfahren findet STEINER in einzelnen Gehirnen multiple Sklerose-Kranker spirochätenartige Gebilde und rundliche Zellen, die

---

[1] Derartige Befunde, z. B. die von BULLOCK, SIMONS wurden deshalb hier nicht aufgeführt.

argyrophile Substanzen enthalten, in denen er Spirochätenabbauprodukte vermutet. Nach-untersuchungen mit der neuen Steinerschen Methode durch Lüthy, Nischii, Pette, Redlich hatten — bezüglich der Spirochäten — negative Ergebnisse. Lüthy fand zwar ebenfalls silberfärbbare Gebilde, hält sie aber für gewebseigene Bestandteile, eine Ver-mutung, die auch von anderen Autoren geäußert wurde; so findet z. B. auch Nischii mit Steiners Methode Anfärbungen von Achsenzylindern. Ferner stellte er eine unspezifische Anfärbung von Fettkörnchenzellen durch den Silberfarbstoff fest. Müller, ebenso Rogers (1932) fanden „spirochätenartige Gebilde", deren ätiologische Bedeutung sie aber sehr zurückhaltend beurteilen. Scheincker soll mit der Methode lt. Steiner Spirochäten gefunden haben (1932). Eine Publikation ist mir nicht bekannt geworden.

Von entscheidender Bedeutung dürfte es sein, daß die Steinerschen „Silberzellen" durch Jahnel, einen der besten Kenner der Spirochätenmorphologie, als Ausdruck eines Spirochätenzerfalls abgelehnt wurden. Jahnel schreibt direkt: „Alle auf Grund des Vor-kommens von sog. ‚Silberzellen' gezogenen Schlüsse auf die frühere Anwesenheit von Spiro-chäten sind falsch". Auch nach Blackman und Putnam sind die Silberzellen für die multiple Sklerose keineswegs charakteristisch. Eine weitere Diskussion über die ätiologische Be-deutung dieser höchst problematischen, wohl nur als Gewebsanfärbungen aufzufassenden Gebilde erscheint demnach nicht mehr erforderlich.

Das Vertrauen in die Verwertbarkeit von Steiners fortgesetzten Publikationen hat neuerdings eine weitere heftige Erschütterung erfahren durch Gaupps Nachweis, daß Steiner bei einem als besonders beweisend für die „Spirochäten"-Hypothese publizierten Fall von „multipler Sklerose" „einem diagnostischen Irrtum zum Opfer fiel"; es handelte sich auch nach dem Urteil von Scholz und Spatz gar nicht um eine multiple Sklerose, sondern um eine diffuse, nicht einzuordnende Encephalitis. Die von Steiner als patho-gnomonisch für multiple Sklerose angesehenen Silberzellenherde kommen nach Gaupp auch bei Encephalitiden vor, „die nichts mit der multiplen Sklerose gemein haben".

Negative Spirochätenbefunde im menschlichen Zentralnervensystem oder Liquor bzw. negativ ausgefallene Übertragungsversuche wurden berichtet von Achard, d'Antona, Adams, Barré und Reys, Bertrand, Birley und Dudgon, Bonhoeffer, Church, Claude-Alajouanine, Claude-Schaefer-Alajouanine, Collins und Noguchi, Costan-tini, v. Economo und Pappenheim, Ghetti, Guillain, Hauptmann, Hilpert, Hor-nowski, Jahnel, Jarlov und Rud, Jaquet und Lechelle, Jervis, Jumentié, O. Kauff-mann, Karplus, Laroche und Lechelle, Liebmann, Lüthy, Magnus, Marburg, Mar-gulis, Marquézy, Neubürger, Nonne, Pette, Plaut und Spielmeyer, Podesta, Red-lich, Rothfeld-Freund-Hornowski, Stevenson, Sézary, Siemerling und Raecke, Symonds, Targowla und Mutermich, Teague, Veraguth u. a.

Mit O. Kauffmann muß also festgestellt werden, daß den (wie wir sahen sehr proble-matischen) positiven „ein Heer negativer Befunde" gegenübersteht. In gleichem Sinne hat sich auch Pette geäußert.

In den letzten 3 Jahren scheinen, abgesehen von Steiners fortgesetzten Studien, keine neuen Spirochätenbefunde veröffentlicht worden zu sein. Man gewinnt den Eindruck, daß in der Spirochätenfrage eine starke Ernüchterung eingetreten ist, zumal sich erfahrene Kenner wie Doerr und Noguchi, Jahnel, Pette u. a. wiederholt recht zurückhaltend und neuerdings zum Teil auch ablehnend ausgesprochen haben.

Steiners Behauptung, daß vorwiegend Angehörige holzverarbeitender Berufe oder wenigstens Landbewohner an multipler Sklerose erkranken, daß dagegen „Stubenhocker" von ihr verschont bleiben, hat fast allgemeine Ablehnung erfahren (Adie, Allison, Auer, Bing, Davenport, Guillain, Lewy, Marburg, E. Müller, Obständer, Tscherny u. a.), ebenso die daraus gezogenen Schlußfolgerungen über einen hypothetischen Überträger (Zecken) des hypothetischen Erregers.

Ebenso schwankend wie hinsichtlich der Spirochäten ist der Boden bei den übrigen Erregertheorien der multiplen Sklerose. Pettes Anschauung über das Vorliegen einer Infektion mit einem *ultravisiblen bzw. filtrierbaren Virus*, die er auf histopathologische Analogien mit den übrigen nichteitrigen Encephalitiden stützt, ist von Jahnel, Spiel-meyer u. a. als unbewiesen abgelehnt worden. Besonders wichtig an Pettes Darlegungen scheint mir aber die Betonung einerseits der Komplexität der multiplen Sklerose-Patho-genese, andererseits die — von den übrigen Vertretern der Infektionstheorie meist vermißte — gebührende Berücksichtigung konstitutioneller Faktoren. Sehr beherzigenswert ist Pettes Mahnung, daß sich „die ätiologische Erforschung der multiplen Sklerose nicht in der Jagd nach dem Erreger erschöpfen dürfe".

Die seiner Zeit mit viel Aufwand verkündete *Sphaerulatheorie* Chevassuts (sie fand globoide Körperchen im Liquor multiple Sklerose-Kranker) hat inzwischen allgemeine Ab-lehnung gefunden, so daß wir uns eine Besprechung der Befunde und Hypothesen ersparen können.

Wilder gibt eine eingehende Schilderung der Chevassutschen Befunde und Methoden. Daß es sich um einen Irrtum gehandelt hat, geht allein aus einem Versuche Carmichaels hervor, der Miß CHEVASSUT 32 verschiedene Liquoren übergeben hat, ohne daß dieser die betreffenden Diagnosen bekannt waren. In 14 multiple Sklerose-Punktaten konnte CHEVASSUT keinmal die Sphaerula nachweisen, dagegen einmal im Liquor eines Choreakranken. Die Ergebnisse CHEVASSUTS wurden von CARMICHAEL, GEORGI und FISCHER, LÉPINE und MOLLARET, PURVES-STEWART und HOCKING, TRONCONI u. a. mit negativem Ergebnis nachgeprüft.

Offenbar handelt es sich bei der sog. Sphaerula um kolloidal bedingte Kunstprodukte.

Die Problematik von LOEWENSTEINS *Tuberkelbazillenfunden* geht zur Genüge aus der Tatsache hervor, daß er sie auch bei Schizophrenie und Chorea minor erhoben hat. Eine derartige neurologische Pan-Ätiologie stimmt nicht vertrauensvoll. Abgesehen davon sind die Befunde in exakten Untersuchungen von RABINOWITSCH-KEMPNER, KATZ und FRIEDEMANN als unhaltbar erwiesen worden. Bei der Untersuchung von 42 multiple Sklerose-Fällen konnten LOEWENSTEINS Befunde keinmal bestätigt werden. KOLLE und KÜSTER kommen ebenfalls zu einer Ablehnung der LOEWENSTEINschen Ergebnisse. Auch die Komplementbindungsreaktion auf Tuberkulose nach BESREDKA war nicht häufiger vorhanden als erwartet werden konnte. Damit und einer Reihe weiterer Einwände ist auch den Hypothesen von AHRINGSMANN bzw. GERHARTZ über die Metatuberkulose-Natur der multiplen Sklerose der Boden entzogen (ich verweise diesbezüglich auf mein Referat in der klinischen Wochenschrift 1936, Nr. 10).

Die von MARBURG und REDLICH mit aller Vorsicht ventilierte Frage nach der luischen, vor allem kongenital-luischen Natur der multiplen Sklerose ist wohl abzulehnen (NONNE, STEINER, STENDER u. a.). Das — auch von mir mehrfach beobachtete — Vorkommen einer Neurolues in der Aszendenz von Herdsklerotikern erklärt sich aus der Häufigkeit der Lues einerseits und der familiären neuropathischen Konstitution andererseits.

Zu diesen *im ganzen genommen negativen Ergebnissen der bakteriologischen Forschung* kommt die Tatsache, daß auch heute noch allgemeinere Bedenken gegen den Infektionscharakter des Leidens Geltung haben.

Das klinische Bild sieht — von seltenen Ausnahmen abgesehen — nicht wie das einer Infektionskrankheit aus (KATZ und FRIEDEMANN, ED. MÜLLER, NONNE, STRÜMPELL u. a.); es fehlt die Kontagiosität (KRAMER, NONNE u. v. a.). Konjugale Fälle sind — etwa im Gegensatz zur Paralyse — verschwindend selten (3 Beobachtungen von EMBDEN-GIRONÈS, FR. MÜLLER — lt. v. HÖSSLIN —, STEINER). Was besagt dies angesichts der zunehmenden Häufigkeit von multipler Sklerose bei Blutsverwandten (zur Zeit etwa 150 Familien bekannt). Epidemisches oder endemisches Auftreten ist im Gegensatz zu Encephalitis und Poliomyelitis niemals beobachtet worden (ALLISON, KRAMER u. a.).

Solange kein verwertbarer positiver Erregernachweis vorliegt, sind nach REDLICH „gewisse Bedenken allgemeiner Art" gegenüber dem infektiösen Charakter des Leidens berechtigt. Die oben erwähnte Tatsache der Remissionen bei toxischen Erkrankungen bzw. die Differenz zwischen anatomischem Befund der multiplen Sklerose und demjenigen sicherer Spirochätosen, andererseits die anatomische Verwandtschaft zwischen multipler Sklerose und toxischen Neuritiden, ferner zwischen multipler und diffuser Sklerose (vgl. S. 1350) „für deren infektiöse Natur gar nichts spricht" (REDLICH). PETTE gibt ebenfalls zu, daß die vorliegenden „Arbeiten bisher keinen Anhaltspunkt dafür ergeben haben, daß die akut entzündlichen Erkrankungen vornehmlich der weißen Substanz wirklich Infektionskrankheiten sind" (1929). Auch MARBURG, MOSER, WOHLWILL u. a. stellen fest, daß der Beweis für die infektiöse Natur der multiplen Sklerose noch ausstehe. BING ist zwar neuerdings der Ansicht, daß es sich bei der multiplen Sklerose um einen entzündlichen Prozeß handelt, womit aber nicht gesagt sei, daß derselbe einer Infektion seinen Ursprung verdanke, es gebe doch auf dem Gebiete des Nervensystems „genug Entzündungsvorgänge, die keinen organisierten Erregern zur Last zu legen sind".

PETTE stellt jüngst (1939) fest, daß ein lebendes Virus als multiple Skleroseerreger kaum mehr in Frage komme (referiert von THUMS 1939).

Wir sehen also: Trotz unübersehbarer Arbeit und einer weitverbreiteten Überzeugung *konnte die Frage nach der infektiösen Verursachung der multiplen Sklerose bisher in keinerlei Weise gefördert werden.* Es ist vielmehr einigermaßen unwahrscheinlich geworden, daß die multiple Sklerose eine Infektionskrankheit darstellt.

b) Exogene Schäden (Vergiftungen, mechanische, thermische, elektrische Traumen). Pubertät und Schwangerschaft.

OPPENHEIM u. a. wollten die Entstehung der multiplen Sklerose auf die Einwirkung von *Giften*, vor allem metallischer Art (Blei, Arsen usw.) zurückführen. Nach allgemeiner Ansicht (BERGER, HOFFMANN, KLAUSNER, E. MÜLLER, STRÜMPELL u. v. a.) ist diese Hypothese unhaltbar.

Auch *mechanische Traumen* spielen höchstens eine verschlimmernde, dagegen (von fraglichen Ausnahmefällen abgesehen) keine hauptursächliche Rolle in der multiplen Sklerose-Ätiologie (Barker, Fuchs, Klausner, Maschmeyer, K. Mendel, Morawitz, Moser, E. Müller, Obständer, Redlich, Fr. Schultze, Siemerling, Steiner, Sternberg, Strümpell u. v. a.). Dies ergibt sich u. a. aus folgender Zusammenstellung:

Mechanische Traumen waren wirksam

nach Berger	. . . .	19mal auf	206	Fälle
„ Hoffmann	. . .	13 „	„ 100	„
„ Jolly	. . . . .	0 „	„ 30	„
„ Klausner.	. . .	29 „	„ 126	„
„ Maschmeyer	. .	8 „	„ 40	„
„ Obständer	. . .	8 „	„ 236	„
		74mal auf	738	Fälle

Dem entspricht Maschmeyers Schätzung, daß höchstens bei 5—10% der Polysklerose-Fälle „die Möglichkeit eines traumatischen Ursprungs gegeben ist". Auch bei diesen scheinbar positiven Fällen ist größte Vorsicht am Platze: Moser konnte z. B. zeigen, daß es sich bei 3 von 4 (auf 85!) weiblichen multiple Sklerose-Kranken gar nicht um das Auftreten der ersten Symptome nach dem Anfall gehandelt hatte, sondern, daß dieser erst infolge einer Exacerbation einer bereits vorher bestehenden multiplen Sklerose aufgetreten war.

Finkelnburg hat auf Grund seiner großen neurologischen und gutachtlichen Erfahrungen gezeigt, daß die Entstehung einer multiplen Sklerose nach *Kälteeinwirkung* nur außerordentlich selten angenommen werden kann.

Auch die Bedeutung von elektrischen Traumen und Blitzschlag ist höchst problematisch.

Eine erhebliche Bedeutung haben dagegen zweifellos endokrine Umstimmungen, wie *Pubertät und Schwangerschaft.* Schon die Häufigkeit der multiplen Sklerose-Manifestation im Jugendlichen-Alter spricht in diesem Sinne. Ferner zahlreiche, auch von uns bestätigte Beobachtungen über die Auslösung bzw. Verschlimmerung der multiplen Sklerose durch Schwangerschaft bzw. Wochenbett (Joachimovits und Wilder, Offergeld u. a.). Daß es sich bei den ovariellen Einflüssen nicht um einen ursächlich entscheidenden Faktor handeln kann, ergibt sich aus der gleichen multiple Sklerose-Morbidität beider Geschlechter (S. 1347).

Daß *seelische Traumen* heutzutage nicht mehr ernstlich als „Ursachen" der multiple Sklerosen angeschuldigt werden können, sollte keiner weiteren Begründung bedürfen.

Zusammenstellungen über die Bedeutung exogener Faktoren für die multiple Sklerose-Ätiologie stützen sich ausnahmslos auf Krankenblattanamnesen bzw. ambulante Aufzeichnungen; d. h. auf ein Material, das die subjektiven Angaben der Herdsklerotiker enthält (selten diejenigen ihrer Angehörigen). Objektive Schilderungen über die Abhängigkeit der multiplen Sklerose, etwa von mechanischen Traumen, liegen überhaupt nicht vor.

Jeder, der eine größere Zahl von Herdsklerotikern untersucht hat, wird sich ohne weiteres über den höchst fragwürdigen Charakter derartiger Angaben klar sein. Anamnesen sind in jedem Falle als Quelle wissenschaftlich exakter Ursachenstudien wenig geeignet und bedürfen der Ergänzung durch objektive Feststellungen, gleichgültig ob es sich um Daten aus der eigenen oder der familiären Vorgeschichte handelt (vgl. dazu meine Aufsätze über die „Objektivierung" der Anamnese) [1].

---

[1] Curtius: Familienanamnese und Familienforschung. Münch. med. Wschr. **1931 I.** — Anamnese und Diagnose bei Erkrankungen des arteriellen Systems. Dtsch. med. Wschr. **1935 I.** — Med. Welt **1937,** 292.

In ganz besonderem Maße gilt dies aber für multiple Sklerose-Kranke, die so häufig Störungen des Gedächtnisses und der Merkfähigkeit, Urteilsschwäche und sonstige Zeichen der „polysklerotischen Demenz" aufweisen und häufig erst Jahre bis Jahrzehnte nach Krankheitsbeginn, d. h. zu einem Zeitpunkt, in welchem die ursächlich angeschuldigten Traumen entsprechend weit zurückliegen, die Hospitäler aufsuchen, und zwar häufig zu Begutachtungszwecken, d. h. mit einer tendenziösen Einstellung [1].

So kommt bezüglich der Herdsklerotiker auch ALLISON in völliger Bestätigung meiner eigenen Beobachtungen zum Ergebnis: „It is usually difficult to obtain accurate information about family history and previous illnesses from the hospital patient. The patient may be willing enough but his memory will not serve". Ebenso FR. SCHULTZE, wenn er darauf hinweist, „wie leicht vorübergehende Störungen in einem früheren Alter nach Ausheilung von den Erkranktgewesenen und ihren Angehörigen vergessen oder nicht erwähnt werden können und wie leicht irgendeine fieberhafte Erkrankung oder ein Puerperium (oder, wie ich hinzufügen möchte, irgendein banales Trauma) als die wesentliche Ursache oder Vorbereitung des Leidens erscheinen kann". Die völlige Wertlosigkeit anamnestischer Angaben von multiple Sklerose-Kranken für Fragen der familiären Veranlagung und der prämorbiden Konstitution habe ich in meiner Monographie (S. 37—39, 131, 168) nachgewiesen. WENDENBURG macht sehr richtig darauf aufmerksam, daß die der multiplen Sklerose eigentümlichen Ohnmachts- und Schwindelanfälle dem Leiden oft lange Zeit vorausgehen und dann von den Patienten als „Unfälle" angegeben werden. Der Sturz ist in der überwiegenden Mehrzahl der Fälle nicht „Ursache", sondern Symptom der Krankheit. Ich nenne hierzu folgende Eigenbeobachtungen:

1. 7 jähr., Ohnmachtsanfall ohne äußeren Anlaß. Multiple Sklerose-Beginn 28 jähr.
2. Vom 6. Lebensjahr an auffällig oft gestolpert. Multiple Sklerose-Beginn 23 jähr. 3. Schon als Kind plötzliche Schwindelanfälle, auffallend oft gefallen; schon damals viel Kopfschmerzen. 25 jährig typische multiple Sklerose. 4. Schon als Kind häufig gefallen; konnte danach nicht allein aufstehen und anfangs nicht sprechen. Dabei nie bewußtlos. Bei diesem Zustand allgemeine Hypotonie. Keine Narkolepsie. Später typische multiple Sklerose.

Sehr instruktiv als Beleg der obigen Äußerung SCHULTZEs ist ein Fall von VOIGT aus der CURSCHMANNschen Klinik: 51 jähr. Mann. 21 jähr. Metallsplitterverletzung li. Auge. Damals in der Augenklinik Feststellung einer homonymen Hemianopsie r., daselbst auch schon länger subjektive Sehstörungen, 48 jähr. „angeblich nach Trauma (Fall auf den Hinterkopf)" Beginn weiterer multiple Sklerose-Symptome. Wäre nicht vor 30 Jahren „zufällig" der ophthalmologische Befund erhoben worden, so würde dieser Fall von Anhängern der traumatischen Entstehung der multiplen Sklerose bestimmt als positiv gebucht werden.

Diese Ausführungen waren erforderlich, um die neuerliche Wiedergeburt eines unkritischen Polyätiologismus durch R. v. HÖSSLIN ins rechte Licht zu setzen und vor einer Übernahme seiner Behauptungen in die Ursachenlehre und Begutachtung der multiplen Sklerose zu warnen. Vom Ehezerwürfnis bis zur Hühneraugenoperation, von der Radpartie bis zu Klavierübungen werden alle irgendwie registrierbaren Daten als „exogene Ätiologie" der multiplen Sklerose angeschuldigt. Ich verweise auf mein Referat in der Klinischen Wochenschrift 1934, H. 52 und kann angesichts meiner obigen Ausführungen auf eine Besprechung verzichten, zumal es sich bei v. HÖSSLINs Darstellung lediglich um Literaturberichte und Krankenblattexcerpte nicht selbst beobachteter Patienten handelt.

In die gleiche Kategorie von Publikationen zur exogenen Verursachung der multiplen Sklerose gehört diejenige von STURSBERG, der auf Grund der Tatsache, daß ihm in den letzten Jahren 3 multiple Sklerose-Kranke glaubhaft versichert hätten, ihr Leiden sei durch den Krieg hervorgerufen, ganz allgemein den Standpunkt vertritt, daß Kriegsdienst und sonstige Traumen häufige „Ursachen" der multiplen Sklerose seien. Eine Kritik dieser Veröffentlichung ist nach den vorstehenden eingehenden Erörterungen kaum mehr nötig.

Zusammenfassend läßt sich sagen, daß gelegentlich endokrine Faktoren, vor allem ovarielle Umstimmungen — bei vorhandener Anlage — einen auslösenden bzw. verschlimmernden Einfluß auf die multiple Sklerose ausüben, daß auch schwere körperliche Traumen in seltenen Fällen eine Rolle spielen können, daß aber alle übrigen Behauptungen einer ernsten Kritik nicht standhalten.

---

[1] Vgl. hierzu O. KLIENEBERGERs Aufsatz: Zur Frage der Simulation („Anamnesenfälschung"). Z. Neur. **75**.

c) Erbpathologie der multiplen Sklerose.

Noch vor 35 Jahren konnte behauptet werden: „hereditär-familiär kommt die multiple Sklerose nicht vor" (v. Rad), später wurde gleichartige Vererbung immerhin als große Seltenheit anerkannt (E. Schultze, 1911). In den letzten Jahren mehrten sich die Familienbeobachtungen derart, daß Pette 1929 feststellen konnte, ihre Zahl sei „weit größer als im allgemeinen heute noch angenommen wird". Wie ich 1933 zeigen konnte, waren damals 57 sichere und etwa 32 unsichere Beobachtungen von familiärer multipler Sklerose bekannt [1].

Seit meiner Literaturzusammenstellung von 1933 sind — unter ergänzender Berücksichtigung einiger damals übersehener Fälle — noch folgende Mitteilungen über familiäre multiple Sklerose erschienen:

1. *Multiple Sklerose bei 2—3 Geschwistern:* 1922 Frey, 1930 Goldflam — 7 Familien, 1932 Loewenthal, Adie, Jossmann, 1933 Klieneberger, Brouwer, 1934 Jonata, v. Hösslin — 2 Familien—, 1935 Ellermann, Waardenburg, Fortuyn, Budde — 4 Familien —, 1936 Garcin, Dereux und Pruvost, Ledoux, 1937 Matzdorff, 1938 Curschmann, Damianowska, Pannes — 4 Familien. Dazu kommen 17 eigene Familien, vgl. unten.

2. *Multiple Sklerose bei 1 Elter und 1—2 Kindern:* 1910 Cohen, 1929 Dreyfus u. Mayer, 1930 Goldflam — 3 Familien —, 1934 Haug, v. Hösslin — 3 Familien —, 1935 Laignel-Lavastine und Korressios, Budde, 1937 Matzdorff — 2 Familien —, 1938 Pannes — 2 Familien. Dazu kommen 3 eigene Familien, vgl. unten.

3. *Multiple Sklerose bei weiteren Verwandten:* Tante und Neffe (Curschmann, 1920), Großmutter und Enkelin (Goldflam, 1930), Halbgeschwister, ferner Prob. und Nichte (v. Hösslin, 1934), Tante und Neffe (Budde, 1935). Dazu kommen 9 eigene Familien, vgl. unten.

Zu den unter 1—3 genannten Fällen kommen noch die ausgedehnten Sippenuntersuchungen von Prochazka und Popek (9 multiple Sklerose-Fälle in 4 Familien) und Marinesco und Jonesco (12 multiple Sklerose-Fälle — davon einer histologisch bestätigt — auf 58 Personen einer Sippe), d. h. also 5 weitere familiäre Fälle. Die von Smitt und Smit beschriebene Sippe kann hier nicht aufgeführt werden, da es sich um ein Krankheitsbild handelt, das der diffusen Sklerose näher steht, wenn auch — wie bei diesem Leiden überhaupt — enge Beziehungen zur multiplen Sklerose wahrscheinlich sind.

Insgesamt sind also heute bekannt:

> 89 Familien, die 1933 zusammengestellt wurden
> 89 Familien, die 1938 zusammengestellt wurden [2]
> ――――――――
> 178

Mit einigen Worten seien noch meine *eigenen Befunde familiärer multipler Sklerose* besprochen.

Publiziert wurden bereits 5 Geschwisterbeobachtungen (Monographie von Curtius, 1933, S. 142 und 146, Curtius und Speer, 1937, S. 229, 230), 1 Beobachtung bei Eltern und Kindern (Curtius, 1933, S. 144), 8 Beobachtungen bei weiteren Verwandten (Curtius, 1933, S. 141—143).

Dazu kommen noch folgende neue kasuistische Beobachtungen: 10 Geschwisterbeobachtungen, 2 Beobachtungen bei Eltern und Kindern und 1 Beobachtung bei weiteren Verwandten. Insgesamt habe also ich allein nicht weniger

---

[1] Die Einzelangaben und Literaturhinweise finden sich in meiner Monographie „Multiple Sklerose und Erbanlage". Leipzig: Georg Thieme 1933 [abgekürzt Curtius (1933)]. Dort sind alle Fragen der Erbpathologie der multiplen Sklerose eingehend behandelt.

[2] Darunter einige, die mir 1933 entgangen waren, sowie die von mir 1933 mitgeteilten Eigenbeobachtungen, sowie spätere Eigenbeobachtungen.

als 29 mal familiäres Vorkommen von multipler Sklerose festgestellt. Bezeichnend ist die relative Häufigkeit meiner Feststellung von multipler Sklerose bei weiteren Verwandten: 9 mal gegenüber 6 verwertbaren Fällen des gesamten Schrifttums [1]! Dies erklärt sich daraus, daß sich die meisten Autoren, von vereinzelten Ausnahmen abgesehen, auf die nächste Familie beschränkt haben, während ich in einem großen Teil meiner Fälle alle erreichbaren Familienmitglieder erfaßte. Die hohe Zahl meiner Eigenbeobachtungen ist weiter darin begründet, daß ich in den meisten Fällen die Methoden gründlicher Familienforschung anwandte, während sich die Autoren meist auf die mehr oder weniger zufallsbedingten Ergebnisse der gewöhnlichen klinischen Familienanamnese stützten (vgl. Curtius, 1933, S. 36—39), die dann allerdings bei „positivem" Ausfall häufig durch Eigenuntersuchung der Kranken, meist nicht der „gesunden", Familienmitglieder ergänzt wurden. Zu einem gewissen — auf Grund meines Vorgehens abschätzbaren — Teil ist die hohe Zahl von Eigenbeobachtungen schließlich dadurch bedingt, daß mir einige Fälle von Ärzten und Privatpersonen, die meine Studien kannten, genannt worden sind.

Es besteht aber — und das sollte in Bestätigung und Erweiterung meiner früheren Angaben (Curtius, 1933) gezeigt werden — keinerlei Zweifel daran, daß *das Auffinden familiärer multiple Sklerose-Fälle weitgehend von der Gründlichkeit der Nachforschungen abhängt*, ganz abgesehen davon, daß sich die gleichsinnige Familienbelastung noch wesentlich erhöht, wenn auch spezifische Rudimentärsymptome, wie Anomalien der Bauchdeckenreflexe, berücksichtigt werden (vgl. die unter meiner Leitung durchgeführte Untersuchung von Wellach). Gleichsinnige Beobachtungen teilt neuerdings wieder Pannes von der Klinik Kehrers mit.

Diese Erörterungen waren nötig, um die Behauptungen derjenigen Autoren ins rechte Licht zu setzen, die auch heute immer noch angeben, bei der multiplen Sklerose sei „äußerst selten einmal ein familiäres oder hereditäres Auftreten" zu beobachten (Marburg 1937, ebenso Laignel-Lavastine und Korressios 1935, Jossmann 1932 u. v. a.). Wenn z. B. v. Hösslin an Hand von 273 multiple Sklerose-Krankenblättern „nur 11,7% Belastungen" feststellte und darunter wieder nur 6 mal (d. h. bei 2,2% der Fälle) den Verdacht auf familiäre multiple Sklerose, so ist dazu zu sagen, daß die *Auswertung derartiger Anamnesennotizen völlig zwecklos ist, da sie in pseudoexakter Weise ein Bild vortäuscht, das mit der Wirklichkeit in keiner Weise übereinstimmt.*

Die familiäre multiple Sklerose ist vielmehr eine Erscheinung, die die zufallsmäßige Erwartung erheblich übersteigt. Völlig abwegig ist weiterhin — wie obige Daten ergeben — die immer noch vertretene, mit der genannten zusammenhängende Anschauung, der Nachweis von Familiarität spreche gegen das Vorhandensein einer multiplen Sklerose und für das Vorliegen einer „Heredodegeneration" (Hall und McKay, 1937). Es liegen heute schon viele autoptische Bestätigungen von Familienfällen vor. Näheres findet sich in meiner Monographie S. 131; weitere einschlägige Beobachtungen stammen von Ellermann, Marinesco, Brouwer, Dreyfus-Mayer, Neubürger, Budde, Pannes. Mir ist kein einziger Fall bekannt, wo die klinische Diagnose einer echten familiären multiplen Sklerose durch die Autopsie widerlegt worden wäre.

War auch die vorstehende Übersicht über die Literaturkasuistik aus den genannten Gründen von Interesse, so dürfen selbstverständlich andererseits die allgemeinen erbbiologischen Gesetzmäßigkeiten der multiple Sklerose-Pathologie nur aus *auslesefreien Reihenuntersuchungen* erschlossen werden.

---

[1] Die Fälle von Marinesco-Jonesco und Prochazka-Popek können mangels genauerer Unterlagen hier nicht verwertet werden.

Dabei sind zweckmäßigerweise 2 Fragen zu beantworten:

1. Wie häufig findet man in der Familie eines multiple Sklerose-Kranken Sekundärfälle?

2. Wie hoch ist der Prozentsatz multiple Sklerose-Kranker innerhalb bestimmter Verwandtschaftsgrade, z. B. der Geschwister oder Eltern multiple Sklerose-Kranker?

Nach meinen Untersuchungen sind Sekundärfälle der multiplen Sklerose bei 15—20% optimal untersuchter Familien von multiple Sklerose-Kranken zu erwarten. Bei vorwiegend anamnestischem Vorgehen, das sich im wesentlichen auf die engere Familie beschränkt, kommt man naturgemäß zu kleineren Zahlen: Pannes fand 6mal auf 94 Sklerotiker der Kehrerschen Klinik Sekundärfälle bei Eltern oder Geschwistern.

Diese Häufigkeit ist bei manchen sicher erblichen oder erbdispositionellen Erkrankungen nicht größer: die Muskeldystrophie kommt nur in 38% (Weitz), die perniziöse Anämie nur in 8% der Fälle (Naegeli) familiär vor, von der Syringomyelie waren bis 1928 erst 13 Familienbeobachtungen bekannt (Bremer)!

Eine sich selten manifestierende homologe Vererbung spricht also durchaus nicht gegen die wesentliche Beteiligung erblicher Faktoren bei der Pathogenese eines Leidens (vgl. dazu dieses Handbuch S. 1416).

Die zweite oben gestellte Frage findet ihre Beantwortung in folgender Tabelle, die sich auf die eingehende genealogische Untersuchung von 106 multiple Sklerose-Familien stützt (Curtius und Speer):

Multiple Sklerose-Häufigkeit	Absol.	In Proz.
Unter 444 Geschwistern multiple Sklerose-Kranker	4 (5) [1]	0,91 (1,12)
Unter 10000 Personen der Schweizer Durchschnittsbevölkerung (Bing, Reese und Ackermann)	2,3	0,023

Der Vergleich ergibt, daß das Leiden unter den Geschwistern multiple Sklerose-Kranker *rund 40mal häufiger vorkommt als in der Normalbevölkerung.* Dabei ist zu berücksichtigen, daß die multiple Sklerose in der Schweiz besonders verbreitet ist (vgl. S. 1346). Daß es sich bei den von uns gefundenen Geschwisterfällen nicht um die Folgen einer „Infektion" handeln kann, ist früher auseinandergesetzt (Curtius 1933, S. 141 und 148); das gleiche gilt unter anderem für 3 kürzlich von Curschmann und Bessler beschriebene Brüder mit multipler Sklerose (vgl. Bessler, S. 19) und für die multiple Sklerose zweier Geschwister, die Garcin veröffentlichte: Hier konnte eine „Ansteckung" mit „experimenteller" Sicherheit ausgeschlossen werden, da der Bruder schon im Alter von 3 Monaten von der Schwester getrennt worden war. Die noch heute (z. B. von Stursberg) immer wieder behauptete, aber noch niemals bewiesene familiäre „Infektion" sollte bis zum Beweis des Gegenteils endgültig ad acta gelegt werden (vgl. S. 1355).

Die folgenden Stammtafeln Abb. 2 und 3 siehe Seite 1361 bringen Beispiele familiärer multipler Sklerose.

Schon meine literarischen Studien hatten ergeben, daß in 390 multiple Sklerose-Familien folgendes registriert worden war:

    300 mal organische Nervenkrankheiten.
    183   „   Geisteskrankheiten.
     49   „   allgemeine Hinweise auf eine „schwere
                       neuropathische Belastung".

---

[1] Außer 4 sicheren, 1 diagnostisch nicht ganz gesicherter, aber höchstwahrscheinlich ebenfalls multiple Sklerose-Kranker.

Aus den zahlreichen Einzelbefunden (die in meiner Monographie genauer wiedergegeben sind) sei nur ein einziges Beispiel genannt: BAILEY fand unter 511 multiple Sklerose-Kranken des U.S.-Heeres 30% mit familiären Nerven-, 10% mit familiären Geisteskrankheiten. Bei Soldaten mit Neurolues hatte die Zahl für familiäre Nervenkrankheiten nur 7% betragen.

Diesen Erfahrungen entsprach auch durchaus das Ergebnis meiner eigenen auslesefreien Studien, die in einer zweiten Arbeit mit SPEER, der ich folgende Tabellen entnehme, fortgesetzt wurden.

Die Zahlen zeigen eindeutig eine *erhebliche psychoneuropathische Höherbelastung der multiple Sklerose-Familien, und zwar besonders in bezug auf Trunksucht, Epilepsie, senile und arteriosklerotische Demenz, Suicid und Schwachsinn.*

Zur Illustrierung mögen die Abbildungen dreier, auch sonst konstitutionell abwegiger Schwachsinniger aus multiple Sklerose-Familien dienen.

Besonders auffallend war weiterhin die Häufigkeit *isolierter degenerativer Symptome* von seiten des Nervensystems wie erblicher Innenohrschwerhörigkeit, erblichen Zitterns, erblichen Nystagmus, erblicher Reflexanomalien, erblichen Stotterns usw.; derartige Anomalien fanden sich in 24 von 56 genau durchuntersuchten

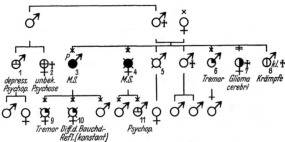

Abb. 2. Multiple Sklerose bei Geschwistern. Familiäre Neuropathie. (Eigene Beobachtung.)

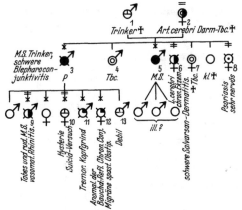

Abb. 3. Multiple Sklerose bei Brüdern. Familiäre Neuropathie. (Eigene Beobachtung.)

Tabelle 4. Vergleich der Trinker unter den Eltern von 106 multiple Sklerose-Kranken mit der Durchschnittsbevölkerung. (Nach CURTIUS und SPEER.)

Eltern von	Be-zugs-zahl	Eltern insgesamt		Vater		Mutter	
		absolut	%	absolut	%	absolut	%
106 multiple Sklerose-Kranken	210	17	8,1	13	12,5	4	3,8
155 Allgäuer Reichsbahnangestellten (GÖPPEL).	299	7	2,3	7	4,8	0	0
111 Allgäuer Kropfoperierten (WOLF)	217	3	1,3	3	2,8	0	0
100 Paralytiker-Ehegatten in München (LUXENBURGER)	197	7	3,6	7	7,22	0	0
100 Hirnarteriosklerotiker-Ehegatten in München (SCHULZ)	195	6	3,1	4	4,1	2	2,0
100 Internkranken in München (SCHULZ)	192	6	3,1	6	6,2	0	0
100 Chirurgischkranken in München (BOETERS)	196	5	2,5	5	5,1	0	0
201 Berliner Internkranken (CURTIUS und Mitarbeiter)	402	14	3,48	14	6,97	0	0

Tabelle 5. Korrigierte Häufigkeitsziffern bei den Eltern von 106 multiple
Curtius

Eltern von	Personen-zahl	Schizo-phrenie	Manisch-depressives Irresein	Epilepsie
106 Multiple Sklerose-Kranken	212	0,49	1,57	0,95
155 Allgäuer Reichsbahnangestellten (Göppel)	303	0	0	0
111 Allgäuer Kropfoperierten (Wolf)	217	0	0	0
100 Paralytiker-Ehegatten in München (Luxenburger)	199	1,05 [1]	0	0
100 Hirnarteriosklerotiker-Ehegatten in München (Schulz)	198	0	0	0,52
100 Internkranken in München (Schulz) . .	198	0,54	0	0
100 Chirurgischkranken in München (Boeters)	200	0	0,60	0
201 Berliner Internkranken (Curtius und Mitarbeiter)	402	3/370 0,81	4/346 1,15	2/391 0,51

Tabelle 6. Schwachsinn bei den Geschwistern von 106 multiple Sklerose-Kranken im Vergleich mit der Durchschnittsbevölkerung. (Nach Curtius und Speer.)

Geschwister von	Rohe Bezugs-zahl	Korri-gierte Be-zugszahl	Debile		Imbezille		Sebile und Imbezille		Idioten	
			abs.	%	abs.	%	abs.	%	abs.	%
106 multiple Sklerose-Kranken .	444	392	18	4,59	3	0,72	21	5,31	2	0,51
155 Allgäuer Reichsbahn-angestellten (Göppel)	669	499	—	—	—	—	11	2,20	0	0
111 Allgäuer Kropfoperierten . (Wolf)	495	410	13	3,17[2]	2 [3]	0,49	15	3,66[2]	0	0
200 Organisch-Psychotischen in München (Luxenburger-Schulz)	1127	695	—	—	3 [4]	0,43	—	—	0	0
100 Internkranken in München (Schulz)	603	467	—	—	2 [5]	0,43	—	—	0	0
100 Chirurgischkranken in Mün-chen (Boeters)	579	454	5	1,0	1	0,22	4	1,32	0	0
201 Berliner Internkranken (Curtius und Mitarbeiter) . .	836	647	5	0,77	1	0,15	6	0,92	0	0

Familien; darunter 8mal auch bei multiple Sklerose-Kranken selbst als prämorbides Konstitutionselement, wie ja überhaupt bei eingehenden Erhebungen
die multiple Sklerose-Kranken sehr häufig Zeichen prämorbider Neuropathie

[1] Tatsächlich eigentlich 0,53, da es sich nur um einen Fall von Schizophrenie handelt,
den Luxenburger aus statistischen Gründen aber doppelt gezählt hat.
[2] Die hohe Zahl wird von Wolf, meines Erachtens mit Recht, darauf zurückgeführt,
daß zwischen endemischem Kropf und Debilität eine korrelative Beziehung besteht.
[3] Von Wolf wurden die Fälle von Kretinismus mit Recht nicht mitgezählt, da es sich
um ein ausgesprochenes Kropfendemiegebiet handelt, und er dazu noch von Kropfträgern
ausging.
[4] Nach Luxenburger 1928, S. 453, 7 Fälle. Tatsächlich finden wir in der Original-
arbeit von Schulz (Z. Neur. 109, 29, 33) nur 2, in der Arbeit von Luxenburger (Z. Neur.
112, 394) nur 1 Fall von Imbezillität.
[5] Die zwei leichten „Imbezillen" von Schulz wären in unserer Statistik als debil gezählt
worden.

Sklerose-Kranken im Vergleich mit der Durchschnittsbevölkerung. (Nach und SPEER.)

Dementia		Lues cere-brospinalis	Paralyse	Unklare Psychosen[1]	Suicid ohne bekannte Psychose[2]	Trinker vom 31.—100. Lebensjahr	Debile
arter.	senil.						
2,56	2,53	0,47	0	0,94	4,17	8,1	1,42
0	0	0	0	0,66	0,53	2,3	0,33
0	1,52	0	0	0	1,8	1,3	0,46
0,87	0	0	0	1,01	0,65	3,6	—
0,76	0	0	0	1,01	1,08[4] (2,08)	3,1	—
0	1,44	0	1,2	0,50	0	3,1	—
0,94[3]	0	0	0	0	0,80	2,5	0
4/158 2,53		1/366 0,27	2/366 0,55	1/380 0,26	3/260 + 1,15	14/380 3,68	0

tragen (mindestens 58 von 106 Fällen). Diese Befunde wurden — ebenso wie die neuropathische Familienbelastung — neuerdings von PROCHAZKA und POPEK, sowie ASTWAZATUROW bestätigt. Auch PANNES schreibt in einer jüngst

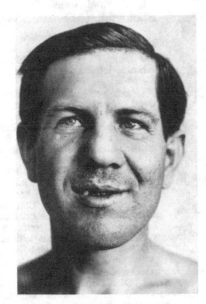
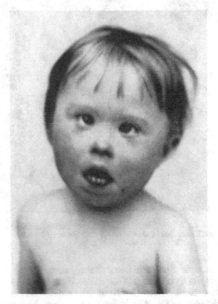

Abb. 4. 34jähriger MS-Bruder. Krimineller Imbeziller. Stabismus converg. li. mit Amblyopie. Kyphoskoliose.

Abb. 5. 2jähr. Probandensohn. Mongoloide Idiotie. Auricularanhang li. Sonstige Mißbildungen. Spontannystagmus.

aus der KEHRERschen Klinik hervorgegangenen Arbeit: „Es läßt sich nicht bestreiten, daß die Belastung mit Nerven- und Geisteskrankheiten in multiplen Sklerotikerfamilien besonders hoch anzusetzen ist."

[1] Empirische Häufigkeitsziffer.
[2] „Auf die Verstorbenen."
[3] Nach unserem Schlüssel berechnet. BOETERS gibt 1,16 an.
[4] Bei Berücksichtigung eines dritten, aber durchaus fraglichen Falles.

Besonders bedeutungsvoll ist die 1933 von Curtius mitgeteilte Feststellung, daß in den Familien multiple Sklerose-Kranker *Anomalien der Bauchdecken-reflexe gehäuft* vorkommen (Monographie S. 102—104). In einer neuen, noch nicht veröffentlichten Berliner Serie von 105 multiple Sklerose-Familien konnten

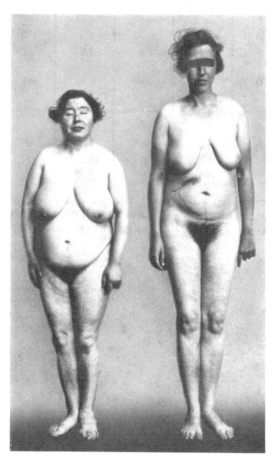

Abb. 6. 33jähr. Probandentochter. Epilepsie mit Demenz. Dysplastischer Kümmerwuchs. Strabismus divergens. Doppelseitige Ptosis. Daneben gleichaltrige Normalperson.

diese Befunde zahlenmäßig erhärtet werden, wie die untenstehende Tabelle zeigt.

Auch andere erbliche und erbdispositionelle Erkrankungen des Nervensystems wie Muskeldystrophie, amyotrophische Lateralsklerose, Poliomyelitis, Tabes, Paralyse, Chorea minor, Meningitis usw. konnte ich mehrfach, zum Teil gehäuft in den multiple Sklerose-Familien feststellen.

Verwandtenehen scheinen bei den Eltern multiple Sklerose-Kranker häufiger zu sein als der Norm entspricht. Als Beispiel diene folgende Stammtafel (Abb. 10, S. 1366).

Aus der Ehe zwischen Vetter und Base gingen 3 Kinder hervor: 1 multiple Sklerose-Kranke, 1 Imbeziller und 1 stark Debile.

Auch von *anatomischer* Seite weist manches auf die Bedeutung erblich-degenerativer Faktoren für die multiple Sklerose-Entwicklung: die Kombination der multiplen Sklerose mit reinen Heredodegenerationen wie der Syringomyelie (autoptische Fälle von Girod und Bertrand, J. Hoffmann, Klewitz, Redlich u. Economo, Rossolimo, Scheinker, Schlesinger, Schüller, L. Schwartz, Sittig, Stengel, v. Steyskal, Strümpell); Brouwer stellte autoptisch eine Syringomyelie bei der Mutter, eine

multiple Sklerose beim Sohne fest. Auch zu dem Mutterboden der Syringomyelie, dem Status dysraphicus (Bremer) bestehen enge Beziehungen (vgl. meine Monographie S. 105f.). Beobachtet wurde ferner die Kombination mit olivoponto-cerebellarer Atrophie (Catola, Schweigger, Autopsien) bzw. der ihr verwandten Friedreichschen Ataxie (Brouwer

Tabelle 7.

	Anzahl der selbst untersuchten Personen	Anomalien der Bauchdeckenreflexe	
		abs.	%
A. 105 Berliner multiple Sklerose-Familien	299	35	11,9 % ± 5,7
B. 200 Berliner Vergleichsfamilien . . .	715	10	1,7 % ± 1,5
C. 101 Berliner Tabesfamilien	325	7	2,1 % ± 2,4

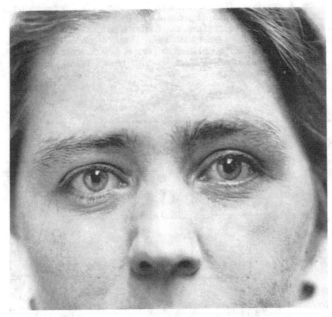

Abb. 7. 36jähr. MS-Schwester. Anisokorie. Konstante Anomalie der Bauchdeckenreflexe (li. <, re., li. oben nur einmal +; auch re. erschöpfbar.) Nullipara. Bauchdeckenreflex-Anomalien auch bei einem Neffen.

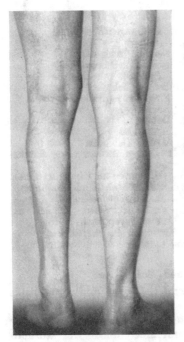

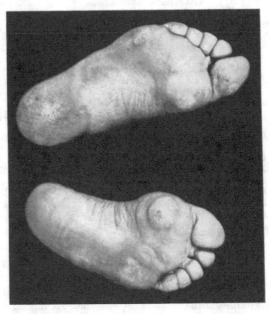

Abb. 8.   Abb. 9.

Abb. 8 und 9. 60jähr. MS-Bruder. Spinale Atrophie li. Bein mit Knochenbeteiligung (alte Poliomyelitis, angeborene Kernaplasie?). Tabes dorsalis. Innenohrschwerhörigkeit.

— 2 Schwestern, Autopsie). Dem entspricht Kalinowskys Beobachtung zweier Friedreich-kranker Basen einer multiple Sklerose-Kranken. Auch K. Frey fand multiple Sklerose und Friedreich in einer Familie. Spiller sah multiple Sklerose mit amyotrophischer Lateralsklerose kombiniert (Autopsie). Hierher gehören ferner die Kombination von multipler Sklerose und diffuser Sklerose (vgl. S. 1350), multipler Sklerose und seniler Demenz (2 autoptische Fälle von Hallervorden bzw. Lüthy), multipler Sklerose und Retinitis pigmentosa (Riechert).

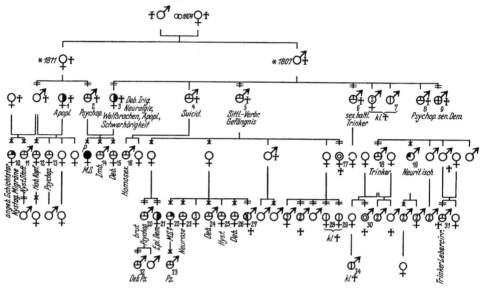

Abb. 10.

1. † 57 j. Wiederholte Apoplexien.	17. † 41 j. an Lungentuberkulose.
2. † 71 j. Psychopath.	18. 57 j. Trinker.
3. † 80 j. Wolfsrachen. Trigeminusneuralgie. Innenohr-Schwerhörigkeit. Debilität. Apoplexie.	19. 59 j. Neuritis ischiadica.
	20. 32 j. Roher Psychopath.
	21. † 14 j. Epilepsie mit Demenz (Krankengeschichte).
4. † 79 j. Suicid.	22. 28 j. Fragliche multiple Sklerose.
5. † 68 j. Sittlichkeitsverbrecher. Gefängnis.	23. 27 j. Neurotica.
	24. 23 j. Debilität.
6. † 69 j. Sexuell haltloser Trinker.	25. 22 j. Hysterica.
7. † mit 6 Wochen an Kinderkrämpfen.	26. 21 j. Mäßige Debilität.
8. † 77 j. Psychopath.	27. † mit einigen Monaten an Kinderkrämpfen.
9. † 78 j. Senile Demenz (Heilanstalt).	28. † mit 1½ Jahren an Kinderkrämpfen.
10. 42 j. Angeb. Schichtstar, Nystagmus, Migräne.	29. † mit 2 Jahren an Kinderkrämpfen.
11. 39 j. Nystagmus. Stottern.	30. † 22 j. an Lungentuberkulose.
12. 36 j. Habituelle Kopfschmerzen.	31. † 48 j. an Lebercirrhose. Trinker.
13. 34 j. Haltlose Psychopathin.	32. 7 j. Debiler Psychopath.
14. 43 j. Imbezillität.	33. 7 j. Kindlicher Psychopath.
15. 40 j. Hypogenitale Debile.	34. † mit 1 Jahr an Kinderkrämpfen.
16. 46 j. Homosexuell.	

Zusammenfassend kann also festgestellt werden, daß

1. Sekundärfälle von multipler Sklerose in rund 15% der Familien multiple Sklerose-Kranker nachweisbar sind;

2. Sekundärfälle von multipler Sklerose unter den Geschwistern multiple Sklerose-Kranker rund 30—40mal so häufig vorkommen als in der Normalbevölkerung;

3. verschiedene Nerven- und Geisteskrankheiten, sowie Anlagestörungen in multiple Sklerose-Familien gehäuft beobachtet werden;

4. auch anatomische Befunde auf die Bedeutung erblich-degenerativer Faktoren für die multiple Sklerose-Entstehung hinweisen.

Aus diesen Tatsachen ist zu schließen, *daß erbliche Faktoren bei der Entstehung der multiplen Sklerose eine maßgebende Rolle spielen.* Welcher Art diese Rolle ist, ob es sich um die Vererbung einer spezifischen Reaktionsart auf bestimmte exogene Faktoren oder um ein vorwiegend endogen-degeneratives Leiden handelt, kann zur Zeit noch nicht entschieden werden. Der Erbgang der multiple Sklerose-Disposition ist zweifellos polymerer Natur, die Manifestation der Anlage eine recht schwankende (vgl. dieses Handbuch S. 1420).

Nachdem ich bereits 1933 auf die Notwendigkeit von *Zwillingsforschungen* bei der multiplen Sklerose hingewiesen und diesbezügliche Erhebungen eingeleitet hatte, griff THUMS am RÜDINschen Institut die Frage in großzügiger Weise auf. Unter 33 verwertbaren Zwillingspaaren fanden sich 7 verwertbare Eineiige (EZ). Die Untersuchung dieser Paare ergab ausnahmslos diskordantes Verhalten der multiplen Sklerose.

Dieses Ergebnis von THUMS erweckt zunächst den Eindruck der überwiegenden Wirksamkeit exogener Faktoren bei der multiple Sklerose-Entstehung. Bei näherer Prüfung zeigt es sich aber, daß ein endgültiges Urteil noch nicht möglich ist.

Zunächst muß festgestellt werden, daß die Zahl der Beobachtungen noch viel zu klein ist. Man denke etwa an den Umfang der Zwillingsserie DIEHL und v. VERSCHUERs zur Frage der erblichen Disposition zur Tuberkulose (239 Paare) oder an diejenige EUGSTERs zur Strumafrage (520 Paare), um zu ersehen, welche Zahlen nötig sind, um zu gewissen, im übrigen auch hier noch nicht abschließenden Ergebnissen zu gelangen. Daß derartige Zahlen bei der viel selteneren multiplen Sklerose allerdings schwer zu beschaffen sein werden, liegt auf der Hand. Fast noch wichtiger ist die Frage der Manifestationszeit. Bei den 7 EZ-Paaren von THUMS handelte es sich je 1mal um 25-, 35-, 38- und 40jährige. THUMS nimmt als Gefährdungszeit die Spanne vom 18.—35. Lebensjahr an. Die obere Grenze ist jedoch zweifellos zu niedrig eingeschätzt, da nach der auf S. 1380 wiedergegebenen, 696 Fälle umfassenden Statistik 18,2% derselben erst nach dem 41. Lebensjahr erstmals erkrankt sind. Die Krankheit beginnt — wie verschiedene Autoren betont haben — zweifellos oft später als man bisher annahm. Weiterhin zeigen Beobachtungen an Blutsverwandten, daß die Manifestationszeit des Leidens um Jahre und Jahrzehnte auseinanderliegen kann (bei Brüdern 17 bzw. 16 Jahre: ELLERMANN, RÖPER; bei Eltern und Kindern 2mal 20, 1mal 15 Jahre: ACKERMANN; 18 Jahre: MARBURG; 11 Jahre: GOLDFLAM); dem entsprechen analoge Beobachtungen familiärer Heterochronie bei sicheren Erbkrankheiten des Nervensystems (vgl. dieses Handbuch S. 1430). Noch wichtiger sind naturgemäß Beobachtungen bei EZ: JENTSCH (Klinik WEITZ) beschrieb vor kurzem EZ-Brüder, deren einer 12 Jahre nach dem anderen an multipler Sklerose erkrankte. Ich selbst stellte sogar einen *Manifestationsunterschied von 24 Jahren bei einem EZ-Paar mit konkordanter multipler Sklerose fest!*

Die Beobachtung sei kurz wiedergegeben: Tina und Ebba W., geboren 1883. Frappante Ähnlichkeit, dauernd verwechselt (Photos, Arztberichte usw.). Tina erkrankte 24jähr. mit Gehstörungen, Erbrechen, Kopfschmerzen, Sehstörungen, Doppelsehen. Damaliger augenärztlicher Befund: Bds. deutlicher Nystagmus und leichte Abducensschwäche, Doppelbilder nach beiden Seiten. Pupillen o. B. Bds. fast vollständige temporale Opticusatrophie. Laut Arztbericht bestand ferner eine vollständig entwickelte multiple Sklerose mit Intentionstremor, unsicher-ataktischem Gang, skandierender Sprache. Ausgesprochene Remissionen. Tod nach 6 Jahren an Schluck- und Atemlähmung. — Ebba: 48jähr. (!) typische retrobulbäre Neuritis rechts mit Zentralskotom (Bericht des Augenarztes). 49jähr. schweres Gefühl im rechten Bein mit Gehstörung („wie betrunken"). Danach Verschwinden der Seh- und Gehstörungen. 52jähr. Parästhesien im li. Ringfinger, steigende depressive Verstimmung (Klimakterium); objektiv: re. ausgesprochene temporale Abblassung, Armreflexe li. > re. +. Deutlicher Intentionstremor. Romberg schwach +. Schwanken bei Gang mit geschlossenen Augen.

Abgesehen von der hochgradigen Differenz der Manifestationszeit (24 Jahre!) ist auch diejenige des multiple Sklerose-Syndroms sehr bemerkenswert: bei Tina in wenigen Jahren die Entwicklung einer schweren remittierend-progressiven multiplen Sklerose, bei Ebba ein zunächst durchaus rudimentäres Syndrom.

Zur abschließenden Beurteilung von Zwillings-multiple-Sklerose dürfen eigentlich nur solche Paare herangezogen werden, die jenseits der äußersten Grenze einer noch zu erwartenden Manifestation stehen. Auch dann ist noch Zurückhaltung geboten, da wiederholt festgestellt wurde, daß eine anatomisch sichere multiple Sklerose klinisch keinerlei Erscheinungen machte (AHRINGSMANN, DÜRCK, JAKOB, KARPLUS, MARBURG, REUTTER-GAUPP, SCHOB, SPATZ, SPIELMEYER).

Bezüglich der allgemeinen Fragen nach der Auswertung zwillingspathologischer Befunde sei auf die Ausführungen auf S. 1430—1433 dieses Handbuches verwiesen.

Betrachtet man Thums' EZ-Partner näher, so ergibt sich, daß sie auffallend oft von der Norm abweichen. Bei Fall 1 besteht konkordante Debilität und Kriminalität (von Kranz in diesem Sinne bearbeitet). Der Partner von Paar 2 lernte erst 2 jährig laufen, leidet an habituellen Kopfschmerzen und Parästhesien, bei Paar 3 besteht konkordante Kamptodaktylie (Kleinfingerverkrümmung, vgl. dieses Handbuch S. 1373 und Abb. 20), d. h. ein Symptom des Status dysraphicus; die neurologisch Gesunde leidet an Parästhesien und einseitiger Akrocyanose; einmal wurde eine Polyneuritis angenommen. Bei Paar 9 wird die Partnerin als etwas „nervös" bezeichnet. Da die multiple Sklerose-Kranke selbst jedoch als zweifellose schwere Psychopathin (Gefängnis wegen Diebstahls, depressiv-paranoide Symptome, Morphinismus, Tabakmißbrauch) bezeichnet wird, dürfte die „Nervosität" der

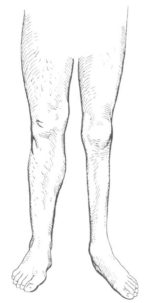

eineiigen Zwillingsschwester wohl auch als Ausdruck einer erblichen psychopathischen Abwegigkeit anzusehen sein.

Dazu kommen noch 2 EZ-Paare mit diagnostisch nicht ganz sicherer Probanden-Sklerose, wo der Partner einmal an epileptischen Anfällen, das zweite Mal an konkordantem Strabismus divergens leidet.

Diesen Befunden entsprechen eigene Ergebnisse: Bei 2 bezüglich der multiplen Sklerose diskordanten EZ-Paaren hatte der „gesunde" Partner das eine Mal eine alte Poliomyelitis (Abb. 11), das zweite Mal eine rudimentäre Tabes.

Ferner fand ich bei 5 EZ-Paaren mit diskordanter multipler Sklerose bei dem klinisch freien multiple Sklerose-Partner die Sachs-Steinersche multiple Sklerose-Reaktion im Blute zweimal stark und 2 mal schwach positiv. Die Reaktion kommt nach umfangreichen Kontrolluntersuchungen der Entdecker nur bei 3% der Normalbevölkerung vor.

Abgesehen von den Thumsschen Untersuchungen sind noch 5 EZ-Paare mit multipler Sklerose bekannt, und zwar handelt es sich hier stets um konkordantes Auftreten des Leidens: es sind die Fälle von Legras, Astwazaturow, Jentsch, Isenschmid und Curtius (vgl. oben S. 1367). Dazu kommen 2 fragliche — ebenfalls konkordante — Fälle (Prussak bzw. Kooy). Bei Prussak fehlt die Eiigkeitsdiagnose, bei Kooy (EZ) ist die klinische Diagnose unsicher. Der Verf. nimmt eine spastische Spinalparalyse an. Das klinische Bild läßt aber durchaus die Möglichkeit einer multiplen Sklerose zu[1].

Abb. 11. Alte Poliomyelitis bei 51jähr. Mann. MS beim eineiigen Zwillingsbruder.

Schließlich ist noch darauf hinzuweisen, daß bei anatomisch nachweisbarer multipler Sklerose die *Krankheitsmanifestation* ganz unterbleiben kann (Fälle von Schob, Jakob, Karplus, Marburg, Reutter, Gaupp, Ahringsmann, Spatz, Spielmeyer, Dürck; eigene Beobachtung), da „es genug Entmarkungsherde und Glianarben gibt, ohne daß entsprechende klinische Symptome bestehen" (F. Stern). Weiter ist daran zu erinnern, daß sich eine multiple Sklerose so stark zurückbilden kann, daß klinische Erscheinungen fehlen oder nur noch andeutungsweise vorhanden sind (Beispiele Monographie 1933 S. 127/128 und 129, Fall Fritz G.), so daß die multiple Sklerose „gewissermaßen als Nebenbefund" festgestellt (Josephy) oder sogar vollständig übersehen wird, hebt doch der alterfahrene F. Schultze mit Recht hervor, „wie leicht vorübergehende Störungen in einem früheren Alter nach Ausheilung von den Erkrankten und ihren Angehörigen vergessen oder nicht erwähnt werden können"[2]. In diesem Zusammenhang sei auch auf die Ausführungen

---

[1] Eigenartig ist die neueste Darstellung, welche Thums von der Geschichte der multiple Sklerose-Zwillingsforschung gibt: „Während die Zwillingskasuistik über 4 (tatsächlich 5) sichere erbgleiche Paare mit konkordanter multipler Sklerose verfügt und damit einen neuen Beitrag zur Frage ihrer vorwiegenden Erbbedingtheit zu liefern *schien* (Schrägdruck von mir), ergab eine systematische Untersuchung an 13 eineiigen Zwillingspaaren, die einer auslesefreien Serie von 96 Paaren entstammten, kein einziges konkordantes Paar." Tatsächlich waren zur Zeit der Thumsschen Untersuchung nur 2 konkordante Paare (Legras und Astwazaturow) bekannt, die 3 weiteren Paare (Jentsch, Isenschmid, Curtius) sind erst später veröffentlicht worden.

[2] Hier ist auch auf die S. 1395 erwähnten Abortivformen der M. Skl. zu verweisen, die nur durch eingehendste Untersuchungen festgestellt werden können.

über die Manifestationshemmung von Erbkrankheiten verwiesen (S. 1420 u. 1428).

Fassen wir all diese Tatsachen zusammen, so geht daraus hervor, daß sich *die zwillingspathologischen Ergebnisse mit den von mir festgestellten genealogischen Tatsachen durchaus vereinigen lassen und zunächst nicht geeignet sind, die weitgehende Erbbedingtheit der multiplen Sklerose zu widerlegen.* Gleichsinnig haben sich neuerdings auf Grund ihrer Erfahrungen auch Curschmann, Jentsch und Pette ausgesprochen.

4. Die Konstitution der multiple Sklerose-Kranken.

Unsere Kenntnisse über die Konstitution der Herdsklerotiker sind zwar noch keineswegs abgeschlossen, eine Reihe wesentlicher Züge aber doch schon herausgearbeitet [1].

Wie bei fast allen Nervenkrankheiten, bietet auch hier der *Körperbau* kein einheitliches Bild. Immerhin haben verschiedene Autoren betont, daß

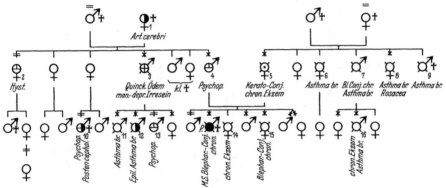

Abb. 12. Allergische Diathese und neuropathische Konstitution in MS-Familie.

Polysklerotiker meist schlanke, magere Menschen sind (Allison, I. Bauer, Dana). Von 98 multiple Sklerose-Kranken, die ich selbst daraufhin untersuchte, waren 48 unauffällig, 23 leptosom, 14 asthenisch, 1 dysplastisch, 10 muskulär-athletisch und nur 2 pyknisch.

Es kann keinem Zweifel unterliegen, daß bei multiple Sklerosekranken Frauen auffallend häufig dysgenitale Zeichen vorliegen. Joachimovits und Wilder untersuchten 37 Patientinnen gynäkologisch und fanden 34 mal deutlichen Infantilismus bzw. Genitalhypoplasie, 16 mal bestanden virile Behaarungsverhältnisse. Albrecht, v. Frankl-Hochwart, Freund,

Tabelle 8. Häufigkeitsvergleich einiger allergischer Erkrankungen bei 50 multiple Sklerose-Kranken und 351 Kontrollpersonen in Prozentzahlen.

	Multiple Sklerose-Kranke	Kontrollpersonen
Bronchialasthma	16	1,7
Heuschnupfen und vasomotorische Rhinitis . .	2	1,7
Ekzem	12	1,4
Conjunctivitis, Blepharitis, Keratitis, Iritis .	12	9,1
	42	13,9

Hanse, Haymann, Jolly, Levinger, Medea, Pulay hatten ähnliche Beobachtungen gemacht. Störungen der Ovarialfunktion sind häufig. So wurden Menstruationsanomalien von Pulay in 11 von 26, von mir in 17 von 42 Fällen festgestellt. Die mehrfach geäußerte Ansicht, es handele sich nur um die

---

[1] Näheres in meiner Monographie S. 168—192.

Folgeerscheinungen besonders gelagerter Sklerose-Plaques, z. B. von Herden in der Gegend des dritten Ventrikels, ist unhaltbar. Es ist nicht anzunehmen, daß ein so hoher Prozentsatz von Kranken derartige Veränderungen aufweist,

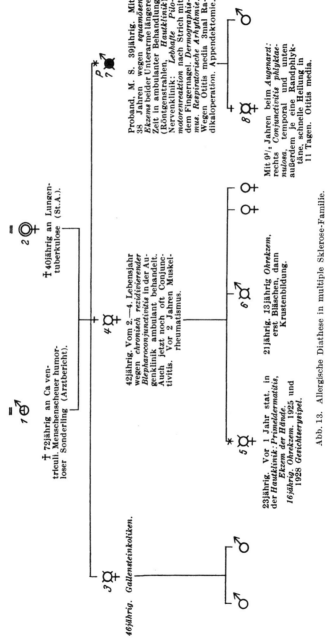

Abb. 13. Allergische Diathese in multiple Sklerose-Familie.

abgesehen davon, daß nicht selten die Anomalien wesentlich früher beginnen als die Erscheinungen der multiplen Sklerose und, daß die Familienforschung öfters das Vorkommen gleichartiger Dysgenitalismen bei multiple Sklerose-freien Verwandten aufzeigt.

Auffallend häufig fand ich bei bei multiple Sklerose-Kranken und ihren Verwandten Zeichen der *allergischen Diathese* (siehe Tabelle 8, S. 1369).

Mir fällt ferner seit Jahren die Häufigkeit von Arzneiexanthemen bei Polysklerotikern auf. Auf die besondere Neigung zu Salvarsanexanthem haben verschiedene Autoren hingewiesen (CREUTZFELDT, HOMANN, MEYERSOHN, SCHÄFGEN). Auffallende

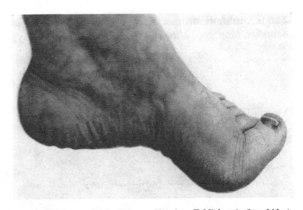

Abb. 14. 65jähr. multiple Sklerose-Kranke. Erblicher (prämorbider) Hohlfuß (vgl. Abb. 16). Spin. bif. occ. S_1 (vgl. Abb. 15). Skoliose der LWS. Prämorbide Migräne.

rapide Verschlechterungen nach Neosalvarsan beschrieben LÖWENTHAL, MANN, FLECK, SIEMERLING, STEINER, VERAGUTH, WICHURA, SAUER, ADAMS, DOUGLAS, KINCHIN (alle nach HOMANN). Sehr aufschlußreich ist die Beobachtung WATSONs: Ein an Lupus erythematodes leidender Chinese bekam nach der zweiten Salvarsanspritze ein masernartiges, fleckiges Exanthem, nach der dritten Spritze eine schwere Erkrankung (Erbrechen, hohes Fieber). Anschließend Entwicklung eines typischen multiple Sklerose-Syndroms, das nach $1/_2$ Jahr verschwunden war. Daraus schließt der Verfasser auf eine Salvarsanvergiftung. Tatsächlich handelte es sich höchstwahrscheinlich um den infolge der bekannten Überempfindlichkeit der Polysklerotiker durch wiederholte Salvarsanspritzen ausgelösten ersten Schub einer multiplen Sklerose.

Arzneiexantheme, Ekzeme, „Idiosynkrasien", Albuminurie multiple Sklerose-Kranker nach Germanin, Solganal und Fibrolysin beschrieben KULKOW, MERREM, BONSMANN, HOMANN, MENDEL (zit. nach HOMANN bzw. MERREM).

Als Beispiel allergischer Belastung von multiple Sklerose-Kranken mögen die Stammtafeln (S. 1369 u. 1370) dienen.

Bekanntlich besteht eine unerläßliche Vorbedingung allergischer Reaktionen in einer *erhöhten Ansprechbarkeit des vegetativen Systems.* Eine solche ist tatsächlich bei multiple Sklerose-Kranken gegeben.

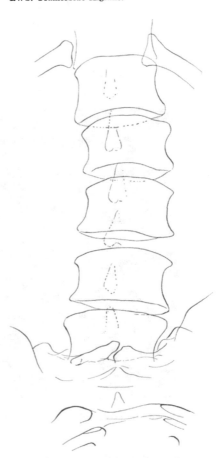

Abb. 15. Spin. bif. occ. S_1 bei multiple Sklerose-Kranker (vgl. Abb. 14 und 16).

Ihre häufige Nachweisbarkeit in der Familie zeigt eindeutig, daß es sich um eine erbkonstitutionelle, nicht durch

den Krankheitsprozeß hervorgerufene Erscheinung handelt. Ich nenne spastische Obstipation, Magen- und Duodenalulcus, Hypermotilität und Hyperacidität

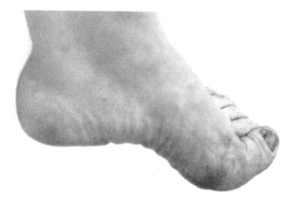

Abb. 16. Familiärer Hohlfuß bei der 63jähr. Schwester der multiple Sklerose-Kranken von Abb. 14 und 15.

des Magens, Gallensteinkoliken, ferner respiratorische Arhythmie, Bradykardie,
starke Dermographie, Erythema fugax, starke Schweiße, lebhafte Reaktion der
Arectores pilorum, die fast ausnahmslos auch bei Familienmitgliedern gefunden

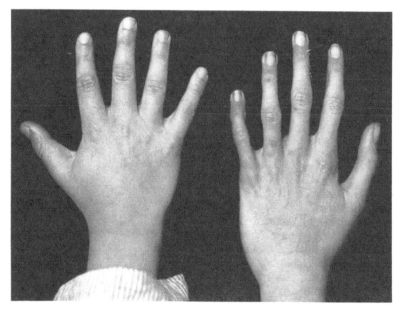

Abb. 17. Arachnodaktylie (vgl. Abb. 18). Vater multiple Sklerose. Daneben Vergleichshand
eines Gleichaltrigen.

werden. Auffallende vasoneurotische Symptome bei multiple Sklerose-Kranken
haben schon Berger, Eichhorst, v. Frankl-Hochwart, Klausner, E. Müller,
Reznicek festgestellt. Eine wertvolle Ergänzung dieser Befunde sind die Untersuchungen von Hess und Faltischek; sie fanden bei chemischen und röntgenologischen Funktionsprüfungen an 23 multiple Sklerose-Kranken ausnahmslos

eine Hyperacidität und Hypermotilität, häufig auch spastische Obstipation vom Ascendenstyp. LEWIN und TATERKA stellten bei 14 von 29 multiple Sklerose-Kranken Blasensteine fest und konnten nachweisen, daß es sich nicht um Folgen der Urinretention, sondern offenbar um eine Funktionsstörung des vegetativen Systems handelt. HESS und FALTISCHEK sowie LEWIN und TATERKA denken an bulbäre bzw. spinale Plaques als Erklärung der vegetativen Funktionsstörung, eine Anschauung, der ich aus den obengenannten genealogischen Gründen nicht beipflichten kann. Es handelt sich vielmehr meines Erachtens auch hier um den Ausdruck einer prä-existenten erblichen vegetativen Labilität.

Schließlich sei noch die *neurologische prä-morbide Konstitution* der Polysklerotiker kurz be-sprochen. Schon aus früheren kasuistischen Mit-teilungen ging hervor, daß sie häufig abnorm ist (Monographie S. 169/170). Meine systematischen Untersuchungen an 110 multiple Sklerose-Kranken haben erwiesen, daß mindestens 53% der Kranken schon vor dem Ausbruch des Leidens häufig schon in der Kindheit neuropathologisch abnorm waren. Es zeigt sich dies in folgenden Symptomen: erb-licher Innenohrschwerhörigkeit, erblicher Abducens-parese, erblichem Tremor, erblichem Stottern, Enuresis, angeborenem Hohlfuß (Abb. 14 und 16), Strabismus mit Amblyopie, protahierten Krämpfen, Migräne, ausgesprochener prämorbider Psychopathie bzw. Debilität; letzterer bei 20% der Fälle. Dem entspricht gut der Befund MOSERs, der bei 25% seiner Polysklerotiker prämorbiden Schwachsinn fand.

Bei den vielseitigen korrelativen Beziehungen der Nervenkrankheiten zu *verschiedenartigen An-lagestörungen* (vgl. S. 1418) ist es kaum verwunder-lich, daß solche bei multiple Sklerose-Kranken und ihren Verwandten häufig beobachtet werden; ich nenne folgende Eigenbeobachtungen: Arachnodak-tylie (Abb. 17 und 18), Hexadaktylie, Brachypha-langie (vgl. Abb. 19), Syndaktylie, Kleinfinger-kontraktur (Abb. 20), Halsrippe, partiellen Riesen-wuchs, Rachen- und Gaumenspalte (Abb. 21), Spina bifida occulta und sonstige Zeichen des Status dysraphicus (vgl. Monographie S. 105—108 sowie Abb. 14—16, 22), Epicanthus (Abb. 23), Auricularanhänge (Abb. 24), Fehlen der mittleren

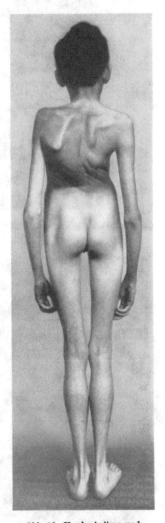

Abb. 18. Kyphoskoliose und Asthenie bei Arachnodaktylie (vgl. Abb. 17). Vater multiple Sklerose.

Incisivi, Kiemengangscyste, Dermoidcyste, Turmschädel, halbseitige Naevi pigmentosi und vasculosi, Skleralnaevus, angeborene Pulmonalstenose, an-geborenen Schichtstar. Von besonderem Interesse ist die mehrfach beob-achtete Kombination von multipler Sklerose und Neurofibromatose (2 eigene Fälle, publiziert von KLINGER, je 1 Fall von TOME BONA und NAEGELI), zumal wir 3mal Neurofibromatose auch bei multiple Sklerose-Geschwistern beobach-teten (Abb. 25).

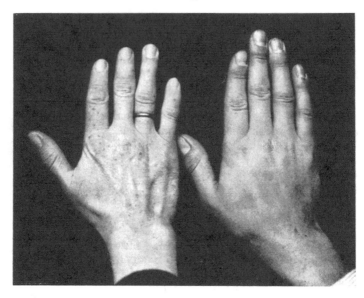

Abb. 19. Brachyphalangie bei multiple Sklerose-Krankem (außerdem halbseitiger Naevus vasculosus des Gesichts und Hohlfüße). Daneben normale Vergleichshand.

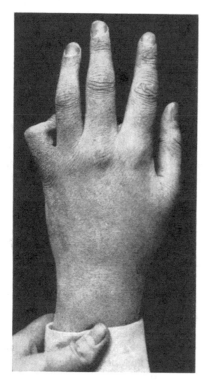

Abb. 20. Angeborene Kleinfingerkontraktur (Kamptodaktylie) bei multiple Sklerose; Gelenke röntgenologisch o. B.

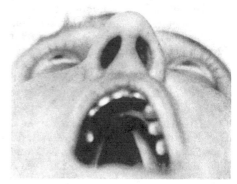

Abb. 21. Rachen- und Gaumenspalte bei multipler Sklerose. Uvula bifida bei zwei Schwestern, Gaumenspalte bei der Tochter einer derselben. Epilepsie und Ptosis bei einer weiteren Schwester. Konstante Anomalien der Beineigen- und Bauchdeckenreflexe bei einer weiteren Schwester. Ein Onkel Suicid (fragl. Psychose).

Zusammenfassend läßt sich also sagen, daß multiple Sklerose-Kranke sehr häufig zart gebaute (nur ausnahmsweise pyknische, vegetativ und allergisch übererregbare und auch von seiten des cerebrospinalen Nervensystems prämorbide stigmatisierte Personen sind; die Frauen zeigen ükerans häufig Zeichen hypogenitaler Konstitution. Aus der sehr häufigen familiären Wiederholung einzelner dieser Kennzeichen ist zu entaehmen, daß es sich nm den Ausdruck erbkonstitutioneller Veranlagung handelt.

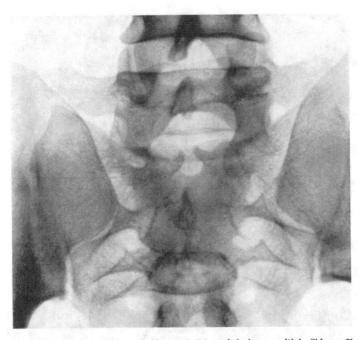

Abb. 22. Spina bifida occulta und Enuresis bis zu 10 Jahren bei einem multiple Sklerose-Kranken. Eine Schwester schwere Migräne und fragliche multiple Sklerose. Zweite Schwester vorübergehende Sprachstörung und Parese einer Hand. Schwester der Mutter 15 j. vorübergehende spinale Erkrankung (multiple Sklerose?). Mutter partieller Riesenwuchs einer Hand bei isolierter Neurofibromatose. Base Postencephalitis.

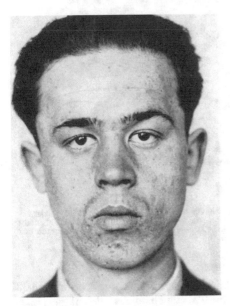

Abb. 23. 23jähr. Sohn einer multiplen Sklerose-Kranken: Epicanthus, Uvula bifida. Rot-Grünblindheit.

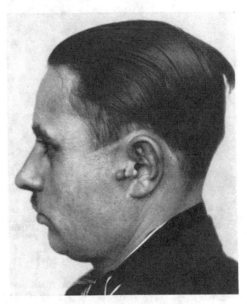

Abb. 24. 31jähr. multiple Sklerose-Bruder. Auricularanhänge. Brutaler, explosiver, schizoider Psychopath.

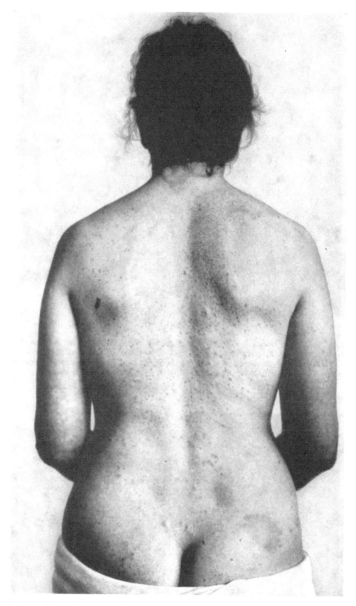

Abb. 25. Rudimentäre Neurofibromatose (histologische Bestätigung) bei der Schwester einer multiplen Sklerose-Kranken (autoptische Bestätigung). Diese selbst, eine weitere Schwester und die Mutter zeigten ebenfalls eine Neurofibromatose. Letztere † an Glioma cerebri (Sektion). Alle 3 Schwestern litten an Migräne und Dysmenorrhoe.

5. Pathogenese.

Über die Pathogenese der multiplen Sklerose lassen sich nur Vermutungen anstellen. Wir kennen zwar eine Reihe von Tatsachen, die vielleicht geeignet sind, hier weiterzuführen. Inwieweit es sich aber um haupt- oder nebensächlich wirksame Faktoren bzw. überhaupt um pathogenetisch bedeutsame Dinge handelt, ist zur Zeit unentscheidbar.

BROUWER hat darauf hingewiesen, daß trotz des Befallenseins vieler Teile des Zentralnervensystems einige wenige multiple Sklerose-Symptome eine auffallende Konstanz besitzen, z. B. fehlende Bauchdeckenreflexe, Koordinationsstörungen, spastische Phänomene der Beine, Nystagmus, die typische polysklerotische Demenz und die temporale Opticusatrophie. Diese Elektivität der Symptombildung erklärt sich nach BROUWER aus der Tatsache, daß ganz allgemein phylogenetisch junge Anteile des Zentralnervensystems eine erhöhte Anfälligkeit zeigen: so sind die bevorzugte Erkrankung des papillo-maculären Bündels, der cerebro-cerebellaren Bahnen, der Pyramidenbahn zu erklären. Auch auf funktionelles Gebiet läßt sich diese Erklärung übertragen: die Bauchdeckenreflexe verraten ihre phylogenetische Jugend dadurch, daß sie erst bei den Primaten auftreten.

In diesem Zusammenhang sei auch daran erinnert, daß es sich bei der multiplen Sklerose um eine ausgesprochen menschliche Erkrankung handelt (PETTE), wenn man so will, einen Tribut, den wir für die Hochdifferenzierung des Zentralnervensystems zu zahlen haben. Allerdings haben SCHOB, später GÄRTNER vereinzelt bei Affen Erkrankungen gefunden, die auch nach WOHLWILLS Ansicht pathologisch-anatomisch erhebliche Berührungspunkte mit der multiplen Sklerose haben.

An dieser Stelle sei nochmals auf die Häufigkeit von Anlagestörungen des Nervensystems und des übrigen Körpers bei multipler Sklerose verwiesen (S. 1373). Angesichts der Beziehungen von multipler Sklerose einerseits, Gliom, Status dysraphicus, Syringomyelie, Neurofibromatose andererseits (S. 1364 und 1373) scheint es möglich, daß eine besondere Glia-Veranlagung bei der Pathogenese der multiplen Sklerose beteiligt ist, wenn auch die Theorie STRÜMPELLS und E. MÜLLERS von der Glia-Diathese in ihrer ursprünglichen Form nicht mehr haltbar ist.

Zweifellos ist die multiple Sklerose eine elektive Erkrankung des Nervensystems; wo Veränderungen an den inneren Organen gefunden wurden, handelt es sich stets um zufällige Komplikationen (PETTE). In diesem Punkt besteht, wie STRÜMPELL schon betonte, ein auffallender Gegensatz zu den metaluischen Nervenkrankheiten. Außer dieser allgemeinen Neurotropie ist nach PETTE noch eine besondere Anfälligkeit umschriebener Teile des Zentralnervensystems feststellbar im Sinne von C. und O. VOGTs Pathoklise bzw. SPIELMEYERS „Systemfaktor", hier sei auch nochmals an BROUWERS Feststellungen erinnert (s. oben).

Dem Ausbreitungsvorgang des multiple Sklerose-Virus, dessen Natur er im übrigen offenläßt, hat HALLERVORDEN eingehende Studien gewidmet. Aus der histologischen Beschaffenheit der multiple Sklerose-Herde schließt HALLERVORDEN, daß die Noxe vom Liquor bzw. vom Blutwege aus in die Hirnsubstanz hinein diffundiert und sich hier „genau so wie in einem Medium gleichmäßiger kolloider Struktur" mehr oder weniger konzentrisch ausbreitet. Die Ausbreitung erfolgt also wie diejenige „eines Tintenkleckses auf Löschpapier" (REDLICH), ohne Rücksicht auf die Grenzen strukturell und funktionell gesonderter Gebiete.

Die Diffusionshypothese findet eine gewisse Stütze in der nahen anatomischen Verwandtschaft von multipler und sog. konzentrischer Sklerose. Dieses Krankheitsbild ist gekennzeichnet durch konzentrisch geschichtete Entmarkungen der weißen Hirnsubstanz, die eine weitgehende Ähnlichkeit mit den in Gelatine zu erzeugenden LIESEGANGschen Ringen haben und, ebenso wie diese, mit allergrößter Wahrscheinlichkeit auf einen rhythmischen Diffusionsvorgang zurückzuführen sind.

HALLERVORDEN ist ebenso wie PETTE und eine Reihe anderer Autoren der Ansicht, daß es sich beim Virus der multiplen Sklerose um einen myelinschädigenden Stoff handelt. Es lag deshalb schon lange nahe, von der physiologisch-chemischen Seite her die Pathogenese der multiplen Sklerose zu studieren. Nachdem schon MARBURG 1906 auf die Möglichkeit hingewiesen hatte, daß die multiple Sklerose auf die Wirkung eines lipolytischen Ferments zurückzuführen sei, zeigte BRICKNER, daß die Markscheiden des Rattenrückenmarks in vitro von multiple Sklerose-Blut wesentlich stärker angegriffen werden als von Kontrollseren. BRICKNER fand weiterhin, daß Blutplasma multiple Sklerose-Kranker durch Stehenlassen an der Luft infolge fermentativer Fettsäurebildung einen geringeren Alkalescenzgrad erreicht als Kontrollblut. BRICKNER sowie CRANDALL und CHERRY stellten schließlich fest, daß im Serum von Polysklerotikern Lipasen reichlicher vorhanden sind als in der Norm.

Von ganz anderer Seite traten PUTNAM, McKENNA und MORRISON an die Probleme der multiple Sklerose-Pathogenese heran. Es gelang ihnen, bei Hunden und Katzen durch wiederholte Tetanustoxininjektionen und Kohlenoxydvergiftungen perivasculäre Entmarkungsherde mit relativem Erhaltenbleiben der Achsenzylinder, ausgesprochener Gliareaktion und Infiltraten hervorzurufen. Die Herde sollen nach Angaben der Autoren denjenigen bei akuter multipler Sklerose sehr ähneln. Das gleiche hat HILPERT auch für experimentelle CO-Befunde A. MEYERs hervorgehoben. Die amerikanischen Autoren denken in erster Linie an eine vasculäre Schädigung im Sinne der Ischämie; sie konnten ganz ähnliche Herdbildungen auch bei experimenteller Embolisierung erzielen. Die erstgenannten Eingriffe führten bemerkenswerterweise nur bei einem ganz geringen Prozentsatz der Hunde zur Herdbildung, es scheint also eine besondere konstitutionelle Veranlagung dazu erforderlich zu sein. Schon früher hatte CLAUDE mit Tetanustoxin gleichartige Befunde bei Hunden erzielt.

Daß die multiple Sklerose-Herde sehr häufig perivasculär angeordnet sind, ist schon seit Jahrzehnten immer wieder hervorgehoben worden, besonders energisch von SIEMERLING und RAECKE. Die vasculär-ischämische Theorie ist schon alt (POPOFF). Den Befunden von PUTNAM und Mitarbeitern wurde mehrfach entgegengehalten, daß die Identität der histologischen Veränderungen mit denjenigen der menschlichen multiplen Sklerose nicht sichergestellt sei. Andererseits haben aber anerkannte Forscher ihre Bedeutung hervorgehoben (u. a. BING). WOHLWILL weist darauf hin, daß durch die PUTNAMschen Versuche gezeigt sei, ,,daß tatsächlich durch gelöste Stoffe ohne die Einwirkung belebter Erreger" im Zentralnervensystem verstreute multiple Herde entstehen können, ,,was ja nicht von vornherein selbstverständlich ist: von einem in der Blutflüssigkeit gleichmäßig gelösten Agens wird man zunächst ganz diffuse, gleichmäßig verbreitete Veränderungen erwarten".

Angesichts dieser Tatsachen erscheinen manche klinischen Beobachtungen in einem durchaus neuen Licht. Vor allem der so häufig akute Beginn eines multiple Sklerose-Schubes mit apoplektiformen und Schwindelanfällen, die Reversibilität vieler Symptome; auch die engen genealogischen Beziehungen zwischen multipler Sklerose und Migräne (vielleicht auch Epilepsie) lassen die angiospastisch-ischämische Theorie durchaus erwägenswert erscheinen (Näheres darüber in meiner Monographie S. 196f.). Beachtenswert scheinen Fälle von echter Migräne, aus denen sich eine multiple Sklerose (eigene Beobachtung) bzw. retrobulbäre Neuritiden entwickeln (BUTLER, OPPENHEIM, PAKOZDY, SABATA u. a.). Es wäre ferner durchaus denkbar, daß die bei so zahlreichen multiple Sklerose-Kranken nachweisbare erbliche vegetative Labilität (vgl. S. 1371f.) im Sinne einer erhöhten Neigung zu angiospastischen Reaktionen wirksam ist. Schließlich wäre zu prüfen, ob die erbliche allergische Überempfindlichkeit der Polysklerotiker im Rahmen dieser vermuteten pathogenetischen Zusammenhänge bedeutungsvoll sein könnte. Über die mögliche Beteiligung allergischer Vorgänge bei der multiplen Sklerose-Pathogenese haben MARBURG, PETTE, VAN BOGAERT und CURTIUS Vermutungen geäußert. VAN BOGAERT erinnert an die hohe histologische Ähnlichkeit zwischen den postexanthematischen bzw. Vaccinationsencephalitiden (bei denen die Annahme anaphylaktischer Vorgänge naheliegt) und multipler Sklerose bzw. Encephalomyelitis disseminata. Er hält es für möglich, daß die Schübe der multiplen Sklerose Versuche des Organismus darstellen, eine ,,fraktionierte Desensibilisierung" gegenüber toxischen oder infektiösen Antigenen hervorzurufen. Ein allergischer Mechanismus mache es verständlich, daß verschiedenartige unspezifische Faktoren die Entwicklung von Schüben auslösen könnten: Schwangerschaft, Menstruation, fieberhafte Erkrankungen, hämoklastische, hämolytische und chemotherapeutische Shocks sowie schließlich die aseptischen Meningealreaktionen auf Lumbalpunktion. Die Theorie sei ferner geeignet, die zahllosen negativen Impfversuche zu erklären: die Gegenwart eines Erregers oder eines Toxins genüge eben nicht, zur Erreichung der Reaktion müsse der Organismus in einer bestimmten Phase der Überempfindlichkeit getroffen werden. Auf die hohe Bedeutung der aktuellen konstellativen Konstitution für die Entwicklung der multiplen Sklerose hat auch PETTE nachdrücklich hingewiesen.

Daß tatsächlich auch beim Menschen Sensibilisierungsvorgänge den multiple Sklerose-Verlauf gestalten können, zeigt meines Erachtens folgender — vom Verfasser allerdings gar nicht gedeuteter — Fall FOURNIERS: Ein multiple Sklerose-Kranker erhält zur Fieberbehandlung 5mal 0,1 ccm Typhusvaccine i. v. Nach jeder Injektion Verschlimmerung und Bildung neuer Symptome (Abbildungen vor und nach Behandlung liegen vor). Die Symptombildung trat jeweils kurz nach dem reaktiven Schüttelfrost ein. Vgl. hierzu auch den oben erwähnten Fall WATSONS (S. 1371).

Eine ganz ähnliche Beobachtung machten MORIOD-VINARD und Mitarbeiter. Auch FLASCHERs Feststellung einer eindeutigen Verschlechterung des Nervenbefundes bei multipler Sklerose nach Verabfolgung einer Tuberkulininjektion gehört wohl hierher. Weiterhin sei auf die zahlreichen, an anderer Stelle angeführten Beobachtungen von Überempfindlichkeitserscheinungen und Symptomverschlechterungen nach Medikamenten verwiesen (vgl. S. 1371). Es erscheint nach all diesen Tatsachen nicht unmöglich, daß die alte Theorie FÜRSTNERS zu Recht besteht, nach welcher bei spezifischer (weitgehend erbbedingter) Disposition verschiedenartige Noxen imstande sind, eine multiple Sklerose auszulösen.

Fassen wir das Gesagte zusammen, so muß nochmals festgestellt werden: es handelt sich nur um tastende Versuche. Zwei Dinge scheinen mir aber aus den vorliegenden Beobachtungen und Überlegungen mit Sicherheit hervorzugehen: bei der multiplen Sklerose handelt es sich — wie bei vielen Krankheiten — nicht um einen einfach monokausalen Vorgang, sondern offenbar um ein komplexes Geschehen; nur wenn eine Reihe endogener und wohl (im Sinne der Auslösung?) auch exogener Faktoren zusammentreffen, tritt die Reaktion ein. Ferner: die Pathogenese der multiplen Sklerose kann nur unter Berücksichtigung der Konstitution des Polysklerotikers richtig verstanden werden, auch dann, wenn tatsächlich ein Erreger sichergestellt werden sollte, einem Ziel, dessen Erreichung heute recht problematisch erscheint.

6. Symptomatologie.

a) Zeitliche Verhältnisse (Manifestationszeit. Anatomischer und klinischer Krankheitsbeginn, Verlaufstypen, Krankheitsdauer). Todesursachen.

Bei einem ätiologisch und pathogenetisch so wenig geklärten Leiden ist die Erfassung des Krankheitsbeginns mit großen Schwierigkeiten verknüpft. Dem subjektiven Ermessen des Beurteilers bleibt hier ein weiter Spielraum, was sich besonders in gutachtlichen Fragen peinlich äußern kann.

Nach der üblichen lehrbuchmäßigen Darstellung „beginnt" die multiple Sklerose durchschnittlich am häufigsten zwischen dem 18. und 35. Lebensjahr, sie hat also eine ziemlich gut umgrenzte Manifestationszeit, was auch aus der nachfolgenden Tabelle hervorgeht, die sich auf die, untereinander gut übereinstimmenden Angaben von BING und REESE, v. FRANKL-HOCHWART, E. MÜLLER, PROBST, UHTHOFF stützt.

Tabelle 9. Klinische Manifestationszeit von 696 multiple Sklerose-Fällen.

0—10	11—20	21—30	31—40	41—50	51—60	61—70
0	89	260	220	81	38	8

Nach Bing manifestieren sich 64%, nach Walthard 72%, nach Souques 77% der Fälle im 3. und 4. Lebensjahrzehnt.

Die Manifestation einer multiplen Sklerose im 1. Lebensjahrzehnt ist sehr selten, aber — im Gegensatz zur Ansicht mancher Autoren (Nonne, zit. nach Stender-Steiner) — zweifelsfrei nachgewiesen. Wenn auch bei rein klinisch beobachteten Fällen stets Zweifel am Platze sind — es handelt sich dann tatsächlich oft um diffuse Sklerose, Pelizaeus-Merzbachersche Krankheit oder ähnliches —, so liegt doch ein neuer histopathologischer Befund von Neubürger vor, ein $4^1/_2$jähr. Kind betreffend. Diese Beobachtung ist um so interessanter, als auch die einzige Schwester des Mädchens im Kindesalter unter den gleichen klinischen Symptomen erkrankte und 9jährig starb. Sie wurde in der Münchener Kinderklinik untersucht und bot etwa den gleichen Symptomenkomplex wie die Schwester (Herrn Geheimrat v. Pfaundler danke ich auch an dieser Stelle für die freundlich gewährte Einsichtnahme in die Krankengeschichte). In Neubürgers Arbeit findet sich eine kritische Würdigung der bisherigen klinischen und anatomischen Befunde kindlicher multipler Sklerose. Aus der v. Pfaundler-Neubürgerschen Beobachtung geht hervor, daß die Manifestationszeit der multiplen Sklerose von erblichen Faktoren weitgehend abhängig ist: man kann es kaum als Zufall bezeichnen, wenn bei dem einzigen sicheren Fall kindlicher multipler Sklerose auch eine Schwester den gleichen, auffallend frühen Manifestationstermin zeigt.

Daß dem ersten Auftreten subjektiver Beschwerden nicht selten ein Stadium objektiv bereits nachweisbarer Manifestation vorausgeht, ist mit großer Wahrscheinlichkeit anzunehmen. Ich untersuchte z. B. ein vollständig beschwerdefreies 14jähr. Mädchen, bei dem eindeutig Nystagmus (Augenklinik), Intentionstremor und konstant fehlende Bauchdeckenreflexe nachweisbar waren. Der Vatersbruder leidet an einer im ganzen stationären, schubweise gering fortschreitenden multiplen Sklerose mit spastisch-ataktischen Erscheinungen, Opticuserkrankung, Blasenstörungen usw. (vgl. S. 1394, Willy K.). Astwazaturow hat kürzlich ein Paar 27jähr., erbgleicher Zwillingsbrüder beschrieben, die beide „keine subjektiven Klagen äußerten", dagegen Nystagmus, fehlende Bauchdeckenreflexe und geringe sonstige Pyramidenzeichen boten.

Ein besonders eindrucksvolles Beispiel dieser Art gibt ferner eine von uns beobachtete und von Wellach publizierte Geschwisterschaft.

Je mehr die Mikrosymptomatologie der multiplen Sklerose berücksichtigt werden wird, desto häufiger werden derartige Syndrome auffallen und in die Nosographie des Leidens eingebaut werden müssen.

Angesichts der genannten klinischen Daten ist es kaum verwunderlich, daß auch entsprechende anatomische Beobachtungen vorliegen. Schob sezierte einen Knaben mit erblicher Muskeldystrophie, bei dem sich — ohne vorherige klinische Erscheinungen — eine typische multiple Sklerose als „Nebenbefund" herausstellte. Ein 28jähr. Patient von Karplus litt im letzten Jahr vor seinem Tode an einer „akuten" multiplen Sklerose. Autoptisch fanden sich neben ganz frischen „auch ältere und ganz alte Herde". Ganz ähnlich liegen Fälle von Marburg, Reuter und Gaupp, v. Weizsäcker sowie Jakob, „der ... ausgedehnte alte Herde fand, ohne daß vor dem tödlichen Schub irgendwelche Krankheitszeichen aufgefallen wären" (F. H. Lewy).

Aus diesen Tatsachen ergibt sich also, daß wir *3 Stadien der multiple Sklerose-Manifestation* unterscheiden müssen:

1. objektiv-anatomisches Stadium,⎫
2. objektiv-klinisches Stadium,   ⎬ subjektiv-anamnestisch negativ
3. subjektiv-anamnestisches Stadium.⎭

Für Erörterungen über die Ätiologie und Pathogenese der multiplen Sklerose sollten eigentlich nur Stadium 1 und 2 verwertet werden. Aus praktischen Gründen ist dies meist nicht möglich. Wir müssen uns jedoch der Relativität unserer auf Stadium 3 bezogenen Schlußfolgerungen bewußt bleiben, wollen wir nicht in den Bereich uferloser Spekulationen geraten.

Häufig stellt sich nach den in früher Jugend auftretenden ersten „Vorpostensymptomen" der multiplen Sklerose (Oppenheim), die oft in vorübergehenden Erkrankungen des Sehnerven und der Augenmuskeln bestehen, ein Stadium

„initialer Latenz" ein (H. CURSCHMANN), das meist 2—3 Jahre, nicht selten aber 10, 15, gelegentlich sogar 20—40 Jahre betragen kann (CURSCHMANN, OPPENHEIM, VOIGT u. a.). Bei Erhebung einer genauen Anamnese — die nur von besonders geschulten und erfahrenen Ärzten sachgemäß gewonnen werden kann — läßt sich nicht selten die Herdsklerose der Erwachsenen „in ihren Uranfängen bis in die früheste Kindheit zurückverfolgen" (OPPENHEIM, ähnlich E. MÜLLER, STRÜMPELL). Abgesehen von den genannten Hirnnervensymptomen sind vorübergehende Blasenstörungen (z. B. Harnverhaltung), Beinparesen, Zittern u. ä. als Erstsymptome zu nennen, ferner Ohnmachten, Schwindelanfälle und apoplektiforme Zustände (vgl. S. 1357).

OBSTÄNDER hat statistische Angaben über die *Häufigkeit der Frühsymptome* gemacht. Er fand unter 270 Fällen

Motilitätsstörungen (Mono-, Hemi- und Paraparesen)	134 mal
Sensibilitätsstörungen	73 „
Sehstörungen	33 „
Augenmuskelstörungen	21 „
Blasen- und Mastdarmstörungen	6 „
Sprachstörungen	3 „

Die so häufigen initialen Schwindelerscheinungen sind nach unseren Erfahrungen in dieser Zusammenstellung nicht genügend berücksichtigt (vgl. dazu S. 1357).

Mit BING kann man *zwei Formen des Krankheitsbeginns* unterscheiden: es kommt entweder zu plötzlich auftretenden epileptiformen, apoplektiformen oder Schwindelanfällen aus scheinbar vollständigem Wohlbefinden „oder es stellen sich in unmerklicher Weise — im Verlaufe von Monaten oder sogar Jahren — Müdigkeit, Schwäche, Steifigkeit in den Beinen, Parästhesien der Extremitätenenden, allmählich zunehmende Koordinationsstörungen an Händen und Füßen, Schwierigkeiten beim Urinieren usw. ein, bis schließlich der Patient seinen Zustand als Krankheit empfindet und ärztliche Hilfe in Anspruch nimmt, wobei dann meistens alle objektiven Elemente zur Diagnose einer Sclerosis multiplex schon vorliegen."

Unter den Verlaufstypen der gewöhnlichen chronischen multiplen Sklerose (von 118 Fällen WALTHARDs dauerten 113 länger als 2 Jahre) wurde der häufigste, remittierende bzw. intermittierende oben geschildert. Man kann schematisch 3 Typen unterscheiden (MARBURG, OPPENHEIM, SCHACHERL u. a.):

1. Remittierende Form (bei sehr langer Dauer der subjektiven Besserung als „intermittierend" bezeichnet) (vgl. Fall Ruth W., S. 1390).

2. Chronisch progressive Form mit ganz geringen bzw. fehlenden Remissionen und monate- bis jahrelangen Stillständen (vgl. Fall Kath M., S. 1393).

3. Stationäre Form: Ausgesprochen chronisches Krankheitsbild, Fehlen bzw. nur geringe Andeutung einer eigentlichen Verschlimmerung (vgl. Fall Willy K., S. 1394).

In die letztgenannte Gruppe gehören die meisten Rudimentärfälle (vgl. S. 1394), z. B. auch die oben erwähnten Zwillingsbrüder ASTWAZATUROWs. Daß zwischen den einzelnen Gruppen Übergänge vorkommen, besonders zwischen Gruppe 2 und 3, aber auch zwischen Gruppe 1 und 2 (anfangs remittierend, später chronisch oder gelegentlich auch umgekehrt), braucht kaum besonders betont zu werden. Immerhin ist es für therapeutische, prognostische und gutachtliche Zwecke vorteilhaft, gewisse Verlaufstypen auseinander zu halten. Nach allgemeinem Urteil, dem auch unsere Erfahrungen entsprechen, ist die remittierende Form der multiplen Sklerose am häufigsten. OBSTÄNDER bringt aus der REDLICHschen Klinik folgende Zahlen über 270 klinisch beobachtete Herdsklerotiker:

167 ausgesprochen remittierende Formen
97 im wesentlichen stationäre Formen
4 deutlich progrediente Formen
2 Todesfälle

Über die *Krankheitsdauer* liegen keine verwertbaren objektiven Unterlagen, sondern meist nur Schätzungen vor, da sich die Autoren größtenteils nur auf klinisches Material stützen; multiple Sklerose-Kranke sterben (von Asylen abgesehen) nur ausnahmsweise im Krankenhaus, so z. B. von den 339 Fällen Obständers bzw. Pichts nur 5, von den multiple Sklerose-Kranken der Klinik Marinescos nur 3% (Kreindler); entsprechende Angaben machte Pette für die Hamburger Nervenklinik (1927). Sehr häufig (so von Bramwell, v. Hösslin, Ed. Müller u. a.) wird angegeben, wieviel Zeit zwischen den ersten subjektiven Symptomen und der erstmaligen Krankenhausaufnahme verstrichen ist: daß derartige Zahlen keine nennenswerte nosographische Bedeutung beanspruchen können, liegt auf der Hand. Allgemeine Übereinstimmung herrscht darüber, daß es sich um eine ausgesprochen chronische Krankheit handelt. Einzelne Fälle verlaufen zwar akut in wenigen Monaten tödlich (vgl. dazu S. 1393). In diesen Fällen finden sich aber so gut wie ausnahmslos alte Herde als Ausdruck der Tatsache, daß klinischer und anatomischer Krankheitsbeginn keineswegs zusammenfallen.

Wie Marburg mit Recht hervorhebt, ist also das Attribut „akut" nicht auf die Krankheit als solche, sondern auf den einzelnen Herd zu beziehen. Diese Relativität der Krankheitsdatierung muß stets berücksichtigt werden. Von Ed. Müller wird die mittlere Krankheitsdauer auf mindestens 1 Jahrzehnt, von Bing und Oppenheim auf 5—20 Jahre veranschlagt. Von 118 Fällen Walthards dauerten 113 länger als 2 Jahre.

Über die *tatsächliche Verlaufsdauer* vom Beginn der ersten Erscheinungen bis zum Tode finde ich nur Bramwells Bericht über 35 letale Fälle. Der Verlauf erstreckte sich über

1—4	Jahre	10mal	10—14 Jahre	8mal
5—9	,,	13 ,,	15—21 ,,	4 ,,

Demnach schien es wünschenswert, die tatsächlich faßbare klinische Krankheitsdauer bei 100 autoptisch verifizierten multiple Sklerose-Fällen zu bestimmen [1]. Der Verlauf erstreckte sich über

1—2	Jahre	6mal	17—18 Jahre	8mal
3—4	,,	10 ,,	19—20 ,,	2 ,,
5—6	,,	15 ,,	21—22 ,,	3 ,,
7—8	,,	13 ,,	23—24 ,,	2 ,,
9—10	,,	12 ,,	27—28 ,,	2 ,,
11—12	,,	11 ,,	31—32 ,,	1 ,,
13—14	,,	7 ,,	33—34 ,,	1 ,,
15—16	,,	7 ,,		

Es dauerten also in Bramwells Material 31 von 35 Fällen, d. h. 88% bis 14 Jahre, in unserem Material 74 von 100 Fällen, d. h. 74% bis 14 Jahre.

Die Aufstellung genauerer Zahlen ist angesichts dieses kleinen Materials natürlich unmöglich. Grob schätzungsweise wird man aber sagen können, daß *rund die Hälfte aller multiple Sklerose-Kranken, vom Beginn erster merkbarer Symptome an gerechnet noch etwa ein Jahrzehnt lebt*; wir kommen damit zu einem Wert, der E. Müllers Vermutung recht gut entspricht.

Bei diesen Angaben ist jedoch zu berücksichtigen, daß offenbar ein nicht ganz unerheblicher Teil praktisch ausheilt (vgl. S. 1368) bzw. rudimentär bleibt (vgl. S. 1394), die obige Aufstellung demnach nur für die, allerdings weit überwiegenden Sklerosen mit letalem Ausgang Geltung beanspruchen kann.

Der Tod tritt bei Herdsklerotikern nur relativ selten als unmittelbare Folge der Grundkrankheit auf (bulbäre Formen mit Atemstörungen, Aspirationspneumonien usw., ferner bei apoplektiformen Insulten). Meist sterben die Kranken an Tuberkulose, Cystopyelitiden mit Sepsis, Decubitusfolgen, Pneumonien, d. h. an Komplikationen, die zum Teil mittelbare Folge der neurologischen Ausfälle darstellen (Näheres darüber bei Zellmann).

b) Erscheinungsformen.

Bei einem Leiden, das sich über das ganze Nervensystem erstrecken, zuweilen aber eng umschriebene Gebiete allein oder vorzugsweise befallen kann und dessen Einzelherde quantitativ in weitestem Ausmaß variieren, ist es verständlich, daß ein außerordentlicher klinischer „Formenreichtum" besteht (Oppenheim).

---

[1] Es handelt sich um Krankenblätter des ehemaligen Hufeland-Hospitals Berlin, deren Einsichtnahme uns Herr Direktor Dr. Rosenhagen Berlin-Buch freundlichst gestattete.

Man hat verschiedene Syndrome aufgestellt, wobei zum Teil der Grad, zum Teil die Anordnung der Veränderungen als Einteilungsgesichtspunkt gewählt wurden.

So unterscheidet man (OPPENHEIM) die typische cerebrospinale Form, die cerebrale Varietät, die spinale Varietät. Ferner eine pseudotabische (lumbosakrale), pontine, bulbäre, syringomyelische und querschnittsmyelitische Form.

WALTHARD bzw. TSCHERNY fanden unter 136 klinisch beobachteten Fällen folgende Häufigkeiten:

Vollbilder (entsprechend OPPENHEIMS typischer cerebrospinaler Form) 62
Paraplegische Formen 28
Hemiplegische Formen 16
PARKINSON-ähnliche Formen 2
Oligosymptomatische Formen. 28

BING und REESE registrierten unter 281 Fällen

Cerebrospinale Vollbilder 170
Paraplegische Formen 74
Hemiplegische Formen 6
Überwiegend cerebellare Formen 2
Amyotrophische Formen 2
Rudimentäre und monosymptomatische
Formen 27

Die „klassische" Form der multiplen Sklerose, die sog. CHARCOTsche Trias (Nystagmus, Intentionstremor, skandierende Sprache) ist wesentlich seltener als früher angenommen, jedenfalls in den früheren und mittleren Krankheitsstadien (BING, BIRO [Polen], MARBURG je 10%, GUILLAIN 12%, ED. MÜLLER 15%. Auch in Dänemark fand GRAM das Syndrom nur bei einem Bruchteil der Fälle).

Zur praktischen Verständigung ist die Einteilung PURVES-STEWARTs recht gut brauchbar. Er unterscheidet:

1. Leichte Fälle: Der Kranke ist arbeitsfähig, die Diagnose aber sicherstehend.

2. Mittelschwere Fälle: Beschränkte Arbeitsfähigkeit, Vorhandensein ernsterer Symptome wie Sehstörungen, Ataxie, Spasmen usw.

3. Schwere Fälle: Völlige Invalidität. Der Kranke kann nur an Stöcken gehen, ist inkontinent, hochgradig schwachsichtig oder in ähnlicher Weise befallen.

Nachfolgend sollen zunächst die Einzelsymptome und daran anschließend die wesentlichen Syndrome besprochen werden.

a) Einzelsymptome.

Hirnnerven. Der N. I ist nach meinen Erfahrungen relativ häufig in Gestalt subjektiver und objektiver Riechstörungen befallen.

Der N. II ist der meist betroffene Hirnnerv. BING fand z. B., daß 8 von 29 Patienten mit beginnender multipler Sklerose früher eine Sehnervenerkrankung durchgemacht hatten; OLOFF stellte unter 83 multiple Sklerose-Fällen 49 mit Opticusaffektionen, davon 45 mit retrobulbärer Neuritis fest; dies Syndrom beherrscht ganz allgemein die Symptomatologie des N. opticus bei der multiplen Sklerose. Umgekehrt entwickelt sich bei Kranken mit retrobulbärer Neuritis überaus häufig eine multiple Sklerose; diese Erfahrung wurde gleichsinnig von den verschiedensten Nerven- und Augenärzten gemacht (von den letzteren seien u. a. genannt BEHR, FLEISCHER, v. HIPPEL, LANGENBECK). Die retrobulbäre Neuritis ist der Ausdruck der besonderen Neigung des papillomaculären Bündels des N. opticus von multiple Sklerose-Herden befallen zu werden. Die Kranken sehen einen Schleier oder schwarze Punkte vor den Augen; die genaue Gesichtsfeldprüfung deckt dann häufig ein relatives zentrales Skotom für Rot und Grün auf, das später in ein absolutes Skotom übergehen kann. Gerade die Opticusprozesse zeigen aber eine weitgehende Neigung zu Remissionen (vgl. die Fälle S. 1390, 1391 und 1394). Seltener als die zentrale findet sich konzentrische ein- oder doppelseitige Gesichtsfeldeinengung. Besonders charakteristisch für multiple Sklerose ist die Ermüdbarkeit des erkrankten Sehnerven: während zunächst Funktionsstörungen zu fehlen scheinen, stellt sich nach körperlichen Anstrengungen bzw. im Laufe der Untersuchung das Skotom heraus (Uhthoff). Ophthalmoskopisch sieht man während des akuten Stadiums keine Veränderungen oder höchstens eine leichte, besonders temporale Verwaschenheit der Papillengrenzen. Bei Degeneration des papillomaculären Bündels findet man eine atrophische Abblassung der temporalen Papillenhälfte (von Mayer in 55%, von Obständer in 32% ihrer multiple Sklerose-Fälle festgestellt). Selten bietet sich das Bild der Neuritis optica bzw. der Stauungspapille, nach E. Müller besonders dann, wenn Herde dicht hinter der Papille im Sehnerven gelegen sind und zu Säftestauung führen. Oft besteht eine auffällige Diskrepanz zwischen ophthalmoskopischem und funktionellem Verhalten: bei ausgesprochener Amblyopie können Papillenveränderungen fehlen, und umgekehrt ist man oft überrascht über die guten Sehleistungen von Kranken mit eindeutiger temporaler und selbst totaler Opticusatrophie. Dies letztere Verhalten fand z. B. Obständer bei 32 von 88 Fällen mit positivem Augenspiegelbefund. Eine totale Abblassung der Papillen gilt als Seltenheit, Windmüller will sie z. B. nur 2 mal auf 90 Fälle von multipler Sklerose beobachtet haben, eine Zahl, die nach unseren Erfahrungen zu niedrig gegriffen ist. Der Opticus ist meist einseitig befallen. Nicht selten kommt es zu einer völligen Restitution der einen und einer Neuerkrankung der anderen Seite. In späteren Stadien ist der Prozeß naturgemäß öfters doppelseitig. Zur Erblindung kommt es nur sehr selten. Neuere klinisch-anatomische Angaben über die Sehnervenerkrankung bei multipler Sklerose finden sich bei Lisch.

N. III, IV, VI. Die Augenmuskeln zeigen recht häufig Ausfälle, vor allem der N. abducens ist in Frühstadien öfters beteiligt. Auch Ptosis kommt vor. Die inneren Augenmuskeln bleiben meist verschont. Nicht selten finden sich „leichte Blickbeschränkungen im assoziierten Sinne an beiden Augen: Sie können nicht weit genug nach rechts, links, oben oder unten bewegt werden, oder aber die binokulare Funktion der Konvergenz oder Divergenz ist beeinträchtigt. Solche Bewegungsstörungen finden sich bei multipler Sklerose etwa in $^1/_4$—$^1/_5$ aller Fälle" (Heine) (vgl. Fall Peter E., S. 1392). Doppelsehen spielt in der Anamnese eine große Rolle. Es kann dem vollen Ausbruch der Krankheit um Jahre vorausgehen. Diagnostisch sind die Augenmuskelaffektionen besonders wichtig, da sie oft erst den Nachweis der Multiplizität ergeben und auch das Remittieren besonders deutlich erkennen lassen.

Zu den klassischen Symptomen gehört der — meist horizontale — *Nystagmus*, dessen Genese naturgemäß häufig ungeklärt bleibt; es handelt sich wohl meist um Herde im Bereich des Vestibularapparates. Windmüller fand echten Nystagmus in 12%, nystagmiforme Zuckungen in 61% der Fälle, Bramwell Nystagmus 78 mal auf 110 Fälle, darunter einmal echten monokulären Nystagmus, der auch sonst als seltenes Symptom bei multipler Sklerose beschrieben wird (Oloff).

Bei der an Enuresis und habituellen Kopfschmerzen leidenden Nichte einer meiner multiple Sklerose-Kranken stellte Dr. de Decker (früher Augenklinik Bonn) einen typisch monokulären Nystagmus fest. Ein Sohn der multiple Sklerose-Kranken zeigte gewöhnlichen horizontalen Nystagmus (die schwer neuropathische Familie ist in meiner Monographie auf S. 61 wiedergegeben).

Nystagmiforme Zuckungen sind — vor allem bei verdächtiger Anamnese — immer sehr bemerkenswert, da sie später in echten Nystagmus übergehen können (Bernheimer).

Pupillenstörungen galten bei der multiplen Sklerose früher als Seltenheit, was neueren Feststellungen nicht entspricht: Anisokorie fanden E. MÜLLER in ¹/₄, WINDMÜLLER in ¹/₅ der Fälle, BIRCH-HIRSCHFELD 5mal auf 86 und BERGER 30mal auf 206 Fälle.

Träge Lichtreaktion der Pupillen fanden BIRCH-HIRSCHFELD 14mal auf 86, BERGER in 6%, OLOFF in 5% ihrer Fälle. Unter 149 Fällen von multipler Sklerose fand WEXBERG in über 50% Pupillenstörungen, allerdings nur einmal eine völlige reflektorische Starre; sie ist aber sowohl bei klinisch wie autoptisch eindeutigen Herdsklerosen wiederholt festgestellt worden, von diesen seien die Fälle von PROBST, REICH, STERTZ und SCHOB, UHTHOFF genannt.

Der *N. V* ist öfters befallen; man findet nicht nur entsprechende Sensibilitätsstörungen, sowie Abschwächung bzw. Aufhebung des betreffenden Cornealreflexes, sondern auch richtige Neuralgien als deren Substrat auch schon Plaques im Nerven sowie dem Ganglion Gasseri festgestellt wurden. Gelegentlich kann sich sogar die multiple Sklerose zunächst ganz unter dem Bilde der Trigeminusneuralgie präsentieren.

Einseitige Lähmungen des *N. VII* kommen — meist als vorübergehende Erscheinung — nicht selten zur Beobachtung; sie tragen meist den Charakter der zentralen Läsion. Der *N. VIII* galt früher als nahezu immun gegenüber der multiplen Sklerose. So berichtet BERGER in einer älteren Krankenblattzusammenstellung, daß nur einer von 206 multiple Sklerose-Kranken schwerhörig gewesen sei. Tatsächlich kommt Innenohrschwerhörigkeit relativ häufig vor (BRUMMER); gelegentlich zeigt die Schwerhörigkeit das bei fast allen multiple Sklerose-Symptomen zu beobachtende Remittieren, man sprach deshalb von „transitorischer Octavusausschaltung" (O. BECK). Auch MARBURG berichtet über gleichsinnige Erfahrungen. CLAUDE und EGGER fanden bei Stimmgabelprüfungen in 11 von 22 Fällen Ermüdungserscheinungen des N. cochlearis. Anatomische Befunde bei Herdsklerotikern mit Hörstörungen liegen erst vereinzelt vor: im Falle BOCK und GAGELs bestand eine starke doppelseitige zentrale Schwerhörigkeit (re. > li.) mit Untererregbarkeit des N. vestibularis neben retrobulbärer Neuritis und rechtsseitiger Facialislähmung. Die Autopsie deckte eine vorwiegend bulbäre und pontine multiple Sklerose auf; es fanden sich auch Herde in den austretenden Cochlearisfasern.

Nach meinen Erfahrungen ist die Innenohrschwerhörigkeit der Herdsklerose öfters nicht Prozeßfolge, sondern prämorbides Konstitutionselement. Ich konnte unter 106 multiple Sklerose-Kranken 5mal das Bestehen einer erblichen Innenohrschwerhörigkeit nachweisen; besonders eindrucksvoll in meinem Falle 7, wo in 4 Generationen außer dem Probanden 5 Verwandte an dem Ohrenleiden erkrankt waren (Stammtafel auf S. 48/49 meiner Monographie).

Störungen des *N. vestibularis* lassen sich sowohl anamnestisch als auch objektiv nicht selten nachweisen. Besonders die häufigen, nicht selten zum Hinstürzen führenden Schwindelanfälle sind hier zu nennen, ferner schwere Anfälle von MÉNIÈRE-Syndrom mit heftigem unstillbaren Erbrechen und Schwindelgefühl, das die Kranken zu absoluter Bettruhe zwingt. Auch der Nystagmus gehört teilweise hierher.

N. IX und X. Über Geschmacksstörungen ist nichts Sicheres bekannt. Abschwächung und Aufhebung des Würgreflexes ist nach meinen Beobachtungen ziemlich häufig; auch Schluckstörungen sind nicht allzu selten. Ferner finden sich Gaumensegel- und Stimmbandlähmungen. RÉTHI fand unter 44 laryngologisch genau untersuchten Fällen 16mal Lähmung des Glottisschließers, 13mal Posticuslähmung. Ähnliche Zahlen gibt GRÄFFNER an.

Der *N. XI* war in dem bulbären Falle von KRUMHOLZ beteiligt.

N. XII: Hemiatrophia linguae (zum Teil mit Fibrillieren) ist von CURSCHMANN, FRAENKEL, KRUMHOLZ, OPPENHEIM, SCHNITZLER u. a. beschrieben und auch von mir 3 mal beobachtet worden; der Befund war einmal so deutlich, daß ich ihn in der klinischen Vorlesung demonstrierte. Als ich die Patientin einige Monate später wiedersah, war die Hemiatrophie völlig verschwunden. Im Falle Fraenkels entsprach dem klinischen Befund ein ausgedehnter Herd im Gebiet des Hypoglossuskerns.

Reflexe. Entsprechend der überaus häufigen Beteiligung der Pyramidenbahnen findet man halb- oder doppelseitige Steigerungen der Eigenreflexe, oft mit Patellar- bzw. Fußklonus. Gelegentlich findet sich jedoch auch Areflexie, und zwar entweder als Folge maximaler spastischer Kontrakturen oder aber bei der Entwicklung von Plaques in solchen Rückenmarksteilen, die in den Reflexbogen eingeschaltet sind. Unter 206 Fällen fand z. B. Berger 4 mal fehlende Patellarreflexe. Besonders charakteristisch und differentialdiagnostisch (gegenüber Poliomyelitis od. ä.) bedeutungsvoll ist in diesen Fällen das Nebeneinander von Areflexie (z. B. der Patellarreflexe) und Hyperreflexie (Achillesreflexe mit Klonus). Auf dieses Verhalten haben Berger, Marburg u. a. hingewiesen. Ein typischer Fall dieser Art sei kurz geschildert:

Klemens K., 28 jähr. Mit 19 Jahren Entwicklung der multiplen Sklerose (Taubheit re. Hand, Gang „taumelig"). 20 jähr. Remission. 25 jähr. Doppelsehen, Blasenstörungen. Starke Obstipation. — Nystagmus. PSR li. mit Jendrassik?, re. völlig ∅ (konstanter Befund). ASR bds. +++, unerschöpflicher Fußklonus. BDR re. unten +, sonst ∅. Crem. R. bds. ∅. Pathologische Py-Zeichen. Intentionstremor. Gang hochgradig ataktisch. Romberg nicht zu prüfen. Sensibilitätsstörungen an den Händen. — Blut-Wa.R. ∅, Liquorentnahme verweigert. — Muttersbruder leidet an langsam fortschreitender multipler Sklerose.

Pathologische Pyramidenzeichen (die Reflexe von Babinski — nach Bonadurer in 84% der Fälle —, Gordon, Oppenheim, Mendel-Bechterew und Rossolimo usw.) finden sich in wechselnden Kombinationen. Nach Goldflams Untersuchungen an 288 multiple Sklerose-Fällen wird der Reflex von Rossolimo häufiger (81%) gefunden als derjenige von Babinski (54)%. Der Rossolimo ist besonders geeignet für die Frühdiagnose rudimentärer Krankheitsfälle.

Eines der konstantesten Symptome der multiplen Sklerose stellen die fehlenden, abgeschwächten, differenten bzw. erschöpfbaren *Bauchdeckenreflexe* dar; fehlende Bauchdeckenreflexe fanden Marburg in 38 von 40 Fällen, Bonadurer in 84% ihrer Beobachtungen. Auch K. Frey fand unter 42 multiple Sklerose-Kranken nur 3 mit konstant vorhandenen, 35 mit konstant fehlenden Bauchdeckenreflexen.

Nach Wohlwill ist eine befriedigende anatomische Erklärung dieses Verhaltens nicht möglich. Andererseits begegnete ich auffallend häufig unter den Verwandten multiple Sklerose-Kranker Anomalien der Bauchdeckenreflexe, so daß es naheliegt, an prämorbide, konstitutionelle Faktoren zu denken. (Näheres Monographie S. 102 f. sowie neue eigene Beobachtungen bei Wellach und Tabelle 7, S. 1364.) Unter Gesunden mit normalen Bauchdecken sind die Bauchdeckenreflexe äußerst konstant (Ed. Müller, Schönborn, eigene Feststellungen).

Fehlende Bauchdeckenreflexe können bei Remissionen wiederkehren. Die Cremasterreflexe bleiben in Gegensatz zu den Bauchdeckenreflexen häufig erhalten.

Tonus. In typischen multiple Sklerose-Fällen finden sich halb- und doppelseitige Spasmen, die am häufigsten die Beine betreffen, ausgesprochene Kontrakturen dagegen verhältnismäßig selten und erst in Spätstadien. Sie folgen dem Prädilektionstyp der Pyramidenläsion.

Bei den „pseudotabischen" Fällen findet sich eine ausgesprochene Hypotonie.

Koordination. Zu den konstantesten Symptomen gehört der *Intentionstremor*, besonders deutlich in den Armen bzw. Händen beim Fingernasen- und Fingerfingerversuch (von Bonadurer z. B. in 70% der Fälle festgestellt). Er äußert sich in grobem Wackeln des ganzen Gliedes während der Endphase willkürlicher Bewegungen. Pathophysiologisch handelt es sich wohl um einen komplexen Vorgang. Schreiben und sonstige feinere Bewegungen werden dadurch stark beschränkt.

An dem grobschlägigen intentionellen Wackeln nehmen (in späteren Stadien) auch Kopf und Rumpf teil. Es handelt sich dabei um einen statischen Tremor, d. h. die Unfähigkeit, die antagonistische Muskulatur gleichmäßig auszubalancieren. Bei völliger Ruhe ist meist kein Tremor vorhanden. Das ROMBERGsche Zeichen ist sehr häufig vorhanden (nach BONADURER in 88% der Fälle).

Motorik. Lange Zeit vor dem Auftreten objektiver Erscheinungen wird häufig über enorme Ermüdbarkeit eines oder beider Beine geklagt. Später stellen sich dann deutliche Lähmungserscheinungen, besonders in Form von Paraparesen der Beine, ein, wobei häufig eine Seite stärker befallen ist. Die Störung von Feinbewegungen in den Armen kann schon als Frühsymptom auftreten und bei entsprechenden Prüfungen nachgewiesen werden. Gröbere Paresen sind in den Armen seltener vorhanden. In späteren Stadien kommt es öfters zu Spontanzuckungen der Beine.

Der Gang ist meist spastisch-ataktisch. Stärkere Ataxie der Beine tritt besonders bei pseudotabischen Formen stark in Erscheinung (vgl. Fall Klemens K., S. 1386). Die Unsicherheit des Ganges wird in der Mehrzahl aller Fälle beobachtet und meist charakteristisch nach Art der Gehstörung Betrunkener empfunden bzw. von anderen geschildert. Es handelt sich also zum Teil um den Ausdruck cerebellarer Ataxie.

Trophik. Muskelatrophien sind selten, werden aber zweifellos häufiger beobachtet als früher angenommen wurde; so von DAVISON, GOODHART und LANDER bei 17 von 110 multiple Sklerose-Kranken. In den histologisch untersuchten Fällen fanden sich regelmäßig entsprechende Vorderhornveränderungen. Eine Reihe weiterer Fälle ist bei F. H. LEWY zusammengestellt.

Sonstige schwerere trophische Störungen gehören zu den größten Seltenheiten. Dagegen beobachtete ich mehrmals an dem paretischen Bein oder auch an beiden vasomotorische Erscheinungen, die mehrfach die Fehldiagnose einer BÜRGERschen Krankheit bedingten.

Sensibilität. Massive, vor allem segmentale Sensibilitätsstörungen gehören nicht zum gewöhnlichen Krankheitsbilde, weshalb man früher ganz allgemein Sensibilitätsstörungen als Seltenheit erklärte. Tatsächlich ist die Sensibilität „nur selten während der ganzen Dauer der Krankheit intakt" (OPPENHEIM).

Es handelt sich meist um geringe Hypästhesien der Gliedmaßenenden, sehr häufig mit Parästhesien verschiedener Art, die oft als Frühsymptome auftreten und häufig einen ausgesprochen remittierenden Charakter tragen. Astereognose ist nicht selten. Neuere Untersuchungen an 44 Fällen stammen von KESCHNER und MALAMUD.

Neuralgische Schmerzen in den Extremitäten kommen gelegentlich vor und können unter Umständen dem Krankheitsbild ein besonderes Gepräge verleihen („Sclerosis multiplex dolorosa", ED. MÜLLER).

Die *Sprache* ist in vorgeschrittenen Fällen häufig verlangsamt und abgehackt, die Silben durch Pausen getrennt („skandierende Sprache"). In früheren Stadien pflegt die Sprache schon häufig verlangsamt zu sein. Bei Rudimentärfällen und in den ersten Jahren der Erkrankung ist das Symptom des Skandierens ziemlich selten (von BONADURER nur in 27% der Fälle festgestellt). Die Stimme ist oft monoton. *Zwangslachen,* seltener Zwangsweinen kommen öfters vor (nach GRIGORESCU in 33% der Fälle) und gehören wegen der inadäquaten Affektäußerung zu den quälendsten Erscheinungen. Eine an fortgeschrittener multipler Sklerose leidende Frau (auch der Vater hatte an einer spastischen Beinlähmung gelitten), gab mir an, daß sie beim Tode ihres Mannes

10 Minuten lang habe stark lachen müssen. Auch während der Untersuchung kam es wiederholt zu Zwangslachen. Grigorescu rechnet hierher auch das stereotyp lächelnde Gesicht mancher Herdsklerotiker.

Blasenstörungen sind häufig (75% nach Ed. Müller). Die Patienten geben an, bei der Miktion stärker drücken und länger warten zu müssen als früher. Zwei Polyskerotiker meiner Beobachtung halfen regelmäßig mit manueller Kompression der Blasengegend nach. Der Urin kommt nur tropfenweise und entleert sich häufig unwillkürlich. In späteren Stadien ist der Katheterismus oft erforderlich, hierdurch kommt es häufig zu Cystitiden und ascendierenden Infektionen der Harnwege. Lewin und Taterka haben neuerdings vergleichend neurologische und urologische Untersuchungen bei multiple Sklerose-Kranken durchgeführt und dabei unter anderem auffallend häufig Blasensteine festgestellt.

Die *Stuhlentleerung* ist außerordentlich häufig gestört. Meist handelt es sich um eine quälende spastische Obstipation vom Aszendenstyp Stierlins (Hess und Faltischek). Die konstitutionelle Komponente dieses Symptoms wird an anderer Stelle besprochen (S. 1372 und 1373). Nicht allzu selten findet man auch eine Incontinentia alvi, die nach Erfahrungen Schusters (der auch eigene entsprechen) zuweilen sogar als Frühsymptom auftreten kann.

Störungen von Libido und Potenz sind häufig. Die Menstruation pflegt durch den Krankheitsprozeß nicht beeinträchtigt zu werden. Die beobachteten Menstruationsstörungen sind häufig konstitutioneller Natur (S. 1369f.). Auch Graviditäten verlaufen gewöhnlich ungestört.

Epileptische Anfälle sind bei multipler Sklerose ziemlich selten (Bau-Prussak und Prussak: 13mal auf 268 Fälle = 4,8%, Berger 3mal auf 206 Fälle = 1,5%, Biro 7%).

Es muß also angenommen werden, daß außer der multiplen Sklerose noch andere Faktoren pathogenetisch wirksam sind. Tatsächlich konnte ich in sämtlichen 4 von mir beobachteten Fällen von multipler Sklerose mit Epilepsie genuine Epilepsie in der Familie nachweisen. Oft handelt es sich bei den Kranken selbst offensichtlich um genuine Epilepsie, z. B. bei einem Kranken, der seit frühester Jugend an Absencen und dessen Tochter an Epilepsie mit seelischen Veränderungen leidet. Bei einer zweiten Patientin gingen die Anfälle dem Ausbruch der multiplen Sklerose um Jahre voraus (das gleiche berichtet auch Wilson von mehreren Fällen); ein Vatersbruder litt an schwerer Epilepsie mit Demenz und Dämmerzuständen.

Über die prämonitorischen Schwindelanfälle der Polysklerotiker wurde schon gesprochen (S. 1357).

Die *Liquorbefunde bei multipler Sklerose* sind wiederholt eingehend untersucht und zusammenfassend geschildert worden: auf diese Arbeiten sei verwiesen (Demme, Eskuchen, Picht, Plauth, Sternberg). Nicht selten ist der Befund — auch bei akuten bzw. exacerbierenden Fällen — völlig negativ. Nach verschiedenen Autoren sollen aber feinere Methoden in 80—90% der Fälle Veränderungen aufdecken. Der Druck ist im allgemeinen nicht gesteigert. Das Gesamteiweiß ist meist nicht vermehrt. Öfters (nach Carmichael und Greenfield in 35% der Fälle) ist die Nonnesche Reaktion positiv. Die Eiweißrelation ist oft verschoben, meist im Sinne relativer Globulinvermehrung (Demme). Die Kolloidreaktionen zeigen häufig das Bild der „Paralysekurve". Die Wa.R. fällt nach neueren Untersuchungen in nicht durch Lues komplizierten Fällen stets negativ aus.

Psychische Veränderungen werden auf die Dauer kaum jemals vermißt. Kennzeichnend ist in späteren Stadien die indolent-euphorische Stimmungslage, die im Widerspruch steht zu der Schwere der körperlichen Störungen. Eine Kranke, die schon seit 5 Jahren an einer schweren spastischen Paraparese litt und sich im Zimmer nur noch 3—4 Schritte den Möbeln entlang schleppen konnte, versicherte mir, es komme alles nur von schlecht sitzenden Einlagen und sie glaube bestimmt, bald wieder ganz zu genesen, eine andere, die schon seit Jahren das Bett hütete, glaubte noch kurz vor ihrem Tode fest an ihre Heilung durch die Christian Science. Diese egozentrische Kritiklosigkeit ist Teil einer allgemeinen mäßiggradigen Demenz, die sich auch in Gedächtnis- und Merkfähigkeitsstörungen, Einengung des Gesichtskreises, Abnahme der Urteilsfähigkeit und des sittlichen Empfindens, Neigung zu läppischen Witzeleien und Ähnlichem äußert. Psychogene Bilder bei multiple Sklerose-Kranken finden sich so häufig, daß Zufall ausgeschlossen ist (K. MENDEL, MÖNCKE-MÖLLER, MOSER u. a.); es können dadurch unter Umständen diagnostische und gutachtliche Schwierigkeiten entstehen. Ich führe ein Beispiel an:

Frau K. (H. 13), 21jähr. Von jeher launisch, grundlos verstimmt. Meist lebhaft und umtriebig. Als Kunstschülerin „über allem die Geduld verloren", deshalb den Beruf aufgegeben. Gedankenablauf sprunghaft, zerfahren, konzentrationsunfähig. Obj.: Ständige Unruhe, ringt dauernd die Hände. Ständiger Wechsel der Mimik, die „bald Angst, bald finstere Entschlossenheit, bald erstaunte Unschuld, bald Ärger und Mißtrauen markiert" (aus dem Krankenblatt einer Nervenklinik). Äußerst ängstlich und mißtrauisch. Weint bei der Prüfung des Konjunktivalreflexes. Rascher Stimmungswechsel zu kameradschaftlich-burschikosem Ton gegenüber dem Stationsarzt. Dann wieder Weinkrampf. Von verschiedenen Neurologen werden das theatralische Wesen und die pseudologistischen Züge besonders hervorgehoben und diese nach Schilderung der Familie von klein an bestehende Persönlichkeitsstruktur als konstitutionell angesehen. — Körperlich typische remittierende multiple Sklerose. — Bruder schwerer explosiv-haltloser, roher und gemütskalter, asozialer Psychopath von guter Intelligenz. Mußte in Heilanstalt interniert werden. Organisch völlig o. B. Weiterer Bruder ist Linkshänder. — Vater hyperbrachycephal, Sonst körperlich o. B. Sehr erregbar, jähzornig. Bedrohte seine Umgebung. Linkshänder. — Mutter typische Migräne.

Hier wird deutlich, daß der *hysterische Symptomenkomplex* nicht Prozeßfolge, sondern prämorbides Konstitutionselement ist, was bei vielen entsprechenden Kranken mittels genauer Persönlichkeits- und Familienanalyse nachgewiesen werden kann (vgl. unten). Diese Fragen habe ich in meiner Monographie eingehend behandelt (S. 112—126). Auch *hypochondrische Bilder* werden bei multipler Sklerose beobachtet (vgl. Fall Willy K., S. 1394).

Wenn auch verschiedenartige sonstige psychopathischen Züge depressiver, paranoider und anderer Art bei multipler Sklerose öfters vorkommen, so sind doch ausgesprochene Psychosen relativ selten. ED. MÜLLER fand auf 75 Fälle keine, MOSER auf 63 eine, ich auf 106 Fälle 3 Psychosen, d. h. also 4:244 oder 0,8%. Umgekehrt wiesen SANGER-BROWN und DAVIS darauf hin, daß sich unter 6700 Geisteskranken des Manhattan State Hospital nur 3 Polyskerotiker befanden. Die Psychosen zeigen häufig ein schizophrenieartiges Bild. Ich nenne folgendes Beispiel:

Frau M. (H. 2), 32jähr. Prämorbide: Schon als Mädchen gemütskalt, launisch, herrisch, unharmonisch, „ohne Ruh und Rast". In der Ehe geringer Sinn für Familienleben. Mittlere Intelligenz ohne Ausfälle, aber auch ohne irgendwelches Höherstreben. 1926 Beginn der organischen multiple Sklerose-Symptome. Schwerer, mit mäßigen Schüben verlaufender cerebrospinaler Fall. Autopsie: Ausgedehnte multiple Sklerose des Gehirns und Rückenmarks, vor allem des Hemisphärenmarkes. Einige Rindenherde. 1930 Beginn der seelischen Veränderungen mit Wahnvorstellungen, die seitdem bestehen blieben: Sie werde aus dem Nachbarhause bestrahlt, jeden Morgen fahre ein Bestrahlungswagen vorbei, der die Kinder der Nachbarschaft bestrahle, damit sie gesund würden. Auf Befragen gibt sie gelegentlich als Grund der Bestrahlung an, das Zentrum stecke dahinter. Paranoid-mißtrauisch zu ihrer Umgebung eingestellt: Ihr Dienstmädchen sei beauftragt in der Wohnung zu spionieren, sie zum Katholizismus zu bekehren usw. Glaubt ferner an regelmäßige, sexuelle Beziehungen zwischen dem Mädchen und dem Ehemann. Dabei würden aus dessen Samen Tabletten hergestellt, die sie dann zur Kräftigung einnehme. Die Nachbarn hörten ihre Gespräche durch die Wände ab. In Bildern illustrierter Zeitungen erkennt sie Klinikärzte, die überhaupt in ihren paranoiden Vorstellungen eine große Rolle spielen. Gedichte und Zeitungsnotizen bezieht sie auf sich. Ihren Bruder hört sie im Radio sprechen. Öfters Vergiftungsideen. — Daneben ausgesprochene organische Demenz: hochgradige Gedächtnis- und Merkfähigkeitsstörung, Ablenkbarkeit, Verlieren des Fadens während der Erzählung. Distanzloses und leeres Dahinreden in unpräziser und kindlicher Form. Läppische Euphorie, trotz wiederholt geäußerter Todesahnung. — Die paranoide Psychose ist durch die Demenz verwaschen und uncharakteristisch. Pat. hält aber mit großer Zähigkeit an ihren Vorstellungen fest. — Von Stimmenhören oder sonstigen Halluzinationen nichts zu erfahren. — Bruder stiller Athletiker. Syphilidophobie. Ohne bekannte Motive trotz glänzender Wirtschaftslage 25 jährig Suicid. Vetter der Mutter Hypomaniker, wegen manischen Zustandsbildes bei Hirnarteriosklerose in Heilanstalt.

In dem zweiten von mir beobachteten Fall handelte es sich offenbar um die Kombination einer echten Katatonie mit multipler Sklerose. Die Mutter hatte ebenfalls einen schizophrenen Schub durchgemacht, beide waren schwachsinnig (Näheres vgl. Monographie 1933, S. 114f.). Auch in meinem dritten Fall (autoptisch bestätigt) lag eine schwere psychotische Familienbelastung vor (zit. S. 114, Familie 6).

Es scheint also, daß vorwiegend solche multiple Sklerose-Kranke eine Psychose erwerben, die eine spezifische erbliche Disposition in sich tragen; entsprechende Beobachtungen stammen von Aubert, Chotzen, Claude und Targowla, Dannenberger, Lannois, Probst u. a.

Außer schizophrenieartigen Psychosen kommen auch solche vom Typ des zirkulären Irreseins, ferner einfach paranoide, delirante, korsakowartige und andere Zustandsbilder zur Beobachtung (Economo und Redlich, Knoblauch, Nagel, Raecke, Urechia und Elkeles u. a.).

Von manchen Seiten wurde die Ansicht vertreten, die psychotischen Erscheinungen bei der multiplen Sklerose seien der Ausdruck von Hirnrindenveränderungen. Dem widerspricht es, daß bei einschlägigen Fällen corticale Veränderungen gefehlt haben (Eichhorst, Fuller, Klopp und Jordan, Knoblauch, Ed. Müller, Seiffert u. a., eigene Beobachtungen) bzw. umgekehrt das Fehlen psychotischer Symptome bei reichlichen Rindenherden.

Nach *Allgemeinsymptomen* wurde — mit recht wechselnden Ergebnissen — wiederholt gefahndet. Greifbare und konstante Befunde liegen nicht vor. Strümpell wies darauf besonders hin und wertete die Tatsache gegen die Infektionstheorie aus. Bemerkenswert ist besonders das Fehlen primärer autoptischer Veränderungen an anderen Organen, was zu einer sicheren Spirochätose des Zentralnervensystems, der Tabes bzw. Paralyse mit ihren häufigen Veränderungen an der Aorta und anderen Organen in starkem Gegensatz steht. Gelegentliche geringgradige Temperatursteigerungen wurden von einzelnen Autoren festgestellt (Bonadurer, Epstein, McKenna), von anderen dagegen vermißt (Marburg, Redlich-Obständer). Bei den positiven Befunden scheinen die Frage der Koprostase und der Harnretention nicht genügend berücksichtigt worden zu sein (Wilder).

Den gelegentlichen Befunden einer Blutleukocytose (McKenna) stehen durchaus negative Feststellungen mit völlig normalem Blutbild entgegen (Friedmann und Rabinowitsch-Kempner, Katz, Purves-Stewart und Hocking). Zador fand bei chronischen Fällen keine wesentlichen Veränderungen, bei akuten Fällen zuweilen eine neutrophile Leukocytose. Die Senkungsgeschwindigkeit der roten Blutkörperchen wurde in der Mehrzahl der Fälle normal befunden (Bonadurer). Störungen der Leberfunktion wurden gelegentlich festgestellt (Haug), von anderer Seite jedoch vermißt (Purves-Stewart und Hocking).

β) Syndrome.

Zunächst sei der ganz typische Befund und Verlauf einer Kranken mit dem *cerebrospinalen* Vollbild der multiplen Sklerose wiedergegeben:

Ruth W., geb. 1893. Als Kind Masern und Scharlach. 10 jähr. akuter Gelenkrheumatismus. Frühjahr 1916 auf dem re. Auge „dunkle Flecke". Es sei eine „Sehnervenentzündung" festgestellt worden. Deshalb Siebbein- und Keilbeinausräumung mit anfänglicher Besserung des Sehens. Allmählich wieder Verschlechterung des Sehens bis zur völligen Erblindung. Später wieder Restitution bis zu $^7/_8$ der normalen Sehschärfe. Schwindelgefühl beim Gehen. Dann ein Jahr beschwerdefrei. Sommer 1918 Schwäche der Beine, Doppelsehen und Schwindel. Dauer 6 Wochen. Februar 1919 verschwommenes Sehen li., augenärztlich kein Befund. 8 Tage später „Abgestorbensein" des ganzen Körpers mit Kribbeln. August 1919 Zunahme der Sehstörung. Kurz anhaltende Verziehung des li. Mundwinkels. 1919 von zwei verschiedenen bekannten Fachärzten genaue neurologische Untersuchung, beide Male angeblich völlig normaler Befund, der eine Untersucher sprach von Hysterie. Seit Januar 1920 bettlägerig wegen allgemeiner Zunahme der Beschwerden, insbesondere zunehmender Beinlähmung. Erbrechen bei jedem Aufrichten; starker Speichelfluß; beides verschwunden auf Atropin. Seit 1920 auch Sprachstörung im Sinne des Skandierens und Störung beim Wasserlassen. In den letzten Jahren Schluckstörungen; besonders bei Flüssigkeiten. Wegen häufigen Verschluckens zeitweise Sondenfütterung notwendig. Zeitweise ausgesprochenes Zwangslachen und Zwangsweinen.

Befund. Mittelgroß, kräftig, ziemlich starke allgemeine Verfettung (früher schlank, straff). Innere Organe o. B. Wa.R. (Blut) negativ. Re. Papille im allgemeinen blasser als li. Bitemporale Abblassung. Bds. zentrales Skotom für grün und rot (Augenklinik). Rechtsseitige VI-Parese. Beim Blick nach re. grobschlägiger Nystagmus. Li. Gaumensegel gewölbter als re. Bds. fehlender Würgreflex. PSR und ASR re. = li. ++. Keine Kloni. Babinski, Oppenheim, Gordon li. > re. +. Mendel-Bechterew li. +, re. ∅. BDR überall völlig ∅ (konstant). Tonus ohne gröbere Störung. Mäßige Parese beider Beine li. >re. Kann den Rumpf allein nicht aufrichten. Sensibilität ohne gröbere Störung. Geringe Atrophien des Thenar und Hypothenar bds. Bds. deutlicher Intentionstremor. Kn.H.V. bds. ataktisch. Romberg: Stehen allein völlig unmöglich. Psyche: euphorisch, etwas läppisch. Sehr sektiererisch und schwarmgeistig eingestellt. Gläubige Anhängerin der Christian Science. Ist deshalb überzeugt, früher oder später noch geheilt zu werden. Keine gröberen Intelligenzdefekte. Verlauf: Dauernd bettlägerig. 1930 Tod an schwerer Cystitis und doppelseitiger hypostatischer Pneumonie. Sektion: Multiple sklerotische Herde im Gehirn und Rückenmark, vor allem an den Prädilektionsstellen, periventrikulär, ferner in Oblongata und Kleinhirn. Atrophie der Hirnwindungen, vor allem im Scheitelhirn und Stirnhirn. Hydrocephalus externus mittleren Grades. Schwere hämorrhagische Cystitis. Septische Milzschwellung. Hypostatische Pneumonie beider Unterlappen. Multiple subseröse Myome des Uterus. Spina bifida des 1. Lendenwirbels.

Eine Base des Vaters erkrankte 47 jähr. an einer spastischen Hemiplegie unbekannter Genese. Vater krimineller pseudologistischer Psychopath, dessen Bruder ebenfalls, stottert. Vater des Vaters 32 jähr. gestorben an Taboparalyse. Dessen Bruder wegen halluzinatorischer Psychose in Heilanstalt. Vatersmutter wegen Melancholie in Heilanstalt.

Hier sind sehr deutlich: die so außerordentlich charakteristische prämonitorische Opticuserkrankung, die verschiedenen Schübe und Remissionen (die Kranke sagte selbst sehr charakteristisch: „Es ist alles mal wieder vorbei gegangen"), das „hysterische" Vorstadium, das spastische Syndrom in Verbindung mit CHARCOTscher Trias, Opticuserkrankung, fehlenden Bauchdeckenreflexen und Zwangsaffekten.

Auf die *Bedeutung der Remissionen* wurde schon wiederholt hingewiesen, sie geht auch aus den hier gebrachten Beispielen zur Genüge hervor (Fälle, Ruth W., Fritz G., Wilhelm B., S. 1390—1391, Bernhard W., S. 1394—1395). Als ganz besonders markant sei die folgende Beobachtung kurz erwähnt:

Fritz G. Geb. 1909. Mechaniker. Hat, besonders in der Schule, stark gestottert, bis zum 10. Lebensjahr das Bett genäßt. 1927 typische multiple Sklerose (Nervenabteilung Heidelberg, Professor v. WEIZSÄCKER): Schlechtes Sehen re., Parästhesien und Schwäche der Beine, mußte drücken beim Wasserlassen. Nystagmus, Konvergenzparese re., leichte temporale Abblassung bds. Sensibilitätsstörungen und geringe Ataxie beider Beine. BDR li. oben +, alle anderen ∅. PSR ++, re. Patellarklonus. Babinski bds. +, Gang leicht ataktisch, nach mehrwöchiger Bettruhe (und Antimosankur!) völlige Restitution. 1933: Ist seitdem völlig gesund, kann schwer arbeiten, ist den ganzen Tag per Rad als Geschäftsbote unterwegs, spielt Fußball, schwimmt. — Außer erschöpfbaren, re. unten konstant fehlenden BDR keinerlei objektiver Befund bei eingehender klinischer Untersuchung. — Starke Spina bifida occ. des ersten Sakralwirbels (Abb. 22, S. 1375).

Als Beispiel einer *vorwiegend spinalen multiplen Sklerose* sei folgender Fall genannt.

Wilhelm B. Geb. 1. 7. 02. Chauffeur. Frühanamnese negativ. März 1927: „Müdigkeit im re. Bein", konnte es kaum noch nachziehen. Deshalb $1/_2$ Jahr gefeiert. Danach wieder völlig beschwerdefrei. Sommer 1928 erneute Schwäche im re. Bein. Dauer 1 Monat. März 1929 wieder Schwäche im re. Bein und erstmalig Erschwerung des Wasserlassens, muß etwa 2 Minuten drücken. Häufig Harndrang und Miktion. Öfters unwillkürlicher Abgang einiger Tropfen. 160,9 cm großer, schmächtiger, sehr magerer Astheniker. Gewicht 60 kg. Thorax: 87,5 : 83,5. Innere Organe o. B. Blut Wa.R ∅. — N. II, III, IV, VI o. B. (Augenklinik). Kein Nystagmus. Auch die übrigen Hirnnerven frei.

PSR. re. = li. ++. Kein Klonus. ASR re. ++, li. +. Babinski bds. +. Gordon re. schwach +. Mendel-Bechterew re >li. +, dabei bds. Dorsalflexion der Großzehe. Rosso-limo re. >li. +. BDR oben bds schwach +, unten bds ⌀. Tonus ohne deutliche Störung. Kraft im re. Bein leicht herabgesetzt. Gang re. spastisch schleifend, etwas unsicher (angedeutet cerebellar). Sensibilität, Trophik o. B. F.N.V.: bds. geringer Intentions-tremor. Romberg +. Gehen auf einem Strich, Fuß vor Fuß, deutlich gestört, sehr unsicher. Psyche: Ohne gröberen Defekt. Nachuntersuchung 1936: Keine wesentliche Änderung des Befundes. Familie: Muttersvater geisteskrank, Mutter schizoide Debile, deren Bruder schizoid. 2 Vettern schizophren. 2 Basen sexuell haltlos (Fürsorgeerziehung). Sohn einer Base epileptischer Idiot.

Trotz des Fehlens von Opticus- und sonstigen Hirnnervenerscheinungen ist bei dem typischen Verlauf mit 3 Schüben und 2 völligen Remissionen an dem Vorliegen einer multiplen Sklerose nicht zu zweifeln. Auch das Erkrankungs-alter ist charakteristisch.

Bei der „*cervicalen Form*" (Cassirer) der spinalen multiplen Sklerose stehen Störungen des Lagegefühls und der Stereognose in den Fingern und Ataxie der Arme im Vordergrund; die Armreflexe können fehlen. Dies umschriebene Syndrom stellt aber meist nur eine kürzere Etappe im Krankheitsverlauf dar.

Spinale Herde in der Lumbosacralgegend können das „*pseudotabische*" *Syndrom der multiplen Sklerose* hervorrufen: besonders starke Paraparesen der Beine, schwere Ataxie, Hypotonie mit Verlust der Beineigenreflexe, Sensibilitäts-störungen. Daneben das eine oder andere Leitsymptom der multiplen Sklerose (Nystagmus, fehlende Bauchdeckenreflexe usw.). Derartige Fälle wurden von H. Curschmann, K. Mendel, Oppenheim, Voigt u. a. besprochen (Lit. bei Voigt). Bei besonderer Beteiligung der Vorderhörner kommt es zur „*pseudo-amyotrophischen*" *Form der multiplen Sklerose*, die klinisch vollständig unter dem Bild einer amyotrophischen Lateralsklerose verlaufen kann (Westphal und Meyer, daselbst auch einschlägiges Schrifttum). Meist ist aber schon klinisch durch das Vorliegen charakteristischer Sklerose-Symptome (Nystagmus, Intentionstremor, Remissionen usw.) der symptomatische Charakter des Syn-droms zu erkennen. Die Atrophien pflegen nicht sehr hochgradig zu sein. Entartungsreaktion fehlt oder ist nur sehr gering entwickelt. Zuweilen wird das Krankheitsbild beherrscht von Herden *bulbärer Lokalisation*. Diese Fälle verlaufen oft besonders schnell und ungünstig. Hier ist — im Gegensatz zu der Mehrzahl aller anderen Herdsklerosen — die Erkrankung selbst die un-mittelbare Todesursache.

Als Beispiel diene folgende Beobachtung:

Peter E. Geb. 1910, gest. 1930. Ohne Beruf. Normale Geburt. Von klein an sehr schwäch-lich. Rechtzeitig laufen, sehr langsam sprechen gelernt. Keine Krämpfe. Stets sehr un-ruhig, zappelig. Nachts jahrelang (auch noch in letzter Zeit) rhythmisches Kopfschütteln, so daß das ganze Bett wackelte. Lag meist auf dem Bauch, schüttelte auch mit Armen und Beinen, man konnte nicht mit ihm in einem Zimmer schlafen. Vorschule leidlich ab-solviert. Auf der höheren Schule völlig versagt. Nach Aussage des Lehrers kein Auffassungs-vermögen. Privatunterricht. Verschiedene Versuche mit kaufmännischer Lehre, Handels-schule, Gärtnerlehre usw. mußten aufgegeben werden, da Patient sich nirgends halten konnte: er kniff meist nach einigen Wochen aus, machte dumme Streiche, versuchte in kindischer Weise politisch zu agitieren, renommierte maßlos, fing dauernd Streit an; schrieb öfters verworrene Briefe nach Hause, er wolle in den Süden, ins Kloster und Ähnliches. Mußte mehrmals völlig verwahrlost nach Hause geholt werden. Strenge und Milde führten nicht zum Ziel. Im Grunde gutmütig, wenn gereizt, jähzornig. Schlägt dann seine Geschwister. Seit Frühjahr 1930 morgens nüchtern öfter Erbrechen. Gelegentlich Schwindelanfälle, besonders beim Bücken. Befund: Etwa 175 cm groß, schlank, blasses Aussehen. Bds. starker Hohlfuß. Chronische Conjunctivitis (Augenarzt). Hoher, steiler Gaumen. Pupillen o. B. Augenbewegungen frei; beim Blick nach li. schnelles Ermüden der Augen. Zurück-weichen zur Mittellinie. In beiden seitlichen Endstellungen und beim Blick nach oben ausgesprochener grobschlägiger Nystagmus. Sprache nasal, etwas langsam und monoton. Erster Trigeminusast bds. druckschmerzhaft. Zunge belegt, weicht deutlich nach li. ab. Li. Zungenhälfte atrophisch; fühlt sich schlaff an. Geringes Zwangslachen. Arm-reflexe lebhaft li. = re. PSR ++, re. >li. ASR li. = re. ++. Keine Kloni. Babinski re. +. Oppenheim re. > li. +. BDR oben li. > re. +, unten li. schwach +, re. ∅. Kremasterreflex +. Geringer Intentionstremor bds. Kn.H.V. o. B. Mittelschlägiger Händetremor li. mehr als re. Gang unsicher, breitbeinig, etwas taumelnd. Romberg angedeutet. Bauchmuskulatur re. schlaff, li. (genau von der Mittellinie an) von normalem Tonus. — Blut Wa.R. negativ. Lumbalpunktion: Keine Drucksteigerung, Zellen 8/3, Nonne und Weichbrodt negativ. Blumenthal, Pandy, Takata-Ara schwach +, Wa.R. bis 1,0 negativ, Goldsol und Mastix: Leichte Zacken im Sinne einer multiplen Sklerose- Im Anschluß an die Lumbalpunktion (trotzdem sie vorsichtig ausgeführt und wenig Liquor entnommen wurde) Meningismus: heftige Kopfschmerzen, Übelkeit, Erbrechen, Temperatursteigerungen auf 38,1° ax. Parese des li. Armes. Puls wechselt zwischen 60 und 120 pro Minute. Pneumonie li. hinten unten. Nach 5 Tagen allmählicher Rückgang aller Symptome, erbricht aber noch häufig innerhalb der nächsten 6 Wochen. — Zu Hause tritt (4 Wochen nach der Klinikentlassung, 6 Monate nach Krankheitsbeginn) ziemlich plötzlich der Tod ein. Patient hatte die letzten Tage wieder heftiges Erbrechen und schwere Atemnot. Außerdem starke Sprach- und Schluckstörungen Augenärztlich wurde eine doppelseitige Abducensparese festgestellt. Unter diesen Erscheinungen Exitus letalis. Vatersbruder manisch-depressiv, dessen Sohn Epileptiker, Vetter Postencephalitiker. Von Vaters- und Mutterseite starke allergische Belastung (vgl. Stammtafel Abb. 12).

Der Fall illustriert gleichzeitig den *in einigen Monaten tödlichen Verlauf einer akuten multiplen Sklerose*. Bei vorwiegend bulbopontinen Fällen findet sich zuweilen das Syndrom der Hemiplegia alternans (z. B. VII-Lähmung mit gegenseitiger Hemiparese), bei Befallensein der Pyramidenkreuzung das Syndrom der Hemiplegia cruciata (Parese eines Armes und des anderen Beines). Auch die pontinen Fälle pflegen akut einzusetzen, zuweilen mit Fieber. Zunächst gewinnt man häufig den Eindruck des Tumors; erst der schubweise Verlauf sichert dann die Diagnose.

Im folgenden Falle handelt es sich um den *langsam progressiven, nicht remittierenden Typ der chronischen multiplen Sklerose* (vgl. S. 1381). Dieser Fall diene ferner als Beispiel der *hemiparetischen Form* der multiplen Sklerose, dem eine gewisse Neigung zur Chronizität innewohnt.

Kath. M., geb. B. Geb. 1878. 1917 Nachschleppen li. Bein. 1919 ärztliche Diagnose: „Nervenschwäche". Blut Wa.R. ∅. Seit 1920 zunehmende Verschlechterung des Gehens; kann sich jetzt nur noch mühsam wenige Schritte weit schleppen. Seit einigen Jahren auch Schwäche li. Arm. Keine Blasen- und Sehstörungen. — Mittelgroß, korpulent. Re. Papillengrenze unscharf. Temporale Hälfte ziemlich blaß. Auch li. mäßige temporale Abblassung (Augenklinik Bonn). Würgreflex stark abgeschwächt. In beiden Beinen, li. > re., und im li. Arm starke Spasmen. Adductoren ziemlich frei. PSR ++, li. > re. Li. Pat. Klonus. Tricepsreflex li. führt zu Bicepskontraktion. Tricepsreflex re. normal.; übrige Armreflexe o. B. Knipsreflex li. ++, re. schwach +. Mayer bds. ∅. Babinski li. +. Keine sonstigen pathologischen Reflexe. BDR fehlen vollständig bei gutem Tonus der Bauchdecken, keine Striae (1 Geburt). Hemiparese li. F.N.V. li. ? re. unsicher. Romberg? Kn.H.V. li. ? re. o. B. Gang: Hochgradige spastische Circumduktion li. Sensibilität o. B. Sprache unauffällig. Psyche: Leichte Demenz, unbeirrbare Euphorie, ganz ungenügende Krankheitseinsicht; trotz der seit 10 Jahren bestehenden spastischen Hemiparese hofft sie fest auf Genesung; die ganze Erkrankung komme „von falschen Einlagen". Intern o. B. Blut-Wa.R. ∅.

Ein Vetter leidet ebenfalls an einer langsam progressiven multiplen Sklerose und er krankte auch etwa 38jähr.: Nystagmiforme Zuckungen. PSR und ASR re. > li. ++. Bds. Fußklonus, re. > li. BDR ∅, außer dem re. mittleren. Gang spastisch-ataktisch. Romberg ++. Intentionstremor. Prämorbide Debilität.

In bezug auf die *Stadieneinteilung* der multiplen Sklerose nach PURVES-STEWART (vgl. S. 1383) gehört unser Fall Fritz G. (S. 1391) zu der Gruppe der (vorläufig?) Leichtkranken. Seit 6 Jahren besteht bei ihm eine praktisch der Heilung gleichkommende Remission. Alle anderen Kranken müssen dagegen zur dritten Gruppe gerechnet werden: die Patientin mit dem cerebrospinalen Vollbild, die Kranken mit den vorwiegend spinalen Prozessen, der akut verlaufende Fall bulbärer Akzentuierung und die langsam aber unaufhaltsam fortschreitende hemiparetische multiple Sklerose.

Im folgenden seien noch Vertreter der beiden Gruppen 1 und 2 von PURVES-STEWART vorgeführt.

Zunächst ein mir seit 1925 bekannter Kranker mit einer relativ *stationären, gering schubweisen multiplen Sklerose,* der bis heute als selbständiger Kaufmann ununterbrochen tätig ist.

Willy K. Geb. 1892. Frühanamnese negativ. August 1923 Taubheit und Kribbeln re. Körperhälfte und li. Arm. Diese Beschwerden bestehen unter sehr starkem Wechsel seitdem fort. Gelegentlich Unsicherheit re. Arm und re. Bein. Seit 1924 Verstopfung. 1927 zeitweise etwas erschwertes Wasserlassen. 1930 Schleier vor dem re. Auge. 1934 einige Monate Doppelsehen. 1935 außer den Parästhesien und der weiterhin reduzierten Sehkraft re. keine Klagen. —Im Laufe der Jahre stark wechselnde hypochondrische Klagen über Herzklopfen, Atemnot, Brustbeklemmungen, abnorm starkes, dann wieder ganz fehlendes Hungergefühl, Magenschmerzen, Schwitzen, Schlaflosigkeit, depressive Verstimmung. Seit einigen Jahren sind diese Klagen sehr zurückgegangen. K. ist aber nach wie vor sehr besorgt um seine Gesundheit, sucht häufig verschiedene Ärzte auf usw. Befund: 163 cm großer, magerer Astheniker. Innere Organe stets objektiv o. B. Gelegentlich Hyperacidität: 75 freie HCl, 98 Ges. Acid. Blut Wa.R. ∅. Leichte Ptosis li., feiner Nystagmus horizontalis beim Blick nach re. (im Verlaufe der Jahre stark wechselnd). Zunächst keine Opticus- und Gesichtsfeldveränderungen (1926), dagegen von 1930 an (Augenklinik Bonn): Re. Papille deutlich abgeblaßt. Gesichtsfeld: Auf beiden Augen geringe Einschränkung für weiß, hochgradige Einschränkung für Farben. Dezember 1931: (der gleiche Untersucher): Langsam fortschreitende totale Opticusatrophie bds. — Triceps-, Biceps-Rad.-Periost R. konstant re. >li. +. Knips R. re. +, li. ∅. BDR rechts oben und unten +, links gelegentlich angedeutet, meist fehlend (Befunde stark wechselnd). Crem. R. re. = li. +. PSR re. >li. ++. ASR re. zuweilen >als li +. Gelegentlich Fußklonus bds. Babinski bds. gelegentlich +. Gang völlig o. B. Mäßiger Intentionstremor re. >li. Mäßige Beinataxie bds. Romberg gelegentlich +. Sensibilität objektiv bei wiederholter Prüfung o. B. einschließlich Erkennung von Zahlen, Stereognose, Lagegefühl. Psyche: Sehr nervös, von hypochondrischer Klagsamkeit (siehe Anamnese!). Mißtrauisch, leicht erregbar, stimmungslabil. Intelligenz vollwertig.

Objektiv finden wir also einen langsam fortschreitenden, die Arbeitsfähigkeit aber vorläufig keineswegs einschränkenden Opticusprozeß und ein geringfügiges pyramidales Halbseitensyndrom ohne Gehstörungen. Es ist wahrscheinlich kein Zufall, daß auch die Bruderstochter des Kranken eine ausgesprochen gutartige multiple Sklerose aufweist; sie wurde auf S. 1380 kurz geschildert und kann zugleich als typisches Beispiel einer *initialen multiplen Sklerose* gelten.

Schließlich bleibt noch die Besprechung der *rudimentären multiple Sklerose-Fälle,* die in bezug auf Arbeitsfähigkeit meist der Gruppe 1 von Purves-Stewart angehören.

Aber auch Kranke mit einem Rudimentärsyndrom können völlig arbeitsunfähig werden. Hier handelt es sich um fast isolierte Affektionen des N. opticus, die sog. „*okulären*" Formen der multiplen Sklerose (Oppenheim), wie sie die folgende Beobachtung wiedergibt:

Bernhard W. Geb. 28. 1. 02. Schuhmacher. Keine wesentlichen Kinderkrankheiten. Öfters als Kind Kopfschmerzen. Winter 1916/17 heftige Kopfschmerzen und Erbrechen. Sommer 1917 wegen Doppelsehen zum Augenarzt. Aus dessen Befund (1917): Nystagmus nach re. Abducenslähmung re. S = 1, Spiegelbefund: Normal. 26. 2. 18: Alles wie früher, nur die Abducenslähmung verschwunden. Später keine Doppelbilder mehr. Juni 1929 ziemlich schnell zunehmende Sehstörung besonders li., Ohrensausen li. Schläft schlecht ein; leicht aufgeregt. Befund 1929: 169 cm großer, ziemlich schlanker Mensch. Innere Organe o. B. — Ziemlich grobschlägiger Nystagmus horizontalis beim Blick in Endstellungen. Absolutes Zentralskotom bds. Re. deutliche Abblassung. Papillengrenzen scharf, keine entzündlichen Erscheinungen. S. re. = li. 1/100 (Augenklinik Bonn). Pupillen li. = re., Reaktion auf Licht +, auf Konvergenz (bei mangelhafter Konvergenz der Bulbi) schlecht. Am übrigen Nervensystem keinerlei organischer Befund bei mehrmaligen Untersuchungen im Verlauf eines Vierteljahres. Blut Wa.R. negativ. Liquor Wa.R. bis 1,0 negativ, Nonne und Pandy positiv, Mastix negativ. Goldsol schwache Zacke. Zellen 1/3. — Psyche: Unauffällig, euphorisch.

Nachuntersuchung 1936[1]: Kann wieder arbeiten. S. re. 5/7,5, li. 5/15, bei Korrektion noch besser. Totale Opticusatrophie bds. Gesichtsfeld ganz o. B. Nystagmus horizont.

---

[1] Herrn Augenarzt San.-Rat Dr. Jung (Köln) danke ich auch an dieser Stelle herzlich für seine Unterstützung.

Eine reine retrobulbäre Neuritis ist ausgeschlossen, da eine Abducensparese bestanden hatte und Nystagmus vorliegt. Das hochgradige Remittieren spricht außerdem deutlich für eine multiple Sklerose. Sehr charakteristisch ist die Diskrepanz zwischen Spiegelbefund und Sehleistung.

Noch spärlicher ist die Symptomatologie in einem zweiten Falle:

36jähr. Mann. 1918 (24jähr.) im Felde zeitweise Augenflimmern und Schwierigkeiten beim Sprechen. 1921 wieder Augenflimmern und Verschwommensehen; die Gegenstände werden undeutlich. Sonst — außer starker Nervosität und Schlaflosigkeit — keine Klagen. Objektiv bds. temporale Abblassung, re. >li.; Grenzen leicht unscharf. Kleines rel. zentr. Skotom für Farben, deutlich erst nach Ermüdung (mehrmalige augenärztliche Untersuchungen), Nebenhöhlen (genau stationär untersucht) o. B. (Ohrenklinik-Bericht). ASR li. konstant > re. Gekreuzter Adductorenreflex von re. nach li. +, umgekehrt ∅. Sonst o. B. Wa.R. (Blut) ∅.

Vetter des Vaters leidet an typischer, aber auffallend stationärer und benigner multipler Sklerose.

Schon BRUNS, später MARBURG haben darauf hingewiesen, daß es *gutartige Abortivformen der multiplen Sklerose* gibt, bei denen sich der Prozeß im wesentlichen auf den Opticus beschränke.

Abortivformen der multiplen Sklerose sind sicher weit häufiger als bisher angenommen wurde (GOLDFLAM, MAAS, OPPENHEIM, PETTE, REYNOLDS, eigene Beobachtungen). OPPENHEIM erwähnte schon 1914 derartige Fälle, bei denen es sehr eingehender Untersuchung bedürfe, um überhaupt objektive Symptome festzustellen, z. B. die Kombination einer ganz leichten Hemiparese mit OPPENHEIMschem Reflex und fehlenden Bauchdeckenreflexen. In neuerer Zeit haben SIMONS sowie PRUSSAK derartige Fälle mitgeteilt. Sie haben sie, ebenso wie REYNOLDS und wir selbst bei genealogischen Untersuchungen in multiple Sklerose-Familien festgestellt (vgl. meine Monographie S. 127—130). Neuerlich konnten wir 2mal bei je 2 Geschwistern ein ganz rudimentäre, okuläre multiple Sklerose feststellen. Die eine Beobachtung wurde von WELLACH publiziert. Die zweite betrifft 2 Brüder, die etwa gleichaltrig um das 40. Lebensjahr an retrobulbärer Neuritis sowie Störungen der Libido und Potenz erkrankten.

Ich nenne als letztes Beispiel einer rudimentären multiplen Sklerose noch folgenden Fall:

Frau Sch., 61jähr. Mit 40 Jahren wurde vom Augenarzt „Augenmuskellähmung" festgestellt. Damals Doppelsehen, Konvergenzschielen bds. Dauer 3 Wochen. 42jähr. (1913) starke Ermüdbarkeit und Schwäche der Beine. Im Krankenhaus: Pupillen o. B. Parästhesien der Beine, Gang und Stehen unsicher. PSR ++, Babinski bds. schwach +. Blut Wa.R. ∅. Nach 6 Wochen geheilt entlassen. Später stets gesund. Befund 1933: Babinski bds. +. BDR ∅ (1913 vorhanden gewesen). Sonst ganz o. B.

26jähr. Tochter leidet an typischer multipler Sklerose: Nystagmus, links temporale Abblassung, fehlende BDR, Intentionstremor, spastische Phänomene. Liquor: Mastixkurve vom multiple Sklerose-Typ, sonst o. B.

Über derartige multiple Sklerose-Kranke, die nach einem Schub in der Jugend seit Jahrzehnten praktisch gesund sind, haben unter anderem auch GOLDFLAM und PETTE berichtet; die Kenntnis dieser Fälle, bei denen „nur wenige, geringfügige, schwer zu deutende subjektive und objektive Symptome vorhanden sind" (GOLDFLAM), z. B. Schwäche oder Fehlen eines Bauchdeckenreflexes, ein isolierter Babinski, temporale Papillenblässe, hat naturgemäß eine sehr hohe praktische und theoretische Bedeutung.

7. Diagnose.

In der Mehrzahl der Fälle ist die Diagnose leicht infolge des typischen Manifestationsalters und des Vorhandenseins disseminierter Symptome, die nicht auf einen einzelnen Herd zurückzuführen sind: z. B. Opticus- + Kleinhirn + Pyramidenbahnerkrankung oder Augenmuskellähmung + Ataxie +

Pyramidenbahnerkrankung oder Facialis- + Hypoglossus- + Opticuserkrankung neben einzelnen Pyramidensymptomen und Parästhesien usw. usw.

Es darf aber nicht übersehen werden, daß disseminierte Syndrome auch bei anderen Erkrankungen, vor allem vasculärer Genese, vorkommen. Die sog. *Encephalomalacia multiplex* ist zwar im Gegensatz zur multiplen Sklerose meist eine Erkrankung des vorgerückteren Alters (50—70 Jahre). Ich sah aber eine 36jähr. Kranke, die klinisch völlig das Bild einer multiplen Sklerose darbot: Nystagmus, fehlende Bauchdeckenreflexe, Intentionstremor, Pyramidenzeichen, mäßige Demenz usw. Da aber anamnestisch eine Scharlachnephritis und klinisch eine Hypertonie bis zu 300 mm Hg bestand, wurde schon intra vitam auch an die Möglichkeit eines Gefäßprozesses gedacht; Bestätigung durch die Autopsie: Allgemeine Arterio- und Arteriolosklerose, auch der Nieren, schwere Arteriolosklerose des Gehirns und Rückenmarks (Untersuchung im Institut von Professor Spielmeyer). Es bestand auch schwerste erbliche Belastung mit gleichsinnigen Gefäßerkrankungen[1].

Auch die *Lues cerebrospinalis* kann (wenn auch sehr selten) zum Syndrom der multiplen Sklerose führen. Differentialdiagnostisch müssen Anamnese und spezifische Reaktionen sowie anderweitige Symptome der Lues entscheiden. Die reflektorische Pupillenstarre ist — im Gegensatz zu früheren Anschauungen — nicht mehr ausschlaggebend, da sie ja gelegentlich bei einer multiplen Sklerose beobachtet wird (vgl. S. 1385. Ist sie allerdings kombiniert mit Luesanamnese, so wird man mit größerer Wahrscheinlichkeit eine cerebrospinale Lues als eine multiple Sklerose annehmen, wie in einem autoptisch bestätigten Fall Spiller und Camps, der anfangs als multiple Sklerose imponierte.

Gegen Lues cerebrospinalis und für multiple Sklerose sprechen nach E. Müller das charakteristische Kopf- und Rumpfwackeln, temporale Abblassung, echter Nystagmus, Mißverhältnis zwischen Opticusatrophie und Sehleistung, für Lues das Vorwiegen des dysarthritischen gegenüber dem skandierenden Typus der Sprachstörung, prompte Auslösbarkeit der Bauchdeckenreflexe, ausgeprägte Wurzelsymptome.

Das *zweite Kennzeichen einer multiplen Sklerose* besteht im *Vorhandensein von Schüben und Remissionen*, die — wie wir sahen — zwar auch bei verschiedenen anderen Erkrankungen vorkommen, aber doch kaum jemals ein derartiges Ausmaß erreichen und so häufig sind wie bei der multiplen Sklerose. Unsere Fälle bieten dafür genügende Belege. Andererseits wäre es aber falsch, beim Fehlen (nachweisbarer!) Schübe die Diagnose einer multiplen Sklerose abzulehnen.

Findet man bei langsam fortschreitendem — oft halbseitigem — spastischem Syndrom, d. h. also dem Erscheinungsbild der *„spastischen Spinalparalyse"* die charakteristische ein- oder doppelseitige temporale Opticusatrophie (Bruns, E. Müller, Oppenheim) und dazu etwa noch völlig fehlende Bauchdeckenreflexe und eine leichte euphorische Demenz, so kann am Bestehen einer multiplen Sklerose kein Zweifel sein (vgl. den Fall Kath. M., S. 1393).

Andererseits ist zu berücksichtigen, daß auch bei der echten familiären spastischen Spinalparalyse Hirnnervenerscheinungen gar nicht selten vorkommen (Grünewald, eigene Beobachtungen). In diesen Fällen wird aber eine starke familiäre Häufung der Krankheit fast nie vermißt, während bei der multiplen Sklerose familiäres Vorkommen zwar durchaus nicht selten ist, aber doch nur einige wenige Personen befallen zu sein pflegen Zweifellos sind früher viele Fälle fälschlich als spastische Spinalparalyse angesprochen worden, die tatsächlich Polysklerosen waren. Nicht selten wird die Autopsie zu dem überraschenden Ergebnis führen, daß außer dem scheinbar isolierten spinalen Prozeß auch Herde in Oblongata und Gehirn vorliegen[2].

Daß es nicht mehr angeht, zur Diagnose der multiplen Sklerose die Charcotsche Trias zu fordern, geht aus der Besprechung der Symptomatologie hervor (S. 1383). Ausschlaggebend sind vielmehr, wie gesagt, disseminiertes Syndrom und Remissionen.

Bei der Besprechung der *Differentialdiagnose* beschränken wir uns auf das Wesentlichste. Von der *Lues cerebrospinalis* war eben die Rede. Die Tabes wird selten zu differentialdiagnostischen Erwägungen Veranlassung geben.

---

[1] Vgl. Dtsch. med. Wschr. **1935** I, 496.
[2] Oppenheim: Berl. klin. Wschr. **1887** I, 904.

Über die Beurteilung der Pupillensymptome wurde schon gesprochen. Bei der pseudotabischen Form der multiplen Sklerose werden die typische Anamnese und das Vorhandensein von multiple Sklerose-Symptomen kaum jemals im Stich lassen. Gelegentlich kommt es zu Mischfällen; die älteren finden sich in ED. MÜLLERs Monographie (S. 293). Einen mit modernen, histopathologischen Methoden bearbeiteten Fall schildert TH. BREITBACH.

Nicht klinisch, aber pathogenetisch bedeutungsvoll ist meine Beobachtung eines jungen Mannes mit sicherer Tabes (Pupillen- und Eigenreflexsymptome, Ataxie, Blut, Liquor und Anamnese positiv), der Nystagmus und fehlende Bauchdeckenreflexe zeigte. Vater und Vatersbruder leiden an multipler Sklerose. Man darf also wohl annehmen, daß der tabische Prozeß hier eine ganz rudimentäre multiple Sklerose zur Auslösung gebracht hat.

Paralyse und multiple Sklerose haben einzelne Symptome gemeinsam, so apoplektiforme Anfälle, Tremor (der aber bei der Paralyse keinen intentionellen Charakter trägt), Sprachstörungen (bei der Paralyse aber vorwiegend dysarthritischer Art), Demenz, die in vereinzelten Fällen bei der multiplen Sklerose so hochgradig sein kann, daß sie der paralytischen gleicht.

Wie erwähnt, findet man bei multipler Sklerose auch häufig „Paralysekurven" bei Anstellung der Kolloidreaktionen. Dagegen fehlen der multiplen Sklerose die starke Zellvermehrung und die spezifischen Reaktionen. Letzteres ist entscheidend. So konnte BÜSCHER trotz deutlicher Pupillensymptome, starker Demenz, Paralysezacken des Liquors schon intra vitam eine Paralyse ablehnen und eine multiple Sklerose annehmen, was durch die Autopsie bestätigt wurde.

Wesentlich größere Schwierigkeiten bereitet öfters die Abgrenzung von *verschiedenartigen Heredodegenerationen.*

Von der spastischen Spinalparalyse war bereits die Rede. Auch FRIEDREICHsche und PIERRE MARIEsche Variante der *erblichen Ataxie* können das Bild der multiplen Sklerose täuschend nachahmen: wir finden Nystagmus, verlangsamte Sprache, Babinski. Umgekehrt wird nach meinen Befunden Hohlfuß bei multipler Sklerose zuweilen beobachtet (3 mal auf 106 multiple Sklerose-Fälle). Im Gegensatz zu früheren Angaben kann bei der relativen Häufigkeit familiärer multipler Sklerose das erbliche Moment nichts Entscheidendes mehr sagen. Umgekehrt beobachtet man (vor allem bei der FRIEDREICHschen Variante) bekanntlich nicht selten sporadische Fälle. Am sichersten wird man auch hier gehen bei der Verwertung von Vorpostensymptomen (Hirnnerven!), Schüben und Remissionen, die in erster Linie für multiple Sklerose sprechen. Im Sinne der FRIEDREICHschen Ataxie sind kindlicher Beginn, langsam fortschreitender Verlauf, Fehlen der Eigenreflexe zu verwerten; die (bei erblicher Ataxie) an sich seltene Opticusatrophie trägt hier den Charakter der totalen gegenüber der meist temporalen Abblassung der multiplen Sklerose. Wichtig ist das Verhalten der Bauchdeckenreflexe, die bei der erblichen Ataxie kaum vermißt werden.

Die „amyotrophischen" Fälle der multiplen Sklerose (vgl. S. 1392) werden sich durch irgendwelche anamnestischen oder objektiven Erscheinungen fast stets von der *amyotrophischen Lateralsklerose* abgrenzen lassen. Gelegentlich aber steht die Muskelatrophie stark im Vordergrund und zeigt auch Entartungsreaktion, so daß die klinische Erkennung unmöglich werden kann. So z. B. in einem neueren, autoptisch bearbeiteten Falle A. WESTPHAL und MEYERs.

Die degenerative *diffuse Sklerose* des Kindesalters zeigt zwar klinisch durchaus das Bild einer voll entwickelten multiplen Sklerose. Sie wird aber durch das frühe Manifestationsalter und den schnell progressiven deletären Verlauf von den meisten multiple Sklerose-Fällen abgegrenzt. Andererseits gibt es Übergangsfälle zwischen multipler und diffuser Sklerose (vgl. S. 1350).

Für die ebenfalls symptomatologisch sehr ähnliche PELIZAEUS-MERZBACHERsche *Krankheit* gilt das gleiche wie für die infantile diffuse Sklerose; sie kann — abgesehen von ihrer enormen Seltenheit — schon wegen ihres frühkindlichen Auftretens und der starken familiären Häufung kaum zu Verwechslungen Anlaß geben. Die klinische Diagnose multipler Sklerose im frühen Kindesalter ist meist eine Fehldiagnose (FEER, E. MÜLLER u. a.), meist handelt es sich in derartigen Fällen um diffuse Sklerose, PELIZAEUS-MERZBACHERsche Krankheit oder etwas ähnliches, auch der Hydrocephalus internus kann zu Verwechslungen Anlaß geben (FEER, E. MÜLLER). Gelegentlich wird die *Syringomyelie* in differentialdiagnostische Erwägungen gezogen werden müssen, da sie ja auch zu spastischen

Beinphänomen und Nystagmus führen kann und umgekehrt bei der multiplen Sklerose ausgeprägte Muskelatrophie und Sensibilitätsstörungen vorkommen. Diese tragen allerdings höchst selten den für Syringomyelie so charakteristischen dissoziierten Charakter. Zur Unterscheidung dient ferner, daß bei der Syringomyelie temporale Opticusatrophie, zentrale Skotome, flüchtige Amblyopien, bei der multiplen Sklerose Entartungsreaktionen und Fibrillieren atrophischer Muskeln, sowie die schweren trophischen Störungen (Arthropathien usw.) sehr selten sind.

Wie der Name sagt, ist die WESTPHAL-STRÜMPELLsche *Pseudosklerose* (im wesentlichen identisch mit WILSONs Lenticulardegeneration) der multiplen Sklerose symptomatologisch sehr ähnlich. Wichtige Unterscheidungsmerkmale sind die Grobschlägigkeit und Langsamkeit des Pseudosklerose-Tremors, der öfters auch in der Ruhe zu beobachten ist. Die Sprache ist meist dysarthrisch, das Gesicht maskenartig. Es kommt zu parkinsonähnlichen Versteifungen, während Pyramidenzeichen ganz im Hintergrund stehen. Nystagmus und Opticusatrophie pflegen zu fehlen. Durchaus gegen multiple Sklerose sprechen die charakteristische Lebercirrhose und der FLEISCHERsche Cornealring. Der Verlauf pflegt bei der Pseudosklerose weniger schubartig zu sein. Völlige Remissionen wie bei der multiplen Sklerose kommen nicht vor.

Bezüglich der *retrobulbären Neuritis* sei auf die obige Darstellung verwiesen (S. 1383), aus der hervorgeht, daß sie stets höchst verdächtig ist auf eine initiale multiple Sklerose. Es sind Fälle beschrieben worden, in denen exogene Schäden oder entzündliche Erkrankungen der Nebenhöhlen mit Sicherheit als Ursache der isolierten Sehnervenerkrankung angeschuldigt worden waren und die sich später doch noch als Polysklerosen herausstellten, zumal auch bei initialer multipler Sklerose die operative Ausräumung der Nebenhöhlen von einem — scheinbaren — anfänglichen Erfolg begleitet sein kann (Fall Ruth W. S. 1390). Es ist natürlich aus den verschiedensten Gründen wichtig, eine zugrunde liegende multiple Sklerose festzustellen und deshalb auch Kranke mit scheinbar isolierter retrobulbärer Neuritis einer eingehenden neurologischen Untersuchung zu unterziehen. Neuere Angaben über die isolierten Formen der rhinogenen Neuritis optica retrobulbaris stammen von BEHR. Nach FAZAKAS sollen diese Fälle gegenüber symptomatischen Formen durch die initiale Vergrößerung des blinden Flecks ausgezeichnet sein.

Die sog. *Neuromyelitis optica*, eine akut mit Opticuserscheinungen und Paraplegien auftretende, der Encephalomyelitis disseminata acuta nahestehende Erkrankung wird ebenso wie diese von manchen Autoren mit guten Gründen in das Gebiet der akuten multiplen Sklerose gerechnet. VAN BOGAERT widerspricht dieser Anschauung und behandelt die Differentialdiagnose.

Aus dem Gebiet der organischen Nervenkrankheiten besitzen schließlich die *Tumoren des Gehirns und Rückenmarks* eine erhebliche differentialdiagnostische Bedeutung. Von den ersteren werden besonders Kleinhirnbrückenwinkeltumoren mit ihren Hirnnervensymptomen (bezüglich der multiplen Sklerose sind besonders wichtig N. V, VI und VII) und Kleinhirnsymptomen, den oft vorhandenen (kontralateralen) Pyramidenzeichen und dem Schwindel leicht mit multipler Sklerose verwechselt, so daß gelegentlich erst autoptisch die tatsächliche Erkrankung erkannt wird (BOCK und GAGEL, KROHN u. a.). Differentialdiagnostisch wichtig ist die fortlaufende fachärztliche Kontrolle des Hörbefundes: deutlicher Wechsel im Sinne der „transitorischen Octavusausschaltung" (S. 1385) spricht für multiple Sklerose. Auch sonstige Tumoren des Hirnstammes (Brücke, Oblongata) sind zu berücksichtigen, ferner kann das Bild des Kleinhirntumors durch die multiple Sklerose vorgetäuscht werden (OPPENHEIM u. a.).

Gegenüber *Hirntumoren* hat das Fehlen von Hirndruckerscheinungen bei der Mehrzahl von multiple Sklerose-Fällen hohe differentialdiagnostische Bedeutung. Die Stauungspapille kommt zwar selten bei multipler Sklerose zur Beobachtung. Meist ist sie dann aber einseitig vorhanden und zeigt flüchtigen Charakter. Beim Tumor ist der Verlauf meist fortschreitend, bei der multiplen Sklerose remittierend. In einzelnen Fällen wird sich — wenn überhaupt — die Entscheidung erst im Verlauf einer längeren Beobachtung unter sorgfältiger Kontrolle aller Symptome fällen lassen. Kolloidale „Paralysekurven" im Liquor kommen — wie wir sahen — bei multipler Sklerose sehr häufig vor, seltener bei Hirntumoren (PLAUT); differentialdiagnostisch kommt in Betracht, daß höhere Eiweißwerte (100 mg-% und darüber) für Tumor und eher gegen multiple Sklerose sprechen (PLAUT). In fraglichen Fällen empfiehlt es sich, auch Cholesterinbestimmungen im Liquor vornehmen zu lassen: hohe Werte in Kombination mit Paralysekurven sprechen für Tumor und gegen multiple Sklerose (PLAUT). Auch bei der Differentialdiagnose gegenüber spinalen Tumoren sprechen hohe Cholesterinwerte gegen multiple Sklerose (PLAUT).

Von funktionellen Erkrankungen ist in erster Linie die *Hysterie* zu nennen (vgl. S. 1389). Selbst bei sorgfältigster neurologischer Untersuchung werden sich anfängliche Irrtümer nicht stets vermeiden lassen (vgl. Fall Ruth W. S. 1390—1391).

Mit REYNOLDS bin ich auf Grund meiner Erfahrungen der Ansicht, daß nach Erschöpfung der gewöhnlichen Methoden in fraglichen Fällen die Familienforschung (nicht die gewöhnliche Familienanamnese) einzusetzen hat. Gelingt es in derartigen Fällen, Verwandte mit sicherer, eventuell auch rudimentärer multipler Sklerose zu ermitteln, so wird man in der Annahme einer rein psychogenen Störung größte Zurückhaltung üben müssen.

Andererseits ist zu berücksichtigen, daß gerissene Simulanten gelegentlich eine multiple Sklerose täuschend nachahmen können, so ein Unfallpatient Ruhemanns, der während 12 Jahren von mehreren erfahrenen Gutachtern als multiple Sklerose angesprochen worden war. Ähnlich liegt ein Fall Tschernys: Der Mann war bestrebt, sich eine Militärrente zu verschaffen und zeigte neben zahlreichen Klagen einen isolierten Babinskireflex; die Vermutung einer multiplen Sklerose wurde durch Bing, der die willkürliche Natur des Zehenphänomens erkannte, abgelehnt Die willkürliche Auslösbarkeit des Babinskizeichens wird auch von anderen Neurologen anerkannt.

Ganz kurz seien noch zwei allgemeine Bemerkungen zur Diagnose der multiplen Sklerose angefügt. Man erinnere sich stets der grundsätzlichen Bedeutung von E. Müllers Hinweis, daß öfters bei der multiplen Sklerose die *Anamnese ausschlaggebende Bedeutung* hat. So kann beim sicheren anamnestischen Nachweis früherer Schübe die Diagnose multiple Sklerose auch bei dürftigen und sogar negativen Befunden unter Umständen mit Sicherheit gestellt werden (vgl. die Fälle Fritz G. S. 1391 und Frau Sch. S. 1395). Ferner fallen Vorpostensymptome, Schübe, Remissionen für multiple Sklerose gegen anderweitige Erkrankungen (Tumor und Ähnliches) entscheidend in die Waagschale, wenn der aktuelle Befund keine Klarheit bringt.

Ferner sei an dieser Stelle auf ein wichtiges Phänomen hingewiesen, die allgemein bekannte *hohe Empfindlichkeit multiple Sklerose-Kranker gegenüber Lumbalpunktionen*, die sich unter anderem in sehr starkem und langanhaltendem Meningismus äußern kann. Boehmig hat bei 27 von 71 Polysklerotikern eine eindeutige Verschlechterung des Zustandsbildes nach der Punktion festgestellt. Französische Autoren sahen sogar Todesfälle (Näheres bei Boehmig). Von verschiedenen Neurologen wird deshalb der Standpunkt vertreten, daß in klinisch eindeutigen Fällen auf die Punktion von Polysklerotikern verzichtet werden soll (Boehmig, Redlich, v. Weizsäcker u. a.). Besondere Vorsicht ist bei bulbären Fällen geboten (vgl. Fall Peter E. S. 1392—1393).

8. Prognose.

Alles Wesentliche ist bereits bei Besprechung der zeitlichen Verhältnisse gesagt (S. 1381—1382). Es ergab sich, daß die multiple Sklerose ein chronisches, meist nach etwa einem bis anderthalb Jahrzehnten zum Tode führendes Leiden darstellt. Patienten und Ärzte werden nur allzu leicht durch die so häufigen, unter Umständen bis zu scheinbar völliger Gesundheit gehenden Remissionen getäuscht. Zweifellos ist es Aufgabe des Arztes, dem Kranken immer wieder neuen Mut zu machen. Er kann dies auch in vorgerückten Fällen mit einer gewissen objektiven Berechtigung, da auch dann noch gelegentlich auffallende Besserungen vorkommen: Eine seit 20 Jahren fast stets bettlägerige Kranke Klienebergers lernte mit 45 Jahren wieder frei gehen. Andererseits muß sich der Arzt bei wichtigen Entscheidungen (Eheschließung usw.) bewußt bleiben, welches Damoklesschwert stets über dem Haupte des Polysklerotikers schwebt.

Im ganzen ist die Beurteilung der multiplen Sklerose heute günstiger als noch vor wenigen Jahren. Schon oben (S. 1382) wurde betont, daß die Berechnung der durchschnittlichen Krankheitsdauer bei multipler Sklerose nur für die letalen Fälle Geltung hat, daß es daneben aber auch günstig verlaufende Polysklerosen gibt. Es handelt sich einerseits um gewisse Rudimentärfälle, die wohl jahre- und jahrzehntelang, vielleicht sogar das ganze Leben hindurch gutartig bleiben, d. h. keine Neigung zum Fortschreiten zeigen (hierher gehören wohl viele Fälle isolierter retrobulbärer Neuritis, wie Marburg mit Recht annimmt), oder aber nach einem anfänglichen Schub mit subjektiven Erscheinungen bis zu einer nur noch objektiv faßbaren Latenz remittieren (vgl. Fall Frau Sch. S. 1395).

Neuere dankenswerte Untersuchungen über das Schicksal 65 überlebender multiple Sklerose-Kranker, die durchschnittlich 14,5 Jahre beobachtet worden waren, stammen von Käte Misch-Frankl; 47 dieser Kranken zeigten den typischen remittierend-schubweisen Verlauf mit eindeutiger Verschlechterung gegenüber den zuerst erhobenen Befunden. 16 Fälle hoben sich dagegen durch folgende Züge heraus: Mangel an Progredienz (nur 4 hatten einen zweiten leichten Schub durchgemacht), rudimentäres Krankheitsbild, depressiv-hysteriformes Gehabe, Beschränkung auf das weibliche Geschlecht, Zusammenhang der Manifestation mit dem Sexualleben (Amenorrhoe, Klimakterium, Geburten usw.). Misch-Frankl möchte dies Krankheitsbild von der multiplen Sklerose abtrennen und denkt an eine toxisch-hormonale Hirnschädigung. Es bleibt abzuwarten, ob diese Auffassung durch anderweitige Erhebungen bestätigt wird. Vorläufig möchten wir nach Kenntnis der Krankengeschichten und Berücksichtigung der Sklerose-Pathologie daran festhalten, daß auch die Fälle Misch-Frankls größtenteils in das Gebiet der echten Polysklerose fallen. Diese Anschauung stützt sich in erster Linie auf die genealogische Vertiefung der Sklerose-Nosologie: Sie hat uns gelehrt, daß voll entwickelte und völlig rudimentäre Fälle häufig familiär kombiniert sind (Astwazaturow, Prussak, Reynolds, Simon, Wellach, eigene Beobachtungen, vgl. S. 1380 und 1395), ferner, daß auch stationäre und remittierende Verlaufsformen erbliche Beziehungen aufweisen. Die Klinik der multiplen Sklerose zeigt schließlich, daß „psychogene" Zustandsbilder bei multipler Sklerose überaus häufig vorkommen (vgl. S. 1389) und daß enge Beziehungen zwischen Genitalsphäre und Krankheitsverlauf bestehen.

Wir glauben also, die Untersuchungen Misch-Frankls als eine wertvolle Bereicherung unserer Kenntnisse der multiplen Sklerose-Prognose ansehen zu müssen mit dem Ergebnis, daß die nicht letalen Fälle des Leidens tatsächlich einen im ganzen weit günstigeren Verlauf nehmen können als man bisher allgemein annahm.

9. Therapie.

Die Behandlung der multiplen Sklerose kann man ohne Übertreibung als eines der traurigsten Kapitel ärztlicher Heilbemühungen bezeichnen: Die Tuberkulose hat heutzutage viel von ihrem Schrecken verloren, der Krebs ist in geeigneten Fällen heilbar, Paralytiker können zuweilen wieder voll arbeitsfähig werden; von einer dauernden Heilung der multiplen Sklerose ist jedoch noch nie etwas bekannt geworden. Wohl kann das Leiden aus Gründen endogener Eigengesetzlichkeit in einzelnen Fällen rudimentär bzw. stationär bleiben; eine Heilung, d. h. eine durch ärztliche Maßnahmen herbeigeführte Unterbrechung des schicksalsmäßigen Ablaufes ist aber niemals geglückt. Um so unerfreulicher ist demgegenüber die kritiklose Subjektivität, mit der alle erdenkbaren Behandlungsarten nicht nur versucht, sondern auch als wesentliche Erfolge proklamiert wurden, trotzdem der Beweis, daß es sich nicht um die so häufigen Spontanremissionen gehandelt hat, noch nie erbracht werden konnte. Mancher multiple Sklerose-Kranke hat sich durch Kritiklosigkeit therapeutischer Optimisten zu schweren finanziellen Opfern hinreißen lassen. Über unerfreulichste Auswüchse dieser Art hat Klieneberger an Hand sachlicher Erhebungen berichtet. Nicht ganz zu Unrecht hat deshalb Veraguth vor einigen Jahren geschrieben, daß sich die therapeutischen Bemühungen bei der multiplen Sklerose in ihrer Wirkungslosigkeit dem Lächerlichen nähern. Die therapeutische

Polypragmasie ist aber nicht nur zwecklos, sondern auch gefährlich. Wie wir oben sahen, ist der multiple Sklerose-Kranke von einer ganz besonderen Labilität, sowohl im Sinne allergischer Überempfindlichkeit wie auch vegetativer Übererregbarkeit. Dadurch sind alle irgendwie eingreifenden medikamentösen und chirurgischen Maßnahmen bedenklich und es haben sich deshalb erfahrene Kliniker wie SCHLESINGER, v. WEIZSÄCKER u. a. auf den Standpunkt gestellt, daß, so lange kein wirklich eindeutig wirksames Heilprinzip bekannt ist, die symptomatische Therapie „spezifischen" Kuren vorzuziehen sei. Jedenfalls ist aber vorläufig übertriebener therapeutischer Aktivismus fehl am Platze (BOEHMIG u. a.). Bei stationären Fällen ist jede energischere Therapie geradezu ein Kunstfehler (MARBURG).

Die besten Erfolge werden nach allgemeiner Erfahrung nach wie vor durch 4—6wöchige Bettruhekuren erzielt, die zweckmäßigerweise durch hydriatische Anwendungen, wie 10—12minutige laue Fichtennadelextrakt- oder Kamillenabsudbäder oder lauwarme Rumpfpackungen unterstützt werden können. Auch kohlensaure, radioaktive, Salz-, Moor- und Sandbäder können in geeigneten Fällen angewandt werden. Das wichtigste ist die Vermeidung zu hoher und zu niedriger Temperaturen. Zu Badekuren sind bei nicht zu weit fortgeschrittenen Fällen unter anderem Nauheim, Oeynhausen, Wiesbaden und Gastein geeignet. Auch leichte Massage wird angenehm empfunden.

Besondere diätetische Maßnahmen sind nicht erforderlich, abgesehen von Bestrebungen, die so häufige Obstipation zu beeinflussen.

Durch wertvolle Feststellungen OBSTÄNDERs aus der Klinik REDLICHs konnte die alte klinische Erfahrung von der günstigen Wirkung einer Ruhebehandlung auch zahlenmäßig erhärtet werden. 167 von 271 aufgenommenen multiple Sklerose-Fällen (d. h. etwa 60%) zeigten eine Remission, die am häufigsten bei subakuten (85%), am seltensten bei progressiven Fällen (46%) beobachtet wurde; bei den erstgenannten kam es häufig zu völliger Beschwerdefreiheit. Auch BING weist darauf hin, daß allein die Krankenhausaufnahme zu erheblichen Besserungen führe.

Von elektrischen Maßnahmen ist nichts zu erwarten. Röntgenbestrahlungen, von denen einzelne Autoren (z. B. KOHLMANN) Erfolge gesehen haben wollen (auch hier fehlt es an langfristigen Kontrollen), sind unter Umständen gefährlich (KLIENEBERGER). BENEDEK sah nur vorübergehende Besserungen.

Von allgemein therapeutischen Maßnahmen seien noch die Versuche mit Leberbehandlung (GOODALL und SLATER, HAUG), Eigenblutbehandlung (dadurch angeblich gute Beeinflussung quälender Kopfschmerzen, ORTLOPH) genannt.

Angesichts unserer mangelhaften ätiologisch-pathogenetischen Kenntnisse kann von einer „spezifischen" Therapie der multiplen Sklerose zur Zeit nicht gesprochen werden. Ein charakteristisches Beispiel für die Selbsttäuschungen, denen der therapeutische Pfadfinder unterworfen ist, bedeuten die Untersuchungen PURVES-STEWARTs mit einer multiple Sklerose-„Autovaccine". Sie wurden ausgelöst durch CHEVASSUTs angebliche Entdeckung des multiple Sklerose-„Erregers" „Sphaerula insularis", den PURVES-STEWART selbst anfangs anerkannte. Die „Vaccine" wird aus „abgetöteten Kulturen" des — inzwischen als Kunstprodukt erkannten — Gebildes hergestellt. PURVES-STEWART will damit sichere Besserungen erzielt haben. Nachdem sich inzwischen der Autor von der Haltlosigkeit von CHEVASSUTs Hypothese überzeugt hat, wird er die beobachteten Besserungen wohl selbst auf die Krankenhausruhe oder einen unspezifischen Heileffekt zurückführen.

Das von LAIGNEL-LAVASTINE und KORRESSIOS empfohlene Serum mit multiple Sklerose-Erythrocyten und multiple Sklerose-Serum behandelter

Kaninchen ist nicht ungefährlich (vgl. Klieneberger, Géraud) und erfuhr neuerdings auf Grund exakter Nachprüfung durch Martini u. a. wieder energische Ablehnung (zit. bei Thums 1939).

Die weitverbreitete Annahme, daß die multiple Sklerose durch einen Erreger, wahrscheinlich eine Spirochäte hervorgerufen werde, hat naturgemäß zu zahlreichen *chemotherapeutischen Versuchen* geführt. 1924 glaubte Siemerling, ein energischer Vertreter der Spirochätentheorie, feststellen zu können, es werde über günstige Erfolge der Silbersalvarsanbehandlung „in überwiegender Häufigkeit berichtet". Steiner kommt 1926 zum Ergebnis, daß Salvarsan und Neosalvarsan nicht das gehalten hätten, „was man sich von ihnen versprochen hat". Auch Frey, Long, Schlesinger, Wexberg u. a. stellen fest, daß die Salvarsanpräparate ganz versagt haben. Gegenüber Salvarsaninjektionen besteht offenbar bei multiple Sklerose-Kranken eine besondere Überempfindlichkeit (Creutzfeldt, eigene Beobachtungen), die sich im Auftreten schwerer Exantheme äußert, durch intravenöse Calciumgaben aber unterdrückt werden kann.

Öfters verwandt wird heute auch noch das Germanin (Bayer 205). Man injiziert im Verlauf von 3—4 Wochen insgesamt etwa 6—8 g (evtl. auch mehr) intravenös, pro dosi 0,5—3 g, allmählich ansteigend. Die Kuren können mehrfach wiederholt werden. Es kommt öfters zu leichten Temperatursteigerungen, Albuminurie und erythematösen bzw. scarlatiformen Exanthemen (letzteres nach Merrem, Kulkow, Bonsmann, Homann, eigener Beobachtung). In dem Falle Merrems kam es am 17. Tage nach der letzten Injektion unter Pneumonie und Cystopyelitis zum Exitus, den Merrem auf eine durch das Medikament hervorgerufene Resistenzverminderung des Körpers zurückführte. Homann, Kulkow, Merrem u. a. (Lit. bei Homann und Merrem) wollen nach Germanin bei frischen Fällen deutliche Besserungen im Sinne verlängerter Remissionen beobachtet haben. Vom Antimosan berichten einige Autoren relativ gute Erfolge (Sievert, Crecelius, Marburg u. a., Lit. bei Homann). Steinfeld u. a. wollen nach dem Goldpräparat Solganol Besserungen gesehen haben. Erfolge mit Quecksilber und Wismut sind sehr problematisch.

Recht beliebt ist auch heute noch die Arsenanwendung in Form subcutaner Injektionen (Solarson, Optarson) oder per os (Liquor Fowleri u. ä.). Nach Bing ist das Arsen das einzige Mittel, von dem er therapeutische Remissionen gesehen hat. Die gelegentlichen Erfolge der Salvarsantherapie sind seines Erachtens auch auf diese Weise zu erklären.

Das früher — auf Grund recht primitiver pharmakologischer Vorstellungen — viel verwandte Fibrolysin ist wohl allgemein verlassen.

Dies Präparat kann schon in das Gebiet der *unspezifischen Therapie* gerechnet werden, die — wie zu erwarten war — auch bei der multiplen Sklerose in breitem Umfange Anwendung fand, ohne, daß überzeugende Erfolge erzielt worden wären. Man versuchte Injektionen von Milch, Natrium nucleinicum, Yatrencasein, Typhusvaccine usw. Von Dreyfus wurde die Fiebertherapie mit Malaria, Pyrifer usw. besonders empfohlen. Die Erfolge sind fraglich, die Verträglichkeit ist bei den labilen Polysklerotikern oft schlecht. Wie Bing mit Recht ausführt, war ein besonderer Erfolg gar nicht zu erwarten: die Paralyse wird erfahrungsgemäß durch interkurrente Infektionen oft günstig beeinflußt; bei der multiplen Sklerose ist es aber eher umgekehrt (vgl. S. 1352). Auch Marburg, Redlich, Kirschbaum, Kihn u. a. haben sich gegen energische Fieberkuren bei der multiplen Sklerose ausgesprochen.

Überblickt man den heutigen Stand der multiplen Sklerose-Therapie — von einer Wiedergabe aller Behandlungsvorschläge konnte keine Rede sein —, so muß man sich leider Homann anschließen, wenn er sagt, daß „alle Berichte über erzielte Heilerfolge in ihrer mehr oder weniger optimistischen Beurteilung Widerlegung gefunden" haben. Die beste Behandlung besteht nach wie vor in Ruhe, evtl. kombiniert mit leichter Hydrotherapie und Arsengaben. Sehr wichtig ist es, die Kranken von jeglichen Exzessen und Überanstrengungen fernzuhalten und durch seelische Beeinflussung im Ertragen ihres schweren Schicksals zu stützen. Die Vorbedingungen hierzu sind gerade beim Polysklerotiker mit seiner euphorischen Stimmungslage oft relativ günstige.

10. Die Begutachtung multiple Sklerose-Kranker.

In Kapitel 3b wurde ausgeführt, daß die immer noch vielerorts angeschuldigten mechanischen Traumen bei der Sklerose-Pathogenese höchstens eine auslösende oder verschlimmernde, so gut wie niemals aber eine „verursachende" Rolle spielen können. Ein Zusammenhang ist nach K. MENDEL nur dann anzunehmen, wenn der Unfall „eine gewisse Schwere" hatte, wenn andere ätiologische Momente fehlten und ein zeitlicher Zusammenhang zwischen Auftreten der ersten Symptome und Unfall besteht; schließlich wird noch der Nachweis gefordert, daß der Kranke bis zum Tage des Traumas gesund gewesen war. REICHARDT will nur solchen Unfällen eine ursächliche Rolle zuerkennen, die zu einer traumatischen Rückenmarksschädigung bzw. Erschütterung mit entsprechenden akuten schweren Symptomen geführt haben. Dieser Standpunkt wird auch im Kommentar zum Reichsversorgungsgesetz von AHRENDS und in ähnlicher Form von BING sowie JAHNEL vertreten. Dieser führt aus, daß „man auch bei nachgewiesenen Verletzungen der knöchernen Hüllen des Zentralnervensystems oder des letzteren selbst wohl meist zu einem ablehnenden Urteil gelangen" werde. Diesem, bei den maßgebenden deutschen Klinikern jetzt wohl allgemein anerkannten Standpunkt entspricht auch derjenige der französischen Unfallmedizin (vgl. CROUZON). Auch in den als positiv anerkannten Fällen nimmt die Mehrzahl der Autoren — mit HORN, MENDEL u. a. — an, daß nur ein disponierter Organismus auf den Unfall mit der Entstehung bzw. Verschlimmerung einer multiplen Sklerose reagiert. Es ist sicher, daß es „keine traumatische multiple Sklerose im engeren Sinne gibt" (STERN, ähnlich MENDEL). Die abwegige Stellungnahme R. v. HÖSSLINs wurde bereits oben charakterisiert (S. 1357).

Unter Berücksichtigung dieser Gesichtspunkte wird man nur relativ selten die traumatische Auslösung bzw. Verschlimmerung einer multiplen Sklerose anerkennen können.

Von Kältetraumen und Vergiftungen war schon oben die Rede (S. 1355—1356), ebenso von der Schwangerschaft (S. 1356) und der Wirkung unspezifischer Infektionen (S. 1352).

Es wurde erwähnt, daß letztere die multiple Sklerose wie auch andere Nervenkrankheiten auslösen und verschlimmern können. Ist ein derartiger zeitlicher Zusammenhang sichergestellt, so ist dem versorgungs- bzw. versicherungsrechtlich Rechnung zu tragen.

Einige Worte sind noch erforderlich über die häufig auftretende Frage nach dem Zusammenhang von multipler Sklerose und Kriegsdienst. Es handelt sich hierbei im wesentlichen um folgende 3 Punkte:

1. Die Wirkung allgemeiner Überanstrengung infolge des Kriegsdienstes.

2. Die Wirkung von Verwundungen.

3. Die Wirkung von Infektionen:

a) im Sinne unspezifischer Infektion;

b) im Sinne der hypothetischen spezifischen Infektion mit dem „multiple Sklerose-Erreger".

Daß die allgemeinen Strapazen des Kriegsdienstes keine multiple Sklerose auslösen können, geht daraus hervor, daß das Leiden bei Kriegsteilnehmern nicht häufiger aufgetreten ist als bei anderen Personen (Mönckemöller, Moser, Stern u. a.). Moser teilt z. B. aus der Königsberger Nervenklinik nebenstehende Zahlen mit.

Tabelle 10. Multiple Sklerose-Fälle während der 10 Nachkriegsjahre. (Nach Moser.)

	Auf 1000 männliche Aufnahmen	
	Anzahl der multiple Sklerose-Kranken	Anteil der Kriegsteilnehmer
Im 1. Jahrfünft	9,3%	78%
„ 2. „	9,9%	53%

Trotz eines erheblich höheren Prozentsatzes an Kriegsteilnehmern ist also der Anteil multiple Sklerose-Kranker im 1. Jahrfünft nicht größer als im 2. Jahrfünft. „Es liegt demnach kein Anhalt vor, dem Kriegsdienst generell eine besondere Bedeutung für die Entstehung der multiplen Sklerose beizulegen" (Moser).

Nach den einleitenden Ausführungen ist es klar, daß Verwundungen als solche nie imstande sind, eine multiple Sklerose auszulösen (Moser, Jolly, Stern u. a.), es sei denn, daß eine komplizierende Sepsis eine infektiöse Schädigung des Gesamtorganismus hervorruft.

Infektionen sind nach Moser das wichtigste Moment bei der Auslösung einer multiplen Sklerose durch den Kriegsdienst. Er berichtet über mehrere von ihm bei strenger Kritik positiv begutachtete Fälle, bei denen die ersten multiple Sklerose-Symptome im Anschluß an Infektionskrankheiten im Felde aufgetreten waren: bei einer Krankenschwester nach einer typhösen Erkrankung, bei einem Soldaten nach schwerer Malaria, bei einem Arzt nach Fleckfieber.

Was schließlich die „spezifische" Infektion anbetrifft, so tappen wir hier noch derart im Dunkeln (vgl. S. 1352—1355), daß von einer Verwertung dieser „Kenntnisse" für die versorgungsmedizinische Beurteilung der multiplen Sklerose vorerst keine Rede sein kann.

Aus diesen Tatsachen ergibt sich — nach Moser —, daß der Nachweis des zeitlichen Zusammenhanges einer multiplen Sklerose mit dem Friedens- oder Kriegsdienst nicht zur Anerkennung von Dienstbeschädigung genügt. Diese kann vielmehr nur dann in Frage kommen, wenn ein direkter zeitlicher Zusammenhang mit besonderen schädigenden Einflüssen nachweisbar ist, unter welche der Kriegsdienst als solcher nicht gezählt werden kann (Moser, ähnlich Stern). „Als besondere äußere Einwirkungen ... kommen eigentlich nur Infektionskrankheiten in Betracht" (Moser).

Andere Autoren stehen dagegen auf dem Standpunkt, daß eine nachweislich während des Kriegsdienstes erstmals aufgetretene multiple Sklerose als Dienstbeschädigung anzuerkennen sei (Jolly u. a.), während manche mit Stern einer vermittelnden Beurteilung das Wort reden. Aber auch Stern weist darauf hin, daß „die Möglichkeit der Infektion im Heeresdienst bei unserem heutigen Wissensstatus noch keine Wahrscheinlichkeit" darstellt, wie sie vom Reichsversorgungsgesetz für die Anerkennung einer Dienstbeschädigung ja gefordert wird.

Selbstverständlich ist bei angeblichen Ersterkrankungen im Kriege stets nach eventuellen Schüben in der Vorkriegszeit zu fahnden, die bei mangelhafter Anamnese nur allzu leicht dem Nachweis entgehen. Man wird dann gelegentlich zeigen können, daß es sich im Kriege um keine Ersterkrankung, sondern um ein Rezidiv handelte (Wohlwill). Wenn ein Schub „ohne besondere Wirkung von Außenfaktoren im Heeresdienst entstanden war, sich vollständig zurückbildete und nach vielen Jahren ein neuer Schub einsetzt", ist Dienstbeschädigung nicht anzuerkennen, wohl aber dann, wenn sich bei vorheriger Leistungsfähigkeit nach besonderen Strapazen ein ziemlich schwerer Schub mit anschließend fortdauernder oder progressiver Erkrankung entwickelte (Stern).

Literatur.

a) Monographien und Übersichtsreferate.

BING: Die multiple Sklerose einst und jetzt, Tatsachen und Feststellungen. Benno Schwabe 1932. — BORST: Die multiple Sklerose des Zentralnervensystems. Erg. Path. 9 (1903/04). CURTIUS: Multiple Sklerose und Erbanlage. Leipzig: Georg Thieme 1933. GUILLAIN: Rapport sur la sclérose en plaques. Revue neur. 1924 I, 648. JAHNEL: Die Spätlues des Zentralnervensystems. Dtsch. Z. Nervenheilk. 139, 120 (1936). — JAKOB: Die multiple Sklerose (Anatomie). ASCHAFFENBURGs Handbuch der Psychiatrie, Bd. II/1. KAUFFMANN, O.: Zur Ätiologie der multiplen Sklerose. Arch. f. Psychiatr. 82 (1928). LEWY: Multiple Sklerose. KRAUS-BRUGSCH Handbuch der inneren Medizin, Bd. X/2. 1924. MARBURG: (1) Multiple Sklerose. LEWANDOWSKYs Handbuch der Neurologie, Bd. 2. 1911. — (2) Multiple Sklerose. BUMKE-FOERSTERS Handbuch der Neurologie, Bd. 13. 1936. — MÜLLER, E.: Die multiple Sklerose des Gehirns und Rückenmarks. Jena: Gustav Fischer 1904. — Multiple Sklerose. v. BERGMANN-STAEHELINs Handbuch der inneren Medizin 2. Aufl., Bd. 5. 1925. OPPENHEIM: Lehrbuch der Nervenkrankheiten, 6. Aufl. 1913. PETTE: Die akut entzündlichen Erkrankungen des Zentralnervensystems. Dtsch. Ges. inn. Med., 50. Kongreß 1938. STEINER: (1) Multiple Sklerose (Ätiologie, Pathogenese, pathologische Anatomie). Zbl. Neur. 68 (Sammelref.). — (2) Krankheitserreger und Gewebsbefund bei multipler Sklerose. Vergleichend histologisch-parasitologische Untersuchungen bei multipler Sklerose und anderen Spirochätosen. Berlin: Julius Springer 1931. WOHLWILL: Multiple Sklerose. Pathologische Anatomie, Pathogenese, Ätiologie. Z. Neur. (Ref.) 7 (1913), sowie briefliche Mitteilungen.

b) Einzelarbeiten.

ACKERMANN: Die multiple Sklerose in der Schweizer Enquête von 1918—1922. Schweiz. med. Wschr. 1931 II, 1245. — ADIE: Observat. on the Etiology of the diss. sclerosis. Brit. med. J. 1932, 997. — AHRENDS: Kommentar zum Reichsversorgungsgesetz, 2. Aufl. 1929. — ALLISON: Dissem. Scl. in North Wales. Brain 53 (1931). — ARZT u. KERL: Zit. nach SEIFRIED. — ASCHNER, BERTA: Zur Erbbiologie des Skeletsystems. Z. Konstit.lehre 14 (1929). — ASTWAZATUROW: Über multiple Sklerose bei Zwillingen. Z. Neur. 153 (1935). — AUBERT: Troubles psychiques dans la scl. en pl. Thèse de Montpellier 1911. — AUERBACH u. BRANDT: Über eine praktisch und theoretisch wichtige Verlaufsform der multiplen Sklerose. Med. Klin. 1913 II, 1201. BARKER: Exogenous causes of multiple sclerosis. Arch. of Neur. 8, 47 (1922). — BARRÉ: Sur l'étiologie de la scl. en pl. Revue neur. 1924 I, 783. — BAU-PRUSSAK, S. u. L. PRUSSAK: Über epileptische Anfälle bei multipler Sklerose. Z. Neur. 122. — BAYLEY: Incidence of multiple sclerosis in the United States troops. Arch. of Neur. 7 (1922). — BECK, O.: Gehörorgan und multiple Sklerose. Mschr. Ohrenheilk. 1910. — BEHR: Die Beziehungen der isolierten Neuritis nervi optici retrobulbaris zu den Entzündungen der Nebenhöhle der Nase. Münch. med. Wschr. 1931 II. — BENDIXSOHN u. SEROG: Multiple Sklerose und Hysterie etc. Med. Klin. 1911 I, 52. — BENEDEK: Therapia della sclerosi multiple e della tabe dorsale. Reforma med. 1932, Ref. Zbl. Neur. 67, 458 (1933). — BERGER: Eine Statistik über 206 Fälle von multipler Sklerose. Jb. Psychiatr. 25 (1905). — BERNHEIMER: Über Nystagmus. Med. Klin. 1910, 1010. — BESSLER: Über multiple Sklerose bei 3 Brüdern. Inaug.-Diss. Rostock 1938. — BIELSCHOWSKY: Zit. nach STEINER. Zbl. Neur. 68. — BIELSCHOWSKY u. HENNEBERG: Über familiäre diffuse Sklerose. J. Psychol. u. Neur. 36 (1928). — BIELSCHOWSKY u. MAAS: Über diffuse und multiple Sklerose. J. Psychol. u. Neur. 44 (1932). — BING u. REESE: Die multiple Sklerose in der Nordwest-Schweiz. Schweiz. med. Wschr. 1926, 30. — BIRCH-HIRSCHFELD, G.: Beitrag zur Kenntnis der Augensymptome der multiplen Sklerose. Inaug.-Diss. Leipzig 1916. — BIRLEY und DUDGEON: A clinical and exper. contribution to the pathogenesis of diss. scl. Brain 44 (1921). Ref. Zbl. Neur. 27, 134. — BIRO: Multiple Sklerose (poln.). Ref. Zbl. Neur. 66, 74 (1933). — BLACKMAN u. PUTNAM: Die Natur der Silberzellen bei multipler Sklerose. Ref. Zbl. Neur. 87, 645. — BLOCH, E.: Über psychische Symptome bei multipler Sklerose. Z. Neur. 2 (1910). — BOCK u. GAGEL: Rechtsseitiger Kleinhirnbrückenwinkeltumor — multiple Sklerose. Eine falsche Diagnose. Arch. Ohrenheilk. 134 (1932). — BODECHTEL u. GUTTMANN: Zur Pathologie und Klinik diffuser Markerkrankungen. Z. Neur. 138 (1932). — BOEHMIG: Statistische Bemerkungen zur Klinik der multiplen Sklerose. Mschr. Psychiatr. 58 (1925). — BONADURER: Das Vorkommen von Temperatursteigerungen und das Verhalten der Blutsenkungsreaktion bei multipler Sklerose. Schweiz. med. Wschr. **1933 I**, 640. — Bogaert, van: (1) Essai d'interprétation des manifestations nerveuses observées en cours de la vaccination, de la maladie sérique et des maladies eruptives. Revue neur. **1932 II**, No 1. — (2) Diagnostischer Irrtum, Neuromyelitis optica acuta. Das 1. Stadium einer typischen multiplen Sklerose. J. de Neur. **32** (1932). Ref. Zbl. Neur. **65**, 84. — Borchardt, L.: Klinischer Beitrag zur Frage nach der exogenen Entstehung der multiplen Sklerose. Charité-Ann. **33** (1909). — Brain: Critical Review: diss. sclerosis. Quart. J. Med. **23**, 843 (1930). — Bramwell, B.: The relative frequency of diss. scl. in this country (Scotland and the N. of England). Rev. Neur. a. Psychiatr. **3** (1905). — Breitbach, Th.: Zur Kenntnis der tabesähnlichen multiplen Sklerose. Dtsch. Z. Nervenheilk. **72** (1921). — Brickner: Studies of the pathogenesis of multiple sclerosis. Arch. of Neur. **23** (1930). Ref. Zbl. Neur. **56**, 811. — Brouwer: (1) The significance of phylogenetic and ontogenetic studies for the neuropathologist. J. nerv. Dis. **51** (1920). — (2) Über eine besondere, der Friedreichschen Tabes nahestehende Form familiärer Sklerosis multiplex. Z. Neur. **148** (1933). — Brummer: Ergebnisse der klinischen Funktionsprüfungen des Ohres. Ref. Zbl. Neur. **37**, 114. — Bruns: (1) Diskussionsbemerkungen. Neur. Zbl. **1908**, 606. — (2) Multiple Sklerose. Eulenburgs Realenzyklopädie, N. F. 3. — Brunschwiller: Anomalie précoce du tissu nerveux etc. Revue neur. **37**, 1019 (1930). — Budde: Über familiäres Auftreten der multiplen Sklerose. Med. Inaug.-Diss. Würzburg 1935. — Büscher: Spirochätenbefund bei multipler Sklerose. Arch. f. Psychiatr. **62** (1921). — Butler: Scotoma in migraenous subjects. Ref. Zbl. Neur. **1933**, 1768.

Capell: Zur Kasuistik der Psychosen bei multipler Sklerose. Inaug.-Diss. Bonn 1925. — Carmichael: Zit. nach Georgi u. Fischer bzw. Steiner. — Catola: Scl. en pl. Atrophie cérébelleuse etc. Nouv. iconogr. Salpêtrière **18**, 885 (1905). — Catola u. Schweigger: Zit. nach Jakob. — Cestan et Gerand: De la scl. en pl. aigue. Ref. Zbl. Neur. **72**, 236. — Charcot: Leçons du Mardi à la Salpétrière. Paris: Lecrosnier et Babé 1889. — Chotzen: Demonstration. Bresl. psychiatr.-neur. Verigg, 30. Juni 1923. Ref. Berl. klin. Wschr. **1913 II**, 1777. — Claude: (1) A propos de l'étiologie et de la pathogénie de la scl. en pl. Revue neur. **1924 I**. — (2) Recherches récentes sur la pathologénie de la scl. en pl. Encéphale **27** (1933). — Claude et Egger: Quelques symptomes nouveaux de la scl. en pl. Revue neur. **14**, 275 (1906). — Claude et Targowla: Scl. en pl. et troubles mentaux chez un syphilitique. Ref. Zbl. Neur. **40**, 904. — Crandall and Cherry: Presence of an oliveoil splitting lipase in the blood of patients with multiple Sclerosis. Proc. Soc. exper. Biol. a. Med. **28** (1931). — Crouzon: Zit. nach Bing 1932. — Curschmann: (1) Beitrag zum Formenreichtum der multiplen Sklerose. Z. Neur. **35** (1917). — (2) Über multiple Sklerose bei 3 Brüdern. Dtsch. Z. Nervenheilk. **145** (1938). — Curtius: Multiple Sklerose und Zwillingsforschung. Z. Neur. **145** (1933). — Curtius u. Speer: Multiple Sklerose und Erbanlage. 2. Mitteilung. Z. Neur. **160** (1937).

Damianowska: Zit. nach Bessler. — Dannenberger: Zur Lehre von den Geistesstörungen bei multipler Sklerose. Inaug.-Diss. Gießen 1909. — Davenport: Multiple Sclerosis from the standpoint of geographic distribution and race. Arch. of Neur. 8 (1922). — Davison, Goodhart and Lander: Multiple sclerosis and Amyotrophies. Arch. of Neur. **31** (1934). — Demme: Die Liquordiagnostik in Klinik und Praxis. München: J. F. Lehmann 1935. — Dereux et Pruvost: Sclérose en plaques familiale. Revue neur. **65**, 351 (1936). — Dreyfuss: Multiple Sklerose und Beruf. Z. Neur. **73** (1921). — Dreyfus u. Mayer: Dtsch. Z. Nervenheilk. **111** (1929).

Economo, v.: Zit. nach Rothfeld. Med. Klin. **1923**, 1003. — Eichhorst: Über infantile und hereditäre multiple Sklerose. Virchows Arch. **146**. — Ellermann: Sclérose en plaques chez 2 frères avec antopsies. Revue neur. **64**, 5 (1935). — Elter: Zur Ätiologie der multiplen Sklerose usw. Inaug.-Diss. Bonn 1897. — Embden: Zit. nach Gironès. — Engelhardt: Zur Symptomatologie der Octavusausschaltung bei multipler Sklerose. Z. Hals- usw. Heilk. 8. — Epstein: Das Auftreten von Fieber bei multipler Sklerose. Mschr. Psychiatr. **59** (1925). — Eschweiler: Über die Ursache der multiplen Sklerose. Inaug.-Diss. Bonn 1919. — Eskuchen: Zur Liquordiagnostik der multiplen Sklerose. Dtsch. med. Wschr. **1922 II**, 1698.

Falkiewicz: Zur Pathogenese der multiplen Sklerose. Ref. Zbl. Neur. **28**, 172 (1926). — Feer: Diskussionsbemerkg. Schweiz. med. Wschr. **1925 I**, 399. — Fejér: Klin. Wschr. **1926 II**. — Fellermeyer: Beziehungen der multiplen Sklerose zur Geburtshilfe und Gynäkologie. Inaug.-Diss. Erlangen 1926. — Finkelnburg: Zur Frage der multiplen Sklerose nach Kälteeinwirkung. Mschr. Unfallheilk. **31** (1924). — Flascher: Ein Beitrag zur Ätiologie der multiplen Sklerose. Z. exper. Path. u. Ther. **16** (1914). — Flatau u. Kölichen: Ref. Neur. Zbl. **1905**, 924. — Fortuyn: Multiple Sklerose bei 3 Brüdern (holl.). Ref. Zbl. Neur. **77**, 275. — Fournier: Apparition de nouveaux symptomes de scl. en pl. etc. Revue neur. **2**, 1442 (1932). — Franceschetti: Handbuch der Ophthalmologie, Bd. 1. 1930. — Fränkel: Vortrag. Ref. Neur. Zbl. **1913**, 727. — Frankl-Hochwart: (1) Ges. inn. Med. Wien, 24. Okt. 1907. Ref. Neur. Zbl. **1908**, 494. — (2) Diskussionsbemerkung. Ref. Wien. med. Wschr.

1909 II, 1578. — FREUD: Multiple Sklerose und Infantilismus. Mitt. Ges. inn. Med. Wien **11** (1912). — FREY: KONR.: (1) 94. Verslg schweiz. ärztl. Centralvereins. Schweiz. med. Wschr. **1922**, 1084. — (2) Briefliche Mitteilungen 1930. — FUCHS: Vortrag. Ref. Neur. Zbl. **1905**, 924. — FÜRSTNER: (1) Neur. Zbl. **14**, 615 (1895). — (2) Zit. nach CANNATA. Neur. Zbl. **1911**, 93.

GANG, A: Zur Lehre von der Zerebrospinalsklerose. Inaug.-Diss. Jena 1897. — GARCIN: Sclérose en plaques familiale. Revue neur. **65**, 1, 58 (1936). — GÄRTNER: Über eine infektiöse Erkrankung des Zentralnervensystems bei Affen. Münch. med. Wschr. **1933** II, 1270. — GAUPP, jr.: Zur Ätiologie und Pathogenese der multiplen Sklerose. Nervenarzt **1937**, H. 2. — GÉRAUD: De la sclérose en plaques. Ref. Zbl. Neur. **68**, 553. — GERHARTZ: Multiple Sklerose und Tuberkulose. Leipzig: Johann Ambrosius Barth 1935. — GEORGI u. FISCHER: Zur Frage der Ätiologie der multiplen Sklerose. Klin. Wschr. **1931** I. — GERSON: Zur Ätiologie der multiplen Sklerose. Dtsch. Z. Nervenheilk. **74** (1922). — GIROD et BERTRAND: Cas anormal de scl. en pl. etc. Revue neur. **1**, 756 (1924). — GIRONÈS: Über die Klinik der multiplen Sklerose. Ref. Zbl. Neur. **51**, 774 (1929). — GOLDFLAM: Die diagnostische Bedeutung des ROSSOLIMOschen Reflexes. Berlin: S. Karger 1930. — GOLDSCHEIDER: Über den anatomischen Prozeß im Anfangsstadium der multiplen Sklerose. Z. klin. Med. **30** (1896). — GOODALL and SLATER: Treatment of Disseminated Sclerosis by liver. Brit. med. J. **1931**, 789. — GOZZANO u. VIZIOLI: Die Encephalopathia periaxialis diffusa SCHILDER und ihre Beziehungen zur multiplen Sklerose. Ref. Zbl. Neur. **65** (1933). — GRÄFFNER: Larynx und multiple Sklerose. Z. Laryng. usw. **1908**. — GRIGORESCU: Contribution a l'étude des troubles dus à des lésions des noyaux gris centraux dans la scl. en pl. Revue neur. **39** II, 27 (1932). — GRÜNEWALD: Ein Beitrag zur Frage der familiären infantilen spastischen Spinalparalyse. J. Psychol. u. Neur. **26** (1920). — GUILLAIN: La sclérose en plaques. Ref. Soc. Neur. Paris 1924. Revue neur. **1** (1925). — GUILLAIN et BERTRAND: Contrib. à l'étude histol. de la scl. en pl. Ref. Zbl. Neur. **41**, 77 (1925).

HALL u. MACKAY: Familiäre Ataxie und multiple Sklerose. Ref. Zbl. Neur. **85**, 348. — HALLERVORDEN: (1) Über die Art und Ausbreitung von Entmarkungsprozessen im Zentralnervensystem. Münch. med. Wschr. **1931** II, 1937. — (2) Zur Pathogenese der multiplen Sklerose. Münch. med. Wschr. **1932** I, 602. — HALLERVORDEN u. SPATZ: Über die konzentr. Sklerose und die physikalisch-chemischen Faktoren bei der Ausbreitung von Entmarkungsprozessen. Arch. f. Psychiatr. **98** (1933). — HANDELSMANN: Das Verhältnis der anatomischen Veränderungen zu den psychischen Störungen der diffusen Sklerose. Ref. Zbl. Neur. **60**, 464 (1931). — HASSIN: Studies in the pathogenesis of multiple sclerosis. Arch. of Neur. **7** (1922). — HAUG: Leberfunktionsprüfungen bei multipler Sklerose. Mschr. Psychiatr. **88** (1934). — HAUPTMANN: Spirochätenbefunde bei multipler Sklerose. Fortschr. Med. **36** (1918/19). — HEINE: Allgemeinerkrankungen und Augensymptome. AXENFELDS Lehrbuch der Augenkrankheiten. Jena: Gustav Fischer 1919. — HESS u. FALTISCHEK: Über Störungen der Funktionen des Magens bei der Sclerosis multiplex. Med. Klin. **1928** II, 1538. — HILPERT: CO-Vergiftung und multiple Sklerose. Arch. f. Psychiatr. **89** (1929). — HÖSSLIN, R. v.: Über multiple Sklerose. Exogene Ätiologie, Pathogenese und Verlauf. München: J. F. Lehmann 1934. — HOFFMANN, E.: Diskussionsbemerkung zu STEINER 1917. Neur. Zbl. **1917**, 844. — HOFFMANN, I.: (1) Die multiple Sklerose des Zentralnervensystems. Ref. Neur. Zbl. **1900**, 678. — (2) Arch. f. Psychiatr. **34** (1901). — (3) Die multiple Sklerose. Dtsch. Z. Nervenheilk. **21** (1901). — HOMANN, E.: Die Behandlung der multiplen Sklerose. Dtsch. med. Wschr. **1930** II. — HORN: Lehrbuch der praktischen Unfall- und Invalidenbegutachtung, 3. Aufl., S. 233. Berlin 1932. — HUDSON and GRINKER: Negative result from transfer of material from human acute multiple sclerosis to macacus rhesus under optimum conditions. Arch. of Path. **16** (1933). Ref. Zbl. Neur. **70**, 739.

ISENSCHMID u. OLLOZ: Erbgleiche Zwillinge mit multipler Sklerose. Schweiz. med. Wschr. **1939** I, 267.

JABUREK: Über Veränderungen der Nervenfasern bei multipler Sklerose. Arb. neur. Inst. Wien **1933**. — JAKOB, A.: (1) Zur Pathologie der diffusen infiltrativen Encephalomyelitis in ihren Beziehungen zur diffusen und multiplen Sklerose. Z. Neur. **27** (1914). — (2) Spezielle Histopathologie des Großhirns. ASCHAFFENBURGS Handbuch der Geisteskrankheiten. Leipzig u. Wien: Franz Deuticke 1921. — (3) Diskussionsbemerkung. Dtsch. Z. Nervenheilk. **110**, 307. — (4) Zit. nach ROTHFELD. Med. Klin. **1923** II. — JAHNEL: (1) Ref. über STEINERs Arbeit Nervenarzt 1922. Zbl. Neur. **65**, 561. — (2) Ref. über KUHNs Polemik gegen STEINER. Zbl. Neur. **70**, 265. — (3) Zit. nach MARBURG: BUMKE-FOERSTERS Handbuch des Neurologie, Bd. 13, S. 679. — (4) Paralyse. BUMKE-FOERSTERS Handbuch der Neurologie, Bd. 16, S. 663. — JENSEN u. SCHROEDER: Scl. en pl. et spirochètes. Revue neur. **1924**, 785. — JENTSCH: Zur Erblichkeit der multiplen Sklerose. Dtsch. Z. Nervenheilk. **145** (1938). — JOACHIMOWITS u. WILDER: Störungen im Bereich des weiblichen Genitals bei multipler Sklerose. Wien. med. Wschr. **1925** II, 1381. — JOLLY: Multiple Sklerose bei Kriegsteilnehmern. Münch. med. Wschr. **1926** II, 2206. — JONATA: Wiederholte vorübergehende Lähmungen bei Geschwistern. Ref. Zbl. Neur. **71**, 542. — JOSEPHY:

Über multiple Sklerose bei Soldaten. Dtsch. Z. Nervenheilk. **64**. — Jossmann: Multiple Sklerose bei Geschwistern. Ref. Zbl. Neur. **61**, 260 (1932).

Kahler: Beiträge zur Pathologie und pathologischen Anatomie des Zentralnervensystems. Leipzig 1879. — Kahler u. Pick: Zit. nach Klausner. — Karplus, I. P.: Organische nicht traumatische Nervenkrankheiten bei Kriegsteilnehmern. Wien. med. Wschr. **1919**, 137. — Kasior: Die lumbosacrale Form der multiplen Sklerose. Inaug.-Diss. Greifswald 1911. — Kauffmann, O.: Zur Ätiologie der multiplen Sklerose. Arch. f. Psychiatr. **82** (1928). — McKenna: The Incidence of Fever and Leukocytosis in multiple sclerosis. Arch. of Neur. **24** (1930). — Keschner and Malamud: Sensory disturbances in multiple sclerosis. Arch. of Neur. **12** (1924). — Klausner, I.: Ein Beitrag zur Ätiologie der multiplen Sklerose. Arch. f. Psychiatr. **34**. — Kleemann: Zur Frage der Remissionen und der Behandlung der multiplen Sklerose. Dtsch. Z. Nervenheilk. **54** (1916). — Klewitz: Ein Fall von Myelitis transversa, Syringomyelie und multipler Sklerose. Arch. f. Psychiatr. **20** (1889). — Klieneberger: (1) Diskussionsbemerkung. Dtsch. Z. Nervenheilk. **111**. 101 (1929). — (2) Über einige Sonderfälle multipler Sklerose. Dtsch. Z. Nervenheilk. **130** (1933). — (3) „Nachbericht" zu dem vorigen Aufsatz. Dtsch. Z. Nervenheilk. **130** (1933). — Klinger: Multiple Sklerose und Recklinghausensche Krankheit. Z. menschl. Vererbgslehre **21** (1937). — Knoblauch: Ein Fall vom multipler Sklerose, kompliziert durch eine chronische Geistesstörung. Mschr. Psychiatr. **24** (1908). — Kohlmann: Die Röntgentherapie des Zentralnervensystems ausschließlich der malignen Prozesse. Strahlenther. **42**, 453 (1931). — Kolle u. Küster: Über das Vorkommen von Tuberkulosebazillen im strömenden Blut. Vortr.-Bericht. Med. Klin. **1934** I, 491. — Kortum: Die Bedeutung der Schwangerschaft und der Geburt für die Entstehung und den Verlauf der multiplen Sklerose. Inaug.-Diss. Jena 1914. — Kramer: (1) Berl. Ges. Psychiatr., 14. März 1914. Ref. Zbl. Neur. **10** 406, (1914). — (2) Multiple Sklerose. Bonhoeffer: Geistes- und Nervenkrankheiten. Handbuch der ärztlichen Erfahrungen aus dem Weltkrieg. Leipzig: Johann Ambrosius Barth 1922. — Kreindler: Statistische Daten über die multiple Sklerose in Rumänien. Schweiz. med. Wschr. **1934** I, 486. — Krohn: Cystenbildung bei multipler Sklerose. Dtsch. Z. Nervenheilk. **132** (1933). — Krumholz: A case of atypical multiple sclerosis. J. nerv. Dis. **43** (1916). — Kufs: (1) Über den herdförmigen Markfaserschwund und über die polysklerotischen Formen der Paralyse. Zugleich ein Beitrag zur Pathogenese der multiplen Sklerose. Z. Neur. **75** (1922). — (2) Ein bemerkenswerter Übergangsfall von diffuser zu multipler Sklerose usw. Arch. f. Psychiatr. **93** (1931). — Kuhn: Über die Ursachen der multiplen Sklerose. (Polemik mit Steiner.) Med. Klin. **1933**, 950.

Lachmund: Sclerosis multiplex und Paranoia. Psychiatr.-neur. Wschr. **1911**. — Laignel-Lavastine et Korressios: Un cas de sclérose en plaques probablement familial. Revue neur. **64**, 914 (1935). — Langenbeck: Die Neuritis retrobulb. usw. Neur. Zbl. **1913**, 1327. — Lannois: Troubles psychiques dans un cas de scl. en pl. Revue neur. **1903**, No 17. — Ledoux: Sclérose en plaques probable chez trois frères et soeur. Bull. Soc. méd. Hôp. Paris **52**, 640 (1936). — Legras: Psychose en Criminaliteit bij Tweelingen. Diss. Utrecht 1932. — Lépine u. Mollaret: Zit. nach Georgi-Fischer. — Levinger: Über Entwicklung von Hypertrichose bei weiblicher multipler Sklerose. Z. Neur. **122** (1929). — Lewin u. Taterka: (1) Die Veränderungen der Harnwege bei Tabes und multipler Sklerose. Verh. dtsch. Ges. Urol. 1928. Ref. Zbl. Neur. **53**, 123 (1929). — Lewy: Multiple Sklerose. Kraus-Brugsch' Handbuch der speziellen Pathologie und Therapie, Bd. 10. — Lisch: Die Veränderungen der peripheren Sehbahn bei multipler Sklerose. Arch. Augenheilk. **107** (1933). — Loewenstein: Über Tuberkelbazillenbefunde im Liquor bei Dementia praecox, multipler Sklerose und Chorea minor. Psychiatr.-neur. Wschr. **1934** I, 30. — Loewenthal: Zit. bei Jossmann. — Loundine-Uterschoff: Klinische Beobachtungen an 67 Fällen von multipler Sklerose. Inaug.-Diss. Straßburg 1912. — Long: (1) Einige Bemerkungen über die multiple Sklerose. Ref. Neur. Zbl. **1911**, 721. — (2) Die multiple Sklerose und ihre Ätiologie. Schweiz. med. Wschr. **1923** I, 109. — Lüthy: (1) Über einige anatomisch bemerkenswerte Fälle von multipler Sklerose. Z. Neur. **130** (1930). — (2) Zur Frage der Spirochätenbefunde bei multipler Sklerose. Z. Neur. **130** (1930).

Maeder: Zur Frage der entzündlichen Erscheinungen bei der multiplen Sklerose. Arb. neur. Inst. Wien **33** (1931). — Magg: Beitrag zur Belastungsstatistik der Durchschnittsbevölkerung usw. Z. Neur. **119**. — Magnus: Experimentelle Untersuchungen über die Ätiologie der multiplen Sklerose. Ref. Zbl. Neur. **28**, 413 (1922). — Marburg: (1) Retrobulbäre Neuritis und multiple Sklerose. Wien. klin. Wschr. **1920**, 10. — (2) Zur Therapie der multiplen Sklerose. Jkurse ärztl. Fortbildg, Mai **1928**. — (3) Allgemeine Pathologie der nichteitrigen Entzündungen des Zentralnervensystems. Dtsch. Z. Nervenheilk. **124** (1932). — (4) Zur Statistik der multiplen Sklerose. Arch. f. Psychiatr. **93** (1932). — (5) Zur Frage der erblichen Belastung bei Nervenkrankheiten. Wien. med. Wschr. **1937** I, 260. — Margulis: Über die pathologische Anatomie und Pathogenese der multiplen Sklerose. Dtsch. Z. Nervenheilk. **131** (1933). — Marinesco et Jonesco-Sisesti: Sur la nature de la sclerose en plaques. Acad. Méd. Roum. **1**, 350 (1936). Ref. Zbl. Neur. **83**, 227

(1937). — MASCHMEYER: Multiple Sklerose und Unfall. Arch. f. Psychiatr. **57** (1917). — MATZDORFF: Veranlagung zu exogenen Krankheiten (insbesondere zur multiplen Sklerose). Dtsch. med. Wschr. **1937** II. — MEDEA: Contribution à l'étude de la scl. en pl. Revue neur. **1**, 764 (1924). — MENDEL: Der Unfall in der Ätiologie der Nervenkrankheiten. Berlin: S. Karger 1908. — MERREM: Die Behandlung der multiplen Sklerose mit Germanin (Bayer 205). Med. Inaug.-Diss. Berlin 1934. — MISCH-FRANKL: Über ein von der multiplen Sklerose abzugrenzendes Krankheitsbild. Mschr. Psychiatr. **82** (1932). — MÖNCKEMÖLLER: Multiple Sklerose und Geisteskrankheiten. Arch. f. Psychiatr. **65** (1922). — MONIER-VINARD u. Mitarb.: Syndrome de sclérose en plaques associé à un urticaire fébrile récidivant post-sérothérapique. Revue neur. **65**, 729 (1936). — MONRAD-KROHN: Les reflexes abdominaux dans la scl. en pl. Revue neur. **1924** I, 701. — MORAWITZ: Zur Kenntnis der multiplen Sklerose. Arch. klin. Med. **82** (1905). — MOSER: (1) Zur Bedeutung psychischer Störungen bei der multiplen Sklerose. Arch. f. Psychiatr. **71** (1924). — (2) Zur versorgungs- und versicherungsrechtlichen Beurteilung und Begutachtung organischer Nervenkrankheiten. Arch. f. Psychiatr. **91** (1931). — MÜLLER, ED.: Über einige weniger bekannte Verlaufsformen der multiplen Sklerose. Neur. Zbl. **1905**, 593.

NAEGELI: Differentialdiagnose in der inneren Medizin. S. 669. Leipzig: Georg Thieme 1937. — NAGEL: Über psychische Störungen bei multipler Sklerose. Inaug.-Diss. Erlangen 1915. — NEUBÜRGER: Zur Histopathologie der multiplen Sklerose im Kindesalter. Z. Neur. **76** (1922). — NISHII: Untersuchungen über das Vorkommen von Spirochäten bei der multiplen Sklerose. Arb. neur. Inst. Wien **31** (1930).

OBSTÄNDER: Klinisch-statistischer Beitrag zur Kenntnis der multiplen Sklerose. Mschr. Psychiatr. **61** (1926). — OLOFF: Über seltenere Augenbefunde bei der multiplen Sklerose. Arch. Augenheilk. **58** (1917). — OPPENHEIM: (1) Zur Pathologie der diss. Sklerose. Berl. klin. Wschr. **1887**, 904. — (2) Der Formenreichtum der multiplen Sklerose. Dtsch. Z. Nervenheilk. **52**. — (3) Neue Beiträge zur Klinik der multiplen Sklerose. Jber. Neur. **20**. — ORTLOPH: Zur Pathogenese der multiplen Sklerose und ein Vorschlag zur Therapie. Münch. med. Wschr. **1932** I, 1003.

PAKOZDY: Schwere Migräne mit Neuritis retrobulbaris. Klin. Mbl. Augenheilk. **82** (1929). PANNES: Beitrag zur Lehre von der familiären multiplen Sklerose. Med. Inaug.-Diss. Münster 1938. — PETTE: (1) Zur Frage der infektiösen Ätiologie der akuten dissem. Encephalomyelitis. Münch. med. Wschr. **1927** II. — (2) Über die Pathogenese der multiplen Sklerose. Dtsch. Z. Nervenheilk. **105** (1928). — (3) Infektion und Nervensystem. Dtsch. Z. Nervenheilk. **110** (1929). — (4) Diskussionsbemerkung. Dtsch. Z. Nervenheilk. **110**, 312 (1929). — PHILIPP et JONES: L'écorce cérébrale dans la scl. en pl. Revue neur. **1899**, 789. — PICHT: Das serologische Verhalten des Liquors bei multipler Sklerose. Arch. f. Psychiatr. **102** (1934). — PLAUT: Die diagnostische Bedeutung der „Paralysekurven" der Kolloidreaktionen im Liquor für die nichtsyphilogenen Prozesse des Nervensystems. Z. Neur. **151** (1934). — PLAUT u. SPIELMEYER: Zit. nach ROTHFELD. Med. Klin. **1923** I. — POPOFF: Zur Histologie der diss. Sklerose. Neur. Zbl. **9** (1894). — PROBST: (1) Zur multiplen Herdsklerose. Dtsch. Z. Nervenheilk. **12** (1896). — (2) Zur Kenntnis der diss. Hirn-Rückenmarksklerose. Arch. f. Psychiatr. **34** (1901). — PROCHASZKA u. POPEK: Sclerosis multiplex familiaris. Ref. Z. Neur. **80**, 67. — PULAY: Zur Pathologie der multiplen Sklerose. Dtsch. Z. Nervenheilk. **54** (1916). — PURVES-STEWART: Eine spezifische Vakzinebehandlung bei der multiplen Sklerose. Lancet **1930**. Ref. Münch. med. Wschr. **1930** I, 560. — PURVES-STEWART and HOCKING: Diss. sclerosis, Clinical and serological observations. Lancet **1932** I, 605. Ref. Zbl. Neur. **65**, 85. — PUTNAM, McKENNA and MORRISON: Studies in multiple sclerosis. J. amer. med. Assoc. **97**, 1041 (1931).

RABINOWITSCH-KEMPNER, KATZ u. FRIEDEMANN: Untersuchungen zur Auffassung der multiplen Sklerose als Metatuberkulose. Allg. Z. Psychiatr. **99** (1933). — RAD, V.: Über die Frühdiagnose der multiplen Sklerose. Münch. med. Wschr. **1905** I, 96. — RAECKE: Zur forensischen Beurteilung der multiplen Sklerose. Vjschr. gerichtl. Med. **34** (1907). — REDLICH: (1) Vortrag. Ref. Neur. Zbl. **1905**, 924. — (2) Gibt es Beziehungen der multiplen Sklerose zur hereditären kongenitalen Lues? Wien. med. Wschr. **1928**, 932. — (3) Diskussionsbemerkung. Dtsch. Z. Nervenheilk. **110**, 299. — RÉTHI: Die laryngealen Erscheinungen bei multipler Sklerose. Wien 1907. — REICHS: Beitrag zur Kenntnis der multiplen Sklerose pseudosyringomyelitische Form. Wien. med. Wschr. **1911** II. — REUTER u. GAUPP jr.: Beitrag zur Frage der akuten multiplen Sklerose. Z. Neur. **138** (1932). — REZNIZEK: Ver. Psychiatr. u. Neur. Wien, 9. Juli 1914. — RÖPER: Zur Ätiologie der multiplen Sklerose. Mschr. Psychiatr. **33** (1913). — ROGERS: The question of silver cells etc. J. of Neur. **14** (1932). — ROSSOLIMO: Zur Frage über die multiple Sklerose und die Gliose. Dtsch. Z. Nervenheilk. **11** (1897). — ROTHFELD: Über die Ätiologie der multiplen Sklerose. Med. Klin. **1932** II. — ROTHFELD, FREUND u. HORNOWSKI: Experimentelle Untersuchungen über die Pathogenese der multiplen Sklerose. Dtsch. Z. Nervenheilk. **67** (1921). — RUHEMANN: Multiple Sklerose, Pseudodemenz oder Simulation? Ref. Zbl. Neur. **31** (1923). — RUSSEL-BRAIN: Zit. nach STEINER. Zbl. Neur. **68**.

Sabata: Ein Fall von Migräne mit Sehnervenatrophie. Ref. Zbl. Neur. **1934**, 463. — Sachs u. Steiner: Serologische Untersuchungen bei multipler Sklerose. Klin. Wschr. **1934 II**, 1714. — Sanger-Brown II and Davis: The mental symptoms of multiple sclerosis. Arch. of Neur. **7** (1923). — Scheinker: (1) Multiple Sklerose und Syringomyelie. Z. Neur. **122**. — (2) Zit. nach Steiner: Zbl. Neur. **68**, 293. — Scheller: Die Beurteilung der Liquorbefunde bei Erbkrankheiten. In Bonhoeffers Die Erbkrankheiten. Berlin: S. Karger 1936. — Schlesinger: Einige Bemerkungen über die multiple Sklerose. Ther. Gegenw., Juni **1917**. — Schlesinger, H.: Beiträge zur Kenntnis der akuten multiplen Sklerose. Neur. Zbl. **27**, 1039 (1908). — Schnitzler: Klinische Beiträge zur Kenntnis der mit Muskelatrophien verlaufenden Formen von multipler Sklerose. Z. Neur. **12** (1912). — Schob: (1) Beitrag zur pathologischen Anatomie der multiplen Sklerose. Mschr. Psychiatr. **22** (1907). — (2) Vortrag. Neur. Zbl. **1913**, 1547. — (3) Über multiple Sklerose bei Geschwistern. Z. Neur. **80** (1922). — (4) Über Wurzelfibromatose bei multipler Sklerose. Z. Neur. **83** (1923). — (5) Diskussionsbemerkung zur Pathogenese der multiplen Sklerose. Dtsch. Z. Nervenheilk. **116**, 137 (1930). — Schüller: Ein Beitrag zur Pathologie der kombinierten organischen Erkrankungen des Zentralnervensystems. Jb. Psychiatr. **26** (1905). — Schultze: (1) Die Erkennung und Behandlung der multiplen Sklerose. Dtsch. med. Wschr. **1911 I**. — (2) Über ..... multiple Sklerose bei Geschwistern. Dtsch. Z. Nervenheilk. **63** (1919). — (3) Über multiple Sklerose und herdförmige Encephalitis. Dtsch. Z. Nervenheilk. **65** (1920). — Schuster: (1) Ein Fall von multipler Sklerose mit positivem Spirochätenbefund. Z. Neur. **73** (1921). — (2) Diskussionsbemerkung. Z. Neur. **28**, 514 (1922). — Schuster, J.: Untersuchungen über die multiple Sklerose. Arch. Psychiatr. **86**. — Seiffert: Über psychische und insbesondere Intelligenzstörungen bei multipler Sklerose. Arch. f. Psychiatr. **40** (1905).— Seifried: Die wichtigsten Krankheiten des Kaninchens. Erg. Path. **22** (1927). — Sézary u. Jumentié: Scl. en pl. terminé par myélite aigue ascendante. Revue neur. **1924**. — Sidler: Über Beziehungen zwischen Erblichkeitsverhältnissen und der Genese der erblichen Nervenkrankheiten. Nervenarzt **1929**. — Sittig: Kombination von multipler Sklerose und Syringomyelie. Z. Neur. **27** (1914). — Smitt u. Smit: Über eine familiäre, der multiplen Sklerose nahestehende Erkrankung. Nervenarzt **1933**, 173. — Spielmeyer: (1) Über einige anatomische Ähnlichkeiten zwischen progressiver Paralyse und multipler Sklerose. Z. Neur. **1** (1910). — (2) Die Bedeutung des lokalen Faktors für die Beschaffenheit der Entmarkungsherde bei multipler Sklerose und progressiver Paralyse. Arch. f. Psychiatr. **75** (1925). — Spiller: A report of 2 cases of multiple sclerosis. Amer. J. med. Sci. **125** (1903). — Spiller and Camp.: The clinical resemblance of cerebrospinal Syphilis to dissem. scl. Ref. Neur. Zbl. **1908**, 424. — Steiner: (1) Über experimentelle multiple Sklerose. Vortrag. Ref. Neur. Zbl. **1919**, 727. — (2) Die Bedeutung der gegenwärtigen experimentellen Forschung für die Behandlung der multiplen Sklerose. Ther. Halbmh. **1920**, H. 3. — (3) Über den gegenwärtigen Stand der Erforschung der multiplen Sklerose. Erg. inn. Med. **21** (1922). — (4) Spirochäten im menschlichen Gehirn bei multipler Sklerose. Nervenarzt **1**, H. 8. — (5) Multiple Sklerose, ihre Ätiologie und Behandlung. Jkurse ärztl. Fortbildg **17** (1926). — (6) Die multiple Sklerose als Infektionskrankheit des Zentralnervensystems. Vortrag. Ref. Med. Klin. **1932 II**. — (7) Über die Ursachen der multiplen Sklerose (Polemik mit Kuhn). Med. Klin. **1934 I**, 269. — Steinfeld: Behandlung der multiplen Sklerose mit Jodinjektionen. Klin. Wschr. **1930 I**, 356. — Stender: Zur Frage des Zusammenhangs von multipler Sklerose und kongenitaler Syphilis. Dtsch. Z. Nervenheilk. **108** (1929). — Stengel: Akute asc. multiple Sklerose und Syrinomyelie. Z. Neur. **122** (1929). — Stern, Kurt: Welche Möglichkeiten bieten die Ergebnisse der experimentellen Vererbungslehre dafür, daß durch verschiedene Symptome charakterisierte Nervenkrankheiten auf gleicher erblicher Grundlage beruhen? Nervenarzt **1929**, H. 5. — Stern, R.: Die Begutachtung organischer Nervenkrankheiten. Zbl. Neur. (Orig.) **58**. — Sternberg: (1) Vortrag. Ref. Neur. Zbl. **1905**, 924. — (2) Liquorbefunde bei multipler Sklerose. Mschr. Psychiatr. **70** (1928). — Sterz u. Schob: Ref. Zbl. Neur. **35** (1924). — Steyskall, v.: Zit. nach Sittig. — Strähuber: Über Degenerations- und Proliferationsvorgänge bei multipler Sklerose. Beitr. path. Anat. **33** (1903). — Strümpell: Einige Bemerkungen zur Ätiologie der multiplen Sklerose. Neur. Zbl. **1918**, Nr. 12. — Stursberg: Können Umwelteinflüsse die Entwicklung einer multiplen Sklerose wesentlich beeinflussen? Dtsch. med. Wschr. **1938 I**.

Thums: Zur Erbpathologie der multiplen Sklerose. Eine Untersuchung an 51 Zwillingspaaren. Z. Neur. **155** (1936). Ref. Dtsch. med. Wschr. **1939 I**, 1089. — Tome Bona u. Marquez: Actas dermo-sifiliogr. **26** (1934). — Totzke: Über die multiple Sklerose im Kindesalter. Inaug.-Diss. Berlin 1893. — Toyama: Zur Pathologie der multiplen Sklerose. Arb. neur. Inst. Wien **33** (1931). — Trömner: (1) Diskussionsbemerkung. Neur. Zbl. **1913**, 727. — (2) Ref. Münch. med. Wschr. **1929 II**, 1190. — Tronconi: Zit. nach Georgi u. Fischer. — Tscherny: Beiträge zur Differentialdiagnose der multiplen Sklerose. Inaug.-Diss. Zürich 1924.

Urechia u. Elkeles: Ein unter ausschließlich psychotischem klinischem Bilde verlaufender Fall von multipler Sklerose. Z. Neur. **147**.

Völsch: (1) Ein Fall von akuter multipler Sklerose. Psychiatr.-neur. Wschr. 1908 I. —
(2) Über multiple Sklerose. Fortschr. Med. 21 (1910). — Voigt: Über seltene Fälle von
multipler Sklerose. Z. Neur. 113 (1928).
Waardenburg: Familiäre multiple Sklerose. Arch. Klaus-Stiftg 10, 43 (1935). —
Walthard: Über das klinische Bild der multiplen Sklerose. Münch. med. Wschr. 1925 I,
135. — Watson: An unusual form of arsphenamine poisoning simulating acute dissem.
sclerosis. Ref. Zbl. Neur. 66, 486. — Wechsler: Statistics of multiple sclerosis. Arch. of
Neur. 8 (1929). — Weiler: Nervöse und seelische Störungen bei Teilnehmern am Weltkrieg,
Teil 2. Leipzig: Georg Thieme 1935. — Weisenburg u. Ingham: Multiple sclerosis with
primary degeneration of the motor columns etc. J. nerv. Dis. 1910, Nr 11. — Weizsäcker, v.:
Ein ungewöhnlicher perakut verlaufender Fall von multipler Sklerose mit anatomischem
Befund. Mschr. Psychiatr. 49 (1921). — Wellach: Familiäre Rudimentärformen der
multiplen Sklerose und die erblichen Anomalien der Bauchdeckenreflexe. Z. Neur. 1938. —
Wendenburg: Diskussionsbemerkung. Neur. Zbl. 1909, 666. — Westphal, A.: (1) 3 Fälle
von multipler Sklerose mit psychischen Störungen. Neur. Zbl. 1913, 141. — (2) Schizophrene Krankheitsprozesse und amyotrophische Lateralsklerose. Arch. f. Psychiatr. 74
(1925). — Westphal u. Meyer: Anatomischer Beitrag zur Frage der Kombination von
amyotrophen Prozessen und Schizophrenie. Arch. f. Psychiatr. 99 (1933). — Wexberg:
Über die Beziehungen der Lues des Zentralnervensystems und der multiplen Sklerose.
Z. Neur. 85 (1923). — Wieberneit: Die Differentialdiagnose der multiplen Sklerose. Arch.
f. Psychiatr. 71 (1924). — Wilder: (1) Die neueren englischen Forschungen über die multiple Sklerose (Chevassut, Purves-Stewart). Nervenarzt 1. — (2) Ref. der Arbeit Bona-
durer. Zbl. Neur. 69, 385. — Windmüller: Über die Augenstörungen bei beginnender
multipler Sklerose. Dtsch. Z. Nervenheilk. 39 (1910). — Wohlwill: (1) Ref. der Arbeit
Margulis. Zbl. Neur. 69, 385 (1934). — (2) Freundl. persönl. Mitteilungen. — Wolf, F.:
Die multiple Sklerose im Kindesalter. Z. Neur. 15 (1913). — Woods: Zit. nach Steiner.
Zbl. Neur. 68. — Worster-Drought: Diss. sclerosis with Argyll Robertson pupil. Ref.
Zbl. Neur. 52, 840 (1929).
Zador: Beiträge zur different.-diagnostischen Bedeutung des Blutbildes bei Nerven-
krankheiten. Z. Neur. 103. — Zamorani: Ein Beitrag zum Studium der multiplen Sklerose
(ital.). Ref. Zbl. Neur. 33, 277 (1923) — Zellmann: (1) Zur Pathologie der Ganglienzellen
bei multipler Sklerose Arb. neur. Inst. Wien 32 (1930). — (2) Die Todesursache bei multipler
Sklerose. Arb. neur. Inst. Wien 32 (1931).

Allgemeine Vorbemerkungen zur Erbpathologie der Nervenkrankheiten.

Von

FRIEDRICH CURTIUS-Berlin.

Mit 10 Abbildungen.

Auf keinem Gebiet der Medizin wurde die Erblichkeitsfrage früher und nachdrücklicher aufgegriffen als auf dem der Nervenheilkunde. Man lese etwa CHARCOTS berühmte Dienstagsvorlesungen, um festzustellen, wie außerordentlich groß das Interesse und wie umfangreich die Erfahrungen des Pariser Klinikers auf diesem Gebiet waren. Kennzeichnend und von programmatischer Bedeutung ist sein Ausspruch: «Le clinicien n'a entre ses mains qu'une épisode s'il veut se borner à l'étude du malade lui-même et n'embrasse pas l'histoire de la famille entière.» Auch auf das Buch seines Schülers FÉRÉ über die neuropathische Familie ist hier hinzuweisen. In Deutschland hat sich besonders MÖBIUS schon frühzeitig diesen Fragen zugewandt, ferner wiesen u. a. ERB und OPPENHEIM immer wieder auf die ausschlaggebende Bedeutung der erblichen Veranlagung für die verschiedensten endogenen und exogenen Nervenkrankheiten hin. Es wäre verfehlt, in diesen und manchen anderen einschlägigen Schriften keine brauchbaren erbpathologischen Gesichtspunkte zu erwarten: die theoretischen Deutungen der vormendelistischen Ära mußten fallen; der Begriff der transformierenden Vererbung, demzufolge die Erbanlagen variabel sein und ohne Regel ineinander übergehen sollten, konnten nach der Erkenntnis von der weitgehenden Konstanz und züchterischen Isolierbarkeit der Gene nicht mehr aufrecht erhalten werden. Die klinischen, erb- und konstitutionspathologischen Beobachtungen der älteren Forscher stellen aber auch heute noch eine unerschöpfliche Fundgrube von Anregungen dar, deren Auswertung mit den Hilfsmitteln der modernen Erbpathologie sehr zu wünschen wäre.

Der Wiederentdeckung der Mendelregeln verdanken wir — wie gesagt — die Anbahnung einer theoretischen Aufklärung des erbpathologischen Geschehens.

Die Forschung ist aber gerade auf diesem Gebiet nicht stehen geblieben. JUST schildert das anschaulich: „Die experimentelle Genetik schritt von den mendelistischen Grundzusammenhängen zu ... komplizierteren Erscheinungen ... So blieb auch die menschliche Vererbungslehre keineswegs in der Aufgabe stecken, für gewisse, leicht feststellbare und abgrenzbare ... Merkmale den spezifischen Erbgang festzustellen, sondern schritt, der inneren Zwangsläufigkeit ihres Forschungsgegenstandes ... entsprechend, rasch zu denjenigen Fragestellungen vor, die das Gesamtbild der heutigen menschlichen Erblehre gegenüber etwa demjenigen vor einem Jahrzehnt nicht nur der Breite, sondern vor allem der Tiefe nach wesentlich verändert erscheinen lassen."

Die elementaren Mendelregeln sollen hier nicht wiedergegeben werden. Es gibt zahllose, zum Teil wertvolle Darstellungen dieses Wissensgebietes (vgl. das Verzeichnis des Schrifttums).

Ich sehe meine Aufgabe vielmehr darin, da einzusetzen, wo viele Darstellungen erbpathologischer Fragen aufhören: bei der Erörterung des Atypischen, Regelwidrigen und Komplizierteren. Gerade im Gebiet der erblichen Nervenleiden wird jeder, der einige eigene Erfahrungen zu sammeln sucht, immer wieder auf Tatsachen stoßen, die mit den Hilfsmitteln des Mendel-ABC nicht verständlich sind. Denn für die Neurologie und besonders die Lehre von den Erbkrankheiten des Nervensystems gilt KROLLs Ausspruch: „Das Atypische wird typisch".

A. Genetische Grundfragen.

1. Dominanz und Recessivität.

Mit der Erörterung der bekannten Elementarregeln des dominanten, recessiven oder recessiv-geschlechtsgebundenen Erbganges pflegen sich viele, allgemeine Darstellungen menschlicher Vererbungsfragen zu erschöpfen. Die Schemen mit dem Nachweis 50% kranker Kinder in der F_1-Generation bei dominantem, von 25% bei recessivem Erbgang werden breit erörtert und es bleibt dem Leser überlassen, sich unter den zahllosen Abweichungen von diesen Schulfällen zurecht zu finden.

Tatsächlich haben „zahlreiche Befunde an Tieren und Pflanzen gezeigt, daß Dominanz und Recessivität eigentlich recht seltene Spezialfälle sind", wie KRÖNING, ein Schüler des Genetikers KÜHN, schreibt. Entsprechend stellt TIMOFÉEFF-RESSOVSKY nach einer allgemeinen Besprechung der Dominanzerscheinungen fest, „daß in den allermeisten Fällen irgendein Grad von unvollkommenen Dominanzverhältnissen vorliegt; nur in wenigen Ausnahmefällen werden wir eine absolute Dominanz des einen Allels finden".

Recessivität bedeutet bekanntlich, daß ein bestimmtes Gen a nur dann erscheinungsbildlich zum Ausdruck kommt, wenn es in doppelter Dosis — homozygot (aa) — vorhanden ist, während die bei heterozygoter Genkonstitution (Aa) vorhandene einfache Dosis phänotypisch nicht in Erscheinung tritt. Der Genotyp aa kann also nur dann zustande kommen, wenn die Erbkonstitution jedes Elters bezüglich des Merkmals auch aa oder Aa ist, d. h. mindestens einmal das Allel a in sich trägt. Bei Dominanz des Gens a braucht jedoch nur ein Elter das Gen (auch wieder in homozygoter oder heterozygoter Form) in sich zu tragen, da die Manifestation bereits in einfacher Dosis, d. h. in heterozygotem Zustand (Aa) stattfindet. Das Erscheinungsbild ist also abhängig von dem Valenzverhältnis der beiden allelen Gene.

Dieses Valenzverhältnis ist nun keineswegs konstant. Die experimentelle Genetik kennt vielmehr zahlreiche Beispiele, aus denen hervorgeht, daß das Dominieren des einen Allels in Recessivität umschlagen kann und umgekehrt. Dieser „Dominanzwechsel" wird z. B. beobachtet bei Kreuzungen der Weidenarten Salix alba × S. fragilis, S. cinerea × S. nigricans usw., und zwar in bezug auf das Durchschlagen einzelner dominanter Blatt- und Blütenmerkmale (GÖRZ). Ein anderes Beispiel beschreibt JOHANNSEN: Das Merkmal „Fleck am Griffel" bei arvensis- und tricolor-Varietäten tritt in bestimmten Spaltungen im Verhältnis 3 gefleckt : 1 ungefleckt, in anderen 1 gefleckt : 3 ungefleckt auf. Die Erscheinung der Dominanz ist hier durch Verhinderungsfaktoren „sozusagen umgekehrt worden". Dieses Beispiel zeigt eine der wichtigsten Ursachen des Dominanzwechsels, die Beschaffenheit der übrigen Gene. Auf die Wichtigkeit des „Restgenoms" für die Dominanz hat u. a. auch HAGEDOORN hingewiesen; er zeigt z. B., daß sich die Silberung des Mäusefells bei Heterozygoten recessiv, intermediär und dominant verhalten kann, je nach der Beschaffenheit der übrigen Gene. Eine erhebliche Rolle spielt weiterhin das Alter, was u. a. aus experimentellen Untersuchungen ZEDERBAUERs an Pisum sedativum hervorgeht. Das Valenzverhältnis der Allele ist höchstwahrscheinlich auch beim Menschen vom Lebensalter stark abhängig, so wird z. B. das bekannte Nachdunkeln der Haare im Sinne des Dominanzwechsels aufgefaßt. Außer Erbanlagen und Entwicklungszustand des Individuums kann vor allem auch die Umwelt das Dominanzverhältnis entscheidend beeinflussen: die Mutation „gespaltene Beine" von Drosophila verhält sich in der Kälte dominant, in der Wärme recessiv (nach JOHANNSEN).

Das Erscheinungsbild kann wie bei dem Nachdunkeln der Haare bei einem Individuum von Jahr zu Jahr aber auch von Fall zu Fall bei einer Art bzw. Sippe wechseln und dies sogar innerhalb weiter Grenzen: NACHTSHEIM zeigte z. B. vor kurzem, daß der J_2-Faktor des Kaninchens, der das Fehlen der kleinen stiftförmigen Schneidezähne im Oberkiefer bedingt, „also gerade der Zähne, die für die ganze Unterordnung der Duplicidentaten so kennzeichnend sind" bei heterozygoter Genkonstitution einmal phänotypisch „sich durchsetzt", das zweite Mal einseitig und das dritte Mal sogar doppelseitig unterdrückt wird. Wir haben es also hier — wie in zahllosen anderen Fällen — mit fakultativer, oder, wie LEVIT es ausdrückte, „bedingter" Dominanz des Merkmals zu tun.

Nach TIMOFÉEFF-RESSOVSKY ist „bei Drosophila bei genauer Durchsicht des Materials eigentlich keine einzige absolut dominante Mutation zu finden", es könne „jetzt nur noch von dem Grad der Dominanz gesprochen werden, der aus dem Vergleich der beiden Homozygoten mit der Heterozygote bestimmt werden kann".

HAGEDOORN ist der Ansicht, daß „viele angeblich dominante Abweichungen beim Menschen wahrscheinlich im Grunde Fälle intermediärer Vererbung sind, wobei entweder die aa-Embryonen sterben oder wobei die Aa × Aa-Heiraten so selten sind, daß man diese aa-Zygoten fast nicht zu sehen bekommt".

BAUR kommt auf Grund seiner Pflanzenzüchtungen zur Vermutung, daß völlige Dominanz überhaupt selten sei und da, wo sie angenommen werde, wohl nur auf unserem mangelhaften Unterscheidungsvermögen für feine phänotypische Unterschiede beruhe. Tatsächlich gelingt es bei zunehmender Vertrautheit mit dem Untersuchungsgegenstand recessive Heterozygoten, die ja der Regel nach merkmalsfrei sein sollten, auch phänotypisch ohne Zuhilfenahme der Kreuzungsanalyse zu erkennen, wie besonders NACHTSHEIM im Verlaufe seiner langjährigen Studien über die Genetik des Kaninchenfells an gewissen Merkmalen, z. B. dem Angorafell, zeigen konnte. Hier ist also ein Übergang zwischen recessivem und intermediärem Verhalten gegeben. Auch Dominanz und Recessivität sind nicht etwas Gegensätzliches, „vielmehr bilden sie lediglich die besonders hervorstechenden Extremfälle aller überhaupt möglichen Erbgänge" (ALVERDES).

Zwischen Dominanz, intermediärem Verhalten und Recessivität finden sich also Übergänge. Mit JOHANNSEN — und zahlreichen anderen experimentellen Genetikern — muß demnach festgestellt werden, daß „*Dominanz und Recessivität bei einem gegebenen Mendelschen Paare nicht feste Bestimmungen sind, sondern daß einerseits äußere Einflüsse entscheiden können, welcher Paarling dominant bzw. recessiv wird; und andererseits, daß verschiedene genotypische Konstellationen bald den einen, bald den anderen in Frage kommenden Paarling dominant bzw. recessiv machen können*".

Für die menschliche Erbpathologie müssen wir aus diesen Tatsachen den Schluß ziehen, daß das „Überspringen von Generationen", die „unregelmäßige Dominanz", mit den Tatsachen der experimentellen Genetik durchaus vereinbar sind. Wenn der bekannte Kliniker und Konstitutionsforscher NAEGELI vor einigen Jahren beobachtete, daß die myotonische Dystrophie bei 4 von 6 Geschwistern, in der Aszendenz (angeblich) aber nur bei einem von 8 Urgroßeltern vorlag und deshalb feststellen zu müssen glaubt, „daß manche Vererbungsgesetze und die Mendelschen Regeln hier über den Haufen geworfen werden", ja sogar ein neues „Gesetz der Dominanzsteigerung und Dominanzanhäufung" aufstellt, so dürfte es klar sein, daß sich derartige „Entdeckungen" auf Grund der vorstehenden Tatsachen erledigen[1], ganz abgesehen davon, daß gerade bei der myotonischen Dystrophie die Gesunderklärung nicht selbst untersuchter Familienmitglieder überhaupt unmöglich ist. Ich habe dies an Hand fremder und eigener Erfahrungen anderenorts begründet (CURTIUS 1935, S. 17, 94) und in Übereinstimmung mit HENKE und SEEGER darauf hingewiesen, daß sich das Leiden ohne Schwierigkeiten als einfach dominant erweisen läßt.

Auf die Relativität des Dominanz-Recessivitätsverhältnisses im Hinblick auf die Psychiatrie hat auch MEGGENDORFER hingewiesen und mit Beispielen belegt, daß das Valenzverhältnis der beiden Allele durch exogene Faktoren (Infektionen, Traumen) geändert werden kann.

Die Berücksichtigung der Relativität des Dominanzverhältnisses ist vor allem wichtig für die Frage der Klassifikation von Erbkrankheiten nach der Art des in der betreffenden Sippe beobachteten Erbganges. Noch in jüngster Zeit sind die Erbkrankheiten bestimmter Organe in dominante, recessive und recessiv-geschlechtsgebundene eingeteilt worden. Abgesehen davon, daß — wie LEVIT ausführt — die geläufigen Anschauungen über die recessiv-geschlechtsgebundenen Merkmale beim Menschen teilweise unbewiesen sind, muß die weitgehende Abhängigkeit des Valenzverhältnisses zweier Allele von verschiedenen Faktoren, vor allem akzidentellen Modifikationsgenen, vor der Aufstellung derartiger Systeme warnen. Für viele Objekte der experimentellen Genetik ist der Beweis erbracht, daß das gleiche Gen unter verschiedenen Umständen verschiedene Erbgänge zeigen kann. Es ist deshalb mit hoher Wahrscheinlichkeit anzunehmen, daß Entsprechendes auch bei den pathologischen Mutationen vorkommt, die die Ursache der menschlichen Erbkrankheiten bilden.

Was die Häufigkeit dominanter und recessiver krankhafter Mutationen beim Menschen anbetrifft, so ist LEVIT der Ansicht, daß erstere weit überwiegen. Tatsache ist, daß — wie erwähnt — offenbar häufiger als man früher annahm, auch Heterozygote phänotypisch erkannt werden können, wodurch der Bereich der recessiven Gene zugunsten der dominanten bzw. intermediären naturgemäß eingeschränkt wird.

2. Einfache und komplizierte Vererbungsvorgänge.

Im Rahmen der eingangs geschilderten geschichtlichen Entwicklung wurden bis vor kurzem nur elementare Vererbungsvorgänge berücksichtigt. Es zeigte sich aber auch hier bald genug, daß mit den verschiedensten Komplikationen gerechnet werden müsse, wenn man nicht auf das Verständnis vieler Erscheinungen verzichten wollte.

a) Monomerie und Polymerie.

Unter Monomerie versteht man bekanntlich die Abhängigkeit eines bestimmten Erbmerkmals von einem einzigen Genpaar, unter Polymerie dagegen die notwendige Mitwirkung von zwei und mehr Genpaaren.

---

[1] Die Frage der sog. Potenzierung und Antizipation, d. h. der Zunahme von Symptomen und des Herunterrückens des Erkrankungstermins bei myotonischer Dystrophie ist noch nicht endgültig entschieden (vgl. CURTIUS 1935, S. 94).

Der Erbgang sehr vieler, vielleicht der meisten Erbkrankheiten kann nach unseren heutigen Vorstellungen durch Monomerie erklärt werden. Wenn aber Bernstein 1929 geäußert hat, daß ,,andere als monohybrid (= monomer) verursachte Erbkrankheiten nicht bekannt" seien, so ist darauf hinzuweisen, daß eine ganze Reihe von Erbleiden mit Hilfe der einfachen Erbmodi nicht verstanden werden können. Ich schließe mich hier Weinberg an, der mir 1932 schrieb: ,,Die Vielfältigkeit der Entartungsbilder ist nur eine Zeitlang hinter dem einseitigen Suchen nach Mendelzahlen verblaßt, sowie man mit Polymerie rechnet, macht sie keine Schwierigkeit."

Es gibt nämlich eine Reihe von Krankheiten, die nach den anatomischen und klinischen Befunden nicht auf äußere Schäden, z. B. Infektionen, zurückführbar sind und die öfters familiär bzw. konkordant bei eineiigen Zwillingen gefunden werden, bei denen es aber, auch unter Berücksichtigung der später zu besprechenden Manifestationshemmungen, unmöglich ist, einen einfachen Erbgang zu ermitteln. Bei diesen Erkrankungen wird man auch nicht selten jener eben erwähnten ,,Vielfältigkeit der Entartungsbilder", mit anderen Worten, einer großen Fülle verschiedenartiger, zum Teil recht heterogener Phänotypen begegnen. Ich nenne folgende Beispiele: Muskeldystrophie, wenigstens in einem Teil der Fälle (Sjövall, Diehl-Hansen-v. Ubisch, Minkowski-Sidler), die Mehrzahl der Fälle von angeborenem Schwachsinn (Joh. Lange), Syringomyelie, Zwangsneurose (Luxenburger), Bardet-Biedlsches Syndrom (Macklin), angeborene Hüftluxation (Aschner, Roch, Hooff, v. Verschuer u. a.), Klumpfuß (Fetscher). Kompliziertere Erbverhältnisse liegen höchstwahrscheinlich auch vor bei der perniziösen Anämie, der Leukämie, der amyotrophischen Lateralsklerose usw. Polymerie wird von Luxenburger auch bei der Epilepsie, der Schizophrenie, dem manisch-depressiven Irresein angenommen, bei letzterem sogar eine ,,hochgradige Polymerie". Sidler vertritt den Standpunkt, daß von den organischen Erkrankungen des Nervensystems ,,verhältnismäßig wenige ... den Regeln einfacher Dominanz oder Recessivität folgen".

Es muß immer wieder betont werden, daß auch bei den sicheren Erbkrankheiten der Erbnachweis in einem hohen Prozentsatz der Fälle negativ sein kann, bei Muskeldystrophie z. B. in 50—60%, bei Syringomyelie noch wesentlich häufiger. Trotzdem noch kaum 20 familiäre Syringomyeliefälle bekannt geworden sind, wird an der letzten Endes wesentlich erblichen Ursache des Leidens nur von wenigen Autoren gezweifelt [1]. Ebenso nimmt man heute auf Grund von Zwillings- und Familienbefunden mit Recht an, daß das wesentlichste Moment bei der Entstehung der perniziösen Anämie in der Erbveranlagung gegeben ist, trotzdem familiäres Vorkommen nur in etwa 8% der Fälle beobachtet wird; diese Häufigkeit nennt Naegeli ,,für eine seltene Krankheit enorm". Tatsächlich muß daran erinnert werden, daß bei recessiver Dimerie (dem Mitwirken von 2 Genpaaren) nur 1 Kranker auf 15 Gesunde, bei 3 Genpaaren sogar nur 1 Kranker auf 64 Gesunde zu erwarten ist! Bei unseren kleinen Kinderzahlen haben also polymere Erbleiden außerordentlich häufig gar nicht die Möglichkeit sich phänotypisch zu manifestieren, weil die dazu nötigen Homozygoten nicht erzeugt werden. Diese Tatsachen werden immer noch verkannt in Form des Kurzschlusses: keine oder seltene familiäre Häufung — keine Erblichkeit. Noch jüngst konnte man Derartiges in den Verhandlungen der deutschen ophthalmologischen Gesellschaft bezüglich des Netzhautglioms hören (Bd. 50, S. 11). Der betreffende Autor wundert sich, wie selten das Leiden familiär auftrete. ,,Ja, es waren sogar 9 Kinder von 4 einseitig wegen Gliom

---

[1] Nachtsheim ist mit Recht Gagels Ansicht entgegengetreten, daß die Rolle der Erblichkeit bei der Syringomyelie problematisch sei. Vgl. weiter unten.

enucleierten Kranken nicht befallen." Es sei deshalb zu schließen, daß die Krankheitsvererbung anderen Gesetzen folge als die Vererbung normaler Eigenschaften; die Mendelregeln könnten im Falle des Glioms nicht gelten.

Man höre, was die experimentelle Genetik findet: NACHTSHEIM führte sehr eingehende Kreuzungen syringomyeliekranker Kaninchen durch. Das, auch histologisch von OSTERTAG untersuchte Leiden ist zweifellos rein erbbedingt. Trotzdem erkrankte von den mehr als 200 Kindern des Stammvaters, eines Castorrex-Rammlers, der auch selbst phänotypisch gesund war, kein einziges an Syringomyelie! Mit NACHTSHEIM muß hier und bei der durchaus wesensverwandten Syringomyelie des Menschen Polymerie angenommen werden.

Zusammenfassend ist also *davor zu warnen, aus dem Fehlen oder der Seltenheit von Familiärität ohne weiteres auf Nichterblichkeit zu schließen.*

Hier sei der Ausspruch erwähnt, den der Genetiker HAECKER schon 1918 getan hat, daß *„bei erbbiologisch komplex verursachten Anomalien in einer sehr großen Anzahl von Fällen auch dann, wenn eine Krankheit in offenkundiger Weise einen heredofamiliären Charakter zeigt, die Erbverhältnisse unregelmäßig sein können und müssen".*

b) Multiple Allelie.

Die in der ursprünglichen Form nicht haltbare, aber didaktisch äußerst wertvolle Presence-Absence-Theorie BATESONs macht die Annahme, daß dem Vorhandensein eines Allels A sein Fehlen a gegenüber stehe: A bedeute etwa den Grundfaktor für Fellfärbung der Nagetiere, a sein Fehlen, d. h. phänotypischen Albinismus.

Bei der Mutation des Normalgens A braucht nun nicht nur das antagonistische pathologische Gen a zu entstehen; es können vielmehr verschiedene, quantitativ abgestufte Zwischenglieder a_1, a_2 usw. gebildet werden. Jeder dieser „Mutationsschritte" bedeutet eine größere Entfernung von dem Normalzustand. Derartige Serien „multipler Allele" betreffen meist quantitativ anzuordnende Merkmale, so gibt es bei Drosophila melanogaster etwa 13 verschiedene Rassen, deren Augenfarbe sich in ihrer Intensität von Rot über Eosin und Pfirsichfarben bis zu reinem Weiß erstreckt.

Die multiplen Allele haben alle denselben Ort im Chromosom (deshalb auch unilokale Faktoren genannt); in einem Individuum sind aber immer nur 2 vorhanden, also etwa Aa_1, Aa_2, a_1a_2 usw. Es leuchtet ohne weiteres ein, daß bei der Vielzahl der möglichen Kombinationen eine wesentlich größere Variabilität der Phänotypen resultieren muß als bei dem alleinigen Bestehen der 2 Extremfälle A und a.

Liegt außer der multiplen Allelie noch Polymerie vor — wie z. B. bei der Fellfärbung der Nagetiere — und treten außerdem noch weitere, mehr oder weniger akzidentelle Modifikationsfaktoren hinzu (z. B. für die Scheckung, besondere Zeichnungsmuster usw.), so ist es klar, daß „sich mit Hilfe der vorhandenen Faktoren neue Typen in schier endloser Zahl herstellen lassen" (NACHTSHEIM).

Die Prinzipien der Polymerie und multiplen Allelie sind also besonders geeignet, die oben erwähnte Erscheinung des phänotypischen Polymorphismus aufzuklären, die gerade in den Familien Nervenkranker zu Hause ist. Daß polymere Erbgänge auch beim Menschen anzunehmen sind, wurde oben ausgeführt. Auch multiple Allelie ist schon nachgewiesen für die Blutgruppen (BERNSTEIN) und die Farbensinnstörungen (WAALER). Mit einer Reihe von Autoren (z. B. JUST) möchte ich annehmen, daß multiple Allelie wesentlich häufiger vorkommt als bisher angenommen wurde, zumal die Erscheinung grundsätzlich bei jedem Gen möglich ist (STUBBE). Die weitere Erforschung dieser Frage ist deshalb sehr wichtig, weil sie uns zum Verständnis einer, gerade in der Neurologie weitverbreiteten Erscheinung, der später noch genauer zu besprechenden *Familientypen* verhelfen kann; ein und dasselbe Erbleiden zeigt nämlich häufig besondere Varianten in bezug auf Symptome und Verlauf, die aber innerhalb einer Familie relativ konstant wiederkehren. Die Annahme, daß jedem dieser spezifischen Familienbilder ein eigener vollständig selbständiger Genotyp entspricht, hat angesichts der klinischen und anatomischen Grund-ähnlichkeit viel weniger Wahrscheinlichkeit als eben die andere, daß es sich auch hier um verschiedene Glieder einer Serie multipler Allele handelt, aller-dings kommen auch andere Erklärungsprinzipien für die Erscheinung der Familientypen in Frage.

c) Erbbiologische Korrelationen.

„Sobald man die Abhängigkeit der Merkmalsausbildung von einzelnen Genen genauer prüfte, stellte sich heraus, daß es ein seltener Sonderfall ist, wenn ein Gen sich nur in der Ausbildung eines einzelnen Merkmals auswirkt. In den meisten Fällen greift eine durch das Kreuzungsexperiment isolierbare Erbanlage in zahlreiche Entwicklungsvorgänge mehr oder weniger stark ein" (Kühn). Im gleichen Sinne haben sich verschiedene bedeutende Genetiker geäußert, ich nenne hier nur Johannsen und Morgan.

Kühn konnte z. B. zeigen, daß das die normale dunkle Augenfarbe bedingende Genpaar AA der Mehlmotte Ephestia kühniella über seinen eigentlichen Wir-kungsbereich hinaus die Haut rötlich, die Hoden braunviolett färbt und die Entwicklungsgeschwindigkeit beeinflußt; bei der rotäugigen Mutante aa sind dementsprechend die Haut grünlich, die Hoden farblos und die Entwicklungs-geschwindigkeit verlangsamt. Diese vielseitige, „pleiotrope" Wirkung eines Gens kann noch viel weiter gehen. Ich erwähne das von Landauer genau erforschte dominante Krüper-Gen des Haushuhns, das in homozygotem Zu-stande Chondrodystrophie der Glieder, Schädelverkürzung, schwere Augen-mißbildungen und hochgradige Entwicklungshemmung bedingt, sodaß die Feten in der Mehrzahl der Fälle schon vor dem Schlüpfen absterben. Mohr ist der Ansicht, daß der Begriff der Pleiotropie überhaupt überflüssig sei, da — entsprechend dem obigen Zitat — letzten Endes jedes Gen auf den Gesamt-organismus einwirke. Zweifellos ist aber das Ausmaß der Pleiotropie bei ver-schiedenen Genen sehr verschieden; es bleibt allerdings zu berücksichtigen, daß uns viele Neben- und Fernwirkungen von Genen noch völlig unbekannt sein dürften, gerade auf dem Gebiet der menschlichen Erbpathologie. Diese Erkenntnis ist wichtig zur Deutung zahlreicher, heute noch ungeklärter Korre-lationserscheinungen und als dringender Hinweis auf die Notwendigkeit einer Erfassung des Gesamtstatus erbkranker Familien.

Andererseits ist schon von verschiedenen Autoren, zuerst wohl von M. Biel-schowsky, die Vermutung ausgesprochen worden, daß gewisse Erscheinungen der Erbpathologie von Nervenkrankheiten am zwanglosesten als Folge pleio-troper Genwirkung aufzufassen seien, z. B. das Nebeneinander von Lebercirrhose und Striatumveränderungen bei Wilson-Pseudosklerose; auch das Syndrom von Pigmentnaevi, Fibromen, Schwachsinn und vielseitigen Entwicklungsstörungen der wahrscheinlich unregelmäßig dominant vererbten Recklinghausenschen Krankheit gehört hierher. Zum Verständnis der großen phänotypischen Varia-bilität auch in diesen Familien (z. B. isolierte Lebercirrhose in Wilson-Familien nach Kehrer, rudimentäre Recklinghausen-Fälle lediglich mit Pigmentnaevi) ist es wichtig zu wissen, daß nach experimentellen Untersuchungen von Helene Timoféeff-Ressovsky am pleiotropen Gen Polyphän von Drosophila funebris, trotz „grundsätzlicher Korrelation" aller Einzelsymptome, jedes Merkmal „eine bedeutende Variabilität seiner Manifestierung" zeigt.

Neben der Pleiotropie ist ebenso wichtig die Tatsache, „daß nie ein Merkmal von einem einzigen Gen bestimmt wird, sondern stets die Zusammenwirkung einer ganzen Reihe von Genen zur Voraussetzung hat" (Polygenie KÜHN). Die — schon von SCHOPENHAUER geahnte — gegenseitige Beeinflussung der verschiedenen Bestandteile der Erbmasse hat die „mehr morphologische Richtung in der Vererbungsforschung nur zu oft übersehen" (JOHANNSEN). Die „Lehre von relativ selbständigen Merkmalen als Einheiten der Vererbung ist ganz unhaltbar. Sie war die naive Äußerung der mehr morphologischen Auffassung des Organismus als Mosaiks verschiedener ‚Merkmale' . . . und ist noch lange nicht von allen Seiten in ihrer Unzulänglichkeit erkannt". Diese Worte JOHANNSENs gelten vor allem für die menschliche Vererbungsforschung. Wie auf allen anderen Gebieten wird sich auch hier die Einsicht in die unübersehbare Fülle von Wechselbeziehungen der Lebensvorgänge durchsetzen müssen, wenn die Erbpathologie nicht in einseitig formalistischen und lebensfremden Vorstellungen erstarren will, wie sie vorzugsweise von solchen Autoren vertreten werden, die keine Erfahrungen über den Phänotyp des Menschen, d. h. die Klinik besitzen.

Es ist deshalb an der Zeit, daß auch beim Menschen neben die rein analytische Vererbungsforschung, die unbeirrbar mit der Fiktion der scharf isolierbaren Einzeleigenschaften arbeitet, die Erkenntnis tritt vom Wesen des Organismus als „eines in sich geschlossenen Ganzen, bei dem alle Teile sich untereinander in Beziehung finden" (ALVERDES).

Schon bei der Betrachtung relativ einfacher Erbvorgänge wird man über die analytische Verfolgung von Einzelmerkmalen bzw. Merkmalskomplexen hinausgeführt. v. PFAUNDLER weist z. B. darauf hin, daß es sich bei der lymphatischen, exsudativen, vegetativ-neurotischen, dystrophischen und neuropathischen Teilbereitschaft des Kindesalters wahrscheinlich um selbständig mendelnde Anlagen handelt. Man könne deshalb vermuten, daß das kombinierte Auftreten der Syndrome unter dem Bilde von CZERNYs Diathese lediglich zufallsbedingt sei. „So ist es aber nicht. Die *Häufung als solche* scheint nämlich etwas in der Erbfolge gesetzmäßig Auftretendes zu sein und nur das Mosaik selbst etwas Kaleidoskopisch-Zufälliges. Neben den frei mendelnden Einzelanlagen zu bestimmten Zeichenkreisen wäre hiernach eine offenbar übergeordnete Einheit anzunehmen, die jene gewissermaßen sammelt."

Dieses Prinzip der „sammelnden Gene" v. PFAUNDLERs ist wohl berufen, noch manche Erscheinung erbpathologischer Korrelationen verständlich zu machen, allerdings nur auf den Grundlagen umfangreicher, exakter klinisch-genealogischer und korrelationsstatistischer Forschungen. Es handelt sich hier um Etappen auf dem Wege, den JUST vorgezeichnet hat: „den für eine genetisch-analytische Bearbeitung herausgegriffenen Einzelgegenstand oder besser Einzelvorgang in seiner lebendigen Verbindung mit räumlich, zeitlich, statisch oder funktionell ihm zugeordneten — oder doch zuordnungsmöglichen — Vorgängen des ganzheitlichen Gefüges der ‚lebend sich entwickelnden' Person zu betrachten". JUST strebt dabei nicht weniger an als eine „Genetik der Gesamtperson", deren Aufklärung nur auf dem Wege des höheren Mendelismus zu erwarten sei. Ganz ähnlich lautet v. EICKSTEDTs Programm einer „Ganzheitsanthropologie", die er in Gegensatz stellt zur bisherigen, nur zergliedernd atomistischen Forschung.

So sehen wir also von den verschiedensten Disziplinen aus: der experimentellen Genetik, der Anthropologie, der klinischen Konstitutionsforschung die Aufforderung nach Berücksichtigung des Ganzen, das zugunsten der Teile ungebührlich vernachlässigt wurde.

Sache der erbpathologischen Forschung ist es nun, ihre Methoden dieser Richtung anzupassen und die erzielten Ergebnisse unter ihren Gesichtspunkten verstehen zu lernen, da die isolierende Verfolgung von Einzelmerkmalen meist in Sackgassen führt und den Gang weiterer Forschung hemmt, wie ich an der Erbpathologie des Status dysraphicus jüngst in aller Breite zu zeigen versucht habe [1].

d) Die Manifestation der Gene.

In der naiven Phase des elementaren Mendelismus wurde im allgemeinen angenommen, daß — unter Voraussetzung entsprechender Genkonstitution, d. h. der recessiven Homozygoten und dominanten Hetero- und Homozygoten — die Erbanlage auch stets phänotypisch in Erscheinung trete. Diese Annahme ist — wie so manche anderen vorstehend geschilderten — irrig. Die Manifestation der Gene ist vielmehr bei Pflanze, Tier und Mensch außerordentlichen, teils erb-, teils umweltbedingten Schwankungen unterworfen. Diese Schwankungen können sowohl Stärke wie Art der Merkmalsausprägung betreffen.

Während man zu Beginn der experimentellen Genetik „schlechte" Kulturen, d. h. solche, die keine durchsichtigen Spaltungszahlen lieferten, beseitigte und auf diese Weise nur die Vererbungserscheinungen der „klassischen" Fälle erforschte, wandte sich vor allem N. W. Timoféeff-Ressovsky dem Studium jener „Ausnahme"-Fälle zu und baute in grundlegenden experimentellen Studien die Lehre von der Genmanifestierung aus. Seiner Darstellung werden wir deshalb zweckmäßigerweise hier im wesentlichen folgen.

Die *Stärke der Genmanifestierung* ist in doppelter Hinsicht variabel: zunächst schwankt die Manifestationswahrscheinlichkeit (Penetranz), d. h. die Häufigkeit, mit der das betreffende Merkmal in einer homogenen Kultur überhaupt in Erscheinung tritt, zweitens findet man Unterschiede in dem Grad der Merkmalsausprägung (Expressivität).

Die Versuche Timoféeffs wurden vorzugsweise an Drosophila funebris durchgeführt, und zwar betrafen sie das die Flügelqueradern unterbrechende Gen v ti, das zu den ganz schwachen Mutationen gehört; in homozygoten Kulturen beträgt die Penetranz nur 1—5% [2]. Die Manifestationsrate wird aber stark gesteigert durch ein anderes, ebenfalls recessives Gen, das die zweite Flügellängsader verkürzt. In Kulturen, die beide homozygoten Gene enthalten, kann die Penetranz von v ti bis auf 100% ansteigen. Auch weitere „Modifikationsgene" konnten ermittelt werden, die die Manifestation des Queraderunterbrechungsgens meßbar beeinflußten. Damit war also die weitgehende Abhängigkeit dieser Genmanifestierung von den übrigen Bestandteilen der Erbmasse, dem „genotypischen Milieu" (Timoféeff-Ressovsky) bzw. dem „Restgenom" (Hagedoorn) nachgewiesen, ebenso gelang es, das Merkmal durch Umweltreize, vor allem Wärme, zu beeinflussen. Weitere einschlägige Tatsachen über die Beeinflussung der Penetranz werden später an Hand der Zwillingsbefunde besprochen werden (S. 1430).

Die *Expressivität* eines Merkmals wird gemessen am Prozentsatz der Individuen mit dem stärksten Ausprägungsgrad (in unserem Falle mit dem vollkommenen Fehlen der zweiten Querader) unter allen überhaupt phänotypisch Manifestierten. Auch die Expressivität kann durch Modifikationsgene und Außenwirkungen beeinflußt werden.

Auf den ersten Blick könnte vermutet werden, daß Penetranz und Expressivität eines Merkmals enge Beziehungen zu den oben eingehend erörterten

---

[1] Als Beispiel einer exakten Korrelationspathologischen Untersuchung sei diejenige von Catsch über die Anlage- und Erbanomalien des Auges genannt.

[2] Eine entsprechend geringgradige Penetranz — nämlich von nur 10% — hält Lenz auch bei menschlichen Erbleiden für durchaus möglich.

Dominanzverhältnissen zweier alleler Gene hätten. Dies soll aber nach TIMOFÉ-EFFS Untersuchungen im allgemeinen nicht der Fall sein.

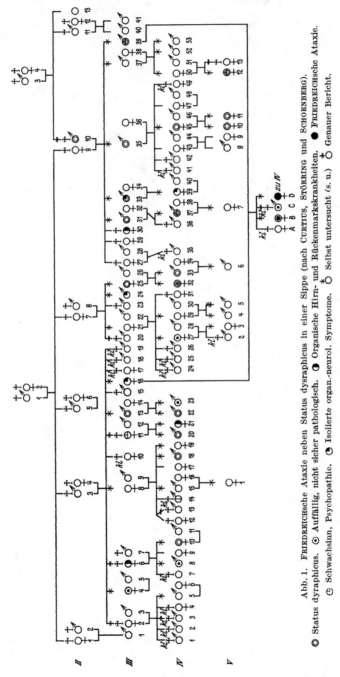

Abb. 1. FRIEDREICHsche Ataxie neben Status dysraphicus in einer Sippe (nach CURTIUS, STÖRRING und SCHOENBERG).

⊘ Status dyraphicus. ◉ Auffällig, nicht sicher pathologisch. ◑ Organische Hirn- und Rückenmarkskrankheiten. ● FRIEDREICHsche Ataxie. ⊙ Schwachsinn, Psychopathie. ◔ Isolierte organ.-neurol. Symptome. ✳ Selbst untersucht (s. u.) ⊕ Genauer Bericht.

Neben der quantitativen gibt es auch eine *qualitative Variabilität der Gen-manifestierung.* Örtlichkeit der Auswirkung und morphophysiologischen Charakter der Genwirkung faßt TIMOFÉEFF unter dem Begriff der „Spezifität" zusammen.

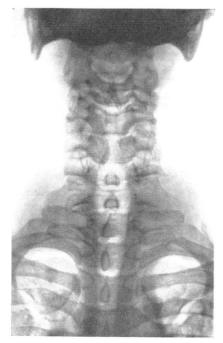

Abb. 2. Nr. III/39, Spina bifida occulta
des 5. Halswirbels.

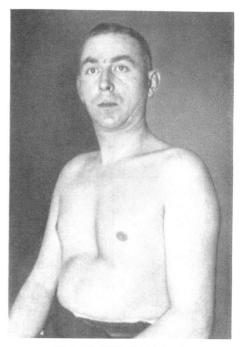

Abb. 3. Nr. IV/18, Trichterbrust.

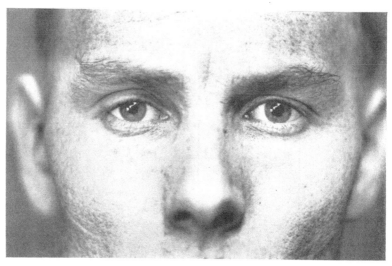

Abb. 4. Nr. IV/20, Horner- Syndrom rechts.

Die Lokalisation der Wirkung, das „Wirkungsfeld", kann nun wieder durch Modifikationsgene, nicht aber durch Außenfaktoren (Temperaturen) beeinflußt werden; das Wirkungsfeld wird also „ausschließlich durch Faktoren der erblichen Konstitution bedingt", ebenso der morphologische Charakter eines Merkmals, etwa das Muster der Flügeläderung.

Die Folgerungen, welche sich aus den Ergebnissen der experimentellen Studien über Genmanifestierung für die menschliche Erbpathologie ergeben,

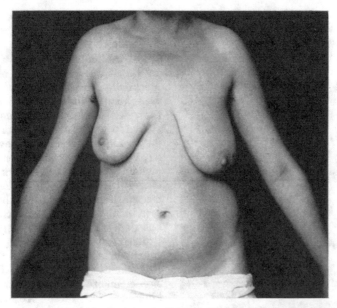

Abb. 5. Nr. IV/32, Mammadifferenz, Vorstehen der linken Beckenschaufel infolge Lumbalisation der rechten Massa lateralis des 1. Sakralwirbels.

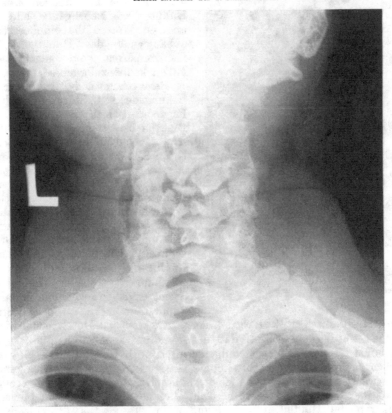

Abb. 6. Nr. IV/33, Spina bifida occulta des 5. und 6. Halswirbels.

liegen auf der Hand. Zunächst muß gefordert werden, daß, im Gegensatz zum bisherigen Verfahren, nicht nur das in seiner Erblichkeit zu erforschende Probandenleiden allein genealogisch verfolgt, sondern auch auf alle, vielleicht zunächst durchaus nebensächlich erscheinende Familienmerkmale geachtet wird.

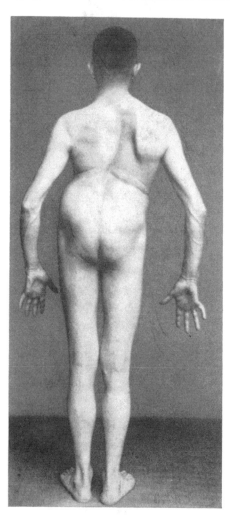

Abb. 7. Nr. IV/37, Kyphoskoliose bei Kreuzbeindefekt (vgl. Abb. 8), Hypoplasie der Glutäalgegend, Kleinfingerverkrümmung, „gestauchter Thorax", Überlänge der Arme und Beine. Enuresis, Psychopathie.

Es ist zu untersuchen, ob gewisse Merkmale oder Syndrome in der betreffenden Familie besonders häufig auftreten, zugleich aber auch festzustellen, wie groß die Häufigkeit dieser Merkmale in der Gesamtbevölkerung ist. Glaubt man Beziehungen zwischen einem Syndrom bzw. Merkmal und einem bestimmten Erbleiden vermuten zu können, so ist schließlich zu prüfen, ob die betreffenden Symptome aus dem Erscheinungsbilde des Erbleidens selbst herausgelöst, evtl. als prämorbide, von dem eigentlichen Prozeßleiden unabhängige Konstitutionselemente nachgewiesen werden können. Auf diese Weise muß es nach und nach auch beim Menschen gelingen, die Beziehungen zwischen Haupt- und Nebengenen oder mit anderen Worten die Manifestationsabhängigkeit des Hauptgens bzw. Genkomplexes vom genotypischen Milieu kennenzulernen.

Sehr lehrreich ist in dieser Beziehung der sog. Status dysraphicus. Es handelt sich bei diesem, von Bremer in Anschluß an die Fuchssche Myelodysplasie-Lehre beschriebenen Konstitutionstyp um die mehr oder weniger regelmäßige personelle und familiäre Kombination folgender Symptome: Kyphoskoliose, Trichterbrust, Mammadifferenz, Hyperthelie, Spina bifida occulta, Kleinfingerverkrümmung, Acrocyanose, Hohlfüße, Enuresis, Sensibilitäts- und Reflexstörungen. Bremer fand diese Erscheinungen besonders häufig bei Syringomyeliekranken und ihren Verwandten und erblickte in dem Status den relativ spezifischen Mutterboden der Syringomyelie. Durch meine Untersuchungen wurde nun gezeigt, daß das Syndrom ziemlich häufig ist; eine Spina bifida occulta läßt sich röntgenologisch z. B. bei etwa 15—17% aller Menschen nachweisen. Weiterhin konnte gezeigt werden, daß Dysraphiker und ihre Verwandten ganz allgemein eine erhöhte Neigung zum Erwerb erblicher und exogener Nervenkrankheiten besitzen. Besonders auffallend war mir schon seit Jahren die Häufigkeit von Symptomen des Status dysraphicus bei Friedreich-Kranken. Diese Feststellung wurde in einer mit Schönberg und Störring durchgeführten gründlichen Familienuntersuchung bestätigt.

In dieser 96 Personen umfassenden Sippe konnten bei 15 von 41 selbst untersuchten Personen (darunter auch einer der Friedreich-kranken Schwestern)

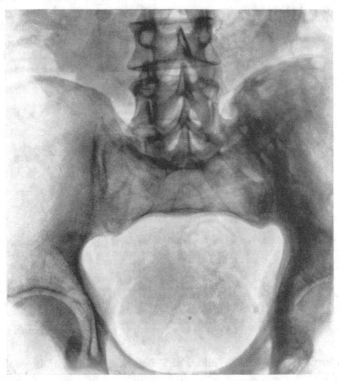

Abb. 8. Nr. IV/37, Kreuzbeindefekt, vgl. Abb. 7.

Zeichen des Status dysraphicus, zum Teil schwerer Ausprägung und seltener Art (2 Fälle von Spina bifida occulta der Halswirbelsäule, Kreuzbeindefekt) nachgewiesen werden (s. Abb. 1—8).

Tabelle 1. Symptome des Status dysraphicus in der Friedreich-Familie Sch.

Nr. im Stammbaum	Zeichen von Status dysraphicus
III/13	Trichterbrust
III/25	Große Spannweite, Kyphoskoliose, Mammadifferenz
III/31	Enuresis
III/33	Große Spannweite, Kleinfingerkontraktur
III/35	Große Spannweite, Hohlfuß
III/39	Spina bifida occulta C_3
IV/10	Hohlfuß
IV/18	Trichterbrust, Spina bifida occulta S_1
IV/20	Gespaltene Dornfortsätze C_{2-6}. Horner-Syndrom
IV/22	Trichterbrust, große Spannweite, Acrocyanose
IV/32	Mammadifferenz, Skoliose, Beckenasymmetrie, Lumbalisation rechte Massa lat. des I. Sacralwirbels
IV/33	Trichterbrust, Kleinfingerkontraktur, Beugekontraktur aller Finger, Armreflexanomalien. Spina bifida 4.—6. Halswirbel, Beckenasymmetrie
IV/37	Enuresis, Kyphoskoliose, Kreuzbeindefekt, Kleinfingerkontraktur
IV/45	Hohlfuß, rudimentäre Gaumenspalte
V/12	Beiderseits Hyperthelie

Bei dieser Häufung des Status dysraphicus in der Friedreich-Familie könnte es sich natürlich um ein zufälliges Zusammentreffen handeln. Dem widersprechen aber 2 Tatsachen: erstens die, daß schon mehrere Autoren die familiäre Kombination des Status dysraphicus und der Friedreichschen bzw. wesensverwandten Pierre Marieschen Krankheit festgestellt haben ohne sich allerdings über die prinzipielle Bedeutung dieser Beobachtung klar zu sein (Alpers und Waggoner, Orban, van Bogaert, Henyes und Dublineau, Hänel-Bielschowsky, Classen). Ich gebe eine der Stammtafeln hier wieder:

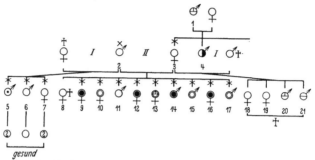

Abb. 9. Friedreichsche Ataxie (◉) neben Status dysraphicus (◎). (Nach Alpers und Waggones.)
1. Schwachsinnig; 2. 62jährig. Gesund. Wirbelsäule röntgenologisch o. B.; 3. 50jährig. Gesund. Wirbelsäule röntgenologisch o. B.; 4. Epilepsie; 5. 42jährig. Pupillendifferenz und träge L.R. der Pupillen. Sonst o. B.; 6. 38jährig. Gesund (auch röntgenologisch); 6. 38jährig. Gesund; 7. 36jährig. Gesund; 8. † 25jährig bei einer Geburt; 9. 23jährig. Friedreichsche Ataxie (F.A.) Spina bifida occulta der oberen Sacralwirbel; 10. 22jährig. Spina bifida occulta wie Nr. 9; 11. 21jährig. o. B.; 12. 17jährig. F.A. Spina bifida occulta „des Sacrums"; 13. 16jährig. Debil. Leichte Kyphoskoliose der Br.W.S. Gesichtsasymmetrie. Infantiler Habitus. Röntgenologisch Spina bifida occulta; 14. 14jährig. F.A. Spina bifida occulta der obersten Sacralwirbel; 15. 12jährig. Infantilismus, Hypogenitalismus Leichter Hohlfuß. Impression des Kreuzbeins. Spina bifida occulta der beiden obersten Sacralwirbel; 16. 10jährig. F.A. Spina bifida occulta wie Nr. 15; 17. 6jährig Skoliose der Br.W.S. Genua valga. Röntgenologisch keine Spina bifida; 18. Tot geboren; 19. † 18jährig an Appendicitis; 20. 18jährig erhängt; 21. † mit 6 Monaten an „Gehirnfieber".

Neuerdings haben Klein und Frey eine Friedreich-Sippe nach modernen Gesichtspunkten untersucht und dabei ebenfalls eine ausgesprochene Häufung des Status dysraphicus bei Friedreich-Kranken und ihren Verwandten festgestellt, weitere gleichsinnige Fälle finden sich in meinem Referat über den Status dysraphicus (1939), in dem sämtliche einschlägigen Fragen eingehend besprochen werden. Man darf m. E. aus all diesen Tatsachen schließen, daß hier ein allgemeinerer Zusammenhang vorliegt[1].

Zum zweiten ist darauf hinzuweisen, daß Symptome des Status dysraphicus bei Friedreichscher Ataxie gar nicht selten beobachtet werden, z. B. Rachischisis, Meningocele, Spina bifida occulta und aperta, Fingerkontraktur (Bing, Dobrochotow, Kramer, Woltmann, Burnett, Frey, Bertolotti und Mattirolo, eigene Befunde), ja, daß gewisse „Symptome" der Friedreichschen Ataxie gar nicht Prozeßfolge, sondern oft schon Jahre vor der Erkrankung vorhandene Konstitutionselemente, und zwar Teilerscheinungen des Status dysraphicus sind: die Kyphoskoliose und der Hohlfuß. Auf diese Tatsache haben schon verschiedene Autoren wie Kramer, Schuster, Oppenheim, Castex, Jendrassik, Schob und van Bogaert hingewiesen. Fassen wir all diese Tatsachen zusammen, so legen sie die Vermutung sehr nahe, daß der weit verbreitete Status dysraphicus das geeignete genotypische Milieu darstellt, in dem sich das Friedreich-Gen vorzugsweise oder sogar allein manifestiert. Zu ganz entsprechenden Vorstellungen bezüglich der Erbkrankheiten des Nervensystems allgemein war schon früher Dawidenkow gelangt. Er weist darauf hin, daß sich die Modifikationsgene unabhängig vom Hauptgen aufspalten und

---

[1] Während der Korrektur erschien eine weitere bestätigende Arbeit von H. Lenz und Pichler.

deshalb bei Familienmitgliedern auftreten können, die vom Grundgen frei sind. Voraussetzung sei eine genügende Verbreitung der Modifikationsgene.

Die Beziehung des Status dysraphicus zur Syringomyelie einerseits, zur FRIEDREICHschen Ataxie andererseits wurde deshalb genauer besprochen, weil sie ein gutes Beispiel darstellt für die m. E. unbedingt nötige Nutzbarmachung experimentell-genetischer Forschungsergebnisse für ein wirkliches Verständnis erbpathologischer Vorgänge. Wohl handelt es sich erst um Ansätze. Der Weg dürfte aber zweifellos der richtige sein. Er verspricht, uns dem oben erwähnten (S. 1419), von JUST vorgezeichneten Ziel einer ganzheitlichen Vererbungsforschung näher zu bringen und damit nicht allein der speziellen Erbneurologie, vielmehr auch einer vertieften klinischen Syndromanalyse wichtige Erkenntnisse zu vermitteln.

e) Die heterogenen Gruppen.

Eine weitere Schwierigkeit bei der Erbanalyse bilden die häufigen Fälle, in denen verschiedene Gene äußerlich gleiche Phänotypen hervorrufen.

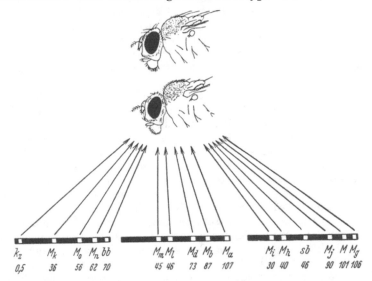

Abb. 10. Die heterogene Minute-Gruppe bei Drosophila melanogaster. Oben Kopf und Thorax einer normalen Fliege; darunter Minute (kurze Borsten); unten die drei Chromosomen von Drosophila melanogaster mit den verschiedenen Genen, deren Mutationen, jede einzeln, dasselbe Minute-Merkmal hervorrufen. (Nach TIMOFÉEFF-RESSOVSKY.)

So wird z. B. bei Drosophila melanogaster das Merkmal der Borstenverkürzung („Minute") durch eine ganze Reihe verschiedener, in verschiedenen Chromosomen lokalisierter und sich teils dominant, teils recessiv verhaltender Gene bedingt (Abb. 10).

Die phänotypische Ähnlichkeit wird noch dadurch erhöht, daß alle diese Gene nicht nur die gleich aussehende Borstenverkürzung, sondern einen ganzen Merkmalskomplex (Borstenverkürzung + abnorme Abdomenbänderung + Entwicklungsverlangsamung) hervorrufen. NACHTSHEIM hat gleichartige Beispiele aus der Genetik der Säugetiere zusammengetragen. Der Leuzismus kann z. B. als Mutationstyp und als Kombinationstyp entstehen und hier wiederum auf verschiedenen Wegen: beim Kaninchen durch Kreuzung des sich gegenseitig aufhebenden Gelb- und Chinchillafaktors, aber auch durch die Kombination bestimmter Scheckungsfaktoren. Ganz Entsprechendes läßt sich bei den verschiedensten experimentellen Objekten nachweisen. Es handelt sich also bei der genotypischen Heterogenität gleicher Phänotypen um eine allgemein-erbbiologische Erscheinung, mit der deshalb auch zweifellos beim Menschen gerechnet werden muß.

Ein interessantes Beispiel aus der menschlichen Vererbungsforschung verdanken wir E. Fischer. Er zeigte, daß die bei Hottentotten und Ostasiaten äußerlich völlig gleichartige schräg mediane Augenfalte („Mongolenfalte") auf zwei verschiedene Mutationen zurückzuführen ist, was u. a. daran zu erkennen sei, daß sich das Merkmal bei den Hottentotten recessiv, bei den Ostasiaten aber dominant verhalte.

Auf die Bedeutung der heterogenen Gruppen für die Erbpathologie haben besonders nachdrücklich Timoféeff-Ressovsky und O. Vogt hingewiesen. Als Beispiele von Gruppen großer pathologisch-anatomischer und klinischer Einheitlichkeit nennen sie u. a. O. Vogts Status mamoratus. „Bald war dieser Krankheitsprozeß erblich begründet, bald lag nur eine besondere erbliche Prädisposition vor, auf eine beliebige Schädigung des Nervensystems mit dieser Veränderung zu reagieren; bald rief eine äußere Schädigung diesen Krankheitsprozeß hervor, ohne daß eine solche Prädisposition nachweisbar war." Eine derartige „idiosomatische Krankheitsgruppe" (C. und O. Vogt) sehen Timoféeff-Ressovsky und O. Vogt weiterhin in der Schizophrenie und in gewisser Beziehung auch in der Huntington-Chorea. Die pathologische Anatomie sei für die Entscheidung des pathogenetischen Charakters phänotypisch ähnlicher Leiden nicht zuständig. Nur eine ätiologische Forschung sei in der Lage, die erforderliche Klärung zu bringen. Ganz entsprechend haben sich auch Jakob u. a. über die Ursachenforschung bei degenerativen Nervenkrankheiten geäußert. Timoféeff-Ressovsky und O. Vogt ziehen aus ihren Beobachtungen und Überlegungen den Schluß, daß bei erbbiologischen Untersuchungen das Streben, für große Krankheitsgruppen einen identischen Erbgang aufdecken zu wollen, aufgegeben werden müsse. „Man muß vielmehr auf die von den einzelnen Familien gezeigten Besonderheiten achten und durch Zusammenfassung derjenigen Familien, welche die gleichen Besonderheiten zeigen, die Aussonderung einer erblich gleich bedingten Krankheitseinheit anstreben." Wir werden also auch in der menschlichen Erbpathologie trotz gleicher oder ähnlicher Phänotypen nicht selten mit verschiedenen zugrunde liegenden Genotypen zu rechnen haben; verdächtig sind naturgemäß besonders Fälle, wo das betreffende erscheinungsbildlich einheitliche Leiden nach verschiedenen Erbmodi übertragen wird; ich erinnere diesbezüglich an die oben erwähnten Feststellungen von E. Fischer und Timoféeff-Ressovsky. Entscheidend ist allerdings der Erbgang für die Annahme verschiedener Mutationen nicht, da ja das Dominanzverhältnis — wie oben ausgeführt — sehr variabel ist und besonders durch Modifikationsgene umgewandelt werden kann (vgl. S. 1413—1415).

3. Allgemeine Gesichtspunkte aus der Vererbungsneurologie.

Nachdem in den vorigen Kapiteln ein kurzer Abriß einiger allgemein-genetischer Grundfragen gegeben und dabei versucht wurde, besonders das Atypische, „Regelwidrige" und Kompliziertere in den Vererbungserscheinungen herauszustellen, um damit ein vertieftes Verständnis erbpathologischer Erscheinungen zu ermöglichen, soll im folgenden die klinische Phänomenologie der erblichen Nervenkrankheiten unter allgemein zusammenfassenden Gesichtspunkten erörtert werden.

a) Über die Manifestation neurologischer Erbkrankheiten.

Familiäre Wiederholung des Probandenleidens (Homologie), Konstanz des Erkrankungsalters (Homochronie), des klinischen Erscheinungsbildes (Homotypie), der anatomischen Lokalisation (Homotopie), ferner hemmungsloses Fortschreiten des Krankheitsprozesses (Progression), galten stets als Wesenseigenschaften der Erbkrankheiten des Nervensystems, der sog. „Heredodegenerationen".

Exakt statistische Untersuchungen über den Geltungsbereich dieser Merkmale lagen bisher noch nicht vor.

Aus diesen und anderen Gründen veranlaßte ich Dr. med. LEERS und Dr. phil. EDM. SCHOLZ zu einer größeren Untersuchung über die Korrelationspathologie der erblichen Ataxie. Bezüglich des familiären Erkrankungsalters ergab sich hierbei folgendes:

Tabelle 2. Korrelationstabelle für das Erkrankungsalter der Geschwister von FRIEDREICH-Kranken. (Nach LEERS und SCHOLZ.)

Erkrankungs- alter der Probanden	Anzahl der Pro- banden	Erkrankungsalter der Geschwister							
		0—5	6—10	11—15	16—20	21—25	26—30	31—35	36—40
0— 5	14	13	2	5	—	1	1	—	—
6—10	31	8	27	16	1	—	—	—	—
11—15	27	1	12	16	3	—	—	—	—
16—20	10	—	3	3	3	2	2	—	—
21—25	5	—	—	—	3	3	1	—	—
26—30	3	—	—	1	—	—	1	2	—
31—35	—	—	—	—	—	—	—	—	—
36—40	1	—	—	—	—	—	—	—	2
41—45	1	—	—	—	—	—	—	—	1

Die Tabelle zeigt eindeutig, daß die alte klinische Beobachtung von der weitgehend erbbedingten Fixierung des Erkrankungsalters im Sinne der von Sippe zu Sippe wechselnden Familientypen (interfamiliäre Variabilität) statistisch begründet ist. Diese Ergebnisse entsprechen somit vielseitigen, tiergenetischen Erfahrungen, z. B. denjenigen von LOEB über die stammweise wechselnde, innerhalb eines Stammes aber weitgehend konstante Manifestationszeit des Mäusecarcinoms.

Andererseits ist es verständlich, daß bei den Angehörigen einer menschlichen Familie mit ihren im Vergleich zu den Individuen der experimentellen Zuchtstämme so verschiedenartigen Genkonstitutionen erhebliche Schwankungen der Manifestationszeit häufig sind. Zu den Verschiedenheiten des genotypischen Milieus kommen noch die gerade beim Menschen bezüglich einzelner Verwandter so stark wechselnden Umweltverhältnisse und wohl drittens noch sonstige, ihrer Art nach bisher unbekannte, vielleicht entwicklungsphysiologische Besonderheiten des „endogenen" (nicht eigentlich erblichen) Milieus als Ursachen der wechselnden Manifestationszeit und der sonstigen intrafamiliären Manifestationsschwankungen.

Dementsprechend finden wir auch unter den Geschwistern FRIEDREICH-Kranker eine gewisse Streuung des Erkrankungsalters (intrafamiliäre Variabilität) (Tabelle 2).

Daß diese „Heterochronie" auch für andere erbliche Nervenleiden besteht, zeigt Tabelle 3, S. 1430.

Aus all diesen Tatsachen ist also der Schluß zu ziehen, daß tatsächlich, wie von LEERS und SCHOLZ zum ersten Male in statistisch ausreichender Weise bewiesen wurde, erbmäßig fixierte Familientypen bestehen, daß es aber ganz abwegig wäre, im Einzelfall für die Diagnose einer Erbkrankheit ein ganz gleiches Erkrankungsalter der Blutsverwandten zu fordern.

Tabelle 3. Heterochronie, d. h. intrafamiliäre Schwankungen
der Manifestationszeit bei organischen Erbkrankheiten des Nervensystems.

Krankheit	Manifestationszeit	Autor
1. Neurale Muskelatrophie	Ausbruch bei verschiedenen Familienmitgliedern zwischen Kindheit und 36 Jahren	Eichhorst
	Vater 59 Jahre, Sohn 1 26 Jahre, Sohn 2 6 Jahre	Vizioli
	Bruder 1 30 Jahre, Bruder 2 17 Jahre	Somogyi und Fenyes
2. Spinale Muskelatrophie	Vater 44 Jahre, Sohn 22 Jahre	Bruining
3. Famil. Facialislähmung	Geschwister: 17, 19, 44, 51 Jahre	Guttmann und Reese
4. Spastische Spinalparalyse	Ausbruch bei verschiedenen Familienmitgliedern zwischen 9 und 17 Jahren	Futer
	Zwischen 20 und 52 Jahren	Specht
	Ausbruch bei 3 Geschwistern mit 1, 20 und 40 Jahren	Jendrassik
	Ausbruch bei 8 Geschwistern mit 1½, 3, 5, 7, 9, 11, 14, 17 Jahren	Jones
5. Erbataxie	Ausbruch bei verschiedenen Familienmitgliedern zwischen 19 und 55 Jahren	Brüggendieck
6. Dystrophie	Ausbruch bei 2 Geschwistern mit 15 bzw. 40 Jahren	Minskowski und Sidler
	Eine größere Zahl entsprechender Geschwisterfälle bei	Weitz (Dtsch. Z. Nervenheilk. 72, 187)
7. Paralysis agitans	Ausbruch bei verschiedenen Familienmitgliedern mit 27, 40, 53, 71 Jahren	Bell und Clark
8. Erbliches Zittern	Ausbruch bei verschiedenen Familienmitgliedern zwischen 8. und 40. Lebensjahr Keine Homochromie	Schmaltz
9. Amaurotische Idiotie	Ausbruch bei Geschwistern mit 25 und 10 Jahren	Pintus Kufs
10. Erbliche Opticusatrophie	Ausbruch bei verschiedenen Familienmitgliedern zwischen 20—37 Jahren (Familie 1), 12—28 Jahren (Familie 2), 17—50 Jahren (Familie 3)	Waardenburg

Zur Analyse der intrafamiliären Variabilität reicht die Familienforschung allein nicht aus, da sie ja beim Menschen stets mit hochgradig undurchsichtigen Verhältnissen zu rechnen hat. Die starke Bastardierung und die intrafamiliäre Inkonstanz der Umweltverhältnisse machen sich hier störend bemerkbar. Es ist deshalb außerordentlich wertvoll, daß wir in den *Zwillingen* ein Untersuchungsgut besitzen, das wesentlich klarere Bedingungen bietet. Von den gleichgeschlechtlich zweieiigen Zwillingen unterscheiden sich die Eineiigen nur durch ihre Erbgleichheit. Bei beiden Gruppen kann aber mit der größten, beim Menschen überhaupt zu verwirklichenden Gleichheit der Umweltverhältnisse gerechnet werden. Aus dem Vergleich des gleichsinnigen (Konkordanz) und ungleichsinnigen Auftretens eines Merkmals (Diskordanz) bei ein- und gleichgeschlechtlich zweieiigen Zwillingen können deshalb wichtige Schlußfolgerungen gezogen werden.

Gerade die hier gesammelten Beobachtungen zeigen aber aufs deutlichste, daß auch bei erbgleichen Individuen, d. h. eineiigen Zwillingen, mit hochgradigen *Manifestationsschwankungen* gerechnet werden muß, was ja nach den oben besprochenen experimentell-genetischen Erfahrungen durchaus nicht verwundert. Wenn bei gewissen Merkmalen in einem homogenen Inzuchtstamm nur 5% aller homozygoten Individuen phänotypisch erkranken, so erscheinen die bei menschlichen Erbkrankheiten festgestellten Diskordanzprozentsätze von Zwillingen ohne weiteres verständlich. Diese Tatsachen wurden lange übersehen. So konnte z. B. nach der ersten Mitteilung eines eineiigen Zwillingspaares, dessen einer Partner allein an Syringomyelie erkrankte, der Schluß gezogen werden, daß die Erblichkeit für die Entstehung des Leidens von geringer Bedeutung sei. Inzwischen sind noch fünf weitere Eineierpaare mit diskordanter Syringomyelie beschrieben worden. Man könnte demnach geneigt sein, aus diesen sechs Beobachtungen den Schluß zu ziehen, daß es sich bei der Syringomyelie um ein vorwiegend exogenes Leiden handle. Dieser Schluß wäre jedoch durchaus verfehlt. Nach den grundlegenden Untersuchungen von BIELSCHOWSKY, HENNE-BERG-KOCH und OSTERTAG beruht die Syringomyelie auf einer frühembryonalen Störung der Rückenmarksbildung; sie betrifft einerseits die Einwanderung der Gliazellen von der Rückenmarksperipherie zur Mitte zu und damit die Bildung des Zentralkanals, andererseits den Schließungsmechanismus der Medullarplatte zum Medullarrohr. Dieser hier nur flüchtig anzudeutende Vorgang besteht in einem verwickelten Zusammenspiel verschiedener Einzelerscheinungen; es ist deshalb ohne weiteres verständlich, daß der Endausgang von zahlreichen mehr oder weniger zufälligen ontogenetischen Faktoren abhängig und in seinem Ausmaße deshalb äußerst variabel ist. Trotz gleicher erblicher Grundlage können deshalb große Unterschiede im Erscheinungsbilde zur Beobachtung kommen, die so weit gehen, daß in einem Fall phänotypische Krankheit, in einem anderen phänotypische Gesundheit resultiert. Man muß, wie NACHTSHEIM richtig bemerkt hat, daran denken, daß wir bei den erblichen Nervenkrankheiten „in erster Linie die sekundären Wirkungen der Mutationen beobachten. Wenn an der Haut beispielsweise eine mutative Veränderung vor sich geht, so untersuchen wir das betreffende Organ unmittelbar. Das Nervensystem ist einer so genauen morphologischen Durchforschung viel weniger zugänglich. Wenn etwa mutativ Spaltbildungen im Rückenmark auftreten, so sind es nicht diese, die wir ... studieren, sondern das erst durch diese Spaltbildungen wieder hervorgerufene äußere Krankheitsbild". Voraussetzung für die sichere Erkennung der Erbkonstitution eines phänotypisch gesunden Eineiers, dessen Partner syringomyeliekrank ist, wäre also, daß sich die Rückenmarksveränderungen stets im klinischen Erscheinungsbilde äußern. Das ist nun keineswegs der Fall. Im Gegenteil haben sowohl die Studien am Menschen (BIELSCHOWSKY, UTCHIDA, BREMER), wie am Kaninchen (OSTERTAG) sicher bewiesen, daß eindeutige syringomyelische Rückenmarksveränderungen ohne irgendwelche klinischen Erscheinungen recht häufig vorkommen.

Damit ist klar erwiesen, daß die einfache Formel: Diskordanz bei Eineiigen = Nichterblichkeit nicht aufrechterhalten werden kann. Gleichsinnig haben sich verschiedene andere Autoren ausgesprochen (BOUTERWEK, LENZ, LUDWIG, SEIFFERT, v. VERSCHUER). Ebenso neuerdings KNAUER, der bezüglich der oben erwähnten Häufung diskordanter Syringomyeliefälle bei EZ geradezu zu dem Schluß kommt: *„Die Zwillingsmethode scheint bei diesem Leiden weitgehend zu versagen."*

Diskordanz erblicher Nervenleiden bei eineiigen Zwillingen ist auch sonst beschrieben worden, und zwar bei LEBERscher Opticusatrophie (NETTLESHIP, zit. nach BECKERT, WAARDENBURG), erblichem Nystagmus (KELLETT, Erblichkeit in der Familie durch 4 Generationen nachweisbar), Nystagmus (SIEMENS), Epilepsie (BRANDER, SCHULTE u. a.). Hierbei ist zu berücksichtigen, daß die Zahl von Zwillingsbeobachtungen bei den ja recht seltenen organischen Erbleiden des Nervensystems noch sehr klein ist[1]. Ferner ist daran zu erinnern, daß auch bei den Erbpsychosen eine relativ große Diskordanzhäufigkeit gefunden wird, bei der Schizophrenie nach LUXENBURGER in 11 von 63 Fällen;

---

[1] Eine Zusammenstellung des Schrifttums hat VENZKE auf meine Veranlassung vorgenommen.

in den „auslesefreien Serien" Luxenburgers fanden sich sogar 7 diskordante auf insgesamt 21 EZ-Paare. Auch ich habe bei eineiigen Zwillingsbrüdern diskordante Katatonie beobachtet. Hierher gehört auch die sehr wichtige Feststellung Rössles, daß „bei den Gehirnen der eineiigen Zwillinge weitaus die Diskordanz überwiegt", sie sei „jedenfalls weit beträchtlicher, auch von vornherein, als die Diskordanz irgendeines anderen Körperteiles". Rössle weist analogisierend auf die häufige Diskordanz von Geisteskrankheiten hin.

Diskordanz sonstiger erblicher Merkmale bei eineiigen Zwillingen ist wiederholt beschrieben worden: bei Syndaktylie, Polydaktylie, Hasenscharte, Gaumenspalte, Klumpfuß, angeborener Hüftgelenksluxation, angeborenen Herzfehlern, Refraktionsanomalien, Diabetes mellitus, Diabetes insipidus, Chondrodystrophie, Hyperthelie usw. Auch solche erbdispositionellen Erkrankungen, bei denen durch planmäßige Forschungen eine ausgesprochene Familiarität bekannt ist, wurden häufig, zum Teil in größeren, auslesefreien Serien bei EZ diskordant gefunden: Magengeschwür, Magenkrebs, Nephritis, Bronchialasthma, Psoriasis (Näheres bei Weitz).

Besonderer Berücksichtigung bedarf der oft große zeitliche Unterschied der Krankheitsmanifestation bei eineiigen Zwillingen. Curtis (zit. nach Weitz) beschrieb ein EZ-Paar mit Diabetes mellitus, dessen Manifestationsalter 48 Jahre auseinander lag, Jentsch ein EZ-Paar mit multipler Sklerose mit einem Manifestationsunterschied von 11 Jahren; ich fand bei einem EZ-Paar mit multipler Sklerose sogar einen Manifestationsunterschied von 24 Jahren! Wenn Thums[1] bei 7 sicheren EZ-Paaren stets diskordantes Verhalten der multiplen Sklerose feststellte, so ist deshalb ein endgültiges Urteil über diese Befunde so lange hinauszuschieben, bis die Möglichkeit der Krankheitsmanifestation bei den zunächst gesunden und zum Teil noch jugendlichen Partnern erschöpft ist, ganz abgesehen davon, daß durch diese noch recht spärlichen Zwillingsbeobachtungen nicht die Ergebnisse umfangreicher eigener Familienforschungen bei multipler Sklerose aus der Welt geschafft werden können, die ergeben haben, daß das Leiden unter multiple Sklerose-Geschwistern rund 30—40mal so häufig auftritt wie unter der Normalbevölkerung, ebenso wie die immer mehr anwachsende, kaum noch zu übersehende Zahl kasuistischer Mitteilungen über familiäre multiple Sklerose (vgl. S. 1358f. dieses Bandes).

Schon verschiedentlich und gerade bei Anomalien des Nervensystems hat sich gezeigt, daß es zu fehlerhaften Ergebnissen führt, wenn Zwillingsbeobachtungen, die im Gegensatz stehen zu den Ergebnissen der Familienforschung, überwertet werden. So bestand z. B. auf Grund großer Zahlenreihen seit Jahrzehnten keinerlei Zweifel an der Erblichkeit der *Linkshändigkeit*, bis Siemens 1924 an Hand seiner Untersuchungen erklärte: „Durch den Nachweis der Nichterblichkeit dieser Funktionsanomalie zeigt sich die zwillingspathologische Methode als befähigt, mit alteingewurzelten Irrlehren auf dem Gebiete der Vererbungslehre aufzuräumen." Dieser temperamentvolle Ausspruch hat sich jedoch als irrtümlich erwiesen, da der Genetiker Ludwig nach umfangreicher kritischer Sichtung des Problems in seiner Monographie über das Rechts-Links-Problem im Tierreich und beim Menschen zu dem Ergebnis kommt, daß „die Erblichkeit der Linkshändigkeit statistisch sichergestellt ist". Die Behauptung, eine Asymmetrie könne nur dann erblich sein, wenn alle Eineierpaare bezüglich ihr gleich asymmetrisch wären, wird von Ludwig auf Grund kritischer Nachprüfung des gesamten Zahlenmaterials widerlegt. „*Damit fällt die These, die der Seitigkeit des Menschen den erblichen Charakter absprechen will, in sich zusammen[2].*"

Ebenso steht es mit den *Pigmentnaevi*, von denen Siemens auf Grund seiner Zwillingsstudien behauptete, sie würden im wesentlichen durch Umweltfaktoren

---

[1] Vgl. S. 1367. — [2] Vom Verfasser *kursiv* gedruckt.

hervorgerufen, während heute ihre „ganz überwiegend erbliche Bedingtheit" feststeht (LENZ).

Schließlich sei noch auf den *Mongolismus* verwiesen, der bei EZ häufig diskordant vorkommt und auch relativ selten familiär beobachtet wird; trotzdem handelt es sich entgegen weitverbreiteten Anschauungen (LENZ, LUXENBURGER u. a.) auch hier höchstwahrscheinlich um ein im wesentlichen erbbedingtes Leiden (DOXIADES und PORTIUS, HEINR. SCHRÖDER, eigene Beobachtungen).

Es zeigte sich also bei tiefdringender Analyse, daß man aus Ungleichartigkeit des Auftretens von Merkmalen bei EZ nicht ohne weiteres auf Nichterblichkeit schließen darf (MEIROWSKY, BOUTERWEK, LENZ, J. BAUER, SEIFFERT u. a.); nach v. VERSCHUER kann „die Diskordanzhäufigkeit der EZ bis fast $2/3$ gehen — und doch ist das Merkmal vorwiegend (d. h. zu mehr als 50%) erbbedingt"; der Autor schreibt ferner: „Die Lehre von den Manifestationsschwankungen erlaubt es, der irrigen Meinung entgegen zu treten, daß die Diagnose einer Erbkrankheit bei einem EZ falsch sei, weil der erbgleiche Zwillingspartner trotz Überlebens der Gefährdungsperiode gesund geblieben ist."

Die phänotypische Diskordanz bei eineiigen Zwillingen kann auch eine scheinbare sein, bedingt durch den mangelhaften Stand unserer heutigen diagnostischen Kenntnisse. Dies zeigen uns solche Krankheiten, deren vielfältige Symptomatologie auch jetzt schon gestattet, zunächst gesund erscheinende Zwillingspartner doch als krank zu erkennen. So beschreibt ZAPPERT eineiige Zwillingsbrüder [1], die beide an Adenoma sabaceum litten, während nur der eine neurologische Erscheinungen bot (seelische Veränderungen, epileptische Anfälle mit Parästhesien in einem Arm). Da eine Schwester an einer sicheren tuberösen Sklerose und der Vater an Adenoma sebaceum litten, mußte auch bei den Zwillingen eine tuberöse Sklerose angenommen werden, die sich aber bei dem einen nur in der koordinierten Dermatose geäußert hatte. War in diesem Fall die Diagnose ohne besondere diagnostische Maßnahmen möglich, so konnte ich bei 40jährigen eineiigen Zwillingsschwestern, deren eine uns wegen typischer Perniciosa aufsuchte, nur durch Feststellung einer Achylie bei der subjektiv beschwerdefreien Schwester nachweisen, daß auch sie perniciosakrank war; Blutveränderungen und sonstige Symptome fehlten (sog. „Status praeperniciosus"). Einen analogen Fall hat kürzlich WERNER veröffentlicht.

Wir lernten bisher Schwankungen der Manifestationszeit und der Intensität der Genwirkung im Sinne fehlender Penetranz kennen. Auch Expressivität und Spezifität von Nervenleiden sind erheblichen intrafamiliären Schwankungen unterworfen.

Die *Expressivität* kann im Sinne eines besonderen Familientyps in einer ganzen Sippe gering sein, so z. B. bei der von ROUSSY-LÉVY, SYMONDS-SHAW und VAN BOGAERT beschriebenen Form der neuralen Muskelatrophie, die im wesentlichen nur einen Hohlfuß im Gefolge hat oder der von HÄNEL beschriebenen Variante des gleichen Leidens, die nur die Hände und nicht wie sonst auch die Füße betrifft. Häufiger ist die familiäre Kombination voll ausgeprägter und rudimentärer Krankheitsfälle; diese letzteren kommen, wie die folgende Tabelle zeigt, bei den verschiedensten Erbkrankheiten des Nervensystems zur Beobachtung.

Neben der Entwicklung von Rudimentärformen sind noch folgende Erscheinungen als häufige Ursachen symptomatologischer Vielgestaltigkeit in den Familien erblich Nervenkranker zu nennen: Ausdehnung des Degenerationsprozesses über die Grenzen des primär erkrankenden Systems („Ausbreitungsvariabilität"), Einwirkung des genotypischen Milieus, Pleiotropie (vgl. S. 1418), verschiedene Dosierung des abnormen Gens (Homo- bzw. Heterozygotie).

---

[1] Daß es sich um EZ handelte, die sich zum Verwechseln ähneln, teilte mir Herr Professor ZAPPERT auf meine Anfrage freundlichst mit.

Tabelle 4. Rudimentärsymptome organischer Erbkrankheiten
des Nervensystems.

Lfd. Nr.	Probandenleiden	Rudimentärformen	Autoren
1	Neurale Muskelatrophie	Isolierte Kälteparese. Andere symptomarme Fälle	DAWIDENKOW
2	ROUSSY-LÉVYsche Form der neuralen Muskelatrophie	Isolierter Hohlfuß	SYMONDS-SHAW
3	Hypertrophische Neuritis	Isolierte Hypertrophie der Nervenstämme und faradische Untererregbarkeit	SLAUCK
4	Kongenitale sklerotische Muskelatonie	Caput obstipum, Klumpfuß, Luxatio coxae	ULLRICH
5	Erbliche Facialislähmung	Bei klinisch gesunden Geschwistern erhöhte Chronaxie des N. facialis	KREINDLER und SCHÄCHTER
6	Spastische Spinalparalyse	Atrophie und Parese der Zunge	SPECHT
		Hyperreflexie, isolierte Babinski	DOBROCHOTOW, GÄNSSLEN
		Fehlende Patellarreflexe bei 3 Geschwistern, isolierter Babinski und Hohlfuß bei einem vierten	HEAD und GARDNER
7	Amyotrophische Lateralsklerose	Müdigkeit der Beine ohne objektiven Befund	PAMBOUKIS
	Atypische familiäre amyotrophische Lateralsklerose	A- bzw. Hyporeflexie (Eigenreflexe) Schwäche der Patellarreflexe und träge Pupillenreaktion	DAWIDENKOW CROUZON
8	Muskeldystrophie	Angeborene Muskeldefekte	ERB, HANSEN-v. UBISCH, ASCHNER-ENGELMANN u. a.
		Schlafen mit halbgeschlossenen Augen	HANSEN-v. UBISCH
		Pseudohypertrophie	CANTONNET
		Stationäre isolierte Atrophie rechter Oberarm, Schwerarbeiter	MONRAD-CROHN
9	Mischsyndrom von Dystrophie und spinaler Muskelatrophie	Isolierte Funktionsschwäche des linken Beines mit vereinzelten Pyramidensymptomen bei 2 Personen	HOFFMANN-CLAUSS
10	Myotonische Dystrophie	Star	FLEISCHER u. a.
		Endokrine Einzelsymptome	FLEISCHER, HENKE u. SEEGER, KYRIELEIS
		Isolierte myotonische Erscheinungen	BÖE, HIRSCHFELD
		Desgl. mit fehlenden Achillesreflexen	CURTIUS
11	FRIEDREICHsche Ataxie	Fehlende Eigenreflexe, isolierter Hohlfuß	WOODCOOK, KROLL, ORMEROD
		Hyperextension der Großzehengrundphalanx	GARDNER, HANHART
		Nystagmus + Int. Tremor	GARDNER
		Nystagmus + Romberg	KULKOW und PLAKCHINA
12	PIERRE MARIEsche Ataxie	Nystagmus	DOBROCHOTOW, TRIEBEL
		Tremor	
		Romberg	TRIEBEL
		Hyperreflexie (Eigenreflexe)	
		Nystagmus und Zittern 2 Fälle, Skoliose und Hohlfuß 1 Fall	HENYES und DUBLINEAU
		Kyphose	CLASSEN, BIELSCHOWSKY-HÄNEL
13	Chorea Huntington	Isolierter Hippus	C. S. FREUND
14	WILSONsche Krankheit	Isolierter Cornealring	CURRAN
		Isolierte Lebercirrhose	KEHRER
15	Paralysis agitans	Isoliertes Händezittern	KEHRER

Tabelle 4 (Fortsetzung).

Lfd. Nr.	Probandenleiden	Rudimentärformen	Autoren
16	Torsionsdystonie	Leichte Hyperkinesen	MANKOWSKY und CZERNY
17	Myoklonusepilepsie	Isolierte Fälle von Myoklonie bzw. Epilepsie	LUNDBORG, RECKTENWALD, LAFORAGLÜCK u. a.
18	Diffuse Sklerose	Epilepsie, Jacksonepilepsie	VAN BOGAERT-BERTRAND
		Pyramidensymptome und spastische Spinalparalyse	CURTIUS, SCHOLZ
19	Amaurotische Idiotie	Retinitis pigmentosa	KUFS
20	Syringomyelie	Verschiedene Symptome des Status dysraphicus in wechselnder Ausprägung	BREMER
21	RECKLINGHAUSENsche Krankheit	Pigmentflecke, isolierte Fibrome usw.	Zahlreiche Autoren
22	Tuberöse Sklerose	Adenoma sebaceum, Nierenmischtumoren, Epilepsie	KUFS, ZAPPERT u. a.

Gelingt es in all diesen Fällen die verschiedenen Familienbilder als Varianten eines phänotypisch zwar stark wechselnden aber doch genotypisch einfachen Grundleidens aufzufassen, so begegnet man in den Familien vieler Nervenkranker immer wieder einer derartigen *phänotypischen Polymorphie,* daß man zunächst ohne die Annahme komplizierterer Zusammenhänge nicht auskommt. Es dürfte sich hierbei teils um die Wirkung von Polymerie und vielleicht auch multipler Allelie, teils um diejenige noch unbekannter Korrelationen handeln.

So werden beschrieben: Schwachsinn, Schizophrenie, manisch-depressives Irresein und sonstige Psychosen, schwere Psychopathie usw. neben neuraler Muskelatrophie; Psychosen neben WERDNIG-HOFFMANNscher spinaler Muskelatrophie; Paralysis agitans, Zwangsneurose, Psychopathie neben erblicher Facialisparese; Klumpfuß, Schizophrenie und sonstige Psychosen, Imbezillität, Demenz usw. neben spastischer Spinalparalyse; Paralysis agitans, Schwachsinn, senile Demenz neben amyotrophischer Lateralsklerose; Schwachsinn, verschiedene Psychosen, spastische Spinalparalyse und sonstige Rückenmarksleiden, Epilepsie, Chorea, Epilepsie, multiple Sklerose neben Muskeldystrophie; Epilepsie, amyotrophische Lateralsklerose, Schwachsinn, Suicid, Klumpfüße, Narkolepsie neben myotonischer Dystrophie; Schwachsinn, Muskelatrophie, Chorea, Mongoloid, Psychosen, Myoklonie, neurale Muskelatrophie, multiple Sklerose, Hemiatrophia faciei, Epilepsie, Taubstummheit usw. neben FRIEDREICHscher Ataxie usw. usw.

Die Reihe könnte noch vervielfacht werden. Es ist müßig, theoretische Erwägungen über die erbbiologische Deutung dieses Phänomens der „neuropathischen Familie" anzustellen, das schon den alten, vor allem französischen Nervenärzten wohl bekannt war. Es sei jedoch noch hervorgehoben, daß es sich nicht etwa um ein durch einseitige Auslese interessanter Fälle entstandenes, statistisches Kunstprodukt handelt. Vielmehr wurde die gleiche familiäre Poly- bzw. Heterophänie auch an neueren, von einem Probandenleiden ausgehenden Serienuntersuchungen bestätigt, und zwar von BOETERS bei Myotonie bzw. myotonischer Dystrophie einerseits, bei neuraler Muskelatrophie andererseits, von SJÖGREN bei amaurotischer Idiotie, von SJÖVALL bei Muskeldystrophie, von DOXIADES und PORTIUS bei mongoloider Idiotie und von CURTIUS bei multipler Sklerose. Eine exakte Schrifttumsstatistik über erbliche Ataxie hatte ein gleichartiges Ergebnis (Leers und Scholz). Es kann also kaum zweifelhaft sein, daß die Heterophänie auf dem Gebiet der Erbkrankheiten des Nervensystems eine große Rolle spielt. Hierher gehören auch die zahlreichen Wechselbeziehungen zwischen Organopathien des Nervensystems und anderweitigen Anlagestörungen (der Blutdrüsen, des Skelets und sonstiger Organsysteme), die hier nicht weiter erörtert werden können [1].

b) Zur Anatomie und Pathogenese der neurologischen Erbkrankheiten.

Im Mittelpunkt der Anatomie der Heredodegenerationen stand bis vor kurzem die Frage, ob Schaffers Ansicht von dem einheitlichen Substrat all dieser Erkrankungen zutreffe. Die meisten Autoren, vor allem Bielschowsky und Spielmeyer haben sich im gegenteiligen Sinne ausgesprochen und es ist tatsächlich nicht aufrecht zu erhalten, daß es sich — im Sinne von Jendrassiks einheitlicher Heredodegeneration — nur um Varianten ein und desselben Grundleidens handelt. Andererseits bestehen zweifellos, trotz der unbestrittenen Herrschaft des pluralistischen Standpunktes, Beziehungen, nicht nur symptomatologischer, sondern auch anatomischer Art, die die Grenzen der üblichen nosologischen Schemen überschreiten. Genannt seien die Wechselbeziehungen zwischen den verschiedenen Erkrankungen des corticomuskulären und des extrapyramidalen Systems, die ich anderwärts zusammenfassend besprochen habe (Curtius 1935, S. 96 und 120), sowie die zweifellosen Beziehungen zwischen Friedreichscher Ataxie und spastischer Spinalparalyse.

Wie schon oben erwähnt, ist die früher so starke Betonung des *Systemcharakters* der erblichen Nervenkrankheiten unzweckmäßig. Es zeigt sich nämlich, daß der erbliche Degenerationsprozeß sehr häufig die Grenzen eines bestimmten Hirn- oder Rückenmarkteiles überschreitet. So ist bei cerebellarer Heredoataxie öfters auch das Großhirn beteiligt (Landsbergen, Zingerle); Josephy fand bei Heredoataxie neben den typischen Veränderungen in Kleinhirn und Hintersträngen auch solche der Vorderhornzellen und Stammganglien. Schon das typische Rückenmarksbild der spastischen Spinalparalyse zeigt ja — wie Oppenheim hervorhob — keine reine, sondern eine kombinierte Systemerkrankung. Ed. Müller hat das näher erläutert durch den Hinweis, daß das Übergreifen des Prozesses auf benachbarte Stranggebiete einer systematischen Degeneration keineswegs widerspreche. Bei dem außerordentlich komplizierten Aufbau des Rückenmarks sei die völlig isolierte Entartung eines bestimmten Systems ohne jede Rückwirkung auf die benachbarten Stränge und die zahlreichen, das erkrankte System durchkreuzenden oder sich mit ihnen mischenden andersartigen Fasern gar nicht anders denkbar. Diese Beispiele ließen sich beliebig vermehren. Sie zeigen, daß es — wie Spielmeyer mit Recht betonte — *ganz scharf umgrenzte Degenerationen überhaupt nicht gibt.*

Zur *Pathogenese* der Erbkrankheiten des Nervensystems ist zu bemerken, daß die neuere Forschung zu einer „Vertiefung von der morphologischen nach der pathogenetischen Seite hin" gelangt ist (Spielmeyer). Dies läßt sich besonders an der amaurotischen Idiotie zeigen, die Bielschowsky als Teilerscheinung einer den Gesamtorganismus betreffenden Störung des Lipoidstoffwechsels auffaßt. Dies ist daraus zu entnehmen, daß die gleichen Lipoideinlagerungen, die sich in den Ganglienzellen finden, auch im Parenchym vieler innerer Organe (Leber, Niere, Herz, Hypophyse, Lymphdrüsen u. a.) beobachtet werden und, daß das Leiden mehrfach mit der Niemann-Pickschen lipoidzelligen Splenohepatomegalie kombiniert gefunden wurde. Auch bei der diffusen Sklerose nimmt Scholz eine generalisierte Störung des Gliastoffwechsels an.

---

[1] Eine genaue Besprechung der ganzen Heterophäniefrage findet sich bei Curtius 1935, S. 23—57.

c) Die Einteilung der organischen Erbkrankheiten des Nervensystems.

Die Einteilung der Heredodegenerationen wird durch die zahlreichen Berührungspunkte erschwert. Die vielseitigen anatomischen Forschungen der letzten Jahre haben aber die Möglichkeit geschaffen, über die bisher vorzüglich beliebte symptomatologische Registrierung hinauszukommen. Wenn man Muskeldystrophie, neurale und spinale Muskelatrophie zur Gruppe der „progressiven Muskelatrophien" zusammenfaßte, die hypertrophische Neuritis von DÉJERINE-SOTTAS jedoch herauslöste, so wissen wir, daß hier mehr oder weniger Heterogenes getrennt, Zugehöriges abgespalten wurde. Die hypertrophische Neuritis ist nichts anderes als eine — genotypisch nicht selbständige — Variante der neuralen Muskelatrophie; diese wieder steht der FRIEDREICHschen Ataxie viel näher als der Muskeldystrophie, obgleich sie — fälschlicherweise — von TOOTH als „peronaealer Typ" der Muskeldystrophie bezeichnet wurde. Die gänzliche Abtrennung der Myatonia congenita von der WERDNIG-HOFFMANNschen Krankheit ist unangebracht, da es sich bei beiden Krankheiten (die vielleicht sogar identisch sind) nur um Varianten der frühinfantilen spinalen Muskelatrophie handelt. Eine Zusammenfassung von spastischer Spinalparalyse und PELIZAEUS-MERZBACHERscher Krankheit als „Krankheitsbilder mit ausgesprochenen Pyramidensymptomen" übersieht, daß diese Krankheit viel engere Beziehungen zur diffusen Sklerose hat.

Ganz abwegig ist eine Einteilung der Heredodegenerationen nach dem Erbgang, der mehr oder weniger zufällig bedingt und — zum Teil wohl von Sippe zu Sippe — recht variabel ist (vgl. S. 1413 f.). Am fruchtbarsten ist deshalb der *anatomische Gesichtspunkt*, wie er systematisch erstmals von BIELSCHOWSKY 1919 zum „Entwurf eines Systems der Heredodegenerationen" verwandt wurde (abgedruckt auch bei CURTIUS 1935, S. 2). Das BIELSCHOWSKYsche Schema ist allerdings für klinisch-genealogische Zwecke schwer verwendbar, weil es der Häufigkeit und klinischen Bedeutung vieler Krankheiten nicht gerecht wird. BIELSCHOWSKY selbst wollte auch nur einen ersten morphologisch orientierten Entwurf geben.

Als vorläufige Einteilung scheint mir die folgende am zweckmäßigsten:

1. Erkrankungen des corticomuskulären Systems (pyramidalen Systems im weiteren Sinne): Neurale Muskelatrophie; spinale Muskelatrophie (Typus DUCHENNE-ARAN, Typus WERDNIG-HOFFMANN, Myatonia congenita); erbliche Hirnnervenlähmungen (Kerndefekte); spastische Heredodegenerationen; amyotrophische Lateralsklerose. Muskeldystrophie; myotonische Dystrophie.

2. Erkrankungen des spino-cerebellaren Systems (erbliche Ataxien).

3. Erkrankungen des extrapyramidalen Systems: HUNTINGTONsche Krankheit; hepatolentikuläre Degeneration; Paralysis agitans; erbliches Zittern; Torsionsdystonie; doppelseitige Athetose — Status marmoratus; Tic-Krankheit; HALLERVORDEN-SPATZsche Krankheit; Myoklonus-Epilepsie; Nystagmus-Myoklonie; Narkolepsie.

4. Diffuse Erkrankungen: progressiver familiärer Schwund des Hemisphärenmarkes: a) diffuse Hirnsklerose, b) PELIZAEUS-MERZBACHERsche Krankheit (chronische familiäre diffuse Sklerose — BIELSCHOWSKY).

5. Neurologische Erbkrankheiten des Auges: erbliche Sehnervenatrophie; erblicher (nicht okulärer) Nystagmus.

6. Entwicklungsstörungen: Syringomyelie, Status dysraphicus; RECKLINGHAUSENsche Krankheit; tuberöse Sklerose.

7. Erkrankungen ohne bisher bekanntes anatomisches Substrat: Myotonie; Myasthenie; paroxysmale Lähmung.

Selbstverständlich wird auch dieses Schema noch erhebliche Änderungen erleiden: so wird es sich vielleicht als nötig herausstellen, spastische und ataktische Heredodegenerationen zusammenzufassen. Nur weitere anatomisch-genealogische Gemeinschaftsforschungen können hier weiterführen.

Jedenfalls muß man sich der Relativität aller nosologischen Systeme gerade bei den Erbkrankheiten des Nervensystems stets bewußt bleiben und vor kleinlichen Rubrizierungsbestrebungen warnen, wie schon wiederholt betont wurde (Berblinger und Duken, Bremer, Werthemann u. a.). Auch in dieser Frage ist es zweckmäßig, einen Blick auf die Systematik des Biologen zu werfen; so schreibt der bekannte Erbforscher und Pflanzenzüchter Nilsson-Ehle von den Pflanzenarten, sie seien nur „die idealen Extremkombinationen einer kontinuierlichen Kombinationsreihe" und in gleichem Sinne mahnt der Ornithologe Fehringer, immer wieder daran zu denken, „daß es in der Natur nur Einzelwesen gibt und, daß jede Klassifikation eine künstliche Einteilung ... und in die Natur hineingedacht" sei.

Erbkrankheiten gehen ebenso wie Artunterschiede auf Mutationen zurück, und es ist deshalb durchaus gestattet, Parallelen zu ziehen zwischen biologischer und nosologischer Systematik. Die Mahnung der Biologen hat demnach auch für die erscheinungsmäßig so variablen und wesensmäßig untereinander so verwandten erblichen Nervenkrankheiten volle Geltung.

Literatur.

A. Lehrbücher und allgemeine Übersichten.

Alverdes: Grundzüge der Vererbungslehre. Leipzig 1935.

Bernstein: Baur-Hartmann: Handbuch der Vererbungswissenschaft, Bd. 1. Berlin: Gebrüder Bornträger 1929. — Bielschowsky: Entwurf eines Systems der Heredodegenerationen. J. Psychol. u. Neur. 24 (1919).

Curtius[1]: Die organischen und funktionellen Erbkrankheiten des Nervensystems. Stuttgart: Ferdinand Enke 1935.

Eickstedt, v.: Ganzheitsanthropologie. Z. Rassenkde 3 (1936).

Féré: Die neuropathische Familie. Deutsch von Hub. Schnitzer („Moderne Nervosität"). Berlin 1898.

Fischer, E.: Rasseneinteilung und Erbanalyse. Z. Rassenkde 2 (1935).

Goldschmidt: Einführung in die Vererbungswissenschaft, 5. Aufl. Berlin 1928.

Johannsen: (1) Hundert Jahre Vererbungsforschung. Verh. Ges. dtsch. Naturforsch., 87. Verslg Leipzig 1923. — (2) Elemente der exakten Erblichkeitslehre, 3. Aufl. Jena 1926.

Kühn: Vererbung und Entwicklungsphysiologie. Erbbiologie. Leipzig 1935.

Lenz: Baur-Fischer-Lenz, Menschliche Erblehre und Rassenhygiene, 4. Aufl. München 1936. — Levit: Dominance in man. C. r. Acad. Sci. URSS., Juni 1935. — Ludwig: Das Rechts-Links-Problem im Tierreich und beim Menschen. Berlin: Julius Springer 1932. — Luxenburger: Über einige praktisch wichtige Probleme aus der Erbpathologie des zyklothymen Kreises. Studien an erbgleichen Zwillingspaaren. Z. Neur. 146, 87.

Meggendorfer: Über die Bedeutung des Dominanzwechsels in der Psychiatrie. Psychiatr.-neur. Wschr. 1934 II. — Mohr: Über Letalfaktoren. Z. Abstammgslehre 41 (1926).

Nachtsheim: (1) Körperfarbe und Konstitution. Z. Hundeforsch. 2 (1932). — (2) Die Genetik neuer Erbleiden des Kaninchens, verglichen mit ähnlichen Krankheiten des Menschen. VI. Weltgeflügelkongreß, Bd. 1. 1936. — (3) Erbpathologie des Kaninchens. Erbarzt 1937, Nr 3.

Pfaundler, v.: Konstitution und Konstitutionsanomalien. Pfaundler-Schlossmanns Handbuch der Kinderheilkunde, 4. Aufl., Bd. 1.

Seiffert: Die Bedeutung der experimentellen Erbbiologie für die Erforschung des Menschen. Z. Rassenkde 6, 1 (1937). — Sidler: Über Beziehungen zwischen Erblichkeitsverhältnissen und Genese der erblichen Nervenkrankheiten. Nervenarzt 1929. — Stern, C.: Welche Möglichkeiten bieten die Ergebnisse der experimentellen Vererbungslehre dafür, daß durch verschiedene Symptome charakterisierte Nervenkrankheiten auf gleicher erblicher Grundlage beruhen? Nervenarzt 1929. — Stubbe: Genmutation. Handbuch der Vererbungswissenschaften. II. Folge. Berlin: Gebr. Bornträger 1938.

---

[1] Hinweise auf dieses Buch werden unter der Abkürzung „Curtius 1935" zitiert.

TIMOFÉEFF-RESSOVSKY, N. W.: Verknüpfung von Gen und Außenmerkmal (phänomenologische Genmanifestierung). Erbbiologie Leipzig 1935. — TIMOFÉEFF-RESSOVSKY, N. W. u. O. VOGT: Über idiosomatische Variationsgruppen und ihre Bedeutung für die Klassifikation der Krankheiten. Naturwiss. 14, H. 50/51.
VENZKE: Organische Nervenkrankheiten bei Zwillingen. Med. Inaug.-Diss. Berlin 1936. — VERSCHUER, v.: Erbpathologie, 2. Aufl. Dresden u. Leipzig 1937.
WEITZ: Die Vererbung innerer Krankheiten. Stuttgart: Ferdinand Enke 1936.

B. Einzelarbeiten.

BAUR, E.: Zit. nach ALVERDES. — BECKERT: Über die Erkrankung von Frauen an hereditärer Opticusatrophie. Arch. Augenheilk. 100 (1929). — BOUTERWEK: Rechts-Links-Abwandlung in Händigkeit und seelischer Artung. Z. menschl. Vererbgslehre 21 (1938). CATSCH: Die Korrelationen von Erbleiden und Anlagestörungen des Auges. Graefes Arch. 138 (1938). — CURTIUS: Status dysraphicus und Myelodysplasie. Fortschr. Erbpathol. 1939, H. 4. — CURTIUS, STOERRING u. SCHÖNBERG: Über FRIEDREICHsche Ataxie und Status dysraphicus. Z. Neur. 153 (1935).
DAWIDENKOW: Проблема полиморфизма, 1934. — DOXIADES u. PORTIUS: Zur Ätiologie des Mongolismus unter besonderer Berücksichtigung der Sippenbefunde. Z. menschl. Vererbgslehre 21 (1937).
FEHRINGER: Unsere Singvögel. Heidelberg: Winter (ohne Jahr).
GÖRZ: Über norddeutsche Weiden. Versuch einer kritischen Betrachtung ihrer Artreinheit und Formenkreise. Repertorium specierum novarum regni vegetabilis, Bd. XIII. Dahlem 1922.
HAECKER: Über Regelmäßigkeiten im Auftreten erblicher ..... Krankheiten beim Menschen. Med. Klin. 1918 II. — HAGEDOORN: Über Dominanz bei der Hausmaus. Dtsch. Ges. Vererbgswiss., 11. Jverslg, S. 165. — Jena: Bornträger 1935. — HALLERVORDEN: Die hereditäre Ataxie. BUMKE-FOERSTERS Handbuch der Neurologie, Bd. 16.
KLEIN: Familienkundliche, körperliche und psychopathologische Untersuchungen über eine Friedreich-Familie. Schweiz. Arch. Neur. 1937. — KNAUER: Ergebnisse der Zwillingsprobe bei Syringomyelie. Ges. dtsch. Neur. u. Psychiatr. Köln, Sept. 1938. — KRÖNING: Krebs und Vererbung. Erbbiologie. Leipzig 1935. — KROLL: Die neuropathologischen Syndrome. Berlin 1929.
LANDAUER: Untersuchungen über das Krüperhuhn. Z. mikrosk.-anat. Forsch. 32 (1933). — LEERS u. SCHOLZ: Korrelationspathologische Untersuchungen. II. Die erbliche Ataxie. Z. menschl. Vererbgslehre 22 (1939). — LENZ: (1) Über die Erblichkeit der Muttermäler auf Grund von Untersuchungen an 300 Zwillingspaaren. Z. Abstammgslehre 41 (1926). — (2) BAUR-FISCHER-LENZ, Menschliche Erblehre, 4. Aufl., Bd. 1, S. 154. 1936. — (3) Schlußwort. Dtsch. Ges. Vererbgswiss. 1937, S. 226. — LENZ, H. u. PICHLER: Ein Beitrag zur Erblichkeit der hereditären Ataxie und deren Beziehungen zum Status dysraphicus. Erbarzt 1939, H. 1.
NACHTSHEIM: (1) Ref. über die Erblehre auf der 93. Verslg dtsch. Naturforsch. u. Ärzte. Dtsch. Ärztebl. 1934, Nr 48. — (2) Erbliche Zahnanomalien beim Kaninchen. Züchtungskde 11 (1936). — NAEGELI: Blutkrankheiten und Blutdiagnostik, 5. Aufl., S. 399. 1931. — NILSSON-EHLE: Zit. nach GÖRZ.
RÖSSLE: Zur Frage der Ähnlichkeit der Windungsbilder an Gehirnen von Blutsverwandten, besonders von Zwillingen. Preuß. Akad. Wiss., Physik-math. Kl. 14 (1937).
SIEMENS: Über Linkshändigkeit. Virchows Arch. 252 (1924). — SJÖVALL: Dystrophia musculorum progressiva. Lund 1936.
TIMOFÉEFF-RESSOVSKY, HELENE: Über phänotypische Manifestierung der polytopen (pleitropen) Genovariation Polyphaena von Drosophila funebris. Naturwiss. 1931, H. 37.
VERSCHUER, v.: DIEHL u. Zwillingstuberkulose, S. 100. Jena: Gustav Fischer 1933.
WEINBERG: Briefliche Mitteilung 1932.
ZAPPERT: Vortragsreferat. Wien. med. Wschr. 1926 I, 1019. — ZEDERBAUER: Zeitliche Verschiedenwertigkeit der Merkmale bei Pisum sedativum. Z. Pflanzenzüchtg 2 (1914).

Vorwiegend erblich auftretende neuromuskuläre und andere Erkrankungen. I.

Von

Hans Curschmann-Seestadt Rostock.

Mit 13 Abbildungen.

A. Dystrophia musculorum progressiva (Erb).

Aus dem in der alten Literatur herrschenden Durcheinander der verschiedenen Formen des Muskelschwundes hat W. Erb unter dem obigen Namen eine bestimmte Gruppe äußerlich differierender, innerlich aber nächstverwandter, wahrscheinlich myopathischen Atrophien und Pseudohypertrophien der Muskulatur herausgehoben und vereinigt. Wenn auch die bei diesem Syndrom übliche Trennung in Unterarten (infantile, pseudohypertrophische, juvenile Form usw.) noch beibehalten werden soll, muß doch betont werden, daß alle diese Formen in ganz bestimmten wichtigen Kriterien übereinstimmen: 1. In dem familiären Auftreten; 2. in der ganz konstanten Lokalisierung des Muskelschwundes am Schultergürtel, Beckengürtel, Hals, Rücken, Oberarm und -schenkel unter fast grundsätzlicher Verschonung der distalen Extremitätenteile; 3. im Fehlen der neurogenen degenerativen Atrophie der Muskeln und einheitlicher Reflexveränderungen; endlich 4. in der grundsätzlichen Intaktheit der sensorischen und sensiblen Funktionen.

Die Krankheit ist im ganzen selten, und scheinbar seltener geworden, als sie vor 30 Jahren war. In Mittel- und Süddeutschland scheint sie häufiger als in Norddeutschland. Sie kommt aber laut Literatur in allen europäischen Ländern und auch in Ostasien und Nordamerika vor. Alle Formen bevorzugen stark das *männliche* Geschlecht.

W. Weitz hat auf Grund von Untersuchungen an 14 verschiedenen Sippen bezüglich des *Erbganges* angenommen, daß für die Dystrophie die Geschlechtsanlage durch Mutation entstehe (im männlichen und weiblichen Geschlecht gleich häufig), daß sie dem dominanten Erbgang folge, und im männlichen Geschlecht, ein gewisses Alter des Erkrankten vorausgesetzt, stets die Krankheit bewirke, dagegen im weiblichen Geschlecht nur bei einem gewissen Teil der Familienmitglieder. Die erfahrungsgemäß weit geringere Morbidität der Weiber sei je nach Familie verschieden ausgeprägt. Die gesunden Frauen mit Krankheitsanlage vererben das Leiden durchschnittlich auf die Hälfte der Kinder. Das Gesetz der Anteposition und des progressiv schweren degenerativen Charakters trifft nach Weitz für die Erbsche Krankheit anscheinend nicht zu; ein Umstand, der bereits aus den Erbschen Krankengeschichten hervorgeht. Die Angaben von Weitz sind übrigens von K. Hansen und G. v. Ubisch angefochten worden, die auf Grund einer Familie mit 23 sicher und 8 wahrscheinlich Erkrankten, zur Annahme einer dimer-dominanten Erbformel kommen. Kostakow und Bodarwé kommen auf Grund des gesamten Schrifttums und 6 eigener Stammbäume neuerdings zu folgenden Schlüssen: Die progressive muskuläre Dystrophie ist stets erbbedingt. Ihre Entstehung ist auf Mutationen der Erbmasse vergangener Generationen zurückzuführen, ihre weitere Vererbung ist nicht einheitlich und abhängig davon, daß es neben dominanten Genen auch recessive Gene gibt, die zur progressiven muskulären Dystrophie führen können. Verf. nehmen mindestens zwei auch genotypisch verschiedene Dystrophieformen an, die dem infantilen und juvenilen Typ entsprechen und sippenmäßig vorkommen. Von den 6 Stammbäumen der Verf. zeigten 4 einfachen recessiven, 2 geschlechtsgebundenen recessiven Erbgang. Bei dem ersteren Typus lag einmal Verwandtenehe der Aszendenten vor. Die Stammbäume des letzteren Typus weisen ausschließlich Fälle vom infantilen Typ mit Pseudohypertrophie, die der ersteren Art solche der infantilen und juvenilen Form auf.

Eugenetisch besonders bedeutsam ist der von KOSTAKOW schon früher gezogene Schluß: *Gesund gebliebene Männer solcher Familien vererben das Leiden fast nie, gesund gebliebene Frauen aber fast immer!* Hieraus dürften sich für den Erbgesundheitsrichter wichtige Folgerungen ergeben.

Die infantile atrophische Form der Muskeldystrophie ist infolge der familiären Häufung der Fälle relativ die häufigste.

Das Leiden beginnt — weit häufiger bei Knaben als bei Mädchen — in früher Jugend, im dritten bis fünften Jahr langsam und schleichend; meist, nachdem die Kinder bereits normal gehen gelernt haben. Zuerst fallen der etwas langsamere ungeschickte Gang, häufiges Stolpern und Fallen auf; später Schaukelgang oder Watscheln, Schwierigkeiten beim Springen, Laufen und besonders beim Aufstehen vom Boden oder aus gebückter Stellung. Zugleich entwickelt sich eine Lordose der Lendenwirbelsäule. Später erst werden Schwäche und Atrophie im Bereich des Schultergürtels bemerkt. Zugleich, gelegentlich auch früher, treten Paresen in Facialismuskeln auf. Fast nie fehlen *Hypertrophien* gewisser Muskeln, besonders der Waden. Nach ein- bis mehrjährigem Bestehen des Leidens ist meist folgender Befund zu erheben:

Die erheblichsten *Muskelatrophien* betreffen fast stets Rücken, Becken und Oberschenkel. Der Gang ist schaukelnd, watschelnd (besonders wegen der Schwäche der M. glutaei medii) und unsicher; die Oberschenkel werden mühsam relativ hochgehoben, die Füße stampfend aufgesetzt. Im Gehen und Stehen fällt die erhebliche Lordose der Brustlendenwirbelsäule auf; eine Folge der Atrophie der Rückenbeckenmuskeln. Der Bauch wird demgemäß stark vorgestreckt; seine Muskeln sind aber nur selten atrophisch-paretisch. Die Atrophien bevorzugen die gesamten langen Rücken- und Halsstrecker (M. erectores cervicis et trunci), die Glutäen, die Extensoren des Unterschenkels (M. quadriceps femoris), etwas seltener die Beuger desselben (M. biceps, semitendinosus usw.). Die Insuffizienz der Rückengesäßmuskeln verursacht das bekannte Phänomen der *Erschwerung des Aufstehens vom Liegen*: Die Kinder können sich aus dem Liegen nicht normal erheben, sondern klettern gleichsam an sich selbst in die Höhe, indem sie sich von der Rückenlage zuerst „auf alle Viere" stellen und dann die Arme auf die Füße, Knie und Oberschenkel stützend sich emporstemmen.

Die Muskeln des Schultergürtels und der Arme sind — im Gegensatz zum Beckengürtel — bei der infantilen Form oft lange Zeit weniger befallen. Es entwickeln sich aber doch ziemlich konstant Schwund der M. pectorales, trapezii, serrati, rhomboidei, latissimus dorsi u. a. mit den hieraus resultierenden Bewegungsstörungen (vgl. unten). Fast stets werden Hände und Vorderarme genau so verschont wie Unterschenkel und Füße.

Oft aber nicht konstant, wird die Facialismuskulatur befallen: Infolge der Schwäche der Ringmuskeln der Augen und des Mundes werden völliger Augenschluß und Mundspitzen unmöglich; gelegentlich entwickelt sich infolge Atrophie der Lippenmuskeln eine „Tapirschnauze". Später greift der Schwund auch auf Wangen, Stirn- und andere Muskeln über, so daß ein myopathisches „Maskengesicht" entsteht. Zunge, Schlund, Kaumuskeln, sowie die inneren und äußeren Augenmuskeln bleiben in der Regel intakt; es sind aber seltene Fälle von Mitbeteiligung der Bulbärmuskeln beobachtet worden (J. HOFFMANN). Auch Kehlkopf und Zwerchfell werden nur äußerst selten befallen.

Zugleich mit den Atrophien finden sich bei der infantilen Form ganz regelmäßig *Pseudohypertrophien*, am konstantesten an den Wadenmuskeln, seltener an Glutäen, Deltoideus und Triceps. Die pseudohypertrophischen Muskeln fühlen sich meist schlaffer an als normale, oft eigentümlich teigig, bisweilen aber auch derb und fest. Ihre Kraft ist entweder herabgesetzt oder auch (in Frühfällen) normal.

Sensorische Funktionen, Sensibilität, Sphincteren und auch die vegetativen Funktionen bleiben ungestört; nur mäßige vasomotorische Störungen (Akrocyanose, Cutis marmorata usw.) sind häufig. Die Sehnenreflexe an den Beinen schwinden häufig, die Hautreflexe bleiben normal.

Eine Abart der infantilen Dystrophie, zuerst von GRIESINGER, später DUCHENNE u. a. beschrieben, ist die überwiegende *Pseudohypertrophie der Muskeln.* Sie kommt, wie ich beobachtete, aber auch gelegentlich bei Erwachsenen vor. Gewöhnlich beginnt auch sie schleichend in früher Jugend. In typischen Fällen überwiegen die Pseudohypertrophien durchaus. Sie betreffen die Muskeln der Waden, Oberschenkel, des Gesäßes, weiter die der Schultern und Oberarme, besonders M. deltoideus und triceps. Infolge der auch hier bestehenden Lordose wird der Bauch stark vorgestreckt. Da oft gutes allgemeines Fettpolster besteht, gleicht das Gesamtbild dem eines jugendlichen Barockherkules. Auch in diesen Fällen sind die überdicken Muskeln meist weich, teigig und in ihrer Funktion und Kraft weit öfter vermindert als normal oder übernormal.

Neben den Pseudohypertrophien treten aber im Laufe der Zeit auch stets vereinzelte Atrophien auf, besonders genau, wie bei der gewöhnlichen infantilen Form, in den langen Rückenmuskeln, im Beckengürtel und Gesäß, während Schwäche und Atrophie im Schultergürtel lange ausbleiben können. Die Störung des Gehens und Aufrichtens kann in vermindertem Maße der oben beschriebenen ähneln. Gesichtsbeteiligung soll bei dieser Form fehlen oder gering ausgebildet sein.

Was das Vorkommen und die nosologische Selbständigkeit dieser Form anbelangt, so ist zu betonen, daß sie nicht selten in Familien auftritt, in denen die älteren Kinder an der überwiegend atrophischen Dystrophie leiden. Es scheint also die überwiegend hypertrophische Form eines früheres Stadium der typischen infantilen Dystrophie (mit Gesichtsbeteiligung) sein zu können. Auch sonst kommen Übergänge zwischen beiden Formen vor.

Die *juvenile Form der Dystrophie* (W. ERB) ist fast ebenso häufig wie die infantile, zeigt aber öfter sporadisches Auftreten; zum mindesten ist familiäres Vorkommen hier nicht so konstant nachgewiesen worden wie bei der infantilen Form. Bereits ERB berichtete von 5 eigenen und 8 fremden Fällen ohne nachweisbare Heredität. In anderen Fällen hat man aber bei dieser Form dieselben Vererbungsgesetze gefunden, wie bei der infantilen (W. WEITZ). Auch hier überwiegen die Männer stark, wenn auch nicht so sehr, als bei der infantilen Form. Das Leiden beginnt langsam und schleichend im zweiten oder dritten Jahrzehnt, gelegentlich aber auch erst nach dem 30. Lebensjahr. In sehr seltenen Fällen habe ich sporadisches Erkranken bei Leuten jenseits des 50. Lebensjahres beobachtet. Bisweilen soll bei juvenilen Fällen aber bereits in frühester Jugend Gesichtsmuskelatrophie vorausgegangen sein (CHARCOT, C. WESTPHAL). Natürlich geben manche Kranke Auslösung oder Exacerbation des Leidens durch Infekte, Traumen oder Überanstrengungen an.

Als charakteristisches Unterscheidungsmerkmal von den bisher beschriebenen Arten ist vor allem zu nennen: *Vorherrschen und Beginn der Atrophie in Schultergürtel und Oberarmen* und Zurücktreten der Pseudohypertrophien.

Der ganze Typus der Kranken weicht von dem der infantilen Gruppe durch die starken Form- und Stellungsveränderungen der Schultern, Brust und der Oberarme ab. Durch die Lähmung der M. trapezii, der Scapulafixatoren und zum Teil der Hals- und Brustmuskeln sinken die schmal gewordenen Schultern

tief nach unten und vorn. An diesen „gerutschten" Schultern hängen oft spindel-
dürre, im Querschnitt fast runde Oberarme, denen ein gleichfalls abgerutschter
Deltoideus (von gelegentlich leidlich erhaltenem Volumen) aufsitzt. Die Unterarme haben durch den häufigen Schwund des Supinator longus und gelegentlich
auch anderer Muskeln gleichfalls ihren normalen ovalen Querschnitt verloren.

Durch das Nachunten- und
-vornhängen der Schul-
tern, sowie durch Atro-
phie der Pectorales, die
die bekannte nach oben,
statt nach unten verlau-
fende Axillarfurche ergibt,
kommt es oft zum flach
eingesunkenen Brustkorb,
dem Kahnthorax. Charak-
teristisch sind die Funk-
tionsstörungen, die durch
die Atrophie der Muskeln
des Schultergürtels entstehen: Infolge der Serratuslähmung springen schon
in der Ruhe, noch mehr
aber beim Heben der Arme
die Schulterblätter flügelförmig vor; dieselben stehen infolge des Schwundes
der M. trapezii außerdem
abnorm tief und von der
Mittellinie weit ab. Wenn
man versucht, die Kran-
ken an oder unter den
Oberarmen in die Höhe
zu heben, so mißlingt dies;
denn die Schultern sind
„lose", können nicht fixiert
werden und werden bei
dem Heberversuch schlaff
— bis fast über die Ohren
— in die Höhe gehoben.
Gibt man den Kranken
auf, gegen Widerstand den

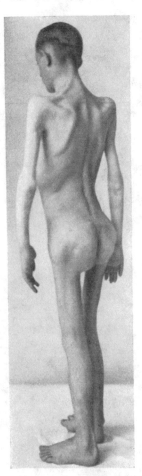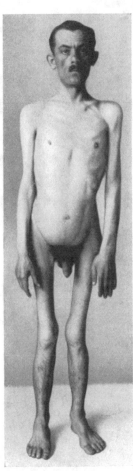

Abb. 1.   Abb. 2.

Abb. 1 und 2. Juvenile Dystrophie. (Rostocker Med. Klinik.)

horizontal gehobenen, ge-
winkelten Arm nach unten zu drücken, so kann er dies auch nicht; es kommt
vielmehr zu dem Phänomen des „Stechens" der Schulterblätter nach innen
und oben; vor allem eine Folge des Schwundes des M. latissimus dorsi. Die
„losen" Schultern und das „Stechen" der Schulterblätter sind typische Stigmata
der juvenilen Form, auf die W. Erb stets vor allem hinwies.

Gesichtsbeteiligung, insbesondere Schwund der Ringmuskeln von Augen und
Mund, ist häufig, wenn auch keineswegs konstant. Selbst schwerste alte
Fälle meiner Beobachtung zeigten sie nicht. Bereits W. Erb berichtet unter
30 Fällen über 10 ohne Facialisschwäche. Pseudohypertrophien, z. B. der
Zunge kommen — sehr selten — vor (Bing). Außerdem tritt in fast allen
ausgebildeten Fällen Schwund der Hals- und Rückenmuskeln ein, die auch

hier zur Lordose führt; auch Gesäß- und Oberschenkelmuskeln sind oft, wenn auch nicht konstant, befallen.

Es finden sich also in ausgebildeten Fällen meist *folgende Muskeln atrophisch*: Trapecius, Pectorales, Serrati, Latissimus dorsi, die langen Rücken- und Lendenmuskeln; etwas inkonstanter und später die M. rhomboidei, die Muskeln des

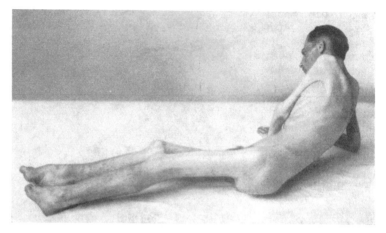

Abb. 3.

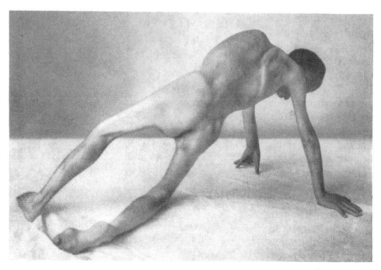

Abb. 4.
Abb. 3 und 4. Störung des Aufstehens bei juveniler Dystrophie.

Oberarmes Triceps, Biceps und Supinator longus. Verschont bleiben fast regelmäßig Sternocleidomastoideus, Levator anguli scapulae, Coracobrachialis, Teres major und minor, Supra- und Infraspinatus, die Beuger und Strecker am Unterarm, vor allem die kleinen Handmuskeln. Am Beckengürtel und den Beinen atrophieren fast regelmäßig die Glutäen, der M. quadriceps femoris, etwas inkonstanter die Beuger am Oberschenkel (Biceps, Semitendinosus usw.) und die Adductoren; sehr selten werden die Muskeln des Unterschenkels und der Füße befallen. Von normalem Volumen bleibt fast immer die Wadenmuskulatur;

oft zeigt sie *Pseudohypertrophie.* Die letztere tritt in der oberen Körperhälfte gelegentlich an den M. supra- und infraspinatus, Triceps und Deltoideus auf.

Fälle mit einer besonders die obere Körperhälfte befallenden Atrophie haben LANDOUZY-DÉJÈRINE als *facioscapulo-humeralen Typus* abgesondert. Diese Sonderform anzunehmen, ist meines Erachtens nicht nötig. Denn sie zeigt fließende Übergänge zur gewöhnlichen juvenilen Form. Gleiches gilt auch — dies sei gegenüber der Neigung, unnötige Sonderformen des Leidens zu konstruieren, bemerkt —, auch von den von LEYDEN-MOEBIUS, J. HOFFMANN, RAYMOND, EICHHORST u. a. beschriebenen Typen. Natürlich werden die ver-

schiedenen Sippen aber nicht selten gewisse familiäre Eigenarten zeigen. So gibt es z. B. Familien mit überwiegender Atrophie der Gesichtsmuskulatur, die streng homolog vererbt wird (RIESE).

Die *atrophischen Muskeln* zeigen keine elektrische Entartungsreaktion, sondern nur quantitative Herabsetzung der Erregbarkeit bei faradischer und galvanischer Reizung; bis zur völligen Unerregbarkeit bei total geschwundenen Muskeln. Gelegentlich ist aber auch Entartungsreaktion, auch myasthenische Reaktion (?) beobachtet worden. Die mechanische Erregbarkeit der atrophischen Muskeln ist gleichfalls nur quantitativ herabgesetzt; idiomuskuläre Wulste und Wellen sind vermindert. Fibrilläre und fasciculäre Zuckungen fehlen meist. Die Nervenstämme sind nicht übererregbar; CHVOSTEK- und ERBsches Phänomen fehlen. Die Sehnenreflexe sind oft vermindert,

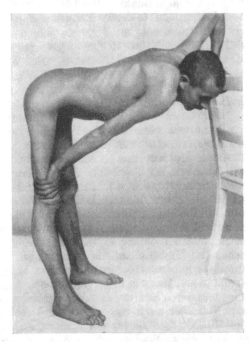

Abb. 5. Störung des Aufstehens bei juveniler Dystrophie.

gelegentlich im Bereich der Atrophien ganz aufgehoben, die Hautreflexe unverändert. Kontrakturen und Retraktionen einzelner Muskeln hatte bereits W. ERB beschrieben, die zu Beugekontrakturen im Knie- und Ellenbogengelenk führen. Auch FRIEDREICH, LANDOUZY-DÉJÈRINE, H. STEINERT u. a. haben gleiches geschildert.

Psychisch zeigen die Kranken sicher keine konstanten Veränderungen, insbesondere keine Degeneration.

Die *inneren Organe* pflegen selten zu leiden. Die Kranken sind meist in gutem Ernährungszustand. Das Herz fand ich — auch röntgenologisch — intakt. Allerdings haben BERBLINGER, DUKEN und SCHLIEPHAKE anatomische und auch klinische (z. B. elektrokardiographische) Veränderungen in schweren Fällen gefunden. Funktionsprüfungen des Kreislaufes (Blutdruck, Elektrokardiogramm) ergaben aber in meinen Fällen nichts Abnormes. Gleiches gilt vom morphologischen, physikalischen und chemischen Verhalten des Blutes. Der Stoffwechsel (Grundumsatz und spezifisch dynamische Eiweißwirkung) war in unseren schweren Fällen nicht übereinstimmend gestört, zum Teil ganz normal (FR. BACHMANN). Die Untersuchung des Milchsäureumsatzes durch

Schargorodsky ergab bei Dystrophikern auf Muskelarbeit Verminderung, im Ruhenüchternwert Steigerung der Blutmilchsäure gegenüber der Norm; auf Adrenalininjektion gleichfalls pathologische Steigerung. Glykokollvorrat und -bildungsfähigkeit fanden W. und Fr. Linneweh normal. Mein Mitarbeiter Nungesser fand in 2 Fällen im Serum und Harn normale Werte für Kreatin und präformiertes Kreatinin; Nungesser fand auch normale Werte für Ca und Mg, etwas niedrige für K im Serum.

Die Atmung leidet — bei Mitbeteiligung des Zwerchfells — nur selten. Harn und Nierenfunktion waren stets ungestört. Auch die Magen- und Darmfunktion fanden wir stets intakt. Gleiches gilt von den Adrenalinreaktionen (Blutzucker, Blutdruck) und anderen Reaktionen des vegetativen Nervensystems. Ausgesprochene endokrine Stigmata fehlen sowohl in den juvenilen, als auch in den infantilen Fällen in der Regel; gelegentlich wurde Hypothyreose bei den Kranken beobachtet (H. Schlesinger, Maiweg). Knochen und Gelenke sind bisweilen mitbefallen. Pro- und Mikrognatie, Deformierung der Wirbelsäule, Knochenatrophien und Gelenkveränderungen wurden beobachtet (Friedreich, F. Schultze, Spiller, Schlippe u. a.).

· *Anatomisch* wurde Gehirn, Rückenmark und peripheres Nervensystem meist völlig normal befunden. Gelegentlich wurden Vorderhornveränderungen beschrieben (Frohmeyer und Heubner, Kahler, Erb-Schultze, Déjèrine-Thomas, Holmes u. a.). In den meisten diagnostisch einwandfreien Fällen war aber von histologischen Veränderungen nichts zu konstatieren (H. Oppenheim, Siemerling u. a.). Im Falle eines über 50jährigen Kranken fand auch ich insbesondere im Rückenmark (Vorderhornganglienzellen) nur Veränderungen, die dem Alter und der allgemeinen Kachexie entsprachen. Neuerdings will man in den basalen Ganglien des Zwischenhirns und auch im Rückenmark, Medulla oblongata und Pons Zellveränderungen gefunden haben, von denen (im Hinblick auf die Forschungen Kurés u. a.) die ersteren besonderes Interesse haben. Die Muskeln zeigen konstant auffallende Störungen; in den atrophischen Muskeln finden sich neben dem Zugrundegehen zahlreicher Muskelzüge und deren Ersatz durch Fettinfiltrate die einzelnen Fasern sehr atrophisch, zum Teil aber auch von abnormem Umfang. Die Muskelkerne sind vermehrt, die Muskelfasern zeigen oft Spalten und Vakuolen, daneben Wucherung von interstitiellem Bindegewebe. Während in pseudohypertrophischen Muskeln neben der Atrophie die fettige Entartung und Durchwanderung überwiegt, finden sich Muskeln, die durch eine allgemeine, starke Volumenzunahme der Primitivfasern als echt hypertrophisch aufzufassen sind (W. Erb). Außer diesen Veränderungen kommen auch Entwicklungsanomalien in den Muskeln vor (H. Oppenheim).

Ätiologie. Exogene Ursachen kennen wir nicht. Das Leiden scheint stets das Produkt einer spezifischen, ererbten Anlage zu sein. Daran ändern auch die angeblich dystrophieähnlichen Bilder nach Encephalitis nichts, die neuerdings beschrieben wurden.

Die *Pathogenese* — früher völlig unklar — wird neuerdings von dem Japaner Ken Kuré und seinen Schülern dahin gedeutet, daß Schädigungen des Sympathicus, insbesondere des Halsteiles desselben, die Dystrophie hervorriefen. Denn sie fanden, daß Entfernung des Halssympathicus eine Muskelatrophie von ähnlicher Lokalisation, wie bei Erbscher Dystrophie, mit Herabsetzung der elektrischen Erregbarkeit und analogen histologischen Veränderungen im Muskel hervorrufe; außerdem fanden Ken Kuré und seine Mitarbeiter in zwei Fällen von juveniler Dystrophie hochgradige Veränderungen und Faserausfall der sympathischen Fasern sowohl im Grenzstrang, als auch in den peripheren Nerven, während die eigentlichen motorischen Anteile relativ verschont waren.

Auch im Tierexperiment (Exstirpation des Bauchgrenzstranges, der Chorda tympani, des Halssympathicus) haben die japanischen Forscher dystrophische Veränderungen in den zugehörigen Muskeln erzielt. KEN KURÉ schließt daraus, daß die ERBsche Dystrophie durch eine *Störung der sympathischen Muskelinnervation* hervorgerufen werde. AL. WESTPHAL, der zuerst Fälle von Dystrophie mit Chorea und Athetose mitteilte, denkt gleichfalls an eine Störung in den Stammganglien, insbesondere den dem Sympathicus und Parasympathicus übergeordneten Zellen des Zwischenhirns. RUNGE u. a. haben sich dem angeschlossen. Es muß aber betont werden, daß die Theorie KEN KURÉS durch unsere Nachuntersuchungen nicht bestätigt werden konnte: Von 6 eigenen und 20 Fällen von RIEDER und LOTTIG (Hamburg), die wegen M. Basedow doppelseitige Sympathicusreaktion am Halse vor Jahren durchgemacht hatten, waren 25 muskulär völlig intakt geblieben, nur eine meiner Kranken zeigte mäßige Parese in einigen Schultermuskeln, aber keine Dystrophie. Neuerdings ist es aber KEN KURÉ gelungen, durch Halssympathicusresektion bei *neugeborenen* Hunden regelmäßig und frühzeitig Muskeldystrophien zu erzeugen. Dies würde ja auch zu dem stets in früher Kindheit

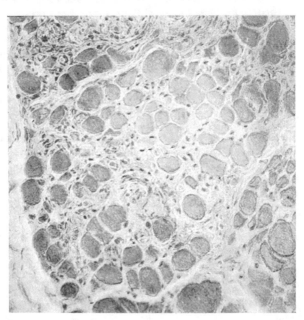

Abb. 6. Schnitt aus dystrophischem Muskel. (J. KOLLARITS.)

auftretenden infantilen Form stimmen und könnte allerdings eine wesentliche Stütze der sympathicogenen Genese der Muskeldystrophie bilden. Die parathyreogene Theorie von PERITZ endlich ist als unbegründbar abzulehnen.

Verlauf und Prognose. Der Verlauf ist stets sehr chronisch. Während die infantilen Kranken infolge interkurrenter Krankheiten meist der Atmungsorgane oft das erwachsene Alter nicht erreichen, können die im juvenilen oder späteren Alter Erkrankten relativ alt werden. Ich kenne Dystrophiker von über 60 Jahren. Meine älteste Kranke war 72jährig. Die Progredienz ist meist langsam. Juvenile Fälle sollen bisweilen jahrelange Remissionen und Stillstände erleben.

Die *Prognose* quoad valetudinem ist schlecht. Es ist aber ein von ERB diagnostizierter, relativ frischer Fall bekannt, der in Heilung überging. Ähnliches haben MARINA und JENDRASSIC beobachtet. Ob es sich in solchen Fällen nicht um dystrophieähnlich lokalisierte Polyneuritiden gehandelt hat, wie ich sie beschrieben habe?!

Die *Therapie* war früher machtlos, wenn auch physikalische, insbesondere elektrische Prozeduren etwas Linderung brachten. In manchen Fällen (auch solchen mit Kontrakturen) können orthopädische Maßnahmen nützlich werden; von Stützkorsetten sah ich manchmal Vorteile. KURÉ und OKINATA haben Atropin-Pilocarpinkuren mit angeblich gutem Erfolg angewandt. Es wären auch die adrenalinähnlich wirkenden peroralen Mittel Ephedrin, Ephetonin und Sympathol, die bei Myasthenie wirksam sind, zu versuchen. Bewährt hat sich zweifellos das von K. THOMAS angeregte *Glykokoll* (10—15 g pro die).

Glykokoll steigert nach THOMAS die Retention des Kreatinins in den Muskeln und mindert die Kreatininurie; ein Befund, den TESSENOW, J. HELLIG und NUNGESSER an meiner Klinik bestätigten. KOSTAKOW, LINNEWEH u. a. konstatierten an etwa 30 mit Glykokoll behandelten Fällen ganz erhebliche Besserungen und Stillstände des Leidens, die auch viele Monate nach Aussetzen des Mittels noch anhielten. Man hat das Glykokoll auch mittels galvanischer Diaphorese beigebracht (RUTENBECK).

Jedenfalls ist das Glykokoll zur Zeit das Mittel der Wahl!

Seltene Formen und Komplikationen. Die Vereinigung mit Chorea und Athetose erwähnte ich schon. Sie ist aber so selten, daß man pathogenetische Schlüsse aus solchen Fällen nur mit Vorsicht ziehen sollte. Gleiches gilt von den vereinzelten endokrin komplizierten Fällen, wie sie MAIWEG, ROHR, FRÄNKEL, SCHAEFER u. a. beobachtet haben (Fälle mit Symptomen der Hypothyreose, der hypophysären Fettsucht u. a.). Von sonstigen Raritäten seien erwähnt: Fälle mit bulbär-paralytischem Syndrom (J. HOFFMANN, H. OPPENHEIM), Fälle, die an den Unterschenkeln, Händen und Unterarmen begannen (W. ERB, J. HOFFMANN, FR. SCHULTZE), erwachsene Fälle mit reiner Pseudohypertrophie, Lordose und Wackelgang (HITZIG, BOENHEIM, TOBY COHN), juvenile Fälle mir reiner Atrophie der sakrolumbalen und Beckenmuskeln ohne Hypertrophien (CURSCHMANN-BOENHEIM), halbseitige Muskeldystrophie (MINGAZZINI, ADLER). Auch sei erwähnt, daß man Fälle mit Tabes, Epilepsie, Hysterie, echten Psychosen usw. beobachtet hat. OPPENHEIM, ERB und MARINA haben *inkomplette Formen* beschrieben, die nie zur typischen Progression gelangten. Die griechischen Autoren DAMASKINO und PAMBANKIS haben ähnliche abortive Fälle der juvenilen Form beschrieben; der letztere berichtet über 4 Generationen einer Familie, in der die ersten drei Generationen inkomplette, früh zum Stillstand kommende Dystrophien zeigten; erst in der vierten Generation kam es zu voll entwickelten Krankheitsbildern.

Die *Differentialdiagnose* hat die übrigen Formen des Muskelschwundes (spinale, neurale, neuritische, myotonische, myasthenische und andere Amyo-trophien) auszuschließen, deren Diagnose aber meist durch die Zeichen der degenerativen Atrophie, durch die elektrischen Reaktionen (auch für Myotonie und Myasthenie!) und durch die typische Lokalisation zu stellen ist. Auch Fälle von kongenitalen Muskeldefekten (insbesondere der Brustmuskeln) ähneln bisweilen der Dystrophie außerordentlich, wie noch kürzlich mein Mitarbeiter G. STRAUBE ausführte; weniger und seltener gilt dies auch von entzündlichen Muskelleiden (H. OPPENHEIM) und manchen Osteopathien, z. B. Rachitis tarda.

B. Myotonia congenita hereditaria
(THOMSENsche Krankheit).

Das zuerst von LEYDEN 1866 geschilderte, 1876 aber erst durch den schleswig-schen Arzt THOMSEN, in dessen Familie das Leiden hauste, für die Medizin „entdeckte", von W. ERB klassisch geschilderte und von STRÜMPELL als Myotonia congenita bezeichnete Leiden ist selten; jedenfalls seltener als die myotonische Dystrophie. Dr. KARL NISSEN, ein Großneffe Dr. THOMSENS, stellte fest, daß eine direkte kontinuierliche Vererbung nur durch dominierend Erkrankte statt-fände; daß also der einmal Krankeitsfreie frei bleibe und keine kranken Deszen-denten zu erwarten habe; daß die Heirat dominierend Erkrankter mit Gesunden aus derselben oder anderer (heterocyger) Familie halbdominierend Affizierte, Halbgesunde ergäbe; und daß bei großer Geschwisterzahl die Mehrzahl krank,

die Minderzahl gesund werde. In *eugenischer* Hinsicht betont NISSEN, daß bei
dem überwiegend gutartigen Verlauf der Myotonie kein unbedingtes Eheverbot
für Dominierenderkrankte auszusprechen, wohl aber Vorsicht in der Wahl
des Partners zu üben sei; das ist Vermeidung eines myotonisch belasteten Gatten.
Die gesetzliche Sterilisierung kommt nach NISSEN wegen der Gutartigkeit des
Erbübels (auch in psychischer und sozialer Hinsicht) kaum in Betracht.

Das Leiden bevorzugt männliche Personen, beginnt meist in früher Jugend,
wurde aber relativ oft erst bei stärkerer Inanspruchnahme der Motilität, z. B. beim
Militärdienst, entdeckt. Es steigert sich schleichend besonders in der Pubertät
oder im Beginn der Zwanzigerjahre. Anfangs besteht nur eine leichte Steifigkeit
bei den ersten Bewegungen.

Das *Bild des entwickelten Leidens* ist folgendes: Die meist vollblütigen, wohl-
genährten Leute zeigen gute, oft athletische Muskulatur. Bei jedem Bewegungs-
versuch in irgendeiner Muskelgruppe, besonders in Armen und Beinen kommt
es zu einer eigentümlichen Spannung und Steifigkeit der Muskeln, zur ,,Myo-
tonie‘‘, die eine starke Erschwerung der Bewegung bewirkt; und zwar erreicht
die myotonische Störung meist erst *nach der ersten Bewegung*, besonders einer
kräftig ausgeführten, ihren Höhepunkt; z. B. gelingt der erste kräftige Faustschluß leicht, schwer dagegen das Öffnen der Hand. Die myotonische Störung
wird also nicht durch die Ruhe, sondern die relativ kräftige Kontraktion des
Muskels ausgelöst. Bei öfterer Wiederholung der Bewegungen werden diese
immer freier, schließlich ganz normal; am Gang zeigt sich das sehr deutlich.
Besonders schwer wird die Störung, wenn der Pat. gezwungen wird, eine plötzliche, brüske Bewegung zu machen, z. B. ein Hindernis zu vermeiden. Dann
können die Beine plötzlich stocksteif werden; der Kranke fällt wie ein Klotz
hin und kann sich nur mühsam erheben.

Das Leiden befällt gewöhnlich alle Muskeln, wenn auch die am stärksten
beanspruchten der Extremitäten am erheblichsten; gewöhnlich sind auch Zunge,
Gesichts- und Kaumuskeln, äußere Augenmuskeln usw. mitbeteiligt. Seltener
werden nur wenige Muskeln, z. B. Zunge, Arme, Hände und Beine befallen.
Die Intensität und Ausbreitung des Leidens kann bei verschiedenen Familienmitgliedern ganz verschieden sein (K. NISSEN). Ob Atem- und Herzmuskulatur
befallen wird, ist zweifelhaft; sicher nur in sehr seltenen Fällen.

Die *myotonischen Muskeln* zeigen in der Ruhe und bei passiven Bewegungen
meist keinen gesteigerten Tonus; die letzteren, sowie die Reflexbewegungen,
sind im Gegensatz zu den aktiven durchaus locker und frei. Dagegen sind mechanische und elektrische Erregbarkeit der Muskeln eigenartig gestört; die erstere
ist meist absolut erhöht. Druck, Kneten und besonders Klopfen erzeugen abnorm
andauernde Kontraktionen bzw. Dellen, die 5—30 Sekunden stehen bleiben.
Die idiomuskuläre Erregbarkeit fand ich gering, die SCHIFFschen Wellen fehlend.
Auch die galvanische und faradische Erregbarkeit sind gesteigert. Bei gewöhnlicher direkter faradischer Reizung mit stärkeren Strömen tritt verlangsamte
Kontraktion mit Nachdauer derselben ein; einzelne faradische Öffnungsschläge
erzeugen nur normale Kontraktionen; bei starker stabiler Faradisierung gelegentlich oszillierendes Muskelwogen. Auch die direkte galvanische Reizung des
Muskels ergibt träge, tonische Kontraktionen mit abnormer Nachdauer; meist
nur Schließungszuckungen. An SZ = KSZ bei stabiler Galvanisation; gelegentlich in einzelnen Muskeln rhythmisch-wellenförmige Kontraktionen von der
Ka zur An hin. Dieser Reaktionstyp wurde von W. ERB entdeckt und *myotonische Reaktion* genannt.

Die Nervenstämme zeigen keine abnorme mechanische und elektrische
Reizbarkeit; von ihnen aus ist auch keine myotonische Reaktion zu erzielen.

Die Muskeln sind in der Regel stark ausgebildet, hypertrophisch, stets frei von fibrillären Zuckungen. Ihre grobe Kraft ist meist unternormal. *Niemals* kommt es zu *Muskelatrophien.* Ein Übergang der Thomsenschen Myotonia hereditaria in myotonische Dystrophie kommt nicht vor. Auch sind in Thomsen-Familien niemals myotonische Dystrophiker gefunden worden.

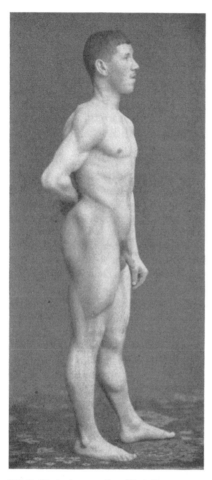

Abb. 7. Myotonia congenita. (Nach Knoblauch.)

Die sensorischen Funktionen, die Sensibilität, die Sphincteren und die Sexualität bleiben intakt; ebenso die Hautreflexe und meist auch die Sehnenreflexe. Grobe trophische und vasomotorische, insbesondere inkretogene Symptome fehlen in der Regel.

. Die *Psyche* bleibt meist intakt; auch in schweren Fällen der Familie Thomsen war die Intelligenz oft sehr gut; unter ihnen waren relativ viel gebildete und hochbeamtete Leute. Eine besondere anormale psychische Struktur fehlt scheinbar in der Mehrzahl der Fälle. Die in einem Zweige der Thomsenfamilie auftretenden späteren Psychosen werden von K. Nissen als nicht zur Krankheit gehörig gedeutet. Epilepsie und Hysterie (?) sollen als Komplikation vorkommen.

Anatomie. Das Zentralnervensystem ist frei von Veränderungen. Dagegen zeigen die Muskeln konstante Veränderungen: Hypertrophie der Fasern, reichliche Vermehrung der Kerne des Sarkolemms und vermehrte Streifenbildung, Veränderung der feineren Struktur der Muskelfasern, aber keine sicheren Degenerationserscheinungen, daneben geringe Vermehrung des interstitiellen Bindegewebes. Schiefferdecker zeigte übrigens, daß die Kernzunahme nur eine relative ist und daß sich im Sarkoplasma bei bestimmter Fixierung eigenartige Körner finden.

Die *Ätiologie* heißt Heredodegeneration, irgendwelche exogene Faktoren gibt es nicht.

Die *Pathogenese* muß heute von den früheren cerebrospinalen Theorien absehen. Auch die Vermutung, daß die Quelle der Störung in einer Linsenkernschädigung zu suchen sei, scheint mir sehr zweifelhaft; auch wenn man — in Analogie zu jenen Erkrankungen — eine hepatogene toxische Genese vermutet. Denn Leberveränderungen sind bei Thomsenscher Krankheit nie gefunden worden. Auch die Bechterewsche Theorie einer eigenartigen Stoffwechselstörung, bei der im Organismus toxische Stoffe frei würden, die den Muskel vergiften usw., erscheint hypothetisch. Nicht minder gilt dies von der inkretogenen Deutung Lundbergs, der einen endogenen chronischen Hypoparathyreodismus vermutete; sie ist sicher abwegig. Denn niemals finden sich bei Thomsen-

Kranken die Stigmata der Schädigung der Nebenschilddrüsen, nämlich die der Tetaniespasmophilie. Mit SCHIEFFERDECKER und K. NISSEN sehe auch ich in der Schädigung des Sarcoplasmas das Primäre. Mit JOTEYKO, VERWORN, LEVI und später PÄSSLER und HARRY SCHÄFFER darf man vermuten, daß bei Myotonischen eine abnorme Funktion bzw. Erregbarkeit des Sarcoplasmas vorhanden ist, das unter der Herrschaft des Sympathicus-Parasympathicus steht. Man wird also zu der alten W. ERBschen Theorie zurückkommen, der in den zentralen trophischen Apparaten des Nerven- und Muskelsystems die Quelle der Störung sah; nach heutigen Begriffen also in den Zentralapparaten des vegetativen Nervensystems. Anatomische Beweise für diese Theorie sind aber für die THOMSENsche Krankheit noch zu erbringen.

Die *Prognose* ist quoad vitam gut, quoad valetudinem schlecht; mit der Einschränkung, daß Myotoniker in späteren Jahren ihre Störung derartig zu korrigieren und zu verbergen verstehen, daß sie oft nur relativ wenig stört (K. NISSEN). In höherem Alter scheint keine Progression mehr einzutreten. Die Thomsenpatienten können sehr alt werden; K. NISSEN berichtet über 70—80jährige, ja sogar zwischen 90 und 100jährige.

Die *Therapie* ist aussichtslos; das gilt auch von den Versuchen, mit Para-thyreoidin, Thyreoidin, Testis- usw. Präparaten die Störung zu bessern. Auch Massage, Gymnastik usw. haben keinen Erfolg. Versuche mit Scopolamin oder Harmin würden vielleicht lohnen.

Atypische Formen: EULENBURG berichtete über *familiäre Paramyotonie* in sechs Generationen, die mit myotonischer elektrischer Reaktivität einher-gehend nur in der Kälte auftreten sollte; MARTIUS-HANSEMANN beschrieben „Myotonia congenita intermittens" auch infolge von Kälteeinwirkung; ähnliches beschrieb HOLLMANN und (ohne Kälte) WEICHMANN. TALMA publizierte Fälle von „Myotonia acquisita", bei denen die Störung erst in vorgeschrittenem Alter entstanden sei. Ob es sich um eine Sonderform handelt, ist recht zweifelhaft. Denn auch beim typischen Thomsen gibt es Fälle mit scheinbar spätem Beginn und längerer „postnataler Latenz".

Differentialdiagnose. Gelegentlich wurden pseudohypertrophische Formen von ERBscher Muskeldystrophie mit M. Thomsen verwechselt oder seltene Fälle von myohypertrophischer spastischer Spinalparalyse oder auch von LITTLEscher Krankheit. Alle diese Irrtümer sind leicht durch die genaue Beachtung der differierenden Symptome, insbesondere der elektrischen und mechanischen Reaktionen und der Reflexe zu vermeiden. Gleiches gilt vom Parkinsonismus oder anderen Formen von pallidostriärer Starre und auch von den seltenen Formen von pseudospastischer Parese ohne Tremor bei Hysterischen. Endlich bedarf die THOMSENsche Krankheit der Trennung von der myotonischen Dystro-phie, deren absolut typisches Syndrom aber heute die Unterscheidung stets ermöglicht.

C. Dystrophia myotonica.

Die zuerst von NOGUÈS und SIROL und J. HOFFMANN beschriebene und als THOMSENsche Krankheit mit Muskelschwund aufgefaßte Krankheit muß seit den Arbeiten von H. STEINERT, HANS CURSCHMANN und R. HIRSCHFELD als völlig selbständige Heredodegeneration aufgefaßt werden, die den „Original-Thomsen" sowohl an Zahl der Individuen, als auch an Menge der befallenen Familien weit übertrifft.

Neuerdings hat BOCTERS an einem sehr großen schlesischen Material (20 Probanden, 417 Angehörige) festzustellen geglaubt, daß die THOMSENsche Myotonie und myotonische Dystrophie zwar ihrer klinischen Ausprägung nach verschieden, aber — genetisch gesehen —

in engster Weise verbunden seien, daß es also „Übergangsfälle" zwischen beiden gäbe. Demgegenüber ist aber zu bemerken: Einerseits handelt es sich bei den Sippen und Fällen von Boeters fast durchweg um myotonische Dystrophien, bei denen ja auch inkomplete Formen lange bekannt sind. Und andererseits haben diejenigen Autoren, die ein großes Material an myotonischen Dystrophien viele Jahre beobachtet haben (Steinert, Hirschfeld, Nissen, ich, Fleischer, Hauptmann u. v. a.), niemals „Übergangsfälle" oder das Auftreten von myotonischen Dystrophien in Thomsenfamilien oder dasjenige von Thomsenfällen in Dystrophiefamilien gefunden. Und endlich hat Sander neuerlich in der bisher größten holländischen Thomsenfamilie (133 Glieder, 74 Myotoniker) festgestellt, daß kein einziges der Glieder an der dystrophischen Form litt. An der idiopathischen Natur der myotonischen Dystrophie kann also trotz des Widerspruchs von Boeters nicht gezweifelt werden.

Die Krankheit kommt überall vor, insbesondere in Europa. Männer und Frauen sind gleich häufig befallen; die ersteren stellen aber die schweren Fälle. Die Krankheit ist ausgesprochen familiär und hereditär. Die *Vererbung* erfolgt homochron und homolog. Die Krankheit ist in 5—6 Generationen beobachtet worden. Sie zeigt mit den Generationen Anteponierung des Beginns, Zunahme der Krankheitsschwere und dominanten Erbgang. Einmal begonnene Erkrankungen erfahren stets langsam zunehmende Progression. In „älteren" Generationen sind naturgemäß inkomplete Fälle häufig. In *eugenischer* Hinsicht ist bei der Schwere und Progredienz des Leidens, insbesondere dem in der Generationsreihe zunehmenden psychischen und sozialen Rückgang der Kranken, die Eheschließung Kranker beiderlei Geschlechts zu verhindern und, falls die Krankheit dies nicht bereits besorgt hat, Sterilisierung anzuraten.

Symptome. Es handelt sich um einen *allgemeinen degenerativen Prozeß* auf *körperlichem* und oft auch auf *psychischem Gebiete*, dessen Symptome folgende Stereotypie zeigen: Die *myotonischen* Symptome, fast nie so allgemein und schwer, wie beim Thomsen, betreffen gewöhnlich die Extremitäten, Gesicht und Zunge, wobei die distalen Muskeln bevorzugt werden. Nicht selten beschränkt sich die myotonische Störung (aktiv und reaktiv) auf Daumenballen und andere Handmuskeln und die Zunge. Ganz vereinzelt beobachteten ich, Rohrer und Niekau bei sonst typischem dystrophischem Syndrom völliges Fehlen von aktiver Myotonie, und auch von myotonischen elektrischen und mechanischen Reaktionen. An den myotonischen Muskeln pflegt die elektrische und mechanische myotonische Reaktion (s. oben) nachweisbar zu sein; an den atrophischen Muskeln fand ich keine echte Entartungsreaktion; gelegentlich trafen H. Steinert und ich an ihnen die myasthenische Reaktion. J. Christensen fand in der Muskelaktionskurve Myotonischer ein Aufhören der biphasischen Schwankungen und Fehlen der langwelligen Saitenabweichung.

Die *Muskelatrophien* sind ganz typisch lokalisiert und betreffen vor allem die mimische Muskulatur (myopathisches Maskengesicht), die Kaumuskeln, den M. sternocleidomastoideus, Vorderarm- und kleine Handmuskeln, besonders häufig M. supinator longus, und an den Beinen die Peroneus-, seltener die Tibialisgruppe. Ptose ist häufig; die Pupillen und äußeren Augenmuskeln sind stets intakt. Nicht selten sind die Beine von der Atrophie verschont, dabei von Myotonie befallen. Gelegentlich ist der Muskelschwund sehr gering ausgebildet, beispielsweise auf das Facialisgebiet und den Supinator longus beschränkt. In anderen Fällen greift die Amyotrophie auch auf die proximalen Gliedteile (Beckengürtel, Oberschenkel, Schultergürtel, Rumpf) über. Auch Gaumensegel, Kehlkopfmuskulatur und Oesophagus sind nicht selten paretisch und atrophisch. Die Sprache ist demgemäß oft heiser, näselnd, schwach, verschwommen, gelegentlich bis zur Unverständlichkeit. Auch Schluck- und Kaustörungen sind häufig. Die oesophagoskopische Untersuchung ergab auffallend schlaffe Wände der Speiseröhre und Atrophie der Muskulatur derselben (Albrecht). Die Kaumuskelatrophie führt oft zur Prognatie und zur habituellen

Unterkieferluxation. Ziemlich häufig treten „tabiforme" Symptome dazu: Schmerzen in den Beinen, eine gewisse Ataxie und Verlust der Sehnenreflexe. Echte Gefühlsstörungen sind dabei sehr selten; die Sphincteren bleiben stets intakt.

Pathognomonisch von größter Bedeutung ist ferner das *dystrophische Syndrom*, das sich aus angeborenen konstitutionellen und erworbenen Störungen zusammen-

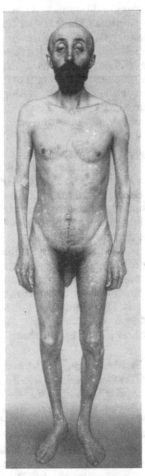 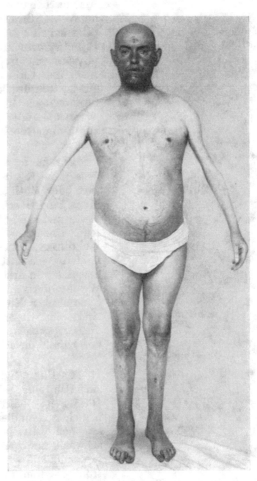

Abb. 8. Schwerer familiärer Fall von myotonischer Dystrophie. Facies, Myopathica, Ptose, Glatze.

Abb. 9. 43jähriger Mann mit myotonischer Dystrophie, hochgradige Muskelatrophien, Glatze, keine Kachexie.

setzt. Unter den ersteren stehen im Vordergrund die meist angeborene Asthenie und Adynamie, außerdem die ein- oder doppelseitige *Hodenaplasie* mit entsprechenden Veränderungen des übrigen Genitales, selten aber der sekundären Geschlechtszeichen. Außerdem entwickeln sich fast konstant andere *inkretogene* Symptome: Bei Männern frühzeitige *Stirnglatze* bei guter Bart- und Körperbehaarung. Sehr oft findet sich doppelseitige *Katarakt*, im mittleren Alter beginnend in der hinteren Kortikalis mit Trübung des hinteren Pols und radiären Ausläufern. Sie entwickelt sich stets zum weichen Star mit kleinem Kern und ist gut operabel (FLEISCHER). Übrigens fand FLEISCHER bei Aszendenten seiner

Fälle, die noch nicht sicher myotonisch waren, präsenile und senile Katarakte gewöhnlicher Art. In einem Viertel der Fälle fand ich das Chvosteksche *Facialisphänomen*, meist ohne galvanische Übererregbarkeit der Nerven und ohne echte Tetanieanfälle. Ungemein häufig sind — abgesehen von den angeborenen Hodenaplasien — später eintretende funktionelle und morphologische *Genitalveränderungen:* Hodenatrophie, Impotenz, Frigidität und bei Frauen Amenorrhöe und Sterilität. Dabei bleiben die sekundären Geschlechtsmerkmale meist erhalten. Strumen sind häufig, Symptome einer Hyper- oder Hypothyreose aber selten. Ausgesprochen hypophysäre oder hypadrenale Stigmata fehlen meist. Auch die Adrenalinreaktionen (bezüglich Pulsfrequenz, Blutdruck, Blutzucker) fand ich normal, Christensen in einem Falle paradox. Ebenso waren die anderen pharmakologischen Reaktionen auf Sympathicotonie und Vagotonie uncharakteristisch.

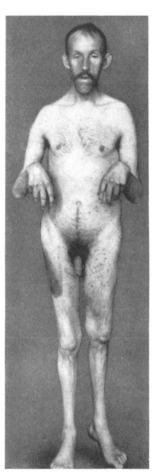

Abb. 10. Myotonische Dystrophie (Fall Nasel), hochgradige Facies, Myopathica, Kachexie, psychische Degeneration.

Sehr häufig sind *dyspeptische Störungen,* übrigens ohne regelmäßige Abweichungen der Sekretion oder Motilität des Magens. H. Zondek und Maas fanden erhöhte Salzausscheidung, normalen Kalk- und P_2O_2-Stoffwechsel, aber stark erniedrigten N-Umsatz. Wir fanden normale Kreatininwerte. H. Zondek, Hans Curschmann, G. Deusch u. a. fanden gelegentlich Herabsetzung des Grundumsatzes; in anderen Fällen traf ich aber normale Werte; übrigens bei meist normaler spezifisch dynamischer Eiweißwirkung. Fast alle Patienten sind, im Gegensatz zu Thomsenfällen, elende *Jammergestalten* und durch die Ruhe und Mast der Klinik meist nicht zur Gewichtszunahme zu bringen.

Das Blut zeigt nichts Abnormes. Nicht selten sind Schweiße, seltener Tränen- und Speichelfluß. Häufig ist Kälteüberempfindlichkeit und — in manchen Familien — Akrocyanose und Angiospasmen. Bisweilen fand ich das Herz klein, schlaff, schwach bewegt, die Töne leise, den Puls verlangsamt und den Blutdruck erniedrigt. Im Elektrokardiogramm fand ich, wie Maas und Zondek, in einzelnen Fällen, die Überleitungszeit, den P—R-Intervall deutlich verlängert. In anderen Fällen waren aber alle Kreislauffunktionen intakt. Die Knochen zeigen gelegentlich Atrophie; Kyphosen, Lordosen und Thoraxdeformierungen sind häufig; bisweilen ist die Haut greisenhaft verändert (Gerodermie Hirschfeld).

Psyche. Meist fand ich kümmerliche, affektarme, mürrische, unintelligente Menschen; fast immer proletarische Seelen, nicht nur Existenzen. Gelegentlich traf ich auch gröbere hysterische und psychopathische Reaktionen, auch Neigung zur Aggravation. Schwerere Demenz scheint sehr selten.

Anatomisch fand man früher Gehirn, Rückenmark und periphere Nerven fast stets normal. H. Steinert konstatierte tabiforme Degenerationen im

Rückenmark; in meinem Falle und anderen fehlten sie. WEIL und KESCHNER fanden in einem Falle, der allerdings die Komplikation eines Schläfenlappentumors und Lungentuberkulose aufwies, Zelldegenerationen in den vegetativen Zentren um den dritten Ventrikel, in der Pons, Medulla oblongata und den Seitenhörnern des Brustmarks. In der Nebennierenrinde bestand verwischte und unregelmäßige Struktur, in der Schilddrüse stark erweiterte Follikel, in der Hypophyse Follikelvermehrung im Vorderlappen, in den Testes Atrophie der Hodenkanälchen; jedenfalls waren die Veränderungen an den endokrinen Organen recht geringfügig und ähneln denen, die auch sonst bei Kachektischen und Fiebernden gefunden werden. In HITZENBERGERs Fall waren die endokrinen Drüsen übrigens — bis auf Hodenatrophie — intakt: an Epithelkörpern, Hypophyse, Schilddrüse, Nebennieren und Thymus war nichts Krankhaftes. Übrigens fanden auch FOIX und NICOLESCO hochgradige Zelldegenerationen in Putamen, Globus pallidus, im Tuber cinereum und Hypothalamus. Die Muskelveränderungen tragen die Zeichen der einfachen Atrophie, und zwar des rein myopathischen, nicht des peripher neurogenen Typus (SLAUCK). HEIDENHAIN fand an vielen Muskeln eine unter dem Sarkolemm gelegene Schicht zirkulärer, quergestreifter Fibrillen, die die normalen Längsfibrillen der Faser scheiden- oder bindenartig umfassen (hypolemmale Faserringe).

Die *Ätiologie* wurzelt ausschließlich in der Vererbung.

Die *Pathogenese* hat das gesamte stereotype, dystrophische Syndrom zu berücksichtigen, nicht nur Myotonie und Amyotrophie. Angesichts der zahlreichen endokrinen Symptome (Katarakt, Stirnglatze, Keimdrüseninsuffizienz, Chvosteksymptom, Stoffwechselstörungen, allgemeine Verelendung, vasomotorische, sekretorische und andere vegetative Störungen) lag es nahe, an eine primäre, pluriglanduläre Verursachung des Leidens zu denken. Dagegen sprachen aber die in schweren Fällen konstatierte klinische und funktionelle Intaktheit des endokrinen Systems und der Umstand, daß Amyotrophie und Myotonie nicht sichere Produkte endokriner Störung sind. Ich sehe deshalb in den muskulären und dystrophischen, zumeist eindeutig inkretogenen Symptomen die Wirkung von Störungen, die dort einsetzen, wo Muskeltrophik und -tonus und auch das endokrine System innerviert werden; das ist in den Zentren des Sympathicus und Parasympathicus im Zwischenhirn. Die Befunde von WEIL und KESCHNER u. a. könnten histologisch und die Aktionsstromuntersuchungen von CHRISTENSEN funktionell in diesem Sinne gedeutet werden.

Die *Diagnose* erfordert den Blick für das stereotype Zusammentreffen jener endokrin-dystrophischen und muskulären Symptome. Dann kann sie nicht verfehlt werden; nur mit ERBscher Muskeldystrophie und amyotrophischer Myastenie kann das Leiden anfänglich verwechselt werden, nicht aber mit der THOMSENschen Krankheit, bei der Amyotrophie, Dystrophie und Verelendung grundsätzlich fehlen.

Prognose. Die Kranken der ausgebildeten Form erreichen in der Regel nicht das 50. Jahr; meist erliegen sie zuvor einer interkurrenten Krankheit, Pneumonie, Tuberkulose usw. Auch quoad valetudinem ist die Prognose schlecht. Es gibt zwar Remissionen, aber keine Heilungen. Inkomplete Fälle können natürlich viel milder verlaufen bzw. dauernd inkomplet bleiben (FLEISCHER).

Eine wirksame *Therapie* ist nicht bekannt. Es wäre aber an Kombinationen von Keimdrüsen-, Prähypophysen- und Parathyreoidpräparaten zu denken. In Fällen mit vorherrschendem Muskelschwund wäre auch Glykokoll (vgl. Therapie der ERBschen Dystrophie) zu versuchen, in Fällen mit besonders hervortretender Sympathicushypotonie auch Ephedrin oder Ephetonin.

D. Angeborene Muskelatonie[1].
Myatonia congenita (H. Oppenheim).

Die Krankheit wurde 1900 von H. Oppenheim zuerst beschrieben, und
zwar als eine angeborene, nicht eigentlich fortschreitende schwere Atonie und
Schwäche der Bewegungsmuskeln.

Symptomatologie. Die Krankheit ist in reinen Fällen stets *angeboren.* Allerdings gibt es einige diagnostisch scheinbar einwandfreie Fälle, in denen die
Kinder angeblich erst in der zweiten Hälfte des ersten Lebensjahres erkrankten
(Rosenberg, Collier und Wilson, Schüller). Für den kongenitalen Charakter
spricht auch die Tatsache, daß die Mütter in vielen Fällen keine Kindsbewe-
gungen gespürt hatten, als sie mit jenem Kinde schwanger gingen. Anfangs
nahm man an (Cassirer, R. Bing), daß das Leiden nicht familiär auftrete.
Neuerdings sind jedoch zahlreiche Fälle bei zwei und drei Geschwistern beschrieben worden (M. Bielschowsky, Sheldon, Looft, Sorgente, Beevor,
Silvestri, Faldini, Curtius u. a.). Auch beobachtete K. Thums Myatonie
bei zwei eineiigen Zwillingen blutsverwandter Eltern und zitierte eine gleiche
Beobachtung von Surdjan, Forbis und Wolf. Eine Vererbung von Eltern
oder anderen Aszendenten auf die Nachkommen scheint bisher nicht beobachtet
zu sein. Dagegen findet sich mannigfache heterologe familiäre Belastung:
Epilepsie, „Nervosität", Trunksucht, Tuberkulose u. a. m.

Andersartige Amyotrophien scheinen in der Aszendenz nicht vorzukommen.
Sheldon beobachtete allerdings bei einem Geschwister Myatonie, bei dem
anderen Werdnig-Hoffmannsche Amyotrophie.

Knaben und Mädchen werden in gleichem Maße betroffen. Auch die Rasse
scheint ohne Belang zu sein. Aus fast allen europäischen Ländern wurden Fälle
berichtet, auch aus Ostasien, Nordamerika usw. Allerdings scheint das Leiden
in Japan sehr selten zu sein (Komeda). In deutschen Agrarländern scheint das
Leiden übrigens seltener als in größeren Städten; in Berlin wurde es auffällig
häufig beobachtet.

Angeborene *Schlaffheit* und *Schwäche* der Muskeln sind Hauptzeichen des
Leidens. Sie werden entdeckt, sowie die Mütter auf die Bewegung der Kinder
achten, also bereits wenige Tage oder Wochen nach der Geburt. Der Umstand,
daß manche Amyotonien erst nach Infekten und Ernährungsstörungen begonnen
haben sollen, erklärt sich leicht daraus, daß nach solchen schwächenden Zuständen
die Störung besonders deutlich bemerkbar wird.

Atonie und Schwäche scheinen in den unteren Extremitäten meist mehr
ausgeprägt als in Armen und Rumpf. Die Bewegungen sind dabei nicht völlig
gelähmt, nur erfolgen sie alle auffallend schwach und unausgiebig; das gilt
sowohl von den spontanen, als auch von den reflektorischen und Abwehrbewegungen. Bei größeren Kindern zeigt sich die Schwäche besonders bei dem
Versuch, zu gehen, zu greifen und zu fassen. Dabei ist die „Schlaffheit so groß,
daß die Extremität sich in allen Gelenken in übermäßiger Ausdehnung bewegen
ließ und das Symptom des Schlotterns in mehr oder minder deutlicher Ausbildung darbot" (H. Oppenheim). Kennzeichnend für die Hypotonie der Muskeln
und Gelenke ist z. B. der Fall von Cassirer, der bei einem 7jährigen Kind beide
Beine ohne Schwierigkeit um den Hals legen konnte. Auch die Rumpfmuskeln
zeigen deutliche Atonie; beim Aufsetzen und Stehen „klappen" die Kinder
infolge der Schlaffheit der Rücken- und Bauchmuskeln zusammen, der Kopf
kann nicht aufrecht gehalten werden, sondern pendelt hin und her, fällt auf

---

[1] Bei der naheliegenden Verwechslung der Myatonie und Myotonia congenita ziehe
ich den deutschen Namen vor.

die Brust. Auch das Aufrichten aus dem Liegen, das Heben des Kopfes dabei ist nicht, bzw. vermindert möglich. Bereits H. OPPENHEIM hatte beobachtet, daß totale Lähmungen auch in schweren Fällen nicht bestanden; vielmehr war ein erheblicher Wechsel der Kraft und Beweglichkeit auffallend.

Dabei sind Atonie und Schwäche in den meisten Fällen symmetrisch verteilt. Wenn auch meist eine generalisierte Störung besteht, scheint bei manchen Fällen nach CASSIRER der proximale Anteil der Glieder muskulär relativ noch besser zu funktionieren, als der distale.

Nicht selten wurde auch über grobe Störungen der Atmungsmuskeln berichtet (REUBEN, MARK und SERVER, SORGENTE, JOVANE, R. HAMBURGER). Auch

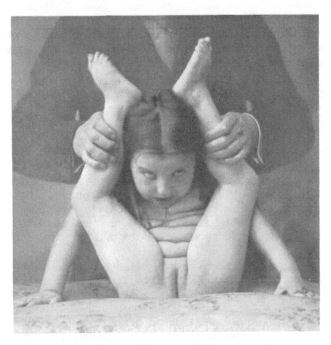

Abb. 11. 5jähriges Mädchen mit Myatonia congenita.
Ausgesprochene Hypotonie. (Nach CASSIRER.)

Erstickung ist beobachtet worden, z. B. in einem Fall von M. BIELSCHOWSKY und in Fällen von GARRAHAN und PINTOS und LOOFT. Die Muskeln der Mimik, der Zunge, des Schlundes und des Kauaktes scheinen in der Regel verschont zu werden. Jedoch berichten TOBLER und POLLAK, COLLIER und WILSON, SIRVINDT u. a. über Schwäche der Facialis- und Zungenmuskeln.

Die äußeren Augenmuskeln scheinen nur sehr selten zu leiden; HEUBNER und BAUDOIN beobachteten periodischen Strabismus. Pupillenreaktion und Augenhintergrund wurden nicht gestört gefunden.

Auch die Sphincteren scheinen nicht zu leiden. In manchen Fällen hat man Kontrakturen an den Beinen beobachtet (H. OPPENHEIM, CASSIRER). KAUM-HEIMER hat über Pronationskontrakturen der Hände bei reiner Atonie der Beine berichtet. Bei Säuglingen scheinen die Kontrakturen nach BIELSCHOWSKY selten zu sein. Jedoch berichteten E. STRANSKY und FALDINI über frühzeitige Kontrakturen, insbesondere Beugekontrakturen der Beine bei Kleinkindern. Auch H. WINTER beschreibt Kontrakturen bei amyotonischen Kindern und in zwei Fällen doppelseitige Hüftluxation bei solchen Kranken. Eine schwere Deformität des knöchernen Thorax wurde von Reuben, Mark und Server beobachtet.

Eigentliche Muskelatrophien und fibrilläre und faszikuläre Zuckungen scheinen fast immer zu fehlen.

Die *elektrische Erregbarkeit* ist nach Oppenheim und Cassirer u. a. nur quantitativ gestört; faradische und galvanische Reizbarkeit der Muskeln waren erheblich herabgesetzt, Entartungsreaktion wurde aber nie gefunden. Andere Autoren haben ziemlich normale elektrische Reizbarkeit beobachtet (R. Bing, Spiller u. a.). Collier und Wilson glaubten eine besondere „amyotonische elektrische Reaktion" gefunden zu haben (stark reduzierte faradische, normale galvanische Erregbarkeit der Muskeln). H. Oppenheim hat ihre Spezifität aber bezweifelt. Gleiches gilt meines Erachtens auch von den angeblichen myotonischen und myasthenischen elektrischen Reaktionen, die Baboneise und Sigwald bei myatonischen Kindern gefunden haben wollten.

Bezüglich der Sehnen- und Periostreflexe haben fast alle Autoren Fehlen bzw. hochgradige Verminderung dieser Reflexe gefunden. Es scheint aber nach Beobachtungen von Collier und Wilson, Berti und Carey Coombs, Bernheim und Karrer, R. Hamburger u. a., daß noch nach Jahren mit Erholung der Muskelfunktionen die Sehnenphänomene sich völlig wieder herstellen können. Auch die Hautreflexe werden von manchen Beobachtern als vermindert oder fehlend bezeichnet (M. Bielschowsky).

Sensible Störungen fehlen meist. Angeblich wurde gelegentlich auffallende Hypalgesie gegen faradische Reize und Kneifen gefunden. Sinnesfunktionen und Psyche scheinen normal zu bleiben (H. Oppenheim, Cassirer, Collier und Wilson, Bernheim und Karrer). Idiotie und andere psychische Degenerationen wurden mit Ausnahme eines Falles von Fernandez Sanz nicht beschrieben.

Der *Allgemeinzustand* der Kinder wird von den meisten Autoren als primär gut bezeichnet. Die Fälle von Oppenheim und seinen Schülern waren fast alle relativ gut genährt, zum Teil fettleibig. Einige Autoren (Baudouin) schildern Trophödem, auch myxödematöse Hautbeschaffenheit. Cassirer fand die Haut meist blaß und kühl, entsprechend der Herabsetzung der Bewegungsfunktion, macht aber auf das Fehlen grober vasomotorischer Störungen (Cyanose, Rötung usw.) aufmerksam. Die inneren Organe der Kinder scheinen in der Regel nicht betroffen zu sein. Gelegentlich wird über Herz- und Kreislaufstörungen berichtet; in einem Sektionsfall von Gurdjian bestand schwere fettige Degeneration des Herzmuskels.

Bezüglich des *Stoffwechsels* der Kinder ist anscheinend noch nichts Sicheres ermittelt worden. Einige Autoren (V. Cioffi, Auriechio) glauben eine einseitige Empfindlichkeit des Parasympathicus bei verminderter Erregbarkeit des Sympathicus festgestellt zu haben; im Blute fanden sie mäßige Eosinophilie. Bei den meisten amyotonischen Kindern wurden sonst normale Blutwerte angetroffen. Im Urin fand sich in der Regel nichts Pathologisches; der Blutzucker der Kinder lag (wo untersucht) im Bereich der Norm. Angeborene Dysplasien sind nur ausnahmsweise beobachtet worden. Glanzmann hatte in einigen Fällen Fettsucht, Genitalhypoplasie und myxödematöse Hautbeschaffenheit beobachtet und an eine hypophysäre Störung gedacht. Andere auf die endokrinen Organe klinisch und anatomisch untersuchten Fällen haben aber keine konstanten Veränderungen ergeben. Trotz des scheinbar guten allgemeinen Zustandes sind die Kinder von sehr verminderter Lebensfähigkeit. Vor allem erliegen sie sehr leicht katarrhalischen Erkrankungen der Luftwege und Bronchopneumonien, viel seltener Ernährungsstörungen. R. Hamburger macht dabei auf die Geringfügigkeit der anatomischen Lungenbefunde in solchen Fällen aufmerksam. Es sei auch erwähnt, daß von den motorisch anscheinend normalen Geschwistern der Kranken auffallend viele in frühester Jugend an „Lebensschwäche" zugrunde gingen.

Verlauf. Das Leiden soll keine echte Progression der ererbten muskulären Störungen erfahren (Cassirer). Die scheinbare Zunahme der Anomalien am Ende des ersten und im zweiten Lebensjahr ist eher als relative durch den Vergleich mit normalen Heranwachsenden angenommene Progression zu deuten. Es gibt nun viele Fälle, die vielleicht infolge verkürzter Lebensdauer überhaupt keine Änderung zum besseren erleben; seltener solche, die auch bei längerem Leben komplet amyotonisch bleiben; wie z. B. ein Fall von Rosenberg, der noch mit 8 Jahren fast bewegungslos war. Echte Verschlechterungen der Bewegungsfunktionen werden von Kennern des Leidens für sehr selten gehalten. Gewöhnlich soll, wie Cassirer betont, in den späteren Jahren, insbesondere im Kriech- und Schulalter, eine langsame Besserung der Funktionsstörungen einsetzen. In einem Falle Cassirers begann die Besserung erst mit 5 Jahren, in einem von Collier und Wilson im 7.—9. Jahre. Auch andere Autoren (Kundt, Thompson, Pollak, Habermann u. a.) berichten über solche funktionellen Besserungen bis zu voller Gehfähigkeit.

Trotz dieser notorischen Neigung zur Besserung ist die *Gesamtprognose* dieser Kinder meist nicht günstig. Bereits Cassirer berichtete 1911 unter 40 Beobachtungen über 11 Todesfälle. C. Looft fand unter 42 Fällen der Literatur sogar 29 Fälle, die im ersten Lebensjahr starben. Daß die Kinder nicht alt werden, ergibt sich auch aus dem Umstand, daß das Leiden noch an keinem Erwachsenen beobachtet worden ist (Cassirer). Winter meint sogar auf Grund der Literatur bis 1930, daß noch kein Amyotoniker die Pubertät erlebt habe.

Die *Differentialdiagnose* hat in praxi vor allem die Rachitis zu berücksichtigen. Die Verwechslung liegt darum nahe, weil auch bei schwerer Rachitis hochgradige Hypotonie der Muskeln, Hyporeflexie und selbst scheinbare Paresen nicht selten sind. Die Unterscheidung beider Leiden wird aber bei genauer Untersuchung und Anamnese stets möglich sein. Auch andere Knochenaffektionen, die Möller-Barlowsche Krankheit mit Periost- und Gelenkblutungen und die syphilitische und essentielle Osteochondritis dissecans sollen zu Pseudoparalysen der Muskeln führen können, werden aber gleichfalls leicht von der Amyotonie unterschieden.

Die Erbsche Dystrophie und die Oppenheimsche Krankheit unterscheiden sich vor allem durch die Lokalisation der ersteren in Schulter- und Beckengürtel und Rückenstreckern und durch die Pseudohypertrophien. Auch ist die Erbsche Dystrophie nie angeboren.

Eine frühinfantile Polyneuritis, ein sicher sehr seltenes Ereignis, könnte natürlich einen gleichen Befund zeitigen, wie die Oppenheimsche Krankheit. Aber bei der ersteren dürfte doch meist die Anamnese der erworbenen Affektion bzw. des Infektes zu erheben sein, insbesondere der Diphtherie. Bei Säuglingen und Kleinkindern könnte auch die Poliomyelitis diagnostisch in Frage kommen; aber auch sie wird sich meist durch ihren akuten Beginn von der Myatonie unterscheiden; ebenso durch die schärfer lokalisierte Restlähmungen. Natürlich würde eine „fetale Poliomyelitis" (Marburg, Batten u. a.) nicht sicher von der Oppenheimschen Krankheit abgrenzbar sein. Ihr Vorkommen scheint aber doch noch nicht völlig gesichert.

Endlich hat man die infantile Form der meist heredo-familiären Muskelatrophie von Werdnig und J. Hoffmann von der Myatonie abzugrenzen; oft wird das schwer oder unmöglich sein. Jedoch spricht der Krankheitsbeginn am Ende des ersten Lebensjahres in dubio für diese Muskelatrophie. Auch die Lokalisierung in Becken- und Schultergürtel, die Neigung zu rascher Progression und das Auftreten der elektrischen Entartungsreaktion kennzeichnen die Werd-nig-Hoffmannsche Krankheit oft deutlich gegenüber dem Oppenheimschen Syndrom. Trotzdem gibt es, wie die Beobachtungen von Beevor, Wimmer, Bernhardt, Sheldon, Greenfield u. a. lehren, Fälle, in denen die Unter-scheidung beider Krankheitsformen nicht sicher gelingt. Jedoch spricht der

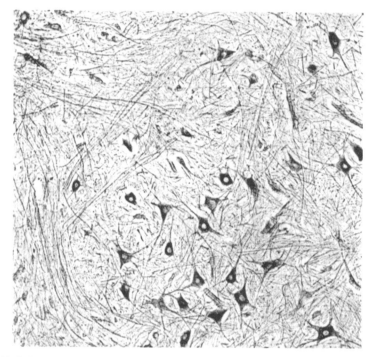

Abb. 12. Vorderhorn aus derselben Höhe wie Abb. 13 von einem normalen Kinde der gleichen Altersstufe. Bielschowsky-Methode. Mittelstarke Vergrößerung (150 : 1). (Nach Bielschowsky.)

anatomische Befund Bielschowskys bei einwandfreien Amyotonien meines Erachtens entschieden gegen eine Identität beider Syndrome, die M. Roth-mann und nach ihm Looft, Grinker, Greenfield, Sheldon u. a. annehmen wollten.

Pathologische Anatomie und Pathogenese. Die älteren anatomischen Befunde ergaben vorzugsweise Veränderungen an der Muskulatur (Spiller, Baudoin, Collier-Holmes, Reyher, Helmholtz, Griffith, Lereboullet u. a.), vor allem Verschwinden der Querstreifung, Auflösung der Fasern in Längsfibrillen, auffallende Ungleichheit in Kontur und Kaliber der Fasern, Segmentierung der Muskelfasern, interstitielle Infiltrationsherde und Bindegewebswucherung. R. Bing konnte jedoch außer abnormem Kernreichtum nichts Histopatholo-gisches an den Muskeln seines Falles finden. Manche Autoren (Spiller, Silber-berg, Lereboullet) haben das Nervensystem intakt gefunden. Die meisten Autoren fanden aber deutliche Veränderungen besonders der Vorderhörner, Untergang oder Hypoplasie bzw. abnorme Kleinheit der Ganglienzellen des Vorderhorns, auffallende Dünnheit und Markscheidenlosigkeit der vorderen

Wurzeln und mancher peripherer Nerven (GRIFFITH und SPILLER, KAUM-HEIMER, METTENHEIMER, COLLIER und HOLMES, BAUDOIN u. a.).

Von grundlegender Bedeutung sind die von M. BIELSCHOWSKY an fünf Sektionsfällen erhobenen einheitlichen Befunde.

Er fand die Vorderhörner im Bereich der Rückenmarksanschwellungen ihrer motorischen Ganglienzellen weitgehend beraubt, im Lumbalmark mehr als im cervicalen. Im ersteren traf er nicht selten fast völlige Verödung. In den befallenen Teilen finden sich neben wenigen normalen Ganglienzellen kleine Zellen mit zwar normalem Kern, aber stark reduziertem Plasmakörper, mit fehlenden oder kurzen stummelartigen Dentriten und fehlenden Axonen. BIELSCHOWSKY spricht diese qualitativen und quantitativen Veränderungen im Bereich der Vorderhörner als angeboren, als im wesentlichen dysgenetisch an; auch deswegen, weil

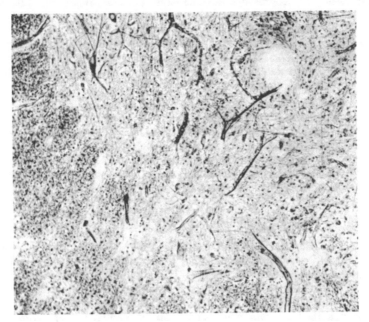

Abb. 13. Vorderhorn aus dem Niveau des 3. Lendensegmentes. Starker Ausfall der multipolaren Ganglienzellen. BIELSCHOWSKY-Methode. Mittelstarke Vergrößerung (150 : 1). (Nach BIELSCHOWSKY.)

er vasculäre und entzündliche Veränderungen stets vermißte. Übrigens waren die sog. sympathischen Zellgruppen in den Seitenhörnern des Cervical- und Dorsalmarks fast intakt.

Übrigens ist diese Dysplasie nicht ganz streng systematisch, da nicht selten auch die Ganglienzellen der Mittelzone und der CLARKEschen Säulen mitbeteiligt sind. Die motorischen Kerne der Oblongata und der Pons zeigten mäßige quantitative und qualitative Anomalien, die der Augenmuskeln waren ganz intakt. Spezielle Glioveränderungen fehlten oder lagen noch im Rahmen der Ersatzwucherung.

In den Muskeln fand BIELSCHOWSKY teils normale Fasern, teils hypertrophische Exemplare, vor allem aber — oft als Hauptteil der betreffenden Muskelsubstanz — *schmale* Fasern, wie normale in Bündeln angeordnet, aber ohne deutliche Sarkolemmhülle, zum Teil fast strukturlose, vielfach anastomosierende Plasmastreifen; oft zeigten sie große Mengen von reihenförmig angeordneten Kernen. Die Muskelbefunde BIELSCHOWSKYs decken sich mit denen von SLAUK. Nur in der Deutung weichen beide Forscher voneinander ab. Da im myatonischen Muskel, insbesondere dessen schmalen Elementen alle degenerativen Zeichen fehlen, da sie in vielen völlig denen etwa des 6. Fetalmonats gleichen, spricht BIELSCHOWSKY auch die Muskelbefunde als dysgenetische, nicht sekundär atrophische an.

Auf Grund dieser anatomischen Befunde kommt BIELSCHOWSKY zu dem Schluß, daß die angeborene Muskelatonie als eine Mißbildung oder Entwicklungshemmung zu deuten ist, bei der die motorische Innervation der quergestreiften

Muskeln quantitativ und qualitativ unzureichend geblieben ist. Das primäre seien die Agnesie und Dysplasie der Vorderhornganglienzellen, ferner die mangelhafte Expansion der von den dysgenetischen Vorderhornzellen in die Muskulatur einwachsenden Axone und schließlich die mangelhafte Ausreifung der Endausbreitungen. Es handelt sich also nach Bielschowsky um eine unfertige *Neurotisation der quergestreiften Muskulatur.* Andere neuere histologische Untersucher (Gurdjian, Grinker, Schuback, Greenfield, Godwin und Stern) haben ähnliche Befunde an den spinalen Vorderhörnern und den Muskeln mitgeteilt, wie Bielschowsky. In der Deutung weichen manche Autoren aber von Bielschowsky ab, indem sie entweder allein oder doch zum Teil — neben der Dysgenesie — progressive degenerative Veränderungen in Rückenmark, Nerven und Muskeln annehmen. Manche Autoren schließen darum auf eine Identität der Werdnig-Hoffmannschen Amyotrophie mit der Oppenheimschen Krankheit (Greenfield u. a.), also auf eine echte progressive Dystrophie (im weitesten Sinne). Jedoch scheinen mir die Befunde M. Bielschowskys und seine Deutungen das richtige zu treffen, zumal sie ja mit dem klinischen Geschehen völlig übereinstimmen.

Die *Ursache* des Leidens liegt in der Konstitution; dafür sprechen auch die zahlreichen familiären Fälle. Exogene Faktoren spielen keine Rolle. Lues und Tuberkulose wurden nur vereinzelt festgestellt (Baboneise und Sigwald, Fernandez Sanz, Miraglia, Auriechio). Auch endogene, insbesondere endokrine Einflüsse, scheinen ohne Belang; denn die an Schilddrüse, Thymus und Hypophyse gefundenen Veränderungen sind so inkonstant und geringfügig, daß von einer inkretogenen Bedingtheit der Myatonie meines Erachtens keine Rede sein kann.

Therapie. Vor allem bedürfen die Kinder guter Pflege und Ernährung und der Fernhaltung von Erkältungen, Infekten und Nährschäden. Man vermeide wegen der Infektionsgefahr die Hospitalisierung! (R. Hamburger). Alsdann werden planmäßige vorsichtige Massage, Elektrisation und Bewegungsübungen die spontane Heilungstendenz fördern können. Medikamente haben bisher wenig genützt. Gleiches gilt von Hormonpräparaten. Allerdings wird man heute auch bei diesen Fällen Glykokoll und Ephedrin versuchen müssen. In Fällen von sicherer Lues versuche man eine spezifische Kur. Von orthopädischen Maßnahmen hat man Schienen, Korsett usw. angewandt und von blutigen Eingriffen Tarsektomie, Myotomie und Capsulotomie mit Erfolg ausgeführt; außerdem brüske oder allmähliche Dehnung der Kontrakturen.

Literatur.

1. Erbsche Dystrophie.

A. Zusammenfassende Arbeiten.

Bing, R.: Kongenitale und neurologische Erkrankungen. Bergmann u. Staehelins Handbuch der inneren Medizin, Bd. V, Teil 2.

Curschmann, Hans: Curschmann u. Kramers Lehrbuch der Nervenkrankheiten, 2. Aufl. 1925.

Jendrassic: Lewandowskys Handbuch der Neurologie, Bd. 2, hered. Krankh. 1911.

Oppenheim, H.: Lehrbuch der Nervenkrankheiten, 7. Aufl., Bd. II.

B. Einzelarbeiten.

Bachmann, Fr.: Dtsch. Z. Nervenheilk. **92** (1926). — Baum, H.: Münch. med. Wschr. **928** I. — Berblinger u. Duken: Z. Kinderheilk. **47** (1929). — Boenheim, Fel.: Münch. med. Wschr. **1928** I.

CURSCHMANN, HANS: Z. Neur. **148**, H. 3/4 (1933).
ERB, W.: (1) Über juvenile Form der Muskelatrophie. Dtsch. Arch. klin. Med. **34** (1884). — (2) Dystrophia muscularis progressiva. Dtsch. Z. Nervenheilk. **1** (1891).
HANSEN u. UBISCH: Dtsch. Z. Nervenheilk. **105** (1928).
KEN KURÉ: Klin. Wschr. **1927** I. — KEN KURÉ, HATANO, SHINOSAKI u. NAGANO: Z. exper. Med. **47**, H. 1/2 (1925). — KEN KURÉ u. OKINASAKA: Klin Wschr. **1930** I. — KEN KURÉ u. TSUJI, HATANO: Z. exper. Med. **48** (1926). — KOSTAKOW: Dtsch. Arch. klin. Med. **176** (1934). — KOSTAKOW u. BODARWÉ: Dtsch. Arch. klin. Med. **181** (1938).
LINNEWEH, W. u. FR.: Dtsch. Arch. klin. Med. **176** (1934).
PAMBOUKIS: Med. Klin. **1931** I.
SCHARGORODSKY: Arch. f. Psychiatr. **87** (1929). — SCHILDER u. WEISSMANN: Med. Klin. **1929** I, 748.
ULRICH: Z. Neur. **126**, H. 1/2.
WEITZ: (1) Dtsch. Z. Nervenheilk. **102** (1928). — (2) Dtsch. Z. Nervenheilk. **107** (1929). — WESTPHAL, A.: (1) Klin. Wschr. **1926** II. — (2) Klin. Wschr. **1927** I.
Die gesamte ältere Literatur bei W. ERB, JENDRASSIC, H. OPPENHEIM.

2. Myotonia congenita und myotonische Dystrophie.

A. Zusammenfassende Arbeiten.

BING, R.: BERGMANN u. STAEHELINS Handbuch der inneren Medizin, Bd. V, Teil 2. — BOETERS: Myotonie. Sammlung psychologischer und neurologischer Einzeldarstellungen. Leipzig: Georg Thieme 1935.
CURSCHMANN, HANS: H. CURSCHMANN u. KRAMERS Lehrbuch der Nervenkrankheiten, 2. Aufl. 1925.
ERB, WILH.: Morb. Thomsen Monographie. Leipzig 1886.
JENDRASSIC: LEWANDOWSKYS Handbuch der Neurologie, Bd. II. 1911.
OPPENHEIM, H.: Lehrbuch der Nervenkrankheiten, 7. Aufl., Bd. II. 1923.

B. Einzelarbeiten.

BERG, WILH.: Dtsch. Z. Nervenheilk. **98** (1927).
CHRISTENSEN, J.: Dtsch. Z. Nervenheilk. **97** (1926). — CURSCHMANN, HANS: (1) Münch. med. Wschr. **1906** I. — (2) Berl. klin. Wschr. **1905** II. — (3) Dtsch. Z. Nervenheilk. **45** (1912). — (4) Dtsch. Z. Nervenheilk. **53** (1914). — (5) Dtsch. Z. Nervenheilk. **74** (1922). — (6) Dtsch. Arch. klin. Med. **149** (1925).
DEUSCH, G.: Dtsch. Z. Nervenheilk. **92** (1926).
ERB, WILH.: (1) Klinische und pathologische Anatomie zur THOMSENSchen Krankheit. Neur. Zbl. **1885**, Nr 13. — (2) Über THOMSENSche Krankheit. Dtsch. Arch. klin. Med. **45** (1889).
FISCHER, L.: Z. Neur. **71** (1921). — FLEISCHER, BR.: Arch. f. Ophthalm. **96**, H. 1/2 (1918).
GRUND, G.: Münch. med. Wschr. **1913** I.
HAUPTMANN: Dtsch. Z. Nervenheilk. **63**, H. 3/4 (1919). — HIRSCHFELD, R.: (1) Z. Neur. **1911**. — (2) Z. Neur. **1916**. — (3) Z. Neur. **74** (1925). — (4) Arch. f. Psychiatr. **74**.
HOFFMANN, J.: Dtsch. Z. Nervenheilk. **18** (1900).
MAAS, O. u. E. HAASE: (1) Z. Neur. **59**. — (2) Z. Neur. **111** (1927). — MAAS, O. u. H. ZONDEK: (1) Z. Neur. **59**. — (2) Z. Neur. **111** (1927).
NAEGELI: Münch. med. Wschr. **1917** II. — NIEKAU: Dtsch. Z. Nervenheilk. **65**. — NISSEN, KARL: Z. klin. Med. **97**, H. 1/3 (1923).
ROHRER: Dtsch. Z. Nervenheilk. **55** (1916).
SANDER: Genetica (s'Gravenhage) **17**, 253—269 (1935). — SCHIEFFERDECKER u. SCHULTZE: Dtsch. Z. Nervenheilk. **25** (1903). — SCHLIEPHAKE: Z. Kinderheilk. **47** (1929). — SLAUCK, A.: Z. Neur. **71** (1921). — STEINERT, H.: (1) Dtsch. Z. Nervenheilk. **37**. — (2) Dtsch. Z. Nervenheilk. **39**.
TETZNER: Dtsch. Z. Nervenheilk. **1913**, Nr 46.
WEIL, A. u. M. KESCHNER: Z. Neur. **108**.
Bei W. ERB, JENDRASSIC, H. OPPENHEIM, R. BING die gesamte ältere Literatur über Myotonia congenita, Paramyotonie usw.
Bei J. HOFFMANN, H. STEINERT, R. HIRSCHFELD u. H. CURSCHMANN die gesamte ältere Literatur über myotonische Dystrophie.

3. Angeborene Muskelatonie.

A. Zusammenfassende Arbeiten.

Bing, R.: Bergmann-Staehelins Handbuch der inneren Medizin, Bd. 5, Teil 2.
Cassirer, R.: Lewandowskys Handbuch der Neurologie, Bd. 2, S. 230f.
Oppenheim, H.: Lehrbuch der Nervenkrankheiten, 7. Aufl. 1923.

B. Einzelarbeiten.

Baboneix et Sigwald: Soc. Pédiatr. Paris 28 (1930). — Baudoin: Semaine méd. 22 (1907). — Bernheim-Karrer: Z. Kinderheilk. 45 (1928). — Bielschowsky, M.: J. Psychol. u. Neur. 1928.

Collier and Holmes: Brain 32 (1910). — Collier u. Wilson: Brain 31 (1908).

Greenfield, Godwin and Stern: Brain 50 (1927). — Grinker: Arch. of Neur. 18, Nr 6.

Hamburger, R.: Klin. Wschr. 1926 II.

Kaumheimer: Jb. Kinderheilk. 78.

Looft, C.: Med. Rev. (norw.) 48 (1931).

Marburg, O.: (1) Arb. neur. Inst. Wien 1911. — (2) Arb. neur. Inst. Wien 1912.

Oppenheim, H.: Mschr. Psychiatr. 8, H. 3.

Rotmann, M.: Mschr. Psychiatr. 25 (1909).

Schuback: Ges. Neur. u. Psychiatr. Hamburg, Sitzg 24. Febr. 1928. — Silberberg, M.: Virchows Arch. 242 (1923). — Slauck: (1) Dtsch. Z. Nervenheilk. 67 (1921). — (2) Z. Neur. 71 (1921). — Spiller: Neur. Zbl. 1907. — Stransky, E.: Mschr. Kinderheilk. 38 (1926).

Tobler: Jb. Kinderheilk. 66, 33. — Thums, K.: Z. Neur. 162, H. 1/2.

Bei Oppenheim, Cassirer, R. Bing die gesamte ältere Literatur.

Vorwiegend erblich auftretende neuromuskuläre und andere Krankheiten II.

Von

KÁLMÁN V. SÁNTHA-Debreczen.

Mit 24 Abbildungen.

A. Angeborene Mißbildungen des Gehirns und seiner Häute.

Die in diese Gruppe gehörigen Krankheitsbilder haben von klinischem Standpunkte sehr verschiedene Bedeutung. Die praktisch wichtigeren Mißbildungen werden an einer anderen Stelle besprochen (Hydrocephalus congenitus, Mikrocephalie, Porencephalia vera, lobäre Sklerose, tuberöse Sklerose,

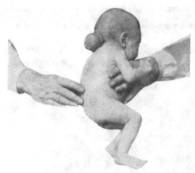

Abb. 1. Cephalocele occipitalis inferior (Meningocele).

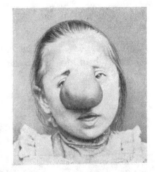

Abb. 2. Encephalocele syncipitalis (nasofrontalis). (Aus der Psychiatrisch-Neurologischen Klinik Budapest.)

intrauterine Cysten). Die hier zu erwähnenden Mißbildungen verdienen eher von pathologisch-anatomischer Seite eine Besprechung.

Die eine Gruppe der Mißbildungen wird durch die abnorme **Spaltbildung** der knöchernen und weichen Hüllen des Nervensystem charakterisiert, wodurch *Ektopien* (Gehirnhernien) entstehen. Die Spaltbildung betrifft gewöhnlich den Knochen und die Dura gleichsam; in der Ektopie stülpen sich entweder nur die weichen Gehirnhüllen: *Meningocele cranialis* oder ein hydrocephalisch erweiterter Gehirn- und Ventrikelteil: *Hydrencephalocele* (bzw. *Hydrencephalomeningocele*), oder solide Gehirnsubstanz: *Encephalocele* hinein. Die Ausstülpung, bzw. Spaltbildung kann an mehreren Stellen erfolgen. Am häufigsten ist die Encephalocele occipitalis, und zwar: superior und inferior, bei letzterer kann sich auch die cystisch degenerierte Kleinhirnhemisphäre ausstülpen (Abb. 1). Die vorne liegenden Ektopien: Encephalocele syncipitalis können nach dem Ort der Ausstülpung mit den Namen nasofrontalis, nasoorbitalis, nasoethmoidalis, palatinalis und temporalis belegt werden (Abb. 2). Der Umfang der Gehirnhernien kann von Haselnuß- bis Kinderkopfgröße wechseln, es werden besonders die Hydrencephalocelen groß; diese können auch nach der Geburt weiter wachsen. Bei reiner Meningocele kann das Gehirn normal sein, die Gehirnhernien werden aber häufig von verschieden starkem Hydrocephalus begleitet. Die Meningocelen fluktuieren, sie pulsieren nicht, können auf

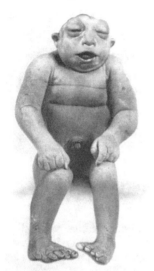

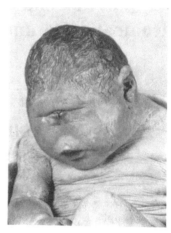

Abb. 3. Merencephale Mißgeburt („Krötenkopf"). (Fall von KÖRNYEY.)

Abb. 4. Synophthalmus. Die Augen sind völlig verschmolzen, die Nase fehlt. (Sammlung der Hirnhistologischen Abteilung der Psychiatrisch-neurologischen Klinik Budapest.)

Druck vermindert, eventuell auch zum Verschwinden gebracht werden, im allgemeinen erreichen sie keine beträchtlichere Größe. Die Hydrencephalocelen

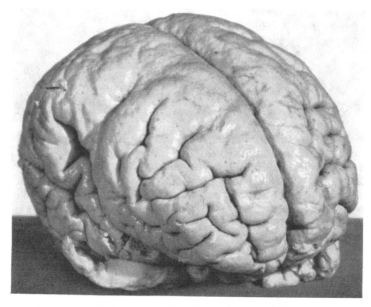

Abb. 5. Pachygyres, teilweise agyres Gehirn. (BIELSCHOWSKYS Abbildung nach SCHOB.)

sind gewöhnlich groß, pulsieren deutlich, können schwer zusammengedrückt werden; wenn sich die stark erweiterte Kammer in sie fortsetzt, dann können sie ebenfalls fluktuieren. Die *Therapie* ist chirurgisch, die *Prognose* im allgemeinen schlecht.

Die schwerste Form der abnormen Spaltbildungen wird durch die *Kranioschisis* oder *Akranie* (Synonymen: Anencephalie, Hemicephalie, Merencephalie, Exencephalie) dargestellt. Das Wesen der Mißbildung besteht in einem mehr oder weniger vollständigen Defekt der Knochen des Schädeldaches bei Erhaltenbleiben der Gehirnbasis. Die Entwicklung des Hirnstammes und der Gehirnnerven ist im großen und ganzen normal, an Stelle der Hemisphären findet sich aber eine eigenartige Masse, die Area cerebrovasculosa. Das Aussehen einer

derartigen Mißgeburt ist sehr charakteristisch und wird als „Krötenkopf" bezeichnet (Abb. 3). Manchmal gesellt sich eine Spaltbildung des Rückenmarks hinzu, in diesem Falle sprechen wir von *Kraniorachischisis*. Eine eigenartige Begleiterscheinung ist bei diesen Mißbildungen die Aplasie, bzw. Hypoplasie der Nebennierenrinde. Der Hypothese STOCKARDs: nach sind die zwei Mißbildungen koordiniert und treffen deshalb so oft zusammen, weil Hirnanlage und Nebennierenanlage in einer bestimmten Phase der Entwicklung besonders anfällig sind. Derartige schwere Mißbildungen sind lebensunfähig; sie kommen entweder als Todgeburt auf die Welt oder leben bloß Stunden oder Tage lang. Als „Gehirnstammwesen" stellen sie vom physiologischem Gesichtspunkte aus ein wertvolles Material dar.

Die „Verschmelzungsbildungen" stehen mit den Spaltbildungen bis zu einem gewissen Grade in Gegensatz. Hierher gehören die *Cyclopie* (Synophthalmie) und *Arhinencephalie*;

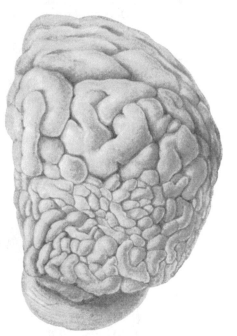

Abb. 6. Mikrogyrie. Die mikrogyren Windungen sind durcheinander gewickelt und bilden ein Konvolut. (Nach SCHOB.)

beiden sind häufig miteinander vergesellschaftet. Bei diesen Mißbildungen ist der orale Teil des Gehirns verwachsen, auch die Ventrikel bilden vorne einen gemeinsamen Hohlraum, die rhinencephalen Teile fehlen. Die Augen sind entweder völlig verschmolzen, dabei fehlt die Nase (Abb. 4); oder sie liegen sehr nahe zueinander, dann ist die Nase schmal und flach zu der der Affen ähnlich (Cebocephalie). Diese Mißbildungen sind häufig mit anderen Entwicklungsstörungen vergesellschaftet: wie Lippen- und Gaumenspalte, Herzentwicklungsstörungen, Polydaktylie, Zwerchfelldefekt usw.; im Nervensystem Mikro-Makrogyrie, Agenesie des Balkens, Hydrocephalus. Klinisch handelt es sich gewöhnlich um Idioten.

Die **Entwicklungsstörungen der Rindenoberfläche** sind die *Agyrie, Pachygyrie* und *Mikrogyrie*. Unter Agyrie verstehen wir das völlige Fehlen einer Furchung. Auch die innere Struktur einer solchen Rinde ist mangelhaft differenziert, an Stelle von sechs Schichten sind bloß vier vorhanden (die unteren zwei fehlen, BIELSCHOWSKY), auch die Nervenzellen liegen unregelmäßig, unter ihnen viele unreife neuroblastenartige Formen. Die Pachygyrie ist mikroskopisch mit der Agyrie verwandt, makroskopisch durch mächtige plumpe Windungen charakterisiert (Abb. 5). Die Mikrogyrie bedeutet eine fehlerhafte überdichte Furchung, die entweder die gesamte Rindenoberfläche oder nur ein umschriebenes Gebiet derselben betrifft. Die Windungen sind gewöhnlich sehr schmal und bilden einen völlig unregelmäßigen Haufen (Abb. 6). Mikroskopisch finden wir zuweilen eine kaum fehlerhafte Schichtung, manchmal aber die schwersten tektogenetischen Störungen: völliges Fehlen einer Schichtung, Vierschichtigkeit, mit Fehlen der Pyramidenschicht, drüsenschlauchförmige Faltung usw. Es ist ein häufiges Bild, daß sich unter der girlandenartig verlaufenden Rinde ein schmaler Markstreifen, darunter wieder eine zellige Schicht und unter dieser die eigentliche Marksubstanz vorfindet. Mit der Pathogenese der Mikrogyrie

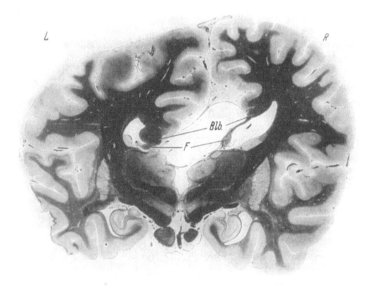

Abb. 7. Vollkommener Balkenmangel. Weigert-Färbung. Fall von Juba.

möchten wir uns hier nicht befassen, die Frage ist übrigens noch unentschieden. Von ätiologischem Standpunkte aus trennen wir von der primären echten Mikrogyrie die sekundär (infolge vasculärer, meningitischer Prozesse usw.) entstandene *Ulegyrie* ab. In mikrogyren Gehirnen können als Störungen der gegenseitigen Abtrennung der grauen und weißen Substanz Heterotopien beobachtet werden.

Unter den angeborenen Entwicklungsstörungen ist die *Agenesie* bzw. *Hypoplasie* der einzelnen Gebilde des Gehirns zu erwähnen. Von diesen sind die wichtigeren die bereits erwähnten Arhinencephalie, der völlige oder partielle Defekt des Balkens und die Agenesie bzw. Hypoplasie des Kleinhirns. Bei letzterem ist die neocerebellare Aplasie mit erhaltenem Wurm häufiger, während das Fehlen des Wurms: die paläocerebellare Aplasie (Obersteiner) außerordentlich selten ist. Die Agenesien bleiben zuweilen unbemerkt und werden nur bei der Sektion entdeckt. Der Balkenmangeln ist heute unter Umständen auch encephalographisch nachzuweisen (Hyndman und Penfield 1937). Völliger Balkenmangeln ist auch bei psychisch intakten Individuen gefunden worden (Juba 1936).

B. Angeborene Nuclearlähmungen der Gehirnnerven.

Bei den angeborenen Gehirnnervenlähmungen sind die kongenitalen Paresen: („infantiler Kernschwund" MÖBIUS 1892, „Kernaplasie" HEUBNER 1901) von den Geburtstraumen (Blutungen in den Nervenkernen, BARTELS), die die kongenitalen Defekte nachahmen können, abzutrennen. Die kongenitalen Lähmungen betreffen hauptsächlich die Nerven der äußeren Augenmuskeln und den Nervus facialis. Sie sind gewöhnlich doppelseitig und symmetrisch, was von HEUBNER und OPPENHEIM als ein Charakteristikum der Angeborenheit angesehen wird doch kommen auch ein-

seitige Lähmungen vor. MINOR (1879), STEPHAN, BERNHARDT (1894), SCHULZE (1897), NONNE, COMBY, FALLOUX-THO-MAS (1909) und TRAUTMANN (1925) be-schrieben einseitige Facialisparese (beide letzterwähnten mit familiärem Vor-kommen), FRANCONI (1924) einseitige Augenmuskellähmung. Im Falle von GELDER und WEIL waren III. IV. V. m. VI. und VII. doppelseitig, XII. einseitig gelähmt.

Am häufigsten wird die ein- oder doppelseitige Lähmung des Levator palp. sup. als *kongenitale Ptose* beob-achtet (Abb. 8). Seltener sind: die bei-derseitige Abducensparese mit oder ohne Retraktion des Bulbus (WEIL-NORDMANN 1927), bei ersterer sei das anatomische Substrat in der Orbita zu suchen; doppelseitige seitliche Blick-lähmung: Pleuroplegia congenitalis (SCHAPRINGER), deren Grundlage in einem kongenitalen Defekt des pon-tinen Blickzentrums angesehen wird;

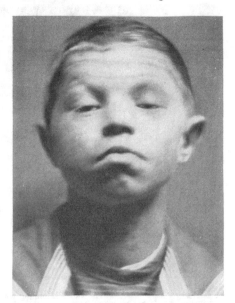

Abb. 8. Kongenitale Ptosis, doppelseitige Lähmung der Levator palp. superior. (Beobachtung der Nervenambulatoriums der Universitätspoliklinik Basel.)

weiterhin die Ophthalmoplegia totalis externa, Oculomotorius- und Troch-learisparese, isolierte Rectus superior-Parese mit Lähmung der Blickbewe-gung nach oben; wie auch die mit der Entwicklungsstörung des bulbären Arti-kulationszentrum zusammenhängende kongenitale Bulbärparalyse. Ziemlich häufig ist die *Facialisparese* (Abb. 9). Von den erworbenen Lähmungen abweichend pflegen wir hier kein Lagophthalmus zu sehen; Stirnrunzeln, Augenschluß, Lachen, Mundspitzen, im allgemeinen die willkürlichen Bewegungen sind häufig ziemlich gut erhalten, jedoch bleiben sie mit der gesunden Seite verglichen etwas zurück. Auch die unwillkürlichen mimischen Bewegungen sind oft fast ganz gut, ein anderes Mal ist aber das Gesicht auffallend mimikarm, einige Kranken „lachen nie". Bei einseitiger Lähmung ist an der gelähmten Seite am auffallendsten die Verziehung und das Zurückbleiben des Mundwinkels und das Verstreichen der Nasolabialfalte; an derselben Seite pflegt der Corneal-reflex zu fehlen (TRAUTMANN, STEPHAN). Sekretorische Störungen (Schweiß- und Tränen-) zeigen sich ab und zu (BERNHARDT, HEUBNER), zuweilen fehlen sie völlig (TRAUTMANN). Die elektrische Untersuchung der Muskeln ergibt quantitative Herabsetzung der Reizbarkeit, eventuell völlige Unerregbarkeit sowohl dem galvanischen, wie auch dem faradischen Strom gegenüber, jedoch keine EAR.

Die kongenitale Facialisparese kann sich mit Augenmuskelnerven-Störungen (BARNEF 1911, STEWART 1930, ALLEN 1931), mit Lähmung der übrigen motorischen Gehirnnerven, wie auch des sensiblen Trigeminus (letzterer bei BERNHARDT) vergesellschaften. Von den sechs zu einer Familie gehörenden Fällen TRAUTMANNs vergesellschafteten sich drei mit kontralateralem Pyramidensyndrom. Ziemlich häufig finden wir die kongenitalen Gehirnnervenlähmungen kombiniert mit Entwicklungsstörungen verschiedener Art: Hemiatrophia faciei, Astigmatismus, Amblyopie, Mikrophthalmus, Uvula bifida, Syndactylie, Brachydaktylie, kongenitale Muskeldefekte, Herzentwicklungsstörungen, Schädelanomalien, Linkshändigkeit, Epilepsie.

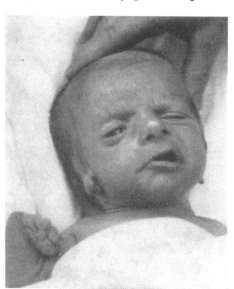

Anatomische Untersuchungen stehen sehr geringfügig zur Verfügung und weisen keine einheitliche Genese auf. HEUBNER, SIEMERLING, DÉJERINE, GAUKLER, ROUSSY beobachteten die völlige oder partielle Agenesie der motorischen Kerne der betreffenden Gehirnnerven. Nach KUNN können 2 Gruppen unterschieden werden: 1. Agenesie, 2. frühzeitige Atrophie. Mehrere Beobachtungen sprechen dafür, daß es sich hier nicht um einfache Kerndefekte handelt; so wurde in einzelnen Fällen von einseitiger angeborener Facialisparese auch die Entwicklungsstörung des Ohres und des Felsenbeins, mit letzterem zusammen auch die des Canalis Fallopii, beobachtet (MARFAND-DELILLE, HELLER, GOLDREICH-SCHÜLLER, PERRIOL-DUVIER, DE CASTRO). MARFAND und DELILLE konnten ihren Fall sezieren und die Aplasie des Facialisstammes im mangelhaft entwickelten Felsenbein wie auch außerhalb desselben, und der im Pons befindlichen VII.-Kerne feststellen. Im Falle

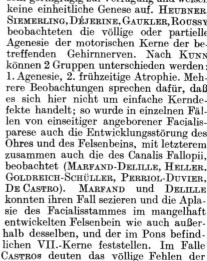

Abb. 9. Angeborene rechtsseitige Facialislähmung mit Verbildung des Ohres und der Oberextremität. (Aus dem Kinderspital Basel.)

CASTROs deuten das völlige Fehlen der Ohrmuschel und die Taubheit auf ein ähnliches anatomisches Substrat. HEUBNER beobachtete außer VII.-Kernaplasie auch die mangelhafte Entwicklung der gleichseitigen pontinen Pyramidenbündel. Eine ähnliche anatomische Grundlage wird von TRAUTMANN bei seinen Fällen angenommen, was die kontralateralen Pyramidenzeichen erklären würde. In Hinsicht der *Ätiologie* müssen wir bei einem Teil der Fälle einen in der Ontogenese aus bisher unbekannter Ursache entstandenen gröberen Entwicklungsfehler annehmen, der als solcher nicht bestimmte Kernsysteme, sondern ganze Organkomplexe (Gehörorgan + Felsenbein + Facialis) betrifft (s. Abb. 9). Ein anderer Teil der Fälle gehört zweifellos in die Gruppe der heredofamiliären Leiden; besonders lehrreich ist in dieser Hinsicht der von TRAUTMANN mitgeteilte Stammbaum. Wir selbst beobachteten bei drei Mitgliedern einer neuropsycho-pathischen Familie eine geringfügige einseitige Facialisparese mit Verstreichen des rechtsseitigen Nasolabialfurche, Zurückbleiben des rechten Mundwinkels und mäßiger Asymmetrie; der Lidschluß war gut, bei zwei Geschwistern war jedoch das isolierte Schließen des rechten Auges nicht möglich. Von den neueren Untersuchungen sind die Beobachtungen von SPATZ und ULLRICH (1931) wie auch die FÉNYESs (1937) wichtig. Die genannten Autoren haben in ihren Fällen beim näheren Studium der scheinbaren Kernplasien zweifellos degenerative Veränderungen gefunden und halten es auf dieser Grundlage für fraglich, ob eine echte im Sinne von HEUBNER aufgefaßte Kernaplasie überhaupt vorkommt.

Die *Prognose* ist durch die stationäre Natur des Leidens bereits bestimmt. Betreffs der *Therapie* kommen in schwereren Fällen plastische Operationen in Frage, so die Transplantation des Levator palp. sup. und seltener auch Augenmuskeloperationen. Es sei bemerkt, daß ein Teil der Kranken erlernt durch Übung, das Auge mit Hilfe der Stirnmuskulatur mehr oder weniger vollständig offen zu halten, wie auch, daß die kongenitalen Augenmuskelstörungen zu keinen Doppelbildern oder sekundären Antagonistenkontrakturen zu führen pflegen.

C. Periodische oder paroxysmale Lähmungen.

Dieses Leiden, das seit 1882 (SCHACHNOVITSCH) bekannt ist, stellt eine verhältnismäßig sehr seltene Erkrankung dar. Der Name „*paroxysmale Lähmung*" stammt von SCHACH-NOVITSCH und ist auch seitdem unter diesem Namen bekannt. Synonyme sind: periodische Familienparalyse, Myoplegia periodica, periodische Myatonie (LUNDBORG), Dystrophia myoplegica (MANKOWSKY). KRAMER konnte 1908 78 Fälle der Literatur zusammenstellen, seitdem sind noch etwa 50 Fälle mitgeteilt worden. Verhältnismäßig häufig wurde die Krankheit in Japan beobachtet, wo SHINOSAKI 1926 über 24 Fälle berichtete. Von den älteren Autoren seien WESTPHAL (1885), COUZOT (1886), OPPENHEIM (1891), GOLDFLAM (1891), TAYLOR (1898), MITCHELL (1899), ODDO-AUDIBERT (1902), SINGER-GOODBODY (1904), SCHLE-SINGER (1905), BORNSTEIN (1908), KRAMER (1908), HOLZAPPLE (1909) erwähnt. SCHMIDT befaßte sich 1919 monographieartig mit der Frage. Von den späteren Mitteilungen sind die von SHINOSAKI (1926), MANKOWSKY (1929), YANOTA und WEBER (1928) als grundlegend zu bezeichnen.

Die *Symptomatologie* der paroxysmalen Anfälle ist sehr charakteristisch. Das Grundsymptom ist eine vorübergehende Lähmung des ganzen Körpers oder der Extremitäten, also von Muskelgebieten größerer Ausdehnung. Die Lähmung ist immer eine schlaffe, die Muskulatur hypotonisch, die Sehnen- und Periostreflexe, gewöhnlich aber auch die Hautreflexe fehlen während des Anfalles oder sind sehr herabgesetzt. Die elektrische Erregbarkeit kann von der einfachen Herabsetzung bis zum völligen Verschwinden wechseln, in schweren Fällen ist sowohl die faradische, wie auch die galvanische Erregbarkeit erloschen. Qualitative Veränderung ist dabei nicht zu beobachten. Ebenso verhält sich auch die mechanische Erregbarkeit der Muskeln. In der anfallfreien Periode sind die Muskelkraft, die Reflexe, die elektrische und mechanische Erregbarkeit völlig normal; es wurde nur selten auch Stunden nach dem Anfall Herabsetzung der elektrischen Erregbarkeit festgestellt (OPPENHEIM, ODDO-AUDIBERT). Die Lähmung beginnt gewöhnlich an den proximalen Teilen und ist hier auch am schwersten. Die Hals-, Kopf-, Gesichts-, Kau-, Schluck- und Atemmuskeln beteiligen sich nur selten im Anfall (TAYLOR, WESTPHAL, COUZOT, PUTNAM, SINGER-GOODBODY, REUTER). Die Dauer der Anfälle kann von einigen Stunden bis 2—7 Tage wechseln. Der Beginn ist entweder ein allmählicher oder ein ganz plötzlicher, so daß der Patient zusammenbricht. Die einzelnen Anfälle wiederholen sich in unregelmäßigen Zeitspannen; manchmal sind aber auch ziemlich regelmäßige Perioden zu beobachten. Sie treten mit Vorliebe in der Nacht auf (WESTPHAL, GOLDFLAM, SHINOSAKI, MANKOWSKY usw.). Sonstige prädisponierende Momente ändern sich von Fall zu Fall. Bei einigen Kranken wechselt die Häufigkeit der Anfälle mit den Jahreszeiten (GOLDFLAM, SHINO-SAKI, MANKOWSKY); ein anderes Mal — und dies kommt sehr häufig vor — wird die Bereitschaft zu den Anfällen durch Ruhe und erheblichere Nahrungsaufnahme erhöht. Auf die Bedeutung der Ruhe weist die Beobachtung von COUZOT hin: die Beine und der linke Arm des Patienten waren gelähmt, und der rechte Arm blieb so lange frei, bis Patient das Schreiben fortsetzte. Der Kranke von PUTNAM blieb während einer zweimonatigen Radtour durchwegs anfallsfrei. PUTNAM konnte übrigens mit Immobilisierung Anfall auslösen. Die Wirkung der Nahrungsaufnahme untersuchte eingehend SHINOSAKI; nach ihm hat nur eine größerer Kohlehydratzufuhr eine Bedeutung. Damit hängt die Beobachtung zusammen, daß im Beginn des Anfalles der Blutzuckerspiegel höher ist und während des Anfalles wie auch nach dem Anfall Glykosurie auftritt.

Als nichtmotorische Begleiterscheinungen können vegetative Störungen in Erscheinung treten. SCHMIDT erwähnt Blutdruckerhöhung, was von SHINO-

SAKI und MANKOWSKY nicht beobachtet wurde. Mehrmals wurde Herzerweiterung und Mitralstenose bzw. -insuffizienz festgestellt (GOLDFLAM, OPPENHEIM, FUCHS, MITCHELL, MANKOWSKY, SHINOSAKI), von den Rhythmusstörungen Bradykardie und Arhythmie (ODDO-AUDIBERT, SCHLESINGER, SHINOSAKI, MANKOWSKY). Die erwähnte Glykosurie wurde zuerst von KRAMER beschrieben, SHINOSAKI fand sie in drei Fällen, MANKOWSKY in einem Falle. Neuerdings wurden erhebliche Schwankungen des Kreatiningehaltes des Urins und Acetonurie beobachtet. Auf eine Störung des vegetativen Gleichgewichts deuten die von ORZECHOVSKY erwähnte provokative Wirkung des Adrenalins wie auch die entgegengesetzte des Pilocarpins hin. SHINOSAKI gelang mit Verabreichung von Epithelkörper- und Thyreoideapräparate Anfälle hervorzurufen. Ebenfalls sah er in vielen Fällen stark positiven ASCHNERschen Bulbusphänomen. In einem Teil der Fälle treten sensible Beschwerden: Schmerzen, Druckempfindlichkeit (FISCHL, SHINOSAKI), mächtige Schweißabsonderung und Speichelfluß (SCHLESINGER, SHINOSAKI, MANKOWSKY), wie auch heftiger Durst in Erscheinung.

Die *Ätiologie* und die *Pathogenese* der Krankheit ist auch heute noch ungeklärt. Bereits die erste Mitteilung (SCHACHNOWITSCH) deutet auf heredofamiliäre Genese (Vater und Sohn); seitdem trat die angeborene Anlage immer mehr zutage (COUZOT, GOLDFLAM, TAYLOR, MITCHELL, SCHMIDT, MANKOWSKY, JANOTA-WEBER, SHINOSAKI, SYMMONDS, ZABRISKIE-FRANTZ). Auffallend ist die Verteilung der Erkrankung auf die Geschlechter; SCHMIDT fand sie in 74%, SHINOSAKI an japanischem Material in 87,5% bei Männern. Nach DAVINDENKOW könne demnach nicht von „geschlechtsgebundener", sondern bloß von „geschlechtsbegrenzter" Heredität gesprochen werden. Der Typ der Vererbung ist noch nicht genau festgestellt; SCHMIDT erwähnt recessive Heredität, MANKOWSKY nimmt an Hand seiner eigenen Fälle, wie auch BING nach dem Stammbaum von TAYLOR direkte Vererbung an. Latente Vererbung kommt nicht vor, die gesunde Nachkommenschaft der Kranken läßt auch weiterhin gesunde Nachkommen hinter sich. Es gibt zweifellos nichtfamiliäre Fälle (WESTPHAL, OPPENHEIM, FUCHS, KRAMER, BORNSTEIN, MANKOWSKY). Diese betragen nach der Statistik von SCHMIDT etwa 20%. Die Anfälle beginnen in einem großen Teil der Fälle in jungem Alter und werden später eher milder (SHINOSAKI). Heredo-biologisch scheint sie mit der Epilepsie, Migräne und den Muskeldystrophien in Zusammenhang zu stehen (SCHACHNOVITSCH, BORNSTEIN, HOLZAPPLE, MANKOWSKY, MACLACHLAN, ZABRISKIE-FRANTZ, KOLIK).

Betreffs der *Pathogenese* sind mehrere Theorien aufgestellt worden. 1. Die Auffassungen von HOLZAPPLE und BORNSTEIN stehen nahe zueinander, nach denen nach Analogie mit der Epilepsie und der Migräne irgendeine vasomotorische Vorderhornläsion anzunehmen sei. MANKOWSKY weist aber mit Recht darauf hin, daß nicht einmal eine völlige Ausschaltung des Vorderhornvasomotorius die erwähnte Veränderung des neuromuskulären Apparates, wie völlige Areflexie, Verschwinden der elektrischen Erregbarkeit, sowohl dem faradischen wie auch dem galvanischen Strom gegenüber, und Auflösen der mechanischen Erregbarkeit hervorrufen kann. Zu dem Zustandekommen dieser Erscheinungen ist im Falle einer Läsion des peripheren Neurons eine gewisse Zeit erforderlich. 2. Nach GOLDFLAM käme die Erkrankung des Muskelapparates selbst in Frage, und zwar auf toxischer Grundlage. Diese Theorie würde alles erklären, es fehlen jedoch die Beweise. Die im Muskelgewebe beobachteten anatomischen Veränderungen, mit denen GOLDFLAM seine Theorie unterstützt, sind allem Anschein nach nur sekundär. 3. SCHMIDT denkt an einen Krampf der die Muskel versorgenden kleinen Arterien und führt den Anfall auf Muskelischämie zurück. Die Tonogen-Pilocarpin-Versuche von ORZECHOWSKY bekräftigen diese Theorie und NONNE, NEUSTÄDTER und DAVIDENKOW treten ebenfalls für diese Ansicht ein. 4. LUNDBORG stellt das Leiden der Tetanie und der Myotonie gegenüber und führt es auf eine Überfunktion der Nebenschilddrüsen zurück. Die endokrine Theorie von LUNDBORG wurde von SHINOSAKI, weiter ausgebaut, er hat auf die Bedeutung der Schilddrüsen aufmerksam gemacht. In 62% der Fälle von SHINOSAKI ließ sich Struma, in 29% Basedow nachweisen, außerdem konnte er mit Schilddrüsenpräparaten Anfälle hervorrufen. Nach ihm sei die CHARCOT-

Möbiussche Basedow-Paraplegie nichts anderes als paroxysmale Lähmung mit Basedow vergesellschaftet. Maclaire beobachtete paroxysmale Lähmung mit Struma, jedoch ohne Basedow. Dunlap und Keppler fanden von 7 afamiliären Fällen in 4 hyperthyreotisches Struma; nach Behandlung des Struma bzw. der Hyperthyreose bleiben die Anfälle weg. Von Mora wird über einen ähnlichen Fall berichtet. Auch im Falle von Skouge bestand die paroxysmale Lähmung neben thyreotoxischen Erscheinungen. 5. Nach Mankovsky sind „die Anfälle der paroxysmalen Paralyse durch einen pathologischen Vorgang bedingt, der sich in den vegetativen Zentren des Mittelhirns entwickelt." Die Folge desselben sei die myodystonische Diathese, die eigenartige Regulationsstörung der physikalischen und chemischen Eigenschaften des Muskelgewebes. 6. Janota und Weber suchen die Ursache der Anfälle in einer Störung des vegetativen Systems und des kolloidalen und elektrolytischen Gleichgewichts, wobei eine Organdisposition der Muskulatur angenommen wird; sie halten das Leiden letzten Endes für eine Myopathie sui generis. Zur Zeit wird von der Mehrzahl der Autoren die Lundborgsche Theorie, d. h. die Funktionsstörung der Nebenschilddrüsen, insbesondere ihre Hyperfunktion angenommen, im Gegensatz zu der Tetanie und Myotonie, bei denen die Hypofunktion der Nebenschilddrüsen besteht. Mit dieser Hyperfunktion würde die Störung des Calcium-Magnesium-Gleichgewichts des Blutes und des Kohlehydratstoffwechsels zusammenhängen (Shinosaki, Albrecht, Kuttner, Yoshimura).

Neuestens weisen Aitken, Allott, Castleden und Walker (1937) wie auch Pudenz, McIntosh und McEachern (1938) auf die Wichtigkeit des Kaliumstoffwechsels hin. Sie haben während des Anfalles eine hochgradige Herabsetzung des Kaliumgehalts der Blutserums beobachtet und konnten durch die intravenöse Dosierung (1 g) von KCl binnen Minuten, bei der per os Dosierung (5—10 g) innerhalb einer Stunde die Lähmung zum Aufhören bringen. Der Auffassung der Autoren nach blockiert die niedrige K-Konzentration entweder die neuromuskuläre Transmission oder hindert die Kontraktilität des Muskels. Milhorat und Toscani (1939) betonen, daß neben der Störung des K-Stoffwechsels auch die des Phosphors bedeutungsvoll ist. Nach Anfällen haben sie wochenlang ein negatives Ph-Gleichgewicht beobachtet, auch dann, wenn eine gesteigerte Ph-Zufuhr gesichert war.

Die in sehr spärlichen Fällen ausgeführten *anatomischen Untersuchungen* führten zu keinen verwertbaren Ergebnissen. Westphal, Oppenheim, Goldflam untersuchten ausgeschnittene Muskelstückchen und beobachteten neben Lichtung der primitiven Fasern Vakuolenbildung, Faserhypertrophie und Ablagerung einer glasartigen interfibrillären Substanz. Shinosaki sah hier und da Faserverdünnung, das Verwaschensein der Querstreifung, geringgradige Kernvermehrung, doch keine tiefgreifenden Veränderungen. Auch Zabriskie und Frantz berichten über ähnliches. Vollständige Sektion führten Schmidt in zwei Fällen, Shinosaki in einem Falle aus. Schmidt fand in einem seiner Fälle eine 2—3fache Vergrößerung des linken Schilddrüsenlappens und Thymus persistens, Shinosaki hochgradige Kolloidstruma, Thymus persistens und Hyperämie der Nebenschilddrüsen. Das Nervensystem wurde nicht genauer untersucht, das Übersichtsbild war negativ.

Differentialdiagnostisch kommen vor allem die Lähmungen bei Malaria in Frage, bei denen das Fieber und der Schüttelfrost gewöhnlich zur richtigen Diagnose verhelfen. Die Lähmungen reagieren gut auf Chinin. Weiterhin sind die hysterischen Lähmungen zu beachten, bei denen unter anderem die normale elektrische Reaktion ein richtiges Unterscheidungsmerkmal sein wird. Ähnlich kann auch manchmal die von Lenoble und Rich, weiterhin die von Cheinisse beschriebene transitorische spastische Lähmung aussehen, ein zur Eulenburgschen Paramyotonia congenita nahestehendes familiäres Leiden. Zu der paroxysmalen Lähmung ähnlich kann die in einigen Gegenden (Genf-Kanton in Schweiz und Japan) endemische „vertige paralysant" (Gerlier) oder japanisch „Kubishagari" (Miura) auftreten. Auch hierbei handelt es sich um periodisch wiederkehrende, schlaffe Paresen, es sind daher auch die Hals-, Lid-, Augen-, Kau-, und Schluckmuskeln affiziert.

Therapie: eine kausale Therapie fehlt vorderhand. Oddo und Darcourt empfehlen energische Faradisation und Massage. Medikamentös können Brom und Jod, Strychnin und Eserin weiterhin Atropin (Schachnovitsch) versucht werden. Orzechowsky empfiehlt das Pilocarpin, Mankovsky regelmäßige Bewegungen und Übungen, dabei mäßige Nahrungsaufnahme, von den Medikamenten Calcium, Coffein eventuell Luminal. Während des Anfalles kommt die intravenöse oder per os Dosierung von KCl in Frage (Pudenz, McIntosh, McEachern).

D. Hereditär-familiäre spastische Symptomenkomplexe.

In diesem Abschnitt möchten wir diejenigen heredofamiliären Krankheitsbilder zusammenfassen, bei denen im Vordergrunde des klinischen Bildes
spastische Symptome, d. h. das Pyramidensyndrom stehen. Die wichtigsten
hierher gehörigen Erkrankungen sind: die STRÜMPELLsche spastische Spinalparalyse und jene Form der cerebralen Diplegie, welche wir PELIZAEUS-MERZ-
BACHERsche Krankheit nennen. Hier seien auch die KLIPPEL-WEILsche familiäre
Pseudobulbärparalyse und die Kombination der spastischen Heredogeneration
mit amyotrophischen Komponenten und mit gewissen spastisch-ataktischen
Symptomen erwähnt.

1. Heredofamiliäre spastische Spinalparalyse
seu Heredodegeneratio spastica.

(JENDRASSIK, KOLLARITS, ERB, STRÜMPELL, SCHAFFER, SEELIGMÜLLER, HOCH-
HAUS, BISCHOF, LORRAIN, SOUQUES, NEWMARK, BREMER u. a.) Heredo-
biologisch wird das Leiden charakterisiert durch das Fehlen der Exogenität,
das familiäre, seltener heredofamiliäre Auftreten, die gewöhnlich recessive und
nur ab und zu dominante Vererbung, den Beginn im jugendlichen Alter (in
etwa der Hälfte der Fälle im ersten Dezennium), die langsame, jahrzehnte lang
dauernde Progression, das Prävalieren des männlichen Geschlechts und die
Neigung, sich mit anderen endogenen Leiden zu vergesellschaften. Im allgemeinen sind die dominanten Fälle rein und weniger schwer, die recessiven
kombiniert und schwerer. Das Wesen der klinischen Symptomatologie besteht
in einem spastischen Zustand der unteren und nur seltener und immer gering-
gradiger der oberen Extremitäten mit spastischen Reflexen, pathologischen
Reflexen und einer nur leichten Parese (Abb. 10). Die Bulbärnerven sind gewöhnlich intakt. Sensibilität ungestört. Das anatomische Substrat (STRÜMPEL,
NEWMARK, BISCHOFF, KOLLARITS, LORRAIN und besonders SCHAFFER) wird
durch eine *primäre elektiv-systematische Degeneration der Pyramidenbahnen
dargestellt,* die meistens nur bis zum Halsmark, gelegentlich jedoch bedeutend
höher (bei STRÜMPELL bis zur Brücke) zu verfolgen ist; die Degeneration ist
im Gebiete der seitlichen Pyramiden immer ausgeprägter, in der vorderen
Pyramide manchmal gar nicht zu sehen (Abb. 11). Häufige Kombination ist
die aufsteigende systematische Degeneration des GOLLschen Bündels, seltener
die der FLECHSIGschen und GOWERSschen Bündel („kombinierte Systemerkrankung" gegenüber den reinen Fällen, die monosystematisch sind). Die Ursache
der Pyramidendegeneration besteht in einem auf kongenitaler Abiotrophie
beruhenden, ohne entzündlich-mesodermale Erscheinungen (Ektodermelekti-
vität) fortschreitenden Untergang der BETZschen Zellen in der motorischen
Rinde; die Degeneration ist also eine elektiv-ektodermale, centrogene Degeneration von segmentär-systematischem Charakter im Gegensatz zu der ERB-
schen paratypischen Spinalparalyse, bei der die Ursache der Degeneration die
Unterbrechung der Pyramidenbahn an einer beliebigen Stelle und bei der die
Degeneration aus diesem Grunde sekundär ist. Die Veränderungen der vorderen
Zentralwindung wurden zuerst von SCHAFFER beobachtet, sein Verdienst ist
das richtige Erfassen des Leidens und seine anatomische Definition im obenerwähnten Sinne. Ebenfalls SCHAFFER fand bei seinen Fällen von zwei Brüdern,
obwohl beide frühzeitig verstorben sind, in der Rinde ALZHEIMERsche Fibrillen-
veränderung.

Das spastische Syndrom (cortico-nucleäres Neuron) kann sich in verschiedenem Maße
mit amyotrophischen Erscheinungen (nucleo-muskuläres Neuron) vergesellschaften, wodurch

von der reinen spastischen Spinalparalyse fließende Übergänge zur familiären amyotrophischen Lateralsklerose und zur reinen nucleären Amyotrophie entstehen. Familiär auftretende

amyotrophische Lateralsklerose wurde von Seeligmüller (1876), Gee (1889), Hoffmann (1895), Strümpell (1895), Higier (1896), Hochhaus (1896), Holmes (1905), Maas (1906), Bruns, Testi (1916), Bremer (1922), Schaffer (1926), Nogales (1929), Kreyenberg (1930), Montanaro und López (1931) beschrieben. Auf Grund der anatomischen Strukturanalyse [Lehoczky-Schaffer (1930), Hechst (1931), Sántha (1932)] ist aber auch die afamiliäre Form der amyotrophischen Lateralsklerose zu den „endogen-systematischen" Leiden zu rechnen; das Wesen des Krankheitsbildes besteht in einer primären elektiv-systematischen, von jeder exogenen Noxe unabhängigen Degeneration des ersten und zweiten Neurons. Klinisch gehört die heredofamiliäre Form der amyotrophischen Lateralsklerose eher zu den Erkrankungen des jugendlichen, die afamiliäre Form eher zu denen des vorgeschritteneren Alters, erstere ist von sehr langsamem, letztere von rapiderem Verlauf. Die reinen Amyotrophien möchten wir hier nicht besprechen, da sie an einer anderen Stelle erörtert werden; es sei nur auf die engen Beziehungen, die zwischen

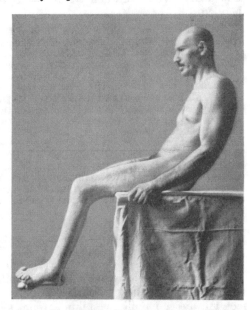

Abb. 10. Heredodegeneratio spastica, Fall von Schaffer. Hochgradige Spastizität der unteren Extremitäten.

den einzelnen Gliedern der Trias: spastische Spinalparalyse, amyotrophische Lateralsklerose und nukleäre Amyotrophie von heredobiologischem und anatomischem Gesichtspunkte aus

bestehen, verwiesen (Schaffer, Ottonello, Sántha). Bei allen drei Leiden ist es das willkürliche Motorium, das Pyramidensystem, welches primär-fortschreitend degeneriert; das klinische Bild wechselt demnach, ob das erste, das zweite oder beide Neurone erkrankt sind.

Eine außerordentlich seltene Form der spastischen Heredodegeneration ist die von Klippel und Weil (1909) beschriebene *familiäre Pseudobulbärparalyse.* („Syndrom labio-glosso-laringé pseudo-bulbaire héréditaire et familiale.") Die genannten Autoren konnten das Leiden bei den Mitgliedern einer Familie mehrere Generationen hindurch verfolgen.

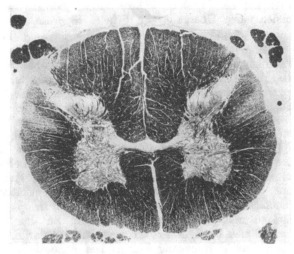

Abb. 11. Heredodegeneratio spastica, Fall von Schaffer. Elektiv-systematische Degeneration der Seitenpyramiden. Lumbalmark, Weigert-Präparat.

Das Wesen der Erkrankung besteht in einer Affektion der zu den Oblongatazentren verlaufenden Pyramidenbahn (cortico-bulbäres Neuron), das klinische Bild ist dementsprechend eine Lähmung von supranukleärem Charakter: Dysarthrie, Lähmung der Zungen-, Lippen-, Gesichts-

und Stimmbandmuskeln, jedoch ohne Reflexstörungen, degenerative Atrophie und EAR. Von sonstigen cerebralen Symptomen war nur Schwachsinn vorhanden.

Es kann sich die spastische Spinalparalyse auch mit sonstigen cerebralen Erscheinungen kombinieren: so mit Opticusatrophie, Nystagmus, Augenmuskelparesen, Tremor, Schwachsinn (KOJEWNIKOW, BRUNS, KRAFFT-EBING, BERNHARDT, BALLET-ROSE, TOOTH usw.). Die spastisch-ataktischen Kombinationen seien besonders hervorgehoben (HAUSHALTER, BOUCHAUD, REYMOND-ROSE, BERTRAND-BOGAERT, ACHARD-BERTRAND-ESCALIER), die das Verbindungsglied zwischen Heredoataxia cerebellaris und spastischer Heredodegeneration darstellen. Beachtenswert ist der Fall von RAYMOND und ROSE, in der neueren Literatur die auch anatomisch bearbeiteten Fälle von ACHARD, BERTRAND und ESCALIER. Bei letzteren Autoren zeigten die spinocerebellaren Bahnen und das Cerebellum für die Heredoataxie charakteristische Veränderungen, während die Pyramidenbahn kaum lädiert war. Das Leiden trat klinisch noch als „paraplégie spasmodique" in Erscheinung. Es wird von den erwähnten Autoren, wie auch BERTRAND und BOGAERT angenommen, daß auch eine Hypertonie rein cerebellarer Genese existiert. Für einen Zusammenhang zwischen spastische Spinalparalyse und Heredoataxie spricht auch die Erfahrung, nach welcher die systematische Degeneration der spinocerebellaren und noch mehr der GOLLschen Bahnen auch in solchen Fällen von spastischer Heredodegeneration antreffen, bei denen sie im klinischen Bilde nicht in Erscheinung tritt.

2. Aplasia axialis extracorticalis congenita s. Morbus Pelizaeus-Merzbacher.

Das bisher nur bei einer einzigen Familie beobachtete Leiden wurde zuerst von PELIZAEUS (1885) beschrieben. Später befaßte sich MERZBACHER mehrfach mit dieser Familie, von ihm stammt auch die erste anatomische Mitteilung darüber (1910). Von dem zweiten anatomisch bearbeiteten Falle berichten zuerst SPIELMEYER (1923), später M. LIEBERS (1928). In jüngerer Zeit beobachtete BODECHTEL (1929) bei einer anderen, mit der PELIZAEUSschen nicht in Verwandtschaft stehenden Familie zwei ähnliche Fälle, von denen einer auch zur Sektion kam. Diese wiesen jedoch gewisse Abweichungen auf und bilden einen Übergang zur diffusen Sklerose.

Die Krankheit ist ein ausgesprochen heredofamiliäres Leiden, mit einem zur Hämophilie ähnlichen geschlechtsgebundenen Erbgang (von 14 kranken Familienmitgliedern 12 männlichen Geschlechts). „Die Krankheit geht durch die Mutter, tut dieser aber nichts" (PELIZAEUS). Einen ähnlichen Erbgang sehen wir auch beim hereditären Nystagmus, der hereditären Opticusatrophie, der Dystrophia musculorum progressiva und der Farbenblindheit. Die Symptome beginnen in den ersten Lebensmonaten mit Nystagmus und Kopftremor, zu denen ataktische und spastische Symptome, schließlich zu Kontraktur führende Lähmung der unteren, später der oberen Extremitäten hinzukommen. Der Prozeß ist zunächst rascher, vom 6.—7. Lebensjahr ab langsamer fortschreitend. Die Symptome des vollentwickelten Krankheitsbildes sind: Nystagmus, Kopftremor, Bradylalie, Ataxie, Intentionstremor, maskenartiger Gesichtsausdruck, Parese der Rumpfmuskulatur, spastische Lähmung der Extremitäten mit pathologischen Reflexen. Zu den neurologischen Symptomen gesellen sich häufiger Ernährungsstörungen der Knochen (Weichheit), seltener intellektueller Rückgang hinzu. Die Autopsie ergibt makroskopisch diffus-atrophisches Zentralnervensystem, mikroskopisch fällt am meisten der an Markscheidenbildern zu beobachtende hochgradige Ausfall der Marksubstanz sowohl der Groß- wie auch der Kleinhirnhemisphären auf. Der Markausfall ist nicht vollständig und nicht gleichmäßig, sondern es sind einige Markinseln verschont geblieben; die U-Fasern und die Markstruktur der Rinde sind ebenfalls verhältnismäßig verschont (Abb. 12). Die basalen Ganglien und der Hirnstamm waren bei MERZBACHER leichter, bei SPIELMEYER schwerer mitlädiert.

Der Untergang der Achsenzylinder ist geringfügiger als der der Marksubstanz, ebenso ist auch das cytoarchitektonische Bild verhältnismäßig verschont und erklärt nicht die Markdegeneration (LIEBERS, SPIELMEYER). Das Leiden ist eine elektiv-ektodermale Parenchymdegeneration ohne entzündliche Erscheinungen.

MERZBACHER spricht von Mißbildung, vom Defekt der Markentwicklung, daher der Name: Aplasia axialis extracort. congenita. SPIELMEYER, LIEBERS und BODECHTEL nahmen fortschreitende Markdestruktion auf. Neuerdings wird nach endokriner Grundlage gefahndet, auf die auch die Knochenveränderungen zurückgeführt werden könnten. Die völlige Selbständigkeit des PELIZAEUS-MERZBACHERschen Leidens ist fraglich. BODECHTEL sieht seinen eigenen Fall als einen Übergang zur diffusen Sklerose an. Auch SCHOB, SCHOLZ, BIELSCHOWSKY und SPIELMEYER nehmen Verwandtschaft mit der diffusen Sklerose an. SCHAFFER fand in einem Falle von sporadischer ataktischer Idiotie ein mit der PELIZAEUS-MERZBACHERschen Krankheit im Prinzip übereinstimmendes anatomisches Bild; er erblickt das Wesen in einer fleckig-fortschreitenden Entmarkung und betreffs der Genese des Prozesses hält er eine cortico-celluläre Entstehung für wahrscheinlich. Ebenfalls SCHAFFER erkannte bei seinem Falle in der Gesamtheit der fleckenhaften Markdegeneration einen systematischen Ausfall. Die corticale Genese und der systematische Zug wird von LIEBERS und BODECHTEL in Abrede gestellt.

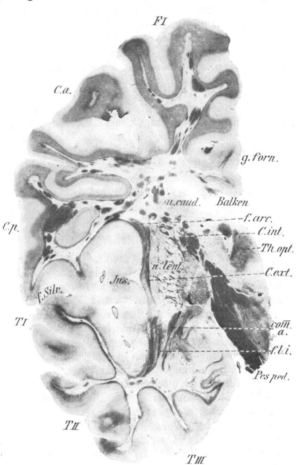

Abb. 12. Frontalschnitt durch eine Hemisphäre bei PELIZAEUS-MERZBACHERscher Krankheit. (Nach MERZBACHER.) WEIGERT-PAL-Färbung. Ausgedehnte Entmarkung des Marklagers mit fleckweise erhaltenen Markinseln. Die Inseln fehlen bei der typischen diffusen Sklerose. *comm. a.* Commissura ant.; *f. arc.* Fasciculus arcuatus; *f.l.i.* Fasciculus longit. inf.; *g. fr.* Gyrus fornicatus. (Nach L. MERZBACHER: Z. Neur. **3**.)

Eine *Therapie* gibt es nicht. Die *Prognose* ist schlecht, bei der spastischen Heredodegeneration mit recessivem Erbgang schlechter als bei der mit dominantem. Cerebrale Erscheinungen verschlechtern die Prognose.

E. Myoklonie, familiäre Myoklonieformen, Myokymie und Verwandtes, Paramyoclonus multiplex.

In die Gruppe der Myoklonien sind im allgemeinen sehr heterogene und ineinander übergehende Krankheitsbilder zusammengefaßt, von denen zur Zeit nur einige solche Formen abzutrennen sind, die eine nosologische Einheit bilden. Unter Myoklonie verstehen wir klonische Muskelzuckungen, die Zuckungen sind rasch, blitzartig, betreffen einzelne Muskeln und nicht synergisch zusammengehörende (d. h. willkürlich innervierbare) Muskelgruppen, sie werden von keinem lokomotorischen Effekt begleitet. Die einzelnen Zuckungen folgen rasch aufeinander (40—100 in einer Minute) ohne jeden Rhythmus. Symptomatisch können myoklonische Zuckungen auf Grund der verschiedensten Ätiologien auftreten: bei Infektionskrankheiten, Vergiftungen, Autointoxienationen (Dubinische Krankheit, 1896) organischen Gehirnerkrankungen (Arteriosklerose), Hysterie, Neurasthenie. Als auslösende Momente kommen Gemütserregungen, Traumen, Erkältung, Magen-Darmstörungen usw. in Frage. Den symptomatischen Myoklonien stehen die essentiellen gegenüber. Von diesen tritt der Paramyoclonus multiplex afamiliär auf, während die Myoklonusepilepsie und die Nystagmusmyoklonie familiär auftretende heredodegenerative Leiden sind.

1. Paramyoclonus multiplex.

Die erste Beschreibung stammt von Friedreich (1881). Im allgemeinen ist sie das Leiden des erwachsenen Alters. Die klonischen Zuckungen betreffen hauptsächlich die Muskeln der Extremitäten und des Rumpfes, während die Gesichts-, Zungen-, Schlund- und Zwerchfellmuskulatur kaum beteiligt ist. Die Zuckungen sind in beiden Körperhälften anisochron und aryhthmisch, sie sind von keinem lokomotorischen Effekt begleitet. Während des Schlafes und bei intendierten Bewegungen fehlen sie in den innervierten Muskeln, bei Gemütserregungen sind sie gesteigert. Die Aufeinanderfolge und die Ausbreitung der Zuckungen sind sehr verschieden; es kommt vor, daß ein einziger isolierter Muskel klonisch zuckt, ein anderes Mal kann sich dies einige Sekunden lang bis zum Tetanus steigern. Die Muskelkraft ist erhalten, die mechanische und elektrische Erregbarkeit der Muskeln normal. Der Patellareflex ist in charakteristischer Weise stark erhöht. Das einzige Symptom der Krankheit ist gewöhnlich der Klonus. Sensibilität, wie auch vasomotorische und trophische Störungen, weiterhin psychische Erscheinungen fehlen, Liquorbefund normal.

Die im Laufe der Zeit mitgeteilten Fälle weichen vom Friedreichschen Typ in mehreren Hinsichten ab. So beobachteten einige Autoren die Beteiligung der Gesichts-, andere die der Kehlkopf-, Atem- und Schluckmuskeln (Homén, Seeligmüller, Laibuscher, Bresler, Venturi, Bregmann usw.); es wurde auch über myoklonische Anfälle berichtet (Head, Middleton, Bregmann, Simonelli). Bei einem Teil der Fälle wies das Nervensystem außer motorischen Reizsymptomen auch sonstige Veränderungen auf.

Mit großer Wahrscheinlichkeit sind in die Gruppe der Myoklonien auch der größte Teil der nach Bergeron und Henoch (1883) benannten *Chorea electrica*-Fälle (früher beschrieben von Dubini, 1846), die Morvansche Krankheit oder *Chorea fibrillaris* (1890) und endlich der zuerst von Kny (1888) beobachtete und von ihm als Myoclonus fibrillaris multiplex, von Schulze (1894) als *Myokymie* bezeichneter Zustand. „Die Bewegung geht wechselnd von verschiedenen Punkten des Muskels aus und verbreitet sich in nicht sehr raschem Tempo über die ganze Substanz" (Kny). Die Kontraktionen stehen in Hinsicht ihres Verlaufs zum Muskelwogen nahe. Nach KNY ist die elektrische Erregbarkeit erhöht und es zeigt sich eine deutliche Neigung zu nachdauernden Kontraktionen was sonst nur bei der THOMSENschen Krankheit zu sehen ist. BAILEY (1929) beobachtete Myokymie und Myoklonie bei ein und demselben Falle.

2. Myoklonusepilepsie.

UNVERRICHT (1885) beschrieb eine eigenartige Form der Myoklonie, die durch familiäres Auftreten und Kombination mit Epilepsie charakterisiert war. Das Leiden ist nach den grundlegenden Untersuchungen von LUNDBORG (1901, 1912) zweifellos heredodegenerativer Natur, der Erbgang ist einfach recessiv. Es tritt fast immer bei mehreren Geschwistern auf, nicht selten bei mehreren Generationen und betrifft vorwiegend das männliche Geschlecht. Nach den Feststellungen von LUNDBORG und THIELE (1931) steht es mit der Paralysis agitans und gewissen anderen amyostatischen Krankheitsbildern in irgendeinem heredobiologischen Zusammenhange. Der Beginn der Myoklonusepilepsie fällt auf die späteren Kinderjahre vor der Pubertät, zuweilen aber auf eine bedeutend frühere Zeit (GAREISO-STABON 1932, BREGMANN-GLEICHGEWICHT 1931). Gewöhnlich beginnt sie mit epileptischen Anfällen; die Anfälle treten mit Vorliebe des Nachts auf, häufen sich immer mehr und werden auch schwerer, um im erwachsenen Alter völlig auszubleiben. Die myoklonischen Zuckungen, die oft längere Zeit nach dem ersten epileptischen Anfall auftreten (1 Jahr HEVEROCH und HESS, 9 Monate GAREISO-STABON), weisen im Verlaufe der Krankheit deutliche Progression auf. Zunächst haben die Patienten noch „gute" und „schlechte" Tage (LUNDBORG) später überwiegen letztere immer mehr, so daß die dauernden Zuckungen den Patienten endlich bewegungsunfähig machen, was noch durch eine mehr oder weniger schwer progredierende Rigidität begünstigt wird. Die Myoklonie und die Epilepsie stehen also bis zu einem gewissen Grade in Substitutionsverhältnis miteinander, indem mit dem Auftreten bzw. der Verstärkung der myoklonischen Komponente das Zurücktreten der epileptischen Anfälle Hand in Hand geht, verschwinden pflegen sie aber nicht. Die Zuckungen sind übrigens typische myoklonische Zuckungen: Erregung, Lagewechsel verstärkt, willkürliche Innervation vermindert sie, im Schlaf hören sie auf. Im Gegensatz zu der FRIEDREICHschen Paramyoklonus sind hier die Zuckungen auch auf die Gesichts-, Zungen-, Schluck- und Atemmuskeln ausgebreitet. Reflexe lebhaft, Sensibilität normal. Im Terminalstadium besteht eine fast ständige Muskelunruhe und eine gewisse Rigidität, zu denen sich von psychischer Seite ein stuporös-somnolenter Zustand hinzugesellt; aus diesem Grunde spricht LUNDBORG von „Dementia myclonica". Endlich geht der Kranke an völliger Demenz und Marasmus zugrunde.

3. Nystagmusmyoklonie.

LENOBLE-AUBINEAU (1906) und AZÉMA (1909) beschrieben im Département *Finister* (Bretagne) bei den keltischen Einwohnern, später APERT bei den Kelten von Großbritannien ein eigenartiges rassegebundenes heredo-familiäres Leiden, dessen Charakteristikum der dauernde Nystagmus ist, zu dem sich in wechselnder Intensität und Ausbreitung myoklonische Zuckungen hinzugesellen. Die Krankheit ist kongenital, tritt häufig bei stark stigmatisierten Familien auf, betrifft überwiegend Männer; unter den 58 Fällen von LENOBLE und AUBINEAU waren 39 Männer und 19 Frauen. Kombination mit Epilepsie ist bisher nicht bekannt. Das Leiden ist nicht progrediierend, kann aber auch nicht beeinflußt werden. Außer den myoklonischen Zuckungen und dem

Nystagmus sind bei dieser Krankheit gesteigerte Sehnenreflexe, verschiedene trophische, vasomotorische Störungen und Debilität beobachtet worden. Neuerdings beschrieb Lewison (1932) ein Zwillingspaar mit Nystagmusmyoklonie, hier bestand bei der Kusine nur Nystagmus, bei einem Bruder Enuresis nocturna. In den nystagmus-myoklonischen Familien kommen häufig „formes frustes" vor, als z. B. das einzige Symptom der kongenitale Nystagmus ist. Diese Fälle müssen aber von der bekannten Gruppe der kongenitalen Nystagmusfälle abgesondert werden, bei denen keine Spuren einer Rassegebundenheit nachzuweisen sind.

Es ist fraglich, ob die von Heldenbergh (1889) als erster beschriebene und seitdem auch von anderen beobachtete „intermittierende Myoklonusepilepsie" in die Gruppe der Myoklonusepilepsie einzuteilen ist. Bei dieser Krankheit treten in den anfallsfreien Intervallen — etwa als eine Äquivalente — die myoklonischen Zuckungen auf. Das Leiden ist afamiliär, die Progression weniger deutlich (Euzière-Mailet 1901, Rabot 1899). Ebenfalls fraglich ist der Zusammenhang zwischen gewissen Formen der Myoklonusepilepsie und der Huntschen „Dyssynergia cerebellaris myoclonica". Davidenkow (1926) berichtet über tic-artige Myoklonie bei zwei Geschwistern, Catalano (1926) über regelrechte Myoklonusepilepsie mit plötzlichem Zusammenbruch bei erhaltenem Bewußtsein; letzterer Autor stellt diese Zusammenbrüche mit dem bei

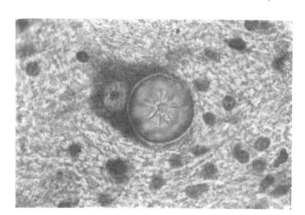

Abb. 13. Myoklonuskörperchen. Kresylviolettfärbung. (Nach Ostertag.)

der Huntschen Krankheit beobachteten Hinfallen in Parallele. M. Lieber (1927) sah Myoklonusepilepsie mit amaurotischer Idiotie, Westphal (1927) mit Morbus Recklinghausen kombiniert.

Neuestens haben Benedek und Horányi (1938) über zwei Schwestern berichtet, bei denen vom 10. bzw. 11. Lebensjahre an ständig spontane choreatische Bewegungen und zeitweise epileptische Anfälle bestanden. Die choreatischen Bewegungen steigerten sich vor den epileptischen Anfällen, nach den Anfällen wurden sie ruhiger. Bei den beiden Schwestern zeigte sich auch progressive Demenz. Die Autoren halten die Krankheit für eine mit der Myoklonusepilepsie verwandte, aber selbständige Krankheit. Einer ähnlichen Beobachtung begegnen wir auch bei Bechterew (1898).

Die *Pathogenese* der myoklonischen Zuckungen ist nicht geklärt. Vom **anatomischen Substrat** der Friedreichschen Paramyoclonus multiplex und der Nystagmusmyoklonie wissen wir so gut wie gar nichts. Bei der Myoklonusepilepsie wurde von einem großen Teil der Autoren der Erregungszustand der motorischen Vorderhornzellen angenommen (Unverricht, Friedreich, Hunt, Ziehen, Bresler, Volland, Dana u. a.). Volland (1911) konnte an den Vorderhornzellen verschiedene Veränderungen feststellen. Dagegen betonen Lafora und Glueck (1911), daß die typischen histopathologischen Veränderungen („Myoklonuskörperchen") gerade die Betzschen Zellen und die bulbären und spinalen motorischen Zellen verschonen. Gleichfalls ältere Autoren nahmen einen Erregungszustand der Rinde an (Lewy, Grawitz, Gaupp, Muskens, Minkowsky). Lundborg faßt das Leiden auf theoretischer Grundlage als Intoxikation insbesondere als Hypoparathyreose auf, neuerdings auch Loffredo (1931), der den Paramyoklonus im Anschluß von Darmstörungen auftreten und sich nach Verabreichen von Parathyreoidin prompt bessern sah. Auch die Ergebnisse der anatomischen und lokalisatorischen Forschungen sind lückenhaft. Lafora-Glueck (1911) und Westphal (1919) beschrieben als spezifisch-charakteristische Zellveränderung eine Konkrementbildung im Zellplasma (Myoklonuskörperchen) mit positiven Amyloidreaktionen (Abb. 13). Die Konkrementbildung kann diffus in der ganzen grauen Substanz nachgewiesen werden, doch geht aus den Untersuchungen neuerer Autoren: Westphal-Sioli (1921), M. Liebers (1927), Catalano (1927), Ostertag (1925), Dimitri (1932),

MYSLIVEČEK (1929), FRIGERIO, BELLAVITIS, SCHOU (1926), immer mehr eine gewisse *systematische Lokalisation* hervor. Die Glieder dieses Systems sind der Nucleus dentatus, der Nucleus ruber und der Thalamus. Es tritt besonders das Dentatum immer mehr in den Vordergrund, was auch durch die bei den symptomatischen Myoklonien gemachten Beobachtungen bekräftigt wird (PRECECHTEL: kongenitale Myoklonie bei angeborener Läsion des Dentatum und der Oliven; GRILL-LAURAIN: arteriosklerotische Myoklonie bei Läsion des Systems: Dentatum-Oliva-Ruber-Griseum pontis; CHILDREY-PARKER: palato-laryngealer Klonismus bei Kleinhirntumor; FOIX-CHAVANY-HILLEMAND und VAN BOGAERT nehmen die Läsion der Ponshaube und der zentralen Haubenbahn an. Das Dentatum wird auch durch die Beobachtungen von HUNT (Dyssynergia cerebelleris myoclonica) und HAENEL-BIELSCHOWSKY in den Vordergrund gestellt.

Prognose und Therapie. Der FRIEDREICHsche Paramyoklonie und die Nystagmusmyoklonie progrediieren nicht, bessern sich aber auch nicht. Der Verlauf der Myoklonusepilepsie ist deutlich progressiv. Es gibt intermittierende und cyclische Formen. Die Prognose ist allenfalls schlecht. Die Therapie ist größtenteils ohnmächtig. Es kommen Sedativa wie Brom, Chloral, Barbitursäurepräparate, dann warme Bäder, stabile Anodengalvanisation der Muskeln in Frage. In einzelnen Fällen wurde auf Parathyreoidin, in andern auf Luminal eine Beruhigung gesehen. Infolge der unbekannten Pathogenese wurden schon mit sehr verschiedenen Medikamenten therapeutische Versuche angestellt (Antipyrin, Alkohol, Hyoscin, Arsen, Bromopium, Hypnose).

F. Die amaurotische familiäre Idiotie.

Die in verschiedenen Lebensaltern auftretenden Formen dieser Krankheitsgruppe werden klinisch durch eine familiär auftretende Idiotie, richtiger „fortschreitende Demenz" (SCHAFFER), anatomisch durch eine mehr oder weniger ubiquitäre lipoidkörnige Nervenzelldegeneration miteinander verknüpft. Wir unterscheiden 3 Haupttypen: den infantilen, den juvenilen und den adulten.

Klinik und *pathologische Anatomie* der einzelnen Formen.

1. Die ersten Beobachtungen betreffen die **infantile Form,** deren unten zu beschreibende Augenhintergrundsveränderung von WARREN TAY (1881) entdeckt wurde und die weiterhin neurologisch näher von B. SACHS (1887) anatomisch hauptsächlich von SCHAFFER analysiert worden ist. Nach diesen drei Forschern wird das Leiden als TAY-SACHS-SCHAFFERsche Krankheit genannt. Der Name „Amaurotic family idiocy" stammt von SACHS. Klinik: In typischen Fällen beginnt das Leiden im 5.—6. Lebensmonat bei Kindern, die bis dahin völlig gesund waren. Das Kind verliert allmählich sein Interesse, wird stumpf, reagiert auf die Reize der Außenwelt immer weniger. Etwa gleichzeitig oder etwas später fällt auf, daß das Kind den ihm vorgehaltenen Gegenständen, z. B. eine Lampe mit den Augen nicht folgt, diese nicht fixieren kann und es entsteht bald eine völlige Blindheit mit lichtstarren Pupillen. Das Kind bleibt auch in seiner körperlichen Entwicklung zurück und es treten sowohl in den Rumpf- wie auch in den Extremitätenmuskeln Lähmungserscheinungen auf. Das Kind kann nicht aufsitzen, kann später im Sitzen den Kopf nicht aufrechthalten. Es wird allmählich immer kraftloser, schlaffer und verfällt immer mehr einer völligen Apathie. Dabei sind die vegetativen Funktionen noch ungestört, später nimmt das Kind an Gewicht ab. Die erste Hälfte des klinischen Verlaufes ist also durch eine hypotonische Akinese charakterisiert, mit dem Fortschreiten des Krankheitsprozesses wird diese allmählich durch einen spastischen Zustand der Muskulatur abgelöst. Das Kind schrickt auf geringfügige äußere Reize zusammen und reagiert darauf mit hochgradigen tonischen Krampfanfällen. Die Folge dieser erhöhten Reflexerregbarkeit (Hyperästhesie, Hyperakusis) ist schließlich ein dauernder spastischer Zustand,

das Kind nimmt abnorme Haltungen an (Opisthotonus), die an das Bild der Enthirnungsstarre erinnern (Abb. 14).

Gegen das Ende der Krankheit kann als vasomotorische Störung Kälte und Ödem der Extremitäten (Angioparalyse) auftreten. Auf psychischem

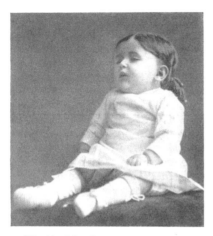

Gebiet fortschreitende Demenz bis zur tiefsten Verblödung, auf körperlichem Gebiete immer schlechtere Ernährung, endlich gehen die Kinder meistens zwischen dem 12.—20. Lebensmonat im Zustande eines vollständigen körperlichen und psychischen Marasmus zugrunde. Der Ausgang ist immer tödlich.

Das sehr prägnante Krankheitsbild wird klinisch noch durch drei absolut wichtige Zeichen charakterisiert: 1. Augenhintergrundsveränderung, 2. die jüdische Abstammung, 3. das familiäre Auftreten. Die Augenhintergrundsveränderung ist immer anzutreffen, sie erinnert bis zu einem gewissen Grade an den Befund der Embolie der Arteria centr. retinae: an

Abb. 14. Infantil-amaurotische Idiotie. Terminalzustand. (Fall von SCHAFFER.)

Stelle der Macula ist ein etwa pupillengroßes graues oder gelblichweißes, manch-

mal porzellanweißes Feld, dessen Mitte der Fovea centralis entsprechend von einem kirschroten Fleck eingenommen wird. In der Mitte häufig feine Granu-

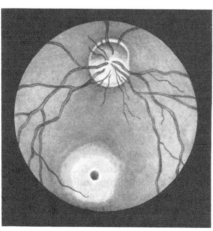

lation. Die Papillen sind blasser und zeigen das Bild der einfachen Atrophie (Abb. 15). CAVENGT erwähnt zwei von derselben Familie entstammende Fälle (4 und 1 Jahre alt), bei denen keine Maculaveränderung, sondern nur Opticusatrophie vorlag. Die Zugehörigkeit dieser Fälle zum TAY-SACHS-SCHAFFERschen Typ ist fraglich. Die Gebundenheit an die jüdische Rasse ist fast absolut. Unter den von APERT zusammengestellten 106 zweifellosen Fällen waren nur zwei nichtjüdischer Abstammung. Neuerdings beschrieben GILL und BERANGER einen anatomisch bestätigten TAY-SACHS-SCHAFFER-Fall von rein romanischer argentinischer Familie. Auch wir beobachteten einen Fall, bei dem nur die Mutter jüdisch war. Es erscheint als paradox — worauf

Abb. 15. Augenhintergrund bei TAY-SACHS. (Nach STROHMAYER.)

übrigens APERT und nach ihm BING aufmerksam gemacht haben —, daß trotz der Gebundenheit an polnische Juden der größte Teil der Fälle nicht aus Polen, sondern aus Amerika, England, Deutschland, Frankreich und Ungarn herstammt. Das familiäre Auftreten kommt im Falle von mehreren Kindern fast immer zum Ausdruck. Das zahlenmäßige Verhältnis zwischen kranken und gesunden Kindern ist häufig 1:1, was wir gewöhnlich beim dominanten Erbgang zu beobachten pflegen; in Wirklichkeit ist aber der Erbgang unregelmäßig recessiv. Bei der ersten Beobachtung von TAY waren drei Brüder krank, wir selbst sahen eine Familie, bei der nacheinander vier Kinder in Tay-Sachs verstorben sind. FALKENHEIM traf in drei Generationen acht kranke Individuen. NAVILLE macht darauf aufmerksam, daß manchmal nur Kinder gleichen Geschlechts erkranken: entweder nur Jungen oder nur Mädchen.

Pathologische Anatomie. Anatomisch gehört das Leiden zu den vielleicht am besten studierten heredodegenerativen Erkrankungen. Seit SACHS haben sich eine große Reihe der Autoren mit der Klärung des Leidens befaßt (KINGDOM, RUSSEL, PETERSON, FREY, SPILLER, HOLMES, MOTT, MOHR, ROGALSKY, HAVCOCK, COATS, GLOBUS, OSTERTAG, HASSIN, SAVINI, SAVINI-CASTANO, SCHOB, TSCHUGUNOFF usw.). Von den grundlegenden Arbeiten erwähnen wir in erster Linie die in den letzten drei Dezennien erschienenen zahlreichen Mitteilungen von SCHAFFER, dann die Arbeiten von BIELSCHOWSKY, MARINESCO, SPIELMEYER und v. SÁNTHA. Eine makroskopisch konstant zu beobachtende erwähnenswerte Veränderung kennen wir nicht; manchmal kommen verschiedene Furchungsanomalien (SCHAFFER), Mikrogyrie (OSTERTAG) Polygrie ohne Mikrogyrie (v. SÁNTHA) vor. Nicht selten besteht deutliche Makroencephalie (BIELSCHOWSKY). Das mikroskopische Bild ist außerordentlich charakteristisch und alleinstehend; eine ubiquitäre, von der Großhirnrinde bis zum muralen Sympathicus hinabreichende Nervenzellerkrankung, deren Wesen in einer mächtigen Schwellung der Zelle und ihrer protoplasmatischen Fortsätze und ihrer Beladung mit hämatoxylinaffinen Lecithinkörnchen (Abb. 16) besteht. Die NISSLschen Granula sind völlig, bzw. fast völlig verschwunden, die im Zelleib befindlichen Fibrillen sind in feine Körnchen zerfallen. Der Kern ist ebenfalls geschwollen und liegt häufig exzentrisch. In einzelnen Zellen kommen kugelartige argentophile Verdichtungen (Inklusionen) zustande (SOMOZA, v. SÁNTHA). In vorgeschrittenen Fällen geht ein Teil der Nervenzellen völlig zugrunde, wodurch Ausfälle entstehen. Diese Ausfälle lassen manchmal in der Rinde eine gewisse laminäre oder regionäre Verteilung erkennen, doch kann in ihnen irgendein charakteristischer systematischer Zug nicht nachgewiesen werden. Die weiße Substanz kann hochgradige Markausfälle aufweisen, was früher als Markhemmung aufgefaßt wurde, während diese heute mehr durch eine sekundäre Degeneration erklärt werden (GLOBUS, WENDEROVIČ, v. SÁNTHA). In den Markausfällen tritt eine gewisse phylo-ontogenetische Reihenfolge zutage, jedoch keineswegs immer. Von seiten der Gliaelemente ist die charakteristische „Monstreglia"bildung (SCHAFFER) der Makroglia zu erwähnen, was in einer Hyperplasie, Hypertrophie und Schwellung derselben besteht. Die Erkrankung der Glia wurde zuerst als eine den Nervenzellveränderungen koordinierte (also als primär) angesehen; aus diesem Grunde bezeichnete seinerzeit SCHAFFER den TAY-SACHS als eine „Abiotrophia-Neurogliosa" („Abiotrophia generalis"). Nach neueren Untersuchungen (TSCHUGUNOFF, v. SÁNTHA) sind sowohl die Monstregliabildung, wie auch die Veränderungen der beiden anderen Gliaarten sekundär, durch den Untergang der Nervenzelle bedingt. Die Mikro- und Oligodendrogliazellen beteiligen sich im TAY-SACHS-SCHAFFERschen Krankheitsprozeß durch Bildung von massenhaften Körnchenzellen nur als Abbau- und Transportelemente. Diese Körnchenzellen enthalten kaum hämatoxylinaffine Lipoidstoffe und tragen den größten Teil des Fettes bereits in einer sudan- bzw. scharlachaffinen Phase. Bei den histopathologischen Veränderungen des *Tay-Sachs* ist von prinzipieller Bedeutung das Negativum, daß die mesodermalen Abkömmlinge: Die Gefäße, die Hirnhäute und die Plexus chorioidei völlig intakt vorgefunden werden. Der Krankheitsprozeß geht ohne entzündliche Erscheinungen einher, ist rein degenerativen Charakters und betrifft ausschließlich die Abkömmlinge des Ektoderms „Ektodermale Elektivität" SCHAFFER). Auch von den ektodermalen Elementen leiden nach neueren Untersuchungen nur die ganglionären Elemente in primärer Weise (SÁNTHA), so daß demnach der *Tay-Sachs* keine generelle, sondern nur eine neuronale Abiotrophie darstellt, ebenso wie die systematischen Abiotrophien. Im ubiquitären Prozeß beteiligen sich auch die Nervenzellen der Retina, die Zapfen und die Stäbchen, deren Veränderungen den charakteristischen Augenhintergrundsbefund hervorrufen.

2. Der zweite Haupttyp der familiären Idiotie ist die von VOGT und SPIELMEYER (1905) benannte **juvenile Form**. Der Beginn des Leidens fällt auf das 6. Jahr, nicht selten aber auf eine bedeutend frühere Zeit. Die ersten Symptome sind wechselnd: Verschlechterung des Sehvermögens, Krampfanfälle oder intellektueller Rückgang leiten das Krankheitsbild ein. Die Augenhintergrundsveränderung entsteht schon frühzeitig: zunächst ist eine einfache Sehnervenatrophie (gelbgraue Papille) zu sehen, dann entwickelt sich in der Mehrzahl der Fälle das Bild der Retinitis pigmentosa. Das dominierende Symptom ist auch hier die fortschreitende Demenz, was infolge des späteren Alters der Kinder noch auffallender ist, als bei der infantilen Form. Die bis dahin normal entwickelten Kinder, die Lesen, Schreiben, Rechnen erlernt haben, sinken auf

die tiefste Stufe der Idiotie und verlieren jeden geistigen Kontakt mit der Außenwelt. Von den neurologischen Symptomen sind außer epileptischen Anfällen hauptsächlich gewisse extrapyramidale Erscheinungen zu erwähnen, wie darauf

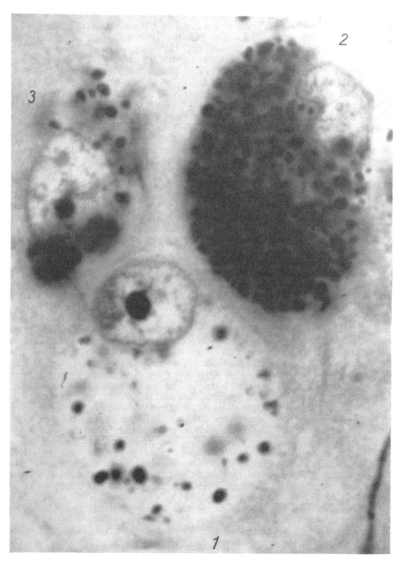

Abb. 16. TAY-SACHS-SCHAFFERsche Form der familiären Idiotie (Fall von SÁNTHA). Immersionsaufnahme nach einem WEIGERT-SCHAFFER-Präparat. Im Gesichtsfeld zwei geschwellte Ganglienzellen; die obere ist mit den charakteristischen lecithinoiden Körnchen vollgefüllt — die untere weist nur äußerst spärliche Körner auf, womit bewiesen ist, daß keineswegs die „Einlagerung" die Schwellung des Zellkörpers verursacht.

in einer klassischen Monographie auch von SJÖGREN (1931) aufmerksam gemacht wird. Solche sind: „marche à petits pas", „démarche trépidant", fortschreitende Rigidität, Bewegungsarmut, Iterationen, astatische-ataktische Symptome, logoklonisch-iterative Sprache, vegetative Veränderungen (Salbengesicht, Akrocyanose). Pyramidensymptome treten eher nur im Endstadium auf, dabei kann sich völlige Diplegie entwickeln. Im Krankheitsbild und im

Krankheitsverlauf ist überhaupt viel mehr Abwechslung möglich als bei der infantilen Form, die im allgemeinen schematisch verläuft. Der Tod tritt gewöhnlich zwischen dem 14.—16. Lebensjahr ein. Das Leiden tritt im Gegensatz zu der infantilen Form bei arischen Kindern auf und zeigt nach den Forschungen von SJÖGREN höchstwahrscheinlich monohybrid-recessiven Erbgang.

Pathologisch-anatomisch handelt es sich in Prinzip um einen ähnlichen Krankheitsprozeß wie bei der infantilen Form: Zellschwellung, und die Speicherung von Lipoidkörnchen im Zellplasma (Abb. 16a u. b). Die Unterschiede sind folgende: 1. Die Zellschwellung ist nicht so hochgradig und betrifft kaum die Dendriten; 2. die Degenerationsprodukte sind nicht hämatoxilinaffin, sondern leicht scharlachaffin; 3. die Ausbreitung ist nicht ubiquitär, sondern ändert sich von Fall zu Fall und auch die Intensität des Prozesses ist in den einzelnen Rindengebieten und -schichten eine verschiedene. Am schwersten ist im allgemeinen die Rinde lädiert; der Hirnstamm und das Kleinhirn sind oft fast verschont (WALTER). Manchmal steht bei klinisch extrapyramidalen Erscheinungen anatomisch die Läsion der Basal-

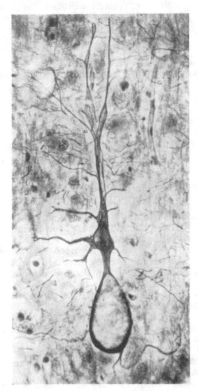
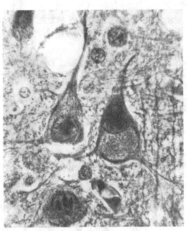

Abb. 17. Fibrillenbild der Ganglienzellveränderung bei der TAY-SACHS-SCHAFFERschen (a) und bei der VOGT-SPIELMEYERschen Form (b) der familiären Idiotie. (Nach den Originalpräparaten SCHAFFERS bzw. SPIELMEYERS.)

ganglien im Vordergrunde (GLOBUS). Die retinalen Veränderungen stellen anatomisch einen Krankheitsprozeß von ganz anderem Charakter dar. Das Wesen desselben ist ein primärer Untergang der Zapfen und Stäbchen im Gegensatz zum *Tay-Sachs*, bei dem diese Gebilde erhalten sind und es sich bloß um die Ausbreitung des ubiquitären Ganglienzellprozesses auf die Retina handelt (LANDEGGER 1930). Eben weil die Retinitis pigmentosa ein koordiniertes Symptom und nicht eine Teilerscheinung des der Idiotie zugrunde liegenden Krankheitsprozesses ist, kann sie auch fehlen. Von den vier Fällen SPIELMEYERS war sie in zwei, ebenso wie auch in den Fällen von WALTER nicht zu beobachten. WALTER (1918) wie auch SCHAFFER (1926) empfehlen aus diesem Grunde die Bezeichnung „familiäre *Idiotie*". Es ist jedoch hervorzuheben, daß nach den ausgedehnten Untersuchungen von SJÖGREN die Blindheit und die Augenhintergrundsveränderung nur sehr selten fehlen. Die neuesten Mitteilungen über die juvenilen Idiotie siehe bei JAKOBSEN (1937) und DIDE-BOGAERT (1938).

3. Die dritte Form der familiären Idiotie, die sog. **späte Form,** welche auf Grund der Untersuchungen von KUFS und A. MEYER bekannt ist, tritt im erwachsenen Alter auf. Das einzige Symptom ist die progressive und hoch-

gradige Demenz, so daß die Krankheit klinisch kaum diagnostiziert werden kann. Außer seinen ein Geschwisterpaar betreffenden zwei Fällen, von denen der ältere im 36. Lebensjahr erkrankte und im 41. Lebensjahr starb, wie auch demjenigen von A. MEYER (1931) beschrieb KUFS in jüngster Zeit auch noch eine „späteste Form" bei der das Leiden vom 42.—59. Lebensjahr dauerte. Die für die beiden anderen Idiotieformen charakteristische Opticuskomponente ist hier nicht anzutreffen, ebenso fehlen auch die epileptischen Anfälle. Anatomisch war auch in diesen Fällen die typische Nervenzellveränderung vorzufinden, die sich fast ausschließlich auf die Großhirnrinde beschränkte, und auch hier erhebliche Unterschiede zwischen den einzelnen Rindenareae aufwies. Neuestens hat HALLERVORDEN (1938) einen Fall der Spätform von amaurotischer Idiotie mit parkinsonistischem klinischem Bilde mitgeteilt.

Es gibt zahlreiche *Übergangsformen* zwischen dem infantilen und juvenilen Typ, die neuerdings als „spätinfantile" oder BIELSCHOWSKYsche Typ bezeichnet werden (MARINESCO). Diese stehen manchmal der infantilen, ein anderes Mal der juvenilen Form näher. Bei ersteren finden wir charakteristische Maculaveränderungen, die Symptome sind abwechslungsreicher, der Verlauf länger dauernd. Einige spätinfantile Fälle gehen mit hochgradiger Ataxie einher, deren anatomische Grundlage in einer schweren Kleinhirnsklerose (BIELSCHOWSKY) besteht. Ein wirklicher Übergang zwischen den beiden Typen der familiären Idiotie — da sie heredobiologisch verschiedene Leiden darstellen — ist nicht möglich.

Ätiologie und Pathogenese. Die familiäre Idiotie wurde von den Forschern von Anfang an als ein Musterbeispiel der heredodegenerativen Leiden angesehen. Die Zusammengehörigkeit der verschiedenen Formen (infantile, juvenile und erwachsene) wurde auf Grund der anatomischen Analyse zuerst von SCHAFFER ausgesprochen und nach ihm erblickt die Mehrzahl der Autoren ebenfalls im SCHAFFERschen Zelldegenerationsprozeß (Schwellung und Fällung von lipoiden Stoffen) das Verbindungsglied zwischen den im übrigen sehr abweichenden klinischen Formen. Betreffs der feineren Details der Pathogenese sind die Ansichten auch heute noch abweichend. Nach der Lehre von SCHAFFER, was wir auch selbst anerkennen, handelt es sich um eine primäre Läsion des Hyaloplasma, das Erscheinen der lipoiden Stoffe ist nur sekundär. Demgegenüber vertritt die Mehrzahl der Autoren an der Spitze mit SPIELMEYER und BIELSCHOWSKY den Standpunkt, daß ein primärer Lipoidstoffwechselstörung vorliegt und die Schwellung der Zellen durch Ablagerung von Lipoidkörnchen zustande kommt. In der Frage der Pathogenese bedeutet die ätiologische Verknüpfung des Leidens mit der NIEMANN-PICKschen lipoidzelligen Splenohepatomegalie eine neue Problemstellung. Letztere Krankheit ist ein erbliches Leiden des Lipoidstoffwechsels des Organismus, bei der zunächst der mesodermale retikuloendotheliale Apparat, schließlich aber fast jede Gewebsart des Organismus mit phosphorhaltigen Lipoidstoffen beladen wird. Das Leiden tritt im Säuglingsalter auf und ist gleichfalls an die jüdische Rasse gebunden. Die Zusammengehörigkeit wäre nach der BIELSCHOWSKY-SPIELMEYERschen Auffassung dadurch bewiesen, daß es TAY-SACHS-Fälle gibt, bei denen gleichzeitig auch eine NIEMANN-PICKsche Krankheit vorhanden ist (HAMBURGER-BIELSCHOWSKY) und daß seitdem spätinfantile (MARINESCO), juvenile (BÖHMIG-SCHOB) sogar erwachsene (KUFS) Fälle mitgeteilt worden sind, bei den von seiten der inneren Organe eine leichtere oder schwerere Fettstoffwechselstörung in Erscheinung tritt. In jüngster Zeit versuchen einige Autoren auch mit der GAUCHERschen und der SCHÜLLER-CHRISTIANschen Krankheit Zusammenhänge nachzuweisen. Da bei der überwiegenden Mehrzahl der TAY-SACHSschen Fälle in den inneren Organen keine Spuren von auf NIEMANN-PICK hinweisenden Veränderungen anzutreffen sind, mit anderen Worten diese eine streng zu den neuronalen Elementen gebundene elektive ektodermale Degeneration darstellen, ist der Standpunkt von SCHAFFER, wie auch unser eigener, daß der TAY-SACHS und der NIEMANN-PICK zwei verschiedenen Genotypen entsprechen. Diese Ansicht fand einen starken Stützpunkt in den biochemischen Untersuchungen von EPSTEIN (1934), der im Laufe seiner quantitativen Lipoidbestimmungen grundlegende Unterschiede zwischen dem Tay-Sachs und Niemann-Pick gefunden hat. Auf dieser Grundlage bestimmen SCHAFFER und SÁNTHA übereinstimmend mit EPSTEIN den Tay-Sachs als eine degenerative, den Niemann-Pick als eine infiltrative Lipoidose. Von den neuesten Forschern betonen BAKER und PLATOU (1938), wie auch IMACHI (1938) die Unversehrtheit der inneren Organe beim Tay-Sachs gegenüber dem Niemann-Pick und verwerfen einen genetischen Zusammenhang zwischen diesen beiden Krankheiten.

Differentialdiagnose. Bei der infantilen Form ist das geschilderte Krankheitsbild und der Verlauf derartig charakteristisch, daß eine diagnostische Schwierigkeit nicht entsteht. Eher kommt eine solche bei den abwechslungsreicheren juvenilen und spätinfantilen Formen in Betracht, bei denen differentialdiagnostisch mit Opticusatrophie einhergehende familiäre spastische Diplegien (HIGIER), mit epileptischen und athetoiden Erscheinungen kombinierte Diplegia spastica infantilis-Fälle und endlich mit Schwachsinn kombinierte Heredoataxia cerebellaris-Fälle in Erwägung zu ziehen sind. Vom erwachsenen Typ ist zu sagen, daß er klinisch nicht diagnostiziert werden kann, das Bild wird gewöhnlich als Paralyse, präsenile Verblödung, PICKsche Atrophie aufgefaßt.

Therapie. Das Leiden ist unheilbar, jedoch nicht einmal beeinflußbar, was auf Grund der heredodegenerativen Genese völlig verständlich wird. In jüngster Zeit wurden mit längere Zeit hindurch injizierten Gehirnlipoidextrakten Versuche angestellt (VOLLMER 1931) und in zwei Fällen konnte die Verschlechterung des Leidens angeblich ein Jahr hindurch zurückgehalten werden (?). BENJAMIN und NACHLAS (1937) machten intramuskuläre Einspritzungen einer Suspension des Gehirns und verlängerten Markes eines Kaninchens. Trotzdem schritt die Krankheit weiter fort und nahm tödlichen Ausgang.

G. Angeborene encephalopathische Idiotie.

Unter Idiotie verstehen wir, im Gegensatz zur Demenz, den schwersten Grad des angeborenen Schwachsinnes, bei der das Individium innerhalb einer sozialen Gemeinschaft kein selbständiges Leben zu führen vermag. Bei den schwersten Idioten fehlt sozusagen jede geistige Tätigkeit: sie sind ohne Aufmerksamkeit und Interesse, können das Sprechen nicht erlernen, bilden keine Begriffe, fassen äußere Eindrücke nicht auf, sind seelenblind und seelentaub, ihre motorischen Äußerungen beschränken sich auf inkoordinierte Extremitäten- und Gesichtsbewegungen. Sie sind mit großhirnlosen Wesen oder mit höheren Säugern zu vergleichen. Bei entwickelten Idioten ist eine gewisse Sprachfähigkeit und Sprachverständnis möglich, wie auch eine primitive, sich auf einen engen Kreis beschränkende Begriffsbildung. Sie können niemals rechnen, schreiben, lesen und bleiben im allgemeinen unter dem geistige Niveau eines sechs Jahre alten Kindes (KRAEPELIN). In Hinsicht des Verhaltens sind zwei Hauptformen zu unterscheiden: die *torpide* und die *erethische Form.* Erstere liegen teilnahmslos, fast apathisch, haben ungeschickte Bewegungen, ihr Geschlechtstrieb ist herabgesetzt oder fehlt auch, sie sind aber im Essen tierisch gierig. Die erethischen Idioten fallen mit ihrer Unruhe, Beweglichkeit auf, hüpfen herum, fassen alles an, schreien ohne Grund, zeigen heftige Affektausdrücke, neigen zu plötzlichen Gewalttaten, der Geschlechtsinn ist bei ihnen häufig stark gesteigert. Die leichteren Grade des angeborenen Schwachsinnes werden als Imbezilität bzw. Debilität bezeichnet; letztere geht fließend in die physiologische Dummheit über. Die Aufmerksamkeit, das Wahrnehmen können gut, sogar sehr gut sein, es kommen auch gewisse Talente (Musik, Rechnen) bei ihnen vor; ein immer vorhandenes Symptom ist aber die Kritiklosigkeit und die Unausgeglichenheit zwischen geistigem und affektivem Leben.

Die Idiotie ist sehr häufig mit organischen Gehirnsymptomen kombiniert, so vor allem mit Lähmungserscheinungen (Diplegie) und Epilepsie (in fast $^1/_3$ der Fälle). Häufige Begleiterscheinungen sind weiterhin die verschiedenen Entwicklungsanomalien: Schädelentwicklungsstörungen (Turricephalie, Plagiocephalie, Mikrocephalie, Hydrocephalie, Schädelasymmetrie), Palatoschisis, Uvula bifida, Prognathie, Hyper-Hypodaktylie, pithekoide Gesichtsschädelbildung,

Unregelmäßigkeiten des Ohrmuschels, Zwergwuchs, genitale Hypoplasie, Ambidextrie. Häufig sind auch gewisse automatische Bewegungen: dauerndes Grimassieren, In-den-Mund-Stecken der Finger und der Faust, stereotype Bewegungen des Kopfes und des Rumpfes, Greifbewegungen und die Herabsetzung der Reizschwelle der Körpersensibilität.

Die Gruppierung der Idiotie geschieht am zweckmäßigsten nach ätiologischen und pathologisch-anatomischen Gesichtspunkten. Nicht zu der encephalopathischen Idiotie ist der innersekretorische thyreogene Kretinismus zu rechnen, obwohl neuerdings auch hierbei Entwicklungsstörungen im Gehirn festgestellt worden sind (LOTMAR 1933). Die familiäre angeborene Idiotie als ausgesprochenes heredodegeneratives Leiden muß ebenfalls abgetrennt werden. Die übrigbleibenden primären encephalopathischen Idiotien sind das Ergebnis von fehlerhafter Gehirnentwicklung. Die Noxe ist entweder schon im Keimplasma vorhanden (germinativ) oder sie trifft das Gehirn im Laufe der intrauterinen Entwicklung; letztere kann plazentären Ursprungs oder die Folge von mechanischen Einwirkungen sein (peristatisch). BOURNEVILLE nimmt folgende Ursachen an: 1. Hydrocephalus, 2. atrophische Hirnsklerose, 3. hypertro-

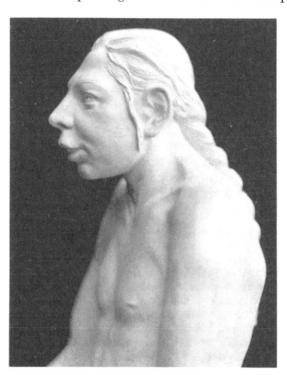

Abb. 18. Die Mikrocephalin Grete Becker im 13. Lebensjahr. (Nach KNOBLAUCH.)

phische Sklerose, 4. Mißbildungen (Callosum-Agenesie, Porencephalie, intrauterine herdförmige Leiden), 5. Mikrocephalie, 6. Entwicklungshemmung der Hirnrinde. Die ersten vier Gruppen werden in anderen Kapiteln erörtert, hier möchten wir nur die Mikrocephalie und mongoloide Idiotie besprechen.

Bei **Mikrocephalie** liegt eine Wachstumsstörung des Schädels und damit zusammen des Gehirns selbst vor. Bei Männern sprechen wir unter 53 cm, bei Frauen unter 52 cm von Mikrocephalie. Die untere Grenze des normalen Gehirngewichts unterhalb dieser Grenze geht in der Mehrzahl der Fälle mit Idiotie einher (BROCA, ANTON, MARCHAND, BISCHOFF). Es sind insgesamt fünf Fälle in der Literatur bekannt, bei denen ein Gewicht unterhalb 900 g und dennoch eine Normophrenie zu beobachten war (HESS, MARCHAND, PFISTER, INABA, HECHST). Der Schädel ist häufig deformiert; der Gehirnschädel ist im Verhältnis zum Gesichtsschädel klein, die Stirn und der Unterkiefer sind oft rückwärts geneigt, das ganze Profil erinnert an einen Vogelkopf (Abb. 18). Ein anderes Mal ist die Mikrocephalie mit Turricephalie vergesellschaftet. Die niedrigsten mikrocephalen Gehirngewichte: 25 g bei einem 3 Monate alten Kind (MONAKOW), 63,3 g bei einem dreijährigen (CALORI), 107 g bei einem dreijährigen, 52 g bei einem dreimonatigen (Geschwisterpaar von DANNENBERG usw.). Bei erwachsenen Idioten ist ein extrem niedriges Gehirngewicht von SCHOB (360 und 435 g), GORE-MARSCHALL (282 g), AEBY (317 g), MINGAZZINI (335 g), CUNNINGHAM (352 g), HILTY (370 g) usw. beobachtet worden. Am Gehirn zeigen hauptsächlich die Großhirnhemisphären eine Wachstumsstörung, die occipitalen Pole decken das Kleinhirn nicht.

Die subcorticalen Ganglien, der Hirnstamm und das Kleinhirn sind gewöhnlich gut entwickelt. Die Ausbildung der Gehirnoberfläche ist manchmal völlig normal und es handelt sich bloß um ein Miniaturgehirn. Häufig zeigen sich aber verschieden starke makroskopische Abweichungen: Furchungsanomalien, klaffender SYLVISCHER Spalt, verkürzter Temporalpol, vereinfachte Gyrifikation, Pachygyrie, Mikrogyrie, selten auch fast völlige Agyrie (MONAKOW). Weitere größere Abweichungen: Fehlen der Balkenbildung, Fehlen der Olfactorii, partielle Verwachsung der Hemisphären, fehlerhafte Überentwicklung der Plexus chorioidei usw. (Abb. 19). Als Störung der inneren Gestaltung können wir ziemlich häufig eine Verschiebung des Verhältnisses zwischen weißer und grauer Substanz auf Kosten der weißen nachweisen. Übliche Erscheinungen sind subcorticale Heterotopien, die fehlerhafte Ausbildung der Schichtung, mikroskopische cytoarchitektonische Störungen, unregelmäßige Lage und Form der Nervenzellen, Mehrkernigkeit, mangelhafte Differenzierung gewisser Zellarten (Fehlen der Pyramidenzellen bei MARCHAND). Betreffs der Entstehung der Mikrocephalie ist zu beachten, daß die Mikrencephalie nur ein Symptom

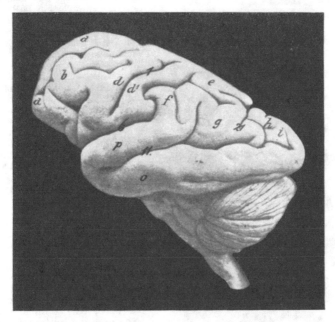

Abb. 19. Gehirn des 8jährigen mikrocephalen Mädchens Helene Becker.
(BISCHOFFS Abbildung nach KNOBLAUCH.)

und nicht eine nosologische Einheit darstellt. H. VOGT erblickte in ihr eine atavistische Erscheinung; VIRCHOW dachte an die vorzeitige Verknöcherung der Nähte, deren notwendigen Folge die Entwicklungsstörung des Gehirns sei; andere Autoren nahmen als Ursache die Hypoplasie der Carotiden an (STEINLACHNER); endlich kann bei einer stammgeschichtlichen und pathologisch-anatomischen Betrachtungsweise auch die entwicklungsmechanische Auffassung (endogene Entstehung) zur Geltung. Wir nehmen mit SCHOB an, daß die Einteilung GIACOMINIS beizubehalten ist, nach der es zwei Arten von Mikrocephalien gibt: 1. Endogene oder echte Mikrencephalie, bei der der Krankheitsprozeß bzw. deren Reste nicht nachzuweisen sind; 2. exogene oder Pseudomikrencephalie, bei der die Mikrencephalie im wesentlichen auf einen abgeklungenen pathologischen Prozeß zurückzuführen, d. h. ihre Entstehung sekundär ist. Daß es zweifellos endogene, d. h. auf die idiotypische Veränderungen des Keimplasmas zurückzuführende Formen gibt, wird auch durch Tatsachen unterstützt, so durch das Vorkommen von familiären Fällen (DANNENBERGER, WATANABE, SCHOB, RIOLA, H. VOGT). Der mehrmals aufgetauchte Verdacht, daß Alkoholismus, Lues, wie auch intrauterine Röntgenbestrahlung zu Mikrencephalie führende blastophtore Wirkungen ausüben könnten, hat noch keine endgültige Bestätigung erfahren.

Eine sehr charakteristische Form der Idioten stellt die **mongoloide** dar, ihre ersten Beschreiber sind: LANGDON-DOWN (1866) und FRASER-MITCHELL (1877). Diese kann nicht ohne weiteres zu den rein encephalopathischen Idiotien gerechnet werden, da in der Genese des Leidens vielleicht auch endokrine Ursachen eine Rolle spielen. Sie kommt in England und in den nördlichen Staaten am häufigsten vor, wo sie 3—5% sämtlicher Idiotiefälle ausmachen (nach KOWALEWSKY in Rußland 10%). Die Diagnose gelingt bald nach der Geburt; charakteristische Zeichen sind: 1. Eigenartige Gesichtsbildung (Tataren- oder Kalmückengesicht), mongoloide Form der Augen (häufig mit Epicanthus), seichte Augenhöhlen, kurze stumpfe Nase mit breiter Nasenwurzel, Einsinken der Temporalgegend, erst kleiner, beim Lachen auffallend großer Mund, der in Ruhe gewöhnlich halb offen ist, kleine, oft unregelmäßig geformte Ohren, im ganzen flaches Gesicht, eigenartig rote, manchmal ekzematöse Wangen, charakteristisch massive ungleichmäßige Zunge, manchmal Lingua scrotalis VAN DER SCHEER); 2. verspätete Synostose der Schädelknochen, der Schädel ist

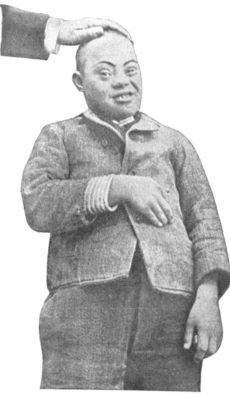

im Sinne der Mikrobrachycephalie verändert, Sinus frontales fehlen häufig; 3. mongoloides Skelet, kurz und breit, mit plumpen Extremitäten (Stummelfingern), dessen Grundlage in einem herabgesetzten Längenwachstum besteht (LAUCHE); bereits am Neugeborenen fällt die Hypotonie und die Lockerheit der Gelenke auf. Von seiten der inneren Organe Herzentwicklungsstörungen, hypoplastische Genitalien, Atresien, spät und unregelmäßig entwickeltes Gehirn, Katarakt, Leukocytose (neutrophil bzw. zum Teil eosinophil). Organisch-neurologische Symptome sind nicht regelmäßig anzutreffen, Nystagmus und Strabismus werden häufig beobachtet. In psychischer Hinsicht besteht immer ein schwerer Defekt, Idiotie oder schwere Imbezillität (Abb. 20 u. 21).

Die *Ätiologie* ist ungeklärt. LIPPMANN fand in etwa $^1/_3$ der Fälle auf Lues hinweisende Erscheinungen. VAN DER SCHEER nimmt mechanische Gründe an, Amniondruck im intrauterinen Leben. SHUTTLEWORTH, VAN DER SCHEER u. a. machen auf das hohe Alter der Eltern aufmerksam, in mehr als der Hälfte der Fälle ist die Mutter über 40 Jahre alt. Neuerdings berichten mehrere Beobachtungen über familiäres Auftreten (POGORSCHELSKY), eine homologe Heredität ist jedoch kaum bekannt (STROHMAYER). Es konnte bisher weder eine in direkter Weise, noch eine durch die Mutter erfolgte endokrine Genese nachgewiesen werden; die Hypothyreose, die in Verdacht kam, konnte

Abb. 20. Mongoloider Idiot. (Aus der Idiotenanstalt Biberstein, Aargau.)

keine Bestätigung erfahren. WEYGANDT nimmt ein in seiner Vitalität irgendwie geschädigtes Keimplasma an; viele begleitende Anomalien sprechen in der Tat dafür, daß eine in sehr früher Phase der fetalen Entwicklung einwirkende Noxe anzunehmen ist (BENDA 1939).

Pathologisch-anatomische Untersuchungen ergaben wenig Verwertbares. Häufig ist dabei die Mikrencephalie, dann die einfache, häufig grobe Gyrifikation, wie auch die Schmalheit der Gehirnbasis (H. VOGT, WEYGANDT, VAN DER SCHEER). Mikroskopisch sah WEYGANDT außer in vieler Hinsicht embryonaler Rindenstruktur (neuroblastenartige Nervenzellformen, fetale säulenartige Anordnung, verdoppelte Nucleoli, verarmte Markfaserung, breite Zonalis) Zellausfälle, Schrumpfung und Verfettung, was er im Sinne einer sekundären Stoffwechselstörung auffaßt. Ähnlich ist die Beobachtung von JAKOB, der auch eine hochgradige Kalkablagerung im Striopallidum feststellte. Von den anatomischen Untersuchungen des Nervensystems scheint soviel zweifellos hervorzugehen, daß — im Falle auch eine endokrine Noxe vorliegt — diese schon im früheren fetalen Leben eingewirkt haben muß.

Prognose und Therapie. Bei den schwersten Idiotiefällen ist die Therapie aussichtslos. Unruhige erethische Idioten bedürfen einer Anstaltspflege, bei diesen scheitert jeder erzieherische oder lehrerische Versuch. Bei den leichteren Formen ist aber in einer geeigneten Anstalt regelmäßiger Unterricht zu ver-

suchen, da — teils durch den Nachahmungstrieb — häufig auch hoffnungslose
Fälle zu einfacheren physikalischen Arbeiten gebraucht werden können, freilich immer nur unter Aufsicht. Diese Erziehung muß in frühem Kindesalter
beginnen; nach dem 20. Lebensjahr ist kaum mehr eine Besserung zu erwarten.
Es sei hervorgehoben, daß die Beschäftigung mit Idioten eine besondere Geduld
und Verständnis erfordert. Einigen erethischen Idioten muß oft, eventuell dauernd
Sedativa und Hypnotika verabreicht werden. Bei der mongoloiden Idiotie
wird bereits seit längerer Zeit Thyreoidea versucht, jedoch fast ohne Erfolg.

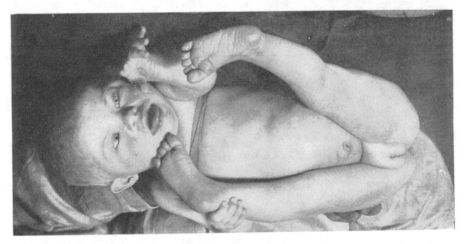

Abb. 21. Mongoloid. (Nach PFAUNDLER.)

H. Die angeborenen Muskeldefekte.

Obwohl die verschiedenen Muskelanomalien im allgemeinen ziemlich häufig
sind, ist der völlige Defekt größerer Muskeln verhältnismäßig selten. Praktische klinische Bedeutung ist auch letzteren nicht zuzusprechen, interessant
werden sie nur durch die Frage der Pathogenese, insbesondere ihre Beziehungen
zu den Muskeldystrophien.

Am häufigsten kommt der einseitige angeborene Defekt des Pectoralis major
und minor vor. Nach JONES macht dies ein Drittel der Fälle aus. SCHLESINGER
beobachtete unter 11000 Individuen einen Fall, später unter 54000 Individuen
fünf, AYALA unter 8000 Soldaten 2, BING in 20 Jahren 15, MORLEY bei englischen Assentierungen während seines ganzen Lebens 8 Fälle. Im klinischen
Material der Budapester Chirurgischen Klinik kamen sie während 10 Jahren
zweimal vor (NOVÁK). Die Zahl der kasuistischen Fälle ist über 400. In fast
einem Drittel der Fälle fehlen der sternocostale und abdominale Teil, wie auch
der Pectoralis minor, während die claviculare Portion eher hypertrophisch ist.
Die Anomalie pflegt an der entsprechenden Seite mit der Atrophie der Haut
und der Brustdrüse und der mangelhaften Entwicklung der Behaarung einher-
zugehen (Abb. 22 und 23). Zuweilen gesellen sich auch Knochenentwicklungs-
störungen (Fehlen von Rippen, Verkürzung des Schlüsselbeins, Rückgrat-
verkrümmung), Entwicklungsstörungen der Arme und der Finger (Brachy-
und Syndaktylie) Polymastie, Flughautbildung in der Achselhöhle, Naevus
vasculosus usw. hinzu. Doppelseitiger Mangel ist sehr selten; solche Fälle sind
von NOORDEN, WENDEL, neuerdings von MOORLEY, MOREAU, KRAMER mitgeteilt worden. Beim Falle von KRAMER waren auch die Deltoidei, bei dem von

MOREAU auch der Trapezius und die Rhomboidei atrophisch. In einigen Fällen wurde heredofamiliäres Auftreten beobachtet: so bei den Fällen von GREIF (Vater und zwei Söhne), von FÜRSTNER (zwei Geschwister), WHYTE, STECHE, GANZ, MOORLEY (sonstige Entwicklungsstörungen in der Familie), von NOVÁK (Onkel). Bei Männern sind sie bedeutend häufiger als bei Frauen. Die Kranken sind gewöhnlich starke, arbeitsfähige Menschen, bei denen der Defekt keine Bewegungsstörungen verursacht und häufiger nur durch Zufall entdeckt wird. Für die angeborenen Muskeldefekte ist übrigens charakteristisch, daß sie nicht mit Funktionsstörungen einhergehen.

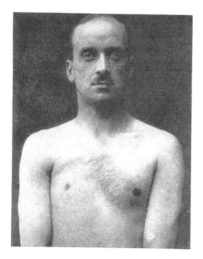

Abb. 22. Angeborener Defekt der Pars sternocostalis des rechten Pectoralis major mit Hochstand der Brustwarze und fehlender Behaarung. (Aus der Medizinischen Klinik Basel.)

Der angeborene Defekt anderer Muskeln ist viel seltener, er wurde meistens am Cucullaris, Deltoideus und an den Bauchmuskeln beobachtet (Abb. 24). ERB beschrieb doppelseitigen Cucullaris-, LIMBECK einseitigen Cucullaris-, DAMSCH Pectoralis-, Cucullaris- und Latissimus dorsi-, GEIPEL Deltoideus-, Supra- und Infraspinatus-, Biceps-, Triceps-, Brachialis-, Pectoralis-, Seratus ant.-, KRAMER Deltoideus- und Pectoralis-, STECHE doppelseitigen Cucullaris-, BABONNEIX-COROSTIDI Peronaeus-, ISRAEL Pectoralis- und Gesichtsmuskeldefekt. Es wurden völliger Pectoralisdefekt mit partiellem Defekt bzw. Atrophie anderer Muskeln (STOJAN), wie auch partieller Pectoralis-, Biceps-, Triceps-, Quadriceps-, Tibialis- und Peronaeusdefekt mit neuraler Muskelatrophie kombiniert (MÜNZER) beobachtet.

Unter den kongenitalen Muskeldefekten sind auch die kongenitalen Miosisfälle zu erwähnen, die auf das Fehlen des Dilatator pupillae beruhen. In der Literatur ist die erste derartige Beobachtung von HOLTH-BERNER (1923) mitge-

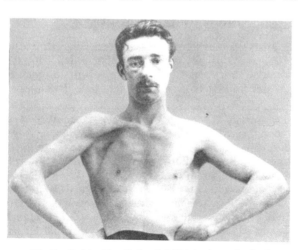

Abb. 23. Rechtsseitige Pectoralisdefekt (major und minor). (Nach SOUQUES.)

teilt worden; hier zeigte sich der erwähnte glatte Muskeldefekt bei drei Kindern (zwei davon Zwillinge) von blutsverwandten Eltern. SAUPE (1922) bespricht einen Fall, bei dem aber nicht mit Sicherheit zu entscheiden war, ob ein Muskeldefekt oder eine kongenitale Innervationsstörung der Miosis zugrunde lag. Wir selbst sahen bei zwei Mitgliedern einer Familie das Gegenteil, d. h. die Hypoplasie des Sphincterteiles der Iris, was klinisch in einer hochgradigen

Mydriasis und — da diese einseitig war — in extremer Anisokorie zum Ausdruck kam.

Die *Ätiologie* der Muskeldefekte ist auch heute noch ungeklärt. Die Ansicht, daß es sich vielleicht um eine Aplasie der den Muskeln entsprechenden Zellgruppen des Rückenmarks handle, konnte nicht bestätigt werden (OBERSTEINER, BING). Ebensowenig auch diejenige, nach denen eine Störung der Vascularisation oder der Innervation vorliege (RÜCKERT). Soviel erscheint als wahrscheinlich, daß eine protopathische Störung desMuskelkeimes selbst angenommen werden muß. Dafür spricht auch die Beobachtung, daß bei

Amyelie die periphere Muskulatur sich ungestört entwickelt (v. LEONOWA). ERB, DAMSCH und zum Teil auch BING vertreten die Ansicht, daß es sich um eine intrauterin abgeklungene rudimentäre Muskeldystrophie handelt. BING führte auch histologische Untersuchungen aus. Er macht auf die beachtenswerte Tatsache aufmerksam, daß Myopathien nicht selten bei Individuen zur Ausbildung kommen, bei denen kongenitale Muskeldefekte bestehen (FÜRSTNER, OPPENHEIM, GOWERS, VAN DER WEYDE, MARINESCO, LIMBECK). Bei Voss und BETHMANN ist auch eine THOMSENsche Krankheit erwähnt. Manche Autoren fahnden nach intrauterinen akzidentellen Prozessen, und zwar mechanischen Ursachen (SCHRÖDER, PURCHAUER, LOENING). Damit kann aber nicht erklärt werden, daß sich sowohl phylo- ontogenetisch wie auch anatomisch verschiedene Teile ein und desselben Muskels anders verhalten, so z. B. die Pars clavicularis und die Pars sternocostalis des Pectoralis major, dann der Pectoralis major und minor. Wir erwähnen, daß die Pars clavicularis beim Orang-Utan, die Pectoralis minor bei einzelnen Gattungen der Marsupialien dauernd fehlen. Häufig ist der Pectoralismangel bei Anencephalen. Uns erscheint es wahrscheinlich, daß wir einer Entwicklungsstörung der Keimanlage gegenüberstehen; dafür spricht die zuweilen zu beobachtende Heredofamiliarität, die ebenfalls seltene Bilateralität und die den Muskeldefekt begleitenden regionären Erscheinungen (Hautatrophie, Atrichie, Hypoplasie der Brustwarze). Freilich ist es sehr gut möglich, daß die Ätiologie nicht einheitlich ist und von Fall zu Fall eine andere Genese vorliegt.

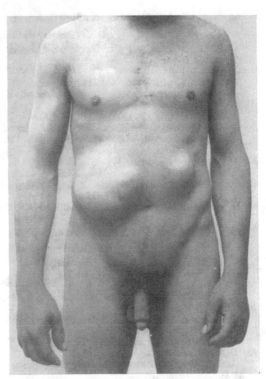

Abb. 24. Angeborener Bauchmuskeldefekt.
(Aus dem Kreisspital Oberengadin, Samaden.)

Literatur.

1. Angeborene Mißbildungen des Gehirns und seiner Häute.

A. Zusammenfassende Arbeiten.

ANTON: Entwicklungsstörungen des Gehirns. Handbuch der pathologischen Anatomie des Nervensystems. 1904.

MONAKOW, v.: Über die Mißbildungen des Zentralnervensystems. Erg. Path. 6 (1901).

SCHOB: (1) Kongenitale, früh erworbene und heredofamiliäre Nervenkrankheiten. KRAUS-BRUGSCH' Handbuch der speziellen Pathologie und Therapie der inneren Krankheiten. Berlin u. Wien 1924. — (2) Pathologische Anatomie der Idiotie. BUMKEs Handbuch der Geisteskrankheiten. Berlin 1931.

1494 KÁLMÁN V. SÁNTHA: Vorwiegend erblich auftret. neuromuskuläre u. a. Krankheiten II.

B. Einzelarbeiten.

BIELSCHOWSKY: (1) J. Psychol. u. Neur. **22** (1915). — (2) J. Psychol. u. Neur. **30** (1923)·
GAMPER: Z. Neur. **102**, 104 (1926).
HINRICHS: Arch. f. Psychiatr. **89** (1930).
JUBA: Z. Neur. **156** (1936).
KÖRNYEY: (1) Arch. f. Psychiatr. **72** (1925). — (2) Arch. f. Psychiatr. **85** (1928).
SCHAFFER: Z. Neur. **38** (1917).
VERAGUTH: Arch. Entw.mechan. **12** (1901).

2. Angeborene Nuclearlähmungen der Gehirnnerven.

A. Zusammenfassende Arbeiten.

OPPENHEIM: Lehrbuch der Nervenkrankheiten. 1923.

B. Einzelarbeiten.

CASTRO, AL. DE: Neur. Zbl. **1912**.
DAVIDSON: Fortschr. Med. **41**. — DÉJERINE-GAUCKLER-ROUSSY: Soc. de Neur. Paris 1904.
FÉNYES: Arch. f. Psychiatr. **106** (1937). — FRANCONI: Jb. Kinderheilk. **104**·
GELDER-WEYL, VAN: Nederl. Tijdschr. Geneesk. **71** (1928).
HEUBNER: Über angeborenen Kernmangel. Berlin 1901.
KUNN: (1) Beitr. Augenheilk. **19** (1895). — (2) Beitr. Augenheilk. **11** (1897).
MÖBIUS: Münch. med. Wschr. **1892**.
SCHAPRINGER: N. Y. med. Mag. **1889**. — SIEMERLING: Arch. f. Psychiatr. **23** (1892). —
SPATZ u. ULLRICH: Z. Kinderheilk. **51** (1931). — STEWART: J. of Neur. **10** (1930).
TRAUTMANN: Z. Neur. **100** (1926).
WEIL-NORDMANN: Arch. d'Ophthalm. **44**.

3. Periodische oder paroxysmale Lähmungen.

A. Zusammenfassende Arbeiten.

SCHMIDT: Die paroxysmale Lähmung, 1919.

B. Einzelarbeiten.

AITKEN-ALLOTT-CASTLEDEN-WALKER: Clin. Sci. **3** (1937). — ALBRECHT: Zbl. Neur.
53 (1929).
BORNSTEIN: Dtsch. Z. Nervenkrkh. **35** (1908).
COUZOT: Bull. Acad. méd. Belg. (1886).
GOLDFLAM: (1) Z. klin. Med. **19** (1899). — (2) Dtsch. Z. Nervenkrkh. **7** (1895). —
(3) Dtsch. Z. Nervenheilk. **12** (1897).
JANOTA-WEBER: Abh. Neur. usw. **1928**, Beih. 46. — JOSHIMURA: Münch. med. Wschr.
29 II.
KRAMER: Zbl. Neur. **1909**. — KUTTNER: Mschr. Psychiatr. **74** (1929).
LUNDBORG: Dtsch. Z. Nervenkrkh. **27** (1904).
MANKOWSKY: Arch. f. Psychiatr. **87** (1929). — MILHORAT-TOSCANI: Arch. of Neur.
41 (1939).
ODDO-AUDIBERT: Arch. gén. Méd. **1902**. — OPPENHEIM: Charité-Ann. **16** (1891).
PUDENZ-McINITOSH-McEACHERN: J. amer. med. Assoc. **111** (1938). — PUTNAM: Amer.
J. med. Sci. **2** (1900).
REUTER: Zbl. Neur. **60** (1930).
SCHACHNOWITSCH: Russki Wratsch **1882**. — SHINOSAKI: Z. Neur. **100** (1926). — SKOUGE:
Zbl. Neur. **66** (1933).
ZABRISKIE-FRANTZ: Bull. neur. Inst. N. Y. **2** (1932).

4. Hereditär-familiäre spastische Symptomenkomplexe.

A. Zusammenfassende Arbeiten.

JENDRASSIK: LEWANDOWSKYs Handbuch der Neurologie, Bd. 2.
MERZBACHER: Eine eigenartige familiär-hereditäre Erkrankungsform. Berlin 1910.
SCHAFFER: Über das morphologische Wesen und die Histopathologie der hereditär-
systematischen Nervenkrankheiten. Berlin 1926.

B. Einzelarbeiten.

ACHARD-BERTRAND-ESCALIER: Revue neur. **1932**, 345.
BERTRAND-VAN BOGAERT: Revue neur. **1932**, 55. — BISCHOF: Jb. Psychiatr. **1902**. —
BODECHTEL: Z. Neur. **121** (1929). — BREMER: Arch. f. Psychiatr. **66** (1922).

ERB: Slg klin. Vortr. **1890**.
HECHST: Arch. f. Psychiatr. **93** (1931).
JENDRASSIK: Dtsch. Arch. klin. Med. **58** (1896).
KLIPPEL-WEIL: Revue neur. **1909**. — KOLLARITS: Dtsch. Z. Nervenkrkh. **34** (1908).
LEHOCZKY-SCHAFFER: Arch. f. Psychiatr. **89** (1930). — LIEBERS: Z. Neur. **115** (1928).
MERZBACHER: Z. Neur. **3** (1910). — MONTANARO-LÓPEZ: Zbl. Neur. **62** (1932).
NEWMARK: (1) Dtsch. Z. Nervenkrkh. **27** (1904). — (2) Dtsch. Z. Nervenkrkh. **31** (1906).
PELIZAEUS: Arch. f. Psychiatr. **16** (1885).
SÁNTHA: Arch. f. Psychiatr. **97** (1932). — SCHAFFER: (1) Dtsch. Z. Nervenheilk. **73** (1922). — (2) Arch. f. Psychiatr. **77** (1926). — SEELIGMÜLLER: Dtsch. med. Wschr. **1876** I. — SPIELMEYER: Zbl. Neur. **22** (1923). — STRÜMPELL: Arch. f. Psychiatr. **34** (1901).

5. Myoklonie, familiäre Myoklonieformen, Myokymie und Verwandtes, Paramyoclonus multiplex.

A. Zusammenfassende Arbeiten.

LUNDBORG: Die progressive Myoklonusepilepsie. Upsala 1903.
UNVERRICHT: Die Myoklonie. Leipzig 1891.

B. Einzelarbeiten.

AZÉMA: Revue neur. **1909**.
BELLAVITIS: Note Psychiatr. **10** (1922). — BENEDEK-HORÁNYI: Orvosi Hetilap **1938**, No 9 (ungarisch).
FRIGERIO: Note Psychiatr. **11** (1923).
HÄNEL-BIELSCHOWSKY: J. Psychol. u. Neur. **21** (1915). — HALLERVORDEN-SPATZ: Z. Neur. **79** (1922). — HUNT: J. ment. Dis. **1903**.
KNY: Arch. f. Psychiatr. **19** (1887).
LAFORA-GLÜCK: Z. Neur. **6** (1913). — LENOBLE-AUBINEAU: Revue neur. **1906**. — LIEBERS: Z. Neur. **111** (1927).
OSTERTAG: Arch. f. Psychiatr. **73** (1925).
SCHOU: Z. Neur. **95** (1925). — SIOLI: Arch. f. Psychiatr. **51** (1913).
THIELE: Zbl. Neur. **55** (1931).
VOLLAND: Z. Neur. **7** (1913).
WESTPHAL-SIOLI: Arch. f. Psychiatr. **63** (1921).

6. Die amaurotische familiäre Idiotie.

A. Zusammenfassende Arbeiten.

PICK: Erg. inn. Med. **29** (1926).
SCHAFFER: Über das morphologische Wesen und die Histopathologie der hereditär-systematischen Nervenkrankheiten. Berlin 1926. — SCHOB: BUMKES Handbuch der Geisteskrankheiten, 1930. — SPIELMEYER: Habil.schr. 1907.

B. Einzelarbeiten.

BIELSCHOWSKY: (1) Verh. Ges. dtsch. Nervenärzte **1913**. — (2) J. Psychol. u. Neur. **26** (1920). — (3) J. Psychol. u. Neur. **36** (1928). — (4) Psychiatr. Blad. **40** (1936).
EPSTEIN: Virchows Arch. **293** (1934).
FREY: Virchows Arch. **213** (1913).
GLOBUS: Z. Neur. **85** (1923).
HALLERVORDEN: Mschr. Psych. **99** (1938).
JUNIUS: Z. Augenheilk. **76** (1932).
KUFS: (1) Z. Neur. **95** (1925). — (2) Arch. f. Psychiatr. **91** (1930). — (3) Z. Neur. **137** (1931).
MARINESCO: (1) Encéphale **1921**. — (2) J. Psychol. u. Neur. **41** (1930). — (3) Arch. roum. Path. éxper. **5** (1932).
NAVILLE: Schweiz. Arch. Neur. **1** (1917).
OSTERTAG: Arch. f. Psychiatr. **75** (1925).
SACHS: (1) J. nerv. Dis. **1887**. — (2) Dtsch. med. Wschr. **1903** —. SACHS-STRAUSS: J. of exper. Med. **1910**. — SÁNTHA: (1) Arch. f. Psychiatr. **86** (1929). — (2) Math. u. Naturwiss. Anz. ung. Akad. Wiss. **48** (1931). — (3) Arch. f. Psychiatr. **93** (1932). — (4) Arch. f. Psychiatr. **101** (1933). — SCHAFFER: (1) Wien. klin. Rdsch. **1902**. — (2) Verslg südwestdtsch. Neur. u. Psychiatr. Baden **1905**. — (3) Z. Neur. **44** (1919). — (4) Arch. f. Psychiatr. **64** (1922). — (5) Arch. f. Psychiatr. **94** (1930). — (6) Z. Neur. **139** (1932). — (7) Mschr. Psychiatr. **84** (1932). — (8) Psychiatr.-neur. Wschr. **1937**. — SCHOB: (1) Z. Neur. **10** (1912).

(2) Z. Neur. 46 (1919). — SPIELMEYER: (1) Verslg südwestdtsch. Neur. Baden 1905. —
(2) J. Psychol. u. Neur. 38 (1929).
TAY: Trans. ophthalm. Soc. U. Kingd. (1881). — TSCHUGUNOFF: Z. Neur. 30 (1916).
VOGT, H.: (1) Mschr. Psychiatr. 18 (1905). — (2) Mschr. Psychiatr. 22 (1907).
WALTER, F. K.: Z. Neur. 40 (1918). — WESTPHAL: Arch. f. Psychiatr. 58 (1917).

7. Angeborene encephalopathische Idiotie.

A. Zusammenfassende Arbeiten.

KNOBLAUCH: Chronische Krankheiten des Zentralnervensystems. Berlin 1909. —
KRAEPELIN: Lehrbuch der Psychiatrie, Bd. 4.
SCHEER, VAN DER: Beiträge zur Kenntnis der mongolischen Mißbildungen. Berlin 1927. —
STROHMAYER: BUMKES Handbuch der Geisteskrankheiten, Bd. 10. 1928.
VOGT, H.: Klinische Psychiatrie und Nervenkrankheiten, 1906.
WEYGANDT: ASCHAFFENBURGS Handbuch der Psychiatrie. Leipzig u. Wien 1915.

B. Einzelarbeiten.

BIACH: (1) Wien. klin. Rdsch. 1909. — (2) Dtsch. Z. Nervenheilk. 37. — BINET-SIMON:
Année psychol. 1908. — BOURNEVILLE: Arch. de Neur. seit 1880.
COMBY: Bull. Soc. Pédiatr. Paris 22 (1924).
DANNENBEREGER: Klin. psych. Krkh. 7 (1912).
GANS: Zbl. Neur. 45 (1927).
HECHST: Arch. f. Psychiatr. 97 (1932).
JAKOB: Zbl. Neur. 48 (1928). — JELGERSMA: Z. Neur. 112 (1928).
KOTSCHETKOVA: Arch. f. Psychiatr. 34 (1901).
MONAKOW: (1) Schweiz. Arch. Neur. 3 (1918). — (2) Schweiz. Arch. Neur. 19 (1926).
PFLEGER-PILZ: Arb. neur. Inst. Wien 1897. — POGORSCHELSKY: Mschr. Kinderheilk.
28 (1924). — PROBST: Arch. f. Psychiatr. 38 (1904).
SCHEER, VAN DER: Klin. Mbl. Augenheilk. 72 (1919). — STÖLZNER: Münch. med. Wschr.
1919.
WEYGANDT: (1) Z. jugendl. Schwachsinn 5. — (2) Zbl. Neur. 43 (1926).

8. Die angeborenen Muskeldefekte.

A. Zusammenfassende Arbeiten.

HIRSCHFELD: LEWANDOWSKYS Handbuch der Neurologie, 1911.

B. Einzelarbeiten.

AYALA: Z. Neur. 68 (1921).
BING: Virchows Arch. 170 (1902).
DAMSCH: Verh. X. dtsch. Kongr. inn. Med. 1891.
ERB: Zbl. Neur. 8 (1889).
HOLTH-BERNER: Brit. J. Ophthalm. 7 (1923).
LIMBECK: Zbl. Neur. 11 (1899).
NOVÁK: Orvosképzés (ung.) 1931.
RÜCKERT: Münch. med. Wschr. 1890.
SAUPE: Klin. Mbl. Augenheilk. 68 (1922). — SOUQUES: Nouv. iconogr. Salpêtriére
1902. — STECHE: Dtsch. Z. Nervenkrkh. 28 (1905).
WEYDE, VAN DER: Zbl. Neur. 15 (1896).

Kopfschmerz, Migräne, Schwindel.

Von

HANS CURSCHMANN-Seestadt Rostock.

Mit 1 Abbildung.

A. Der Kopfschmerz (Cephalaea).

Die meisten Formen des Kopfschmerzes — mit Ausnahme der Migräne — sind kein Leiden für sich, sondern nur das Symptom irgend einer anderen krankhaften Störung.

L. EDINGER teilte den *Kopfschmerz* in Formen *ohne wesentliche anatomische Störungen* und in *grob organisch bedingte* Formen ein.

Um mit den letzteren Formen zu beginnen: Mit dem Symptom des Kopfschmerzes können verlaufen alle akuten und chronischen Veränderungen des gesamten Schädels (Verletzungen, Tumoren, Gummen, Echinokokken usw.) und der Halswirbelsäule (Frakturen, Osteoarthropathien, Spondylitis usw.), alle akuten und chronischen Leiden des Gehirns (Verletzungen, Blutungen, Erweichungen, Tumoren, Abscesse, Gummen, Arteriosklerose, Hydrocephalus, Hirnschwellung u. a. m.) und der Hirnhäute (alle akuten und chronischen Meningitiden, Blutungen, diffuse Blastomatosen usw.); auch sämtliche Erkrankungen des Ohres, der Nase, des Rachens, der Mundhöhle (insbesondere des Zahnsystems) und besonders auch der Nebenhöhlen können mit Kopfweh einhergehen.

Von Allgemeinleiden chronischer Art, die besonders häufig zu Kopfschmerz führen, seien sämtliche Blutkrankheiten (Chlorose, alle essentiellen Anämien, die Leukämien, besonders die Polycythämie, alle hämorrhagischen Diathesen usw.) genannt; alsdann seien chronische „*autotoxische*" Leiden, wie sämtliche Nephropathien (besonders die zur Retentionsurämie führenden), Diabetes, Gicht, Rheumatismus, Herzkrankheiten und Erkrankungen des hepato-lienalen Systems hervorgehoben. Bezüglich des Diabetes sei erwähnt, daß nicht nur azidotische Zustände mit Hyperglykämie, sondern auch hypoglykämische Reaktionen mit (im einzelnen Falle verschiedenartigem) Kopfweh verlaufen können. Daß alle *fieberhaften Krankheiten,* besonders die akuten, mit Kopfweh einhergehen, ist bekannt; während von den *chronischen Infekten* Syphilis und Malaria weit öfter zur Cephalaea führen, als beispielsweise chronische Tuberkulose, Sepsis oder Coliinfektionen der Harnwege. Die Frühlues bewirkt besonders oft nächtlichen Kopfschmerz. Viele akute und chronische *Intoxikationen* veranlassen Kopfweh (Blei, Alkohol, Nicotin, Leuchtgas und andere Giftgase, Schwefelkohlenstoff, Arsen, Quecksilber u. v. a.). Und alle sog. *Psychoneurosen* und *vegetative Neurosen* können mit diesem Symptom verlaufen. Daß endlich auch alle organischen *Gehirn- und Seelenleiden,* von der Epilepsie bis zur progressiven Paralyse, von der Schizophrenie Jugendlicher bis zur Presbyophrenie, und endlich alle sog. *funktionellen Psychosen* mit der Klage über Kopfweh oder Kopfdruck einhergehen können, ist allgemein bekannt.

Das sind im wesentlichen die sekundären Formen der Cephalaea; ihre Aufzählung macht natürlich auf Vollständigkeit keinen Anspruch.

Als essentiellen Kopfschmerz dürfen wir mit den älteren Autoren jene das autoplastische Krankheitsgeschehen beherrschenden Formen betrachten, in denen grobe körperliche Krankheiten der Störung scheinbar nicht zugrunde liegen. Alle Altersstufen, vom Schulalter bis zum Senium, werden befallen und beide Geschlechter; auch der „gewöhnliche" Kopfschmerz scheint mit den Jahren, besonders von der Klimax beider Geschlechter ab, an Häufigkeit und Intensität meist abzunehmen (genau wie gewöhnlich die Migräne). Körperlich und besonders im Freien Tätige werden seltener von Kopfweh geplagt als Menschen, die in geschlossenen Räumen und als Kopfarbeiter schaffen.

Endlich scheint es auch für die gewöhnliche Cephalaea gewisse erblich besonders disponierte Konstitutionen zu geben; z. B. die plethorisch-pyknischen, die Gichtiker und Rheumatiker; wenn auch die Heredität hier nicht die beherrschende ätiologische Rolle spielt, wie bei der echten Migräne.

Der *passagere Kopfschmerz* (L. Edinger), ein ganz gewöhnliches Erzeugnis der Pathologie des Alltaglebens, ist oft das Produkt erkennbarer, nicht selten stereotyper Schädlichkeiten; z. B. von Exzessen in Alkohol und Nicotin, häufig von Verstopfung, von Überanstrengungen geistiger Art, von „Abhetzerei", ungenügendem Schlaf oder auch ungewohntem Tagesschlaf, von intensiver Anstrengung bei nüchternem Magen, vom Aufenthalt in schlechter Luft, von intensiven üblen oder Wohlgerüchen, von starker Besonnung und Blendung, von großer Wärme oder auch erheblicher Kälte, von gellen Geräuschen, gelegentlich auch von körperlicher Überanstrengung („Marschkopfweh") und noch vielen anderen Schäden. Mit dem Aufhören der betreffenden Schädlichkeiten hört meist das Kopfweh nach mehr oder minder kurzer Zeit auf.

Oft äußert sich der passagere Kopfschmerz in *Kopfdruck*. Dieser wird meist in die Scheitel-, Stirn- und Schläfengegend lokalisiert und gelegentlich mit einem intensiv pressenden Helm- oder Band verglichen. Besonders häufig bei Neurasthenikern und Hypochondern erweckt er oft die Befürchtung eines drohenden schweren Hirn- oder Gemütleidens. Auch Arteriosklerotiker und Hypertoniker können schon früh an Kopfdruck leiden.

Passagerer und habitueller Kopfschmerz (ohne grob organische Grundlage) gehen — bei Fortsetzung jener Schädlichkeiten — oft ineinander über. Das gilt besonders für die häufigen Kopfschmerzen der *Kinder* und *Jugendlichen*. Hier sind es vor allem dauernde Überanstrengungen geistiger und körperlicher Art, Verkürzung des Schlafes, mannigfache Dauererregungen (Furcht vor Strafe, Schule, Vorgesetzten, verstiegenes Ehrgefühl u. a. m.), kurz der stereotype Komplex der geschundenen Schulkinder und Pubertätsmenschen, die neben anderen körperlichen Symptomen auch Kopfweh, vor allem der Stirn- und Augengegend, hervorrufen. Bei dieser Cephalaea der Jugendlichen spielt die übermäßige Inanspruchnahme der *Augen* oft eine wichtige ursächliche Rolle, besonders dann, wenn Refraktion oder Augenmuskelapparat irgendwie abnorm funktionieren.

Risley fand unter 1000 Augenkranken verschiedener Art 50% mit Kopfweh behaftet. Greenwood konstatierte unter 900 Fällen von Refraktions- oder Augenmuskelstörungen 480mal Kopfschmerz meist der Frontalgegend als beherrschendes, oft einziges subjektives Symptom. Unter diesen 480 Patienten wurden 239 durch Brillenkorrektur ihres Refraktionsfehlers von ihrem Kopfschmerz dauernd geheilt, 134 gebessert, nur 43 blieben ungeheilt. Mehr als die Hälfte der Fälle von Greenwood litten an Astigmatismus und Hypermetropie. Auch Mittendorf fand unter 4000 Fällen von Kopfweh 1587 mit Astigmatismus behaftet.

Jugendliche und Erwachsene können übrigens auch durch Überanstrengungen der an sich normalen Augen bei ungünstiger Beleuchtung oder durch Blendung zu habituellem Kopfschmerz kommen. Bei Neurotikern aller Art soll nach ALBERT PETERS die „nervöse Asthenopie" (ohne Refraktionsfehler) häufig zu supraorbitalen und Kopfschmerzen führen.

Auch Erkrankungen des Nasenrachenraumes führen zu Kopfschmerz (VECKENSTEDT). Besonders häufig findet man ihn unter den subjektiven Störungen infolge von adenoiden Vegetationen des Rachenraumes. HAJEK erwähnt Erkrankungen der Nebenhöhlen und Hypertrophien des vorderen Endes der mittleren Muschel mit Druck auf das Tuberculum septi als Ursache des Kopfwehs. Nach VECKENSTEDT, SNOW, BROMMER u. a. sollen Verbiegungen des Septums, atrophische Rhinitis u. a. m. zu habituellem Kopfschmerz führen. Auch die chronische Mandelgrubeninfektion wird von M. PÄSSLER, ROSENOW u. a. als häufige Ursache des scheinbar essentiellen Kopfwehs genannt. Nach Totalausschälung der infizierten Tonsillen sollen rasche Heilungen eintreten. Daß die verschiedenartigen Erkrankungen der Zähne und ihrer Umgebung hartnäckigen Kopfschmerz erzeugen können, ist bekannt. Nicht selten soll dies bei erschwertem Durchbruch und Lageanomalien der Weisheitszähne der Fall sein (J. REINMÖLLER).

Auch *therapeutische* Maßnahmen können Kopfweh erzeugen. Vor allem haben Lumbal- und Suboccipitalpunktion oft Meningismus mit mehrtägigem Kopfschmerz zur Folge. Auch Salvarsaninjektionen können zur HERXHEIMERschen Reaktion der Meningen und zu Kopfweh führen; analoges gilt von der Anwendung von Tuberkulin, Vaccineurin, Malaria und anderen Heilfiebermethoden.

Während wir bei Anämischen aller Art gewohnt sind, den Kopfschmerz meist als das Produkt der „Blutleere" des Gehirns aufzufassen, gibt es nach der Auffassung von A. EULENBURG und L. EDINGER auch eine *vasoparalytische Cephalaea* infolge von aktiver, arterieller Hyperämie des Schädelinnern. Sie ist als Teilerscheinung und dominierendes Symptom solcher vegetativer Neurosen aufzufassen, die vorwiegend als vasodilatatorische verlaufen, und tritt in der Regel anfallsweise auf. Gesicht und Kopfhaut sind im Anfall lebhaft gerötet, die Konjunktiven injiziert, die Bulbi treten förmlich hervor. Die Temporalarterien sind abnorm sicht- und fühlbar und meist geschlängelt. Auch die Arterien des Augenhintergrundes sollen stark injiziert sein. Der Kopf ist heiß, schmerzt, als ob er zerspringen wollte; aber überall, nicht halbseitig, wie meist bei Migräne. Neben der Hyperämie des Kopfes sollen auch die Hände und die gesamte Haut von Erythemen oder Urticaria befallen sein; daneben sollen Herzpalpitationen, Appetitlosigkeit (aber keine Nausea und Erbrechen), Depression, Erregung und andere nervöse Symptome bestehen. EDINGER fand diese vasoparalytische Form relativ oft bei Kopftraumatikern. Die Kriegserfahrungen haben das eigentlich nicht bestätigt. Häufiger habe ich dieses Syndrom bei klimakterischnervösen Frauen mit allgemeiner Neigung zu vasodilatatorischen Symptomen beobachtet; seltener bei Adoleszenten mit ähnlicher vegetativer Diathese. Auch Hypertoniker mit Plethora vera bzw. Polycythämiker der GEISBOECKschen Form und Frauen mit Morbus CUSHING fand ich unter diesen Patienten. EDINGER hat beobachtet, daß diese Anfälle sich besonders bei großer Schwüle und niedrigem Barometerstand ereignen; bei Föhnatmosphäre wird Ähnliches berichtet. Als Gewerbeleiden sollen sie bei Nitrobenzolarbeitern vorkommen; als pharmazeutische Vergiftung durch den Mißbrauch von Amylnitrit. H. OPPENHEIM beschuldigt auch starke Gemütsbewegungen, Alkoholismus, Nicotinabusus, Onanie usw. In manchen Fällen fällt die Ähnlichkeit mit dem auf, was v. MÖLLENDORF als vasodilatatorische Migräne beschrieb. Auch ätiologische Verwandtschaft beider kann bestehen; manche Fälle, besonders die mit ausgebreiteter Urticaria, Blutdrucksenkung, Fieber, Dyspnoe und Erregung erwecken den Verdacht allergischer Einwirkung.

Neben dem aktiv-hyperämischen *Kopfschmerz* wird auch ein solcher *bei passiver, venöser Hyperämie* beschrieben (H. OPPENHEIM). Er kommt bei Leuten mit allgemeiner venöser und besonderer Stauung im Kopf vor; wenn auch sicher nicht häufig. Im Gegenteil wundert man sich, wie wenig Kranke mit exzessiver Dauerstauung des Kopfes (z. B. solche mit Mediastinaltumoren) zu Kopfweh neigen. Häufiger fand ich diese Form bei Emphysematikern mit rechtskardialer Stauung, Cyanose und starken Hustenanfällen.

Viel häufiger als diese Formen ist der *myogene oder Schwielenkopfschmerz* (HELLEDA, S. HENSCHEN, NORDSTRÖM, RÖMHELD, PERITZ, A. MÜLLER u. a.). L. EDINGER berechnete früher seine Häufigkeit auf zwei Fünftel aller Fälle von

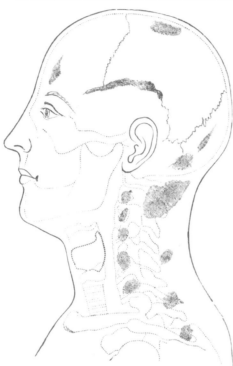

Kopfweh und Migräne überhaupt. Das ist vielleicht zu hoch geschätzt. Es ist aber möglich, daß gemäß den außerordentlichen regionären Schwankungen der Rheumatismen auch diese Form der Cephalgie in ihrer Morbidität starke regionäre Verschiedenheiten zeigt. Der myogene Kopfschmerz verläuft meist chronisch; akuten Formen, die vorkommen, stehe man diagnostisch mit Vorsicht gegenüber. Viel häufiger ist der chronische Muskel- oder Schwielenkopfschmerz, der meist in Remissionen und Exacerbationen verläuft, und zwar sowohl bei rheumatisch disponierten Menschen, als auch in gewissen, dem Rheuma besonders ausgesetzten Phasen, z. B. der Postklimax der Frauen. Meist ist er im Hinterkopf und Nacken lokalisiert. Die Ansätze der Musculi sternocleidomastoidei, trapezii, scaleni, splenii u. a. sowie die der Kopfschwarte sind auf Druck und Kneifen schmerzhaft, stets auch die Muskeln in ihrem ganzen Umfang.

Abb. 1. Schwielenkopfschmerz. (Die schraffierten Partien bedeuten die Prädilektionsstellen des Schmerzes.) (Aus EDINGER: Der Kopfschmerz. Deutsche Klinik.)

Nach EDINGER u. a. sollen höckerige Infiltrate und Schwielen in den genannten Muskeln fühlbar sein; desgleichen kleine spindelförmige Knötchen im Bauch oder den Ansatzstellen der Muskeln. Gelegentlich sind auch Schädelknochen und Wirbelsäule druck- und klopfempfindlich. A. MÜLLER-Gladbach hat das Syndrom anders gedeutet: nicht Schwielen, oder Knoten sind nach ihm das Wesentliche, sondern eine echte Hypertonie des Muskels, die dann sekundär einzelne Muskelfasern zur Schwellung und Verhärtung führen soll. Dieser ,,Hartspann'' soll nicht nur einzelne Muskeln, sondern auch die Hilfsmuskeln, die Antagonisten u. a. befallen; kurz es kommt nach der Auffassung von A. MÜLLER zu einer Systemerkrankung der ganzen Kopf-, Nacken- und Halsmuskeln. Durch eine sekundäre Lordose der Halswirbelsäule soll es zur Stauung in den Jugularvenen und damit zu allerlei cerebralen Sekundärerscheinungen kommen. Ob diese Deutung zutrifft, steht dahin. Sicher ist, daß cerebrale Symptome nicht so selten bei myogenem Kopfschmerz sind. Nach O. ROSENBACHs und meiner Erfahrung bestehen diese relativ am häufigsten in echter Migräne.

Ätiologie und Pathogenese. Sicher ist die rheumatische Konstitution, gelegentlich, wie W. HIS, GÉRONNE u. a. durch den Nachweis der Urikämie belegten, eine echte Uratdiathese von Wichtigkeit; nicht selten auch jene Phasen, vor allem die Postklimax, die zu Polyneuralgien und -myalgien, überhaupt Rheumatismen disponiert. Erkältungen spielen dabei ohne Zweifel für den Disponierten eine wesentliche, auslösende Rolle. Daß auch allergische Einflüsse wirksam sein können, hat GUTZENT durch Allergenimpfungen nachgewiesen. Fokale Infekte (Mandelgrubeninfektion usw.) scheinen gleichfalls wichtig.

Das Wesen der Kopfmyalgie sah AD. SCHMIDT bekanntlich in einer Neuralgie der endomuskulären Nerven. BING und SCHADE konnten histologische Veränderungen in jenen Muskeln, auch in den scheinbaren Schwielen, nicht finden. SCHADE glaubte demgemäß, wie überhaupt bei Myalgien, an eine partiell einsetzende Veränderung des kolloidalen Zustandes des Muskelgewebes, eine Myogelose (wobei unter ,,Gelose" die Kolloidveränderung des Gewebes im Sinne einer Annäherung an den Gelzustand, das ist den der Ausfällung, zu verstehen ist).

Die *Therapie* des myogenen Kopfschmerzes sei einerseits medikamentös, andererseits physikalisch. In ersterer Beziehung kommen die üblichen Salicylate, Atophan, Pyramidon usw. in Betracht. Bezüglich der Massage sei bemerkt, daß zunächst Streichungen der Muskeln und Muskelansätze körperwärts ausgeführt werden sollten. Ganz harte Stellen müssen gelegentlich petrissiert werden. Daran schließt sich ein kräftiges Ausstreichen mit der Hand, das nicht nur die Kopfschwarte, sondern auch die Halsmuskeln, besonders den Trapezius und die Splenii, anpackt; anfangs Schonung der Nerven, die später aber einigen Druck vertragen. Dauer der Sitzungen 10—15 Minuten einschließlich kleiner Pausen; Dauer der ganzen Kur nicht unter 6—8 Wochen (L. EDINGER).

Natürlich kommen auch Wärmeprozeduren, auch Diathermie und Kurzwellentherapie in Betracht, sowie Bäder verschiedener Art und radioaktive Prozeduren, wie bei jedem Rheumatismus. Auch die Reizkörpertherapie mit Eiweißkörpern, Vaccinen, Schwefelöl u. dgl. verdient in schweren Fällen Verwendung.

Eine eigentümliche Form des Kopfschmerzes, die als Neuralgie der Schädelnähte (?) angesprochen wurde, hat BENEDIKT besonders bei Jugendlichen beobachtet.

Diagnostisch sei bei dieser Gelegenheit besonders hervorgehoben, daß die Abgrenzung der echten Trigeminus- und Occipitalneuralgien von gewöhnlichem Kopfschmerz stets versucht werden muß, schon im Interesse einer sachlichen Therapie. Meist wird diese Unterscheidung möglich sein, besonders, wenn man streng auf die sensiblen Störungen der betreffenden Gebiete achtet. Aber nicht immer. Denn manche Form des Kopfschmerzes, z. B. der mit nervöser Asthenopie einhergehende Stirnkopfschmerz (A. PETERS), geht ganz gewöhnlich mit einer besonderen Druckempfindlichkeit der Nervi supraorbitales einher.

Die *Pathogenese* des harmlosen essentiellen Kopfschmerzes wird nicht auf grob organische Veränderungen zurückzuführen sein. Dazu ist die Störung zu rasch vorübergehend und folgenlos heilbar. Wenn man von dem neuralgisch und myalgisch bedingten Kopfschmerz absieht, ist man geneigt, die Entstehung des Schmerzes in das Schädelinnere zu verlegen. Mit L. EDINGER ist zu vermuten, daß die Duralnerven und Nerven der Pia mater die Angriffspunkte des Schmerzes sind. Besonders scheint dies von dem an sensiblen Nerven sehr reichen Plexus chorioideus zu gelten (PH. STÖHR). Die schmerzerzeugende Noxe können wir uns chemisch oder mechanisch vorstellen; unter den letzteren wird der gesteigerte Hirndruck die erste Rolle spielen. Wir dürfen angesichts der Flüchtigkeit der Störung annehmen, daß die betreffenden Noxen nur vorübergehend auf die schmerzempfangenden Nerven einwirken; am ehesten in Gestalt von vasomotorischen (vor allem constrictorischen) und sekretorischen Einflüssen.

Die *Therapie* hat in erster Linie die Ursache des Kopfschmerzes zu bekämpfen; alle jene obengenannten örtlichen oder allgemeinen Krankheiten, Geschwülste, Eiterungen, Infekte, Stoffwechsel- und Blutleiden, vegetative Reaktionen u. a. m. Besonders sei hier der ätiotropen Behandlung des von den Augen, Ohren, Nase, Rachen und Nebenhöhlen ausgehenden Kopfwehs nochmals gedacht.

Die *symptomatischen Mittel* die Antineuralgica der Salicyl- und Antipyrin-gruppe und ihre zahllosen Kombinationen und Derivantien seien hier nochmals erwähnt. Nie verordne man gegen gewöhnlichen Kopfschmerz Opiate!

Von hydrotherapeutischen Maßnahmen sind kühler Umschlag oder Eisbeutel auf den Kopf, Migränestift oder ähnliche Einreibungen allbekannt und von zweifelsfreiem Nutzen. Warme Fußbäder, Halbbäder, Wadenduschen werden viel gerühmt. Elektrische Prozeduren wirken wohl überwiegend suggestiv. Wieweit dies von gewissen mechanischen Verfahren (Nägelis Handgriff, Nerven-Punktmassage von Cornelius) gilt, wage ich nicht zu entscheiden.

Die Diät spielt für manche Fälle eine Rolle, vor allem für Obstipierte und Schlemmer. Hier ist ohne Zweifel allgemeine Temperenz, besonders bezüglich des Fleisches, am Platze; vielleicht auch salzärmere Kost. Gerade für Schlemmer mit Neigung zum Kopfweh ist die Rohkost eine wirksame Hungerkur. Die Abstinenz von Alkohol, Tabak und Bohnenkaffee ist gleichfalls für viele unbedingte Notwendigkeit.

Bäder und klimatische Kuren haben insofern gelegentlich Nutzen, als sie allgemein „umstimmend" wirken und Stoffwechsel und Verdauung günstig beeinflussen; vor allem auch durch ihre starken psychischen Wirkungen.

Die Psychotherapie im engeren und modernen Sinne wird als schweres Geschütz gegen eine so harmlose Störung wohl selten und nur in besonders hartnäckigen Fällen aufgefahren werden müssen.

Organtherapeutische Mittel, etwa Thyreoidin, wirksame Ovarial- oder Testis-hormone, Hypophysenpräparate u. dgl., verwende man, wenn die Untersuchung Anhaltspunkte für ihre Indikation gibt; bei Klimakterischen vor allem ist dies nicht selten der Fall. Bei vasoparalytischem Kopfschmerz achte man natürlich vor allem auf die etwaige toxische Ursache (Nitrite!) und sonstige psychogene oder inkretorische Grundlage, z. B. wiederum die krankhafte Klimax, und behandle demgemäß. Hier werden auch ableitende Prozeduren, kühle Rücken-güsse und Fußbäder, Duschen auf die Kreuzgegend und die Waden von Nutzen sein. Von Aderlässen habe ich gleichfalls gelegentlich sehr Gutes gesehen. Von Medikamenten hat man die Vasokonstringentien, z. B. das Ergotin, verwandt; gelegentlich mit Nutzen.

Über die Indikation zu radikaleren Methoden, z. B. Lumbalpunktionen, Luft-einblasung in den Liquorraum usw., wird bei der Therapie der Migräne gesprochen werden.

B. Die Migräne (Hemikranie).

Die Migräne war schon den Alten bekannt (Galen, Areteus). Ihre genauere Erforschung ist erst in neuerer Zeit erfolgt; besonders durch Ärzte, die selbst an Hemikranie litten: Möbius, selbst Hemikraniker, zählte bereits 27 bekannte kollegiale Leidensgenossen auf, unter anderem Piorry, Charcot, du Bois-Reymond, Jolly u. a. Auch ich kenne die Migräne aus eigenem Erleben.

Die Migräne, die häufigste aller „vegetativen Neurosen", soll mehr Frauen als Männer befallen (nach E. Mendel im Verhältnis von 5 : 1). Diese Zahl unterschätzt meines Erachtens die Morbidität der Männer; und zwar deshalb, weil diese erfahrungsgemäß oft leichtere und seltenere Anfälle erleiden und deshalb noch seltener Objekte ärztlicher Beobachtung werden, als die Frauen.

Bestimmte Konstitutionen werden kaum bevorzugt Ich kenne Astheniker, Pykniker und Athleten unter den Hemikranikern. Alle aber sind irgendwie vegetativ labil, ohne daß es bisher gelungen ist, diese vegetative Funktions-art in das (überwundene) Schema der Vago- oder Sympathicotonie oder irgend-einer inkretogenen Konstitutionsform zu zwingen. Es ist auch nicht wahr-scheinlich, daß eine kindliche Diathese (etwa die exsudative) dem Leiden den

Weg ebnet. Alle Stände werden befallen, aber Geistes- und Stubenarbeiter häufiger als Leute, die im Freien und körperlich arbeiten. Der *hereditäre* Faktor spielt ätiologisch die Hauptrolle: „nervöse Belastung" im allgemeinen findet sich in 80—90% der Fälle (MÖBIUS, MENDEL u. a.). Meist wird man bei Blutsverwandten die so oft vererbbare Anlage zu verschiedenartigen Idiosynkrasien und Allergien treffen. Überaus häufig ist aber gerade bei der Migräne die *gleichartige* Vererbung, weit öfter von der migränösen Mutter als vom Vater; sie folgt nach HANHART dem dominanten Erbgang.

Die Migräne beginnt meist in der Kindheit, im Schulalter vor der Pubertät. HEYERDAHL fand in 56% der Fälle Beginn in der Kindheit, in 28% in oder direkt nach der Pubertät. Ähnliche Angaben machen GOWERS und MÖBIUS. Zwischen dem 20. und 40. Jahr soll sie in 10% der Fälle anfangen. Noch später einsetzende Fälle sind meist Produkte irgendwelcher groborganischer Prozesse (Nephropathien, Hirnarteriosklerose, Neurolues, Tumoren usw.).

Im Laufe des Lebens, insbesondere im Rückbildungsalter, pflegt die früh beginnende Migräne abzunehmen, bei Frauen oft mit der Klimax; bei Männern habe ich auch schon weit früheres Abflauen beobachtet. Im Greisenalter wird sie sehr selten. Es gibt jedoch Ausnahmefälle, z. B. Frauen, die im Anschluß an die Menopause schwere Exacerbationen der Migräne erleben. Die Gravidität wirkt im ganzen mindernd auf die Anfälle; ich habe aber auch Ausnahmen, ausschließliches Auftreten von Migräne in den ersten Schwangerschaftsmonaten, beobachtet.

Der *Anfall* beginnt meist mit irgendwelchen Prodromalerscheinungen: mit Mattigkeit, Unfrische, Kopfdruck, geistiger und körperlicher Trägheit, Druck im Nacken, Magen u. a. m. Abnorm tiefer Schlaf ist oft Vorläufer des Anfalls. Viele Migräniker erleben den Beginn des Anfalls sofort nach dem Morgenschlaf, manche auch nach der Mittagsruhe.

Solche Prodrome können auch für sich, ohne nachfolgenden Anfall, als *Äquivalente* der Migräne auftreten können; dies geschieht besonders beim allmählichen Erlöschen des Leidens in späteren Jahren.

Zu den häufigsten *Initialerscheinungen* des Anfalls gehören Störungen des Sehens, insbesondere das *Flimmerskotom*. Meist beginnt es einseitig oder doch in der Hälfte des Gesichtsfeldes, dies oft ausfüllend. Rechts und links von der Mittellinie treten visuelle Reiz- und Ausfallserscheinungen auf, bald in Form überwiegend heller, flimmernder Flecke und Figuren, bald mehr in Gestalt von Verdunklung, Flecken, Nebel u. dgl. Oft ist ein dunkles, nebliges Feld von zackigen, stark leuchtenden, weißgelblichen oder in den Spektralfarben leuchtenden Rändern umgeben, so daß die Figur an eine Festungsmauer („Teichoskopie", (AIRY) erinnert. Oft imponiert das Flimmerskotombild durch seine starke Bewegung. Ein junger Arzt schilderte mir sein Flimmerskotom, „als ob schwarze Wände mit weißen, leuchtenden Lücken am ganzen Gesichtsfeld vorbeirasten".

Neben der recht verschiedenartigen „Flimmerei" finden sich oft auch andere Sehstörungen; nicht selten treten partielle oder totale hemianopische Skotome oder auch unregelmäßig begrenzte Ausfälle des Gesichtsfeldes auf; selten binokulare oder einseitige zentrale Skotome; ganz vereinzelt vorübergehende totale Amaurose. Eine meiner Kranken schilderte neben dem typischen hemianopischen Skotom mit Flimmern ein regelmäßiges Kleinsehen, „als ob sie durchs Opernglas verkehrt sähe". Alle diese visuellen Erscheinungen dauern Sekunden, Minuten, selten länger als Stunden.

JOLLY hat die verschiedenen Formen der Migräneskotome zu lokalisieren versucht; seine Theorie zu erörtern, ist hier kein Raum. Gelegentlich treten übrigens an Stelle der gewöhnlichen Flimmerskotome stereotype Halluzinationen (Fratzen, Tiere usw.); bisweilen gehen dem Migräneanfall ebenso stereotype

Traumbilder voraus (rêves précurseurs [Féré]). Seltener als die Aura in Gestalt
der Skotome sind Prodrome, die die sensible, sensorische, motorische und Sprach-
funktion betreffen. Halbseitige Schmerzen, Parästhesien, Hypästhesien der
Glieder oder gleich lokalisierte flüchtige Hemiparesen oder auch Monoparesen,
z. B. eines Armes, kommen bisweilen vor. Relativ häufig sind flüchtige motorisch-
aphasische oder dysphasische Störungen mit und ohne rechtsseitige motorische
Symptome. Liveing fand unter 60 Fällen von Migräne nicht weniger als 15 mit
passagerer Sprachstörung.

Noch seltener sind flüchtige Reizerscheinungen oder Defekte von seiten des
Geschmacks und Geruchs, etwas häufiger Störungen des Gehörs; sowohl subjektive Ohrgeräusche verschiedener Art als auch (viel seltener) passagere Gehör-
defekte.

Nicht selten sind vestibuläre Symptome im Beginn des Migräneanfalls.
Escat will das Syndrom Otosklerose mit den initialen Erscheinungen des Laby-
rinthschwindels und der Migräne relativ oft beobachtet haben. F. Boenheim
und *ich* beobachteten familiäre vestibulär komplizierte Migräne. An Stelle aller
dieser Auren können auch *psychische* Veränderungen den Anfall einleiten; eine
gewisse geistige Trägheit und allgemeine Unlust gehört zu den regelmäßigen
Vorläufern des Anfalles. Es kommen aber auch gröbere Verstimmungen, Verwirrung, Angst, manische Erregung, hysterische Reaktionsarten usw. im Beginn
der Migräne vor; im ganzen scheinen die groben psychischen Prodrome aber
recht selten. Es sei vorgreifend bemerkt, daß gelegentlich solche psychische
Auren ohne nachfolgenden Anfall, gleichsam als Äquivalent der Migräne, auftreten können.

Gleich nach diesen Prodromen beginnt der *Kopfschmerz.* Meist ist er halbseitig, über dem Auge, der Stirn, in der Schläfe, im Hinterkopf. Er kann verschiedenen Charakter haben; der klopfende scheint relativ der häufigste zu sein.
Er kann enorme, schier unerträgliche Grade erreichen; „als ob der Kopf zerspringen wollte"; oder er kann geringfügig sein, mehr Druck als Schmerz. In
nicht wenigen Fällen, besonders auf der Höhe des Anfalls, tritt der Schmerz
übrigens nicht halbseitig, sondern doppelseitig auf; Henschen fand bei
123 Hemikranikern sogar in der Hälfte der Fälle Doppelseitigkeit.

Weitere konstante Symptome des Anfalls sind *Übelkeit* und *Erbrechen;*
häufig von starker Salivation und Schweißausbruch begleitet. Meist beendet
ein- oder mehrmaliges Erbrechen den Anfall. Das Erbrochene enthält meist den
typisch veränderten Speisebrei, seltener reichliches superacides Magensekret.
manz vereinzelt wurde Blutbrechen beobachtet. Gelegentlich ist das Erbrechen
mit Diarrhöen verbunden; häufig mit der Entleerung großer Mengen sehr hellen
Urins: „Urina spastica"; die Beschaffenheit dieses Harnes ist, abgesehen von
seinem niedrigen spezifischen Gewicht, normal; krankhafte Beimengungen
fehlen.

Außerdem sei die Überempfindlichkeit gegen Licht- und Schallreize erwähnt;
besonders die erstere ist ungemein häufig; viele Hemikraniker bedürfen einer
Verdunklung ihres Zimmers.

Es gibt nun Fälle, in denen die Kopfsymptome ganz in den Hintergrund
und die des *Abdomens* in den Vordergrund treten: Magendruck und -schmerz,
Obstipation, krisenähnlicher allgemeiner Leibschmerz u. dgl. überwiegen völlig;
sie gehen auch gelegentlich mit Blutdrucksteigerungen einher, angeblich auch
mit Magensaftfluß. Pylorospasmus wurde von Fr. Best und auch von mir
im Anfall röntgenologisch beobachtet. Es handelt sich um Fälle, die A. Schmidt
als *Magenäquivalente* der Migräne bezeichnete.

Solche *abdominale Äquivalente* der Migräne sind vor allem im *Kindesalter*
sehr häufig (Fabre). Die viel beschriebenen „Nabelkoliken" der Kinder vom

Kriechalter bis zur Pubertät sind meines Erachtens recht häufig Bauchmigränen; begreiflicherweise häufig fehldiagnostizierte Zustände, wie die nicht geringe Zahl der unnötig appendektomierten oder sonst operierten Fälle unter ihnen beweist. Mit der Pubertät pflegen sie zu schwinden, bzw. den Charakter der gewöhnlichen Kopfmigräne anzunehmen. Nicht selten fand ich diese Kindermigränen mit anderen vegetativen Störungen vereinigt, mit intermittierenden Ödemen, Asthma, Colica mucosa und (meist latenten) Tetaniezeichen; übrigens auch recht oft mit Fieber. Eine Beobachtung lehrte mich, daß die vorwiegend abdominale Migräne auch in den Zustand des periodischen acetonämischen Erbrechens der Kinder übergehen kann.

Von *Kreislaufsymptomen* beobachtet man gelegentlich Bradykardie und Hypotonie; bisweilen auch Blutdrucksteigerung, und zwar nach meiner Erfahrung besonders bei vorwiegend abdominellen Anfällen. Nicht ganz selten scheinen die Symptome der Angina pectoris vasomotoria sich mit Hemikranie zu verbinden; bisweilen auch nur periphere Angiospasmen der Hände und Füße. Man will ophthalmoskopisch auch Spasmen der Arteria retinae dabei beobachtet haben. Bisweilen soll halbseitiges Erblassen und Erröten des Gesichts vorkommen. Als seltene trophische und sekretorische Symptome eigener Beobachtung erwähne ich das regelmäßige Aufschießen von hämorrhagischen Blasen an einer Hand, Colostrumsekretion bei Nichtgraviden, regelmäßiges Periost- und Gelenködem bestimmter Teile u. a. m.

Der *Ablauf* des Anfalles und des Gesamtleidens ist sehr wechselnd. Kurze Anfälle von 1—2 Stunden kommen vor; meist dauert der Zustand einen halben bis ganzen Tag, nicht ganz selten auch in abnehmendem Maße mehrere Tage lang. Länger dauernde Migränezustände bis zu 8 Tagen Dauer und länger kommen (selten) vor: „Status hemicranicus". Sie können mit Somnolenz, Verwirrung, Erregung und anderen psychischen Symptomen verlaufen. Der Rhythmus der Anfälle ist ganz verschieden, bei Frauen nicht selten menstruell. Bessere Zeiten, besonders im Sommer und Frühjahr, wechseln mit solchen, in denen beständig, fast täglich, Anfälle auftreten.

Die *Prognose* des Anfalles ist fast stets gut. Es sind aber auch tödliche Attacken, besonders im Status hemicranicus, beschrieben worden. Da Obduktionsbefunde nur spärlich vorliegen, muß man annehmen, daß jene tödlichen Anfälle das Produkt einer symptomatischen Migräne (bei Hirntumor, Schrumpfniere usw.) oder subarachnoidaler Blutungen waren. Der Ausgang echter Migräne in Epilepsie ist zweifellos sehr selten. Niemals führt die Migräne an sich zu psychischer Degeneration. H. OPPENHEIM glaubte, Migräne und epileptoide Anfälle in das vage Gebiet der psychasthenischen Krämpfe einreihen zu können. Ob die genuine Hemikranie besonders zur Arteriosklerose (z. B. des Hirns und der Splanchnicusgefäße) disponiert, ist fraglich. LICHTWITZ und HADLICH haben beobachtet, daß frühzeitige Migräne nicht selten zur Hypertonie und Arteriosklerose insbesondere Nephrosklerose führt. Andere Ärzte konnten dies nicht bestätigen. Katamnesen größeren Umfanges sind mir nicht bekannt. Sie müßten entscheiden. Für die Ansicht von LICHTWITZ spricht allerdings der Umstand, daß neuerdings in der Vorgeschichte von Kranken mit basalen Aneurysmen und subarachnoidalen Blutungen auffallend oft langjährige Migräne gefunden wurde (BROWER, H. CURSCHMANN u. a.).

Ätiologie und Pathogenese. Da die Krankheit in der Regel in der ererbten Disposition wurzelt und familiär auftritt, sollte man mit der Annahme exogener ätiologischer Faktoren vorsichtig sein.

Augenscheinlich ist, daß die Migräne*disposition* vererbt wird; daß aber mannigfache exogene und endogene Faktoren zur jeweiligen Auslösung der

Anfälle führen. Fast alle Hemikraniker sind vegetativ-nervös labil; übererregbar entweder in mannigfacher oder vereinzelter Hinsicht.

In reversiblen Veränderungen vegetativ-nervöser Herkunft erblicken wir das Substrat des Migräneanfalles, nicht aber in cellulären Veränderungen, wie Möbius meinte. Seit du Bois-Reymond und v. Möllendorf hat man sie als vasomotorische Veränderungen, vasokonstriktorische oder vasoparalytische Vorgänge gedeutet; schon E. Mendel und H. Oppenheim haben die erstere Form für die häufigere, besser gesicherte gehalten. Neben den vasomotorischen Vorgängen dürfen aber vielleicht auch exsudative angenommen werden; etwa im Sinne örtlich begrenzter Liquorexsudation; vielleicht auch einhergehend mit einer Veränderung der Permeabilität der Meningen, vielleicht auch mit der Ausschüttung irgendwelcher hormonaler oder toxischer Substanzen in den Liquor.

Diese Vorgänge können nun durch verschiedene Ursachen ausgelöst werden. Die Migräne bietet ein geradezu klassisches Beispiel für jene Eigenschaft, die ich als *Polygenie* der Organneurosen bezeichnet habe; ähnlich wie beim Bronchialasthma kann auch der Migräneanfall durch *ganz verschiedene* Reize ausgelöst werden; unter anderem durch alimentäre, toxische (endogene und exogene), thermische, optische, kinetische und psychische Reize; und außer diesen auch durch *allergische* Einflüsse.

Überladung des Magens, aber auch „Überhungern", Verstopfung, verlängerter Morgenschlaf, sogar ungewohnter Mittagsschlaf können bei Disponierten Anfälle auslösen. Auch psychische Einflüsse, z. B. ängstliche Spannung, Ärger und Schreck können gleiches tun; man denke an Migräneanfälle der Schulkinder („Schulfieber") und neurotischer Erwachsener, die gelegentlich ganz den Eindruck der „Flucht in die Krankheit" machen.

Von *exogenen Giften* seien Alkohol und Nicotin erwähnt, von *endogenen toxischen Dingen* die Harnsäure, deren Retention in vereinzelten Fällen bei denselben Kranken einmal eine Hemikranie, ein andermal einen Podagraanfall hervorruft. Übrigens darf man die Harnsäureretention als Ursache der Migräne nicht verallgemeinern, wie dies früher einmal geschah (W. Steckel). Es ist durch Lichty u. a. nachgewiesen, daß im und ohne Anfall bei Migränösen ein normales Harnsäure- und Harnstoffverhalten bestehen kann. Das bekannte Wort Trousseaus von der „Gicht als Schwester der Migräne" trifft sicher für deutsche Verhältnisse nicht zu! Beiläufig sei erwähnt, daß auch die Vermehrung des Paraxanthins im Harn der Hemikranischen sich nicht bestätigt hat und daß diesbezügliche pathogenetische Theorien hinfällig sind. Neuerdings hat man bei einigen Disponierten auch durch die Injektion von Histamin und Cholin Migräneanfälle ausgelöst. Von Interesse ist ferner die Beobachtung, daß durch Hyperventilation und die ihr folgende Alkalose — angeblich — Migräne hervorgerufen werden könne.

Als auslösende Faktoren der ersten Anfälle habe ich, Matzdorf u. a. gelegentliche *akute Infektionskrankheiten*, besonders deren Inkubation und Rekonvaleszenz, beobachtet; bei kindlichen Fällen führte dieses Geschehen bisweilen zur Verwechslung mit Meningitis oder Urämie.

Von *kinetischen* Reizen seien die der See- und Luftschiffahrt, der Eisenbahn- und Autofahrt genannt: Es gibt Disponierte, die darauf mit typischer Hemikranie und nicht nur mit der üblichen „Seekrankheit" reagieren. Von überstarken oder abnorm wirkenden Lichtreizen ist dasselbe bekannt; auch sie können bei Anfälligen Migräne hervorrufen. Von starken Geräuschen hören wir gelegentlich gleiches.

Auch thermische Einwirkungen können Migräneanfälle auslösen. Bereits vor Jahren hatte W. Steckel gezeigt, daß die Migränösen eine abnorme Wärmeregulation haben (paradoxes Verhalten der Achsel- und Rectalwärme und bei künstlicher Entfieberung). Auch klinisch war beobachtet, daß Kälte die Neigung zum Migräneanfall steigert (HANDFORD). Endlich habe ich gezeigt, daß es bei Menschen mit vasoconstrictorischer Neurose und Angina pactoris vasomotorica durch Eintauchen der Hände in Eiswasser gelingt, zuerst Angiospasmen der Finger und dann Migräneanfälle zu produzieren.

Neuerdings hat man unter den polygenen Faktoren besonders auf *allergische* hingewiesen.

KÄMMERER exemplifiziert auf jene Kranke, die bei jeder Obstipation Migräneanfälle erleiden; er meint, daß möglicherweise endotoxische Stoffe, z. B. durch Fäulnis im Darm aus dem Eiweißmolekül entstehende giftige Amine, Ursache des Anfalles bildeten. Diese Annahme einer Eiweißüberempfindlichkeit bilde die Brücke zur Annahme einer allergischen Migräne überhaupt. Sie ist übrigens vermutungsweise schon in den alten STRÜMPELLschen Beobachtungen gegeben, der die engen Beziehungen und das Alternieren von exsudativen Anfällen, Colica mucosa, Bronchialasthma und Hemikranie beschrieb. Später haben besonders französische, amerikanische und holländische Autoren den allergischen Charakter der Migräne (für manche Fälle) verfochten (WIDAL, PASTEUR-VALERY, RADOT, FRANK COKE u. a.). GÄNSSLEN endlich fand bei der Mehrzahl der Migränösen im Anfall Eosinophilie des Blutes: unter 42 Fällen 31mal. Auch ich habe bis 15% Eosinophilie im Migräneanfall beobachtet; jedoch auch veraltete Fälle, in denen dieses Blutstigma fehlte.

Es wurde nun bei Hemikranischen Überempfindlichkeit gegen *Nahrungsstoffe*, insbesondere Eiweiße verschiedener Art, beobachtet; z. B. gegen weiße Bohnen, Eiereiweiß, Fisch, bestimmte Getreidemehle, Sellerie, Schokolade, Borsäure u. a. m. Ob Klimaallergene eine wesentliche Rolle spielen, ist nach STORM VAN LEEUWEN nicht sicher. Ich kenne allerdings sowohl aus eigener Erfahrung als auch von anderen Bergsteigern die Tatsache, daß sie (und ich) beim Aufenthalt im Hochgebirge niemals Anfälle bekamen; trotz verminderter Nachtruhe, Blendung, Unregelmäßigkeit der Ernährung usw. Das würde aber darum nichts beweisen, weil aus dem Kriege bekannt ist, daß die allgemeine psychophysische Umstimmung, die das Frontleben natürlich in noch höherem Maße hervorrief wie die Hochtouristik, auch bereits tilgend und vorbeugend gegenüber Migräneanfällen wirkt. Ich habe aber Patienten gesehen, deren häufig rezidivierende schwere Migräne im Hochgebirge mit absoluter Sicherheit verschwand, während ein Land-, See- oder sonstiger Ferienaufenthalt dies nicht bewirkte. Im analogen Sinne spricht die Beobachtung von LE BLANC, daß der Aufenthalt in gewissen Nordseeklimata spezifisch bessernd auf die Migräne Jugendlicher wirke.

Ich selbst habe noch zwei Formen von allergischer Migräne beobachtet, bei denen beide Male im Menschenexperiment neben dem in Frage stehenden Asthma eine typische Migräne mit Eiosinophilie ausgelöst wurde, und zwar durch die Inhalationen von Ursol (Chinondiimin), der Dunkelbeize der Fellfärber, und von einer gewissen Teersorte, die zum Teeren der Straße verwendet wird (W. BERG). Endlich wurde mir durch Selbstbeobachtung eines jungen allergischen, das ist heuasthmatischen, aber bis dahin von Migräne ganz freien Kollegen das Auftreten von schwerer Migräne mit Flimmerskotom nach Quallenbissen im Meer bekannt.

Diese Beobachtungen rechtfertigen jedenfalls den Verdacht, daß die Migräne häufiger allergischen Ursprungs sein könne, als wir bisher annehmen, und meinen Vorschlag: Bei Hemikranischen, genau wie bei Bronchialasthma, mit allen Mitteln der Anamnestik und der spezifischen Diagnostik (Allergenimpfungen!) nach Art und Quelle etwaiger Allergie zu fahnden; im Interesse einer ätiotropen Therapie!

Von sonstigen meines Erachtens obsoleten Theorien sei nur folgender gedacht: SPITZER glaubte, daß eine angeborene abnorme Enge des Foramen Monroi der Migräne zugrunde läge; SCHÜLLER meinte, daß ein Mißverhältnis zwischen Schädelinhalt und Schädelraum die Ursache sei. PARHON hat an die Auswirkung einer Hypothyreose bzw. Störungen der Beziehungen zwischen Schilddrüse und Hypophyse gedacht, DEYL und PLAVEC an eine periodische Hypophysenschwellung. Diese Auslese der pathogenetischen Deutungen genügt meines Erachtens. Sie alle sind bereits vor längerer Zeit von FRIEDRICH SCHULTZE u. a. mit Recht als mangelhaft begründet abgelehnt worden.

Die *periodische Oculomotoriuslähmung* [MÖBIUS (1884)] sei deshalb hier noch anhangsweise erwähnt, weil sie von CHARCOT und REMAK seinerzeit als Äußerung echter Migräne gedeutet wurde. Sie tritt meist bei Jugendlichen in unregelmäßigen, oft sehr langen Intervallen auf und äußert sich — ohne Flimmerskotom — in halbseitigem Kopf- und Augenschmerz, Übelkeit, Erbrechen und endet nach vielen Tagen mit einer vollkommenen oder partiellen halbseitigen Oculomotoriuslähmung; mit deren Auftreten die Schmerzen zu verschwinden pflegen. Der gesamte Anfall dauert wesentlich länger als die gewöhnliche Migräne, nämlich zwei Wochen und noch länger. Die Oculomotoriuslähmung selbst braucht viele Wochen bis zur Restitution.

Die erheblichen Unterschiede zwischen dem Verlauf dieser übrigens sehr seltenen Erkrankung und echter Hemikranie leuchten ein. Man muß ohne Zweifel Möbius recht geben: Es handelt sich hier um ein nur äußerlich migräne-ähnliches Syndrom, nicht ein der Migräne identisches. Durch anatomische Untersuchungen müßte festgestellt werden, ob nicht groborganische Veränderungen die Ursache der Erkrankung bilden; wie z. B. im Falle Shionoyas, der ein Fibrom ergab.

Es sei übrigens erwähnt, daß in sehr seltenen Fällen auch andere Augenmuskeln, z. B. Abducens bei Migräne, periodisch gelähmt sein können; übrigens auch der Nervus facialis.

Die *Therapie* der Migräne wird zu Unrecht fast immer rein symptomatisch geübt. Wenn Anamnese (unter anderem Dauer seit der Jugend!) und Befund eine organische Erkrankung als Ursache der vermeintlichen Migräne mit Sicherheit ausschließen lassen, so beginne das Suchen nach jenen Faktoren, wie ich sie als Beispiele der *polygenetischen* Verursachung der Anfälle angeführt habe. Auch hier läßt sich allerlei zur Vorbeugung und Behandlung lernen; z. B. aus der Ernährung, dem Vermeiden von Rauschgiften, Nicotin, etwaiger Psychogenie usw. Vor allem sei nochmals auf das Forschen nach einer *Allergie* hingewiesen. Es müßte nach Allergenen der Nahrungsaufnahme, insbesondere Eiweißkörpern, der Inhalationsmöglichkeit und unter diesen auch nach Klimaallergenen gefahndet werden; wie bereits bemerkt, unter Hinzuziehung der Allergenimpfung, der Blutuntersuchung auf Eosinophilie usw.; natürlich unter der gleich kritischen Bewertung der Befunde der Cutanproben, wie bei Asthma. Falls die Wahrscheinlichkeit einer allergischen Grundlage besteht, behandle man genau so konsequent antiallergisch, wie bei anderen allergischen Syndromen: Vor allem durch grundsätzliche Ausschaltung der Eiweißstoffe der Nahrung, gegenüber denen Überempfindlichkeit besteht, und derjenigen, die inhaliert werden könnten (Pferdeschuppen, Katzenhaare, chemische Produkte, wie Teer, Ursol u. a. m.). Falls eine ausgesprochene Klimaallergie — womöglich mit positiven Cutanproben im Sinne Storm van Leeuwens — besteht, käme einerseits ein möglichst allergenfreies Klima, z. B. Mittel- und Hochgebirge, vielleicht auch insuläre Nord- und Ostseeorte in Betracht, andererseits die Behandlung in der allergenfreien Kammer Storm van Leeuwens. Ebenso wie bei anderen allergischen Erkrankungen (z. B. Bronchialasthma) wäre auch an typische Desensibilisierung mittels intracutanen Allergendosen zu denken.

In der Literatur finden wir einstweilen die *Peptonbehandlung* (Widal, Pasteur, Valery-Radot, Ckoe u. a.) als die am meisten durchgeführte, unspezifisch umstimmende Therapie: Man verwandte meist perorales Pepton, dreimal täglich 0,5 vor den Mahlzeiten, viele Wochen lang gegeben; Coke kombinierte die Peptonbehandlung mit Injektionen von Danyszscher Mischvaccine aus Darmbakterien. Gleich wirksam werden andere Vaccinen, Tuberkulin- und gewöhnliche Eiweißkörper sein; Storm van Leeuwen zieht das Tuberkulin vor. Dattner empfahl den Typhusimpfstoff von Besredka, andere Autoren Injektionen von Vaccineurin (Döllken), Aolan u. dgl. In schweren Fällen sei auch an die zweifellos antiallergische Wirkung der Calciumsalze, besonders der intravenös gegebenen, hingewiesen.

Daß die Rücksicht auf die Allergene auch in der *Diät* zum Ausdruck kommen soll, wurde bereits erwähnt. Wie vielen anderen Ärzten habe ich in schweren

Fällen oft fleischfreie und salzarme Kost verordnet; niemals mit dauerndem Erfolg. Ob mit reiner Rohkost bessere Erfolge zu erzielen sind, muß die ärztliche Nachprüfung dieser Fälle zeigen. Den von GERSON mit seiner Kostform bei Migräne erzielten angeblich günstigen Erfolgen stehe ich gleichfalls skeptisch gegenüber.

Was die *physikalische Therapie* anbelangt, so nenne ich in erster Linie Abhärtung und körperliche Ertüchtigung. Nichts beugt sicherer der Migräne vor als Abhärtung, Wehrausbildung und planmäßiger Sommer- und Wintersport. Sonst ist vom Nutzen der physikalischen Therapie wenig bekannt. Die neuerdings empfohlene Röntgentherapie der Hypophyse (H. KUPFERBERG u. a.) hat sich in meinen Fällen nicht bewährt. Ob indifferente Thermen, radioaktive Quellen, kohlensaure Solbäder u. dgl. irgendwie spezifisch heilbringend auch auf Migräne wirken, steht dahin. Im übrigen kann jeglicher Bade- und Ferienaufenthalt auf den Patienten günstig einwirken, wie auf jeden anderen vegetativ und psychisch Nervösen. Daß es Heilklimata für manche allergische Fälle wahrscheinlich gibt und welche, habe ich bereits oben ausgeführt.

Die Kurortwirkung ist, wie eben angedeutet, eine weitgehend psychische, der Einfluß des „procul negotiis et curis". Die *Psychotherapie* schwerer Migränefälle ist nun oft versucht worden; auch ich habe Fälle anscheinend psychogener Genese mit Suggestion und Hypnose behandelt; die Erfolge waren gering. Ob die moderne Psychotherapie, insbesondere die Psychoanalyse, die sich auch der Therapie schwerer Migräne angenommen hat, bessere Erfolge erzielt, steht dahin. Ich kenne Fälle, die ohne Erfolg lange Zeit in psychoanalytischer Behandlung waren. Dabei soll durchaus nicht bestritten werden, daß psychische Einwirkungen auf die Migräne möglich sind. Nur scheint mir das in schweren Fällen Erwachsener sehr selten. Bei Kindern habe ich allerdings wiederholt auffallende Beeinflussung der Anfälle durch naive Suggestionsmittel gesehen.

An Medikamenten wurden von jeher Arsen, Chinin, Eisen, Phosphor und ihre Kombinationen verordnet; dazu neuerdings Calciumpräparate. Ich verschreibe gern die Pillenkombination von BING: R. Chinin. sulf. 1,0, Acid. arsen. 0,1, Extract. Cannabis ind. 0,45, Extr. c. Pulv. Rad. Valer. q. s. u. f. Pil. Nr. XXX D. S. Abends 1 Pille. Vor kurzem hat man auch Luminalkuren bei Migräne empfohlen (STRASSBURGER): wochen- und monatelang abends 0,1. In Fortsetzung der alten Versuche von GOWERS mit vasodilatierenden Mitteln (Nitriten) die Migräne zu behandeln, ist das zweifellos oft wirksame Moloid (DÖLLKEN) eingeführt worden: 2 Tage lang zweimal $^1/_2$ Tablette, dann viele Wochen, ja monatelang zweimal 1 Tablette. Im gleichen Sinne wirkt das von TRIEBENSTEIN eingeführte Spastolypt Brunnengräber. (dreimal täglich 20 Tropfen in Pausen monatelang zu nehmen). Neuerdings hat EIDELBERG das Borpräparat Symboran, das bei Epilepsie nützen soll, auch für Migräniker empfohlen.

Hormonale Mittel enttäuschen meist: Die früher empfoehlene Thyreoidinbehandlung ist meines Erachtens ohne Sinn und Wirkung; desgleichen die Behandlung mit Hypophysenpräparaten. In hypogenitalen oder klimakterischen Fällen wird man aber wirksame Keimdrüsenpräparate (Progynon oder Unden bei Frauen, Testifortcn bei Männern) anwenden. BOHNSTEDT hat neuerdings ein „Migräneserum" aus Hormonen der Placenta empfohlen, das die Tätigkeit des Ovars herabsetzen soll. Es soll besonders indiziert sein bei Fällen, die menstruell rezidivieren.

Bezüglich der *Behandlung des Anfalles* belehre man den Patienten eindringlichst, daß (im Gegensatz zu gewissen Laienmeinungen, die ein „Austobenlassen" des Anfalles für nützlich halten) jeder Anfall *so früh als möglich* behandelt, womöglich coupiert werden solle. Je häufiger es gelingt, Anfälle „abzufangen", desto leichter und seltener pflegen sie — in vielen Fällen — zu werden.

Welche „Migränepulver" oder -tabletten man gibt, wird sich nach Toleranz und Erfahrung des Patienten richten: Manche schwören auf Antipyrin bzw. Migränin, manche auf Pyramidon, Aspirin, Phenazitin oder auf Kombinationen, wie Trigemin, Treupeltabletten, Gelonida antineuralgica u. a. m. Die Hauptsache ist, rechtzeitige und genügende Dosen zu geben: z. B. in den ersten 3 bis 4 Stunden 2mal 0,3 Pyramidon oder 2mal 1,0 Aspirin und dann in den nächsten 10 Stunden noch die gleiche Dosis. EDINGERs Rezept lautete: Antipyrin 0,5, Past. Guaranae 0,3, Coffein citr. 0,02 f. Pulv. 1—2mal 1 Pulver mit Pause von einer Stunde. Morphium ist natürlich strengstens kontraindiziert!

Im Anfall werden sich die meisten Patienten legen müssen, viele im verdunkelten Zimmer. Manche haben aber auch Bewegungsbedürfnis und werden in der frischen Luft den Anfall leichter los. Ob kalte Umschläge, Eisbeutel und Migränestift oder heiße und warme Kompressen oder starke Wicklungen des Kopfes wirken, muß ausprobiert werden. Nur in schweren Fällen braucht man Schlafmittel, am besten rectal, z. B. in Form von Zäpfchen (Luminalnatrium 0,3—0,45, Phanodorm 0,2—0,4). In besonders schlimmen Fällen von langer Dauer, also beim Status hemicranicus, habe ich von der Lumbalpunktion bisweilen Nutzen gesehen.

Die vor einigen Jahren für schwerste Fälle empfohlene periarterielle Sympathektomie an der Carotis dürfte bereits eine überwundene Mode bedeuten. Gleiches gilt wohl auch von dem Vorschlag, schwere Migränen — wie manche Epilepsien — mit Lufteinblasung in die Ventrikel zu behandeln!

C. Schwindel (Vertigo).

Wie der Kopfschmerz, so ist auch der Schwindel ein *Symptom und keine Krankheit* für sich.

Als Schwindel bezeichnen wir „*die Wahrnehmung von Störungen der (normalen) Vorstellungen über unser körperliches Verhalten im Raum* (HITZIG); ich möchte ihn definieren als ein spezifisches *Unlustgefühl auf Grund einer bewußten oder befürchteten Störung des stabilen Gleichgewichts.* Mit HITZIG können wir einen *systematischen,* das ist nach einer bestimmten Richtung (horizontal oder vertikal) ablaufenden Schwindel, und einen *asystematischen,* das ist ohne bestimmte Richtung der Scheinbewegungen des Ichs oder der Umgebung einhergehenden Schwindel unterscheiden.

Weiter müssen wir unterscheiden: Schwindel auf Grund einer *organischen und einer funktionellen* Störung der Gleichgewichtsorgane; und Schwindel als Autosuggestion bzw. Phobie (vor allem Höhenschwindel).

Systematischer Schwindel läßt sich unter physiologischen Verhältnissen beim Gesunden durch *Rotation* und durch *Galvanisation* auslösen; die Reizbarkeit verschiedener Individuen schwankt natürlich in weiten Grenzen. Zu dem subjektiven Gefühl des systematischen Schwindels tritt außerdem die reflektorische, ebenfalls gesetzmäßige Störung der Muskelinnervation.

Der Schwindel bei *Rotation* (oder unregelmäßigen Bewegungen, Schaukeln, Schütteln) ist in hohem Maße abhängig von der Haltung des Kopfes bzw. der Stellung der Bogengänge des Labyrinths. Bei einfacher Drehung, z. B. von links nach rechts, hält die scheinbare Drehung der Umgebung dieselbe Richtung; hört die Drehung auf, so kommt es zu einer (subjektiven) Scheinbewegung des Ichs und der umgebenden Objekte in entgegengesetzter Richtung, das ist von rechts nach links. Zugleich tritt ein Nystagmus (mit der kurzen Zuckung) nach links auf. Im Moment des Aufhörens der Rotation werden die bekannten krampfhaften, das Stürzen abwehrenden objektiven Bewegungen ausgeführt.

Beim *galvanischen* Schwindel erfolgt die Scheinbewegung der Umgebung und auch des Ichs während der Stromdauer von der Anoden- zur Kathodenseite; bei Unterbrechung des Stromes ändert sich diese Richtung im entgegengesetzten Sinne. Der Nystagmus folgt in seiner Richtung während der Durchströmung derjenigen der Scheinbewegung.

(Weiteres über die physiologische und diagnostische Bedeutung dieser und anderer analoger Methoden siehe im Abschnitt von WITTMAACK dieses Handbuches, Bd. V.)

Die Organe des Gleichgewichts sind das Ohrlabyrinth — insbesondere die Bogengänge und der Otolithenapparat — und das Kleinhirn, sowie deren Verbindungsbahnen untereinander und mit dem Großhirn.

Nach BRUNS dienen die Halbzirkelkanäle zur Wahrnehmung der Drehbewegungen, speziell der Beschleunigung der „winkligen Bewegungen", die Otolithen zur Wahrnehmung der „Progressivbeschleunigung". Durch mechanische Reizung der Endorgane des Nervus vestibularis, der Hörhaare, durch die undulierende Endolymphe erfolgt die Empfindung. Es sei übrigens bemerkt, daß das Labyrinth auch eine Einwirkung auf die Tonuserhaltung der (gleichseitigen) Muskulatur — besonders der Kopfhalter — hat (EWALD), genau wie das bezüglich des Kleinhirns bekannt ist.

Affektionen des Ohrlabyrinths erzeugen fast stets systematischen Schwindel, Affektionen des Kleinhirns nicht ganz so konstant.

Bei Taubstummen mit Aplasie des inneren Ohres und noch deutlicher bei Tieren mit doppelseitiger (experimenteller) Entfernung des Labyrinths sollen demgemäß die geschilderten Schwindelerscheinungen bei Rotation und Galvanisation ausfallen. Beim großhirnlosen Hund (M. ROTHMANN) fehlt übrigens objektiver Schwindel nicht, scheint aber etwas vermindert.

Von lokalen Erkrankungen, die zu systematischem Schwindel führen, seien vor allem die Affektionen des Labyrinths genannt, die den sog. MENIÈRESchen *Symptomenkomplex* herbeiführen; es braucht dabei nicht eine örtliche Erkrankung des Labyrinths zu bestehen, es genügt vielmehr bei Disponierten eine Fernwirkung auf das innere Ohr, z.B. sogar durch Verlegung des äußeren Gehörganges durch Cerumen, durch Tubenverschluß usw. (Über MENIÈRESche Symptome siehe WITTMAACK, dieses Handbuch, Bd. 5.)

Es ist bemerkenswert, daß MENIÈRESche Symptome, das ist reiner Drehschwindel, häufig bei Arteriosklerotikern gefunden wird, auch ohne sonstige manifeste Erscheinungen von seiten des inneren Ohres. Sie gelten sogar als Frühsymptom der cerebralen Sklerose. Auch bei Neurasthenischen und Hysterischen begegnen wir zuweilen der Beschreibung des systematischen Schwindels; besonders gilt dies von traumatischen und Kriegsneurosen. Mit KRAFFT-EBING möchte ich in solchen Fällen eine erhöhte Wirksamkeit vasomotorischer Veränderungen (Druckveränderungen der Endolymphe) bei zum Schwindel Disponierten annehmen. Solche vasomotorisch bedingten Menièrefälle verlaufen bisweilen auch mit anderen Zeichen der vasomotorischen Ataxie und können auch im freien Intervall — wenn auch durchaus nicht konstant — die Symptome der Übererregbarkeit des N. vestibularis, insbesondere des calorischen Nystagmus, zeigen.

Von organischen Erkrankungen des Gehirns führen solche des Kleinhirns besonders häufig zu Anfällen von Drehschwindel, der sich sogar zum permanenten Schwindel bei aufrechter Kopf- und Rumpfhaltung steigern kann. Die Anfälle sind oft von größter Heftigkeit. Der völlige Verlust des Gleichgewichts führt nicht selten zum blitzschnellen „Hinschlagen" der Kranken. Tumoren wirken am stärksten schwindelerzeugend, Blutungen und Erweichungsherde können im Beginn die gleichen Erscheinungen machen. Auch Tumoren in der Umgebung des Kleinhirns, vor allem des Kleinhirnbrückenwinkels, können dieselben Symptome erzeugen.

Von sonstigen Lokalisationen der Tumoren kommen vor allem das Stirnhirn und die Gegend der Zentralwindungen in Betracht (HITZIG); allerdings ist in diesen Fällen systematischer Schwindel relativ selten, diffuser Schwindel schon häufiger, aber bei weitem nicht so konstant, als bei cerebellaren Herden. Bei Herden in der Umgebung der Zentralwindung sollen die Schwindelanfälle epileptoiden Charakter haben (Hitzig); oft sind sie wohl als direkte Äquivalente einer Rindenepilepsie aufzufassen. Jeder Hirnherdschwindel kann — wie auch der Menièresche — mit Erbrechen einhergehen.

Von cerebralem asystematischem Schwindel wurde der *Arteriosklerose des Gehirns* schon erwähnt. Hier sind Schwindelanfälle, ungewohnte Intoleranz gegen geringe Drehungs- und Schaukelreize, ein bisher nicht gekannter Höhenschwindel und ihm analoge und noch reinere Phobien, wie Agoraphobie, recht häufig. Auch die Sklerose der Kranzarterien vermag ähnliche Erscheinungen, besonders auch Höhenschwindel zu erzeugen; eine bemerkenswerte Korrelation, da andererseits Hirnarteriosklerose bisweilen auch die Ursache von Angina pectoris sein soll. Einmal beobachtete ich auch systematischen Schwindel bei einem Kranken mit Adam-Stokesschem Syndrom. Nicht selten sind Schwindelanfälle, oft mit Parästhesien und Hypästhesie einer Seite oder einer Extremität verlaufend, Vorläufer einer Apoplexie. Intermittierender Schwindel, zugleich mit intermittierendem Hinken beim Gehen, kommt vereinzelt vor.

Die *multiple Sklerose* soll nach Charcot sehr oft Schwindel erzeugen; eine Angabe, die ich mit Hitzig u. a. nicht bestätigen kann. Allerdings gehen die einzelnen akuten Schübe des Leidens, insbesondere die apoplektiformen Insulte, fast stets mit diffusem Schwindel einher. Eine Proportionalität zwischen dem Nystagmus der Kranken und ihrer Neigung zu Schwindel ist nach meinen Erfahrungen nicht vorhanden. Multiple Sklerosen mit echtem Drehschwindel sind sicher selten und kommen hauptsächlich bei cerebellarer Lokalisation der Herde vor.

Bei der *Tabes* ist Drehschwindel gleichfalls selten, kommt aber bei Mitbeteiligung des N. vestibularis vor; diffuser Schwindel wird bisweilen geklagt; er ist wohl meist die Folge der bewußten statischen und lokomotorischen Unsicherheit.

Bei progressiver *Paralyse* und *Hirnlues* sind Schwindelanfälle häufig und alternieren mit apoplektiformen, migränösen und epileptoiden Anfällen.

Besondere Wichtigkeit haben Schwindelanfälle im Verlauf der *Epilepsie*. Man findet sie häufig im Beginn des Leidens als Prodrome; sie kommen aber auch als Äquivalente, als Aura und als Anfallsfolge in allen Stadien und bei allen Graden der Fallsucht vor; auch kontinuierlicher, tagelang anhaltender Schwindel wird beobachtet. Ausgesprochener Drehschwindel wird vor allem bei Labyrinthkomplikationen beobachtet (Ormerod); er kommt aber auch bei Jacksonscher Epilepsie vor.

Ein regelmäßiges Symptom ist der Schwindel auch bei *Augenmuskellähmungen* mit Doppelsehen. Da die richtige Wahrnehmung der Umgebung durch den normalen Sehakt von Wichtigkeit für die Gleichgewichtserhaltung ist, ist es klar, daß falsche Projektion durch Doppelsehen, vor allem die scheinbare Verschiebung der Standfläche, das Gefühl der Unsicherheit und bei Disponierten direkten Schwindel auslösen können.

Von toxisch bedingten Schwindelzuständen ist vor allem der durch die akute *Alkohol*vergiftung bedingte zu erwähnen, der sowohl als Richtungsschwindel wie als asystematischer auftreten kann. Besonders stark tritt er im Liegen und bei geschlossenen Augen auf („Drehkater" im studentischen Jargon). Die Scheinbewegung des Ichs und der Umgebung bei Berauschten haben in Wilhelm Busch einen klassischen Schilderer gefunden. Auch Salicyl und Chinin, die ja ausgesprochene Einwirkung auf das innere Ohr haben, führen zu Schwindel. Seltener ist das auch bei Nicotin, Blei, Atropin, Morphium, Hanf und anderen Narkoticis und sedativen Mitteln der Fall. Auch auf Digitalispräparaten habe ich bisweilen über Schwindel klagen hören.

Zu den toxischen Formen des Schwindels sind auch die *infektiösen* und *auto-toxischen* zu rechnen, so der Schwindel bei jeder fieberhaften Infektion, besonders in der Inkubationsperiode; am häufigsten wird er wohl im Beginn des Typhus geklagt. Auch bei beginnender Encephalitis habe ich typischen Vestibular-schwindel gesehen; er kommt auch bei wechselnder Über- und Untererregbarkeit des N. vestibularis auf der Höhe der Krankheit vor (GROSS, GRAHE). Auch im Gefolge der Nephritis, des Diabetes, der Leukämie, der Hepatitiden, der Gicht, des M. Basedowii u. a. m. kann vestibulärer Schwindel auftreten.

Neuerdings hat man auch *allergische* Einflüsse als Ursache des paroxysmal auftretenden vestibularen Schwindels angesprochen (F. KOBRAK). Ich habe allerdings solche allergischen „Oktavuskrisen" nie beobachtet und kann auch nicht zugeben, daß vestibuläre Reaktionen im Rahmen allergischer oder anaphylaktischer Zustände eine besondere Rolle spielen. Man müßte bezüglich der allergischen Genese allerdings einmal das relativ seltene Syndrom der vestibulär komplizierten Migräne aufs Korn nehmen.

Auch *hormonale* Wirkungen können zum Schwindel führen. Besonders häufig führt die physiologische oder artefizielle Klimax neben mannigfachen anderen vegetativ nervösen Störungen zu Schwindelanfällen. oft kombiniert mit fliegender Hitze, Schweißen, Herzbeschwerden u. dgl. Auch bei Hyperthyreosen kommen Schwindelanfälle gelegentlich vor, sogar als vorherrschendes Symptom. THORMANN und *ich* haben bei planmäßiger Untersuchung von Basedowkranken auf vestibuläre Störungen diese nicht selten gefunden. Dagegen habe ich bei Hypothyreosen Vestibulärsymptome fast nie beobachtet. Auch bei hypophysären Erkrankungen schienen sie mir sehr selten.

Bei *Anämischen*, sowohl bei der schweren essentiellen und sekundären Anämie als auch der Chlorose, sind es vorzugsweise die lokale Anämie des Gehirns und auch vasomotorische Vorgänge bei abnormer Empfindlichkeit des statischen Zentralorganes, die überaus häufig Schwindel, besonders bei raschem Aufrichten aus horizontaler Lage, erzeugen.

Neurasthenie und *Hysterie* stellen gleichfalls ein großes Kontingent der Fälle von systematischem, aber häufiger asystematischem Schwindel. Er kann sowohl paroxysmal als auch lang dauernd auftreten. Eine eigentümliche, jahrelang anhaltende Form beschrieb OPPENHEIM als Vertigo permanens; ich glaube, daß es sich dabei meist um permanenten Menièreschwindel handelte. Ganz besonders häufig ist Vertigo bei Neurosen nach *Kopftrauma*; in solchen Fällen werden auch häufig objektive Gleichgewichtsstörungen (bei Augenschluß, Balancieren usw.) beobachtet, oft genug auch aggraviert oder simuliert. Nicht ganz selten kann der neurasthenische Schwindel zur *Schwindelphobie* führen.

Ich behandelte einen jungen Mediziner, der einmal beim Praktizieren schwindlig wurde und von nun ab fast regelmäßig beim Praktizieren und auch sonst beim Stehen in der Öffentlichkeit von Schwindel befallen wurde.

Dieser neurasthenische Schwindel, besonders in seiner Phobieform, ist nun ebensowohl als rein funktioneller oder im weitesten Sinne psychogener aufzufassen, wie eine andere, sehr häufige Art, *der Höhenschwindel.* Das mehr oder minder heftige, mit dem Gefühl der Unsicherheit und Schwäche, besonders der Beine, mit Parästhesien und oft unbezwinglicher Angst einhergehende Unlustgefühl beim Blick in einen Abgrund oder überhaupt von größerer Höhe herab ist ein fast physiologisches, in Andeutungen bei der Mehrzahl der Menschen vorhandenes Symptom. Der Höhenschwindel wächst entsprechend der Exponiertheit des Standortes des Individuums und nimmt ab, je mehr der Betreffende das Gefühl hat, durch Sicherheitsvorrichtungen vor dem Abstürzen geschützt zu sein; ein Beweis für seinen *autosuggestiven* Charakter.

Der Deutung Silvagnis, daß man beim Höhenschwindel (z. B. bei Blick von einem hohen Felsgrat ins Tal) „bei der großen Entfernung der Dinge jeden Maßstab für das Gleichgewicht und die automatische Regulierung desselben deshalb verlöre, weil uns die Erziehung der Sinne fehlte" (zit. nach Hitzig), kann ich nicht zustimmen; sie ist schon deshalb falsch, weil Höhenschwindel auch bei nächster Nähe von solchen Vergleichsobjekten (z. B. beim Herabblicken durch die Wendeltreppe eines Turmes) bei Disponierten auftritt und auch Blinde, die wissen, daß sie an einem Abgrund stehen, nicht verschont.

Als echtes autosuggestives, psychogenes Produkt ist der Höhenschwindel auch der teilweisen oder völligen Kompensierung fähig. Das unterscheidet ihn prinzipiell von den besprochenen Formen des organisch bedingten Schwindels (Labyrinth, Kleinhirn), der nach Hitzig der Kompensierung durch die Einwirkung des Großhirns nicht zugängig ist.

Dem Höhenschwindel verwandt sind gewisse grob krankhafte Phobien, die *Agoraphobie*, die Klaustrophobie und verwandte Zustände. Beim „Platzschwindel" tritt übrigens das Moment des eigentlichen Schwindels häufig sehr zurück gegenüber einer durch andersartige Furchtvorstellungen bedingten Hemmung.

Eine nicht unwichtige Stellung nimmt der sog. *Reflexschwindel* ein. Am bekanntesten ist der *Magen- und Darmschwindel* (Trousseau).

Er ist recht häufig. Unter 205 darauf examinierten Magenkranken gaben mir 50, das ist fast 25%, regelmäßige Schwindelzustände an. Mit Riegel u. a. fand ich sie überwiegend bei Superaciden, besonders bei Ulcus ventriculi und duodeni, selten bei Anaciden, nie bei Carcinom; seltener nüchtern, als auf der Höhe der sekretorischen und motorischen Leistung des Magens, oft zusammentreffend mit den übrigen stereotypen Magenbeschwerden (Schmerz usw.). Meist bestand systematischer (horizontaler), seltener asystematischer Schwindel. Meist sind die Anfälle kurz und nicht allzu schwer, bisweilen führen sie aber zum Torkeln und Stürzen. Die meisten meiner Fälle zeigten im Intervall Veränderungen des Vestibularistonus, das ist des calorischen Nystagmus, im Gegensatz zu den von Barany untersuchten „Magenschwindlern". Empfänger der zum Schwindel führenden Reize sind die visceralen Vagusendigungen, die sie zu den Vaguskernen und von hier durch Irradiation oder auch Faserverbindung auf die Vestibulariskerne übertragen. Die Steigerung des Vagustonus, die bei den genannten Magen-Darmaffektionen als konstitutioneller Faktor ja meist vorhanden ist, erhöht ihrerseits die Bereitschaft zum reflektorischen Schwindel durch direkte Begünstigung der Reizbahnung.

Dementsprechend wirken erfahrungsgemäß vagotrope Mittel (Atropin) meist rasch bessernd auf den Magenschwindel.

Auch Darmerkrankungen, z. B. die habituelle Verstopfung, Eingeweidewürmer u. a. können zum Schwindel führen. Leube beobachtete ihn nach Digitaluntersuchung des Anus. Auch vom Hoden und der Harnröhre aus kann Schwindel hervorgerufen werden (Soltmann, Erlenmeyer).

Larynxschwindel wurde zuerst von Charcot als Ictus laryngis, vor allem bei Tabikern, aber auch bei Asthmatikern und anderen Kranken beschrieben. Ob es sich um einen echten Schwindel handelt, ist nach den Charcotschen Fällen, die zum Teil mit Bewußtseinsverlust, epileptoiden Zuckungen u. a. einhergingen, sehr zweifelhaft. Auch der reflektorische Nasen- und Pharynxschwindel wird von autoritativer Seite (Hitzig) angezweifelt, ist aber angesichts der nahen Beziehungen der Organe zur Tuba Eustachii und damit zum Mittelohr recht verständlich.

Der Gerliersche Schwindel (Vertige paralysant) ist eine eigentümliche intermittierende, mit Lähmungserscheinungen und Schwindel einhergehende Affektionen, die von Gerlier am Genfer See ausschließlich bei Kuhhirten, die in Ställen schlafen, beobachtet wurde. Die Krankheit verläuft in Anfällen, in denen Nebel- und Doppelsehen, Ptosis, Schwindel und Taumeln, selbst Hinstürzen, weiter flüchtige Lähmung der Hals- und Kaumuskeln, der Hände, Zittern und Schwanken der Beine auftreten; dabei bestehen Schmerzen vor allem in der Nackengegend. Die Anfälle sollen vor allem durch Anstrengungen der Augen ausgelöst werden. Auch in den Intervallen bestehen leichte Paresen weiter.

Die Krankheit kann monatelang dauern, soll aber stets eine quoad vitam gute Prognose geben. Die Behandlung soll in Ortswechsel und tonisierenden Mitteln bestehen; Brom soll (auffallenderweise) verschlimmernd wirken. Merkwürdigerweise werden außer dem Menschen nur Katzen befallen.

Die Ätiologie sehen GERLIER u. a. in einer *Infektion* durch schädliche Agentien der Ställe (wahrscheinlich bakterieller Art). Der von dem Japaner MIURA beschriebene Kubisagara-Schwindel wird von OPPENHEIM mit der GERLIERschen Krankheit identifiziert.

Die *Prognose* des Schwindels hängt von dem jeweiligen Grundleiden ab. Man kann vielleicht verallgemeinernd sagen, daß sie in allen organisch bedingten Fällen, zumal im höheren Lebensalter zweifelhaft ist; das gilt vor allem von dem Pseudo-Menière der Arteriosklerotiker.

Die *Therapie* richtet sich ebenfalls ganz nach dem Grundleiden und ist in den Kapiteln der organischen Hirnerkrankungen, der Stoffwechselleiden, der endokrinen Krankheiten, der Magenleiden, der Intoxikationen usw. nachzulesen. Bezüglich der Behandlung der MENIÈREschen Symptome drängt es mich — angesichts der ablehnenden Haltung mancher Otiater und auch FRANKL-HOCHWARTS — nachdrücklich die alte MENIÈRE-CHARCOTsche *Chinin*behandlung zu empfehlen (0,25—0,3, 3mal täglich; oder bei Empfindlichen einschleichende Dosen: von 0,1 in Pillen 3—8mal täglich 14 Tage lang, dann Pause und Wiederholung allmähliche Reduzierung der Dosis). Ich habe nur selten Menièrefälle gesehen, die durch konsequente Chininbehandlung nicht geheilt oder sehr gebessert worden wären. Meine eigene Erfahrung über die anderen empfohlenen Mittel (Brom, Jod, Pilocarpin, Arsen, hydrotherapeutische Maßnahmen, Blutentziehungen, sogar Lumbalpunktionen) ist deshalb gering. Diuretin und die Nitrite wären bei arteriosklerotischem Schwindel zu versuchen. Die HITZIGsche Vorschrift lautet: 0,03 Pulv. folior. Digitalis und 0,3 Kal. jodat. 3mal pro die längere Zeit fortgegeben. Allerdings rate ich auch bei arteriosklerotischem Schwindel sehr zum symptomatischen Gebrauch des Chinins. Bei klimakterischem Schwindel habe ich von Progynon oder Unden und bei Thyreotoxikosen mit vestibulären Störungen von der Röntgentherapie der Struma gute Erfolge gesehen. Neuerdings wird das Monotrean gerühmt (2—3mal eine Tablette mehrere Wochen lang); das Mittel ist eine Kombination von Papaverin 0,04 und Chinin. muriat. 0,1.

Literatur.

1. Kopfschmerz.

Literatur bis 1898 bei BERNHARDT: NOTHNAGELs Handbuch der Erkrankungen der peripheren Nerven, Bd. XI/2, S. 407f. — Bis 1930 bei F. HARTMANN u. E. HOFMANN: Neue deutsche Klinik, Bd. 5, Lief. 25. — AUERBACH: Der Kopfschmerz. Berlin 1912. — BAUER, J.: Der sog. Rheumatismus, Bd. 7 aus der Med. Praxis. Dresden: Theodor Steinkopff 1929. — Monographien (neuere): MARBURG, O.: Kopfschmerz und seine Behandlung, 2. Aufl. Wien: Ferles 1926. — POLLAK, E.: Kopfschmerz und Behandlung. Leipzig u. Wien 1929. — BING, R.: Med. Klin. **1912** I, 31.

A. Zusammenfassende Arbeiten.

CURSCHMANN, HANS: Rheumaproblem. Leipzig: Georg Thieme 1929.
EDINGER, L.: Deutsche Klinik. Berlin u. Wien 1901.
GOLDSCHEIDER: Das Schmerzproblem. Berlin: Julius Springer 1927.
LANGE, MAX: Die Muskelhärten (Myogelosen). Lehmanns Medizinische Lehrbücher. München 1931. (Dort gesamte Literatur des myogenen Kopfschmerzes.)
MÜLLER, A.: Der muskuläre Kopfschmerz. Leipzig: F. C. W. Vogel 1911.
SCHMIDT, A.: Muskelrheumatismus. Monogr. 1916.
WINDSCHEID: Kopfschmerz, 2. Aufl. Halle 1909.

B. Einzelarbeiten.

Brommer: Lancet **1901** II, 1577.
Curschmann, Hans: Muskelrheumatismus. Veröff. dtsch. Ges. Rheumabekämpfg **1928**, H. 3.
Géronne: Veröff. dtsch. Ges. Rheumabekämpfg **1930**, H. 5. — Greenwood: Boston med.-chir. J. **1897**, Nr 26.
Hajek: Wien. med. Presse **1899**, Nr 11. — Hartmann: Dtsch. med. Wschr. **1906** I. — Hartmann, F.: (1) Wien. klin. Wschr. **1927** I. — (2) Wien. klin. Wschr. **1928** I. — Hirsch, G.: Dtsch. med. Wschr. **1902** II. — Hinshelwood: Glasgow med. J. **54**, 335. — Holst: Arch. f. Hyg. **51**, 256.
Müller, A.: Dtsch. Z. Nervenheilk. **40** (1910).
Peritz: Neuralgie. Myoalgie. Berl. klin. Wschr. **1907** II. — Peters, A.: Zbl. Augenheilk. **1916**.
Risley: Philad. med. J., 23. Sept. **1899**. — Rosenbach, O.: Migräne und myogener Kopfschmerz. Dtsch. med. Wschr. **1886**, 12 u. 13. — Rot: Wien. med. Presse **1901**, Nr. 7.
Schade: (1) Z. exper. Med. **7**, 275. — (2) Münch. med. Wschr. **1920** I, 441. — (3) Münch. med. Wschr. **1921** I, 95.
Veckenstedt: Kopfschmerz und Nasenleiden. Würzburg. Abh. **1908**, H. 8.
Wilder: J. amer. med. Assoc. **1899**, 1219. — Wilkin: Post graduate **15**, H. 10.

2. Migräne.

Literatur bis 1894 bei Möbius: Die Migräne. Nothnagels Handbuch der Erkrankungen der peripheren Nerven, Bd. XII, Teil III, Abt. 1. — Flatau, E.: Migräne. Berlin 1912. (Hier Literatur bis 1912.) — Hartmann, F. u. E. Hofmann (s. o.). Literatur bis 1930. — Berg, W.: Z. klin. Med. **198**, H. 4 (1928). — Charcot: Leçons de mardi. Übers. von Freud.

A. Zusammenfassende Arbeiten.

Aswaduro: Inaug.-Diss. Berlin 1911.
Curschmann, Hans: Kopfschmerz und Migräne. Erg. Med. **16** (1931).
Edinger: Deutsche Klinik. Berlin u. Wien 1901.
Hauber: Inaug.-Diss. Berlin 1909.
Kämmerer: Allergische Diathesen usw. München: J. F. Lehmann 1926.
Oppenheim, H.: Lehrbuch der Nervenheilkunde, 7. Aufl., S. 1860f. Berlin 1923.
Rivière: Thèse de Bordeaux **1911**.
Schultze, Fr.: Erg. inn. Med. **21** (1923). (Vgl. dort neuere Literatur.) — Storm van Leeuwen: Allergische Erkrankungen. Berlin: Julius Springer 1925.

B. Einzelarbeiten.

Aikin: J. amer. med. Assoc. **39**, 485.
Boenheim, F.: Neur. Zbl. **1917**, Nr 6. — Brasch u. Levinsohn: Berl. klin. Wschr. **1898**, 52. — Buch: Petersburg. med. Wschr. **1901** I.
Curschmann, Hans: (1) Dtsch. Z. Nervenheilk. **54** (1915). — (2) Münch. med. Wschr. **1922** II. — (3) Acetonisches Erbrechen. Arch. Verdgskrkh. **47** (1930). — (4) Allergische Migräne. Nervenarzt **1931**, H. 2.
Eidelberg: Wien. med. Wschr. **1933** II.
Féré: (1) Rev. Méd. **1897**, No 12. — (2) Rev. Méd. **23** (1903). — Fraser: Allg. Wien. med. Z. **1898**, Nr 35.
Gänsslen: Med. Klin. **1922** II, 1232.
Hadlich: Dtsch. Z. Nervenheilk. **75**, H. 1—3. — Handford, H.: Edinburgh med. J., Dez. **1898**, 244. — Hanhart: Verh. dtsch. Ges. inn. Med. **1934**. — Harris, W.: Lancet **1907** I, 270. — Hellwig, Al.: Arch. klin. Chir. **128** (1924).
Jolly: Berl. klin. Wschr. **1902** II, 973.
Köster: Münch. med. Wschr. **1906** I.
Lichty: (1) Philad. med. J., 17. Juni **1900**. — (2) Kansas City Med. Index. Lancet, April **1900**.
Mantoux: Wien. med. Presse **1907**, Nr 14, 550. — Mendel, E.: (1) Dtsch. Med.ztg **1353 1908**. — (2) Dtsch. Med.ztg **18**, Nr 52. — (3) Dtsch. med. Wschr. **1906** I. — Mitchell: J. nerv. Dis. **1897**, Nr 10.
Pässler, M.: Münch. med. Wschr. **1902** I. — Plavek: Dtsch. Z. Nervenheilk. **32**, H. 2/3 (1907).
Rachford: Amer. J. med. Sci. **115**, 436 (1898). — Rossolimo: Neur. Zbl. **1902**, Nr 216. — Seiffer: Berl. klin. Wschr. **1900** II. — Shionoya: Dtsch. Z. Nervenheilk. **42** (1911). — Steckel, W.: Wien. klin. Wschr. **1900** II.

3. Schwindel.

Annähernd vollständige Literatur bis 1898 bei HITZIG: Der Schwindel. NOTHNAGELS Handbuch der Erkrankungen der peripheren Nerven, Bd. XII, Teil 2, Abt. 2.

A. Zusammenfassende Arbeiten.

FÖLLMER, J.: MENIÈRESche Krankheit. Diss. Rostock 1932. — FRANKL-HOCHWART, V.: Der MENIÈRESche Symptomenkomplex. NOTHNAGELS Handbuch der Erkrankungen der peripheren Nerven, 2. Aufl., Bd. 11, 2. 1906.

KRAFFT-EBBING, V.: Nervosität. NOTHNAGELS Handbuch der Erkrankungen der peripheren Nerven, Bd. II, 2. Hälfte.

OPPENHEIMS Lehrbuch der Nervenkrankheiten, 7. Aufl., S. 1876f. 1923.

RIEGEL: Magenkrankheiten. NOTHNAGELS Handbuch der Erkrankungen der peripheren Nerven, Bd. XVI, 2. Hälfte.

B. Einzelarbeiten.

CURSCHMANN, HANS: (1) Magenschwindel. Dtsch. Arch. klin. Med. 123 (1917). — (2) Chininbehandlung. Ther. Mh. 1919, H. 1. — (3) Klin. Wschr. 1928 I.

GOWERS: Brit. med. J. 1906. — GRAHE: Münch. med. Wschr. 1920 I. — GROSS: Wien. klin. Wschr. 1920 I.

KOBRAK: Klin. Wschr. 1928 I.

LAMPÉ: Münch. med. Wschr. 1930.

OPPENHEIM: Neur. Zbl. 1911, Nr 6.

WITTMAACK: Pflügers Arch. 95 u. a. O.

Vasomotorische und trophische Erkrankungen.

Von

Hans Curschmann-Seestadt Rostock.

Mit 6 Abbildungen.

A. Vasomotorische Neurosen.

Es ist üblich, wenn auch nicht konsequent, in Lehr- und Handbüchern die Neurosen des peripheren Kreislaufes von denen des Herzens zu trennen. Die nervösen Störungen der Herztätigkeit werden im Rahmen der Herzerkrankungen dargestellt, die Gefäßneurosen dagegen im neurologischen Abschnitt als Anhang der Neurosen. Dieser Modus sei auch an dieser Stelle noch beibehalten; zumal er demjenigen von R. Cassirer, dem erfahrensten Monographen der vasomotorischen und trophischen Neurosen entspricht.

M. Ratschow faßt neuerdings die abzuhandelnden Symptombilder unter dem Sammelbegriff der *peripheren Durchblutungsstörungen zusammen* und unterscheidet etwas schematisch zwischen Angioneuropathien (den vasomotorischen und trophischen Neurosen Cassirers) und Angioorganopathien (intermittierendes Hinken, Buergersche Krankheit). Es sei bereits hier auf Ratschows eingehende Darstellung der Untersuchungsmethoden bei den peripheren Durchblutungsstörungen hingewiesen, insbesondere die Änderungen der Pulse, der Hautfarbe und der Sensibilität bei Lagewechsel, auf die von Ratschow nachgeprüften und erweiterten Methoden von Lewis (reaktive Hyperämie und Gefäßreaktionen nach Anästhesierung von Nervenstämmen und auf begrenzte Temperaturreize hin) und die eingehenden, insbesondere thermoelektrischen Untersuchungen der Haut unter verschiedenen Durchblutungs- und Innervationsverhältnissen. Platzmangel verbietet es, diese wissenschaftlich bedeutsamen, für den Arzt aber noch nicht anwendbaren Methoden hier eingehend darzustellen und zu diskutieren.

Die gutartigen vasomotorisch-neurotischen Zustände sind recht vielgestaltig. Es ist nicht angängig, sie einer Unterform, etwa der Akroparästhesie, einzuordnen. Die Vielfaltigkeit dieser Störungen kommt am besten zum Ausdruck in der Aufstellung des Bildes der ,,vasomotorischen Ataxie'' (Sohlis-Cohen, H. Herz), der ,,Koordinationsstörungen des Kreislaufs'' (v. d. Velden) und in der Darstellung der ,,vasomotorischen Diathese'', die H. Oppenheim zusammen mit derjenigen der Angstzustände gegeben hat.

Oft werden vasoneurotische Störungen Ausdruck irgendeiner der vielförmigen vegetativen Neurosen sein, wie sie *vegetativ Labile* oder Stigmatisierte (G. v. Bergmann) produzieren. Und vegetativ abnorme Reaktivität ist erfahrungsgemäß ungemein häufig mit einer solchen der psychischen Funktionen verknüpft; beide Reaktionsänderungen beeinflussen sich gegenseitig intensiv. Daher die Häufigkeit der vasoneurotischen und anderen vegetativen Störungen bei allen Formen von Psychoneurose und Psychopathie, während psychisch, bzw. charakterlich ganz ,,Normale'' unter diesen Stigmatisierten sicher relativ selten sind.

Wenn nun auch zweifellos bei manchen Patienten der Wechsel der vasoconstrictorischen und dilatatorischen Symptome, häufig mit anderen vegetativen Anomalien gemischt, kaum seltener ist, als die einfache vasoconstrictorische Akroparästhesie, so mag die letztere aus traditionellen Gründen den ersten Platz behalten.

Die **vasoconstrictorische Neurose der Extremitäten (Akroparästhesie** FR. SCHULTZE) ist nur ein Symptom, nicht eine Krankheit. Oft verschwindet sie ganz unter der Symptomenfülle einer psychischen und vegetativen Neurose, die sie so häufig begleitet.

Begriff. Die vasoconstrictorische Akroparästhesie äußert sich in anfallsweise auftretenden Parästhesien, vor allem der Extremitätenenden (der Hände mehr als der Füße), als deren Ursache — auch wenn dies äußerlich nicht immer deutlich wird — Gefäßkrämpfe dieser Teile aufzufassen sind, die oft zur örtlichen Blutleere, meist mit Cyanose gemischt, führen.

FR. SCHULTZE, v. FRANKL-HOCHWART und CASSIRER haben jene Form, bei der die sensiblen Erscheinungen allein oder überwiegend auftraten, für die häufigere gehalten und von der mit Synkope und Asphyxie verlaufenden NOTHNAGELschen Form ziemlich streng getrennt. Ich bin mit P. MOEBIUS der Meinung, daß eine derartige Trennung kaum durchführbar ist, daß vielmehr zwischen beiden Formen nur graduelle Unterschiede bestehen.

Symptomatologie. Das Leiden ist häufig; Frauen und Mädchen überwiegen bei weitem. CASSIRER fand unter 90 eigenen Fällen nur 10 Männer. Das erwachsene Alter stellt das Hauptkontingent der Fälle. Jedoch bleiben Kindes- und Greisenalter nicht verschont: Mein jüngster Fall betraf ein 10jähriges Mädchen, der älteste eine 73jährige Frau. STOELTZNER beschreibt sogar das Auftreten des Leidens bei einem zweijährigen Kind. Ich glaube, daß das Leiden im ersten Jahrzehnt der Geschlechtsreife relativ am häufigsten ist und zur Zeit der Klimax wieder eine zweite Elevation erlebt. Auch CASSIRER betont den Zusammenhang des Leidens mit dem weiblichen Sexualleben. Bei Männern überwiegt das jugendlich erwachsene Alter noch stärker; die Fälle jenseits des fünften Jahrzehnts erwecken meist den Verdacht der organisch bedingten arteriosklerotischen Störung. Die *Heredität* spielt bisweilen eine disponierende Rolle. Sowohl spezielle „vasoconstrictorische" Familien habe ich gesehen, als allgemein vegetativ veranlagte. DIEHL hat eine Familie beschrieben, in der Urticaria, Erythrophobie, Herpes zoster, nervöse Ödeme und Angiospasmen mehrere Generationen befallen hatten. Gewisse Berufe disponieren zum Erwerben der Neurose, vor allem solche, die Arbeiten im kalten Wasser verlangen (Wäscherinnen und Dienstmägde). Weiter spielen, wie bei allen Formen der vasomotorischen Diathese, psychische Traumen und sexuelle Momente eine starke Rolle. Auch körperliche Unfälle können, wenn auch selten, die Ursache des Leidens bilden. Bei den groben Kriegsneurosen haben vasoconstrictorischneurotische Symptome nur eine geringe Rolle gespielt. In der großen Mehrzahl der Fälle bestehen psychisch-nervöse Symptome neben denjenigen einer allgemeinen „vegetativen Neurose".

Das Leiden äußert sich meist in Anfällen, die nachts oder gegen Morgen, bei manchen Personen nur nach Kältereizen oder (selten) auf psychische Insulte hin, auftreten. Die Patienten empfinden ziehende Schmerzen, prickelnde Empfindungen in den Händen, besonders den Fingern. Bisweilen ziehen die Schmerzen in den Unterarm und noch höher hinauf. Zu gleicher Zeit können ähnliche Empfindungen in den Füßen und Unterschenkeln einsetzen. Dabei besteht das Gefühl von Gedunsenheit und Schwere in den Extremitätenenden, die Beweglichkeit ist vermindert, vom leichten „Klammwerden" bis zu tetanoider Steifheit, das Gefühl gestört. In manchen Fällen sind die Anfälle nicht streng symmetrisch, bevorzugen eine Extremität, z. B. eine Hand (man sei aber bei dauernd einseitiger Lokalisation vorsichtig mit der Diagnose der Neurose, oft verbirgt sich eine grob organische Affektion darunter!); nicht selten sind nur einige Finger oder ein Finger befallen. Die Daumen bleiben meist verschont. In seltenen Fällen werden auch Nase, Ohrmuschel und Wangen betroffen.

Es gibt Fälle, in denen die Kranken uns nur die obigen Symptome schildern. Diese Fälle würden dem Schultzeschen Typus entsprechen. Weit häufiger habe ich aber Fälle beobachtet, die im Sinne der Nothnagelschen Schilderung eine mehr oder weniger ausgesprochene *lokale Synkope* im Anfall schilderten: Hände und Füße wurden symmetrisch eiskalt, gefühllos, weiß, von leichter bläulicher Blässe vor allem der Nägel und Fingerbeere bis zu ausgesprochenen „Leichenfingern", wiederum unter merkwürdig konsequenter Verschonung der Daumen. An den unteren Extremitäten nimmt die örtliche Blutleere oft noch größeren Umfang an: „Eiskälte bis zum Knie" verbunden mit völliger Taubheit ist die stereotype Schilderung solcher Kranker. Mit der Synkope sind noch mehr oder weniger heftige Schmerzen verbunden; hohe Grade erreichen sie aber meist nicht. Die Sensibilität ist im Anfall für alle Gefühlsqualitäten (besonders natürlich für Kälte) in den blutleeren Partien und darüber hinaus stark vermindert; die Grenzen der Sensibilitätsdefekte sind unscharf, entsprechen dem Typus der ischämischen Hypästhesie nach Schlesinger. Déjèrine und Egger u. a. haben allerdings Fälle beschrieben, in denen die Grenzen der Gefühlsstörung rein radikulär erschienen und haben daraus auf eine primäre Irritation der hinteren Wurzeln geschlossen.

Neben dieser Schultzeschen und Nothnagelschen Form hat O. Rosenbach noch eine Form abgegrenzt, für die primäre Parästhesien mit sekundären vasomotorischen, bisweilen auch trophischen Veränderungen besonders der Finger und ihrer Gelenke charakteristisch sein soll.

Die Dauer der typischen Anfälle wechselt zwischen Minuten und halben Stunden; in selteneren Fällen dauern sie viele Stunden lang; oft wird es sich in solch schweren Fällen allerdings um Übergangsfälle zur chronischen Form des *Morbus Raynaud* handeln.

Die Anfälle repetieren gewöhnlich nachts und morgens oder auf bestimmte Gelegenheitsursachen hin (Kälte, Schreck); am häufigsten im kalten Bade oder bei starker Abkühlung der ungeschützten Hand im Freien. Viel seltener sind die Fälle, in denen sich die Attacken ohne Anlaß und ohne bestimmte Intervalle tagelang häufen; ich habe das am ausgeprägtesten in Fällen von akut auftretender (und endender) vasoconstrictorischer Neurose in der Rekonvaleszenz Infektionskranker gesehen.

Mit dem Abklingen des Anfalls kommt es meist zu reaktiver Röte, Schwellung und subjektiver und objektiver Hitze, sowie oft zur Hyperhidrosis der betroffenen Teile; diese Symptome können hohe Grade erreichen und sind stets von allerlei sensiblen Beschwerden begleitet. Nicht selten tritt schon im Anfall eine Vasodilatation des Gesichts ein.

Körperliche und nervöse Begleiterscheinungen pflegen in den leichteren Fällen zu fehlen, wenn nicht der Anfall Begleiterscheinung eines Schwindeloder Migräneanfalls, eines hysterischen oder tetanischen Anfalls ist. In unkomplizierten Fällen sind also die Beschwerden rein lokal beschränkt. Kardiale Symptome oder eine nennenswerte Beeinflussung des Blutdrucks bleiben aus, ebenso Veränderungen der Se- und Exkretion. Trophische Veränderungen an den betroffenen Fingern oder Zehen treten nicht ein.

Der vasoconstrictorische Anfall kann nun aber noch weitere Gefäßgebiete befallen. Den Typus einer solchen generalisierten vasoconstrictorischen Neurose stellen die Fälle von **Angina pectoris vasomotoria** (Nothnagel) dar. Die Kranken

— ebenfalls meist Frauen und Mädchen — werden plötzlich, oft nachts und morgens, nach Kälteeinwirkungen, nach psychischen oder sexuellen Traumen vom Anfall befallen. Hände und Füße „sterben ab", werden eiskalt und gefühllos; objektive Asphyxie und Synkope ist in solchen Fällen fast stets vorhanden. Zu gleicher Zeit kommt es zu einem schmerzhaften, drückenden, mit Todesangst verbundenen Gefühl in der Herzgegend. Vielfach besteht heftiges Herzklopfen. Der subjektive und objektive Zustand rechtfertigt den Vergleich mit der Angina pectoris vera. Die Radialis fühlt sich eng an, der Puls etwas gespannter als normal; die Blutdruckerhöhung im Anfall pflegt allerdings bei Nichtarteriosklerotikern 20—25 mm Hg nicht zu überschreiten. Meist ist der Puls etwas beschleunigt, bisweilen aber auch deutlich verlangsamt.

Neben den anginösen Beschwerden habe ich in einem Teil meiner Fälle typische *Hemikranie* mit Flimmerskotom, Nausea und Erbrechen gesehen. Weiter können streng halbseitige Amblyopie und halbseitige Ohrgeräusche mit Hörstörung und vestibulärem Schwindel auftreten. In amblyopischen Fällen wurde von einigen Autoren einseitiger Krampf der Arteria retinae ophthalmoskopisch festgestellt.

Auch Symptome allgemeiner Hirnanämie (Schwarzwerden vor den Augen, Ohnmacht) wurden im Anfall beobachtet Auch können krisenartige Schmerzen im Epigastrium und Polyurie von sehr diluiertem Harn „urina spastica" dazutreten. Im Anfall trifft man bisweilen ausgesprochene Gefäßerweiterung des Gesichts.

Ätiologisch kommen neben psychischen und Kälteschäden auch sexuelle Mißbräuche und Perversionen in Betracht; vor allem, wenn sie mit Befriedigungsmängeln einhergehen. Auffallend häufig findet sich lange fortgesetzter Coitus interruptus in der Vorgeschichte dieser Frauen.

Von *differentialdiagnostischer* Bedeutung ist die von mir beschriebene *Angina pectoris vasomotoria bei Coronarsklerose,* die bei Leuten mit nachweisbarer Atherosklerose des Herzens und der Gefäße vorkommt. Die Anfälle sind oft von großer Heftigkeit und hinterlassen langdauernde, bisweilen bleibende Akrocyanose und -blässe. Der systolische Blutdruck im Anfall ist in diesen Fällen stets erheblich (auf 200 mm und mehr) erhöht. Einseitige Hirn- und Extremitätengefäßkrämpfe bei Aortitis und Aneurysmen der Aorta sind von v. SCHRÖTTER, H. HERZ, mir u. a. geschildert worden.

Den geschilderten Formen der peripheren oder allgemeinen vasoconstrictorischen Neurose steht nun eine Gruppe von Fällen gegenüber, deren periphere Gefäßsymptome sie als **vasodilatorische Neurose** zu bezeichnen berechtigt. Sie ist die *typische Kreislaufneurose der Jugendlichen,* der *Jünglinge* mehr als der Mädchen. Subjektiv überwiegen bei ihnen allerdings die Herzsymptome. Denn fast stets findet sich bei ihnen das „Cor juvenum", ein normal großes, aber abnorm anschlagendes Herz mit hebendem Spitzenstoß, mit reinen, stark paukenden Tönen, Neigung zur Tachykardie und nervöser, besonders respiratorischer Arrhythmie. Meist zeigen solche Patienten sehr ausgebildetes Erregungs- oder Schamerythem, häufiges, oft auch langdauerndes Erröten des Gesichts, oft ausgebildete Erythrophobie, starke positive Dermatographie, Injektion der Conjunctiva, recht häufig auch Urticaria factitia. Kurz, es entsteht das klinische Bild der „Sympathicotonie" nicht selten des „Basedowoids". Ätiologisch kommen auch hier sexuelle Einflüsse, in erster Linie Masturbation, bisweilen auch psychische Potenzstörungen in Betracht. Ich kenne Fälle, in denen mit Heilung der Masturbation der ganze Symptomenkomplex sofort beseitigt wurde.

Eine ähnliche Fülle vasodilatatorischer Symptome weist neben dem Jünglingsalter nur noch das Klimakterium auf, und zwar in Gestalt der bekannten „fliegenden Hitze" des Gesichts; nur daß hier doch der Wechsel mit angiospastischen Erscheinungen, Ödem, anginösen Herzbeschwerden, Schweißen u. dgl. größer zu sein pflegt. Dagegen kann beim Morbus Basedowii die ganze Fülle der eben

geschilderten dilatatorischen Symptome auftreten; die Differentialdiagnose des
Basedow und der Herzgefäßneurose der Adoleszenten (bisweilen auch der
Klimakterischen) ist demgemäß besonders bei inkompletten Formen des ersteren
Leidens oft schwierig, und nur durch Prüfung des Grundumsatz sicher zu ent-
scheiden, der bei „gewöhnlichen" Vasoneurosen nicht verändert zu sein pflegt.

Weit weniger gleichförmig als die eben geschilderten Formen, in denen
entweder die angiospastischen oder angioparalytischen Symptome das Bild
beherrschten, ist das Symptomenbild der als **vasomotorische Ataxie** geschilderten
Fälle (Sohlis-Cohen, H. Herz), die wir wohl mit der „*vegetativen Neurose*"
(M. Rosenfeld u. a.) identifizieren dürfen. Die scheinbare Regellosigkeit im
Wechsel von spastischen und paralytischen und anderen vegetativ-nervösen
Symptomen ist hier die Regel. Einige Fälle der Herzschen und meiner Kasuistik
mögen die Affektion kennzeichnen:

H. Herz (Fall 4). Zuerst fieberlose Schüttelfröste, augenscheinlich allgemeiner Angiospasmus der Haut; Heilung durch Brom; später heftige Attacken von vasoparalytischem
Kopfschmerz. In einem anderen Fall bestanden Menorrhagien mit Neigung zu Wallungen
nach dem Kopf, „Leichenfinger", dabei „Magenkrämpfe", paroxysmal in bestimmten
Intervallen auftretende Hautblutungen und ebenfalls paroxysmale profuse Diarrhöen sicher
nervöser Natur. Besonders wichtig scheint mir die Beobachtung von H. Herz (Fall 10):
Klopfender vasoparalytischer Kopfschmerz, *Hyperämie* der Papillen und Nasenschleimhaut
bei Anämie und Kälte der Gesichtshaut; genau das Umgekehrte, Anämie der Papille, Verengerung der Netzhautarterien, Ohnmachtsgefühl bei enormer Hyperämie des Gesichts
habe ich beobachtet; beide Beobachtungen sind klinische Bestätigungen der Experimental-
befunde Otfr. Müllers von dem Antagonismus der Vasomotoren des Schädelinnern zu
denen seiner Bedeckungen.

Bisweilen sollen die hyperämischen Zustände des Gehirns auch mit Meningismus, bisweilen mit Labyrinthsymptomen einhergehen. Bemerkenswert ist auch die paroxysmale
Anschwellung der Schilddrüse zusammen mit Tachykardie, mit überwiegend vasodilatatorischen, aber auch angiospastischen Phänomen der Haut und allerlei psychischen
Symptomen. Ich habe intermittierenden Exophthalmus mit Tremor und Tachykardie
zusammen mit Bronchialasthma, einmal mit Ab- und Anschwellen von symmetrischen
Lipomen beobachtet. Sehr merkwürdig und nicht ganz überzeugend sind die Schilderungen
von Herz über die nervösen Plethora abdominalis, die angioparalytischen Leberkrisen
und die paroxysmale Dilatation der Aorta, die mit Hämorrhoidalblutungen, Menstruationsanomalien u. a. m. auftraten.

Bei einer 50jährigen Dame meiner Beobachtung traten menstruelle Migränen, Colica
mucosa und Hämorrhoidalblutungen, zyklotyme Depressionen, Angina pectoris et abdominalis vasomotoria (die seit der Klimax die Migräne substituiert) mit „Leichenfingern"
auf; nach jedem Anfall Nekrose einiger Fingernägel. Auch die Vereinigung und Abwechslung
von angioneurotischem Ödem mit mannigfachen, sowohl dilatatorischen, wie constrictorischen Attacken, mit Akrocyanose, periodischen Hautblutungen, permanenter Pigmentation u. a. m. ist beobachtet worden (Sohlis-Cohen).

Diese Fälle von vasomotorischer bzw. vegetativer Ataxie sind also sehr
mannigfaltig und zum Teil schwer deutbar; zumal die ältere Kasuistik (Sohlis-
Cohen, H. Herz u. a.) bezüglich des Stoffwechsels, endokriner Symptome und
allergischer Faktoren nicht untersucht worden war, also an nosologischem Wert
dadurch verliert.

In *ätiologischer* Beziehung steht bei der vasomotorischen Ataxie die allgemein
nervöse und vasoneurotische Konstitution durchaus im Vordergrund. Fast alle
diese Leute sind ausgesprochene Neuropathen; die Juden stellen augenscheinlich ein großes Kontingent. Frauen werden häufiger befallen als Männer, aber
nicht in dem Maße wie bei den einfachen vasoconstrictorischen Neurosen. Die
mit vasoparalytischem Kopfschmerz einhergehenden Formen finden sich sogar
überwiegend bei Männern. Ätiologisch bedeutsam sind alle Momente, die an
sich schon unter physiologischen Bedingungen, vasomotorische und sekretorische
Vorgänge veranlassen, Abkühlung, Überhitzung, starke Mahlzeiten, vor allem
aber auch Affekte Angst, Scham, Zorn usw. Von besonderer Bedeutung sind die
typischen chronischen Angstzustände, die *Phobien* in ihrer ganzen Mannigfaltig-

keit, deren Objekt ja oft Vorgänge vasomotorischer, sekretorischer und exkretorischer Art sind (Erythrophobie, Angst vor dem Schweiß, nervöser Stuhl- und Urinzwang usw.); H. OPPENHEIM hat eine Übersicht über Fälle von Angst mit vasomotorischer Diathese gegeben. Von großer Bedeutung sind schließlich, wie bereits erwähnt, *geschlechtliche* Dinge. Körperliche Traumen können ebenfalls — aber viel seltener — zur vasomotorischen Diathese führen; charakteristischerweise habe ich das meist bei Traumatikern der besseren Stände, speziell nach hochgradigem Schreck (Eisenbahnunfällen z. B.) gesehen. Unter den Kriegsneurotikern zeigten dementsprechend auch die Offiziere neben neurasthenischen Symptomen häufiger diejenigen der vasomotorischen Ataxie. Gewisse Autointoxikationen und Vergiftungen (Gicht, rheumatische Diathese, Nicotin, Alkohol, Blei, Nitrite) können auch bisweilen zur vasomotorischen Ataxie führen. Endlich sei erwähnt, daß allergische Faktoren neben Bronchialasthma und Migräne auch flüchtige vasomotorische Störungen erzeugen können. Unter den schweren Fällen der Kasuistik von H. HERZ hat man bei manchen den Verdacht allergischer Genese.

Anatomie und Pathogenese vasoneurotischer Störungen sind durch die Capillarmikroskopie am Lebenden (OTFR. MÜLLER und Schule) gefördert worden. Am gesamten peripheren Gefäßabschnitt fand PARRISIUS unregelmäßig geformte, teils spastische, teils atonische Capillaren mit atypischen Strömungs- und Druckverhältnissen. Die Cutis marmorata, ein so häufiges Symptom der Vasoneurotiker, zeigte eine fleckige Anordnung verstärkt spastischer und atonischer Capillaren. LUDW. FISCHER, auch Schüler OTFR. MÜLLERs, hat die gesamten Schleimhäute bei solchen Patienten capillarmikroskopiert und besonders ausgesprochene Veränderungen der Lippencapillaren konstatiert, die bei schwereren Vasoneurosen in 90% solche Atypien zeigten; jedenfalls häufiger als an der Oberhaut und auch am Fingernagelfalz. Auch OTFR. MÜLLER sieht in diesen als primär zu deutenden Capillarveränderungen konstitutionell begründete Zustände; „geprägte Form, die lebend sich entwickelt"; und zwar je nach Alter, Beruf und sonstigen exogenen Einflüssen. „Die vasoneurotische Diathese ist zu einem guten Teil endokrin bedingt, Hypophyse, Ovar und Testis spielen bei ihr eine prominente Rolle." Aber auch Schilddrüse, Epithelkörper und Nebennieren mögen — im Falle funktioneller Störungen — mitwirken. Man denke an die vasodilatatorischen Zustände der Thyreosen, die Gefäßkrämpfe bei Tetanie und die vasomotorischen Störungen des M. Addison. Oft, ja meist werden aber bei „gewöhnlichen" Vasoneurosen, besonders Jugendlicher grobe, eindeutige mono- oder pluriglanduläre Störungen nicht nachweisbar sein. In solchen Fällen liegt es nahe, mit M. ROSENFELD an primäre Störungen im sympathisch-parasympathischen Nervensystem zu denken, die bei der von L. FISCHER nachgewiesenen Ubiquität capillarer Veränderungen wohl eher zentral (Zwischenhirn?) als peripher anzunehmen wären; im Gegensatz zu früheren Vorstellungen CASSIRERs, der die Störung für die SCHULTZEsche Form der Akroparästhesie in den peripheren sensiblen Hautnerven, für die NOTHNAGELsche in den peripheren gefäßverengernden Nerven erblickte. Übrigens vertrat auch CASSIRER die Ansicht, daß die endokrinen und vegetativen Störungen zum mindesten als koordinierte Produkte oder Produzenten der „vegetativen Instabilität" aufzufassen seien. Auf die bestimmte Formel der Vago- oder Sympathicotonie lassen sich nach CASSIRERs und *meinen* Untersuchungen diese Fälle nicht bringen; gemischte Reaktivität (Heterotonie) war auch bei ihnen häufiger als einheitliche Hypertonie von Vagus oder Sympathicus. Selbst bei den — dem M. Basedow so ähnlichen — vasodilatatorischen Neurosen fand ich durchaus nicht die eindeutigen Stigmata der Sympathicotonie. Bezüglich des sonstigen funktionellen Verhaltens dieser Patienten sei übrigens ergänzend bemerkt, daß die meisten

Jugendlichen bei gesunden inneren Organen und den bereits geschilderten psychischen und vegetativen Unstimmigkeiten keine groben Störungen des Stoffwechsels, des Blutes, der Herz- und Nierentätigkeit zeigten; das gilt besonders von den nicht grob endokrin bedingten oder komplizierten Fällen.

Verlauf und Prognose. Der Verlauf ist meist ungemein chronisch; manche Patienten werden das Leiden während des ganzen Lebens nicht los. Meist bewegt es sich in regelmäßigem Crescendo und Decrescendo, im Herbst und Winter exacerbierend, in der wärmeren Jahreszeit abnehmend. Manche Fälle rezidivieren auf körperliche oder psychische Schädlichkeiten hin in unregelmäßigen Intervallen; oft wechselt die Art der vasomotorischen oder sekretorischen Manifestation beliebig. Bisweilen endet die Menopause die vasomotorischen Anfälle oder verändert und mildert sie. Auch Graviditäten können günstig wirken, ebenso akute Infektionskrankheiten. Relativ günstig erscheinen prognostisch (quoad valetudinem) auch die überwiegend psychogen ausgelösten Fälle, z. B. die Angina pectoris vasomotoria. Recht häufig sind sie einer suggestiven Heilung rasch zugänglich.

Die rein funktionellen Formen der vasomotorischen Neurosen geben natürlich quoad vitam stets eine günstige Prognose. Die Frage, ob die vasomotorischen Neurosen mit ihren abnormen und häufigen Kaliberschwankungen, Spasmen usw. zur echten Arteriosklerose disponieren, ist noch nicht sicher zu beantworten, wenn sie auch von manchen Autoren z. B. L. Lichtwitz bejaht wird. H. Oppenheim hat gleichfalls Fälle mitgeteilt, die die direkte Entstehung der Arteriosklerose aus vasomotorisch-neurotischen Störungen langer Dauer sehr wahrscheinlich machen. Auch ich habe frühzeitigen Arteriosklerosen lange Perioden vasomotorischer Ataxien, bisweilen mit Hypertonie, vorausgehen sehen. Eine Erwerbsbeschränkung kann durch vasomotorische, speziell vasoconstrictorische Anfälle ganz direkt veranlaßt werden (z. B. bei Künstlern und Feinhandwerkern).

Therapie. Da es sich, wie bemerkt, stets um psychisch und vegetativ Nervöse handelt, ist immer zunächst die Behandlung des *ganzen* Menschen, nicht nur der örtlichen Störung zu berücksichtigen. Die Prophylaxie der Anfälle hat vor allem gewisse disponierende oder auslösende Momente zu berücksichtigen, z. B. Kälte und Nässe, oder auch Überfüllung des Magens und Verstopfung, oder gewisse Gifte (Nicotin, Alkohol), des weiteren die psychischen „Agents provocateurs", die Anlässe zur Auslösung der Phobie, Angst, Erregungen, Überanstrengungen, vor allem aber die sexuellen Momente. Durch Aufgeben des Coitus interruptus heilt die Angina pectoris vasomotoria meist rasch; und die Beseitigung der Masturbation pflegt auf die vasodilatatorische Neurose der Jünglinge sehr günstig zu wirken. Bei Klimax oder Amenorrhöe verwende man Keimdrüsenpräparate, bei Verdacht einer latenten Tetanie Calciumsalze. Von medikamentösen Mitteln sind Arsen, Eisen, Brom und Baldrianderivate des Versuchs wert. Von Digitalis ist nichts zu erwarten. Besonders muß ich mit H. Herz das *Chinin* in Pillen (0,2 dreimal täglich) empfehlen; es wirkt oft vorzüglich. Bei überwiegend sympathicotonischen und angiospastischen Fällen kann man auch das Gynergen (Ergotamintartrat) versuchen (dreimal 2 Tabletten oder in Injektionen) (Ganter). In allen psychogen bedingten Fällen ist Psychotherapie, Aufklärung und Beruhigung und Eliminierung gewisser Schädlichkeiten von der größten Wichtigkeit und oft von bleibendem Erfolg. Bisweilen hat man auch in solchen Fällen gute Erfolge von der Hypnose gesehen. Hydriatische Prozeduren — heiße Teilbäder bei angiospastischen Zuständen —, andere Wasseranwendungen zur allgemeinen Beruhigung sind empfehlenswert. Besonders gut haben sich mir die Zwei- oder Vierzellenbäder bewährt. Auch Stauung oder Saugung nach Bier ist mit Erfolg angewendet worden.

Anhangsweise sei hier die **Erythrocyanosis cutis symmetrica**, eine nicht seltene Vasodermatose, erwähnt, die ich 1921 durch F. Bolte beschreiben ließ;

LENGFELLNER hat sie als Erythema venosum bezeichnet: bei jungen, meist frostdisponierten, pastösen, oft fetten Mädchen und Frauen kommt es zu chronischer flächenhafter cyanotischer Rötung im Bereich des unteren Drittels der Unterschenkel, besonders der Außenseite; außerdem an der Außenseite der Oberarme, seltener der Unterarme, der Brüste und Nates; auch das Gesicht pflegt gerötet und gedunsen zu sein; Füße und Hände können verschont bleiben, zeigen aber oft Frostveränderungen. Organische Störungen am Nervensystem fehlen. Degenerative Hautveränderungen treten nicht auf; auch zum Ulcus cruris führt die Krankheit nicht. *Capillarmikroskopisch* fanden wir plumpe, atonische und deformierte Capillarschlingen mit verzögerter Strömung. Schon makroskopisch fielen Cutis marmorata und zahlreiche Teleangiektasien auf.

Nicht selten litten die Personen an „chlorotischer" Hypo- und Dysmenorrhöe, sonst fehlten endokrine Stigmata. Das Blut zeigte morphologisch außer gelegentlicher Eosinophilie und Lymphocytose nichts Auffallendes; der Grundumsatz war normal. Während der Menses nahmen in manchen Fällen die Symptome ab. Eigentliche Schmerzen fehlten, Brennen und Gespanntheit wurden öfter geklagt. Meist bestand Hyperhidrose. Mit äußeren Faktoren (dünne Strümpfe, Stiefeldruck usw.) hat die Affektion nichts zu tun. Sie ist eine irgendwie endokrin beeinflußte rein konstitutionelle Vasoneurose überwiegend „vagotonischen" Ursprungs; nächste Beziehungen bestehen zur Frostdisposition.

Diagnose. Mit der Akrocyanose und chronischen Akroasphyxie (CASSIRER) ist, wie ersichtlich, die Störung nicht zu verwechseln; ebensowenig mit dem Erythema paralyticum (NEUMANN) und der Erythromelie (PICK), da atrophische Veränderungen in unseren Fällen stets fehlten. Auch eine Erythromelalgie ist schon nach dem Fehlen der Schmerzen und der Ubiquität und Harmlosigkeit der Störung — leicht auszuschließen; ebenso das ödematöse Stadium der Sklerodermie. Der Verlauf ist gutartig, mit den Jahren ebbt die Störung ab.

Die **Therapie** vermag wenig; hier heilt eben die Zeit. Ovarial- und Schilddrüsenpräparate haben scheinbar wenig Nutzen. Massage wurde angenehm empfunden. Eisen und Arsen mögen versucht werden.

Die **vegetative Neurose des Kleinkindes** (FEER) sei hier anschließend kurz skizziert, denn sie verläuft mit vielfältigen vasoneurotischen Störungen: symmetrischer Rötung von Händen und Füßen, Akrocyanose, fleckigen Erythemen am Rumpf, Miliaria rubra usw.; außerdem mit trophischen Veränderungen der Haut, Haare, Zähne und Nägel, ja Mutilationen von Fingern und Zehen, enormer Hyperhidrose, Hypertonie des Blutdrucks, Adynamie, Abmagerung und Kachexie. Befallen werden Kinder zwischen $1/_2$ bis 4 Jahren, selten ältere. Endemische örtliche und zeitliche Verbreitung spricht für irgendeine infektiöse Ursache. Nicht selten endet die Krankheit tödlich. FEER spricht neuerdings von einer *Encephaloneurose*; denn anatomisch fanden sich Veränderungen in der Region der vegetativen Zentren (Infundibulum-Ganglienzellen, Tuber cinereum, Thalamus, Linsenkern, Oblongata). Eine Verwandschaft mit der gleichlokalisierten Encephalitis epidemica ist wahrscheinlich, der Charakter des Leidens als Neurose also sehr fraglich. *Therapeutisch* sah man von Atropin (1$^0/_{00}$ige Lösung) viermal 2—3—10 Tropfen täglich Heilungen; auch Leberextrakte wurden empfohlen (W. KELLER).

B. RAYNAUDsche Krankheit (Symmetrische Gangrän).

Die symmetrische Gangrän äußert sich in anfallsweise auftretenden, schmerzhaften Gefäßkrämpfen der Körperenden (meist der Finger, seltener der Zehen und des Gesichts), *die zur lokalen Blutleere, oft zur Asphyxie und schließlich zur Gangrän an den betroffenen Teilen, und zwar weit häufiger kleinerer Hautteile, Nägel usw., als ganzer oder partieller Gliedabschnitte führen können.*

Fälle von symmetrischer Gangrän waren schon im 18. Jahrhundert bekannt; Raynauds Verdienst ist es jedoch, 1862 die Krankheit für die weitere Ärztewelt entdeckt zu haben.

Sie ist selten; ihr Auftreten zeigt sicher regionäre Verschiedenheiten. Das Leiden soll das weibliche Geschlecht häufiger befallen als das männliche; Cassirer gibt für ersteres 62,9%, für letzteres 37,1% an; in meinem Material überwogen die Männer, die besonders die schweren Fälle stellten.

Das mittlere und jugendliche erwachsene Alter wird am häufigsten befallen. Der eine Gipfel der Morbidität liegt zwischen dem 20. und 50. Jahre, der andere im ersten Quinquennium (Cassirer); man hat symmetrische Gangrän auch schon bei Säuglingen beobachtet (Cassirer, Beck, Rivet); der jüngste Fall war ein Kind von sieben Wochen (Reiss). Über die Morbidität der Greise ist wegen der Verwechslung mit der senilen Gangrän schwer Sicheres anzugeben; die ältesten angeblich sicheren Fälle waren über 70 Jahre alt.

Ätiologie. Arbeiten in Nässe und Kälte sollen zur Krankheit disponieren, auch Frostbeulen sollen die Raynaudsche Krankheit vorbereiten helfen. Die *Konstitution* spielt auch bei der symmetrischen Gangrän eine Rolle; sie kann entweder eine spezielle oder allgemein neuropathische sein. Beide Formen der Disposition können auch familiär und hereditär auftreten; Mucha zitiert sieben Autoren, die über hereditären bzw. familiären Raynaud berichteten; auch ich habe zwei Mitglieder einer „Raynaudfamilie" beobachtet. Nékam beschrieb eine Familie, in der die Raynaudsche Krankheit von beiden Eltern auf sechs Kinder zugleich mit Hyperkeratose vererbt wurde. Morbus Basedow, Diabetes, Migräne, Taubstummheit usw. sollen gelegentlich in der Familie von Raynaudkranken vorkommen (Cassirer). Weiter sollen gewisse Gifte ätiologisch wirken, vor allem Blei, Quecksilber und Ergotin. Auch körperliche Traumen werden beschuldigt, sowohl grobe, einmalige Verletzungen (Schäffler, Hess u. a.), als häufig repetierende gewerbliche Insulte; ich sah z. B. das Leiden bei einem Feinmechaniker, der sich häufig Abschürfungen und Verbrennungen an den Fingern zugezogen hatte. Auch nach akuten Infektionskrankheiten kann Morbus Raynaud auftreten, z. B. nach Typhus, Fleckfieber, Erysipel, Malaria, Influenza u. a. m. Auch die — ebenfalls vasomotorisch so bedeutsamen — psychischen Insulte (Schreck, Angst, Kummer), weiter vorzeitige Cessatio mensium und Nephritis sollen in manchen Fällen in Betracht kommen. Die Tuberkulose (besonders der Knochen und Blase) wird sicher zu Unrecht beschuldigt (Guillain und Phaon). Bezüglich des viel diskutierten Zusammenhanges mit der Lues ist zu sagen: mit Cassirer ist die These (Lévy-Bing), der Raynaud sei eine luische Erkrankung, abzulehnen. Raynaudartige Bilder sind aber in den verschiedensten Stadien der Lues beobachtet worden. Mucha hält diese luischen Fälle jedoch nicht für echten Morbus Raynaud. Endokrine Störungen (s. unten) sind so inkonstant, daß sie meines Erachtens ätiologisch ausscheiden.

Symptomatologie. Symptomatologisch kennzeichnen die *Anfälle* den echten Morbus Raynaud. Trotzdem die Schilderung Raynauds heute etwas schematisch erscheint, gibt es Fälle, die folgende *Phasen* des vasomotorisch-trophischen Insults erkennen lassen: I. das Stadium der reinen arteriellen Vasokonstriktion, die örtliche *Synkope,* II. das Stadium der örtlichen *Asphyxie* oder *Cyanose,* häufig zusammen mit regionärer, fleckförmiger Hyperämie und III. das Stadium der *Gangrän.*

Die lokale Synkope setzt oft ganz akut, bisweilen auch nach allerlei sensiblen Prodromen ein. Die Finger, meist nicht alle, sondern nur ein oder zwei, und an ihnen besonders die Nagelphalangen [in seltenen Fällen auch die Nase, das Kinn, eine Zungenhälfte (v. Hoesslin), die Ohrläppchen usw.], werden leichenblaß,

eiskalt und völlig gefühllos für alle Empfindungsreize, seltener sind sie partiell
hyperästhetisch. Zugleich mit der spastischen Blutleere treten heftige Schmerzen
in den befallenen Gliedabschnitten auf und strahlen oft in die betreffende Extremität hinauf. Meist verläuft der Anfall ohne Fieber. Bisweilen sind aber
Angina pectoris, hemikranischer Kopfschmerz, vorübergehende halbseitige
Amaurose (durch Spasmus der Art. retinae) und psychische Störungen verschiedener Art, endlich auch leichte Temperatursteigerungen beobachtet worden
(H. HERZ, CASSIRER, Verf. u. a.). Diese weitere Ausbreitung der Vasokonstriktion mag an der von HNÁTEK beobachteten Blutdrucksteigerung auf 180 mm Hg
im Anfall schuld sein. Die Dauer der lokalen Synkope ist verschieden, meist
recht kurz, nur minutenlang, seltener eine bis mehrere Stunden während. In
leichten, chronisch beginnenden und verlaufenden Fällen kann nun auf die
Synkope unter Verschwinden der Schmerzen und dem Gefühl der Erleichterung
eine reaktive Hyperämie und Wärme in den betroffenen Teilen eintreten und
damit der Anfall beendet sein; man kann in solchen nicht so seltenen Fällen
von abortiven Anfällen reden.

Ⅰn schweren Fällen folgt der Synkope sofort die lokale Asphyxie: Unter
Zunahme des Schmerzes werden die noch eben leichenblassen Teile cyanotisch vom
leichten Blaurot bis zum dunklen Schiefergrau; dabei sind die betreffenden
Akra gedunsen glänzend, fühlen sich prall an. Neben der dunklen Verfärbung
finden sich meist auf dem Handrücken fleckweise hyperämische, heiße Stellen.
Bisweilen findet sich — besonders in leichten, chronischen Fällen — ein buntes
Durcheinander verschiedener asphyktisch-cyanotischer, blasser und hyper-
ämischer Stellen; dabei sind Nagelbett und Fingerbeere nicht so selten am
blassesten. Die Asphyxie kann kürzer oder länger, bis viele Tage lang, anhalten.
Bisweilen tritt sie auch ohne vorausgehende Synkope ein.

Mit diesem Stadium der mehr oder weniger reinen Asphyxie endet der
RAYNAUDsche Anfall in vielen leichteren Fällen; er kann auch in die CASSIRER-
sche Form, die *Akrocyanosis chronica* übergehen, wie ich das in einigen Fällen
gesehen habe. In den schweren Fällen schließt sich aber direkt die *Gangrän* an.
Die Gangrän betrifft in den weitaus selteneren Fällen die ganzen von der Synkope
betroffenen Extremitätenabschnitte, also z. B. ein oder mehrere Fingerglieder
oder deren Spitzen, sondern meist nur relativ kleine Flecken, am häufigsten der
Fingerbeere. Es entwickelt sich entweder eine trockene Schrumpfung und totale
Schwarzfärbung (Mumifizierung) kleiner Hautpartien, die dann demarkiert
und abgestoßen werden; oder es entsteht eine mit hämorrhagischer Flüssigkeit
gefüllte Blase, die ein nekrotisches Geschwür hinterläßt. Bisweilen — besonders in
den häufigen leichten chronischen Fällen — entwickeln sich nur kleine und kleinste
Gangränfleckchen, die mit Hinterlassung einer eingezogenen, punktförmigen Narbe
enden; jede dieser Narben an der Fingerbeere des Kranken bedeutet dann einen
Anfall. In einigen Fällen ist der Anfall von partieller Nagelnekrose begleitet.
In den wesentlich selteneren Fällen — den ersten Fällen RAYNAUDS z. B. — werden
aber auch größere Partien auf einmal gangränös, z. B. ganze und im Laufe der Zeit
alle Finger, die Ohrläppchen, die Zehen, die Brustwarzen, die Nase, die Penis-
spitze, die Zungenspitze, Lippen, Kinn usw. In sehr seltenen Fällen hat man
auch Gangrän des ganzen Fußes, des Unterschenkels oder großer Hautpartien
des Rumpfes gesehen. In letzteren Fällen beseht Verwandtschaft mit der
multiplen neurotischen Hautgangrän. Nicht stets tritt die Gangrän symmetrisch
und gleichzeitig auf; bisweilen liegen vielmehr zwischen dem Absterben der
symmetrischen Teile Wochen und Monate; in einem Fall sah ich Mutilation
des linken Ohrläppchens und Helix 1—1$^{1}/_{2}$ Jahr nach Gangrän des rechten.
Allerdings vervollständigt sich in fast allen typischen Fällen die trophische
Störung mit der Zeit zum symmetrischen Absterben.

Diese Form des Leidens bietet nun in ihren leichteren, chronisch beginnenden Fällen fließende Übergänge zu der erwähnten Cassirerschen Form, der *Akrocyanosis chronica anaesthetica* (Nothnagel, Souza und Leitz). Das Leiden ist meines Erachtens häufiger als die mit grober Gangrän verlaufenden Fälle; die Mehrzahl meiner Fälle näherten sich der Cassirerschen Form, nur daß der sich entwickelnden stationär bleibenden Cyanose doch anfangs Anfälle von Synkope vorausgegangen waren. In manchen dieser Fälle war die Akrocyanose nur im Winter permanent vorhanden, während sie im Sommer nachließ, ähnlich, wie in einem Falle von Naunyn. Die typischen Cassirerschen Fälle entbehren, wie bemerkt, sowohl der schmerzhaften Anfälle, als der nachfolgenden Gangrän.

Als eine besondere Gruppe hat Cassirer die *Akroasphyxia hypertrophica* herausgehoben, Fälle, in denen neben der dauernden schmerzlosen, mit Kälte einhergehenden Cyanose der Akra, starke dauernde Schwellung der Weichteile derselben vorhanden ist; diese Schwellung bleibt jahrelang bestehen und hinterläßt im Gegensatz zum Ödem keine Dellen bei Fingerdruck. Leute, die sowohl mit Kälte, als mit Alkohol viel zu tun haben, scheinen zu dieser relativ seltenen Störung, die von früheren Untersuchern bisweilen fälschlich als Akromegalie angesprochen wurde, besonders disponiert (Kollarits, Sternberg u. a.). Übrigens hat das Leiden auch nichts mit Syringomyelie oder Neuritis zu tun, wenn auch bei beiden ähnliche Veränderungen zusammen mit „Glanzfingern" und anderen trophischen Hautstörungen häufig vorkommen. Akroasphyxie bei älteren Kindern (verbunden mit allgemeiner Nervosität und elektrischer Übererregbarkeit der motorischen Nerven) beschrieb Kartje.

In vielen Fällen des Morbus Raynaud entwickelt sich eine Reihe trophischer Veränderungen. Es kann zu chronischer Glätte, Härte, glänzender Beschaffenheit der Haut, z. B. der Finger kommen, weiter zur allmählichen Verjüngung der Endphalangen mit und ohne Veränderung des Nagels; auch die Gelenke können betroffen werden, es entwickelt sich Ankylosen, Kontrakturen; kurz es kann das Bild der *Sklerodaktylie* entstehen, dem dann erst später die Gangrän folgt (Weber). Die Knochen, besonders der Fingerenden leiden schon frühzeitig; das Röntgenbild zeigt Usurierung, Rarifizierung der Spongiosa, Defekt der Nagelphalanx u. a. m. (P. Krause, Arning, Blezinger u. a.). Diese Knochenveränderungen beschränken sich nicht auf die distalen Teile, sondern sind bisweilen in größerer Ausdehnung nachweisbar; sie sollen sich auch zurückbilden können (Phleps).

Sensible Störungen *dauernder* Art sind, abgesehen von den gangräneszierten Partien, im freien Intervall nicht konstant vorhanden; sowohl Hypästhesien, als Hyperästhesien kommen vor; sie betreffen fast stets nur die vasomotorisch-trophisch geschädigten Partien und nicht bestimmte Nerven- oder Segmentgebiete.

Die *Motilität* der vom Anfall betroffenen Extremitätenteile leidet nur sekundär, aber meist nicht erheblich.

In wenigen Fällen wurden *Muskelatrophien* (z. B. der kleinen Handmuskeln) mit qualitativer oder quantitativer Veränderung der elektrischen Reaktion beobachtet. Erklentz z. B. beschrieb Amyotrophie des rechten Beines bei Morbus Raynaud. Sphincteren, Sehnen-, Periost- und Hautreflexe pflegen nicht zu leiden.

Die mechanische und elektrische Erregbarkeit der motorischen Nerven fand ich stets normal.

In seltenen Fällen fand man organische Herzleiden und Arteriosklerose, sowie luische Herzgefäßerkrankungen bei Morbus Raynaud; in letzterem Falle soll antiluische Behandlung günstig gewirkt haben. Typische Blutveränderungen scheinen dem Leiden nicht zuzukommen; meine Fälle zeigten normale Blutbilder, keine Eosinophilie.

Die Genitalfunktion (Potenz, Menstruation) wird meist nicht beeinträchtigt. Von *sekretorischen* Symptomen sei die ziemlich häufige Hyperhidrosis genannt, weiter (selten) Hämoglobinämie und Hämoglobinurie (CASSIRER, RIETSCHEL u. a.), intermittierende Blutungen aus Nase, Blase und Genitalien (v. CRIEGERN), intermittierende Albuminurie (BARRI), Glykosurie, intermittierende Achylia gastrica (FRIEDEMANN) und „Urina spastica" im Anfall.

Von *Komplikationen* der symmetrischen Gangrän seien spinale Erkrankungen (Tabes, Polysklerose, Tumoren, Syringomyelie), ERBsche Muskeldystrophie, Paralyse und andere Hirnleiden, genannt. Auch mit Nephritis, Gicht, Magen-Darmleiden, Diabetes (?) u. a. soll sich die RAYNAUDsche Krankheit gelegentlich kombinieren. Die *Sklerodermie* bedarf besondere Erwähnung. Wie schon bei der Sklerodaktylie bemerkt, so kann auch die allgemeine oder die symmetrische Sklerodermie mit allen Zeichen der RAYNAUDschen Gangrän verlaufen. Auch die Komplikation des dieser Krankheit so nahe stehenden Gesichtsschwundes mit symmetrischer Gangrän habe ich gesehen. Auch Übergänge in die *Erythromelalgie* sind besonders bei den chronischen, hypertrophischen Formen der Asphyxie und Gangrän beobachtet worden.

Wie die Sklerodermie, kann übrigens auch die RAYNAUDsche Krankheit mit M. Basedowii oder Hypothyreoidismus verlaufen (TOMPSON, BRET und CHALIER). Auch hypophysäre Syndrome (Tumoren, Diabetes insipidus, Akromegalie) wurden beschrieben. ADDISONsche Krankheit als Komplikation wurde ganz vereinzelt beobachtet (PETGES und BONIN). CASSIRER beschrieb intermittierende Parotis- und Tränendrüsenschwellung im Anfall.

Weiter sei nochmals bemerkt, daß es fließende Übergänge zwischen der NOTHNAGELschen Form der vasoconstrictorischen Akroparästhesie und den leichteren chronischen Fällen des Morbus Raynaud gibt. Auch unter dem Bilde der *vasomotorischen Ataxie* (H. HERZ) sind solche Übergangsformen beschrieben, die nach jahrelangen rein angioneurotischen Anfällen trophische Veränderungen vom Typus des leichten Morbus Raynaud erleben; ich erinnere an meinen Fall der jahrzehntelang mannigfache vasomotorische Zustände, Migräne, Angina pectoris vasomotoria usw. durchgemacht hatte und seit der Menopause nach jedem vasoconstrictorischen Anfall Nagelnekrosen erleidet.

Psychische Störungen bei Morbus Raynaud-Kranken sind relativ häufig, MONRO schätzt sie auf $4\frac{1}{2}$% der Fälle. Es werden Chorea, Epilepsie, Neurasthenie und Hysterie genannt. Auch Psychosen verschiedener Art können das Leiden begleiten. Ich sah eine Patientin, die in jedem zyklothymen Anfall einen Raynaudanfall erlitt. Periodische Verstimmung vor dem Anfall soll auch nach CASSIRER nicht selten sein.

Die **Differentialdiagnose** des Morbus Raynaud gegenüber der Sklerodermie, der Erythromelalgie, der vasoconstrictorischen Neurose und der vasomotorischen Ataxie zu besprechen, erübrigt sich nach dem oben Gesagten. Schwierig ist die Differentialdiagnose oft gegenüber der BILLROTH-BUERGERschen Krankheit und der diabetischen und arteriosklerotischen Gangrän, zumal die erstere vorzugsweise bei jüngeren Leuten vorkommt: die Anamnese (Erfrierungen, Nässe, Infekte), und die Unregelmäßigkeit des Verlaufs, insbesondere das Fehlen regelmäßiger typischer Anfälle, vor allem auch das Überwiegen asymmetrischer Störungen sprechen für BUERGERsche Krankheit. Senile und diabetische Gangränen treten im Gegensatz zum Morbus Raynaud fast nur an den unteren Extremitäten, aber selten symmetrisch, bisweilen ohne wesentlichen Schmerz, aus kleinen Anfängen langsam sich vergrößernd auf (also genau umgekehrt, wie beim Morbus Raynaud, wo nach Anämisierung größerer Bezirke meist nur kleine Gangränstellen resultieren). Außerdem zeigen die zuführenden größeren Arterien (z. B. die Art. dorsal. pedis, poplitea usw.) bei der senilen Gangrän *dauernd* entweder

Fehlen des Pulses oder hochgradige Verminderung. Das Verschwinden der größeren Arterien kommt aber bei Morbus Raynaud kaum vor.

Daß die *senile Gangrän* bzw. ihre asphyktische Vorstufe bei Sklerose und Verlust der Pulse der Arteria dorsalis pedis auch streng *symmetrisch* auftreten kann, zeigte mir der Fall eines 75jährigen Mannes mit Asphyxie beider Nagelglieder der großen Zehen; es erfolgte einstweilen Heilung.

Die Differentialdiagnose gegenüber der *embolisch* bedingten Gangrän, z. B. bei ulceröser Endokarditis, die bisweilen auch streng symmetrisch auftreten kann, ist angesichts der bestehenden fieberhaften Infektion, des Herzbefundes und des Fehlens prämonitorischer Gefäßkrämpfe meist nicht schwierig.

Die *arteriosklerotische Dysbasia intermittens* führt nur relativ selten zu *totaler Synkope* oder Asphyxie und gleichfalls selten zur Gangrän — im Gegensatz zum Morbus Raynaud.

Die Mutilationen von Fingergliedern bei Syringomyelie und Hämatomyelie können zwar auch symmetrisch auftreten, entbehren aber der vorausgehenden angiospastischen Anfälle und verlaufen fast immer *schmerzlos*. Die leprösen Mutilationen machen ebenfalls als Teilerscheinungen eines schon fortgeschrittenen Aussatzes keine diagnostischen Schwierigkeiten. Die Folgen einer Erfrierung endlich sind anamnestisch stets feststellbar.

Pathologische Anatomie. In reinen Fällen sind Gehirn und Rückenmark normal oder annähernd normal gefunden worden. O. Gagel und J. W. Watts fanden in einem Falle an den Zellen der Seitenhorngruppe des Rückenmarkes Aufblähung des Zelleibes, zentrale Auflösung der Nisslgranula, Schrumpfung, Hyperchromatose des Zellkernes usw.; kurz die Zeichen der „primären Reizung" im Sinne von Nissl. Die Veränderungen an den peripheren Nerven, echte Neuritis, Perineuritis, bloße Degeneration u. a. sind wohl kaum pathogenetisch bedeutsam, sondern eher als sekundäre oder koordinierte Symptome der lokalen Ernährungsstörung und sekundärer Infektion aufzufassen. Arterien und Venen werden oft intakt gefunden. Ratschow bildet enorme Hypertrophie der Digitalarterie ab, wohl ein Produkt der (von mir angenommenen) dauernden Hypertonie peripherer Gefäße. Es wurden aber auch allerlei Veränderungen, Endarteriitis und Endophlebitis der periphersten Gefäße (Dehio), auffällige Wucherung der Intima, Thrombosen, Dilatation der Venen und — relativ selten — „echte Arteriosklerose" gefunden. Auch diese Erscheinungen können ebensowohl koordinierte Teilerscheinungen der allgemeinen Gewebsveränderung, als kausale Prozesse bedeuten. Die Veränderungen der Haut entsprechen denen der chronischen Asphyxie und Gangrän. Veränderungen von seiten des Herzens und der Aorta sind bei jugendlichen Personen sehr selten gefunden worden, bei älteren Individuen sind atheromatöse und degenerative Veränderungen nicht eindeutig. Die Knochen der befallenen Teile (vor allem Hände) erwiesen sich, wie schon oben ausgeführt wurde, im Röntgenbild als meist verändert.

Grobe Veränderungen an den *sympathischen Halsganglien* (zur Nekrose führende Degeneration von Ganglienzellen und entzündliche Reaktion des ektodermalen und mesenchymalen Zwischengewebes) hat Staemmler beschrieben.

Pathogenese. Die eigentliche Ursache der Krankheit bzw. ihrer vasomotorischen und trophischen Störungen ist noch unklar. Wie bei der gutartigen vasokonstriktorischen Neurose muß man auf ein unbekanntes Agens rekurrieren, das — ähnlich wie das Ergotin — eine dauernde, aber je nach äußeren und endogenen Einflüssen wechselnde Reizbarkeit der vasomotorischen und trophischen Zentren und Bahnen hervorruft, die sich bei Erreichung einer gewissen Reizschwelle in Gefäßkrampf und sekundärer Gangrän entlädt. Staemmler nimmt an, daß die von ihm gefundenen Veränderungen in den sympathischen Ganglien einen Reizzustand in diesen und eine Übererregbarkeit der Peripherie und damit die vasomotorischen Reizerscheinungen des Morbus Raynaud hervorrufen. Gagel und Watts glauben in der chronischen Reizung und Veränderung der Seitenhornzellen (s. oben), deren engste Beziehungen zum Grenzstrang des Sympathicus feststehen, das anatomische Substrat der Pathogenese zu erblicken; zumal nach experimenteller Zerstörung dieser Zellen gleichfalls Ulcera an den betreffenden Segmenten aus Haut und Schleimhäuten erzeugt werden konnten (Burdenko und Mogilnitzkij).

Die Frage, warum es bei Morbus Raynaud auf einen einfachen, oft nicht langdauernden und nicht kompletten Gefäßverschluß durch Krampf zur Gangrän kommt, möchte ich nicht nur aus der „dyskrasischen" Konstitution des Individuums, sondern auch aus den peripheren vasomotorischen Störungen selbst erklären. Wir dürfen, da unter *normalen* Umständen ziemlich langdauernder Verschluß der Hauptgefäße nicht mit Gangrän beantwortet wird, bei unseren Kranken eine gewisse „Opportunität zur Nekrose" (im Sinne VIRCHOWS), und zwar lokaler Art zur Hilfe nehmen. Diese ist nun dadurch gegeben, daß schon vor den eigentlichen Anfällen, bzw. in den Intervallen, die arterielle Ernährung der Akra eine ungenügende ist. Dies läßt sich dadurch zeigen, daß die plethysmographischen Reaktionen der Arterien an den erkrankten Gliedern mancher Kranker, oft auch im Intervall, fehlen (HANS CURSCHMANN). Da dies auch bei Kindern und Jugendlichen der Fall ist, bei denen nicht die Gefäßreflexe tilgende Arteriosklerose schuld sein kann, so müssen wir eine *dauernde Tonusveränderung* der Arterien, wahrscheinlich spastischer Art, annehmen, die ja auch durch den oben mitgeteilten anatomischen Befund RATSCHOWS an der Digitalarterie wahrscheinlich gemacht wird. Daß diese in Gemeinschaft mit der Asphyxie vorbereitend Ernährungsstörungen der Akra, also eine „Opportunität zur Nekrose schaffen kann, ist sehr wahrscheinlich. Wenn nun derartig zur Nekrose vorbereitete Teile durch kompletten krampfhaften Arterienverschluß, wenn auch nur kurzer Dauer, der Ernährung ganz beraubt werden, ist wohl einzusehen, daß sie nun der Gangrän anheimfallen. An dieser Auffassung kann auch der Umstand nichts Prinzipielles ändern, daß A. SIMONS feststellte, daß die Gefäßreflexe nicht dauernd, sondern nur zeitweise fehlen. — Die intensive Wirkung der *Asphyxie* als trophische Schädigung hat übrigens NOESSKE dadurch bewiesen, daß er durch Incision und Entleerung des gestauten, asphyktischen Blutes und nachfolgende Saugung die Krankheit heilte, die Gangrän vermied. Die Saugung allein genügte nicht dazu. Neuerdings hat TH. LEWIS übrigens angenommen, daß die RAYNAUDsche Krankheit eine rein örtliche Erkrankung der Arterien ist; und daß der Vasomotorentonus während der Attacken normal sei; eine Annahme, die aber nicht nur durch die klinische Beobachtung, sondern auch durch die Capillarmikroskopie widerlegt wird; OTFR. MÜLLER fand während der Syncope überwiegend Spasmen der Arterien, Capillaren und Venen, während der Asphyxie mehr arterielle Atonien und venöse Spasmen.

Prognose und Verlauf. Die Prognose quoad vitam ist in den unkomplizierten Fällen (ohne Sklerodermie) wohl stets gut, quoad valetudinem aber immer mit Vorsicht zu stellen. Es gibt ja seltene Fälle, die nach einem oder wenigen Anfällen mit mehr oder weniger Gangrän rezidivfrei ausheilen. Häufiger sind aber die chronischen Fälle, die sich über Monate, Jahre und selbst Jahrzehnte erstrecken. Meist sind es — wie schon bemerkt — die leichteren Erkrankungen, die lange Zeit nur vasomotorische und keine trophische Veränderungen, später aber kleine und kleinste Gangränstellen erleben; es sind dies Fälle, die fließende Übergänge zu der chronischen Akrocyanosis anaesthetica und Akroasphyxie mit Schwellung zeigen. Diese chronischen Fälle pflegen in Exacerbationen im Winter und Remissionen in der warmen Jahreszeit zu verlaufen. Die Erwerbsfähigkeit für feinere Handwerkstätigkeit kann hochgradig gestört werden; einen Ziseleur sah ich invalid werden. In leichten Fällen ist der Einfluß auf die Arbeitsfähigkeit aber sehr gering.

Therapie. Die Therapie hat einerseits die Prophylaxe, andererseits das ausgebrochene Leiden zu berücksichtigen.

Die *Prophylaxe* hat in dem Vermeiden der Kälte, Durchnässung, lokaler Traumen, auch der Überanstrengung der Hände und Füße zu bestehen, und für möglichst gleichmäßige Erwärmung derselben zu sorgen; durch gründliches Einfetten der bedrohten Teile soll bester Kälteschutz erfolgen (J. PICK). In schweren Fällen ist dauernder oder wenigstens winterlicher Aufenthalt in warmem Klima empfehlenswert.

Gegen das manifeste Leiden hatten RAYNAUD selbst, MILLS u. a. faradische und galvanische Behandlung empfohlen; sie hat aber meist versagt. Besser wirken galvanische oder faradische Handbäder in Form des 2- oder 4-Zellenbades (CASSIRER); sie wirken auch schmerzlindernd. Auch gewöhnliche warme Handbäder (WANDEL) und Heißluftanwendung (50°) werden gelobt (BÉNIAUDE). Alle heißen Prozeduren bedürfen aber bei der Empfindlichkeit der Haut der Kranken größter Vorsicht.

Die allgemeine „Tonisierung" (Arsen, Phosphor, Eisen usw.) vermag wenig zu nützen. SOHLIS-COHEN empfahl Nebennierenpräparate, andere Autoren Thyreoidin. Die Erfolge sind aber sehr zweifelhaft. Gegen die Angiospasmen hatte H. HERZ Chinin. sulf. (dreimal 1—2 Pillen zu 0,1) empfohlen, OSBORNE u. a.

Nitroglycerin oder Natr. nitrosum; das letztere (in täglichen Einspritzungen zu 0,01—0,015) möchte ich auch empfehlen. G. Ganter und H. Schoeps haben vom Gynergen (anfangs dreimal 2 Tabletten, später Spritzen zu 0,5 mg) guten Erfolg gesehen; auch an das gefäßerweiternde Kreislaufshormon Padutin sei erinnert.

Sezary, Horowitz u. a. haben bei Luesverdacht von spezifischen Kuren z. B. Bismut, Heilungen gesehen.

Die Biersche Stauung mittels Binden hat Cassirer befriedigende, mir geringe Erfolge ergeben. Dagegen scheint die von H. Noesske angegebene Therapie sehr der Nachahmung wert: Noesske entleert durch feine Incisionen, z. B. der Fingerbeere das cyanotische dunkle Blut aus dem asphyktischen Glied und saugt dann mittels Saugglocke unter Anwendung eines Wasserstrahlgebläses von 10—15 cm Hg. Unter dieser mehrere Tage fortgesetzten Therapie sah er Asphyxie und Synkope rasch schwinden und erzielte Heilung. De Bovis berichtete über gute Erfolge der Nervendehnung in 2 Fällen; weitere Erfahrungen mit dieser Therapie fehlen allerdings. Neuerdings hat man in einigen Fällen mit periarterieller Sympathektomie (Leriche und Brüning, Otfr. Foerster) Erfolg erzielt, in anderen aber auch Mißerfolge. Auch bei dieser Therapie ist vor optimistischen Hoffnungen zu warnen. Oppel hat halbseitige Nebennierenexstirpation und Durante halbseitige Resektion des Splanchnicus vorgeschlagen; letzteres zur Einschränkung der Funktion der Nebenniere. Ich referiere und warne gleichzeitig!

C. Sklerodermie (Scleroderma adultorum).

Die Sklerodermie, zuerst von Thirial 1845 beschrieben, ein ziemlich seltenes und regionär verschieden verteiltes Leiden, betrifft vor allem das weibliche Geschlecht; Kaposis Fälle betrafen zu $^3/_4$ Frauen, unter meinen Fällen der generalisierten Form überwogen gleichfalls die weiblichen. Alle Altersstufen werden befallen. Wenn auch das mittlere Alter, 3.—5. Jahrzehnt, die meisten Fälle stellt, so ist das Leiden auch im Greisenalter und noch mehr bei Kindern nicht allzu selten; mein ältester Fall war 73 Jahre, der jüngste 5 Jahre alt. Auch bei Säuglingen und Neugeborenen soll Sklerodermie beobachtet worden sein (Scleroderma congenita). Alle Kreise und Berufe werden gleichmäßig befallen.

Begriff. Auf der Höhe der Krankheit findet sich *eine mehr oder weniger symmetrische Verhärtung und Verdünnung der fest auf ihrer Unterlage fixierten Haut; neben der Haut atrophieren (und indurieren zum Teil) Unterhautzellgewebe, Muskeln, Fett, Gelenkapparat und Knochen.* Man unterscheidet zwischen *symmetrischer und allgemeiner und fleckförmiger Sklerodermie.* Im Verlauf der beiden ersteren Formen entwickelt sich häufig eine *allgemeine Ernährungsstörung,* das Endergebnis des Leidens wird also in solchen Fällen eine *allgemeine „sklerodermische Dystrophie"* (Hans Curschmann) sein.

Ätiologie. In der Ätiologie spielt die spezielle Heredität eine nur kleine Rolle; allgemeine neuropathische vasomotorische und rheumatische Heredität ist entschieden häufiger. Als ursächliche Momente hat man allerlei Infektionen, Typhus, Influenza, Erysipel, auch Tuberkulose und Lues u. a. m. beschuldigt; einmal sah ich fleckförmige Sklerodermie auch bei Morbus Bang. Auch Erkältungen, Durchnässungen, vor allem das Wohnen in kühlen, feuchten Räumen wurden als Ursachen angesehen. Man hat das Leiden auch in Gravidität und Wochenbett einsetzen sehen; ich sah es einige Male mit Beginn der Klimax anfangen. Auch Traumen wurden in einigen Fällen als Ursache der allgemeinen Sklerodermie angesehen; für örtliche Sklerodermie mag die traumatische Ätiologie zutreffen, für die allgemeine Form ist sie äußerst zweifelhaft. Über die Entstehung des Leidens durch heftige psychische Traumen (Erregungen Kummer) wird gleichfalls berichtet. Neuerdings haben F. Hoff, v. Gantenberg und ich an den Unterschenkeln lokalisierte Sklerodermie mit starker Pigmentation auch bei C-Avitaminosen beobachtet. Auf diese Ätiologie wäre künftig auch aus therapeutischen Gründen mehr zu achten.

Symptomatologie. Man hat drei Stadien der Sklerodermie unterschieden: *I. Das harte Ödem, II. das Stadium indurativum, III. das Stadium der eigentlichen Atrophie.* Man kann aber sagen, daß der Verlauf der Krankheit dieses Schema selten einhält. Vor allem gilt das von dem Stadium des harten Ödems, das sicher nur inkonstant auftritt, jedenfalls ziemlich selten dem Arzt zu Gesicht kommt. Auch das indurative und atrophische Stadium gehen ganz eng ineinander über und nebeneinander her, so daß ihre Trennung meist Schwierigkeiten macht. Dem I. Stadium geht in manchen Fällen ein Prodromalstadium mit allgemein nervösen und rheumatischen Beschwerden voraus. Außerdem beschrieben Ehrmann, Rusch u. a. universelle oder umschriebene Erytheme als Prodrom der Sklerodermie.

Die *häufigste* Form, die progressive, annähernd symmetrische Sklerodermie hat etwa folgenden Verlauf: Meist langsam und schleichend, seltener akut entwickeln sich — bisweilen nach Vorausgang einer der oben genannten ätiologischen Faktoren — fleckweise am Gesicht, auf der Brust, an den Extremitäten, an den Händen, speziell den Fingern oft diffus Verhärtungen und Farbveränderungen der Haut. Wo das Ödem auftritt, erscheint es oft ganz akut: Gesicht, Hals, die obere Rumpfpartie, Arme und Beine schwellen an und werden hart, so daß nur anfangs der Fingerdruck noch eine leichte Delle erzeugen kann. Dabei schwellen die Augen nicht zu (wie bei dem gewöhnlichen Ödem). Die Faltbarkeit der Haut wird bald ganz aufgehoben, die normalen Furchen und Faltenbildung verschwindet. Der Ausdruck wird durch das Verschwinden der Mimik starr. Die Farbe der Haut braucht noch keine besondere Veränderung nach der Richtung der Pigmentierung zu erleiden; Wechsel zwischen Röte und marmorner Blässe ist die Regel. Auf diese Weise kann — da keine unförmige, sondern eine mehr konzentrische Schwellung stattfindet — bei jugendlichen weiblichen Personen Kopf, Hals und Arme das Aussehen wie bei einer dicken Puppe erhalten. Dieses ödematöse Stadium kann rasch zurückgehen, es ist aber auch jahrelanges Persistieren beobachtet worden.

Der körperliche Gesamtzustand des Kranken verändert sich nun erheblich, wenn das Stadium indurativum et atrophicum beginnt. Jetzt treten zugleich mit zunehmender Härte der Haut Veränderungen der Farbe, Pigmentverlust und -anhäufung hervor; die Induration kann fleckförmig, sogar ziemlich scharf wallartig begrenzt oder auch diffus sich ausbreiten; die Hände und die Akra des Gesichts zeigen meist das letztere Verhalten. „Die Haut springt mäßig vor oder ist häufiger flach oder etwas eingesunken, an der Oberfläche meist glatt oder seltener mit gerunzelter, dünnschuppiger Epidermis bekleidet, speckartig glänzend, oder (seltener) fahlweiß, wachsartig oder wie Alabaster oder rosa bis braunrot, manchmal mit Sommersprossen ähnlich, von weißen pigmentlosen Punkten und Flecken und gelben bis dunkelbraunen Pigmentflecken (bis zum Bronzeton) besetzt" (Kaposi). Die harte Haut haftet fest auf der Unterlage, ist nicht in Falten abhebbar. Sie ist verkürzt, zu eng geworden. Sie fixiert die Gesichtsmuskeln, hemmt die Mimik, das Öffnen des Mundes, das Spiel der Nasenflügel, weniger das Schließen und Öffnen der Augen. Auch die Bewegungen der Extremitäten speziell der Hände und Finger leiden. Schließlich geraten sie durch den Zug der schrumpfenden Haut in Beugekontrakturen. Auch am Hals und Brust habe ich das in einem Falle gesehen, in dem das Kinn auf die Brust fixiert und eine Kyphose der Wirbelsäule erzeugt wurde. Bisweilen ziehen sich auch, ,,wie von einem subcutanen, strammen Bande angezogen'' (Kaposi), tiefe, harte Furchen durch die Haut.

Die Blutversorgung leidet sowohl permanent — durch Erkrankung, aber auch durch Kompression der Gefäße — als durch die in diesem Stadium häufigen Gefäßkrämpfe, besonders der Finger. Synkope und Asphyxie sowohl im Beginn als auch auf der Höhe der Krankheit sind häufig. Aber auch erythromelalgische Zustände hat man bei Sklerodermie beobachtet (Bruns). Besonders oft findet man im Gebiet der sklerodermischen Veränderung kleinere Teleangiektasien, vor allem im Gesicht. Die Temperatur ist meist kühl; es besteht auch subjektives Kältegefühl der erkrankten Teile. Sensibilität und Schweißsekretion sind meist wenig verändert; Anhidrosis, aber auch Hyperhidrosis sklerodermischer Partien kommen vor; die Talgsekretion ist nur selten gestört. Auch trophische Störungen der Haut, besonders Panaritien und Paronychien, Geschwüre an der Ohrmuschel, kommen relativ oft vor. Bisweilen kommt es zu raynaudähnlicher Gangrän und Mutilation von Endgliedern. Selten sind starke Desquamation und Blutungen in der Haut.

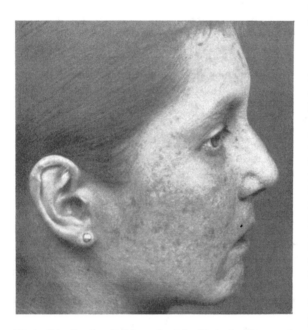

Abb. 1. Sklerodermie mit Schrumpfung der Nase, der Lippen und des Kinns, Pigmentationen und Vitiligo. (Leipziger Med. Klinik.)

Oft kommt es zum Haarausfall, seltener zum Verlust der Zähne. Nagelveränderungen sind häufig, besonders bei Slerodaktylie.

Oft tritt nun schon während der Entwicklung der Induration gleichzeitig Atrophie einzelner Partien auf. Bisweilen erfolgt auch noch in diesem Stadium — relativ häufig bei Kindern (Tomaszewski) — Heilung. Meist aber folgt langsam und stetig die *Atrophie*.

Diesem Stadium gehören die meisten Fälle der Praxis an. Das Bild solcher Kranken ist folgendes: Das Gesicht ist in toto verkleinert, besonders die Akra sind geschrumpft; die Nase ist im Knorpelteil verjüngt und verkürzt, so daß die Nasenlöcher sichtbar werden; die Lippen sind gleichfalls durch Atrophie verkürzt, sie bedecken die Zahnreihe nicht mehr völlig. Dabei ist die Beweglichkeit der Kiefer — durch Hautfixation und Muskelatrophie — vermindert; die Lider sind verkürzt, abnorm gespannt; Lidschluß ist aber meist möglich. Das Kinn tritt durch Schrumpfung zurück; wird bisweilen durch Kontraktur auf die Brust gezogen. Überall liegt die seidenpapierdünne, furchenlose, glatte, oft glänzende Haut fest dem unterliegenden Gewebe auf; zugleich mit der Atrophie der Haut und Weichteile nimmt oft die Pigmentierung zu. In ähnlicher, wenn auch meist geringerer Weise atrophiert die Haut des Halses, der Brust, des Rückens und der Extremitäten; an den letzteren pflegt die indurative

Atrophie sogar am stärksten ausgebildet zu sein, am Bauch und Gesäß am relativ geringsten. Nicht selten äußert sich die symmetrische Sklerodermie auch abortiv insofern, als einzelne symmetrische Gliedabschnitte dauernd besonders stark befallen werden, während Gesicht und Stamm kaum beteiligt sind. Relativ häufig scheinen allein die Unterschenkel in der unteren Hälfte, oft ohne Erkrankung der Füße, genau im Bereich der Prädelektionsstellen der Ulcera und des Eczema varicosum cruris zu erkranken. Die Erkrankung der Gelenke kann an den Händen besonders hervortreten und zu schweren Ankylosen und Kontrakturen, zugleich mit Veränderungen der Nägel führen, auch wenn am übrigen Körper der Prozeß noch wenig fortgeschritten ist. Solche Fälle können auch mit Raynaudsymptomen und Mutilationen verlaufen. Man hat sie als *Sklerodaktylie* oder Akrosklerose gesondert (Abb. 2), eine ebenso wie die Sklerodermie der Unterschenkel relativ häufige Form; wahrscheinlich häufiger als die

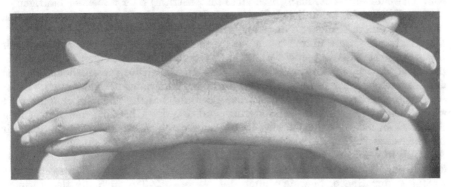

Abb. 2. Sklerodermie mit Sklerodaktylie der rechten Hand. (Leipziger Med. Klinik.)

ausgebreitete symmetrische oder gar die diffuse Form des Leidens. Ob es aber berechtigt, sie als etwas prinzipiell anderes zu betrachten, als die diffuse Sklerodermie, wie J. SELLEI meinte, möchte ich bezweifeln.

Daß die Sklerodaktylie Symptome symmetrischer Gangrän zeitigt, wurde schon bemerkt. Auch an der Wirbelsäule können Knochenschwund und schwere Gelenkveränderungen auftreten, die zum Bilde der Wirbelsteifigkeit führen (Verf.). Die Atrophie der Muskeln — so verdünnt dieselben auch erscheinen — geht doch meist mit leidlich erhaltener grober Kraft einher (soweit nicht die Beweglichkeit durch Kontraktur gehemmt ist). Selbst an dem „Mumienmenschen" GRASSETS habe ich mich von einer überraschenden Kraft mancher Muskeln überzeugen können. Es gibt allerdings Fälle, in denen die Myosklerose sehr hervortritt und sogar an Intensität und Ausbreitung die Hautveränderungen übertreffen kann (CASSIRER, ROSENFELD u. a.). In solchen Fällen finden sich auch quantitative Veränderungen der elektrischen Erregbarkeit. Nach CASSIRER sind Muskelveränderungen bei Sklerodaktylie besonders häufig. Atrophische Prozesse an den Knochen, besonders zunehmende Verjüngung und Verkürzung der Endphalangen bis zur allmählichen völligen Resorption hat man oft bei dieser Form gesehen und zu Unrecht als selbständige Krankheit „Akromikrie" (STEMBO) beschrieben. Auch disseminierte Atrophie und Osteosklerose wurde beobachtet (CASSIRER). Hypertrophische Prozesse, besonders des Periosts, sind selten.

Auch die Schleimhäute, besonders des Mundes (Zunge, Zahnfleisch, Gaumensegel) werden nach KREN bisweilen von Atrophie und Induration befallen, seltener die des Larynx, der Konjunktiven, des Oesophagus und der Vagina.

Während nun die meisten Fälle eine *symmetrische* Ausbreitung der Erkrankung (Kopf — Brust — Extremitäten) zeigen, ist der bereits erwähnte „homme momie" Grassets, ein brauner, vertrockneter Zwerg, das Prototyp der *diffusen Sklerodermie*, der seltensten Form des Leidens. Die geschilderten Veränderungen der Haut, des Unterhautzellgewebes, der Muskeln, Knochen und Gelenke haben hier fast alle Körperteile ergriffen; auch die Pigmentierung ist stark entwickelt. Diese Kranken kachektisieren erheblich und sind besonders durch die Starre der Atmungsmuskeln gefährdet.

Im Gegensatz zu dieser Form ist die *fleckförmige Sklerodermie* (Sklerodermie en bandes, Morphea) eine meist harmlosere Abart des Leidens. Sie tritt oft vereinzelt in länglichen Streifen, runden Flecken verschiedener Form und Größe auf. Anfangs sind diese indurierten Partien leicht erhaben, später sinken sie — atrophierend — unter das Niveau der Körperhaut. Die Flecken selbst sind entweder entfärbt, blaß (besonders im Zentrum) oder haben — häufiger — einen gelblichen bis bräunlichen Ton, besonders nach der Peripherie zu; sie sollen öfters von einem rötlichen oder violetten Streifen umgeben sein („lilac Ring"). Die Härte der Haut nimmt nach dem Zentrum hin zu, hier ist sie auch der Unterlage fest adhärent, nicht abhebbar. Oft hat sie einen eigentümlich transparenten, an Speckschwarte erinnernden Glanz. Die verschiedenen Phasen der Entwicklung sollen auch der fleckförmigen Sklerodermie zukommen; es ist aber zu bemerken, daß das ödematöse Stadium bei ihr noch inkonstanter ist als bei der symmetrischen Sklerodermie und daß der Übergang des indurativen Stadiums in das atrophische sich häufig sehr rasch vollzieht. In zwei von mir beobachteten Fällen entwickelte sich die Affektion bis zur ausgesprochenen Atrophie in wenigen Wochen. Die übrigen Symptome der diffusen Sklerodermie, die Kälte, Trockenheit, das Versiegen der Talg- und Schweißsekretion, das Ausfallen der Haare, bisweilen auch der Nägel, befallen auch die fleckförmige Form. Bezüglich der Form und Lokalisierung ist von großer Wichtigkeit, daß in relativ zahlreichen Fällen das Skleroderm genau die Grenzen eines peripheren Nerven oder eines Wurzelgebietes einhält. Ich beobachtete dies im Bereich des N. cutaneus lateralis femoris. Auch streng segmentäre Form eines sklerodermischen Streifens wurde beobachtet (Bruns u. a.). Diese Form ist wohl identisch mit der sklerodermähnlichen Hautatrophie, wie sie bei organischen Spinalerkrankungen gefunden wurde; Krieger und ich beobachteten z. B. bei einem Myelitiker einen breiten sklerodermischen Streifen an der oberen Grenze der Segmentschädigung. Brissand glaubte, daß sich in manchen Fällen die sklerodermischen Bezirke mit den Ausbreitungsbezirken der spinalen medullären Metameren decken, eine Ansicht, die von Cassirer und Blaschko nicht geteilt wurde. Auch nach der Verbreitung von Blutgefäßgebieten soll sich bisweilen die fleckförmige Sklerodermie richten. Einmal sah man eine fleckförmige Sklerodermie in eine streng halbseitige der rechten Körperhälfte übergehen (Bonn).

Sensible Störungen, das ist Hypästhesien aller Qualitäten, sind selten. In den Fällen, die mit angiospastischen Anfällen der Akra verlaufen, sind an diesen die bekannten Gefühlstörungen vorhanden. Sonst fehlen sie selbst in schwersten Fällen, z. B. in dem erwähnten Grassetschen Fall. Schmerzen sind dagegen häufig, sowohl im Prodromal- und Primärstadium, als auf der Höhe der Krankheit, besonders bei Sklerodaktylie mit starker Gelenkbeteiligung. In vielen Fällen besteht aber nur das lästige Gefühl der Spannung und des Zerrens von seiten der Kontrakturen. Krisenartige Zustände an den Extremitäten schilderten Königstein und Hess. Störungen der Hirnnervenfunktion sind selten. Die Reflexe bleiben erhalten, soweit sie nicht durch Immobilisierung der Gelenke unauslösbar werden. Die Sphincteren funktionieren normal; dagegen können

Menstruation und Potenz abnehmen und schwinden. Typische Blutveränderungen kommen der Sklerodermie nicht zu; nur Eosinophilie ist auch nach meiner Erfahrung häufig und erreicht Grade bis 18%. Der Kreislauf zeigt, abgesehen von den schon erwähnten vasoconstrictorischen Anfällen, nur vereinzelt Störungen. Arteriosklerose gehört nicht zum Bilde des Leidens, Veränderungen des Herzens wurden mehrfach beschrieben. Ich beobachtete bei einem 50jährigen Patienten mit Scleroderma diffusum eine anhaltende ventrikuläre Bigeminie. Der Stoffwechsel soll auffallend wenig gestört sein: Der Eiweißstoffwechsel wurde normal gefunden, sogar Eiweißansatz wurde konstatiert; die N.-Bilanz war nicht negativ, der Purinstoffwechsel war unverändert (BLOCH und REITMANN). Glykosurie, besonders alimentäre Zuckerausscheidung, scheint nicht selten zu sein (EHRMANN). Den respiratorischen Grundumsatz fand ich bei einigen Kranken normal, die spezifisch-dynamische Eiweißwirkung in einem Fall etwas vermindert. Die auffallende Abmagerung und Kachexie der Patienten ist also aus ihren Stoffwechselstörungen kaum zu erklären. Auf die Veränderungen endokriner Organe werde ich noch eingehen.

Komplikationen des Leidens sind ziemlich zahlreich. Von mehr als kasuistischem Interesse ist die Kombination mit Morbus Basedowii; unter meinen Fällen litt einer an typischem Basedow, einige andere an Tetanie. Auch mit ADDISONscher Krankheit zusammen hat man Sklerodermie beobachtet Einmal sah ich eine langjährige Sklerodermie mit einer typischen Myasthenie enden. v. NOORDEN hat bei jungen Mädchen besonders nach Infektionskrankheiten Verschwinden der Menses, Atrophierung der Genitalien, Kachexie, bisweilen hypophysäre Symptome und Sklerodermie (besonders der Finger) als *Degeneratiogenitosclerodermatica* geschildert. Auch ich habe bei Sklerodermien nicht selten *pluriglanduläre Insuffizienzerscheinungen* gesehen, z. B. die Kombination Hypoplasie der Schilddrüse, Addisonpigmentierung mit Hypotension des Blutdrucks, Impotenz, Epilepsie und Marasmus; oder Kachexie, Bradykardie und Hypotension, Nachlassen der Schweiße, Ödem, Sklerodermie; oder allgemeine Abmagerung, Tetanie und Bronchotetanie, Katarakt, partielle Sklerodermie; oder endlich Parotishypertrophie, Schilddrüsenatrophie, Hodenaplasie und Verminderung der sexuellen Sekundärmerkmale mit obligater Fettsucht und Sklerodermie der Unterschenkel. In allen diesen pluriglandulären Fällen handelte es sich um *symmetrische*, nie um fleckförmige Sklerodermien. Die pluriglandulären Symptome sind meines Erachtens weit mehr als Komplikationen des Leidens, sondern pathogenetisch wichtige Merkmale und rechtfertigen in besonderem Maße den von mir aufgestellten Begriff der *„sklerodermischen Dystrophie"*. Auch mit Hemiatrophia facialis, einer der Sklerodermie nahestehenden Affektion, kombiniert sich das Leiden bisweilen. Zahlreiche Fälle sind psychisch irgendwie abnorm, imbezil, hysterisch oder leiden an Migräne oder Epilepsie. Die Fälle, in denen sich Sklerodermie zu Tabes, Myelitis, Syringomyelie und Neuritis verschiedener Form gesellte, sind wohl zum Teil nur als sklerodermähnliche Hautatrophien, nicht als echte Sklerodermie anzusprechen. Auf die nicht so seltene Komplikation mit Tuberkulose machen REINES und DECLOUX aufmerksam und ziehen aus ihr sogar ätiologische Schlüsse. Endlich beobachtete ich wiederholt leichtere sklerodermische Veränderungen bei BIERMERscher Anämie und dreimal bei ausgesprochenen Sklerodermien das spätere Auftreten von perniziöser Anämie, in einem Fall bei 30jähriger Frau mit Aplasie der Genitalien. Die Kompensierung des Blutzustandes durch Lebertherapie ändert übrigens an der Sklerodermie nichts. Auch DECASTELLO beschrieb einen Fall von perniziöser Anämie mit funikulärer Myelose, Hodenatrophie und verschmälerter Sella turcica, bei dem es nach der Milzexstirpation zu allgemeiner Sklerodermie kam.

Einer wichtigen Komplikation, der mit chronischer ankylosierender und deformierender Arthropathie, insbesondere auch der Wirbelsäule, wäre noch zu gedenken: Es gibt Fälle von Sklerodermie, in denen die Gelenkveränderungen (vor allem, aber nicht allein der Hände) der Sklerodermie der Haut vorauszueilen scheinen; weiter habe ich Fälle von echter Arthritis deformans gesehen, in denen die Hautatrophien so stark ausgebildet waren, daß man an Sklerodermie denken konnte.

Differentialdiagnose. Die Differentialdiagnose hat vor allem die verschiedenen Arten der primären Hautatrophie (Acrodermatitis atrophicans Herxheimer, Erythema paralyticum Neumann usw.), die sekundären Hautatrophien bei Gelenkerkrankungen und die senile Atrophie zu berücksichtigen. In allen diesen Fällen entscheidet das Fehlen der Induration bei den genannten Krankheitsprozessen. Von der fleckförmigen Sklerodermie ist bisweilen die auch mit Härte und Ödem einhergehende narbige und nichtnarbige Atrophie in der Umgebung der Thrombophlebitis und Ulcera cruris auf dieser Grundlage und die Hautatrophie über der traumatischen Knochenatrophie (Sudeck) abzugrenzen; besonders die erstere kann einer echten Sklerodermie sehr ähneln. Bei den Hautatrophien auf dem Boden der Medianusaffektionen, der Syringomyelie, der spinalen Amyotrophie, der Tabes usw. ist der *sekundäre* Charakter der Hautveränderung leicht festzustellen. Auch von der Atrophie nach entzündlichen und ödematösen Prozessen (chronischem Erysipel, chronischem Ödem usw.) gilt dies. Weiter ist die fleckförmige Sklerodermie bisweilen Atrophien nach Narbenbildung (Lupus, Verbrennungen, selbst Variola) äußerlich ähnlich; in Lepragegenden ist die Morphea atrophica leprosa zu berücksichtigen und in manchen südlichen Ländern pellagröse Hautveränderungen. Allen diesen fehlt aber ebenfalls die Induration der Haut.

Pathologische Anatomie. Meist wurden Gehirn, Rückenmark und periphere Nerven intakt gefunden. Die vereinzelt gebliebenen Befunde, z. B. sklerotische Herde im Gehirn (Westphal, von diesem als koordinierte Lokalisation des Skleroderms aufgefaßt), kleine Höhlen in der grauen Achse des Rückenmarkes u. a. m. sind eben wegen ihrer Inkonstanz ätiologisch ohne Bedeutung. Die Veränderungen an den peripheren Nerven der erkrankten Teile (Neuritis, Perineuritis, einfache Degeneration) sind wohl als sekundäre oder auch als koordinierte Erscheinungen aufzufassen. Das sympathische Nervensystem wurde von einigen Autoren intakt gefunden, Staemmler fand jedoch Veränderungen in den sympathischen Halsganglien. Auch die Arterien waren oft ohne Veränderungen, speziell frei von Atherom; bisweilen fand man aber in späteren Stadien gröbere Veränderungen der Adventitia, kernreiches Bindegewebe, das die Media dringt und die Muscularis zum Schwund bringt. Auch Wucherungserscheinungen der Intima, die zur Obliteration führen können, wurden beobachtet; jedoch wurden auch sklerotische Hautveränderungen ohne regionäre Gefäßerkrankung beschrieben; beide entbehren jedenfalls des Parallelismus (Cassirer). Die Veränderungen der Haut wurden verschieden gedeutet und geschildert. Meist fand sich eine Verdichtung und Verdickung des Bindegewebsfilzes der Haut, „so daß das homogen beschaffene, derbfaserige und engmaschige Cutisgewebe bis dicht an Fascie und Periost reicht und ohne lockere Zwischenschicht diesen anhängt" (Kaposi). Bezüglich der elastischen Elemente sind die Befunde verschieden: manche fanden sie stark vermehrt, andere vermindert oder fehlend; die verschiedenen Stadien des Prozesses erklären wohl diese Differenz. Die Lymphbahnen und Schweißdrüsen, die in den ersten Stadien noch normal sind, werden später komprimiert und veröden. Fast regelmäßig fand sich Schwund des Fettgewebes und Hypertrophie der glatten Muskulatur der Haut. Im Corium finden sich in den Retezellen in den Kern gelagerte Pigmentkörnchen; dieselben finden sich zum Teil in Schollenform auch in der Cutis in der Nähe der Gefäße. Die Veränderungen der Muskeln sind die der interstitiellen Myositis; an den Knochen finden sich entzündliche Prozesse, denen atrophische folgen, sowie Degeneration des Marks, das durch Bindegewebe und Zellinfiltration ersetzt wird (Wolters).

Von den inneren Organen scheint ebenfalls keines von (inkonstanten) Veränderungen verschont zu bleiben, vor allem Lunge, Leber, Nieren, Herz, Milz und die endokrinen Drüsen. Im chronischen Stadium kommt es überall zuerst zur ödematösen Durchtränkung und Proliferation des Bindegewebes mit entsprechenden Schädigungen des Parenchyms. Überall sind besonders die Gefäße, vor allem die terminalen, an dem Prozeß beteiligt (Cassirer).

Die **Pathogenese** ist unklar. Die Erkrankung der Haut und der an- und zwischen-liegenden Gewebe als entzündliche aufzufassen (WOLTERS), scheint mir nicht angängig. Andere Dermatologen, vor allem KAPOSI, wollen von der Entzündungshypothese nichts wissen. Eine primäre Erkrankung der peripheren Nerven oder der Gefäße und Capillaren anzunehmen, ist im allgemeinen auch nicht zulässig, ebensowenig wie die chronische Lymphstauung, die übrigens auch nicht in allen Fällen besteht.

Auch gröbere Erkrankungen des zentralen Nervensystems, z. B. des Rückenmarks und der Wurzeln, hat man für die Pathogenese der Sklerose herangezogen, von den Beobachtungen ausgehend, daß z. B. Rückenmarks- oder Wurzelerkrankungen zu sklerodermischen Veränderungen geführt haben. Dabei ist aber zu betonen, daß diese Veränderungen nur sklerodermähnlich und mit der allgemeinen symmetrischen Form des Leidens nichts zu tun haben.

Bereits LEWIN-HELLER, CASSIRER u. a. hatten eine organische oder funktionelle Erkrankung vegetativer Bahnen und Zentren angenommen; BRISSAUD sprach direkt von einer Sympathicusaffektion. KEN KURÉ fand in 3 Obduktionsfällen eine Unterentwicklung der parasympathischen Zellen im Rückenmark und der parasympathischen Fasern in den hinteren Wurzeln. Auch die parasympathischen Fasern in den Hautnerven waren elektiv degeneriert. Auf Pilocarpin erfolgte (angeblich) demgemäß Besserung. Auch KURÉ glaubt an eine primäre vegetative, d. i. parasympathische Genese des Leidens.

Manche haben die Ursache der vegetativ-nervösen Störungen in primären Anomalien der Inkretorgane erblickt. Vor allem hat man an die Schilddrüse gedacht, da ja einzelne Fälle mit Morbus Basedow verliefen. Auch an Minderfunktion der Schilddrüse war angesichts der günstigen Wirkungen des Thyreoidins zu denken. Aber nicht nur die Schilddrüse, sondern auch die Nebenschilddrüsen (Tetanie!), die Nebennieren (Pigmentvermehrung und -verschiebung, Blutdrucksenkung), die Keimdrüsen (Hypogenitalismus) und die Hypophyse (STRÜMPELL, v. NOORDEN) hat man beteiligt gefunden. Auch die Kachexie wurde als endokrin bedingt angesprochen. Kurz, *pluriglanduläre* Störungen scheinen eine wichtige pathogenetische Rolle zu spielen. Ob sie nun das Primäre sind oder die Erkrankung ihrer „nutritiven Zentren" (im Zwischenhirn etwa), ist noch nicht zu entscheiden.

H. SELYE hat neuerdings bei Ratten durch Injektion von Parathyreoidextrakt angeblich „menschenähnliche" Sklerodermie erzeugt und hält demgemäß das Leiden für eine Hyperparathyreose eigener Art; wobei er mit Recht zugibt, daß es eine essentielle Hyperparathyreose nicht gibt, da diese sich auch in Form von Osteopathien (z. B. Ostitis fibrosa) äußern kann. Jedenfalls wäre in Zukunft klinisch (auch therapeutisch) und anatomisch auf die Epithelkörper besonders zu achten.

Verlauf und Prognose. Der Verlauf ist meist chronisch, bisweilen allerdings durch Remissionen unterbrochen. Akute in Heilung übergehende Fälle wurden jedoch gelegentlich beobachtet (HEYNACHER). Diese akute Form scheint besonders bei Kindern und Jugendlichen vorzukommen. Da das Leiden das Leben nicht zu gefährden pflegt, kann es selbst 20—30 Jahre lang dauern. Einer gewissen Kachexie fallen die chronischen, atrophischen Fälle fast stets anheim, wahrscheinlich infolge der pluriglandulären Störungen, bisweilen auch durch die Verschlechterung des Kauaktes und durch Insuffizienz der Brustatmung. Solche Fälle werden oft das Opfer interkurrenter Erkrankungen. Fälle des atrophischen Stadiums geben natürlich quoad sanationem stets eine ungünstige Prognose.

Therapie. Die Therapie leistet etwas mehr als diejenige der RAYNAUDschen Krankheit. Die Tonika und Roborantia (Chinin, Arsen, Eisen), dazu Ruhe und Regelung der Diät, mögen versucht werden, lassen aber meist im Stich. Mehr verspricht die Hormontherapie. Sie sollte stets auf Grund genauer endokriner Indikationen erfolgen; also nach Untersuchung des Grundumsatzes, der Genitalien, des Blutes und nach Anstellung der Abderhaldenreaktionen. Auf Grund der endokrinen Indizien wird man dann entweder zu kleinen Thyreoidindosen (2—3 × 0,1) allein gelangen; oder, was bei der oft pluriglandulären Komplizierung der Sklerodermie natürlich ist, häufiger zum Versuch der Kombination des Schilddrüsenhormons mit Keimdrüsenhormonen (Progynon, Testiforten), Hypophysenpräparaten (Präphyson), Nebennieren- oder Epithelkörperhormonen usw. Im Falle von Basedowsymptomen kommt natürlich auch die Röntgentherapie der Struma in Frage und bei etwaigem Tumor der Hypophyse eine gleiche dieser Drüse. Dabei sei auf die Intoleranz der Haut bei Sklerodermie gegenüber Röntgenstrahlen (P. Schwarz) hingewiesen. Nach Selye wäre auch an eine Röntgenbestrahlung der Epithelkörper zu denken, gegebenen Falles auch an eine Operation desselben. J. Sellei hat bei allgemeiner Sklerodermie günstige Erfolge von Pankreaspräparaten (subcutan oder peroral) gesehen, eventuell bei Kombination mit Insulin; bei partieller Sklerodaktylie sollen die Wirkungen der Pankreasextrakte geringer sein; die Pankreastherapie soll monatelang fortgesetzt werden.

Von Salicylpräparaten habe ich günstige Wirkungen gesehen, noch mehr aber vom Fibrolysin, das, regelmäßig und längere Zeit subcutan angewandt, auffallende Besserungen, sogar völlige Beseitigung der dermatogenen Kontrakturen erzielen kann (jeden 2. Tag $1/3$ bis $1/2$ ccm einer 15% alkoholischen Lösung). Daneben ist vorsichtige Massage und Gymnastik sehr zu empfehlen; auch lokale Wärmeapplikation (Fango, Thermophore, Tallermann), Moor-, Schwefel- und Solbäder sollen oft gut wirken. Vom konstanten Strom habe ich nichts Besonderes gesehen. Die Biersche Hyperämiebehandlung, über die einiges Günstige berichtet wird, verdient jedenfalls versucht zu werden. Dasselbe gilt von der Radiumemanationsbehandlung (v. Benczur). Büeler hat über Heilung der Sklerodermie durch Terpentininjektionen (alle 1—2 Monate wiederholt) berichtet. Auch andere Mittel zur „Protoplasmaaktivierung" (Milch, Kaseosan usw.) wurden mit mehr oder (meist) minder Glück versucht. Bei mehr partieller Sklerodermie hat sich die periarterielle Sympathektomie anscheinend bisweilen bewährt.

D. Hemiatrophia facialis progressiva.

(Neurotische Gesichtsatrophie, Rombergsche Krankheit.)

Die erste Schilderung des halbseitigen Gesichtsschwundes verdanken wir Romberg d. Ä. (1846); schon vor ihm hatten Bergson, Stilling und Parry über derartige Fälle berichtet.

Begriff. *Das Leiden äußert sich in einer fortschreitenden Atrophie, zuerst der Haut, dann der übrigen Weichteile, des Fettes, der Muskulatur und der Knochen meist nur einer Gesichtshälfte.*

Während manche Autoren (Cassirer-R. Hirschfeld) das Leiden als eine Sklerodermie im Trigeminusgebiet auffassen, nimmt S. Ehrmann an: es gibt Fälle *reiner Hemiatrophie ohne alle Sklerodermie;* diese sind als Krankheit für sich aufzufassen und von der anderen Form, in der der *primäre Prozeß* eine *halbseitige Sklerodermie* ist, zu trennen. Die letztere Form ist zu den circumscripten Sklerodermien zu rechnen.

Die Krankheit beginnt meist schon vor dem 10. Lebensjahre, im zweiten Jahrzehnt erkranken auch noch viele der Fälle, im dritten nimmt die Zahl schon beträchtlich ab und jenseits des 30. Jahres ist der Beginn des Leidens so selten, daß Möbius derartige Spätformen diagnostisch anzweifelte. Auch die *kongenitale*, im extrauterinen Leben nicht mehr fortschreitende Form, die von Oppenheim, Wechselmann und neuerdings von Boenheim beschrieben wurde, wird diagnostisch bezweifelt. Oppenheim nahm für seinen Fall, einem Zwilling, Druck vom an deren Zwilling in utero an. In seltenen Fällen wurde familiäre und hereditäres Auftreten der echten Hemiatrophie beobachtet (Seligmüller, Klingmann u. a.). Das weibliche Geschlecht wird häufiger befallen als das männliche. Rasse, Stand und Beschäftigung haben anscheinend keinen Einfluß auf die Morbidität. Auffallend ist die Prädisposition der linken Gesichtshälfte.

Ätiologie. Unter den „*Ursachen*" sind zuerst Infektionskrankheiten zu nennen (nach Beer in über 44% der Fälle), z. B. Anginen, Diphtherie, Masern,

Typhus, Scharlach, Pneumonie, Otitis media, Erysipel, relativ oft Lungentuberkulose, selten Syphilis. In zweiter Linie kommen Traumen des Gesichts
(vor allem des Auges) in Betracht. Die Zahnextraktionen, an die man das
Leiden sich öfters anschließen sah, sind wahrscheinlich meist wegen trigeminus-
neuralgischer „Zahnschmerzen" ausgeführt worden, fallen also meist schon
in das Prodromalstadium des Leidens. Auch „Erkältungen" wurden bisweilen
beschuldigt. Neuropathische Heredität soll in etwa 27% der Fälle vorliegen
(BEER). Kongenitales Auftreten (zum Teil als Ausdruck intrapartualer zentraler
oder peripherer Läsionen) wurde in 6,4% der Fälle beobachtet (BEER). In vielen
Fällen fehlt jedes ursächliche Moment.

Symptomatologie. Das Leiden beginnt meist schleichend und langsam.
Häufig gehen ihm lange Zeit — nach AUG. HOFFMANNS bis 17 Jahre lang —

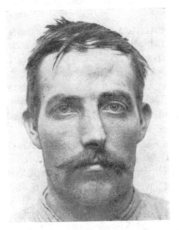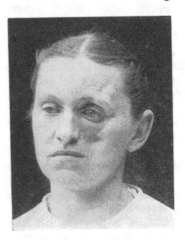

Abb. 3. Hemiatrophia facialis sinistra. Besondere
Beteiligung der Stirn. (Nach SCHÖNBORN-KRIEGER.)
[Aus Handbuch der inneren Medizin, 2. Aufl., Bd. V/2,
S. 1484, Abb. 3. (CURSCHMANN.)]

Abb. 4. Hemiatrophia facialis sinistra. Vorge-
schrittener Fall. (Nach SCHÖNBORN-KRIEGER.) [Aus
Handbuch der inneren Medizin, 2. Aufl., Bd. V/2,
S. 1484, Abb. 4. (CURSCHMANN.)]

neuralgische Schmerzen der betreffenden Gesichtshälfte voraus. Fast stets
setzt die Veränderung an einem bestimmten Fleck ein, am Augenlid, am Kinn,
am Jochbogen, bisweilen auch am Ohr; dieser Fleck wird meist als infiltriert,
knotenförmig geschildert; er kann bräunlich oder gelblich, selten rot gefärbt
sein. Von diesem Fleck aus breitet sich bisweilen, „wie ein Ölfleck im Papier"
(MÖBIUS) der atrophische Prozeß allmählich diffus aus; oft dehnt sich der
Prozeß auch streifen- oder fleckförmig aus, so daß zwischen gesunden Partien
atrophische Inseln entstehen; die „coups de sabre" französischer Autoren
kommen so zustande. Allmählich wird die befallene Hand nun immer atrophischer, glänzend, faltenlos, papierdünn, oft pigmentarm, nicht selten aber auch
diffus, oder fleckförmig, stärker bräunlich oder violett pigmentiert als die
normale Haut.

In den echt sklerodermischen Fällen (s. oben) werden die typische Härte und
Adhärenz der atrophischen Haut fühlbar. Gegen die normalen Hautpartien
der gesunden Gesichtshälfte, besonders deutlich und konstant in der Mittel-
gegend, grenzt sich die Hautatrophie wallartig, also durch eine infiltrierte
Hautpartie ab Nicht immer befällt die Hautatrophie die ganze Gesichtshälfte;
es gibt Fälle, in denen sie dauernd auf einzelne Partien beschränkt bleibt.

Zugleich mit dem Hautschwund — bisweilen auch später, nach der Auffassung von BILOT und LAUDÉ aber auch vorher — erkranken die der Haut

unterliegenden Gewebe, das Bindegewebe, das Fett, die Muskulatur und das Knochengerüst. Wenn das Fettpolster der Wangen und Schläfen schwindet, sinken die Wangen und Schläfen tief ein, das Auge tritt zurück, das Kinn schrumpft halbseitig, ebenso die Nase, besonders in ihrem knorpeligen Teil; die Stirn plattet sich ab. Dabei pflegt sich der zwar verkleinerte, aber durch Weichteilatrophie doch prominierende Jochbogen besonders zu markieren. Die Kontur der unteren Gesichtshälfte wird durch Atrophie des Unterkiefers oft hochgradig unsymmetrisch. Es wird weniger die mimische Muskulatur, als die vom Nervus trigeminus versorgten Kaumuskeln (Masseter, Buccinator, Temporalis) von der Atrophie befallen, oft sogar besonders früh und hochgradig (Hoeflmayer). Eigentliche Lähmungen kommen nur der letzteren Muskulatur zu, während die Facialismuskeln meist, trotz vermindertem Volums, ganz gut zu funktionieren pflegen (Möbius). Dieselben zeigen elektrisch auch stets nur quantitative Veränderungen, keine EA.

Zu dem Gesichtsschwund tritt meist halbseitige Atrophie der Zunge, weniger der Schleimhaut als der Muskulatur, und bisweilen auch des Gaumensegels. Auch Kehlkopf und Stimmbänder wurden in einigen Fällen halbseitig betroffen, ebenso die Ohrmuschel (Körner); der Augapfel scheint verschont zu bleiben. Die Haare der betroffenen Seite, d. i. Bart, Wimpern und Augenbrauen, fallen aus oder werden mißfarbig oder weiß. Die Schweiß- und Talgdrüsen zeigen Sistieren oder Verminderung ihrer Funktion, in einigen Fällen aber auch Supersekretion.

Vasomotorische Symptome sind nicht häufig; sie können in halbseitiger, entweder beständiger oder paroxysmaler Blässe mit Cyanose und Kälte, selten in Röte und Hitze bestehen. Typische Störungen des Halssympathicus, z. B. der Hornersche okulo-pupilläre Komplex, wurden relativ selten konstatiert; F. Lange fand derartige Störungen unter 163 Fällen nur 18mal vermerkt. Korn fand in 10% von 189 Fällen Sympathicussymptome vermerkt. F. Weinberg und F. Hirsch beobachteten in 4 Fällen leichte okulo-pupilläre Symptome.

Von subjektiven Beschwerden sind die neuralgischen Schmerzen in erster Linie zu nennen: Trigeminusneuralgien, meist intermittierender Art — oft fälschlich als Zahnschmerz gedeutet — leiten das Leiden ein; bisweilen finden sich auch Parästhesien; auch halbseitiger Kopfschmerz — in einigen Fällen als typische Migräne geschildert — kombiniert sich mit dem Gesichtsschwund. Ausgesprochene Hypästhesien im Bereiche des Quintusgebietes oder wenigstens des Gesichts sind selten (Oppenheim, Donath u. a.); bisweilen ist die verdünnte Haut auch hyperästhetisch.

In einigen Fällen wurden klonische Muskelzuckungen, der Kaumuskulatur, auch des Facialisgebietes, des Halses und Nackens beobachtet.

Vereinzelt beobachtete man Übergreifen des atrophischen Prozesses auf die ganze gleiche Körperhälfte, oder auch nur Arm und Brust (auch Mamma) und den Schultergürtel (Raymond und Sicard); auch Atrophia cruciata, d. i. Atrophie der kontralateralen Seite wurde beobachtet (Volhard, Lunz). Hierbei ist aber zu bemerken, daß es nicht angängig ist, kongenitale Hemihypoplasien (an denen sich auch der Kopf beteiligt) oder halbseitige Muskelatrophien (z. B. Debrays Fall) dem Gesichtsschwund zuzurechnen. E. Meyer hat mit Recht seinen Fall von spastischer totaler Hemiatrophie und den von Orbison als grob organisch cerebral bedingt aufgefaßt und nicht als Trophoneurose. In einigen Fällen (Möbius, Rutten, Stegmann u. a.) sah man Übergreifen des Gesichtsschwundes auf die andere Seite, so daß ein komplettes Mumiengesicht entstand; ich beobachtete eine solche doppelseitige Gesichtsatrophie kombiniert mit symmetrischer Gangrän der Ohrmuscheln. In einem anderen Fall (20jähriger Astheniker) fehlten sklerodermische und Gangränveränderungen. Nach Marburg sind bisher 23 Fälle von doppelseitigem Gesichtsschwund beschrieben. Doppelseitig pflegen auch jene Fälle aufzutreten, in denen es nur zum kompletten isolierten Fettschwund (ohne Haut-Muskel-Knochenatrophie) kommt. A. Simons hat 1911 Fettatrophie des Gesichts und Oberkörpers mit Fetthypertrophie des Gesäßes und anderer unterer Körperteile als Lipodystrophia progressiva beschrieben. Das Syndrom,

kavernöses Angiom des gleichseitigen Beins mit Gesichtsschwund, schilderte WECHSEL-
MANN.

Die Kombination mit Lähmungen anderer Hirnnerven, Facialis, Acusticus, Recurrens
als Folge der Kompression der Nerven in den sich atrophisch verengernden Kanälen des
Schädels (GOWERS) ist wohl ein Unikum; ebenso Gesichtsschwund mit Hemiatrophia
linguae, Stimmbandlähmung und cerebellarer Ataxie als Folge eines basalen Prozesses
(H. SCHLESINGER). Komplikationen der Hemiatrophie mit anderen auf dem Boden der
degenerativen Anlage entstehenden Nervenkrankheiten, mit Chorea chronica, Tabes,
multipler Sklerose, Epilepsie, Hysterie, Psychosen, z. B. Paralysis progressiva, Gehirn-
sklerose u. a. m. finden sich in seltenen Fällen der Literatur.

Verlauf und Prognose. Der Verlauf ist meist sehr langsam. Schon zwischen
Prodromalsymptomen und Auftreten der Atrophie können viele Jahre liegen.
In manchen Fällen kommt das Leiden zum Stillstand, ehe die Atrophie komplett
ist, in den meisten aber erst nach hochgradigem Schwund und entsprechender
Entstellung. Eine sichere Heilung ist nie erzielt worden, Besserungen sind
manchmal möglich (PENZOLDT). Die neuralgischen und klonischen Symptome
sind einer symptomatischen Behandlung zugänglich.

Das Leben wird durch das Leiden nie gefährdet.

Pathologische Anatomie und Pathogenese. Von Sektionsbefunden einwandfreier Fälle
seien die von E. MENDEL und neuerdings LOEBL und WIESEL erwähnt. MENDEL fand
die Epidermis der atrophischen Haut verdünnt, aber relativ wenig verändert: Die Papillen
waren geschwunden, die Blutgefäße rarifiziert, die Bindegewebsfasern verliefen weniger
wellig, als auf der gesunden Seite. Die Gesichtsmuskeln (Facialisgebiet) waren einfach
verdünnt (9—21 μ auf der erkrankten Seite, 12—30 μ auf der gesunden); Kernvermehrung
u. dgl. fehlte. Während die Untersuchung des N. facialis normalen Befund ergab, war der
Trigeminus deutlich verändert; „das Perineurium war verdickt, die Zahl der Nervenfasern
an manchen Stellen deutlich vermindert". Die auffallendsten Veränderungen zeigte der
zweite Ast. Die Atrophie griff auch auf die intracerebralen Wurzeln, speziell auf die absteigende Wurzel des Nerven über. MENDEL nahm eine infektiöse Neuritis an. LOEBL
und WIESEL fanden in ihrem Fall eine schwere Degeneration des Trigeminus vom Ganglion
Gasseri an bis in die Hautverzweigungen. Die vom N. V. versorgten Muskeln (Masseter,
Buccinator) usw. waren sehr stark atrophisch. Bezüglich der Sympathicustheorie ist die
Beobachtung JAQUETS von Interesse, der eine Verwachsung des Ganglion cervicale inferius
mit der schwielig verdickten Pleura fand. STAEMMLER fand auch bei Hemiatrophie
Veränderungen in den sympathischen Halsganglien.

Pathogenese. BERGSON, ROMBERG u. a. plaidierten für eine Angio-Trophoneurose.
VIRCHOW und E. MENDEL vertraten auf Grund klinischer und vor allem anatomischer
Befunde den Standpunkt, daß Affektionen des N. trigeminus, entweder des Stammes oder
zentralwärts gelegener Teile, die Ursache der trophischen Störungen seien. Auch JADAS-
SOHN, der die Hemiatrophie für eine primäre Hauterkrankung erklärt, nimmt die Möglichkeit einer von der Haut aus ascendierenden Neuritis (ähnlich wie bei Lepra) an; dieselbe
kann sich nur auf den N. V. beziehen. MÖBIUS bekämpfte die Trigeminustheorie und nahm
an, daß die Hemiatrophie eine örtliche Erkrankung, verursacht durch örtliche Noxe sei.

H. OPPENHEIM, SELIGMÜLLER, CASSIRER u. a. beschuldigten Störungen des Halssympathicus unter Hinweis auf Fälle, in denen der Halssympathicus durch Verwachsungen
oder operative Verletzungen geschädigt war. JENDRASSIK verbindet Trigeminus- und
Sympathicuspathogenese und sucht den Ort der Läsion an einer Stelle, wo Sympathicus-
und Quintusteile dicht zusammenliegen, nämlich an der Schädelbasis; hier sind Carotis-
plexus und Ganglion Gasseri eng benachbart. Eine Affektion dieser sympathischen Kopf-
ganglien oder der mit demselben verbundenen REMAKschen Fasern soll nach JENDRASSIK
das Substrat des Gesichtsschwundes sein.

Die MENDELsche *Trigeminustheorie* scheint mir sowohl durch klinische und anatomische
Tatsachen (Quintusneuralgie, Hypästhesien, Kaumuskelkrämpfe und -schwund, anatomische Befunde MENDELs und LOEBLs und WIESELs), als durch folgende theoretische Erwägung recht wahrscheinlich: Man bedenke, daß es gewisse Nerven gibt (vor allem N. medianus!), die Alterationen bisweilen ganz vorwiegend mit *trophischen* (zugleich auch vasomotorischen) Störungen beantworten, denen gegenüber die motorischen und sensiblen
Ausfalls- und Reizerscheinungen recht zurücktreten können. Aus Analogie mit dem Verhalten des N. medianus erscheint es mir durchaus plausibel, daß es gewisse Einwirkungen
geben mag, die regelmäßig nur die trophischen Funktionen des N. trigeminus schädigen,
ohne konstant zu gröberen sensiblen und motorischen Störungen desselben zu führen.
Besonders leicht wird es aber — entsprechend der Annahme von JENDRASSIK — zu den

trophisch-vasomotorischen Störungen der Hemiatrophie kommen, wenn Trigeminus und Sympathicus gemeinsam geschädigt sind. Auch einen zentralen (cerebralen) Typus des Leidens hat man aufstellen wollen (?). Kongenitale Anomalien treten uns in den Fällen von angeborener Hemiatrophie und in dem interessanten Fall O. FISCHERS (Lokalisation der umschrieben atrophischen Flecke ausschließlich auf die embryonalen Verschlußstellen des Halses und Gesichts) entgegen. STIER spricht ebenfalls von einer Heredodegeneration. „dem Manifestwerden einer ab ovo vorhandenen Minderwertigkeit der betreffenden Organe". F. BOENHEIM sieht diese Minderwertigkeit auch in den innersekretorischen Störungen seiner Fälle (Riesenwuchs, Eunuchoidismus, Akromegalie) gekennzeichnet, weist auf die (seltene) endokrine Mitbeteiligung (Hypophyse, Schilddrüse, Genitalorgan) in anderen Fällen hin und glaubt, daß bei vorhandener Anlage der trophische oder dystrophische hormonale Reiz die Hemiatrophie zur Auslösung bringen könne. Ich möchte demgegenüber in den seltenen endokrinen Symptomen des Leidens nur *koordinierte* Teilerscheinungen einer degenerativen Anlage sehen.

Diagnose. Es können halbseitig lokalisierte Narbenflächen nach Verbrennungen, Lupus oder andere geschwürige Affektionen und halbseitige Hypoplasien kongenitaler Art oberflächlich an den halbseitigen Gesichtsschwund erinnern. Neuerdings haben übrigens BITTORF und DIRSKA über echte erworbene Hemihypoplasia faciei berichtet, ein 22jähriges Mädchen, bei dem in der Kindheit das Wachstum der einen Gesichtshälfte völlig zurückblieb, ohne daß irgendwelche degenerative Hauterscheinungen auftraten. Die Pathogenese blieb unklar.

Diagnostische Schwierigkeiten kann auch die SUDECKsche Knochenatrophie nach Trauma machen; sie kann einer fleckweise beginnenden Hemiatrophie sehr ähneln, da auch Verdünnung und Pigmentierung der Haut über dem atrophierenden Knochen vorkommen.

Weiter können der kongenitale Tortikollis, die cerebrale Kinderlähmung (Porencephalie), sehr chronische Fälle von Facialis- und Trigeminuslähmung, schließlich frühzeitiger halbseitiger Zahnverlust mit Kieferatrophie (wie ich das bei Syringomyelie gesehen habe) durch Asymmetrie und Verkleinerung der einen Gesichtshälfte oberflächlich an Hemiatrophie erinnern.

Eine **Therapie** der Atrophie ist stets erfolglos. A. HOFFMANN hat Besserung durch Galvanisation, OPPENHEIM durch Resektion des Halssympathicus gesehen. Bei ausgesprochenen endokrinen Störungen könnte man Organpräparate versuchen. Von gutem kosmetischem Resultat waren in manchen Fällen Paraffininjektionen unter die Haut (H. SCHLESINGER u. a.). Die Neuralgien werden in der üblichen Weise bekämpft. Die auf umschriebener Sklerodermie beruhenden Fälle werden wie eine solche behandelt (s. oben).

Die **Hemihypertrophia faciei** ist wesentlich seltener als die Atrophie. Sie ist meist angeboren, viel seltener erworben; letzteres soll nach Traumen, örtlichen Abscessen oder Entzündungen vorkommen (J. HOFFMANN). Die Hypertrophie betrifft Haut, Unterhaut, Haare, Fett, bisweilen auch das Knochengerüst (MACKAY). Motilität, Sensibilität, vasomotorische und sekretorische Funktionen bleiben meist intakt. Bisweilen erstreckt sich die Hypertrophie auf die betreffende ganze Körperhälfte, besonders die Extremitäten.

Auch dieses Leiden wurzelt in irgendwelchen Veränderungen des trophischen Systems (CASSIRER). Bisweilen war auch hier — angesichts der Begrenzung der Hypertrophie durch das Innervationsgebiet des Trigeminus — eine Läsion dieses Nerven anzunehmen; ZIEHEN nahm in seinem Fall eine in utero erfolgte Verletzung der großen Quintusäste am Gangl. Gasseri mit Schädigung wesentlich nur der zutretenden vasomotorischen Fasern an. In anderen Fällen war eine derartig örtlich begrenzte zentrale Störung nicht zu vermuten. Beziehungen zur Hypophyse (und Akromegalie) wurden vermutet, waren aber meist nicht nachweisbar.

E. Erythromelalgie.

Das Leiden ist sehr selten; auf 25000 Fälle der H. Oppenheimschen Poliklinik kamen nur 2 Fälle von Erythromelalgie (Cassirer). Symptomatische Erythromelalgie und Übergangsformen derselben zu anderen angiotrophischen und nervösen Leiden kommen etwas häufiger vor. Neuerdings wurde auch von dermatologischer Seite (W. Friebols) übrigens bezweifelt, ob die Erythromelalgie ein Krankheitsbild für sich sei, und die Möglichkeit erörtert, ob es sich nicht um bestimmte Stadien der Atrophia cutis idiopathica oder der Sklerodermie handle.

Die Erythromelalgie wurde zuerst von Weir-Mitchell (1872) und später von Lannois beschrieben. Sie befällt fast nur Erwachsene, meist des mittleren und jugendlichen Alters, verschont aber auch Greise und Kinder, sogar Säuglinge, nicht. Männer und Frauen erkranken gleich häufig. Regionäre Verschiedenheiten scheinen insofern zu bestehen, als nord- und mitteleuropäische Länder eine größere Morbidität haben sollen als der Süden. Jedoch ist sie auch in den Tropen, z. B. ziemlich oft bei malayischen Arbeitern gefunden worden (Gerrard). Diese tropische Form wird jedoch von manchen Autoren nicht zu der typischen Erythromelalgie gerechnet (R. Hirschfeld).

Begriff. *Das Leiden äußert sich in akuten heftigen Schmerzanfällen in den distalen Extremitätenabschnitten* (besonders den Füßen) *mit meist rasch folgender umschriebener Rötung, Hitze und Schwellung derselben;* es verläuft entweder paroxysmal oder *chronisch remittierend und exacerbierend.*

Ätiologie. Als Ursachen hat man am häufigsten Schädlichkeiten thermischer Natur beschuldigt, sowohl Erfrierungen, Abkühlung, Durchnässung als Überhitzung (z. B. im Backraum; R. G. Haun). Auch lokale Traumen, rheumatische Infektionen u. a. m. wurden beobachtet. Besonders nach Läsionen des N. medianus hat man das Leiden auftreten sehen (Spielmeyer), aber auch nach Infanteriegeschoßverletzung am Unterschenkel (Cassirer). Die vasomotorische und allgemein neuropathische Belastung scheint von Bedeutung. Ich beobachtete z. B. Erythromelalgie rezidivierend bei einer cyclischen Depression und bei schwerer Hysterie; bei letzterer, sowie bei verschiedenen Formen von funktionellen Psychosen ist das Leiden auch sonst öfters beschrieben worden. Auch Infektionskrankheiten, Entbehrungen u. dgl. sollen prädisponierend wirken, während Intoxikationen und Lues keine Rolle zu spielen scheinen. Endokrine Einflüsse scheinen gering zu sein (s. unten).

Symptomatologie. Meist ganz akut tritt heftiger, sich rasch bis zur Unerträglichkeit steigernder Schmerz, entweder in beiden Füßen oder Teilen derselben (Hacken, Ballen, Zehen), seltener der Unterschenkel auf. Bisweilen werden, wie in einem meiner Fälle, auch die Unterschenkel oberhalb der Knöchel allein betroffen. Die oberen Extremitäten, Hände und Finger werden seltener befallen. Nicht immer tritt das Leiden symmetrisch auf; bisweilen wird auch nur ein Fuß oder eine Hand ergriffen.

Unter meinen Fällen befinden sich drei einseitig befallene. Bisweilen soll die Affektion sich auf ein bestimmtes Nervengebiet beschränken. Über ein ungewöhnlich multilokuläres Auftreten (Füße, Hände, Gesicht, Zunge) hat Parkes Weber berichtet.

Ziemlich rasch, in seltenen Fällen aber auch erst Wochen und sogar Monate lang hinterher, folgt dem Schmerz die Rötung, anfangs ein hellroter, später dunkler werdender Farbton, der schließlich ins Livide übergehen kann. Mit der Rötung, die sich scharf gegen die normale Haut abhebt, tritt Schwellung meist mäßigen Grades und lokale Hitze auf; nach Cassirer beträgt die Temperatur des erkrankten Teiles bis 5° mehr als die des normalen. In einem Falle von Sturge stieg die Temperatur des befallenen Gliedes um 10° C. Mit dem

Nachlassen der Röte nimmt auch die lokale Hyperthermie allmählich ab. Auf der Höhe des Anfalls klopfen die Arterien der befallenen Teile sicht- und fühlbar, die Venen treten stark gefüllt hervor. Die Schmerzen nehmen in charakteristischer Weise durch Wärme und Herabhängenlassen der Glieder und vor allem durch Bewegung zu. Meist besteht auch Hyperästhesie für Berührung und Druck, selten Hypästhesie, die auch auf bestimmte Nervengebiete beschränkt sein kann. Bei Lokalisation in einem oder beiden Beinen sind die Patienten unfähig zu gehen und zu stehen. Eine meiner Kranken, eine Magd, blieb, da das Leiden bei körperlicher Arbeit stets rezidivierte, zwei Jahre lang arbeitsunfähig. Echte Paresen und Muskelatrophien sind sehr selten; wo sie vorkommen, liegt wohl eine symptomatische Erythromelalgie vor. Rötung und Schwellung sind nicht immer flächenhaft; Knötchenbildung im Bereich der erythromelalgischen Rötung soll auch vorkommen. Von *sekretorischen* Symptomen ist eine fast konstante Hyperhidrosis zu erwähnen.

Capillarmikroskopisch fand Parrisius in den cyanotischen Hautpartien Stase, in den hell- und ziegelroten gute Strömung des Blutes. Mächtige Erweiterungen der Capillaren, förmliche „Achtertouren" derselben werden von Gstrein und Singer und Niekau beschrieben.

Trophische Symptome sind inkonstant — abgesehen von häufiger leichter, sekundärer Glanzhaut —; immerhin kommen nach Cassirer echte trophische Störungen in Gestalt von Bindegewebsverdickungen, Nagelveränderungen, Knochenverdickungen u. dgl. vor. Die mit Gangrän verlaufenden Fälle (Elsner u. a.) möchte ich mit Cassirer von der echten Erythromelalgie abtrennen. Es ist zweifellos, daß einerseits Übergangsformen zwischen Raynaudscher Gangrän (Lannois und Porot), besonders der chronischen Akrocyanose, und Erythromelalgie vorkommen, und daß andererseits sowohl der gewöhnlichen vasoconstrictorischen Neurose, als dem Morbus Raynaud derartige Symptome beigemengt sein können. Auch im Beginn der symmetrischen Sklerodermie der Unterschenkel habe ich ein „erythromelalgiformes" Vorstadium gesehen.

Es gibt auch Fälle, in denen die Erythromelalgie sich mit dem Bilde des intermittierenden Hinkens verknüpft. Ich sah einen solchen Fall bei einem 28jährigen Mann, der akut, nach Durchnässung und Frieren, halbseitiges Verschwinden eines Fußpulses mit Parästhesien bei sonst typischer Erythromelalgie aufwies.

Zu den lokalen Symptomen treten auch hier, wie bei anderen vasomotorischen Neurosen, andersartig lokalisierte Kreislaufsymptome, z. B. anginöse Beklemmung, Hemikranie, Herzklopfen, Tachykardie, Ohnmacht, auch typisches Asthma bronchiale. Besonders H. Herz hat solche Kombinationen bei der vasomotorischen Ataxie geschildert. Auch örtliche und allgemeine Arteriosklerose (mit Verlust regionärer Pulse) wurde mehrfach beschrieben. Die Koincidenz mit Polyglobulie (Parces Weber) soll sich als relativ häufig herausgestellt haben. Gerrard sah Glykosurie als Kombination; Lombroso beschrieb erythromelalgische Anfälle mit „Hysteroepilepsie" oder auch Migräne und Hämoglobinurie im Anfall. Auch Neigung zu Blutungen, sowohl allgemein als auch besonders in der betroffenen Hautpartie wurde beschrieben. Gelegentlich sah man endokrine Komplikationen, z. B. Keimdrüseninsuffizienz, Hyperthyreosen, Tetanie u. a. Ich beobachtete einmal die Koincidenz mit Myxödem.

Nicht ganz selten wurde ferner Erythromelalgie als das *Symptom einer andersartigen organischen Nervenerkrankung* gefunden. Die Fälle, in denen sich die Affektion auf das Gebiet eines bestimmten Nerven lokalisiert, lassen die Deutung einer peripheren Nervenerkrankung zu; auch bei zweifelsfreier Neuritis verschiedenen Sitzes und verschiedener Ursache hat man erythromelalgische Symptome hinzutreten sehen (Auerbach).

Auch bei cerebrospinalen Erkrankungen, vor allem bei Sklerosis multiplex (COLLIER), bei Hirnapoplexie an den gelähmten Gliedern, bei Myelitis, extramedullärem Tumor, bei Tabes, Paralyse, einer eigentümlichen Form der kombinierten Systemerkrankung (LANNOIS und POROT), bei spinaler progressiver Muskelatrophie, bei Beriberi-Neuritis und -Myelitis und schließlich bei Syringomyelie hat man Symptome gefunden, die von den Autoren als Erythromelalgie angesprochen wurden; oft sicher zu Unrecht. Initiale Schmerzen, Rötung und Ödem an der später befallenen Extremität sind ja bei spinalen Erkrankungen keine Seltenheit; ob man sie leichthin mit der Erythromelalgie identifizieren soll, erscheint mir zweifelhaft. Jedenfalls tut man gut, mit CASSIRER einen scharfen Unterschied zwischen der *symptomatischen* und der als *selbständiges* Leiden auftretenden Erythromelalgie zu machen — schon aus prognostischen Gründen.

Verlauf und Prognose. Der *Verlauf* ist meist chronisch exacerbierend, viel seltener akut. In den meisten Fällen kommt es nach schleichendem oder auch akutem Beginn zur langsamen Progression, dann zur vorübergehenden Besserung oder auch zum Stillstand unter Chronischwerden eines etwas gemilderten Symptomenkomplexes, der dann je nach Schädlichkeiten oder auch spontan rezidiviert. Zwei meiner Fälle boten diesen Typus der Remissionen und chronischen Exacerbationen. Auch völliger Stillstand ohne wesentliche Paroxysmen wird erwähnt. In manchen Fällen wurde selbst im chronischen Stadium nach ein- bis mehrjährigem Verlauf erheblicher Rückgang oder sogar völlige Heilung gesehen. — Wesentlich seltener scheinen die rein anfallsweise auftretenden Fälle zu sein, die in Tagen oder Wochen restlos abklingen, bisweilen auch nach einem Anfall nicht rezidivieren. Der Verlauf der symptomatischen Formen der Erythromelalgie entspricht dem der Grundleiden.

Die **Prognose** ist nach alledem stets mit Vorsicht zu stellen, weil es, wie R. HIRSCHFELD betont, eine typische Verlaufsform nicht gibt. Meist bleibt die Heilung aus, Besserungen sind aber selbst nach jahrelangem Verlauf noch möglich. Das Leben wird durch das Leiden selbst nie gefährdet. Vollkommene Heilungen, besonders bei akuten Fällen, kommen vor. Die symptomatische Erythromelalgie ist prognostisch natürlich nach dem Grundleiden zu beurteilen.

Pathologische Anatomie und Pathogenese. Die pathologisch-anatomischen Befunde sind inkonstant und divergieren. Die Veränderungen, die WEIR-MITCHELL, DEHIO, AUERBACH u. a. an den peripheren Nerven, den Arterien, den Hintersträngen des Rückenmarks usw. konstatierten, können die Affektion nicht erklären, zumal die wenigen Sektionsfälle als *symptomatische* Erythromelalgie bei Tabes oder Encephalomyelitis (AUERBACH, LANNOIS und POROT) aufgefaßt werden müssen. Mit CASSIRER müssen wir jedenfalls das Leiden als das Produkt eines Reizzustandes vasomotorischer (speziell dilatatorischer) sensibler und sekretorischer Zentren und Bahnen auffassen. Es ist wohl möglich, daß eine derartige Reizung durch organische Läsionen des peripheren Nerven, der hinteren Wurzeln und der Hinterstränge verursacht werden kann. Für die Fälle, in denen die lokalen Symptome den Bezirk bestimmter Nerven einhalten, sind neuritische Reizzustände mit besonderer Bevorzugung vasodilatatorischer und sekretorischer Fasern anzunehmen. In den idiopathischen Fällen handelt es sich aber wahrscheinlich um einen *funktionellen* Reizzustand ohne organischen Befund. Wo der typische Sitz dieser Irritation ist, läßt sich nur vermuten; ein spinaler oder bulbärer Sitz ist ja wahrscheinlich, auch BENOIST spricht sich für eine Störung der spinalen vasomotorischen Zentren aus. Die Lokalisation in das hintere Grau zu verlegen (EULENBURG u. a.), erscheint mir gewagt; auch stützen die Befunde von LANNOIS und POROT diese Auffassung nicht. CASSIRER sieht den Sitz der Störung im sympathischen System, läßt aber die Frage, ob die Ganglien oder die zentralen Ursprungsgebiete in Frage kommen, mit Recht unentschieden. Schließlich sei noch erwähnt, daß in manchen Fällen schwere, primäre Gefäßerkrankungen gefunden wurden (Endarteriitis obliterans und Phlebosklerose, SACHS und WIENER, HAMILTON u. a.). Manche Autoren, z. B. BENOIST, stellen die Gefäßveränderungen und deren Häufigkeit sehr in den Vordergrund. Die eigentliche Ursache des Leidens ist unklar. Es wurzelt wohl in der Konstitution. Grobe endokrine Störungen, an die man gedacht hat, sind meist nicht nachweisbar. In einem Fall von HORNOWSKI und RUDZKI (mitgeteilt von CASSIRER) wurden neben Veränderungen der elastischen Fasern der Gefäßwand große und schwere Nebennieren mit sehr breiter Marksubstanz und sehr viel chromaffinen Zellen in derselben, wie auch in den sympathischen Ganglien, nachgewiesen. Daß klinisch vereinzelt Tetanie, Keimdrüsenstörungen und Hypo- und Hyperthyreosen gefunden wurde, erwähnte ich bereits.

Differentialdiagnose. Die Differentialdiagnose ist oft schwer. Im Beginn ist vor allem die Unterscheidung von Erysipel, Arthritis urica, beginnender Phlegmone, entzündlichem Ödem, Pes planus inflammatus, manchen Fällen von Perniones u. a. m. schwierig. Der typische „Frost" z. B. der Füße hat sogar manche Züge mit der Erythromelalgie völlig gemein, z. B. die Exacerbation bei Erwärmung und besonders beim Hängenlassen der Glieder. Schwierig ist die Differentialdiagnose auch in manchen Fällen von chronisch rezidivierendem Erythema exsudativum multiforme, zumal auch die Erythromelalgie mit knötchenförmigem Erythem verlaufen kann. Die Erythrodermie Picks soll sich durch Verschiedenheit der Lokalisation und Fehlen des Schmerzes des Klopfens und Pulsierens und der Hyperthermie von ihr unterscheiden. Die Differentialdiagnose gegenüber beginnender seniler oder diabetischer Gangrän, dem Morbus Raynaud, dem intermittierenden Hinken, der Akroparästhesie, dem neurotischen, z. B. Quinckeschen Ödem u. a. wird — falls es sich nicht um ausgesprochene Kombinationen der Erythromelalgie mit diesen Leiden handelt (z. B. bei Becker) — selten Schwierigkeiten machen. Die oben geschilderte Erythrocyanosis symetrica, eine harmlose, schmerzlose Vasodermatose, hat mit der Erythromelalgie nichts zu tun. R. Hirschfeld erwähnt endlich die scheinbar postinfektiöse Akrodynie, schmerzhafte mit Rötung einhergehende Zustände in Händen und Füßen, die er von der Erythromelalgie abgrenzen will.

Je peinlicher man bei der Diagnose verfährt, desto seltener wird man sie stellen; desto mehr wird man sich dem Zweifel von Frieboes anschließen, ob es überhaupt berechtigt ist, eine essentielle Form des Leidens anzunehmen.

Therapie. Von Wichtigkeit sind vor allem Ruhigstellung und Hochlagerung der erkrankten Extremität, kühle Umschläge, Eisblase, kalte Duschen u. dgl. Daß manche Kranke heiße Prozeduren besser vertragen, wird von Crocker berichtet. Von der Galvanisation und Faradisation (auch in Form des elektrischen Teilbades) habe ich, wie Cassirer, keinen Nutzen gesehen. Von innerlichen Mitteln hat man Roborantia (Arsen, Eisen, Chinin), Vasomotorenmittel (Coffein, Nitroglycerin), Analgetica (sogar Morphium) und Antirheumatica empfohlen. Die Zahl der empfohlenen Mittel steht aber auch hier im umgekehrten Verhältnis zu ihrer Wirkung. Auch zu chirurgischen Eingriffen, z. B. Nervenresektionen, hat man gegriffen, mit teils gutem, teils ausbleibendem Erfolg. Von der periarteriellen Sympathektomie hat man überwiegend Ungünstiges gesehen. Brüning und Stahl warnen vor ihr. Von der Foersterschen Operation hat man vereinzelt Nutzen beobachtet. In einigen Fällen war sogar Amputation der betroffenen Extremität wegen der enormen Schmerzen nötig. Die symptomatische Erythromelalgie verlangt die Therapie des Grundleidens. Von Organpräparaten hat man bisher selten Erfolge gesehen. In meinem mit Myxödemzeichen einhergehenden Fall hat aber Thyreoidin gut gewirkt.

F. Neurotische Ödeme.

(Oedema circumscriptum acutum Quinckes und andere Formen.)

Unter den Begriff des neurotischen Ödems lassen sich diejenigen akuten oder (selteneren) chronischen Formen des Ödems zusammenfassen, für die 1. eine zentralorganische oder lokale Ursache nicht vorliegt (Herz- und Nierenleiden, Hypothyreoidismus, Anämien, Kachexien aller Art und endlich grobe Nährschäden, „Hungerödem" der Erwachsenen und alimentäres Ödem der

Kleinkinder einerseits; Gefäßverschluß [Venen, Lymphgefäße], entzündliche Schwellung, vor allem Gelenkleiden andererseits); bei denen 2. *organische* Erkrankungen des Nervensystems (cerebrale, spinale und peripher neurogene Schädigungen, vor allem Amyotrophia spinalis, Syringomyelie, Tabes, Neuritis, Folgen von Nervenverletzungen) auszuschließen sind; und die endlich 3. durch launenhaftes rasches Auftreten und Verschwinden oder durch ein cyclisches Auftreten (z. B. menstruelle Intervalle) und die Kombination mit anderen nervösen, psychoneurotischen und vegetativen Erscheinungen, den Eindruck des funktionell Nervösen erwecken.

Die nervösen Ödemformen sind recht vielfältig; oft sind sie nicht Hauptkrankheit, sondern nur Symptome einer allgemeinen vegetativen Diathese. Es ist nicht angängig, sie in eine Form, etwa in die des QUINCKESchen Ödems, „einzuschachteln". Wie mannigfaltig sich das Ödem in das Bild der vasomotorischen Ataxie einfügen kann, wurde schon erwähnt: Es kann den abklingenden angiospastischen Anfall an den Extremitätenenden begleiten, es kann abwechselnd mit vasoconstrictorischen Anfällen auftreten; ich beobachtete z. B. einen Mann, bei dem zuerst einfache vasoconstrictorische Akroparästhesie und Jahrzehnte später schwere, mit Hemikranie verlaufende Angina pectoris vasomotoria auftraten, in der Mitte lag eine Periode, in der er von häufigen Ödemen an Haut und Schleimhäuten befallen wurde. Auch die bei der vasodilatatorischen Neurose der Adoleszenten so häufige Urticaria spontanea et factitia gehört in das Kapitel der nervösen Ödeme. Auch ASSMANN hat die Koincidenz von angioneurotischen und exsudativen Störungen gleichfalls hervorgehoben und spricht von angioneurotischer exsudativer Diathese.

Nicht seltener als das Oedema circumscriptum acutum QUINCKES ist das **flüchtige Ödem, das bei Chlorosen, Dysmenorrhoischen und besonders bei Klimakterischen vorkommt.** Es ist wohl stets die Teilerscheinung einer mehr oder weniger ausgesprochenen dysgenitalen Neurose.

Das klimakterische Ödem, vielleicht das häufigste unter ihnen, äußert sich in längerdauernden, jedenfalls nicht deutlich anfallsweise auftretenden, relativ geringfügigen, *meist nicht scharf umschriebenen*, sondern unmerklich in die normale Haut übergehenden Schwellungen. Ihre Farbe ist meist blaß, seltener verlaufen sie mit Hitze und Röte. Die Konsistenz ist prall; Fingerdruck hinterläßt geringe Dellen. Die Prädilektionsstelle des klimakterischen Ödems sind die Hände und besonders die vordere Hälfte des Unterarms; dieselben werden fast stets *symmetrisch* befallen; seltener schwellen Unterschenkel und Füße oder das Gesicht. Die Schwellungen rezidivieren meist zu bestimmten Tageszeiten, vor allem in den Morgenstunden und kehren bei vielen Patienten wochen- und monatelang täglich wieder. Schmerzen verursachen sie weder spontan, noch auf Druck, höchstens das Gefühl der Spannung. Es gibt jedoch seltene Fälle, in denen das Ödem beim Abklingen oder im Anschluß an schmerzhafte angiospastische Akroparästhesien auftritt.

Trophische Störungen der Haut oder der Nägel sind dabei selten, ebenso wie auch dauernde vasomotorische Störungen (Akrocyanose, Blässe usw.) nicht zum Bilde dieser Ödemform gehören. Daneben besteht gewöhnlich der übliche nervöse Symptomenkomplex der Klimax, Blutandrang nach dem Kopf, Hitzeempfindung und Wärmeintoleranz, Emotionserythem, Urticaria factitia, Herzklopfen, Pseudoangina pectoris, Schwindel, Schweiße und Beeinträchtigung des psychischen Gleichgewichts.

Die geschilderte Form des Ödems findet sich bisweilen auch bei Mädchen und Frauen jeden Alters während der *Menstruation*. Bei Männern ist diese Form sehr selten.

Das von Quincke 1882 zuerst beschriebene **Oedema circumscriptum cutis** ist der eben beschriebenen Form verwandt, aber bezüglich der Symptome und auch der Auswahl der Betroffenen nicht ganz identisch.

Ganz plötzlich, scheinbar ohne Veranlassung, häufig nachts oder morgens entsteht an einer beliebigen Stelle der Haut sehr rasch eine ödematöse Anschwellung. Die Schwellung ist ziemlich derb, meist leicht gerötet, wenigstens an der Peripherie, während das Zentrum blasser auszusehen pflegt. Die Schwellungen sind stets ziemlich scharf umschrieben und treten, wie bemerkt, fast niemals symmetrisch auf, beides im Gegensatz zu der erst beschriebenen Form. Besonders häufig wird das Gesicht und hier die Augenlider befallen, etwas seltener die Extremitäten und die Genitalien, am seltensten der Rumpf. Die distalen

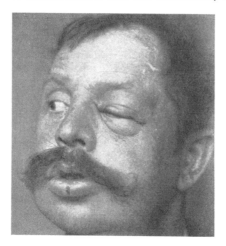
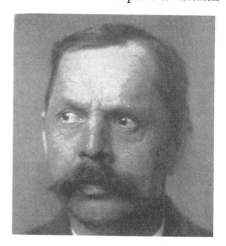

Abb. 5. Oedema cutis circumscriptum.
(Nach Moritz.)

Abb. 6. Dieselbe Person in anfallsfreier Zeit.
(Nach Moritz.)

Abschnitte (Hände und Füße) sind nicht bevorzugt. Die Größe der ödematösen Partien schwankt, sie können die Größe eines Pfennigs, eines Talers, nicht selten aber auch eines Handtellers, bisweilen sogar den Umfang eines ganzen Extremitätenabschnittes besitzen. In seltenen Fällen hat man ganz allgemeines paroxysmales Ödem als Quinckesches Ödem aufgefaßt.

Oft hat das Quinckesche Ödem Neigung zum Rezidiv; nach Abklingen des ersten Anfalles schießt an einer anderen Körperstelle eine neue Eruption auf, der dann weitere folgen. Ich sah Fälle von regelmäßigem Rezidivieren 2—3mal in der Woche alle 4 Wochen (bei Frauen menstruell wiederkehrend!), alle Vierteljahr usw. Ebensohäufig bleibt es aber bei einem Anfall im Verlauf vieler Jahre. Die Dauer des einzelnen Anfalles schwankt zwischen wenigen Stunden und einigen Tagen; es gibt aber auch Übergänge zum chronischen Trophödem. Beeinträchtigung des Allgemeinbefindens fehlt meist, ebenso Fieber, wenigstens bei Erwachsenen; bei Kindern ist Temperatursteigerung im Anfall aber nicht selten. Doch kann in manchen Fällen die Lokalisation in Mund, Zunge, Rachen, Nase oder gar in Kehlkopf und Luftröhre heftige Beschwerden und Suffurkation erzeugen, die bisweilen sogar den Luftröhrenschnitt nötig machten und auch schon den Erstickungstod herbeigeführt haben (Sträussler). In einigen Fällen verlief das Ödem mit gleichzeitiger profuser Sekretion von Speichel, Nasensekret, Magensaft, wässerigem Erbrechen oder wässerigen Diarrhöen; auch Lungenödem wurde vereinzelt beobachtet (Rooney u. a.); auch große Mengen diluierten Urins werden bisweilen im Anfall ausgeschieden.

Eine meiner Patientinnen litt wochenlang jeden Nachmittag um dieselbe Stunde an Schwellung des Gesichts und massenhafter flüssiger Sekretion aus der Nase. Von selteneren Lokalisationen seien ferner noch genannt das Ödem der Papilla optica, das des retrobulbären Zellgewebes und des Mediastinums, die Schwellungen der Parotis und der Mamma (QUINCKE). Manche Fälle von Meningitis serosa sind QUINCKE, ULLMANN u. a. geneigt, als Äquivalent eines Oedema cutis aufzufassen. Ich beobachtete einen Patienten, bei dem siebenmal innerhalb eines Jahres Meningitis serosa gemeinsam mit Nasen-, Konjunktival- und Urethralblutungen auftrat, bis der Exitus im Meningismus eintrat. Auch andere Autoren haben QUINCKEsches Ödem mit Haut- und Schleimhautblutungen, Hämaturie, Hämoglobinurie u. dgl. verlaufen sehen. Auch nichtexsudative Symptome habe ich die Anfälle begleiten sehen: Zum Beispiel Heißhunger und Verstopfung, Magendruck ohne Erbrechen, Trockenheit im Munde mit heftigem Durst. Bisweilen sind die Anfälle regelmäßig mit psychischen Symptomen (Erregung, Depression u. a.) verbunden. Auch tetanische und epileptiforme Symptome sind während der Anfälle beobachtet worden.

Man hat auch manche Fälle von Migräne und von MENIÈREschem Schwindel als Äquivalente der QUINCKEschen Krankheit auffassen wollen; dies mit um so mehr Recht, als echte Migräneanfälle während des Ödemrezidivs nicht ganz selten sind. Auch bei Epilepsie und Eklampsie dachte QUINCKE an dem Ödem analoge Vorgänge.

Das Leiden befällt vor allem das erwachsene Alter und beide Geschlechter. Ich habe die chronisch rezidivierende Form jedoch auch mehrfach bei Kindern gesehen. In einigen Fällen wurde eine spezifische erbliche und familiäre Belastung konstatiert, entweder mit Ödem selbst (sogar der gleichen stereotypen Lokalisation) oder äquivalenten Allergien wie Asthma, Heuschnupfen und Dermatosen; in vielen anderen nur allgemeine nervöse Disposition oder auch Gicht und Diabetes. Eine interessante Familie beschrieb HERTOGHE: Die Patientin litt an Trophödem, ihr Kind an Kanities und Pigmentierungen, eine Schwester ebenfalls an Trophödem, eine andere an ausgebildetem Myxödem.

Ätiologie. Das konstitutionelle, oft auch familiäre Moment spielt eine große Rolle. Konstitutionen mit exsudativer Diathese und Sympathicushypotonie (BOLTEN) werden besonders oft befallen. Aber auch exogene Faktoren wirken mit. Rheumatische und andere Infektionen (auch Purpura rheumatica), Darmstörungen, Traumen organischer oder psychischer Natur werden beschuldigt; oft fehlt jedes ursächliche Moment. Einmal sah ich Gesichtsödem bei akuter Bleivergiftung im Kolikanfall auftreten. CASSIRER nahm an, daß die Prädilektionsursache der dem QUINCKEschen Ödem so sehr nahe stehenden, chronisch rezidivierenden Urticaria, die Idiosynkrasie gegen gewisse Nahrungsmittel (Krebse, Erdbeeren) beim umschriebenen Ödem keine häufige ätiologische Rolle spielt. Trotzdem halte ich es für sehr wahrscheinlich, daß der Affektion ein *allergischer Vorgang* zugrunde liegt, wenn auch das Allergen für die meisten Fälle bisher unbekannt blieb. Für die allergische Natur der Anfälle spricht auch die von mir wiederholt gefundene Eosinophilie des Blutes im Anfall; ASSMANN beschreibt übrigens Eosinophilie und Lymphocytose im Intervall mit Polynucleose im Anfall. In nahen Beziehungen zu den anaphylaktischen Vorgängen stehen *endokrine* Störungen, von denen die des Ovars und der Schilddrüse bereits genannt wurden; vielleicht spielen die Thymus und die Nebenschilddrüsen auch eine Rolle. Der endokrine Faktor ist, wie andere konstitutionelle oder konditionelle, als die Basis für die Neigung zur Allergie aufzufassen. In manchen Fällen wurden die Anfälle regelmäßig durch Kälte hervorgerufen.

Bei den nahen Beziehungen des Leidens zur chronisch rezidivierenden Urticaria gibt es natürlich fließende Übergange zwischen beiden.

Ich selbst litt, nachdem ich den ersten Ödemanfall erlebt hatte, längere Zeit an Urticariaquaddeln, besonders auf mechanische Insulte hin. Einer meiner Patienten, ein 36jähriger Mann, litt anfangs an typischer, rezidivierender, juckender Urticaria; die Quaddeln vergrößerten sich immer mehr, befielen das halbe Gesicht, den ganzen Vorderarm, waren kaum mehr gerötet und juckten nicht mehr; kurz sie boten das typische Quinckesche Krankheitsbild.

Das Symptomenbild des **intermittierenden Hydrops der Gelenke** (Moore, Schlesinger) bedarf besonderer Beachtung. Ob die Scheidung in eine *symptomatische* und *idiopathische* Form berechtigt ist, ist zweifelhaft. Nur die letztere Form scheint mir mit Sicherheit dem neurotischen Ödem zuzurechnen zu sein. Das Leiden bevorzugt ebenfalls das jugendliche Alter und befällt beide Geschlechter gleichmäßig; nervöse und vasomotorische Individuen werden am meisten betroffen. Meist kommt es plötzlich und ohne sichtlichen Anlaß zu einer starken (intra- und extraartikulären) Schwellung in einem Gelenk, seltener in mehreren zugleich. Besonders häufig werden Kniegelenk und Handgelenk befallen. Die Haut über dem Gelenk ist meist ein wenig gerötet und teigig geschwollen, seltener blaß. Schmerzen verursacht der Gelenkhydrops meist nicht, nur Spannungsgefühl; daß aber das Leiden bei Hysterischen zur Quelle heftiger psychogener Gelenkschmerzen wurde, ist beobachtet worden. Fieber besteht nur bei Kindern bisweilen im Anfall. In manchen Fällen rezidiviert der Gelenkhydrops in ganz regelmäßigen Zwischenräumen, in einem Fall Reisinger jeden 13. Tag, in einem Fall meiner Kenntnis während jeder Menstruation, in einem Fall von Kamp anfangs alle neun, später alle vier Tage. Auch der Gelenkhydrops kann, wenn auch selten, mit den schon öfter erwähnten paroxysmalen Sekretionsstörungen verschiedener Art einhergehen.

Die **Differentialdiagnose** muß bei dieser Ödemform besonders genau gestellt werden. Man achte auf Verwechslungen mit chronisch rezidivierender echter Polyarthritis, die ebenfalls cyclisch (z. B. während der Menses) rezidivieren kann. Auch andere organische, zum Rezidiv neigende Gelenkstörungen, z. B. der traumatische bei Reitern so häufige Kniegelenkserguß („Kniewasser"), weiter langsam sich entwickelnde Arthropathien bei Rückenmarksleiden (Syringomyelie, Tabes) verdienen besondere Beachtung.

In eine Gruppe mit dem Gelenkhydrops gehört das *intermittierende Ödem der Sehnenscheiden* (H. Schlesinger), das ähnlich wie das erstere verläuft. Auch die Muskeln können dabei befallen werden und recht schmerzhaft sein (Cassirer). Auch rheumatische Muskelschwielen (Froriep) wurden in diesem Sinne gedeutet.

Eine sehr seltene Lokalisation des Trophödems stellt die schon von Quincke zuerst beschriebene *Pseudoperiostitis*, die akut auftritt, und zu Rezidiven neigt. Sie befällt platte und Röhrenknochen und wurde relativ oft am Sternum beobachtet.

Über die Stellung des sog. *hysterischen Ödems* (vgl. Näheres in dem Abschnitt Hysterie) möchte ich mich zurückhaltend äußern. Vieles, was als Oedème bleu oder blanc (Charcot Sydenham) beschrieben wurde, gehört weniger in das Kapitel der reinen Psychogenie, als in das eben behandelte des primären Trophödems; nicht ganz wenige Fälle sind auch auf plumpe Artefakte, z. B. Strangulation zurückzuführen; ich habe das in zwei Fällen beobachtet. Es scheint übrigens hysterische Fälle zu geben, in denen das Ödem der Suggestion zugänglich ist.

Die **chronische Form des neurotischen Ödems** ist ein seltenes Leiden. Es kann als *hereditäre* Form auftreten (Meige), meist ist das aber nicht der Fall. Bisweilen ist der Beginn ganz akut, bisweilen entwickelt sich das dauernde Ödem aus verschiedenen Rezidiven eines akuten heraus. Oft ist keine auslösende Ursache zu ermitteln; in einigen Fällen wurden Traumen als Ursache angegeben.

BRAEUCKER hat chronisches traumatisches Ödem relativ am häufigsten nach geringen Traumen an Hand und Fuß beobachtet, ENDERLE im Gesicht nach Polyarthritis. Auch bei dieser Ödemform kann die (spontane oder operative) Menopause auslösend wirken (BAUER und DESBOUIS, RAMADIER MARCHAND). In einem meiner Fälle einer Wäscherin war augenscheinlich häufige Kälte-einwirkung schuld an dem Leiden.

Die Extremitäten, ganz besonders die Unterschenkel und Unterarme, sind vom chronischen Ödem bevorzugt. In meinem eben zitierten Fall waren beide Unterarme gleichmäßig befallen, in Fällen von PARHON u. a. ein oder beide Beine. Chronisches neurotisches Ödem des Kopfes oder Rumpfes ist außerordentlich selten; in manchen der mitgeteilten Fälle handelt es sich sicher um andersartige Dermatosen, chronisches Erysipel u. dgl. Die *Dauer* des Leidens ist unbeschränkt; es kann das ganze Leben persistieren. In meinem Fall bestand es mit leichten Besserungen und Verschlechterungen schon vier Jahre, in den Fällen von PARHON sechs und neun Jahre. Nicht selten ist dieses Ödem mit Kühle, Cyanose und Blässe und Hypästhesie verbunden (BRAEUCKER).

Differentialdiagnose. Es kommen, zumal an den unteren Extremitäten, vor allem Thrombosen und Thrombophlebitis chronica in Betracht; von den eingangs erwähnten kardialen oder nephritischen Ödemen sehe ich hier ab. Weiter ist an chronische Hautaffektionen (Erysipel, Ekzeme, Leucaemia cutis, vor allem im Gesicht!) zu denken. An den Extremitäten sei auch der Ödeme in manchen Fällen von Lymphstauung nach krankhafter oder artifizieller Inaktivierung der Lymphdrüsen und -bahnen, und schließlich an die verschiedenen Formen der tropischen Elephantiasis. Bei Lokalisation im Gesicht ist die Differentialdiagnose vor allem gegenüber dem Myxödem zu berücksichtigen.

Bezüglich der **Pathogenese** des neurotischen Ödems ist zu bemerken, daß eine einfache Veränderung in der Weite der Abflußblutbahn, etwa ein Venenkrampf, den man früher als das Primäre annahm, zur Erklärung nicht ausreicht. Man braucht dazu die Annahme einer vermehrten Sekretion, vor allem erfordert das die Tatsache der gleichzeitigen und koordinierten Sekretion der verschiedenartigsten Schleimhautdrüsen. Da wir nun durch HEIDENHAINS Versuche wissen, daß gewisse Stoffe — auch solche, die Urticaria erzeugen, wie z. B. Krebsfleisch — vermehrte Lymphsekretion hervorrufen, so ist die Sekretionsvermehrung für das der chronischen Urticaria so nahestehende neurotische Ödem plausibel. Weiter muß aber eine *intermittierende* abnorme Durchlässigkeit der Gefäße für das Transsudat angenommen werden, also analoge, hier wohl rein funktionelle Veränderungen in der Dichte des Gefäßendothels, wie sie als länger dauernden Zustand sowohl renale Einflüsse (bei toxischer oder infektiöser Nephrose), als auch extrarenale erzeugen, z. B. Störungen der Schilddrüse (Hypothyreoidismus) (EPPINGER). Es ist möglich, daß die Wirkung der Klimax auf die Ödemerzeugung die indirekte Folge eines Hypothyreoidismus ist, da wir wissen, daß Verminderung der Ovarfunktion gleichzeitig hemmend auf die Schilddrüse wirken kann. Neben der verminderten Dichte des Gefäßendothels muß man aber auch an die Möglichkeit denken, daß der betreffende Gewebsteil selbst durch toxische Einflüsse veranlaßt wird, mehr Flüssigkeit aus den Capillaren auszusaugen (QUINCKE). Analoge Vorgänge wird man auch beim nervösen Ödem annehmen müssen. MORICHAU-BEAUCHANT haben deshalb Chlorretention — analog dem nephritischen Ödem — auch als Ursache mancher Trophödeme (besonders gichtischer Grundlage) angenommen. Es wird dadurch wahrscheinlich, daß das Trophödem eine durch irgendwelche, meist endogene toxische Stoffe hervorgerufene Neurose ist. Die akuten paroxysmalen Fälle lassen, wenn auch das jeweilige sensibilisierende Agens oft nicht festgestellt werden kann, ungezwungen die Deutung eines allergischen Symptoms (analog der Urticaria, dem Asthma und der Rhinitis) zu. Bei lokalisierten Formen des neurotischen Ödems kommen aber auch organische Veränderungen im sympathischen Ganglion, wie sie STAEMMLER nachwies, pathogenetisch in Betracht. Auch BRAEUCKER bewies durch oszillometrische Untersuchungen der großen Gefäße und die heilende Wirkung von Sympathicusoperationen die vasoneurogene Genese des chronischen Ödems.

Therapie. Man wird diätetische Maßregeln, z. B. eine fleischarme, vegetarische Diät mit Verminderung der NaCl-Zufuhr empfehlen, wenn gichtige Anlage besteht, oder den Stuhlgang bei vorhandener Obstipation regeln; auf die Vermeidung „reizender" Stoffe, besonders der genannten Urticaria erregenden Dinge (Erdbeeren, Krebse u. dgl.) ist zu achten. Man versuche in jedem Falle vor allem das spezifische Allergen (Eiweißkörper der Nahrung usw.) zu eruieren, genau wie beim Bronchialasthma (evtl. durch Hautimpfungen). In schweren Fällen käme nach Feststellung des Allergens alsdann die Behandlung in der allergenfreien Kammer und die spezifische Desensibilisierung mit dem betreffenden Allergen in Betracht. Von Medikamenten werden die Tonika Arsen (neuerdings von Albracht mit bestem Erfolg verwandt), Eisen, Chinin u. a. empfohlen; Moritz lobte Baryum chlorat. 2 × 0,05. Auch die „inneren Desinfizientien" Salol, Menthol, Xerophorm u. dgl. mögen versucht werden. Vor allem aber versuche man stets *Calciumsalze*, da wir durch zahlreiche Untersuchungen (H. H. Meyer, Chiari und Januschke) wissen, daß sie das Gefäßendothel abdichten und dadurch antianaphylaktisch wirken (Wright). Ich habe sehr gute Erfolge mit Calcium erzielt; vor allem bei intravenöser Anwendung (Afenil, Calcium-Sandoz u. a.). Neuerdings habe ich von intravenöser Anwendung des Ektobrom Nutzen gesehen. Neben den Wasserprozeduren sind auch Galvanisation und Massage empfohlen worden. Beim Verdacht endokriner Störungen seien diese therapeutisch berücksichtigt, z. B. durch Verordnung von Ovarpräparaten bei Klimakterischen oder Amenorrhoischen, vor allem aber durch (vorsichtige) Versuche mit Thyreoidin in jedem hartnäckigeren Fall. Bürgi empfahl Pituglandolinjektionen. Braeucker hat bei chronischem Ödem an Hand und Fuß mit Sympathektomie Heilungen erzielt.

Die **Prognose** ist mit Vorsicht zu stellen. Lebensgefährlich sind zwar nur die Fälle von akutem Glottis- oder Hirnödem; die Heilungstendenz vieler paroxysmaler und der meisten chronischen Fälle ist im ganzen gering.

G. Intermittierendes Hinken.
Dysbasia arteriosclerotica und Billroth-Buergersche Krankheit.

Die Symptomengruppe, deren häufigste Form die Claudicatio intermittens, ist, gehört nicht zu den Gefäßneurosen; trotzdem mag sie aus praktischen Gründen hier angereiht werden.

Das Leiden wurde zuerst 1850 von Charcot geschildert, nachdem es in der Veterinärmedizin als Boiterie intermittente des chevaux (Boullay) schon länger bekannt war. Aber erst Erb hat (1898) dem Leiden allgemeines Interesse verschafft.

Das intermittierende Hinken ist keineswegs selten und befällt das männliche Geschlecht weit häufiger, als das weibliche. Regionär ist die Morbidität insofern verschieden, als besonders Russen und unter ihnen die Juden relativ am häufigsten erkranken sollen. Aber auch in Deutschland, Frankreich, England usw. ist die Affektion nicht selten. Wenn auch die besser situierten Klassen eine relativ höhere Erkrankungszahl aufzuweisen scheinen (Erb), habe ich das Leiden doch auch bei Handarbeitern häufig gesehen. Über das Erkrankungsalter lauten die Angaben verschieden. Erb nimmt an, daß die Mehrzahl in dem Prädilektionsalter der Arteriosklerose, also dem sechsten Jahrzehnt erkrankt. Auch von Schlesingers 100 Fällen waren 71% älter als 50 Jahre. Allerdings haben russische Autoren einen wesentlich jüngeren Durchschnitt beobachtet: Higiers Kranke standen zur Hälfte unter 40, und Idelsohn berechnet als Durchschnittsalter 44 Jahre, also ein vor der gewöhnlichen Arteriosklerose liegendes Alter. Auch Bing schließt sich der Lehre von der Arteriosclerosis praecox als Ursache des intermittierenden Hinkens an.

Unter den Ursachen figuriert nach Erb als wichtigste der übermäßige Nicotingenuß: Starkes Rauchen fand Erb in 58% seiner Fälle (Schlesinger sogar in über 60%), darunter Leute, die 15—20 Zigarren oder 60 und mehr Zigaretten pro Tag rauchten. Demgegenüber tritt die Syphilis zurück, ebenso der Diabetes — beide von CHARCOT seinerzeit in erster Linie beschuldigt. Auch der Alkohol spielt in der Vorgeschichte keine wesentliche Rolle. Die allgemeine nervöse Veranlagung scheint ohne besondere Bedeutung; die vorwiegend vasomotorische Übererregbarkeit, als konstitutioneller, frühzeitige Sklerose begünstigender Faktor dagegen wichtig. Sehr häufig werden Kälteeinwirkungen, Arbeiten im Wasser oder Schnee, Winterreisen, Skitouren u. dgl. von den Patienten beschuldigt; unter meinen Spitalpatienten überwog die Kälteätiologie (als Teilursache) die übrigen ursächlichen Momente erheblich. In manchen Fällen fehlt jedes ätiologische Moment.

Symptomatologie. Bei einem Menschen, der an sich völlig normale Motilität der Beine besitzt, entwickelt sich entweder allmählich oder auch ziemlich rasch folgende Gehstörung: Er geht ohne alle Beschwerden einige Minuten, eine viertel, höchstens eine halbe Stunde, dann stellen sich allerlei sensible, vasomotorische und motorische Symptome ein, Parästhesien, Kriebeln, Schmerzen in den Sohlen oder Zehen, ein pressendes, krampfhaftes Gefühl in den Waden oder über dem Fußrücken, Kälte und Gefühllosigkeit des Fußes; diese Symptome steigern sich meist rasch zum intensiven Schmerz, der zuerst Humpeln, dann völliges Stillstehen oder Niedersetzen veranlaßt. Wenn der Kranke einige Minuten geruht hat, verschwinden Schmerzen und Parästhesien und er kann normal weiter gehen; bald aber — gewöhnlich noch rascher als das erstemal — wiederholt sich das Spiel und zwingt zur Unterbrechung des Gehens.

Diese Störung kann anfangs einseitig sein; später pflegt sie meist doppelseitig zu werden (ERB). Von objektiven Symptomen im Anfall treten die vasomotorischen besonders hervor: Blässe, leichte Cyanose, Kälte, Gedunsenheit, viel seltener Röte und Wärme (die sich bis zur förmlichen Erythromelalgie steigern kann). Blässe und starke hyperämische Röte können auch direkt aufeinander folgen (L. FISCHER). Es ist aber zu betonen, daß *hochgradige* Störungen, wie beim Morbus Raynaud, also totale Synkope oder Asphyxie, bei dieser Form des intermittierenden Hinkens sehr selten vorkommen. In der anfallsfreien Zeit können außer einer gewöhnlichen Kälte der Füße, besonders der Zehen, alle vasomotorischen Veränderungen fehlen.

Das wichtigste objektive Symptom, das auch im Intervall nie vermißt wird, ist das *Fehlen (oder die Verminderung) einzelner oder aller Fußpulse* (also der Arteria dorsalis pedis und Arteria tibialis post.). In schweren Fällen können sämtliche vier Fußpulse fehlen; für gewöhnlich fehlen zwei oder drei; die Arteria dorsalis pedis scheint mir relativ häufiger befallen zu werden, als die Tibialis post. An Stelle des Pulses fühlt man meist einen dünnen pulslosen Strang. Im Röntgenbild kann man oft, aber nicht immer die sklerotische Arterie nachweisen. Bisweilen sind auch höhergelegene Arterien, die Arteria poplitea oder femoralis mit ergriffen und pulsieren schwächer oder gar nicht; es ist das nach ERB jedoch eine ziemliche Seltenheit; leichtere Anomalien des Femuralpulses fand SCHLESINGER in 29% seiner Fälle.

Es gibt auch atypische und inkomplette Formen, in denen es nicht zum Stillstehen und Ausruhen, sondern nur zu allerlei sensiblen Störungen beim Gehen kommt. Sehr bemerkenswert sind die seltenen Fälle, die das *umgekehrte* Bild der gewöhnlichen Form zeigen, d. i. Schmerzen und vasomotorische Symptome in der Ruhe und Verschwinden von Schmerz und Gehstörung in den ersten Minuten des Gehens (Verf.). Auch hochsitzende Beschwerden im Kreuz und an der Hüfte wurden von ERB als Symptome einer femoralen Sklerose gedeutet und als intermittierendes Hinken aufgefaßt.

Viel seltener als die unteren Extremitäten werden die Arme und Teile des Kopfes befallen (NOTHNAGEL, ERB, OPPENHEIM, DETERMANN u. v. a.). Meist handelt es sich um Individuen, die schon an intermittierendem Hinken der Beine leiden. Die Symptome der Bewegungsstörung sind an den Armen ähnliche wie an den Beinen: Parästhesien, Schmerzen und Erlahmen. Auch das Fehlen des Radial- und Brachialpulses wurde konstatiert. Determann beobachtete neben der Dyskinesie des Armes ein intermittierendes Erlahmen der Zunge; ich sah analoges Verhalten bei Patienten mit Aneurysma der Aorta.

Wichtig ist ferner das Phänomen von Goldflam und Oehler: Hebt man das Bein eines an intermittierendem Hinken Leidenden hoch, so tritt rasch ein auffallendes Erblassen des Fußes und auch des Unterschenkels auf, viel stärker als bei Normalen. Nach dem Senken des Beines kommt es zur konsekutiven Hyperämie. Das Phänomen ist wahrscheinlich auf eine gesteigerte vasoconstrictorische Erregbarkeit der kleinen Arterien und Capillaren zu beziehen. Es wird aber unterstützt durch die an sich ungenügende Blutversorgung der Extremität.

Sonstige Symptome der Arteriosklerose, des Herzens, des Gehirns und der Nieren sind häufig, vor allem Coronarsklerose und Angina pectoris, und bilden nicht selten die Todesursache.

Organische Veränderungen des Nervensystems (der Motilität, Reflexe usw.) gehören nicht zum reinen Bild des Leidens; ebensowenig Muskel- und Gelenkrheumatismus, sowie Deformitäten, z. B. Plattfuß, die Idelsohn u. a. dabei beobachteten. Kombinationen mit Neuritiden sind sogar nicht selten; ich habe an dem befallenen Bein relativ oft Neuritis ischiadica mit Verlust der Achillessehnenreflexe und einige Male Meralgia paraesthetica beobachtet; Erb, Idelsohn u. a. haben gleiches berichtet. Es handelt sich jedenfalls nur um ein aus derselben Ursache (Tabak, Lues, Kälte usw.) entstehendes, dem intermittierenden Hinken koordiniertes Syndrom. Auch bei infektiöser Polyneuritis, besonders bei Typhus und Paratyphus, habe ich gleichzeitig mit dem Eintritt der Lähmungen und Reflexstörungen der Beine Verschwinden der Fußpulse gesehen; in einigen Fällen blieben sie monate- und jahrelang fort (Endarteriitis?), in anderen verschwanden sie nur während der kurzen Dauer der akuten Polyneuritis (Angiospasmus?). Ob die Nerven- oder Gefäßstörung das Primäre ist, ist nicht klar.

An dieser Stelle sei an neuere Untersuchungen und Deutungen von Ingvar (Lund) erinnert, der bei gewöhnlicher Ischias häufig Durchblutungsstörungen feststellte und die Ischiassymptome als primär ischämische auffaßt.

Man hat auch versucht, den Begriff des intermittierenden Hinkens auf die Gefäßmuskulatur des *Darmes* (Ortner) und das *Herz* (Charcot) auszudehnen. Das intermittierende Hinken des Darmes ist sicher ungemein selten; vieles, was anfangs so aufgefaßt wurde, entpuppte sich später als ein ganz anderes Leiden. Dagegen ist es wohl erlaubt, jene nicht seltene Form von Angina pectoris coronarsklerotischer Genese, die stets beim Gehen nach einer gewissen Zeit sich einstellt, als intermittierendes Hinken des Herzens zu bezeichnen.

Das vielgestaltige System Grassets, der unter den Begriff des intermittierenden Hinkens so ziemlich alle periodischen sensiblen, sensorischen und motorischen Störungen einschachtelt, muß dagegen als zu weitgehend bezeichnet werden.

Eine *angiospastische Form des intermittierenden Hinkens* hat Oppenheim beschrieben und angenommen, daß — neben der vasoconstrictorischen Anlage — angeborene Enge des Arteriensystems diese Form des Leidens begünstigt. Ich möchte zwei Formen dieser Störung unterscheiden:

1. Intermittierendes Hinken mit allen subjektiven Symptomen, auch mit Fehlen einiger Fußpulse, bei jugendlichen Personen, bei denen Arteriosklerose und Arteriitis sicher auszuschließen waren. Ich habe hier, da die plethysmographischen Gefäßreaktionen bei diesen Kranken fehlten, genau wie auch beim Morbus Raynaud, die Möglichkeit eines dauernden Krampfzustandes der Arterien angenommen.

2. Neuropathische Patienten jeden Alters, besonders Frauen, die auch spontan an Gefäßkrämpfen der Hände und Füße litten und bei denen dieser

vasoconstrictorische Anfall durch die Bewegung ausgelöst wurde und nun zur intermittierenden Dyskinesie führte. Ob in allen diesen Fällen auch die zuleitende große Arterie der Konstriktion anheimfällt, ist unsicher. In einigen Fällen (A. WESTPHAL, H. HERZ) ist aber ein intermittierendes Verschwinden des Fuß- und Radialpulses konstatiert und damit die angiospastische Form des Leidens bewiesen worden. Bisweilen kombinieren sich angiospastische und arteriosklerotische Dyspraxie, wie ich das in einem Fall (echtes sklerotisches intermittierendes Hinken eines Beines, angiospastische Dyspraxie der Arme) gesehen habe. Manchmal ist es auch unmöglich, die Differentialdiagnose, ob arteriosklerotisch oder angiospastisch, zu entscheiden. Eine merkwürdige Ursache bzw. Begleiterscheinung der angiospastischen Dyspraxie habe ich beobachtet, die Osteomalacie.

Eine augenscheinlich sehr seltene, von kritischen deutschen Neurologen überhaupt kaum beobachtete Form des intermittierenden Hinkens hat DEJERINE geschildert: *Die Claudication intermittente de la moëlle épinière*, ein „Rückenmarkshinken". Personen mittleren Alters mit anscheinend normaler Motilität und normalen Reflexen erlahmen nach kurzem Gehen, um nach einer Pause wieder weiter gehen zu können. Mit Fortschreiten des Leidens wird die Zeit bis zum Erlahmen immer kürzer. Vasomotorische Symptome fehlen intervallär und während der Dysbasie, *die Arterienpulse sind stets völlig normal*, dagegen treten *während des Erlahmens* an den unteren Extremitäten *Reflexsteigerung*, Fußklonus und bisweilen *Babinski* auf. Der *Verlauf* dieser Fälle ist meist so, daß unbehandelte in spastische Paraplegie übergehen. DEJERINE nimmt im ersten Stadium eine durch Arteriitis bedingte Ischämie des Dorsal- und Lumbalmarks an, im zweiten Stadium Strangdegenerationen. Lues soll ätiologisch von wesentlichster Bedeutung sein. Es handelt sich also wahrscheinlich um ein Vorstadium der syphilitischen spastischen Spinalparalyse ERBs. Von diesem „Rückenmarkshinken" ist übrigens die von H. OPPENHEIM, O. FÖRSTER u. a. beschriebene arteriosklerotische bzw. senile Neuritis besonders des Plexus lumbosacralis, die auch mit normalen Fußpulsen verläuft, aber ausgesprochen radikuläre und Schmerzsymptome zeigt, abzugrenzen.

Pathologische Anatomie. Wenn wir, der Darstellung BINGs folgend, die Sektionsresultate überblicken, so fällt die relative Gleichförmigkeit der Befunde auf: Wie schon die Palpation in vivo stets erweist, sind die befallenen Arterien makroskopisch auffallend dünn (im Gegensatz zur „Gänsegurgelarterie" der Greisensklerose); ihr Lumen ist verengt, ihre Wand verdickt; die Gefäße sind rigide und zeigen Wucherungen der Gefäßscheide. Mikroskopisch traten die Veränderungen der *Intima* am meisten hervor: Eine Wucherung, „die zum kleineren Teil durch proliferiertes Endothel, hauptsächlich aber durch neugebildetes kernreiches Bindegewebe gebildet wird"; zur Thrombosierung des Gefäßes kam es fast nie. Die Elastica zeigt gewöhnlich Veränderungen (verschiedener Art) auf. Die Muscularis zeigt bisweilen eine reine Hypertrophie; bisweilen fand man sie auch unverändert, bisweilen atrophisch. Die Adventitia soll meist durch Infiltrate verdickt sein. Es entsteht so das Bild der „*produktiven oder obliterierenden Endarteriitis*". Mit ERB und BING muß man demnach annehmen, daß eine eigenartige, fast spezifische Arterienerkrankung zur Dysbasie führt und nicht die landläufige Arteriosklerose. Wenn auch anatomisch also eine strenge Trennung von der BUERGERschen Krankheit nicht immer möglich sein wird, muß man vom *klinischen* Standpunkt eine solche Trennung entschieden beibehalten und somit das typische intermittierende Hinken zu den Produkten der Arteriosklerose rechnen.

Übrigens hat man bei Operationsversuchen solcher Fälle eine angeborene Enge des arteriellen Systems gefunden (K. MENDEL, OPPENHEIM, SCHMIEDEN). W. FISCHER fand auch in meinem von FR. SEBERT mitgeteilten Fall von BUERGERscher Krankheit auffallende Enge und Dünne der Beinarterien. In Übereinstimmung hiermit betont v. FRANKL-HOCHWART, daß solche Kranke bisweilen auch andersartige Entwicklungsanomalien zeigen. Ein *konstitutioneller* Faktor ist also auch in der Pathogenese des intermittierenden Hinkens zu beachten.

Pathogenese. CHARCOT und nach ihm viele andere (auch PÄSSLER-ÖHLER) nahmen an, daß die Dauerstenose des erkrankten Gefäßes und die durch sie veranlaßte mangelhafte Blutversorgung gegenüber den Mehranforderungen an Blut stellenden Bewegung des Muskels (der in der Ruhe noch gerade hinreichend versorgt sei), also eine relative Ischämie des bewegten Muskels, die Ursache des Schmerzes und der Motilitätsstörung bei intermittierendem Hinken sei. ERB begnügte sich mit dieser Erklärung nicht, sondern postulierte dazu einen Krampf des erkrankten Gefäßes. Er wies darauf hin, daß die gewöhnliche, dilatatorische Reaktion des Gefäßes bei Muskelarbeit erloschen sei (meine Plethysmogramme haben die Reaktionsherabsetzung der Arterien bei Dysbasie bestätigt), daß im Gegenteil diese Gefäße den Reiz der Bewegung paradoxerweise mit einer *Vasokonstriktion* beantworten. Die letztere führt dann zum Schmerz und zur Gangstockung. Wenn nun auch die stenotische

relative Ischämie pathogenetisch nicht vernachlässigt werden darf, so spricht für die Krampf-
komponente Erbs eine Reihe neuerer gewichtiger Tatsachen: z. B. das Goldflamsche
Symptom (s. oben), das nur als vasoconstrictorische Reizerscheinung zu erklären ist;
weiter die Beobachtung Schlesingers, daß an einem cerebral gelähmten Bein, also bei
Vasoconstrictorenlähmung, der vorher verschwundene Puls eines Dysbasikers wieder
erscheint, und endlich meine Beobachtung von gleichzeitigen, reichlichen angiospastischen
Erscheinungen an anderen Körperteilen (Hände, Kopf) bei intermittierendem Hinken der
Beine. Die Schlesingersche Beobachtung spricht auch für meine früher geäußerte An-
nahme eines gewissen dauernden Spasmus der Arterie. Schließlich ist auch die Oppen-
heimsche angiospastische Form ein Hinweis auf die Möglichkeit einer vasoconstrictorischen
Komponente des intermittierenden Hinkens, besonders seit der Westphalschen Beobachtung
vom intermittierenden spastischen Verschluß einer Fußarterie, also eines größeren Gefäßes.
Ob auch *Venen*erkrankungen typisches intermittierendes Hinken veranlassen können
(Greig), ist fraglich. Dagegen kann sich echte Phlebosklerose der Beine mit ebenso echter
arteriosklerotischer Dysbasie vereinigen (Hans Curschmann und R. Stahl).

Die **Differentialdiagnose** erfordert vor allem die Unterscheidung von Plattfuß, von gichtischen und rheumatischen Gelenkaffektionen, von Muskelrheumatismus, Periostitiden und Spontanfrakturen der Metatarsi (militärische ,,Fuß-
geschwulst''), der Tarsalgie und von neuritischen (Ischias!) und spinalen Affektionen (wobei nochmals daran zu erinnern ist, daß auch Kombinationen dieser
Leiden mit intermittierendem Hinken vorkommen). Abgesehen von der charakteristischen Anamnese des intermittierenden Hinkens ist das *Fehlen der Fußpulse,* deren Vernachlässigung Erb mit Recht als die Quelle der beständigen
Fehldiagnosen des Leidens bezeichnete, ein Kriterium, das allen jenen Erkrankungen fehlt und die Diagnose entscheidet. Dasselbe gilt von der praktisch
seltenen Differentialdiagnose Myasthenie-Dysbasie, der neurasthenischen und
hysterischen Dysbasie, z. B. der Akinesia algera. Die Differentialdiagnose der
angiospastischen Form hat vor allem die Raynaudsche und die Buergersche
Krankheit und die einfache vasoconstrictorische Neurose der Extremitäten zu
berücksichtigen; dabei ist zu bemerken, daß die letztere nach meinen Erfahrungen
in eine angiospastische Dysbasie übergehen kann. Die medulläre Form des
Leidens (Dejerine) muß vor allem von der multiplen Sklerose, Myelitiden,
Myelosen und Tumoren des Rückenmarks abgegrenzt werden; von der luischen
spastischen Spinalparalyse ist sie nicht zu trennen, da sie wahrscheinlich das
Vorstadium derselben ist.

Die **Prognose** ist bei der sklerotischen Form stets zweifelhaft, oft schlecht.
Weitgehende Besserungen und Vermeidung der Spontangangrän sind aber nach
Erb bei geeigneter Therapie häufig. Diese Besserungen können zum Wiederkehren der Fußpulse und erheblicher Steigerung der Gehfähigkeit führen. In
vielen Fällen bleibt allerdings eine merkliche lokale und motorische Besserung aus.
Zur Gangrän kommt es übrigens bei senilen Nichtdiabetischen ziemlich selten.
Dagegen ist der Brand bei der Endarteriitis der Jugendlichen (Billroth-Buer-
ger) relativ häufig. Durch Mitbeteiligung der Arterien, des Herzens, der Nieren
u. a. wird die Prognose weiterhin getrübt. Die Prognose quoad vitam wird
auch bei Senilen natürlich durch die anderen Lokalisationen der Arteriosklerose
(Coronarsklerose) häufig sehr verschlechtert; an Angina pectoris gehen relativ
viele der Kranken zugrunde. Die Prognose der angiospastischen Form quoad
vitam ist günstig, quoad valetudinem aber zweifelhaft; die Prognose der medullären Form wurde schon geschildert.

Die **Therapie** hat das Grundleiden und die lokale Affektion zu berücksichtigen. Das erstere geschieht vor allem durch das Verbot des Rauchens, durch
Behandlung der kausalen Syphilis, des Diabetes, der Gicht oder der Bleiintoxi-
kation. Der örtlichen (und auch der allgemeinen) Arteriosklerose gilt eine
energische Jodtherapie. Erb empfiehlt auch die äußerliche Applikation der
Jothionsalbe. Von den gefäßerweiternden Mitteln wurden die Nitrite (besonders
Natrium nitrosum und Nitroglycerin) oft verwendet. Neuerdings rühmt

H. Schlesinger Natr. nitrosum (0,2:10,0, täglich $\frac{1}{2}$—1 Spritze, 20—30 Injektionen nacheinander als besonders wirksam. Empfehlenswert ist auch das Diuretin (2—3mal 1,0). Auch von dem vasodilatierenden Kreislaufhormon Padutin habe ich öfter Gebrauch gemacht. Ob es besser wirkt als das Natr. nitrosum, ist aber keineswegs gewiß. Von den Salicylderivaten empfahl Erb am meisten das Aspirin in kleinen Dosen (3mal 0,5), von denen er „wunderbare Wirkungen sah". Von lokalen Anwendungen sind warme (nicht heiße) Bäder, auch die indifferenten Thermen (Wildbad, Gastein, Ragaz) von guter Wirkung. Am besten wirken galvanische Fußbäder (nach Erb Doppelfußbäder von 27—29° R mit je einer Elektrode, stabile Durchleitung des Stromes 12 bis 20 Mil.-Amp. in wechselnder Richtung, je 3—6 Minuten lang, täglich oder seltener). Auch Hochfrequenz- und sinusoidale Wechselstrombäder werden empfohlen; neuerdings ließ ich mit gutem Erfolg auch Diathermie anwenden. Selbstverständlich ist für Warmhaltung der Füße und im Anfang der Behandlung für Ruhe (womöglich Bettruhe) und horizontale Lagerung der Beine zu sorgen. In diätetischer Beziehung gelten dieselben Regeln, wie bei der Arteriosklerose; eine fleisch-, gewürz- und auch salzarme Kost, Vermeidung von Alkoholizis, starkem Kaffee u. dgl. sind zu empfehlen. Einen Hauptfaktor bilden schließlich die Vermeidung von Durchnässungen, Erkältung und das Aufgeben schwerer körperlicher Arbeit. Demgemäß empfiehlt es sich, solche Patienten zu invalidisieren. Die chirurgische Behandlung hat auch hier eingegriffen; zuerst ist die Wietingsche Operation (Verbindung der Arteria femoralis mit der Vene) su nennen, deren Heilwert aber problematisch zu sein scheint. Bessere Erfolge zoll die Sympathektomie (Leriche, Brüning) erzielt haben. Neuere Erfahrungen lauten übrigens wesentlich skeptischer, als die anfänglichen; sogar rasche Gangrän hat man gelegentlich nach diesem Eingriff eintreten sehen.

Billroth-Buergersche Krankheit. Neben dem gewöhnlichen arteriosklerotischen intermittierenden Hinken hat neuerdings die bei Jugendlichen bzw. bei Leuten zwischen 20 und 40 Jahren nicht so seltene *Endarteriitis obliterans,* von Billroth bereits 1872, von Erb, Higier u. a. später beschrieben, infolge der Monographie Buergers (1924) allgemeines Interesse gefunden. Das Leiden ist nicht Produkt einer früher Arterosklerose oder der Lues, sondern entsteht scheinbar besonders durch das Zusammenwirken von Infekten (Grippe, Typhus, Cholera, Polyartritis rheumatica, fokale Infektionen u. a.), groben Kälteschäden und — vielleicht — auch ungenügender Ernährung. Hieraus wird es verständlich, daß z. B. während des türkisch-bulgarischen Winterfeldzuges hunderte von Soldaten förmlich epidemisch an Gliederbrand erkrankten. Dazu kommt als weiterer ätiologischer Faktor der Nicotinabusus.

Die Symptome gleichen anfangs völlig denen des gewöhnlichen intermittierenden Hinkens. Dieses Vorstadium kann mehrere Monate, aber auch Jahre dauern; 19 Jahre in einem Falle Ratschows, 6 Jahre in meinem Fall eines 27jährigen polnischen Torfarbeiters (Fr. Sebert). Dann kommt es oft unter neuerlicher Einwirkung eines Infektes oder der Kälte zur Gangrän; gelegentlich werden nur Hautulcerosen erzeugt, oft aber auch Brand einzelner Glieder, besonders der Zehen, des Fußes oder des Beines; seltener ist die Gangrän symmetrisch. Bisweilen treten gleichzeitig Symptome von seiten der Gefäße, des Herzens und Gehirns (O. Foerster), Nierenstörungen und Zeichen einer spinalen Erkrankung (Stauder) auf.

Anatomisch handelt es sich einerseits um eine örtliche „produktive Endarteriitis" (Gruber), eine eigenartige, teils entzündliche, knotige Intimaerkrankung mit Neigung zur Thrombosierung, andererseits um eine nicht begrenzte, sondern das ganze Arteriensystem in verschiedenem Ausmaße befallende Erkrankung (Jaeger). Miterkrankung der Coronargefäße fanden Allen und

Willins unter 225 in 13%; auch Milz, Nieren und Gehirn sind nicht selten mitbeteiligt. Ratschow spricht deshalb von einer chronischen Polyarteriitis. Gruber u. a. weisen auf anatomische Beziehungen zur Periarteriitis nodosa und die von Klinge, Jaeger u. a. beschriebenen rheumatischen Gefäßschäden hin. (Diese an dieser Stelle mit abzuhandeln, fehlen Veranlassung und Raum.)

Die *Therapie* ist mit der des gewöhnlichen intermittierenden Hinkens identisch.

Literatur.

Literatur bis 1901 siehe bei Frankl-Hochwart: Nothnagels Handbuch Bd. 11, Teil 2, S. 442f. und bei Cassirer: Monographie, 2. Aufl. Berlin: S. Karger 1912.; außerdem im Handbuch der Haut- und Geschlechtskrankheiten von Jadassohn, 1928 und dem Lehrbuch der Hautkrankheiten von W. Frieboes u. M. Ratschow: Diagnostik der peripheren Durchblutungsstörungen. Erg. inn. Med. 48 (1935). Hier die gesamte Literatur bis 1935.

1. Vasomotorische Neurosen.

Savill: Lancet 1901 I, 1513. — Diehl: Mschr. Psychiatr. 10, H. 6. — Herz, H.: Monographie. Berlin u. Wien 1902. — Collins: Med. Rec., Mai 1902, 31. — Pick, A.: Revue neur. 1903, No 1. — Déjerine et Egger: Revue neur. 1904, No 2. — Stoeltzner: Charité-Ann. 28 (1904). — Kriege: Arch. f. Psychiatr. 22. — Oppenheim, H.: Dtsch. Z. Nervenheilk. 1911. — Pick, A.: Berl. klin. Wschr. 1906 I. — Lesem: Med. Rec. 70, 337. — Curschmann, Hans: Münch. med. Wschr. 1907 II. — Dtsch. Z. Nervenheilk. 38 (1909). — Kornrumpf, W.: Inaug.-Diss. Göttingen 1909. — Aschner: Z. klin. Med. 70, H. 5/6. — Solis-Cohen, S.: N. Y. med. J., Febr.-März 1910. — Cassirer: Verh. Ges. dtsch. Nervenärzte 1912, 103. — Lewandowskys Handbuch der Neurologie, Bd. 5, S. 179f. 1914. — Parrisius: Dtsch. Z. Nervenheilk. 72 (1922). — Fischer, Ludolf: Monographie. Stuttgart: Ferdinand Enke 1931. — Rosenfeld, M.: Vegetative Neurosen. Mschr. Psychiatr. 60 (1925). — Bolten: Klin. Wschr. 1933 I. — Feer, E.: Kinderärztl. Prax. 3 (1932). — Keller, W.: Ther. Gegenw. 73 (1932).

2. Die Raynaudsche Krankheit.

Naunyn: Dtsch. med. Wschr., Vereinsber. 1901 I, 115. — Weber, Parc.: Brit. J. Dermat. 1901, Nr 2, 41. — Schäffler: Ärztl. Sachverst.ztg 1902, Nr 2. — Hess: Dtsch. med. Wschr., Vereinsber. 1902 I, 51. — Follet: Gaz. Sci. méd. Bordeaux 1902, No 61, 710. — Keyser, de: J. Méd. Bruxelles, Nov. 1902. — Sonques: Gaz. Hôp. 1902, 643. — Tompson: Med. Rec. 1903, 62, 575. — Erklentz: Dtsch. med. Wschr. 1903 I, 253. — Barré: Thèse de Paris 1903, No 332. — Nékam: Arb. dermat. Inst. Orv. Hetil. (ung.) 1903, Nr 29. — Strauss, H.: Arch. f. Psychiatr. 39, 109. — Diehl: Zbl. Nervenheilk., Febr. 1904. — Naunyn: Dtsch. med. Wschr., Vereinsbeil. 1904 I, 608. — Criegern, v.: Dtsch. med. Wschr. 1904 II. — Hnátek: Wien. klin. Rdsch. 1906, Nr 43. — Guillain et Phaon: Presse méd. 1906, No 48. — Noesske, H.: Münch. med. Wschr. 1909 II. — Blezinger, O.: Inaug.-Diss. Tübingen 1907. — Krause, P.: Fortschr. Röntgenstr. 10, H. 4. — Arning: Fortschr. Röntgenstr. 11, H. 3. — Arch. f. Dermat., Orig. 84. — Neubert: Inaug.-Diss. Kiel 1905. — Kollarits, J.: Dtsch. Arch. klin. Med. 86, 504. — Chace, A.: Post graduale 22 (1907). — Kartje, E.: Arch. Kinderheilk. 53, H. 4—6. — Hoesslin, v.: Münch. med. Wschr. 1910 II. — Friedmann, G. A.: Amer. J. med. Sci. 1910, Nr 355. — Simons, A.: Virchows Arch. Suppl. 1910, 429f. — Staemmler: Dtsch. med. Wschr. 1924 I. — Stursberg, H.: Sitzgsber. niederrhein. Ges. Nat. u. Heilk., 21. Febr. 1910. — Schoeps, H.: Diss. Rostock 1929. — Lewis, Th.: Brit. med. J. 1932, Nr 3733. — Mucha: Handbuch von Jadassohn, Bd. 6, Teil 2. — Gagel, O. u. J. W. Watts: Z. klin. Med. 122.

3. Sklerodermie.

Urban: Dtsch. med. Wschr. 1901 I, 221 — Fürstner: Neur. Zbl., Sitzgsber. 1902, 629. — Rosenfeld: Neur. Zbl., Sitzgsber. 1902, 976. — Spiegler: Wien. klin. Wschr., Sitzgsber. 1902, 901. — Roux: Revue Neur. 1902, No 15, 721. — Heynacher: Dtsch. med. Wschr. 1903 I. — Ehrmann: Wien. med. Wschr. 1903 II. — Krieger, Hans: Münch. med. Wschr. 1903 II. — Ebstein: Dtsch. med. Wschr. 1903 II. — Raymond et Alquier: Gaz. Hôp., Sizgsber. 1904, 617. — Kalb, O.: Inaug.-Diss. Erlangen 1905. — Lücke: Dtsch. Z. Chir. 13, 198. — Rusch: Dermat. Z. 13, Nr 11 (1906). — Bloch u. Reitmann: Wien. klin. Wschr. 1906 I, 630f. — Rom: Medycyna (poln.) 1907. — Reines: Wien. klin. Wschr. 1909 II. — Benczur, v.: Dtsch. med. Wschr. 1911 I. — Noorden, v.: Med. Klin. 1910 I. — Büeler:

Münch. med. Wschr. **1921 I**, 828. — JAKSCH, A.: Inaug.-Diss. Rostock 1920. — CURSCH-MANN, HANS: Med. Klin. **1921 II**. — Ther. Gegenw., Juni **1926**. — Med. Welt **1937**, Nr 27 u. 29. — KEN KURÉ u. Mitarb.: Klin. Wschr. **1932 II**. — SELYE, HANS: Virchows Arch. **286** (1932). — SELLEI, JOSEF: Münch. med. Wschr. **1932 II**. — GANTENBERG u. ROSEGGER: Med. Welt **1937**, Nr 18.

4. Hemiatrophia facialis progressiva.

Fast vollständige Literaturangaben bis 1898 außer in der MÖBIUSschen Monographie (NOTHNAGELS Handbuch, Bd. 11, Teil 2, S. 2) in den Dissertationen von FROMHOLD-TREU (Dorpat 1893) und M. BEER (Königsberg 1898). Außerdem: MARBURG: Die Hemiatrophia facial. progr. Wien u. Leipzig 1912, und COENENBERG: Diss. Bonn 1912 (in letzerer Zusammenstellung von 250 Fällen).

HOEFLMAYER: Münch. med. Wschr. **1898 I**. — ELDER: Lancet **1898**, 31. — JENDRASSIK: Dtsch. Arch. klin. Med. **59**, 222f. — BRUNS: Neur. Zbl. **1897**, 511. — SCHLESINGER, H.: Wien. klin. Wschr. **1897**; **1902 II**, 1234. — HOFFMANN, AUG.: Neur. Zbl. **1900**, 999. — JADASSOHN: Korresp.bl. Schweiz. Ärzte **1901**. — KÖRNER: Z. Ohrenheilk. **41**. — DONATH: Wien. klin. Wschr. **1897 I**. — LANGE, FRITZ: Inaug.-Diss. Breslau 1903. — DETRAY: J. de Neur. **1903**. — FISCHER, O.: Mschr. Psychiatr. **14**, 366. — LOEBL u. WIESEL: Dtsch. Z. Nervenheilk. **27**, 355. — RAYMOND et SICARD: Revue neur. **1902**, 593. — STEGMANN: Wien. klin. Wschr. **1904 II**. — SCHLESINGER, A.: Arch. Kinderheilk. **42**, 374. — WECHSEL-MANN: Arch. f. Dermat., Orig. **77**, 399. — KLINGMANN: J. anat. Assoc. **1908**, Nr 23. — WILLIAMSOHN: Lancet **1908**, 4422. — MAYER, E.: Neur. Zbl. **1910**, Nr 9. — STIER: Dtsch. Z. Nervenheilk. **44**. — OPPENHEIM, H.: Neur. Zbl. **1918**, 513. — BOENHEIM: Dtsch. Z. Nervenheilk. **65**, 219f. — WEINBERG, F. u. H. HIRSCH: Dtsch. Z. Nervenheilk. **66**. — SIEBERT: Dtsch. Z. Nervenheilk. **56** (1917). — DIRSKA: Hemihypoplasie. Dtsch. Z. Nervenheilk. **80** (1924).

5. Die Erythromelalgie.

EBNER: Med. News **1**, 405. — SACHS u. WIENER: Wien. med. Bl. **1901**, Nr 37. — LANNOIS DE POROT: Rev. Méd. **1903**. — SHAW: Brit. med. J. **1**, 662 (1903). — GERARD: Dublin J. med. Sci., Sept. **1904**. — WEBER, PARKES: Brit. med. J. **1**, 1017. — Brit. J. Dermat. **16**, 72. — HAMILTON: J. nerv. Dis. **31**, Nr 4. — REGINALD, S. HAUN: Lancet, Okt. **1907**. — ENGELEN: Dtsch. med. Wschr. **1907 II**. — BECKER: Neur. Zbl. **1907**, 443. — BENOIST: Thèse de Paris **1911**. — HIRSCHFELD, R.: Handbuch der Haut- und Geschlechtskrankheiten von JADASSOHN, Bd. 6, Teil 2. — PARRISIUS: Dtsch. Z. Nervenheilk. **72**. — SPIELMEYER: Nervenschußverletzungen. Berlin: Julius Springer 1915.

6. Neurotische Ödeme.

MEIGE: Nouv. iconogr. Salpêtrière **1901**, No 6, 465. — HERTOGHE, A.: Nouv. iconogr. Salpêtrière **1901**, No 12. — HERZ, H.: Monographie. Berlin u. Wien 1902. — ROONEY: Albany med. Ann. **1902**, 13. — PATRY: Rev. méd. Suisse rom., Mai **1903**, 326. — STRÄUSSLER: Prag. med. Wschr. **1903 II**. — MORRIS: Amer. J. med. Sci., Nov. **1904**. — PARHON et CAZACON: Nouv. iconogr. Salpêtrière **1907**, No 6. — PARKON et FLORIAN: Nouv. iconogr. Salpêtrière **1907** No 2, 159. — KAMP: Dtsch. med. Wschr. **1907 I**. — MORICHAU-BEAUCHANT: Ann. de Dermat. **1907**, No 1, 22. — SOLIS-COHEN: N. Y. med. J., Febr.-März **1910**. — BAUER et DESBOUIS: Nouv. iconogr. Salpêtrière **1910**, No 4. — RAMADIER et MARCHAND: Nouv. iconogr. Salpêtrière **1909**, No 3. — WEIHE: Diss. Rostock 1920. — ALBRACHT: Dtsch. Z. Nervenheilk. **47/48**. — QUINCKE: Med. Klin. **1919 I**. — ASSMANN: Dtsch. med. Wschr. **1932 II**, 1275—1279. — BRAEUCKER: Z. Kreislaufforsch. **24** (1932).

7. Intermittierendes Hinken
(Dysbasia et Dyspraxia arteriosclerotica et angiospastica).

Die vollständige Literatur bis 1906 findet sich bei R. BING, Beih. z. Med. Klin. **1907 I** (dabei auch vier Arbeiten von CHARCOT und sechs Arbeiten von W. Erb, u. a. dessen Hauptarbeit: Dtsch. Z. Nervenheilk. **13** (1898). 1.

WESTPHAL, A.: Berl. klin. Wschr. **1907 II**. — GRUBE: Münch. med. Wschr. **1908 I**. — IDELSOHN: Dtsch. Z. Nervenheilk. **32** (1907). — OEHLER: Dtsch. Arch. klin. Med. **92**, 154. — HIGIER: Neur. Zbl. **1909**, 393. — CURSCHMANN, HANS: Münch. med. Wschr. **1907 II**. — **1910 II**. — ERB, W.: Münch. med. Wschr. **1910 I**; **1910 II**. — KORNRUMPF, W.: Inaug.-Diss. Göttingen 1908. — TOBIAS: Med. Klin. **1910 II**. — GOLDFLAM: Neur. Zbl. **1910**, Nr 1. — SCHLESINGER: Dtsch. Z. Nervenheilk. **41**, 231f. nebst Disk. — MUSKAT: Verh. dtsch. Kongr. inn. Med. **1910**, 431 mit Disk. — FISCHER, L.: Münch. med. Wschr. **1910 II**. — GREIG, D. M.: Practitioner **83**, Nr 5 (1909). — BRETSCHNEIDER: Berl. klin. Wschr. **1911 I**. — FOERSTER, O.: Verh. Ges. dtsch. Nervenärzte **1912**, 134f. — CURSCHMANN, HANS: Zbl. inn. Med. **1918**, Nr 19. — SCHLESINGER, H.: Med. Klin. **1921 II**. — STAHL, R. u. ZEH: Phlebosklerose. Virchows Arch. **1922**. — SEBERT, FR.: Münch. med. Wschr. **1928 II**.

Psychopathische Anlagen, Zustände, Einstellungen und Entwicklungen.

Von

O. Bumke-München.

Mit 13 Abbildungen.

Psychopathische Typen.

Wörtlich bedeutet „Psychopathie" natürlich einfach seelische Krankheit. Man hat sich aber daran gewöhnt, psychopathisch nur *die* seelisch abnormen Menschen zu nennen, die in der Regel nicht in die Irrenanstalt kommen und den Tatbestand einer Geisteskrankheit im sozialen Sinne auch sonst nicht erfüllen. Psychopathen können einen Beruf ausüben und manchmal sogar Hervorragendes leisten; sie müssen zumeist als geschäftsfähig und als für ihre Handlungen verantwortlich gelten; sie dürfen heiraten und Testamente errichten; und doch sind sie nicht vollkommen normal; irgendwie stehen sie immer an der Grenze von krank und gesund.

So hat das Wort allmählich einen milderen Sinn bekommen. Aber es deckt doch nicht alle seelischen Mängelzustände und erst recht nicht alle leichten Grade irgendeiner seelischen Störung. Mit dem Namen Psychopathie werden nämlich ausschließlich *ererbte* seelische Abweichungen gemeint. Einen beginnenden oder nach der Malaria gebesserten Paralytiker kann man also nicht als Psychopathen bezeichnen, und seelische Veränderungen im Gefolge einer Hirngrippe oder eines Veitstanzes bei Kindern fallen, selbst wenn sie noch so geringfügig sind, ebensowenig unter diesen Begriff wie die seelische Minderwertigkeit von congenital syphilitischen oder die Reizbarkeit von durch eine Geburtsverletzung an ihrem Gehirn geschädigten Menschen.

Wenn aber Psychopathien ererbt werden, was wissen wir über ihre Entstehung? Die Erfahrung lehrt, daß auf dem Boden wenigstens mancher psychopathischer Konstitutionen zuweilen auch ausgesprochene Psychosen zustande kommen, und daß sich gewisse psychopathische Zustände von bestimmten akuten (funktionellen) Geistesstörungen nur dem Grade nach unterscheiden. Ebenso innige Beziehungen aber bestehen zwischen den meisten psychopathischen und vielen normalen seelischen Zügen; ja hier gibt es Übergänge, die häufig schon die Entscheidung: gesund oder krank in hohem Grade erschweren. Beide Beobachtungen lassen sich nicht ganz leicht miteinander vereinen. Die erste legt den Gedanken nahe, ob die Psychopathien nicht Verdünnungen derselben Erkrankungen sind, deren schwerere Formen uns als Geisteskrankheiten in den Irrenanstalten begegnen; die zweite hat mich schon vor Jahrzehnten[1] zu der Vermutung geführt, ob nicht wenigstens manche von diesen Konstitutionen einfach auf einer unglücklichen Mischung (bzw. Verdichtung) an sich normaler Anlagen[2] beruhen.

---

[1] Bumke, O.: Die Umgrenzung des manisch-depressiven Irreseins. Zbl. Nervenheilk. **20,** 381 (1909). — Über nervöse Entartung. Berlin: Julius Springer 1912.

[2] Als ein Beispiel dafür, auf das mich Herr Kollege F. Lenz aufmerksam gemacht hat, können gewisse Störungen der Sexualkonstitution im Sinne der Intersexualität dienen. Aus der Kreuzung der Weibchen verschiedener europäischer Rassen des Schwammspinners Lymantria dispar mit dem Männchen bestimmter japanischer Lokalrassen entstehen zur Hälfte normale Männchen und zur andern Intersexe, die je nach der Wahl der gekreuzten Rassen verschiedene Stufen zwischen weiblich und männlich dartellen (Goldschmidt).

Wie gesagt: beide Möglichkeiten scheinen sich auszuschließen. Aber zunächst ist gar nicht ausgemacht, daß alle Psychopathien auf *dieselbe* Weise entstehen, und wenn sie auch alle ererbt sind, so müßten sich doch nicht alle wieder vererben. Von den Plusvarianten, den Genies, wissen wir schon lange, daß sie gewöhnlich im nächsten Geschlecht wieder verschwinden; es ist also kein Wunder, wenn sich die Minusvarianten ähnlich verhalten. In manchen Fällen lassen sich aber die Psychopathien durch mehrere Geschlechter verfolgen, und wenn sie das tun, so können sie entweder überhaupt nicht durch ein unglückliches Zusammentreffen an sich normaler Anlagen (Mixovariation) zustande gekommen sein, oder aber: es müssen ihnen *mehrere* Anlagepaare zugrunde liegen (Polymerie), die nun für einige Generationen miteinander verkoppelt bleiben.

Bei manchen Fällen, beim thymopathischen Formenkreis nämlich, den Querulanten, den Sensitiven, vielen Hysterischen, oder kürzer gesagt: bei allen, deren Erscheinungen der Gesunde mit psychologischem Verständnis gegenübersteht, spricht nun in der Tat manches für ein solches Zusammentreffen von mehreren an sich normalen Anlagepaaren, von denen jedes den Phänotypus in dem gleichen (oder wenigstens in einem ähnlichen) Sinne beeinflußt, und die sich, wenn sie zusammentreffen, zu einer ungünstigen Wirkung verstärken. Aber diese Erklärung gilt wirklich nur für die Fälle, in denen die kranken seelischen Eigenschaften den gesunden irgendwie verwandt geblieben sind. Schizophrene Krankheitsprozesse lassen sich mit dieser Hypothese ebensowenig erklären wie etwa eine krankhafte Bereitschaft zu epileptischen Anfällen. Auch die Schizoidie, also eine schizophren gefärbte Psychopathie, wird sich somit nicht aus der Gesundheit, sondern nur aus der Krankheit ableiten, d. h. als Verdünnung einer von vorneherein kranken (schizophrenen) Anlage auffassen lassen. Mit anderen Worten: als erste Entstehungsursache *dieser* Fälle (ebenso wie der Heredodegenerationen, der HUNTINGTONschen Chorea usw.) kommen nur die *Idiokinese* (LENZ) und als ihre Folgen die *Mutationen* oder *Idiovariationen* in Betracht.

Auf das Wesen der Idiokinese hier näher eingehen kann ich natürlich nicht. Erwähnt sei nur, daß sich so entstandene Abweichungen gewöhnlich recessiv vererben (LENZ), so daß sie im Phänotypus in der Regel erst nach Generationen (beim Zusammentreffen von zwei mit dieser Anlage behafteten Eltern) in die Erscheinung treten. Ihre Entstehung im Einzelfall wird sich also kaum jemals aufklären und zeitlich festlegen lassen. Auch ob diese oder jene Erbkrankheit auf *einen* Mutationsfall oder auf *mehrere* zurückgeführt werden muß, wird immer ungeklärt bleiben. Es bleibt uns also nichts übrig, als in jeder Krankheitsanlage eine gegebene Tatsache zu sehen und nur die Gesetze zu erforschen, nach denen sie sich weiter vererbt.

Aber auch das ist in der Psychiatrie schwerer als sonst. Kein Biologe würde Erblichkeitsuntersuchungen gerade an Eigenschaften anstellen wollen, die sich gegen andere qualitativ nicht scharf abgrenzen lassen. Die Psychopathien aber sind nicht bloß mit manchen funktionellen Psychosen, sondern auch mit der Gesundheit durch fließende Übergänge verbunden, und ihre Trennung in klinische „Einheiten" wird schon deshalb niemals vollkommen gelingen. Dazu bewegt sich die Erblichkeitsforschung hier immer ein wenig im Kreise: sie hofft, die klinische Zusammengehörigkeit gewisser Zustandsbilder unter anderem auch durch Erblichkeitsstudien zu erweisen, und sie setzt doch diese Zusammengehörigkeit bei diesen Untersuchungen schon als gegeben voraus.

Unter diesen Umständen ist es kein Wunder, daß wir über die Vererbung der einzelnen psychopathischen Formen noch sehr wenig wissen. Die Verhältnisse liegen ja hier noch schwieriger als bei den durch Vererbung entstehenden ausgesprochenen Psychosen. Schon bei diesen beobachten wir ausnahmsweise, daß sich verschiedene kranke Anlagen, wie die schizophrene und die thymopathische etwa, in einem Menschen miteinander verbinden, so daß dann eine klinisch schwer deutbare Mischpsychose entsteht. Bei den Psychopathien aber vermischen sich die kranken Anlagen nicht nur regelmäßig mit vielen gesunden, sondern häufig auch mit anderen kranken Erbanteilen, so daß sich hier starre Grenzlinien einfach nicht ziehen lassen. Wir werden uns vielmehr mit der *Aufstellung von Typen* begnügen, bei deren Gewinnung allerdings nicht bloß soziale und psychologische, sondern auch naturwissenschaftliche Gesichtspunkte stärker als früher zu berücksichtigen sind.

Grundsätzlich sollten ja menschliche Typen immer *psychophysische Konstitutionstypen* sein. Jeder Mensch bildet eine *untrennbare Einheit von Körper und Geist,* und der Versuch, die Leute nur nach ihren seelischen (in diesem Falle also nach ihren abnormen seelischen) Eigenschaften zu gruppieren, ohne auch auf den Körper zu achten, ist ebenso falsch wie der umgekehrte, der bei der Aufstellung von Körperbaugruppen das seelische Verhalten unberücksichtigt läßt.

Wenn wir uns jedoch genau Rechenschaft geben, so wissen wir nur über sehr wenige psychopathische Konstitutionen einigermaßen Bescheid. Von der *pyknisch-thymopathischen* (und allenfalls noch von der epileptisch-enechetischen [Mauz]) kennen wir die seelische Eigenart und den Körperbau, während wir über ihren Stoffwechsel kaum mehr als Vermutungen haben; dann haben wir jetzt die *asthenische Stoffwechselstörung,* und zwar nicht nur bei asthenischen Nervösen, sondern sehr ausgesprochen auch bei Schizophrenen gefunden, die zwar zuweilen, aber nicht immer, *auch einen asthenischen* Körperbau zeigen; und schließlich kennen wir besonders durch die Darstellung von v. Bergmann die *vegetativ Stigmatisierten,* von denen es jedoch noch zweifelhaft bleibt, wieweit sie sich von den Asthenischen abgrenzen lassen.

Hier liegen also wenigstens die Anfänge vor. Bei anderen abnormen Persönlichkeiten aber ist es *nicht einmal wahrscheinlich, daß sie überhaupt geschlossene Konstitutionskreise bilden.* Es gibt, bis jetzt jedenfalls, keine einheitliche „nervöse" und es gibt noch weniger eine „hysterische Konstitution"; es gibt nur ein nervöses Versagen und eine hysterische Einstellung dem Leben gegenüber, die beide auf dem Boden *verschiedener* Konstitutionen entstehen. Auch der *Querulanten-* und der *sensitive Beziehungswahn* setzen keineswegs immer die gleichen Anlagen voraus. Die große Menge der *asozialen Psychopathen* aber, der haltlosen, willensschwachen, erregbaren, streitsüchtigen, geschlechtlich perversen, verschrobenen und fanatischen etwa, ist, ganz abgesehen davon, daß sie sich schon gegen die bereits erwähnten Formen nirgends scharf abgrenzen läßt, so vielgestaltig und bunt, daß man sie erst recht unmöglich in einzelne Konstitutionen aufteilen kann.

Schließlich ist es aber nicht einmal sicher, daß wir bei *allen* Psychopathen an sich *krankhafte* Anlagen voraussetzen dürfen. Bei manchen habe ich — ebenso wie H. Hoffmann — immer wieder den Eindruck gehabt, als sei nur die Vereinigung des gesunden väterlichen und mütterlichen Blutes, der Ausgleich an sich normaler, aber widerstreitender seelischer Eigenschaften nicht harmonisch erfolgt. Natürlich, noch schlimmer wird die Disharmonie, wenn sich in einem Menschen gesunde und kranke oder zwei verschiedene kranke Anlagen mischen. Das Letzte ist offenbar deshalb nicht selten, weil sich seelisch abartige Menschen aus mannigfachen — psychologischen und sozialen — Gründen verhältnismäßig häufig mit einem in irgendeiner Hinsicht auch nicht vollwertigen Ehepartner verbinden.

Einstweilen sind wir also doch auf eine vorwiegend psychologische Darstellung angewiesen. Aber auch die begegnet angesichts der Flüssigkeit alles Seelischen großen Schwierigkeiten. Es gibt hier gar zu viel Tönungen, nirgends scharfe Grenzen, sondern immer nur Übergänge, Zwischenformen und Mischzustände.

Nicht bloß die verschiedenen Menschen verhalten sich verschieden, sondern auch die Rassen, Volksstämme, Geschlechter und Altersklassen; ja selbst der einzelne zeigt Schwankungen seines gemütlichen Gleichgewichts und sieht Zeiten heiterer Gemütslage und erhöhter Leistungsfähigkeit mit anderen abwechseln, in denen Lebens- und Schaffensfreude darniederliegen. Und schließlich genügt es doch nicht, nur die Art der *durchschnittlich* vorkommenden Überzeugungen, Einstellungen, Gefühle und Stimmungen kennenzulernen; wir müßten noch die Leichtigkeit, Schnelligkeit und Stärke dazu nehmen, mit der ein Temperament auf Außenreize anspricht, und die Stetigkeit, mit der sich ein Charakter bewährt.

So ist, was ich hier[1] geben kann, ein vorläufiger roher Entwurf. Ich will ihn mit Gruppen beginnen, die, wie man sie auch sonst beurteilen mag, dem schizophrenen Erbkreis nahestehen, um ihnen dann andere folgen zu lassen, die zur thymopathischen Anlage sichere Beziehungen haben (wobei ich ein noch normales Temperament einschmuggeln werde). Bei den übrigen Formen wird sich dann zuweilen vermuten lassen, ob und welche Verbindungen zu einer der beiden Anlagen oder etwa zu beiden bestehen. Daß es außer diesen beiden krankhaften Anlagen, die bisher isoliert worden sind, keine anderen gäbe, bedeutet das nicht.

Schizoide.

In den Familien von Schizophrenen treffen wir zuweilen Menschen, die zwar nicht geisteskrank, aber doch in einer Weise auffällig sind, die an manche schizophrene Symptome, noch mehr aber an das Verhalten der ausgesprochen kranken Familienmitglieder *vor* Ausbruch der Psychose erinnert. Die schwersten von diesen Fällen — viele Asoziale z. B., die wir in Arbeitshäusern und auf der Landstraße finden (WILMANNS), und manche Verschrobene, die uns durch ihre absonderlichen Gewohnheiten oder durch hölzerne Prinzipienreitereien verblüffen — wird man ähnlich beurteilen dürfen wie beginnende oder nach der Malaria „geheilte" Paralytiker; als abortive oder mit Defekt zum Stillstand gekommene Formen der Schizophrenie. Man darf diese Menschen nicht ansehen, nicht laut mit ihnen sprechen; ich habe einen Irrenarzt gekannt, der mit seinen Kranken nur aus $1^1/_2$ m Entfernung verhandelt hat; derselbe Mann hat eines Tages eine wissenschaftliche Entdeckung, mit der er gar nichts zu tun hatte, öffentlich für sich in Anspruch genommen und niemals zugegeben, daß er im Unrecht war. Bei anderen Kranken wird die Wohnung verschlossen und nur nach einem ganzen Zeremoniell oder gar nicht geöffnet. Die Sprache ist eigentümlich gesucht, geschraubt, manchmal betont schriftdeutsch, in anderen Fällen so, daß sie eine Mundart bizarr übertreibt; zuweilen ist sie aber auch vorübergehend vollkommen gesperrt. Ich habe eine Schizoide durch Abitur, Physikum und Staatsexamen geleitet, die ausgezeichnet Bescheid wußte, aber wenn es darauf ankam, einfach nicht sprach; auch in der Sprechstunde habe ich oft kein Wort aus ihr herausgebracht und sie dann fortgeschickt; nach einiger Zeit ist sie wiedergekommen. Ein Professor hieß bei seinen Studenten der Kollege Sonnen-also-schein, weil er in jeden Satz, ja manchmal zwischen die Silben eines Wortes immer wieder ein Also schob. Derselbe Mann stellte, als seine Tochter ein Mammacarcinom bekam, ihr unter den Weihnachtsbaum einen Sarg.

Ich könnte diese Reihe sehr weit verlängern; hier gibt es temperamentlose und deshalb allzu lenksame ebenso wie schwer erziehbare Kinder; Lehrer, die zum Klassengespött werden, und andere, die ihre Schüler fürchten und hassen; stille Arbeitsmaschinen und störrische Untergebene, die man in keinen Betrieb

---

[1] Die folgenden Ausführungen entsprechen im wesentlichen der Darstellung, die ich in meinem „Lehrbuch der Geisteskrankheiten" (4. Aufl., München: J. F. Bergmann 1936) gegeben habe.

einordnen kann; vertrocknete, steife Pedanten und Leute, die gewerbsmäßig intrigieren und hetzen; Menschen, die eine übertriebene Sauberkeit üben, und andere,
die im Schmutz verkommen; solche, die im Sommer Pelzmützen und im Winter
Strohhüte tragen; die sich um ihre Kinder nicht kümmern, aber einen Haufen
Katzen verwöhnen; die in bitterster Armut leben, aber viel Geld an den un-
möglichsten Plätzen verstecken. Das alles sind natürlich noch verkappte Schizophrenien. Aber bei anderen finden wir die schizophrenen Züge immer weiter
verdünnt, und wenn ihre Träger dann niemals wirklich geisteskrank werden oder
sogar Tüchtiges oder Hervorragendes leisten, so sind wir gewohnt, nur von
Schizoiden zu sprechen.

Von ihnen kann man vielleicht als erstes sagen: in ihrem *Gefühlsleben* stimmt
etwas nicht. Ein kleines Kind stellt nach einem Festtag, von den Eltern nach
seinen Geschenken gefragt, kühl und sachlich fest: „Am meisten würde mich
die Fahne gefreut haben, wenn ich sie bekommen hätte", und ein älterer Kliniker
meint, als man ihm den Selbstmord seines langjährigen Oberarztes meldet:
„So hätten wir also einen Psychopathen weniger auf der Welt." Man kommt
diesen Menschen nicht nahe; Herzlichkeit geben und finden, ja manchmal scheint
es, gebrauchen sie nicht. Man verkehrt jahrelang mit ihnen und glaubt, man
wäre ihr Freund; plötzlich steht man vor einer Schranke, über die auch aus
der Familie niemand gelangt. Sie können sehr witzig sein, aber es ist ein schnei-
dender, sarkastischer Witz, und wenn sie dazu lachen, tut es uns weh; echter
Humor fehlt ihnen ganz. Sie lachen auch nicht oft; gewöhnlich sind sie förmlich,
gemessen, ja manchmal feierlich und etwas gespreizt, immer aber so, daß jede
Vertraulichkeit im Keime erstickt. Oft weiß man nicht, sind sie eigentlich
schüchtern und mimosenhaft scheu oder halten sie sich nur die Menschen — vielleicht aus Stolz, vielleicht auch aus Menschenfeindschaft — vom Leib. Jedenfalls
ziehen sie sich häufig *autistisch* in sich selber zurück.

Aber sie tun es besonders dann, wenn sie sich gekränkt, nicht mit genügender
Rücksicht und Achtung behandelt fühlen; und sie fühlen sich leicht gekränkt,
sind durchaus nicht gleichgültig gegen die Menschen, gar nicht frei von Gefühlen,
sondern verwundbar, wie ein schalloses Ei. „Ich bin", schreibt STRINDBERG,
„hart wie Eis und doch gefühlvoll bis zur Empfindsamkeit". Aber Autismus,
Kälte und steife Formen sind doch nicht bloß der Panzer, den die Kranken um
ihre Verletzbarkeit legen, nicht nur die Maske, die sie erst bei sehr starkem Innendruck abnehmen müssen. Viele Schizoide leiden sichtbar unter ihrer Erstarrung;
sie möchten sich aufschließen und können es nicht; sobald sie es versuchen,
fällt das Visier. Schon dadurch wirken sie immer ein wenig unheimlich; sie
werden noch unheimlicher dann, wenn ein Affekt plötzlich diese Haltung durchbricht[1]. Ein Schizoider wird in der Schule, im Geschäft, im Büro wegen seines
affektlahmen, frühalten Wesens durch Jahre ausgelacht und verhöhnt — eines
Tages bringt er einen seiner Peiniger um; ein anderer erscheint kalt und herzlos
auch am Krankenbett seiner Frau; als sie stirbt, schießt er sich tot; ein dritter
verläßt nach 24jähriger Ehe Frau und Kinder für immer, nur weil er einmal in
einer geschäftlichen Frage seine Ansicht bei ihnen nicht durchgesetzt hat; und
ein — wie man meinte — triebarmer Mann macht einen ernsthaften Selbstmordversuch, als sich ein Mädchen verlobt, das nicht ahnen kann, daß er es liebt.

---

[1] „Der X. muß schon einmal gelebt haben, dem macht nichts mehr Eindruck" hat
KUSSMAUL einmal von einem Assistenten gesagt, der dann durch ein langes Leben allen
Menschen durch seine Ausgeglichenheit auf die Nerven gegangen ist. Aber auch bei diesem
Mann, dessen Bruder übrigens als Schizophrener in einer Anstalt lebte, habe ich einen
Kurzschluß erlebt — als er einmal in der Fakultät überstimmt worden war, hat er ab irato
sein Amt niedergelegt. Von dem Augenblick an war er wieder unbeirrbar gelassen wie
immer.

Cycloide[1] können überschwänglich sein, sagt KRETSCHMER, Schizoide sind oft überspannt. Aber, wie gesagt, nach außen sieht man die Überspanntheit oft jahrelang nicht. Viele scheinen nur mürrisch, verdrossen, mißtrauisch und ablehnend gegen alle zu sein; andere wirken nur höflich, nur kühl, ein wenig stilisiert in ihrer Haltung und oft — ganz unabhängig von ihrer Herkunft und Stellung und wohl auch immer ganz ungewollt — in ihrer Unnahbarkeit ausgesprochen aristokratisch. Sie halten sich nicht nur von diesem oder jenem zurück; sie verschanzen sich (hinter Büchern, Stichen, schönen alten Sachen oder auch in der Natur) gegen die laute und plebejische Welt überhaupt. Manche — durchaus nicht alle — sind aber auch wirklich innerlich vornehm, nicht gütig, aber voll Rücksicht und Takt — nur anerkennen darf man das nicht, wenn man sie nicht in ihr Schneckenhaus zurücktreiben will; auch wer sie lobt, tut ihnen weh.

Natürlich kann es — hier wie sonst — solche Widersprüche im Fühlen nicht geben, ohne daß ihnen ähnliche *Widersprüche im Denken* entsprechen. Schizoide sind fast immer zum Grübeln geneigt; schon Kinder stellen gelegentlich erstaunlich unkindliche Fragen (,,Wie kommt es, daß die große Welt in mein kleines Auge hineingeht?"); und Erwachsene bohren sich, bald mit, bald ohne zureichende Bildung, in soziale, religiöse, philosophische Probleme hinein. Dabei entwickeln sie gewöhnlich eine so scharfe Logik, daß es die anderen zu frösteln beginnt; sie sind die geborenen Systematiker jeder Wissenschaft, freilich ein wenig geneigt, die Tatsachen dem System zuliebe zu modeln; sie haben auch den Mut, die Dinge erbarmungslos bis zu Ende zu denken, und sind so zuweilen in erstaunliche geistige Höhen gelangt; aber auf einmal schiebt sich in ihr Denken ein ganz falsches Glied; irgendein Gesichtspunkt wird, oft eines einzigen persönlichen Erlebnisses wegen, so stark von Gefühlen betont, daß seinetwegen jeder andere Gedanke abgebogen, die durchsichtigste Wahrheit bestritten, die sichersten Erfahrungen geleugnet werden; in einen ganz rationalen Gedankengang gehen irrationale Bestandteile ein, an die Stelle von Gedanken treten Symbole, die von nun an als vollgültige Beweismittel gelten; Gebiete des Wissens und Denkens, die weit auseinanderliegen, werden aufeinander bezogen; in wunderlich gesuchten Konstruktionen werden Hypothesen auf Hypothesen gehäuft — und um die zu retten, wird jetzt die Logik in eine eigentümlich verquere Rabulistik verkehrt.

Schizoide Fanatiker. Das ist das Holz, aus dem die Natur die schizoiden [2] Fanatiker schnitzt. Schon in einfachen bürgerlichen Verhältnissen sind für Schizoide Zugeständnisse überall und immer unmöglich. Ich habe einen Arzt gekannt, der während des Krieges (in Mecklenburg, wo die Ernährungsbedingungen besonders günstige waren) Frau und Kinder verhungern ließ, weil er die ihnen zugeteilten Brotkarten wieder zurückgeben wollte. Das ,,nichts tragisch nehmen", ,,fünf gerade sein", ,,mit sich reden lassen", ,,auch anders können", aber auch das ,,alles verstehen und alles verzeihen" sind Begriffe, die sich für Syntone und manche Hyperthyme ganz von selber verstehen, mit denen aber Schizoide einfach nichts anfangen können. Sie nehmen alles tragisch; sie begeistern sich für kleine wie für große Ideale und vertreten beide mit einem Pathos, das den kleinsten Tropfen Humor als Entweihung empfindet[3]; aber sie leben auch nach diesen Idealen, kämpfen und opfern bis zur Askese für sie. Sie sind

---

[1] Thymopathen.
[2] Es gibt auch andere: hyperthyme und paranoide, wenn sie echt, geltungsbedürftige, wenn sie unecht sind.
[3] Sehr charakteristisch (für Schiller natürlich) ist, was Schiller über Shakespeare schreibt: ,,Als ich ihn zuerst kennen lernte, empörte mich seine Kälte, seine Unempfindlichkeit, die ihm erlaubte, im höchsten Pathos zu scherzen".

berufen die Welt zu verbessern; Zugeständnisse kennen sie, Einwendungen beachten sie, die Relativität alles Irdischen begreifen sie nicht — wer sich ihnen in den Weg stellt, wird überrannt.

So kann wirklich Großes geschehen. Aber ein Schuß Schizoid mehr und alles endet in einer überspitzten Spekulation, oder das Heer der krankhaften Relgiionsstifter, Weltbeglücker, Erfinder usw. wird um einen vermehrt. Dann bleibt nur das Fehlen jeder seelischen Biegsamkeit, jeder Toleranz, jedes Verständnisses für andere und damit auch jeden Humors — kurz es bleiben nur die Scheuklappen, die kein Schizoider jemals ganz ablegen kann. KIPLING spricht einmal von den ,,verrückten Menschen, die nur eine einzige Idee im Kopf haben'', und fügt hinzu: ,,Das sind die Leute, welche die Dinge in Bewegung setzen''. Nun, sein Mann, der ein Pulver gegen die Cholera vertrieb, hat die Dinge gewiß nicht in Bewegung gesetzt; und gerade das ist es, was die meisten von diesen Psychopathen von den wirklichen Bahnbrechern und Führern unterscheidet. Sie verrennen sich in einen — manchmal guten, manchmal dummen — Gedanken; sie sind nur noch Abstinenzler, Graphologen, Spiritisten, religiöse Sektierer; alles andere versinkt; nicht nur Gegengründe, sondern auch Mißerfolge beirren sie nicht; jeden Vorfall beziehen sie auf ihre Idee, jedes Gespräch kehrt dahin zurück; von sich und von anderen verlangen sie ihretwegen jedes mögliche Opfer; aber sie erreichen meist nichts; die meisten enden in verbohrter und verbissener Resignation.

Immerhin, manche Schizoiden haben eine große Rolle in der Geschichte gespielt. Schon KOCH schreibt von dem Ausblick ,,auf manch einen belasteten Fürsten oder Staatsmann, auf Dichter, Künstler, Gelehrte usw., auf Wohltäter und auf Geißeln der Menschheit, deren Eigenart nur im Lichte der Lehre von den psychopathischen Minderwertigkeiten wirklich verstanden werden kann''. Und dann führt er Robespierre als Beispiel eines Fanatikers an. ,,Dieser Mensch glaubt alles, was er sagt'', so habe ihn Mirabeau geschildert, und Napoleon habe gemeint: ,,Er war ein Fanatiker, ein Ungeheuer, aber unbestechlich und unfähig, aus bloß persönlichen Rücksichten oder, um sich zu bereichern, andere Leute zu Tode zu bringen''. Dabei war er persönlich feig, krankhaft empfindlich, zurückhaltend, leicht zu Tränen gerührt, sentimental, ,,der Liebling der Erwachsenen wie der Kinder und Dienstboten des Hauses. Die festgeschlossenen Lippen des scharfgezeichneten Mundes pflegten bei der geringsten Erregung des nervenschwachen Mannes konvulsivisch zu zucken, ihre Bewegung dem gesamten Körper, insbesondere den Schultern mitteilend und die studierte Würde der Haltung beeinträchtigend''. Und dieser nervenschwache, vor jeder körperlichen Gefahr zurückschaudernde Feigling ist doch ein ,,Riese des Willens'' gewesen!

Gemütskalte. Auch die Menschen, die KURT SCHNEIDER die Gemütlosen nennt, sind wohl im wesentlichen schizoid: freud- und humorlose, eiskalte Verstandes- und Willensmenschen, die ,,über Leichen gehen'', d. h. ihre Ziele ohne Rücksicht auf die Empfindungen und die Schicksale anderer Menschen verfolgen und sie deshalb auch beinahe immer erreichen. Diese Ziele brauchen nicht notwendig unmittelbar egoistische zu sein; sie werden ebenso energisch verfolgt, wenn sie in einer Idee oder in einer Sache bestehen; immerhin pflegen gemütskalte Menschen auch ihre eigenen Interessen mit gespreizten Ellenbogen durchzusetzen —, der Eindruck des Gegenteils wird außer durch geschickte Heuchelei zuweilen nur dadurch erzielt, daß sie selbst die Zukunft ihrer Kinder zu den ,,eigenen'' Interessen nicht rechnen. So gehören gewisse Geizhälse, Tyrannen in Haus und Amt ebenso hierher wie einzelne Führer in der Wirtschaft, in der Wissenschaft, in der Kunst. Von einem ,,kalten Enthusiasmus'' hat HOCHE einmal gesprochen, als er einen gemütskalten Weltverbesserer kennzeichnen wollte — der Ausdruck war nicht paradoxer als die Menschen, denen er galt. Ich habe manchen von ihnen als guten Hasser kennen gelernt; auch diesen Affekt legen sie, wenn es nottut, bis zur geeigneten Stunde aufs Eis.

Gesellschaftsfeinde. Moral insanity. Während man bei den Gemütskalten darüber streiten kann, ob sie schon als abnorm gelten dürfen, besteht bei den Psychopathen, die KRAEPELIN Gesellschaftsfeinde nannte, und die zu der Lehre von einem bloß *moralischen Schwachsinn,* der *moral insanity* Veranlassung gegeben haben, an dem Vorhandensein eines schweren *gemütlichen Mangels* kein Zweifel[1]. Hierher gehören z. B. die Kinder, die nichts lieber tun als Tiere mißhandeln, Geschwister und Kameraden durch Hohn und Spott quälen und reizen, die Dienstboten demütigen und den Eltern jeden Schabernack spielen. Oft liegt dieser Grausamkeit ein wollüstiger Kitzel (Sadismus) zugrunde, der später entweder vom Verstand unterdrückt (vielleicht auch durch normale Geschlechtsbefriedigung erstickt) oder aber — wie die Geschichte mancher Tyrannen beweist — durch Lebensumstände und Schicksal erst recht geweckt werden kann. Entscheidend für die ganze Gruppe ist aber doch etwas anderes, daß sie nämlich keine altruistischen Gefühle und Gesichtspunkte kennt. ,,Alles das ist Schwindel und Getue", hat mir ein junger Mann aus gutem Hause gesagt, ,,die Leute machen sich nur etwas vor; kein Mensch handelt außer aus Egoismus; auch meine Eltern denken nicht daran, mich lieb zu haben; sie wollen nur damit protzen, wenn aus mir etwas wird". Häufig werden solche Gedanken mit Zitaten aus philosophischen Schriften oder wenigstens mit Redensarten vom Übermenschentum u. dgl. verbrämt, und ziemlich regelmäßig kehrt das Beweismittel wieder, daß die Gründe, aus denen die Eltern den Sohn in die Welt gesetzt hätten, doch nicht geeignet wären, ihm Verpflichtungen gegen sie aufzuerlegen.

Das ist eine Einstellung, die in übrigens seltenen Fällen für rein äußere Erfolge im Leben durchaus nützlich sein kann. Es ist aber zugleich die, die wir auch bei vielen Gewohnheitsverbrechern finden, die schließlich doch immer im Gefängnis oder Zuchthaus enden. Der Grund ist, daß eine reine moral insanity — zu dem Begriff gehört theoretisch natürlich volle intellektuelle Gesundheit — sehr selten beobachtet wird; in der Regel bestehen die moralischen Mängel neben einer mehr oder minder erheblichen *Debilität.* Schon die *Gedächtnisleistungen* sind dann überaus dürftig; für die Lebensführung entscheidender ist aber die *Urteilsschwäche,* die diese Psychopathen beinahe nie das richtige Verhältnis zu ihren Straftaten finden und ihre Zukunftsaussichten zutreffend beurteilen läßt. Es steht fest, daß die Mehrzahl der Zuchthäusler später rückfällig wird; sie selbst sind fast immer vom Gegenteil fest überzeugt.

Im übrigen verhalten sich die Gewohnheitsverbrecher freilich — und zwar intellektuell sowohl wie gemütlich — außerordentlich verschieden. Nur ein Teil fällt ohne weiteres durch seine Brutalität auf; andere sind eher sentimental, so daß Unerfahrene ihnen ihre Taten niemals zutrauen würden. Auch der Egoismus, an dem es natürlich bei keinem einzigen fehlt, wird dadurch sehr verschieden gefärbt; oft äußert er sich in rücksichtslosen und abstoßenden Formen; dann fehlt z. B. jedes Mitgefühl mit dem Opfer eines Verbrechens; aber in anderen Fällen tritt die egozentrische Einstellung mit derselben Geradlinigkeit, man kann fast sagen, mit derselben Liebenswürdigkeit auf, die bei Kindern als noch normal gelten darf. Man kann ,,die" Verbrecher ja überhaupt nicht als eine einheitliche psychopathische Gruppe betrachten; es genügt nicht, daß man Diebe, Mörder, Sittlichkeitsverbrecher usw. für sich untersucht; die Vielheit

---

[1] Die Erbforschung lehrt (MEGGENDORFER), daß gewisse Formen von moral insanity unzweifelhaft zur Schizophrenie gehören.

der hier vorkommenden Möglichkeiten — Vererbung, Erziehung, Lebensumstände und Schicksale — zwingt uns, jeden Fall an seinem eigenen Maße zu
messen. Zum Schluß werden sich „die" Verbrecher wohl auf sehr verschiedene
Gruppen verteilen.

Thymopathen.

Ich lasse jetzt Typen folgen, die in den pyknisch-thymopathischen Formenkreis fallen, und werde deshalb ein paar allgemeine Bemerkungen über diesen
Formenkreis voranschicken müssen.

Man kannte in der Psychiatrie seit langem die Manie und die Melancholie
und wußte nicht nur, daß sich jede von diesen Psychosen mehrmals im Leben
wiederholen, sondern auch, daß sie bei demselben Menschen beide einander
ablösen können. In solchen Fällen sprach man vom zirkulären Irresein. Dann hat
Kraepelin „Mischzustände" beschrieben, in denen sich manische und melancholische Züge miteinander vermengen, und er hat außerdem eine Neigung zu
beiden gegensätzlichen Verstimmungen auch bei *den* Menschen gezeigt, in deren
Leben an ausgesprochenen Psychosen nur eine einzige reine Manie oder Melancholie beobachtet wird. Später hat Kretschmer bei den meisten von diesen
Kranken einen bestimmten, den pyknischen, Körperbau gefunden, und neuerdings
sind wir in München bemüht, bei ihnen auch gesetzmäßige Störungen des Stoffwechsels nachzuweisen. Endlich hat sich die Zusammengehörigkeit aller dieser
Formen auch erbbiologisch gezeigt. (Es scheint, daß sich die thymopathische
Konstitution nach dem Prinzip einer Polymerie mit einem dominanten und zwei
recessiven Faktoren vererbt.) Manien, Melancholien, periodische und zirkuläre
Formen, Hyper-, Dys- und Cyclothymien finden sich in den gleichen Familien,
gehören also offenbar erbbiologisch zusammen (Luxenburger). Um den Kern
der eigentlich, d. h. auch im sozialen Sinne gemütskranken Menschen gruppieren
sich dabei ziemlich zahlreiche andere, bei denen sich die thymopathische Anlage
in der Regel nur sehr verdünnt zeigt, deren Zugehörigkeit zu dem gesamten
Formenkreis aber nicht bloß durch die Ähnlichkeit der Syndrome, sondern
auch dadurch erwiesen wird, daß auf diesem Boden gelegentlich eine ausgesprochene Manie oder Melancholie zur Ausbildung kommt.

Die Zusammengehörigkeit des ganzen großen Formenkreises, der also schwere
zirkuläre Fälle ebenso wie manche gemütlich abnorm ansprechbare Psychopathen umfaßt, um schließlich an seiner äußersten Peripherie in die Gesundheit
überzugehen, kommt endlich außer in dem gemeinsamen Körperbau auch in
gewissen seelischen Grundzügen zum Ausdruck. Man kann zuweilen feststellen,
daß die Angehörigen eines manischen oder melancholischen Kranken pyknischer
gebaut sind als er selbst; ebenso aber stellt sich beinahe regelmäßig heraus,
daß einer von den beiden Eltern, auch wenn er selbst nicht krank und nicht einmal
psychopathisch ist, doch eine gemütliche Ansprechbarkeit aufweist, die wir beim
Kranken noch nach Abklingen der akuten Psychose, also in den gesunden
Zwischenzeiten, in genau gleicher Form auch feststellen können.

Bei allen Thymopathen sind nämlich die gemütlichen Reaktionen dauernd
verändert. Auch wenn sie sich sonst im Gleichgewicht befinden, sprechen sie
auf traurige oder heitere Stimmungen ungewöhnlich schnell an. Sie geraten
bei kleinen Anlässen in Rührung, und es kommen ihnen leicht die Tränen in
die Augen. Sie brausen schnell auf und können dann sehr ausfallend werden,
und sie geraten auch vor Freude leicht aus dem Häuschen. So ist ein wesentlicher
Grundzug die Stimmungslabilität, ein Zug, der auch durch ausgesprochene Psychosen, also durch die eigentlichen manischen und melancholischen Syndrome noch
hindurchschimmern kann, der aber um so deutlicher wird, je weniger sich das
durchschnittliche Bild von der Normallinie, von einer mittleren Stimmung entfernt.

Hiermit hängt zusammen, daß die einzelnen psychopathischen Formen, die auf dem thymopathischen Boden erwachsen, sich insofern nicht scharf voneinander trennen lassen, als gelegentlich Umschläge von der einen abnormen Stimmungslage in die andere beobachtet werden. Diese Umschläge sind so häufig, daß gerade sie uns in zweifelhaften Fällen die Diagnose besonders erleichtern.

Hyperthyme. Ich beginne meine Besprechung mit den *Hyperthymen.* Als solche bezeichnen wir jene sonnigen Naturen, die sich nach zehn fehlgeschlagenen Unternehmungen immer noch über die elfte freuen, die wenigstens nicht ganz mißglückt ist; die sich in einem unversiegbaren Kraft- und Gesundheitsgefühl alles zutrauen; die stets betriebsam, stets leistungsfähig, immer gesellig und immer auch zu Scherz und Festen aufgelegt sind. Diese geborenen Optimisten strömen mit ihrer oft hinreißenden Fröhlichkeit und ihrer sprudelnden Laune unendlich viel Wärme und Helligkeit aus und sie leisten häufig auch außergewöhnlich viel auf vielen Gebieten. Schwierigkeiten kennen sie nicht; jede Aufgabe, die sich ihnen bietet, greifen sie frisch und unverzagt an. Freilich lassen sie sie ebenso leicht wieder liegen, wenn sie etwas anderes mehr interessiert. Auch kritisch sind sie nicht oder gar taktvoll und wählerisch in ihren Mitteln; aber alles das gleicht ihre unermüdliche Aktivität und eine gewisse Gutherzigkeit aus. Man kann diesen Menschen, die anderen so gern eine Freude machen und stets gefällig sind, kaum jemals böse sein; selbst ihre poltrigen Zornausbrüche, die so schnell verpuffen, besitzen etwas Erfrischendes und Erwärmendes zugleich. Wer sich einigen Humor bewahrt hat, schmunzelt mehr über sie, als daß er sich über sie ärgert. Auch sie selbst tragen nicht leicht etwas nach, sie brausen schnell auf, sind aber im allgemeinen lenksam, offenherzig, mitleidig und weich. Freilich können sie auch egoistisch und rücksichtslos, hemmungslos im Trinken und verantwortungslos in sexualibus sein; aber auch das geschieht mit so naiv-kindlicher Selbstverständlichkeit, daß ihre Umgebung ihnen fast immer verzeiht und ihnen alles zuliebe tut. Charakteristisch ist in dieser Hinsicht gewöhnlich ihr Verhältnis zur Familie sowohl wie zum Amt. Beide vernachlässigen sie oft, aber nicht in böser Absicht oder mit Vorbedacht, sondern weil sie stets nur dem Augenblick leben und dabei ihre Pflichten immer wieder vergessen.

Dysthyme. Das Gegenstück, die Dysthymen, sind dauernd gedrückt und zuweilen auch ängstlich, dabei übertrieben bescheiden, still, schüchtern und scheu. Sie sind weich und werden auch von dem Unglück anderer betroffen; zugleich sind sie einsam, weil sie sich in ihrer düsteren Stimmung am liebsten verkriechen. Alles erscheint ihnen grau, überall sehen sie Berge vor sich, jeder Entschluß wird ihnen schwer. Vor allem aber können sie an sich selber nicht glauben; immer sind sie zu Gewissensbissen oder auch zu ängstlichen Sorgen hinsichtlich ihres Körpers, ihrer Leistungsfähigkeit und ihrer Zukunft geneigt.

Stimmungslabile. Was diese Gemütsarten trotz aller Gegensätzlichkeit miteinander verbindet, ist ihr seelischer Widerhall bei Gesunden. Wie der Dysthyme Teilnahme und Mitleid erregt, reißt der Hyperthyme durch seine Fröhlichkeit mit. Aber es besteht noch eine andere Beziehung. Hyperthyme sind leicht zu Tränen gerührt, weich und bei traurigen Anlässen ergriffen, und Dysthyme können vorübergehend heiter und lustig, ja sogar zornig und heftig erscheinen. So schlägt die eine Stimmung zuweilen in die andere um; ja bei manchen Menschen erfolgen diese Umschläge so oft und so schnell, daß man sie *deshalb* nicht mehr für normal halten kann: sie werden dauernd von äußeren Erlebnissen aus einer Verstimmung in die entgegengesetzte geworfen. Der Unterschied von den Kindern, die ja auch stimmungslabil sind, liegt dabei darin, daß diese durch kleine Anlässe ausgelösten Gemütslagen unverhältnismäßig nachhaltig sind und sich gewöhnlich noch während ihres Bestehens vertiefen.

Cyclothyme. In den ausgesprochenen Fällen dieser Art sprechen wir von *Cyclothymie.* Hier wechseln hyperthyme und dysthyme Stimmungslagen auch ohne jede äußere Veranlassung in länger oder kürzer dauernden Wellen unregelmäßig miteinander ab. Schon die Tagesschwankungen, die sich bei verhältnismäßig vielen Thymopathen auch in ihren besten Zeiten nachweisen lassen, gehören hierher. Nicht selten aber hält die einzelne Verstimmung länger, wochen- oder monatelang an. Die Cyclothymie ist deshalb für den Kranken besonders unangenehm und auch sozial gefährlich, weil bei ihr gesunde Zeiten häufig ganz fehlen. Ein vollkommenes gemütliches Gleichgewicht erreichen diese Kranken beinahe niemals. Dauernd lösen hyperthyme und dysthyme Zustände einander ab — es ist klar, wie schwer es die soziale Leistungsfähigkeit beeinträchtigen muß, wenn sich jemand heute mit frischem Mut und starkem Selbstvertrauen auf Unternehmungen aller Art einläßt, um sie nach Wochen, kleinmütig und verzagt, aufzugeben oder versanden zu lassen. Die depressiven Zeiten sind übrigens häufig hypochondrisch gefärbt — manche Fälle periodischer Schlafstörung, angeblich rezidivierender Herz- und Magenneurosen gehören hierher — und sie werden deshalb zuweilen verkannt.

In manchen Fällen wechseln hyper- und dysthyme Zeiten nicht einfach miteinander ab, sondern Züge von beiden schieben sich ineinander. Dies sind die Menschen, bei denen der Fernerstehende nie etwas anderes sieht als hinreißende Fröhlichkeit, leichtsinniges Draufloleben und dauernde Aktivität, und die doch Zeiten haben, in denen sie zu Hause jammern, klagen und weinen, hypochondrisch ängstlich oder über irgendwelche Mißerfolge verzweifelt sind. Aber auch in solchen Zeiten ist die Lebhaftigkeit ihres Grundtemperaments so sehr in Bereitschaft, daß kleine Außenreize — ein einziger fernstehender Mensch und erst recht eine große Gesellschaft, eine dringende berufliche Aufgabe oder eine lockende Zerstreuung — die Angst, den Kleinmut und die Sorgen augenblicklich verscheuchen. Ich habe Menschen weinend eine Gesellschaft aufsuchen sehen, die sie dann mit sprühender Laune durch Stunden unterhalten und bezaubert haben, und sie haben dann zu Hause sofort weitergeweint. Zuweilen ist für diese Wirkung der Umgebung ein aktives Zutun gar nicht geboten; der Cyclothyme braucht sich nicht zusammenzunehmen, die Hyperthymie kommt über ihn, sobald er sich unter Menschen begibt. Aber oft reißen sich diese Menschen auch wirklich zusammen und sie können es erstaunlich gut, wenn sie es wollen. Deshalb werden auch die Auswüchse und Ausbrüche ihrer hyperthymischen Art häufig wohl Fremden gegenüber, in der Gesellschaft und im Amt, nicht aber vor der Frau und vor den Untergebenen gebremst, und auch das macht die Unterscheidung von noch gesund und schon krank überaus schwer.

Nun haben wir schon gesehen, daß namentlich traurige Verstimmungen bei diesen Psychopathen auch durch äußere Anlässe ausgelöst werden können, und wenn eine solche Verstimmung dann länger andauert, so sprechen wir von einer reaktiven Depression. Von diesen werden wir später noch mehr hören müssen und werden dann sehen, daß sie in sich nicht einheitlich sind. Viele gehören wirklich dem thymopathischen Formenkreis an, andere aber, deren Symptomatologie dann meist mehr nach der mürrischen und gereizten oder aber nach der hypochondrisch-ängstlichen Seite hinüberspielt, treffen wir bei vielen Nervösen, in deren Konstitution es vielleicht schizoide, sicher aber nicht nur thymopathische Einschläge gibt.

Mißmutige. Das gilt erst recht für eine Gruppe, die eine der unerfreulichsten ist. Auch diese Menschen sind nie richtig froh, aber ihre Stimmung ist nicht einfach traurig, sondern mürrisch, bitter, verdrossen. Immer haben sie Pech, alle Leute benehmen sich schlecht gegen sie, überall fehlt es an Verständnis und Rücksicht. Der Schalterbeamte gibt — natürlich absichtlich — zu wenig heraus; nur damit der Kranke gestört wird, bekommt die Frau wieder Besuch; jeder Gegenstand, den er braucht, ist verlegt; will er einen Ausflug machen, ist der Himmel bewölkt; will er sich um eine Stelle bewerben, fühlt er sich sicher nicht wohl; gerade seine Aufsätze werden in der Zeitung an der verstecktesten Stelle gebracht; seine Bücher erscheinen zu einer Zeit, in der sie gewiß keiner kauft; und hat er doch einen Erfolg, so gebraucht seine Tochter eine teure Operation; oder sein Sohn macht, nur um ihn zu ärgern, einen (übrigens beinahe gelungenen) Selbstmordversuch; warum muß alles Unglück gerade in seiner Familie geschehen! Das alles wird quengelnd, nörgelnd, oft auch hämisch, die anderen absichtlich verletzend oder mit galligem Humor vorgebracht; geistig höherstehende Menschen — ich habe sehr hochstehende mit dieser Gemütsart gekannt — machen aus ihrer Bitterkeit allmählich eine ganze trostlose Philosophie. Was auch in der Welt geschieht, zersetzt ihre nagende, böse Kritik; jede harmlose Freude vergällt ihr unfrohes Gesicht, und alles, was andere loben, vergiftet ihr bissiger, boshafter Spott.

Wie es diesen Psychopathen innerlich geht, ist nicht ganz einfach zu sagen. Bei manchen hat man durchaus den Eindruck, als ob ihnen ihre Art eine gewisse Befriedigung gäbe, und von einem schöpferisch tätigen Kranken hat mir einmal seine Frau gesagt: Lassen Sie ihn nur, wenn er schon nicht unglücklich ist, so muß er wenigstens unzufrieden sein, damit er arbeiten kann. Den meisten Mißmutigen (die übrigens keineswegs alle körperlich leidend oder auch nur wenig leistungsfähig sind) geht es aber doch wohl recht schlecht; sie werden ja auch einsam, denn Freunde erwerben und halten sie nicht, und die Kinder sind froh, wenn sie diesen Vater oder diese Mutter nicht sehen. So betäubt sich schließlich mancher mit Bier oder mit Wein — mit dem Erfolg, daß er am nächsten Tage noch griesgrämiger ist.

Syntone. Das erfreuliche Gegenstück nicht nur zu den Mißmutigen, sondern auch zu den Dysthymen und den Stimmungslabilen, bilden die Syntonen[1] (BLEULER). Das sind Menschen, die insofern zwischen den Hyper- und den Dysthymen stehen, als sie sowohl für freudige wie für traurige Erregungen ansprechbar sind, bei denen diese beiden gegensätzlichen Gemütslagen aber einen dauernden Ausgleich gefunden haben. So haben wir hier ruhige, behagliche, beschauliche Naturen vor uns, die selten ausgelassen fröhlich, um so regelmäßiger jedoch still vergnügt, nicht pathetisch, aber jovial überlegen, fast nie sentimental, um so häufiger gütig und teilnehmend sind. Sie können mit ihrer behäbigen Gelassenheit, ihrem gesunden Menschenverstand, ihrer ruhigen, aber doch zielsicheren Tatkraft und schließlich mit ihrem verbindlichen, freundlichen Wesen oft viel leisten und manches erreichen, und wenn sie wirklich weder manische noch depressive Ausschläge haben, so kann man sie um ihre Gemütsart einfach beneiden.

Weiche Egoisten. Aber auch hier zeigt sich, wie flüssig die Grenzen im Seelischen sind, und wie nahe das sozial Brauchbare neben dem Nichtbrauchbaren wohnt. Ein wenig mehr Behagen macht schon bequem, und zu große Weichheit führt eher zur Ungerechtigkeit als zur Güte. Ich habe sonst treffliche Menschen als Vorgesetzte versagen sehen, nur weil sie nicht nein sagen konnten; sie haben unfähige Leute angestellt, denn sie taten ihnen doch leid, und sie haben dieselbe Stelle zwei verschiedenen Untergebenen versprochen, weil sie keinem etwas abschlagen konnten. Aus ähnlichen Gründen sehen

---

[1] Den Syntonen hat BOSTROEM die Dystonen gegenübergestellt und mit den „gotischen" Künstlern im Sinne KARL SCHEFFLERs verglichen. Sie stehen den Schizoiden nahe. „Der Schizoide sucht und findet neue Wege und Auswege, wo dem Syntonen kein Bedürfnis zum Bewußtsein kommt und schon das Suchen unmöglich erscheint. So ist der Dystone der geborene Revolutionär."

wir — der Fall ist oft literarisch behandelt worden — sonst anständige Männer
sich Frauen gegenüber durchaus unanständig benehmen; aus Mitleid — man
könnte auch sagen: aus Feigheit — ziehen sie sich nicht rechtzeitig zurück
(und das wäre notwendig, denn die Frauen fliegen auf sie wie die Motten ins
Licht); dann sind sie ehrlich erschüttert, wenn sie zwei oder mehr Frauen gleichzeitig unglücklich machen; ihr Unglück aber begeistert andere Frauen zu dem
Versuch, sie durch Liebe zu trösten oder gar von ihrer Art zu erlösen, und so
beginnt das Spiel, zu dessen regelmäßigen Requisiten auch ein zur Schau ge-
tragener Weltschmerz gehört, immer wieder von neuem — bis in ein ziemlich
hohes Alter hinein.

Auch unter anderen Lebensumständen kommen diese Menschen in den
durchaus begründeten Verdacht, wenn nicht unzuverlässig, so doch schrecklich
egoistisch zu sein. Sie halten sich alle traurigen Erlebnisse so weit wie möglich
vom Leib; kein Unglück können sie sehen, ja man darf ihnen nichts Trauriges
erzählen — tut man es doch, so schlagen sie sofort mit einer zynischen Antwort
zurück; sie gehen Freundschaften und selbst der Ehe aus dem Wege, weil Freunde
krank oder unglücklich werden könnten und weil die Ehe eine für sie nicht
mehr tragbare seelische Belastung bedeutet. Oder sie heiraten eine sehr reiche
Frau, suchen möglichst früh an der Staatskrippe einen gesicherten Platz — am
liebsten ließen sie sich gegen alle Wechselfälle des Lebens versichern. Gelingt es
ihnen so, vielen Gemütsbewegungen wirklich aus dem Wege zu gehen — ich
habe große Virtuosen gesehen —, so behaupten sich diese Psychopathen im
Leben zuweilen recht gut. Wie arm sie innerlich sind, ahnen die meisten wohl nicht.

Gemütsweiche Autisten. Aber nicht alle Menschen, die unter Gemütsbewegungen schwerer als andere leiden, werden deshalb Egoisten. Es gibt
zarte und empfindsame Naturen, die sich ehrlich bemühen, durchzuhalten und
trotz ihrer Weichheit nicht zu versagen. Man kann als Arzt gelegentlich er-
schütternde Beichten von Menschen zu hören bekommen, die diese Verwundbarkeit gewöhnlich hinter einer eisernen Maske verbergen, ohne einen anderen
mitleiden zu lassen. Sie selbst aber leiden unter allen Härten und allen Ungerech-
tigkeiten des Lebens, selbst wenn sie sie persönlich nichts angehen, ebenso wie
unter eigenen Mängeln und Schwächen; dies sind die Menschen, von denen
Ibsen sagen kann: ihr Gewissen ist krank. Aber nach außen merkt kaum jemand
etwas davon.

Freilich das sind die günstigen Fälle. Es gibt andere, deren Energie zu dieser
Haltung einfach nicht reicht. So kommt es zu dem Typus des *weichlichen,
wehleidigen Psychopathen*, der kein Blut sehen kann, ohne daß er in Ohnmacht
oder in ängstliche Erregung verfällt, der bei den gleichgültigsten Anlässen weint
und den jeder Natur- und Kunstgenuß so ergreift, daß er sich beinahe alles
versagt. — Die schwersten Fälle verschanzen sich schließlich aus lauter Angst
vor dem Leben in einem wirklichkeitsfremden *Autismus* hinter *schwärmerischen
Phantastereien*, ängstlich darauf bedacht, daß kein Windstoß ihre Kartenhäuser
berührt.

Die Geängstigten. Die Gemütsbewegung, die alle Psychopathen am meisten
zu vermeiden suchen, ist natürlich die Angst — die Angst in allen ihren Formen,
von der Erwartung über Verantwortung, Heimweh, Gewissensbisse, Sorgen
bis zur Verzweiflung, die lebensunfähige Menschen gelegentlich den Tod suchen
läßt. Die Angst ist es, die die meisten Psychopathen in unsere Sprechstunden
führt. Aber natürlich lassen sichs diese ängstlichen Psychopathen nicht alle
einer Konstitution zuzählen lassen.

Freilich viele sind Thymopathen, und einige kommen mit hypochondrischen
Sorgen, mit kleinen Empfindeleien oder mit Selbstvorwürfen immer dann, wenn
wieder eine cyclothyme Welle ins Tal abzusinken beginnt. Diese Kranken

werden dann von Laien nicht selten für selbstbewußt, stolz, unnahbar usw. gehalten, zum Teil, weil sie ihre innere Unsicherheit zu dissimulieren versuchen und sich dabei in der Dosis vergreifen, zum Teil aber auch nur, weil die anderen ihren gespannten Gesichtsausdruck nicht zu deuten verstehen. Aber außer den Thymopathen (und manchen Schizophrenen, Hypertonikern, Arteriosklerotikern, klimakterischen Frauen usw.) gibt es noch Psychopathen von ganz eigener Struktur, deren auffallendstes und quälendstes Symptom die Angst ist. Sie deckt sich auch bei ihnen mit immer neuen Masken zu und manchmal wissen die Kranken nicht einmal, daß es Angst ist, was sie so quält. Am häufigsten sehen wir Ärzte natürlich die hypochondrische Angst. Es gibt nichts, was diese Menschen nicht beunruhigen könnte. Ein bekannter Humorist kann kein auswärtiges Gastspiel übernehmen; er sieht sich bei dem bloßen Gedanken schon im Eisenbahnwagen zerquetscht, und der Vorschlag, über das Meer (nach Amerika) zu fahren, bringt ihn, obwohl er ihn längst abgelehnt hat, noch immer beinahe in Wut. Jeden Tag stirbt er viele hundert Male; er braucht nur von einem Unglück oder einer Krankheit zu hören, schon macht er beides innerlich durch. Sein Schlund wächst zu, so daß er nicht mehr wird essen und sprechen können; so trinkt er alle Augenblick einige Schluck, nur um zu sehen, daß sein Hals noch durchgängig ist; ein Arzt hat ihn beruhigt: nein, sein Blutdruck ist nicht erhöht, dann ist er also zu niedrig, weiß Gott, was daraus entsteht. Auch sein Aberglauben erfüllt ihn mit Angst; läuft ihm eine Katze über den Weg, so tritt er am Abend nicht auf, und keine Macht der Erde würde ihn bewegen, zum Anzünden seiner Zigarette als Dritter dasselbe Streichholz zu nehmen. Einbrecher werden kommen, jeden Abend leuchtet er unter das Bett; ein Erdbeben, der Blitz wird ihn treffen — und dabei weiß der Mann sehr genau, daß er sich so sein ganzes Leben verdirbt.

Bei ihm wie bei manchen anderen von diesen Psychopathen ist sehr merkwürdig, daß sie trotz dieser Angst und obwohl sie nichts so fürchten wie sie, alles Schreckliche lesen, jeden Unglücksfall verfolgen, jede Brandstätte aufsuchen; ja selbst zur Anatomie müssen sie, um eine Wasserleiche zu sehen; sie schlagen im Lexikon alle Krankheiten nach und schneiden alle Unglücksfälle und Verbrechen aus der Zeitung heraus, damit sie sie ja immer wieder nachlesen können. Und dann spielt ihre Phantasie mit all diesem möglichen Unglück so lange, bis sie die Herrschaft über ihre eigenen Gedanken verlieren; ja sie spielt immer wieder, obwohl sie schon tausend Nächte nur deshalb zitternd und schweißgebadet durchgewacht haben.

Natürlich sind solche Kranke auch für ihre Umgebung entsetzlich. Ihre Kinder werden, selbst wenn sie keine Psychopathen sind, zu ausgemachten Feiglingen erzogen; der harmloseste Ausflug — von Skifahren, Bergsteigen, Segeln, Rudern usw. gar nicht zu reden — wird ihnen durch die Angst eines der Eltern, wenn nicht verboten, so doch vergällt. Kommt einer fünf Minuten später, als der Kranke sich vorgestellt hat, auch nur von einer Besorgung zurück, so ist womöglich schon die Polizei benachrichtigt; das ganze Haus jedenfalls ist sofort in Alarm. „Meine Kinder verheiratet?" hat mir eine ältere Dame bei der Erhebung der Anamnese geantwortet, „nein, Gott sei Dank, nein; dann sollen sie womöglich selbst Kinder haben und die Kinder eines Tages Diphtherie — das hielte ich nicht aus".

Anankasten.

Bei manchen Psychopathen krystallisieren aus der immer bereiten Angst schließlich bestimmte Angstkomplexe, sog. Phobien (Platzangst usw.) heraus. Diese Phobien will ich später (S. 1610) besprechen; dagegen mag jetzt schon etwas über die Menschen gesagt werden, bei denen es gesetzmäßig zu solchen Zwangszuständen kommt.

Wir nennen sie mit Kurt Schneider Anankasten. Reine Fälle, bei denen sich dann häufig eine direkte Vererbung nachweisen läßt, sind gewöhnlich zu skrupelvoller Ängstlichkeit, pedantischer Ordungsliebe und übertrieben peinlicher Pflichterfüllung geneigt; bei manchen treten Stimmungsschwankungen sowie hypochondrische oder paranoide Auffassungen hinzu; andere sind übertrieben selbstbewußt und werden ihrer Umgebung durch Egoismus, Rücksichtslosigkeit und mißmutiges Nörgeln zur Qual; und viele endlich fallen außerdem durch eine stark sexuell gefärbte Richtung ihres Phantasielebens auf. Intellektuell sind sie meist gut beanlagt, körperlich oft asthenisch.

Paranoide Persönlichkeiten.

Um die Psychopathen, die ich jetzt skizzieren möchte, zu verstehen, greift man am besten auf die Darstellung von Hyperthymen und Dysthymen zurück. Gewisse Spielarten der Hyperthymie gleiten nämlich ohne scharfe Grenze in die *querulatorischen Naturen* hinüber, bei denen nur das gehobene Selbstgefühl und die Aktivität bleiben, die gemütliche Erregbarkeit aber die besondere Form des Mißtrauens und der Empfindlichkeit annimmt. Dazu wird die Aktivität zur Freude am Kampf, und erst diese Mischung ist es, die die häufigen Zusammenstöße mit anderen erklärt.

Dazu kommt freilich noch ein anderer Zug, der sich bei bloß Hyperthymen in der Regel nicht findet und auf dem hier ein gewisser Widerspruch im Fühlen und im Verhalten dieser Psychopathen beruht. Sie sind unfähig, die Gefühle anderer zu achten, sie tyrannisieren ihre Familie und überschreiten ihre Befugnisse im Amt; sie sind rechthaberisch und mischen sich oft in die Angelegenheiten anderer hinein; gereizt schlagen sie auch gleich mit Verdächtigungen und Beleidigungen zu; sie selbst aber vertragen kein Mitreden, keinen Widerspruch und keine Kritik, und immer wieder fühlen sie sich durch die harmlosesten Dinge verletzt.

Hierher gehören innerhalb der Gesundheitsbreite jene Menschen, die Fernerstehenden als warmherzig und liebenswürdig erscheinen und mit denen in der Tat leicht auszukommen ist, so lange niemand die Kreise ihres Selbstbewußtseins, ihrer Eitelkeit oder auch ihres Vorteiles stört. Ist das aber der Fall, so geraten sie sofort aus der Form. Sowie das Recht des andern ihre eigenen Belange berührt, erscheint es ihnen als Unrecht, und wenn der andere diese Rechte vertritt, so wird er augenblicklich ihr Feind. Natürlich macht das schon den rein äußerlichen Verkehr überaus schwer. Überall spüren solche Menschen feindliche Absichten und verletzende Äußerungen auf, und selbst bei größter Vorsicht der anderen wird ihre Empfindlichkeit immer wieder gereizt. Ist ihre motorische Erregbarkeit dann so groß, daß schnell eine Aussprache erfolgt, so werden paranoide Einstellungen zuweilen im Keime erstickt, verschließen die Kranken aber ihr Mißtrauen für längere Zeit, so stellen sich gesetzmäßig Erinnerungsfälschungen ein, die zu berichtigen sehr selten gelingt.

Im Grunde steht natürlich hinter dieser Einstellung neben der Selbstüberschätzung stets noch ein gewisses Minderwertigkeitsgefühl, und so beobachten wir gesetzmäßig die gröbsten Äußerungen dieser Anlage bei Menschen, die sich in abhängiger Lage befinden. Äußere Erfolge können diese Wirkung aufheben; aber auch bei Vorgesetzten finden wir häufig ein Mißtrauen, das in letzter Linie aus solchen Gefühlen gespeist wird.

So führen diese Typen in fließenden Übergängen zu den *sensitiven* hinüber, in denen der schwächliche Anteil über das Selbstbewußtsein und die Verwundbarkeit über die Aktivität überwiegen, und die deshalb dem depressiven Temperament näherstehen als dem hyperthymen.

Diese Formen hat Kretschmer mit besonderer Liebe behandelt. Auch der sensitive Charakter enthält in seinen Grundzügen eine gewisse Form des Selbstbewußtseins; auch diese Menschen sind ehrgeizig und zuweilen eigensinnig und nicht leicht zu belehren; häufig sind sie dazu intelligent und ethisch wertvoll; aber der entscheidende Ton liegt in der Weichheit, Schwäche und Verwundbarkeit ihres Gemüts. Sie empfinden da, wo ihre persönliche Einschätzung nicht berührt wird, oft fein und tief; sie arbeiten an sich, um ethisch vollkommener zu werden, aber es fehlt ihnen an der inneren und äußeren Festigkeit, die ihrer ausgesprochenen Selbstachtung entsprechen würde, und es fehlt ihnen zugleich wieder die seelische Entladungsfähigkeit, die gerade für sie erforderlich wäre; sie sprechen sich zu anderen nicht aus und verschließen so ihre Affekte in sich, die sich gerade dadurch zu gefährlicher Stärke entwickeln. Gegen Außenreize überempfindlich, ziehen sie sich immer wieder scheu in sich selber zurück, weil schon die leiseste Kritik das Gefühl der eigenen Unzulänglichkeit in ihnen verstärkt. Aber gerade darum sind äußere Reibungen bei ihnen gar nicht immer erforderlich. Nicht selten erzeugt schon der Kampf mit sich selbst — der gegen die Masturbation z. B., der vergebliche Versuch, sicher aufzutreten, die Erkenntnis, daß weniger begabte Kameraden äußerlich Höheres erreichen — das Gefühl immer wiederholter beschämender Niederlagen, das dann erst nachträglich die mißtrauische Einstellung nach außen bedingt. Insofern ist es kein Zufall, daß wir bei diesen Menschen so häufig andere psychopathische Züge nachweisen können, und daß eine körperliche Erschöpfung ihre Verwundbarkeit erheblich verschärft.

Geltungsbedürftige.

Manche von diesen Persönlichkeiten zeigen übrigens auch typisch hysterische Züge. Immerhin ist das, was dem hysterischen Charakter seine eigentliche Färbung gibt, von der sensitiven Einstellung nicht unerheblich verschieden.

Was diese Kranken treibt und ihr äußeres und inneres Verhalten bestimmt, ist eine Steigerung jenes Bedürfnisses nach Anerkennung und Beachtung, das an sich alle Menschen kennen. Um ihr Lebensbedürfnis zu befriedigen, müssen sie sich immer wieder in Szene setzen, eine Rolle spielen; nichts ist ihnen zu klein, um nicht aufgebauscht und übertrieben zu werden, und niemand ist ihnen zu gering, als daß sie ihm nicht imponieren möchten. So ist ihre natürliche Haltung die *Pose*.

Es ist erstaunlich, wie solche Menschen durch keinen äußeren Erfolg auf die Dauer so gesättigt und durch keine Begabung in ihrem Selbstgefühl so gefestigt werden, daß sie zur Ruhe kämen; immer müssen sie von sich reden machen, von ihren stets ungewöhnlichen Schicksalen, Beziehungen und Zukunftsplänen, von ihren Fähigkeiten, ihrer Arbeitskraft, ihre Güte und Wohltätigkeit. Die leiseste Kritik an ihren Leistungen, ja der bloße Verdacht, daß man sie nicht hoch genug schätzt, macht sie verstimmt, und jeder Widerspruch bringt sie in Wut; aber an Lob und Schmeicheleien haben sie einen ungeheuren Verbrauch. So erscheinen sie auf den ersten Blick nur aufgeblasen und arrogant, aber wer tiefer sieht, findet, daß ihnen nichts so fehlt wie jene Unabhängigkeit vom Urteil der anderen, die starken Persönlichkeiten innere und äußere Sicherheit gibt. Erst dieses Gefühl der eigenen Unzulänglichkeit, die dunkle Erkenntnis, mit dem wirklichen Leben mit normalen Mitteln nicht fertig zu werden, treibt sie in ein hohles und unechtes Scheinleben hinein.

Die Insuffizienten.

Aber man darf den Satz, daß hinter einem krankhaften Geltungsbedürfnis immer ein krankhaftes Gefühl der eigenen Unzulänglichkeit steht, nicht umkehren: nicht immer gehen aus der Insuffizienz Geltungsbedürfnis und hysterische Einstellungen hervor.

Die Gruppe der Insuffizienten ist ja überhaupt nicht nur sehr groß, sondern auch bunt; sie umfaßt, kurz gesagt, alle Menschen, die ihrer Begabung wegen theoretisch zu großen Hoffnungen berechtigen und ihrer gemütlichen und Willensmängel wegen praktisch doch immer wieder versagen. Von den Debilen unterscheiden sie sich durch ihren Verstand — wenn man nämlich unter Intelligenz etwas Potentielles versteht und die Leistungsunfähigkeit begabter, aber ermüdbarer oder durch Angst, Entschlußlosigkeit usw. behinderter Menschen aus dem Begriff der Demenz ausscheidet. So beurteilen sich die Kranken gewöhnlich — leider nicht immer — auch selbst. Sie wissen, daß sie „eigentlich" etwas leisten könnten, vermeiden aber größere Aufgaben und schwierigere Lebenslagen und begnügen sich mit einem bescheidenen Platz — oft freilich mit der peinlichen Empfindung, von weniger intelligenten Menschen überflügelt zu sein.

Man bekommt die Insuffizienz gelegentlich schon bei Kindern zu sehen; nach immer kürzerer Arbeitsleistung werden sie müde, unaufmerksam, reizbar und weinerlich, und unerfahrene Lehrer halten sie dann, weil sie doch nicht dumm sind, einfach für unlustig und faul. Bei den meisten Kranken aber wird die Insuffizienz erst später deutlich, wenn sie unter eigener Verantwortung arbeiten und sich nun den Tag, Arbeit, Erholungspausen und Liebhabereien, richtig einteilen sollen. Oft wissen sie zwar genau, wie sie es machen müßten, aber sie bringen es nicht fertig, das als richtig Erkannte auch wirklich zu tun. So arbeiten sie bis in die Nacht, schlafen nicht ein, nehmen Schlafmittel, kommen des Morgens nicht aus dem Bett und werden erst am Abend wieder ganz frisch. Dann arbeiten sie wieder oder sie unterhalten sich lebhaft, aber zugleich sorgen sie durch Alkohol, Tee und Zigaretten für einen nächsten, wenn möglich noch schlechteren Tag.

So kommen viele von diesen Psychopathen zu einer erheblichen Leistung niemals; sie werden verstimmt und verbittert, und jetzt fehlt ihnen schon die Freudigkeit, die zum Arbeiten nun einmal notwendig ist. Aber dann gibt es wenigstens bei manchen wieder Augenblicke, in denen sie angesichts einer Lebenslage, die sie aufrüttelt (nach dem Tode eines nahen Angehörigen etwa), oder einer Aufgabe, die sie lockt (wenn es z. B. gilt, plötzlich an die Spitze einer Behörde zu treten), für kurze Zeit sogar Erhebliches leisten. Andeutungen davon finden wir gelegentlich schon bei psychopathischen Kindern, die in Gegenwart von Fremden besonders lebhaft und frischer als andere Kinder erscheinen, um nachher vollkommen zusammenzuklappen; oder bei manchen ewig abgespannten Frauen, die durch ihr Temperament eine ganze Gesellschaft bezaubern, aber zu Hause gleich wieder in ihre schlechteste Laune verfallen. Aber am meisten verblüffen uns immer wieder gewisse Untersuchungsgefangene; wochenlang hatten sie in der Klinik nur geklagt und gejammert; kaum einer halbstündigen Unterhaltung waren sie ohne Ermüdung gefolgt; jetzt sehen wir sie vor Gericht: niemand kennt sich in den Akten so genau aus; alles ist nach Stunden erschöpft; nur der Angeklagte bleibt frisch, schlagfertig, gewandt. Auch bei einem Eisenbahn- oder Autounfall sind es nicht selten Psychopathen, die mit eiserner Ruhe das Notwendige und Richtige tun.

Mit dieser — gewissermaßen fakultativ vorhandenen — Leistungsfähigkeit hängt wohl zusammen, daß sich manche von den Insuffizienten trotz der von ihnen selbst geklagten und gewöhnlich sogar übertriebenen Mängel ihrer Arbeitskraft intellektuell doch recht hoch einschätzen. Mir ist z. B. immer aufgefallen, ein wie großer Teil der psychopathischen Studenten, die mit der Klage, nicht geistig arbeiten zu können, in unsere Sprechstunde kommen, beabsichtigt, später Professor zu werden. Aber viele von diesen Menschen, die sich zwar keine unmittelbar gegebene Arbeit zutrauen, aber die meisten als unter ihrer Würde stehend betrachten, flüchten sich ja auch in eine Phantasiewelt hinein, in der sie die Wirklichkeit ganz aus dem Auge verlieren; ob es eine Stelle, wie sie sich denken, gibt oder geben kann, ist für manche gar kein Gesichtspunkt.

Dégénérés supérieurs. Andere Insuffiziente aber wissen ganz gut, was ihnen fehlt, höchstens wollen sie es nicht wissen und schieben deshalb nicht nur für die anderen, sondern wenn möglich auch für sich selbst Kulissen vor ihre Insuffizienz. Hierher gehören jene — seit dem Kriege Gott sei Dank selten gewordenen — Leute, die mit ihrer eigenen Unzulänglichkeit kokettieren, ihr Können und Wissen, ihren Beruf und ihre Stellung mit ätzender Selbstkritik herabsetzen und ihre sozialen Mißerfolge wie ihre moralischen Mängel zwar nicht bekämpfen, wohl aber bewußt übertreiben. Viele pflegen geradezu mit einer gewissen Wollust das Gefühl des Unbefriedigtseins, der inneren Zerrissenheit und spielen so immer mit dem Selbstmord, nur weil sie das Leben nicht zu packen verstehen.

Hierher gehören aber natürlich auch die, die ihrer eigenen Unzulänglichkeit wegen so tun, als ob sie sich durch jede praktische Tätigkeit angeekelt fühlten, und die so als reine „Ästheten" auf allen möglichen, zumeist künstlerischen und philosophischen Gebieten herumdilettieren. Gewöhnlich wird ihnen das durch ein krankhaft verfeinertes Empfinden für Farb- und Tonschattierungen, für stilistische Schönheiten u. dgl. erleichtert. Aber sie fassen auch leicht auf, behalten vieles sehr gut und urteilen sicher und schnell. Und doch sind sie fast immer ganz unproduktiv. Ihr Verstand ist zu scharf, er zersetzt, was er berührt; schöpferisch wirkt er niemals. „Die großen Gedanken entstammen dem Herzen", hat VAUVENARGUES einmal gesagt. Viele Psychopathen können an große Ideen nicht *glauben*, — kein Wunder, daß sie nicht für sie arbeiten können. Aber selbstbewußt sind gewöhnlich auch sie, und so entsteht jener peinliche Typ, der alles will, aber nichts kann, alles („von Hundeflöhen bis zum Kriegführen" sagt Bismarck) besser weiß und bekritelt, aber außerstande ist, irgendetwas selber zu tun. Manches *verkannte Genie* und viele Leute, die ihren „Beruf verfehlt" haben, gehören hierher.

Die Haltlosen.

Viele von den zuletzt besprochenen Psychopathen hätte KRAEPELIN wohl schon zu den Haltlosen gezählt. Immerhin verschiebt sich das Bild in den ausgesprochenen haltlosen Fällen gegen das bisher gezeichnete doch ziemlich erheblich, und zwar in der Richtung, die BLEULER durch das Wort „*Verhältnisschwachsinn*" gekennzeichnet hat. Gewiß, eigentlich schwachsinnig sind auch die Haltlosen nicht, aber ihre Willensschwäche, ihre Unfähigkeit, sich auch nur vorübergehend zu konzentrieren, und ihre Abneigung, auch nur die kleinste Unbequemlichkeit auf sich zu nehmen, halten die meisten schon auf der Schule auf einer sehr niederen Stufe zurück. Trotz guter Auffassung und oft vorzüglicher Merkfähigkeit erwerben sie sich nur oberflächliche und wenig systematische Kenntnisse, und wenn sie infolge ihrer geistigen Beweglichkeit und einer häufig vorhandenen sprachlichen Gewandtheit auch bei Fernerstehenden zuweilen den Eindruck einer guten Begabung erwecken, so scheitern sie doch regelmäßig da, wo ernstes Nachdenken, zielbewußte Arbeit oder auch nur regelmäßige Pflichterfüllung erforderlich sind.

Aber die Kranken denken nicht daran, ihre Ansprüche ans Leben herabzuschrauben, und so wirken sie schwachsinnig im Verhältnis zu den Stellungen, die sie erstreben, und den Aufgaben, die sie sich — aus der Entfernung — aussuchen möchten. Immer sind sie mit sich zufrieden, überall trauen sie sich viel zu und an Schwierigkeiten einer neuen Lage glauben sie nicht. Sie nehmen einen Posten an, der ihnen im Anfang ausgezeichnet gefällt und über den sie ihren Eltern nur Gutes berichten. Nach kurzer Zeit aber sind sie, wenn sie nicht schon wieder fortgeschickt waren, ernüchtert; das Einhalten der Geschäftsstunden, das frühe Aufstehen in der Landwirtschaft, die strenge Disziplin bei einer Behörde erscheinen ihnen unerträglich, und so geben sie die Stellung ebenso leichtmütig wieder auf, wie sie sie angetreten hatten. Sind die Eltern und Erzieher zielbewußt und streng, so kann die Störung in leichten Fällen dadurch einigermaßen ausgeglichen werden. Häufiger wird sie durch eine zu große Nachgiebigkeit der Familie verstärkt und für das ganze Leben unheilbar gemacht. Als eine besondere Gefahr erweist sich dabei außer der dialektischen Gewandtheit die große Liebenswürdigkeit der Kranken, die ihre Umgebung „leicht zu nehmen", den Eltern die Schwierigkeiten der gegenwärtigen Stellung in lebhaften Farben zu schildern und sie so immer wieder zu überzeugen wissen, daß nicht sie für ihre Mißerfolge verantwortlich sind; auch auf kleine Unwahrheiten kommt es ihnen dabei nicht an. Fällt dann schließlich der Halt durch die Familie ganz fort, oder entzieht sich der Kranke diesem Einfluß frühzeitig durch die Flucht, so ist sein soziales Schicksal besiegelt; dann endet er, wenn nicht durch Selbstmord, als der lästige Pensionär eines besser gestellten Verwandten, als faulenzender Biertischphilister, als Bettler, Landstreicher oder als Dieb. Dabei kommen freilich zu der Unfähigkeit, ernst zu arbeiten, noch die gewöhnlich sehr ausgeprägte *Selbstsucht* und die *geringe Widerstandskraft Verführungen gegenüber*: Die Kranken können mit Geld nicht haushalten, weil sie sich jeden Wunsch erfüllen, sich alles kaufen, was ihnen gefällt, und nicht geringere, sondern eher noch größere Ansprüche stellen als ihre im Beruf stehenden Kameraden und Brüder. So kommen Frauen auf dem Wege über Putz, Kino, Reisen u. dgl. zur Prostitution, Männer und Frauen verfallen dem *Morphium* und noch häufiger dem *Alkohol* — „Warum schmeckt der Schnaps so gut!", hat mir einmal ein Kranker gesagt — oder der soziale Abstieg wird durch die Ausbeutung durch andere beschleunigt; die Kranken beteiligen sich an anrüchigen Geschäften, stecken ihr kleines Vermögen in zweifelhafte Unternehmungen oder fallen gar auf plumpe Schwindel wie amerikanische Millionenerbschaften herein: Mädchen geraten in die Hände eines Zuhälters oder einer Bordellwirtin usw.

Erregbare und reizbare Psychopathen

sind so häufig, daß man schon deshalb nicht bei allen eine einheitliche Konstitution voraussetzen kann. Wir finden hier nörgelnde Hyperthyme, mißmutige Schizoide, unbeherrschte Hysterische und übererregbare Nervöse neben Menschen, deren wesentlichste Eigenschaft gerade die Unfähigkeit ist, mit Unlustaffekten fertig zu werden. Die Fliege an der Wand ärgert sie, aber wenn sie sich ärgern, wenn sie enttäuscht sind, ja wenn sie nur einen Augenblick warten müssen, so ballern sie los, schimpfen, schreien, schlagen die Türen, zertrümmern, was sich im Zimmer befindet. Sonst verständige Menschen geraten so in die schwierigsten, ja gefährlichsten Lagen, unter denen sie besonders dann leiden, wenn sie in übrigens seltenen Fällen außerhalb dieser Ausbrüche weich und gütig oder wenigstens freundlich und gutmütig sind.

Viele Erregbare gehören jedoch zu einem ganz anderen Typus, nämlich zu dem, den man (BRATZ, LEUBUSCHER) eine Zeit lang zu Unrecht *Affektepileptiker* genannt hat. Das sind meistens athletisch gebaute Menschen mit einem sehr labilen Gefäßapparat. So kräftig sie aussehen und so viel rohe Kraft sie auch haben, sonst ist ihre Widerstandsfähigkeit gar nicht sehr groß. Alle Augenblicke werden sie blaß oder rot; manche fallen zuweilen in Ohnmacht, andere spüren nach geringen Anlässen ihren Kopf oder ihr Herz, viele sind überempfindlich gegen Hitze oder Kälte, die meisten alkoholintolerant. Und zwar treten alle diese Eigentümlichkeiten ebenso wie die seelischen häufig erst am Ende der Pubertätsjahre hervor, um dann während des Lebens immer auffallender und stärker zu werden (MAUZ).

Hinsichtlich des psychischen Verhaltens ist zunächst wichtig, daß die Erregbaren niemals verblöden und auch nicht verlangsamt und breitspurig sind, kurz daß ihr seelischer Habitus entschieden gegen Epilepsie spricht. Aber sie sollen Anfälle haben, und diese Anfälle sollen sich manchmal von epileptischen nicht unterscheiden. Ich weiß nicht, ob es das gibt; ich selbst habe bei diesen Kranken wohl tetanische und hysterische, aber noch keinen epileptischen Anfall gesehen. Dazu paßt gut, daß diese Insulte in der Anstalt selten, im Gefängnis häufig, nirgends aber ohne seelischen Anlaß auftreten; daß sie bis zu Stunden dauern und gelegentlich durch psychogene Zutaten gefärbt sein; daß sie durch Brom nicht beeinflußt werden; sowie endlich, daß sich neben ihnen wohl Schwindel- und Schlafanfälle, Ohnmachten, häufiges Bettnässen, Zähneknirschen des Nachts, ängstliche Träume, somnambule Zustände, Wachträume, niemals aber Absencen finden sollen. So haben die meisten Erregbaren wohl mit genuiner Epilepsie gar nichts zu tun; einige mögen außer ihrer psychopathischen Anlage noch eine zu epileptischen Krämpfen besessen haben, die dann im Affekt, wohl auf vasomotorischem Wege oder durch Hyperventilation (vgl. den Abschnitt Epilepsie) ausgelöst worden sind; außerdem halte ich für möglich, daß sich in manche Veröffentlichungen auch Residualepileptiker eingeschlichen haben, bei denen infolge der Hirnschädigung auch eine abnorme Affekterregbarkeit bestanden hat.

Die echten, aus erblicher Ursache erregbaren Psychopathen stehen psychisch in vieler Hinsicht den haltlosen nahe; auch sie sind egoistisch, willensschwach und fallen jeder Verführung zum Opfer. Aber die Ausschläge in ihrer Schicksalskurve werden deshalb gewöhnlich jäher und größer, weil zu der Haltlosigkeit noch die Neigung zu plötzlichen und heftigen Affekten und Verstimmungen kommt. Manche bewähren sich vorübergehend in einer Stellung ganz gut; aber plötzlich gehen sie auf und davon, um nun auf häufig sehr abenteuerlichen Fahrten herumzuvagieren (Poriomanie). Die Fälle, die ich vor dem Kriege gesehen habe, waren fast alle zuerst in Deutschland und dann in der Fremdenlegion desertiert.

Es gibt kaum Kranke, die sich vom Ideal eines gemütlichen Gleichmaßes so weit wie diese entfernen. Dieselben Menschen, die uns heute durch ein ganz unbegründetes Selbstbewußtsein und durch ihr großsprecherisches Getue verblüffen, sind morgen kleinmütig, hoffnungslos und verzagt; haben sie dann aber eine scheinbar ehrliche Reue und viele gute Vorsätze geäußert, so zeigen sie kurze Zeit später, frei von jeder Einsicht, nichts als einen wütenden Haß gegen Gott und die Welt; das eine Mal geben sie sich frömmelnd bigott, dann toben sie sich in schamlosen Blasphemien und atheistischen Schimpfreden aus; zuweilen wickeln sie andere Menschen mit pseudologistischen Erfindungen und zugleich mit einer etwas süßlichen Freundlichkeit ein, auf einmal aber sind sie ablehnend gegen jeden und ausgemacht paranoid: die anderen werden bevorzugt, hänseln den Kranken, werfen ihm seine Vergangenheit vor, alles ist gegen ihn verschworen, „so muß man ja Sozialdemokrat werden". Zuweilen richtet sich die Verstimmung aber auch gegen den Kranken selbst, er macht einen (oft etwas theatralischen) Selbstmordversuch oder beschuldigt sich eines nie begangenen Verbrechens.

Aber sehr oft werden die Kranken auch wirklich kriminell. Kleinste Anlässe — es genügt ein unfreundlicher Blick eines Vorgesetzten, ein harmloses Wort eines Kameraden, eine angebliche Ungerechtigkeit bei der Essensausgabe — lösen schwere und langdauernde Affekte aus, in denen die Kranken jede Rücksicht auch auf die eigene Zukunft vergessen und oft rohe Gewalttaten begehen. Einer hatte einen Unteroffizier, dessen wohlwollende Gesinnung er selbst betonte,

wegen eines einzigen dienstlichen Verweises erstochen. Ein anderer wurde an
der Ermordung einer Müllersfrau, die ihn wegen seiner Grobheit und Rücksichtslosigkeit angezeigt hatte, nur durch das Eingreifen eines Dritten verhindert.
Kennzeichnend war dabei, daß der erste in der ersten Aufwallung gehandelt
hatte und seine Tat sofort nachher bereute; der zweite dagegen hatte seinen
Plan stundenlang überlegt und noch nach Wochen (im Gefängnis) immer wieder
bedauert, daß er ihn nicht hatte ausführen können.

Für manche von diesen Wutausbrüchen wird man wohl eine gewisse *Bewußtseinstrübung* voraussetzen müssen. In ihr kommt es dann gelegentlich
auch zu *Sinnestäuschungen*, die aber wieder hysterischen näher stehen als epileptischen. Auch das sinnlose Schimpfen erscheint bei aller Wucht der Entladung doch immer etwas gewollt; man wird bei diesen Kranken viel eher als
bei Epileptikern auf den Gedanken kommen, sie psychologisch zu beeinflussen,
ihnen also gut zuzureden oder — sie zu bestrafen. (Übrigens bin ich überzeugt,
daß die Symptomatologie der epileptischen Verstimmung ebenso wie die des
epileptischen Charakters gerade deshalb einer neuen Darstellung bedarf, weil
beide früher mit diesen Zuständen vermengt worden sind.) Oft erhält schließlich die Erregung des Kranken durch *Alkoholexcesse* noch eine besondere Färbung,
und recht häufig kommt es zum eigentlichen „*pathologischen Rausch*".

„Poriomane" und „Dipsomane". Die Erfahrung lehrt, daß sich poriomanische
ebenso wie dipsomanische Zustände psychologisch nicht einheitlich verhalten,
d. h. daß die Kranken in ihnen innerlich nicht alle das Gleiche erleben. Damit
hängt zusammen, daß sie sich auf sehr verschiedene psychopathische Gruppen
verteilen. Die Gründe, aus denen Affekterregbare oder auch manche Thymopathen von Zeit zu Zeit aus ihrer Stelle fortbleiben oder sinnlos zu trinken
beginnen, sind natürlich nicht dieselben wie die, aus denen Schizophrene zuweilen
Landstreicher werden oder unter anderen sinnlosen Handlungen gelegentlich
auch die begehen, davonzulaufen. Warum Hysterische manchmal große Reisen
unternehmen, wird später auseinandergesetzt werden; zu dem Sensations-
bedürfnis und der Eitelkeit kommen hier häufig noch Empfindeleien hinzu,
die sie maßlos verstimmen, oder auch die Einsicht, daß sie sich unmöglich
gemacht haben und deshalb besser verschwinden.

Aber auch *die* Psychopathen, die eigentlich nur durch poriomanische oder
dipsomanische Zufälle gekennzeichnet sind, sind untereinander noch erheblich
verschieden. Ein Teil ist durchschnittlich ruhig und geordnet und weist nur
diese oder jene „nervösen" Züge auf; plötzlich aber setzt eine unruhige Verstimmung ein, die dem Kranken seine Tätigkeit wie seine Umgebung verleidet;
dann geht er hemmungslos auf und davon, oder er trinkt, lediglich um sich zu
betäuben. Andere aber fühlen sich innerlich eigentlich dauernd gehetzt; nirgends
kommen sie zur Ruhe, jede Form von Endgültigkeit erscheint ihnen als unerträgliche Fessel, und so zwingt sie ihre Natur zu einem Abenteuer- oder gar zu
einem Landstreicherleben, dessen besondere Formen natürlich von der Intelligenz
und dem ursprünglichen Lebenskreis abhängig sind. „Sobald ich eine neue
Stelle habe", hat mir ein Kranker gesagt, „und wenn sie mir auch noch so gut
gefällt, muß ich sofort mit dem Gedanken kämpfen, wie ich wieder fort könnte".
Oft sind sich die Kranken aber auch über ihren Seelenzustand nicht klar und
erklären ihre unstete Lebensführung mit dem Wunsch, „die Welt kennenzulernen" u. dgl.

Körperbautypen und Stoffwechsel.

KRETSCHMERs Untersuchungen verdanken wir den Nachweis, daß manchen
seelischen Anlagen bestimmte Körperbautypen zugeordnet sind, und zwar gibt
es auch hier insofern keinen Unterschied zwischen gesunden, psychopathischen

und ausgesprochen kranken Menschen, als diese körperlichen Eigentümlichkeiten
bei allen Menschen gefunden werden, die einem solchen psychologisch abge-
grenzten Kreise zugehören, so zwar, daß die gesunden Angehörigen einer Familie
sie unter Umständen deutlicher zeigen als diejenigen, bei denen sich die seelische
Eigenart zu einer Psychopathie oder zu einer ausgesprochenen Krankheit ver-
dichtet.

So finden wir nicht bloß bei den thymopathischen (manisch-depressiven),
sondern auch bei den normalen Temperamenten, die man je nach der eigenen
Betrachtungsweise als ihre letzte sozial noch brauchbare Verdünnung oder als
ihren ersten in der Norm gelegenen Ursprung betrachten kann, den *pyknischen
Habitus.* Dieser ist gekennzeichnet durch seine Rundung und Ausgeglichenheit,
die sich sowohl in der guten Plastik von Kopf und Gesicht und in der guten
Formung von Rumpf und Extremitäten als auch in den glücklichen Verhält-

nissen der einzelnen
Teile zueinander aus-
spricht. Der pyknische
Typus ist im ganzen
ebenmäßig, neigt aber
etwas zur Fülle, hat
volles, weiches Haar
und wenn Haarausfall
eintritt, eine glatte,
spiegelblanke Glatze.
Das Gesicht ist frisch
und gerötet; im Alter
treten die kleinsten
Hautgefäße etwas er-

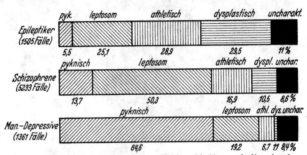

Abb. 1. Verteilung der psychischen Erbkrankheiten auf die einzelnen
Konstitutionen. (Nach WESTPHAL aus KRETSCHMER und ENKE: Die
Persönlichkeit der Athletiker. Leipzig: Georg Thieme 1936.)

weitert hervor. Die Hände sind weich, breit, kurz und dabei meist gleichmäßig
warm und normal gefärbt. — Dieser Typus findet sich zwar nicht bei allen Angehörigen des thymopathischen Formenkreises, aber doch nach den meisten Untersuchern bei über 60%.

Weniger eindeutig sind die Ergebnisse der Untersuchungen bei Schizophrenen, Schizoiden und bei jenen „schizothymen" Persönlichkeiten, in denen
KRETSCHMER die normalen Ausläufer der Schizophrenie erblicken will. Für
diese Menschen hatte KRETSCHMER den asthenischen, den athletischen und den
dysplastischen Körperbau als Typen angegeben. Die *Astheniker* (Leptosoma-
tiker) sollen schmal und dünn, von geringer, schlaffer Muskulatur, zarten Gelenken und Knochen sein. Ihr Schädel wird als hoch, schmal, steil, der
Gesichtsumriß als eiförmig beschrieben. Die asthenische Haut soll blaß,
das Gesicht häufig deshalb scheinbar anämisch sein, weil die Gefäße spastisch
zusammengezogen sind. Die sichtbaren Arterien lassen die spastische Kontraktion unmittelbar erkennen. Das Haar wird als borstig geschildert, die Hände
als blau gefärbt, feucht und kalt. — Der *Athletiker* ist durch seinen starken oder
gar plumpen Knochenbau und die kräftig entwickelte Muskulatur ausgezeichnet.
Sein Schädel soll wuchtig, hoch und derb sein. — Unter den *dysplastischen
Typen* finden sich klein- und hoch-, fettwüchsige und kindliche Körperformen.
Alle werden zusammengehalten durch die schlechten Proportionen, die sich
innerhalb eines solchen Körpers finden. Die zahlenmäßigen Ergebnisse bei
Schizophrenen sind aber nicht so eindeutig wie bei den Thymopathen, so daß
ich die Frage offen lassen möchte, ob sich das positive Ergebnis nicht einstweilen
auf den manisch-depressiven Formenkreis beschränkt, und ob die anderen
Körperbautypen nicht einfach deshalb bei den Schizophrenen häufiger sind,
weil sich der pyknische bei ihnen im allgemeinen *nicht* findet. In jedem Fall

werden wir von den durch Kretschmer angeregten Untersuchungen noch
weitere wichtige Ergebnisse, wahrscheinlich auch für andere psychopathische

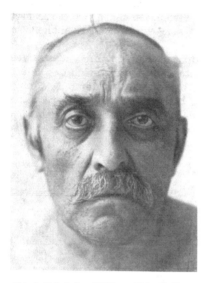

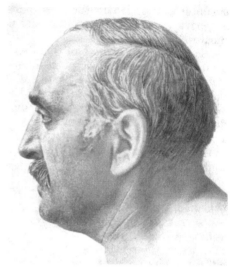

Abb. 2. Pyknischer Habitus. Melancholie.   Abb. 3. Derselbe Kranke von der Seite.

Typen erwarten dürfen. Daß dabei auch auf körperlichem Gebiet nicht bloß
Übergänge zur Norm, sondern auch Überschneidungen der einzelnen Formen
selber vorkommen müssen, versteht sich von selbst.

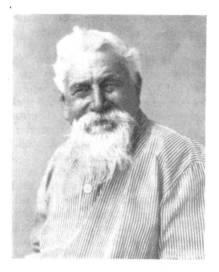

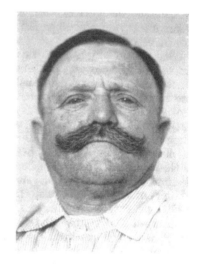

Abb. 4. Pykniker. Manischer Trinker.   Abb. 5. Pykniker. Manie.

Stoffwechsel. Natürlich können wir bei der Feststellung solcher *Körperbautypen* nicht stehen bleiben. Wir sind deshalb dazu übergegangen, auch die
körperlichen Vorgänge bei den Menschen zu untersuchen, die uns seelisch abwegig
erscheinen. Hier haben uns besonders die Arbeiten von Dietrich Jahn neue,
und, wie mir scheint, aussichtsvolle Wege gewiesen.

JAHN ist von Untersuchungen an Menschen ausgegangen, deren Körperbau häufig, jedoch nicht immer dem asthenischen entspricht, deren Klagen sich aber gesetzmäßig besonders auf das Versagen bei körperlichen Anstrengungen beziehen. Diese klinische Asthenie hängt nun offenbar mit einer bestimmten Eigenart der Säure-Basen-Regulation zusammen. Die durch die Muskelarbeit gebildete Milchsäure löst hier nämlich Ausgleichsvorgänge aus, die das normale Maß weit überschreiten: Lungen und Magen scheiden viel mehr Kohlensäure und Salzsäure aus, als zur Kompensation der entstandenen Milchsäure notwendig wäre. Dieser Entsäuerungsvorgang wird dadurch noch verstärkt, daß nach der Arbeit auch die Milchsäurekonzentration im Blute zurückgeht. Die

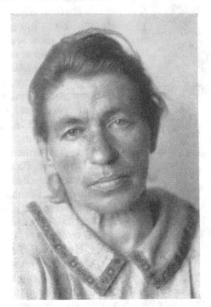 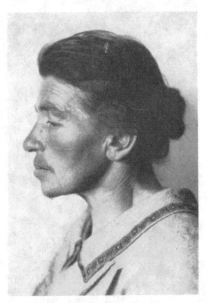

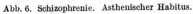

Abb. 6. Schizophrenie. Asthenischer Habitus.   Abb. 7. Dieselbe Kranke von der Seite.

Folge dieser Überkompensation ist ein ausgesprochen alkalotischer Zustand, der durch massenhafte Ausscheidung alkalischer Phosphate durch die Niere ausgeglichen wird.

Die Beschwerden, über die solche Astheniker klagen (Atemnot nach körperlicher Tätigkeit, Übelkeit, Flimmern vor den Augen, Halbseitenkopfschmerz, Schwindel), werden durch die abnormen Vorgänge im Säurebasenhaushalt erklärt. Bei vermehrter Kohlensäureabatmung entsteht subjektiv das Gefühl der Atemnot; die abnormen Schwankungen des Kohlensäuregehaltes des Blutes bedingen eine Vasolabilität, die migräneartige Beschwerden veranlaßt, und die starke Entsäuerung durch den Magen verursacht Verdauungsstörungen, Übelkeit und unter Umständen Erbrechen. Die Symptome dieser Regulationsstörung haben also, wenn sie stark hervortreten, Ähnlichkeit mit gewissen toxischen Bildern. Für eine Vergiftung sprechen auch das Auftreten anaphylaktischer Zustände, wie Asthma, Heufieber, Urticaria und unvermittelt eintretende heftige Diarrhöen. Experimentell hat sich nun feststellen lassen, daß die gleiche Störung des Säure-Basenhaushaltes auch durch Histamin hervorgerufen werden kann, dessen Beziehungen zum anaphylaktischen Shock bekannt sind. JAHN denkt deshalb daran, daß an der Entstehung der Asthenie ein ähnlich wie das Histamin wirkendes Stoffwechselprodukt maßgebend beteiligt sein könnte.

Da sich neben dem Entsäuerungssyndrom der Asthenie häufig eine erniedrigte Blutzuckerkonzentration findet, lag der Gedanke an einen einfachen Hyperinsulinismus nahe; zumal das Insulin zum Sturz der Milchsäure als Ausdruck der Stabilisierung des Leber- und Muskelglykogens führt. Untersuchungen von Jahn und Greving an meiner Klinik haben aber eine solche Deutung als unmöglich erwiesen. Es fehlt nämlich der zur Insulinwirkung gehörige Rückgang der Ketonkörper im Blut, und zuweilen treten sogar erhebliche Ketonämien auf, die eine Verlagerung der Kohlehydrate von der Leber zur Muskulatur anzeigen. Die Verstärkung der Insulinwirkung in den Muskeln ist also offenbar die Folge von Stoffen, die im Muskel selbst entstehen. Zu ihnen gehören neben dem als Vagusstoff bekannten Acetylcholin die Adenosinophosphorsäure, das Histamin und vor allem das Kreatin. Jahn und Greving haben für die Astheniker eine vermehrte Spontanausscheidung von Kreatin nachgewiesen. Bei bestimmter Versuchsanordnung setzt das Kreatin den Blutzucker besonders stark herab. Das Kreatin fördert also die muskelglykogenbildende Wirkung des Insulins und unterstützt die blutzuckersenkende Wirkung des Hormons.

Die Abnahme des Blutzuckers bei ungenügendem Zuckernachschub aus der Leber und der Milchsäuresturz

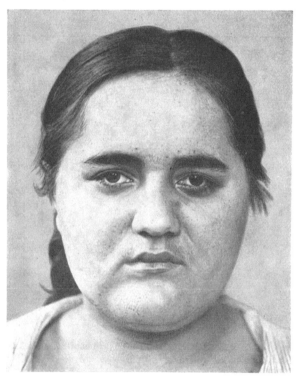

Abb. 8. Dysplastischer Habitus. (Aus Georgi: Körperliche Störungen. In Bumkes Handbuch der Geisteskrankheiten, Bd. 3, S. 36.)

nach der Arbeit sind Zeichen für das Überwiegen assimilatorischer Vorgänge in den Muskeln. Die häufigen Klagen der Astheniker über Schwächegefühle bei längerer Nüchternheit und nach körperlicher Arbeit, die Schilderung von Heißhunger besonders nach Kohlehydraten sind die äußeren sichtbaren Zeichen dieser Störungen im Intermediärkohlehydratstoffwechsel.

Schließlich wird auch die von Martini und Pierach bei Asthenikern beschriebene Erniedrigung des Blutdruckes durch die Störung im Muskelstoffwechsel erklärt, Acetylcholin, Histamin und Adenylsäure (s. oben) stehen mit dem Kreatin in naher biologischer und chemischer Beziehung. Diese Muskelstoffe setzen den Tonus der Arteriolen herab, die für die Höhe des Blutdruckes wesentlich sind.

Der häufig erniedrigte Grundumsatz ist für die asthenische Stoffwechselstörung ein wegweisendes klinisches Symptom. Diese Herabsetzung des Energiestoffwechsels steht im Zusammenhang mit der Störung der Säurebasenregulation.

Durch den starken Säureverlust des Körpers verlieren die stoffwechsel-
antreibenden Hormone, vor allem das der Schilddrüse, durch den Alkali-
reichtum der Gewebe ihre Wirksamkeit. JAHN hat auf die Befunde eines
erniedrigten Grundumsatzes bei thyreotoxischem Aussehen der Kranken
und hohem Jodspiegel im Blut bei der konstitutionellen Asthenie aufmerksam
gemacht.

Die Eigenart der körperlichen Vorgänge bei der Asthenie liegt also in der
Überkompensation im Säurebasenhaushalt und im Zuckerstoffwechsel, die in
der Konstitution des Kranken verankert sind.

Neuere Forschungen haben Beziehungen zum endokrinen System ergeben, vor allem fand sich eine solche des Kreatinstoffwechsels zur

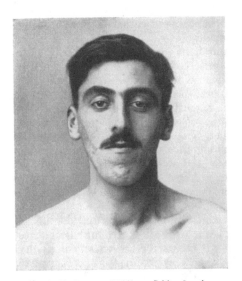 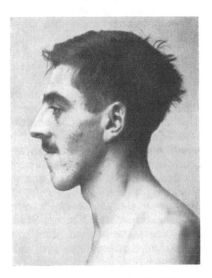

Abb. 9. Leptosomer Habitus. Schizophrenie.   Abb. 10. Derselbe Kranke von der Seite.

Tätigkeit der Sexualdrüsen. Die häufig gefundene Sexualunterwertigkeit des
Asthenikers hängt also wohl mit dieser experimentell gefundenen Abhängigkeit
zusammen.

DIERICH JAHN und HERMANN GREVING haben nun seit Jahren Psychopathen
meiner Klinik — konstitutionell Nervöse, Haltlose, Willensschwache usw. —
untersucht. Das erste Ergebnis war: von den Kranken, die über asthenische
Beschwerden klagten, haben auffallend viele das Entsäuerungssymptom und
die Eigenart des Kohlehydratstoffwechsels in einem Ausmaße gezeigt, das man
an dem Material der inneren Klinik bisher nicht gesehen hatte. Wo die körperlichen Klagen fehlten, wurde diese Stoffwechselstörung dagegen regelmäßig
vermißt.

Ebensowenig hat sie sich bei syntonen Menschen, bei gewissen gutartigen
hysterischen Persönlichkeiten und bei Thymopathen nachweisen lassen. Der
Arbeitsversuch bei Manisch-Depressiven zeichnet sich im Gegenteil gerade
durch das Fehlen der abnormen Vermehrung der Kohlensäureausscheidung aus,
und die Prüfung der Magensekretion zeigt meist eine funktionelle Anacidität,
die zuweilen selbst durch Histamin nicht beseitigt wird. Die Entsäuerungsvor-
gänge scheinen hier also nicht gesteigert, sondern ungewöhnlich gering zu sein.

Psychopathische Zustände, Einstellungen und Entwicklungen.

(Die „Neurosen".)

Vorbemerkungen.

Im folgenden Abschnitt will ich abnorme seelische Zustände besprechen, die gesetzmäßig bei Psychopathen beobachtet werden. Diese Zustände entstehen zum guten Teil ohne äußeren Anstoß, rein aus der Anlage des Kranken heraus; sie hängen gelegentlich deutlich von den durch das Lebensalter bedingten Schwankungen der Persönlichkeit ab; manche können aber auch durch von außen kommende körperliche oder seelische Schädigungen ausgelöst werden, und in vielen Fällen vermischen sich alle diese Ursachen in ihren Wirkungen so sehr, daß es ganz unmöglich wird, die ererbten und die erworbenen, die körperlichen und die seelischen Anteile[1] auseinanderzulegen.

Alle diese krankhaften Zustände nennt man gemeinhin „Neurosen", und da dieses Wort im Laufe der Zeit einen erheblichen Bedeutungswandel durchgemacht hat, so werden wir uns kurz über seinen Inhalt verständigen müssen.

Das Wort hat zunächst einen rein praktischen Sinn; es soll ausdrücken, daß „neurotische" Menschen noch nicht eigentlich geisteskrank sind. *Wissenschaftlich* lassen sich — den funktionellen *Psychosen* gegenüber — solche Grenzen natürlich nicht ziehen; *praktisch* aber mag man eine psychogene Gangstörung ebensowenig eine „Psychose" nennen wie eine hysterische Einstellung, und auch Leute, die bei fast unvermindeter sozialer Leistungsfähigkeit zu hypochondrischen Sorgen, objektiv unbegründeter Angst, leichten Schwankungen der Stimmung oder zu Zwangsvorstellungen neigen, wirft niemand gern mit ausgesprochen Geisteskranken zusammen.

Aber das Wort „Neurose" hat noch einen anderen Sinn, und der läßt sich nur historisch verstehen. Ursprünglich hatte man alle überhaupt beobachteten Nervenleiden, also nicht bloß das, was wir als nervös, psychasthenisch, hypochondrisch oder hysterisch etwa bezeichnen, sondern Meningitis und Encephalitis, Tabes und Paralyse, Tetanus, Chorea, Paralysis agitans und jede Form von Epilepsie, periphere Lähmungen und Neuralgien und schließlich auch den Basedow, die heutigen Thyreotoxikosen Neurosen genannt. Dann wurden bei manchen Erkrankungen des zentralen und des peripheren Nervensystems pathologisch-anatomische Befunde erhoben, und nun brauchte man ein Wort für Störungen, deren pathologische Anatomie noch nicht entdeckt worden *war,* sondern erst entdeckt werden *sollte.* Jetzt hießen *diese* Störungen Neurosen. Daß bei manchen von ihnen *morphologische* Veränderungen vielleicht niemals — auch mit dem besten Mikroskop nicht — gefunden werden könnten, hat lange Zeit offenbar niemand geglaubt. Erst Hoches berühmt gewordenes Referat

---

[1] Man hat diesen Verhältnissen früher durch die Verwendung der Ausdrücke „*endogen*" und „*exogen*" gerecht zu werden versucht. Endogene Krankheiten gingen nur aus der Konstitution des Kranken hervor, exogene waren durch von außen kommende, und zwar durch von außen kommende *körperliche* Ursachen bedingt; Störungen, die durch *psychische* Anlässe ausgelöst wurden, hießen von jeher nicht exogen, sondern „*reaktiv*". Das Delir oder das Korssakowsche Syndrom z. B. waren also exogene Psychosen. Nun werden aber Gifte, die Psychosen erzeugen, zuweilen auch im eigenen Körper gebildet, und eine im Schädelinnern entstandene Geschwulst kann auf die Psyche ebenso wirken wie eine von außen kommende Verletzung. Solchen Fällen wird dann, obwohl ihre Ursachen rein körperliche sind, die Gegenüberstellung von „endogen" und „exogen" nicht mehr gerecht. Ich habe deshalb auf diese Ausdrücke verzichtet und sage anstatt endogen „durch die Anlage bedingt" oder „konstitutionell" und anstatt exogen je nach der Sachlage entweder „organisch", d. h. durch einen groben pathologisch-anatomischen Vorgang verursacht, oder „durch äußere (körperliche) Anlässe herbeigeführt".

über „Epilepsie und Hysterie" hat jetzt vor einem Menschenalter den Begriff der „funktionellen" Störungen von neuem begründet. Er umfaßt in der Psychiatrie gewisse Psychosen ebenso wie alle Neurosen, und *Neurosen* sind somit *funktionelle Krankheiten, an denen die Psyche mitbeteiligt ist, die aber sozial nicht wie eine eigentliche Geisteskrankheit wirken.*

Die Psyche ist mitbeteiligt — das Wort hat also auch für uns *nicht bloß* ein *psychologisches* Gesicht. „Der Geist schwebt nicht über den Wassern", sagt HOCHE; selbstverständlich müssen auch funktionell-nervöse Störungen irgendeine körperliche Grundlage haben. Über die seelische Verfassung der Psychopathen innerhalb und außerhalb der Neurosen wissen wir heute schon einigermaßen Bescheid. Die Aufgabe der Zukunft ist, zu diesen seelischen Eigenarten die *physischen Konstitutionen* und für alle Neurosen die *körperlichen Begleitvorgänge* kennenzulernen.

Die Psychoanalyse.

Dies ist *meine* Meinung. Andere Forscher glauben mit den Neurosen fertig zu werden, indem sie sie nur aus bestimmten *psychologischen* Voraussetzungen abzuleiten versuchen. Mit diesen Versuchen werde ich mich jetzt auseinandersetzen müssen.

Ich will dabei mit dem ersten und bekanntesten, auf den alle späteren zurückgehen, nämlich mit dem von FREUD beginnen. Man könnte das heute schon für überflüssig halten, denn aus naheliegenden Gründen spricht seit 1933 in Deutschland von der Psychoanalyse beinahe kein Mensch. Das heißt aber nicht, daß das durch FREUD eingeführte Denken und daß die Verwirrung, die es in recht vielen ärztlichen und nichtärztlichen Köpfen angerichtet hat, schon aufgehört hätten. Außerdem gehen, wie gesagt, sowohl ADLERs wie JUNGs und auch manche anderen ein wenig abweichenden Lehren auf die Psychoanalyse zurück, und so muß ich mich mit ihr immer noch auseinandersetzen. An die Spitze dieser Auseinandersetzung muß ich allerdings das Wort KONRAD RIEGERs stellen: „Ich habe das alles immer für schrecklichen Unsinn gehalten".

FREUD geht von einer bestimmten Auffassung vom Wesen des Unbewußten aus, dessen Rolle für die Gestaltung der Persönlichkeit, für das Zustandekommen von Überzeugungen und Handlungen auch beim normalen Menschen viel größer gedacht wird als die des Bewußtseins. Nach ihm stellt das Bewußtsein nur einen kleinen Ausschnitt aus dem gesamten psychischen Geschehen dar, einen Ausschnitt, der für sich nicht verstanden werden könne und der so lange ein verzerrtes Bild von der menschlichen Seele geben müsse, als wir ihn nicht durch die unbewußten Reihen ergänzten, die den Schlüssel für dieses Verständnis enthielten. Wer aber diesen Schlüssel besitze, der begegne psychologischen Rätseln nicht mehr. Widersprüche auf seelischem Gebiet kämen in Wahrheit nicht vor, denn bei tieferer Einsicht stelle sich auch das scheinbar Absurde als sinnvoll, zweckmäßig und notwendig heraus.

Sinn, Zweck und Notwendigkeit werden dabei durch den Egoismus, durch das Lustbedürfnis des Menschen bestimmt, das mit den Realitäten des Lebens dauernd in Widerspruch kommt. Deshalb wird kein Mensch mit dem Leben so, wie es ist, fertig. Jeder Tag hinterläßt einen Rest enttäuschter Hoffnungen und nicht gelöster Konflikte, die, ins Unbewußte verdrängt, im Bewußtsein also nicht mehr erinnert werden. Im Unbewußten aber wirken und wühlen diese verdrängten Erinnerungen ebenso wie die von unseren Urvätern ererbten Triebe weiter und erzeugen dadurch bei nicht widerstandsfähigen Naturen alle Neurosen und manche Psychosen. Aber auch beim Gesunden sind in den Erlebnissen des Traumes sowie im Versprechen, Verschreiben, Vergessen des Tages stets unerfüllbare erotische Wünsche, sexuelle Enttäuschungen, peinliche Erinnerungen, kurz tausend Motive erkennbar, von denen das Bewußtsein unmittelbar nichts mehr erfährt. Selbst im Schlaf ist eine eigene Instanz, die „Zensur", eifrig bemüht, verdrängte Gedanken nicht ohne Verhüllung erscheinen zu lassen; sie werden entstellt und verändert, Unwesentliches wird geträumt, das als Verkleidung des eigentlich Wichtigen dient. Diese Schleier lüften kann nur die Psychoanalyse. Nur sie kann in den unzähligen Verhüllungen — das können Schmerzen, Krampfanfälle, nervöser Husten, Angstzustände, Zwangsvorstellungen, Sinnestäuschungen und Wahnideen, es können scheinbar sinnlose Träume und schließlich können es auch harmlos aussehende Äußerungen und Handlungen sein —, in den wunderlichen „Symbolen", in denen allein sich das Unbewußte nach außen zu zeigen beliebt, die Wahrheit, wie gesagt, eigentlich immer dieselbe, das Sexuelle betreffende Wahrheit, erkennen.

Die *Kritik* dieser sich überaus dogmatisch gebärdenden Lehre darf es sich angesichts der ungeheuren Wirkungen, die sie gehabt hat, nicht leicht machen. Damit, daß man die grotesken Übertreibungen, die ungeheure Überschätzung geschlechtlicher Motive, die kabbalistische Mystik und die talmudische Spitzfindigkeit der psychoanalytischen Veröffentlichungen lächerlich macht, ist es noch nicht getan. Wer die Psychoanalyse kritisch beurteilen will, muß ihre *Grundlagen* auf ihre Brauchbarkeit prüfen. Was ist denn das *Unbewußte,* mit dem Freud und seine Schüler, mit dem übrigens auch manche von seinen Gegnern dauernd ziemlich gedankenlos arbeiten? Daß bewußte Vorgänge ständig ins Unbewußte versinken, daß alle menschlichen Triebe, Wünsche und Entschlüsse und daß alle schöpferischen geistigen Leistungen aus dem Unbewußten geboren werden, ist ja nicht zweifelhaft. Die meisten Mediziner sind gewöhnt, dieses Unbewußte, das in Wirklichkeit doch nur ein *„Ungewußtes"* und von uns nicht Verstandenes ist, als etwas Physisches zu denken und es gewissen, von bewußten seelischen Erlebnissen nicht begleiteten Gehirnvorgängen entsprechen zu lassen. Freud tut das auch; daneben aber finden wir als tiefsten Grund und als letzte Absicht seiner Arbeit das zielbewußte Bestreben, *alles Physische* sowohl wie *alles Seelische rein rationalistisch* zu sehen. Das Ergebnis ist seltsam genug: eine Unterseele, die denkt und fühlt, haßt und liebt, begehrt und ablehnt, die eitel, eifersüchtig, feige, mißtrauisch, geizig und neidisch, die vor allem aber immer geil ist und die durch alle diese Unterströmungen unsere Ansichten und unser Handeln zwar ohne unser Wissen, dafür aber durchaus entscheidend bestimmt — und die doch nur ein Gehirngeschehen ist, das rein energetischen Prinzipien gehorcht.

Nun ist es gewiß richtig, daß es auch beim Gesunden neben dem — man möchte sagen offiziellen — eingestandenen Bewußtsein noch ein anderes gibt, das aus Luftschlössern, Wachträumen und Wünschen besteht, ein Bewußtseinsgebiet, von dem man zumeist nicht spricht, ja an das sonst klar und praktisch denkende Menschen an den meisten Stunden des Tages auch wirklich nicht denken. Auch daß sich dieses „autistische" Denken, wie es Bleuler genannt hat, immer wieder in logische Erwägungen und in nüchterne Entschließungen hineindrängt, und daß sich die meisten Menschen über diese Unterströmungen ihrer Seele trotzdem selten genaue Rechenschaft ablegen, auch dies gebe ich zu. Nur der echte Dichter zeigt zuweilen sein wahres inneres Wesen, und es ist kein Zufall, daß auch er dazu nicht nur der Verkleidung in fremde Gestalten überhaupt, sondern häufig der Zerlegung seines Ichs in *zwei verschiedene* Menschen bedarf. Daß Goethe sowohl den Werther wie den Wilhelm Meister lebenswahr gestalten konnte, erklärt sich aus den Wandlungen seiner Persönlichkeit einfach; daß er jedoch, um auch nur die *gegenwärtigen* Strebungen seines Bewußtseins klar und vollkommen wahrhaft herauszustellen, Faust und Mephisto, Antonio und Tasso, Götz und Weislingen erschaffen mußte, das beweißt nicht bloß die ungeheure Mannigfaltigkeit, sondern auch den unversöhnlichen *Widerstreit seines eigenen Ichs*.

Und dieser Widerstreit, dieser Dualismus besteht überall. Selbst an scheinbar einfachen und durchsichtigen Naturen läßt sich zeigen, wie man dieselbe Sache mit seinem Verstand ablehnen und mit seinem Gefühl doch glauben, denselben Menschen aus eingestandenen Gründen bewundern und aus nicht eingestandenen hassen, dasselbe Ereignis mit dem einen Teil seines Ichs fürchten, mit dem anderen herbeisehnen kann. Den Verwicklungen aber und Widersprüchen, die so entstehen, wird Ibsens Wort von den „Lebenslügen" — Fontane sagt „Hilfskonstruktionen" — sicher besser gerecht als die Lehre vom Unbewußten: ja selbst unsere „Stimme des Gewissens", das „Daimonion" des Sokrates oder auf der anderen Seite der böse Geist des Märchens, der dem Menschen schlechte Ratschläge „zuraunt" oder ihm verbotene Wünsche „eingibt", kommen der Wahrheit viel näher. Auch das alte γνῶϑι σεαυτόν hat ja gar keinen anderen Sinn. Wenn alles, was in der Tiefe des Bewußtseins lebt, wirklich durchaus unbewußt bliebe, wieso wirken dann ganz ehrliche Selbstbekenntnisse und sehr lebenswahre Dramen so erschütternd auf uns ? Sie zerren Dinge an das Tageslicht, die man herkömmlicherweise vor sich und anderen verschweigt, die aber deshalb noch lange nicht unbewußt sind. „Bisweilen scheint es", schreibt Schopenhauer, „daß wir etwas zugleich wollen und nicht wollen und demgemäß uns über dieselbe Begebenheit zugleich freuen und betrüben". Und selbst Freud sagt, daß niemand Lust habe, sein eigenes Unbewußtes kennenzulernen; damit ist doch schon zugegeben, daß man es kennenlernen könnte, wenn man nur wollte, daß es also doch nicht ganz unbewußt ist.

Man hat sich früher die Struktur der menschlichen Seele gewiß allzu einfach und durchsichtig gedacht. Man hat sich in der Psychologie wie in der Psychiatrie zu geradlinig auf das verlassen, was die Menschen sagen; man hat deshalb auch oft die Frage: krank oder simuliert zu schroff gestellt. Bei den meisten menschlichen Überzeugungen und Handlungen durchkreuzen sich mehrere Gründe, und den Ausschlag gibt schließlich nicht der logisch am besten gestützte, sondern der am stärksten von Gefühlen getragene Grund. So kommen zahlreiche Widersprüche im Leben des Menschen zustande, und diese Widersprüche finden wir in verzerrter und vergröberter Form auch bei vielen Nervösen. Wer das Gesetzmäßige dieser Geschehnisse kennt, wird auch ohne Psychoanalyse keine Mühe haben, die Wahrheit an den Tag zu bringen und vor allem auch den Kranken zur Klarheit über sich selber zu führen. Man muß nur wissen, daß wir alle von einem großen Teile unserer inneren Erlebnisse nicht nur ungern sprechen, sondern, wenn es möglich ist, auch uns selbst über sie hinwegzutäuschen versuchen. Wir vergessen ja an sich schon das meiste, was wir erleben; unangenehme Dinge aber vergessen oder, wie man heute sagt, „verdrängen" wir gern, und deshalb mit besonders großem Erfolg. Unsere Triebe drängen uns Wünsche auf, die wir logisch nicht begründen können, und gegen die sich unser Verstand und unsere Moral wehren; wir begehen Torheiten, deren wir uns schämen, und wir denken Sachen, die uns peinlich sind. Wir wissen das alles, denn es spielt sich ja in unserem Bewußtsein ab; aber wir wissen es ungern und deshalb vermeiden wir beim Denken die sprachliche Form — so können wir uns dann später leicht einreden, wir hätten das alles überhaupt nicht gedacht. Müßten wir alle seelischen Erlebnisse in die klaren Lettern der inneren Sprache gießen, wir würden uns über unsere wahren Gründe und Absichten viel weniger vormachen können.

Nun behauptet die psychoanalytische Schule freilich, man könne ihr Verfahren und ihre Ergebnisse so lange nicht bestreiten, als man dieses Verfahren nicht lange Zeit selbst ausgeübt habe. Der Einwand hält schon deshalb nicht Stich, weil ihn jeder Kurpfuscher übernehmen und die gleiche Forderung an

uns stellen könnte; aber man könnte ihn trotzdem gelten lassen, wenn es den
Gegnern der Freudschen Schule jemals eingefallen wäre, das von den Psycho-
analytikern in ihren Protokollen veröffentlichte *Tatsachenmaterial* zu bestreiten.
Davon ist gar keine Rede; was die *Kranken* sagen und tun, nehmen wir alle als
Tatsache hin; nur die Schlüsse, die die *Psychoanalytiker* unter dauernder und
grundsätzlicher Verwechslung von allenfalls *denkbaren* mit *bewiesenen* Zusammenhängen ziehen, nur diese Schlüsse lehnen wir ab.

Man braucht nicht Arzt zu sein, um zuzugeben, daß Säuglinge zuweilen an
Stuhlverstopfung leiden, und es gehört nicht viel Lebenserfahrung dazu, um
zu wissen, daß nervöse Damen in der Sprechstunde gelegentlich mit den Fingern
in ihre Handtasche greifen; aber daß die Säuglinge den Stuhl zurückhalten,
um sich eine sexuelle Lustempfindung zu verschaffen, genau so wie sie nur
deshalb an der Mutterbrust trinken, und daß die nervöse Dame — oder richtiger
ihr Unbewußtes — mit dem Griff in die Handtasche den Coitus (oder die Masturbation) andeuten will, das erscheint uns absurd. Daß ein junges Mädchen träumt,
es wolle zum Bahnhof, und daß es sich dann verirrt und schließlich in einem
Walde befindet, wird Freud jedermann glauben; aber daß der Bahnhof den
„Vorhof" der Vagina bedeutet und der Wald den Wald von Schamhaaren, das
halte ich für das Ergebnis einer vollkommen einseitigen und durchaus abwegigen
Phantasie.

Ich weiß nicht, ob alle Menschen oder nur viele von ihnen nach Freud in
der Kindheit den „Ödipuskomplex" durchmachen sollen; aber wann ist überhaupt
bewiesen worden, daß *viele* Knaben — daß es vorkommt, wissen wir durch
Stendhal — eine erotische Zuneigung zur Mutter und *viele* Mädchen eine ähnliche
Neigung zum Vater empfinden?

Sodann gehört zu den Verteidigungsmitteln der Freudschen Schule ein
dialektischer Kunstgriff. Die strengen Anhänger Freuds — einen großen Teil
seiner Schüler hat er hauptsächlich deshalb mit dem Bannstrahl belegt —
führen, wie gesagt, nahezu alles, was sie bei Gesunden und Kranken antreffen,
auf sexuelle (Kindheits-) Erlebnisse zurück. Gegenüber literarischen Angriffen
erklären sie aber dann gelegentlich, daß sie mit dem sexuellen Lustgefühl etwas
viel Allgemeineres meinten als das, was man sonst unter Wollust versteht.
Sie könnten also manche Angriffe vermeiden, wollten sie nur auf das Wort
„sexuell" in diesen Zusammenhängen verzichten. Davon sind sie aber sehr weit
entfernt, und sie können es auch nicht, weil sie nahezu aus jedem von dem Kranken
erwähnten oder im Traum vorgestellten Gegenstand ein Phallussymbol machen.
Dabei werden sie doch wohl an das denken, was auch wir anderen Geschlechts-
leben nennen.

Nun wird kein vernünftiger Mensch die große Rolle der Sexualität wenigstens
für alle einigermaßen jungen Leute in Abrede stellen. In sehr vielen Erlebnissen, Überzeugungen, Handlungen und Wünschen klingen erotische Motive
mit an, und auch ihren Einfluß auf unser gesamtes Geistesleben werden wir
sehr hoch veranschlagen müssen. Auch das ist zuzugeben, daß die Grenzen
wenigstens feinerer erotischer Regungen anderen Gefühlen gegenüber fließende
sind, und daß sich die zartesten Äußerungen der geschlechtlichen Liebe von den
Zärtlichkeiten, die Eltern mit ihren Kindern und die Freundinnen untereinander
austauschen, wenigstens *äußerlich* nicht durchaus unterscheiden. Aber mir
scheint, das alles beweist immer wieder nur eines: daß es innerhalb des Seelischen
Grenzen nun einmal nicht gibt. Alle Lustgefühle sind miteinander verwandt,
eben weil sie Lustgefühle sind. Niemand kann uns hindern, sie alle sexuelle
Gefühle zu nennen, aber mit dem Phallussymbol haben die meisten gar nichts
zu tun. Ist man sich über diese Schwierigkeit, die in der Flüssigkeit alles Seelischen und in der Unzulänglichkeit der von uns in die Psyche künstlich hinein-

getragenen Begriffe gegeben ist, einmal bewußt geworden, so wird man auch nicht mehr versuchen, aus allen menschlichen Beziehungen einen etwaigen erotischen Anteil herauszudestillieren und z. B. in jedem wahren, tüchtigen und gütigen Arzt einen verkappten „Sadisten" zu sehen. Noch mehr aber wird man sich scheuen, die höchsten Kunstwerke sowohl wie die zartesten menschlichen Verhältnisse mit der groben Vereinigung der Geschlechter so in einem Atemzug zu nennen, wie es FREUD und seine Anhänger bis heute immer noch tun.

Die Individualpsychologie.

Von der FREUDschen Lehre haben sich mehrere andere Richtungen abgespalten. Die bekanntesten sind die komplexe Psychologie von C. G. JUNG und die *Individualpsychologie* von ALFRED ADLER. Für diesen ist typisch die „finale" Betrachtung. „Das Seelenleben des Menschen richtet sich wie eine von einem guten dramatischen Dichter geschaffene Person nach ihrem V. Akt." „Jede seelische Erscheinung kann .... nur als Vorbereitung für ein Ziel erfaßt und verstanden werden. Das Endziel erwächst jedem bewußt oder unbewußt, immer aber in seiner Bedeutung unverstanden". Alle nervösen Störungen aber — immer wieder wird nicht bloß die Gleichheit aller Menschen, sondern auch die Einheit aller Neurosen betont — führt ADLER auf den Widerspruch zwischen dem Geltungsbedürfnis, das alle Menschen beseelt, und gewissen Minderwertigkeitsgefühlen zurück, die gewöhnlich auf der Schwäche einer körperlichen oder seelischen Anlage beruhen, häufig aber durch die Strenge des Vaters, die gedrückte Lage des jüngsten Kindes, die Zugehörigkeit zu dem als minderwertig empfundenen weiblichen Geschlecht („männlicher Protest") usw. noch verschärft werden sollen. Die so entstandene innere Unsicherheit wird nach ADLER durch sehr eigenartige Mittel zu verdecken oder überzukompensieren versucht. Ein Teil dieser Psychopathen flüchtet sich wieder in die Neurose, um sich wenigstens auf dem Umweg über das Mitleid zur Geltung zu bringen, oder er „arrangiert" eine Schlaflosigkeit, Kopfweh, Zwangszustände usw., um eine wirkliche oder eingebildete Insuffizienz mit der vorgeblichen Krankheit zu verbrämen. Andere aber zwingen sich im Gegenteil zu ganz großen Leistungen, um mit dem Gefühl ihrer Minderwertigkeit fertig zu werden. So werden schon in der Mythologie die Taten des Hephäst aus seinem Klumpfuß, in der Geschichte die Erfolge des Perikles aus seinem Meerzwiebelkopf und Alexanders Eroberungen aus seiner kleinen Gestalt und einem Schiefhals, und in der Kunst endlich werden Michelangelos Werke aus dem Vorhandensein eines älteren Bruders erklärt, der den jüngeren gequält und unterdrückt haben soll.

Auch dies darf man wohl ruhig für „schrecklichen Unsinn" erklären. Soweit es die Neurosen angeht, enthalten ADLERs Aufstellungen aber immerhin einen richtigen Kern. Ich selbst habe schon seit Jahren nicht bloß die hysterische Einstellung, sondern auch das Wesen mancher anderer Psychopathen auf den Widerstreit zwischen der Erkenntnis der eigenen Unzulänglichkeit und einem starken Geltungsbedürfnis zurückzuführen versucht. ADLER aber verallgemeinert diesen Gesichtspunkt und bringt mit einem geschickt gewählten Schlagwort nicht bloß alle Nervösen, sondern beinahe alle Menschen auf eine gemeinsame und für alle sicher nicht zutreffende Formel. Das Ergebnis ist peinlich genug. Es hat eine Zeit gegeben, in der schon die Backfische selbst die leisesten Andeutungen einer Selbstkritik oder einer Gewissenserforschung als die bedauerlichen Äußerungen von Minderwertigkeitskomplexen ansehen wollten, die eine ärztliche Behandlung unbedingt notwendig machten; und viele Eltern haben ihre psychopathischen wie ihre gesunden Kinder nicht mehr zu erziehen gewagt, weil sie sie doch um jeden Preis „ermutigen" mußten. Schließlich aber hat

Adler die Beziehungen zwischen Nervenarzt und nervösen Kranken durch die Behauptung vergiftet, „daß der nach Überlegenheit lüsterne Patient jede Verpflichtung des Arztes, auch über die Dauer der Kur, zu einer Niederlage des Arztes ausnützen wird". Wir haben also doppelten und dreifachen Grund, uns auch gegen diese Lehre entschieden zu wehren.

Die psychische Analyse von C. G. Jung.

Jung lehnt sich an Freud und Adler an, aber er geht über beide hinaus. Das menschliche Denken, Fühlen und Handeln wird nach ihm sowohl durch kausal elementare Triebprozesse im Sinne von Freud wie durch elementar finale Absichten des Ich im Sinne von Adler bestimmt. Aber außerdem nimmt er noch eine andere Motivquelle an. Es gäbe zwei Schichten des Unbewußten; außer dem, was der *Einzelne* verdrängt hätte, also außer dem „persönlich Unbewußten" trügen wir noch ein „un- oder überpersönliches", das „*kollektive Unbewußte*", in uns. In ihm „schlummern die allgemein-menschlichen urtümlichen Bilder", es verfügt „über die Weisheit der Erfahrung ungezählter Jahrtausende, welche niedergelegt ist in den Bahnen und Bahnungsmöglichkeiten des menschlichen Gehirns". So trägt der Mann z. B. „das Bild der Frau von jeher in sich, nicht das Bild *dieser* bestimmten Frau, sondern *einer* bestimmten Frau. Dieses Bild ist eine unbewußte, von Urzeiten herkommende und dem lebenden System eingegrabene Erbmasse, ein ‚Typus' (‚Archetypus') von allen Erfahrungen der Ahnenreihe am weiblichen Wesen, ein Niederschlag aller Eindrücke vom Weibe, ein vererbtes psychisches Anpassungssystem. Wenn es keine Frauen gäbe, so ließe sich aus diesem unbewußten Bilde jederzeit angeben, wie eine Frau in seelischer Hinsicht beschaffen sein müßte". Die Frau selbst kann danach natürlich keine „Anima" haben, aber sie hat etwas anderes, nämlich — den „Animus". Das ist der Niederschlag aller Erfahrungen der Frauen am Manne, nur daß auf diese Weise nicht *ein* Bild oder, wie Jung sagt, nicht *eine* Person, sondern vielmehr eine Mehrzahl erscheint. „Der Animus", heißt es, „ist etwas wie eine Versammlung von Vätern und sonstigen Autoritäten, die ex cathedra unanfechtbare, ‚vernünftige' Urteile aufstellen".

Übrigens ist das kollektive Unbewußte auch daran schuld, daß wir gewisse Sagenstoffe und -motive zu allen Zeiten und bei allen Völkern, sowie daß wir ganz ähnliche Bilder und Vorstellungen auch bei gewissen Geisteskranken auftreten sehen. Aber auch geniale Erkenntnisse gehen aus dem kollektiven Unbewußten hervor. „Diese Idee", schreibt Jung z. B. vom Gesetz der Erhaltung der Kraft, „ist dem menschlichen Gehirn seit Aeonen eingeprägt. Darum liegt sie im Unbewußten eines Jeden bereit. Es bedarf nur gewisser Bedingungen, um sie wieder heraustreten zu lassen. Diese Bedingungen waren offenbar bei Robert Mayer erfüllt". Und schließlich enthalten diese Bilder „nicht nur alles Schönste und Größte, das die Menschheit je dachte und fühlte, sondern auch jede schlimmste Schandtat und Teufelei, deren die Menschen je fähig waren".

Zu Jungs Ansichten Stellung zu nehmen ist deshalb nicht einfach, weil sich in seinen Schriften sehr viele Widersprüche finden. In der einen Veröffentlichung denkt sein Unbewußtes, so wie das Bewußtsein auch denkt, in der nächsten tut es es wieder nicht. Durch Jahre hindurch hat er die Entstehung des kollektiven Unbewußten in Anlehnung an Semons Engrammtheorie aus der Vererbung erworbener Eigenschaften erklärt und den Vorwurf jeder mystischen Begriffsbildung mit Entrüstung zurückgewiesen. Jetzt aber ist diese Ableitung des Unbewußten nichts als eine gerade heute in der Naturwissenschaft herrschende „Mode". So wird schon die bloße Darstellung von Jungs Anschauungen ungemein schwer. Der Grund ist: in ihnen klafft ein Widerspruch, der in Jungs

Persönlichkeit und in ihrer wissenschaftlichen und ärztlichen Entwicklung gesucht werden muß. Auch Jung ist ein Schüler von Freud, ja durch Jahre ist er sein Lieblingsschüler und der Vorsitzende der psychoanalytischen Vereinigung gewesen. Außerdem aber kommt er von der Assoziationspsychologie her, also gleich zweimal vom Materialismus des vorigen Jahrhunderts. Dann aber hat er seine mystischen Neigungen und seine Liebe zur Weisheit des Ostens entdeckt, und jetzt sieht er in Büchern wie dem „Geheimnis der goldenen Blüte" und dem „Tibetanischen Totenbuch" auch für uns brauchbare Quellen tiefster Erkenntnis, ja selbst die Äußerungen und die Gebräuche der Primitiven scheinen ihm für das Verständnis des kollektiven Unbewußten brauchbar zu sein. Auch Jung versucht wie so viele ein Gegengewicht gegen die zunehmende Rationalisierung unseres inneren und äußeren Lebens zu schaffen, dabei bleibt er aber selbst in materialistischen Vorurteilen und rationalen Gedankengängen befangen. Zudem siegt in ihm immer wieder der Literat. Von den Geistern einer ausgestorbenen Bevölkerung wird uns erzählt, die sich mit den Seelen der Eroberer und ihrer Kinder vermählen; von dem von den Eltern nicht gelebten Leben, das sich „in umgekehrter Form" auf die Kinder vererbt; und von Teilseelen schließlich, die, wahrscheinlich mit eigenem Bewußtsein, selbständig leben und sich in der Gesamtpsyche wie ein Kobold zum Teil sehr übel benehmen, die aber doch nur durch ein Trauma, durch einen emotionalen Shock etwa, von der Gesamtpsyche abgespalten worden sind, so etwa wie ein Knochensplitter vom Knochen.

Das ist doch wohl recht materialistisch gedacht. Rein materialistisch ist auch Semons Engrammtheorie, auf die Jung immer noch schwört und ohne die seine Darstellung des kollektiven Unbewußten auch vollkommen sinnlos sein würde. Aber damit nicht genug; diese Erklärung setzt noch eine zweite längst widerlegte naturwissenschaftliche Hypothese voraus. Wenn nämlich die Erfahrungen ungezählter Jahrtausende „in den Bahnen und Bahnungsmöglichkeiten des menschlichen Gehirns niedergelegt" worden wären, so müßte es doch eine Vererbung im Einzelleben erworbener Eigenschaften geben. Die lehnt die heutige Biologie bekanntlich grundsätzlich ab. Aber selbst wenn unter dem Einfluß von veränderten und dann durch Jahrtausende in gleicher Form weiter bestehenden Lebensbedingungen — ein oft erwähntes Beispiel ist die Rückbildung gewisser rudimentärer Organe — eine Anpassung ausnahmsweise einmal nicht durch in jedem Geschlecht sich wiederholende Modifikationen und auch nicht durch Idiokinese und Mutation, ja nicht einmal durch lange fortgesetzte Auslese, sondern wirklich durch eine Vererbung erworbener Eigenschaften stattfinden sollte, so wäre auch das etwas ganz anderes, als was Jung meint. Nehmen wir die Anima, den Archetypus vom Weibe, als Beispiel: ganz konkrete seelische Erlebnisse sollen im Gehirn ebenso konkrete Engramme hinterlassen; die Engramme sollen sich auf die Gehirne der Kinder vererben, und aus ungezählten ähnlichen, aber doch nie ganz sich gleichenden Engrammen soll in Jahrmillionen ein Gesamtengramm, eine Zusammenfassung aller dieser Erfahrungen in einem urtümlichen Bilde, eben ein Archetypus entstehen. So hat sich die Vererbung erworbener Eigenschaften gewiß noch kein Biologe gedacht. Käme sie vor, so müßten sich auch die lateinischen Vokabeln, die der Vater gelernt hat, durch die entsprechenden Engramme auf seine Kinder vererben. Leider hat davon noch niemand etwas gemerkt. Zu unserem Schaden nimmt jedes Geschlecht seine Erfahrungen mit sich ins Grab.

Ziehen wir aber aus Jungs großer Pyramide dieses einzige Steinchen, nämlich die Hypothese von der Vererbung erworbener Eigenschaften heraus, so fällt das ganze Gebäude zusammen. Von der komplexen Psychologie bleibt dann nichts, als daß alle Menschen Menschen sind. So verschieden ihre Rasse, ihre Herkunft und ihre Lebensbedingungen sein mögen, alle haben nicht nur gewisse allgemein menschliche urtümliche Bilder, sondern alle allgemein menschlichen seelischen Eigenschaften und Entwicklungsmöglichkeiten überhaupt miteinander gemein. Warum? Weil sie Menschen sind, aus dem gleichen Grunde also, aus dem selbst die tiefststehenden Primitiven zu uns und nicht zu den Tieren gehören, aus dem wir auch im verblödetsten und erregtesten Geisteskranken immer noch ein uns seelisch verwandtes Wesen erkennen, aus dem wir nicht nur den Unterschied zwischen westlichem und östlichem Denken, sondern auch den Gegensatz zwischen geschichtlich sehr weit auseinanderliegenden kulturellen Epochen durch die selbstverständliche Voraussetzung überbrücken: hier wie dort und damals wie heute hat es sich um Menschen gehandelt. So sehr sind wir an gleiche Triebe, Gefühle, Gesinnungen, Meinungen, Hoffnungen, Wünsche, Befürchtungen und Ängste bei allen Menschen gewöhnt, daß uns die Unterschiede, die uns nicht bloß in den Mythen und Religionen, sondern auch in den Lebensgewohnheiten und Sitten verschiedener Zeiten und Völker begegnen, viel mehr überraschen als die Übereinstimmung, die zwischen ihnen immer noch bleibt.

So werden wir Jungs Psychologie — oder soll ich Philosophie sagen? — nicht übernehmen wollen. Aber auch seine Anschauungen von der Entstehung der Neurosen werden der Kritik nicht standhalten können. „Ich habe schon mehr als einen gesehen", schreibt Jung, „der seine ganze Nützlichkeit und Daseinsberechtigung einer Neurose verdankte, die alle entscheidenden Dummheiten seines Lebens verhinderte und ihn zu einem Dasein *zwang*, das seine wertvollen Keime entwickelte, die alle erstickt wären, wenn nicht die Neurose mit eisernem Griffe den Menschen an den Platz gestellt hätte, wo er hingehörte. *Es gibt eben Menschen, die den Sinn ihres Lebens, ihre eigentliche Bedeutung im Unbewußten haben und im Bewußten all das, was ihnen Verführung und Abweg ist.* Bei anderen ist es wieder umgekehrt. Bei denen hat dann auch die Neurose eine andere Bedeutung." Oder: „Es gibt unzählige Fälle, wo Leute in einer kleinlichen Unbewußtheit verharrten, um schließlich darin neurotisch zu werden. Durch die vom Unbewußten verursachte Neurose werden sie aus ihrer Dumpfheit herausgetrieben, sehr oft gegen ihre eigene Faulheit oder gegen ihren verzweifelten Widerstand."

Auch in diesen Sätzen kann ich nichts als eine literarische Stilübung sehen, die ein Durchdenken ihres Inhaltes durchaus nicht verträgt. Nach Adler flüchten sich manche Menschen in eine Neurose, bloß damit sie nicht arbeiten müssen. Sie „arrangieren" eine Krankheit und sagen dann: wie kann man von mir noch eine Leistung verlangen, ich bin doch viel zu nervös. Bei Jung aber soll gerade die Neurose manche Leute zu Leistungen zwingen, die sie sonst niemals aufbringen würden. Beide Ideen hängen ganz in der Luft. Wer sich sein ganzes Leben mit so vielen armen Nervösen befaßt, wird sich weder Adlers bissiger noch Jungs wohlwollender Auffassung vom Wesen der Neurosen anschließen können.

Trotzdem muß Jung anders beurteilt werden als Adler und Freud. Von diesen schreibt er einmal: „Die Sexualtheorie ist unästhetisch und intellektuell wenig befriedigend, die Machttheorie ist entschieden giftig. Beide Theorien sind geeignet, ein hochgespanntes Ideal, eine heroische Einstellung, ein Pathos, eine tiefe Überzeugung in schmerzhafter Weise auf eine banale Realität zurückzuführen, wenn man sie nämlich auf dergleichen Dinge anwendet." Jung selbst aber ist positiv eingestellt. Er glaubt an die Menschen, will ihnen helfen, sie zu sich selbst führen und zu Persönlichkeiten erziehen. Und ich bin überzeugt, daß er das kann; wir wissen längst, für psychotherapeutische Erfolge kommt es nicht auf Theorien, sondern auf die Persönlichkeit an. Wenn ich mich also gegen Jung wende, so wende ich mich nicht gegen den Erzieher und nicht gegen den Arzt. Ich würde mich auch nicht gegen Jung wenden, wenn er sich außer als

Erzieher und Arzt nur noch als Metaphysiker oder als Schriftsteller gäbe. Leider aber erklärt er ausdrücklich: „Die analytische Psychologie ist keine Weltanschauung, sondern eine Wissenschaft". Nein gerade das ist die komplexe Psychologie ebensowenig wie FREUDS psychoanalytische und RUDOLF STEINERS anthroposophische „Forschung". Auch JUNGS Fehler ist, daß er Phantasien, die aus dem eigenen Unbewußten aufgestiegen sind und die sich recht wohl zu ganz hübschen Märchen hätten ausbauen lassen, daß er diese Einfälle für wissenschaftliche Erkenntnisse hält.

Neurasthenische Zustände.

Ich lasse jetzt zunächst eine Darstellung der neurasthenischen Zustände folgen, muß aber bemerken, daß diese Darstellung an dieser Stelle nur mit gewissen Vorbehalten erfolgen kann. Neurasthenisch nennen wir heute Störungen, für deren Entstehung eine *im Leben erworbene Schädigung* eine notwendige Voraussetzung bildet. Von solchen Schädigungen seien genannt: Infektionen (Grippe, Typhus, Angina, Lues usw.), erschöpfende Krankheiten, zu schnell folgende Entbindungen, sehr lange fortgesetztes Stillen, schwere Unterernährung, langdauernde Schlafentziehung, Blutverluste, chronische Vergiftungen (Alkohol, Nicotin, Schlafmittel, Morphin), Schädelverletzungen. Aber auch gemütliche Aufregungen, namentlich in Form langdauernder Spannungszustände, müssen als ursächlich wichtig anerkannt werden — ich habe z. B. während des Krieges verhältnismäßig viel Neurasthenien bei den Eltern gefährdeter oder in Gefangenschaft geratener Soldaten gesehen. Damit ist schon gesagt, daß doch auch ein konstitutionelles Moment bei allen oder wenigstens bei den meisten neurasthenischen Syndromen vorausgesetzt werden muß. Im Krieg und im Frieden sehen wir die meisten Gesunden sehr starke körperliche und seelische Anstrengungen ertragen, während andere unter sehr viel geringeren Schädlichkeiten einmal oder mehrmals in ihrem Leben nervös zusammenbrechen. Deshalb werden wir die neurasthenische Reaktion, wenn sie auch im wesentlichen als die leichteste Äußerungsform organischer Hirnschädigung betrachtet werden muß, doch auch an dieser Stelle abhandeln müssen; auch sie setzt offenbar eine gewisse konstitutionelle Schwäche immer oder doch in der Mehrzahl der Fälle voraus.

Die *Symptome* der nervösen Erschöpfung liegen nur zum Teil auf psychischem Gebiet. BRUGSCH hatte regelmäßig eine Herabsetzung des *Blutdrucks* um 20 bis 30 mm Quecksilber und eine *Erweiterung des Herzens* gefunden, die im Längsdurchmesser 2—3 cm betragen sollte. ROMBERG bezeichnet diese Auffassung als widerlegt; eine klinisch erkennbare Herzerweiterung sei stets das Zeichen einer schweren direkten Herzschädigung. Diese kann gelegentlich durch das sog. Tropfenherz vorgetäuscht werden, das aber natürlich nicht mit der Neurasthenie entstanden, sondern konstitutionell ist. Häufig finden wir dagegen bei der Neurasthenie die *Arterien* schlecht gefüllt; zugleich ist der Puls zu schnell, klein und leicht zu unterdrücken. Bei der Auskultation ergibt sich häufig ein leises Geräusch an der Spitze und ein klingender zweiter Aortenton. Zu einer eigentlichen Insuffizienz des Herzens kommt es, wenn man von leichten Dyspnoeerscheinungen und subjektiven Sensationen in der Herzgegend absieht, nicht. Wohl aber pflegt die mechanische Erregbarkeit der Vasomotoren groß zu sein, so daß bei der bekannten Prüfung mit dem Hammerstiel eine breite anämische Zone in der Haut auftritt. Von den übrigen Organsystemen wird der *Magen-Darmkanal* verhältnismäßig häufig betroffen. Der Appetit sinkt, die Kranken haben schon nach geringer Nahrungsaufnahme das Gefühl des Vollseins und leiden unter Aufstoßen und Magenschwindel. Zugleich besteht häufig Verstopfung, zuweilen unterbrochen durch plötzliche Durchfälle. Die *Libido* ist gewöhnlich herabgesetzt, seltener im Anfang erhöht. Die Erektion pflegt wenig nachhaltig zu sein, die Ejakulation häufig vorzeitig zu erfolgen. Oft fühlen sich die Kranken nach dem Akt besonders abgespannt und abgeschlagen; zuweilen nehmen auch die subjektiven Herzerscheinungen an Stärke zu.

Von seiten der *Motilität* ist von jeher bekannt der Tremor der oberen Augenlider, der Zunge und besonders der Hände, der meist fein-, seltener grobschlägig ist. In schweren Fällen ist eine Koordinationsstörung angedeutet, die die Kranken bei der Ausführung schwieriger Bewegungen unsicher macht. Besonders zahlreiche Beschwerden finden sich auf *sensiblem Gebiet.* Die Kranken klagen über Kreuzweh, Gelenk- und Muskelschmerzen, über Mißempfindungen in den Händen und Füßen, wie z. B. über das Einschlafen der Glieder, Kältegefühl u. dgl. Dazu kommen die Überempfindlichkeit gegen Geräusche und Licht sowie Schwindelerscheinungen, die namentlich bei ungenügend gefülltem Magen und nach verhältnismäßig leichten körperlichen Anstrengungen auftreten und sich in der Regel in dem Gefühl des Taumeligseins erschöpfen. Sehr häufig ist ein Kopfdruck in Form einer Kopfkappe oder ein bohrender Schmerz an den Schläfen. *Reflexstörungen* werden nicht beobachtet. Sind die Sehnenreflexe abgeschwächt, so besteht gewöhnlich neben der Nervosität eine allgemeine körperliche Schwäche und besonders eine starke Abmagerung der Muskulatur. Häufiger sind lebhafte Reflexe, die aber mehr auf eine konstitutionelle Ursache hindeuten. Theoretisch wichtig ist die Feststellung, daß ganz schwache *galvanische Reize,* die die *Netzhaut* treffen, bei nervös erschöpften (z. B. auch nur durch Nachtwachen übermüdeten) Menschen früher (d. h. bei geringem Strom) eine Lichtwahrnehmung und später eine Pupillenverengerung erzielen als bei Gesunden, daß also entweder eine sensorielle Hyperästhesie oder eine Herabsetzung des Lichtreflexes oder aber beides besteht (BUMKE).

Psychisch steht im Vordergrund das Gefühl der *Abspannung* und der *körperlichen Müdigkeit,* das bei jedem Versuch, körperlich oder geistig zu arbeiten, schnell zunimmt. Häufig fällt den Kranken schon das Aufstehen und das Anziehen schwer, so daß sie sich ungern entschließen, das Bett zu verlassen. Jeder Versuch, diese lähmende Schlaffheit zu überwinden, wird, wenn er wirklich gelingt, mit vermehrter Abspannung und einer weiteren Verschlechterung der Stimmung bezahlt. Dabei gehören eigentlich hypochondrische Auffassungen nicht zum rein neurasthenischen Bilde. Wohl aber werden die Kranken nach wiederholten Mißerfolgen verzweifelt und schließlich reizbar, ungerecht und heftig. Zugleich klagen viele — z. B. haben das während des Krieges manche Offiziere getan — über eine *emotionelle Inkontinenz*; sie können ihre Ausdrucksbewegungen nicht mehr beherrschen, fühlen bei geringem Anlaß Tränen in die Augen schießen, jammern bei kleinen Operationen usw. Besonders quälend ist, daß die natürliche Beseitigung des Ermüdungsgefühls durch den *Schlaf* fast immer behindert ist. Die Kranken, die sich müde durch den Tag geschleppt haben, können abends nicht einschlafen oder werden durch unruhige, ängstliche Träume und durch häufiges Aufwachen gestört, um schließlich des Morgens unausgeschlafen und völlig zerschlagen aufzuwachen. Bei Tage klagen sie vornehmlich auch über *Vergeßlichkeit,* Erschwerung des Denkens und über die Unfähigkeit, Entschlüsse zu fassen. Dabei ist die Merkfähigkeit als solche zumeist unversehrt; aber die Aufmerksamkeitsstörung und die Ermüdbarkeit hindern die Kranken, längere Zeit aufzupassen und einem Gegenstand mit frischer Teilnahme zu folgen. Darum ist auch die Reproduktion, namentlich von Zahlen und Namen, mehr oder minder erschwert.

Die *Stimmung* ist trübe, unbehaglich, gedrückt, häufig außerdem verdrießlich, wehleidig, launisch, gereizt, empfindlich und zuweilen mißtrauisch. Nicht selten kommt es namentlich des Nachts zu plötzlichen *Angstanfällen.*

Die *Differentialdiagnose* wird natürlich häufig dadurch erschwert, daß sich konstitutionelle und erworbene Ursachen durchflechten. Die Frage lautet dann nicht, ob erworbene Ursachen überhaupt mitgewirkt haben, sondern *wie groß* ihr Anteil gewesen ist. Im allgemeinen sprechen gewisse nervöse Reizerscheinungen wie das Zupfen an den Nägeln oder an den Fingern sonst, das Kratzen im Gesicht, das Zusammenfahren bei leichten Geräuschen, das unruhige Aufspringen bei kleinem oder ohne verständlichen Anlaß, das Hin- und Herrennen im Zimmer und eine hastige, sich überstürzende Sprache mehr für ererbte Nervosität. Wenn aber die Selbstbeherrschung weniger diesem Teil der Motilität als dem eigenen Mienenspiel gegenüber versagt und eine dem Kranken selbst lästige Rührseligkeit häufige Weinausbrüche veranlaßt, so ist zum mindesten die *Mitwirkung äußerer* Schädlichkeiten bei der Entstehung der Krankheit wahrscheinlich.

Kaum erwähnt zu werden braucht, daß das System von Hemmungen, dem der Kulturmensch seine „eiserne" Ruhe auch in schwierigen äußeren Lagen verdankt, noch häufiger als durch bloße neurasthenische Erschöpfung durch schwerere organische Krankheiten zerstört wird. Man wird deshalb überall, wo mangelnde Selbstbeherrschung zunächst an eine Neurasthenie denken läßt, mit besonderer Sorgfalt nach den Anzeichen einer Paralyse oder einer Arteriosklerose z. B. fahnden müssen.

Verlauf. Aus demselben Grunde wird man, solange die Ursache eines neurasthenischen Zustandes nicht einwandfrei feststeht, auch mit der *Prognose* vorsichtig sein müssen. Die nervösen Folgen von Infektionskrankheiten u. dgl. gleichen sich gewöhnlich in einigen Wochen der Ruhe wieder aus, und das gleiche gilt von den Nachwirkungen seelischer Schädlichkeiten dann, wenn diese Ursachen wirklich beseitigt sind. Heilt eine „Neurasthenie" in Monaten nicht, so war entweder die Diagnose falsch, oder aber die körperliche oder seelische Ursache dauert noch an.

Behandlung. Über die Behandlung neurasthenischer Zustände lassen sich deshalb allgemeine Anweisungen nicht geben, weil man natürlich zunächst die jedesmal verschiedene Ursache eines solchen Zustandes soweit wie irgend möglich beseitigt haben muß, ehe man an die Behandlung ihrer Folgen herangehen kann. Deshalb sind da, wo diese Ursache noch nicht klar liegt, zu allererst immer erneute und immer eingehendere Untersuchungen des ganzen Körpers erforderlich, bei denen nicht nur nach versteckten chronischen Infektionsquellen, sondern auch nach allen etwa möglichen Stoffwechselstörungen (Leistungsprüfungen!) gesucht werden muß. Gleichviel aber, ob dann eine sekundäre Anämie nach einer Infektionskrankheit, die Wirkungen einer Gehirnerschütterung oder etwa die Reste einer Vergiftung festgestellt werden, immer wird neben die kausale eine Psychotherapie treten müssen, auf die ich später noch ausführlich eingehen werde.

Die Nervosität.

„Die Nervosität" ist keine Krankheit wie die Paralyse, keine Krankheitseinheit also mit bestimmter Ursache und Pathogenese, gesetzmäßigem Verlauf und Ausgang und bekannter Anatomie. Aber „der Nervöse" ist auch kein psychopathischer Typ, der durch eine einheitliche Erbformel, stets gleichen Körperbau und einen gegen andere wohl abgesetzten Stoffwechsel gekennzeichnet wäre.

Gewiß, dies wird er eines Tages — hoffentlich — sein, während die Nervosität auch dann wohl keine „Krankheit" sein wird. Nur werden wir vorher aus den Nervösen alle Fälle ausmerzen müssen, die ihre schlechten Nerven einer Keimschädigung oder einem erst nach der Geburt erlittenen Schaden verdanken; und die geborenen Psychopathen, die dann übrigbleiben, werden wir uns auf gleiches Erbgefüge, gleichen Körperbau und gleichen Stoffwechsel noch sehr genau ansehen müssen. Erst so wird sich schließlich eine oder es werden sich mehrere „nervöse" psychopathische Konstitutionen herausschälen lassen. Was wir heute versuchen, ist eine Vorarbeit, die, wenn sie richtig angelegt ist, vielleicht wenigstens einzelne Mosaiksteine für die künftigen Bilder solcher „konstitutionell Nervöser" enthält.

Ursachen. Bei der Aufnahme der *Anamnese* stellt sich in der Regel heraus, daß in den *Familien* der Kranken Zustände beobachtet worden sind, die denen der Kranken oft weitgehend gleichen. Ob es sich dabei immer *nur* um erbliche Einflüsse handelt, und ob nicht auch die unzweckmäßige Erziehung durch einen reizbaren Vater oder eine hysterische Mutter an der Nervosität des Kindes mit schuld ist, kann häufig nicht festgestellt werden. „Wir könnten erzogene Kinder gebären, wenn die Eltern erzogen wären," hat Goethe einmal gesagt.

Zuweilen werden aber auch *Keimschädigungen* wahrscheinlich gemacht. Besonders bei einem bestimmten Typus auch körperlich schwächlicher, kümmerlich gebauter, schlecht genährter und anämisch aussehender Menschen, die gewöhnlich zu Angst, Zwangsvorstellungen und hypochondrischen Auffassungen oder zu mürrischer Gereiztheit neigen, ermüdbar und unfroh sind, läßt sich gelegentlich feststellen, daß der Vater luisch oder ein Trinker war. Diese Menschen von den anderen zu trennen die ihre Nervosität sicher ererbt haben, ist bis heute noch nicht gelungen.

Körperliche Verfassung. Es gibt unter den Nervösen körperlich kräftige Menschen und zuweilen auch solche, die zur Fettsucht neigen. Die Regel ist das aber nicht. Die Regel ist ein asthenischer Habitus von oft ungenügender Entwicklung mit blasser Gesichtsfarbe, kalten, feuchten, oft blaurot angelaufenen Händen und Füßen, grauer, wenig gespannter Haut, früh ergrauendem oder doch glanzlosem Haar. Auffallend ist dabei oft ein eigentümlicher Glanz in den Augen, der an das Verhalten bei Thyreotoxikose erinnert. Die Grundumsatzbestimmung ergibt aber fast immer eine Herabsetzung um 10—20%. Auch der Puls ist — außer nach Anstrengungen oder in der Angst — keineswegs immer beschleunigt, sondern häufig verlangsamt, der maximale Blutdruck erniedrigt, während der minimale normal ist (D. Jahn). Im Blut findet man nicht selten eine mäßige Lymphocytose (Bauer, Gierlich u. a.) und zuweilen auch eine Erhöhung der Erythrocytenzahlen, die aber nicht selten durch eine capilläre Erythrostase bloß vorgetäuscht wird. Dies sind wohl zum Teil die Kranken, die „blühend" aussehen und sich deshalb darüber beklagen, daß man an ihre Leiden nicht glauben wolle. Eine eigentliche Anämie gehört zu dieser Konstitution nicht.

Neurologisch sind verhältnismäßig häufig lebhafte Reflexe, Tremor der Zunge, der gespreizten Finger, der oberen Lider bei Augenschluß, tetanische Muskelkrämpfe, Wulstbildungen beim Beklopfen einzelner Muskeln, Chvostek, Steigerung der elektrischen Erregbarkeit. Andere Kranke leiden an Stottern, Nacht- oder Farbenblindheit, viele sind alkoholintolerant.

Auftreten. Oft zeigt sich die Nervosität schon in der *Kindheit,* und zwar häufig auch in körperlichen Störungen. Hohes Fieber (zuweilen mit leichten Delirien) bei geringem Anlaß, unter Umständen schon nach bloßer Aufregung, Idiosynkrasien gegen bestimmte Speisen, auf die mit Erbrechen, Durchfällen, Obstipation, Urticaria oder Kopfweh geantwortet wird, Tics, Zupfen und Kauen an den Nägeln, Neigung zum Zusammenschrecken, zu Kopfdruck, Schwindelanfällen, Ohnmachten, Andeutungen von Zwangsvorstellungen und Phobien, pedantische Ordnungsliebe und übertriebene Gewissenhaftigkeit, gemütliche Übererregbarkeit, Weinkrämpfe und Wutanfälle, länger dauerndes Bettnässen, somnambule Zustände, Zähneknirschen und Aufkreischen im Schlaf sind verhältnismäßig oft beobachtete Symptome, die aber keineswegs alle prognostisch gleich sehr ernst beurteilt werden müssen.

Besonders deutlich wird die Nervosität häufig in der *Pubertät*; hier treten die ersten hypochondrischen Anwandlungen, Angstzustände, Ermüdbarkeit und Organstörungen, wie Herz- und Magenneurosen, zutage. Andere Gelegenheitsursachen kommen von außen: Prüfungen, die erste Abwesenheit von Hause und früher besonders die Militärzeit brachten viele Psychastheniker zur Entgleisung. Es ist aber zu betonen, daß manchem auch gerade der militärische Dienst (wie heute der bei der SA. und das Arbeitslager) gut tat, und daß besonders Überängstlichkeit und Willensschwäche dadurch oft erheblich gebessert wurden.

Sind diese Klippen vermieden worden, so pflegt sich die Nervosität doch spätestens am Ende des *dritten Jahrzehnts* herauszustellen, und zwar ist es hier häufig der letzte entscheidende Anlauf, das selbst gesteckte Lebensziel zu erreichen, der die Kranken zusammenbrechen läßt. Nicht wenige Nervöse überstehen diese Krise gut — das ist wohl der Grund, weshalb wir diese Art Psychopathen etwa vom 35. Lebensjahre an zweifellos seltener sehen; sie setzen sich durch und werden, in ihrem Selbstbewußtsein gestärkt, mit dem Leben, dem Beruf, den Menschen und mit ihren eigenen nervösen Beschwerden fortan ohne ärztliche Hilfe fertig. Andere bringen freilich ihrer Gesundheit in diesen Jahren ein gut Teil ihrer Zukunftspläne zum Opfer; sie finden sich mit ihrer Unzulänglichkeit ab und schrauben ihre Ansprüche entsprechend herunter. Auch sie können aber im kleinen Kreise und auf niederer sozialer Stufe noch Leidliches leisten und versagen später nur dann, wenn das Maß ihrer Leistungsfähigkeit durch besondere Umstände (Erkrankung von Kollegen, geschäftliche Schwierigkeiten, häusliches Mißgeschick) überschritten oder durch körperliche Krankheiten noch weiter herabgesetzt wird.

Bei einer weiteren Gruppe endlich wird die Nervosität durch den Mangel an beruflicher Befriedigung ausgelöst. Ältere Ärzte sprachen in diesem Zusammenhang z. B. von einer „Premierleutnantskrankheit", und ein alter Offizier hat mir, als er nach seiner Pensionierung zusammengebrochen war, gesagt, es sei ihm eigentlich immer nur dann gut gegangen, wenn er — als Kompagniechef, Regimentskommandeur und kommandierender General — sehr viel zu sagen und sehr viel zu verantworten hatte. Auch in anderen Berufen sieht man nicht selten Leute, die sich in irgendeiner Wartestellung befinden — auch mancher Dozent gehört hierher —, in allen möglichen Formen nervös, hypochondrisch, reizbar, schlaflos, arbeitsunfähig werden, die mit einem Schlage genesen, sobald sie ihre Kräfte voll entfalten und selbständig arbeiten können. Aus dem gleichen Grunde verlaufen bestimmte (hypochondrische) Formen der Nervosität in eintöniger Büroarbeit im allgemeinen schwerer als in einem aufreibenden, aber mit immer neuen Aufgaben und Erfolgen gewürzten Beruf. Freilich, manchen Insuffizienten sind solche Berufe versperrt. Wir haben ja (S. 1574) Leute kennengelernt, die nichts so fürchten wie die Verantwortung und die deshalb auch durch nichts so geschädigt werden. Aber die Arbeit als solche gebrauchen auch sie, und schon einen längeren Urlaub vertragen sie schlecht.

Symptome. Bei der Analyse der konstitutionell nervösen Zustände werden wir die *gemütlichen* und die *Willensstörungen* in den Vordergrund stellen müssen. Wohl kommt ein Zusammentreffen mit Debilität vor, und mancher Psychopath bricht deshalb immer wieder zusammen, weil — in der Prüfung oder im Beruf — Verstandesleistungen von ihm verlangt werden, die er schlechterdings nicht aufbringen kann. Aber bei der Mehrzahl der Nervösen ist der Verstand — potentiell wenigstens — durchaus gut. Fast immer ist die Auffassung leicht und rasch und das Interesse, besonders für alle ideellen Aufgaben, lebhaft. Auch das Urteil überrascht häufig durch seine Schärfe und Objektivität, z. B. den *eigenen* Zuständen und Angelegenheiten gegenüber (während es sich gegen die ärztlichen Anordnungen häufig bloß ablehnend und nörgelnd verhält). Auch ein auffallend gutes („Hereditarier-") Gedächtnis sehen wir zuweilen, eine Eigenschaft, die unter Umständen als subjektiv störend empfunden wird, weil sie den Kranken zwingt, alles, auch das Gleichgültigste zu behalten.

Störender ist aber natürlich eine ausgesprochen krankhafte *Merkschwäche*, die jedoch zum Glück nicht annähernd so häufig ist, wie über sie geklagt wird. Wirklich schlechte Merkleistungen finden wir immer nur bei Kranken, die entweder unter der dauernden Einwirkung von Schlafmitteln oder von *Brom* stehen oder sichere Zeichen beginnender Arteriosklerose aufweisen. Bei bloßer Nervosität dagegen sind es stets die *Ermüdbarkeit* und der *Mangel an Konzentration*, die zuweilen eine Merkschwäche vortäuschen und häufig wirklich die Gesamtleistung verringern. Weil die Kranken ihre Gedanken nicht zusammenhalten können, fassen sie viele Dinge nicht auf und erinnern sich so später nicht an sie. Dazu kommt, daß sie beinahe immer hypochondrisch sind und schon während der Arbeit mehr auf ihr subjektives Befinden und die nach früheren Erfahrungen erwartete Ermüdbarkeit als auf die Arbeit selbst achten. So besteht von Anfang an ein Grauen vor der Arbeit, eine Scheu anzufangen, bei deren Überwindung schon ein großer Teil der überhaupt vorhandenen Energie nutzlos verpufft. Dann fangen die Kranken an, sie lesen einen Brief, einen Akt oder addieren eine Zahlenreihe; aber sie kommen nicht von der Stelle; immer wieder müssen sie denken, daß es ja doch wieder nicht gehen wird; immer wieder wird also ihre Aufmerksamkeit abgelenkt und so die Ermüdung beschleunigt. Schließlich haben sie das Gefühl, als ob ihr Denken still stünde, als ob sich ein „Schleier über das Gehirn" legte, ein „Brett vor dem Kopfe" wäre; oder die Gedanken beginnen sich zu jagen, Bild reiht sich an Bild, und so geben die Kranken mit einem schwindligen Gefühl die Arbeit ganz auf.

Freilich ist es nicht gleichgültig, worin diese Arbeit besteht; lockt sie die Kranken oder werden sie zufällig durch eine Aufgabe überrumpelt, so geht es manchmal ganz gut. So erklären sich z. B. die guten Leistungen, die nervöse Künstler und Gelehrte in gelegentlichen Stößen hervorbringen: sie sind leichter zu entflammen als andere, geben sich irgendeinem Einfall eine Zeitlang ganz hin und vergessen dabei alle nervösen Beschwerden. Freilich wird eine solche Zeit zumeist mit einem besonders schlechten Befinden nach Abschluß der Arbeit bezahlt. Aber auch darin gibt es Unterschiede. Zuweilen „klappen" die Kranken erst „zusammen", wenn ihre Aufgabe gelöst ist, und es zeigt sich dann, daß die Aufgabe an sich nicht zu schwer für sie war, ja daß gerade sie ihnen erst den Halt gegeben hatte, den sie für ihr Leben gebrauchen. In anderen Fällen aber brechen sie noch vor der Lösung zusammen, weil sie mehr von sich verlangt hatten, als ihren Fähigkeiten entsprach. Zuweilen gibt ihnen dann ein kleiner körperlicher Anstoß — leichte Infektionen, Schmerzen, Störungen der Nachtruhe u. dgl. — den Rest; aber häufiger wirken psychische Ursachen bei dem Zusammenbruch mit. Das tadelnde Wort eines Vorgesetzten da, wo mit Rücksicht auf die große subjektive Anspannung höchste Anerkennung erwartet wurde, ein geschäftlicher Mißerfolg als Ergebnis großer geschäftlicher Anstrengungen, ein kleines Versagen in der Prüfung können mit einem Schlage den Energiestrom hemmen oder zum Stillstand bringen, der die Kranken bis dahin zu ungewöhnlichen Leistungen befähigt hatte. Übrigens kann es außer zu einem schlaffen Sichhängenlassen dann auch zum Gegenstück, zu einer *nervösen Übergeschäftigkeit* kommen, in der am liebsten drei Dinge zu gleicher Zeit in Angriff genommen werden und *deshalb* in Wirklichkeit gar nichts geschieht.

Außer über ihre Leistungsunfähigkeit klagen die Nervösen (und ihre Ange-hörigen!) am häufigsten über ihre *Reizbarkeit*. Jedes laute Wort, jedes helle Licht, jede Unterbrechung in der Arbeit, jede Störung ihrer Ruhe regt sie auf, quält sie, ärgert sie, ja bringt sie in Wut. Dann ist das leiseste Geräusch eine Schikane, jeder Widerspruch eine feindselige Handlung, jedes beruhigende Wort eine unerhörte Bevormundung. Ein schwerer Affekt löst den anderen ab, und zwar auch dann, wenn sich die Kranken theoretisch über die Tatsache ihrer krankhaften Reizbarkeit klar sind. Viele nehmen die hemmungslosen Wut-ausbrüche, in die sie sich häufig krampfhaft hineinsteigern, als ihr gutes Recht in Anspruch; sie halten es für die selbstverständliche Pflicht ihrer Angehörigen, auf ihre Nerven Rücksicht zu nehmen und ihnen das eigene Wohlbefinden zu opfern. Natürlich führen solche Fälle, wenn der andere Gatte nicht zum Märtyrer geboren ist, gesetzmäßig zur Ehescheidung.

Sehr häufig stehen aber hinter diesen Zornausbrüchen *innere Spannungen*, mit denen sich die Kranken schon lange herumgeschlagen haben und die jetzt endlich ein Ventil zu ihrer Entladung finden. Gerade diese *Angstgefühle* geben vielen Fällen das entscheidende Gepräge. Sie treten oft in Anfällen auf und können dann zunächst sehr beunruhigend wirken (Pseudo-Angina pectoris!). Bestehen sie länger, so führen sie fast immer zu schweren hypochondrischen und sonstigen Sorgen. Unzweckmäßige Lektüre, das unüberlegte Wort eines Arztes, die tatsächliche Beobachtung irgendeiner kleinen körperlichen Ver-änderung lassen auf diesem Boden Gedanken von fast wahnhafter Starrheit entstehen, die die Kranken oft jahrelang von Arzt zu Arzt treiben, die sie aber leider oft viel zu lange in sich verschließen. Die Angst kann aber auch ganz objektlos auftreten, und diese Fälle sind es, in denen sich die Kranken selbst häufig über ihren Zustand täuschen und die innere Spannung als Schwindel, Frieren usw. mißdeuten.

Wie sehr diese Spannungszustände die *Willensleistungen* beeinflussen müssen, versteht sich von selbst. Die Kranken schieben die wichtigsten Entscheidungen immer wieder hinaus, sagen nicht ja, aber auch nicht nein und geraten in Angst, wenn sie zu einer bindenden Erklärung gezwungen werden. Ich habe einen vorzüglich begabten Richter gekannt, der nach seiner durch Monate geplanten und immer wieder hinausgeschobenen Verlobung plötzlich des Abends zu einer unmöglichen Zeit in das Haus der Schwiegereltern lief, um die Verbindung wieder zu lösen. Ein Kollege, dem ich während des Krieges auf sein wiederholtes und dringendes Bitten eine von ihm ersehnte Stellung verschafft hatte, schlug sie im letzten Augenblick, als sie für ihn freigemacht worden war, aus. So haben die Kranken natürlich immer das Gefühl, alle Gelegenheiten im Leben verpaßt zu haben, und gerade darauf beruht zum Teil ihre Überzeugung, nicht nach Verdienst gewürdigt zu werden.

Subjektive Klagen. Unter den *subjektiven Klagen* der Nervösen stehen neben denen über Ermüdbarkeit, Entschlußunfähigkeit, Angst und Reizbarkeit die über *Schlafstörungen* und zahlreiche *Sensationen* im Vordergrund. Sehr häufig ist die Unfähigkeit, des Abends quälende Vorstellungen oder Erinnerungen an die geistige Arbeit abzulehnen und so zum Einschlafen zu kommen. Andere Kranke wachen nach wenigen Stunden tiefen Schlafes mit einem Ruck auf, um sich bis zum Morgen ruhelos im Bett zu wälzen; eine dritte Gruppe wird von ängstlichen Träumen verfolgt, die die erquickende Wirkung des Schlafes be-einträchtigen. Auch die *sensorielle Hyperästhesie* macht sich in dieser Hinsicht störend bemerkbar: Kleinste Reize, das Atmen der Ehefrau, ein leiser Licht-strahl, wecken den Kranken oder verhindern ihn einzuschlafen. Alle diese Beschwerden sind gewöhnlich jeder Form von Suggestivbehandlung zugänglich — ebenso wie umgekehrt viele Nervöse vornehmlich deshalb nicht einschlafen, weil sie das unter den gegebenen Umständen befürchten. — Die Klage über ein zu großes Schlafbedürfnis und ungewöhnlich langen und tiefen Schlaf ist bei bloß Nervösen so selten, daß sie eher an grob organische Störungen oder wenigstens an eine Erschöpfungsneurasthenie denken läßt.

Sodann wäre als ein häufiges Symptom der *Kopfschmerz* zu nennen. Er tritt in den verschiedensten Formen auf — von dem leisen Kopfdruck, dem bloßen „Eingenommensein" des Schädels an bis zur eigentlichen Migräne und Neuralgie. Andere Sensationen wie Kreuzweh, Schmerzen an den Extremitäten usw. spielen eine geringere Rolle. Dagegen brauche ich nach früher Gesagtem kaum zu erwähnen, daß sich die Nervosität häufig in Funktionsstörungen gewisser vegetativer Organe äußert. *Herz- und Gefäßneurosen*, nervöse Magen-, Darm- und Blasenstörungen entstehen fast immer auf diesem Boden. Die oft geklagte Impotenz ist gewöhnlich psychogen bedingt und auf einen früheren Mißerfolg, lang dauernde Masturbation mit entsprechender Wirkung auf die Phantasie oder auf hypochondrische Erwartungen zurückzuführen.

Geschlechtliche Anomalien. Auch andere *geschlechtliche Anomalien* erwachsen oft auf diesem Boden. Bei nervösen Kindern wird die geschlechtliche Reife zuweilen abnorm früh erreicht, und Masturbation in der ersten Kindheit kann geradezu als pathognomonisch gelten. Später drängen die abnorme Gefühlsrichtung und die gesteigerte Phantasietätigkeit die sexuellen Vorstellungen der Kranken häufig in abnorme Bahnen — fast alle geschlechtlich perversen Menschen sind auch in anderer Beziehung nervös krank.

Erkennung. Die Erkennung der Nervosität ist gewöhnlich leicht, unter Umständen aber auch recht schwer. Die beginnende Hirnarteriosklerose, die Paralyse, der Hirntumor, die Schizophrenie und schließlich sogar gewisse körperliche Allgemeinleiden wie die Carcinose können zu Verwechslungen Anlaß geben. Es ist klar, daß von Haus aus nervöse Menschen vor organischen Erkrankungen des Nervensystems und des übrigen Körpers nicht geschützt sind. Eine angeblich hypochondrisch gefärbte „konstitutionelle" Nervosität, die den Kranken durch Jahre hindurch von einem Sanatorium in das andere geführt hatte, ließ sich auf ein langsam wachsendes Carcinom der Gallenblase zurückführen. Auch Anämien aus anderer Ursache können sich vornehmlich in einer allgemeinen Nervosität äußern, und so sollte unter anderem auch eine genaue *Blutuntersuchung niemals* unterlassen werden. Dasselbe gilt natürlich für die Untersuchung der Lungen, des Herzens und besonders der Nieren. — An chronischen Morphiummißbrauch muß schon deshalb gedacht werden, weil Psychastheniker dieser Sucht besonders leicht verfallen.

Eine besondere Schwierigkeit für die Abgrenzung von den organischen Nervenleiden beruht darauf, daß gewisse (zu Gefäßspasmen geneigte) Psychastheniker zur Erkrankung an *Arteriosklerose* besonders veranlagt sind. So läßt sich der Zeitpunkt, an dem aus der funktionellen eine organische Erkrankung geworden ist, keineswegs immer leicht feststellen.

Verlauf. Die Nervosität kann wie alle funktionellen Störungen *in Schüben* verlaufen; der Nachweis dafür läßt sich jedoch im Einzelfall deshalb schwer führen, weil die Kranken von äußeren Erlebnissen ungewöhnlich stark abhängen, und weil so leichte familiäre oder berufliche Reibungen, geringfügige körperliche Störungen usw. gelegentlich Verschlechterungen ihres Befindens bedingen, deren Entstehung aus dieser Ursache nicht nur anderen (gesunden) Laien, sondern auch ihnen selbst nicht einleuchten will. So scheint dann die Verschlechterung aus *inneren* Gründen zu erfolgen.

Die meisten Nervösen schleppen ihre Beschwerden und ihre Leistungsunfähigkeit durch das ganze Leben. Wir hörten aber schon, daß es besondere

Gefahrzonen gibt, und daß, wer sie ohne erhebliche Verschlechterung durchlaufen hat, häufig gekräftigt aus ihnen hervorgeht. Die Kranken finden sich
mit ihrer nervösen Formel ab und passen ihr Lebensziele und Lebensweise, so
gut es geht, an. Das ist, wie gesagt, der Grund, warum wir junge Nervöse
häufiger sehen als alte.

Hypochondrische Bilder.

Hypochondrische Zustände sind naturgemäß diejenigen, die die Nervösen
am häufigsten in unsere Sprechstunde führen. Die Sorge um den eigenen Körper
und die Angst vor Krankheit und Tod liegen ja schon bei manchen Gesunden
beinahe immer bereit, und so genügt ein geringer Schuß psychopathischen Blutes,
damit kleine Ursachen schwere ängstliche Verstimmungen von hypochondrischer
Färbung erzeugen. Namentlich wenn eine gerade überstandene Infektionskrankheit oder eine starke seelische oder körperliche Anstrengung die allgemeine
Widerstandskraft eines Nervösen noch weiter herabgesetzt haben, lassen oft
schon eine unvorsichtige Bemerkung eines Arztes oder eine zufällige Lektüre
hypochondrische Ideen entstehen, die um so fester haften, je länger der Kranke
sie in sich selber verschließt. Der junge Mediziner, der in der inneren Klinik
zum ersten Male von einer Herzkrankheit oder von einem Lungenspitzenkatarrh
hört, befühlt dann seinen Puls oder mißtraut jeder Heiserkeit und jedem
Schnupfen; der Masturbant fürchtet, impotent oder rückenmarksschwind-
süchtig zu sein; viele Männer haben sich während des Krieges die schlimmsten
Sorgen gemacht, nur weil man sie bei der Musterung zurückgestellt hatte, und
jede in der Zeitung besprochene, neue oder gerade wieder wichtige Krankheit
führt ein ganzes kleines Heer von eingebildeten Kranken in die Apotheke oder
zum Arzt.

Fast immer kommt in solchen Fällen eine verhängnisvolle Wechselwirkung
zwischen der gefühlsbetonten hypochondrischen Idee und bestimmten körperlichen Reaktionen in Gang; das angeblich erkrankte Organ wird jetzt besonders
beachtet; das Ergebnis sind Überempfindlichkeit und Mißempfindungen; zahlreiche Vorgänge werden wahrgenommen, die an sich normal sind, die aber kein
Gesunder bemerkt; motorische und reflektorische Leistungen, die gewöhnlich
ohne Aufsicht des Bewußtseins ablaufen, werden gestört, weil die Aufmerksamkeit hemmend in dieses Räderwerk eingreift; die mit der hypochondrischen
Idee verkuppelte ängstliche Erregung verändert die Herztätigkeit, und das
alles wird vom Kranken bemerkt und als Beweis für seine Auffassung gedeutet.

So kommen dann die Kranken zu uns. Manche suchen den Arzt zu überrumpeln und die Diagnose eines schweren Leidens aus ihm herauszulocken;
sie hoffen auf das Gegenteil, aber auch eine Bestätigung wäre ihnen lieber als
die ewige Angst. Die meisten aber wollen beruhigt sein. Vorübergehend
gelingt das auch gut, aber nach einiger Zeit wird die bessere Einsicht von der
Angst von neuem bestürmt und erliegt ihr um so eher, je öfter sie schon besiegt
worden war. Angst und Vorstellung sind so innig verbunden, daß der bloße
Gedanke an das angebliche Leiden, die bloße Frage, ob es nicht doch bestünde,
jede verständige Überlegung sofort ausschaltet. Oft kann man erstaunliche
Erfolge einfach dadurch erzielen, daß man das Befühlen des Pulses, die Besichti-
gung eines angeblich kranken Körperteiles im Spiegel verbietet oder im Kranken-
hause tatsächlich unmöglich macht. Die eigene geistige Energie genügt nicht
mehr, um diese Quelle der Angst zu verstopfen; immer wieder wollen sich die
Kranken von der Gesundheit ihrer Organe überzeugen, um nun, da die Angst
die Wahrnehmungen auch bei sonst guten Beobachtern (Ärzten z. B.) trübt,
doch immer nur ihre Befürchtungen bestätigt zu finden.

Da ich nicht alle möglichen hypochondrischen Syndrome besprechen kann, will ich wenigstens ein Beispiel geben. Ich wähle die *Syphilophoben,* weil sie uns gelegentlich vor besonders schwierige Entscheidungen stellen.

Es gibt Psychopathen, die nach jedem außerehelichen Verkehr die Anzeichen der Lues bei sich entdecken, und es gibt weniger hypochondrisch veranlagte Menschen, die erst viel über die verderblichen Folgen der Syphilis gehört oder gelesen haben müssen, bis sich eine ernstliche Verstimmung entwickelt. Bei der ersten Gruppe sehen wir — und zwar auch dann, wenn sie gar nicht infiziert worden sind — überaus schwere Formen hypochondrischer Angst und, wie man hinzufügen kann, auch hypochondrischer Rücksichtslosigkeit. Die Syphilis, der positive oder negative Wassermann, der jeweilige Zustand der Haut, das Verhalten des Arterienrohres, die Reaktion der Pupillen, kurz alle die Symptome, die nach der Meinung des Kranken die Lues, die Tabes oder die Paralyse anzeigen könnten, stehen im Mittelpunkt aller seiner Gedanken. Immer wieder entdeckt er neue Veränderungen und so liest er Buch über Buch und sucht einen Arzt nach dem anderen auf, ohne daß die ihm jedesmal erteilte Beruhigung von Dauer wäre. Auch hier treten dann Sensationen — Kopfdruck, „lanzinierende" Schmerzen, Ameisenlaufen, Schwindel usw. — hinzu. Namentlich wo es sich um Ärzte handelt, kann das Leiden ungemein hartnäckig werden. Jede kleine Vergeßlichkeit, jedes Versprechen, jede Auslassung in einem Brief werden als Zeichen der Paralyse, jede körperliche Unsicherheit wird als Beweis der Tabes gedeutet, und zuweilen können auf diese Weise auch psychogene Symptome (eine Sprachstörung etwa oder eine Lähmung) entstehen.

Die **Zwangszustände.**

Konstitution. Auch bei den Zwangskranken kann man von einem geschlossenen Konstitutionskreis nicht sprechen. Außer bei den früher erwähnten eigentlichen *Anankasten* werden Zwangssyndrome zuweilen auch bei *Thymopathen,* und zwar selten in leicht manischen, häufiger in atypisch gefärbten depressiven Zuständen beobachtet. In meinen Fällen hat es sich dann fast immer um ältere (übrigens vorwiegend jüdische) Leute gehandelt, die früher im Durchschnitt tätig und lebenslustig gewesen waren, aber schon vor Jahren eine oder zwei leichte traurige Verstimmungen durchgemacht hatten. Ihre Depression als solche ließ sich recht schwer erkennen, weil die Hemmung durch das Zwangsdenken verdeckt wurde und die Gefühlslage durch diese Störung hinreichend erklärt zu sein schien. Diagnostisch am meisten geholfen hat mir dann gewöhnlich die Anamnese (mit den früheren Verstimmungen) und das Auftreten kurz dauernder manischer Wellen. Einmal habe ich eine solche Welle auch nur bei der Schwester der Kranken beobachtet und daraus meine Schlüsse gezogen. — Diese thymopathischen Zwangssyndrome dauern, wie ja Depressionen bei älteren Leuten überhaupt, recht lange und sind für den Kranken überaus quälend.

Symptome. Ich kann mich hier mit einer logisch befriedigenden *Definition des Zwangsdenkens* nicht aufhalten. Betont sei nur der mehrfach hervorgehobene Unterschied gegenüber den *überwertigen* und *Wahnideen.* Bei diesen handelt es sich um stark gefühlsbetonte Überzeugungen, die (bei den Wahnideen immer, bei den überwertigen Ideen meistens) zwar objektiv falsch sind, von den Kranken aber doch (bei den Wahnideen) für wahr gehalten oder aber wenigstens (bei den überwertigen Ideen) als möglich oder gar wahrscheinlich diskutiert werden. Gegen die Zwangsvorstellungen aber wehrt sich der Kranke; häufig hält er sie schon inhaltlich für unsinnig, oder aber, wenn sie es nicht sind, so wehrt er sich doch gegen die Aufdringlichkeit, mit der sie sein Denken immer wieder überrumpeln, und er empfindet sie auch insofern als abnorm, als er sie von anderen aufdringlichen, aber noch normalen Vorstellungskomplexen — Erwartung, Sorge — sehr wohl unterscheidet. So besteht das Zwangsdenken nicht in einer inhaltlichen, sondern in einer *formalen* Störung des Denkens, und, wo es überhaupt zu Fälschungen des Bewußtseins*inhaltes*, also zu einer Urteilsstörung führt, da tritt diese Störung sekundär, auf dem Umwege über die Angst auf.

Wenn Zwangsdenken und überwertige Ideen trotzdem immer zusammengeworfen werden, so liegt das zum Teil daran, daß insbesondere eine Gruppe von überwertigen Ideen, die der *hypochondrischen* Vorstellungen, wie bei Psychopathen überhaupt, auch bei Zwangsneurotikern sehr häufig beobachtet wird. Hier besteht sogar ein gewisser innerlicher Zusammenhang insofern, als gerade das Zwangsdenken dem Patienten nicht selten die hypochondrische Befürchtung nahelegt, daß er geisteskrank werden müsse.

Daß Andeutungen von Zwangsgedanken auch bei sonst Gesunden vorkommen, habe ich oben schon erwähnt. Jedem Gelehrten kann es geschehen, daß sich Gedanken an seine Arbeit in Zeiten eindrängen, in denen er sich erholen oder schlafen will, und viele Menschen fühlen sich in manchen Nächten gezwungen, Reden oder Briefe zu formulieren oder ein Gespräch, eine Schachpartie, eine Sonate noch einmal durchzudenken. Auch das Suchen nach einem Namen oder einer Zahl kann Zwangscharakter erhalten. Noch weiter ins Krankhafte führen die *sexuellen Zwangsvorstellungen*, die namentlich in der Pubertät häufig zu sein scheinen. Auch sie verschafft der Kranke ursprünglich sich selbst, und erst in einer dann zuweilen folgenden Erregung werden sie selbständig und lassen sich nicht mehr verscheuchen.

Bekannter ist das *zwangsmäßige Auftreten von Melodien*; nach einer durchtanzten oder durchzechten Nacht bringt mancher die Erinnerung an einen Gassenhauer, einen Walzer oder ein Kommerslied nur schwer aus dem Kopf. Aber auch die sog. *Zweifelsucht* kennen, in Andeutungen wenigstens, ziemlich viel Menschen. Immer wieder müssen sie sich vergewissern, ob sie ein wichtiges Schreiben auch in den richtigen Umschlag gesteckt oder den fertigen Brief nicht neben anstatt in den Kasten geworfen haben; ein Licht könnte brennen geblieben sein, ein Zündholz noch fortglimmen, die Haustüre nicht fest verschlossen worden oder ein wichtiges Schriftstück beim Aufräumen in den Papierkorb geraten sein. Beamte müssen nachsehen, ob sie nicht in einem Aktenstück etwas Ungehöriges geschrieben oder etwas Wichtiges vergessen, und Kaufleute nachrechnen, ob sie nicht falsch zusammengezählt haben. Ein Kassenbeamter hatte dicke Schwielen an den Händen, weil er immer wieder am Kassenschrank rütteln mußte, ob er ihn auch wirklich geschlossen hatte.

Sehr merkwürdig ist, wie wenig solche Maßnahmen helfen. Nach kurzer Zeit geht das Spiel von neuem an, der Kranke muß wieder nachsehen, wieder nachrechnen — Ärzte haben ihre Praxis aufgegeben, weil sie kein Rezept mehr aus der Hand geben konnten. Manche Kranke sammeln alle möglichen Papierschnitzel, „weil etwas Wichtiges darauf stehen könnte"; andere waschen sich immer wieder, weil sie etwas Unsauberes, Giftiges, Infektiöses berührt haben könnten, und eine von Esquirol beschriebene Frau mußte dauernd ihre Kleider durchsuchen, ob sie nicht irgendwo etwas „von Wert" mitgenommen hätte. Das alles sieht natürlich so aus, als ob die Kranken an den Inhalt ihrer Vorstellungen glaubten; glauben sie aber, so ist schwer einzusehen, warum sie durch diese Handlungen nicht ruhiger werden. In Wirklichkeit handelt es sich aber gar nicht um Glauben oder Nichtglauben, sondern um eine formale Störung des Denkens, um den Zwang, Dinge zu denken, die der Kranke aus logischen Gründen längst abgelehnt hat. Einer meiner Kranken hatte fast alle seine Möbel auf den Speicher geschickt, weil sie ihn an eine Liebelei mit einer Privatsekretärin erinnerten, von der seine Frau nichts wußte; jedesmal, wenn er die Sachen sah

oder berührte, mußte er denken: Jetzt stirbt deine Frau. Dieses Gedankens
wegen lebte er zwischen kahlen Wänden, aber als man ihn fragte, ob er denn
an einen solchen Zusammenhang glaubte, lachte er gerade hinaus; wer ihn
länger beobachtete, sah außerdem, daß ihm das Schicksal seiner Frau reichlich
gleichgültig war.

Ich darf hier darauf aufmerksam· machen, daß sich manche abergläubische
Gesunde in gewisser Hinsicht gar nicht viel anders verhalten. Schon das Kind
— in der Kindheit sind diese Dinge besonders häufig — darf dann eine bestimmte
Stufe einer Treppe nicht betreten oder ein Kleidungsstück nicht anziehen, weil
sonst ein Unglück geschieht; Erwachsene müssen alles dreimal tun, dreimal
klopfen, dreimal grüßen, sonst werden sie krank; oder ein „schlechter" Gedanke
wird dadurch aufgehoben, daß der Kranke die letzten Schritte wieder zurückgehen muß; dabei wird dann der Gedanke mit ausgetilgt. Auch das „Unbe-
rufen", mit dem so viele Menschen unter den Tisch klopfen, gehört natürlich
hierher.

Beispiele. Eine Dame hatte sich zu Beginn des Krieges um ihren im Felde stehenden
Bruder geängstigt und war bei jeder Todesanzeige in der Zeitung sowie bei jeder Begegnung
mit in Trauer gekleideten Personen in Gedanken an den Bruder erschrocken. Das Ergebnis
war, daß sie schließlich nicht mehr ausging, nichts las und nur mit Leuten sprach, die genau
über sie Bescheid wußten; denn sie hätte einem Leichenwagen, einer Witwe, einer Todesanzeige oder auch nur dem Worten: tot, gestorben usw. begegnen können; sie wußte im
Jahre 1920 vom Ausgang des Krieges noch nichts, weil auch von dem zu ihr nicht gesprochen
werden durfte, sie geriet in sinnlose Angst, wenn sie einen Zeitungsfetzen sah, weil er etwas
Trauriges hätte enthalten können, und sie war außer sich, als einmal jemand den Ausdruck
„totsicher" gebraucht hatte; dabei war ihr Bruder längst in der Heimat, und sie selbst
wußte genau, daß ihre Gedanken albern und ihre Gedanken töricht waren. — Noch schwerer
war der Fall eines jungen Mädchens, das sich allmählich einen ganzen Irrgarten zusammen-
gedacht hatte, in den ich trotz jahrelanger Bemühungen nur unvollständig eingedrungen
bin: hier hat sie etwas versprochen, was sie später tun will, um dafür im Augenblick etwas
anderes ausführen zu dürfen, dort hat sie etwas anderes unterlassen müssen, um ihre Eltern
nicht ins Unglück zu bringen, usw. Auch dabei handelt es sich um ganz harmlose Handlungen, die direkt keinem Menschen etwas schaden könnten, und wieder ist die Verknüpfung
zwischen dem Gedanken an die Handlung und dem an das angebliche Unglück ursprünglich
zufällig entstanden. Dieselbe Kranke leidet an Waschzwang, Platzangst, an Zweifel- und
Grübelsucht und an Zwangsantrieben, und für alle diese Zwangsgedanken besitzt sie insofern Kritik, als sie sie nicht nur für krankhaft entstanden, sondern zugleich auch für
logisch unbegründet und unsinnig hält. Trotzdem haben diese Vorstellungen eine Mauer
um sie aufgerichtet, die sie seit Jahren von der menschlichen Gesellschaft absperrt.
(Ob diese Fälle nicht schon in das Gebiet der Schizophrenie gehören, weiß ich nicht.)

Natürlich hängt das eigentümliche Verhalten des Urteils von der Gefühls-
betonung der Zwangsgedanken ab. Jedem Zwangsdenken folgt ohne weiteres
Angst und gerade diese Angst macht die Ablehnung der Gedanken unmöglich.
Ebenso ist für die Zwangshandlungen die Angst — oder die Angst vor der Angst —
der treibende Grund. Wenn man die Patienten fragt, warum sie Dinge täten,
deren Unvernunft und Unzweckmäßigkeit sie selbst auseinandersetzen, so
antworten sie immer: „aus Angst". Dabei wird diese unbehagliche Stimmung
durch die Fruchtlosigkeit aller Maßnahmen natürlich häufig verstärkt, und so
befinden sich die Kranken in einem Zirkel, aus dem sie höchstens das autoritative Eingreifen eines anderen befreit.

Das wird besonders deutlich bei einer anderen Form der Zweifelsucht, die
noch viel törichtere Gedanken zum Gegenstand hat. Ich kenne Kranke, die zum
An- und Ausziehen stundenlang gebrauchen, weil sie immer wieder überlegen
müssen, ob sie zuerst den rechten oder den linken Strumpf anziehen sollen. Ver-
wandt ist die *Grübelsucht*, bei der sich den Kranken unsinnige Fragen aufdrängen.
„Warum sitze ich hier? Was bedeutet dieser Stuhl? Warum heißen Sonntag,
Montag, Dienstag gerade so und nicht anders?" „Wie entstanden die Menschen?
Mann und Frau? Warum gibt es solche? Der Unterschied der Geschlechts-

bildung, der Geschlechtsorgane, Befruchtung, die menschlichen Triebe ...,
wie verhält sich dies alles? Fragen nach der Geburt Christi, nach der Jungfrau, nach Gott usw." (EMMINGHAUS).

Eine weitere ziemlich häufige Form sind die *Zwangsantriebe*. Namentlich
Kinder müssen (häufig im Anschluß an die ersten Übungen, im militärischen
Schritt zu marschieren) jeden Ausgang mit dem linken Fuß beginnen oder die
erste Stufe einer Treppe nur mit diesem betreten; sie dürfen von einer geraden
Linie nicht abweichen, müssen von den Steinen eines Bürgersteiges jeden zweiten
oder dritten beim Gehen berühren, die Schritte zählen[1] usw. EMMINGHAUS
berichtet von einem Rechenmeister, der im Theater die Worte, und von einem
anderen, der während eines Kommerses die Buchstaben eines Liedes gezählt
hat. Es gibt Kranke, die die Türschilder, die Häufigkeit beliebiger Buchstaben
in den Namen, die vorübergehenden Pferde usw. zählen müssen, und andere,
denen jede zufällig auftretende Zahl (Droschkennummern usw.) Anlaß zu
schwierigen Rechenoperationen, Multiplikationen, Quadratwurzelziehen usw.
gibt.

Weniger harmlos, aber ebenfalls häufig sind Zwangsantriebe, die an der
Brüstung eines Treppengeländers, eines Aussichtsturmes bzw. eines Seesteges
oder am offenen Fenster, bei Geistlichen auf der Kanzel — kurz bei Gelegenheiten aufzutreten pflegen, die dem Phantasiespiel den Gedanken an eine
mögliche Gefahr bieten. Auch auf Dampfschiffen und in großen Fabriken beim
Blick auf gewaltig arbeitende Maschinen oder auf Bahnhöfen angesichts eines
schnell einfahrenden Zuges tauchen ähnliche Vorstellungen auf. Eine Kranke
vermeidet den kleinsten Bach, da ihr sonst der Gedanke kommt, daß sie ein
in der Nähe spielendes Kind hineinstoßen könnte. Eine andere wagte eine Zeitlang nicht mehr auszugehen, weil sie nachher fürchtete, ein Kind verletzt, ein
Schaufenster eingeschlagen oder einen Vorübergehenden beleidigt zu haben.

Dabei werden diese Zwangsantriebe niemals ausgeführt, und das ist wieder
eine Tatsache, die das eigentümliche *Verhalten des Urteils* noch mehr erläutert.
Es ist bis heute kein Fall bekanntgeworden, in dem Zwangsvorstellungen kriminelle Handlungen ausgelöst hätten. Ja, ganz allgemein läßt sich sagen, daß
fast alle Kranken die Handlungen, mit denen sie auf ihre Zwangsvorstellungen antworten, *unterdrücken können*, wenn sie genügende Anlässe haben.
Kaum den nächsten Familienangehörigen gegenüber lassen sich die Kranken
ganz gehen, und nur wenn sie allein sind oder doch nicht aufzufallen glauben,
berühren sie im Vorübergehen jeden Stuhl mit dem Finger oder stoßen mit dem
Stock gegen jedes zweite Schaufenster. Wieder zeigt das, wie eigentümlich
zwiespältig dieser Seelenzustand ist. Würden die Kranken nur durch die formale
Störung belästigt, so würden sie ihren Gedanken gar nicht und unter keinen
Umständen nachgeben, und umgekehrt: Wären sie diesen Inhalten ohne *jede*
Kritik ausgeliefert, so würden sie entsprechende Handlungen niemals unter-
drücken wollen und können.

Ganz ähnlich widerspruchsvoll ist das Verhalten der Kranken den sog.
Kontrastideen gegenüber. Eine Frau denkt beim Abschied von ihrem Mann:
Wenn dir doch ein Unglück zustieße; eine andere „wünscht" ihrer Schwester:
Brächest du dir doch das Genick. Bekannter ist der Drang, in der Kirche oder
in einer feierlichen Versammlung zu pfeifen, zu schreien oder eine Gotteslästerung
auszustoßen, zu beten: „Vater unser, der du bist in der Hölle", Christus mit

---

[1] Eine ungewöhnliche Neigung zum Zählen scheint z. B. der Feldmarschall Moltke
besessen zu haben, der in den Briefen an seine Frau wiederholt die Zahl der Kerzen in irgendeinem Saale angibt und beispielsweise während eines Diners in der Wiener Hofburg alle
300 Kerzen ausgezählt hat. Er fügt hinzu: „Du weißt, ich zähle immer." (Gesammelte
Schriften VI., S. 439.)

Schimpfnamen und die Mutter Gottes mit sexuellen Vorstellungen in Beziehung zu bringen. Ein charakteristisches Beispiel dieser Störung, die wieder bei Kindern häufiger zu sein scheint als bei Erwachsenen, hat Gottfried Keller im „Grünen Heinrich" gegeben: „So gereichte es mir eine Zeitlang zu nicht geringer Qual, daß ich eine krankhafte Versuchung empfand, Gott derbe Spottnamen, selbst Schimpfworte anzuhängen, wie ich sie etwa auf der Straße gehört hatte. In einer Art behaglicher und mutwillig zutraulicher Stimmung begann immer die Versuchung, bis ich nach langen Kämpfen nicht mehr widerstehen konnte und im vollen Bewußtsein der Blasphemie eines jener Worte hastig ausstieß mit der unmittelbaren Versicherung, daß es nicht gelten solle, und mit der Bitte um Verzeihung."

Als letzte Gruppe seien schließlich noch die *Funktionsphobien* besprochen. *Kontrastideen*, die sich vor oder während der Ausführung einer Handlung in das Bewußtsein schieben, können diese Handlung hemmen und hindern; Menschen, die zu *Zwangsskrupeln* neigen (Ärzte, Kaufleute, Beamte z. B.), werden Handlungen scheuen, an die sich solche Skrupel anschließen können. Genau so kann eine *Zwangserinnerung* wirken. Ein tüchtiger und ruhiger Kutscher war durch ein einmaliges Mißgeschick so unsicher geworden, daß er seinen Beruf ebenso aufgeben mußte wie ein Barbier, der einen einflußreichen Kunden geschnitten hatte. Sehr bekannt ist die Befürchtung, in Gesellschaft rot werden zu müssen, sowie die viel erörterte *Platzangst*, die, gleichviel ob sie nur mit Angst oder auch mit Schwindel einhergeht, sehr charakteristischerweise häufig schon durch die Gegenwart eines kleinen Kindes oder eines Hundes überwunden wird.

Vorkommen und Verlauf. Über die konstitutionellen Grundlagen, auf denen Zwangszustände am häufigsten entstehen, habe ich mich oben geäußert. Von der Art dieser Entstehung hängt natürlich der Verlauf weitgehend ab. Eine thymopathische Phase muß einfach abgewartet werden, und wenn es sich wie so häufig um ältere Leute handelt, so muß man oft *lange* warten. Aber auch bei konstitutionell Nervösen können Zwangsgedanken periodisch auftreten und dann unter Umständen mehrmals im Leben wiederkehren; ob es sich dabei *immer* um rein endogene Schwankungen handelt, ist mir zweifelhaft; zuweilen beobachten wir bei Typhusrekonvaleszenten, nach schweren seelischen Erregungen, besonders wenn sie sich über längere Zeiten erstreckt haben, und nach lange fortdauernder Schlafentziehung Zwangsgedanken, die nach einiger Zeit der Ruhe wieder verschwinden. In anderen Fällen aber geben die Kranken sehr bestimmt an, es wäre ihnen immer gut gegangen, wenn sie eine Zeitlang regelmäßigen Geschlechtsverkehr gehabt hätten, und die Zwangszustände seien wiedergekommen, sobald sie längere Zeit sexuell unbefriedigt gewesen wären.

In manchen Fällen ziehen sich aber Zwangszustände auch — häufig ohne die berufliche Tätigkeit ernstlich zu behindern — durch das ganze Leben hin. — Daß sie in der Kindheit besonders häufig und daß sie bei leichter Ausprägung dann prognostisch harmlos sind, wurde früher erwähnt. Im ganzen scheinen sie bei Männern öfter vorzukommen als bei Frauen.

Außer bei Anankasten und Thymopathen beobachten wir Zwangsvorstellungen nur sehr selten. Gelegentlich sieht man sie bei den Folgezuständen der Encephalitis epidemica, und zwar scheint hier das Primäre der motorische Zwang (Dinge anzufassen, zu betasten, sich zu waschen usw.) zu sein. Differentialdiagnostische Schwierigkeiten machen außerdem immer wieder gewisse *Schizophrenien.* Da wir weder von den katatonen noch von den Zwangserscheinungen wissen, was ihnen im Gehirn zugrunde liegt, hat es natürlich wenig Sinn, zu fragen, ob es sich bei der Schizophrenie um „*echte*" Zwangsvorstellungen handelt; das äußere Bild kann sich jedenfalls sehr ähnlich gestalten. Auch hier sind es besonders Zwangsantriebe, wie der Waschzwang, die die Krankheit einleiten können, für die aber Schizophrene in der Regel wenigstens später doch andere Erklärungen geben als die Anankasten. Sie meinen, wirklich beschmutzt oder infiziert zu sein, und weisen es weit von sich, von einem *unsinnigen* Gedanken geplagt zu werden. Sie lassen also — im Gegensatz übrigens auch zu manchen Encephalitikern — fast immer die Kritik vermissen, die für die echten Zwangskranken typisch ist.

Die psychogenen Reaktionen.

Das Verständnis der psychogenen Reaktionen muß von der normalen *Suggestibilität* ausgehen. Wir wissen aus Erfahrungen des täglichen Lebens, daß nahezu alle Menschen gewisse Wahrnehmungen, denen kein oder wenigstens kein entsprechendes Objekt zugrunde liegt, erleben können, wenn ihre Beeinflußbarkeit durch Einreden oder durch sonstige affektive Momente gesteigert wird. Eine gleiche Abhängigkeit von Erwartungsvorstellungen besteht bekanntlich auch für Reflexvorgänge und für Willkürbewegungen. Viele Menschen gähnen, ohne müde zu sein, sobald sie den gleichen Reflex bei anderen beobachten. Manchen läuft der Speichel im Munde zusammen, wenn sie an eine ihnen angenehme Speise denken; andere müssen sich erbrechen, wenn sie auf einem Schiff disponierte Personen seekrank werden sehen oder wenn man auch nur etwas Ekelerregendes erzählt. Ebenso bekannt ist der Einfluß der Psyche auf die Sexualfunktionen; eine häufige Form der Impotenz entspringt lediglich der Idee ihres Vorhandenseins, und die weibliche Menstruation ist nicht bloß psychischen Einflüssen überhaupt, sondern auch suggestiven Einwirkungen zugänglich. Zuweilen tritt sie außer der Zeit an Tagen ein, an denen sie besonders unerwünscht ist, und sie kann umgekehrt durch ärztliche Suggestionen hervorgerufen, unterbrochen oder hinausgeschoben werden. Ähnlich ist es mit der Milchsekretion, die nach seelischen Aufregungen leicht versiegt und die wenigstens im Beginn des Wochenbetts durch Erwartungsvorstellungen sowohl gehemmt wie gefördert wird. Sehr bekannt ist schließlich, daß die Defäkation bei nervös empfindlichen Personen von manchen seelischen Einflüssen abhängt, die sich fast alle als Autosuggestion erkennen lassen. Die Obstipation in den ersten Tagen einer Reise beweist auf negativem Wege die suggestive Wirkung einer bestimmten Umgebung, die wir dann *Gewöhnung* nennen. Ähnlich sind die Fälle zu beurteilen, in denen derselbe Reflexvorgang erst nach dem Anzünden einer Zigarette abläuft, nur daß diese schon den Übergang zu den ausgesprochen pathologischen Zuständen bilden, in denen mit oder ohne die Hilfe an sich indifferenter Medikamente immer erneute ärztliche Suggestionen zur Erzielung des gleichen Erfolges erforderlich sind.

Gegenüber diesen Wirkungen, die sich auf Funktionen erstrecken, mit denen sich unser Bewußtsein normalerweise scheinbar überhaupt nicht befaßt, ist die suggestive Beeinflussung von Willkürhandlungen verhältnismäßig leicht verständlich. Auch hierüber sind ebenso wie über das analoge Verhalten der Empfindungen Experimente angestellt worden, deren Ergebnisse in psychologischen Darstellungen nachgelesen werden mögen. Allgemein bekannt ist das Tischrücken, bei dem die Idee, daß der Tisch in Bewegung geraten könnte, die beteiligten Personen zu ungewollten Bewegungen veranlaßt, die den Tisch schließlich wirklich von der Stelle bringen. Der gleiche Mechanismus läßt Menschen, die anfangen Rad zu fahren, gerade auf den Stein und die Chausseefurche lossteuern, die zu vermeiden sie dringend Veranlassung haben. Erwartungsvorstellungen bewirken auch beim Vortrag eines Gedichtes oder eines Klavierstückes eben an der Stelle Fehler, die besonders geübt und deshalb beim Vortrag beachtet wurde, und kostbares Geschirr wird nur deshalb leichter zerschlagen als weniger wertvolles, weil die Mahnung vorsichtig zu sein, die Vorstellung des Fallenlassens überwertig macht.

In dem letzten Beispiel tritt freilich zu der einfachen suggestiven Wirkung noch der ungünstige Einfluß, den die *Aufmerksamkeit* auf solche Bewegungen ausübt, die gewöhnlich ohne scharfe Kontrolle des Bewußtseins automatisch ablaufen (Pick). Man kann diesen Einfluß leicht an den Nachzüglern beobachten, die ein Konzert oder einen Hörsaal verspätet betreten. Wenn sie sich in ihrer Verlegenheit unverhältnismäßig ungeschickt bewegen, oft stolpern, alles Mögliche umwerfen, so stört offenbar der *Verlust der Unbefangenheit* einen Mechanismus, der unbeachtet spielend arbeitet. Insofern gehören auch diese Vorgänge in das Kapitel der Suggestibilität, nur daß sie von Erwartungsvorstellungen nicht mehr direkt, sondern erst indirekt abhängen.

Kurz zusammengefaßt läßt sich also sagen: *Wahrnehmungen, Bewegungen* und *Reflexvorgänge* sind normalerweise suggestibel; daß sich *Gefühle* und *Stimmungen* nicht anders verhalten, braucht kaum hinzugefügt zu werden. Gehen wir allen bisher erwähnten Erscheinungen unter diesem Gesichtswinkel noch einmal auf den Grund, so finden wir in letzter Linie überall und immer *Gefühle*, die suggestiv wirken. Das Wesen der Suggestibilität ist der *Glaube*, der die Kritik überrumpelt und ausschaltet; jeder Glaube aber wurzelt in der *Affektivität*, gründet sich auf intellektuelle *Gefühle*, die stärker sind als logische Gründe. Nur darum sind manche Menschen in höherem Grade befähigt, suggestiv zu wirken als andere. Nicht immer zeichnen sie intellektuelle oder moralische Eigenschaften aus, um so regelmäßiger aber stoßen wir bei ihnen auf starke Willenskraft sowie auf die feste Überzeugung von der Richtigkeit ihrer Ansicht oder von der Wirksamkeit ihres Verfahrens.

Normale und pathologische Reaktion. Nach allem bisher Gesagten ist es ohne weiteres verständlich, daß normale und krankhafte Suggestibilität fließend ineinander übergehen. Aus der einzelnen Reaktion ohne weitere Kenntnis der Persönlichkeit und der Begleitumstände läßt sich die Diagnose des Pathologischen nicht stellen. Die Frage lautet nicht, ob jemand überhaupt suggestibel ist — denn das sind wir alle —, sondern ob der *Grad* seiner Beeinflußbarkeit unter den gegebenen Umständen noch als durchschnittlich und normal angesehen werden kann. In aufgeregten Volksversammlungen oder in Zeiten starker seelischer Spannung (Beginn des Krieges) ist vieles nicht krankhaft, was unter gewöhnlichen Verhältnissen unzweifelhaft dafür gelten muß, und körperlich geschwächte, durch Infektionen oder Intoxikationen geschädigte oder psychisch aufgeriebene Menschen sind zu stärkeren Reaktionen berechtigt als andere. Insofern haben die gelegentlich aufgestellten Behauptungen, wir seien alle etwas hysterisch, oder aber es gäbe überhaupt keine Krankheit Hysterie, in gewissem Sinne beide recht. Wollen wir unter hysterisch nichts anderes verstehen als eine bloße Steigerung der normalen Suggestibilität, so muß die Abgrenzung ebensowohl der gesunden Psyche wie anderen Geistes- und Hirnkrankheiten gegenüber notwendig schwierig werden. Da sich alle gesunden Menschen suggestiven Einflüssen irgendwie zugänglich erweisen, so zeigen naturgemäß viele organisch und funktionell Kranke gelegentlich eine starke Steigerung dieser Eigenschaft. Nur darum weisen Paralytiker, senil Demente, an Hirntumoren leidende Kranke ebenso wie Manisch-Depressive, Epileptiker und Hebephrene gelegentlich auch hysterische Züge auf, und aus demselben Grunde treten solche Züge zuweilen nach einer Schwefelkohlenstoffvergiftung oder nach einem Erhängungsversuch zum ersten Male zutage. Jede Störung im nervösen Gleichgewicht, jede leichte Bewußtseinstrübung z. B. und ebenso jede Urteilsstörung vermindert die eigene psychische Energie und erhöht dadurch die Abhängigkeit von fremden Einflüssen, ein Zusammenhang, der das häufige Auftreten psychogener Symptome bei angeboren Schwachsinnigen ebenso erklärt wie die Tatsache, daß nicht bloß gesunde Überzeugungen aller Art, sondern auch Wahnideen bei in enger häuslicher Gemeinschaft lebenden Menschen (Ehefrauen von Querulanten) zuweilen von dem psychisch Stärkeren, Führenden auf den Schwächeren übertragen werden *(induziertes Irresein)*. Etwas Ähnliches beobachten wir — nur in viel größerem Maßstabe — bei den *psychischen Epidemien*, deren Zustandekommen eine Herabsetzung des individuellen Urteils und des persönlichen Verantwortungsgefühls infolge der Zugehörigkeit zu einer Masse voraussetzt.

Übrigens finden wir psychogene Symptome nicht selten auch an Organen, die von Hause aus schwach angelegt („Organminderwertigkeit") oder während des Lebens geschwächt waren. Ebenso häufig werden körperliche Zustände und Vorgänge fixiert, die zunächst auf nichtpsychogenem Wege ausgelöst worden waren. Hierher gehören manche Beobachtungen von hysterischer Taubheit (KEHRER), Blindheit und Aphonie, von Lähmungen, Zittern, Lidkrämpfen, Tics, Stottern, von Inkontinenz der Blase usw. Nicht immer handelt es sich dabei bloß darum, daß die Aufmerksamkeit durch eine im Leben erworbene organische Störung auf das geschwächte Organ gelenkt und dem Kranken dadurch die Unbefangenheit genommen wird, die besonders zum Wiederfinden einer einmal verlorengegangenen Innervation oder zum Unterdrücken eines Reizhustens etwa erforderlich ist. Zuweilen hat die Organschwäche schon von Geburt an bestanden und damit einen locus minoris resistentiae geschaffen, der die körperliche Wirkung von Gemütsbewegungen in eine bestimmte Bahn lenkt.

Man wird in dieser Hinsicht übrigens auch die *Gesamt*konstitution der einzelnen Kranken noch genauer untersuchen müssen. Beobachtungen von JOH. LANGE und E. GUTTMANN haben Beziehungen mancher hysterischer Anfälle zur *Tetanie* aufgedeckt, die durch die übertrieben angestrengte Atmung (Hyperventilation) im Beginn mancher Anfälle aktuell gemacht wird. KRAULIS hat in den Geschwisterschaften von Hysterischen mit Anfällen auffallend viel Epileptiker und LUXENBURGER in den Familien von Epileptikern 8mal so viel Hysterische gefunden als in der Durchschnittsbevölkerung.

Trotzdem wird der Nachweis eines psychogenen Symptomes die Annahme einer *bestimmten* psychopathischen *Anlage* und einer ausgesprochenen hysterischen Einstellung nur mit großen Vorbehalten rechtfertigen können. Wenn eine ganze Schulklasse die Chorea eines Mitschülers nachahmt, so können nicht alle Kinder schon vorher hysterisch gewesen sein, und für tausend Soldaten des Weltkrieges werden wir die gleiche Erwägung anstellen müssen. So stehen wir vor der Frage, welche seelischen Vorbedingungen denn — gleichviel ob eine eigentlich hysterische Einstellung vorliegt oder nicht — gegeben sein müssen, damit eine psychogene Störung eintreten kann.

In dieser Hinsicht standen sich gegen Ende des Weltkrieges zwei sich bekämpfende Anschauungen gegenüber, von denen wir bei der folgenden Erörterung zweckmäßig ausgehen werden. Die eine führte das, was man bis dahin hysterisch genannt hatte, wenn auch häufig in verblümter Form, auf bewußte *Simulation* zurück; die andere suchte die Ursache der psychogenen Erscheinungen in dem Vorhandensein eines *Unterbewußtseins*, das dem Körper und dem Bewußtsein des Kranken pathologische Reaktionen aufdrängte.

Zur Frage des Unbewußten habe ich oben Stellung genommen; die der Simulation aber läßt sich mit Ja oder Nein nicht beantworten. Nicht bloß im Kriege, sondern auch im Frieden treten uns alle Abtönungen der Stufenleiter entgegen, die von der schamlosen Vortäuschung zur wirklichen Krankheit führt. Die Ausdrücke, die in diesem Zusammenhang mit dem Anspruch auf Allgemeingültigkeit gebraucht zu werden pflegen, wie „Simulation", „Flucht in die Krankheit", „Defekt des Gesundheitsgewissens", ‚ungenügender Gesundheitswille", oder aber „Gewöhnung" und „Nichtwiederfinden einer Innervation", gelten immer nur für einen bestimmten Kreis von Fällen. Ja, oft liegen die Dinge viel verwickelter, als sich in Schlagworten und allgemeingültigen Formeln überhaupt ausdrücken läßt. Namentlich wenn es sich nicht um eine Mehrleistung (Tremor usw.), sondern um den Verlust einer Innervation handelt, die wieder gewonnen werden soll, kommt es zuweilen nicht bloß darauf an, *daß* der Kranke sie finden will, sondern *wie stark* er das wünscht, und ob er weiß, daß er sie eigentlich doch finden *könnte*. Aber es muß ja überhaupt nicht so sein, daß ein Patient — und sei es auch nur in einem Winkel seines Bewußtseins — krank sein will. Gewiß, daß besonders Frauen und Kinder zuweilen Störungen vortäuschen, um einen bis dahin versagten Wunsch durchzusetzen, das ist jedem Arzt geläufig. Aber es gibt doch auch psychogene Symptome aus hypochondrischer Ursache, ein Krankwerden infolge der Angst vor der Krankheit; ja nicht selten durchflechten sich beide Motivreihen, so gegensätzlich sie zunächst erscheinen, auch in der Form miteinander, daß ein körperlich und seelisch unzulänglicher Mensch grobe psychogene Symptome deshalb bekommt, weil man seine ursprünglich wirklich vorhandenen Störungen und Beschwerden nicht ernst genug nimmt. Er wird dadurch in eine Abwehrstellung gedrängt und trägt stärker auf, nur um uns sein Kranksein zu zeigen.

Alles in allem: die Feststellung eines psychogenen Symptoms sagt über das Seelenleben eines Kranken noch nicht allzuviel aus, und die *eigentliche Analyse* (und zwar der ererbten — psychophysischen — Konstitution ebenso wie des gegenwärtigen Seelenzustandes) *fängt erst nach dieser Feststellung an.*

Symptome. Nach dieser allgemeinen Erörterung will ich jetzt die häufigsten psychogenen Symptome besprechen. Der Versuch wäre aussichtslos, wenn er anstrebte, *alles,* was beobachtet worden ist, zu beschreiben oder auch nur zu erwähnen; ich würde dann allein über die hysterischen Gangstörungen eine Monographie schreiben müssen. Das ist aber auch ganz überflüssig. Gewiß, die Mechanismen, die auf psychogenem Wege in oder außer Betrieb gesetzt oder gestört werden können, sind zahlreich, aber wenn wir viele Fälle betrachten, so stellt sich doch eine überraschende Einförmigkeit heraus. Am deutlichsten sehen wir diese Einförmigkeit da, wo psychogene Reaktionen durch verhältnismäßig ähnliche Ursachen ausgelöst werden, also bei Unfall- und Kriegsverletzten. Nichtstehen- und Nichtgehenkönnen, Stimmlosigkeit, Stummheit, Arm- und Beinlähmungen mit oder ohne Muskelspannungen, Zittern, lautes Aufstoßen, Anfälle bestimmter Färbung kehren immer wieder. Zum guten Teil hängen diese Gesetzmäßigkeiten von den Beziehungen zwischen den Affekten und deren Ausdrucksbewegungen ab, zum anderen beruhen sie auf der Gleichheit der Erwartungen, mit denen veranlagte Menschen in die Krankheit eintreten. Diese Voraussetzungen sind bei Laien für alle medizinischen Dinge gewöhnlich ebenso elementar wie naiv, und deshalb sehen wir Abweichungen von den gewöhnlichen und groben Typen der psychogenen Reaktion eigentlich nur bei Ärzten oder medizinisch durch Zufall erfahrenen Leuten.

Sensible Störungen. Von den subjektiven *Mißempfindungen* haben eine Zeitlang der *Globus* und der *Clavus* eine bedenkliche Rolle gespielt. Unter *Globus* verstand man das Gefühl einer aufsteigenden Kugel im Hals, unter *Clavus* einen bestimmt gearteten Kopfschmerz. Beide Symptome sind, ganz abgesehen davon, daß sie bei vielen hysterischen Personen fehlen, auch insofern nicht spezifisch, als sie bei anderen Formen nervöser und besonders hypochondrischer Erkrankung auch vorkommen. Viele aufgeregte und ängstliche Menschen kennen ein würgendes, spannendes, drückendes oder ziehendes Gefühl im Schlund und im Hals, das z. B. das Zahnputzen und in schweren Fällen auch das Essen erschwert.

Noch bedenklicher ist das Suchen nach schmerzhaften *Druckpunkten* in der Gegend der Ovarien, der Mammae oder des Brustbeins. Bei suggestiblen Menschen werden solche Prüfungen häufig positive Ergebnisse haben, und sie sollten schon deshalb unterlassen werden, selbst wenn andere Bedenken gegen sie nicht vorlägen. Daß solche Bedenken bestehen, versteht sich bei den erotischen Neigungen mancher hysterischer Frauen von selbst. Über den Unfug, von diesen „Points" aus Anfälle auszulösen oder zu beenden, braucht man heute kein Wort mehr zu sagen. Ebenso versteht es sich von selbst, daß die „Ovarie" nichts mit den Ovarien zu tun hat und auch bei Männern vorkommt.

Auch auf die Gestaltung der *Anästhesien* näher einzugehen, erscheint mir Raumverschwendung. Jede Gestalt ist möglich, die der Kranke erwartet, und so sind manschettenförmige, para- und hemiplegische wie fleckförmige Typen natürlich häufiger als die, die wir bei organisch bedingten Anästhesien beobachten. Auch andere Unterschiede beruhen darauf. Die Kranken erkennen Gegenstände mit einer Hand, deren Haut angeblich anästhetisch ist, ebenso wie sie durch das Stereoskop auch mit dem hysterisch blinden Auge sehen können. Überhaupt gilt für die *Sehstörungen* das Gleiche wie für die Anästhesien, und die berühmte *Gesichtsfeldeinschränkung* der Hysterischen finden wir nicht bloß bei Unfallskranken, sondern bei allen Nervösen, die hypochondrische Neigungen haben. Ich möchte deshalb vor diesen Prüfungen ausdrücklich warnen, gebe aber zu, daß ihr Nachweis *gelegentlich*, bei zweifelhaften Lähmungen z. B., diagnostisch wertvoll sein kann. — Nicht gleichmäßig ist das Verhalten der *Schmerzreflexe* die von anästhetischen Gebieten ausgelöst werden sollen. Zuweilen sind sie da, zuweilen fehlen sie, und wahrscheinlich hat OPPENHEIM recht, daß sie dann auftreten, wenn sie überraschend eingeleitet werden, also nicht unterdrückt werden können.

Lähmungen. Psychogene *Lähmungen* treten entweder isoliert oder in Verbindung mit Kontrakturen oder Schmerzen auf. Im ganzen kann man als Hauptunterschied den organischen Lähmungen gegenüber betonen, daß hysterische Paresen nicht Muskeln, sondern *Bewegungen* betreffen. Auf mannigfache Weise läßt sich in fast allen Fällen nachweisen, daß die Kranken die angeblich gelähmten Muskeln in Tätigkeit setzen können, daß sie aber die Innervation nicht finden oder nicht anwenden, die für eine bestimmte Bewegung erforderlich ist. An den einfach schlaffen Lähmungen sind am häufigsten die Beine oder die *linke* Körperhälfte beteiligt; wahrscheinlich, weil die Kranken so am wenigsten behindert werden.

Häufiger ist die *Aphonie*, seltener vollkommene Stummheit. Die Stimmlosigkeit schließt sich gewöhnlich an eine organisch bedingte Heiserkeit an und kann verhältnismäßig oft durch überrumpelnde Maßnahmen beseitigt werden. — Lähmungen einzelner Augenmuskeln sind bisher nicht einwandfrei beobachtet worden, doch kann ihr gelegentliches Vorkommen angesichts der Fähigkeit mancher Menschen, z. B. den Levator für sich erschlaffen zu lassen, nicht bestritten werden. Eine psychogene *Ptosis* ist sicher festgestellt worden.

Hinsichtlich der hysterischen *Pupillenstörungen* sei bemerkt, daß es Lähmungen eines oder beider Sphinctermuskeln nicht gibt; wohl aber eine *mydriatische und eine miotische Starre*. Die erste beruht auf einer starken Hemmung, die zweite auf einem Krampf der Sphincterinnervation. Sodann beobachtet man Akkommodationskrämpfe, gewöhnlich in Verbindung mit einem Krampf der Interni.. Im ganzen sind psychogene Pupillenstörungen so selten, daß ihr Vorhandensein innerhalb und außerhalb des Anfalls bei weitem eher gegen als für die Diagnose eines „hysterischen" Zustandes spricht. Dazu muß ein Teil der früher (z. B. auch durch mich) beschriebenen Fälle von „hysterischer" Pupillenstarre im Anfall wahrscheinlich auf die tetanisierende Wirkung der Hyperventilation zurückgeführt werden, die durch die übertrieben häufige und angestrengte Atmung während des Anfalls bedingt worden war.

Reizzustände. Dagegen sind psychogene *Kontrakturen und Spasmen* der quergestreiften Muskulatur ziemlich häufig. Sie schließen sich oft an äußere Verletzungen und noch häufiger an Schmerzen an und können, wenn sie lange bestehen, zu sekundären Gelenkveränderungen führen. Bei ihrer Erkennung müssen mehr chirurgische und interne Störungen als neurologische ausgeschlossen werden. Das Bild der organischen, spastischen Lähmung wird selten durch psychogene Störungen vorgetäuscht. Die Erscheinungen der hysterischen Kontrakturen sind gewöhnlich gröber, man möchte sagen, unglaubwürdiger als die der organischen, abgesehen davon, daß sie sich entsprechend den medizinischen Vorstellungen des Kranken fast immer anders verteilen. Die *Reflexe* sind ja bei Nervösen meistens erhöht; aber selbst ein *Unterschied* zwischen der erkrankten und der nicht erkrankten Seite kommt bei rein psychogenen Lähmungen vor (FÜRSTNERs „pseudospastische Parese mit Tremor"). Auch ein Pseudoklonus wird beobachtet, den wohl der Erfahrene als solchen erkennt, den wir aber mit objektiven Untersuchungsarten vom organischen bis heute nicht immer unterscheiden können.

Im einzelnen seien als häufig der *Lidkrampf*, der sich gewöhnlich an Reizzustände am Auge anschließt, und die Kontrakturen der Hand in Form des *Schreibkrampfes* erwähnt. Auch hier ist aber zu beachten, daß keineswegs alle Fälle einfach auf suggestivem Wege zustande kommen und daß sie noch weniger alle bei im eigentlichen Sinne hysterischen Kranken beobachtet werden.

Wie weit die einzelnen *Ticarten* psychogen sind, läßt sich allgemein nicht sagen. Sicher sind sie viel häufiger, als man früher gedacht hat, Überbleibsel einer groborganischen Erkrankung (Encephalitis!); zuweilen erweisen sie aber durch ihre Abhängigkeit von suggestiven Maßnahmen auch ihre psychogene Entstehung.

Ebenso lassen sich allgemeine Regeln für den psychogenen *Tremor* nicht aufstellen. Das beste Kriterium liegt auch hier in dem Nachweis, daß eine ähnliche Störung aus organischer Ursache nicht vorkommt, während die Feststellung, daß das Zittern der Hände z. B. bei Ablenkung verschwindet, mehrdeutig ist.

Charakteristisch pflegt sich gewöhnlich der psychogene „*Romberg*" zu äußern. Die Kranken schwanken nicht eigentlich, sondern sie fallen, je nach der Hilfe, die sie zu erwarten haben, mehr oder minder rücksichtslos nach hinten oder nach der Seite um.

Über den Einfluß der Vorstellungen auf die Tätigkeit der Speichel-, Darm- und Schweißdrüsen habe ich oben schon gesprochen. Es kann nicht bestritten werden, daß hierin sehr ungewöhnliche Dinge vorkommen. So hat SCHINDLER Hautblutungen suggestiv hervorgerufen. Immerhin ist Vorsicht geboten; ein hysterisches „*Fieber*" z. B. wird durch Reiben am Thermometer, *Blasenbildungen* an der Haut werden durch mechanische oder chemische Reize erzeugt.

Anfälle. Hysterische *Anfälle* unterscheiden sich infolge ihrer seelischen Bedingtheit grundsätzlich von epileptischen Rindenkrämpfen. Niemand wird glauben, den elementaren Ablauf eines epileptischen Anfalls psychologisch beeinflussen zu können; bei Hysterischen drängt sich dieser Gedanke selbst dem Laien immer wieder auf. Freilich wird durch entsprechende Versuche gewöhnlich das Gegenteil des gewollten Erfolges erreicht; die lange Dauer vieler hysterischer Anfälle, die Stunden betragen kann, ist meist die Folge einer unzweckmäßigen Beachtung durch die Umgebung. Diese Dauer ist übrigens diagnostisch — der Epilepsie gegenüber — wichtig; wenn die Angehörigen oder die Kranken von stundenlangen Krämpfen berichten, die sich oft, vielleicht jeden Abend, wiederholen, so handelt es sich nicht um Epilepsie.

Auch eine große Häufung der Anfälle [1] spricht im allgemeinen eher für Hysterie, bei der sogar ein (natürlich harmloser) Status vorkommt.

Die hysterischen Anfälle sind untereinander keineswegs gleichwertig. Bei einem Teil handelt es sich um die Übertreibung oder die Ausnutzung von Vorgängen, die bei allen Menschen bereit liegen und von suggestiven Einflüssen ursprünglich nicht abhängen. Starke Gemütserregungen führen aus Gründen, die wir nicht kennen, die aber sicher etwas mit der Blutverteilung im Gehirn zu tun haben, bei manchen Menschen zur Ohnmacht. Die Erfahrung, daß solche Zufälle bei Kindern, Frauen, nervös veranlagten, erschöpften oder blutarmen Menschen häufiger sind als bei anderen, erklärt sich daraus, daß die Affekte bei ihnen leichter anschwellen und lebhaftere körperliche Wirkungen nach sich ziehen.

In anderen Fällen läßt sich die Entstehung der Anfälle aus dem *Zittern der Angst*, dem *Zusammenfahren beim Schreck* oder aus den *mimischen Begleiterscheinungen körperlicher Schmerzen* wiedererkennen — auch die Umsetzung von *klimakterischen „Wallungen"* in Anfälle habe ich beobachtet. Viele Anfälle werden auch durch die Erfahrung verständlich, daß *unerzogene Kinder* dazu neigen, sich zum Ausdruck ihrer Unzufriedenheit auf den Boden zu werfen und mit Händen und Füßen um sich zu schlagen, und daß nervös erregbare Erwachsene sich gelegentlich ähnlich verhalten. Ob man deshalb in diesen und anderen Reaktionen phylogenetisch uralte „Abwehrbewegungen" (KRAEPELIN) erblicken soll, mag dahingestellt sein; sicher ist nur, daß ähnliche Dinge („Totstellen" z. B.) auch bei Tieren beobachtet werden. Wie leicht manche von diesen Mechanismen beim Menschen ansprechen, zeigen gewisse schlechte Schauspieler, deren krampfhaft übersteigerte Affektäußerungen denen der Hysterischen oft zum Verwechseln ähnlich sind. — Daß die angestrengte Atmung (Hyperventilation) im hysterischen Anfall tetanische Erscheinungen auslösen oder — bei Epileptikern! — den hysterischen in einen epileptischen Anfall überführen kann (JOH. LANGE und E. GUTTMANN), habe ich schon erwähnt.

Der *erotische Ursprung* mancher Anfälle soll nicht bestritten werden — immerhin werden doch nur sehr selten einfach die Bewegungen des Coitus nachgeahmt.

Naturgemäß ändert sich die Gestaltung der Anfälle, wo schon eine Berührung mit anderen Kranken — mögen sie nun selbst an hysterischen oder epileptischen Zufällen leiden — stattgehabt hat. Den *großen klassischen Anfall* der CHARCOTschen Schule mit seinen vier Phasen, dem arc de cercle [2] und allem sonstigen wirksamen Zubehör sehen wir heute nur deshalb nicht mehr, weil wir die Hysterie nicht mehr in eigens dazu eingerichteten Krankenabteilungen züchten. Auch in der Salpêtrière ist er, wie wir durch BABINSKI wissen, verschwunden. Daß dagegen ein Kranker einmal einen epileptischen Anfall zu Gesicht bekommt und ihn dann nachahmt, läßt sich ebensowenig vermeiden, wie daß ein hysterischer Patient es mit seinen eigenen, ursprünglich nicht psychogenen Zuständen (Ohnmachten usw.) später ebenso macht. Noch häufiger sehen wir organisch oder toxisch bedingte Anfälle, wie die der Tetanie z. B., in hysterische so allmählich übergehen, daß eine sichere Unterscheidung im einzelnen Fall unmöglich wird.

Hier und da ist behauptet worden, auch der epileptische Anfall läge in jedem menschlichen Gehirn so bereit, daß er ausnahmsweise auch bei Hysterischen, durch starke Gemütsbewegungen etwa, ausgelöst werden könnte. Ich werde zu dieser Frage erst bei Behandlung der sogenannten *Affektepileptiker* Stellung

---

[1] Auf die „gehäuften kleinen Anfälle" der Kinder, die zum größten Teil *nicht* in das Gebiet der Hysterie gehören, soll im Abschnitt Epilepsie eingegangen werden.

[2] Den besten arc de cercle habe ich bei einer Katatonie gesehen.

nehmen können. Dagegen sei schon hier erwähnt, daß nicht selten auch genuine Epileptiker zu psychogenen Störungen neigen.

Nicht leicht verständlich ist es, daß Kranke, die lediglich infolge ihrer Erwartungen Anfälle bekommen, dadurch in tiefe *Bewußtseinsverluste* hineingleiten können. Häufig ist es freilich mit diesem Bewußtseinsverlust eine eigene Sache: dem Erfahrenen gelingt es nicht selten, mit scheinbar tief bewußtlosen Kranken schnell in sprachliche Verbindung zu treten; das Erscheinen einer mißliebigen Person verschlimmert die Krämpfe usw. Jedenfalls wird man auch während des schwersten hysterischen Anfalles niemals etwas sagen dürfen, was der Kranke unter keinen Umständen wissen soll; man wird sonst später erfahren, daß er es zwar nicht „weiß", aber „fühlt". Er hat behalten, was ihn anging, und doch zugleich in sein Bewußtsein die Vorstellung aufgenommen, von den Vorgängen während des Anfalls nichts behalten zu haben.

Auch das steht fest, daß sich die Kranken selbst während der heftigsten Anfälle trotz scheinbar rücksichtslosester Bewegungen zumeist nicht ernstlich verletzen; sie halten die Augen geschlossen, fallen vom Stuhl, aus dem Bett, stoßen mit dem Kopf gegen die Wand, auf den Boden — aber fast stets so, daß sie keinen wirklichen Schaden davontragen.

Trotzdem soll nicht bestritten werden, daß eine starke Trübung des Bewußtseins durch hysterische Anfälle herbeigeführt werden *kann*. Da diese Anfälle so gut wie immer die Entladung eines Affektes bedeuten, erklärt sich das aus der oben besprochenen Wirkung heftiger Gemütsbewegungen ohne weiteres.

Stupor, Verwirrtheit. Bei der vorstehenden Erörterung ist schon vorausgesetzt worden, daß die hysterische Bewußtseinstrübung an Krämpfe nicht gebunden ist; wie diese bei erhaltenem Bewußtsein ablaufen können, so wird auch jede Form von Bewußtseinstrübung ohne eigentlichen Anfall beobachtet. Verhältnismäßig häufig ist der hysterische *Stupor*. Er setzt plötzlich oder allmählich ein und kann sehr lange andauern oder sich von Zeit zu Zeit wiederholen; die Glieder sind schlaff oder gespannt, der Puls ist langsam oder (seltener) beschleunigt, die Pupillen reagieren, sind aber nicht wie im Schlaf verengt, die Augen sind geschlossen, schmerzhafte Reize werden nicht oder doch nur mit leichtem Erröten beantwortet — dabei halten sich aber die Kranken sauber, nehmen zweckmäßige Lageveränderungen vor usw.

In anderen Fällen kommt es, gewöhnlich wieder im Anschluß an heftige Gemütsbewegungen, zu *Verwirrtheitszuständen*. Die Kranken stehen auf, gehen mit geschlossenen, halb oder weit geöffneten Augen im Zimmer auf und ab, steigen aus dem Fenster, ins obere Stockwerk, in den Keller, kramen in Schränken herum oder werfen ihre Bettstücke umher. Zuweilen „sehen" sie auch schreckhafte Gestalten, Särge, Leichen, den Henker, Tiere, Fratzen, Gottvater, hören Glocken läuten, „Sphärengesänge" usw. Auf Anrufen wachen sie zumeist auf. Für die Beurteilung solcher *somnambuler Zustände* ist wichtig, daß sie bei Hysterischen gewöhnlich ziemlich gehäuft, jede Nacht z. B., auftreten, dann aber plötzlich, während eines Logierbesuches, im Krankenhaus, nach Eintritt eines neuen Kinderfräuleins oder infolge eines Versprechens, verschwinden.

Bei anderen Kranken finden wir *Wutanfälle* mit Toben, Schreien, Schlagen, Beißen, Kratzen, die zuweilen auch durch kleine Gaben Alkohol (pathologischer Rausch) ausgelöst werden und gewöhnlich schließlich in Schlaf übergehen; ferner *theatralische Entblößungsszenen* mit krampfartigem Hin- und Herwerfen, endlich *ängstliche Erregungen* mit ebensolchen Abwehrbewegungen. Zuweilen werden dabei frühere Erlebnisse, wie die erste sexuelle Erfahrung, wieder durchgemacht und ausgeschmückt; auch daran schließt sich ein körperlicher Krampf, der mit einem coitusähnlichen Anfall endet. Oder die Kranken spielen die Rolle eines kleinen Kindes (Infantilismus, Puerilismus), sprechen in Infinitivsätzen und von sich in der dritten Person, treiben allerhand Kindereien usw. Manchmal sehen wir auch *heitere Delirien*, in denen die Kranken sich für reich, mächtig, schön, begehrt ausgeben, Orden verleihen, Heiratsanträge ausschlagen oder annehmen. Schließlich benutzen Hysterische ihre Dämmerzustände gelegentlich dazu, um ihrer Umgebung Mitteilungen zu machen, die auszusprechen sie in normalem Bewußtseinszustand nicht fertig bringen: Verfehlungen etwa, die sie wirklich begangen, oder aber Heldentaten und Vorsätze, die sie sich angedichtet haben, und die ihnen außerhalb des Delirs selbst zu unglaubwürdig erscheinen.

Es versteht sich nach dem bisher Gesagten beinahe von selbst, daß alle hysterischen Delirien in ihrem Verlauf und in ihrer Dauer von der Art und von dem *Verhalten der Umgebung* beeinflußt werden. Sie klingen — wie die Anfälle — um so schneller ab, je weniger man den Kranken beobachtet, und schwellen z. B. im Hörsaal gewöhnlich schnell an. Oft lassen dann die Kranken alle ihre Rollen ablaufen, wechseln zwischen ängstlicher, zorniger, heiter verzückter Erregung, singen, schelten, weinen, jammern, breiten die Arme zum Himmel aus, werfen sich verzweifelt zu Boden, schlagen um sich, beißen, spucken, schimpfen, stecken die Zunge heraus, machen alberne Spässe, um dann wieder mit dem Ausdruck sinnloser Verzweiflung vor angeblichen Verfolgern in eine Ecke zu fliehen.

Zuweilen werden solche Zustände dadurch beendigt, daß man die Kranken zum Lachen bringt oder ihr Verhalten ironisiert. Immerhin ist das ein Verfahren, das auch den entgegengesetzten Erfolg haben und deshalb nicht als Regel empfohlen werden kann. Diagnostisch ist aber der Ausgang in beiden Fällen gleich brauchbar, denn epileptische Dämmerzustände werden durch solche Maßnahmen natürlich nicht beeinflußt.

Ganssersches Syndrom. Sehr charakteristisch ist für hysterische Dämmerzustände der allmähliche Übergang von ursprünglich willkürlichen in zwangsmäßige Leistungen. Die Kranken peitschen einen Affekt zusehends in die Höhe, bis sie in der schließlich erreichten Erregung alle Gewalt über sich verlieren, oder sie gleiten halb spielerisch in einen psychotischen Zustand hinein, aus dem sie aus eigener Kraft nicht wieder herausfinden können. Besonders deutlich läßt sich das bei jenen Dämmerzuständen beobachten, die GANSER bei Untersuchungsgefangenen beschrieben hat. Auch diese haben den (begreiflichen) Wunsch, für psychisch krank gehalten zu werden, und so bekommen sie das, was sie unter einer psychischen Krankheit verstehen. Sie reden und tun lauter verkehrte Sachen, wissen über ihr Alter, ihren Aufenthalt und über die Jahreszeit nicht Bescheid, rechnen verkehrt usw. Dazu klagen sie über Kopfweh, wenden sich im Bett ab, antworten nicht oder scheinen die Fragen nicht zu verstehen. Sie leben anscheinend in einer traumhaften Phantasiewelt oder zeigen ein eigentümlich läppisches Benehmen, geben schnippische Antworten, duzen den Arzt, spielen den anderen Kranken allen möglichen Schabernack, sprechen wie kleine Kinder (Puerilismus).

Pseudodemenz. Diese Zustände gehen fließend in andere über, bei denen die Bewußtseinstrübung zurücktritt, und in denen wir deshalb mit WERNICKE und STERTZ von einer bloßen *Pseudodemenz* sprechen. Sie kommt außer bei Untersuchungsgefangenen bei Unfallkranken, Kriegsteilnehmern, kurz wieder überall vor, wo ein Interesse besteht, für krank gehalten zu werden. Dabei scheint es, als wenn gewisse Rassen eine besondere Neigung zu dieser Störung besäßen; jedenfalls ist ihre Häufigkeit in Schlesien schon im Frieden aufgefallen.

Das Wesentliche bei der Pseudodemenz ist der mehr oder minder vollkommene Ausfall elementarer Kenntnisse bei einem Menschen, dessen geordnetes äußeres Verhalten diesen Mängeln auffallend widerspricht. Dieselben Kranken, die alle

Daten ihres Lebens, alle Schulkenntnisse und alle Lebenserfahrungen verloren haben wollen, sind durchaus orientiert über ihre gegenwärtige Lage, fassen jede Frage ohne weiteres auf, antworten auf den Vorwurf der Simulation, auf die Andeutung der Entmündigung u. dgl. gewandt und schnell und nehmen gelegentlich nicht bloß an ihrem eigenen Geschick, sondern auch an den Vorgängen in ihrer Umgebung gemütlich lebhaften Anteil. Dazu läßt sich aus der Art der Antworten häufig schließen, daß der Sinn der Frage verstanden worden ist, und daß die positiv falsche Erwiderung nicht nur keine Minder-, sondern in gewisser Hinsicht eine Mehrleistung darstellt. „Wenn jemand beispielsweise beim Auswählen von farbigen Fäden niemals das Richtige trifft, oder beim Merken der Zahl 375 zuerst 275, 385 usw. angibt oder beim Raten eines Rätsels anstatt „Kirschbaum" die Lösung „Kirchhof" gibt, so kann es keinem Zweifel unterliegen, daß zu einer Zeit die richtige Vorstellung geweckt war, dann aber wieder verdrängt wurde" (Stertz).

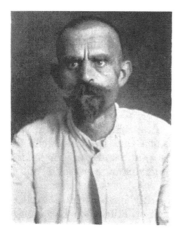

Abb. 11. Pseudodemenz.

Neben dem Ausfall an Kenntnissen und der Störung des Merkens, kurz, neben dem „Vorbeireden", finden wir zuweilen auch ein „Vorbeihandeln". „Verlangt man die Demonstration der Anwendung allgemein bekannter Gebrauchsgegenstände (Hammer, Bohrer, Schlüssel, Bürste), die Ausführung einer einfachen Handlung (Streichholz anzünden, Zigarre abschneiden, grüßen, winken), so tritt dieselbe Unfähigkeit zutage: die Kranken können apraktisch oder asymbolisch erscheinen; prüft man systematisch ihr Sprachverständnis, ihre Sprechfähigkeit, so erscheinen sie sensorisch oder motorisch aphasisch und entsprechendenfalls alektisch und agraphisch: sie verstehen nicht, ihre Wortfindung ist erschwert, sie suchen nach dem Ausdruck, geben sich dabei anscheinend alle Mühe, machen ein ratloses Gesicht, bringen dann das Wort entstellt, falsch oder gar nicht heraus, grimassieren, zittern, setzen an, greifen sich an den Kopf usw." (Schröder).

In solchen Fällen ist natürlich die Möglichkeit der *Simulation* schwer abzulehnen, und ganz allgemein erscheinen die Grenzen zwischen willkürlicher Vortäuschung und psychogener Entstehung gerade bei der Pseudodemenz besonders fließend. Immerhin finden wir in der Mehrzahl der Fälle neben der Pseudodemenz andere psychische Störungen, wie hypochondrische Verstimmungen, Entschlußlosigkeit u. dgl., sowie körperliche Symptome (Hemiparese und Anästhesie, Gesichtsfeldeinengung, Tremor usw.), die an der hysterischen Reaktionsweise keinen Zweifel bestehen lassen.

Zum Teil deshalb ist nicht bloß die Unterscheidung von organisch bedingter Demenz, sondern auch die vom *katatonischen Danebenreden* gewöhnlich verhältnismäßig leicht. An diesem fanden wir typisch das verantwortungslose Darauflosreden, das oft jede Beziehung zu der gestellten Frage vermissen läßt und das sich so gut wie niemals bloß bei der Prüfung gewisser Kenntnisse, sondern ebenso bei der Unterhaltung über irgendwelche Vorkommnisse des täglichen Lebens äußert. Das Danebenreden ist also entweder Teilerscheinung eines auch sonst erkennbaren Negativismus oder Ausdruck der läppischen Absicht des Kranken, sich über den Arzt lustig zu machen. Bei der Pseudodemenz dagegen beherrscht das Bild die Idee des Patienten, krank sein zu müssen, und deshalb suchen sein Gesichtsausdruck und sein Mienenspiel angestrengtes Nachdenken, Verständnis- und selbst Ratlosigkeit auszudrücken (vgl. Abb. 11). — Zuzugeben ist aber, daß psychogene Zustände vom Charakter der Pseudodemenz gelegentlich auch bei der Schizophrenie ebenso wie im Anschluß an epileptische Anfälle und im Verlauf organischer Prozesse (Hirntumor, Paralyse, nach Hirnverletzungen) vorkommen, sowie daß umgekehrt Zustände von Pseudodemenz plus Puerilismus (GANSER) von schizophrenen Zustandsbildern nicht immer leicht unterschieden werden können.

1. Beispiel. Landsturmmann, 42 Jahre alt, Steinschläger in J.

$2 + 2 = 5.$
$2 \times 2 = 3.$
$3 \times 3 = 15.$

Wie heißt unser Kaiser? „Ich weiß es nicht".
Wie lange dauert der Krieg? „18 Monate".
Wann angefangen? „Weiß nicht".
Monate aufzählen! „—, Februar, März, —, Mai, —, Juli, —, September, —, —, Dezember".
Nochmal! „—, Februar, März, —, —, Juni, —, —, —, Oktober, —, Dezember".
Noch einmal! „—, —, März, —, Mai, —, Juli, —,· —, —, November, —, Januar".
Datum? „Sonnabend, den 13". (Sonntag, den 15.).
Monat? (Oktober) „August".
Wo hier? „Breslau, im Lazarett für kranke Leute, Nervenkranke, Festungslazarett".
An welcher Straße? „Das weiß ich nicht".
1 Mark hat wieviel Pfennig? „1000 Pfg.".
$^1/_2$ Mark? „500 Pfg.".
Ein Taler hat wieviel Mark? „6".
Eine Mandel hat wieviel Stück? „60".
Wie sieht Schnee aus? „Grau".
Wie Gras? „Gelb".
Wie Kohle? „Hellgrau".
Merkfähigkeit: 8716 nach einiger Zeit: „Das weiß ich nicht, das ist schon wieder weg". Während der Beobachtung Anfälle, einmal auslösbar durch Druck auf die Unterbauchgegend.

2. Beispiel. Ein Arzt berichtet von sich: Als 14jähriger Junge sei er in der Turnstunde beim Springen gestürzt und habe sich den linken Fuß ganz leicht verstaucht; als die Stunde vorüber war, sollte er von zwei Mitschülern nach Hause geführt werden und dabei bemerkte er mit deutlicher Unlust, daß er schon wieder ganz gut auftreten konnte, er humpelte aber weiter und ging — wenn auch am Stocke — erst wieder, als der zugezogene Arzt energisch erklärte, dem Fuß fehle gar nichts. Den Stock nahmen ihm die Eltern nach 2 Tagen fort. Der damalige Patient weiß heute noch, daß es ihm hauptsächlich darauf angekommen sei, mit seinem Stock an dem Turnlehrer vorüberzugehen.

3. Beispiel. A. K., 53 Jahre alt, Universitätsprofessor, durchschnittlich heiteren Temperaments, aber weich und nicht sehr aktiv. Hat ein theoretisches Fach ergriffen, weil er praktische Aufgaben seiner Anlage wegen vermeiden wollte und seiner finanziellen Lage wegen nicht nötig hatte. Verliert im Kriege den einzigen Sohn. Seine Frau kann sich darüber nicht trösten und bedrückt ihn durch ihre Fassungslosigkeit. Plötzlich setzt bei ihm ein Krampus der rechten Hand ein, der sich bis zu 20mal am Tage wiederholt und auf irgendeine medikamentöse Therapie eines Arztes nach 2—3 Wochen wegbleibt. Mehrere Monate später, zu Beginn der Universitätsferien, Einsetzen von schmerzhaften, krampfartigen Kontrakturen der ganzen linken Körperhälfte, die wieder bis zu 20mal am Tage auf die Dauer von Minuten auftreten. Schwer geängstigt durch die Befürchtung eines organischen Hirnleidens. Heilung durch autoritative Versicherung der körperlichen Gesundheit und durch systematische Aufklärung über die Entstehung seines Leidens. Patient lehnt diese Erklärung zunächst schroff ab und nimmt sie erst an, als die entschiedene Suggestion, vom Tage des Semesterbeginnes an würden seine Krämpfe wegbleiben, eintrifft. — Psychogene Symptome haben sich bei ihm nicht mehr gezeigt, dagegen löst die Teuerung gelegentlich (nicht entsprechend begründete) Zukunftssorgen und damit Angstzustände aus. Heute, 14 Jahre später, geht es ihm in jeder Hinsicht vorzüglich.

4. Beispiel. E. B., 18 Jahre alt, wird 3 Tage nach der Verlobung in ihrem Zimmer im Stupor gefunden und zunächst als Meningitis behandelt. Ich fand sie in einem akinetischen Stupor mit geschlossenen Augen, auf Schmerzreize ebensowenig wie auf Anreden reagierend. Durch einfache Suggestivmaßnahmen wird sie zum Reden gebracht. Aber erst nachdem die Kranke Vertrauen gefaßt hat, gelingt es, nach Tagen die Ursache der Erkrankung zu

erfahren. Sie hatte ein halbes Jahr vorher in einem Seebade einen Fliegeroffizier kennengelernt, den die Eltern als Schwiegersohn ablehnten. Sie hatte sich heimlich mit ihm verlobt, dann aber durch Monate hindurch keine Nachricht von ihm erhalten. Jetzt hatte sie
einem ihr sympathischen jungen Mann auf Wunsch der Eltern ihr Jawort gegeben und am
Tage nach der öffentlichen Verlobung die Mitteilung des ersten Mannes erhalten, er sei
vor Monaten abgestürzt und bis jetzt krank gewesen. Sie hatte daraufhin telegraphisch
mit ihm ein Rendezvous im Café verabredet und nach der Rückkehr von diesem Zusammentreffen war sie in den Stupor verfallen. Der Anlaß ihrer Erkrankung lag offensichtlich
darin, daß sie aus ihrer Lage selbst keinen Ausweg fand. Sobald ihr freigestellt wurde,
unbeeinflußt durch die Eltern, zwischen beiden Männern zu wählen, ist sie vollkommen
gesund geworden und (in der Ehe) durch 5 Jahre hindurch geblieben.

    5. Beispiel. E. P., 23 Jahre alt, erhält nach 4 jähriger Verlobung einen Brief ihres im
Felde stehenden Verlobten mit der Bitte, ihn freizugeben. Sie beginnt einen Antwortbrief,
fühlt sich nach der ersten Zeile schwindlig und wird eine Stunde später steif an allen Gliedern
auf dem Sofa gefunden. So liegt sie eine Woche, antwortet nicht, sieht starr und verständnis-
los an die Decke, ißt aber, hält sich rein. Nach etwa 10 Tagen fängt sie an aphonisch zu
sprechen, gibt an, alles verschwommen zu sehen, ist rechts hemiparetisch, klagt über heftige
Schmerzen im rechten Arm. Zugleich stellt sich heraus, daß sie von dem Brief des Verlobten
und den Schwierigkeiten der letzten Wochen, die ihm vorangegangen waren, scheinbar
nichts weiß. — Durch einfache Verbalsuggestion („sie würde jetzt die Augen schließen,
dann würde ihr alles einfallen, und von dem Augenblick an würden alle körperlichen Störungen beseitigt sein") gelingt es, sowohl die Verdrängungserscheinungen wie die körper-
lichen Symptome in wenigen Minuten zu beseitigen. Später stellte sich heraus, daß die wichtigste Ursache ihrer Erkrankung die Angst vor
dem Vater war, der die Lösung der Verlobung schon lange wünschte und in rücksichtsloser
Weise über den Verlobten zu schelten pflegte. Es traten immer wieder Rückfälle auf, bis
die Kranke dem Einfluß des Vaters für längere Zeit entzogen wurde. Jetzt ist sie seit Jahren
gesund und (mit einem anderen) glücklich verheiratet.

    6. Beispiel. K. Sch., 44 Jahre, Arbeiter. Hat viel versucht, nirgends ausgehalten.
Trotz aller möglichen Bildungsansätze schließlich einfacher Arbeiter. Stets bestrebt, mehr
darzustellen, spricht gesucht gebildet, trägt ohne Refraktionsanomalie goldenen Kneifer,
hält häufig Vorträge über „philosophische", religiöse, politische Fragen. Häufig hypochondrische Klagen. Einmal nach Streit mit Vater hysterischer Anfall.

    Am 7. 4. 09 Zank mit Frau, erklärt (wie schon öfter) morgens 9 Uhr, er ginge fort und
käme nicht wieder. Geht in den Wald, will hier Suizidversuch durch Erhängen gemacht,
aber nicht fertiggebracht haben. Von hier ab fehlt ihm jede Erinnerung. Er scheint dann
im Walde herumgeirrt und schließlich stundenlang auf der Landstraße gewandert zu sein.
Taucht am nächsten Tag in Freiburg bei der Staatsanwaltschaft auf, beschuldigt sich dort
— wohl sicher zu Unrecht, aber so glaubhaft, daß es nach Monaten zur mündlichen Verhandlung vor dem Reichsgericht kommt — des Hochverrats während einer früheren Tätigkeit auf dem Ysteiner Klotz vor mehreren Jahren. Läßt sich ruhig verhaften, sitzt im
Untersuchungsgefängnis zwei Tage still, viel weinend, ohne sich zu beschäftigen, läßt sich
dann vor Untersuchungsrichter führen, erklärt, von den letzten Tagen (mit Suizidversuch)
nichts zu wissen. Selbstbeschuldigung sei unwahr. Seitdem ruhig, gleichmäßig, geordnet.

    7. Beispiel. G. Z., 28 Jahre. Mäßig begabt. Nach vielen vergeblichen Versuchen schließ-
lich Kaufmann. Kurz vor dem Bankerott plötzlich erregt, beschimpft Eltern, sie seien
an allem schuld, und obwohl diese versprechen, Schulden zu bezahlen, reist er ab. Treibt
sich monatelang in allen Hauptstädten der Welt herum, begeht Hochstapeleien, fällt aber
äußerlich nur durch sein unruhiges Wesen auf. Schließlich, nach $4\frac{1}{2}$ Monaten, „wacht
er plötzlich auf", geht in Wien zum deutschen Konsul, der ihn heimschickt. Angeblich
vollständige Amnesie von Auseinandersetzung mit Eltern an.

Erkennung. Auf körperlichem Gebiet setzt die Unterscheidung psychogener
und organisch-neurologischer Symptome natürlich die Kenntnis dessen voraus,
was bei organischen Nervenkrankheiten häufig vorkommt und ausnahmsweise
vorkommen kann. In der Mehrzahl der Fälle machen uns die Kranken diesen
Teil der Aufgabe leicht. Sie wissen nicht, daß die Pyramidenbahn kreuzt und
Lähmungen nach einer Kopfverletzung, einem elektrischen Schlag usw. auf
der gegenüberliegenden Seite des Körpers eintreten müßten; sie kennen den
Verlauf der motorischen und sensiblen Nerven nicht, und so entfernen sich die
von ihnen gebotenen Krankheitsbilder von den organischen gewöhnlich sehr
weit. Häufig lassen sie sich außerdem überrumpeln und heben z. B. einen Arm,
der sonst schlaff herunterhängt, bei ganz unzulänglicher Unterstützung hoch

oder sie halten ihn beim Beugen des Rumpfes in seiner Stellung fest, anstatt ihn der Schwere nach vorfallen zu lassen.

Ausnahmen beobachten wir naturgemäß dann, wenn der Kranke medizinische Kenntnisse erworben hat, also bei Ärzten, Arztfrauen und bei Patienten, die schon durch viele Krankenhäuser gegangen sind. Im ganzen werden aber in solchen Fällen häufiger interne und chirurgische Krankheitsbilder nachgeahmt als neurologische, und deshalb ist da, wo sich die psychogene Natur eines Symptoms nicht geradezu aufdrängt, eine sorgfältige allgemein-ärztliche Untersuchung geboten. Ja, selbst wenn die Psychogenie feststeht, werden wir nicht vergessen dürfen, daß *neben* ihr noch interne oder chirurgische Veränderungen bestehen können. Ich habe den Tod einer Kranken an einer Appendicitis erlebt, die nur der gleichzeitigen Hemianalgesie wegen übersehen worden war. Das Zusammentreffen ist nicht einmal immer zufällig: oft hinterlassen körperliche Störungen (Husten, Heiserkeit, Dyspnöe, Erbrechen, Gehstörungen, Schmerzen usw.) psychogene Folgen unmittelbar, oder veranlagte Personen (Kinder!) ahmen frühere organische Leiden später auf hysterischem Wege nach. Daß von einer organischen Nervenlähmung oder von einer Verstauchung nach der Heilung gelegentlich die Idee des Nichtkönnens zurückbleibt, ist ebenso verständlich wie die Erfahrung, daß ursprünglich organisch bedingte Schmerzen aus psychogener Veranlassung ihre Ursache überdauern können. In dem einen Falle findet der auf seine Lähmung eingestellte Kranke die zur Bewegung nötige Innervation nicht wieder, im anderen vermag er seine Aufmerksamkeit von dem erkrankten Gliede nicht abzuwenden; so verliert er in beiden die Unbefangenheit seinem Körper gegenüber, die für die Rückkehr in normale Verhältnisse erforderlich wäre.

Aus diesem Grunde bereitet die Differentialdiagnose psychogener Symptome von jeher gerade *bestimmten* organischen Nervenkrankheiten gegenüber besonders große Schwierigkeiten. Ihnen gemeinsam sind die Launenhaftigkeit ihres Verlaufs und die Flüchtigkeit ihrer Erscheinungen. Daß die Erscheinungen der *multiplen Sklerose* z. B. bei dem Kranken schließlich eine ständig gespannte Erwartung großzüchten: „Werde ich mich heute bewegen können?", und daß auf diesem Wege die gestern organisch bedingte Lähmung morgen eine psychogene werden kann, ist ohne weiteres einzusehen. Für die *Tetanie* liegen die Dinge ähnlich.

Häufig ist zur Diagnose des hysterischen Symptoms neben der Entstehung aus suggestiven Einflüssen auch das verlangt worden, daß dieselben Einflüsse es *heilen* könnten. Solange man darunter nur die *Möglichkeit* einer solchen Suggestivwirkung versteht, ist diese Forderung zweifellos gerechtfertigt; praktisch aber wird es auf das Kräfteverhältnis zwischen der krank- und der gesundmachenden Idee ankommen, und so wird man die hysterische Natur eines Symptoms nicht deshalb bestreiten dürfen, weil es uns nicht gelingt, wirksame Gegensuggestionen zu geben. Daß umgekehrt durch energische Suggestionen gelegentlich auch organische Zustände vorübergehend gebessert oder gar beseitigt werden können — ein organischer Husten hört für einige Zeit auf, eine leichte Parese scheint geringer geworden zu sein, eine psychische Störung (der Aufmerksamkeit z. B.) läßt sich vorübergehend durchbrechen —, wurde schon erwähnt.

Simulation. Die Unterscheidung der psychogenen von übertriebenen und vorgetäuschten Symptomen ist grundsätzlich unmöglich. Der psychologische Mechanismus, der beiden zugrunde liegt, ist derselbe bis auf den ersten Anstoß, der in dem einen Fall von einer bewußten Überlegung, in dem anderen von einer mehr oder minder unklaren Autosuggestion ausgeht. Oft gestattet uns freilich die Art des Symptoms den Schluß auf eine pathologisch verstärkte Suggestibilität.

Andererseits aber spricht selbst nachgewiesene Simulation noch nicht gegen Hysterie; denn auch Hysterische täuschen häufig mit Absicht Krankheitssymptome vor. Umgekehrt denkt sich jeder Mensch, der aus irgendeiner Ursache eine bestimmte Rolle durchführen will, in seine Aufgabe so lebhaft hinein, daß die Durchführung dieser Rolle jetzt fast automatisch erfolgt. Somit sind wir da, wo ein Interesse eines Menschen an seinen Krankheitssymptomen nachgewiesen ist, häufig außerstande, das Maß seiner Verantwortlichkeit für die von ihm hervorgebrachten Symptome einzuschätzen. In solchen Fällen ist die Frage Hysterie oder Simulation keine medizinische, sondern eine moralische, und sie sollte streng genommen nicht lauten: „Liegt Simulation oder Krankheit vor?", sondern vielmehr: „Wie weit ist sich der ‚Kranke' über das Wesen der von ihm gebotenen Symptome und über die Möglichkeit, sie zu unterlassen oder zu beseitigen, selbst klar?".

Dieses Ergebnis bedeutet praktisch eine schmerzliche Entsagung. Sie ist aber notwendig; denn die üblichen Simulationsproben, wie sie z. B. manche Augenärzte mit Hilfe des Stereoskops anwenden, sind nicht bloß Simulantenfallen, sondern auch Methoden zur Erkennung psychogener Symptome. Sobald ein angeblich auf einem Auge blinder Mensch darüber getäuscht wird, mit welchem Auge er sieht, wird sich die organische Gesundheit seines Auges herausstellen müssen, gleichviel ob er vorher die von ihm (mit dem kranken Auge) nicht gesehenen Bilder auf psychogenem Wege aus seinem Bewußtsein verdrängt oder ihr Vorhandensein in seinem Bewußtsein nur in Abrede gestellt hat.

Vorkommen. Psychogene Störungen befallen besonders leicht jugendliche, unentwickelte, weibliche und endlich wenig zivilisierte Menschen. Das Kind hat noch nicht in dem Maße gelernt, sich selbst in der Gewalt zu haben, seinen Körper zu beherrschen und den eigenen Willen fremder Beeinflussung gegenüber durchzusetzen wie der Erwachsene, der erst im Senium wieder gefährdeter wird. Die Frau erreicht darin im Durchschnitt überhaupt nicht dieselbe Festigkeit wie der Mann, und der ungebildete Landbewohner endlich steht seinen ganzen Lebenserfahrungen nach dem Kinde näher als der Städter: er hat weniger Gelegenheit, sich in der Selbstbeherrschung zu üben und bleibt zugleich naiver und damit beeinflußbarer als jener. Darum sehen wir die gröbsten psychogenen Erscheinungen wie schwere Kontrakturen und Anfälle am häufigsten bei jungen Mädchen der Dorfbevölkerung. Aus dem gleichen Grunde fehlen die Unterschiede, die sich in dieser Hinsicht später zwischen Mann und Frau herausstellen, noch in der Kindheit: bis zur Pubertät sind Knaben und Mädchen gleich gefährdet. Ein Fall, ein Schreck, eine körperliche Erkrankung können viele Kinder „hysterisch" machen, nur bleibt es dann gewöhnlich bei diesem einen Symptom, das bei vernünftiger Behandlung schnell wieder vergeht.

Daß psychogene Symptome bei nahezu *allen funktionellen und organischen Psychosen* vorkommen können, sagte ich schon. Wo es — wie bei der Paralyse z. B. — zuverlässige Hilfsmittel für die Erkennung dieser Krankheiten gibt, die sich durch hysterische Zutaten nicht verdecken lassen, macht das natürlich keine Schwierigkeiten; anders liegt es schon in den Fällen, in denen sich, wie bei vielen Epileptikern, manchen Alkoholisten und gewissen Thymopathen, psychogene und sonstige funktionelle oder organische Störungen aus *innerer* Ursache vermischen; diagnostisch besonders störend aber wird zuweilen das Auftreten psychogener Züge bei manchen schleichend einsetzenden organischen Krankheiten wie der Hirnarteriosklerose und dem Hirntumor und vor allem bei der Schizophrenie. Hinsichtlich der groborganischen Störungen kann deshalb nicht nachdrücklich genug betont werden, daß „hysterische" Symptome, auch wenn sie lange Zeit bestehen und sich durch Suggestivmaßnahmen verdrängen und erzeugen lassen, das Fehlen organischer Veränderungen *nicht* beweisen; ja die organischen Symptome selbst (sogar aphasische und apraktische) können zuweilen durch energische Suggestionen scheinbar geringer werden. Ich habe mir die so entstandene Fehldiagnose bei einer organischen Gangstörung (Hirntumor) vorzuwerfen. Bei Epileptikern sehen wir hysterische Störungen nicht bloß als Ausfluß dauernder psychischer Veränderungen, sondern auch im Dämmerzustand auftreten; so hat ROSENHAIN aus meiner (Breslauer) Klinik einen Fall beschrieben, in dem ein früher organisch (durch einen Beinschuß) bedingtes Hinken während eines epileptischen Ausnahmezustandes psychogen nachgeahmt wurde. Für die Schizophrenie endlich wird wohl jeder Kliniker zugeben, daß er hin und wieder deshalb irrt, weil sie sich nicht selten mit hysterisch gefärbten Bildern einleitet. Manche schweren psychotischen Störungen, die früher für typisch hysterisch galten, haben sich als schizophrene herausgestellt, und das Gleiche gilt für viele leichtere Formen, die wir von der reinen Psychogenie (oder auch Hypochondrie) bis heute noch nicht trennen können, auch. Dazu kommt, daß gewisse Eigentümlichkeiten im Wesen schizophrener Kranker — Launen, exzentrische Neigungen, Rücksichtslosigkeit, gelegentliche hypochondrische Klagen — zuweilen auch eine hysterische Charakterveränderung vortäuschen können.

Kriegsneurosen. Im Anschluß an diese allgemeine Darstellung sollen jetzt zunächst die sog. *Kriegsneurosen* besprochen werden, deren Erörterung sich von der der nervösen Unfallskrankheiten freilich erst von einem gewissen Punkte ab trennen läßt.

Der Krieg hat endgültig die Ansicht OPPENHEIMs widerlegt, daß diese Neurosen überhaupt nicht psychogen, sondern durch organische Veränderungen des Nervensystems bedingt worden wären. OPPENHEIM hatte dieselbe Ansicht schon hinsichtlich der Unfallsneurosen vertreten, ohne damit Anerkennung zu finden. Hätte aber noch ein Zweifel darüber bestanden, daß es keine „*traumatische Neurose*" als eine auf feinsten anatomischen Veränderungen des Nervensystems beruhende spezifische Krankheit, sondern nur durch Unfälle ausgelöste hypochondrische, querulatorische, neurasthenische oder psychogene Syndrome gibt, der Krieg hätte ihn restlos zerstreut.

Das schließt natürlich nicht aus, daß bei den Kriegsneurosen *körperliche Schädlichkeiten* mitgewirkt haben. Sicher haben außer den eigentlichen Anstrengungen auch die von Monat zu Monat schlechter werdende Ernährung, Alkohol- und Nicotinmißbrauch, die Störungen des Schlafes, die Folgen überstandener Infektionen usf. die Neigung zum Auftreten psychogener Erscheinungen gesteigert. Dazu sind *seelische Schädlichkeiten* getreten. Nicht bloß die dauernde Spannung und die Angst, sondern auch der Widerwille gegen das Feldleben und gegen die militärische Disziplin, der Neid gegen die „Reklamierten" und die in gesicherter oder wenigstens bevorzugter Stellung befindlichen Kameraden, die Sorge um die Zukunft, die Familie und das Geschäft und das durch verzweifelte Briefe aus der Heimat noch gesteigerte Heimweh haben die Widerstandskraft immer weiter zermürbt. Dabei haben sich die Wirkungen dieser Schädigungen unter den besonderen Umständen der Kriegsjahre nach Gesetzen, die aus der Psychologie der Masse längst bekannt waren, in einer Weise ausgebreitet und erhöht, die das lawinenartige Anschwellen der Neurosen ohne weiteres erklärt.

Bekanntlich trugen diese Neurosen nicht alle ein spezifisch hysterisches Gepräge; nur ein Teil der überhaupt erkrankten Soldaten bekam psychogene Störungen; bei einem anderen blieb es bei allgemein-nervösen Symptomen; und bei einer dritten, verhältnismäßig großen Gruppe haben sich nervöse, hypochondrische, querulatorische Syndrome vermischt. Besonders häufig sind

dabei ursprünglich neurasthenische (wie sonstige körperliche) Störungen durch
psychogene Symptome später überlagert und ersetzt worden.

Grundsätzlich wichtig ist in diesem Zusammenhang eine Frage, die durch
die Angaben mancher Kranken immer wieder aufgerollt worden ist. Zuweilen
haben neurotische Soldaten behauptet, mit ihren Störungen aus einer „Bewußtlosigkeit" infolge einer einmaligen und plötzlichen Schädigung (einer Hirnerschütterung, einer körperlichen oder seelischen Erschöpfung, eines heftigen Schrecks)
aufgewacht zu sein. Wir sind in der Beurteilung dieser Fälle vorsichtig geworden;
wir glauben nicht mehr recht an diese Bewußtlosigkeit, die für „Begehrungsvorstellungen" und ähnliches keinen Raum gelassen hätte, und wir wissen auch,
daß die meisten sogenannten „Verschüttungen" bei Neurotikern harmlose
Ereignisse gewesen sind; aber wir werden dafür etwas anderes glauben: daß
nämlich in gewissen Zuständen seelischer Zermürbtheit, die nach außen auch
einmal als Stupor erscheinen können, das Auftreten von Gegengründen (im
Sinne des Gesundheitsgewissens bzw. des Gewissens überhaupt) gehemmt,
dafür aber die Umsetzung gewisser gefühlsstarker Erwartungen in körperliche
Störungen erleichtert ist.

Ich will aber auch das nicht bestimmt in Abrede stellen: daß ausnahmsweise
wirklich zuerst eine Aufhebung des Bewußtseins und daß später nach dem
Erwachen die hysterische Reaktion eingetreten ist. Die Erklärung dieser Fälle
kann vielleicht nicht einheitlich sein. Schon immer wollten manche hysterische
Kranke ihre Anfälle aus dem Schlaf heraus bekommen — auch im Schlaf ist ja
die Psyche nicht ganz ausgeschaltet, und ein affektbetonter (ängstlicher) Traum
würde einen entsprechenden Anfall ohne weiteres erklären. Was aber die Stupor-
zustände angeht, so habe ich wiederholt das Vorhandensein bestimmter, gefühls-
betonter Vorstellungen bei Kranken nachweisen können, die ihre Angehörigen
und das Personal für tief bewußtlos gehalten hatten. Bei Soldaten aber war
das Erwachen aus einem wirklich tiefen Stupor, mit dem allmählichen Wieder-
auftauchen aller Schrecknisse vorher, besonders geeignet, aus dem verständlichen Wunsch nach Ruhe eine „Flucht in die Krankheit" zu machen. — Es
gibt jedoch noch andere Erklärungsmöglichkeiten. Auch dem gesunden Menschen
kann infolge eines starken Schrecks vorübergehend die Herrschaft über seine
Glieder entgleiten. Der Hysterische unterscheidet sich von ihm häufig nur
dadurch, daß er diese Herrschaft später nicht wieder erlangt — gleichviel ob
er sie infolge eines Affektes, durch eine Verstauchung oder eine organische
Nervenlähmung verloren hatte. Erinnert sei auch an Wollenbergs Bemerkung
über das „Festnageln" der zur Zeit des Erlebnisses eingenommenen Haltung.
Eine lang dauernde Bewußtlosigkeit würde diesen Zusammenhang wohl unterbrechen, aber dann werden die körperliche Erschöpfung, die sich an sie anschließt, oder die nachzitternde Angst die Entstehung psychogener Symptome
begünstigen.

Damit wende ich mich zu der wichtigsten Frage, vor die uns die Kriegs- wie
alle Neurosen dieser Art immer wieder stellen: zu den Beziehungen zwischen
Konstitution und Syndrom und damit zu dem psychischen Gesamthabitus der
erkrankten Personen. Im Krieg wie im Frieden treffen wir psychogene Symptome bei gewissen psychopathischen Typen so viel häufiger als bei anderen
Menschen, daß hier innere Beziehungen bestehen müssen. Wir werden diese
Beziehungen erst im nächsten Abschnitt — bei Besprechung der eigentlich
hysterischen Persönlichkeiten — ganz aufklären können; hier sei nur das vorweg-
genommen, daß sich diese Veranlagung in psychogenen Symptomen äußern
kann, aber nicht äußern muß, ähnlich wie sich umgekehrt psychogene Störungen
bei hysterisch eingestellten Menschen zwar oft finden, diese Einstellung aber
doch nicht beweisen.

Was nun den Krieg im besonderen angeht, so haben sich unter den zehn Millionen Soldaten selbstverständlich auch zahlreiche von Hause aus hysterische Persönlichkeiten — man denke an die vielen selbstverliehenen Eisernen Kreuze — befunden. Aber im ganzen hat es sich dabei um verhältnismäßig harmlose und leichte Spielarten des hysterischen Charakters gehandelt, die ja auch in der Friedenspraxis — und diesmal nicht bloß bei Männern — häufiger sind als die

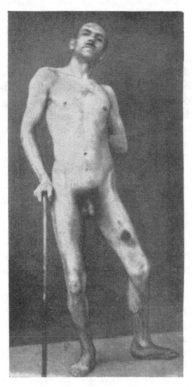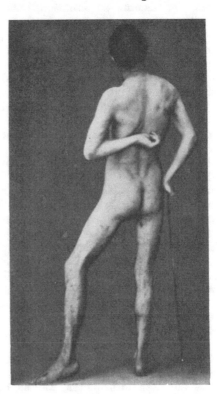

Abb. 12.   Abb. 13.
Abb. 12 und 13. Psychogene Gangstörung.

schweren Typen; und fast immer hat sich die Grundabsicht, Aufsehen zu erregen, nicht sowohl in Lähmungen und Kontrakturen, in Tremor, Blindheit, Taubheit u. dgl. als vielmehr in der Pseudodemenz, in pseudologistischen Erfindungen und in hysterischen Anfällen entladen. Ganz zur Geltung gekommen sind die schweren Hysteriker jedoch erst *nach* der Revolution; nach dem 9. November 1918, an dem so viele psychogene Störungen von selbst heilten, hatten sie aber nur selten Anlaß, die Aufmerksamkeit der anderen gerade durch Krankheitserscheinungen zu erzwingen.

Im übrigen werden wir uns darüber klar sein müssen, daß das Krankenmaterial, das wir während des Krieges zu Gesicht bekommen haben, nicht einheitlich gewesen ist. Wohl war von vornherein der große Prozentsatz von Hause aus psychopathischer Menschen unter den Kriegshysterikern aufgefallen. Aber der psychische Habitus hat sich während des Krieges erheblich verschoben, im ganzen etwa in demselben Zeitmaß, in dem die Auffassung der behandelnden Ärzte von den beobachteten Symptombildern immer mehr nach der Seite der Simulation geneigt hat. Das Heer wurde durch ein Menschenmaterial aufgefüllt, das zum Teil nervös minderwertig, zum Teil aber nur durch seine soziale

Einstellung für die militärische Verwendung besonders ungeeignet war. Das wird man unterscheiden müssen. Der alte Landstürmer, der die Sorge um seine Familie und sein Geschäft mit zum Ersatztruppenteil nahm und der oft schon krank wurde, ehe er die Front überhaupt erreicht hatte, stand unter anderen seelischen Bedingungen als der begeisterungsfähige, aber auch leicht ernüchterte Kriegsfreiwillige des Jahres 1914. Dazu wurden neben körperlich Minderwertigen, deren Veranlagung zu funktionell-nervösen Erkrankungen in der Schwäche irgendeines Organsystems bestand, freilich auch immer mehr Psychopathen eingestellt. Schließlich aber haben wir psychogene Erkrankungen auch bei solchen Soldaten beobachtet, die sich in den ersten Jahren des Krieges als durchaus widerstandsfähig erwiesen hatten.

Diese Entwicklung ist es gewesen, die beinahe allen Beobachtern die Überzeugung aufgedrängt hat, daß die *Simulation* eine immer größere Rolle in der Entstehung dieser angeblichen Krankheiten gespielt hat. Vom Ende des Krieges wissen wir bestimmt, daß das Zittern, die Lähmung, der Krampfanfall geübt und daß in diesen Symptomen unterrichtet worden ist. So würde sich, wenn der Krieg noch länger gedauert hätte, die Gleichung Hysterie = Simulation wohl mit sehr großer Wucht durchgesetzt haben; sie wäre aber nur für viele Fälle, namentlich der letzten Zeit, aber nicht für *alle* richtig gewesen, und noch weniger hätte sie die allgemeingültige Formel für das Verständnis der psychogenen Störungen überhaupt, einschließlich der unter Friedensbedingungen entstandenen, enthalten. Gewiß werden Angehörige und Ärzte auch im Frieden häufig absichtlich getäuscht, und sicher werden wir dem Symptom allein oft nicht ansehen können, wieweit der Kranke für seine Entstehung verantwortlich ist. Aber ebenso sicher werden — ich erinnere an die psychische Impotenz, an manche Formen des Stotterns und an die sogenannten Herzneurosen — psychogene Störungen zuweilen überhaupt nicht durch den Wunsch, krank zu werden, sondern durch die Angst vor der Krankheit hervorgerufen. Zudem kann ich auch für diejenigen Patienten, deren Interesse an ihrer Krankheit feststeht, nicht zugeben, daß sie sich über dieses Interesse immer ganz klar sind und daß sie somit gar nicht als krank gelten dürfen. Auch unter den Kriegsneurotikern haben wir — wenigstens im Anfang des Krieges — nicht wenige junge Leute gesehen, die gern wieder ins Feld hinausgehen wollten und die einen Tremor u. dgl. nur deshalb behielten, weil sie durch den Krieg dauernd geschädigt zu sein glaubten. Mancher, der so in die Krankheit hineingeglitten war und aus eigener Kraft nicht wieder herausfinden konnte, ist nach Beseitigung der Symptome sichtlich erfreut und erleichtert gewesen. Andere freilich haben jedem therapeutischen Versuch trotzigen Widerstand entgegengesetzt — diese sind dann nach Beendigung des Krieges beinahe immer von selber genesen. Somit werden wir hier Unterschiede machen müssen. Nicht jeden Soldaten, den das Trommelfeuer das Zittern gelehrt hatte und der nun bei dem bloßen Gedanken an die Rückkehr ins Feld wieder zu zittern begann, werden wir der Simulation bezichtigen dürfen — genau so wenig wie wir das Wort deshalb anwenden dürfen, weil Offiziere durch die Drohung mit der Verabschiedung und Landstürmer durch die Dienstunbrauchbarkeitserklärung geheilt werden konnten. Wir werden vielmehr die Frage „Simulation" oder „Krankheit" als für die meisten Fälle falsch gestellt fallen lassen und nicht mehr fragen, ob die hysterischen Kranken gesund werden wollten, sondern *wie stark* dieser Wille war, und ob nicht in irgendeinem Winkel ihres Bewußtseins noch ein anderer Wille gewohnt hat, der Gedanke nämlich, daß es vielleicht doch Vorteile hätte, noch krank zu bleiben. Praktisch haben wir ja alle dieser Einsicht Rechnung getragen; wir haben die Hysteriker so gut wie niemals an die Kriegsgerichte verwiesen, sondern ihnen in allen möglichen Formen immer wieder goldene Brücken gebaut. Wir haben es vermieden, sie durch Schroffheit in eine Abwehrstellung zu treiben, weil wir aus Erfahrung wußten, daß unsere Behandlung sonst gar keine Erfolge mehr haben würde.

Unfallsneurosen. Dieser Besprechung ist bezüglich der Unfallsneurosen nur wenig hinzuzufügen. Sie bilden in ihrer Gesamtheit durchaus keine einheitliche Krankheit. Weder der konstitutionelle Boden, auf dem sie entstehen, noch der psychologische Mechanismus dieser Entstehung sind in allen Fällen die gleichen. Manche Nervöse sind, wie ALEXANDRA ADLER gezeigt hat, durch ihre seelische Eigenart nicht nur zur neurotischen Verarbeitung, sondern schon zum Erleiden von Unfällen vorherbestimmt. Außer für Hysterische, die einen Unfall erleben wollen, gilt das für gewisse überängstliche Menschen ebenso wie für andere, die allzu eifrig und ehrgeizig sind; beide tappen, die einen durch ihre Unsicherheit, die anderen durch ihre Hast, leichter als andere in Gefahren und damit unter Umständen in Unfälle hinein. Aber auch die seelische Einstellung, die auf den Unfall eine Neurose entstehen läßt, ist nicht bei allen Kranken dieselbe. Eine mehr oder minder starke Neigung zu hysterischen Reaktionen, eine hypochondrisch-ängstliche Grundstimmung, ein mehr querulatorisches Temperament oder eine konstitutionell nervöse Ermüdbarkeit und Leistungsunfähigkeit mögen schlagwortartig wenigstens die häufigsten hier vorkommenden Typen kennzeichnen, die sich aber durchaus nicht scharf voneinander absetzen, sondern sich vielfältig ineinander verflechten. Dem entspricht es, daß sich keineswegs alle Fälle auf die einfache Formel bringen lassen, die STRÜMPELL mit dem Wort „Begehrungsvorstellungen" zu geben versucht hat. Es ist gewiß wahr: dieselben Verletzungen haben früher, ehe es eine Unfallgesetzgebung gab, keine Neurosen nach sich gezogen, und diese Neurosen bleiben von jeher da aus, wo (bei Offizieren auf der Reitschule in Hannover z. B., bei Sportverletzungen usw.) kein Anspruch auf Rente, sondern nur der dringende Wunsch nach der Genesung besteht. Aber ebenso gewiß ist, was neuerdings namentlich von HOCHE und v. WEIZSÄCKER wieder stärker betont wird, daß es sich nämlich bei vielen dieser Menschen um eine ähnliche Einstellung handelt wie bei den echten Querulanten. Sie fühlen sich in ihrem Rechtsgefühl verletzt, wenn sie nach einem ihrer Ansicht nach erheblichen Unfall keine Rente erhalten, und sie werden deshalb durch den Widerstand gegen ihre Ansprüche, die Bekritelung ihrer Behauptungen über den Unfall und seine nervösen Folgen, durch die ärztlichen Begutachtungen, die Aufnahme in das Krankenhaus und durch die Denunziationen von Nachbarn immer tiefer nicht nur in die Beobachtung ihrer nervösen Beschwerden, sondern auch in den Kampf um die Rente gedrängt. Es ist also verständlich, daß Zahl und Stärke der von dem Verletzten behaupteten Beschwerden mit zunehmender Entfernung vom Unfallereignis nicht geringer, sondern größer werden.

Diese Beschwerden fallen nun durchaus nicht alle unter den Begriff der eigentlich psychogenen Störungen. Vielfach sind sie hypochondrischer Art — die Kranken achten auf ihren Kopf, ihren Schlaf, ihre Herztätigkeit, ihre Verdauung, und sie finden nun dasselbe, was hypochondrisch veranlagte junge Mediziner zu Beginn ihres Studiums auch finden können, daß diese Selbstbeobachtung nämlich subjektive Beschwerden erzeugt oder mindestens verschärft. Andere sind einer konstitutionell nervösen Anlage wegen niemals ganz leistungsfähig und immer ein wenig ermüdbar gewesen; sie haben sich aber früher zur Arbeit gezwungen und sich dabei, wie sehr viele Nervöse, besser gefühlt als mancher wohlhabende Mensch vor dem Kriege, der zwar ebenso nervös war, aber nicht arbeiten mußte. Jetzt kommt ein Unfall, der Zwang zur Arbeit fällt zunächst fort, und beim Versuch, die Arbeit wieder aufzunehmen, tritt, wie bei vielen Menschen nach längerer Ausspannung, zuerst nicht eine Erhöhung, sondern eine noch weitere Verringerung der Arbeitsfähigkeit auf, die naturgemäß auf den Unfall bezogen wird. Bei einer noch anderen Gruppe gibt die Kampfstimmung des Querulanten der Einstellung und dem Gebahren des Unfallverletzten von vornherein ihre entscheidende Note. Manche vergessen selbst im Gespräch mit dem Arzt gelegentlich ihre angeblichen oder wirklichen Beschwerden, sie kämpfen — und zwar oft im durchaus guten Glauben — nur noch um ihr vermeintliches *Recht*. Zuweilen kommen sie dadurch wirklich wie echte Paranoiker zu Erinnerungsfälschungen und zu krankhaften Mißdeutungen ihrer Erlebnisse. Aber hypochondrische Beschwerden, wie Kopfdruck, subjektive Herzsensationen und Schlaflosigkeit, brauchen deshalb durchaus nicht zu fehlen. Sie müssen auch nicht erfunden, sondern können sehr wohl die Folge des Kampfes und der mit dem Kampf verbundenen Aufregungen sein.

In vielen Fällen wird der Rentenkampf einfach wegen eines begreiflichen Irrtums geführt. Dann handelt es sich um Psychastheniker, deren Leistungsfähigkeit niemals allzu groß war und jetzt — in vorgerückten Jahren — auch ohne den Unfall noch kleiner sein würde, die es aber für selbstverständlich halten, daß erst der Unfall sie krank gemacht hat. Gesünder, d. h. leistungsfähiger werden durch den Kampf um die Rente, durch ärztliche Untersuchungen usw. ja auch sie gewiß nicht; aber im ganzen befinden sie sich doch ziemlich in derselben Lage wie die Mütter und Frauen, die Söhne und Männer gesund in den Krieg entlassen und geisteskrank zurückerhalten hatten; auch sie konnten nicht einsehen, daß diese Krankheiten nicht durch den Krieg, sondern durch Syphilis oder durch Vererbung bedingt worden waren. Wer sich so irrt, ist darum natürlich noch kein Querulant.

Häufig beruht die soziale Unbrauchbarkeit der Unfallskranken einfach darauf, daß sie gleich im Anfang eine Rente erhalten und dann das Arbeiten verlernt hatten. Erst dadurch wurden sie wirklich und endgültig krank. Wenn man ihnen in Zukunft keine Rente mehr versprechen und geben wird (vgl. S. 1674), werden die Unfallneurosen verschwinden.

Die hysterische Einstellung.

Ich habe wiederholt betont, daß ein psychogenes Symptom über die ererbte psychophysische Konstitution eines Menschen noch nichts aussagt. Selbst organische Hirnkrankheiten, Vergiftungen usw. können solche Störungen auslösen, und als Massenwirkungen werden sie bei Menschen beobachtet, die ohne die Massenursache, den Krieg z. B., wahrscheinlich überhaupt nie krank geworden sein würden.

Andererseits gibt es aber doch nicht bloß Symptome, sondern auch Menschen, die Ärzte und Laien seit sehr langer Zeit hysterisch genannt haben, und unter diesen „hysterischen" Menschen auch solche — sie sind übrigens selten —, die unter Umständen ein ganzes Leben lang keine einzige eigentlich psychogene Störung bekommen. Was haben also diese hysterischen Menschen mit den hysterischen, d. h. psychogenen Symptomen zu tun?

Gäbe es hier gar keine Beziehungen, so würde der oft gemachte Vorschlag, das Wort „hysterisch" in dem einen oder in dem anderen Zusammenhange (oder in beiden) ganz zu streichen, wahrscheinlich längst durchgedrungen sein. Das Wort ist schlecht, aber daß wir keinen Begriff mit ihm verbinden, ist nicht wahr.

Wesen. Bei der Erörterung der psychopathischen Temperamente (S. 1577) haben wir von dem Geltungsbedürfnis mancher Menschen gesprochen, die sich immer in Szene setzen, eine Rolle spielen, alles aufbauschen, alles übertreiben müßten, um ihr Lebensbedürfnis zu befriedigen. Nicht bloß vor anderen, sondern auch vor sich selbst wollen sie mehr gelten, als ihren Fähigkeiten und Leistungen, ihrer Herkunft und ihrer Lebenslage entspricht, und nicht bloß in den Augen der anderen, sondern auch innerlich wollen sie mehr erleben, als ihre eigentliche Natur ihnen erlaubt (JASPERS). Darum das Krampfhafte, Gewollte, Gemachte, Unwahre in ihrem Wesen; darum aber auch die Beziehung dieses Charakters zum psychogenen Symptom: wenn sonst nichts, das *Unechte* ist beiden gemein.

Nun ist das Geltungsbedürfnis als solches natürlich normal. *Jeder* will vor sich und anderen etwas bedeuten; er würde sonst weder etwas leisten noch innerlich jemand sein. Das hysterische Geltungsbedürfnis aber hat ein besonderes Gesicht; hinter all diesen übertriebenen Ansprüchen an ein eingebildetes Leben steht die *Insuffizienz dem wirklichen Leben gegenüber*, das Unvermögen, seine Schönheiten und seine Leiden tief zu fühlen, seine Aufgaben zu bezwingen und sich selbst durchzusetzen. Die Kranken glauben nicht an sich und ihre Kraft; sie sprechen auf die gewöhnlichen Reize des Lebens nicht an und trauen sich normale Erfolge nicht zu. Man denke an Goethes Erklärung der „problematischen Naturen, die keiner Lage gewachsen sind, in der sie sich befinden, und denen keine genug tut".

Konstitution. Gibt es also eine hysterische Konstitution? Gewiß, wir kennen Menschen, deren ganzes Leben die Diagnose „Hysterie" zu rechtfertigen scheint. Aber was wir so nennen, ist doch schon eine von uns geschaffene Abstraktion. Hätten wir unsere Psychopathen nach anderen Gesichtspunkten geordnet, andere Eigenschaften als wesentlich herausgestellt oder als unwesentlich beiseite gelassen, so wären die Hysterischen vielleicht über viele, weit auseinander-liegende Gruppen zerstreut. Das ist ja eine der größten Schwierigkeiten der psychiatrischen Konstitutionsforschung überhaupt: ob das, was wir am seelischen Verhalten unserer Kranken für wesentlich halten, vom erbbiologischen Standpunkt aus auch wesentlich ist, wird sich mit rein psychologischen Mitteln niemals feststellen lassen.

Ich darf hier daran erinnern, daß schon das Gefühl der Unzulänglichkeit, in dem wir eine notwendige Voraussetzung der hysterischen Einstellung sehen, bei vielen und sehr verschiedenartigen Psychopathen beobachtet wird. Wir finden es bei psychasthenischen, willensschwachen, affektlabilen, sensitiven und bei ausgesprochen dysthymen Menschen. Wir wissen, daß sich diese Psychopathen in anderer Hinsicht, auch seelisch, ja sogar diesem Gefühl gegenüber durchaus verschieden verhalten. Ein Teil kommt früher oder später in müder Entsagung zur Ruhe; ein anderer gleicht seine Insuffizienz durch vermehrte Anstrengungen aus; ein dritter gleitet vorübergehend in sensitiv-paranoische Auffassungen hinein; ein vierter quält sich mit Selbstvorwürfen, ein fünfter seine Umgebung mit ewigem Quengeln und Nörgeln; und nur ein Bruchteil sucht für seine Minderwertigkeit in einem Scheinleben Ersatz.

Diesen Bruchteil nennen wir hysterisch. Sehen wir uns aber diese hysterischen Psychopathen im einzelnen an, so läßt sich zunächst wenigstens das Negative beweisen: daß sie nämlich nicht alle zu denselben Konstitutionen gehören. Es gibt Unterschiede in der seelischen Struktur sowohl wie im Verlauf — der z. B. cyclothym sein kann —, und es gibt unzweifelhaft auch *Unterschiede im Körperbau.* Manchmal sind diese Unterschiede so groß, daß wir vielleicht allmählich anfangen könnten, sie auch *für die Prognose mitzuverwerten.* Wenn ich an die Fälle zurückdenke, deren Leben ich zum Teil durch mehrere Jahrzehnte habe verfolgen können, so haben die (häufigen) gutartigen jungen Hysterischen, die später gesund und sozial geworden sind, *körperlich* wohl alle dem pyknischen Habitus und *seelisch* den gemütswarmen, syntonen, cyclothymen oder sensitiven Persönlichkeiten, die (seltenen) schweren und ungünstig verlaufenen Fälle dagegen den dysplastischen und asthenischen und *seelisch* den schizoiden (dystonen) Konstitutionstypen nahegestanden. Freilich sind das einstweilen nur Eindrücke, die jetzt erst exakt nachgeprüft werden müssen.

Bis jetzt liegt nur eine gründliche genealogische Untersuchung dieses Gebietes vor, die W. v. Baeyer über die psychopathischen Schwindler und Lügner angestellt hat. Danach wird die Pseudologia phantastica als solche nicht vererbt, wohl aber finden sich bei Eltern und Geschwistern viel mehr Psychopathen (je 17%), 4—5mal so viel Kriminelle und doppelt so viel Trinker als in der Durchschnittsbevölkerung. Besonders häufig sind unter den Geschwistern Hyperthyme, Dysthyme und Cyclothyme (6,4% gegenüber 0,8% in der Durchschnittsbevölkerung). Außerdem bestehen Beziehungen zu anderen (willenlosen, haltlos-süchtigen, geltungsbedürftigen, phantastischen) asozialen Psychopathen, die sich von den Gemütlosen z. B. und den Explosiblen gut unterscheiden. Dagegen sind Schizophrene nur in den Familien der *nicht* eigentlich pseudologischen (also nicht hysterischen) Schwindler und Betrüger etwas häufiger als in der Durchschnittsbevölkerung.

Diese Ergebnisse bestätigen im wesentlichen die Eindrücke, die die meisten erfahrenen Kliniker gewonnen haben werden: *eine* spezifisch hysterische Anlage als solche gibt es wohl nicht; das Hysterische wird offenbar durch die Mischung verschiedener Erbanlagen immer von neuem erzeugt, und die Pseudologisten im besonderen spielen nicht selten nach der hyperthymen[1] Seite hinüber; wohl aber könnte es eine Vererbung dessen geben, was Baeyer den „ungebundenen Charakter" nennt, der sich außer bei Pseudologisten noch bei vielen anderen haltlosen Psychopathen findet. Darüber werden wir weitere Untersuchungen abwarten müssen.

Geschlecht. Man weiß schon lange, daß — von den Pseudologisten (S. 1638) abgesehen — die Hysterie bei Frauen häufiger ist. Das ist kein Zufall. Wenn man viele Hysterische gesehen hat, so wird deutlich, nicht nur wie sich ihre Lebensziele gesetzmäßig nach der weiblichen Seite verschieben — an die Stelle von Aufgabe, Erfolg und echtem Ehrgeiz treten Anerkennung, Liebe, Mitleid. zum mindesten aber Beachtung durch andere —, sondern auch daß es *spezifisch weibische Mittel* sind, mit denen sie diese Ziele zu erreichen versuchen.

Lebensalter. Auch das ist kein Zufall, daß sich hysterische Züge im allgemeinen bei jungen Leuten häufiger finden. Nicht selten erschöpft sich der Wunsch, aus dem wirklichen in ein geträumtes oder gespieltes Leben zu flüchten, bei zunehmender Reife von selbst; er wird dann durch müde Entsagung oder durch die Einstellung auf echte und erreichbare Ziele ersetzt.

Freilich, hier wie sonst bei Nervösen gibt es Gefahrenzonen auch noch im späteren Leben. Bei älter werdenden Mädchen treten hysterische Charakterzüge erst hervor, nachdem sie in die Torschlußpanik geraten oder aber die Hoffnung auf Ehe und Kinder endgültig aufgegeben haben; und bei anderen kommt die hysterische Einstellung sogar erst im Klimakterium deutlich heraus.

Entstehungsbedingungen. In solchen Fällen ist es allerdings nicht das Lebensalter allein, das die krankhafte Anlage zur Entfaltung bringt; bestimmte Lebensumstände kommen ja gesetzmäßig erst in bestimmten Altersklassen zur Wirkung. Auf diese Entstehungsbedingungen der Hysterie soll jetzt eingegangen werden. (Daß sich hier wie sonst, wenn ererbte und äußere Ursachen zusammenwirken, das Kräfteverhältnis zwischen beiden in verschiedenen Fällen verschieden gestalten wird, versteht sich von selbst.)

Zunächst darf ich an ein paar Gegenbeispielen zeigen, wie man *nicht* hysterisch wird. Ich kenne einen heute beinahe weltbekannten Gelehrten und mehrere Künstler, deren früher unzweideutig hervortretende hysterische Anlagen in-

---

[1] Vgl. S. 1638.

zwischen durch große Erfolge gesättigt zu sein scheinen — trivial könnte man sagen: sie haben es nicht mehr nötig, hysterisch zu sein. Bei anderen schöpferisch tätigen Menschen treten krankhafte Züge nur in Zeiten hervor, in denen ihre Arbeit aus irgendwelchen Gründen brach liegt — wohl deshalb gehen zuweilen hysterische Züge in die leichten Depressionen mancher Cyclothymen mit ein. Andererseits würden manche Frauen vielleicht hysterisch sein, wenn sie nicht in einer großen Kinderstube wirkliche Befriedigung oder in der Kranken- und Armenpflege wenigstens eine Tätigkeit gefunden hätten, die ihrem Bedürfnis nach Anerkennung und Dankbarkeit gerecht wird. Auch daß sich manche nervöse Frauen während der Gravidität besser befinden als sonst, gehört hierher: die Schwangerschaft gibt ihrem Leben den Inhalt, und die vermehrte Teilnahme der Angehörigen erfüllt ihren Wunsch nach Beachtung; deshalb verschwinden die Beschwerden, um erst wiederzukommen, wenn diese Fürsorge hinter ihren Erwartungen zurückbleibt.

Von Schädlichkeiten, die einen gefährdeten Menschen hysterisch machen können, stehen natürlich die der *Erziehung* an erster Stelle. Daß die Hysterie einer Mutter auf die Kinder abfärben kann, versteht sich beinahe von selbst; aber auch nur eine allzu ängstliche, verzärtelnde Erziehung züchtet — bei einzigen oder bei vaterlosen Kindern z. B. — aus kleinen Ansätzen, die sehr häufig und in vernünftiger Umgebung unbedenklich sind, zuweilen schwere hysterische Eigenschaften heraus. Auf der anderen Seite sieht man allerdings gewisse seelisch zarte und körperlich schwächliche junge Mädchen gelegentlich deshalb krank werden, weil sie, in der etwas lauten Umgebung von nervös sehr gesunden, oberflächlich fröhlichen und praktisch tätigen Menschen, sich mit ihrer eigenen empfindsamen und stillen Art ganz in sich zurückgezogen hatten. So wird bei ihnen der Wunsch nach Beachtung zu der Sehnsucht, „verstanden zu werden".

Sodann gibt es Menschen, die durch ihre Hysterie einem äußerlich unbefriedigenden Leben innerlich zu entfliehen versuchen; genannt seien gebildete „Fräuleins", Gouvernanten, alte Jungfern usw. Ähnlich wirkt bei Prostituierten, die häufig (debil und) hysterisch sind, neben der angeborenen Minderwertigkeit und dem Alkoholmißbrauch die trost- und hoffnungslose Lage mit, die einen Teil dieser Frauen einen Ersatz für ihr Glücksbedürfnis in der Krankheit suchen läßt. Aber auch hier wird man nicht vergessen dürfen, daß andere Menschen unter *gleichen* Umständen leben, *ohne* hysterisch zu sein.

Aus dem bisher Gesagten wird verständlich, daß ein hysterischer Charakter auch nach bestimmten *Erlebnissen,* wie Enttäuschungen in der Ehe oder im Beruf, nach dem Verlust des einzigen Kindes u. dgl., deutlich werden kann. Noch häufiger wirken in demselben Sinne schwere *innere Konflikte* — auch wenn der Anlaß dazu uns anderen nicht erheblich erscheint —, und besonders der Druck eines schlechten Gewissens kann gefährlich werden.

Verhältnismäßig oft entwickelt sich schließlich ein hysterischer Charakter — gewissermaßen unter unseren Augen — während *einer lang dauernden körperlichen Krankheit.* Es ist kein Zweifel, daß hysterische Züge bei Epileptikern und multiplen Sklerosen häufiger sind als bei anderen Menschen. Die in der Krankheit gegebene Veranlassung, sich mit dem eigenen Gesundheitszustand zu beschäftigen, und zugleich wieder der Mangel an Glück führen hier wie unter manchen ähnlichen Verhältnissen — Siechtum nach Verletzungen usw. — außer zu gelegentlichen psychogenen Symptomen zuweilen auch zu einer tiefgreifenden seelischen Veränderung, die ausnahmsweise übrigens auch bei jungen Menschen beobachtet wird, die ihres schwächlichen Körpers wegen als „*Sorgenkinder*" groß geworden sind. Auch bei manchen nervösen Psychopathen treten zu Angst, Schlaflosigkeit, Kopfdruck, Ermüdbarkeit usw. häufig nicht bloß psychogene Symptome, sondern auch echt hysterische Charakterveränderungen hinzu.

Dieselbe Entwicklung kann sogar die erworbene *Neurasthenie* durchmachen, wenn sie nur lange genug dauert und die Anlage sowohl wie die äußeren Umstände einer solchen Entwicklung günstig sind: die durch die Erschöpfung gesetzten Veränderungen treten zurück, die Beschwerden bleiben aus psychogenem Anlaß bestehen, schließlich lebt der Kranke nur noch für seine Beschwerden, denen bald neue folgen, und gilt er erst lange für krank, so gestaltet der *Egoismus*, der sich bei den meisten chronisch-kranken Menschen entwickelt, die Persönlichkeit im Sinne der Hysterie um.

Symptome. Dieser *Egoismus*, freilich in einer ganz spezifischen Färbung, ist *einer der wichtigsten Grundzüge* des hysterischen Charakters — wie er ja eine der durchgehendsten Eigentümlichkeiten der menschlichen Seele überhaupt ist. Wir werden das bei der folgenden Erörterung ganz allgemein im Auge behalten müssen. Nahezu von jedem hysterischen Symptom kann man sagen, es komme bei Gesunden auch vor oder es finde sich gar bei *allen* Gesunden. Jeder hysterische Charakter ist immer nur eine Spielart der menschlichen Psyche, und seine Symptome weichen von der Norm nur durch die Stärke ihrer Ausbildung oder durch die psychologische Umgebung ab, in der sie stehen.

Gewiß sind alle Menschen Egoisten. Aber sie sind es nicht ausschließlich und immer und sie verfolgen ihre egoistischen Ziele mit anderen Mitteln. Man kann auch sagen, daß sie ihre Ziele weiter stecken und weniger unmittelbare als dauernde Erfolge erstreben. Hysterische aber wollen immer Dasselbe und dieses eine wollen sie immer in bar: von den anderen Anerkennung oder wenigstens Beachtung erzwingen. Immer wieder möchten sie gelobt, ausgezeichnet, bevorzugt oder wenigstens getadelt, angeleitet, behandelt werden. Schon das Kind spielt den Kranken, läßt die Eltern sich ängstigen, sich selbst aber pflegen, bedauern, verhätscheln. In gutartigen Fällen geben die Kranken das als Erwachsene übrigens gelegentlich zu. „Mein Bruder war immerfort krank, und man sorgte sich um ihn, da sollte man sich um mich doch auch einmal kümmern", sagte mir eine frühere Kranke; und eine Dame, deren viel jüngere Schwester jetzt hysterisch war, wie sie früher, meinte: „Vater und Mutter sind beide so leidend, daß uns Kindern gar nichts anderes übrigblieb, als gelegentlich auch zu klagen; sonst wäre von uns überhaupt nie die Rede gewesen".

Das waren leichte und harmlose Fälle, die beide ausgeheilt sind; bei anderen aber tritt der Egoismus von vornherein mit brutaler *Rücksichtslosigkeit* auf. Wer diese Kranken und ihre Interessen nicht berücksichtigt, wird augenblicklich ihr Feind. Selbst die oft bis zur Affenliebe gesteigerte Zuneigung zu den eigenen Kindern verkehrt sich in ihr Gegenteil, wenn diese Kinder gegen die Wünsche der Mutter handeln und sich z. B. gegen ihren Willen verheiraten. Ihre Suggestibilität erlaubt hysterischen Menschen leichter als Gesunden, sich anzupassen, auf die Absichten und Ansichten anderer Menschen einzugehen; aber sobald ihre eigenen Wünsche ernstlich dadurch berührt werden, erlischt dieses Interesse, und nun zeigt sich, wie wenig tief es überhaupt gewesen war. Ja, zumeist wird dann deutlich, daß die bisherige Liebenswürdigkeit, die scheinbar rein altruistische Neigung, anderen Aufmerksamkeiten zu erweisen, sie zu beschenken, an ihren Freuden und Leiden teilzunehmen, nichts war als Egoismus, der sich in das Leben dieser Menschen eindrängen, sie abhängig machen und zur Dankbarkeit und Anhänglichkeit zwingen wollte.

So wenig harmlos diese schweren Fälle auch sind, auch sie stehen dem gesunden Bewußtsein immer noch nahe und spiegeln bekannte Eigentümlichkeiten der normalen Psyche gewissermaßen im Vergrößerungsglas wieder. Eine Betrachtung, die von ihnen ausgeht, wird die Grundzüge der soeben besprochenen Charaktereigenschaften jedoch auch in den schwersten und zunächst scheinbar unbegreiflichen Fällen wiedererkennen. So wenn frigide Frauen schamlose Verhältnisse anknüpfen und begüterte stehlen, nur um den Kitzel des Unerlaubten auszukosten, oder wenn hochgestellte Damen anonyme Briefe schreiben, um das tägliche Einerlei durch einen Skandal zu unterbrechen. Andere Kranke begnügen sich damit, jede Sensation, jedes Unglück, jeden Klatsch aufzusuchen, zu spionieren und zu intrigieren, die Umgebung durch hingeworfene Bemerkungen zu verhetzen, Freundschaften oder Ehen zu stören, sei es aus Freude am Zwist, sei es in der Hoffnung, als einziger Gegenstand der allseitigen Liebe übrigzubleiben. Meine Frau, schreibt mir ein Gatte, gibt für alle möglichen Zwecke — wohltätige und andere — Geld mit vollen Händen aus und doch zankt sie sich um jeden Groschen; am Geld liegt ihr nichts, aber am Zank. Von derselben Dame heißt es, für Dankbarkeit hat sie keinen Sinn, ja, wer sie durch Freundlichkeit und Wohltaten verpflichtet, den haßt sie; *von ihr* muß man etwas wollen, *von ihr* Gefälligkeiten verlangen, wenn man sie gewinnen will; dann scheut sie keine Mühe, weil sie so die Rolle spielt, die sie zum Leben gebraucht. Aus dem gleichen Grunde drängen sich Hysterische mit einer gewissen Gesetzmäßigkeit zur *Krankenpflege*, um sich hier endlich als der Gebende und der Überlegene zu fühlen. Die meisten erlahmen bald in ihrem Eifer, und manche finden ihr Bedürfnis schon durch die Schwesterntracht befriedigt; aber einige halten auch lange Zeit treu aus, bis irgendein kleiner Anlaß — die „Undankbarkeit" eines Patienten oder die angebliche Bevorzugung einer anderen Schwester durch den Arzt — sie ihre Stellung hinwerfen läßt. Derselbe Zug gibt der *Frömmigkeit* mancher Patienten ein eigenartiges Gepräge; sie sprechen mit besonderer Betonung von „ihrem" Heiland, „ihrem" Erlöser, und in groben Fällen kommt ihre persönliche Beziehung zu Christus, die sie aus der großen Masse der Gläubigen heraushebt, darin zum Ausdruck, daß sie begnadigt werden, die Leiden am Kreuz noch einmal zu erleben. Sie bringen sich Verletzungen an Händen und Füßen bei oder spüren wenigstens die Nägel usw.

Sehr deutlich wird die hysterische Einstellung gewöhnlich, wenn die Kranken in die Anstalt gelangen. Fast sofort verändern sich der Ton und das Leben auf der Abteilung — nur dauert es gewöhnlich einige Zeit, bis die übrigen (gesunden und kranken) Personen die geheime Quelle aller Mißhelligkeiten entdecken. Überschwängliche Freundschaften werden geschlossen, die bald in bittere Feindschaft übergehen; die Schwester wird mit Dankbarkeitsbezeugungen, kleinen Aufmerksamkeiten und großen Versprechungen überschüttet; der Arzt wird verehrt, angedichtet, seine Photographie auf den Nachttisch gestellt — bis er eines Tages die Beschwerden der Kranken nicht ernst genug nimmt, eine Besserung feststellt oder mit einer anderen Patientin längere Zeit spricht; dann wird er ebenso glühend gehaßt, verdächtigt, beschimpft. Das Verhältnis zu ihm ist stets persönlich gefärbt; gewöhnliche ärztliche Beziehungen, wie sie für die anderen bestehen, genügen für die Kranke nicht, und wenn sie eine Intimität gar nicht erreichen kann, so wird sie wenigstens versuchen, Mitpatienten und Pflegerinnen an sie glauben zu lassen. Ärztliche Anordnungen werden nicht ihrer selbst wegen, sondern gewissermaßen um dem Arzt eine Freude zu machen[1], so lange befolgt, bis sich die persönlichen Beziehungen zu ihm irgendwie ändern. Dann stellt sich heraus, daß derselbe Kranke, der sich soeben noch mit Feuereifer auf eine Kur gestürzt hat, nicht bloß von dieser Behandlungsart, sondern auch von seiner Krankheit recht wenig hält; die Krankheit bzw. das gerade geklagte Symptom waren nur eine Episode, die er selbst oft viel weniger ernst nimmt als seine Umgebung.

---

[1] So etwa wie Friedrich Wilhelm IV. nach Bismarck einem Minister oder Gesandten einen diplomatischen Entwurf „bewilligte", nicht des Entwurfes, sondern des Ministers wegen, „wie man einer Dame einen Blumenstrauß schenkt".

Nach allem bisher Gesagten ist es leicht verständlich, daß sich zwei hysterische Patienten auf einer Krankenabteilung fast niemals vertragen. Sie wittern sofort den Nebenbuhler. Während zwei leicht manische Kranke regelmäßig zu allerhand Unfug zusammenhalten und katatonische sich übersehen, suchen sich zwei Hysterische auf jede Weise zu schädigen, anzuschwärzen usw. Hauptsächlich deshalb sind aber auch hysterische Pflegerinnen auf Nervenstationen vollkommen unmöglich; zum mindesten gegen andere Hysterische sind sie niemals gerecht.

Übrigens wäre es ein Irrtum zu glauben, die Ungleichmäßigkeiten im Verhalten der Kranken dem Arzt, der Schwester und den Mitpatienten gegenüber ließen sich stets aus *erotischen* Absichten erklären. Männer benehmen sich nicht selten genau so wie Frauen. Immerhin sind sexuelle Annäherungsversuche oder Verdächtigungen doch häufig. Für manche weibliche Kranke ist besonders charakteristisch eine zur Schau getragene, geziert prüde Schamhaftigkeit bei der körperlichen Untersuchung z. B., die einen erotischen Hintergrund nur schlecht verhüllt. Aber alles dies erklärt sich, ohne daß man die *Sexualität der Hysterischen,* die ihnen ja den Namen gegeben hat, allzu hoch veranschlagen müßte. Über diese sind bekanntlich ganze Bücher geschrieben worden. Die Wahrheit ist, daß die Sexualität im Leben *aller* Menschen eine so große Rolle spielt, daß es wunderbar wäre, wenn gerade die Hysterischen eine Ausnahme bildeten. Alles andere ergibt sich eigentlich von selbst. Daß der Mangel an sexueller Befriedigung — durchaus nicht immer im groben, körperlichen Sinn — und daß unerfüllte Hoffnungen auf ein Familienleben und auf die soziale Stellung der verheirateten Frau besonders geeignet sind, eine Lücke im Gefühlsleben des Weibes entstehen zu lassen, die es bei hysterischer Veranlagung mit krankhaften Erlebnissen ausfüllt, ist nur natürlich; und ebenso, daß der allgemeine Wunsch, überhaupt etwas oder gar etwas Besonderes zu erleben, bei jungen Menschen in erster Linie die immer bereiten erotischen Vorstellungen in Betrieb setzt. Dazu kommt, daß sich das Streben nach Beachtung, auch wenn es krankhaft gesteigert ist, doch immer nur in die durch unsere gesellschaftlichen Einrichtungen gegebenen Formen kleiden kann, und daß Frauen nun einmal am häufigsten durch *Koketterie* Beachtung erzwingen. Aber gerade bei Hysterischen läßt sich zeigen, daß sich die Koketterie durchaus nicht notwendig an das *andere* Geschlecht wenden muß; männliche und weibliche Kranke kokettieren und posieren auch da, wo erotische Beziehungen ausgeschlossen sind. Da sie aber, wie alles, auch dies, die Koketterie nicht bloß, sondern unter Umständen auch die Verliebtheit übertreiben, so ist es kein Wunder, daß man sie von jeher für besonders erotisch gehalten hat. In der Tat *merken* wir bei hysterischen Frauen und Mädchen mehr von ihrer Sexualität; ob diese die Gedanken gesunder Menschen so viel weniger *beschäftigt,* steht darum durchaus noch nicht fest. Zweifellos sind viele Hystericae frigide.

Es ist klar, daß die Erklärung der bisher besprochenen Charakterzüge in einer *Störung des Gefühlslebens* gesucht werden muß, mit der auch die erhöhte *Suggestibilität* zusammenhängt. Die Affekte bei der Hysterie sind labil, werden leicht — oft ohne erkennbaren Anlaß — ausgelöst und schwellen häufig fast explosionsartig zu sehr großer Stärke an. Darauf beruht das Sprunghafte, Unausgeglichene und Unvermittelte im Leben dieser Kranken, die sich von dem Ideal eines seelischen Gleichmaßes so weit wie nur möglich entfernen. Alles wird übertrieben, Arbeit sowohl wie Vergnügen, Zuneigung und Haß, Schmerz und Lust, Trauer und Freude, Begeisterung und Ekel, Angst und Zorn; aber nichts von alledem ist von Dauer; jeder Affekt und jede Stimmung können ebenso plötzlich aufhören oder in ihr Gegenteil umschlagen, wie sie gekommen waren.

Dabei sind die Gefühle immer auch *qualitativ* verändert. Im allgemeinen sprechen Unlustgefühle leichter an als bei anderen Menschen. Zugleich kosten aber
Hysterische oft Lebenslagen und Stimmungen aus, die anderen Menschen nur
peinlich und quälend sein würden[1]. Nicht bloß das Ausmalen vorgestellter
Unglücksfälle gehört hierher, sondern ebenso die Selbstquälereien, mit denen die
Kranken sich, ihre Anlagen und Leistungen wie ihre Stellung in der Welt immer
wieder zerpflücken und herabsetzen — zum Teil, um den Widerspruch der Umgebung herauszufordern, zugleich aber auch, um diese zerrissene Stimmung zu
„genießen". Oft gelingt es überraschend leicht, sie abzulenken und „auf andere
Gedanken zu bringen", aber manchmal entgleitet ihnen auch das Spiel, und das,
was ursprünglich halb willkürlich eingeleitet wurde, wird schließlich zu einem
Krampf, den weder die Kranken noch der Arzt lösen können. In solchen Zuständen, die sich zuweilen auch an ein wirkliches Unglück, wie den Verlust
eines Kindes, anschließen, steigern sich dann die Kranken, um vor sich und
anderen ja nicht als zu lau zu erscheinen, so lange in Jammern, Klagen, Schreien,
Weinen hinein, bis es schließlich zu Sinnestäuschungen — der Verstorbene
erscheint der Kranken und spricht mit ihr —, Verwirrtheitszuständen und Anfällen kommt. Zuweilen wird in solchen Fällen eine plötzliche Besserung dadurch
erzielt, daß neue dringende Anforderungen in das Leben der Kranken treten,
ein anderes Kind schwer krank wird usw.

Aber auch in leichteren und in ganz anders gearteten Fällen machen die
Gefühlsäußerungen der Hysterischen einen unnatürlichen, krampfhaften Eindruck. Selbst wenn sie ausgelassen lustig sind, wird den anderen nicht wohl
dabei; es scheint nicht von innen, nicht aus dem Herzen zu kommen; so wirkt
sogar ihre Heiterkeit als gequält. Hysterische sind eben nicht imstande, einfach,
schlicht und tief zu fühlen und sich dabei selbst zu vergessen. Nur weil sie nicht
richtig leben können, gleiten sie immer wieder in Grübeleien, Selbstquälereien,
hypochondrische Auffassungen oder gar in autistische Bewußtseinstrübungen
hinein; oder ihre Unzulänglichkeit treibt sie dem Alkohol und dem Morphium
in die Arme; sie läßt Frauen, die in glücklichster Ehe leben könnten, davonlaufen
und zugrunde gehen, und sie veranlaßt andere, der jämmerlichen Wirklichkeit
durch die *Phantasie* zu Hilfe zu kommen. Die Lebensschicksale werden drama-
tischer gestaltet, der eigenen Person Vorzüge angedichtet oder auch Laster, Heldentaten oder Schändlichkeiten, wenn es nur geeignet erscheint, die Kranke interessanter zu machen. Eine Kranke, die leidlich zeichnet, behauptet, früher
Ölbilder gemalt und für hohes Honorar verkauft zu haben; eine andere will
als Backfisch für eine bekannte Bühnenfigur dem Dichter Modell gestanden haben;
eine dritte macht aus ihrer Geige eine „echte Amati" und aus ihrem Vater,
einem lebenden Lehrer, einen verstorbenen Pastor. Der Tod naher Angehöriger
ist besonders beliebt. Eine Lehrerin hatte nacheinander beiden Eltern und vier
Geschwistern, die alle lebten, überschwängliche Nachrufe in die Zeitung gesetzt;
als sie damit fertig war und alles Beileid an diesem Massenunglück entgegen-
genommen hatte, fing sie an, neue Verwandte zu erfinden und sterben zu lassen;
dadurch wurde sie schließlich entlarvt.

Es gibt leichte und harmlose Formen dieser Störung, bei denen nur die Neigung
zum Übertreiben, Übertrumpfen, Prahlen, die wir von allen schwächlichen Naturen kennen, und die allgemein-menschliche Schwäche, zum Vorteil der eigenen
Persönlichkeit etwas zu „flunkern", ein wenig zu stark ausgeprägt sind. Solche
Kranke kann man gelegentlich dazu bringen, ihren Fehler zu sehen und ihre
Lügen sich und anderen einzugestehen. „Ich erzähle immer wieder Dinge, von
denen ich genau weiß, daß sie nicht wahr sind", heißt es dann. Aber es gibt

---

[1] Auch darin bestehen Übergänge zum Gesunden. OTTO LUDWIG sagt einmal: „Die
Frau wird mit dem Leben fertig, indem sie den Schmerz genießt."

leider auch ganz andere Fälle, und die sind unter Umständen im höchsten Maße gefährlich. Eine meiner Kranken schrieb, als sich ihre jüngere Schwester vor ihr verlobte, einen anonymen Brief an den Bräutigam, in dem sie der Schwester frühere „Verhältnisse" vorwarf. Eine andere täuschte durch Monate eine Schwangerschaft vor, um ihren früheren Verlobten, den sie keineswegs mehr heiraten wollte, zu quälen. Allgemein bekanntgeworden ist der Fall eines Münchener Dienstmädchens, das ihre Dienstherrin des Giftmordversuches (mit Salzsäure) so überzeugend beschuldigte, daß die Geschworenen sie auf Grund mehrerer ärztlicher Gutachten verurteilt haben. — Besonders merkwürdig und für die Perversion des Fühlens charakteristisch sind übrigens auch die Fälle, in denen sich die Kranken durch ihre Erfindungen selbst belasten. So hatte eine Frau, die in scheinbar glücklicher Ehe lebte und drei Kinder hatte, ihre „Angstzustände" erst dem Arzt, schließlich aber auch dem Ehemann mit einem Verhältnis begründet, das sie im Anschluß an einen Fastnachtsball angeknüpft hätte. Sie hatte diese Erzählung mit allen Einzelheiten (Absteigequartier, Geschenken, Abschiedsbriefen usw.) ausgeschmückt, und doch erwies sie sich als erfunden. Dahinter steckte sicher die Sehnsucht nach einem derartigen Erlebnis, außerdem aber auch der Kitzel, mit der Gefahr zu spielen; denn eine Ehescheidung, mit der sie rechnen mußte, hätte sie zugrunde gerichtet.

Eine andere recht unsoziale Form des hysterischen Lügens hat man seit langem mit einem eigenen Namen, nämlich als *Pseudologia phantastica*[1] bezeichnet. Im Gegensatz zu den meisten Spielarten des hysterischen Charakters findet man sie bei (oft etwas hyperthymen) Männern häufiger als bei Frauen. Dies sind die Leute, die mit selbst verliehenen Titeln, Würden und Orden in der Welt herumreisen, von hohen Beziehungen, großen Verdiensten, glänzenden Aussichten erzählen, sich mit reichen Frauen verloben und — wie der Graf Cagliostro — Hochstapeleien begehen, die sie für ihr großartiges Auftreten gebrauchen. Aber sie sind doch nicht einfach Betrüger, die nur Geld erschwindeln und gut leben wollen; was Pseudologisten zunächst treibt, ist wieder die Eitelkeit. So hatte der Herausgeber der ersten deutschen Zeitschrift für Kriminalanthropologie ohne jeden geldlichen Vorteil als „Dr. jur. et phil." 1 Jahr lang neben den Arbeiten der hervorragendsten Juristen und Kriminalanthropologen gute eigene Kritiken veröffentlicht, bis herauskam, daß er bis dahin nur in seiner Eigenschaft als Strafgefangener mit der Rechtspflege in Berührung gestanden hatte. Ähnlich haben während des Weltkrieges zahlreiche Psychopathen ohne jede Aussicht auf greifbare Vorteile Heldentaten von sich berichtet, die entweder frei erfunden oder von anderen begangen worden waren, an die sie aber schließlich doch halb oder ganz geglaubt haben.

Ja glauben die Hysterischen wirklich? Die Frage gehört zu denen, die sich mit Ja oder Nein nicht beantworten lassen. Zwischen bewußter Lüge und wirklichem Glauben gibt es gerade hier alle denkbaren Übergänge. „Die Lüge geht mit ihnen durch", meint Aschaffenburg, und „Wenn ich ein Erzherzog bin, dann bekomme ich schon die Haltung, da mache ich nichts falsch, da wache ich als Erzherzog auf und gehe ich schlafen, da glaube ich fest, daß ich einer bin", hat ein von Göring beschriebener Kranker gesagt. So wird wohl Kurt Schneider recht haben: „Es ist in der Tat wie bei spielenden Kindern — es ist eigentlich sinnlos, hier zu fragen, ob sie ‚glauben', daß sie Mutter, Lehrer oder Soldat sind."

Aber man darf deshalb nicht bestreiten, daß Hysterische auch bewußt *lügen*. Jeder ausgesprochene hysterische Charakter ist durch und durch *unwahr*, und

---

[1] Wie sehr diese Störung hierher- und wie sehr auch das psychogene Symptom und der hysterische Charakter zueinander gehören, geht daraus hervor, daß v. Baeyer bei fast 60% seiner Pseudologisten Anfälle, Gesichtsfeldeinengungen, Sensibilitätsstörungen, Sprachstörungen, Dämmerzustände und Haftpsychosen gefunden hat.

gerade deshalb läßt sich so häufig nicht sagen, wo die Erinnerungsfälschung aufhört und die Lüge beginnt. Diese Kranken kennen sich selbst nicht, sie sind heute jemand ganz anderes als gestern und besitzen deshalb keine einheitliche Persönlichkeit, weil sie aus einer Rolle in die andere gleiten, eine Maske nach der anderen vornehmen. Das schließt nicht aus, daß die Rolle, die sie gerade spielen, auch einmal einen übertriebenen Wahrheitsfanatismus erfordert. Auch diese Wahrheitsliebe, so streng sie in übrigens seltenen Fällen durchgeführt wird, ist unecht und angenommen, genau so wie der religiöse Fanatismus und die soziale Hilfsbereitschaft, die andere Kranke so aufdringlich an den Tag legen. Nicht immer richtet sich die Absicht des Imponierens dabei nach außen, zuweilen genügen sich die Kranken selbst als Zuschauer ihres Gebarens und finden volle Befriedigung, wenn es ihren eigenen Erwartungen entspricht. Ist das nicht mehr der Fall, so wird die Rolle gewechselt.

Natürlich ist die Pseudologia phantastica und sind überhaupt alle hysterischen Lügen nur möglich, weil die Kranken auch das besser können als andere Menschen: bestimmte Erinnerungen aus ihrem Bewußtsein *verdrängen*. So entstehen Erinnerungslücken, für die es keine andere Regel gibt, als daß sie dem Interesse des Kranken entsprechen. Pseudologisten können während der abenteuerlichsten Irrfahrten durchaus geordnet erscheinen und hinterher scheinbar gar keine Erinnerung haben; andere Kranke wirken schwer verwirrt oder gar bewußtlos, wissen aber später von allen möglichen Einzelheiten, die sich während dieser Zeit abgespielt haben; oder endlich es wird aus dem gleichen Vorgang die eine Erinnerung bewahrt, die andere verdrängt. Die Erinnerung an ganze Jahre wird ausgelöscht, aber ebenso können auch nur einzelne Persönlichkeiten aus dem Gedächtnis verschwinden oder, was häufiger ist, bestimmte Ereignisse, Handlungen, Äußerungen des Kranken usw. Es ist klar, wie das den Umgang mit diesen Kranken erschweren muß. Was *sie* den anderen gesagt oder getan haben, vergessen sie schnell, fühlen sie sich aber selbst — mit Recht oder mit Unrecht — irgendwie verletzt, so haftet diese Erinnerung durch Jahre hindurch. Auch das knüpft an normale Geschehnisse an; denn auf solchem doppelten Maß beruhen ja die meisten Streitigkeiten der Menschen überhaupt.

Wahnhafte Einbildungen der Degenerierten. In enger Beziehung zur Pseudologia phantastica stehen die „*wahnhaften Einbildungen der Degenerierten*" (BIRNBAUM). Auch diese Kranken, deren Psychose häufig in der Haft ausbricht, in der Freiheit zum Stillstand kommt oder heilt, um bei erneuter Verhaftung wieder auszubrechen, verwirklichen in ihren Einbildungen lustbetonte und verdrängen unlustbetonte Erinnerungen und gelangen so zu Größenideen, die an die Luftschlösser der Kinder erinnern, und zu Verfolgungsvorstellungen, die sich aus ihrer äußeren Lage erklären: sie sind unschuldig, Graf oder Fürst; der Gefängnisdirektor mißhandelt sie, der Kaiser wird kommen, sie zu befreien. Das alles wird mit spielerischer Lässigkeit vorgetragen und gewöhnlich aufgegeben, sobald die Schädlichkeit der Haft fortfällt. Trotzdem werden diese Leute nicht selten zu Unrecht für Paranoiker gehalten. Das sind sie nicht, aber es ist zuzugeben, daß manche von ihnen vorübergehend an ihre Ideen glauben.

Soziale Wirkungen. Die Mittel, deren sich Hysterische zur Durchführung ihrer Absichten bedienen, hängen nicht nur von der Schwere der Charakterveränderung, sondern auch von der Intelligenz und Erziehung und besonders vom Geschmack und Takt ab. Häufig finden wir die Hysterie bei dummen oder gar schwachsinnigen Personen; aber die sozial bedenklichsten Fälle betreffen Menschen, die zwar durch die Subjektivität ihres Urteils, durch die Ansprechbarkeit ihrer Phantasie und durch eine gewisse Oberflächlichkeit des Denkens zu ernster Geistesarbeit untauglich sind, dafür aber alles, was sie im Augenblick anzieht, schnell auffassen, behalten und begreifen, über eine vorzügliche Dialektik verfügen und auf vielen, namentlich künstlerischen, Gebieten begabt sind. Solche Naturen sind deshalb so gefährlich, weil ihre Krankheit von Laien fast niemals erkannt wird. Hierher gehören die hysterischen Persönlichkeiten, die sich zu allen Zeiten neuen politischen, religiösen, literarischen und künstlerischen Bewegungen angeschlossen, ihnen durch Übertreibungen geschadet und von sich reden gemacht haben; und hierher gehören auch die hysterischen Frauen, die erotische Erfolge sammeln wie die Indianer die Skalps und die deshalb auf ihrem Lebenswege eine ganze Reihe von zugrunde gerichteten Männern zurücklassen. Was normale Menschen fürchten und vermeiden, wie häusliche Szenen, den Selbstmord eines anderen, den Zweikampf von zwei nahestehenden Personen oder den wirtschaftlichen und gesellschaftlichen Zusammenbruch des Ehemannes, kann hier mit einem wollüstigen Kitzel, wenn nicht erstrebt, so doch genossen werden. Dabei wird an der Leichtigkeit, mit der die Kranken selbst aus solchen Lebenslagen hervorgehen und alles Unglück, alle Schande und alle Schuld von sich abstreifen, als wenn nichts gewesen wäre, wieder deutlich, wie wenig tief sie eigentlich fühlen, und wie sie gerade durch diesen Mangel veranlaßt werden, abnorme Reize aufzusuchen. Nach außen aber wird ihr Leben dadurch ermöglicht, daß ihnen ihre Einbildungskraft erlaubt, die vorgestellte Rolle vollkommen lebenswahr durchzuführen. Wenn kluge, ruhige und erfahrene Männer immer wieder hysterischen Frauen zum Opfer fallen, und wenn gewiegte Geschäftsleute von ihnen betrogen werden, so hat das hier seine Ursache; die Kranken simulieren ihre Gefühle, Stimmungen, Auffassungen, Lebensgewohnheiten nicht, sondern sie leben sich in sie hinein und wirken deshalb echt, auch wenn sie die Rollen häufig wechseln oder zwei verschiedene nebeneinander spielen. Es gibt hysterische Frauen, die wirklich eine Art *Doppeldasein* führen, besorgte Hausfrauen und zärtliche Mütter und zugleich Dirnen niedrigster Art sind und die offenbar in der einen Verfassung die andere vollkommen vergessen. Dabei sind die Kranken in dem einen Zustand genau so klar wie im anderen; nur ihre Persönlichkeit schwankt, ist labil. Aus diesem Grunde kann der Hysterische auch Verbrechen und sonstige Schändlichkeiten, die er veranlaßt hatte, mit der ruhigsten Miene von der Welt ableugnen, den Mitschuldigen verraten und im Stiche lassen. Er ist nach der Tat oder nach der Entdeckung ein anderer geworden, der von dem, was vorher war, nichts mehr weiß; er hatte das Erlaubte und das Unerlaubte so spielerisch nebeneinander gedacht, daß er sich nachträglich ebensogut zu der einen wie zu der anderen Gedankenreihe bekennen kann[1].

Glücklicherweise sind diese sozial bedenklichsten Fälle doch selten, so häufig sie auch literarisch behandelt worden sind. Häufiger sind unzweifelhaft jene harmlosen und liebenswürdigen Typen, die mit allem Gehabe um eingebildete kleine Leiden eigentlich niemand wehe tun als höchstens sich selbst. Harmlos sind aber auch die, deren krankhafter Eigensinn und Ehrgeiz sich vornehmlich in einem übertriebenen Pflichtgefühl und in nicht zu bändigender Arbeitswut äußert[2], und harmlos sind gewöhnlich jene Mütter, die weniger für sich als für

---

[1] Vgl. Ibsen, *Rosmersholm*, III. Akt, letzte Szene: „Und dann gibt es doch auch, sollte ich meinen, zwei Arten Willen in einem Menschen. Ich wollte Beate weghaben! Auf irgendeine Art. Aber ich glaubte doch nicht, es würde jemals dahin kommen. Bei jedem Schritt, den es mich reizte, vorwärts zu wagen, war es mir, als schrie etwas in mir: Nun nicht weiter! Keinen Schritt mehr! — Und doch *konnte* ich es nicht lassen. Ich mußte noch ein winziges Spürchen weiter. Nur noch ein winziges Spürchen. Und dann noch eins — und immer noch eins. — Und so ist es geschehen. — Auf diese Weise geht so etwas vor sich." — An der ganzen Rebekka ist nur das eine verzeichnet, daß Ibsen ihren Charakter sich läutern läßt. Das kommt bei diesen schweren Typen im Leben leider nicht vor, oder doch nur scheinbar, solange die Hysterische nämlich die „Geläuterte" spielen will.

[2] Angesichts mancher Fälle könnte man sagen, daß bei genügender Verdünnung, bei zweckmäßiger Mischung mit anderen Eigenschaften und bei richtiger Ausnützung durch die Umgebung ein Schuß Hysterie die soziale Brauchbarkeit sogar steigert. Vorgesetzte,

ihre Kinder hysterisch sind und die oft vernünftig werden, wenn das Schicksal ihnen mehrere Kinder beschert.

Schlimmer steht es schon in den Fällen, in denen ein kleiner Kreis von Familienangehörigen von einer schweren Hysterica dazu erzogen wird, ihr häusliches Unglück nach außen zu verbergen. Hierher gehört der bekannte Typus der „leidenden" Dame, die vom Bett, vom Rollstuhl oder vom Diwan aus die Eltern, den Mann, die Kinder und den Arzt tyrannisiert und quält, die, im halbverdunkelten Zimmer, mit einem kühlen Umschlag auf dem Kopf, außer von den neuesten Romanen, von einer ganzen Sammlung von Krankenpflegemitteln umgeben, nichts arbeitet, aber ihre Dienstboten dauernd in Atem hält, die alles beobachtet, jeden Klatsch kennt und selbst eifrig intrigiert. Psychogene Lähmungen, Tremor u. dgl. gehören nicht notwendig zu diesem Bilde, eher noch Kontrakturen und — als die handgreiflichste Art, Aufmerksamkeit zu erzwingen — hysterische Anfälle und Dämmerzustände, die, im Gegensatz zu den sonstigen psychogenen Symptomen, nur ausnahmsweise ohne gleichzeitige Charakterveränderung beobachtet werden. Auf Fremde können solche Persönlichkeiten nicht bloß als gesund, sondern auch als liebenswürdig und geistreich wirken. Es glaubt mir ja auch niemand, hat mir einmal ein Ehemann gesagt, daß meine Frau, die in Gesellschaft so lebhaft scheint, in Wirklichkeit so „schwermütig" ist; die „Schwermut" bestand in dauernden hypochondrischen Klagen und in einer unglaublichen Tyrannisierung des Mannes.

Übrigens füllt die Psychologie dieser Angehörigen beinahe ein Kapitel für sich. Sie können jahrelang gequält und tausendmal enttäuscht, betrogen und in Verlegenheit gebracht worden sein und fallen den Kranken doch immer wieder zum Opfer. Die „unverstandene" Frau läßt den Mann ihre geistige Überlegenheit, ihre Erhabenheit über sein Spießertum, seinen Berufs-, Bekannten- und Interessenkreis fühlen und fesselt ihn nur um so inniger an sich. Derselbe Kollege, der mir auf die Mitteilung, seine Frau habe andere Kranke bestohlen, berichtet hatte, auch die Manteltaschen in seinem Wartezimmer hätte sie schon geplündert, ergriff nach einer Stunde Zusammenseins mit der Kranken entrüstet ihre Partei, wie wenn die ganze Vergangenheit auch für ihn ausgelöscht wäre.

Solche Vorfälle erklären, warum so viele Hysterische einen kleinen Kreis von begeisterten Freunden besitzen, der für sie „durchs Feuer geht". Dadurch und durch die Neigung der Angehörigen, ihr Mißgeschick für sich zu behalten, wird die Diagnose häufig erschwert; der Arzt erhält gelegentlich aber doch einen Einblick in das Martyrium eines solchen scheinbar glücklichen Familienlebens und er wird deshalb auch kleine Einzelzüge beachten müssen, die nur im Zusammenhang mit anderen Symptomen überhaupt als krankhaft gelten können. Diese Einzelzüge aufzuzählen ist unmöglich, weil sie die mannigfachsten Gestalten annehmen. Eine Hysterika kann mit dem Gesichtsausdruck einer Mater dolorosa im Bett liegen, mit einer gewissen Gewalttätigkeit alle mögliche Arbeit an sich reißen oder in großer Geselligkeit eine bezaubernde Liebenswürdigkeit entfalten; sie kann nachgiebig sein, hingebend weich, mild im Urteil oder burschikos, selbstgerecht, hart und scharf; sie kann schon als Backfisch die große Dame oder als ältere Frau das Kind spielen; sie kann sich elegant und auffallend oder mit puritanischer Einfachheit kleiden, wenn sie nur das Ziel zu erreichen hofft, Aufsehen zu erregen und anders zu sein als die anderen. Worauf es den Kranken ankommt, ist immer nur dies, gleichviel ob sie herrschen wollen oder dienen, Freundschaft suchen oder Skandal, Arbeit, Krankheit oder Vergnügen: stets wollen sie aus dem Einerlei ihres Lebens heraus.

---

die das dauernde Bedürfnis nach Auszeichnung, Dank und Anerkennung geschickt verwerten (und zugleich im Zaum halten), können leicht Hysterische nicht bloß zu großen Arbeitsleistungen bringen, sondern auch verhindern, daß sich ihre Anlage in unsozialen Äußerungen Luft macht.

Selbstmordversuche und Selbstverletzungen. Dieses Bedürfnis nach Beachtung erklärt schließlich auch die Handlungen, die dem vom Normalen ausgehenden Verständnis die größten Schwierigkeiten bereiten, *Selbstverletzungen* und unbegründete *Selbstmordversuche.* Sie sind meist nicht ernst gemeint, sondern theatralisch für andere berechnet; die Polizei wird vorher benachrichtigt, der Nagel vor dem Erhängungsversuch gelockert, der Gashahn dann geöffnet, wenn es sicher ist, daß jemand kommt, die belebteste Brücke wird zum Herunterspringen benutzt, oder aber ein sorgfältig vorbereiteter Selbstmord wird im letzten Augenblick durch eine rettende Ohnmacht verhindert. Eine meiner Kranken, der recht wirksame Mittel zur Verfügung gestanden hätten, wickelte ein elektrisches Bügeleisen in ihr Badetuch, um ihre Pflegerin glauben zu machen, sie hätte sich im Bade mit der Kontaktschnur erdrosseln wollen. Aber es gibt auch andere Fälle. Manche Kranke täuschen sich über die Gefährlichkeit der angewandten Mittel — wie ein junges Mädchen z. B., die sich einen dünnen kurzen Wollfaden um den Hals geknotet hatte, und bei der ernsthafte Wiederbelebungsversuche notwendig wurden. Andere denken gewissermaßen den Gedanken an den Tod nicht zu Ende, sie spielen mit ihm wie mit allem und nehmen das Sterben im Notfall mit einem „Wenn schon" in den Kauf. Eine Ärztin, deren Appendicitis erst 14 Tage nach Abklingen des Fiebers operiert werden sollte, und die gerade am letzten Abend noch hohes Fieber bekam, verschwieg das dem Chirurgen, weil ihr die Operation so aufregender und reizvoller erschien — auch die Sorge des Operateurs war ihr gerade recht; sie hat ihm erst viele Monate später erzählt, daß das Fieber *nicht* erst *nach* der Operation aufgetreten war.

Schließlich aber gibt es Hysterische, die — gewöhnlich durch ihre eigenen Machenschaften in die Enge getrieben — wirklich am Leben verzweifeln oder auf der Höhe des Affektes den Maßstab für die Tragweite ihres Entschlusses verlieren. Zuweilen übersehen sie nur das eine, daß sie nicht mehr da sein werden, um die Wirkung ihres als Rache gedachten Selbstmordes auf die Überlebenden zu genießen. Aber auch ein ernst gemeintes Scheiden aus dem Leben wird dramatisch wirkungsvoll zu gestalten versucht, die Kranken stürzen sich von einem hohen Turm herab, erschießen sich im Theater, am Ende eines Diners usw.

Häufiger als ernstgemeinte Selbstmordversuche sind *Selbstbeschädigungen.* Auch für sie ist in erster Linie das Streben nach Beachtung maßgebend, aber dazu kommen häufig noch der Trieb, etwas Perverses zu tun, und ein oft unglaublicher, kindischer Eigensinn. Hierher gehört schon, daß sonst geordnete Kranke, wenn sie bei einem körperlichen Leiden sich in den Hals sehen, ein Mittel nehmen oder in ein Krankenhaus eintreten sollen, sich so häufig beinahe negativistisch dagegen wehren, und ebenso daß andere, trotz oder zum Teil auch wegen der ärztlichen Abmahnungen, unsinnig viel Zigaretten rauchen, Tee oder Alkohol trinken, Aspirin, Pyramidon usw. in Unmengen schlucken, die Nahrung verweigern oder törichte sportliche Anstrengungen machen — aus keinem anderen Grunde, als weil andere Menschen in ihrer Lage dies alles vermeiden. Hysterische können rein dieses Kitzels wegen zu Morphinisten werden, sie verschlimmern aber auch, selbst wenn sie Ärzte sind, eine Lungen- oder Nierentuberkulose durch Schneewanderungen und kalte Bäder oder sie gehen mit hohem Fieber ins Theater — sehr im Gegensatz zu der ängstlichen Sorgfalt, mit der sie zu anderen Zeiten gar nicht vorhandene Leiden behandeln.

In schweren Fällen nimmt dieser perverse Selbstvernichtungstrieb sehr bedrohliche Formen an. Selbst melancholische und katatonische Kranke erfordern nicht so viel Aufsicht wie hysterische, auf deren Spielplan die Unart der Selbstbeschädigung steht. Sie führen Nadeln, Glasscherben und Stahlspäne in den Magen oder in die Vagina ein, zerbeißen und zerstechen sich die Zunge usw. Eine meiner Kranken, eine gebildete und intelligente Dame aus den ersten Gesellschaftskreisen, konnte sich mit kaum 30 Jahren nur noch an zwei Stöcken bewegen, weil sie sich wiederholt durch Nadelstiche Abscesse in der Muskulatur und Eiterungen in den Gelenken der Beine zugezogen hatte. Erstaunlich könnte bei diesen Fällen erscheinen, daß die Kranken wirklich glauben sollen, die Ärzte über die Entstehung solcher Krankheitssymptome zu täuschen. Aber schwer degenerierten Patienten liegt unter Umständen gar nichts daran, für gutgläubig gehalten zu werden. Viele melden selbst, sie hätten eine Nadel verschluckt oder Sublimat getrunken, und lassen alles mit sich geschehen, was den Schaden abwenden könnte, — glücklich, daß sich wieder einmal um sie alles dreht.

Da, wo es sich um Veränderungen handelt, die nach der bestimmten Behauptung des Kranken ohne ihr Zutun entstanden sein sollen, wie Nasenbluten, Hautblutungen, Fiebersteigerungen u. dgl., ist es zuweilen recht schwer, über die wahre Auffassung des Patienten ins Klare zu kommen. Sicher falsch ist die naive Meinung, alle diese Dinge würden im „Dämmerzustand" begangen, und die Kranken wüßten deshalb tatsächlich von ihnen nichts. Man braucht nur an die Tatsache zu erinnern, daß so viele Patienten angeblich jede Nahrung verweigern und sich diese Nahrung heimlich, hinter dem Rücken des Personals oder der Familie verschaffen, um zu beweisen, daß die Rolle der bewußten Lüge und Täuschung auch bei den Selbstbeschädigungen nicht gering veranschlagt werden darf. Nur ist natürlich die Simulation selbst Ausdruck einer *krankhaften* Seelenverfassung. Aber auch Amnesien kommen vor, für die freilich fast immer das gilt, was oben über die hysterischen Erinnerungsstörungen im allgemeinen gesagt worden ist: sie sind gewissermaßen fakultativ und deshalb launisch; einzelne Erinnerungen sind da, andere fehlen, und auch diese stellen sich, wenn der Kranke ihrer bedarf, rechtzeitig wieder ein. So wollte sich eine meiner Kranken lange Zeit an einen Selbstmordversuch gar nicht erinnern; als sie aber gegen eine Pflegerin in Zorn geriet, wußte sie plötzlich genau, daß diese damals ihren Posten verlassen, sich also strafbar gemacht hatte.

Erkennung. Bei der Diagnose hysterischer Zustände muß man immer die Unterscheidung zwischen dem bloßen psychogenen Symptom und der hysterischen Einstellung im Auge behalten. Da wir vereinzelte psychogene Erscheinungen gelegentlich bei fast allen organischen und funktionellen Krankheiten antreffen, kann ihnen ein besonderer diagnostischer Wert nicht beigemessen werden. Es ist wichtig, das noch einmal hervorzuheben, weil sich diese Symptome verhältnismäßig leicht feststellen lassen, und weil ihr Nachweis weitere diagnostische Bemühungen häufig durch die irrige Annahme aufhält, es sei schon eine klinische Diagnose gewonnen worden.

Anders liegen die Dinge hinsichtlich der hysterischen Einstellung. Nur in groben Fällen sind Symptomatologie und Anamnese vollkommen eindeutig. Die Erkennung leichterer Fälle oder aber auch solcher, in denen Intelligenz, Erziehung und Umgangsformen manche Züge verdecken, wird dadurch erschwert, daß sich alle hysterischen Charakterzüge aus gewissen, weniger erfreulichen Eigenschaften der normalen Psyche ableiten lassen, so daß die Frage „hysterisch oder nicht?" häufig eine reine Mengenfrage bedeutet. Deshalb kommt es, wenn irgendwo, hier auf die *Analyse der gesamten Persönlichkeit* an.

HELLPACH hat einmal auf den Wert gewisser *physiognomischer Veränderungen* bei Hysterischen hingewiesen. Er unterscheidet den *Feminismus,* als femininen *Typus* bei Männern und als infantilen bei Frauen, die *schmachtende Boopie,* d. h. große bewegliche Augen mit schmachtendem Aufschlag, und endlich das „bestrickende" *Lächeln,* das oft im grellen Widerspruch zu den sonstigen Äußerungen der Krankheit (Anfall, Stupor, Neuralgie) stünde. Man wird die Bedeutung dieser Symptome natürlich nicht überschätzen dürfen; erfahrene Ärzte können sie aber doch zuweilen mit Nutzen verwerten. Neben dem Ausdruck der Augen, der sich schwer schildern läßt, der aber außer dem erotischen oder dem betont „leidenden" Anteil häufig noch etwas Lauerndes, die Wirkung der eigenen Äußerungen Abwartendes und ebenso oft etwas Brennendes, Gewollt-Überirdisches, Fanatisches enthält, scheint mir bei älteren Hysterischen auch ein eigentümlich „geschmerzter" Zug um den Mund einigermaßen kennzeichnend zu sein. Bei manchen Kranken fällt ferner eine übertriebene jugendliche Frische in allen Bewegungen sowie eine etwas gewaltsame Lebhaftigkeit in der Unterhaltung auf, während andere sich gerade durch ihr leises, müdes, resigniertes äußeres Gebaren auszeichnen.

Fast alles Ansehen verloren haben die sog. hysterischen *Stigmata*, die früher „die" Hysterie ohne weiteres beweisen und bei Hysterischen niemals fehlen sollten. Wir wissen heute, daß diese Krankheitszeichen damals deshalb so häufig gefunden worden sind, weil der Arzt sie erwartet und seine eigene Suggestion auf den Kranken übertragen hat.

Über die grundsätzliche Unmöglichkeit, gewisse psychogene Symptome von *simulierten* zu unterscheiden, habe ich oben schon gesprochen. Dieselbe Schwierigkeit besteht leider aus inneren Gründen auch manchen Äußerungen der hysterischen Einstellung gegenüber. Als Beispiel mag die Pseudologia phantastica genannt werden. Sie wurzelt, wie wir sahen, im Gesunden und knüpft an die normale menschliche Schwäche an, eigene Vorzüge zu unterstreichen, um sich interessanter zu machen. Eine Grenze zwischen gesund und krank etwa insofern, als ob alle gesunden Menschen sich ihrer Lügen stets bewußt bleiben und alle Kranken immer im guten Glauben Erinnerungsfälschungen vortrügen, läßt sich nicht ziehen.

Reaktive Depressionen.

Die Laien möchten für jede krankhafte traurige Verstimmung, gleichviel welchen Grades, seelische Ursachen, einen Todesfall in der Familie, eine Verlobung oder ihre Auflösung, Heimweh, einen Mißerfolg im Examen, geschäftliche Verluste u. dgl. verantwortlich machen. Das ist falsch. Die meisten Depressionen entstehen ohne äußeren Anlaß, rein aus der inneren (wahrscheinlich chemischen) Steuerung des Körpers heraus. Immerhin kommen reaktive Depressionen doch vor. Aber doch nicht bei vollkommen Gesunden; und da diese selbst auf die schwersten gemütlichen Erschütterungen mit Depressionen nicht antworten, so muß da, wo es geschieht, immer irgendeine konstitutionelle Bereitschaft vorausgesetzt werden. Diese Konstitution ist häufig die thymopathische, über die wir ja ausführlich gesprochen haben, und dann lassen sich reaktive Verstimmungen psychologisch und klinisch beinahe niemals von denen trennen, die ohne äußeren seelischen Anlaß *bloß* aus der thymopathischen Anlage erwachsen. Es gibt aber auch (namentlich hypochondrische und ängstliche) Verstimmungen bei bloß *nervösen* oder *hysterischen* Menschen, und diese sind dann gewöhnlich ein wenig anders gefärbt.

Zunächst finden wir die Hemmung des Denkens, des Sprechens und der Bewegungen ebenso wie der Entschlüsse hier lange nicht so regelmäßig und ausgesprochen wie bei der echten Melancholie. Immerhin kommt sie aber auch bei anderen reaktiven Depressionen vor. Wichtiger aber sind andere Unterschiede. Bei den Nervösen wirken jeder beruhigende Zuspruch und jede ärztliche Suggestivmaßnahme mindestens vorübergehend ebenso gut wie unvorsichtige Bemerkungen eines Arztes oder eines Bekannten, eine zufällige Lektüre u. dgl. schaden können. Dazu pflegen sich die traurige Gemütslage und die Angst innerlich und äußerlich anders zu verhalten. Äußerlich sind diese Kranken zwar auch in sich versunken und still, nur werden sie gereizt, wenn ein Familienmitglied sie in dieser düsteren Versunkenheit stört. Auch bei ihnen entlädt sich die innere Spannung zuweilen in unruhigen Bewegungen, heftigem Hin- und Herlaufen u. dgl., aber fast stets zeigt diese motorische Unruhe jene besondere Färbung, die wir bei manchen reizbaren, hastigen, sich in der Sprache überstürzenden Nervösen auch sonst so gut kennen. Vor allem aber legen diese verstimmten oder ängstlich erregten Psychopathen, selbst wenn sie ihre hypochondrischen Auffassungen mit Selbstvorwürfen über alkoholistische oder geschlechtliche Ausschweifungen, Onanie u. dgl. in Verbindung bringen, beinahe immer eine egoistische Rücksichtslosigkeit an den Tag, die von der demütigen Bescheidenheit der Melancholischen grell absticht. Wenn sich ein traurig verstimmter Kranker über jede kleinste Störung durch seine Mitpatienten beschwert, so handelt es sich höchstens um einen manisch-depressiven Mischzustand, sicher aber um keine reine Melancholie.

Wenig beweisen dagegen gewisse körperliche Klagen, die man früher als ausschließliches Vorrecht der Nervösen angesehen hat. Magen- und Herzbeschwerden ebenso wie Kopfdruck und Kopfschmerzen, eine periodisch auftretende Schlafstörung, u. dgl. können auch Ausfluß einer cyclothymen Verstimmung sein, der ja doch auch körperliche Störungen zugrunde liegen. Bonhoeffer macht jedoch mit Recht darauf aufmerksam, daß bei Thymopathen neben diesen körperlichen dann stets auch rein psychische Beschwerden — Insuffizienzgefühl, Entschlußunfähigkeit, Angst, Zwangsvorstellungen, überwertige depressive Gedanken — vorhanden wären, daß diese aber seltener spontan geäußert würden, weil die Patienten den Arzt hierfür nicht für zuständig und die depressiven Gedanken nicht für krank hielten. Deshalb werden, wenn man den Kranken nicht durch geeignete Fragen doch zum Aussprechen bringt, diese Fälle häufig verkannt.

Schließlich möchte ich noch bemerken, daß auch bei Thymopathen reaktive Verstimmungen verhältnismäßig selten beobachtet werden. Wir sahen z. B. in München in 21 Monaten, in denen 75 reaktive Depressionen auf *nicht*thymopathischer Grundlage (also bei konstitutionell Nervösen oder Hysterischen) beobachtet wurden, nur 16 Manisch-Depressive, deren Verstimmung sicher äußere seelische Anlässe mit zugrunde lagen. Da in der gleichen Zeit 283 manisch-depressive Kranke überhaupt behandelt wurden, bedeutet das einen Prozentsatz von nur 5,6[1]. Wenn demgegenüber Rehm 17% reaktive Verstimmungen bei Thymopathen angibt, so muß man beachten, daß er die meisten klimakterischen Melancholien mit zum manisch- depressiven Formenkreis zählt; im Klimakterium spielen auslösende seelische Ursachen — ein Wohnungswechsel, Ärger mit Hausbewohnern, Untreue oder Bestrafung des Mannes, Familienstreitigkeiten, Verlust eines Kindes — in der Tat eine nicht unerhebliche Rolle. Aber auch nach Ausscheidung der klimakterischen Psychosen muß man hier sehr vorsichtig sein. Wir wissen, daß in den Gedankengängen depressiver Kranker schmerzliche Erlebnisse der Vergangenheit allgemein eine hervorragende Rolle spielen; dadurch entsteht oft der irrtümliche Eindruck, daß die depressive Stimmung die Folge dieser Erlebnisse sei.

Dazu kommen klinische Erfahrungen. Manisch-depressive Erkrankungen sind während des Weltkrieges trotz seiner seelischen Schädlichkeiten nicht häufiger geworden, so oft auch depressive Patienten geglaubt haben, *infolge* des Krieges krank geworden zu sein. Nur ausnahmsweise ist ein ursächlicher Zusammenhang zwischen Krieg und Depression auch objektiv wahrscheinlich geworden, und zwar — bezeichnend genug — bei konstitutionell Depressiven, die sich in verantwortlicher Vorgesetztenstellung befanden; bei einigen von diesen hatte übrigens schon in Friedenszeiten unter schwierigen Verhältnissen (Übernahme einer neuen Stellung und ähnliches) eine Depression eingesetzt (Bon-

---

[1] Nach einer späteren Zusammenstellung waren es 8%.

Hoeffer). Ganz allgemein wird man mit Rehm feststellen dürfen, daß manche
Patienten mehrfach und dann jedesmal aus *verschiedenen* Gründen erkranken.
Mir selbst erscheint noch wichtiger, daß andere ihre Depression das eine Mal *mit,*
das andere *ohne* psychischen Anlaß bekommen; dazu pflegen nicht bloß gesunde
Menschen mit diesen Schädlichkeiten spielend fertig zu werden, sondern auch
Thymopathen unter ihnen keineswegs immer zusammenzubrechen.

Alle diese Erfahrungen beweisen meines Erachtens, daß man die reaktiven
Depressionen *weder* als nur durch die Anlage *noch* als rein psychisch bedingt
auffassen kann. Tiefe und Dauer der Verstimmung stehen bei ihnen — gemessen
am Verhalten der Norm — stets im Mißverhältnis zu ihrem Anlaß, und doch gibt
dieser Anlaß ihnen nicht bloß ihren Inhalt, sondern löst sie auch aus. Der Kranke
würde *ohne* diesen Anlaß *jetzt nicht* krank geworden sein; aber er wäre auch trotz
des Anlasses gesund geblieben, wenn er nicht *seine* Konstitution in sich trüge.
Das geht schon daraus hervor, daß die Depression keineswegs immer dann heilt,
wenn sich ihr seelischer Anlaß beseitigen läßt, sondern erst, wenn sie die Durchschnittsdauer trauriger Verstimmungen erreicht hat. In diesen Fällen, die sich
also von anderen thymopathischen Depressionen weder durch die Symptomatologie noch durch den Verlauf unterscheiden, spricht übrigens Joh. Lange
nicht von reaktiven, sondern von *provozierten Melancholien.*

Paranoische Entwicklungen.

Bei Besprechung der Psychopathien haben wir paranoide Persönlichkeiten
kennen gelernt, die niemals eigentlich geisteskrank zu werden brauchen, wenn
das Schicksal es gut mit ihnen meint. Treten diesen Menschen aber Schwierigkeiten in den Weg, wird ihre Empfindlichkeit, ihr Ehr- oder ihr Rechtsgefühl
einmal verletzt oder haben sie Reibungen mit Vorgesetzten, Untergebenen,
Hausbewohnern, Familienangehörigen oder gar mit Behörden, so entstehen aus
der mißtrauischen Grundstimmung gewisse überwertige Gedanken und aus diesen
in schweren Fällen manchmal ein Wahn. Das Kräfteverhältnis zwischen Anlage
und Reiz kann sich dabei verschieden gestalten; ist die Veranlagung gering,
so bedarf es starker Schädlichkeiten, und ist sie groß, so lassen sich kaum Verhältnisse ausdenken, in denen die Kranken nicht Stoff zu Reibungen fänden;
solche Menschen werden unter den gewöhnlichen Umständen des Lebens
paranoid; die einfachsten Beziehungen, mögen sie amtlicher, geschäftlicher
oder rein persönlicher Art sein, geben ihrem Mißtrauen Nahrung und setzen —
wieder muß ich sagen: in schweren Fällen — eine wahnhafte Entwicklung
in Gang.

Konstitution. Aber es wäre ein Irrtum, wenn man bei allen Paranoiden dieselbe seelische Formel, und es wäre ebenso falsch, wenn man bei allen Paranoiden
eine einheitliche psychophysische Konstitution voraussetzen wollte. Manche
gehören seelisch und körperlich dem pyknisch-thymopathischen Formenkreis an;
aber andere sind athletisch gebaut, und in den Familien finden wir weder thymopathische noch schizophrene Psychosen häufiger als bei der Durchschnittsbevölkerung auch (Kolle). Wie mir scheint, werden die Verhältnisse bei Sensitiven nicht einheitlicher sein.

Dem entsprechen die ziemlich vielfältigen Beziehungen, die auch psychologisch
zu anderen psychopathischen Typen bestehen. Außer zu gewissen Formen der
Manie finden wir hier Übergänge zu manchen *hysterischen* Persönlichkeiten,
bei denen das Querulieren die Art ist, dem Leben einen Inhalt zu geben, und
unter Umständen die Form, in der die Neigung zu Intrigen sich äußert, sowie
zu gewissen verschrobenen *Fanatikern,* Weltverbesserern u. dgl., nur daß sich
das Bild bei diesen mehr nach der schizoiden Seite verschiebt.

Noch inniger sind die Beziehungen, die die *Sensitiven* zur *hysterischen* Einstellung, zum *thymopathischen* Formenkreis und zu allen möglichen Spielarten einer *psychasthenischen* Unzulänglichkeit haben. KRETSCHMER hat mit Recht betont, daß sensitive Wahnbildungen ziemlich gesetzmäßig in Zeiten auftauchen, in denen sich bei diesen fast immer auch körperlich schwächlichen Menschen zugleich Zeichen einer Erschöpfung nachweisen lassen. Aber in manchen Krankengeschichten werden auch Anfälle und andere hysterische Symptome ausdrücklich erwähnt, und von KRETSCHMERs eigenen Fällen bin ich überzeugt, daß sie früher als psychogene Wahnbildungen, als reaktive Depressionen bei Hysterie usw. aufgefaßt worden wären. Schließlich lassen sich aber auch gegen gewisse dysthyme Temperamente scharfe Grenzen nicht ziehen, so daß man *den sensitiven Beziehungs- ebenso wie den Querulantenwahn* wieder *nur als Syndrome auffassen kann, die auf erbbiologisch verschiedenen, wenn auch psychologisch verwandten Grundlagen entstehen.*

Querulantenwahn. Der Querulantenwahn stellt uns nicht nur wissenschaftlich, sondern auch praktisch vor ein besonders ernstes Problem. Bei kaum einer anderen Krankheit sind die Grenzen gegen die Gesundheit so wenig scharf, und bei wenigen legt uns die Diagnose des Krankhaften eine so schwere Verantwortung auf. So müssen wir uns jedesmal sehr genaue Rechenschaft geben, ehe wir — in übrigens recht seltenen Fällen — querulatorisch vorgebrachte Behauptungen für wahnhaft erklären. Rechthaberisch und kampfeslustig sind ja schließlich nicht ganz wenige Menschen, und Prozesse zu führen und in ihnen sehr grobe Geschütze auffahren zu lassen, macht offenbar vielen Gesunden wirklichen Spaß. *Geisteskranke* Querulanten müssen also etwas Besonderes sein. Daß am Ende ihrer seelischen Entwicklung ein Wahn[1] steht, versteht sich freilich von selbst; käme es dazu nie, so dürften wir ja von geisteskranken Querulanten nicht sprechen. Aber warum kommt es zum Wahn?

Das Besondere in der seelischen Struktur dieser Psychopathen liegt in derselben Eigenschaft, auf der ihre Verwandtschaft zu den Sensitiven beruht, in einer eigenartigen Unausgeglichenheit ihres Selbstbewußtseins, die sonst selbstsichere Menschen irgendwie doch unsicher macht. Auf den ersten Blick fällt freilich nur die Sicherheit auf. Ungebildete Menschen, die sich mit Rechtsfragen bis dahin niemals befaßt haben, fahren dauernd dem Richter ebenso wie dem eigenen Anwalt über den Mund; nur sie beurteilen alle Streitfragen richtig, nur sie wissen, ob die Gesetze formell oder materiell richtig angewandt werden, und die einzige Quelle des Rechtes finden sie nur in sich selbst. Das Erstaunlichste dabei ist ihre vollkommene Unfähigkeit, die Rechte der anderen, wenn sie ihren eigenen Wünschen im Wege stehen, im geringsten zu achten, eine Eigenschaft, die dadurch noch störender wird, daß sie häufig in alle möglichen Dinge eingreifen möchten, die sie eigentlich nichts angehen sollten. So sind diese Psychopathen fast immer schon lange schwierig gewesen, ehe sie einen Anlaß zum Querulieren bekamen. Nicht ganz wenige hatte man auch schon vorher gerichtlich bestraft.

Aber, wie gesagt, mit ihrem Selbstbewußtsein, der Rechthaberei, der Querköpfigkeit, ja auch mit der Kampfeslust ist das Wesen dieser Psychopathen doch nicht erschöpft. Weder die robusten Draufgänger mit ihrer massiven Selbstsucht, die bei jedem Widerstande mit Keulen zuschlagen, noch jene vorurteilsfreien Egoisten, die sich im Notfall auch ducken, um ihren Zweck zu erreichen, haben Aussichten, paranoisch zu werden. Sogar bei chronisch Manischen werden wir sehen, daß sie trotz aller beschränkenden Maßnahmen, zu denen sie ihre Umgebung zwingen, kaum je zu eigentlichen Verfolgungsideen kommen — solange sich nicht depressive Züge in ihre Zustände mischen.

---

[1] Ich halte es nicht für richtig, jetzt auf einmal „den" Wahn so zu definieren, daß er nur noch bei Schizophrenien vorkommen kann.

Ähnlich liegen die Dinge bei den eigentlichen Querulanten. Sie sind *zum Kampf gestimmt und für den Kampf gut ausgerüstet: selbstbewußt und aktiv, halsstarrig und fanatisch, unbelehrbar und dialektisch gewandt.* Aber sie sind *zugleich verwundbar.* Ein übertriebenes Ehr- und Rechtsgefühl gibt ihnen gesetzmäßig das Stichwort zum Kampf.

Auch dieser Typus läßt sich bis weit in die Gesundheitsbreite hinein verfolgen. Man muß nur Menschen, die sich ehrlich und scharf selbst beobachten, nach ihren Erlebnissen fragen. Ausgeglichene, ruhige und kluge Leute werden die Erinnerung an eine ungerechte Züchtigung in der Schule oder im Elternhause nicht los; ein im Kriege und im Frieden verdienter und angesehener Mann quält sich noch heute damit, daß ihn vor Jahren auf einem Vergnügungsdampfer ein Matrose im Gedränge vor die Brust gestoßen hat; ein anderer hat sich zu seinem Entsetzen gefreut, als er von dem Tode eines Schulkameraden las; niemals hatte ihm dieser etwas getan, und seit Jahrzehnten war er ihm nicht mehr begegnet; aber er hatte ihn einmal in einer beschämenden Lage erlebt. Ich habe einen Beamten gekannt, dem der Genuß einer befriedigenden Stellung nur dadurch vergällt worden ist, daß ein anderer Beamter des gleichen Hauses theoretisch eine etwas höhere Gehaltsstufe hätte erreichen können, die der erste bei seinem Lebensalter doch nicht erreicht haben würde. Er hat deshalb Aktenbände mit Eingaben gefüllt, ohne übrigens jemals zu wahnhaften Auffassungen zu kommen. Ähnlich ist die gemütliche Einstellung jener Menschen, die ein kleines Vermögen für Porto ausgeben, um von der Steuer, der Post, der Bahnverwaltung einen geringen Betrag zurückzuerhalten. Auch bei ihnen handelt es sich nur um ihr angeblich oder wirklich geschädigtes Recht, genau so wie bei den reichen Kaufleuten, die den Verlust von Tausenden hinnehmen, ohne mit der Wimper zu zucken, die es aber nicht verwinden können, daß man sie vor Jahrzehnten einmal um eine Kleinigkeit beeinträchtigt hat.

Alle diese Menschen pflegen für Querulanten Verständnis zu haben, und sie nehmen, wo sie von ihnen hören, ohne weiteres ihre Partei. Ihr Temperament bildet die erste Vorstufe zur Paranoia. Manche Handlungen, die auf den ersten Blick unbegreiflich erscheinen, werden aus dieser Einstellung erklärt. Hierher gehören die scheinbar rein glücklichen Naturen, die als Sonntagskinder durch die Welt gehen, sich aber eines Tages erschießen, weil ihnen ihr Ehrenschild befleckt zu sein scheint; hierher die Menschen, die ihr Familienglück und die Zukunft ihrer Kinder vernichten, weil sie von einem harmlosen Flirt aus der Mädchenzeit ihrer Frau nachträglich Kenntnis bekommen; hierher auch die Beamten und Offiziere, die sich glänzende Aussichten verderben, nur weil sie sich über die angebliche oder wirkliche Ungerechtigkeit eines einzigen Vorgesetzten nicht beruhigen können. Ihnen allen sind, auch wenn sie sonst über den Dingen stehen, in dieser einen Hinsicht Zugeständnisse unmöglich; es gelingt ihnen nicht, bestimmte Gefühle zu dämpfen und gewisse beschämende Erinnerungen abzulehnen; wird dieser Komplex bei ihnen berührt, so verlieren sie den Maßstab, der sie sonst Wichtiges und Unwichtiges gegeneinander abwägen läßt. Insofern ist von hier bis zum wirklichen Querulieren nur ein Schritt, und oft wird das Schicksal eines Menschen dadurch bestimmt, daß eines Tages irgendeine gerichtliche Auseinandersetzung notwendig wird.

Schon in der Gesundheitsbreite pflegt die Empfindlichkeit Rechtsverletzungen gegenüber verschieden zu sein, und mancher Normale verfolgt ein wirkliches oder eingebildetes Recht nur der „Idee", nicht des materiellen Vorteiles wegen. Auch Irrtümer müssen ihm dabei zugute gehalten werden; Friedrich der Große z. B. hat sich in der Angelegenheit des Müllers von Sanssouci unter der überwertigen Idee: „die preußische Justiz arbeite ungerecht", bekanntlich zu sehr ungerechten Entscheidungen hinreißen lassen. Dazu kommt, daß schon unser verwickeltes Gerichtsverfahren bei Laien, die seine Notwendigkeit nicht einsehen, gelegentlich zu mißtrauischen Auffassungen führt; auch wenn sich ein materielles Unrecht immer und sicher vermeiden ließe, würden die durch die *Form* bedingten Härten (Versäumnisurteil, Erschöpfung des Instanzenzuges) sie gelegentlich argwöhnisch machen. Wann ein solcher Argwohn als pathologisch anzusehen ist, ist oft sehr schwer zu sagen — und gerade hier muß man besonders vorsichtig sein; denn natürlich bedeutet auch die unrichtige Diagnose eines Wahns für diese Psychopathen eine besondere Gefahr.

Aber auch das ist zuzugeben, daß sich die Entwicklung eines Querulantenwahns zuweilen an ein wirkliches Unrecht anknüpft. So ist ein von mir beobachteter Schwarzwaldbauer krank geworden, nachdem die durch eine Überschwemmung fortgespülten Grenzsteine seines Grundstückes neu gesetzt worden waren. Wie sich viel später herausgestellt hat, hatte der Kranke darin ganz recht: sein Grundstück *war* vor der Überschwemmung (übrigens ganz unerheblich) größer gewesen. Was er aber nicht wissen konnte: zu Lebzeiten seines Vaters hatte es schon einmal eine Überschwemmung gegeben, und damals hatten sich die Vermessungsbeamten zugunsten seines Vaters geirrt. Beide Male war die Vermessung nach den Angaben des Grundbuches erfolgt, und nun enthielt ausgerechnet dieses Grundbuchblatt eine für die Sache bedeutungslose, an sich jedoch unzulässige Rasur — sobald der Kranke dies gesehen hatte, stand seine Überzeugung, man hätte ihm absichtlich unrecht getan, vollkommen fest.

Wie es dann weiter geht, ist jedem erfahrenen Richter ebenso wie jedem Psychiater geläufig. Jetzt wird aus einer Wahnidee ein ganzes System. Der Kranke will „nichts als sein Recht"; niemand aber kann es ihm geben — kein Wunder, daß er sich mit keiner Entscheidung abfinden, keine Begründung annehmen kann, daß er von einer Instanz an die andere geht, den Anwalt wechselt, immer gröbere Schriftstücke an alle möglichen Behörden und Menschen verfaßt; ja daß er schließlich glaubt, alles hätte sich zu dem Zwecke verschworen, ihn um dies Recht und damit um jedes Recht zu betrügen. Von seinem Standpunkt aus verletzt man ja wirklich täglich sein Recht; er sieht ja nicht ein, daß die Prozesse, die er führt, die Klagen, die er gegen Richter, Anwälte, Zeugen und Prozeßgegner erhebt, die Eingaben, die er an das Reichsgericht, an alle möglichen Ministerien, an den Reichskanzler richtet, kurz daß alle Schritte, die er immer von neuem unternimmt, einfach keinen Erfolg haben können. Je mehr er sich also in seine Meinung verrennt, um so mehr Anlässe zur Unzufriedenheit und zum Mißtrauen schafft er sich selbst. Natürlich werden die Antworten der Behörden nicht verbindlicher; das Vermögen schmilzt durch die Prozesse zusammen; gelegentlich lehnt ein Rechtsanwalt einen aussichtslosen Prozeß von vornherein ab; er selbst aber wird wegen Beleidigung und Verleumdung verklagt; der Gerichtsvollzieher erscheint, um ihm seine Sachen zu pfänden; ja und schließlich soll er noch in einer Irrenanstalt beobachtet werden — da ist es doch ganz klar: man will ihn vernichten, rechtlos und unschädlich machen. Von nun an bleibt es nirgends bei überwertigen Ideen; mit jedem neuen Mißerfolg bohrt sich der Kranke tiefer in seinen Wahn.

Charakteristisch ist aber, daß sich der Wahn auf diesen Kreis von Gedanken fast immer beschränkt. Alles, was sich, wenn auch auf Umwegen, mit dem Rechtsstreit zusammenbringen läßt, wird in das System eingeordnet; denn der Kranke denkt im wesentlichen überhaupt nur an seinen Wahn — ein Richter hat den gleichen Namen wie ein persönlicher Feind, also ist er mit ihm verwandt und so voreingenommen; der Gerichtspräsident wird versetzt, weil er als einziger dem Kranken noch wohlgesinnt war; die Wohnung wird ihm gekündigt, weil der Hausbesitzer es mit seinen einflußreichen Feinden nicht verderben möchte —; aber stets bleiben die Fäden erkennbar, die von einer Vorstellung zur anderen hinüberführen, und stets ist der einzelne Gedanke an und für sich möglich. Alles, was diese Kranken vortragen, könnte sich zur Not ereignet haben, und viele von ihren Klagen klingen zunächst wahrscheinlicher als etwa das, was der Hauptmann Dreyfuß tatsächlich durchgemacht hat. Werden ganz neue Vorstellungskreise angeschnitten und Verfolgungs- und Größenideen entwickelt, die sich von dem ursprünglichen Anlaß der krankhaften Entwicklung nicht ableiten lassen, so ist die Diagnose Paranoia wenig wahrscheinlich.

Mit dieser Eigentümlichkeit des paranoischen Wahns hängt die Erfahrung zusammen, daß die Kranken so häufig von Laien und psychiatrisch nicht geschulten Ärzten für gesund erklärt werden. Außerhalb ihres Wahnsystems erscheint ihr Denken, Fühlen und Wollen normal, und wer ihre krankhaften Voraussetzungen als Tatsachen nimmt, kann auch den Wahn nicht erkennen; denn in sich ist er klar und logisch gegliedert. Die Intelligenz und die geistige Energie sind häufig ausgezeichnet, und alle grob sichtbaren und handgreiflichen Merkmale einer geistigen Störung werden vermißt.

Auch *Sinnestäuschungen* sprechen gegen die Diagnose. Natürlich führt der Affekt bei Querulanten häufiger als bei gesunden Menschen zu illusionären Verkennungen und regelmäßig zur wahnhaften Deutung wirklicher Beobachtungen — der Staatsanwalt hat vor der Verhandlung mit dem Verteidiger getuschelt, die Richter haben während der Sitzung geflüstert, der Vorsitzende hat eigentümlich gelächelt und einem Zeugen ein Zeichen gemacht, der Gegenanwalt einen anderen durch einen Händedruck bestochen —, aber wirkliche Halluzinationen treten in der Regel (vgl. unten) nicht auf.

Um so häufiger sind *Erinnerungstäuschungen*. Gerade Querulanten bieten die besten Beispiele dafür, wie sehr das Gedächtnis bei sonst besonnenen Menschen nur durch stark gefühlsbetonte, überwertige Vorstellungen getrübt werden kann. Protokolle, die der Kranke unterzeichnet hat, sind nachträglich gefälscht, Vorgänge, die er ausführlich beschrieben hat, von den Gegnern erfunden worden, und andere, die er jetzt entgegen seiner eigenen, früheren Darstellung behauptet, streiten sie nur aus Niedertracht ab.

Neben dieser Neigung zu Erinnerungstäuschungen tritt in vielen Fällen eine große *Leichtgläubigkeit* zutage, die um so auffallender ist, als die Kranken außerhalb dieses Gedankenkreises durchaus kritisch und vorsichtig zu sein pflegen. Die meisten Querulanten versammeln eine kleine Gemeinde um sich, und wenn sie auch nur aus den nächsten Familienangehörigen besteht, die an die Richtigkeit ihrer Auffassungen glauben und sie bei der Sammlung ihrer „Beweise" unterstützen. Namentlich die Ehefrauen pflegen in dieser Beziehung großen Eifer und eine entsprechende Urteilslosigkeit zu bekunden, und alles, was sie dem Kranken zutragen, wird von diesem geglaubt.

Die ergiebigste Quelle für die Entstehung der Wahnideen bleibt aber die Unfähigkeit, die eigenen Interessen gegen die anderer Menschen oder des Staates richtig abzuwägen. Immer wieder erstaunlich ist das Mißverhältnis zwischen der Empfindlichkeit der Kranken kleinsten Unfreundlichkeiten gegenüber und der Unbeirrtheit, mit der sie selbst die schwersten Beleidigungen nach allen Seiten um sich streuen. Hier fehlt ihnen jedes Verständnis, und höchstens geben sie zu, daß solche Beschimpfungen an und für sich nicht erlaubt und nur durch das ihnen widerfahrene Unrecht gerechtfertigt seien. Der rücksichtslose Haß gegen ihre Feinde kennt keine Grenze; gegen sie halten sie alles, auch das Gemeinste, für zulässig und recht. Oft sprechen sie aber auch Beleidigungen und Verleumdungen nur aus, um eine Behörde zum Eingreifen, zur „Klarstellung der ganzen Sache" zu zwingen. So werden ihre Eingaben, je weniger Erfolg sie mit ihnen haben, immer anmaßender und schärfer im Ton.

Zu einem eigentlichen *Größenwahn* kommt es bei Querulanten selten. Gewiß sind sie auf ihre meist große formale Gewandtheit und auf die Beherrschung der einschlägigen Gesetzesbestimmungen stolz; auch liegt natürlich in der Annahme, daß sich weite Kreise von Richtern und anderen Beamten verschworen haben, um den Kranken zu verfolgen, schon eine gewisse Selbstüberschätzung; aber dabei pflegt es auch fast immer zu bleiben. Nur wird der Gedanke, das eigene Recht verteidigen zu müssen, gewöhnlich zu der Überzeugung erweitert, daß gerade sie der geknechteten Justiz oder der korrupten Verwaltung überhaupt aufhelfen müßten. So werden manche Querulanten zu gesuchten Winkeladvokaten, die den Leuten durch ihr Selbstbewußtsein und durch ihre dialektische Sicherheit Eindruck machen.

Diejenigen Fälle von querulierender Paranoia, die nicht von einem Rechtsstreit ausgehen, sind naturgemäß weniger einheitlich und lassen sich deshalb weniger schematisch darstellen. Auch hier schließt sich der Wahn fast immer an nachweisliche äußere Zusammenstöße an. Reibungen mit dem Hauswirt oder den Mietern, eine unglückliche Ehe (Eifersuchtsideen!), Mißhelligkeiten zwischen Eltern und Kindern oder zwischen Geschwistern (Erbteilungen!) und noch öfter schwierige dienstliche Beziehungen sind häufige Anlässe einer solchen krankhaften Entwicklung. Mehrfach habe ich bei selbstbewußten und zugleich empfindlichen Offizieren einen Wahn als Antwort auf die Geschlossenheit des militärischen Systems eintreten sehen, das eine Berufung gegen eine einmal erfolgte Verabschiedung, Bestrafung u. dgl. von vornherein ausschloß. Was Tausende als ein hartes und vielleicht unverdientes Schicksal hinnehmen, läßt paranoid veranlagte Menschen geisteskrank werden. Diese Fälle zeigen zugleich, daß die Unterschiede dem eigentlichen Querulantenwahn gegenüber rein äußerlich sind; es ist natürlich ein Zufall, ob ein Kranker Anlaß findet, einen Prozeß gegen einen früheren Vorgesetzten oder einen Untergebenen anzustrengen. Ähnlich steht es mit gewissen Unfallskranken, die nicht eine hypochondrische oder hysterische, sondern eine querulatorische Einstellung treibt.

Übrigens können ausnahmsweise auch *hypochondrische Befürchtungen* allmählich zu paranoischen Auffassungen verarbeitet werden. Auch diese Entwicklung knüpft an alltägliche Vorkommnisse an; Menschen, die das natürliche Fortschreiten eines chronischen Leidens den angeblich unzweckmäßigen Maßnahmen eines Arztes zur Last legen, sind auch unter Geistesgesunden häufig genug. Noch häufiger verbinden sich aber (aus innerer Ursache) organisch nicht bedingte, hypochondrische Beschwerden mit paranoiden Neigungen, und so ist ein besonderer Typus des verfolgten Verfolgers der des eingebildeten Kranken, dessen Haß gegen den angeblich schuldigen Arzt sich eines Tages in einem Attentat Luft macht. Im ganzen findet sich aber diese Form bei der Schizophrenie häufiger als bei der Paranoia.

In den zuletzt besprochenen Fällen liegt bereits eine Mischung von paranoiden mit anderen psychopathischen Zügen vor, deren verhältnismäßig häufiges Vorkommen oben schon angedeutet wurde. Auch ausgesprochen *hysterische Erscheinungen* finden wir in der Vergangenheit von Querulanten und anderen Paranoikern ziemlich oft, und darauf beruht es wohl, daß die Regel, *Sinnestäuschungen* kämen bei der Paranoia nicht vor, gelegentlich durchbrochen wird. Zuweilen berichten Kranke über visionäre Erscheinungen in der Nacht, die kaum anders als hysterische Phantasievorstellungen aufgefaßt werden können.

Diese Beziehungen des Querulantenwahns zur hysterischen Einstellung sind deshalb wichtig, weil sie uns die Übergänge verständlich machen, die zwischen der chronischen Paranoia und manchen *Haftpsychosen* (s. unten), insbesondere den *wahnhaften Einbildungen der Degenerierten* bestehen. In ausgesprochenen Fällen der letzten Gruppe überwiegt der hysterische Anteil über den paranoiden,

während es in denen, von denen wir bisher sprachen, umgekehrt ist. Ebenso wie
manche Untersuchungsgefangene gehören aber auch viele wahnhafte Erfinder,
Entdecker, Weltverbesserer, Sektengründer, Heilige, Propheten in das Grenz-
gebiet zwischen paranoischen und hysterischen oder zwischen paranoischen und
schizoiden Psychopathen. Dabei fallen die hysterischen früh durch ihr auf-
geregtes oder verträumtes Wesen, ihren Aberglauben und durch die Neigung
zu Wachträumereien auf. Sie erfüllen sich ihre Wünsche in einer krankhaft
gesteigerten Phantasie, halten aber an den pseudologistischen Erfindungen mit
größerer Zähigkeit fest als die meisten Psychopathen dieser Art und treten damit
nach außen hervor, anstatt sie in sich zu verschließen. Auf diese Weise kann
man zuweilen den irrtümlichen Eindruck gewinnen, daß auch bei ihnen ein fest-
gefügtes Wahnsystem vorhanden sei. Die besondere Suggestibilität ihrer Überzeugungen, die Neigung zu ekstatischen, visionären Zuständen sowie endlich das
Überwiegen der Größen- über die Verfolgungsideen heben aber diese Gruppe
immer als eine besondere heraus. Diese Fälle sind es übrigens auch, in denen
sich die Verfolgungsideen zuweilen in einer verhältnismäßig kleinen Zeitspanne
entwickeln. Anscheinend wirken dabei oft leichte Bewußtseinstrübungen mit.

Sind solche Kranke gleichzeitig *debil*, so kann es infolge der Urteilsstörung
nicht nur zu fixierten Wahnideen, sondern um Erfindungen zu bezeichnen oder
ein „philosophisches" System darzustellen, auch zu Wortneubildungen kommen.
Dann wird unter Umständen die Unterscheidung von der Paraphrenie recht
schwer. Aber auch sonst können Debile hier diagnostische Schwierigkeiten
machen; sind sie zugleich *hyperthym* und verfügen über eine gewisse sprachliche
Leichtigkeit, so kommen sie leicht dazu, sich mit den schwierigsten — juristischen, technischen, religiösen, philosophischen — Problemen zu befassen,
sich in sie zu verbohren, jeden Einwand sehr von oben herab mit einer flachen
Dialektik beiseite zu schieben und sich selbst maßlos zu überschätzen. Ich habe
mehrere „erethisch" Debile erlebt, die man deshalb für paranoisch gehalten hatte.
Aber wenn es ihnen an den Kragen geht, können diese Leute gewöhnlich „auch
anders"; ja sie erklären in ihrer Urteilslosigkeit zuweilen ganz offen: gewiß, damals
wollte ich freigesprochen werden, aber jetzt soll ich entmündigt werden, das ist
doch ein ganz anderer Fall; einer wollte sogar für dieselbe Zeitstrecke zugleich als
gesund und als unverantwortlich begutachtet werden, — als gesund, weil er
wirklich nie Wahnideen gehabt hatte und nicht entmündigt werden wollte, als
unverantwortlich, weil er doch für Beleidigungen und Betrügereien nicht bestraft
werden könnte, vor deren Begehung er durch das Gutachten eines anderen
Sachverständigen als geisteskranker Querulant erklärt worden war.

Verlauf. „Die" Paranoia der alten Psychiatrie sollte durch eine chronisch
fortschreitende, stets unheilbare, systematisierte Wahnbildung gekennzeichnet
sein. Wunderlicherweise streitet man sich gelegentlich noch heute über diese
Definition; dabei ist *diese* Paranoia schon lange zur Paraphrenie geworden und
zu den Schizophrenien desertiert. Paranoische Entwicklungen aber wird man
in so starren Formeln nicht darstellen können; einen gesetzmäßigen, für alle
Fälle geltenden Verlauf gibt es hier wenigstens dann nicht, wenn man sich nicht
auf ausgesprochen Wahnkranke beschränken und die Psychopathen mitberück-
sichtigen will, bei denen durch mehr oder minder lange Zeit paranoide überwertige
Ideen bestehen, ohne je ganz fixiert und ganz unkorrigierbar zu werden. Gewiß,
einen Wahn haben diese Leute dann nicht; da die wahnkranken Querulanten
aber durch dieses Stadium auch hindurchgehen müssen, sind Grenzen an dieser
Stelle wissenschaftlich unmöglich. Vor Gericht freilich werden wir nur wahnkranke Querulanten für ausgesprochen geisteskrank erklären, sonst aber sagen
dürfen: nur wenn ein Querulant wirklich zur wahnhaften Fixierung seiner
krankhaften Auffassungen kommt, besteht wenig Aussicht auf Heilung; bloß

querulierende Psychopathen dagegen werden nicht selten dauernd oder vorübergehend gesund. Oder vorübergehend — es gibt also nicht bloß abortive, sondern
auch periodische Formen. Diese gehören freilich wohl alle zu den Thymopathien,
so daß die paranoische Grundstimmung, die Kampfeslust, das gesteigerte Selbstgefühl und das krankhafte Mißtrauen, deshalb (aus inneren Gründen also)
mehrmals im Leben auftauchen muß. Viel seltener ist, daß ein Querulant, der
sich leidlich beruhigt hat und dessen Argwohn abgeblaßt ist, von außen neuen
Anlaß zum Querulieren bekommt. Immerhin erlebt habe ich auch das.

Der sensitive Beziehungswahn. Der andere extreme Typus der paranoiden
Psychopathen, der *Sensitive,* ist aus weicherem Holze geschnitzt. Er kann den
Querulanten von ferne beneiden und sich in Träumen auch in sein Verhalten
versetzen, aber er wird ihn doch nie ganz verstehen, weil er es sich nicht zutraut,
so wie jener zu kämpfen. Seinem äußeren Verhalten wie seiner inneren Einstellung
geben *Unsicherheit, Schüchternheit* und das *Gefühl der eigenen Unzulänglichkeit*
die entscheidende Note. Freilich ist dieses Gefühl auch bei ihm mit gewissen
Ansprüchen auf Anerkennung und mit *hoher Selbstachtung* gepaart.

Wir sind einer ähnlichen Mischung schon öfter begegnet. Unter den Insuffizienten haben wir scheue Masturbanten, schüchterne Erythrophoben, hypochondrisch ängstliche und erregbare Psychastheniker und sozial schwer gehemmte
Zwangskranke kennengelernt, die sich „eigentlich" für wertvoller und fähiger
halten als die anderen und die sich nur durch ihre Krankheit behindert fühlen,
wirklich etwas zu leisten. Bei ihnen endet der Kampf mit ihrer nervösen Anlage
gewöhnlich in stiller Entsagung, die freilich selten von einer gewissen Bitterkeit
freibleibt. Dann haben wir von hysterischen Persönlichkeiten gesprochen, die
sich ebenfalls unzulänglich fühlen und die Erreichung normaler Lebensziele
nicht zutrauen, die sich aber dafür um so größere Erfolge in ihren Träumen
ausmalen und zu ihrer scheinbaren Verwirklichung eigenartige hysterische
Waffen benutzen: sie wenden sich an das Mitleid der anderen, um sie zur Beachtung zu zwingen, täuschen durch Aufbauschen und Übertrumpfen anderen
Vorzüge und Erfolge vor oder sie reden sie wenigstens sich selber in Wachträumen
und Dämmerzuständen ein.

Jetzt begegnen wir dieser Spannung zwischen dem Bedürfnis nach Anerkennung und dem Anspruch darauf und dem Gefühl der eigenen Unzulänglichkeit zum dritten Male, und diesmal äußert sie sich in einer neuen, der paranoischen
Form. „Auf der einen Seite gemütliche Weichheit, Schwäche und zarte Verwundbarkeit, auf der anderen Seite ein gewisser selbstbewußter Ehrgeiz und Eigensinn",
so hat KRETSCHMER die Sensitiven gezeichnet. Er betont, daß es sich häufig
um begabte Menschen handele, die fein und tief empfänden, eine skrupelvolle
Ethik und eine verfeinerte Selbstbeobachtung und Selbstkritik aufwiesen und
die dabei liebes- und vertrauensfähig, bescheiden, schüchtern und unsicher im
Auftreten, aber von entschiedener Selbstachtung und ehrgeizig strebsam wären.
Ein Hauptzug aber, der sie von Querulanten unterschiede, läge in der Unfähigkeit, ihre Affekte zu entladen, in der Neigung, quälende Erlebnisse so lange
wie gewöhnlich in sich zu verschließen.

Für Menschen dieser Art hält das Leben natürlich unendlich viel Schädlichkeiten bereit, die an robustere Naturen gar nicht herankommen können. Für
manche bedeutet z. B. schon ihr Beruf eine dauernde seelische Qual. SPECHT
hat in diesem Zusammenhange einmal an manche Volksschullehrer erinnert,
deren Bildung, namentlich auf dem Lande, häufiger komisch gefunden als anerkannt wird und bei denen so eine gefährliche Spannung zwischen Selbstgefühl und äußerer Stellung entsteht. CRAMER hat auf paranoide Auffassungen
aufmerksam gemacht, die sich zuweilen bei älter werdenden Assistenten, man
könnte wohl allgemein sagen, die sich überhaupt bei Menschen entwickeln,

die zu lange und entgegen der eigenen Einschätzung ihrer Leistungsfähigkeit von anderen abhängig bleiben. Ähnlich liegt es mit der Neigung mancher Gouvernanten nicht bloß zur Reizbarkeit, sondern auch zu mißtrauischen Auffassungen, die sich wieder aus dem Mißverhältnis zwischen Herkunft und Bildung und tatsächlicher gesellschaftlicher Stellung erklärt. Als ,,Spannung des Selbstgefühls in demütigender äußerer Lage" faßt KRETSCHMER diese Schädlichkeiten in einer Formel zusammen. Er weist auf alleinstehende alte Jungfern hin, deren bedrücktes Dasein an sich schon eine gewisse Gefahr bedeutet und die dann zuweilen in der ,,Torschlußpanik" ganz aus dem Gleichgewicht kommen. Aber man wird den Kreis der Schädlichkeiten noch weiter ziehen müssen. Alle Menschen, die mit oder ohne Grund meinen, anderen etwas verbergen zu müssen, was ihren Stolz oder ihre Selbstachtung gefährden könnte, gehören hierher. Eine uneheliche Geburt, der Stand des Vaters, die Herkunft der Frau, die soziale Entgleisung eines Bruders können im Herzen gerade selbstbewußter und erfolgreicher Menschen einen dauernden Stachel bedeuten. Ähnlich war von jeher die Einstellung gewisser Intellektueller jüdischer Herkunft, die in ihrer Umgebung antisemitische Neigungen zu Recht oder zu Unrecht vermutet und deshalb überall Anspielungen und Andeutungen und überall Zurücksetzungen gewittert haben.

Schließlich kann die quälende Demütigung aber auch von einem körperlichen Fehler ausgehen, einer Mißbildung, einem Höcker u. dgl. Das bekannteste Beispiel, freilich eines, das noch andere Gründe der Wahnbildung enthält, sind die mißtrauischen Auffassungen, die wir bei manchen *Schwerhörigen* finden. Sie sind geneigt, Gespräche ihrer Umgebung, Gesten, Gelächter auf sich zu beziehen, und gelangen so zu einer Reizbarkeit, die dann erst nachträglich wirkliche Anlässe für ihr ursprünglich unbegründetes Mißtrauen schafft. Man spricht über sie, gibt sich Zeichen, will sie auf alle Fälle ausschalten, benachteiligen, reizen; die Geräusche im Ohr, an denen sie so häufig leiden, werden illusionär verfälscht; man macht Lärm, pfeift, wirft die Türen, alles, um sie zu ärgern — im ganzen gehen aber diese Gedanken über überwertige Ideen und die Sinnestäuschungen über illusionäre Verkennungen selten hinaus. Auch wird bei äußerer Ruhe und geeigneter seelischer Behandlung fast immer eine erhebliche Besserung, zuweilen sogar mit einer gewissen Krankheitseinsicht, erreicht. Treten aber wirklich Stimmen auf, die den Kranken beschimpfen und bedrohen, und werden fixierte Wahnideen gebildet, so müssen wir entweder mit einer Schizophrenie oder mit einer organischen Hirnschädigung rechnen, die häufig in arteriosklerotischen und senilen Hirnveränderungen besteht.

Bei den meisten Sensitiven sind es übrigens gewöhnlich nicht die Beziehungen zu anderen Menschen, sondern *innere Schwierigkeiten,* die sie in jahrelangen Qualen zermürben. Gewissenskämpfe alter Masturbanten, ein Verstoß gegen die herkömmliche und von dem Kranken selbst anerkannte Ehemoral, die Heiratssehnsucht und die späte Liebe eines alten Mädchens, die Enttäuschung über ein wirkliches oder vermeintliches Versagen im aufgezwungenen oder selbstgewählten Beruf bereiten den Boden, auf dem oft sehr allmählich peinliche überwertige Gedanken entstehen. Die Kranken sind geschlechtlich angesteckt, durch Masturbation rückenmarkschwindsüchtig geworden; eine erotische Beziehung hat sie bloßgestellt, eine dienstliche Verfehlung um das Vertrauen der Vorgesetzten gebracht, eine bedenkliche geschäftliche Maßnahme ihr Ansehen als Kaufmann zerstört — durch Jahre schlagen sich die Kranken mit solchen Gedanken herum, häufig ohne daß irgend jemand etwas bemerkt. Aber dann kommt — gewöhnlich in Zeiten, in denen sich die Kranken aus irgendwelchen Gründen körperlich nicht gut befinden, ein kleiner Anstoß[1] von außen, und nun wird aus den über-

---

[1] SCHNEIDER hat gegen KRETSCHMER die Ansicht vertreten, daß diese Anlässe auch fehlen könnten, und daß das, was die Kranken dafür ausgäben, in Wirklichkeit selbst schon

wertigen Ideen ein Wahn. Ein Masochist hat jahrelang mit seiner sehr verständigen Frau in glücklichster Ehe gelebt; obwohl ganz ohne sadistische Neigungen hatte sie ihn von Zeit zu Zeit durch barbarische Prügel befriedigt; eines
Tages wird der Stock nachher nicht richtig versteckt, vielleicht hat ihn also ein
Diener gesehen — jetzt entsteht beinahe explosionsartig ein Wahn. Man sieht
dem Kranken sein Laster an und weiß von seinen Verfehlungen; man weicht ihm
aus und zeigt ihm seine Verachtung; oder er wird wegen seiner beruflichen Mißerfolge verhöhnt; man macht Andeutungen, zeigt mit dem Finger auf ihn, steht
vom Tisch auf, wenn er sich dazu setzen will. Was die Kranken dabei übersehen,
ist die Schnellebigkeit, Gleichgültigkeit und egozentrische Einstellung der anderen,
die sich kaum so lange und so viel um ihre Mitmenschen kümmern. Allmählich
freilich fällt der Kranke durch sein scheues und gedrücktes Wesen wirklich
überall auf; er zieht sich vollkommen zurück und wird nun als Sonderling ausgelacht und geneckt. Aber immer noch versucht er, seine Ideen in sich zu verschließen, und da so keine Aussprache, also auch keine Berichtigung seines
Argwohns erfolgt, schwillt der Affekt unter der Asche dieser äußeren Haltung
immer gefährlicher an. So kann es dann zu sehr heftigen Ausbrüchen, zu plötzlichen Entladungen dieser immer unerträglicher werdenden inneren Spannung
kommen; häufiger aber bohren sich die Sensitiven auch jetzt noch still für sich
immer tiefer in ihren Wahn.

Außer in solchen gelegentlichen Affektausbrüchen bleibt auch hier (wie beim
Querulanten) die formale Logik gewöhnlich erhalten; aber zugleich sind Sensitive vorsichtiger in ihren Schlüssen und werden durch lange Zeit auch dem
Standpunkt der anderen gerecht. Ausnahmen sind nur dann häufig und ausgesprochen, wenn sich das Bild nach der hysterischen Seite verschiebt; in Verwirrtheitszuständen mit Sinnestäuschungen können wir natürlich keine Logik
erwarten. Erregungen mit Zerfahrenheit dagegen, die KRETSCHMER in diesem
Zusammenhange beschrieben hat, gehören m. E. überhaupt nicht hierher.
Ich würde glauben, daß Fälle, in denen schizophrene Gedankenverbin-
dungen *ohne* Bewußtseinstrübung nachgewiesen werden, auch wirklich dem
Formenkreis der Schizophrenie angehören. Daß die schizophrene und die sensitive Anlage auch einmal zusammentreffen und daß sich dann ein sensitives
Syndrom auf einem schizophrenen Defektzustand aufbauen oder daß es eine
Schizophrenie einleiten kann, habe ich oben schon angedeutet. So kenne ich
einen Fall, bei dem solche inkohärente Gedanken vorübergehend und in Verbindung mit heftiger sprachlicher Erregung aufgetreten waren, und der nach
seinem weiteren Verlauf trotzdem zunächst als sensitiver Beziehungswahn hätte
gelten können. Aber hier war schon der erste „Anlaß", nämlich die Anknüpfung
und die Lösung einer erotischen Beziehung, psychologisch unverständlich und
nach Art einer prozeßhaften Wahnbildung erlebt worden; zudem litt ein Bruder
der Kranken an Katatonie; und schließlich ist sie selbst eindeutig schizophren
geworden.

Der *Verlauf* des sensitiven Beziehungswahns gestaltet sich im großen und
ganzen günstig; die meisten Fälle heilen wohl, ohne daß wir Ärzte sie je zu sehen

wahnhafte Erlebnisse wären. Ich halte diese Fragestellung für schief. Darüber besteht
ja kein Zweifel, daß unendlich viele Menschen alles das und noch mehr erleben, was Querulanten und Sensitive entgleisen läßt, und daß sie doch gesund bleiben. Wenn die Lösung
eines Liebesverhältnisses oder eine kleine gesellschaftliche Zurücksetzung beim Sensitiven,
oder wenn die Erfolglosigkeit eines Prozesses beim Querulanten wahnhafte Auffassungen
erzeugt, so liegt die Ursache selbstverständlich in der Art, in der *er* gewisse Dinge erlebt
und auf diese Erlebnisse antwortet. Daß äußere Anlässe für diese Erlebnisse aber ganz
fehlen, das wird man wohl bei vielen Schizophrenen, die von vornherein phantastische und
unmögliche Dinge behaupten, nicht aber bei paranoischen Kranken annehmen dürfen,
deren Schilderungen sich doch stets nicht nur im Rahmen des Möglichen, sondern beinahe
auch des Alltäglichen halten.

bekommen, und manchen habe ich außerhalb meiner ärztlichen Tätigkeit kennengelernt. Auch daß es *abortive* Fälle gibt, in denen es zu fixierten Wahnbildungen gar nicht erst kommt, steht vollkommen fest. Aber auch schwerere Fälle pflegen nach Wochen oder Monaten abzuklingen, und zwar wieder am schnellsten dann, wenn die Aussprache mit einem anderen oder ein zufälliger äußerer Anlaß den Wahn berichtigen läßt. Der ungünstigste Ausgang ist der, daß die Kranken ihre Ideen zwar nicht aufgeben, aber gewissermaßen keinen Gebrauch mehr von ihnen machen; der Affekt blaßt — wie die meisten Affekte im Leben — allmählich ab, und so wird der Inhalt des Wahns zu einer der peinlichen Erinnerungen, die wir alle kennen: wir haben sie, aber, wenn wir überhaupt noch an sie denken, regen sie uns schon lange nicht mehr sehr auf.

Daß die Entstehung eines sensitiven Wahns ebenso wie seine Rückbildung weitgehend von dem *körperlichen Befinden* des Kranken abhängen kann, erwähnte ich schon. Es ist wichtig, das zu wissen; wiederholt habe ich, wenn die *erworbene Neurasthenie* — im Anschluß an Infektionskrankheiten und Anämien, an übertriebene Nachtwachen oder lang dauernde Schlafentziehung sonst, an starke körperliche oder seelische Erschütterungen — zu paranoiden Auffassungen — Eifersucht, Mißtrauen gegen Vorgesetzte oder Untergebene usw. — geführt hatte, falsche Diagnosen (Paraphrenie) erlebt; dabei wird dann zuweilen das müde, umständliche und durch die Erschöpfung nicht ganz folgerichtige Denken zu Unrecht für zerfahren gehalten. In Wirklichkeit heilen gerade diese Fälle meistens sehr schnell; sie sind auch therapeutisch recht dankbar; der Arzt muß nur körperliche und seelische Mittel gleich gut anzuwenden verstehen.

Nach alledem wird es nicht überraschen, daß ein sensitiver Wahn gelegentlich mehrmals im Leben aufflackern kann; die körperlichen Schädigungen können sich wiederholen und die seelischen können es auch; beide können auch zusammentreffen, ebenso wie sie sich in den verschiedenen Anfällen ablösen können. Ein Kranker hat das erste Mal eine schwere Angina gehabt; nach ein paar Jahren bleibt er nach einem Todesfall in einer bedrückenden äußeren Lage zurück; das dritte Mal aber wird er, kaum von einem Typhus genesen, in einer neuen Stellung ein wenig schroff angefaßt — so scheint seine Paranoia eine „periodische" Krankheit zu sein.

Aber ich will auch das nicht bestreiten, daß die paranoide Einstellung wirklich auch aus inneren, konstitutionellen Gründen mehrmals im Leben an- und abschwellen kann. Es wäre ja erstaunlich, wenn dies nicht vorkommen sollte; denn bei allem, was aus der ererbten Anlage entsteht, ist die Wiederholung natürlich, das Wort „periodisch" also im besten Falle eine Tautologie.

Die Behandlung der Psychopathien.

Die Behandlung der Psychopathien läßt sich deshalb schwer darstellen, weil sie zwar das Wissen um Wesen und Erscheinungen psychopathischer Störungen voraussetzt, im übrigen aber, wie der Umgang mit Menschen überhaupt, keine Wissenschaft, sondern eine Kunst ist. Schablonen gelten hier nicht, und wer nach ihnen zu arbeiten versucht, wird selten Erfolge haben. Jeder Fall liegt anders und jeder muß anders angefaßt werden. Das jedoch, was gewissen Gruppen von Fällen *gemeinsam* ist, habe ich in den vorstehenden Abschnitten schon darzustellen versucht; aus dieser Besprechung ergeben sich wenigstens die *Ziele* der Behandlung beinahe immer von selbst, so daß mir jetzt nur noch eine Nachlese bleibt.

Vorbeugung. Nach dem, was oben über die Entstehung nervöser Störungen gesagt wurde, versteht es sich von selbst, daß die vornehmste ärztliche Aufgabe in der *Prophylaxe* bestehen müßte. Hier muß heute natürlich zunächst die Frage erörtert werden, ob Psychopathen unter das Gesetz zur Verhütung erbkranken Nachwuchses fallen. Die Frage läßt sich kurz und bündig verneinen. Die psychopathischen Formen sind im § 1 dieses Gesetzes nicht genannt, und im ersten Absatz dieses Paragraphen wird als Voraussetzung für die Sterilisierung bezeichnet, es müsse nach den Erfahrungen der ärztlichen Wissenschaft mit großer Wahrscheinlichkeit erwartet werden, daß die Nachkommen des Kranken an *schweren* körperlichen und geistigen Erbschäden leiden würden. Das trifft für die Psychopathen nicht zu.

Nun sind jedoch die eugenischen Aufgaben des Arztes mit der Ausführung des Sterilisierungs-, ja sogar mit der des Ehegesundheitsgesetzes durchaus nicht erschöpft. Nach wie vor werden wir vom Standpunkt der Rasse und der Volksgesundheit unerwünschte Ehen auch durch Ratschläge zu verhindern suchen müssen, und hier werden wir gerade durch die Psychopathien vor sehr schwierige Fragen gestellt. BRUNO SCHULZ hat einmal die an sich durchaus berechtigte Warnung erhoben, man möchte die Verwandten von erblich Geisteskranken doch nicht in gesunde Familien hineinheiraten lassen. Es heißt in seiner Veröffentlichung dann weiter: ,,Tun sie das in der Tat nicht, so bleibt ihnen nur übrig, untereinander zu heiraten. Daß sie dadurch erhöhte Gefahr laufen, kranke Nachkommen zu erhalten, ist bedauerlich. Man wird also ganz besonders wünschen, daß ihre Kinderzahl geringer ist als die der auf Zwieerbigkeit in diesem Sinne Unverdächtigen". Diese Erwägung gilt natürlich nicht bloß für die gesunden Verwandten von Geisteskranken, sondern mindestens ebenso für die Psychopathen, d. h. also für die Leute, bei denen die Anlage zu einer psychischen Störung, wenn auch in verdünnter Form, schon zutage getreten ist. Man wird aber BRUNO SCHULZ weder für die eine noch für die andere Gruppe recht geben können. Er selbst sagt: wenn wir alle Verwandten von Erbkranken an der Fortpflanzung verhindern wollten, würde ein Geburtensturz einsetzen, der kulturell und wirtschaftlich verhängnisvoll wäre. Veranlassen wir aber die mit Erbkrankheiten belasteten Menschen — sie mögen selbst psychopathisch sein oder nicht —, wieder nur belastete Menschen zu heiraten, so züchten wir doch kranke Nachkommen, und es nützt dann sehr wenig, wenn wir uns einbilden, die Zahl dieser Nachkommen würde nicht groß sein. Wir haben das doch schon für die unmittelbaren Nachkommen dieser belasteten Ehepartner nicht in der Hand und noch weniger für die, die ihnen in den nächsten Generationen folgen werden. Ich glaube also, daß wir hier um sehr bestimmte Entscheidungen nicht herumkommen. Entweder ist ein Mensch so krank oder erblich so belastet, daß er keine Kinder haben darf, oder wir müssen ihm erlauben, auch gesunde Partner zu heiraten.

Diese Auffassung ändert natürlich nichts daran, daß wir dem einen oder anderen Psychopathen von der Schließung einer Ehe entschieden abraten und daß wir auch den Partner sehr häufig vor dieser Ehe warnen werden. Ich weiche von BRUNO SCHULZ' Vorschlag auch deshalb ab, weil mich die Erfahrung gelehrt hat, daß die unglücklichsten Ehen gerade dadurch zustande kommen, daß sie von zwei Psychopathen geschlossen werden. Zwei nervöse Menschen reiben sich gesetzmäßig auf, und selbst wenn sie ihre Kinder nicht durch erbliche Einflüsse schädigen sollten, so werden sie doch nicht imstande sein, sie zu erziehen.

Freilich wird man auch hier an das Volksganze denken und deshalb auch die umgekehrte Gefahr berücksichtigen müssen: daß nämlich nicht eigentlich erbkranke oder doch jedenfalls für die Gesamtheit nicht bedrohliche Nervöse die Ehe und die Fortpflanzung vermeiden. Gewisse Mißdeutungen der modernen Vererbungslehre haben — auf dem Umwege über volkstümliche Schriften — bei vielen Nervösen eine Angst vor der Ehe oder wenigstens vor der Fortpflanzung erzeugt, die nicht noch weiter genährt werden sollte. So notwendig

die Ausrottung der erblichen Geisteskrankheiten ist, wahllos auch jedem Nervösen
das Heiraten zu verbieten, ist unerlaubt und gefährlich. Hier kommt alles auf
eine genaue Analyse des Einzelfalles und auf die Berücksichtigung der Familien-
geschichte an. Ist die angebliche Nervosität der Ausdruck einer schweren thymopathischen Konstitution oder tritt ihre Neigung, sich in bedenklichen Formen
zu vererben, sonst in der Familie hervor, so wird man eine Ehe gewiß zu verhindern
suchen. Sind die nervösen Beschwerden dagegen an und für sich harmlos und
überdies nur dem Kranken eigentümlich, so wird die Heirat mit einem gesunden
Partner gestattet werden können.

   Erziehung. Steht die nervöse Anlage eines Kindes fest, so ist es die dornen-
volle Aufgabe des Hausarztes, die *Erziehung* günstig zu beeinflussen. Er wird
dabei deshalb immer wieder auf Schwierigkeiten stoßen, weil nicht selten auch
eines von den Eltern nervös ist, und weil beide Eltern zumeist sehr irrige Ansichten
über die Bekämpfung erster nervöser Züge besitzen. Im übrigen sind auch hierin
nicht alle nervösen Kinder gleich. Was den meisten Psychopathen später hauptsächlich abgeht, ist aber wohl jene richtige Mischung von Selbstvertrauen und
Nächstenliebe, die die soziale Leistungsfähigkeit am besten gewährleistet, und
die wir deshalb — auch bei Gesunden — durch die Erziehung anzustreben
haben. Ich betone ausdrücklich: es kommt auf die richtige Mischung an. In
den letzten Jahren habe ich nicht ganz selten junge Psychopathen gesehen,
deren (an sich schwierige) Erziehung den Eltern unmöglich gemacht, ja zuweilen
geradezu verboten worden war, nur weil der Arzt jede Unterdrückung von
Eigensinn und Selbstsucht, ja selbst von Unsauberkeit und Faulheit unter dem
Einfluß der Adlerschen Lehren (vgl. S. 1593) für unerlaubt gehalten hatte.
Was aus solchen Kindern wird, brauche ich nicht zu sagen. Freilich, viel häufiger
liegen die Fehler bei den Eltern: ein jähzorniger, heftiger oder auch ein pedantisch
kleinlicher Vater kann in der Tat eine Unsicherheit in seinen Kindern großziehen,
die nie wieder überwunden wird, ebenso wie eine aufgeregte, hysterische Mutter
ihren eigenen Mangel an Selbstbeherrschung, ihre Selbstsucht und ihre Rücksichtslosigkeit naturgemäß auf sie überträgt. Hier läßt sich häufig nur dadurch
helfen, daß man die Entfernung der Kinder aus der Familie durchsetzt; denn
die Eltern lassen sich gewöhnlich nicht ändern. Im Gegensatz zu den häuslichen
sind die Schädigungen, denen nervöse Kinder früher in der *Schule* ausgesetzt
waren, zweifellos geringer geworden. Immerhin begegnet man auch heute noch
Schuldespoten, die das beste Erziehungsmittel in zitternder Furcht sehen und
die nicht ahnen, bei wieviel nervös Veranlagten sie dadurch den Grund zu
mangelndem Selbstvertrauen, schüchternem Auftreten, Angstzuständen und
innerer Unsicherheit legen. Auch hier wird die Autorität des Arztes wenigstens
gelegentlich etwas helfen können.

   Eine ebenso wichtige Aufgabe besteht darin, schon von den ersten Kindheits-
tagen an *hypochondrischen* Anwandlungen entgegenzutreten. Es ist kein Zweifel,
daß die Neigung dazu sehr verbreitet ist, sowie ferner, daß sie durch eine überängstliche Mutter, die bei jedem Anlaß zum Arzt läuft und aus jedem Schnupfen
eine lebensgefährliche Krankheit macht, verstärkt werden kann. Hier muß
der Hausarzt eintreten, um dem Kinde — z. B. durch die Verordnung von Sport,
Eintritt in die Hitler-Jugend usw. — jene Unbefangenheit seinem Körper gegenüber und jenen von Todesfurcht freien Optimismus zu erhalten, der seinem
Lebensalter natürlich ist. Besonders soll man den Eltern verbieten, in Gegenwart
des Kindes von dessen Nervosität oder von der eigenen zu reden. Ganz
allgemein wird der Hausarzt den Eltern immer wieder predigen müssen, daß
ein Kind Sonne gebraucht, und daß ihm alle trüben Schatten solange wie
möglich vorenthalten werden sollen; auch darin wird gerade von nervösen
Eltern häufig gesündigt.

Ein wichtiger Augenblick für das Eingreifen des Hausarztes ist sodann der, in dem ein nervöser junger Mensch einen *Beruf* wählen soll. Hier prallen ja auch sonst widerstreitende Auffassungen der älteren und der jüngeren Generation oft rücksichtslos aufeinander. Sind aber Eltern und Kinder psychopathisch, so entstehen in diesen Jahren häufig Gegensätze, die überhaupt nicht wieder gut gemacht werden können. Der Arzt wird deshalb den Eltern helfen müssen, gewissen phantastischen Auswüchsen der jugendlichen Einbildungskraft, der Überschätzung künstlerischer Anlagen z. B., einer verstiegenen Vorliebe für den Krankenpflegeberuf u. dgl. und endlich gewissen Modetorheiten entgegenzutreten. Aber ebenso wird er darauf dringen, daß wirklich vorhandene Neigungen und Anlagen des Kindes berücksichtigt und daß seine intellektuelle Fähigkeiten und seine nervöse Widerstandskraft bei der Berufswahl richtig bewertet werden. Viele Psychopathen könnten sich leidlich wohlbefinden und Erträgliches leisten, hätte ein ehrgeiziger oder kleinlich-pedantischer Vater sie nicht in einen Beruf gedrängt, dem ihr Verstand und ihre Arbeitsfähigkeit nicht gewachsen sind oder gegen den sich ihre Neigungen wehren.

Behandlung. Für die Behandlung einer schon bestehenden Nervosität beim Erwachsenen lassen sich, wie gesagt, einheitliche Regeln nicht aufstellen. Wer den stets erschöpften und entschlußunfähigen Psychastheniker mit dem übererregbaren, polypragmatischen und reizbaren Dégénéré supérieur oder den übertrieben sensitiven mit dem zu Zornaffekten neigenden Psychopathen verwechselt, begeht denselben Fehler wie der, der mit einem jovial-polterigen, mit einem herzlich-mitleidigen oder mit einem autoritativ-kommandierenden ärztlichen Ton einem Kranken entgegentritt, für den gerade dieser Ton nun einmal nicht paßt.

Ich beginne mit den nervösen Störungen, die durch *körperliche* Schädigungen mit bedingt sind. Diese wird man in erster Linie nach allgemein medizinischen Gesichtspunkten behandeln und dabei die besondere Art der zugrunde liegenden Schädlichkeit genau kennen lernen und berücksichtigen müssen. Häufig besteht die erste Aufgabe des Arztes darin, den Kranken überhaupt zum Ausspannen und zu einer zweckmäßigen Kur zu bestimmen; er selbst bringt gewöhnlich auch dazu den Entschluß nicht mehr auf und sieht nur schwere Folgen für seinen Beruf und seine Stellung voraus. Die dann schließlich eingeleitete Behandlung hängt ganz von den körperlichen Befunden ab. Warnen möchte ich nur vor der Verwendung des *Broms,* das leider nicht selten auch ermüdbaren, von Kopfdruck geplagten und in ihrem Denken und Entschließen gehemmten Menschen verabreicht wird. Ebenso ungeeignet ist natürlich das *Pantopon.* Übrigens habe ich zuweilen auch Nervöse gesehen, denen — und zwar zumeist trotz ihres Widerspruches — zur „Stärkung" *Alkohol* in so großen Mengen eingepumpt worden war, daß sie deshalb ihre frühere Leistungsfähigkeit nicht wieder gewinnen konnten.

Überhaupt werden den Nervösen nach meiner Erfahrung viel zu viel Arzneien gegeben. Es ist wichtiger, die Lebensweise zu regeln, die Arbeit zu dosieren und richtig über den Tag zu verteilen, für Ruhepausen, für hinreichenden Schlaf — viele Menschen brauchen 8 oder 9 Stunden —, für körperliche Bewegung sowie dafür zu sorgen, daß die Mahlzeiten regelmäßig und ungestört durch Arbeit, Telephongespräche u. dgl. eingenommen werden. Wo über *Schlaflosigkeit* geklagt wird, werden wir überdies Tee des Abends verbieten und verhindern, daß die Kranken des Morgens allzu spät aufstehen, des Abends im Bett lesen oder daß sie sich auch nur vor dem Zubettgehen durch geistige Arbeit, lebhafte Unterhaltung oder Zerstreuungen aller Art in einen Zustand bringen, der das Einschlafen erschwert. Zudem kann man physikalische Mittel (s. u.) und allenfalls *Adalin,* das bei den meisten Menschen keine üblen Nachwirkungen hat, sondern im Gegenteil auch noch am nächsten Tag beruhigend wirkt, verordnen. Gegen die Angst verwende man Baldrianpräparate — Recvalysat und Baldriandispert z. B. — oder Abasin, gegen die Appetitlosigkeit Tct. Chinae und Condurangowein, gegen die allgemeine Schwäche und Ermüdbarkeit Kola, Phosphor oder Arsen, evtl. in Gestalt von Solarsoneinspritzungen, und bestimmten mitwirkenden Ursachen endlich, wie denen des Klimakteriums z. B., versuche man — nach genauer Untersuchung auch durch den Internisten und den Gynäkologen! — mit spezifischen Mitteln entgegenzutreten. Dagegen sei man mit Pyramidon und Aspirin usw. — alle Namen dieser Art sind natürlich nur als Paradigmata gemeint — vorsichtig. Diese Mittel schädigen die Kranken körperlich und seelisch, weil sie den Magen schwächen, das Herz angreifen und gleichzeitig die Überzeugung von dem Bestehen eines organischen Leidens verstärken. Bei Kopfweh versuche man es lieber mit dem elektrischen Strom (Anode auf die schmerzhafte Stelle, Ansteigen des Stromes bis auf 4—5 Amp.). Übrigens muß man bei habituellem Kopfdruck auch darauf achten, ob nicht dauernd Nicotin- oder Coffeinmißbrauch getrieben wird, ob nicht Diätfehler begangen werden, ob nicht Obstipation oder ob nicht eine Allergie gegen ein häufiges Nahrungsmittel besteht.

Für die physikalische Therapie gilt ähnlich wie für die arzneiliche, daß sie immer zum mindesten *auch* suggestiv wirken muß. Immerhin beeinflussen Packungen, Vierzellen-, Sauerstoff-, Fichtennadelbäder, Massage, Höhensonne usw. oft auch den Körper gut, lösen ängstliche Spannungen durch Verminderung des Blutdrucks oder geben dem Kranken das Gefühl erhöhter Frische. In dem gleichen Sinn wirkt regelmäßiges Turnen, während ich in der Anwendung des kalten Wassers in Form von Übergießungen, Einwickeln in nasse Laken usw. Vorsicht anraten möchte. Auch diese Dinge haben eine Zeitlang geholfen, als Arzt und Kranker an sie glaubten, aber sie haben schon damals in manchen Fällen durch Übertreibung geschadet.

Eine große Rolle spielt natürlich in der Behandlung der konstitutionellen Nervosität die *Diät*. Hier muß oft die Idee, daß der Kranke alle möglichen Dinge nicht vertrage, bekämpft, und er muß an eine normal gemischte Kost gewöhnt werden. Ist er unterernährt, so wird man ihm lieber Eier und Milch als Zusatz zu der gewöhnlichen ·Nahrung geben als teure Nährmittelpräparate und man wird gelegentlich die Wirkung einer solchen Mastkur durch gleichzeitige Bettruhe verstärken. Alkohol verbiete ich diesen Psychopathen fast immer, außer wenn damit leichte Spannungszustände gebessert oder ein Schlafmittel gespart werden können. Noch mehr gesündigt wird nach meinen Erfahrungen mit Kaffee, Tee und Zigaretten. Wir werden deshalb gewissen Kranken sagen müssen, daß starker Kaffee ebenso wie viel Nicotin Angst erzeugt, und daß Tee den Schlaf verscheucht.

Sanatorien usw. Häufig macht der Zustand eines Kranken die Verlegung nach einem Kurort oder in ein Sanatorium wünschenswert. Daß dieser Aufenthalt oft schon durch die Versetzung in andere Verhältnisse, durch den Wegfall häuslicher oder beruflicher Schwierigkeiten günstig wirkt, ist unbestritten; sicher ist auch, daß körperlich elende und namentlich anämische Kranke sich im Hochgebirge, besonders auch während des Winters, oft überraschend schnell erholen; und fest steht endlich, daß ein mit Maß betriebener Sport manchem Nervösen ausgezeichnet bekommt. Aber auch hier wird man Unterschiede machen müssen. Gewisse reizbare Psychopathen peitschen die eigene Erregung durch eine sinnlose Anzahl von Arbeitsstunden, durch die Übernahme zahlreicher Nebenämter, durch übertriebene Geselligkeit und schließlich durch chemische Mittel immer mehr in die Höhe. Hier muß der Arzt für Ruhe, für Ausspannen, für Einschränkung des täglichen Arbeitspensums sorgen und oft wird er dazu als Übergang eine Reise verordnen. Auch schlaffen, müden, erschöpfbaren Psychopathen bekommt das Ausspannen natürlich stets, wenn die Wirkung auch meistens nicht anhält. Hypochondrische, ängstliche Naturen aber befinden sich in einer geordneten Tätigkeit besser, und diese und andere Typen werden durch den ärztlichen Rat, einmal längere Zeit fortzugehen, nicht selten vollends aus dem Gleise gebracht.

Auch in der Rekonvaleszenz nach Typhus und anderen Infektionen, im Gefolge eines schweren pathologischen Wochenbettes, im Anschluß an gewisse Vergiftungen, nach Schädeltraumen, körperlicher Überanstrengung und seelischen Aufregungen ist es überaus wichtig, nicht den Augenblick zu verpassen, von dem an sich der Kranke wieder zu gewissen Leistungen aufraffen muß. So töricht der Versuch ist, noch erschöpfte Kranke durch Arbeit oder Vergnügen „abzulenken", anstatt ihnen Ruhe zu gönnen, so notwendig ist es, später ihr Vertrauen in die eigene Leistungsfähigkeit wiederherzustellen. Man sieht nicht selten Fälle, die, über die durch das Leiden gebotene Zeit im Bett, auf dem Diwan oder dem Liegestuhl festgehalten, schließlich in einen Zustand müder Entschlußunfähigkeit versinken. Immer wieder müssen solche Kranke darauf hingewiesen werden, daß der erste Versuch jeder Leistung — das gilt z. B. schon für das Aufstehen — gewisse subjektive Beschwerden gesetzmäßig nach sich zieht, und daß diese Beschwerden dadurch, daß man den Versuch hinausschiebt, nicht geringer, sondern verstärkt werden.

Im einzelnen gibt es Kranke, die an der See nicht schlafen, und andere, die der Schlaf bei einer gewissen Höhenlage flieht. Viele werden an der See noch reizbarer und nehmen auch körperlich ab, und andere wieder vertragen es nicht, wenn sie im Gebirge viel herumlaufen müssen. (Auf die ziemlich häufige Föhnempfindlichkeit kann ich nicht eingehen.) Im allgemeinen gehören an die See, und zwar am besten an die Nordsee, ermüdbare, schlaffe Naturen, während sich Menschen mit Angstzuständen und Herzsensationen in mittlerer Gebirgslage am besten erholen.

Was die Sanatorien angeht, so sind sie oft nicht zu entbehren; sie sind aber nicht ungefährlich, weil sich nervöse Menschen gegenseitig schlecht beeinflussen, und weil hypochondrische Neigungen hier wild wachsen. Deshalb verzichte ich auf diese Behandlung häufig auch da, wo sie sonst gewählt zu werden pflegt. Entschließt man sich zu ihr, so wird man sich über die durchaus nicht selbstverständliche Tatsache vergewissern müssen, daß der leitende Arzt des Sanatoriums seine Kranken seelisch zu behandeln versteht.

Psychische Behandlung. Damit komme ich zu der bei weitem wichtigeren Seite der Behandlung, der Psychotherapie.

Oben wurde gesagt, daß sie eine *Kunst* sei. Daran ist gewiß richtig, daß niemand andere Menschen seelisch mit Erfolg beeinflussen wird, der nicht eine Persönlichkeit in die Waagschale zu werfen hat, ebenso wie auch das zutrifft, daß kein Arzt das Verfahren eines anderen im Umgang mit seinen Kranken mit Nutzen unmittelbar übernehmen kann. Das heißt aber nicht, daß die seelische Behandlung nicht auch ein gründliches *Wissen* voraussetzt. Ein Arzt, der nicht weiß, daß er einen Cyclothymen — das ist wohl die Mehrzahl der Kranken, die man früher neurasthenisch genannt hat — in gewissen Verstimmungen zwar körperlich behandeln und durch Zuspruch trösten, daß er aber die Depression selbst auf keine Weise auch nur um eine halbe Stunde abkürzen kann, oder ein anderer, der eine beginnende Schizophrenie nicht erkennt oder sich einbildet, sie durch psychische Eingriffe aufhalten oder abwenden zu können — die werden psychotherapeutische Erfolge nicht haben.

Aber auch innerhalb der abnormen Konstitutionen sind Unterscheidungen nötig. Ich sagte schon, daß man den aufgeregten, polypragmatischen Nervösen,

der sich und seine Umgebung durch seine Unruhe zur Verzweiflung bringt und
am liebsten zu gleicher Zeit zwanzig Dinge beginnt, nicht ebenso anfassen
kann wie den weichen, den ermüdbaren, den willensschwachen, den haltlosen
oder den an Zwangszuständen leidenden Psychopathen. Auch das muß heute
einmal nachdrücklich betont werden; denn es gibt Psychotherapeuten, die
von „dem nervösen Menschen" sprechen und die beinahe alle seelischen Nöte
auf eine einzige Formel zu bringen versuchen. Diesen nervösen Menschen kenne
ich nicht. Ich kenne nur unendlich zahlreiche Spielarten der Psychopathie,
Spielarten, die überdies auch mit der Gesundheit durch fließende Übergänge
verbunden bleiben. Natürlich sind wir aus praktischen Gründen gezwungen,
innerhalb dieses fließenden Geschehens willkürlich Grenzlinien zu ziehen. Aber
wir dürfen uns nicht dabei beruhigen, daß so schließlich jeder Kranke seine
Etikette erhält. Um ein Beispiel zu geben: ältere Kliniker waren zufrieden, wenn
irgendein Symptom als hysterisch aufgeklärt worden war. Diese Zeit liegt hinter
uns; aber auch die ist vorüber, in der der Nachweis einer hysterischen Einstellung ausreichend erschien. Heute wollen wir auch das wissen, warum dieser
Kranke jetzt und nicht schon früher diese Beschwerden und warum er gerade
diese Beschwerden bekommen hat; denn helfen werden wir ihm nur dann, wenn
wir die seelischen Ursachen der im Augenblick vorhandenen Störungen ebenso
aufgedeckt haben wie die tieferen Gründe seiner Neigung, auf die Reize des
Lebens überhaupt anders zu antworten, als es andere tun.

Deshalb möchte ich von den Eigenschaften, die der Arzt für die seelische
Behandlung seiner Kranken gebraucht, an erster Stelle die *Geduld* nennen.
Wer sie nicht hat, sollte auf die Behandlung nervöser Menschen verzichten.
Dazu kommen *Takt, Verständnis* und ein *Einfühlungs- und Anpassungsvermögen*,
das uns allein von der Schablone loslösen kann. Es gleicht, wie gesagt, kaum
ein Fall dem anderen, und ehe man überhaupt psychotherapeutische Versuche
macht, muß man sein Gegenüber viel besser kennen, als es bei der gewöhnlich
üblichen Art, die Anamnese zu erheben, je erreicht werden kann.

Man wird dabei wissen müssen, daß den meisten Nervösen schon das bloße
Aussprechen gut tut. Ehe sie zum Nervenarzt kommen, haben sie sich fast
alle durch Jahre hindurch mit ängstlichen Überzeugungen, mit Selbstvorwürfen
und mit hypochondrischen Zukunftssorgen herumgeschlagen. Sie haben alles
das vor anderen, auch vor Ärzten, verschlossen, weil sie ihre eigenen Auffassungen und Stimmungen für viel seltener hielten, als sie es in Wirklichkeit
sind, weil sie sie selbst moralisch bewerteten und das gleiche auch von anderen
befürchteten, oder aber weil sie glaubten, man könne sie dieser Äußerungen
wegen für geisteskrank halten. Zahlreiche Kranke verlassen nach dem ersten
Besuch unsere Sprechstunde befreit und erleichtert, ehe der Arzt überhaupt
zu einer Maßnahme Gelegenheit gehabt hat; lediglich das Gefühl, endlich auf
Verständnis zu stoßen, und zugleich der durch die Aussprache gebotene Zwang,
den eigenen Sorgen klar ins Gesicht zu sehen, führen zu einer Entspannung.
Darum ist schon die Art nicht gleichgültig, in der der Arzt zuhört und fragt.
Wie er sich dem Kranken gegenüber vermöge seines eigenen Temperaments
auch sonst geben mag, stets muß sein Verhalten den Eindruck gespannter Aufmerksamkeit und voller Anteilnahme erwecken.

Für den Unerfahrenen wirkt es oft erstaunlich, wie leicht und schnell unter
solchen Umständen zuweilen auch solche Menschen die letzten seelischen Wurzeln
ihrer nervösen Beschwerden bloßlegen, die noch an der Türschwelle beschlossen
hatten, bestimmte peinliche Dinge unter keinen Umständen zu sagen. Es ist
nicht richtig, daß man deshalb viel fragen und in die Kranken gewaltsam eindringen müßte. Man braucht nur den Eindruck zu erwecken, jede Mitteilung
mit Verständnis und unbeirrt durch landläufige, gesellschaftliche und moralische

Vorurteile entgegenzunehmen. Unter dieser Voraussetzung werden oft zahlreiche innere und äußere Erlebnisse, die der Kranke bisher auch sich selbst so viel wie möglich verschwiegen hatte, nicht bloß mitgeteilt, sondern zugleich in ein anderes Licht gerückt und ihres bedrohlichen Charakters entkleidet.

Trotzdem wäre es falsch zu glauben, daß alle Nervösen, etwa nach Art gewisser hysterischer Persönlichkeiten, auch nur ihre hypochondrischen Überzeugungen leicht und häufig aussprechen. Gerade in den schwersten Fällen versuchen sie sie zu verheimlichen, sei es, um nicht ausgelacht zu werden, sei es aus einer geheimen Angst heraus, der Arzt könne ihnen doch recht geben. Auch in dieser Hinsicht wird sich jeder Psychotherapeut von dem Glauben an die Geradlinigkeit und Durchsichtigkeit seelischer Strukturen endgültig frei machen müssen. Gerade auf dem Gebiet der überwertigen Ideen und besonders, wenn Angst im Spiele ist, durchkreuzen sich bei den meisten Nervösen mehrere Motivreihen und führen zu den wunderlichsten Ergebnissen. Sie gehen zum Arzt mit der festen Absicht, das, was sie eigentlich quält, doch nicht zu sagen; sie wollen beruhigt sein, schieben aber die Untersuchung (Lumbalpunktion z. B.), die ihnen Ruhe verschaffen könnte, aus Angst immer wieder hinaus; sie reden sich selbst ein, an Überarbeitung, an körperliche Schädlichkeiten u. dgl. zu glauben, und wissen doch längst, daß die letzte Ursache ihres augenblicklichen schlechten Befindens, ihrer schlaflosen Nächte, ihres Herzklopfens, kurz ihrer Angst, in einer Enttäuschung, einem schlechten Gewissen oder aber in einem vor Jahren hingeworfenen, unvorsichtigen Wort eines Arztes gelegen ist.

Gewiß gehört Erfahrung dazu, um aus dem Verhalten eines Menschen, aus seinem Tonfall, aus gewissen Pausen beim Reden und aus dem Zögern namentlich auf gewisse Fragen hin zu schließen, daß er noch nicht alles gesagt hat. Aber noch wichtiger sind, wie gesagt, die Geduld, die alles ruhig abwartet, und das Zartgefühl, das den Kranken nicht durch brüske Fragen in sein Schneckenhaus zurücktreibt. Freilich, daß Hilfe unmöglich sei, wenn man nicht alle und besonders auch alle seelischen Ursachen ihres Zustandes erführe, das wird man seinen Kranken sagen müssen. In manchen Fällen empfinden sie es dann angenehm, wenn man ihnen die Beichte durch direkte Fragen nach häufigen Anlässen — Onanie, sexuelle Sorgen sonst, unglückliche Ehe, berufliche Reibungen, enttäuschter Ehrgeiz, religiöse Skrupel bei Geistlichen, Konflikte mit den Eltern bei Jugendlichen usw. — erleichtert. Im ganzen vermeide ich dieses Verfahren, weil man bei ihm in Gefahr ist, mit der Nennung nicht bestehender Möglichkeiten die Kranken zu verletzen. Daß sie sich häufig noch schwerer verletzt zeigen, wenn man Ursachen erwähnt, die wirklich bestehen, die sie aber verschweigen wollten, ist eine menschliche Eigentümlichkeit, die der Arzt kennen muß.

Die seelischen Anlässe, die auf dem Boden der konstitutionellen Nervosität Angstzustände u. dgl. erzeugen, sind ebenso wie die Sorgen, mit denen sich die Kranken herumschlagen, so zahlreich, daß hier nur einige erwähnt werden können.

Sexuelle Befürchtungen. Namentlich bei jungen Menschen steht obenan das *sexuelle Gebiet.* Immer wieder kehrt die Befürchtung, sich durch frühere oder noch bestehende Masturbation geschädigt zu haben; erst in zweiter Linie kommen die Sorgen, sexuell abnorm oder geschlechtskrank zu sein. Man weiß, wie diese Befürchtungen durch gewissenlose Bücher immer neue Nahrung erhalten, und deshalb wird man hier wie bei allen hypochondrischen Klagen auch nach diesen fragen, sie kennzeichnen und für die Zukunft verbieten müssen. Man wird den Kranken sagen, daß die Masturbation bei beiden Geschlechtern in gewissen Jahren so verbreitet ist, daß mindestens Männer, die sie nie kennengelernt haben, Ausnahmen sind. Man wird ihnen auf diese Weise beweisen, daß die Onanie schon deshalb die Folgen nicht haben könne, die ihr von

Unberufenen immer wieder zugeschrieben werden, und man wird für gebildete Kranke hinzufügen, daß die von ihnen beobachteten nervösen Störungen nicht eigentlich Folgen der Masturbation, sondern der hypochondrischen Angst und der Selbstbeobachtung sind. So wird man auch hier wie so häufig die Ratschläge befolgen, die DUBOIS über den Verkehr mit Nervenkranken und über die Notwendigkeit gegeben hat, sie über gewisse Zusammenhänge zwischen körperlichem und seelischem Geschehen und besonders über die Abhängigkeit körperlicher Mißempfindungen von Erwartungen grundsätzlich aufzuklären.

Aber man wird natürlich keinem Menschen raten, bei der Masturbation zu bleiben. Es ist mir unbegreiflich, daß dieser Rat von manchen Ärzten gegeben wird. Wer das Wesen dieser Kranken begriffen hat, weiß doch, daß nichts geeigneter ist, ihre Sicherheit im Auftreten und ihr Selbstvertrauen zu untergraben als immer neue Niederlagen im Kampfe gegen die Masturbation. Dazu kommt, daß die bei Psychopathen auch sonst große Neigung, sich mit eigenen Phantasiegespinsten von der Wirklichkeit abzusperren, durch die gleiche Schädlichkeit vergrößert, sowie, daß eine gewisse Form der Impotenz durch die Selbstbefriedigung aus psychischen und physischen Gründen erzeugt und unterhalten wird. Wenn man von ganz seltenen Fällen schon in frühester Kindheit aufgetretener Onanie absieht, ist es auch niemals schwer, den Kranken von diesem Leiden zu heilen. Gewöhnlich genügt die bloße Anordnung, daß er sich in regelmäßigen, nicht zu langen Abständen immer wieder vorstellen muß, um eine neue Hemmung zu schaffen. Wenn er weiß, daß er sich an bestimmten Tagen der Woche einem Menschen gegenüber, zu dem er Vertrauen besitzt, auszuweisen hat, so ist er fast immer imstande, des Triebes Herr zu werden. Dazu wird man ihm natürlich alles, was ihn geschlechtlich reizen könnte, verbieten; man wird verhindern, daß junge Menschen stundenlang wach im Bett liegen usw. Nur im Notfall wird man wenigstens im Anfang Hovaletten geben, um den Trieb auch dadurch herabzusetzen.

Für ganz falsch halte ich es, sei es zur Bekämpfung der Masturbation, sei es aus irgendwelchen Gründen sonst, Psychopathen den *außerehelichen Geschlechtsverkehr* anzuraten. Wenn dieser Rat nicht gefährlich wäre, so wäre er doch schon deshalb überflüssig, weil die Menschen, die ihren Geschlechtstrieb nicht unterdrücken können oder wollen, nicht auf ärztliche Ratschläge warten. Wer kommt und fragt, kann auch ohne Verkehr leben. Ja zuweilen ist es gar nicht die Stärke des Triebes, sondern eine aus Büchern und Unterhaltungen gewonnene Überzeugung von der Gefährlichkeit der Abstinenz, die manchen Nervösen zum Geschlechtsverkehr drängt. Solchen theoretischen Überzeugungen scheinen auch manche Ärzte zum Opfer zu fallen, die vollkommen übersehen, in welche Lage sie gerade nervöse Menschen durch ihre Ratschläge (auch wenn sie nicht zynisch gemeint sind) versetzen. Ich pflege allen Psychopathen, die mich nach dem außerehelichen Geschlechtsverkehr fragen, diese Lage mit wenigen Worten zu schildern. Sie werden sich mehr als andere junge Leute dauernd vor Ansteckung fürchten; sie werden sich häufig für angesteckt halten, ohne es zu sein, und sie werden unter einer tatsächlich erfolgten Infektion seelisch mehr leiden als andere; sie werden sich durch den Ekel vor käuflichen Frauen herabgewürdigt oder durch das schlechte Gewissen einem sittlich höherstehenden „Verhältnis" gegenüber beunruhigt fühlen; sie werden den Aufregungen, die aus der Möglichkeit der Entdeckung, aus der Lösung eines bestehenden Verhältnisses, aus der Gefahr der Konzeption oder aus einer wirklichen Alimentenklage hervorgehen, nicht gewachsen sein; und schließlich ihre Hoffnung, durch den regelmäßigen Geschlechtsverkehr von allen nervösen Beschwerden für immer befreit zu sein, wird sich beinahe niemals erfüllen. — Daß die Abstinenz bei manchen, sehr bedürftigen Kranken gelegentlich gewisse körperliche und seelische Unbequemlichkeiten nach sich zieht, übersehe ich dabei nicht; aber ich halte diese Unbequemlichkeiten gegenüber den Folgen des Gegenteils für verschwindend klein.

Schließlich noch ein paar Worte über die Behandlung der *psychischen Impotenz.* Auch bei ihr wird es sich zunächst darum handeln, ihre Entstehung klarzustellen. Verhältnismäßig häufig glauben junge Leute, impotent zu sein, die sich bei dem ersten, durch das Zureden von Kameraden herbeigeführten Zusammensein mit einer Dirne geekelt hatten. Andere gelangen zu derselben Befürchtung, weil ihre Erregung durch die bisherige Abstinenz oder durch allzu lange Präliminarien schon soweit gesteigert gewesen war, daß die Ejakulation ante portas stattfand. Eine dritte Gruppe hatte sich die Erektion durch die unzweckmäßige Anwendung von Prohibitivmitteln verscheucht und eine vierte endlich einem von ihnen geachteten Mädchen gegenüber Hemmungen empfunden. Alle aber gingen das zweite Mal an den Akt nicht mehr unbefangen, sondern mit einer ängstlichen Befürchtung heran, die dem normalen Ablauf des Reflexvorganges nicht günstig war. Häufig werden diese seelischen Ursachen in ihrer Wirkung auch durch die vorangegangene Masturbation verstärkt, die noch eine gewisse Zeit über ihr Bestehen hinaus den Ablauf des Reflexvorganges bis zur Ejakulation abkürzen und somit den normalen Verkehr erschweren kann.

Verhältnismäßig häufig zeigt sich die psychische Impotenz zum ersten Male auf der Hochzeitsreise. Hier wirken gewöhnlich mehrere Ursachen zusammen, die den erwähnten nahestehen. Selbstvorwürfe wegen früherer Masturbation und früheren außerehelichen Geschlechtsverkehrs, hypochondrische Befürchtungen aus Anlaß einer einmal überstandenen gonorrhoischen Infektion, falsch verstandene Achtung vor einer auch seelisch geliebten Frau, Überreizung der während des Brautstandes nie befriedigten und doch immer wach gehaltenen Sexualität und schließlich die Aufregungen und Anstrengungen der Hochzeit kommen hier häufig zusammen, um zunächst einen Mißerfolg herbeizuführen. Das einmalige Versagen stört dann wieder die Unbefangenheit für die Zukunft und bedingt so länger dauernde Impotenz.

Viele der erwähnten Fälle kann man durch einfache Aufklärung heilen. Ich habe manchen jungen Mann erleichtert fortgehen sehen, nachdem er erfahren hatte, daß es nicht zu seinen Verpflichtungen gehöre, einer käuflichen Dirne gegenüber potent zu sein; andere lassen sich durch die Versicherung beruhigen, daß die Masturbation niemals lange Zeit nach ihrem Aufhören die geschlechtliche Kraft zu beeinträchtigen pflegt; und vielen endlich kann man innerhalb und außerhalb der Ehe durch den Rat helfen, sie möchten eine Zeitlang gar keine Versuche mehr machen, bis eine günstige Gelegenheit sie von dem Erhaltenbleiben ihrer Potenz von selbst überzeuge. Namentlich für Eheleute ist auch der Rat wirksam, die morgendlichen Erektionen zu benutzen, und übererregbaren Menschen kann man sagen, daß gewöhnlich am zweiten oder dritten Tag nach der Aufnahme des Geschlechtsverkehrs die Erektion länger anzuhalten pflege. — Der Nachdruck während der ganzen Behandlung wird übrigens auch hier immer auf die *allgemeine* Beruhigung des Kranken zu legen sein, weil die hypochondrische Angst die letzte Ursache der Störung bildet. Ich sehe dabei natürlich von den Fällen ab, in denen sich die Impotenz nur auf *bestimmte* weibliche Personen, besonders auf die eigene Frau, bezieht. Ist, wie es nicht selten vorkommt, ein körperlicher Widerwillen durch irgend ein zufälliges Erlebnis, ein nicht ganz ästhetisches Verhalten der Frau im Schlafzimmer etwa, hervorgerufen worden, so kann man diese Erinnerung gelegentlich in der Hypnose zurückdrängen. Gerade bei Eheleuten gelingt das aber nicht immer. Einer meiner Kranken ist z. B. seiner Frau gegenüber dadurch impotent geworden, daß sie ihm von früherer Masturbation berichtet hatte. In solchen Fällen läßt sich schwer helfen.

Hinter der Befürchtung „impotent" zu sein, treten alle anderen hypochondrischen Vorstellungen dieses Gebietes zurück. Unter dem Einfluß der von Magnus Hirschfeld betriebenen Propaganda haben sich eine Zeitlang manche junge Menschen für „homosexuell" gehalten. Um diese Idee bekämpfen zu können, muß man wissen, daß gewisse homosexuelle Neigungen in den Entwicklungsjahren, ehe sich der dunkel auftauchende Geschlechtstrieb differenziert und ehe er seinen normalen Gegenstand gefunden hat, nicht ganz selten sind, und daß sie namentlich in Alumnaten bis zu einem gewissen Grade gezüchtet werden. In solchen Fällen wird es der Arzt ziemlich leicht haben, die Besorgnisse des Kranken zu zerstreuen, indem er ihn auf die Allgemeingültigkeit der von ihm gemachten Erfahrungen hinweist. Schlimmer ist es natürlich da, wo aus angeborener oder im Leben erworbener Ursache wirkliche homosexuelle Neigungen bestehen; hier kommt man namentlich deshalb schwer zum Ziel, weil die meisten Psychopathen dieser Art gar nicht geheilt sein, sondern vom Arzt hören wollen, daß sie ein heiliges Recht zur Betätigung ihres Triebes besitzen. Liegt es anders, und besteht noch ein Rest von heterosexueller Einstellung, so kann man gelegentlich durch die Hypnose helfen.

Andere hypochondrische Befürchtungen. Was für die hypochondrischen Befürchtungen des sexuellen Gebietes gilt, gilt allgemein: es genügt fast niemals, den Kranken *einmal* zu belehren und ihm seine Sorgen auszureden, sondern er bedarf lange Zeit hindurch immer erneuter autoritativer Versicherungen. Zumeist wirkt im Anfang die Aussprache nur so lange, wie sie vom Kranken sinnlich lebhaft erinnert werden kann. Gelingt ihm das nicht mehr, so tauchen die früheren Sorgen und die früheren Ängste wieder auf. Er verfällt in die alten Fehler, die seine Angst verstärken, und von denen er doch aus eigener Kraft nicht lassen kann. Hunderte von Malen am Tage befühlt er den Puls, immer wieder besieht er im Spiegel eine angeblich kranke Körperstelle und immer von neuem schlägt er das Lexikon auf, um über seine Krankheit nachzulesen. Man muß deshalb solche Kranke ständig ermahnen und belehren und man muß ihnen ganz bestimmte Befehle erteilen. Der Spiegel wird beseitigt und das Pulszählen wie jede medizinische Lektüre verboten. Auch dazu kann man die Kranken erziehen, mit quälenden Erinnerungen fertig zu werden, in denen sie bis dahin gewühlt hatten, und bestimmte Gedankengänge abzulehnen, die sie vorher durch ihren Tageslauf begleitet hatten. Klügeren und gebildeten Menschen gegenüber wird man dabei gut tun, sich nicht auf das Konkrete und Gegenwärtige zu beschränken, sondern ihnen das Grundsätzliche dieser Lebenskunst klarzumachen. Wenn sie noch einigermaßen jung sind, kann man sie dazu bringen, unangenehme Erlebnisse auch der Gegenwart beiseitezuschieben, anstatt sie durch fortgesetztes Grübeln zu vergrößern.

Bei all diesen Unterhaltungen möchte ich eindringlich vor dem offenbar sehr beliebten Verfahren warnen, die Kranken zu ironisieren. Man kann wohl gelegentlich deutlich werden und meinetwegen auch einmal grob; aber niemals sollte man den Eindruck der gütigen Anteilnahme verwischen, der sich mit einem ironischen Tonfall doch so gar nicht verträgt. Viel richtiger ist es, gewisse Kranke unter Umständen ernst auf ihre *Pflichten* hinzuweisen. Wir Ärzte wissen, daß schon lang dauernde *körperliche* Erkrankungen eine gewisse Selbstsucht großzuzüchten pflegen. Bei einer bestimmten Gruppe von konstitutionell Nervösen sehen wir gesetzmäßig, wie die Rücksicht auf die Ehefrau, die Sorge um die Kinder und die Verpflichtungen gegen den Beruf hinter den eigenen Beschwerden immer mehr in den Hintergrund rücken. Hier sind gelegentlich ernste Mahnungen ganz unerläßlich; man kann sie aber durch den Zusatz mildern, daß sich der Kranke selbst wohler fühlen würde, wenn er es fertig brächte, weniger an sich als an andere zu denken und nicht den ganzen Tag auf den eigenen Körper zu achten.

Aus dem gleichen Grunde wird man häufig für hinreichende und richtig verteilte Arbeit oder, wo diese schon vorhanden ist, für Nebenbeschäftigungen und Liebhabereien sorgen müssen, die für überflüssige und gefährliche Selbstbetrachtungen keinen Raum mehr lassen. Man wird ferner dafür Sorge zu tragen haben, daß der Kranke sich — sei es zur Arbeit, sei es zu einer Liebhaberei — für gewisse Zeiten auch wirklich zusammenreißt und sich nicht durch den dauernden Wechsel seiner Antriebe und durch das Hetztempo, in dem er alles erledigt, immer weiter aufreibt. Auch in dieser Hinsicht braucht man selbst ältere Menschen keineswegs für unbeeinflußbar zu halten.

Sehr vorsichtig pflege ich mit der Verordnung von Reisen und anderen Zerstreuungen zu sein. Es liegt hier ähnlich wie mit der „Verordnung" des Alkohols und des Nicotins etwa. Eine solche Verordnung *kann* notwendig sein, um einen hypochondrischen Kranken zu überzeugen, daß ihm wirklich nichts Ernstliches fehlt, und daß er sich seine Zigarre und sein Glas Bier früher auf Grund falscher Voraussetzungen entzogen hatte. Ähnlich kann der Rat wirken, wieder in ein Theater und in Gesellschaft zu gehen und eine Reise zu unternehmen. Aber im ganzen bekommt regelmäßige Arbeit den Nervösen besser, als es Zerstreuungen tun, und zu Reisen sollte man erst raten, wenn der Kranke soweit gesund ist, daß er in Abwesenheit des Arztes nicht wieder in neue Selbstquälereien und hypochondrische Befürchtungen verfällt.

Zwangszustände. An dieser Stelle auf einzelne Syndrome einzugehen, würde zu weit führen; den Zwangsvorstellungen und Phobien möchte ich aber doch noch ein paar Worte widmen. Oben wurde gesagt, daß Zwangszustände häufig periodisch verlaufen, d. h. mehrmals im Leben an- und abschwellen. Solange eine solche Phase dauert, wird es wohl niemals gelingen, durch irgendwelche Maßnahmen den Kranken von diesen Störungen wirklich frei zu machen. Wohl aber kann man ihm Erleichterung verschaffen, und zwar sowohl von der körperlichen wie von der seelischen Seite her. Körperlich pflegen oft schon kleine Alkoholmengen entspannend zu wirken; auch Valerianapräparate und gelegentlich kleine Bromgaben sind hier am Platze. Dazu wird man den Kranken immer wieder versichern müssen: einmal, daß ihnen keine Geisteskrankheit droht, und ferner, daß sie ihrer Zwangsgedanken wegen niemals eine unerlaubte und strafbare Handlung begehen werden; und weiter wird man ihren Willen und ihre Konzentrationsfähigkeit zu stärken versuchen und ihnen wiederholt sagen, daß sie es lernen könnten, unsinnige Gedanken aus ihrem Bewußtsein zu verdrängen.

Entgegen früheren Darstellungen habe ich mich in den letzten Jahren bei manchen Zwangskranken auch zur *Hypnose* entschlossen und damit gelegentlich, wenn auch mühselig und langsam, Erfolge erzielt. Man tut dabei natürlich nichts anderes als im Wachen auch; man sagt dem Kranken, daß seine krankhaften Vorstellungen nichts zu bedeuten haben, und daß er sie überwinden werde; man suggeriert ihm die Angst weg, und gerade das ist es, was ihn am meisten erleichtert.

Psychogene Reaktionen. Damit bin ich zur *Suggestivtherapie* der psychogenen Krankheitserscheinungen im engeren Sinne gekommen.

Welche Form man wählt, wird weniger von der Eigenart des gerade gebotenen Symptoms als von der Persönlichkeit des Kranken, von dem bisherigen Verlauf des Leidens, von der Art früherer therapeutischer Versuche und schließlich auch davon abhängen, ob hinter dem Symptom wie so häufig der Wunsch des Kranken steht, krank zu sein oder wenigstens krank zu erscheinen. Unter dieser Voraussetzung kann die Suggestivtherapie zur Farce werden — außer wenn man sie nur als das Mittel benutzt, um die krankmachenden Wünsche zu beseitigen oder aber um dem Patienten eine goldene Brücke zu bauen. Auch diese wird zuweilen nicht ungern betreten, sei es, weil die Kranken an der bis dahin durchgeführten Rolle keinen Geschmack mehr finden, sei es, weil sie sich durchschaut fühlen.

Nun liegen aber, wie wir sahen, die Dinge gewöhnlich so einfach nicht. Neben dem Wunsch, krank zu sein, lebt beinahe immer auch der andere, gesund zu werden, und häufig bringen die Kranken nur die Energie nicht auf, um den abwegigen kranken Willen zu unterdrücken, oder sie finden eine ihnen verloren-gegangene Innervation aus eigener Kraft nicht wieder.

Hier findet die Suggestivbehandlung ihr dankbarstes Feld. Ob man sie in eine physikalische oder arzneiliche Therapie einkleidet, ob man sich und dem Kranken Zeit läßt oder ihn überrumpelt, ob man es mit einfacher Verbal-suggestion, mit dem Appell an den Verstand oder mit kurzen groben Befehlen versucht, ob man sich schließlich gar zur Hypnose entschließt — das alles bleibt sich grundsätzlich gleich. Das Geheimnis des Erfolges liegt lediglich in dem Glauben an sich und die eigene Methode. Elektrisieren, Massieren, alle Wasserkünste, die Höhensonne usw. haben immer nur so lange genützt, wie die Ärzte selbst an sie glaubten.

Insofern ist es nicht ohne Reiz, wenn man die Suggestivbehandlung ver-schiedener Zeiten miteinander vergleicht. Als der Materialismus die Seele aus der Welt gedacht hatte, mußten sich Suggestionen natürlich hinter physikali-schen Mitteln verstecken; Menschen, die ernsthaft meinten, das ganze Leben mit dem Verstande erfassen zu können, konnte man, wenn sie seelisch krank waren, höchstens noch nach dem Vorgang von DUBOIS zu *überreden* versuchen; eine Zeit aber, die krampfhaft primitiv werden wollte, die Boxkämpfer als Helden verehrte und mit drei oder vier Jazzmelodien ihre musikalischen Be-dürfnisse deckte — ja diese Zeit fand ganz natürlich auch ihren Coué.

Deshalb ist es auch das eine Mal leicht und das andere schwer, Suggestionen zu geben. Warnen aber möchte ich vor einem: vor jener gedankenlosen Art der Behandlung, bei der sich der Arzt halb und halb über sich, den Kranken und über die von ihm selbst gewählte Behandlungsart lustig macht und sich dann über das Ausbleiben des Erfolges wundert. Wer die Suggestibilität auch der gesunden menschlichen Natur kennt und zugleich weiß, wie stark das Be-dürfnis nach Autorität, nach Hilfe und Anlehnung gerade bei nervösen Kranken ist, der wird die Suggestivbehandlung als eine der ernstesten Waffen im Kampf gegen die Krankheiten überhaupt betrachten und ihren Wert selbst da noch anerkennen, wo die direkte körperliche Einwirkung irgendeines Verfahrens an sich außer Frage steht.

Darum kommt alles auf die Klarheit, Bestimmtheit und damit auf die Überzeugungskraft der ärztlichen Anordnungen und der ärztlichen Voraus-sagen an, und insofern ist die *letzte* Vorbedingung für das Gelingen dieser Be-handlungsart die subjektive Sicherheit der vom Arzt gestellten Diagnose. Man hat niemals Erfolge, wenn man im stillen an die Möglichkeit eines psychisch nicht zu beeinflussenden organischen Leidens glaubt, ebensowenig wie man sie dann hat, wenn man seinen eigenen psychotherapeutischen Fähigkeiten mißtraut.

Ein altes, namentlich bei Kindern wirkungsvolles Verfahren, psychogene Symptome zu beseitigen, besteht darin, sie *nicht zu beachten*. Die Methode setzt selbstverständlich die Überzeugung voraus, daß der letzte Grund des Symptoms der Wunsch ist, die Aufmerksamkeit der Umgebung zu erzwingen. Störungen, die aus der ängstlichen Befürchtung, krank werden zu müssen, entsprungen sind, wird man so nicht beseitigen. Als besonders wirkungsvoll kann das Ignorieren den *hysterischen Anfällen* gegenüber empfohlen werden. Genau so wie man sie früher in den Anstalten durch das ihnen zugewandte wissenschaftliche Interesse gezüchtet hat, kann man sie hier jetzt verschwinden sehen, wenn sich niemand um sie kümmert. Führt dieses Verfahren bei durch mehrfachen Krankenhausaufenthalt verdorbenen Kranken nicht zum Ziel, so genügt fast immer die Verlegung ins Einzelzimmer oder auf die Überwachungsstation, um die Anfälle zu beseitigen.

Überhaupt wird man gewissen schwer hysterischen Leuten gegenüber auf die Möglichkeit solcher erziehlicher Maßnahmen nicht ganz verzichten dürfen. Ich habe mich während des Krieges, als meine Breslauer Überwachungsabteilung auch auf der weiblichen Seite mit Soldaten belegt war, gelegentlich entschließen müssen, hysterische Frauen anderen Kliniken zu überweisen, um die Behandlung abzukürzen. Fast immer genügt die *Möglichkeit* der Verlegung oder aber mindestens ein halbstündiger Aufenthalt auf einer solchen Abteilung, um die Kranken von groben Unarten zu heilen. Nur würde ich dringend raten, den Aufenthalt keine Minute länger auszudehnen, als er unbedingt erforderlich ist; denn abnorm, wie die Gefühlsreaktionen der Hysterischen sind, besteht sonst die Gefahr, daß sie in diesem Aufenthalt eine neue Sensation sehen oder sich aus irgendwelchen Gründen sonst gerade hier wohl fühlen, daß sie melancholische oder katatone Störungen nachäffen u. dgl.

Aber jede Verlegung dieser Art, die man natürlich auch da, wo sie erfolgt, niemals als Strafe bezeichnen darf, muß eine seltene Ausnahme bleiben. In der überwiegenden Mehrzahl der Fälle werden wir auch den hysterischen Psychopathen gegenüber mit überlegener Ruhe auskommen. Wo sie nicht zum Ziele führt, haben die Stärke und die bisherige Entwicklung des Leidens gewöhnlich schon zur Trübung der Prognose geführt, und in solchen Fällen wird man auch durch Schroffheit nichts mehr erreichen.

Hypnose. Die *Hypnose* ist eine Behandlungsart, bei der die Suggestivwirkung in konzentriertester, aber auch zugleich in plumpester Form ausgeübt wird. Ich wende die Hypnose nicht selten an, kann mich aber auch zu ihr niemals leichten Herzens entschließen. Nervös halbwegs rüstige Menschen, bei denen man hoffen darf, daß sie ihre psychogenen Störungen aus eigener Kraft überwinden werden, soll man *nicht* hypnotisieren — man wird sonst das bittere Gefühl zurückbehalten, einem Menschen psychisch das Rückgrat gebrochen zu haben. Man soll auch da nicht hypnotisieren, wo der Kranke auf dieser Behandlungsart allzu dringlich besteht, und zugleich die Fälle ausscheiden, die schon allerlei über die Hypnose gehört oder gelesen haben und darum nicht unbefangen genug an die Sache herangehen.

Worauf es bei der Hypnose ankommt, ist leicht zu sagen. Das Bewußtsein soll eingeengt werden, d. h. der Kranke soll sich lediglich auf die Gedanken einstellen, die vom Arzt ausgehen. Es ist ja auch aus anderen Zusammenhängen — erinnert sei nicht bloß an die Yogis und die Anthroposophen, sondern auch an gewisse Zustände inbrünstigen Betens, künstlerischer Ekstase u. dgl. — bekannt, wie in solchen Zuständen angespanntester Aufmerksamkeit das Bewußtsein für gewisse Eindrücke, und wie auch der Körper für seelische Einwirkungen zugänglicher wird. Ich halte es für richtig, dem Patienten von vornherein zu sagen, daß es hierauf und allein hierauf ankomme, daß man den ganzen Hokuspokus der öffentlich auftretenden Hypnotiseure nicht brauche und fortlassen wolle. Oft führe ich das erste Mal mit Wissen des Kranken eine Scheinhypnose aus, damit er alle abergläubischen und ängstlichen Vorstellungen fallen läßt und in unverändertem Bewußtseinszustande mit ansieht, was sich später in der Hypnose vollziehen soll. Vor allem aber sage ich dem Patienten, daß die Hauptarbeit bei der Hypnose von ihm und nicht von mir geleistet werden, daß er sich konzentrieren muß, und daß das jeder könne, dem an seiner Genesung ernstlich gelegen sei.

Nach dieser Vorbereitung lasse ich den auf einem Divan ausgestreckten Kranken die Spitze meines Zeigefingers fixieren und fordere ihn auf, sich vor-zustellen, wie jetzt seine Augenlider schwer werden und schließlich zufallen würden. Das tritt bei richtig ausgewählten Patienten immer ein, und damit ist das Spiel gewonnen. Da, wo es sich darum handelt, körperliche Symptome wie ein Zittern, eine Lähmung, einen Krampfzustand zu beseitigen, gebe ich dann die Suggestion, daß sich unter dem Druck meiner Finger die Augen fest schließen würden und nachher nicht mehr geöffnet werden könnten; ich strecke einen Arm aus und verlange, daß er steif werden soll, oder ich lasse die Finger ineinander verschränken mit der Wirkung, daß der Patient sie aus eigener Kraft nachher nicht auseinanderziehen kann. Handelt es sich um die Beseitigung von Angst, von Zwangsvorstellungen irgendwelcher überwertiger Ideen u. dgl., so verzichte ich häufig auf diese Maßnahmen und gebe nur die Suggestion, daß der Kranke nun nichts mehr erleben, nichts mehr denken und nichts mehr fühlen würde als das, was von mir ausginge, daß dafür aber alles, was von mir käme, vollkommen klar in sein Bewußtsein aufgenommen werden würde. Auch die nachträgliche Erinnerungslosigkeit suggeriere ich nicht immer, aber ich benutze die Hypnose auch niemals dazu, um mir von dem Patienten Dinge anvertrauen zu lassen, die er im Wachen noch nicht gesagt hat. Kranke in der Hypnose zum Reden zu bringen, ist nicht ungefährlich. Man erzeugt sonst leicht künstliche hysterische Dämmerzustände — und wie gesagt, besondere Maßnahmen, um das wirklich Wichtige zu erfahren, gebraucht ein erfahrener Psychotherapeut nicht.

Ich erwähne das, weil Breuer und Freud in dem „kathartischen Ver-fahren", das das Vorstadium der psychoanalytischen Behandlung gebildet hat, bekanntlich die Hypnose benutzt haben. Nun ist es wohl richtig, daß Kranke in der Ruhelage manche Hemmungen eher fallen lassen und daß sie mit ge-schlossenen Augen auch manches leichter sagen, als wenn sie dem Arzt gegenüber-sitzen und ihm ins Gesicht sehen. Aber Situationen dieser Art lassen sich im Anschluß an die körperliche Untersuchung auch sonst herstellen, und es fällt dann die Gefahr fort, daß die Kranken unter der Wirkung der Hypnose Dinge erzählen, die nicht wahr, sondern nur Erzeugnisse ihres augenblicklichen Traum-zustandes sind.

Führung. Nun kann natürlich auch die Hypnose immer nur Symptome und Zustände beseitigen. Was wir erreichen wollen, ist aber doch, dem Kranken nicht nur vorübergehend, sondern möglichst dauernd zu helfen. Anders ausgedrückt: nicht das Syndrom, sondern die seelische *Gesamtverfassung* soll behandelt werden. Hier sind wir freilich insofern zu einer gewissen Entsagung gezwungen, als sich die Grundlinien der Persönlichkeitsanlage selbst bei jungen Menschen nicht ändern lassen. Wir können eine psychopathische Konstitution als solche nicht beseitigen, sondern den Kranken lediglich lehren, *mit seiner nervösen Formel auszukommen* und sein Leben so einzurichten, daß sie ihn und andere möglichst wenig belästigt. Man wird das Selbstvertrauen des Willensschwachen und des Ängstlichen stärken, man wird die Lebensweise des übererregbaren Polyprag-matikers regeln und man wird schließlich auch dafür sorgen müssen, daß die Kranken sich ihre Lebensziele so stecken, wie es ihren Anlagen entspricht. Insofern wird die *Aufgabe des Arztes* im wesentlichen *immer eine erziehliche* sein, nur wird der Arzt zumeist gut tun — und zwar bei jungen Menschen noch mehr als bei alten —, von dieser seiner pädagogischen Rolle den Kranken mög-lichst nichts merken zu lassen. Was den meisten Nervösen fehlt, ist die Fähig-keit, sich dem Leben, d. h. den durch ihre eigene Anlage, ihre Begabung und ihre Entwicklung gegebenen Möglichkeiten anzupassen. Die meisten rennen, um ein altes, grobes Bild zu gebrauchen, dauernd mit dem Kopf gegen die Wand und so bedürfen sie fast alle, wenigstens eine Zeitlang, der Führung.

Wer aber führen will, muß vor allem eines wissen: *daß jedes Leben einen Inhalt gebraucht*, daß zum Leben auch das Bewußtsein gehört, für eine Aufgabe, ein Ziel, kurz für eine Sache oder aber für einen Menschen, wenn nicht für beides, zu leben. Darum sind — auch bei gleicher Veranlagung — bei alleinstehenden und bei nicht berufstätigen Menschen nervöse Störungen von jeher häufiger gewesen, und darum lassen sie sich bei ihnen auch schwerer behandeln. Gewiß, wie man einem Leben einen Inhalt geben kann, den es bis dahin entbehrt hat, das läßt sich in allgemein gültigen Formeln nicht sagen. Mit Plattheiten, daß ein unverheirateter Mensch besser täte, verheiratet und ein kinderloser besser, Vater oder Mutter zu sein, mit solchen Weisheiten ist natürlich niemand gedient. Aber oft wird sich auch unter ungünstigen Verhältnissen irgendein Weg finden lassen, der das Leben des Nervösen reicher, wärmer und wichtiger macht. Der Arzt muß den Kranken nur sehr genau kennen, er muß seine Lebensumstände und alle, auch die entferntesten Möglichkeiten, die sich ihm bieten könnten, studieren, und dann muß er die Geduld und den Eifer, muß er also zunächst den Glauben und den Willen aufbringen, die für diese Art Hilfe nun einmal unbedingte Voraussetzungen sind.

Zu dem Glauben aber gehört auch der Glaube an den Menschen, den man behandelt, und damit der Glaube an den Menschen überhaupt. Für manche Mißerfolge beim Versuch einer seelischen Behandlung scheint mir gerade das der Hauptgrund zu sein: daß Ärzte Kranke zu behandeln versuchen, die sie im Grunde der eigenen Seele verachten, ja daß manche grundsätzlich glauben, Menschenverachtung und Arztsein ließen sich jemals vereinen. So kann man allenfalls eine Schulter einrenken oder eine Appendix entfernen — Arzt wird man mit dieser Einstellung nicht. Meines Erachtens hätte es niemals *zu viele* „Ärzte" gegeben, hätte sich jeder junge Mediziner zu allererst hierin auf Herz und Nieren geprüft. Er kann ja nicht helfen wollen, wenn er an den Menschen im Kranken nicht glaubt.

Sind aber diese Voraussetzungen gegeben, so wird ein ohne übertriebene Hoffnungen und mit nicht zu weit gesteckten Zielen unternommener Versuch, seinen Kranken auch seelisch zu helfen, häufig recht erfreuliche Ergebnisse haben. Ich bin im Laufe der Jahre selbst der hysterischen Einstellung gegenüber immer optimistischer geworden. Eines ist freilich notwendig: daß es sich um junge und leidlich kluge Menschen handelt. Die alte Hysterica, die gar nicht gesund werden, sondern mit ihrer Krankheit Ehemann, Kinder, Dienstboten, Hausbewohner und nicht zuletzt den Arzt in Atem halten will und die sich deshalb nicht bloß in Klagen, sondern auch in Intrigen gefällt, die wird niemand mehr heilen. Hier heißt es einfach, die Angehörigen so gut wie möglich gegen ein so unsoziales Element zu schützen, und auch dazu ist es meistens zu spät. Anders liegen aber die Dinge, wenn es sich um einen jungen Menschen handelt, den Anlage und Lebensumstände dazu gebracht haben, seine Leiden aufzubauschen oder auch vorzutäuschen, und der nun entweder durch rein körperliche Maßnahmen erst recht krank gemacht oder durch Grobheit oder Ironisieren in eine Abwehrstellung gedrängt worden ist. Diesen Kranken kann man — in freilich oft sehr langwieriger und mühevoller Arbeit — nicht selten aus ihrem eigenen Leben beweisen, wie sie stets das Gegenteil dessen erreichen, was sie erstreben; wie sie sich bei anderen weniger beliebt, weniger angenehm, weniger interessant und weniger unentbehrlich gemacht haben, als sie es ohne hysterische Übertreibungen, Erfindungen, Szenen usw. gekonnt hätten; wie gerade das Mitleid z. B., das sie so häufig als erstes zu erzwingen suchen, der Umgebung auf die Dauer lästig fällt; wie sie sich durch die Flucht in eine autistische Phantasiewelt den Zugang zu den wirklichen Werten des Lebens versperren; kurz wie anderen jungen Leuten, die harmlos, fröhlich und tätig leben und nach außen gar nicht zu wirken versuchen, alles das von selbst zufällt, was ihnen mit all ihrem Gehabe versagt bleibt.

So findet die Psychotherapie gerade hier häufig ein dankbares Feld. Aber sie enthält auch die Gefahren, die vermieden werden müssen. Es ist nicht ganz selten, daß eine Kranke das Mitleid, das Verständnis, die Gelegenheit zur Aussprache, deren sie zu bedürfen glaubt, bei ihrem Arzt in einem für sie zu hohen Maße findet, daß sie sich an diese Behandlung allzusehr gewöhnt und sie nun in Zukunft zu ihrem Wohlbefinden gebraucht. Ich sehe dabei von erotischen Einstellungen, die hier natürlich auch naheliegen, noch ganz ab; daß der Arzt ihnen entgegentritt, versteht sich von selbst. Aber er wird auch sonst verhindern müssen, daß seine Kranken von ihm allzu abhängig werden. Das letzte Ziel für jede Behandlung dieser Art ist immer: *die Therapie wie den Arzt schließlich entbehrlich, den Kranken selbständig, zu seinem eigenen Arzte zu machen.*

Schließlich seien noch zwei Fragen behandelt, die beide die *soziale Beurteilung* nervöser Zustände berühren und über die gelegentlich erhebliche Meinungsverschiedenheiten aufgetaucht sind.

Unterbrechung der Schwangerschaft. Die eine betrifft die künstliche Unterbrechung der Schwangerschaft. Unter allen führenden Psychiatern Deutschlands besteht volle Einigkeit darüber, daß selbst bei ausgesprochenen Geisteskrankheiten so gut wie niemals medizinische Indikationen auftauchen, die eine Abtreibung rechtfertigen könnten. Ebenso einig sind wir uns aber bis vor kurzem in der Erfahrung gewesen, daß die von uns selbst abgelehnte Indikation gewöhnlich alsbald von anderer Seite gestellt und daß dann Kinder falschen ärztlichen oder juristischen Voraussetzungen geopfert worden sind. Und zwar ist dieses Ergebnis noch häufiger bei bloß nervösen oder hysterischen Zuständen als bei ausgesprochenen Psychosen beobachtet worden. Immer wieder haben wir hypochondrisch-ängstliche, hysterisch aufgeregte oder nervös schwächliche Frauen gesehen, denen ein oder mehrere Kinder auf ihren Wunsch abgetrieben worden waren; und gar nicht selten haben sich die betreffenden Frauen nachher mit Selbstvorwürfen und mit der Sehnsucht nach einem Kinde mehr geplagt als vorher mit der Angst vor Schwangerschaft oder Entbindung.

Das alles ist heute, wo die Entscheidung über die Indikation zu einer Schwangerschaftsunterbrechung von einer eigenen ärztlichen Kommission getroffen werden muß, Gott sei Dank anders geworden. Eine Indikation dazu ist ja *sehr* selten gegeben. Sie kommt meines Erachtens überhaupt nur bei einer einzigen nervösen Störung, einer besonderen Art von Depression in Frage. Aber auch bei diesen Depressionszuständen, die nicht dem manisch-depressiven Formenkreis angehören und bei denen die gefühlsbetonte Idee, schwanger zu sein, den Inhalt der Krankheit und zugleich ihre eigentliche Ursache bildet, ist zunächst eine zielbewußte Psychotherapie, und wo Selbstmordverdacht vorliegt, die Behandlung in einem Sanatorium am Platze. Immerhin mag es hier Fälle geben, in denen der Kräftezustand der Schwangeren so bedrohlich wird, daß die Indikation zur Unterbrechung ausnahmsweise gestellt werden darf. *Wie* selten diese Fälle aber sein müssen, geht daraus hervor, daß ich selbst noch keinen gesehen habe; wohl aber habe ich ähnliche Depressionen bei Frauen beobachtet, die gar nicht schwanger waren, sondern es nur zu sein fürchteten, und endlich zwei Fälle, in denen die von anderer Seite angeordnete Unterbrechung später zu Selbstvorwürfen und zum Selbstmord geführt hat.

Alle übrigen nervösen, d. h. alle neuropathischen, psychogenen und hysterischen Zustände — auch viele Fälle *(vielleicht nicht alle) von unstillbarem*

Erbrechen gehören hierher — können also, auch wenn sie noch so schwer aussehen, niemals als Anlaß zur Unterbrechung betrachtet werden. Selbst wenn sie wirklich nicht vor der natürlichen oder vorzeitigen Beendigung der Schwangerschaft aufhören sollten, so dürfte doch das Kind dem augenblicklichen Wohlbefinden der Mutter unter keinen Umständen geopfert werden. Daß viele Mütter geneigt sind, nervöse Indikationen zu betonen, während in Wirklichkeit wirtschaftliche vorliegen, braucht kaum betont zu werden.

„Unfallsneurosen". Sodann noch ein paar Worte über die Begutachtung der nach *Unfällen* entstandenen nervösen Zustände. Wie wir sahen, hat die Einführung der sozialen Gesetzgebung in Deutschland als unangenehme Nebenwirkung eine große Anzahl nervöser Krankheiten entstehen lassen, für deren Pathogenese der Unfall selbst nur eine, die Tatsache des Versichertseins aber eine zweite notwendige Ursache darstellt. Die funktionelle Natur der Unfalls- wie der Kriegsneurosen ist jetzt erwiesen, und so können wir nicht mehr von einer „traumatischen Neurose", sondern von psychogenen, hypochondrischen, hysterischen oder querulatorischen Zustandsbildern nach Unfällen sprechen, die sich in ihrem Wesen von auch sonst beobachteten ähnlichen Zuständen nicht unterscheiden. Wir zweifeln auch daran nicht mehr, daß die durch die Tatsache der Versicherung geschaffene seelische Einstellung, die ärztlichen Begutachtungen, die Aufnahme in das Krankenhaus, die Denunziationen von Nachbarn und nicht zuletzt der Kampf um die Rente die letzten entscheidenden Ursachen für die Entwicklung dieser Krankheiten bilden. Diese Anlässe lenken heute die Aufmerksamkeit der Verletzten *auf* ihre Beschwerden, genau so wie sie früher durch die erziehlichen Faktoren der Not und die dadurch erzwungene Arbeit *von* den Beschwerden abgelenkt wurden. Und schließlich sahen wir, daß dieselben Verletzungen vor der Unfallsgesetzgebung keine Neurosen nach sich gezogen haben, und daß diese Zustände auch heute da ausbleiben, wo kein Anspruch auf Rente, sondern ein dringendes Interesse an der Genesung besteht.

Es wäre also jetzt sehr wohl *möglich, die Unfallneurosen aus der Welt zu schaffen,* und zwar wäre die *einfachste Lösung* unzweifelhaft die, die HOCHE seit langem verlangt, daß man nämlich *nervöse Störungen, die nach einem Unfall auftreten, dann nicht entschädigt, wenn sie bei einem nichtversicherten Menschen unter den gleichen Umständen nicht aufgetreten sein würden.* Da ein solches Gesetz einstweilen nicht vorliegt, hat das Reichsversicherungsamt wiederholt versucht, die Verhältnisse auf dem Wege der Gesetzesauslegung zu bessern. In einem der letzten Versuche, einer grundsätzlichen Entscheidung vom 24. 9. 1926 (I a 1609/25 und 1610/25), heißt es:

„Hat die Erwerbsunfähigkeit eines Versicherten ihren Grund lediglich in seiner Vorstellung, krank zu sein, oder in mehr oder minder bewußten Wünschen, so ist ein vorangegangener Unfall auch dann nicht eine wesentliche Ursache der Erwerbsunfähigkeit, wenn der Versicherte sich aus Anlaß des Unfalls in den Gedanken, krank zu sein, hineingelebt hat, oder wenn die sein Vorstellungsleben beherrschenden Wünsche auf eine Unfallentschädigung abzielen, oder die schädigenden Vorstellungen durch ungünstige Einflüsse des Entschädigungsverfahrens verstärkt worden sind."

Man braucht in sprachlichen Dingen nicht sehr anspruchsvoll zu sein, um diese Formulierung wenig glücklich zu finden[1]. Aber ich glaube, sie mußte unglücklich sein. Man kann es kaum anders ausdrücken: Der Senat windet sich in diesen Sätzen, um das nicht zu sagen, was er — wohl mit den meisten

---

[1] Sehr viel glücklicher ist eine Entscheidung (Jur. Wschr. 1932, 1330), die sich aber nur auf die Haftpflicht im Sinne der §§ 254, 823f. BGB. bezieht: „Wenn die Rentenbegehrungsvorstellungen weder auf organische noch auf psychische durch den Unfall hervorgerufene Veränderungen zurückzuführen sind, die Tatsache des Unfalls vielmehr nur die äußere Veranlassung gewesen ist, aus der heraus die Gedanken des Verletzten sich darauf gerichtet haben, in den Genuß einer Entschädigung zu gelangen, so ist der adäquate Zusammenhang nicht gegeben."

sachverständigen Ärzten — so gern sagen möchte. Das Gesetz taugt nichts, ändern wir doch das Gesetz. Das darf aber das Reichsversicherungsamt so wenig wie wir, und so kommt es zu einer Entscheidung, die wieder auf dem Wege der Auslegung das schlechte Gesetz zu verbessern, man könnte auch sagen zu umgehen versucht. Man muß jetzt wirklich fragen: Sind die Unfallneurotiker nach der Ansicht des Reichsversicherungsamts nun eigentlich krank oder nicht, und wenn sie krank sind, würden sie ohne den Unfall auch krank und damit arbeitsunfähig sein? Die Entscheidung spricht doch gleich am Anfang von der Erwerbsunfähigkeit des Versicherten — ja wenn er *wirklich* erwerbsunfähig ist, so muß er doch zuerst einmal krank sein. Ist er aber krank, ist er es dann nicht doch durch den Unfall geworden?

Darauf kommt es doch an. Nach allgemeinen, meines Wissens vom Reichsgericht stets festgehaltenen Rechtsgrundsätzen ist ein Ereignis auch dann als Ursache einer bestimmten Folge, also einer Krankheit z. B. anzusehen, wenn es für sich allein, ohne die Mitwirkung anderer Umstände, nicht ausgereicht hätte, um diese Folge herbeizuführen. Es muß nur *ein notwendiges Glied* in der Kausalkette darstellen. Der ursächliche Zusammenhang zwischen einer „Unfallneurose" und dem Unfall kann also nicht deshalb bestritten werden, weil das gleiche Trauma bei nichtversicherten Menschen ähnliche Störungen *nicht* hervorzurufen pflegt.

Wir müssen die Sache also anders anfassen. Das Ziel ist klar: Wir wollen die Unfallsneurosen nicht entschädigen, sondern verhüten. Aber es ist natürlich ein Unterschied, ob das *Rentenverfahren* mit seinen Kämpfen — den Begutachtungen, Beobachtungen, Verdächtigungen, Denunziationen usw. — *durch das Gesetz unmöglich* gemacht wird, oder ob ein durch dieses Verfahren nervös gewordener Mensch nach Monaten oder Jahren auf dem Wege der Auslegung schließlich doch keine Rente bekommt.

Heute ist die Frage praktisch wohl schon in unserem Sinne entschieden. Ein Gesetz vom 7. 12. 1933 bestimmt in § 24/I:

In der Invaliden- und der Angestelltenversicherung ist die Entziehung einer Rente auch ohne Feststellung einer wesentlichen Änderung in den Verhältnissen des Rentenempfängers zulässig, wenn eine erneute Prüfung ergibt, daß der Rentenempfänger nicht invalide (berufsunfähig) ist.

Ebenso bestimmt das V. Gesetz zur Änderung des Gesetzes über das Verfahren in Versorgungssachen vom 3. 7. 1934 in Artikel 2:

Rechtskräftige Entscheidungen können von den Verwaltungsbehörden geändert werden, wenn sie, ohne daß eine Veränderung der für die Entscheidung maßgebend gewesenen Verhältnisse eingetreten ist, der Sach- und Rechtslage nicht entsprechen und wenn daher der Bezug der Versorgungsgebührnisse nicht oder nicht in der zugesprochenen Höhe gerechtfertigt ist. Die Änderung einer rechtskräftigen Entscheidung ist nur mit der vorherigen Genehmigung des Reichsarbeitsministers zulässig.

Danach wird man jetzt den Hysterikern die Rente entziehen bzw. verweigern können. Das ist nicht bloß deshalb gut, weil die Allgemeinheit auf diese Weise Ausgaben spart. Man hat, durch die langweilige und hoffnungslose Gutachtertätigkeit verstimmt, in den letzten Jahren allzu oft vergessen, daß das Rentenverfahren nicht bloß, sondern die gegebene ebenso wie die verweigerte Rente immer wieder wenn nicht kranke, so doch unglückliche oder wenigstens verärgerte Menschen erzeugt hat, Menschen, denen es hätte gut gehen können, wenn man ihre Behandlung aus allen Kämpfen und aus allen Begriffsbestimmungen herausgelöst hätte, und denen es gut gehen wird, wenn wir jetzt auch hier nicht Gutachter, also nicht Polizei, Anwalt, Staatsanwalt oder Gericht, sondern einfach wieder Ärzte sein dürfen.

Paranoische Entwicklungen. Vor 30 Jahren hätte es wohl noch jedem Staatsexaminanden den Hals gekostet, hätte er von einer anderen Behandlung

„der" Paranoia als von der in der Anstalt gesprochen. Die abweichende Meinung, die DUBOIS schon damals vertreten hat, ist lange unbeachtet geblieben. Wenn wir heute anders denken, so liegt das natürlich daran, daß wir unter „Paranoia" etwas anderes verstehen. Nicht bloß seitdem wir die leichten, abortiven Fälle und die sensitiven Spielarten kennengelernt, sondern namentlich, seit wir das Wechselspiel zwischen Anlage und Lebenslage, Anlaß und innerem Erlebnis bei diesen Wahnformen begriffen haben, dürfen wir versuchen, ihnen wenigstens in ihren Anfängen entgegenzutreten. Natürlich ist es nicht leicht, hierüber Erfahrungen zu sammeln; denn ob aus einer mißtrauischen Auffassung ohne solchen Eingriff ein Wahn geworden wäre oder nicht, wird sich kaum jemals nachweisen lassen. Immerhin gibt es Beobachtungen, die wenigstens die Möglichkeit eines therapeutischen Eingriffes nahelegen. Gewisse Erfahrungen bei beginnendem sensitiven Beziehungswahn machen es wahrscheinlich, daß amtliche Maßnahmen in solchen Fällen gelegentlich Gutes bewirken und Schlimmeres verhüten können. Außerdem kenne ich mehrere Kranke, bei denen paranoide Auffassungen lediglich durch einen Zufall im Keime erstickt worden sind. Ein kampfeslustiger und selbstherrlicher Fabrikant z. B., der von seinen Gegnern in seiner Eigenschaft als Reserveoffizier vor ein Ehrengericht gezogen worden war, sah in der gerade damals erfolgenden Verabschiedung des ihm wohlgesinnten Bezirkskommandeurs eine zu seinem Verderben beschlossene Maßnahme seiner Gegner. Ich bin überzeugt, daß er Querulant geworden wäre, wenn das Ehrengericht ihn unter dem Vorsitz des neuen Kommandeurs verurteilt hätte. Da es ihn freisprach, hat er sich bald beruhigt. Nach solchen Erfahrungen wird man für möglich halten müssen, daß auch bei den eigentlichen Prozeßkrämern manches erreicht werden könnte, wenn Gerichte und andere Behörden diese Zusammenhänge entweder selbst kennen oder von ärztlicher Seite rechtzeitig auf sie aufmerksam gemacht werden würden.

Daß sich alles, was in dieser Hinsicht irgendwie helfen kann, in Formen abspielen muß, die mit gewöhnlichen ärztlichen Maßnahmen nichts zu tun haben, versteht sich von selbst. Selbst bei den Sensitiven werden wir durch bloßes Zureden wenig erreichen. Schon in der Gesundheitsbreite treibt man mißtrauische Leute durch Widerspruch in ihre Auffassungen nur noch weiter hinein. Wohl aber kann man durch einen rechtzeitig erwirkten Urlaub bei Sensitiven, durch eine zur geeigneten Zeit erfolgende Versetzung bei Querulanten und durch eine wohlwollende Aussprache mit dem angeblichen Gegner bei beiden gewisse milde Formen zum Abklingen bringen.

Liegt ein ausgesprochener Wahn vor, so kann, wenigstens bei Querulanten, rein ärztlich gar nichts geschehen. Wir sind gelegentlich gezwungen, die Kranken einzusperren, um andere vor ihnen zu schützen. Aber wir sollten diese Maßnahme so lange wie möglich hinausschieben, weil sie den Patienten in seinen wahnhaften Auffassungen bestärkt und ihn überdies sozial auf das schwerste belastet. Ebenso steht es mit der *Entmündigung*. Diese muß gelegentlich erfolgen, um den Kranken vor den Folgen seines Leidens (neue Prozesse, Verlust des Vermögens) zu schützen. Auch dabei wird man sich aber darüber klar sein müssen, daß der Augenblick, in dem ein Querulant als geisteskrank gekennzeichnet und aus seinem Beruf herausgerissen wird, ihn sozial ein für allemal vernichtet. Von nun an lebt er nur seinen Ideen und er wird sie höchstens vorübergehend in Abrede stellen, wenn er aus der Anstalt oder aus der Entmündigung herauskommen will.

Soziale Beurteilung anderer psychopathischer Menschen. Die Behandlung der Gesellschaftsfeinde, der Triebmenschen und Streitsüchtigen wird kaum je eine rein ärztliche sein können, wenn auch die soziale Beurteilung und Bekämpfung dieser Zustände ein psychiatrisches Verständnis ihrer krankhaften Entstehung unbedingt voraussetzt. Dagegen gehören Erregbare, Haltlose und Verschrobene an sich gewiß dem ärztlichen Tätigkeitsbereich an. Nur wird auch der Arzt hier selten helfen können.

Wo es doch möglich ist, geht der Weg wieder über den Verstand. Sind die Kranken jung und intelligent, so kann man sie gelegentlich davon überzeugen, daß sie sich selbst ein überaus trauriges Schicksal bereiten, und man kann sie dann — noch seltener! — zu stärkerer Selbstbeherrschung und Zielbewußtheit wenigstens einigermaßen erziehen. Zumeist ist aber ihr Schicksal durch ihre Anlage besiegelt, und es bleibt nur übrig, Familie und Gesellschaft vor den Folgen dieser Anlage nach Möglichkeit zu schützen. Daß die sozialen Einrichtungen früherer Zeiten dazu nicht ausgereicht haben, ist bekannt. Heute ist das anders. Schon die Möglichkeit, schwer erziehbare junge Leute in ein Arbeitslager zu schicken, hat mir die Aufgabe, den Eltern vorübergehend oder (in günstigen Fällen) dauernd zu helfen, oft wesentlich erleichtert. Noch günstiger aber wirken sich die Änderungen des Strafgesetzbuches aus. Jetzt werden psychopathische Rechtsbrecher nicht mehr freigesprochen oder milde bestraft, um dann mit ihrer ganzen unsozialen Einstellung auf die Menschheit wieder losgelassen zu werden. Jetzt kann man sie entweder bessern oder, wenn das nicht geht, wirklich „sichern", d. h. andere vor ihnen schützen. — Etwas anderes war übrigens schon vorher erreicht worden, daß nämlich gewisse Psychopathen, die durch ihre Haltlosigkeit zwar nicht andere (von den Eltern abgesehen), aber doch sich selbst immer wieder schädigen, entmündigt werden können.

Literatur.

A. Zusammenfassende Arbeiten.

Adler, Alfred: Über den nervösen Charakter, 4. Aufl. München: J. F. Bergmann 1928. — Baeyer, W. v.: Zur Genealogie psychopathischer Schwindler und Lügner. Leipzig: Georg Thieme 1935. — Baur-Fischer-Lenz: (1) Menschliche Erblichkeitslehre, 3. Aufl. München 1927. — (2) Menschliche Auslese und Rassenhygiene, 3. Aufl. München 1931. — Bergmann, G. v. u. E. Billigheimer: Das vegetative Nervensystem und seine Störungen. Handbuch der inneren Medizin, 2. Aufl., Bd. 5, Teil 2, S. 1075. Berlin: Julius Springer 1926. — Bonhoeffer: Handbuch der ärztlichen Erfahrungen im Weltkrieg, Bd. 4. — Braun, Ernst: Psychogene Reaktionen. Bumkes Handbuch der Geisteskrankheiten, Bd. 5. 1928. — Bumke, Oswald: (1) Das Unterbewußtsein, 2. Aufl. Berlin: Julius Springer 1926. — (2) Über die gegenwärtigen Strömungen in der Psychiatrie. Fünf Vorträge. Berlin: Julius Springer 1928. — (3) Lehrbuch der Geisteskrankheiten, 4. Aufl. München: J. F. Bergmann 1936. — (4) Die Psychoanalyse und ihre Kinder, 2. Aufl. Berlin: Julius Springer 1938. — Bumke u. Kehrer: Kriegsneurosen. Lewandowskys Handbuch der Neurologie, Erg.-Bd. I, S. 54 (1924. Hier Kriegsliteratur.)
Czerny: Der Arzt als Erzieher des Kindes, 2. Aufl. Leipzig u. Wien: Franz Deuticke 1919.
Dubois: (1) Die Einbildung als Krankheitsursache. Loewenfelds Grenzfragen. Wiesbaden 1907. — (2) Psychoneurosen und ihre seelische Behandlung. 2. Aufl. Bern 1910. — (3) Über Psychotherapie. Fortschritte der deutschen Klinik, Bd. II. Berlin u. Wien 1910.
Entres, Korbsch u. Kehrer: Die Ursachen der Geisteskrankheiten. Bumke: Handbuch der Geisteskrankheiten, Bd. 1. Berlin: Julius Springer 1928.
Freud: Gesammelte Schriften. Leipzig, Wien u. Zürich: Inter. Psychoanal. Verlag. — Friedmann: Über den Wahn. Wiesbaden 1894.
Hoche: (1) Die Differentialdiagnose zwischen Epilepsie und Hysterie. Berlin: August Hirschwald 1902. — (2) Notwendige Reformen der Unfallversicherungsgesetze. Halle 1907. — Hoffmann, H.: (1) Die Nachkommenschaft bei endogenen Psychosen. Berlin: Julius Springer 1921. — (2) Vererbung und Seelenleben. Berlin: Julius Springer 1922.
Jaensch, W.: Grundzüge einer Physiologie und Klinik der psychophysischen Persönlichkeit. Berlin: Julius Springer 1926. — Janet: Névroses et idées fixes. Paris 1908. — Jung: (1) Das Unbewußte im normalen und kranken Seelenleben, 3. Aufl. Zürich 1926. — (2) Die Beziehungen zwischen dem Ich und dem Unbewußten. Darmstadt 1928.
Koch: Die psychopathischen Minderwertigkeiten. Ravensburg 1891. — Kretschmer: (1) Körperbau und Charakter, 5./6. Aufl. Berlin: Julius Springer 1926. — (2) Der sensitive Beziehungswahn, 2. Aufl. Berlin: Julius Springer 1927.

LANGE, JOHANNES: (1) Die endogenen und reaktiven Gemütskrankheiten und die manisch-depressive Konstitution. BUMKES Handbuch der Geisteskrankheiten, Bd. 6. Berlin: Julius Springer 1928. — (2) Die Folgen der Entmannung Erwachsener. Leipzig 1934. PICK: Psychoneurosen des Kindesalters. Halle 1904. — PÖNITZ: Die klinische Neuorientierung zum Hysterieproblem. Berlin: Julius Springer 1921. SCHNEIDER, KURT: Die psychopathischen Persönlichkeiten, 3. Aufl. Leipzig u. Wien 1934. — SCHULTZ, I. H.: (1) Die konstitutionelle Nervosität. BUMKES Handbuch der Geisteskrankheiten, Bd. 5. 1928. — (2) Die seelische Krankenbehandlung, 4. Aufl. Jena: Gustav Fischer 1930. — SCHULZ, BRUNO: Methodik der medizinischen Erbforschung. Leipzig: Georg Thieme 1936. — STRÜMPELL, V.: (1) Untersuchung, Begutachtung, Behandlung der Unfallkranken. München 1896. — (2) Behandlung der allgemeinen Neurosen. PENZOLDT-STINTZING, Bd. 5, S. 392. 1896. — (3) Nervosität und Erziehung. Leipzig: F. C. W. Vogel 1908. — SZONDI, L.: Die Revision der Neurastheniefrage. Pest u. Leipzig 1930.

B. Einzelarbeiten.

BERGMANN, G. v.: Psychophysische Vorgänge im Bereiche der Klinik. Dtsch. med. Wschr. 1930 II, 1684. — BONHOEFFER: Die exogenen Reaktionstypen. Arch. f. Psychiatr. 58, 58 (1917). — BOSTROEM: Zur Frage der Auslösung endogener Psychosen durch äußere Faktoren. Münch. med. Wschr. 1933/I, 963. — BRAUN, ERNST: Zur Frage der nervösen Konstitution. Nervenarzt 4, 406 (1931). — BRUGSCH: Z. ärztl. Fortbildg 1916. — BUMKE, OSWALD: (1) Was sind Zwangsvorgänge? Slg Abh. 6, H. 8 (1906). — (2) Über die Umgrenzung des manischdepressiven Irreseins. Zbl. Nervenheilk. 20, 381 (1909). — (3) Über Suggestibilität, psychogene Reaktion, hysterischer Charakter. Berl. klin. Wschr. 1918 II, 1185. — (4) Der Arzt als Ursache seelischer Störungen. Dtsch. med. Wschr. 1925. — (5) Über die seelische Behandlung kranker Menschen. Wien. med. Wschr. 1928 I. — (6) Die psychopathischen Konstitutionen und ihre soziale Beurteilung. Münch. med. Wschr. 1932 II, 1061, 1106. — EPPINGER u. HESS: Vagotonie. Slg klin. Abh. Path. u. Ther. Stoffwechsel- u. Ernährungsstörungen, H. 9/10. — ESSEN-MÖLLER: Untersuchungen über die Fruchtbarkeit gewisser Gruppen von Geisteskranken. Acta psychiatr. (København.) 8 (1935). GANSER: Über einen eigenartigen hysterischen Dämmerzustand. Arch. f. Psychiatr. 30, 633 (1898). — GANTER: Über die einheitliche Reaktion der glatten Muskulatur des Menschen. Münch. med. Wschr. 1924 I, 194. — GAUPP: (1) Einfluß der Gesetzgebung. Münch. med. Wschr. 1906 II. — (2) Über paranoische Veranlagung und abortive Paranoia. Neur. Zbl. 28, 1310 (1909). — (3) Über den Begriff der Hysterie. Z. Neur. 5, 457 (1911). — GREVING, HERMANN: Über das psychische Verhalten von Psychopathen mit asthenischem Stoffwechsel. Dtsch. Z. Nervenheilk. 135, 260 (1935). — GUTTMANN, ERICH: Tetanische Erscheinungen beim hysterischen Anfall. Arch. f. Psychiatr. 79, 498 (1927). — GUTTMANN u. STEGER: Zur Frage der Hemitetanie. Klin. Wschr. 1927 I, 457. HELLPACH: Die Kriegsneurasthenie. Z. Neur. 45, 177 (1919). — HOCHE: (1) Über den Wert der Psychoanalyse. Arch. f. Psychiatr. 51, 1055 (1913). — (2) Über Wesen und Tragweite der „Dienstbeschädigung" bei nervös und psychisch erkrankten Feldzugsteilnehmern. Mschr. Psychiatr. 39, 347 (1916). — (3) Die Unfall- (Kriegs-) Neurose. Arb. u. Gesdh. 1929, H. 13, 55. — (4) Ist die Hysterie wirklich entlarvt? Dtsch. med. Wschr. 1932 I. — HÜBNER, A.: Das Schicksal der kongenital Luetischen. Münch. med. Wschr. 1925 II, 1459. — HUSLER, J. u. A. WISKOTT: Syphilis und Keimverderbnis. Untersuchungen an Kongenitalsyphilitischen und ihren Nachkommen. Z. Kinderheilk. 43, 555 (1927). JAHN, D.: (1) Funktionsstörungen des Stoffwechsels als Ursache klinischer Zeichen der Asthenie. Klin. Wschr. 1931 II, 2116. — (2) Die Beziehungen des Kreatins zum Kohlehydratstoffwechsel. Verh. dtsch. Ges. inn. Med. 46, 455 (1934). — (3) Klinische Untersuchungen des Kohlehydratstoffwechsels unter Berücksichtigung seiner Beeinflußbarkeit durch Kreatin. Dtsch. Arch. klin. Med. 177, 121 (1935). — (4) Stoffwechselstörungen bei bestimmten Formen der Psychopathie und der Schizophrenie. Dtsch. Z. Nervenheilk. 135, 245 (1935). LANGE, J. u. E. GUTTMANN: Hysterischer Anfall, Hyperventilation, epileptischer Krampf. Münch. med. Wschr. 1926 I, 983. LUXENBURGER: Über einige praktisch wichtige Probleme aus der Erbpathologie des cyklothymen Kreises. Z. Neur. 146, 87 (1933). MARTINI u. PIERACH: Niederer Blutdruck und der Symptomenkomplex der Hypotonie. Klin. Wschr. 1926 II, 1809, 1857. RIEGER: Behandlung Nervenkranker. Schmidts Jb. 251, 193. — RÜDIN: Erbbiologischpsychiatrische Streitfragen. Z. Neur. 108, 274 (1927). Die „Unfall- (Kriegs-) Neurose". Vorträge und Erörterungen gelegentlich eines Lehrgangs für Versorgungsärzte im Reichsarbeitsministerium. Arb. u. Gesdh. 1929, H. 13. WEIZSÄCKER, V.: Über Rechtsneurosen. Nervenarzt 3, 569 (1929).

Genuine Epilepsie und symptomatische epileptische Zustände.

Von

O. BUMKE-München.

Mit 8 Abbildungen.

Wir unterscheiden die echte, idiopathische oder genuine Epilepsie von Krankheitsfällen, in denen epileptische Zustände als gelegentliche Symptome anderer Grundkrankheiten (eines Hirntumors, einer Paralyse, einer Urämie usw.) oder als Folgen vorübergehender einmaliger Hirnschädigungen (Verletzungen, Vergiftungen u. dgl.) beobachtet werden. In diesen Fällen sprechen wir von *symptomatischen* Epilepsien. *Genuin* aber heißt in diesem Zusammenhange: „*erblich*"; jeder genuine Epileptiker hat seine Krankheit ererbt und kann sie wieder vererben.

Nun hat sich aber herausgestellt, einmal daß von außen kommende Hirnschädigungen auch bei genuinen Epileptikern Anfälle auslösen können; und weiter, daß die ererbte Konstitution auch für das Auftreten symptomatischer epileptischer Zustände nicht gleichgültig ist. Gewiß gehört der epileptische Anfall zu den Syndromen, mit denen das Gehirn auf sehr verschiedene Schädlichkeiten — infektiöse, toxische, vasomotorische, mechanische — antworten kann; aber nicht alle Gehirne halten dieses Syndrom in gleichem Maße und manche halten es überhaupt nicht bereit. Es gibt Menschen, die selbst bei Geschwülsten oder sogar bei der elektrischen Reizung der motorischen Rinde keine, und andere, die unter allen, auch unter den günstigsten Lebensumständen immer wieder Krämpfe bekommen. Mit anderen Worten: Die Frage ererbt oder erworben, genuin oder symptomatisch ist nicht auf ein hartes Entweder-Oder gestellt; wir müssen vielmehr mit einem *Continuum rechnen mit gar keiner Krampfbereitschaft am Anfang und einer sehr starken am Ende. Diese Konstitution am Ende, die von sich aus, ohne besondere von außen kommende Reize, gesetzmäßig epileptische Zufälle erzeugt, nennen wir genuine Epilepsie; Fälle, in denen eine unzweifelhaft bestehende epileptische Anlage nachweislich erst unter der Einwirkung äußerer Schädlichkeiten manifest geworden ist, heißen nach* STAUDER *provozierte; die dagegen, in denen diese äußeren Schädlichkeiten so gut wie allein wirksam gewesen sind*, in denen also der Kranke ohne diese Schädlichkeiten niemals Krämpfe bekommen haben würde, *symptomatische Epilepsien*.

Häufigkeit der einzelnen Formen. Da jede dieser drei Gruppen fließend in die benachbarte übergeht, ist es verständlich, daß sich die Frage nach ihrer Häufigkeit bisher ebensowenig hat beantworten lassen wie die nach der Vererbung der genuinen Epilepsie. Ich erwähne z. B., daß CARL SCHNEIDER unter den Epileptikern Bethels den Anteil der genuinen Fälle nur auf ein Fünftel bis ein Zehntel geschätzt hat, während sein Nachfolger VILLINGER von 2094 Krampfkranken 1580, also 75,5% zu den *erblich Fallsüchtigen* zählt.

Aus dem gleichen Grunde hat CONRAD die 553 Epileptiker [1], an denen er eingehende Erblichkeitsstudien angestellt hat, nicht einfach zwischen genuiner und symptomatischer Epilepsie aufteilen können; bei einer Zwischengruppe von nicht weniger als 24,2% (!), schreibt er, haben „sich Anlagewirkung und Außenfaktoren etwa die Waage gehalten". Hätte CONRAD diese 24,2% mit zu den sicher genuinen (55,3%) gezählt, so hätte er mit 79,5% VILLINGERS Schätzung noch übertroffen; wollte man umgekehrt alle Fälle, in denen sich eine äußere, im Leben erworbene Ursache zum mindesten nicht sicher hatte ausschließen lassen, bloß für symptomatische halten, so blieben die Zahlen für die genuine Epilepsie mit 55,3% hinter denen von VILLINGER erheblich zurück. 45—55% seiner Fälle sieht übrigens auch STAUDER als sicher erblich fallsüchtig an; auch er kann den Rest nicht einfach zu den symptomatischen Krankheiten zählen; auch nach ihm bleiben 12—14%, die sich selbst bei eingehendster Untersuchung diagnostisch nicht aufklären lassen.

Mit diesen klinischen stimmen die anatomischen Feststellungen von HALLER-VORDEN gut überein. Dieser hat bei 66 klinisch als genuine Epilepsie diagnostizierten Kranken 20mal grob organische Hirnerkrankungen gefunden, und zwar 7 Tumoren, 3 Fälle von ALZHEIMERscher Krankheit, 2mal Narben von frühkindlichen Einschmelzungen in einem Occipitallappen, 2mal Entwicklungshemmungen der Rinde mit Heterotypien, eine tuberöse Sklerose, eine juvenile amaurotische Idiotie, eine Encephalitis epidemica usw. Manche von diesen Fällen hätten sich durch bessere Anamnesen und genauere klinische Untersuchungen vielleicht schon im Leben aufklären lassen; alle wohl nicht.

Residuärformen. Unter den symptomatischen Formen stehen die *Residuärepilepsien* an erster Stelle; mindestens 15—20% des gesamten Materials lassen sich schon aus der Anamnese, dem neurologischen Befund und den Wachstumsstörungen als hierher gehörig erkennen (STAUDER). Diese Zahlen wachsen, wenn man noch die Encephalographie zur Diagnose heranzieht, auf die ich später eingehen werde.

Traumen (einschließlich der Geburtsverletzungen) haben nach BRAUN von 3030 Anstaltsinsassen 690, also 22,7%, als Ursache angegeben; 360, also mehr als die Hälfte dieser Fälle, sind aber zugleich mit Epilepsie belastet gewesen. Von den 690 angeblich traumatisch entstandenen Epilepsien haben 45 Zangengeburten mit, 82 solche ohne äußerlich sichtbare Schädigungen des Kopfes betroffen. Das macht zusammen 127, oder: von 3030 Anstaltsinsassen haben 4% an einer *Residualepilepsie* nach einer Geburtsschädigung gelitten.

Bei 61 epileptischen Kindern fand POUCHÉ ORGES in 49,1% Keuchhusten oder andere *Infektionskrankheiten* als Ursache angegeben; bei BRAUNs Kranken (2741 Anstaltsinsassen) schlossen sich die epileptischen Anfälle 15mal an Masern, 9mal an Scharlach, 7mal an Diphtherie, 5mal an Keuchhusten an; dazu kamen noch 74 Fälle, in denen die Krämpfe innerhalb eines halben Jahres nach der Infektionskrankheit aufgetreten waren. Das bedeutet: 1,3% waren unmittelbar, 4% innerhalb eines halben Jahres nach der Infektionskrankheit epileptisch geworden.

---

[1] Zu anderen Ergebnissen als CONRAD ist EUGEN SCHRECK gekommen, dessen Untersuchungen sich auf 330 *Kinder* beziehen. Von diesen hat SCHRECK 73 zur genuinen, 168 zur „rein symptomatischen" Epilepsie und 89 zur „symptomatischen Epilepsie bei erblich belasteten Kindern", also auch zu einer Zwischengruppe gerechnet. Die genuinen Fälle sind somit in diesem Material verhältnismäßig selten (22%) gewesen. Das kann zu einem kleinen Teil daran liegen, daß manche Residualepilepsien mit zunehmendem Alter, wenn die neurologischen Symptome verschwinden, den genuinen Fällen immer ähnlicher werden, so daß wir dann bei Erwachsenen die Häufigkeit der genuinen Epilepsie überschätzen; im wesentlichen liegt es aber wohl daran, daß die meisten genuinen Epilepsien erst im zweiten Jahrzehnt erkannt und deshalb von den Kinderärzten nicht erfaßt werden können.

Alter. Nach den Zusammenstellungen der Craig-Kolonie in Amerika waren von 6100 Epileptikern 77,6% vor dem 20. und 17,4% vor dem 4. Lebensjahr erkrankt; Gowers hat 75%, Braun 83% vor dem 20. Jahr epileptisch werden sehen.

Nach Henger und Dublinean werden frühe Kinderkonvulsionen in 29,1% und, wenn die Konvulsionen erst zwischen dem 3. und 7. Jahre auftreten, in 85% der Fälle später zur Epilepsie. 61% von 2633 Kranken hatten schon in der Kindheit Konvulsionen gehabt. — Das Verhältnis von Knaben zu Mädchen war 55:45.

Vererbung. Wie sehr alle Untersuchungen über die Vererbung der Epilepsie durch die Überschneidung von genuinen und symptomatischen Fällen erschwert werden müssen, brauche ich kaum zu sagen. Die Krampfbereitschaft als solche ist viel zu verbreitet, als daß sich darüber Berechnungen lohnten; außerdem wird sie sich im Einzelfall häufig nicht feststellen bzw. nicht ausschließen lassen. Sicher im Leben erworbene Anfälle aber gehören, da sich erworbene Eigenschaften niemals vererben, bestimmt nicht hierher; es ist also klar, daß wir sowohl die Eltern wie die Kinder ausscheiden müßten, die ohne eine im Leben aufgetretene Ursache keine Epileptiker wären. Nun läßt sich aber gerade das in vielen Fällen ebensowenig beweisen wie das Umgekehrte, daß bei gleichen im Leben erworbenen Schädlichkeiten *alle* Menschen epileptisch sein würden.

Jules Comby, Abadie und Kinnier Wilson sind deshalb geneigt, den Begriff der genuinen Epilepsie ganz fallen zu lassen. Aber das hieße das Kind mit dem Bade ausschütten; neben guten genealogischen Einzelbeobachtungen (Guthrie und Labowitz, Ganner) machen allein die Ergebnisse der Zwillingsforschung diese Stellung unmöglich. Conrad hat in einer groß angelegten Arbeit (Ausgangsmaterial 17030 Epileptiker) 253 Zwillingspaare untersucht. Während die Epileptiker unter den Zweieiigen nur in 3,1% der Fälle auch epileptische Zwillingsgeschwister hatten[1], fand sich unter den *Eineiigen* Epilepsie *beider* Geschwister in 66,6 und nach Ausscheidung der sicher symptomatischen Epilepsien sogar in 86,3%[2]. Gewiß können im fetalen Leben erworbene Ursachen[3] trotzdem noch bei dem einen oder anderen eineiigen Zwillingspaar wirksam gewesen sein; der Unterschied vom Verhalten der zweieiigen Zwillinge ist aber so groß, daß allein diese Feststellung das Vorkommen einer ererbten („genuinen") Epilepsie meines Erachtens unzweideutig beweist. Ich kann also auch Frisch nicht Recht geben, der für jeden Fall von Epilepsie neben der konstitutionellen Ursache einen auf exogenen Einwirkungen beruhenden „konditionellen cerebralen Reizfaktor" verantwortlich machen möchte. Diese exogenen Schädlichkeiten müßten doch schon am Keim einsetzen, wenn sich eineiige Zwillinge so häufig und zweieiige so selten konkordant verhalten;

---

[1] Also genau so oft, wie die Geschwister von Epileptikern überhaupt auch epileptisch zu sein pflegen.

[2] Diese Zahl würde wahrscheinlich noch größer werden, wenn erst alle Partner der genuin epileptischen eineiigen Zwillinge die Gefährdungsperiode überschritten hätten.

[3] Über die Wirkungen von Fruchtschädigungen wissen wir noch sehr wenig Bescheid. Rüdin macht mit Recht besonders darauf aufmerksam, daß die Beziehungen zwischen Alkoholmißbrauch des Vaters und Epilepsie des Kindes keineswegs so durchsichtig und einfach sind, wie man häufig geglaubt hat. Pohlisch hat z. B. unter 118 lebenden Kindern von Delirium-tremens-Kranken keinen sicheren Epileptiker gefunden. Fest steht dagegen, daß manche Epileptiker von Syphilitikern stammen und selbst noch einen Wassermann zeigen (Hauptmann). Das wären dann natürlich symptomatische (Residual-) Epilepsien. Ob Alkohol, Syphilis oder andere Schädigungen der Eltern die Nachkommen auch durch *Idiokinese* (Mutation, vgl. S. 1563 des Psychopathen-Kapitels) epileptisch machen können, wissen wir nicht. Da so entstandene Leiden offenbar häufig recessiv vererbt, also unter Umständen erst nach vielen Generationen in die Erscheinung treten werden, wird sich das auch schwer feststellen lassen.

alle anderen Einwirkungen, auch während des fetalen Lebens, würden ja die Zweieiigen genau so wie die Eineiigen treffen. Es bliebe also nur noch übrig, in der Entstehung eineiiger Zwillinge an sich schon eine Gefahr qua Epilepsie oder, anders ausgedrückt, einen krankhaften Vorgang zu sehen. Dadurch würde natürlich der Wert der Zwillingspathologie nicht nur für die Epilepsie, sondern für *alle* Erbkrankheiten in Frage gestellt. Zu einer solchen Annahme liegt meines Erachtens bisher keine Veranlassung vor.

Daß es eine ererbte Epilepsie gibt, ist also meines Erachtens nicht zweifelhaft. Über die *Art* dieser Vererbung wissen wir freilich bis heute nicht gerade viel. Nach CONRAD haben 6—8% der Kinder, 4% der Geschwister und 1—2% der Neffen und Nichten von Epileptikern Aussichten, auch epileptisch zu werden, während die Krankheitserwartung der Durchschnittsbevölkerung nur 0,4% beträgt. Außerdem finden wir unter den Kindern von genuinen Epileptikern noch 10% Beschränkte und 6% Schwachsinnige, 8% Psychopathen und 20% mit morphologischen oder funktionellen Störungen der verschiedensten Art (Dysplasien, Kyphoskoliose, Turmschädel usw., Stottern, Migräne, Asthma, Enuresis), von denen es allerdings zweifelhaft bleibt, wie weit sie erbbiologisch mit der Epilepsie der Eltern wirklich zusammenhängen.

Den Erbgang der genuinen Epilepsie kennen wir nicht; daß er vorwiegend recessiv sein muß und daß am Aufbau des epileptischen Genotypus *mehrere* Gene beteiligt sein werden, machen die obengenannten Zahlen sowie gewisse Übergangsfälle wahrscheinlich. Schließlich darf als sicher angenommen werden, daß sich die Anlage, wenn sie einmal vorhanden ist, mit fast absoluter Penetranz durchsetzt; die Manifestationswahrscheinlichkeit beträgt nach den Zwillingsuntersuchungen von CONRAD 96%.

Im übrigen werden wir mit ARTHUR V. D. HEYDT feststellen müssen, daß den heutigen Erfordernissen Erbuntersuchungen an *den* Epileptikern nicht mehr genügen. Wollen wir zu der hier unbedingt gebotenen Klarheit gelangen, so müssen wir genuine, provozierte, residuäre, traumatische, kurz alle überhaupt vorkommenden Formen gesondert erforschen.

Hilfsursachen. Überall, wo wir die Pathogenese eines Leidens nicht genau kennen, pflegen sich zahlreiche Hilfsursachen durch die Lehrbücher zu schleppen. Hier kommt hinzu, daß es in der Tat sehr viele Schädlichkeiten gibt, die bei Epileptikern Anfälle, und nicht ganz wenige, die bei veranlagten Menschen symptomatische Epilepsien entstehen lassen. Diese zweite Gruppe soll ausführlich erst in einem besonderen Teil dieses Beitrages behandelt werden. Jetzt seien zunächst die Schädlichkeiten erörtert, die bei schon bestehender (genuiner oder symptomatischer) Epilepsie Krämpfe auslösen können.

Daß selbst kleine Alkoholgaben hierher gehören, ist bekannt; hinzugefügt sei, daß vielleicht auch Kaffee und Nicotin und sicher Diätfehler und Verstopfung gelegentlich ebenso wirken. Dann treten namentlich bei Kindern, zuweilen aber auch bei Erwachsenen Krämpfe zu Beginn jeder Infektionskrankheit oder auch bei jedem Fieberanstieg auf. Gefährlich sind weiter selbst leichte Hirnerschütterungen[1] (Kopfsprünge beim Schwimmen z. B.), Sonnenstrahlung auf den unbedeckten Kopf, große Hitze (namentlich wenn gleichzeitig viel getrunken wird) und sehr starke körperliche Anstrengungen. Dagegen schadet geistige Arbeit nur dann, wenn sie längere Schlafentziehung bedingt oder mit heftigen Gemütsbewegungen zusammentrifft, die übrigens immer

---

[1] Vgl. aber auch S. 1713 über die Entstehung einer Residualepilepsie. Hierzu sind offenbar stets schwere Hirnverletzungen erforderlich. Das ist wichtig; denn in der Literatur wie in der Praxis (Gutachten!) sind hier nicht selten Ursache und Wirkung verwechselt und ist das Hinstürzen beim ersten Anfall oft als Grund der (in Wirklichkeit genuinen) Epilepsie angesehen worden.

gefährlich sind. Schließlich bestehen Beziehungen der Anfälle zu den Generationsvorgängen. Manche Frauen bekommen ihre Krämpfe regelmäßig vor oder während der Menstruation; andere haben gehäufte (oder überhaupt die ersten) Anfälle in der Gravidität; eine dritte Gruppe aber befindet sich gerade während der Schwangerschaft auffallend gut. Eine eigentliche *Menstruationsepilepsie* aber gibt es, wie Kehrer und seine Schülerin Ilse Schippers gezeigt haben, ebensowenig wie eine klimakterische Epilepsie. (Auf die Krankheitszustände, die bei Epileptikern Anfalls*pausen* auslösen, werde ich später [S. 1688] hinweisen müssen.)

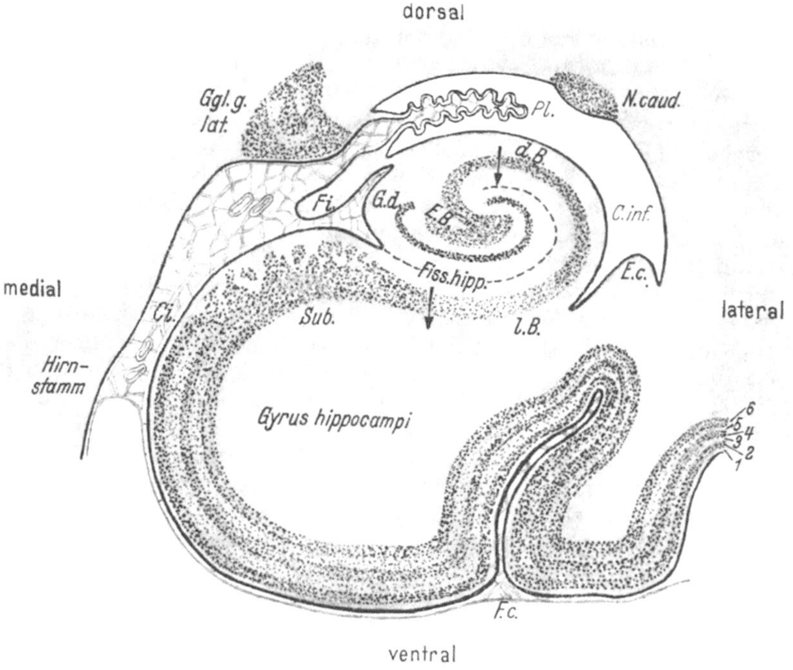

Abb. 1. Rechtes Ammonshorn und Umgebung (vgl. Abb. 2). Der gewöhnliche 6-Schichtenbau der Rinde verändert sich bereits im Subiculum (Sub.) des Gyrus hippocampi; darauf folgt im lockeren Band (l. B.) und im dichten Band (d. B.) eine ganz atypische schmale Rinde, die schneckenförmig eingerollt im Endblatt (E. B.) endigt. Dieses wird von der Körnerschicht des Gyrus dentatus (G. d.) umfaßt. *Zwischen den beiden Pfeilen liegt der* Sommer*sche Sektor*. Fiss. hipp. der geschlossene Teil der Fissura hippocampi; Fi. Fimbria; C. inf. Unterhorn des Seitenventrikels; Pl. Plexus chorioideus; N. caud. Schwanz des Nucleus caudatus; Ggl. g. lat. Ganglion geniculatum laterale; Ci. Cisterna ambiens; F. c. Fissura collateralis; E. c. Eminentia collateralis.
(Nach H. Spatz.)

Daß periphere Schädigungen gelegentlich Krämpfe auslösen können, ist heute nicht mehr zweifelhaft; wohl aber, ob man deshalb von einer *Reflexepilepsie* sprechen darf. Diese Reize bewirken nämlich beim Menschen wie beim Tier epileptische Anfälle offenbar nur dann, wenn eine ausgesprochene Krampfanlage besteht. Sehr eindrucksvoll ist in dieser Hinsicht eine Mitteilung von M. Victoria, nach der eine 27jährige Frau, deren Bruder Epileptiker war, solange (vom rechten Arm ausgehende) Jacksonsche Krämpfe bekam, bis ein kleines Drahtstück entfernt worden war, das sie sich im Alter von 10 Jahren in die rechte Hand gestoßen hatte. Ähnlich ist die Beobachtung von J. Tas. Ein 39jähriger Mann bekommt 6 Monate nach einem Panaritium des rechten Daumens tonische Krämpfe in diesem Daumen und im Zeigefinger; die Anfälle wiederholen sich und gipfeln nach Monaten in einem großen epileptischen Anfall, der im Daumen beginnt. Auch dieser Kranke stammt aus einer Sippe, in der Hirnkrankheiten, Idiotie und Sprachfehler zu Hause sind.

Anatomie. Wir kennen durch ALZHEIMER eine anatomische Veränderung, die zwar nicht für die genuine, aber *für die Epilepsie* überhaupt *charakteristisch* ist: die *Sklerose des Ammonshorns.* In 50—60 % aller Fälle geht im sog. SOMMERschen Sektor funktionstragendes Gewebe (also Nervenzellen und Fasern) zugrunde, und die entstehenden Lücken werden durch Glia ersetzt. Wegen der Kleinheit der Herde bleibt der Gewebszusammenhang scheinbar erhalten; die Glia schiebt sich so in das Gesamtbild hinein, daß sich ihre Vermehrung außer im Mikroskop nur noch an einer gewissen Verhärtung — eben der

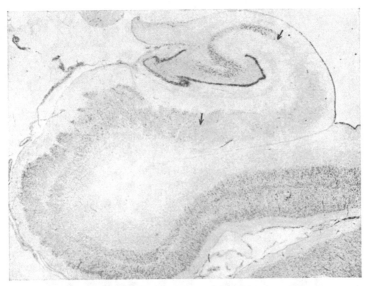

Abb. 2. Rechtes Ammonshorn bei Keuchhusteneklampsie. Nisslbild bei 8,5facher Vergrößerung. Zwischen den beiden Pfeilen erscheinen die Nervenzellen wie ausgelöscht, sie sind der „homogenisierenden Veränderung" verfallen. ↓↓ SOMMERscher Sektor. (HUSLER und SPATZ: Z. Kinderheilk. 1924.)

„Sklerose" — feststellen läßt. Die gleichen Veränderungen haben sich auch in der Molekularschicht des Kleinhirns sowie an zahlreichen Stellen der Großhirnrinde (SCHOLZ) feststellen lassen.

Neben diesen charakteristischen kennen wir noch *uncharakteristische* Veränderungen, wie die „CHASLINsche Randgliose" z. B. — in der sog. Deckschicht der ersten Rindenschicht der Großhirnrinde sind die faserigen Bestandteile der Glia vermehrt —, eine Störung, die nicht bloß bei der Epilepsie, sondern bei verschiedenen chronischen Krankheiten beobachtet wird.

Sodann treffen wir zuweilen *Entwicklungsstörungen,* wie CAJALsche Zellen in der sonst fast nervenzellfreien ersten Rindenschicht oder Nervenzellen im Stabkranz. Auch diese Entwicklungsstörungen findet man nicht selten bei anderen Kranken und zuweilen bei sonst vollkommen Normalen.

Schließlich hat SPATZ *kuppenartige Herde* an den *Polen* und der Unterfläche der Stirn- und Schläfenlappen gesehen, die Reste von Kontusionen infolge des Hinstürzens, also nicht die Ursache, sondern eine Folge der Anfälle sind.

Natürlich wäre es falsch, wenn man in der Sklerose des Ammonshorns und in der Schädigung der Molekularschicht des Kleinhirns die anatomische Grundlage der Krankheit oder auch nur der Krämpfe erblicken wollte. Einmal wird die Ammonshornsklerose, die sich bei der genuinen wie bei der symptomatischen Epilepsie im gleichen Maße findet, in 40% aller Fälle, und Ammonshornsklerose *und* Kleinhirnveränderungen werden immer noch in 20% der Fälle vermißt

(Spielmeyer). Zum anderen finden sich dieselben Veränderungen bei anderen organischen Hirnkrankheiten, z. B. bei 25% aller Paralysen (Bratz) auch.

Der Ausfall an funktionstragendem Gewebe und die Gliawucherung, die an seine Stelle tritt, beweisen an sich nichts, als daß länger dauernde oder oft wiederholte Gefäßspasmen an einem mit Blut knapp versorgten Gehirnteil — ein solcher scheint der Sommersche Sektor zu sein — eine Nekrose der Nervenzellen hinterlassen haben. Die Krampfanfälle aber, die Bewußtseinsstörungen oder die dauernden psychischen Veränderungen der Epileptiker nur auf das

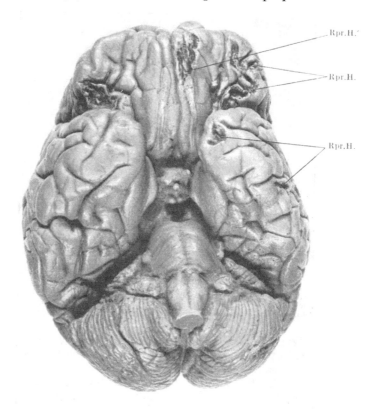

Abb. 3. Rindenprellungsherde (Rpr.H.) im Endstadium (,,Wurmfraß") bei einem Fall von genuiner
Epilepsie. Rpr. H.′ Herd in Gegend des Riechkolbens. (Nach Spatz.)

Ammonshorn oder auf die Molekularschicht des Kleinhirns beziehen, können wir schon deshalb nicht, weil ein *Ausfall*, selbst wenn er in der motorischen Rinde gefunden würde, wohl eine Lähmung, nicht aber die Reizerscheinungen erklären würde, die wir doch hinter den epileptischen Krämpfen voraussetzen müssen (Spatz). Insofern ist es auch verständlich, daß wir eine ähnlich schwere Nekrose wie im Schläfenlappen in der motorischen Rinde nicht beobachten.

Immerhin sprechen gewisse klinische Erfahrungen dafür, daß der Schläfenlappen beim Zustandekommen der Aura, der Absencen, der Krämpfe und der Dämmerzustände zum mindesten häufig doch eine besondere Rolle spielt. Ich darf daran erinnern, daß wir im hinteren Teil des Schläfenlappens ein Vestibulariszentrum annehmen müssen (Spiegel [1]). Stauder hat nun bei 70%

---

[1] Bestritten von Kleist.

seiner genuinen Epileptiker eine vestibuläre Übererregbarkeit und bei 12%
Spontannystagmus festgestellt; daß unmittelbar vor dem Anfall eine noch
stärkere Übererregbarkeit des Vestibularis und daß während des Anfalls Nystagmus beobachtet werden kann, werden wir noch hören. Dazu kommt, daß Epileptiker nicht selten über gelegentlichen Schwindel klagen, und daß sich Aura
und Absencen zuweilen mit Schwindel einleiten; ferner daß sich in der Entstehung der Sinnestäuschungen in den Absencen und Dämmerzuständen ein
vestibulärer Anteil deutlich nachweisen läßt (SCHILDER, K. H. STAUDER); sowie
schließlich, daß SPIEGEL bei Tieren epileptische Anfälle durch Labyrinthreizung
dann auslösen konnte, wenn er die hinteren Teile der Bogenwindung (der beim
Menschen die an die Parieto-Occipitalgegend angrenzenden Teile des Schläfen-
hirns entsprechen) durch lokale Strychnineinwirkung übererregbar gemacht
hatte. Auch epileptische Menschen antworten zuweilen auf periphere Vestibularisreizung mit Krampfanfällen (P. MARIE und PIERRE). — Übrigens gehen
ja dem Krampf nicht selten auch *Hör-* und *Riech*störungen voran, die auch
auf den Schläfenlappen bezogen werden müssen.

Pathogenese des Anfalls. Wir haben gehört, daß die Veränderungen im
Ammonshorn und im Kleinhirn auf funktionelle Kreislaufstörungen zurückgeführt werden müssen (SPIELMEYER). Derselbe Vorgang — vorübergehende
Gefäßkrämpfe mit folgender Blutsperre — spielt sich aber nicht nur in allen
möglichen anderen Teilen des Gehirns (Großhirnrinde, Stammganglien, Brücke),
sondern auch im Herzen, im Augenhintergrund, in den kleinsten Hautcapillaren,
also in sehr ausgedehnten Teilen des Gefäßsystems überhaupt ab. Am Herz-
muskel führen diese Gefäßspasmen, die sich auch im Elektrokardiogramm auswirken (PADILLA und COSSIO, WINTERNITZ, EUFINGER und MOLZ) und klinisch
oft anginöse Beschwerden verursachen (HILLER und STEMMER, K. H. STAUDER),
in 30—40% aller Fälle (NEUBÜRGER) genau wie im Gehirn zu Faserdegenerationen,
Nekrosen und Herzmuskelschwielen; in der Netzhaut hat ROSSI angiospastische
Vorgänge während der epileptischen Anfälle direkt verfolgt; sie lassen sich aber,
ähnlich wie bei manchen Formen der Migräne, auch klinisch beweisen; schon
Stunden vor dem Anfall hat K. H. STAUDER Vergrößerungen des blinden Fleckes
beobachtet, die sich bis zum Anfall zu kleinen flügelförmigen Gesichtsfeld-
ausfällen vergrößern, um sich wenige Minuten nach dem Anfall zurückzubilden.

Auch im Tierexperiment und bei operativen Eingriffen am Schädel (O. FOER-
STER, PENFIELD) hat man wiederholt Vorgänge beobachtet, die auf Gefäßkrämpfe vor und während des Anfalls zurückschließen lassen. Das Gehirn
(bei Jacksonanfällen zunächst der erkrankte Fokus) wird blaß und verkleinert sich; gleichzeitig sinkt der Liquordruck; erst nach dem Anfall wird
die spastische Anämie durch vasodilatatorische Vorgänge abgelöst, bei denen
unter Umständen das arterielle Blut auch die Venen füllt; dann erreicht auch
der Liquordruck wieder seine ursprüngliche Höhe oder überschreitet sie noch.
Wenn wir also bei dem epileptisch Kranken eine erhöhte Krampfbereitschaft
annehmen müssen, so fände sie hier ihren Ausdruck in einer besonders leichten
Ansprechbarkeit der Gefäße auf verschiedene Reize, die übrigens auch durch
capillarmikroskopische Befunde wahrscheinlich gemacht worden ist.

Natürlich darf man nicht glauben, auf diese Weise schon „die" Ursache der
epileptischen Anfälle oder gar „der" Epilepsie gefunden zu haben. Schon die
Tatsache, daß Gefäßspasmen bei der Migräne, bei manchen Angioneurosen
und Vasopathien, bei der Hypertension usw. vorkommen können, ohne epileptische Anfälle hervorzurufen, wird uns vor so voreiligen Schlüssen bewahren.

Erklärung der „Affektepileptiker". Dagegen wird sich mit der vasomotorischen Hypothese vielleicht eine klinische Beobachtung aufklären lassen, die
manche Forscher vor einigen Jahren veranlaßt hat, eine eigene „Affektepilepsie"

aufzustellen. Die Kranken, die man unter dieser Bezeichnung zusammenfassen wollte, haben, so verschieden sie sonst sind, alle eines gemein: eine sehr starke Affekterregbarkeit. Die einen haben diese Affekte nicht bloß in Wutausbrüchen, sondern auch in hysterischen Anfällen entladen, die dann bei Erhebung der Anamnese zu Unrecht für epileptische gehalten worden sind; ein anderer Teil hat aber wohl wirklich Epileptiker umfaßt, deren (an sich seltene) Anfälle vornehmlich im Anschluß an starke Affekte aufgetreten sind. Für diese Fälle erscheint die Annahme ziemlich ungezwungen, daß das Bindeglied zwischen psychischer Erregung und Krampf vasomotorische Vorgänge im Gehirn bilden.

Hyperventilation. Freilich noch häufiger ist meines Erachtens eine letzte Gruppe, bei der die sonst verborgene Anlage zum epileptischen Krampf durch die sog. *Hyperventilation* — also durch eine übertrieben schnelle und ausgiebige Atmung — deutlich wird. Zu dieser Gruppe gehören wohl auch die Kranken — ich selbst habe vor Jahren einen beschrieben —, die echte epileptische Anfälle (einschließlich der Pupillenstarre) willkürlich oder unter dem Einfluß einer Suggestion hervorrufen können.

Das Wesen der Hyperventilation besteht wohl in einem ähnlichen Vorgang, wie er bei Spasmen der Hirngefäße, wie er aber auch bei ganz anders gearteten Leiden (wie bei der allgemeinen Alkalose, Krämpfe beim Pylorospasmus der Säuglinge infolge des Salzsäureverlustes) an den Gehirnzellen vorausgesetzt werden muß: auf einer *Verschiebung des Säurebasengleichgewichtes.*

Übrigens hat WUTH auch verschiedene andere Stoffwechselstörungen, in denen man früher die Ursache des Krampfanfalles suchte, auf Zirkulationsstörungen zurückführen können; so lassen sich manche auf vasculäre Störungen in der Niere vor dem Anfall beziehen. Auch die Blutdruckschwankungen, die dem Anfall oft viele Stunden vorhergehen können, lassen an Gefäßspasmen (in der Niere und sonst) denken.

Erklärung der Gefäßspasmen. Worauf beruhen aber diese Vorgänge innerhalb des Gefäßsystems selbst? Ich darf hier vorwegnehmen, daß die sogenannte „Spätepilepsie" von manchen Forschern (KRAPF) nicht mehr auf eine eigentliche Arteriosklerose, sondern auf eine Hypertension bezogen wird [1]. Nun hat die VOLHARDsche Schule im Serum der Hypertensionskranken Substanzen nachgewiesen, die, Tieren eingespritzt, deren Blutdruck erhöhen. Diese pressorischen Substanzen finden sich, wie MARX und WEBER gezeigt haben, auch im Serum der Epileptiker, hier aber nur während der Aura und in der ersten Hälfte des Krampfanfalles, während sie nach dem Anfall verschwinden. Da sich aber auch dauernde Erhöhungen des Blutdruckes zuweilen schon bei jugendlichen Epileptikern finden, darf man diese pressorischen Substanzen wohl mit der Pathogenese der epileptischen Anfälle in Zusammenhang bringen.

Ob diese Substanzen dieselben sind wie die Krampfgifte, die MUSKENS auf Grund klinischer und experimenteller Erfahrungen erwartet und die FOERSTERs Schüler KROLL nicht nur im faradisch gereizten Krampffokus des Tierhirns, sondern auch im operativ entfernten Krampffokus des menschlichen Epileptikers nachgewiesen hat, wissen wir noch nicht; wahrscheinlich ist es deshalb nicht, weil diese Krampfgifte offenbar spezifisch sind: aus dem Hirn gewonnene Gifte haben bei Katzen *nur* cerebrale, aus dem (krampfenden) Rückenmark gewonnene dagegen nur wieder Rückenmarkskrämpfe erzeugt. Das gilt sogar für die Feten schwangerer Tiere. Auch sie bekommen gleichsinnige Anfälle wie die Mutter, und zwar auch dann, wenn das Rückenmark der Mutter vorher vollständig durchtrennt worden ist. Klemmt man dagegen die Placentarvene (oder auch die Aorta descendens der Mutter) ab, so hören die Jungen zu krampfen auf.

---

[1] KRAPFs Auffassung wird allerdings von R. v. HÖSSLIN und von mehreren französischen Autoren bestritten.

Andere krampfen aber noch nach der Entbindung weiter — ähnlich wie wir das beim Menschen gelegentlich bei Kindern von Eklamptischen sehen.

Es scheint, als ob es sich bei KROLLs Versuchen um die Wirkung lokaler „Organhormone" (v. BERGMANN) gehandelt habe, wie sie LOEWI z. B. bei Vagusreizung des Herzens gefunden hat (der von ihm in der Durchspülungsflüssigkeit des Herzens gefundene Stoff hat, einem anderen Tier eingespritzt, auch dessen Herz langsamer schlagen lassen, ebenso wie Wirkstoffe, die durch Sympathicusreizung erzeugt worden waren, den Herzschlag auch anderer Tiere beschleunigt haben). KROLLs Stoffe bilden sich bei faradischer Reizung solange nur in der gereizten und nicht auch in der gegenüberliegenden Hemisphäre, bis bei stärkeren Reizen auch die andere Körperhälfte zu krampfen beginnt; außerdem vergehen bis dahin 8—10 Minuten (was entschieden gegen eine Übertragung auf dem nervösen Leitungswege spricht), und schließlich kommt es bei fortgesetzter Faradisierung zu Krämpfen der anderen Seite auch dann, wenn vorher beide Hirnhälften vollständig voneinander getrennt worden sind. Dabei ist die Bildung des Krampfgiftes offenbar auf die Rinde beschränkt; im Subcortexextrakt findet es sich nicht.

Ob die pressorischen Substanzen von MARX und WEBER und die KROLLschen Krampfgifte etwas mit den Hormonen des Hypophysenhinterlappens zu tun haben, mit denen, wie wir gleich hören werden, McQUARRIE Anfälle bei (epileptischen) Kindern ausgelöst hat, steht noch nicht fest.

Die *Hypothese von* McQUARRIE *und* R. ENGEL die wir hier einschalten müssen, besteht, kurz gesagt, darin, daß eine Zurückhaltung von Wasser im Körper oder auch nur im Schädel — TEMPLE FAY hat subarachnoidale Flüssigkeitsansammlungen vor den Anfällen im Encephalogramm nachweisen können — zu einer Quellung der Gehirnzellen führe, und daß darin wenigstens *eine* der Ursachen des epileptischen Anfalls läge. Beide Forscher stützen ihre Ansicht auf Beobachtungen, nach denen alle *anti*diuretisch wirkenden Maßnahmen die Neigung zu Anfällen erhöhen, während umgekehrt Anfälle dadurch verhindert werden, daß eine beträchtliche Diurese herbeigeführt wird (WUTH). Die Erklärung liegt wohl in einer Annahme von HÖBER, nach dem die Erregbarkeit der Zelle von dem Quellungszustand ihrer Zellkolloide abhängt. Erhöhte Durchlässigkeit der Zellwand und Quellung der Zelle machen diese übererregbar; alle zelldichtenden und diuretischen Maßnahmen setzen ihre Erregbarkeit herab. Deshalb wirken die salzarme und die fettreiche (ketogene) Kost (R. WILDER), aber auch Hunger günstig; sie führen ebenso wie die Darreichung von Thyreoidin, Abführmitteln oder Diureticis zum Wasserverlust.

Wie aber kommt die Durchlässigkeit der Zellwände und die Quellung der Zellen zustande? Wir wissen, daß das Cholesterin die Zellen abdichtet und sie Wasser ausscheiden läßt, während das Lecithin Chlor- und Wasseranreicherung in den Geweben bedingt (DEGKWITZ). McQUARRIE hat nun festgestellt, daß sich vor den Anfällen das Verhältnis von Lecithin und Cholesterin zu Gunsten des Lecithins verschiebt, und umgekehrt, daß bei größerem Cholesteringehalt des Blutes die Anfälle ausbleiben. Die fettreiche, ketogene Kost aber steigert den Gehalt des Blutes an Cholesterin. (Immerhin wird man diese Angaben einstweilen noch mit Vorbehalt aufnehmen müssen. Nach v. BERGMANN haben sich bisher durchaus nicht alle Arbeiten um eine wirkliche Cholesterinbilanz bemüht und z. B. nicht immer festgestellt, wieviel Cholesterin vor der Bestimmung in der Nahrung zugeführt worden war.)

So wird jetzt auch die *Wirkung der Hormone* des Hypophysenhinterlappens einigermaßen klar. Sie bilden die stärkste *antidiuretisch* wirkende Substanz, die wir kennen. Offenbar deshalb haben McQUARRIE und ENGEL mit ihnen (bei epileptischen Kindern) Anfälle auch dann auslösen können, wenn die

Krampfneigung an sich gering oder gerade durch überstandene Anfälle herabgesetzt worden war. Theoretisch wichtig ist dabei, daß (vor den Anfällen) eine
erhöhte Ausschwemmung von Kalium, Natrium und Chlor festgestellt wurde,
während Stickstoff- und Schwefelmengen fast unverändert blieben. Es ist also
unwahrscheinlich, daß den Anfällen ein erhöhter Eiweißzerfall vorausgeht;
wohl aber darf angenommen werden, daß nach der Salzausscheidung eine größere
Menge reinen Wassers im Körper zurückbleibt. Das hauptsächlich an Zell-
bestandteile gebundene Kalium wird dabei in relativ viel größerer Menge ausgeschieden als das vorwiegend aus dem Plasma stammende Natrium. Auch
das spricht dafür, daß der Flüssigkeits- und Elektrolytaustausch zwischen Blut
und Gewebe *vor* dem Anfall gesteigert und daß eine Voraussetzung des Anfalls
wirklich in einer erhöhten Durchlässigkeit der Zellwände und in einer Quellung
des Zellkolloids gelegen sein muß.

Die Hypothesen von FRISCH. Ergänzt und weitergeführt werden die Auf-
fassungen von McQUARRIE und ENGEL durch Hypothesen, die in neuerer Zeit
FRISCH auseinandergesetzt hat. FRISCH geht davon aus, daß gewisse Krankheitszustände Anfallspausen auch bei schwerkranken Epileptikern mit täglichen
Anfällen bewirken. Als solche Krankheitszustände werden leichte und schwere
Grippen, Anginen, Scharlach, Typhus, Sepsis, sodann zerfallende Tuberkulosen,
Krebskachexien, Inanitionszustände, Blutungen, Vergiftungen, Zellgewebs-
entzündungen und Eiterungen genannt. FRISCH führt in diesem Zusammenhang
auch das alte Haarseilverfahren an, dem gewisse Erfolge nicht abgesprochen
werden könnten.

Gemeinsam, meint nun FRISCH, sei all diesen Krankheiten, daß sie mit einem
vermehrten Zellzerfall einhergingen. Ihre chemische Grundlage bilde ein vermehrter Abbau körpereigenen Eiweißes, „gleichviel ob er durch einen erhöhten
Energiestoffwechsel wie bei einer fieberhaften Infektion, durch Entzündung
und Eiterung oder durch eine negative N-Bilanz infolge von Inanition zustande
kommt". Im Blut führe dieser Eiweißabbau zu einer Änderung im Verhältnis
des Albumins zu den Globulinen, und zwar so, daß der Anteil der Globuline
zunehme, während der Gesamteiweißgehalt vermindert werde.

Im Gegensatz dazu haben sich, wie FRISCH betont, bei Epileptikern Serum-
eiweißvermehrungen im Anfalle, und zwar mit einer Verschiebung zugunsten
der Albumine, feststellen lassen (MAX MAIER, FRIED und FRISCH). Daß dieses
Verhalten des Blutserums etwas mit der Krampfneigung zu tun hat, hat FRISCH
in gemeinsam mit ELIAS angestellten Versuchen bewiesen. Beide Forscher
haben nämlich die faradische Stromstärke bestimmt, mit der bei Hunden ein
Rindenanfall ausgelöst werden kann. Dann haben sie die Versuchshunde teils
einer Hungerkur, teils einer Immunisierung gegen ein starkes Gift (Ricin) unterworfen und in beiden Fällen rasch eine beträchtliche Globulinvermehrung und
ein Absinken des Albumin-Globulin-Quotienten — beim Hungerhund z. B. von
18 auf 1,7 — herbeigeführt. Um jetzt bei den Hunden epileptische Anfälle zu
erzielen, haben FRISCH und ELIAS die dreifache Stromstärke gebraucht, mit
anderen Worten: „Die Krampfbereitschaft sinkt während der Globulinvermehrung auf ein Drittel des ursprünglichen Wertes."

Mit diesem experimentellen Ergebnis stimmt die klinische Feststellung von
FRISCH gut überein, nach der bei Epileptikern unmittelbar vor den Anfällen
häufig zu wenig Stickstoff ausgeschieden und der Blut-Reststickstoff erhöht
gefunden wird. Es spielt also offenbar der N-Stoffwechsel unter den humoralen
Vorgängen bei der Epilepsie eine hervorragende Rolle.

Von dieser Einsicht aus berichtigt FRISCH gewisse Auffassungen von Mc-
QUARRIE. Nach diesem soll die Wasserretention vor den Anfällen einen mehr
oder weniger passiven Vorgang darstellen. FRISCH hält die Wasserretention

für einen „höchst aktiven Vorgang", der auf das Engste mit den kolloidalen Eiweißverhältnissen zusammenhängt. Die Hydrophilie eines Kolloids wächst nämlich mit dessen Dispersitätsgrad. Der kolloidosmotische Druck, d. h. die Kraft, mittels welcher kolloidales Gewebe Wasser anziehe und festhalte, betrage für das hochdisperse, feinmolekulare Albumin 7,45 cm, für die gleiche Einheit des grobmolekularen und grobdispersen Globulins dagegen nur 2,51 cm Wasser. Es sei also durchaus verständlich, daß eine Vermehrung hochdisperser Kolloide, wie man sie vor den epileptischen Anfällen beobachte, zur Zurückhaltung beträchtlicher Wassermengen im Organismus führen müsse. Zur verminderten Harnmenge komme es dabei, meint FRISCH, nur deshalb, weil der Niere das Wasser jetzt nicht mehr zur Verfügung gestellt werde. Übrigens soll vor den Anfällen auch das Calcium im Blute vermehrt sein, und zwar deshalb, weil es aus dem Gewebe ins Blut ausgeschwemmt werde. Da das Calcium die Erregbarkeit dämpfe, würde auch dadurch die Zunahme der Rindenerregbarkeit erklärt.

Besonders wichtig ist nun der Versuch von FRISCH, die vasomotorischen Vorgänge beim epileptischen Anfall in seine Hypothesen einzubauen. Nach ihm untersteht der Stoffaustausch in der Capillare zwei antagonistischen Kräften, einmal dem mechanischen Innendruck (Filtrationsdruck) und weiter dem kolloidosmotischen (onkotischen) Druck. Im arteriellen Schenkel überwiegt der mechanische Druck und bewirkt den Austritt von Flüssigkeit und Nährstoffen aus dem Blut ins Gewebe. Der Innendruck in der Capillare sinkt aber allmählich, so daß es im Verlauf der Capillare eine Stelle geben muß, an der sich Innendruck und onkotischer Druck das Gleichgewicht halten (dabei hängt die Größe des onkotischen Druckes von der Eiweißkonzentration des Blutes ab). Von diesem Gleichgewichtspunkt abwärts muß der onkotische Druck überwiegen, und von nun an wird Lösungsflüssigkeit aus dem Gewebe in den venösen Schenkel der Capillare übergehen.

Nun hängt natürlich die Lage des Umschlagspunktes von dem Größenverhältnis der beiden Drucke ab. Wenn beim Epileptiker, meint FRISCH, der onkotische Druck über seinen normalen Durchschnittswert ansteigt — es lasse sich ausrechnen, daß in der Zeit vor dem Anfall ein onkotischer Druckanstieg auf 400—500 mm Wasser erfolgen müsse —, so müsse der Umschlagspunkt gegen die Arterie zu hinaufrücken, die Versorgung des Gewebes mit Sauerstoff und permeablen Nährstoffen müsse Not leiden, also Gewebshunger eintreten. Diese Wirkungen des onkotischen Überdruckes könne der Körper nur dadurch ausgleichen, daß er eine Blutdruckerhöhung herbeiführe, die den Innendruck steigere und so das alte Gleichgewicht wieder herstelle. Die dazu notwendige Gefäßverengerung würde wahrscheinlich nicht im gesamten Stromgebiet, sondern nur in den jeweils am meisten bedrohten Notstandsgebieten erfolgen. Mit anderen Worten: Die Vermehrung hochdispersen Bluteiweißes in der Zeit vor dem Anfall sei die Ursache der Vasokonstriktion. — Für diese Hypothese kann FRISCH die Befunde von HANDOWSKI und E. P. PICK in Anspruch nehmen, nach denen die vasokonstriktorischen Wirkungen alternden Serums an die Albuminfraktionen gebunden sind.

Aus diesen pathogenetischen Anschauungen müssen sich natürlich gewisse klinische und auch therapeutische Folgen ergeben. Die Wirkung der Sedativa würde danach in einer „Narkoticum-Barriere um die gereizte Ganglienzelle" (HÖBER) bestehen. Dadurch würde die Membran abgedichtet und der Ionenaustausch behindert werden. Auch die Wirkung des Calciums beruht auf seiner Bedeutung für den Zellstoffwechsel. Ebenso sollen die Borsalze eine Entquellung der Gewebskolloide herbeiführen. Endlich meint FRISCH, daß Hungerkuren und ketogene Kost nicht sedativ und auch nicht durch die Säurebasenverschiebung oder durch die Entwässerung allein wirken, sondern dadurch, daß der

Körper durch diese Kuren gezwungen werde, seinen eigenen Eiweißbestand anzugreifen.

Endokrine Störungen. Auch über die Störungen der innersekretorischen Vorgänge, die als solche bei der Epilepsie ja schon sehr lange und sehr oft behauptet worden sind, hat Frisch bestimmte Anschauungen vorgetragen. Er nimmt eine Steuerung an, bei der die Epithelkörperchen, Pankreas, Thymus, Keimdrüsen und zum Teil die Schilddrüse krampfmindernd, die Nebennieren und zum Teil Schilddrüse und Hypophyse krampfsteigernd wirken sollen. Die Hypothese hätte den Vorteil, die Vielgestaltigkeit der klinischen Bilder und der Verlaufsformen aus den zahlreichen Angriffspunkten zu erklären, von denen aus dieser verwickelte endokrine Apparat gestört werden könnte; auch würde sie außerdem erklären, warum die Krampfbereitschaft so erhebliche persönliche Schwankungen zeigt. Eine Verschiebung dieser chemischen Steuerung könnte eine erhöhte Krampfneigung bedingen, die bei geringer Ausprägung erst nach dem Hinzutreten weiterer Schädlichkeiten (als symptomatische), bei stärkerer Ausbildung dagegen schon von sich aus (als genuine Epilepsie) deutlich werden würde. Fest steht aber bis heute nur, daß es Hormone des Hypophysenhinterlappens gibt, die sowohl eine Wasserretention wie Gefäßspasmen und Blutdrucksteigerung bewirken und die außerdem — gleichviel wie — bei epileptischen Kindern Anfälle mit so großer Sicherheit auslösen können, daß wir in dem aus ihnen bestehenden *Pitressin* ein ausgezeichnetes diagnostisches Hilfsmittel besitzen.

A. Genuine Epilepsie.

Konstitution, Wesensänderung, Demenz. Alle Schwierigkeiten, die wir bei der Erörterung der Häufigkeit und des Erbganges kennengelernt haben, treten uns in erhöhtem Maße entgegen, wenn wir die *Symptomatologie* der genuinen Epilepsie darstellen wollen; die Grenzen den symptomatischen Formen gegenüber sind so flüssig, daß sich gar nicht leicht feststellen läßt, ob ein Symptom nur bei den ererbten oder auch bei manchen erst im Leben erworbenen Formen beobachtet wird. Wie so oft in dem gegenwärtigen Zustand der Psychiatrie bewegen wir uns dabei ein wenig im Kreise: Wir orientieren uns über das Vorkommen der Symptome an der Konstitution und gleichzeitig versuchen wir, die Konstitution aus den Symptomen kennenzulernen.

Was heißt eine epileptische Konstitution? Was hat der epileptisch Kranke ererbt? Die Krampfbereitschaft, gewiß. Aber die, sahen wir, muß überall vorausgesetzt werden, wo jemand überhaupt epileptische Krämpfe bekommt; sie muß also eine sehr verbreitete Eigenschaft sein.

So bleibt die Wesensänderung, und es bleibt die Demenz. Wir werden sehen, daß beide scharf voneinander getrennt werden müssen, und so wollen wir sie schon jetzt gesondert behandeln.

Seit langem ist man gewohnt, in der *epileptischen Demenz* eine Folge der epileptischen Krämpfe zu sehen. Die Gefäßspasmen, die dem Anfall zugrunde liegen, lassen im Gehirn Zellnekrosen zurück, die die Ausfälle auch an geistiger Leistung [1] erklären könnten. Nun ist klar, daß dann bei genuinen Epileptikern unmittelbar vor dem ersten Krampf solche Ausfälle nicht vorkommen dürften; bis dahin bestünden ja keine Veränderungen an ihrem Gehirn. Und was ebenso wichtig ist: wird die epileptische Demenz durch die Gefäßspasmen bedingt, so werden wir sie bei den symptomatischen Formen auch beobachten müssen; hierin dürften sie sich von der genuinen Epilepsie nicht unterscheiden.

---

[1] Von der Wesensänderung sehe ich jetzt, wie gesagt, ab.

Ich muß hier einschalten, daß es noch eine andere mögliche Ursache für eine fortschreitende Verblödung *aller* Epileptiker gibt. Auch Hirnverletzungen beim Hinstürzen im Anfall schädigen gelegentlich die Intelligenz (CARL SCHNEIDER) und können so nicht bloß die Wesensänderung des genuinen, sondern auch die Imbecillität des Residualepileptikers überlagern. Wie häufig das ist, läßt sich allerdings einstweilen nicht sagen. Immerhin hat H. SPATZ unter 77 autoptisch erwiesenen Hirnkontusionsfällen meiner Klinik nicht weniger als 16 Epileptiker festgestellt, und K. H. STAUDER hat bei 12 Kranken, die schon in den ersten 2—4 Jahren nach Einsetzen der Anfälle dement geworden waren, die Abhängigkeit dieser Verblödung von traumatischen Hirnschädigungen wahrscheinlich gemacht. Auch dabei hat sich übrigens gezeigt, daß Wesensänderung und Demenz direkt nichts miteinander zu tun haben können. Mehrere von den Kranken mit zusätzlichen Sturzkontusionen sind nicht bloß schwachsinniger, sondern zugleich wie andere Hirnverletzte erregbarer, reizbarer und explosibler — niemals aber sind sie wesensverändert geworden.

Daß die Sturzkontusionen nicht etwa die einzige Ursache der epileptischen Demenz darstellen, brauche ich kaum zu sagen. Im wesentlichen und in der Regel hängt die Demenz einfach von der Zahl der überstandenen Anfälle ab, und zwar auch da, wo diese Krämpfe niemals zu Kontusionen geführt haben können. STAUDER hat unter den Fällen, die schon mehr als 200 Anfälle gehabt hatten, keinen ohne, unter den frisch erkrankten genuinen Epileptikern dagegen nur sehr wenige *mit* Andeutungen eines intellektuellen Abbaus gefunden. Die Grenze liegt etwa bei 100 Anfällen; von den Kranken mit mehr als 100 Anfällen waren 94% (81 von 86), von den anderen nur 17,6% (6 von 34) schwachsinnig geworden. Dabei sind von den 120 untersuchten Kranken 68 weniger als 30 Jahre und keiner ist mehr als 48 Jahre alt gewesen; das Senium kommt also als Fehlerquelle nicht in Betracht (STAUDER).

Soweit wäre alles klar. Aber nun kommen die symptomatischen Formen. Auch bei ihnen, sahen wir, muß bei genügend häufigen Anfällen eine fortschreitende Demenz beobachtet werden, wenn die Demenz die Folge der Anfälle ist. Das nachzuweisen, ist aber keineswegs leicht. Tumoren, Traumen und frühkindliche Hirnschädigungen können ja, wie jeder schwere Hirnschaden, eine Demenz auch da hinterlassen (oder einleiten), wo es nie zu epileptischen Anfällen kommt. Wenn also *solche* Kranke Anfälle haben und schwachsinnig werden, so ist noch lange nicht gesagt, daß der Schwachsinn die Folge der Anfälle ist. So bleiben zur Beurteilung nur gewisse Residualepileptiker übrig, deren Intelligenz durch den Hirnschaden zunächst wenig oder gar nicht beeinträchtigt worden ist. Von ihnen steht zunächst fest, daß sie niemals eine Wesensänderung erleiden. CARL SCHNEIDER hatte darüber hinaus gemeint, daß sie sich seelisch überhaupt nicht weiter veränderten, also auch nicht schwachsinnig würden. Das trifft aber doch wohl nur für die Fälle mit nicht häufigen Anfällen zu. Von krampfreichen Fällen meint STAUDER, daß sie intellektuell allmählich ebenso abgebaut würden wie die anfallsreichen genuinen Fälle. Freilich, an einem großen Material nachweisen läßt sich das schwer; Residualepileptiker, die nicht von vorneherein auch an Residualschwachsinn leiden und die doch viele Anfälle haben, sind nicht häufig.

Ganz anders als die epileptische Demenz muß die *epileptische Wesensänderung* beurteilt werden. Aus STAUDERs Untersuchungen geht klar hervor, daß ihre Entwicklung nicht von der Zahl der überstandenen Anfälle, wohl aber von der *Konstitution* und von der *besonderen Verlaufsform* der genuinen Epilepsie abhängig ist. Es sind vornehmlich die athletisch gebauten Kranken, die sich bereits in den allerersten Krankheitsjahren verändert zeigen; ihnen folgen die mit athletischen Einschlägen und die Leptosomen, während die Pykniker recht lange Widerstand leisten; von ihnen sind manche selbst nach 9, 10 und 11 Jahren noch nicht und keiner ist vor dem 6. Jahre wesensverändert gewesen (Stauder).

Die Athletiker sind es aber auch, die vorwiegend einen bestimmten — Stauder sagt: den „symptomreichen" — Verlaufstypus zeigen: Neben Anfällen ausgeprägte und häufige Bewußtseinsstörungen, lange Aura, postparoxysmale Benommenheit und Dämmerzustände. Auf diese Bewußtseinsstörungen und nicht auf die Zahl der eigentlichen Krämpfe kommt es also offenbar an; Kranke, die nur motorische Anfälle haben, werden gewöhnlich nur wenig, Kranke mit verlängerten Benommenheitszuständen nach den Anfällen dagegen regelmäßig schwer wesensverändert gefunden. Auch die Absencen wirken nach Stauder nicht so schädlich, wie man früher oft angenommen hat und wie es länger dauernde Bewußtseinsstörungen unzweifelhaft tun. Dazu paßt gut, daß zwischen schweren chronischen Wesensänderungen und manchen lang hingezogenen Dämmerzuständen weitgehende Übereinstimmungen bestehen. Die epileptische Wesensänderung enthält offenbar einen Anteil von Bewußtseinsstörung, und die Dämmerzustände dürfen als die noch ausgleichbaren Vorläufer der seelischen Dauerveränderung aufgefaßt werden. Stauder hat übrigens bei noch nicht veränderten Kranken eine vorübergehende Wesensänderung durch Vestibularisreizung und bei anderen durch Luminalgaben künstlich erzielt. Das ist deshalb wichtig, weil der Gesunde diese Reaktion ebensowenig zeigt wie der aus exogenen Ursachen (symptomatisch) Fallsüchtige (Stauder).

(Das Luminal allein ist also auch bei Epileptikern nicht an der Wesensänderung schuld. Dagegen besteht kein Zweifel, daß es ihre Entwicklung begünstigt und ihr Zeitmaß verkürzt. Sogar unter den Kranken mit rein motorischen Anfällen finden wir schwere Veränderungen immer nur dann, wenn sie lange Zeit Luminal bekommen haben. Auch aus den Dämmerzuständen kommen unbehandelte Epileptiker häufig ohne Zunahme der Wesensänderung wieder heraus, während unter der Wirkung größerer Luminaldosen gelegentlich schon ein einziges Delir einen jungen, bis dahin kaum auffälligen Epileptiker in einen schwer wesensveränderten Kranken verwandelt.)

Immer aber ist für die Entwicklung einer epileptischen Wesensänderung eine Voraussetzung notwendig: die epileptische Anlage und damit die epileptische Konstitution. Während sich bei genuinen Epileptikern, auch wenn sie noch so wenig Anfälle durchgemacht haben, irgendwelche Zeichen der Wesensänderung *immer* nachweisen lassen (Stauder), gelangen *rein* symptomatische Fälle zu dieser Veränderung *nie*. Scheinbare Ausnahmen erklären sich dadurch, daß natürlich auch einmal angehende Epileptiker verletzt werden oder trinken usw. Stauder hat z. B. unter 75 sog. „symptomatischen" Epileptikern nur 11 typisch wesensverändert gefunden; gerade diese 11 Kranken haben aber zu den (13) „symptomatischen" Epileptikern gehört, bei denen Anamnese und Befund die größten Zweifel an der Diagnose gerechtfertigt haben. Unter 14 *sicher* symptomatischen Epileptikern dagegen hat sich kein einziges Mal eine Wesensänderung nachweisen lassen.

Wenn aber die epileptische Wesensänderung Ausdruck und Folge der epileptischen Anlage ist und wenn sie außerdem nachweislich nicht von der Zahl der epileptischen Anfälle abhängt, so erhebt sich natürlich die Frage, ob sie nicht auch ohne Anfälle auftreten kann. Grundsätzlich könnte es natürlich Menschen geben, deren Konstitution nur zur Wesensänderung, aber nicht zu Anfällen führt, und manche Einzelbeobachtungen, die Mauz über in ihrem Wesen veränderte Verwandte von Epileptikern mitgeteilt hat, ließen sich in diesem Sinne verwerten. Auch daß diese Menschen niemals das typische Bild des eigentlichen genuinen Epileptikers bieten, beweist deshalb nicht viel, weil dieses Bild immer erst durch das Zusammenwirken von spezifisch epileptischer Wesensänderung und sekundär erworbenem Schwachsinn entsteht.

Gibt es also eine Vorstufe der Epilepsie, bei der es nur zu seelischen Veränderungen, aber nicht zu Anfällen kommt, gibt es den *epileptoiden Psychopathen*, das *„Epileptoid"*? Hier darf ich nun zunächst nachdrücklich darauf aufmerksam machen, daß *dieser* „Epileptoide" ganz anders aussehen würde als die, die man uns früher unter diesem Namen vorgestellt hat. Früher hat man gewisse erregbare, explosible — Affektepileptiker haben sie eine Zeitlang geheißen —, haltlose, brutale, rücksichtslose und unerziehbare Menschen Epileptoide genannt. Jetzt werden damit treuherzige, gutmütige, ein wenig schwerfällige und schwunglose Leute gemeint. Man sieht also, man muß vorsichtig sein. Man darf nicht wahllos alles, was sich im Umkreis von Epileptikern findet, nun gradlinig in diesen Kreis selber beziehen; es könnte auch hier verschiedene Konstitutionen geben — ja hinsichtlich der Reizbarkeit, die lange als typisches Merkmal des genuinen Epileptikers gegolten hat, sind wir heute ziemlich sicher, daß sie zu gar keiner (schwachsinnigen) Konstitution, sondern zu den Folgen schwerer exogener Hirnschäden gehört. Dieses Explosivsyndrom findet sich bei genuinen Epileptikern offenbar immer nur dann, wenn sie schwere zusätzliche Hirnkontusionen erlitten haben; dafür beobachten wir es bei mehr als zwei Dritteln (68,5%) aller symptomatischen Epileptiker, nämlich bei vielen (zum Teil schwachsinnigen) Residualepileptikern und bei manchen Hirnverletzten, die u. a. auch epileptische Anfälle haben.

Freilich werden wir uns auch dabei daran erinnern müssen, daß es hier ein hartes Entweder-Oder nicht gibt. Auch bei den symptomatischen Epilepsien muß eine Anlage, und bei manchen wohl nicht bloß zu Krämpfen, vorausgesetzt werden. Es ist also kein Wunder, daß sich nicht alle Fälle restlos aufklären und daß sich nicht alle Bilder ganz scharf voneinander abgrenzen lassen. Aber im ganzen läßt sich doch sehr bestimmt sagen: Ein Hirnverletzter, der auch epileptische Anfälle hat, wirkt seelisch zunächst nur hirnverletzt — namentlich Stirnhirnsymptome pflegen sehr charakteristisch zu sein — und nicht epileptisch, und in den meisten Fällen bleibt es auch später dabei. Ganz ähnlich steht es mit den Residualepileptikern (infolge eines Geburtstraumas, einer Encephalitis, Meningitis usw.); die schweren Fälle sind seelisch nicht nur im Anfang, sondern dauernd bloß imbecill oder debil, und nur bei manchen zunächst leichten setzt sich im Laufe des Lebens das epileptische Wesen deutlicher durch. Hier war wohl die spezifisch epileptische Anlage von vornherein stärker, die erworbene Hirnschädigung dagegen verhältnismäßig gering. Noch deutlicher ist diese Entwicklung bei manchen Kranken, die einmal vom Reck, vom Gerüst, vom Pferd gefallen sind und seitdem als „traumatische Epileptiker" gelten; wenn sich diese im Laufe der Jahre in ihrem Wesen typisch epileptisch verändert erweisen, so hat das Trauma höchstens provozierend gewirkt; die Anlage zur genuinen Epilepsie war vor der Verletzung schon da.

Häufigkeit. So wie die Dinge bis vor kurzem gelegen haben, ist es verständlich, daß sich Angaben über die Häufigkeit der epileptischen Wesensänderung und Demenz heute schwer machen lassen. Wir *sollten* sogar Demenz und Wesensänderung gesondert betrachten; wir *haben* bisher nicht einmal den Schwachsinn der Residualepileptiker von dem der genuinen getrennt. Insofern ist uns mit allen älteren Angaben wenig gedient. WILDERMUTH hat bei 200 Epileptikern aus der Privatpraxis geistige Schwäche in nur 47%, in der Anstalt Stetten dagegen unter 235 Neueingetretenen ausgesprochenen Schwachsinn in 78% der Fälle beobachtet. Ich selbst habe (in Leipzig, also bei dem verhältnismäßig jungen Material einer Großstadtklinik) unter 85 Kranken 25 oder 29,4% dement und außerdem 35 oder 41,2% deutlich abgebaut gefunden; 70,6% sind also

intellektuell geschädigt gewesen. Ebenso haben sich bei 126 genuinen Epileptikern der Münchener Klinik nur in 6,3% *keine* psychischen Veränderungen
nachweisen lassen (JAHRREIS). Viel wertvoller als diese sind die neuesten Angaben von STAUDER, der Wesensänderung und Demenz scharf auseinandergehalten und dabei, wie erwähnt, festgestellt hat, daß die Wesensänderung
von der Anlage sowie von der Häufigkeit und Tiefe der Bewußtseinsstörungen,
die Demenz dagegen (die übrigens im Gegensatz zur Wesensänderung unspezifisch ist und sich von anderen Demenzen nicht grundsätzlich unterscheidet)
von der Zahl der überstandenen Anfälle abhängig ist. Von der Wesensänderung
haben wir schon gehört, daß sie sich wenigstens im Experiment (im RORSCHACH
Versuch, s. unten) schon bei ganz jungen Epileptikern nachweisen läßt. Die
Demenz dagegen, die, wie erwähnt, gewöhnlich erst nach dem hundertsten Anfall
deutlich zu werden pflegt, wird dementsprechend selten früher als 10 Jahre nach
dem ersten Anfall gefunden; auch nach 15 Jahren ist sie noch selten; nach
20 Jahren sind in STAUDERs Material 54% und nach 25 Jahren 78% mehr oder
minder schwachsinnig gewesen. Die, die es auch dann noch nicht waren, haben
ganz seltene Anfälle gehabt.

Symptome der Wesensänderung. Epileptiker sind gewöhnlich von Hause
aus oder vorsichtiger gesagt: von sehr früher Jugend an unterdurchschnittlich
begabt und beschränkt. Geistig hochstehende Menschen finden wir hier selten —
gegen die meisten berühmten „Epileptiker" der Literatur, Kunst und Geschichte
hege ich erhebliche diagnostische Zweifel; die Mehrzahl bleibt unter einer ziemlich kümmerlichen Mittelmäßigkeit stehen. Aber das könnte natürlich auch
daran liegen, daß bereits auf der Schule, also in der Pubertät etwa, schon eine
Verblödung nicht dumm geborener Menschen beginnt.

Die *epileptische Wesensänderung* wird gekennzeichnet durch eine *Erschwerung
und Verlangsamung aller psychischen Vorgänge, Haften, Umständlichkeit, Pedanterie* und *Selbstgerechtigkeit.* Schon zur Auffassung der Eindrücke gebraucht
der Kranke mehr Zeit, wenn sie ihm bei einfachen Aufgaben auch schließlich
gelingt; neue und schwierige Eindrücke begreift und verarbeitet er nicht. So
können sich Epileptiker ungewohnten Lebenslagen ebensowenig anpassen wie
raschen Wendungen eines Gespräches; feinere Tönungen eines Vortrages oder
einer Unterhaltung, Andeutungen, Anspielungen, geistreiche Streiflichter gehen
unverstanden an ihnen vorbei. Da aber auch die Zahl der von innen auftauchenden Vorstellungen kleiner und das Zeitmaß, in dem sie sich ablösen, langsamer
wird, werden die Kranken in zunehmendem Maße beschränkt. Sie haften an
dem, was ihr Bewußtsein gerade erfüllt, und kommen so von einem einmal
angeschlagenen Thema nicht los; noch nach einer halben Stunde, wenn ihre
Umgebung schon lange von etwas anderem spricht, haken sie wieder bei einer
belanglosen Einzelheit ein[1]. Dies ist auch der Grund, warum Epileptiker nachtragend sind; auch ihre Affekte „haften", weil die zu ihnen gehörigen Gedanken
weder abtreten noch abblassen wollen; kleine Vorkommnisse regen sie noch
nach Jahren ebenso auf, als hätten sie sich heute ereignet.

Es ist klar, daß diese Störung nicht nur jede Form von schöpferischer Leistung,
sondern auch jede seelische Biegsamkeit, jeden lebendigen Schwung, jeden plötzlichen Einfall — von Esprit spricht ZIEHEN in diesem Zusammenhang —, aber

---

[1] Sehr schön läßt sich das im RORSCHACH-Versuch zeigen (STAUDER). Bei diesem haben
die Versuchspersonen einfache Zufallsformen zu deuten, wie sie z. B. durch das Verstreichen
einiger Tintenklexe zwischen zwei Papierblättern entstehen. Dabei stellen sich dann Unterschiede in bezug auf Vorstellungstypen (Form, Farbe, Bewegungsdarstellungen), auf das
Tempo der Auffassung und des Vorstellungswechsels, die Klarheit des Bewußtseins, die
Richtung und die Lebhaftigkeit der Phantasie, die gegenwärtige und die durchschnittliche
Stimmung usw. heraus. Bei genuinen Epileptikern ist am auffallendsten regelmäßig das
Haften.

auch jede Anregbarkeit für Neues aufheben muß. Epileptiker kleben am Einzelnen und Gegenwärtigen, größere Zusammenhänge erfassen, allgemeine Begriffe bilden, neue Urteile vollziehen sie nicht. Ihre Beschränktheit beruht ja darauf, daß ihr Denken erstarrt und daß neue Erfahrungen, neue Gesichtspunkte und neue Gründe in diese träge Masse nicht zugelassen werden. Nun kommt freilich die epileptische Demenz allmählich hinzu. Auch früher erworbene Begriffe werden allmählich verwischt und schleifen sich bis zur Inhaltlosigkeit ab, und zugleich schrumpft auch das ursprüngliche Wissen zusehends ein[1]. Um so kleinlicher und eigensinniger bewegen sich die Kranken in dem ihnen noch verbliebenen Kreis; an althergebrachten Gewohnheiten, an eingeschliffenen, meist geschraubten und schwülstigen Redewendungen, an der bestimmten Reihenfolge jeder Erzählung und aller Handlungen halten sie mit unbeirrbarer Zähigkeit fest. Epileptiker in ihren langatmigen, mit allen Einzelheiten vorgebrachten Berichten zu unterbrechen, hat gar keinen Zweck; sie beginnen dann wieder von vorn oder sie wiederholen wenigstens ein ganz langes Stück, und nun wird dieselbe Geschichte mit den gleichen Worten, den gleichen Interjektionen, den gleichen Bildern und den gleichen eingefügten allgemeinen Betrachtungen zum hundertsten Mal wiederholt. Dabei kommt gewöhnlich zur Umständlichkeit noch eine eigentümliche Gespreiztheit der Form („das Dreigesetz der Natur käme hier in Betracht als Problem"; „ich möchte mich nicht selbst loben; aber so hab' ich ja meine Ehr und Achtung gehabt, daß ich's mir antun konnte, das Leben zu beachten"; „der Volontärarzt nimmt eben das Protokoll auf zur Gewißheit"), die auch der gravitätischen Würde ihrer Haltung und ihrer feierlichen Höflichkeitsbezeugungen, die aber auch der peinlichen Pedanterie ihrer Lebensführung eine sehr eigenartige Färbung verleiht. Jedes Schriftstück wird kalligraphiert; jeder Gegenstand hat seinen peinlich zu beachtenden Platz; jedes Kinderspielzeug wird in einem Verzeichnis sorgfältig vermerkt; manche Kranke zwingen ihre Familie zu einem förmlichen Zeremoniell oder sie stellen eine Menge schrullenhafter Forderungen an ihre Bedienten, in welcher Reihenfolge die Fenster geputzt oder gelüftet werden müssen usw. Inzwischen wird der geistige Horizont immer enger und schließt sich immer fester um die unmittelbaren Interessen der eigenen Person. Von größeren Fragen interessieren manche Kranken allenfalls noch *religiöse*, über die sie mit vieler Salbung sprechen; über andere reden sie wohl auch mit bedeutungsvoller Miene und „gebildet" klingenden Ausdrücken, aber sie tun nichts, um etwas Neues hinzuzulernen. Um so wichtiger sind für sie neben ihrer Familie, die sie mit eigentümlich süßlicher Feierlichkeit loben, ihr Körper, ihre Krankheit, ihre Behandlung. Das starke *Selbstgefühl*, das zu ihrem *unterwürfigen Wesen* in grellem Gegensatz steht, läßt sie jeden Maßstab für die Beurteilung ihrer eigenen Bedeutung, ihrer Ansprüche, ihrer kleinen hypochondrischen Beschwerden und Sorgen verlieren. Mit satter Selbstgerechtigkeit und breiter Selbstbespiegelung sprechen sie immer wieder von sich; sie sind frömmer, mitleidiger, patriotischer als andere, haben besondere Ansprüche auf himmlische Gnade und irdische Anerkennung; sie besitzen ein besonders schönes Gehirn, einen guten Kopf, sind die „Allerbesten". „Der Herr hat den Geist in mir erweckt", meinte ein Kranker, „weil ich immer und stets die Gedanken auf dem Kreuz Christi hatte: das gibt mir schon einen Vorzug"; und ein anderer, der einmal 6 Wochen Lehrling bei einem Techniker gewesen war, sagte uns (beim Elektrisieren): „Was wollen die Herren mir auf dem Gebiete der Technik vormachen, da bin ich derjenige, welcher". Hand in Hand damit gehen Beeinträchtigungsideen: Andere sind dieser Vorzüge wegen neidisch und wollen die Kranken schädigen, anschwärzen, verleumden. Auch diese Behauptungen werden

---

[1] Dies gehört natürlich vielleicht schon zur Demenz.

in stereotypen Formen und zumeist in salbungsvollen Sätzen, verbrämt mit Bibelsprüchen und bigotten Redewendungen, vorgebracht.

In den schwersten Fällen gesellen sich zu diesen Denkstörungen inhohärente hinzu: Heterogene Gedanken werden aneinandergereiht und irgendwelche gefühlsstarke Vorstellungen plötzlich unvermittelt vorgetragen, so daß nicht nur die Unterscheidung von vorübergehenden epileptischen Dämmerzuständen, sondern auch von schizophrenen Zustandsbildern recht schwer werden kann.

Bis hierher stimmt, glaube ich, diese Schilderung des epileptischen Wesens mit der aller erfahrenen Beobachter überein. Meinungsverschiedenheiten tauchen erst bei den *gemütlichen Reaktionen* und beim *Charakter* der Epileptiker auf. Hier rächt sich, daß die genuine und die Residualepilepsie, also die epileptische Wesensänderung und der Residualschwachsinn von Geburt oder von früher Kindheit an hirnkranker Menschen, bisher nicht auseinandergehalten und daß außerdem die Charaktereigenschaften gewisser angeblich „epileptoider" Psychopathen den Epileptikern mit auf ihr Konto gesetzt worden sind.

Die Leute, die ich bisher geschildert habe und von denen nicht bloß feststeht, *daß* sie an Anfällen, sondern auch, daß sie *nur aus ererbter Anlage an Anfällen* leiden, sind häufig gutmütige, lenksame, kindlich treuherzige, zutunliche Menschen. Meistens zeichnet sie zudem eine beneidenswerte Hoffnungsfreudigkeit aus; aber sie arbeiten auch gern (und im engen Rahmen auch gut), und von vielen hat man seinerzeit auch ihre Kriegsfreudigkeit lobend betont. Freilich sie können sich auch ärgern; sie sind empfindlich und jeder besteht rechthaberisch und mit pedantischer Genauigkeit auf seinem Schein; fühlen sie sich gekränkt — es genügt, daß man sie nicht rechtzeitig oder nicht ausführlich begrüßt —, finden sie sich zurückgesetzt oder um ihre Rechte verkürzt, so können sie sich sehr aufregen und über ihre Sache immer wieder breit und mit großem Gemütsaufwand sprechen. Aber auf geduldigen Zuspruch beruhigen sie sich dann meistens zwar langsam, aber doch gut. Deshalb sind diese Kranken in der Anstalt, aber auch in einem geordneten bürgerlichen Kreis verhältnismäßig einfach zu haben; Schwierigkeiten entstehen gesetzmäßig dann, wenn ihnen das Leben draußen viel Anlaß zu Reibungen gibt.

Nun soll es aber noch ganz andere Epileptiker geben; ja es gibt sie wohl auch, aber sie gehören meines Erachtens nicht zur genuinen Epilepsie. Dies sind die Kranken, die in jeder Anstalt Schwierigkeiten machen; gesetzmäßig geraten sie mit anderen und unter einander in Streit. Sie sind nicht bloß empfindlich und launenhaft, mürrisch und verstimmt, sondern auch reizbar und rücksichtslos, jähzornig, gewalttätig und brutal. Jeder denkt bloß an sich und ist, auch mit unerlaubten Mitteln, bestrebt, dem angeblichen oder wirklichen Gegner zu schaden. Manche sind auch boshaft, tückisch, bigott und verlogen; aber am schlimmsten ist das *Mißtrauen,* und die ungeheuere *Reizbarkeit,* durch die diese Kranken nicht bloß unbequem, sondern überaus gefährlich sein können. Sie greifen aus kleinstem Anlaß zum Messer, und zwar zuweilen auch dann noch, wenn dieser Anlaß sich schon vor Monaten abgespielt hat.

Dies sind die Leute, die SAMT seinerzeit etwas bösartig als die „armen Epileptiker" geschildert hat, „die das Gebetbuch in der Tasche, den lieben Gott auf der Zunge und den Ausbund von Kanaillerie im Leibe" trügen; es sind zugleich die, die BINSWANGER meint, wenn er „in der großen Masse der Rowdies und Zuhälter, in der Zunft der Diebe und Einbrecher, bei den Prostituierten sowie bei den Stromern der Landstraße eine erhebliche Zahl von Epileptikern" findet. Das kann man nur gelten lassen, wenn man hinzufügt, daß es sich nicht um genuine Epileptiker handelt; diese sind nämlich eher gutmütig-stumpf und dabei solid und sozial — MAUZ hat sie einmal sogar als hypersozial zu kennzeichnen versucht. Natürlich leugne ich nicht, daß von SAMTs und BINSWANGERs Fällen der eine oder andere zuweilen epileptische Krämpfe gehabt haben wird. Ein Teil von ihnen — denen das Explosivsyndrom die entscheidende Note gegeben hat — sind wohl Residualepileptiker gewesen. Bei anderen aber müssen meines Erachtens die Anfälle als hysterische und die Kranken als asoziale, erregbare Psychopathen aufgefaßt werden; sonst wüßte ich nicht, warum man heute, wo wir hysterische Anfälle nicht mehr — wie einst bei CHARCOT — züchten, *solche* Epileptiker so gut wie gar nicht mehr sieht.

Freilich, wieder heißt es: kein schroffes aut-aut! Wir haben früher (S. 1617 des Psychopathen-Kapitels) bei manchen hysterischen Kranken eine Neigung zu tetanischen Störungen kennen gelernt; jetzt werden wir hinzulernen müssen, daß es nach KRAULIS unter den Geschwistern der Hysterischen auffallend viele Epileptiker und nach LUXENBURGER unter den Geschwistern von Epileptikern 8mal so viel Hysterische gibt als in der Durchschnittsbevölkerung. Aber wir werden noch manche andere Angaben dazuhalten müssen. Hören wir z. B., was MAUZ von dieser Gruppe von Epileptikern sagt: „Wir finden Schwachsinn in jeder Form, völligen Mangel an höheren psychischen Regulationen, mannigfaltige neurologische Minderwertigkeiten im Sinne des Status dysraphicus, gehäufte Dysplasien, schwere Insuffizienzen und Zirkulationsstörungen des Gefäßapparates, grobe Steuerungsschwäche der affektiven Apparate und ein Vorherrschen der unteren Motilitätsapparate. Die Heredität .... weist Trunksüchtige, Gewalttätige, Laute und Aufgeregte, Mißgestaltete und Verwachsene, Schwachsinnige und Verblödete auf".

Nun, das sieht nicht sehr einheitlich aus. Dies ist offenbar keine Konstitution, sondern ein Gemenge von ererbten[1] und erworbenen organischen Hirnkrankheiten und von allen möglichen psychopathischen Formen dazu. Wieder möchte ich sagen: Hie und da wird in ein solches Vererbungsgemisch auch eine ererbte Neigung zu Krämpfen mit eingegangen sein, oder (daran scheint auch MAUZ zu denken) die Krampfneigung kann auch durch die Mischung verschiedener Erbfaktoren entstehen; wenn wir aber *die* genuine epileptische Konstitution darstellen wollen, werden wir von asozialen Psychopathen ebenso absehen müssen wie von Hirnkranken, von denen dieser und jener — vielleicht — auch epileptische Anfälle hat.

Demenz. Dabei werden wir auch das berücksichtigen dürfen, daß erregbare Psychopathen niemals verblöden. Von den genuinen Epileptikern aber sagte ich schon, daß man bei ihnen nicht selten auch das früher erworbene Wissen einschrumpfen sieht. Das läßt sich zum Teil psychologisch erklären; wer für Neues gar nicht ansprechbar ist, seine Erfahrungen und Kenntnisse weder erweitern noch durch Nachdenken neue Beziehungen an ihnen auffinden kann, pflegt sein altes Wissen allmählich durch Nichtgebrauch zu vergessen; von manchen Kenntnissen weiß das wohl jeder von uns. So besteht die erste und aufdringlichste Gedächtnisstörung, die wir bei Epileptikern finden, in der Tat in einer Störung der *Reproduktion*; es werden weniger Vorstellungen angeboten als in der Norm; zunächst läßt sich also die Gedächtnisstörung von der Störung des Denkens nicht trennen.

Schließlich aber fallen manche Erinnerungen doch wohl endgültig aus, und auch das Merken wird zusehends schlechter. Dies sind dann die Kranken, die für diesen Ausfall das Brom oder das Luminal verantwortlich machen. Sie sind

---

[1] CONRAD macht mit Recht darauf aufmerksam, daß ganz allgemein biologisch Defekte sehr häufig wieder irgendwie Defekte als Ehepartner bekämen, und daß dann bei ihren Nachkommen Minderwertigkeiten der verschiedensten Art zusammentreffen müßten, die, vom Genotypus aus betrachtet, ursprünglich nicht das Geringste miteinander zu tun gehabt hätten. Damit hängt zusammen, daß genuin und symptomatisch Epileptische um so mehr körperliche und seelische Mängel (neben ihrer Epilepsie) aufzuweisen pflegen, je tiefer die soziale Schicht ist, der sie angehören.

aber gewöhnlich ohne Medikation genau so dement; sie verstehen, behalten und beurteilen immer weniger, und in schweren Fällen finden sie oft auch die Worte nicht mehr. Dazu werden jetzt auch bei ihnen die Erinnerungslücken nicht selten durch Konfabulationen ersetzt.

Natürlich wird diese Verblödung wenigstens im Anfang von der Wesensänderung nach allen Richtungen hin gefärbt und durchsetzt, und erst durch diese Durchflechtung werden ihre praktischen Wirkungen erheblich vergröbert. Von jeher haben z. B. Epileptiker für sehr schlechte Zeugen gegolten; sie würden einfach unwissende Zeugen sein, wenn zur Demenz nicht noch die Wesensänderung käme; ein Epileptiker aber, der überhaupt alles stets mit denselben Worten und in der gleichen Reihenfolge erzählt, der sich nicht unterbrechen, aber auch durch keinen Einwurf stören läßt, der nicht bloß Traumerinnerungen und Konfabulationen, sondern auch bewußte Lügen einfach deshalb mit großer Bestimmtheit beschwört, weil er sie wiederholt gedacht und sich in früheren Aussagen auf sie festgelegt hat — ein solcher Epileptiker ist natürlich ein recht gefährlicher Zeuge.

Wahnbildungen. In schweren Fällen kann es aber auch zu ausgesprochenen Wahnbildungen kommen. Und zwar aus doppeltem Anlaß. Einmal führen die *Reizbarkeit* und der *Egoismus* gelegentlich zu mißtrauischen Auffassungen, die sich namentlich bei alten Anstaltsinsassen gegen die Ärzte und das Pflegepersonal richten, aber niemals über den Charakter von überwertigen Ideen hinausgehen. Häufiger hinterlassen episodische *Bewußtseinsveränderungen* (als „Residualwahn") Verfolgungsideen. Eine solche Bewußtseinsstörung braucht aber noch keine deliröse Verwirrtheit zu sein; leichte „Verstimmungen" genügen, und manchmal läßt sich der Nachweis einer Bewußtseinsstörung mit den gewöhnlichen Untersuchungsmitteln überhaupt nicht erbringen. Stets aber hängen solche Wahnvorstellungen irgendwie von *Sinnestäuschungen* ab. Der Kranke hört Stimmen, schmeckt Gift, wird am Körper belästigt, sieht den Teufel. Freilich, gewöhnlich ist nach einigen Tagen alles beendet; der Kranke gewinnt volle Einsicht und begreift nicht, wie er zu seinen „Einbildungen" gekommen ist. Ist die Persönlichkeit aber schon schwer erkrankt und das Urteil erheblich mitbetroffen, so können einzelne Wahnvorstellungen festgehalten werden, ohne daß es zu einem weiteren Ausbau käme.

Einen anderen Verlauf nehmen zuweilen die Wahnbildungen, die von vornherein ohne nachweisbare Bewußtseinstrübung auftreten. Hier bestehen die Gehörstäuschungen und damit die Verfolgungsideen durch Wochen und Monate fort, und die Berichtigung des Wahns wird gerade dadurch erschwert, daß die Kranken nicht einem abgeschlossenen und auch für ihr Erkennungsvermögen krankhaften Zeitabschnitt gegenüberstehen.

Körperlicher Habitus. Auch über den körperlichen Habitus der genuinen Epileptiker wissen wir bis heute nur sehr unvollkommen Bescheid. KURT WESTPHAL hat bei 1500 Epileptikern überhaupt 58,4% gefunden, die athletisch oder dysplastisch gebaut waren — danach würden sie sich von den Schizophrenen nur durch das Fehlen des asthenischen Körperbaus unterscheiden. Weiter führt uns meines Erachtens eine Habitusschilderung von MAUZ, die ich hier wörtlich wiedergebe: „In einem amorphen strukturarmen und breiten Gesicht sind zwei Augen, nicht aktiv gerichtet auf die Umgebung, im lebendigen Zusammenspiel einer feineren Gesamtinnervation des Gesichts, sondern passiv haftend an einem Menschen oder Gegenstand der Umgebung. Dadurch entsteht jener treue und gutmütige Tierblick, den schon DOSTOJEWSKI beschrieben hat. Aber nicht nur der Blick, auch der Druck der Hände, die sich nicht lösen wollen, Farbe, Klang und Tempo der Sprache, Haltung und Bewegung übermitteln uns das Haften als Kernstück der epileptischen Konstitution. Körperbaulich wiegt die Dysplasie im weitesten Sinne des Wortes vor. Es fehlt auch hier im Körperlichen das Durchentwickelte und Ausdifferenzierte, die feinere Zeichnung und Innervation, so daß zusammen mit der schlechten Gewebsspannung der eigentümliche Eindruck des Verstrichenen und Verwaschenen entsteht. Mit wenigen Konturen und Strichen ist der morphologische Aufriß gegeben. Vereinzelte derbe trophische Akzente, z. B. in der Gegend der Jochbogen und über den Augen, an den Schultern, Hand- oder Fußgelenken finden sich neben Hypoplasien verschiedenster Art, alles so ineinander verschmolzen und gewachsen, daß nicht der Eindruck einer umschriebenen körperlichen Störung, sondern einer geschlossenen Körperlichkeit entsteht".

Hinzufügen möchte ich, daß die Sprache nicht bloß schwerfällig und verlangsamt, sondern zugleich etwas singend und manchmal auch schlecht artikuliert zu sein pflegt; sowie daß die Bewegungen umständlich, schwerfällig, breitspurig, dazu feierlich und gespreizt werden können. Auch dies alles muß neu bearbeitet werden, wenn erst genuine und symptomatische Formen schärfer getrennt worden sind.

Epileptische Zufälle. Dieser Besprechung lasse ich jetzt eine Darstellung der episodischen epileptischen Zufälle folgen. Auch dabei soll uns dauernd die Frage begleiten, ob und wie weit diese Störungen bei den symptomatischen Formen auch beobachtet werden.

Aura. Dem Anfall geht zuweilen ein allgemeines Übelbefinden — Mattigkeit, Kopfdruck, Reizbarkeit u. dgl. — voraus, das stunden- und selbst tagelang anhalten und zuweilen durch den Anfall so plötzlich beseitigt werden kann, daß sich immer wieder der Eindruck aufdrängt, der Krampf müsse auf der *Entladung eines allmählich angeschoppten krankhaften Zustandes* beruhen. Eingeleitet wird der Insult bekanntlich oft durch die sog. *Aura,* die man als motorische, sensible, sensorische, vasomotorische und psychische Aura unterscheiden kann. Noch ehe der eigentliche große Krampf eintritt, werden gelegentlich kurzdauernde klonische oder tonische Kontraktionen bestimmter Muskelgruppen im Gebiet des Facialis oder der Hände z. B. beobachtet, oder es werden komplizierte Bewegungen von automatischem Charakter ausgeführt, oder die Kranken gähnen, hüsteln, niesen, schmatzen vorher. Die *sensible* Aura tritt am häufigsten in Form von Parästhesien an den Extremitäten, seltener in Gestalt von Kopfschmerzen, Sensationen am Herzen u. dgl. auf. Sie verbindet sich gelegentlich mit der *vasomotorischen* Aura, die auf einer Gefäßerweiterung oder -verengerung beruht und in plötzlichem Blaß- oder Rotwerden des Gesichts oder in Schweißausbrüchen besteht. Verhältnismäßig häufig sind *sensorische Wahrnehmungssignale,* bei denen die Kranken Funken oder Farben sehen, einen schrillen Pfiff hören, einen bestimmten Geschmack im Munde haben, plötzlich taub, blind, hemianopisch werden oder Mikropsie bzw. Makropsie bekommen. Oft tritt auch — in Verbindung mit einem der schon genannten Symptome oder isoliert — das Gefühl des *Schwindels* auf. Mikropsie und Schwindel hängen übrigens, wie SCHILDER und K. H. STAUDER gezeigt haben, mit einer Übererregbarkeit des Vestibularis zusammen, die vor den Anfällen (und ebenso im Dämmerzustand) besteht, um nach den Anfällen sofort zur Norm abzusinken. Auch die subjektiv als bedrohlich empfundene Bewegtheit gewisser epileptischer *Sinnestäuschungen* bei der sog. *psychischen Aura* muß nach den Untersuchungen STAUDERs auf diese Übererregbarkeit des Vestibularsystems bezogen werden. In der Regel handelt es sich dabei um wenig differenzierte Halluzinationen; gelegentlich sehen die Kranken aber auch Fabeltiere, Blitze, Figuren, sich bewegende Menschen, schießende Flammen, fliegende Pfeile, sie hören Musikstücke, Beschimpfungen, haben göttliche Erleuchtungen usw. Einer meiner Kranken sieht regelmäßig „Gesichter ohne Augen, große Nasen und kleine Ohren"; einem anderen

erscheinen die Straßen wie „ausgehöhlt“, tiefer und dann wieder höher, und die
Häuser in falscher Proportion. Verhältnismäßig häufig ist schließlich jene Erinnerungsfälschung, bei der man alles schon einmal erlebt zu haben glaubt,
oder es tauchen gewisse Erinnerungen jedesmal zwangsmäßig auf.

    Krampf. Der eigentliche *Krampf* beginnt mit einem plötzlichen Hinstürzen,
das nicht bloß passiv infolge des Bewußtseinsverlustes, sondern schon aktiv
durch die Anspannung gewisser Muskelgruppen erfolgt; daran schließt sich der
zuerst tonische, später klonische Krampf[1] der gesamten Körpermuskulatur,
einschließlich der Inspirationsmuskeln und des Kehlkopfes, und der tiefe, den
Krampf lang überdauernde Bewußtseinsverlust, der allmählich — zum Teil in
Abhängigkeit von dem Verhalten der Umgebung — entweder in Schlaf oder in
eine mehr oder minder psychotisch gefärbte Bewußtseinstrübung übergeht.
Der Krampf wird regelmäßig von vasomotorischen Erscheinungen (Blaßwerden,
Cyanose), häufig von Schweißausbruch und übermäßiger Speichelabsonderung
begleitet. Nicht notwendig sind dagegen der initiale Schrei (Glottiskrampf),
der blutige Schaum vor dem Mund, Zungenbiß, Abgang von Urin und Kot und
Pupillenstarre. Immerhin sind auch diese Symptome häufig. Die Pupillen sollen
sich zu Beginn des Anfalls verengern und sind während des weiteren Verlaufes
gewöhnlich weit und absolut starr. Gelegentlich werden auch klonische Krämpfe
der Iris beobachtet. Der Krampf dauert 1—3 Minuten, selten länger; dabei
werden zum Schluß die Zuckungen seltener und die Ausschläge größer.

    Theoretisch wichtig ist, daß für den Anfall zum mindesten das ganze Groß-
hirn in Anspruch genommen werden muß. Schon der tonische Krampf kann nicht
auf die Rinde, die vegetativen Störungen müssen auf das Zwischenhirn bezogen
werden (REICHARDT, STERTZ).

    Da wir einen Anfall selten selbst zu Gesicht bekommen, sind wir leider fast
immer auf Laienschilderungen angewiesen. Es seien deshalb einige kurze Bemerkungen auch hierüber gemacht. Häufig werden *Nachtwandeln* in der Kindheit
(„somnambule“ Zustände), *Aufschreien aus dem Schlaf* (Pavor nocturnus) oder
Bettnässen als Beweise nächtlicher Anfälle angeführt. Das ist nicht zulässig.
Das Nachtwandeln ist kein einheitliches Symptom; was die Angehörigen so nennen,
ist oft Ausdruck gewisser ängstlicher Zustände bei psychopathischen Kindern oder
eine bloße Unart. Eigentliche „somnambule“ Zustände mit deliranten Erlebnissen aber sind gewöhnlich hysterisch — ohne übrigens allzu ungünstige Schlüsse
auf die weitere nervöse Entwicklung des Kindes zuzulassen. In der Anamnese
echter Epileptiker spielen diese Dinge gar keine Rolle. Dasselbe gilt für gelegentliches Schreien im Schlaf, das nichts beweist als eine allgemeine nervöse Übererregbarkeit, und an dem überdies häufiger die Eltern schuld sind als der Gesundheitszustand des Kindes. Regelmäßiger oder auch nur häufiger Urinverlust des
Nachts endlich ist lediglich die Folge einer Funktionsschwäche und kommt besonders bei *Imbezillen* vor. Ist das Einnässen ein Zeichen nächtlicher Anfälle,
so tritt es natürlich sporadisch auf und wird von anderen Folgen des Anfalls
begleitet. Hierhin gehören — von den unten zu besprechenden neurologischen
Folgen abgesehen — das Gefühl des Abgeschlagenseins am Morgen, Blut am
Kopfkissen, kleine Blutungen in der Haut und den Schleimhäuten, nachfolgende
Albuminurie und schließlich direkt sichtbare Folgen des Zungenbisses. Die
Zungenverletzungen sind gewöhnlich typisch, weil das Zusammentreffen von
klonischen Krämpfen in der Zunge und in der Kaumuskulatur Verletzungen
an bestimmten Stellen nach sich zieht. Bloße Zahneindrücke oder geschwürige
Veränderungen an der Zunge beweisen nichts.

    Typisch ist in der Regel der *Bewußtseinszustand nach* dem Anfall. Dieser
selbst dauert nur sehr kurze Zeit; das Koma, das ihn begleitet, geht dann in einen

---

[1] Wir wissen heute, daß klonische Krämpfe cortical, tonische subcortical bedingt sind.

Zustand leichterer Bewußtseinstrübung über, in dem übrigens selten geträumt wird. Wachen die Kranken von selbst oder durch Maßnahmen ihrer Umgebung auf, so sind häufig noch ihre Wahrnehmungen verändert — Farben und Töne erscheinen anders. Gleichzeitig ist die Auffassung erschwert und das Denken verlangsamt. Subjektiv fühlen sich die Kranken abgeschlagen, sie sind verstimmt, ängstlich, wortkarg, ablehnend, schwerbesinnlich. Daß sich zuweilen an den Krampf ein epileptisches Delir anschließt, werden wir unten sehen.

Untersuchen wir die Kranken in diesem Nachstadium neurologisch, so finden wir charakteristische *Ausfallserscheinungen,* die freilich bei der symptomatischen, Epilepsie noch häufiger, aber darum für den Nachweis, daß überhaupt ein epileptischer (und nicht etwa ein hysterischer) Krampf stattgefunden hat, nicht weniger wertvoll sind. Man kann diese Ausfallserscheinungen in *cerebrale* und *spinale* einteilen. Zu den cerebralen wären die Erschwerung und Verlangsamung aller psychischen Leistungen, aphasische Symptome (gewöhnlich von transcorticalem Charakter), Hörstörungen bis zur Taubheit, Gesichtsfeldeinschränkung, Seelenblindheit, Apraxie, Perseveration, Verbigeration, Silbenstolpern und artikulatorische Sprachstörungen, das Fehlen der Haut-, Steigerung der Sehnenreflexe, Fußklonus, Oppenheim, Babinski und leichte Spasmen zu rechnen. Ausgesprochene Lähmungen treten in der Regel nur nach schwerem Status epilepticus und auch dann höchstens für Tage auf; ziemlich häufig ist dagegen eine allgemeine Hypotonie. Spinal bedingt muß natürlich das Fehlen der Patellarreflexe sein, das zuweilen nach schweren Anfällen beobachtet wird und das wohl der gleichen Erscheinung bei Radfahrern nach starken Dauerleistungen an die Seite gestellt werden darf. Durch MUSKENs haben wir auch segmentär angeordnete Hyp- und Analgesien kennen gelernt.

Schließlich scheint neuerdings das Verhalten des *Blutes* nach dem epileptischen Anfall eine gewisse diagnostische Bedeutung zu bekommen. Während vor dem und während eines Status z. B. meist eine Verminderung der weißen Blutkörperchen (Leukopenie) beobachtet werden soll, tritt nach dem Anfall regelmäßig eine Leukocytose ein, die etwa nach 6 Stunden ihren Höhepunkt, und zwar Werte zwischen 8000 und 15000, erreicht.

Petit mal. Absence. Man hat früher geglaubt, echte Petit mal-Anfälle kämen nur bei genuinen Epileptikern vor. Das hat sich nicht bestätigt. Bei einzelnen, freilich nicht häufigen, Fällen von traumatischer Epilepsie hat FEUCHT-WANGER überhaupt keine großen Anfälle, sondern nur Absencen gesehen (vgl. auch S. 1716).

Das Petit mal oder die Absence soll nach der landläufigen Darstellung einfach in einer kurzen Unterbrechung des Bewußtseins bestehen. Beobachtungen von K. H. STAUDER haben aber gezeigt, daß zum mindesten gelegentlich auch während der Absencen Sinnestäuschungen auftreten, die bald mehr den elementaren Erlebnissen der Aura, bald den szenenhaften des Dämmerzustandes gleichen. Wie in der Aura und im Dämmerzustand scheinen dabei die eigentümliche Ich-bezogene Bewegtheit der optischen Sinnestäuschungen ebenso wie die Mikropsie und die häufigen Schwindelerscheinungen auf einer Übererregbarkeit des Vestibularapparates zu beruhen. Während solcher Absencen empfinden die Kranken häufig alles, was sie sehen und hören, als widerlich, und zwar selbst dann, wenn der Inhalt der Halluzinationen an sich nicht unangenehm ist.

Auch leichte motorische Erscheinungen am Kopf und besonders im Facialisgebiet und vasomotorische Veränderungen werden während der Absence nicht selten beobachtet. Die Kranken werden im Augenblick rot oder blaß, lassen Messer und Gabel sinken, unterbrechen sich mitten im Satz, geben beim Kartenspielen die Karten nicht — in der nächsten Sekunde ist alles vorüber, ohne daß sie selbst etwas bemerkt haben müssen. In schwereren Fällen lassen die Kranken

Gegenstände aus der Hand fallen, fühlen sich matt oder schwach, sie fangen an
zu stottern, versprechen sich, liefern wohl auch eine paraphasische Reaktion
oder finden überhaupt keine Worte; dabei empfinden sie gelegentlich die Veränderung ihres Bewußtseins und fragen: Wo bin ich? Was ist denn mit mir?
usw. *Nach* den Anfällen bemerken sie natürlich schon an dem Verhalten ihrer
Umgebung und an der Lage, in der sie sich befinden, daß etwas mit ihnen gewesen
ist, und es stellt sich dann gewöhnlich — aber nicht immer — heraus, daß gerade
für diese kurzen Petit mal-Anfälle absolute *Amnesie* besteht. Eigentümlich
äußert sich das in den seltenen Fällen, in denen sich die Störung überhaupt
nur in einer Kontinuitätstrennung des Bewußtseins erschöpft. Ich habe jahrelang
einen Herrn behandelt, bei dem man *während* der Absence zumeist gar nicht
feststellen konnte, ob sein Bewußtsein normal oder verändert war; er unterhielt
sich wie immer, um plötzlich abzubrechen und den Arzt erstaunt zu fragen:
,,Ja, seit wann sind Sie schon hier? Habe ich wieder einen Anfall gehabt?".
Trat die Absence dagegen in Gegenwart des Arztes ein, so fiel dieses Erstaunen
charakteristischerweise fort; der Kranke wechselte einfach mitten im Satz das
Thema, erkannte den Arzt aber während der Bewußtseinstrübung weiter. Derselbe Kranke hatte übrigens auch Zustände, in denen er für eine oder zwei Minuten desorientiert war.

Die Petit mal-Anfälle gehen ohne scharfe Grenze in die *länger dauernden
epileptischen Bewußtseinstrübungen* und damit in die epileptischen *Psychosen*
über, die jetzt besprochen werden sollen.

Epileptische Benommenheit. Ich beginne mit der epileptischen *Benommenheit*.
Sie schließt sich oft an Anfälle an, tritt aber auch selbständig auf. Auffassung
und Denken sind gestört; die Kranken sind stark verlangsamt, schwer besinnlich,
örtlich und zeitlich nicht oder sogar falsch orientiert; auch die Personen ihrer
Umgebung verkennen sie oft; sie zeigen einen ratlosen und zumeist etwas gespannten Gesichtsausdruck, sprechen spontan nicht, reagieren aber verhältnismäßig gut auf Anruf, freilich Fragen verstehen sie nicht oder erst nach drei-
oder viermaliger Wiederholung; auch dann erfolgt gewöhnlich eine nicht entsprechende Antwort. Vorgezeigte Gegenstände werden nicht richtig benannt,
der eigene Name und das Alter nicht angegeben. Neben inkohärenten Gedanken-
verbindungen bestehen häufig aphasische Störungen, so daß, wenn die Anamnese
fehlt, der Verdacht auf eine Embolie oder Blutung in die Sprachregion entstehen kann. Es kommt aber auch vor, daß die Form der Sprache erhalten und
nur der *Inhalt* des Gesagten zusammenhanglos und verworren ist. Beinahe immer
wird *perseveriert*.

Sehr eigenartig ist dabei der *jähe Wechsel von geordneten und ungeordneten
Antworten ebenso wie das bunte Durcheinander von zweckmäßigen und sinn-
entsprechenden und plötzlichen sinnlosen Handlungen.* Wahrscheinlich hängt
damit zusammen, daß man durch immer erneute, energische Fragen und Befehle
die Benommenheit gelegentlich durchbrechen kann. Bei Unerfahrenen kann so
der Eindruck der Simulation oder der Pseudodemenz entstehen; der Kundige
wird gerade an dem Fehlen jedes Leitprinzips, das zwischen richtigen und
falschen Antworten auswählte, die schwere Gehirnschädigung wiedererkennen.
Dieselben Kranken, die zwischendurch richtig antworten und für kurze Zeit
vernünftig handeln, verirren sich in altgewohnter Umgebung, defäzieren im
Zimmer, benutzen das Waschgefäß zum Trinken, zerreißen ihre Kleider usw.
Einer stieg in jedem neuen Anfall auf das Fensterbrett und machte sich an den
Gardinen zu schaffen; ein anderer räumte regelmäßig sein Bett aus, in dem er
anscheinend etwas suchte. Dabei haben die Bewegungen oft etwas Automaten-
haftes, sie können aber auch als solche unauffällig bleiben.

Schizophrene Bilder. In manchen Fällen verschiebt sich das Bild ganz nach der *schizophrenen* Seite. Katalepsie (Pseudoflexibilitas cerea), Manieren, Bizarrerien und Grimassen werden beobachtet; die Sprache wird noch umständlicher und ausgesprochen geschraubt. Oder es kommt zu einer negativistischen Ablehnung der Umgebung und manchmal zu einem vollkommenen *Stupor,* der aber jederzeit durch eine heftige *motorische Erregung* unterbrochen werden kann. So wälzte sich einer unserer Kranken stundenlang in der Badewanne und verbigerierte dabei, immer mit dem gleichen monotonen Tonfall und mit derselben starren Miene: ,,Absolut und auf alle Fälle, absolut und auf alle Fälle''.

Psychogene Bilder. Schließlich können die Störungen aber auch ausgemacht *psychogen* wirken. Einer meiner Kranken, der im Anschluß an einen Streifschuß vor Jahren aus psychogener Ursache gehinkt hatte, inzwischen aber längst normal gegangen war, hinkte in jedem epileptischen Ausnahmezustand wieder. Andere haben psychogene Hemianästhesien, Halbseitenlähmungen usw. Auch das oft theatralische Gehabe kann gelegentlich an Hysterie denken lassen.

Dämmerzustände (Delirien). Je mehr sich in die hier skizzierten Bilder wahnhafte Auffassungen, Sinnestäuschungen und motorische Unruhe mischen, um so mehr gleiten sie in die eigentlichen *epileptischen Dämmerzustände* hinüber. Diesen geben besonders die typischen *Sinnestäuschungen* ein sehr eigenartiges Gepräge. Sie zeichnen sich durch große sinnliche Deutlichkeit, gesättigte Farben (Rot!), lebhafte, Ich-bezogene Bewegtheit und meist durch einen ängstlichen, schreckhaften Inhalt aus. Aber auch religiös ekstatische, erhabene und heitere Delirien werden beobachtet. Fast immer überwiegen *Visionen;* die Kranken sehen von allen Seiten Wasser auf sich eindringen, eine Blutlache, ein Feuermeer umgibt sie, bewaffnete Menschen, Teufel, Geister, Fabeltiere stürzen auf sie ein, die Wände bewegen sich, das Haus fällt zusammen, ein Abgrund tut sich auf, Diebe und Mörder dringen ins Haus, die den Kranken metzgern, lebendig verbrennen, ertränken, die Frau vergewaltigen, die Kinder martern wollen. Andere Kranke sehen den Himmel offen, die Jungfrau Maria steigt zu ihnen hernieder, Engel erscheinen usw. Manche hören auch Geräusche, Donnern, Poltern, Schießen, Trommelwirbel; Engelstimmen jubilieren, verstorbene Angehörige rufen ihnen aus dem Himmel frohe Botschaften zu; oder es erklingt ein furchtbares Geschrei, Stimmen schimpfen über den Kranken oder machen ihm Vorwürfe. *Sensationen* scheinen nicht häufig zu sein, dagegen werden gelegentlich *Geschmacks-* und *Geruchstäuschungen* angegeben; ein Gestank erfüllt das Zimmer, die Schwefelgerüche der Hölle dringen herein; der Kranke schmeckt Gift, Blut oder Menschenfleisch im Essen.

Es ist klar, daß diese Sinnestäuschungen mit fortgesetzt wechselnden *Wahnbildungen* zusammenhängen. Ein Beleuchtungsapparat ist am Himmel aufgestellt, den Kranken zu beobachten; aus dem zweiten Stock wird gleich eine Bombe herunterkommen, ,,das ist entweder Kriegsanfang oder Kriegserklärung; als Vaterlandsfeind kann man doch deswegen nicht angesehen werden''. Den Stimmen oben an der Decke ruft der Kranke zu, er könne nicht herauf, man halte ihn hier fest: ,,Wahrheit, Wahrheit, non errare humanum est. Ich möchte ausreichende Antwort erteilen, ziemlich lang. Wahrheit ist die Liebe. Ich kann das nicht begreifen.'' Häufig zeigen diese verworrenen Erlebnisse eine *religiöse* Färbung. Alle Türme, sagte ein Kranker, sollten heruntergerissen werden, weil sie doch als Blitzableiter dienten; er sei auch der Blitzableiter für die ganze Welt, obwohl er unschuldig sei wie Christus. Der Kranke ist verdammt, dem Teufel als Wohnung zu dienen, der gute und der böse Geist streiten sich um ihn. Oder Gott spricht mit ihm, Christus verklärt ihn; der Kranke ist Gott selbst, die himmlischen Heerscharen sind um ihn. Diese Erlebnisse kommen gewöhnlich in einem verzückten Gesichtsausdruck und in ekstatischen Bewegungen zum

Ausdruck. Auch andere Größenideen tauchen auf und werden phantastisch ausgeschmückt; hinein mischen sich wieder verworrene Verfolgungsideen, die, wenn sie nicht von Sinnestäuschungen abhängen, konfabulierend vorgebracht werden. Der Kranke wird in die Hölle gezerrt; das jüngste Gericht ist angebrochen, die Welt geht unter. (Wie K. H. STAUDER gezeigt hat, spielt bei diesem Erlebnis des Weltunterganges die häufig doppelseitige Reizung des Vestibularisgebietes eine erhebliche Rolle; erst beim vollkommenen optischen Wahrnehmungszerfall, wenn alle gesehenen Bilder ineinanderfallen, wenn alles zusammenzustürzen scheint, erklären die Kranken: es ist entsetzlich, alles zerreißt, alles ist ein dunkler Wirbel, die Welt geht unter.)

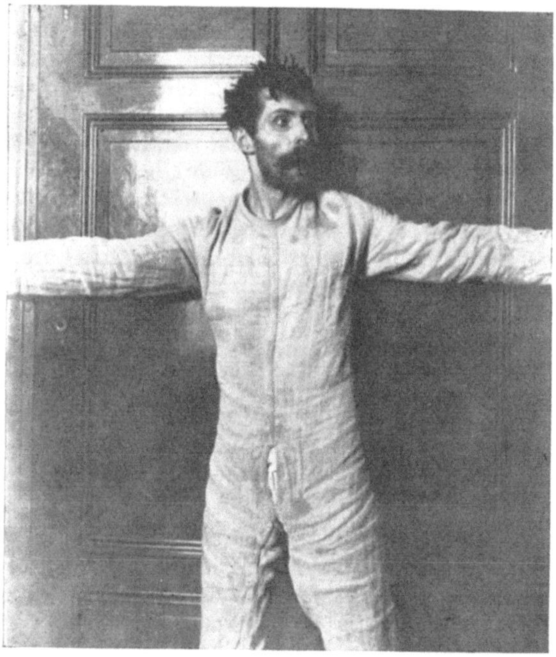

Abb. 4. Epileptischer Dämmerzustand.

Das *äußere Verhalten* im Dämmerzustand läßt sich im ganzen am besten als heftige *motorische Erregung* kennzeichnen. Nur manche ekstatische Zustände stellen eine Ausnahme dar und bilden den Übergang zu gewissen Formen des Stupors (s. oben). Gerade dadurch beweisen sie, wie eng bei den übrigen Formen die motorische Unruhe mit den Sinnestäuschungen und Wahnbildungen sowie mit der durch diese erzeugten *Stimmung* zusammenhängt. BOVEN meint geradezu, die besondere Färbung der epileptischen Delirien entstünde aus der *Todesangst,* in der sich die Kranken befänden. In der Tat ist die Stimmung häufig hochgradig ängstlich oder aber finster, gespannt, geladen. Epileptiker im Dämmerzustand sind die gefährlichsten Kranken, die die Irrenanstalt kennt. Sie antworten auf angebliche Bedrohungen mit sinnlosen Gewalttaten, verbarrikadieren sich, ergreifen als Waffe, was sie irgend finden, und schlagen wild um sich, wenn man sich ihnen nähert. Viele plötzliche Überfälle auf Frau und Kinder, über die die Zeitungen berichten, gehören hierher. In anderen Fällen besteht eine starke Neigung zum Selbstmord, die wieder mit der Angst zusammenhängt. Auch die „verzückte Stimmung" in den religiös gefärbten Delirien kann jeden Augenblick in Angst oder in Wut umschlagen.

So ist es natürlich, daß epileptische Dämmerzustände verhältnismäßig häufig zu gerichtlichen Erörterungen führen. BINSWANGER berichtet von einem Waldarbeiter, der ohne jeden Anlaß einen Förster umbrachte und nachher mit Blut besudelt im Bett gefunden wurde, ohne sich an etwas anderes zu erinnern, als daß er dem Förster begegnet war. Noch häufiger sind exhibistische bzw. päderastische Akte oder Notzuchtsattentate mit anschließender grausamer Tötung des Opfers. Einer meiner Kranken hatte ein 15jähriges Mädchen erwürgt und erst die Leiche mißbraucht.

Sehr charakteristisch ist bei diesen wie bei anderen epileptischen Handlungen (Brandstiftung usw.) häufig die *photographische Treue*, mit der bei demselben Kranken eine der anderen gleicht. Ein Epileptiker hatte als Knecht in großen Abständen des Nachts die ihm anvertrauten Kühe mit der Heugabel in den Bauch gestoßen; er wußte nichts von diesen Straftaten und war sehr entrüstet, daß man sie ihm zutraute. Als er entdeckt wurde, stellte sich heraus, daß er auch seine Matratze durch und durch gestochen hatte. Überhaupt ist ein sinnloses Zerstören der Möbel nicht selten.

Zustände, in denen das Bewußtsein nicht eigentlich getrübt, sondern nur *eingeengt* ist und in denen sich die Kranken deshalb äußerlich geordnet und unauffällig benehmen, sind viel seltener, als man nach manchen Erörterungen namentlich in der forensischen (und in der „schönen") Literatur annehmen könnte. Übrigens erweisen sich in solchen Zuständen Auffassung und Denken doch immer als gestört.

Amnesie. Daß die vollkommene Aufhebung des Bewußtseins, wie wir sie für die Zeit eines epileptischen Krampfes annehmen dürfen, eine Erinnerungslosigkeit für die Dauer ihres Bestehens hinterläßt, versteht sich von selbst. Schwerer sind die häufigen Fälle zu erklären, in denen das Kommen und Gehen seelischer Vorgänge aus dem Verhalten der Kranken während einer Bewußtseinsstörung unzweideutig hervorgeht und nachher doch nichts von diesen Vorgängen erinnert wird. Entsprechende Beobachtungen werden aber nicht bloß bei der Epilepsie, sondern gelegentlich schon nach schweren Gemütsbewegungen bei Psychopathen gemacht. Auch der gewöhnliche Rausch hebt bekanntlich die Erinnerung für die Zeit der Trunkenheit mehr oder minder vollständig auf. Auf normal-psychologischem Gebiete bilden endlich die Träume ein klares Beispiel für das Vorkommen psychischer Erlebnisse, die keine oder sehr unvollkommene Erinnerungen zurücklassen.

Für das Verständnis der pathologischen Erscheinungen ist diese Analogie zu einem normalen Bewußtseinszustand deshalb wichtig, weil die Erinnerung an unsere Träume sich nach nahezu allen Richtungen ähnlich verhält wie die kranker Menschen an eine Zeit getrübten Bewußtseins. Die meisten Träume vergessen wir ganz; wir glauben dann, überhaupt nicht geträumt zu haben. Andere haften verhältnismäßig deutlich in unserem Bewußtsein, aber doch niemals so gut, daß wir jede Einzelheit mit Sicherheit angeben könnten. Dazwischen stehen viele, an die wir uns summarisch, „traumhaft" erinnern; wir haben den Eindruck eines ängstlichen oder heiteren Erlebnisses zurückbehalten; oder wir wissen, daß wir mit diesem oder jenem gesprochen haben; aber wie sich die Dinge abgespielt haben, das fällt uns nicht ein. Noch eigentümlicher ist die Leichtigkeit, mit der solche Traumerinnerungen verschwinden; wir denken beim Aufwachen an einen Traum und wollen ihn uns merken, ihn einem anderen erzählen, und während wir an ihn denken, verflüchtigt sich die Erinnerung zu nichts. Oder: Wir vergessen einen Traum, sofort oder erst später, und nun begegnen wir einem Menschen oder einem Gegenstand, der in ihm eine Rolle gespielt hat, und jetzt taucht die Erinnerung wieder auf.

Alles das kommt nach krankhaften Bewußtseinstrübungen auch vor. Es ist nicht richtig, daß jeder epileptische Dämmerzustand eine vollkommene Erinnerungslosigkeit hinterlassen müßte. Es *kann* so sein, und in der Tat sind scharf umgrenzte Erinnerungslücken die besten Kennzeichen epileptischer Bewußtseinstrübungen; aber nicht selten bleiben doch „traumhafte" zusammenhanglose Erinnerungsreste zurück. Oder die Erinnerung ist zunächst — nach einer Brandstiftung, einem Sittlichkeitsverbrechen, z. B. noch während des ersten Verhörs — vorhanden und taucht erst nachher endgültig unter. Und endlich kann auch hier jedes Gedächtnis beim Versuch einer aktiven Wiedergabe fehlen und sich spontan, oder wenn man dem Kranken Hilfe gibt, doch wieder herstellen. Ein Parallelismus zwischen Tiefe der Bewußtseinstrübung und Vollständigkeit der Amnesie besteht wohl im großen und ganzen, aber nicht immer. Besonders können Epileptiker die Erinnerung auch an Zustände verlieren, die in ihrer Gestaltung von Zuständen traumhafter Benommenheit weit abweichen.

Aller Wahrscheinlichkeit nach beruhen diese Unterschiede darauf, daß diese Amnesien genetisch nicht gleichwertig sind. Es läge ja nahe, grundsätzlich eine *Auffassungsstörung* während des kranken Bewußtseinszustandes für sie verantwortlich zu machen. Eine Beobachtung HEILBRONNERs, nach der bei Epileptikern Merkfähigkeitsprüfungen stundenlang *mit Erfolg* angestellt werden können und nachher für diese Stunden doch Amnesie besteht, schließt jedoch diese Anschauung als allgemeingültige Erklärung aus. Für manche Fälle besteht sie aber zu Recht, und so werden wir zum mindesten *zwei* Entstehungsmöglichkeiten der Amnesie anerkennen müssen: die aus einer *Auffassungs*- und die aus einer wirklichen *Merkstörung*. Dazu tritt aber häufig noch eine Störung der *Reproduktion,* die uns über die Tiefe eines Merkdefektes leicht täuschen kann. Bleiben nach einem epileptischen Ausnahmezustand einzelne Erinnerungen längere Zeit bestehen, so nehmen sie im Bewußtsein der Kranken eine gewisse Fremdkörperstellung ein; von eigenen Gewalttaten wird wie von der Tat eines anderen erzählt, nichts getan, um die Spuren zu verwischen (BONHOEFFER) usw. Davon, daß in manchen Dämmerzuständen Beweise der Erinnerung an Vorgänge, die sich in früheren Dämmerzuständen abgespielt haben, geliefert werden, habe ich mich nie überzeugen können.

Dauer. Schließlich sei die *Dauer* der epileptischen Bewußtseinsstörungen erörtert. Manche können recht lang, unter Umständen Monate, bestehen, und zuweilen werden wir dann, wenigstens bei den einfach benommenen Zuständen, sogar im Zweifel bleiben, ob sie überhaupt noch Ausnahme- und nicht vielmehr schon Endzustände bedeuten. Durchschnittlich aber dauern die Benommenheit bzw. der Dämmerzustand nicht länger als 14 Tage, dann enden sie — gewöhnlich nachdem ihre Tiefe schon vorher erheblich geschwankt hatte — entweder plötzlich (oft mit einem Schlaf) oder (häufiger) durch eine allmähliche Aufhellung des Bewußtseins und mit stückweiser Berichtigung der Wahnideen. In dieser Übergangszeit sind die Kranken zuweilen sehr suggestibel und lassen sich alles Mögliche einreden.

Die *Amnesie* umfaßt gewöhnlich die ganze Episode bis zur völligen Wiederherstellung und gelegentlich noch eine Zeitspanne *vor* Einsetzen des Delirs. Wird also eine Erinnerungslosigkeit von 7, 8 oder 12 Monaten wahrscheinlich gemacht, so handelt es sich entweder um eine ungewöhnlich ausgedehnte *retrograde* Amnesie oder, was häufiger ist, um *hysterische* Zustände, die eine „Amnesie" aus anderen Gründen und deshalb auch in anderer Form hinterlassen, als es epileptische Zustände zu tun pflegen. Diese Kranken haben fast immer Hochstapeleien begangen oder pseudologistische Erfindungen in die Welt gesetzt, und wenn sie nun gefaßt werden und „aufwachen", so verdrängen sie aus ihrer Erinnerung alles, was ihnen unbequem ist. Gelegentlich läßt sich sogar feststellen, was theoretisch *immer* vorausgesetzt werden darf: daß diese Erinnerungen geweckt werden können, wenn das dem Interesse des Kranken entspricht.

Vorkommen und Erkennung. Epileptische Dämmerzustände kommen, ebenso wie die bloße Benommenheit, der Stupor usw., sowohl bei der genuinen wie bei den symptomatischen Epilepsien vor. Aber auch Intoxikations- und Infektionspsychosen, Psychosen nach Gehirnerschütterungen, bei Hirntumoren, Meningitis (die symptomatischen Psychosen BONHOEFFERs) können diesen epileptischen Zuständen sehr ähnlich werden. Sorgfältige Analysen geben uns wohl allgemeine Anhaltspunkte für die Unterscheidung, versagen aber in manchem Einzelfall.

So sind Epileptiker in der Regel bemüht, aufzupassen, sich zu orientieren und Fragen aufzufassen, es gelingt ihnen aber nicht, und sie erscheinen deshalb nicht bloß geladen, finster und explosiv, sondern auch ratlos und gespannt. Bei den Fieberdelirien besteht wohl immer ein schweres subjektives Müdigkeitsgefühl, während Erschwerung der Wortfindung, paraphasische Antworten, Perseverieren und Ablenkbarkeit nicht so hervortreten wie beim Epileptiker.

Noch wertvoller als diese psychologischen Unterschiede sind häufig die körperlichen Begleiterscheinungen epileptischer Psychosen (Pupillenstarre, Ataxie, choreiforme und Zitterbewegungen). Schließlich werden uns eine sorgfältige Anamnese und die Beobachtung des weiteren Verlaufs fast immer vor Irrtümern schützen.

Dagegen kann die *Unterscheidung epileptischer und katatoner Erregungszustände* auch durch längere Zeit hindurch nahezu unmöglich werden. Die Inkohärenz und die motorische Erregung ist in beiden Fällen oft ganz gleich; die Sinnestäuschungen verhalten sich wohl im großen und ganzen verschieden, werden aber zur Abgrenzung auch nicht immer ausreichen. Besonderer Nachdruck ist dagegen auf die Feststellung zu legen, ob das in beiden Fällen gewöhnlich vorhandene ablehnende Verhalten auf Negativismus oder (bei der Epilepsie) auf ängstlichem Widerstreben beruht. Daß im Anschluß an epileptische Anfälle aber auch echter Negativismus auftreten kann, ist nicht zweifelhaft.

Verstimmungen. Zu ganz anderen differentialdiagnostischen Erwägungen geben uns zuweilen die sog. *epileptischen Verstimmungen* Anlaß. Hier müssen nämlich die durchaus ähnlichen Zustände bei manchen Psychopathen ausgeschlossen werden, die man zum Teil dieser Ähnlichkeit wegen, meines Erachtens zu Unrecht, als „Epileptoide" bezeichnet hat. Diese Unterscheidung kann wirklich sehr schwer sein; sogar das Kennzeichen der fehlenden seelischen Begründung hat nicht Stich gehalten: Psychopathen können ohne äußeren Anlaß und Epileptiker nach einem solchen verstimmt werden. Ganz gleiche Erwägungen gelten für die *Dipsomanie* und die *Poriomanie,* auf die ich gleich eingehen werde.

Dagegen scheinen die Verstimmungen bei allen Formen bloßer symptomatischer Epilepsie zum mindesten selten zu sein; besonders Hirnverletzte sind wohl zuweilen reizbar und explosiv und sie leiden gelegentlich an Kopfschmerz und sind dadurch seelisch gedrückt; aber die charakteristischen Verstimmungen, die hier beschrieben werden sollen, finden wir bei ihnen nicht.

Die epileptischen Verstimmungen unterscheiden sich von den Delirien dadurch, daß die Bewußtseins*trübung* zurücktritt und zuweilen (übrigens selten) nicht einmal sicher nachgewiesen werden kann. Dagegen ist die innere Unruhe und Spannung oft so groß, daß die Kranken schwer zu fixieren sind und deshalb, wenn auch nicht verwirrt, so doch nach innen abgelenkt erscheinen. Fast immer handelt es sich um *traurige, ängstliche Verstimmungen,* die meist plötzlich, zuweilen schon des Morgens beim Aufwachen einsetzen, sich aber gelegentlich auch an einen äußeren Anlaß anschließen. Sie erhalten gewöhnlich durch Reizbarkeit, Empfindlichkeit und mißtrauische Auffassungen eine besondere mürrische und geladene Färbung. Die Kranken fühlen sich müde und abgeschlagen, äußern einzelne (gewöhnlich in denselben Fällen regelmäßig wiederkehrende) hypochondrische Klagen, „der Urin ist trüb, der Magen ist krank, das Herz steht still"; sie beziehen harmlose Bemerkungen auf sich, erklären, sie seien das fünfte Rad am Wagen, gerade sie würden immer zurückgesetzt und schlecht behandelt, von den anderen als „das Übel" betrachtet; sie wüßten schon, was man mit ihnen vorhabe; „es sei doch sonderbar, daß an der Bettstelle zwischen den Spiralfedern Querverbindungen aus Draht seien und daß soeben gerade an diesem Bett ein Pfleger mit einem Bohnerbesen vorbeigegangen sei". Zuweilen treten auch vereinzelte *Sinnestäuschungen* auf. Ein Kranker springt des Abends plötzlich aus dem Bett: Er könne sich das nicht länger gefallen lassen, daß man ihn hier „Lump" schimpfe, er wolle gern sterben, wenn die Direktion das für notwendig hielte, aber dann auf ordnungsgemäße Weise mit Gift oder elektrischen Strömen; so halte er es nicht länger aus, da müsse er selbst ein Ende machen, mit dem Kopf gegen die Wand gehen oder sich zu Tode onanieren.

Das *Benehmen* der Kranken ist gewöhnlich schroff ablehnend, verbissen, geladen; sie ziehen sich von allen anderen zurück und erwidern jeden Annäherungsversuch mit gereizten Antworten oder brüskem Davongehen; gelegentlich machen sie aber auch Unterschiede und fassen zu einem Arzt, einem Pfleger usw. Vertrauen, während sie andere ablehnen. Bei unzweckmäßigem Verhalten der Umgebung geraten sie meist in heftige Wut — nicht selten wissen sie das vorher und sagen: „Daß mich bloß keiner anspricht, sonst gibt's ein Unglück". In anderen Fällen beherrscht die *Angst* das Bild. Die Kranken äußern *Versündigungsideen,* haben Gott gelästert, gegen das vierte Gebot gesündigt, und oft zeigen sie eine starke *Selbstmordneigung,* für die sie gelegentlich eine innere Stimme verantwortlich machen.

Eine *heitere Verstimmung* ist selten, kommt aber zweifellos vor und kann dann dem Bild der Manie ähnlich werden. Auch hier finden wir gehobene Stimmung, Unternehmungslust, starke motorische Unruhe und ausnahmsweise sogar Ideenflucht. Häufiger ist freilich ein inkohärenter Gedankengang, wie überhaupt bei diesen heiteren Verstimmungen das Bewußtsein stärker *getrübt* zu sein pflegt. In den Äußerungen der Kranken überwiegen dann fast immer religiöse Vorstellungen; sie beten laut und viel, fühlen sich von Gott erleuchtet usw. Einer unserer Kranken erklärte regelmäßig, seine Hände sähen aus wie die von Christus. Die motorische Unruhe führt auch hier gelegentlich zu plötzlichen Entladungen, die nicht selten die Gestalt von geschlechtlichen Ausschweifungen annehmen. Dabei braucht die Art der Betätigung dem durchschnittlichen geschlechtlichen Empfinden des Kranken nicht zu entsprechen; man sieht verhältnismäßig häufig päderastische Akte, Angriffe auf alte Frauen oder Kinder usw.

Begleitet werden die Verstimmungen nicht selten von körperlichen Erscheinungen; das Gesicht wird blaß oder rot, die Pupillen werden weit und reagieren träge, die Hände zittern, Schweiß bricht aus, die Herzaktion ist gelegentlich stark beschleunigt; auch Mikropsie und Makropsie kommen vor.

Die epileptische Verstimmung dauert gewöhnlich 1—2 Tage, sie kann aber ausnahmsweise schon nach wenigen Stunden ebenso plötzlich verschwinden, wie sie gekommen war, und sie kann endlich (in allerdings seltenen Fällen) auch ein paar Wochen dauern und das Bild der Angstmelancholie oder das eines akuten paraphrenen Zustandes vortäuschen. Zuweilen werden einzelne wahnhafte Auffassungen aus den Verstimmungen in das durchschnittliche Bewußtsein des Epileptikers herübergenommen (Residualwahn), wodurch natürlich die Abgrenzung des Ausnahmezustandes erschwert wird.

Im Anschluß an die Verstimmungen mögen die *Poriomanie* und *Dipsomanie* besprochen werden, die beide Beziehungen zu den Verstimmungen besitzen.

Poriomanische Zustände, in denen die Kranken plötzlich davonlaufen, wandern, reisen, müssen wohl immer auf die *Verstimmung,* also auf die ängstliche, unruhige *Spannung* bezogen werden, die sich freilich wohl noch gesetzmäßig mit einer elementaren motorischen Unruhe verbindet. Auch diese Verstimmungen können sich an einen äußeren Anlaß anschließen, sie treten aber öfter ohne ihn auf und bedingen dann die häufige Angabe, der Kranke habe unverhältnismäßig oft seine Stelle gewechselt, nirgends ausgehalten usw. Übrigens fehlt die Benommenheit und Verwirrtheit nur ausnahmsweise so sehr, daß die Kranken während ihrer Reise von Laien und Ärzten für gesund gehalten werden. Jedenfalls sind solche Fälle (bei der Epilepsie, im Gegensatz zur Hysterie! s. unten) viel seltener, als man nach dem Echo, das ihre wissenschaftliche Behandlung in der belletristischen Literatur gefunden hat, annehmen könnte. Zumeist tritt eine Veränderung der Persönlichkeit wenigstens insofern hervor, als die Kranken den Eindruck der leichten Angetrunkenheit, der Zerfahrenheit usw. machen und als sie selbst das Gefühl haben, getrieben zu werden, nicht frei zu sein und nicht mehr so denken zu können wie früher. Eigentümlich ist, daß sie nach Zusammenstößen mit anderen, nach einer Vernehmung auf der Behörde usw. gelegentlich plötzlich aufwachen.

Übrigens bin ich überzeugt, daß die Mehrzahl der Fälle von Poriomanie mit Epilepsie *nichts* zu tun hat, und daß namentlich das Davonlaufen der Kinder engere Beziehungen zur Imbezillität und Psychopathie (krankhafte Erregbarkeit, Hysterie) besitzt. Leider kennen wir aber zuverlässige Merkmale der Unterscheidung von epileptischen und nicht epileptischen Formen noch nicht, und das gilt nicht bloß für die Poriomanie, sondern für alle hier geschilderten Verstimmungen. Besonders der Nachweis, daß sie sich an einen äußeren Anlaß angeschlossen haben, darf, wie gesagt, nicht ohne weiteres gegen Epilepsie ausgespielt werden, ebenso wie die Erinnerung nach epileptischen Anfällen leidlich erhalten und nach psychopathischen aufgehoben sein kann.

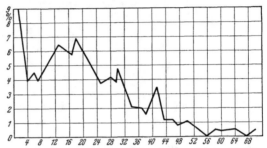

Abb. 5. Ausbruch der Krampfkrankheiten in verschiedenen Lebensaltern. (Nach WOLFFENSTEINS Statistik.) [Aus CARL SCHNEIDER: Über Schwankungen der Krampfneigung währenp des Lebens. Nervenarzt 4, Nr 4, 161 (1934).]

Charakteristischer ist gelegentlich das Verhalten im Anfall selbst, das bei der Epilepsie neben dem unlustigen, gereizten Wesen noch einen eigentümlich zwangsmäßigen Charakter trägt. Auch am Ende einer poriomanischen Periode muß man hier mit impulsiven Handlungen, Gewalttaten u. dgl. immer noch rechnen.

Dipsomanie. Ähnliche Erwägungen gelten für jene Zustände, in denen die Kranken plötzlich sinnlos zu trinken beginnen. Diese *Dipsomanie*, die zur Poriomanie die innigsten Beziehungen besitzt, hat GAUPP als rein epileptisches Symptom aufgefaßt, während RIEGER jede derartige Beziehung leugnet. Die Wahrheit liegt wohl in der Mitte. Daß ein dipsomaner Anfall, der sich nicht selten mit anderen Äußerungen der epileptischen Bewußtseinstrübung, z. B. mit der Neigung zu brutalen sexuellen Straftaten, zum Brandlegen u. dgl., verbindet, Ausfluß der epileptischen Gehirnanlage sein *kann,* erscheint mir nach eigenen Erfahrungen unzweifelhaft. Fraglich ist nur, ob diese Fälle nicht *sehr* selten und ob die, die GAUPP zu seiner Auffassung geführt haben, nicht zum großen Teil erregbare hysterische Psychopathen oder Manisch-Depressive gewesen sind. Zuweilen wird die „Epilepsie" des Dipsomanen auch erst durch die Trunksucht hervorgerufen.

Verlauf, Prognose, Ausgang. Die genuine Epilepsie, die sich bei Männern häufiger als bei Frauen findet, tritt fast immer vor dem 20. und (wenn die Anamnese gut ist, kindliche Encephalitiden usw. also nicht mit unterlaufen) selten vor dem 6. Lebensjahre auf. Von meinen eigenen 109 Fällen waren 80 oder 73,5% vor dem 20., und zwar 38,6% vor und 34,9% nach dem 12. Jahr erkrankt. Nach CONRAD setzen die ersten großen Anfälle zwischen dem 9. und 15. Lebensjahr ein, und nach WOLFFENSTEIN sind besonders die Pubertätsjahre, das 14., 15., 16. und 17. also, betroffen. Dabei zeigt sich die Krankheit bei Mädchen durchschnittlich etwas früher als bei Knaben. Eine nach WOLFFENSTEINS Statistik entworfene Kurve von CARL SCHNEIDER mag diese Verhältnisse deutlich machen. Nach SCHNEIDER gibt es aber auch im weiteren Leben, und zwar *aller* Epileptiker krampfarme und krampffreie Zeiten, und diese Zeiten sind im wesentlichen dieselben, in denen die Krämpfe auch am häufigsten erstmalig auftreten. Sie fallen nicht etwa nur in die Pubertät und das Klimakterium, sondern gesetzmäßig auch in andere Jahrfünfte des Lebens, wie SCHNEIDER meint, in die „kritischen Lebensphasen" überhaupt. Ich drucke hier die von SCHNEIDER aufgestellte Regel ab:

„1. Jahrfünft: Erste Hälfte sehr krampfgefährdet, zweite krampfarm.
2. Jahrfünft: Mitte krampfarm, Anfang und Ende krampfgefährdet.
3. Jahrfünft: Mitte krampfarm.
4. Jahrfünft: Gegen die Mitte immer krampfgefährdeter. Nächst dem 1. Lebensjahr das krampfgefährdetste Jahrfünft überhaupt.
5. Jahrfünft: Sehr krampfarm. Gegen Ende sehr oft krampffrei.
6. Jahrfünft: Gegen Ende immer krampfgefährdeter.
7. Jahrfünft: Sehr oft krampffrei. Das krampfärmste des Lebens.
8. Jahrfünft: Gegen Ende immer krampfgefährdeter.
9. und 10. Jahrfünft: Krampfgipfel um das 42. und 48. Jahr.
11. Jahrfünft: Krampfarm.
12. Jahrfünft: Gegen Ende immer krampfreicher.
13. Jahrfünft: Zum Anfang krampfreich, allmählich krampfärmer.
Von da ab immer stärker sinkende Krampfgefährdung."

Die Epilepsie beginnt gewöhnlich mit selten (alle 1—3 Monate) auftretenden kleinen Anfällen, bis dann — oft des Nachts — ein erster schwerer Anfall folgt. Die Anfälle werden erst allmählich häufiger, — beherrschen bis dahin nicht vorhandene Krämpfe *plötzlich* das Krankheitsbild, so liegt entweder ein stürmisch verlaufender organischer Prozeß (Tumor, Encephalitis usw.) oder aber Hysterie vor. Wohl aber gibt es Fälle, in denen die ersten Krankheitserscheinungen erst im 3. Jahrzehnt auftreten, sowie andere, in denen eine früh einsetzende Epilepsie anfallsfreie Zwischenzeiten von mehreren Jahren zeigt. Unter 85 genau verfolgten Fällen meines Materials befinden sich 4, in denen die Anfälle 7, 10, 13 und 23 Jahre fortgeblieben waren. Alle 4 Fälle hatten im ersten Jahrzehnt begonnen, was deshalb wichtig ist, weil GOWERS und REDLICH gerade die Fälle für prognostisch günstiger halten, die nach dem 20. Jahre auftreten. Jedenfalls möchte auch ich betonen, daß man nicht nach jedem echten epileptischen Krampf eine ungünstige Prognose stellen darf. In 3—5% aller Fälle bleiben vorübergehend aufgetretene Anfälle mit oder ohne Behandlung dauernd aus (TROUSSEAU, GOWERS, BINSWANGER, IRENE GUTTMANN, REDLICH), und ich selbst kenne mindestens ein halbes Dutzend junger Leute, die nach einem einzigen Krampf jetzt schon viele Jahre ohne Anfall leben, wenn sie nur regelmäßig des Abends 0,2 Prominal oder auch nur 2 Prominaletten nehmen. Manche von solchen Kranken können ein Leben lang auch in gehobenen Berufen tätig sein, ohne durch ihr seelisches Verhalten aufzufallen[1].

Bleiben die Anfälle bestehen, so wird allmählich in ihrem Auftreten eine gewisse Regel durchsichtig; bei Frauen finden wir sie zuweilen immer vor oder zur Zeit der Periode. Die kleinen Anfälle können mit den großen abwechseln oder ihnen gegenüber allmählich zurücktreten; wenn sie gar nicht vorkommen, so ist das eine Ausnahme, mit der man nur im Notfall rechnen soll. Je häufiger die Anfälle (und besonders die Absencen) sind, um so schneller entwickeln sich gewöhnlich dauernde psychische Veränderungen. Sie sind im Anfang oft schwer zu fassen. Die Eltern wissen nur anzugeben, daß ihr Kind anders ist als früher.

---

[1] Daß man Krämpfe bei Kindern nicht ohne weiteres als Beweis einer genuinen Epilepsie auffassen darf, versteht sich von selbst. EVA BERGMANN hat aus 155 Kindern der Leipziger Kinderklinik, die 1912—1920 an Krämpfen gelitten hatten, nur 59 Epileptiker hervorgehen sehen.

Über die weitere Entwicklung ist bei der Erörterung der epileptischen Demenz gesprochen worden; hinzugefügt sei, daß Epileptiker gewöhnlich verhältnismäßig früh sterben (merkwürdigerweise beinahe nie durch Selbstmord; dazu beurteilen sie ihre Lage zu günstig); nach ESSEN-MÖLLER ist die Sterblichkeit 8mal größer als in der Durchschnittsbevölkerung. MUNSON hat für 582 in der Anstalt gestorbene (also doch wohl *schwere*) Epileptiker ein Durchschnittsalter von 30,08 Jahren berechnet und angegeben, 50% der gestorbenen seien zwischen dem 16. und dem 29. Lebensjahre ad exitum gekommen. Nach AMMANN stirbt der Hauptteil der Epileptiker zwischen dem 15. und 55., die Gesamtbevölkerung dagegen nach Abzug der Säuglingssterblichkeit erst zwischen dem 44. und 80. Jahre. Im ganzen weist das epileptische Durchschnittsalter eine Verkürzung um $1^1/_2$ Jahrzehnte auf.

Über die Gründe dieser frühen Sterblichkeit wissen wir wenig. Nach AMMANNs Statistik starben 62% der Epileptiker infolge ihrer Epilepsie und 42% im Anfall. Hier sind aber wohl noch genauere Feststellungen notwendig, die sich auch auf die oben erwähnten Veränderungen am Herzen beziehen müssen. Gewiß geht ein Teil im Anfall bzw. im Status an Herzschwäche, Atemlähmung, Ersticken zugrunde; andere erliegen erst sekundären Verletzungen, und bei einer weiteren Gruppe besteht Anlaß, an akuten Hirndruck zu denken; ausführliche und systematische Untersuchungen hierüber liegen aber meines Wissens nicht vor.

B. Symptomatische Epilepsien.

Die große Gruppe der symptomatischen Epilepsien läßt sich schwer besprechen, nicht nur weil sie sehr verschiedene Krankheiten umfaßt, sondern auch, weil ihre Grenzen der genuinen Epilepsie gegenüber flüssige sind. Daß epileptische Anfälle bei veranlagten Menschen auf starke *seelische Erregungen* oder auf große *körperliche Anstrengungen* ebenso folgen können wie auf einmalige *alkoholische Excesse,* sahen wir schon. Sie kommen auch bei chronischen *Alkoholisten* vor, und beim Delirium tremens treten Krampfanfälle in mindestens 10% der Fälle auf. Vorübergehende epileptische Krämpfe können ferner die Äthernarkose (WOOLMER und TAYLOR), gewisse Schlafmittel (Phanodorm z. B., dieses namentlich in der Entziehung), das *Opium,* das *Cocain,* die *Kohlenoxyd-, Schwefelkohlenstoff-* und die akute *Arsenvergiftung* hervorrufen — um nur einige zu nennen, denn die Reihe der Gifte, die so wirken können, ist lang. Auch beim *Ergotismus* werden nicht bloß epileptische Anfälle mit Aura, Zungenbiß und Urinverlust, sondern auch epileptiforme Dämmerzustände beobachtet. Die *Pellagra* scheint mehr Anfälle von JACKSONschem Typus zu bedingen, und bei *Fleisch-* und *Wurstvergiftung* werden im allgemeinen nur schmerzhafte Muskelkrämpfe erwähnt. Nicht sicher bewiesen ist das Vorkommen epileptischer Anfälle bei der *Quecksilbervergiftung,* bei der nur Schwindelanfälle mit Hirnstürzen an der Tagesordnung sind. Sicher epileptische Zustände kann dagegen das *Blei* hervorrufen. Daß sich die Anfälle der *Eklampsie* und der *Urämie* vom echten Status epilepticus nicht unterscheiden lassen, ist bekannt. Typische epileptische Anfälle sind aber auch bei der *Arteriohypertonie,* bei *Basedow-Kranken,* im Verlauf des *Diabetes* und der *Tetanie* und schließlich — sehr selten![1] — bei *Schizophrenen* beobachtet worden.

Von den *groborganischen Hirnkrankheiten* seien *Schädelverletzungen, Hirnnarben, Geschwülste, Abscesse* und andere raumbeengende Prozesse einschließlich des *Hydrocephalus, Encephalitis, Meningitis, Lues cerebri* und *Paralyse* genannt. Bei allen diesen Krankheiten können typische epileptische Krämpfe auftreten,

---

[1] KRAPF fand unter 1506 Schizophrenen der Münchener Klinik *keinen* mit epileptischen Anfällen.

und daraus folgt die selbstverständliche Regel, daß jeder noch nicht aufgeklärte Anfall neben einer internen (Urin usw.!) zu einer genauen *neurologischen Untersuchung* einschließlich des Augenhintergrundes Anlaß geben muß.

Natürlich gehören die grob organisch bedingten Epilepsien in das Gebiet der *Hirnpathologie*, auf deren Darstellungen — auch hinsichtlich der anatomischen Veränderungen — verwiesen werden muß. Erwähnt sei nur, daß von allen symptomatischen Formen die *Geschwülste des Schläfenlappens* den Erscheinungsweisen der genuinen Epilepsie am nächsten stehen (K. H. STAUDER). Bei ihnen finden wir außer Krampfanfällen nicht nur Absencen, Stuporen und Dämmerzustände, sondern auch Wesensveränderungen, die durchaus epileptisch aussehen. — Außer bei Schläfenlappen- kommen epileptische Anfälle am häufigsten bei Stirnhirntumoren vor (MARBURG, HOFF und SCHÖNBAUER). — Langsam und infiltrierend wachsende Geschwülste scheinen häufiger zu epileptischen Anfällen zu führen als schnell wachsende und gut umschriebene Tumoren (CARL F. LIST). Bloße *Hirnerschütterungen* (Hirn*verletzungen* müssen natürlich anders bewertet werden) hinterlassen epileptische Anfälle nur ausnahmsweise (HORN, RITTER, REICHARDT). So hat das Massenunglück in Oppau trotz der zahlreichen Commotionen nur bei einem einzigen schwer Hirnverletzten zu Krampfanfällen geführt.

Im ganzen hängen die symptomatischen Epilepsien (einschließlich der residuären) in ihrem Verlauf mehr von sekundären Schädlichkeiten — Alkohol, Hitze, körperlichen und geistigen Strapazen, gemütlichen Aufregungen — ab als die genuinen.

Typische und JACKSONsche Anfälle. An dieser Stelle mögen einige Bemerkungen über die Unterscheidung des „typischen" und des JACKSONschen Anfalles eingeschaltet werden. Krämpfe von JACKSONschem Typus sehen wir einmal bei Herden in der Zentralwindung, dann aber auch bei Tumoren des Parietallappens. Oft geht ihnen eine charakteristische Aura in dem Körperabschnitt voraus, der dem gereizten Rindengebiet entspricht [1]; dann folgen, ohne vorausgegangene tonische Starre, Krämpfe in demselben Abschnitt, die erst allmählich in gesetzmäßiger Reihenfolge, der Einteilung der motorischen Rinde entsprechend, auf die übrige Muskulatur übergreifen [2]; und schließlich bleiben häufig Ausfallserscheinungen — Lähmungen oder wenigstens gesteigerte Sehnenreflexe, Babinski, Fußklonus usw. — wieder in dem Gebiet zurück, dessen Rindenvertretung betroffen worden ist. Das Bewußtsein erlischt entweder gar nicht oder erst *nach* dem Eintreten der Krämpfe.

Liegen *alle* diese Anzeichen vor, so wird es sich kaum je um echte Epilepsie handeln. Um so wichtiger ist aber die Feststellung, daß sie auch bei scharf umgrenzter Rindenerkrankung nicht immer und — was noch unangenehmer ist — daß *manche* von ihnen anscheinend auch bei „genuinen" Epileptikern beobachtet werden. Freilich muß dabei wieder die allgemeine Einschränkung gemacht werden, daß wir die „echte" und manche symptomatische Epilepsien weder grundsätzlich noch im Einzelfalle scharf von einander trennen können. Von den Folgen gewisser Encephalitiden in der Kindheit war oben (bei Besprechung der Beziehungen zwischen „cerebraler Kinderlähmung" und Epilepsie) schon die Rede. Hinzugefügt sei jetzt, daß auch JACKSONsche Krämpfe, die sich beim Erwachsenen etwa an Schädeltraumen angeschlossen haben, allmählich im Laufe von Jahren den Charakter typischer epileptischer Anfälle

---

[1] Bei Tumoren der hinteren Zentralfurche kommt es gelegentlich auch nur zur Aura, d. h. also zu einem bloß sensiblen Jackson.

[2] Der JACKSONsche Anfall der Zentralwindung überspringt meist Bauch, Brust und Schulter; bei dem der Parietalgegend sind Hüfte, Bauch, Brust und Schulter mitbeteiligt (HOFF und SCHÖNBAUER).

annehmen können. Hält man dazu die Tatsache, daß manche nicht gerade in der motorischen Region lokalisierte, umschriebene Rindenerkrankungen, wie Abscesse und Tumoren des rechten Schläfenlappens z. B., häufig Anfälle nicht vom JACKSONschen, sondern von rein epileptischem Charakter auslösen, so ist zuzugeben, daß hier Irrtümer leicht vorkommen werden. Wir müssen ja mit der Möglichkeit rechnen, daß auch die Gehirnvorgänge bei genuinen Epileptikern an bestimmten Stellen der Rinde besonders stark anschwellen könnten. Es ist also nicht ausgeschlossen, daß auch sie gelegentlich halbseitige Krämpfe bekommen; solche Fälle sind aber überaus selten, und wenn ein Kranker nur JACKSONsche, aber gar keine generalisierten Anfälle hat, so spricht das nach wie vor bestimmt gegen genuine Epilepsie.

Ausfallserscheinungen in beiden Fällen. Lassen uns das Verhalten der Aura, die Verteilung der Krämpfe und der Zeitpunkt des Bewußtseinsverlustes im Stich, so werden wir versuchen müssen, aus etwaigen *Ausfallserscheinungen* nach dem Anfall Schlüsse zu ziehen. Diese sind schon deshalb wertvoll, weil wir den Anfall selbst so häufig nicht mehr zu Gesicht bekommen. Leider ist aber auch dieses Merkmal nicht zuverlässig. Die Ausfallserscheinungen bei symptomatischen Epilepsien können symmetrisch auf beide Körperhälften verteilt sein und sich dann von denen nicht unterscheiden, die wir gelegentlich auch bei Kranken finden, bei denen wir aus anderen Gründen an eine „genuine" Epilepsie denken.

Einzelformen der symptomatischen Epilepsie. Natürlich muß hier von einer ausführlichen Darstellung *aller* Krankheiten, bei denen epileptische Anfälle vorkommen können, abgesehen werden, dagegen seien wenigstens die wichtigsten von *den* Gehirnleiden besprochen, bei denen mit einer gewissen Gesetzmäßigkeit psychische Störungen und epileptische Krämpfe zusammentreffen.

Ich beginne mit der wichtigsten, der

Residualepilepsie. Auch dies ist natürlich ein Sammelbegriff — genau so wie die cerebrale Kinderlähmung, mit der die Residualepilepsie aus inneren Gründen so oft zusammenfällt. Fetale Erkrankungen, Geburtstraumen, im frühen Kindesalter erlittene Kopfverletzungen, Encephalitiden, Meningitiden finden sich hier nebeneinander. Von den genuinen lassen sich alle diese Fälle dann leicht abgrenzen, wenn sich grobe Zeichen einer cerebralen Kinderlähmung finden. CARL SCHNEIDER betont aber mit Recht, daß hier viel genauere neurologische Untersuchungen notwendig sind, als man sie bisher gemeinhin vorgenommen hat. FREUD, BIE und REDLICH hatten ja schon vor Jahren die Fälle, in denen epileptische Anfälle mit *Linkshändigkeit* zusammentreffen, als cerebrale Kinderlähmungen der linken Hemisphäre gedeutet. Daß *athetotische Dauerhaltungen der Hand* (BOSTROEM) (vgl. Abb. 6) und die *„Bajonettform"* (CARL SCHNEIDER) (vgl. Abb. 7), die sich gewöhnlich am deutlichsten am 2.—4. Finger zeigt, eine grob organische frühkindliche Hirnschädigung sicher beweisen, brauche ich nicht zu sagen. CARL SCHNEIDER macht aber darauf aufmerksam, daß in diesem Zusammenhang auch schon eine Umkehrung des Längenverhältnisses von Zeige- und Ringfinger (an *einer* Hand!) (vgl. Abb. 8) wichtig sein kann. Bei Kindern, die ihre Hirnschädigung erst im 4. oder 5. Lebensjahr erlitten haben, bilden sich diese Symptome nicht mehr aus.

Daß Residualepileptiker gewöhnlich auch geistig schwer geschädigt sind, sich aber psychisch meistens anders verhalten als genuine Epileptiker, habe ich schon gesagt.

Lues. Bekanntlich kann die Paralyse nicht bloß epileptiforme Anfälle vom JACKSONschen Typus, sondern auch echte epileptische Insulte hervorrufen. Ähnlich verhalten sich andere Formen der *Hirnsyphilis*, bei denen ebenfalls

beide Formen des epileptischen Anfalls beobachtet werden. Ja, auch im Sekundär-
und sogar im Primärstadium der Lues kommen ausnahmsweise epileptische Anfälle offenbar als Ausdruck einer menin-
gealen Reizung vor (NONNE).

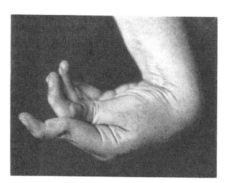

Die Beziehungen der Lues zur Epilepsie sind aber damit nicht erschöpft.
Daß Epileptiker zuweilen von syphilitischen Eltern abstammen, erwähnte
ich schon. Bei einem Teil dieser Fälle
scheint die Syphilis auf dem Wege der
Keimschädigung zu wirken; andere
gehören in das Gebiet der cerebralen
Kinderlähmungen, weil ihnen Narben
nach Encephalitiden und Meningitiden
zugrunde liegen. Aber auch bei Erwachsenen gibt es eine *syphilitisch bedingte* Form von *Spätepilepsie*, die mono-
symptomatisch auftritt und bei der
spezifische Veränderungen im Gehirn

Abb. 6. Athetotische Dauerhaltung; Bajonettform
des Zeigefingers. (Aus CARL SCHNEIDER: ,,Zur Diagnose symptomatischer, besonders residualer Epilepsieformen". Nervenarzt 7, H. 8, 389, Abb. 1.)

bis jetzt wenigstens nicht gefunden worden sind. Symptomatologisch zeigen
diese Fälle nur die Besonderheit, daß die Anfälle verhältnismäßig selten und
daß Dämmerzustände noch seltener auftreten, sowie ferner, daß es offenbar
niemals zu der charakteristischen epileptischen Verlangsamung kommt.

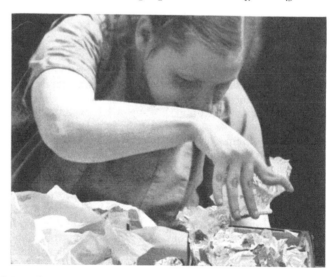

Abb. 7. Infantile Tetraplegie; Bajonettform der Finger. (Aus CARL SCHNEIDER: ,,Zur Diagnose symptomatischer
besonders residualer Epilepsieformen". Nervenarzt 7, H. 8, 390, Abb. 2.)

Wie häufig diese Fälle sind, läßt sich schwer sagen. FOURNIER meint, alle
Epilepsien, die jenseits des 35. Jahres begännen, seien luisch; etwas vorsichtiger
drückt sich RUMPF aus, nach dem eine Epilepsie, die jenseits des 30. Jahres
auftritt, nur selten nicht syphilitisch ist. Auf der anderen Seite halten BINS-
WANGER und VOGT die durch Lues bedingte einfache Epilepsie für sehr selten,
und NONNE nimmt sie nur dann an, wenn jede andere Ursache auszuschließen
ist, die Krankheit verhältnismäßig spät und doch nicht erst im Senium beginnt,
und wenn endlich die epileptische Demenz ausbleibt. Selbstverständlich gehören

aber auch die Fälle nicht hierher, in denen ein positiver Liquorbefund die Zugehörigkeit zu irgendeiner Form von Hirnsyphilis einschließlich der Paralyse erweist.

Übrigens wissen wir durch NONNE, daß Quecksilber, Jod und Salvarsan bei der syphilitischen Spätepilepsie in der Regel nicht mehr wirken, so daß man nicht berechtigt ist, aus dem Zusammentreffen spät (und ohne Herdsymptome) einsetzender epileptischer Anfälle mit positivem Wassermann die verhältnismäßig günstigen prognostischen Folgerungen abzuleiten, die wenigstens für manche Formen der Hirnsyphilis gelten.

Bei der Epilepsie durch syphilitische Keimschädigung ist der Liquor stets normal, und auch der Blutwassermann ist häufiger negativ als positiv. Dagegen findet man dann positive Reaktion bei einem der Eltern oder bei beiden (NONNE).

Hypertonie. Man hat es bis vor kurzem für sicher gehalten, daß auch die *Hirnarteriosklerose* epileptische Anfälle erzeugen könne. Diese Annahme ist durch neuere Untersuchungen (SPIELMEYER und NEUBÜRGER, KRAPF) etwas erschüttert worden. Wohl werden bei manchen Fällen von *Spätepilepsie* (Epilepsia tarda) Hirnherde gefunden, aber es ist viel wahrscheinlicher, daß die Anfälle die Herde, als daß die Herde die Anfälle hervorrufen. Dagegen ist, wie KRAPF an den Kranken meiner Klinik gezeigt hat, die Spätepilepsie nicht selten ein Symptom der *Arteriohypertonie*[1]. Freilich werden

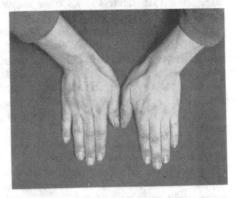

Abb. 8. Umkehrung des Längenverhältnisses von Zeige- und Ringfinger an der rechten Hand. (Aus CARL SCHNEIDER: „Zur Diagnose symptomatischer, besonders residualer Epilepsieformen". Nervenarzt 7, H. 8, 392, Abb. 7 b.)

wir auch hier eine gewisse Disposition zu epileptischen Anfällen außerdem noch voraussetzen dürfen, zu der zuweilen noch Hilfsursachen wie Alkoholmißbrauch z. B., hinzuzutreten scheinen. Übrigens hängen die Anfälle offenbar nicht von der absoluten Höhe des Blutdruckes, sondern von Blutdruckschwankungen ab (KRAPF).

Schädelverletzungen. Tierversuche zeigen, daß Hirnläsionen an sich nicht ausreichen, um gesetzmäßig epileptische Krämpfe auszulösen. Es muß noch eine Ursache hinzutreten, durch die die Neigung zum Krampfen erhöht wird. Diese Ursache wird gelegentlich in Schädigungen wie im Alkoholmißbrauch z. B., sie wird aber häufiger in einer ererbten Krampfbereitschaft gesucht werden müssen (vgl. S. 1680). Auch das würde sich für diese Hypothese verwerten lassen, daß Verletzungen der motorischen Rinde zwar häufiger zu epileptischen Anfällen führen als anders lokalisierte, daß aber auch diese Krämpfe veranlassen können. Von den Hirnverletzten, bei denen BRUSKIN epileptische Anfälle sah, hatten 40% Verwundungen in der Centroparietal-, 30% in der Frontal-, 20% in der Temporal- und nur 3% in der Occipitalregion erlitten.

Sicher sind epileptische Anfälle nach einfacher Commotio — und man wird unkomplizierte Basis- und Konvexitätsbrüche gleich dazurechnen dürfen — sehr selten. (Dagegen wird eine schon bestehende [genuine oder symptomatische]

---

[1] Eine andere Auffassung hat R. v. HOESSLIN mit ausführlicher Begründung vertreten. Er setzt dabei einen Gegensatz zwischen Arteriohypertonie und Arteriosklerose voraus, der sich heute wohl nicht mehr aufrecht erhalten läßt. Wir wissen ja, daß es hier Übergänge gibt und daß die Arteriosklerose nicht selten die Folge funktioneller Gefäßkrämpfe ist.

Epilepsie durch eine Commotio nicht selten ungünstig beeinflußt.) So hat FEINBERG unter 47 100 Kopfverletzungen überhaupt nur in 50 Fällen, also in etwas mehr als 1 pro mille, epileptische Anfälle gesehen. Nimmt man dagegen nur wirkliche Hirnverletzungen (Quetschungen, Fremdkörper, Narbenbildungen), so werden es natürlich mehr — S. A. KINNIER WILSON und SACHAU geben übereinstimmend 5% an —, und am größten ist der Prozentsatz bei offenen Hirnverletzungen, bei denen KRAUSE in 25—30 und STEINTHAL in 28,9—35,5% der Fälle epileptische Anfälle gefunden haben.

Diese Zahlen verschieben sich nun, wenn der zeitliche Abstand von der Verletzung mitberücksichtigt wird. Der erste Krampfanfall kann nach wenigen Minuten, er kann aber (infolge von seröser Meningitis, Abscessen, Cysten, Narbenzug) auch erst nach 15, 18 oder sogar 23 Jahren auftreten (PEDERSEN); bei REDLICHs Kranken war er in 60% im ersten, in weiteren 20% im zweiten Halbjahr nach dem Trauma beobachtet worden. Da aber, wie gesagt, auch später noch erste Anfälle möglich sind, pflegt der Prozentsatz der Epileptiker unter den Hirnverletzten bei jeder späteren Untersuchung zu steigen; MARBURG fand zuerst 6, später 15% und PIERRE MARIE im Anfang 5,8, dann 12%.

Sieht man von den Kriegsverletzungen ab, so werden auch die traumatischen Epilepsien in der Regel schon bei jungen Leuten gefunden. So waren von BRAUNs 627 Traumatikern 504 oder 80,4% vor dem 20. Jahre epileptisch geworden. Im übrigen hängt nach K. H. STAUDER das frühe oder späte Auftreten der ersten Anfälle vielleicht davon ab, ob die Verletzung in eine iktophile oder in eine iktophobe Lebensphase (s. S. 1710) gefallen ist.

Epileptische Anfälle, die unmittelbar nach der Verletzung auftreten, bedeuten jedoch noch keine traumatische Epilepsie. Weitere Anfälle brauchen ihnen nicht zu folgen. Auch für den späteren Verlauf läßt sich sagen: Je früher die ersten Anfälle auftreten, desto leichter kommt die „traumatische" Epilepsie zum Stillstand (BRAUNs akute, vorübergehende Epilepsie), und je länger die Latenzzeit zwischen Unfall und erstem Anfall ist, um so schlechter wird die Prognose.

Damit entsteht natürlich die Frage, ob diese spät auftretenden Epilepsien *nach* Trauma überhaupt *auf* dem Trauma beruhen. Da wo es sich um typische epileptische Verläufe mit Wesensänderung und allmählich fortschreitender Demenz handelt, bin ich mit STAUDER immer stärker geneigt, diese Frage zu verneinen. In diesen Fällen haben die Verletzung und die Epilepsie wohl gar nichts miteinander zu tun.

Man hat in den letzten Jahren gelehrt, daß grundsätzlich *alle* epileptischen Symptome (Aura, Schwindel, Ohnmachten, Absencen, Dämmerzustände, Verstimmungen) nach Verletzungen ebenso beobachtet würden wie bei genuinen Kranken (ISSERLIN, FEUCHTWANGER). Nur die Häufigkeit der einzelnen Symptome und ihr Mischungsverhältnis sollte sich bei den Traumatikern gewöhnlich anders gestalten. Heute werden wir uns noch etwas bestimmter ausdrücken dürfen. Es steht fest, daß *Schwindel* bei Traumatikern häufiger ist als bei genuinen Epileptikern. Dagegen hat STAUDER 10 Krankengeschichtsjahrgänge, ungezählte ambulante Fälle und das gesamte Gutachtenmaterial der Münchener Klinik aufbieten müssen, um nur 25 angebliche traumatische Epileptiker mit *Absencen* ausfindig zu machen. Noch seltener — nämlich nur in 13 Fällen dieses ganzen Materials — hat er eine epileptische *Wesensänderung* feststellen können, und 7 von diesen 13 Fällen haben überdies noch aus epileptischen Sippen gestammt. Da liegt es doch wohl näher, diese Fälle für genuine Epilepsien zu halten, als zu behaupten, die Absence und die Wesensänderung kämen auch bei Traumatikern vor. — Auch schwerere und länger dauernde epileptische *Psychosen* sind bei Hirnverletzten nur vereinzelt, häufiger dagegen kurzdauernde leichte

Verwirrtheitszustände und episodische Verstimmungen beobachtet worden. — Wichtig ist schließlich, daß gerade bei Hirnverletzten körperliche und seelische Anstrengungen sowie Alkoholgaben besonders leicht Anfälle auslösen. Namentlich nach Alkohol treten auch Kopfschmerzen, Schwindel und Erregungszustände auf.

Am wenigsten scheint mir, wie schon angedeutet, die Behauptung gesichert zu sein, daß eine bloße Hirnverletzung auch die typischen Wesensänderungen der genuinen Epilepsie hervorrufen könnte. Ein Teil der vorliegenden Beobachtungen drängt meines Erachtens zu der Annahme, daß außer dem Trauma noch eine angeborene Anlage zur genuinen Epilepsie bestanden habe. In der Mehrzahl der Fälle aber entspricht der seelische Dauerzustand überhaupt nicht dem der genuinen Epileptiker, sondern dem, der aus der Pathologie schwererer Hirnverletzungen, auch wenn sie keine epileptischen Anfälle im Gefolge haben, bekannt ist. Viele von diesen Kranken sind reizbar und neigen im Zorn zu Gewalttätigkeiten; andere sind apathisch, interesselos und ohne Initiative; die Stimmung ist häufiger hypochondrisch-gedrückt als euphorisch; Auffassung, Aufmerksamkeit, Merkfähigkeit, Konzentrationsvermögen und Urteil aber zeigen in schwereren Fällen Veränderungen, die wir von der traumatischen Demenz kennen und die an die Krämpfe nicht gebunden sind. Die breite Umständlichkeit jedoch und die kleinliche Pedanterie, der Egoismus und die Einengung der Interessen, die übertriebenen Höflichkeitsbezeugungen und die Bigotterie der echten Epileptiker kommen bei bloßen Traumatikern offenbar nicht vor[1] — eine Beobachtung, die gut mit der anderen übereinstimmt, daß für die Entstehung der traumatischen Epilepsie die Vererbung keine wesentliche Bedeutung besitzt (PEDERSEN).

Die *Erkennung* der traumatischen Epilepsie wird da selten Schwierigkeiten machen, wo es sich um ältere Personen handelt. Recht schwer kann die Diagnose dagegen werden, wenn ein junger Mensch eine Schädelverletzung erlitten hat oder erlitten haben soll. Sicher sind der Sturz vom Pferde u. dgl. häufig nicht Ursachen, sondern Folgen des ersten epileptischen Anfalls. Andererseits gehen wirklich traumatisch bedingte und deshalb zunächst unter dem JACKSONschen Typus verlaufende epileptische Anfälle nicht selten später in allgemeine über, so daß die nachträgliche Beurteilung auch dadurch erschwert werden kann.

Anhangsweise sei erwähnt, daß *elektrische Traumen* — wenn auch sehr selten! — epileptische Anfälle auch dann auslösen können, wenn sie nicht den Kopf treffen (STEFAN JELLINEK).

Alkohol. Damit wende ich mich zu den toxischen Formen und beginne mit den recht verwickelten Beziehungen zwischen Alkoholismus und Epilepsie. Ihre Beurteilung hat große Wandlungen durchgemacht. Den ätiologischen Auffassungen älterer Autoren entsprach es, daß epileptische Anfälle eines Trinkers zunächst als Symptom und damit als Folge der Trunksucht gedeutet wurden — heute sind wir an dem Punkte angelangt, an dem die Epilepsie fast immer als das Primäre erscheint und die sekundäre, symptomatische Alkoholepilepsie fast ganz verschwindet. In dem Satz von SCHRÖDER, die Alkoholepilepsie wird um so seltener, je besser die Anamnese ist, findet diese Auffassung einen noch verhältnismäßig vorsichtigen Ausdruck.

Natürlich wird mit dieser Feststellung die oben schon erwähnte Tatsache nicht bestritten, daß akute Alkoholvergiftungen epileptische Anfälle auch bei Nichtepileptikern auslösen können. (Daß der Alkohol bei Epileptikern krampferzeugend wirkt, ist lange bekannt.) Die meisten Fälle von schweren akuten

---

[1] Diese Feststellung ist neuerdings wieder durch Untersuchungen von O. PEDERSEN aus der Kieler und von K. H. STAUDER aus der Münchener Nervenklinik erhärtet worden.

Vergiftungserscheinungen bei vorher gesunden Personen sind mit epileptischen Anfällen verlaufen, und selbst bei von einer trunksüchtigen Mutter genährten Säuglingen hat man typische Krämpfe eintreten und nach Fortfall der Schädlichkeit ausbleiben sehen. Ebenso sind die häufigen schweren Anfälle im Beginn vieler Alkoholdelirien Folgen der chronischen bzw. subakuten Intoxikation.

In dem Widerstreit der Meinungen, der in dieser Hinsicht besteht, hat am meisten Anklang die Ansicht gefunden, die zwischen *Alkoholepilepsie* und *habitueller Epilepsie der Trinker* unterscheidet. Die zweite von diesen Krankheitsformen erweist sich im Gegensatz zur ersten dadurch als nicht rein alkoholisch, daß die Anfälle auch in der Abstinenz wiederkehren. Hinsichtlich der eigentlichen Alkoholepilepsie aber verdanken wir Bonhoeffer den Nachweis, daß alkoholepileptische Anfälle in der Klinik immer nur in den ersten der Aufnahme folgenden Tagen beobachtet werden. Nur Schwindelanfälle treten gelegentlich auch später noch auf. Fälle dieser Art müssen gewiß als Folgen der Trunksucht gedeutet werden, und sie stehen somit wohl denen nahe, in denen außer epileptischen Anfällen vor allem delirante Symptome das Bild beherrschen. Mit diesen gemeinsam ist ihnen auch die große Schwere der Anfälle, die gewöhnlich in Form des Status oder wenigstens in Serien auftreten, sowie das Fehlen von Absencen, Verstimmungen, Dämmerzuständen, Ohnmachten. Sind diese Symptome vorhanden, so liegt der Verdacht nahe, daß eine genuine (latente) Epilepsie durch Alkoholismus kompliziert ist.

Noch erwähnt sei, daß der *pathologische Rausch* dem epileptischen Dämmerzustand nicht nur symptomatologisch verwandt ist, sondern auch bei Epileptikern besonders häufig auftritt. Außerdem wird die Disposition zu dieser krankhaften Reaktion durch chronischen Alkoholmißbrauch verstärkt.

Daß epileptische Anfälle bei akuten und chronischen *Schlafmittelvergiftungen* sowie in der *Entziehung* vorkommen können, ist bekannt. Nach Meerloo sollen sie bei Phanodormentziehungen am häufigsten sein. Auch in der *Äthernarkose* werden zuweilen, namentlich bei Jugendlichen, epileptische Krämpfe beobachtet.

Blei. Von anderen durch Gifte bedingten Epilepsien sei noch die *Bleiepilepsie* besprochen. Hier wird man an dem Vorkommen einer echten Intoxikationsepilepsie — die der Alkoholepilepsie analog ist — nicht mehr zweifeln dürfen (Jacksch). Außer dieser Form hat jedoch Jolly noch zwei andere aufgestellt: Die urämisch-eklamptische, die mit Delirien einhergeht und nicht direkt durch das Blei, sondern erst durch die Bleinephritis hervorgerufen wird, und die grob anatomisch bedingte, bei der Gehirnläsionen (Blutungen usw.) unter anderem auch epileptische Anfälle auslösen. Übrigens besitzen auch die akuten Bleipsychosen gewisse Beziehungen zur Epilepsie. Einmal wird ihr Eintreten von epileptischen Anfällen begleitet; sodann ähnelt die Symptomatologie des Bleideliriums der schweren Bewußtseinstrübung und den motorischen Erscheinungen des epileptischen Dämmerzustandes.

Selbstvergiftungen. Die Entstehung epileptischer Anfälle durch im *Körper* selbst *gebildete Gifte* besitzt deshalb ein erhebliches grundsätzliches Interesse, weil ja offenbar auch die echte Epilepsie auf einer solchen Selbstvergiftung beruht. In diesem Zusammenhange ist es wichtig, daß die Epilepsie so häufig in der *Pubertät* beginnt oder sich wenigstens während dieser Jahre verschlechtert, sowie, daß epileptische Anfälle während der Menstruation, der Schwangerschaft und des Wochenbettes besonders häufig auftreten.

Es ist somit nicht möglich, daß die eigentliche Epilepsie zur *Eklampsie der Schwangeren* innigere Beziehungen besitzt, als der klinische Verlauf zunächst vermuten lassen könnte. Praktisch ist jedoch daran festzuhalten, daß manche gesunde Frau, die weder vorher noch nachher jemals einen epileptischen Anfall durchmacht, in der Schwangerschaft eklamptische Zustände bekommt. Diagnostische Schwierigkeiten werden dadurch selten entstehen — kaum jemals ist wohl die künstliche Entbindung wegen eines Status epilepticus eingeleitet worden, der für Eklampsie gehalten worden war.

Etwas Ähnliches gilt für die *urämischen Anfälle* und Dämmerzustände, die freilich den epileptischen sehr ähnlich sein können.

Schließlich werden epileptische Anfälle auch im Verlauf der *Tetanie* beobachtet. Die Differentialdiagnose dieses Leidens ist bekanntlich oft namentlich bei Kindern schwer. Es sei deshalb erwähnt, einmal, daß rachitische Kinder besonders gefährdet sind, daß Brustkinder selten erkranken, und daß die Muttermilch die Zustände meist heilt; sodann daß die Spasmophilie selten im Sommer, häufig im Winter und Frühjahr auftritt; drittens daß die Kinder fast nie vor der 8. Woche und ebensowenig nach dem 3. und 4. Lebensjahr erkranken; und endlich, daß ihre Eklampsie fast stets mit zahlreichen Anfällen einsetzt (VOGT). In allem verhält sich die Epilepsie anders; dazu kommen Chvostek und Trousseau, galvanische Übererregbarkeit, typische tetanische Anfälle, Laryngospasmus, Stimmritzenkrampf usw.

Erkennung.

Es gibt kaum eine Krankheit, bei deren Diagnose die *Anamnese* eine so wichtige Rolle spielt wie bei den epileptischen Formen. Sie muß nicht bloß feststellen, ob Anfälle vorgekommen sind, sondern auch, ob Art und Dauer der Krämpfe, der Zeitpunkt des ersten Auftretens und der Rhythmus der Wiederholung dem genuinen Typus entsprechen; sie muß auf Absencen, Dämmerzustände, Verstimmungen ebenso wie auf Anzeichen einer etwa schon vorhandenen Wesensänderung achten; muß die Familie bis ins Letzte erforschen und schließlich jeder Möglichkeit einer äußeren Verursachung ebenso nachgehen wie allen Schädlichkeiten, die bei schon bestehender (genuiner oder symptomatischer) Epilepsie das Auftreten von Anfällen begünstigen können. So wird man für eine gute Anamnese mehrere Stunden ansetzen müssen (K. H. STAUDER).

Daß dann hier wie sonst eine eingehende neurologische und psychiatrische Untersuchung folgen muß, versteht sich von selbst. In manchen Fällen wird sich jedoch noch eine internistische Untersuchung, in anderen eine Schädeldurchleuchtung oder sogar eine Encephalographie anschließen müssen; diese wird namentlich da notwendig (und auch ausführbar) sein, wo die letzte Möglichkeit einer exogenen Entstehung ausgeschöpft werden soll. Die Forderung, man solle wenigstens im Erbgesundheitsverfahren *jeden* Epileptiker encephalographieren, geht allerdings meines Erachtens zu weit; es gibt nicht wenige Fälle, die sich ohne diesen, doch immerhin schweren, Eingriff aufklären lassen.

Übrigens finden sich, je öfter die Encephalographie angewandt wird, auch immer häufiger Ventrikelveränderungen selbst bei sorgsam ausgelesenen „genuinen" Epilepsien. Unter 300 Epileptikern überhaupt hat E. M. HOLZMANN das Encephalogramm nur 32mal und unter 173 genuinen Fällen nur 22mal als normal ansprechen können. 100 von diesen 173 Fällen haben Ventrikelerweiterungen, 49 gleichzeitig Erweiterungen auch der Subarachnoidalräume gezeigt. Ebenso hat F. LAUBENTHAL in 80% der Fälle von genuiner Epilepsie eine Erweiterung des 3. Ventrikels, in 60% Erweiterungen der Seitenventrikel und in 40% Seitendifferenzen gefunden. Freilich sind diese Erweiterungen nicht erheblich gewesen; ein ausgesprochener Hydrocephalus internus gehört nicht zum Bilde der genuinen Epilepsie. Auch KANAHARA und TAMURA haben unter 20 streng ausgelesenen genuinen Epileptikern ein ganz normales Encephalogramm nur 4mal feststellen können. — Ob bei allen diesen Untersuchungen der Begriff des „normalen" Encephalogramms nicht zu eng gefaßt worden ist, muß ich dahingestellt lassen.

Neuerdings scheint auch das Elektroencephalogramm (Berger, Kornmüller) einen gewissen diagnostischen Wert zu bekommen. F. A. Gibbs, H. Davis und W. G. Lennox haben typische Elektroencephalogrammkurven für den großen Anfall wie für die Absence festgestellt, Kurven, die sonst fehlen und die sogar beim suggerierten Anfall vermißt worden sind.

Über Veränderungen des *Liquors* bei der genuinen Epilepsie sind die Meinungen noch geteilt. Gaupp meint, daß sie vorkämen, Stauder hat sie bei den genuinen Fällen, die in den letzten zwei Jahren in der Münchener Klinik gewesen sind, nur im Anschluß an die Anfälle (in den ersten 48 Stunden) oder dann gesehen, wenn der Anfall eine Hirnschädigung oder wenigstens eine Hirnerschütterung veranlaßt hatte. Stauder macht aber auch darauf aufmerksam, daß hier die Gefahr eines Zirkelschlusses besteht: wenn man, wie es viele tun, in einem krankhaft veränderten Liquor einen Beweis für das Vorliegen einer symptomatischen Epilepsie erblickt, so bleiben für die genuine Epilepsie natürlich nur Fälle mit normalem Liquor übrig.

Zur Feststellung, ob ein Mensch überhaupt zu epileptischen Anfällen neigt, hat man mehrere Provokationsmethoden empfohlen. Von diesen hat die *Chloräthylvereisung* von Muck (die Stelle, an der man den Radialpuls fühlt, wird unter Chloräthylspray gesetzt) vollkommen versagt (Janz, K. H. Stauder). Die von Foerster eingeführte *Hyperventilation*, die in einer besonders tiefen, 10—15 Minuten fortgesetzten Ein- und Ausatmung besteht, führt nur bei 10 (Janz) bis höchstens 40% (Foerster), und auch bei ihnen nur unter Umständen, die die Krampfbereitschaft an sich erhöhen (Frühjahr, nach der Mahlzeit usw.), zu Anfällen. Häufiger treten tetanische Erscheinungen auf: mechanische und elektrische Übererregbarkeit der Nerven, Fußspasmen usw. Immerhin kann die Hyperventilation, die viel Geduld vom Arzt wie vom Kranken verlangt, wenigstens dazu beitragen, vor einer *Operation* den Sitz einer krampfbedingenden Hirnschädigung festzustellen. — Am meisten leistet der *Wasserstoß-Pitressin*[1]-*Versuch* (Engel und Janz), mit dem wir in etwa 50% der Fälle mit Sicherheit und regelmäßig Anfälle auslösen können. — Das *Cardiazol* dagegen ist für diagnostische Zwecke deshalb unbrauchbar, weil es bei allen organischen Hirnkrankheiten und sogar bei vielen Gesunden Krämpfe erzeugt.

Im übrigen müssen wir natürlich mit allen Provokationen vorsichtig sein, weil ja jeder epileptische Anfall anatomische Ausfälle zurücklassen kann.

Differentialdiagnose.

Bei der Differentialdiagnose der genuinen Epilepsie macht, wie wir gesehen haben, vor allem die *Residualepilepsie* erhebliche Schwierigkeiten. Gewiß werden sich die meisten Fälle, in denen etwa eine cerebrale Kinderlähmung neben den epileptischen Anfällen besteht, ohne weiteres aufklären lassen. Neben den klaren gibt es aber leider auch recht unklare Fälle, und bei diesen droht uns eine doppelte Gefahr: Die Scylla ist, daß man beim allzu eifrigen Suchen nach neurologischen Krankheitszeichen schließlich belanglose Dinge überbewertet, also Finger z. B. in ihrem Wachstum gestört oder überstreckbar findet, die in Wirklichkeit noch normal sind; die Charybdis aber besteht in ad hoc erfundenen Hypothesen, mit denen man für wirklich vorhandene neurologische Krankheitssymptome eine nicht vorhandene genuine Epilepsie verantwortlich macht. Ein Autor hat sogar eine (auch außerhalb des Anfalls bestehende)

---

[1] Janz hat das Pitressin durch das *Tonephin* „Bayer" ersetzt.

Pupillenstarre als Symptom der genuinen Epilepsie auffassen wollen: Die Pupillenreflexbogen könnten bei den Anfällen Dauerschäden erleiden, ähnlich wie wir nicht selten auch außerhalb des Anfalls den BABINSKISCHEN Reflex auslösen könnten. Nun ist schon dieses nicht richtig: Ein Babinski außerhalb des Anfalls ist bei genuinen Epileptikern, außer wenn sie in ihren Anfällen Kontusionen erfahren haben, so selten, daß ich für diese Ausnahmefälle viel eher eine anamnestisch nicht mehr feststellbare Kontusion, einen noch nicht diagnostizierbaren Tumor u. dgl. annehmen, als mit einer durch den Anfall selbst bedingten Pyramidenschädigung rechnen möchte. Eine (reflektorische oder absolute) Pupillenstarre aber setzt doch beinahe immer eine Lues voraus; daß sie bei genuiner Epilepsie vorkommt, ist also von vorneherein wenig wahrscheinlich; wir müßten also sehr bestimmte Beweise verlangen, ehe wir z. B. vor dem Erbgesundheitsgericht mit dieser Annahme hervortreten könnten.

Außer der Residualepilepsie machen uns zuweilen Schwierigkeiten: Meningeome der Falx, die durch mehr als 20 Jahre nichts als seltene epileptische Anfälle veranlassen, Astrocytome des Schläfenlappens, die so ziemlich alle Symptome der genuinen Epilepsie durch Jahrzehnte vortäuschen (GANNER und STIEFLER, STAUDER u. a.), und schließlich Cysticerken, die sich ein halbes Leben lang wieder nur in epileptischen Anfällen äußern können.

Im Anschluß an diese Andeutungen sollen jetzt noch einige Krankheitszustände besprochen werden, die nicht zur Epilepsie gehören, aber häufig zu Unrecht für epileptisch gehalten werden.

„Pyknolepsie". Unter dem Namen „gehäufte kleine Anfälle oder Absencen im Kindesalter" hat FRIEDMANN 1906 Anfälle beschrieben, die mit genuiner (und Residual-) Epilepsie bestimmt nichts zu tun haben und eine durchaus gute Prognose geben. 20, 50, 100mal am Tage, ja gelegentlich noch häufiger sinken solche Kinder zusammen oder knicken mitten in ihrer Tätigkeit ein; andere behalten ihre Stellung bei, setzen eine angefangene Handlung automatisch fort und weichen sogar Hindernissen aus; dabei werden sie blaß, die Pupillen weit; der Blick ist starr und meist nach oben gerichtet — und ehe noch eine eingehende Untersuchung stattfinden kann, ist alles wieder vorüber. So können wir nicht einmal über den Bewußtseinszustand etwas Bestimmtes sagen, doch meint VOGT, daß das Bewußtsein gewöhnlich nur leicht oder überhaupt nicht getrübt ist. „Die Bewußtlosigkeit betrifft nur die höheren Funktionen des Gehirns", sagt FRIEDMANN; deshalb haben viele Kinder auch eine Erinnerung an die Anfälle, die im wesentlichen also in einer kurzen und teilweisen Unterbrechung des Denkens bestehen. — In der Regel handelt es sich um kluge, lebhafte und liebenswürdige Kinder, meist etwas frühreif und gewöhnlich irgendwie nicht zweckmäßig erzogen (MORO). Die Anfälle beginnen nie vor dem 4. Lebensjahr und verschwinden, am häufigsten mit 8 Jahren, spätestens aber in der Pubertät von selbst (MORO). — Gelegentlich nützen psychotherapeutische Maßnahmen (Hypnose; Abstellung häuslicher Schädlichkeiten; Beseitigung frühkindlicher Masturbation); medikamentös habe ich zuweilen Erfolge von Calcium gesehen. SAHLI hat (neben der Lumbalpunktion) Thyreoidin, ROSENTHAL Ephedrin empfohlen.

Narkolepsie. Bei den *narkoleptischen Anfällen* (WESTPHAL, GÉLINEAU, REDLICH, S. A. KINNIER WILSON) handelt es sich entweder um Schlafanfälle, die zwei- bis fünfmal täglich gegen oder doch ohne den Willen des Kranken (beim Laufen, Radeln, Chauffieren!) auftreten und mehrere Minuten bis zu einer Viertelstunde andauern; *oder* um Anfälle von affektivem Tonusverlust (REDLICH), bei denen es nach Gemütserregungen jeder Art zu Erschlaffungszuständen der Muskulatur, in schweren Fällen zum Hinstürzen, in leichteren zu kurzem Einknicken in den Knien, gelegentlich auch nur zum Herabsinken des Kopfes, des Unterkiefers oder der erhobenen Hand kommt. Das Bewußtsein ist bei dieser zweiten Form in der Regel erhalten; dagegen wird gelegentlich über Parästhesien oder über leichte motorische Unruhe geklagt. — Diagnostisch wichtig ist, daß Narkoleptiker nicht selten an einer Störung des Nachtschlafes (Verkürzung der Schlafdauer) leiden; ferner, daß es während der Anfälle zu einer Steigerung des Vagotonus (Miosis, Pulsverlangsamung, Senkung des Blutdruckes) kommt. Bei manchen Kranken findet sich außerdem eine typische cerebrale Fettsucht.

Symptomatisch sind derartige Zufälle als Folge der Encephalitis epidemica beobachtet worden (die dann übrigens meist keine oder nur sehr geringe Parkinsonsymptome, wohl aber gelegentliche psychische Veränderungen bedingt). Im übrigen ist über die Ursache und die Pathogenese nichts bekannt. Erbliche Beziehungen zur Epilepsie scheinen nicht zu bestehen (Entres); die Vererbbarkeit der Narkolepsie selbst ist noch umstritten.

Die Krankheit beginnt, und zwar vorwiegend bei Männern, meistens im zweiten Jahrzehnt. Der Verlauf ist chronisch; Heilung ist nur einmal (Stöcker) beobachtet worden.

Zur Behandlung gibt man Ephedosin bzw. Ephetonin (3—6mal täglich $^1/_2$ Tablette).

Migräne. Schwierig ist ferner die Beurteilung mancher Zustände, die, wenn sie bei Epileptikern auftreten, als sich in der Aura erschöpfende abortive Anfälle aufgefaßt werden müssen. Handelt es sich um kurzdauernde motorische Entladungen — Lauf-, Beuge-, Dreh- und Schüttelbewegungen u. dgl. —, so bleibt freilich die epileptische Natur selten zweifelhaft; wohl aber können sensorische Symptome vieldeutig sein. Die Kranken bekommen nur hemianopische Erscheinungen oder ein Flimmerskotom; sie sehen einen Stern im Gesichtsfeld usw.; oder es tritt eine typische Augenmigräne auf. Alles das kommt bei echten Epileptikern vor. Wir sehen aber ähnliche Symptome verhältnismäßig häufig auch beim nervösen und besonders bei zu vasomotorischen Erscheinungen neigenden Leuten, die in den Verdacht der Epilepsie sonst niemals geraten würden, und wir treffen sie ziemlich regelmäßig bei Menschen, die an habitueller *Migräne* leiden. Nun bestehen allerdings zwischen Migräne und Epilepsie irgendwelche, noch nicht aufgeklärte Beziehungen (Gefäßkrämpfe, Durchlässigkeit der Zellwände, Zellquellung). Fälle, bei denen Erscheinungen beider Krankheitsformen bei einem und demselben Kranken oder aber bei Geschwistern beobachtet werden, sind zu häufig, als daß das Zusammentreffen als ein zufälliges angesehen werden könnte. Dazu schließen sich an manche Migräneanfälle körperliche und psychische Ausfallserscheinungen an, die den postepileptischen vollkommen gleichen, und endlich sehen wir gelegentlich einen epileptischen Anfall auf der Höhe der Migräne auftreten. Trotzdem wird man nicht etwa beide Syndrome einfach zusammenwerfen dürfen. Auch die Migräne ist ebenso wie der epileptische Anfall eine Reaktionsform des Gehirns, die auf eine bestimmte Krankheit noch nicht zurückschließen läßt.

Hysterie. Einfach ist im großen und ganzen die Unterscheidung epileptischer und *hysterischer Zustände*. Bei der großen Mehrzahl der hysterischen Anfälle wird kein Arzt von einiger Erfahrung darüber im Zweifel bleiben, daß ein so elementares, von dem Bewußtseinsinhalt des Kranken so unabhängiges Ereignis wie der epileptische Krampf nicht vorliegt. Dazu wird uns die feinere Beobachtung fast immer die *neurologische* Entstehung in dem einen, die *psychogene* Entstehung im anderen Falle auch an gewissen Einzelheiten erkennen lassen. Wichtig ist vor allem auch die rasche Erholung, die beim Hysterischen selbst nach dem schwersten und längsten Anfall eintritt — im Gegensatz zum Epileptiker, der nach zwei Minuten zerschlagen und benommen ist.

Schwerer wird die Aufgabe natürlich, wenn wir die Kranken erst nach dem Anfall zu Gesicht bekommen oder gar auf die *Anamnese* angewiesen sind. Zumeist kann man jedoch auch aus den Schilderungen der Angehörigen, selbst wenn sie ungebildet und von der epileptischen Natur des beschriebenen Anfalls überzeugt sind, entnehmen, daß ihre vielfältigen Heilungsversuche an dem Kranken deshalb nicht wirkungslos abprallen, weil er eben hysterisch ist. Gewöhnlich werden die hysterischen Anfälle auf diese Weise ebenso verlängert und gesteigert, wie sie in der Klinik, wenn man sie nicht beachtet, verschwinden. Wird uns von stundenlangen Anfällen erzählt, die womöglich jeden Abend zu derselben Stunde oder regelmäßig in einer bestimmten Lebenslage auftreten, so sind sie sicher nicht epileptisch. Auch daß schwere Verletzungen, Zungenbisse, kleine Blutungen in der Haut und den Schleimhäuten und Urinverlust bei Hysterischen nur ausnahmsweise vorkommen, wird sich für die Diagnose verwerten lassen — nur muß man wissen, daß schwer Hysterische, die viel von diesen Dingen gehört haben, auch solche Symptome nachahmen und daß Hautblutungen auch infolge des Umsichschlagens zustande kommen können. Besonders wenn die Verletzungen auf viele Stellen des Körpers verteilt und doch nicht erheblich sind, werden sie sich aus dem Ablauf des epileptischen Anfalls schwer erklären lassen. Ebenso zu beurteilen sind andere Nebenumstände wie die, daß Kranke mit häufigen Anfällen noch niemals in Gesellschaft oder im Theater zusammengebrochen sind, es sei denn, daß diese Form von Sensation auf der Linie ihrer Wünsche liegt. Bei Kindern kann man zuweilen feststellen, daß die Anfälle auf einer Sommerreise oder bei einem Logierbesuch plötzlich verschwinden oder daß sie infolge der Anwesenheit eines unbeliebten oder eines allzu beliebten Kinderfräuleins anschwellen. Nicht zuverlässig ist dagegen das Merkmal, daß nur epileptische Anfälle aus dem Schlaf heraus auftreten sollen; bei der überwiegenden Mehrzahl der Fälle trifft freilich auch das zu, aber es steht doch fest, daß ängstliche Träume auch bei Hysterikern schließlich Krampfanfälle auslösen können, ohne daß sich das Bewußtsein inzwischen ganz wieder hergestellt hätte. Schließlich sei noch einmal erwähnt, daß wir in der *Hyperventilation* und im *Pitressin* Mittel besitzen, um die *organische* Natur von Krampfanfällen sicherzustellen.

Absolut beweisend sind natürlich *Erschöpfungslähmungen* (Babinski usw.) und sonstige körperliche Folgen des epileptischen Anfalls (Eiweiß im Urin). Nicht unbedingt zuverlässig ist dagegen die *Pupillenstarre*. Eine Zeitlang schien es, als wenn sie auch im hysterischen Anfall vorkommen könne. Die Pupillen sind dann entweder sehr eng oder sehr weit oder schwanken auch in ihrer Weite. Heute wird man überlegen müssen, ob es sich in solchen Fällen nicht um latente Epilepsien gehandelt hat, bei denen die Hyperventilation während des hysterischen Anfalls schließlich einen epileptischen Krampf ausgelöst hat. Übrigens sind diese Fälle so selten, daß man praktisch kaum mit ihnen zu rechnen braucht.

Wenden wir uns dann noch den übrigen epileptischen Symptomen zu, so werden bloß subjektiv empfundene *Schwindelerscheinungen* von hysterischen Kranken natürlich ebenso geklagt, wie *Ohnmachten* auch bei ihnen beobachtet werden. Dagegen beweist eine glaubwürdig geschilderte oder vom Arzt selbst beobachtete *Absence* den epileptischen Charakter des Leidens ohne weiteres. Hinsichtlich der akuten *epileptischen Psychosen* ist zunächst zu beachten, daß sog. hysterische „Stigmata" auch hier vorkommen. Halbseitenanästhesien z. B. finden wir in Dämmerzuständen, mögen sie sich nun an einen epileptischen Anfall anschließen oder nicht, gar nicht selten. Wichtiger sind die rein psychologischen Unterscheidungsmerkmale. Auch die epileptische Erregung hat genau wie der Anfall stets etwas Elementares, nicht Motiviertes und Gewaltsames an sich und wirkt gerade darum auf die Umgebung so unheimlich und erschreckend; die hysterische entbehrt selten einer theatralischen Beimengung; wenn sich die Kranken auch noch so wild gebärden, eine gewisse Rücksicht auf ihren eigenen Körper nehmen sie doch. Vorsicht ist dagegen in der Beurteilung „übertriebener", d. h. ungewöhnlicher Ausdrucksbewegungen geboten. Die Formen, in denen sich z. B. die religiöse Ekstase äußert, veranlaßt Anfänger zuweilen zu der irrtümlichen Annahme einer bewußten „hysterischen" Übertreibung, während in Wirklichkeit nur ein Mißverhältnis zwischen krampfhaft gespannter seelischer Erregung und den für den Kranken verfügbaren sprachlichen Ausdrucksmitteln besteht. Um so sicherer sind andere Merkmale. Der epileptische Dämmerzustand hängt von dem Verhalten der Umgebung wenig oder gar nicht ab; der hysterische ist stets auf das Publikum berechnet und nimmt deshalb zu, sobald sich der Kranke beobachtet glaubt. Auch die Sinnestäuschungen sind verschieden, während die Stimmung sowohl bei der Epilepsie wie bei der Hysterie bald ekstatisch verzückt, bald ängstlich sein kann. Typisch organische Störungen, wie Haften, Schwerbesinnlichkeit, paraphasische Entgleisungen, werden bei Hysterischen natürlich immer vermißt.

Zum Schluß noch ein Wort über die *dauernden psychischen Veränderungen*. Epilepsie und Hysterie sind grundsätzlich verschiedene Krankheiten, die ineinander nicht übergehen können; aber gerade deshalb können sie sich sehr wohl bei einem Menschen zusammenfinden, genau so wie andere Psychopathen auch einmal Carcinome bekommen. Dazu kommt, daß die epileptische Wesensveränderung das Auftreten nicht bloß von psychogenen Störungen, sondern auch von hysterischen Charakterzügen begünstigt. Diese Züge werden bei Epileptikern aber immer als sekundäre hinter den spezifischen Ausfallserscheinungen der Grundkrankheit zurücktreten, während man umgekehrt Hysterische höchstens dann für epileptisch-dement halten wird, wenn sie entweder pseudodement oder imbezill oder aber auf Grund einer falschen Diagnose mit Brom vergiftet worden sind.

Behandlung.

Die Behandlung der epileptischen Erkrankungen kann deshalb nicht einheitlich besprochen werden, weil diese Erkrankungen unter sich ungemein verschieden sind und weil wir ihre Pathogenese bisher doch nur ungenügend kennen. Insofern ist es kein Wunder, daß die Erfolge im ganzen bis heute noch schlecht sind. Die Heilungen in F. Brauns Anstalt in Zürich betragen bei Erschöpfung aller Mittel nicht mehr als 10%; bei den übrigen lassen sich allerdings die Anfälle oft ganz bedeutend verringern (bis 60—70%). Braun fügt hinzu, es sei sehr selten, daß man einen Epileptiker vor dem 30. bis 35. Lebensjahr anfallsfrei bekäme.

Bei den grob organisch bedingten symptomatischen Fällen drängt sich naturgemäß immer wieder der Gedanke an einen *operativen Eingriff* auf. Wenn wir aber von den leider nicht allzu häufigen Fällen absehen, in denen ein scharf abgesetzter Tumor, eine Cyste oder ein in seinen Folgen deutlich greifbares Schädeltrauma eine genaue Lokaldiagnose zulassen, so sind die Aussichten solcher Eingriffe bis heute keineswegs gut.

Ich möchte mich in dieser Beziehung auch der Warnung Bonhoeffers vor einer Überschätzung der Jacksonschen Anfälle ausschließen. Auch diese können, ebenso wie die Ausfallserscheinungen, die sie hinterlassen, von ganz entfernten Stellen des Gehirns aus ausgelöst werden. Aber selbst da, wo die ursprüngliche Ursache der epileptischen Anfälle in Form von Knochensplittern z. B. greifbar zutage liegt, haben operative Eingriffe keineswegs immer eine wirkliche Heilung herbeigeführt, und auch die Lösung von Verwachsungen

und die Entfernung von Hirnnarben haben oft genug Ärzte und Kranke enttäuscht. Am schlechtesten sind natürlich die Ergebnisse da, wo nur die Anamnese
ein Kopftrauma wahrscheinlich macht, der objektive Befund aber keine weiteren
Anhaltspunkte ergibt. Man weiß dann häufig nicht einmal, ob die angegebene
Schädelverletzung überhaupt die Ursache der epileptischen Anfälle und nicht
vielmehr ihre Folge gewesen ist. Hat aber wirklich erst das Kopftrauma die
epileptischen Anfälle ausgelöst, so wird durch die bloße Entlastungstrepanation
doch nur selten geholfen. VOLLAND hat in 26 Fällen, in denen vor dem 25. Lebensjahr ein Schädelunfall erfolgt sein sollte, nur sechsmal eine entschiedene Besserung
durch Trepanation eintreten sehen. OLIVECRONA hält chirurgische Eingriffe nur
dann für aussichtsvoll, wenn man Druckerscheinungen (durch Knochenstücke)
beseitigen könne; Narbenexcisionen dagegen hinterließen in der Regel nur neue
Narben. Im Gegensatz dazu setzen sich FOERSTER und PENFIELD entschieden
für eine chirurgische Behandlung der fokalen Epilepsie ein. PENFIELD (der
übrigens jedem chirurgischen Eingriff eine Encephalographie vorangehen läßt)
hat nach vollständiger Excision cerebro-meningealer Narben in 42% der Fälle
keine Anfälle mehr auftreten und in weiteren 32% wenigstens Besserungen
gesehen. Für Eingriffe, die, wie der Balkenstich, nur eine Entlastung des Gehirns
anstreben, hat sich besonders ANTON ausgesprochen; außer ihm hat auch PAYR
über gute Erfolge berichtet. Im ganzen möchte ich mich in bezug auf alle diese
Verfahren der Warnung BRAUNs anschließen: Chirurgen sollten von Heilungen
nicht eher berichten, als bis mindestens 5 Jahre lang kein Anfall mehr beobachtet
ist. BRAUN hat, wie wir wohl alle, Rückfälle noch nach 15jähriger Pause gesehen.
Ja PENFIELD will trotz seiner Erfolge von einer Heilung der Epilepsie überhaupt
nicht mehr sprechen.

Auf die Behandlung solcher Fälle von symptomatischer Epilepsie, deren
infektiöse oder toxische Ätiologie klar ist, kann hier ebensowenig eingegangen
werden wie auf die Therapie der Arteriohypertonie. Daß dort, wo *allergische*
Ursachen wahrscheinlich sind — wir wissen bis heute sehr wenig darüber —,
der Versuch einer Desensibilisierung gemacht werden muß, versteht sich ebenso
von selbst wie die Forderung, daß man die Wirksamkeit *hypoglykämischer*
Zustände (KUHN, FRANK u. a.) nicht bloß feststellen, sondern, wenn irgend
möglich, auch aufheben muß. Ausdrücklich erwähnen möchte ich, daß auch
sichere Fälle von luischer Spätepilepsie durch eine spezifische Behandlung
keineswegs immer gebessert werden. Andererseits wird man nicht nur bei der
Lues, sondern in allen Fällen, in denen irgendein Krankheitsprozeß aufgesogen
werden könnte, neben anderen Mitteln *Jod*[1] geben müssen.

Eine große Rolle spielt in der Behandlung der epileptischen Anfälle die *Diät.*
Obwohl uns auch in dieser Hinsicht klare pathogenetische Einsichten fehlen,
kann als sicher gelten, daß eine reizlose und fleischarme und daß besonders
die salzarme und die ketogene[2] Kost, unabhängig von jeder sonstigen Behandlung, die Zahl der Anfälle herabsetzt. Auch die Hungerbehandlung ist
wirksam — wieder weil sie zur Flüssigkeitsausscheidung führt. Wie gut diese
wirkt, hat STUBBE TEGLBJAERG in mehrmonatigen Versuchen noch einmal exakt
bewiesen; sie wirkt aber offenbar vornehmlich auf die großen Anfälle und weniger
auf die Absencen. Im übrigen wird sich eine so strenge Kost — eine heillose
Schinderei nennt sie PETERA KAFER — auf die Dauer schwer durchführen lassen.

Die schädliche Wirkung, die der *Alkohol* auf alle Formen von Krämpfen ausübt,
ist bekannt; es muß also jede, auch die kleinste Dosis verboten werden. Wie weit

---

[1] sc. da, wo man es überhaupt geben darf. Südlich des Maines muß man bekanntlich
mit diesem Mittel überaus vorsichtig sein.

[2] PETERMANN gibt an: 16 g Kohlehydrat, 1—5 g Eiweiß pro Kilogramm Körpergewicht, während das übrige Calorienbedürfnis durch Fett gedeckt wird.

Kaffee, Tee und Nicotin schaden, steht dahin. Auf jeden Fall gebietet wohl die Vorsicht, mindestens einen Mißbrauch dieser Mittel zu verbieten.

Was nun die eigentliche *medikamentöse Behandlung* angeht, so wird man heute vom Calcium wohl endgültig absehen dürfen. Nach Untersuchungen von Bertha Wüsten sind nämlich die Schwankungen des Kalkspiegels, die man bei Epileptikern beobachtet hat, nicht die Ursache, sondern die Folge der Anfälle; die Zufuhr von Kalk kann also auch keine Krämpfe verhindern. Nur im Status epilepticus scheint Kalk günstig zu wirken.

Dagegen wird man auch heute ohne *Brom* nicht immer auskommen können. Über die Dosierung wie über die Art der Verordnung gehen die Ansichten bekanntlich auseinander. Ich selbst bevorzuge das *Bromnatrium* vor dem *Bromkalium,* das, selbst wenn es sonst nichts schaden sollte, doch mindestens leichter eine Brom-Akne erzeugt. Besonders beachtet muß werden, daß das Brom, das sich ja im Körper aufspeichert, ihm auch dauernd in genügender Dosis zugeführt wird. Manche schwere Anfälle oder sogar ein Status epilepticus werden dadurch hervorgerufen, daß der Kranke bei einer Reise z. B. sein Brom vergißt.

Als *Dosis* wird man dem Erwachsenen von durchschnittlichem Körpergewicht nicht unter 5 g geben dürfen. Auch epileptische Kinder pflegen verhältnismäßig viel Brom zu vertragen. Verringern läßt sich die Dosis in den Fällen, in denen die Anfälle in regelmäßigen Zwischenräumen, also etwa nur zur Zeit der Menstruation auftreten. Hier genügt es oft, wenn durchschnittlich wenig und erst ein paar Tage vor dem zu erwartenden Anfall mehr Brom gegeben wird. Außerdem wird man auch hier eine salzlose oder wenigstens salzarme Diät verordnen, weil sonst das Bromnatrium ausgeschieden und das Chlornatrium im Körper zurückgehalten wird. Der beste Beweis dafür liegt darin, daß die Brom*vergiftung* am einfachsten durch Aussetzen des Mittels *und* geringe Kochsalzzufuhr behoben wird. Daß der Ersatz des Kochsalzes durch Brom durch die Einführung des *Sedobrols* (ein Würfel = 1,1 Bromnatrium + 0,1 Chlornatrium, Dosen innerhalb dreier Wochen steigend von 1 auf 3—5 Würfel täglich) wesentlich erleichtert worden ist, darf als bekannt vorausgesetzt werden. Zum Wechseln angenehm ist das *Episan* (Kaliumbromid und Natriumbiborat zu gleichen Teilen mit geringen Mengen von Zinkoxyd und Valeriansäureamylester; Dosis 2—6 Tabletten pro Tag).

Vom *Luminal,* das wir eine Zeit lang viel gegeben haben, sind wir heute wieder abgekommen, weil es den psychischen Verfall wenigstens bei manchen Kranken beschleunigt. K. H. Stauder hat im Rorschach-Versuch gezeigt, daß sich bei dieser Behandlung besonders die Neigung zum Haften verstärkt, in der er wie ich das Kernsymptom der epileptischen Wesensveränderung sieht. Gegen die kleinen Dosen (bis 0,1 pro die) bestehen aber im allgemeinen keine Bedenken.

Eine wesentliche Bereicherung der Epilepsietherapie ist durch die Einführung des *Prominals* (0,2 Prominal = 0,1 Luminal) erzielt worden. Das Mittel hat vor dem Brom den doppelten Vorteil, einmal, daß seine Wirkung von der Kochsalzzufuhr nicht erheblich abhängt, sowie ferner, daß es gewöhnlich gerade von den Kranken gut vertragen wird, denen das Brom nicht bekommt. Man pflegt das Prominal einzuschleichen, indem man mit 0,1 morgens und abends beginnt und dann bis zu höchstens dreimal 0,2 steigt. Bei diesem Verfahren lassen sich Nebenwirkungen wie Exantheme, Urticaria, Nierenreizung und Ödeme beinahe immer vermeiden. Immerhin gibt es namentlich jugendliche und weibliche Personen, bei denen Kopfdruck, Schlaflosigkeit, Benommenheit und Schwindel oder sogar Verwirrtheitszustände zum Aussetzen zwingen. Besonders geeignet ist das Prominal in den Fällen, bei denen die Anfälle mit einer gewissen Gesetzmäßigkeit in bestimmten Abständen auftreten und in denen wir deshalb nur 2—3 Tage vor dem zu erwartenden Anfall überhaupt etwas zu geben brauchen.

Gelegentlich kann man das *Prominal mit Brom zusammen* geben, etwa 1,0—1,5 g Brom mit 0,2 Prominal.

Noch besser als das Prominal hat sich uns, allerdings nur bei allen symptomatischen Fällen, das *Luvasyl* bewährt, das gar nicht einschläfernd wirkt und keine Benommenheit erzeugt. Man gibt 1—3mal täglich 1—2 Dragées. Zuweilen hat sich auch die Verbindung von Prominal und Luvasyl bewährt. Die Dosierung muß dann ausprobiert werden.

Um möglichst zugleich mit dem Blutdruck auch die Neigung zu Gefäßspasmen, zur Durchlässigkeit der Zellwände und zur Zellquellung zu vermindern, hat man in den letzten Jahren Acetylcholin, Padutin usw. und zuletzt eine Substanz zu geben versucht (K. H. Stauder), die im Körper offenbar an die Arteriolen gebunden ist und die Fritz Lange und Felix aus gefäßreichen Organen wie Milz und Niere haben herstellen lassen. Über die Erfolge mit dieser Substanz, die im Blut von Hypertonikern fehlt (während sie in ihrem Harn vermehrt ausgeschieden wird), bei Epileptikern wird sich erst urteilen lassen, wenn sehr ausgedehnte Erfahrungen vorliegen. Einstweilen scheint es, als ob das Mittel nur gegen die Krämpfe hilft, während es beim Status epilepticus versagt und Dämmerzustände sogar vertieft und verlängert (K. H. Stauder). Eine äußere Schwierigkeit der Anwendung liegt darin, daß das Mittel bisher nicht per os gegeben werden kann.

Außerdem besteht hier eine *grundsätzliche Schwierigkeit,* auf die wieder K. H. Stauder aufmerksam gemacht hat. Erlauben uns die Vorstellungen, die wir uns über die Rolle der Gefäße beim Zustandekommen der epileptischen Anfälle gebildet haben, heute wirklich noch, in das Krankheitsgeschehen gerade an diesem Punkt einzugreifen? Man kann doch in den Gefäßspasmen sehr wohl eine Abwehrmaßnahme des Organismus erblicken, der sich auf diese Weise von gewissen schädlichen Stoffwechselprodukten befreit. Hier werden wir wohl noch weitere Erfahrungen abwarten müssen.

Schließlich noch ein Wort über die *Lufteinblasung* durch den Lumbalsack[1]. Wir verwenden sie vornehmlich in Fällen, in denen Arzneien versagen und die Anfälle gehäuft auftreten. Sie wirkt wohl schon dadurch, daß man durch den Abfluß von Liquor den Gehirndruck vermindert und etwaige meningeale Verwachsungen löst; dazu kommt aber, daß der Reiz, den die Luft offenbar für das Nervenparenchym, die Meningen und den Gefäßapparat bedeutet, den Stoffaustausch zwischen Blut und Liquor bzw. zwischen Blut und Gehirn erhöht und verändert; dadurch werden die „Krampfgifte" besser ausgeschieden und zugleich „Gegengifte", d. h. (körpereigene und medikamentöse) Stoffe, die die Krampfbereitschaft herabsetzen, besser durch die Blut-Liquor-Schranke gebracht. Leider haben wir aber Erfolge von dieser Behandlung bisher im wesentlichen nur bei Kindern gesehen; bei Erwachsenen hat die Lufteinblasung gelegentlich sogar zu gehäuften Anfällen geführt.

Die Behandlung des einzelnen *Anfalls* ist einfach. Es genügt, den Hals frei zu machen und den Kranken vor Verletzungen zu schützen. Sonst soll man ihn in Ruhe (keine gewaltsame Öffnung des Mundes!) und ihn nach dem Anfall ausschlafen lassen, um möglichst einen Verwirrtheitszustand zu vermeiden. Zur Behandlung des *Status epilepticus* hat Redlich bei schlechter Herztätigkeit *Aderlaß* und die Injektion von *Herzmitteln* und Hauptmann Luminal, und zwar in Gaben von zwei- bis dreimal täglich 0,3—0,5 vorgeschlagen. Wir ersetzen auch dabei das Luminal durch Prominal und Luvasyl und nehmen in schweren Fällen eine Lufteinblasung vor.

Epileptische Psychosen gehören in die Klinik, in der bei starker motorischer Erregung gelegentlich *Scopolamin* (hydrobromicum, frische Lösung oder „Sco-

---

[1] Vgl. Friedmann und Scheinker.

polamin haltbar"!) gegeben werden muß. Dieses Mittel ist unter Umständen auch für die Überführung in ein Krankenhaus (Dosis 0,0005—0,001) erforderlich.

Auch die Behandlung psychisch schwer defekter Epileptiker ist eine rein psychiatrische. Hier sehen wir heute von der *Arbeitsbehandlung* besonders gute Erfolge; Epileptiker sind (infolge ihrer Pedanterie) nicht bloß recht gewissenhafte Arbeiter, sondern sie fühlen sich auch durch die Arbeit besonders befriedigt.

Soziale Beurteilung.

Das *Gesetz zur Verhütung erbkranken Nachwuchses* bestimmt, daß Kranke mit „erblicher Fallsucht" unfruchtbar gemacht werden sollen. Nun ist die Entscheidung: genuin oder symptomatisch, wie wir gesehen haben, häufig keineswegs leicht. Wie sollen wir uns praktisch verhalten?

Ich schicke voraus, daß peinliche Entgleisungen vorgekommen sind. An VILLINGERS „grober Faustregel", man möchte jeden Fall, in dem sich exogene Ursachen für die Anfälle nicht nachweisen ließen, als genuine Epilepsie behandeln, werden wir also, da sie allzu leicht mißverstanden wird, nicht festhalten können. BONHOEFFER schlägt deshalb vor, man möchte die erbliche Fallsucht von der Epilepsie mit unbekannter Verursachung unterscheiden und bei der ersten Gruppe (die dann allein unter das Sterilisierungsgesetz fiele) den Nachweis von noch anderen Epileptikern in der Familie verlangen. Aber dann würde mindestens die Hälfte aller genuinen Epileptiker nicht sterilisiert, das Gesetz also nicht durchgeführt werden können.

Zum Glück gibt es noch eine andere Lösung. In der Mehrzahl der Fälle läßt sich der *positive* Nachweis erbringen, daß Symptome und Verlauf dem Bilde der genuinen Epilepsie in jeder Hinsicht entsprechen. Besonders viel kommt dabei auf die *Wesensänderung* an. Liegt neben anderen Merkmalen auch diese vor, so kann man auf die Feststellung von epileptischen Anfällen in der Familie verzichten; nur wo sie fehlt, müssen wir diesen Nachweis verlangen.

Glücklicherweise pflanzen sich Epileptiker — infolge des niedrigen Erkrankungsalters und der großen Sterblichkeit — weniger (um 50—75%) fort als Gesunde (ESSEN-MÖLLER). Trotzdem werden wir — und zwar nicht nur aus eugenischen Gründen — alles tun müssen, um die Fortpflanzung aller genuinen Kranken zu verhindern; wir werden davon auch deshalb verhältnismäßig günstige Ergebnisse erwarten dürfen, weil die Erkrankung früh beginnt und sich die Kranken sehr bald zum Arzte begeben.

Sodann muß nicht bloß der Beruf, sondern auch die Lebensweise des Epileptikers mit Rücksicht auf die Anfälle geregelt werden. Da viele Möglichkeiten der Erkrankung wegen ausscheiden, entstehen hier gewöhnlich große Schwierigkeiten, die dadurch noch verschärft werden, daß die Kranken die Schwere ihres Leidens fast immer weit unterschätzen. Sie halten deshalb — selbst wenn es sich um Ärzte und unter diesen um Chirurgen handelt — auch fast niemals einen Berufswechsel für notwendig (COURBON und FRANCES). Übrigens muß auch da, wo es sich nur um eine sportliche Betätigung handelt, immer wieder betont werden, daß jeden Augenblick ein Anfall eintreten und schwere Verletzungen oder den Tod verursachen kann.

Literatur.

A. Zusammenfassende Arbeiten.

FRISCH: (1) Das „vegetative System" der Epileptiker. Monographien Neur. 52 (1928). — (2) Die Epilepsie. Leipzig: Weidmann & Co. 1937.

GOWERS: Epilepsie. Übersetzt von WEISS. Leipzig u. Wien 1902. — GRUHLE: Epileptische Reaktionen und epileptische Krankheiten. BUMKES Handbuch der Geisteskrankheiten, Bd. VIII, S. 669. 1930.

HOCHE, A.: Differential-Diagnose zwischen Epilepsie und Hysterie. Berlin 1902. — HOFF u. SCHÖNBAUER: Hirnchirurgie. Leipzig 1933.
MAUZ: Die Veranlagung zu Krampfanfällen. Leipzig: Georg Thieme 1937. — MUSKENS: Epilepsie. Monographien Neur. 47 (1926).
RAECKE: Die transitorischen Bewußtseinstrübungen der Epileptiker. Halle 1903. — REDLICH: Epilepsie. LEWANDOWSKIS Handbuch der Neurologie, Erg.-Bd. I, S. 407. 1924. — ROSENTHAL, C.: Die gehäuften kleinen Anfälle des Kindesalters. Erg. inn. Med. 48, 77 (1935).
SCHRECK, E.: Die Epilepsie des Kindesalters. Stuttgart: Ferdinand Enke 1937. — SPATZ, H.: Pathologisch-anatomische Befunde bei der Epilepsie. BUMKEs Lehrbuch der Geisteskrankheiten, 4. Aufl. München: J. F. Bergmann 1936. — STAUDER, K. H: Konstitution und Wesensänderung der Epileptiker. Leipzig: Georg Thieme 1938. — STUBBE TEGLBJAERG, H. P.: Investigations on epilepsy and water metabolism. Kopenhagen: Levin & Munksgaard 1936.
THIELE, R.: Beiträge zur Kenntnis der Narkolepsie. Berlin: S. Karger 1933.
VOGT: Epilepsie. ASCHAFFENBURGs Handbuch der Psychiatrie, Spez. Teil, Abt. I, S. 53. 1915.
WILSON, S. A. KINNIER: The epilepsies. BUMKE-FOERSTERs Handbuch der Neurologie, Bd. 17.

B. Einzelarbeiten.

ALZHEIMER: Die Gruppierung der Epilepsie. Allg. Z. Psychiatr. 64, 418 (1907).
BAUMM, H.: Erfahrungen über Epilepsie bei Hirnverletzten. Z. Neur. 127, 279 (1930). — BERGER, H.: Über die Entstehung der Erscheinungen des großen epileptischen Anfalls. Klin. Wschr. 1935 I, 217. — BONHOEFFER: Zur Epilepsiediagnose im Sterilisierungsverfahren. Med. Welt 1935, 1659. — BRAUN, F.: Über Pathogenese, Klinik und Therapie der Epilepsie. Schweiz. Arch. Neur. 36, 63, 221 (1935). — BRAUNMÜHL, A. v.: Epilepsie (anatomischer Teil). Zbl. Neur. 87, 690 (1938).
CLAUDE et LÉJONNE: Epilepsia 2 (1.—12. Juni 1910). — CONRAD, K.: (1) Erbanlage und Epilepsie. Z. Neur. 155, 509 (1936); 159, 521 (1937); 162, 505 (1938). — (2) Epilepsie. Vererbung und Konstitution. Z. Neur. 161, 280 (1938). — (3) Übersicht über auslesefreie Untersuchungen in der Verwandtschaft von Epileptikern. Z. psych. Hyg. 10, 167 (1938). — COURBON et FRANCES: Inconscience des épileptiques vis-à-vis de la gravité des conséquences de leurs crises. Revue neur. 1, 1351 (1932).
ENGEL, R.: (1) Die praktische Bedeutung des Wasserhaushaltes in der Epilepsie, zugleich eine Beitrag zur Permeabilitätstheorie. Nervenarzt 6, 120 (1933). — (2) Über Krampfbereitschaft und ihre Behandlung. Dtsch. med. Wschr. 1935 I, 1038. — ESSEN-MÖLLER: Untersuchungen über die Fruchtbarkeit gewisser Gruppen von Geisteskranken (Schizophrenen, Manisch-Depressiven und Epileptikern). Acta psychiatr. (Københ.), Suppl. 1935.
FEUCHTWANGER: Anfallsäquivalente und psychische Dauerveränderungen bei der Epilepsie nach Hirnverletzung. Nervenarzt 3, 577 (1930). — FOERSTER, O.: (1) Hyperventilationsepilepsie. Zbl. Neur. 38, 289 (1924). — (2) Die Pathogenese des epileptischen Krampfanfalles. Einleitender Überblick, Klinik und Therapie. Dtsch. Z. Nervenheilk. 94, 15 (1926). — FRANK, H.: Letale Spontanhypoglykämie. Münch. med. Wschr. 1935 II, 1829.
GANNER u. STIEFLER: Zur Symptomatologie der Schläfenlappentumoren. Arch. f. Psychiatr. 101, 399 (1934). — GIBBS, DAVIS and LENNOX: The electro-encephalogramm in epilepsy and in conditions of impaired consciousness. Arch. of Neur. 34, 1133 (1935). — GUTTMANN, ERICH: Die Affektepilepsie. Z. Neur. 119, 377 (1929). — GUTTMANN, L.: Pathophysiologische, pathohistologische und chirurgisch-therapeutische Erfahrungen bei Epileptikern. Z. Neur. 136, 1 (1931).
HEYDT, A. v. D.: (1) Epilepsie und Invalidität. Dtsch. med. Wschr. 1936 II, 1429, 1467. — (2) Die Bedeutung der Erblichkeit bei den symptomatischen Epilepsien. Arch. f. Psychiatr. 106, 333 (1937). — (3) Epilepsie und Hirntumor. Zur Differentialdiagnose und Notwendigkeit einer erweiterten Diagnostik im Erbgesundheitsverfahren. Öff. Gesdh.dienst 3, 373 (1937). — HOESSLIN, R. v.: Studie über Epilepsia tarda. Arch. f. Psychiatr. 104, 1 (1935). — HOLZMANN, E. M.: Encephalographische Beobachtungen bei Epilepsie. Ref. Zbl. Neur. 80, 180 (1936). — HUSLER u. SPATZ: Die „Keuchhusten-Eklampsie". Z. Kinderheilk. 38, 428 (1924).
JANZ, H. W.: Die diagnostische Verwertbarkeit einiger Methoden zur Provokation epileptischer Anfälle. Arch. f. Psychiatr. 106, 267 (1937). — JELLINEK, ST.: Epilepsie und elektrisches Körpertrauma (kein Kopftrauma). Mschr. Unfallheilk. 43, 225 (1936).
KANAHARA u. TAMURA: Über das Encephalogramm der Epilepsie. Ref. Zbl. Neur. 82, 477 (1936). — KEHRER: Über den Ursachenkreis der Epilepsien. Jkurse ärztl. Fortbildg 26, H. 5 (1935). — KORNMÜLLER, A.: Der Mechanismus des epileptischen Anfalls auf Grund bioelektrischer Erscheinungen der Großhirnrinde. Fortschr. Neur. 7, 391, 414 (1935). — KRAPF, E.: Über Spätepilepsie. Arch. f. Psychiatr. 97, 323 (1932). — KROLL, FR. W.: Neue Probleme zur Humoralpathologie des Krampfanfalles. Arch. f. Psychiatr. 104, 558 (1936). — KUHN: Spontanhypoglykämie als Ursache einer organischen Anfallserkrankung. Mschr. Psychiatr. 93, 83 (1936).

Lange, F. u. K. Felix: (1) Münch. med. Wschr. **1930** II, 2095. — (2) Verh. dtsch. Ges. inn. Med. **1932,** 106. — (3) Klin. Wschr. **1933** I, 173. — (4) Dtsch. Arch. klin. Med. **176,** 1. — (5) Naunyn-Schmiedebergs Arch. **164,** 417. — Laubenthal: Encephalographische Erfahrungen bei der erblichen Epilepsie. Ref. Zbl. Neur. **82,** 709 (1936). — List, C. F.: Epileptiform attacks in cases of glioma of the cerebral hemispheres. Arch. of Neur. **35,** 323 (1936).

Marie, P.: Revue neur. **29,** 86 (1922). — Marx u. Weber: Zur Pathogenese des epileptischen Anfalls. Nervenarzt **7,** 183 (1934). — McQuarrie: Some recent observations regarding the nature of epilepsy. Ann. int. Med. **6,** 497 (1932). — Meerloo, A. M.: On abstention epilepsy. Acta psychiatr. (Københ.) **11,** 127 (1936). — Moro, E.: Kindliche Epilepsie und Grenzgebiete. Münch. med. Wschr. **1934** II, 1567. — Muck, O.: Ein einfaches Verfahren, das ermöglicht, bei Epileptikern einen Krampfanfall auszulösen. Münch. med. Wschr. **1935** II, 2040.

Neubürger: (1) Herz, Epilepsie, Angina pectoris. Klin. Wschr. **1933** II, 1355. — (2) Akute Ammonshornveränderungen nach frischen Hirnschußverletzungen. Krkh.forsch. **7,** 219. — (3) Über die Herzmuskelveränderungen bei Epileptikern und ihre Beziehungen zur Angina pectoris. Frankf. Z. Path. **46,** 14 (1933). — Nonne: Syphilis und Nervensystem, 5. Aufl. 1924.

Olivecrona: Le point de vue chirurgical dans le traitement de l' épilepsie. Acta psychiatr. (Københ.) **6,** 193 (1931).

Pedersen, O.: Über die Entstehungsbedingungen der traumatischen Epilepsie. Arch. f. Psychiatr. **104,** 621 (1936). — Penfield, W.: Epilepsy and surgical therapy. Arch. of Neur. **36,** 449 (1936). — Pohlisch: Die Nachkommenschaft Delirium tremens-Kranker. Mschr. Psychiatr. **64,** 108 (1927).

Raecke: Über epileptische Wanderzustände (Fugues, Poriomanie). Arch. f. Psychiatr. **43,** 398 (1908). — Redlich: (1) Epilepsie und Linkshändigkeit. Arch. f. Psychiatr. **44,** 59 (1908). — (2) Über Narkolepsie. Z. Neur. **95,** 256 (1925). — (3) Kritische Bemerkungen zur Frage der Psychogenese und Psychotherapie der Epilepsie. Nervenarzt **2,** 1 (1929). — (4) Zur Prognose der Epilepsie und epileptischer Anfälle. Wien. med. Wschr. **1930** I. — Rüdin: Der gegenwärtige Stand der Epilepsieforschung. IV. Genealogisches. Z. Neur. **89,** 368 (1924).

Sauerbruch: (1) Verh. dtsch. Ges. Chir. **42** (1913). — (2) Zbl. Chir. **30,** 33 (1913). — Schippers, I.: Beziehungen der Menstruation und der Generationsvorgänge zur Epilepsie. Arch. f. Psychiatr. **106,** 141 (1937). — Schneider, Carl: (1) Über Schwankungen der Krampfneigung während des Lebens. Nervenarzt **7,** 161 (1934). — (2) Zur Diagnose symptomatischer, besonders residualer Epilepsieformen. Nervenarzt **7,** 385, 456 (1934). — Spiegel, E. A. u. Adolf Spiegel: Fundamental effects of epileptogenous agents upon the central nervous system. Amer. J. Psychiatr. **92,** 1145 (1936). — Spielmeyer: Die Pathogenese des epileptischen Krampfanfalls. Histopathologischer Teil. Dtsch. Z. Nervenheilk. **94,** 54 (1926). — Stauder, K. H.: (1) Über die Absencen im Verlaufe der traumatischen Epilepsie. Nervenarzt **7,** 174 (1934). — (2) Zur Kenntnis des Weltuntergangserlebnisses in den epileptischen Ausnahmezuständen. Arch. f. Psychiatr. **101,** 732 (1934). — Epilepsie und Vestibularapparat. Arch. f. Psychiatr. **101,** 739 (1934). — (4) Über Trugwahrnehmungen in epileptischen Absencen. Arch. f. Psychiatr. **102,** 74 (1934). — (5) Fragestellungen und Ergebnisse der neueren Epilepsieforschung. Arch. f. Psychiatr. **102,** 457 (1934). — (6) Über eine neue Epilepsietherapie. Schweiz. Arch. Neur. **36,** 164 (1935). — (7) Epilepsie und Schläfenlappen. Arch. f. Psychiatr. **104,** 181 (1935). — Gibt es eine sog. Reflexepilepsie Münch. med. Wschr. **1936** I, 364. — (9) Epilepsie. Pathogenese und Therapie. Z. Neur. **161,** 321, 368 (1938). — (10) Epilepsie. Fortschr. Neur. **10,** 163 (1938). — Stertz: Zur Auffassung der genuinen Epilepsie. Münch. med. Wschr. **1933** I, 881.

Tas, J.: Sur l'épilepsie réflexe. Revue neur. **63,** 657 (1935). — Trendelenburg: Örtliche Entstehung und Verlauf des experimentellen Epilepsieanfalles. Dtsch. Z. Nervenheilk. **94,** 58 (1926).

Ullrich: Kochsalzbehandlung. Münch. med. Wschr. **1910** I.

Victoria: Eine seltene Beobachtung von Reflexepilepsie. Ref. Zbl. Neur. **75,** 426 (1935). — Villinger: (1) Erfahrungen mit dem Erbkrankheitenverhütungsgesetz. Z. psych. Hyg. **8,** 70 (1935). — (2) Zur Frage der erblichen Fallsucht. Münch. med. Wschr. **1937** I, 461. — Volland: Über thymopathische Gemütsdepressionen bei Epilepsie. Arch. f. Psychiatr. **100,** 670 (1935).

Westphal, K.: Körperbau und Charakter der Epileptiker. Nervenarzt **4,** 96 (1931). — Wilder, J.: Myokymie, Myoklonie. Nervenarzt **8,** 464 (1935). — Wilson, S. A. Kinnier: The narcolepsy. Brain **51,** 63 (1928). — Woolmer and Taylor: Late ether convulsions. Lancet **1936,** 1005. — Wüsten, B.: Die Behandlung des epileptischen Anfalls mit Calciumsalzen. Münch. med. Wschr. **1935** II, 1839. — Wuth, O.: (1) Der gegenwärtige Stand der Epilepsieforschung. II. Teil. Stoffwechseluntersuchungen. Z. Neur. **89,** 347 (1924). — (2) Die Pathogenese des epileptischen Krampfanfalles. Stoffwechselpathologie. Dtsch. Z. Nervenheilk. **94,** 98 (1926). — (3) Die medikamentöse und diätetische Behandlung der Epilepsie. Fortschr. Neur. **1930** II, 459.

Namenverzeichnis.

Die in *Schrägschrift* gedruckten Zahlen verweisen auf die Literaturverzeichnisse.

Sachverzeichnis.

VERLAG VON JULIUS SPRINGER / BERLIN

Handbuch der Neurologie

Herausgegeben von

Prof. Dr. **O. Bumke,** München und Prof. Dr. **O. Foerster,** Breslau

In 17 Bänden

Preis für das Gesamtwerk RM 1750.—; gebunden RM 1850.—

Jeder Band bzw. Bandteil ist einzeln käuflich

Allgemeine Neurologie ⟨1.—8. Band⟩

I. Band: **Anatomie.** Mit 585 zum Teil farbigen Abbildungen und einer Tafel. XII, 1152 Seiten. 1935.   RM 220.—; geb. RM 225.—

II. Band: **Experimentelle Physiologie.** Mit 137 Abbildungen. VIII, 561 Seiten. 1937.   RM 105.—; gebunden RM 110.—

Allgemeine Symptomatologie einschl. Untersuchungsmethoden ⟨3.—7. Band⟩

III. Band: **Quergestreifte Muskulatur. Rückenmarksnerven. Sensibilität. Elektrodiagnostik.** Mit 851 Abbildungen. XIV, 1128 Seiten. 1937.   RM 236.—; gebunden RM 241.—

IV. Band: **Hirnnerven. Pupille.** Mit 173 zum Teil farb. Abbildungen. VIII, 701 Seiten. 1936.   RM 135.—; gebunden RM 140.—

V. Band: **Rückenmark. Hirnstamm. Kleinhirn.** Mit 345 Abbildungen. IX, 639 Seiten. 1936.   RM 123.—; geb. RM 128.—

VI. Band: **Großhirn. Vegetatives Nervensystem. Körperbau und Konstitution.** Mit 549 Abbildungen. X, 1153 Seiten. 1936.   RM 223.—; gebunden RM 228.—

VII. Band, 1. Teil: **Humoralpathologie der Nervenkrankheiten.** Mit 67 Abbildungen. VII, 505 Seiten. 1935.
RM 82.—; gebunden RM 87.—

VII. Band, 2. Teil: **Liquor. Hirnpunktion. Röntgenologie.** Mit 416 Abbildungen. VIII, 553 Seiten. 1936.
RM 117.—; gebunden RM 122.—

VIII. Band: **Allgemeine Therapie.** Mit 182 Abbildungen. XI, 749 Seiten. 1936.   RM 126.—; gebunden RM 131.—

Fortsetzung siehe umstehend!

VERLAG VON JULIUS SPRINGER / BERLIN

Handbuch der Neurologie *(Fortsetzung)*

Spezielle Neurologie ⟨9.—17. Band⟩

IX. Band: **Muskeln und periphere Nerven.** Mit 57 Abbildungen. VI, 259 Seiten. 1935.   RM 45.—; gebunden RM 49.60

X. Band: **Erkrankungen der Wirbelsäule, des Schädels mit Nebenhöhlen und der Hüllen.** Mit 105 Abbildungen. VI, 465 Seiten. 1936.   RM 92.—; geb. RM 97.—

Erkrankungen des Rückenmarks und Gehirns ⟨11.—17. Band⟩

XI. Band: **Traumatische, präsenile und senile Erkrankungen. Zirkulationsstörungen.** Mit 148 Abbildungen. VII, 548 Seiten. 1936.   RM 104.—; gebunden RM 109.—

XII. Band: **Infektionen und Intoxikationen I.** Mit 133 Abbildungen. VIII, 776 Seiten. 1935.   RM 132.—; gebunden RM 137.—

XIII. Band: **Infektionen und Intoxikationen II.** Mit 212 Abbildungen. XI, 1116 Seiten. 1936.   RM 192.—; gebunden RM 197.—

XIV. Band: **Raumbeengende Prozesse.** Mit 280 Abbildungen. VII, 417 Seiten. 1936.   RM 86.—; gebunden RM 91.—

XV. Band: **Endokrine Störungen.** Mit 46 Abbildungen. VIII, 469 Seiten. 1937.   RM 88.—; gebunden RM 93.—

XVI. Band: **Angeborene, früh erworbene, heredo-familiäre Erkrankungen.** Mit 442 Abbildungen. XI, 1172 Seiten. 1936.   RM 228.—; gebunden RM 233.—

XVII. Band: **Epilepsie. Narkolepsie. Spasmophilie. Migräne. Vasomotorisch-trophische Erkrankungen. Neurasthenische Reaktion. Organneurosen.** Mit 24 Abbildungen. VII, 575 Seiten. 1935.   RM 93.—; gebunden RM 98.—

Printed in the United States
By Bookmasters